厦门大学本科教材资助项目

临床医学

本科系统模块化教学配套教材

丛书总主编：张　业　叶本兰　薛茂强

Clinical Medicine

循环系统

主　编　叶本兰　王　焱　王挹青　戴翠莲

副主编　苏茂龙　孙　勇　殷　平　谢华斌

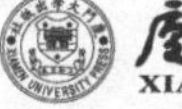

厦门大学出版社 XIAMEN UNIVERSITY PRESS　国家一级出版社　全国百佳图书出版单位

图书在版编目(CIP)数据

循环系统/叶本兰等主编.—厦门:厦门大学出版社,2019.5
(临床医学本科系统模块化教学配套教材)
ISBN 978-7-5615-7303-7

Ⅰ.①循…　Ⅱ.①叶…　Ⅲ.①心脏血管疾病—诊疗—高等学校—教材　Ⅳ.①R54

中国版本图书馆 CIP 数据核字(2019)第 019026 号

出版人　郑文礼
责任编辑　黄雅君　眭　蔚

出版发行　厦门大学出版社
社　址　厦门市软件园二期望海路 39 号
邮政编码　361008
总编办　0592-2182177　0592-2181406(传真)
营销中心　0592-2184458　0592-2181365
网　址　http://www.xmupress.com
邮　箱　xmup@xmupress.com
印　刷　厦门市金凯龙印刷有限公司

开本　889 mm×1 194 mm　1/16
印张　50.75
字数　1500 千字
版次　2019 年 5 月第 1 版
印次　2019 年 5 月第 1 次印刷
定价　98.00 元

厦门大学出版社
微信二维码

厦门大学出版社
微博二维码

临床医学本科系统模块化教学系列教材

丛书总主编　张　业　叶本兰　薛茂强

循环系统

主　编　叶本兰　王　焱　王挹青　戴翠莲

副主编　苏茂龙　孙　勇　殷　平　谢华斌

编　委（以姓氏笔画为序）

王卫星　王明炎　王莹莹　尤　颢　牛　田　方宜臻

卢伟锋　叶宇涵　叶　涛　邢惠琴　巩　燕　吕佳蓝

伍　源　刘文辉　刘争进　刘　靖　闫国良　江宏飞

阮发晖　苏新辉　苏　福　杨立朝　李善花　李　强

肖国胜　吴锡阶　邱　风　张　业　张　兵　张国明

陈　旭　陈劲松　陈贵兵　范伟伟　林泽泱　林　智

周　宇　周法光　郑红花　赵世华　赵　霞　洪春巧

洪晓婷　倪二茹　郭晋村　黄毅婷　常　栋　常　贺

葛高顺　曾昭萍　强海峰　赖可可　潘　超　魏　杰

内容提要

本教材是临床医学本科系统模块化教学配套教材丛书之一，适用于临床医学专业本科系统模块化教学。全书共分为四篇三十一章，将传统的本科生教材中涉及循环系统的教学内容进行重整，注重"基础知识有机整合、基础与临床合理过渡、理论与应用密切结合"。教材第一篇"循环系统基础理论篇"，介绍了血液循环系统的形态结构、组织学发生、生理学功能、病理生理学改变以及药理学基础。第二篇"循环系统诊断基础与辅助检查"，是基础理论过渡到临床疾病诊断与治疗的桥梁篇，包括血液循环系统的临床诊断基础、常用实验室辅助检查、心电图检查、病理学基础与病理诊断、影像学与核医学基础及临床应用几方面的内容。第三篇"循环系统疾病"，以疾病种类划分章节，打破学科界限，按照每项疾病的发生机制、临床表现、诊断与鉴别诊断、治疗等内容进行讲解，有利于学生对各种疾病进行系统全面的掌握，并在每种疾病后附上一个病例讨论，有利于学生在学习理论知识后融会贯通、学以致用。第四篇"重症监测治疗与复苏"，介绍重症监测治疗、心肺脑复苏、危重症的营养监测与支持。

致谢

本教材在厦门大学医学院与附属心血管病医院的大力支持下完成。编写过程中,全体参编老师竭诚合作,胡咏晖、范夏彬两位老师做了大量的组织协调工作。2014级临床专业本科生丰俊奇、祁梓国、刘研、陈安莉、张琳、郭东伟、郭东炜、黄伟彦、程梦昕(以姓氏笔画为序)认真阅读书稿并提出了宝贵的意见与建议。在此一并致以诚挚的感谢!

前 言

医科院校本科生系统模块化教学改革正广泛展开，但缺乏与之配套的教材。厦门大学医学院在系统模块化教学改革方面的工作已经开展了七年。因此，我们决定在积累了一定经验的基础上进行教材建设，编写一套与模块化教学改革相配套的教材，以配合医学教育模块化改革的深入进行，切实提高教学质量。本教材《循环系统》是该丛书之一，适用于临床医学专业本科的循环系统模块化教学。

本教材全书共分为四篇三十一章，将传统的本科生教材中涉及循环系统的教学内容进行重整，力求注重"基础知识有机整合、基础与临床合理过渡、理论与应用密切结合"。在内容整合上，按照基础知识—桥梁技术—临床应用的层次进行组合；在素材取舍上，每种疾病的理论知识介绍后都附上一个典型病例讨论，所有病例都来自编者接触的真实病例，使学生通过典型病例的分析讨论，将学到的知识点融会贯通、学以致用。同时，通过典型病例分析的方式，加强对学生进行"早临床、反复临床"的培训，以更好地适应当前对临床医学本科教学的改革；在内容编排上，对临床部分按照疾病类型划分章节，打破内科、外科的学科界限，以利于学生全面、系统地掌握相关基础理论知识与积累临床应用经验。

本教材的编委由本校医学院基础医学部和附属医院的高年资教师组成，编委们具有扎实的专业知识和丰富的教学经验与临床实践经验，所有参编者均是为临床医学本科生授课的主讲老师。在编写本教材的过程中，编委们注重使本教材"文字精练、逻辑清晰、图文并茂、易教易学"。在充分体现科学性的基础上，力求使本教材具备代表性和实用性，使其成为广泛适用于普通高等医学院校循环系统相关内容教学的教材。

由于时间仓促和经验不足，本教材中难免存在错误或疏漏之处，我们诚挚地恳请使用本教材的教师和医学生们予以批评指正并提出宝贵的意见和建议，以便我们之后修订时加以改进。

本教材在前期的组织编写和后期的修订出版过程中，得到了厦门大学医学院、各附属医院以及厦门大学出版社的大力支持，在此致以诚挚的感谢！

张　业、叶本兰

厦门大学医学院

2019 年 2 月

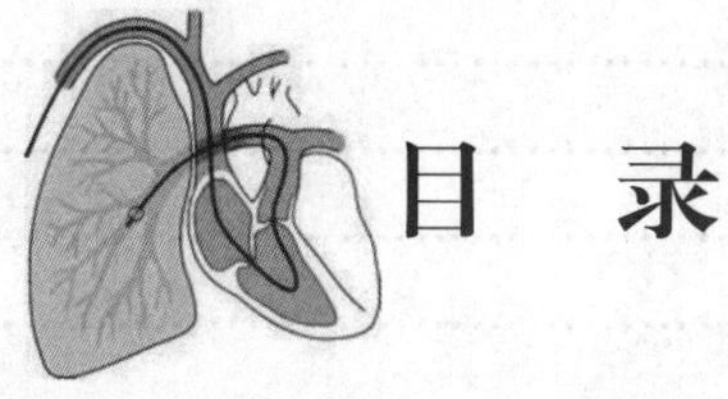

目　录

第一篇　循环系统基础理论篇

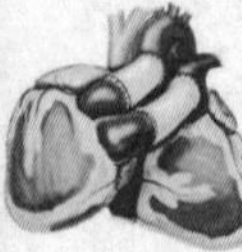

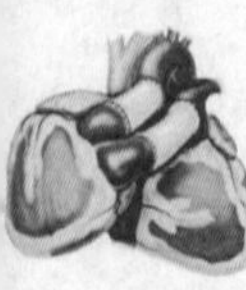

第二篇　循环系统诊断基础与辅助检查

循环系统
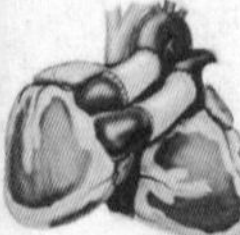

第三篇 循环系统疾病

循
环
系
统

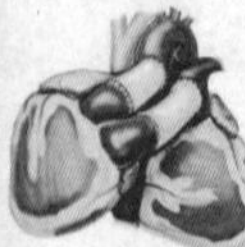

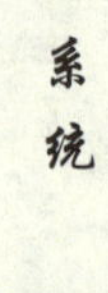
循环系统

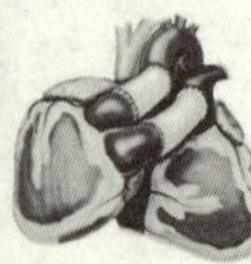

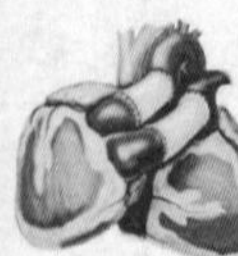

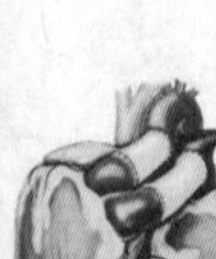

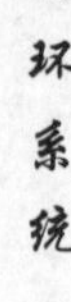
循环系统

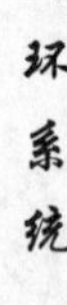

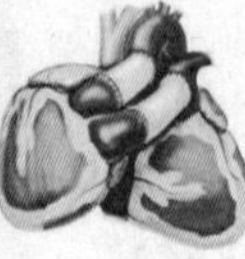

第四篇　重症监测治疗与复苏

第一篇

循环系统基础理论篇

循环系统是由心脏、动脉、毛细血管、静脉和淋巴管道共同构成的分布于全身各部的连续封闭管道系统，是维持血液在体内流动的通道。其中，心脏是血液循环的动力器官，动脉将心脏输出的血液运送到全身各器官，静脉则把全身各器官的血液带回心脏，毛细血管是位于小动脉与小静脉间的微细管道，是进行物质交换和气体交换的场所。淋巴管内流动的淋巴液最终汇入静脉，因此，淋巴系统也被认为是静脉系统的辅助部分。

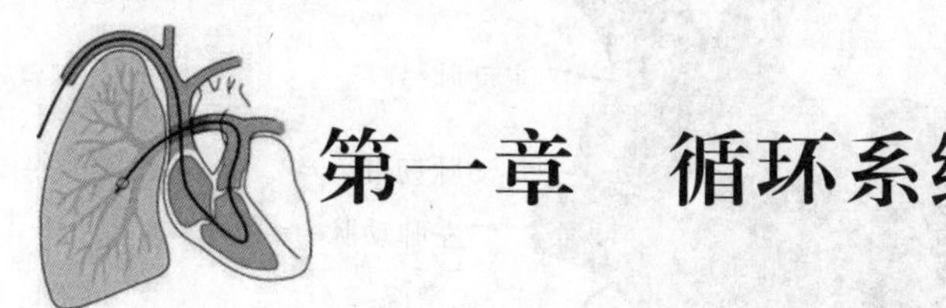

第一章　循环系统的形态结构

第一节　心脏的形态结构

一、心脏的位置和外形

心脏是心血管系统的动力器官，主要由心肌组成。心脏分为 4 个腔，即左心房、左心室、右心房和右心室。同侧的心房、心室借房室口相通，而左、右心房和左、右心室之间分别由房间隔和室间隔分开，互不相通。心房由静脉汇入，心室发出动脉。在房室口和动脉口处均有瓣膜，它们像阀门一样，血液顺流时开启，逆流时关闭，保证血液的定向流动。

（一）心的位置

心脏位于胸腔中纵隔内，外周裹以心包。中国成年男性心脏重量为(284±50)g，女性为(258±49)g，但心脏重量可因年龄、身高、体重、体力活动等因素不同而有所差异。

心脏约 2/3 位于人体正中线的左侧，约 1/3 位于正中线的右侧。前方平对胸骨体和第 2～6 肋软骨，且大部分被肺和胸膜所遮盖；后方平对第 5～8 胸椎，与食管、迷走神经和胸主动脉相邻；两侧与胸膜腔和肺相邻；上方连接出入心脏的大血管(升主动脉、肺动脉干和上腔静脉)；下方位于膈上(图 1-1-1)。

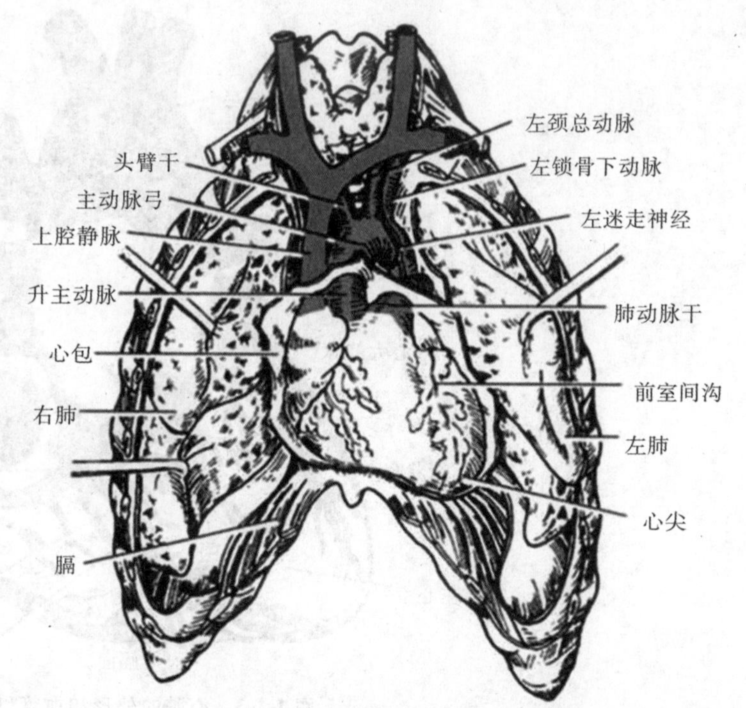

图 1-1-1　心脏的位置

(二)心脏的外形

心脏形似倒置的、前后稍扁的圆锥体,其长轴自右肩斜向左肋下区,与人体正中线构成45°角。心脏可分为心尖、心底、两面、三缘,以及表面的4条沟(图1-1-2和图1-1-3)。

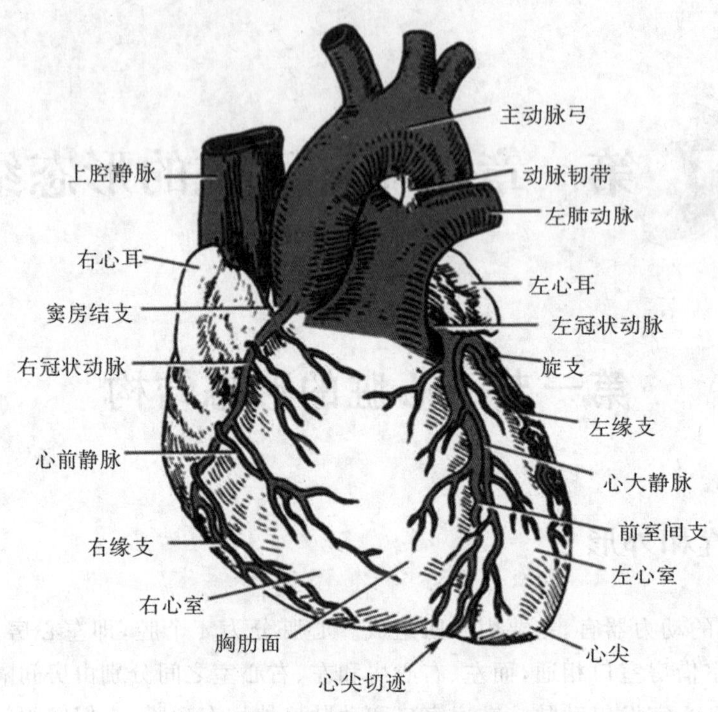

图 1-1-2　心脏的外形和血管(前面观)

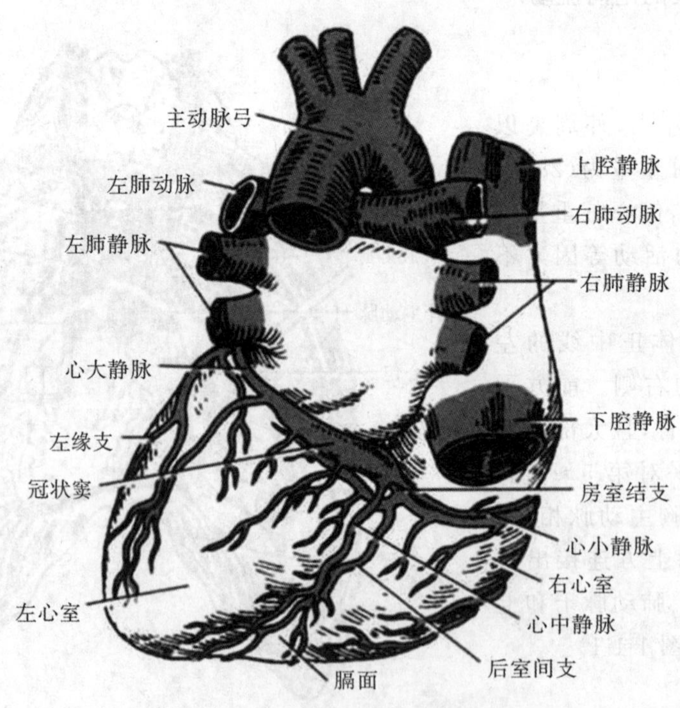

图 1-1-3　心脏的外形和血管(后面观)

心尖(cardiac apex)圆钝、游离,由左心室构成,朝向左前下方,与左胸前壁接近,故在左侧第5肋间隙锁骨中线内侧1～2 cm处可触及心尖搏动。

心底(cardiac base)朝向右后上方，主要由左心房和小部分的右心房构成。上、下腔静脉分别从上、下方注入右心房；左、右肺静脉分别从左右侧注入左心房。心底后面隔着心包后壁与食管、迷走神经、胸主动脉等相邻。

心脏的**胸肋面**，又称前面，朝向前上方，大部分由右心房和右心室构成，小部分由左心耳和左心室构成。该面大部分隔着心包被胸膜和肺遮盖；小部分隔着心包与胸骨体下部和左侧第4～6肋软骨毗邻，故在胸骨左侧缘第4肋间隙旁进行心内注射，一般不会伤及胸膜和肺。胸肋面上部可见起于右心室的肺动脉干行向左上方，起于左心室的升主动脉在肺动脉干后方向右上方走行。

心脏的**膈面**，又称下面，几乎呈水平位，朝向后下方，隔心包与膈肌毗邻，大部分由左心室，小部分由右心室构成。

心脏的**左缘**圆钝，位于胸肋面和肺之间，大部分由左心室，仅上方一小部分由左心耳构成；**右缘**垂直向下，由右心房构成。心脏左、右缘形态较钝，无明确的边缘线，隔着心包分别与左、右膈神经、血管以及左、右纵隔胸膜和肺毗邻。**下缘**介于膈面与胸肋面之间，接近水平位，较锐，由右心室和心尖构成。

心脏表面有4条沟，可作为心腔的表面分界。**冠状沟**(coronary sulcus)又称房室沟，由心底起始，呈冠状位，近似环形，将右上方的心房和左下方的心室分开，前方被肺动脉干所中断。心室的胸肋面有自冠状沟向下至心尖右侧的浅沟，称**前室间沟**(anterior interventricular groove)。膈面也有从冠状沟向下至心尖右侧的浅沟，称**后室间沟**(posterior interventricular groove)。前、后室间沟分别与室间隔的前、下缘一致，是左、右心室在心表面的分界。前、后室间沟在心尖右侧汇合，此处稍凹陷，称**心尖切迹**(cardiac apical incisure)。在心脏表面，冠状沟和前、后室间沟内有冠状血管和脂肪组织等填充，轮廓不是很清晰。在心底，右心房与右上、下肺静脉交界处的浅沟称**后房间沟**(posterior interatrial groove)，与房间隔后缘相一致，是左、右心房在心表面的分界。后房间沟、后室间沟与冠状沟的相交处称**房室交点**(crux)，是临床上常用的一个标志。

二、心　腔

心脏被心间隔分为左、右半心，左、右半心分别分成左心房、左心室和右心房、右心室4个腔，同侧心房和心室借房室口相通。心脏在发育过程中沿纵轴发生轻度左旋，故右半心在右前，左半心位于左后。右心室是最前方的心腔；右心房是最右侧的心腔，构成心右缘；左心房是最后方的心腔，主要构成心底；左心室是最靠左侧的心腔，构成心左缘的一部分。

(一)右心房

右心房(right atrium)位于心脏的右上部，壁薄而腔大，可分为前、后两部：前部为**固有心房**，由原始心房衍化而来；后部为**腔静脉窦**，由原始静脉窦右角发育而成(图1-1-4)，两者之间以**界沟**(sulcus terminalis)分界，后者在右心房表面，位于上、下腔静脉前缘间，上下纵行。在右心房内面，与界沟相对应的纵行肌隆起为**界嵴**(crista terminalis)。上腔静脉、下腔静脉和冠状窦分别从上、下方注入右心房。

1. 固有心房

固有心房构成右心房的前部，其前上部呈锥体或三角形的突起，称右心耳，遮盖升主动脉根部的右侧面。固有心房的内面有许多大致平行排列的肌束，称**梳状肌**(pectinate muscle)，起自界嵴，向前外侧走行直达右房室口，梳状肌之间房壁较薄。在心耳处，肌束交错呈网状，当心功能发生障碍时，心耳处血流更为缓慢，易淤积形成血栓。

2. 腔静脉窦

腔静脉窦位于右心房的后部，内壁光滑，无肌性隆起，内有上、下腔静脉口和冠状窦口。**上腔静脉口**

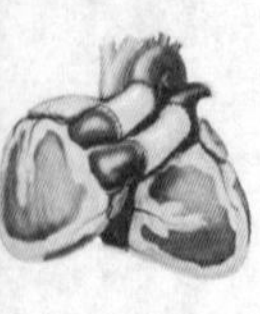

(orifice of superior vena cava)开口于腔静脉窦的上部，在上腔静脉与右心耳交界处，即界沟上 1/3 的心外膜下有窦房结，在手术剥离上腔静脉根部时，应防止损伤窦房结及其供应血管。**下腔静脉口**(orifice of inferior vena cava)开口于腔静脉窦的下部。在下腔静脉口的前缘有**下腔静脉瓣**(valve of inferior vena cava)。

冠状窦口(orifice of coronary sinus)位于下腔静脉口与右房室口之间，后缘有**冠状窦瓣**(valve of coronary sinus)，出现率达 70%。此外，在右心房内还可见一些直径小于 0.5 mm 的小孔，为心脏最小静脉的开口。

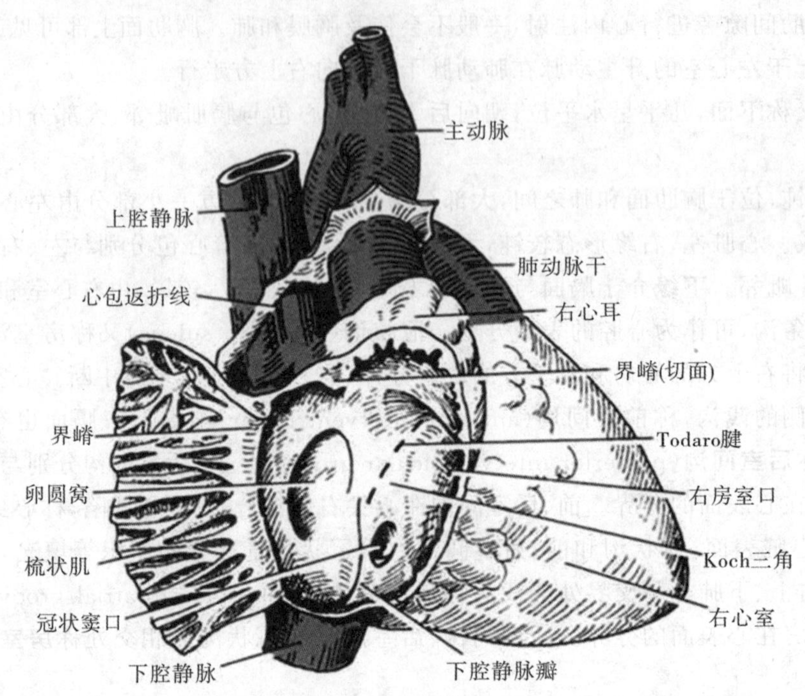

图 1-1-4　右心房内部结构

右心房的后内侧壁主要由房间隔形成，其右侧面的中下部有一卵圆形凹陷，称**卵圆窝**(fossa ovalis)，为胚胎时期卵圆孔闭合后的遗迹，此处最薄，是房间隔缺损的好发部位，也是从右心房进入左心房进行心导管穿刺的理想部位。卵圆窝前上缘稍隆起，称卵圆窝缘。房间隔前上部的右心房内侧壁，由主动脉窦向右心房凸起形成主动脉隆凸，为心导管术的重要标志。

在下腔静脉口前方的心内膜下可触摸到一个腱性结构，向前经房间隔附着于中心纤维体(右纤维三角)，向后与下腔静脉瓣相延续，称 Todaro **腱**。右心房的冠状窦口前内缘、三尖瓣隔侧尖附着缘和 Todaro 腱之间的三角区，称 Koch 三角。该三角的前部心内膜深面有房室结，其尖对着膜性室间隔的房室部。此三角为心内直视手术中的重要标志。右心房的前下部为右房室口，右心房的血液由此流入右心室。

(二)右心室

右心室(right ventricle)位于右心房的前下方，为心腔最靠前的部分，右心室前壁位于胸骨左缘第 4、5 肋软骨的后方，与胸廓相邻，构成胸肋面的大部。此壁较薄，仅为左心室壁厚度的 1/3。其内部结构见图 1-1-5。

右心室腔被**室上嵴**(supraventricular crest)分成后下方的流入道和前上方的流出道两部分。室上嵴是右房室口与肺动脉口之间，右室壁上的弓形肌性隆起。

1. 右心室流入道

右心室流入道又称固有心腔或窦部，从右房室口延伸至右心室尖。室壁不光滑，有许多纵横交错的肌性隆起，称**肉柱**(trabeculae carneae)。此外，室壁还有尖端突入室腔的锥体形肌隆起，称**乳头肌**(papillary muscles)，分前、后和隔侧 3 组：前乳头肌 1～5 个，基底附着于心室前壁中下部，尖端发出**腱索**(ten-

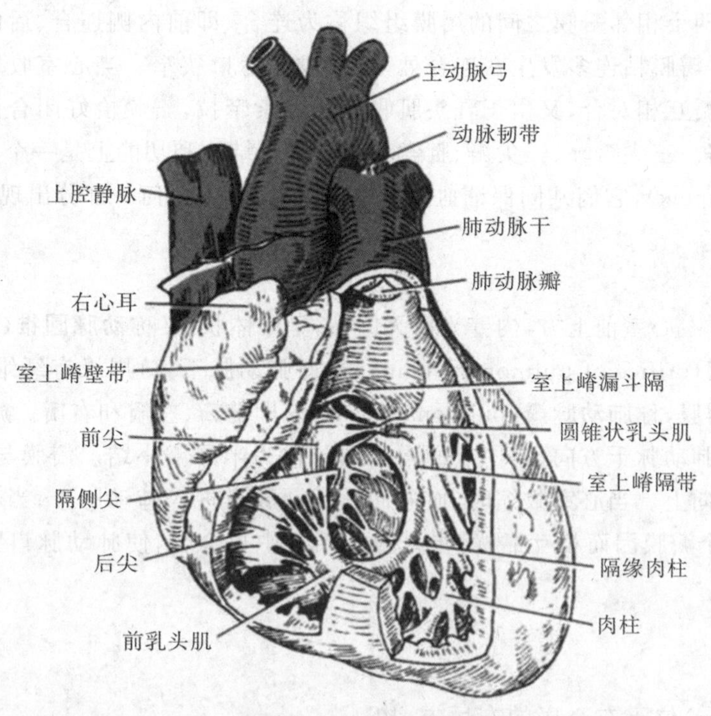

图 1-1-5　右心室内部结构

dinous cord)，呈放射状连于三尖瓣前、后尖；后乳头肌较小，多为2～3个，位于下壁，其发出的腱索多连于三尖瓣后尖；隔侧乳头肌细小，数目较多，位于室间隔右侧面中上部，其腱索连至三尖瓣前尖和隔侧尖（心瓣膜和纤维环详见图1-1-6）。前乳头肌根部有一条肌束横过室腔连至室间隔下部，称**隔缘肉柱**(septomarginal trabecula)，内有心传导系统的右束支通过，为右心室流入道的下界，有防止心室过度扩张的功能，故又称**节制索**(moderator band)。在右心室手术时，要防止损伤隔缘肉柱，以免导致右束支传导阻滞。

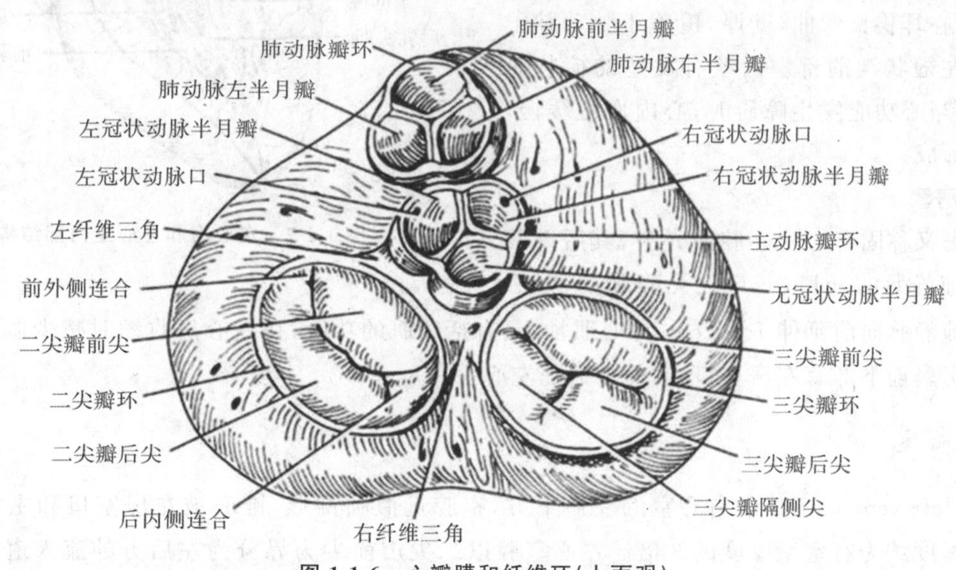

图 1-1-6　心瓣膜和纤维环(上面观)

右心室流入道的入口为**右房室口**(right atrioventricular orifice)，呈卵圆形，其周围由致密结缔组织构成的三尖瓣环围绕。**三尖瓣**(tricuspid valve)又称右房室瓣(right atrioventricular valve)，基底附着于三尖瓣环上，瓣膜游离缘垂入心室腔，被3个深陷的切迹分为3片三角形的瓣叶，依据位置不同分别称为

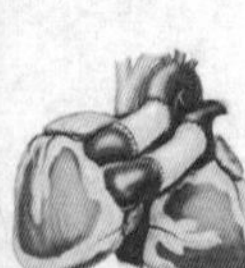

前尖、后尖和隔侧尖。两个相邻瓣膜之间的瓣膜组织称为连合，即前内侧连合、后内侧连合和外侧连合，连合处亦有腱索附着。瓣膜粘连多发生在连合处，可造成房室口狭窄。当心室收缩时，由于三尖瓣环缩小以及血液推动，三尖瓣互相对合，又由于乳头肌收缩和腱索牵拉，瓣膜恰好闭合而不致翻向心房，从而防止血液倒流入右心房。三尖瓣环、三尖瓣、腱索和乳头肌在结构和功能上是一个整体，称为**三尖瓣复合体**（tricuspid valve complex），它们共同保证血液的单向流动，其中任何一部分出现结构损伤，都会导致血流动力学上的改变。

2. 右心室流出道

右心室流出道位于右心室前上方，内壁光滑无肉柱，呈锥体状，又称**动脉圆锥**（conus arteriosus）或漏斗部。上端借**肺动脉口**（orifice of pulmonary trunk）连通肺动脉干，口周缘有纤维环，称肺动脉瓣环，环上附有 3 个半月形的瓣膜，称**肺动脉瓣**（pulmonary valve），即前瓣、左瓣和右瓣。瓣膜的基底部附着于肺动脉瓣环，游离缘朝向肺动脉干方向，其中点的增厚部分称为半月瓣小结。瓣膜与肺动脉壁之间的袋状间隙称**肺动脉窦**，开口向上。当心室收缩时，血液冲开肺动脉瓣进入肺动脉干；当心室舒张时，肺动脉窦被倒流的血液充盈，3 个瓣膜因而相互靠拢，半月瓣小结在中央会合，使肺动脉口紧密关闭，阻止血液反流入心室。

（三）左心房

左心房（left atrium）位于右心房的左后方，构成心底的大部，是心腔中最靠后的部分。前方有升主动脉和肺动脉，后方与食管相毗邻。其内部结构见图 1-1-7。

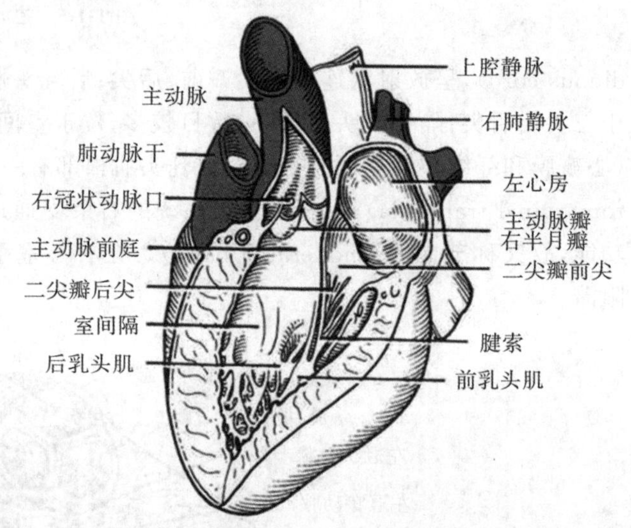

图 1-1-7　左心房和左心室内部结构

根据胚胎发育来源，左心房分为前部的左心耳和后部的左心房窦。

1. 左心耳(left auricle)

左心耳为左心房前部向左前方的突出部，边缘有切迹，较右心耳狭长弯曲，壁厚，覆盖于肺动脉干根部左侧及左冠状沟前部。内壁有发达的梳状肌而凹凸不平，当心功能发生障碍时，心内血流缓慢，易导致血栓形成。

2. 左心房窦

左心房窦又称固有心房。腔面光滑，其后壁两侧各有一对肺静脉的开口，开口处无静脉瓣，但心房肌可围绕肺静脉向前延伸 1～2 cm，称心肌袖，具有括约肌的功能，在左心房收缩时减少血液反流入肺静脉。左心房窦前下部有左房室口，向前下通往左心室。

（四）左心室

左心室（left ventricle）位于右心室的左后下方，室腔近似圆锥形，锥底被左房室口和主动脉口所占据。左室壁厚度约为右室壁厚度的 3 倍。左心室腔以二尖瓣前尖为界分为左后方的流入道和右前方的流出道两部分。

1. 左心室流入道

左心室流入道又称为窦部，位于二尖瓣前尖的左后方，入口为左房室口（left atrioventricular orifice），口周围的结缔组织环为二尖瓣环。**二尖瓣**（mitral valve）又称左房室瓣（left atrioventricular valve)，基底附着于二尖瓣环，游离缘垂入室腔，瓣膜被两个深陷的切迹分为前尖与后尖。前尖较大，呈半卵圆形，位于前内侧，介于左房室口与主动脉口之间；后尖略似长条形，位于后外侧。与切迹相对处，前、后尖融合，称前外侧连合和后内侧连合。二尖瓣前、后尖借助腱索连于室壁的乳头肌上，形成**二尖瓣复合体**(mural complex)。

左心室乳头肌较右心室粗大，分为前、后两组：**前乳头肌**(anterior papillary muscle)位于左心室前外侧壁的中部，常为单个粗大的锥状肌束。从前乳头肌发出 7～12 条腱索连于二尖瓣前、后尖的外侧半和前外侧连合；**后乳头肌**(posterior papillary muscle)1～5 个，位于左心室后壁的内侧部。后乳头肌以 6～13 条腱索连于两瓣尖的内侧半和后内侧连合。当左心室收缩时，乳头肌对腱索产生垂直的牵拉力，使二尖瓣有效地靠拢、闭合，射血时又限制瓣膜翻向心房。室壁也有肉柱，但较右室细小。

2. 左心室流出道

左心室流出道又称**主动脉前庭**(aortic vestibule)、主动脉圆锥或主动脉下窦，为左心室的前内侧部分，室间隔构成流出道的前内侧壁，二尖瓣前尖构成后外侧壁。室壁光滑无肉柱，缺乏伸展性和收缩性。流出道的上界为**主动脉口**(aortic orifice)，位于左房室口的右前方，口周围的纤维环上附着有 3 个半月形的瓣膜，称**主动脉瓣**(aortic valve)，其中两个瓣膜在前，一个在后，分别称为左半月瓣、右半月瓣和后半月瓣。每个瓣膜相对的主动脉壁向外膨出，二者之间形成的袋状间隙为**主动脉窦**(aortic sinus)，较肺动脉窦大，可区分为左、右、后三个窦。左、右冠状动脉分别起自左窦和右窦，冠状动脉口一般位于窦内主动脉瓣游离缘以上。当心室舒张时，主动脉瓣关闭，防止血液反流。

三、心脏的构造

(一)心脏纤维性支架

心脏纤维性支架又称**心纤维骨骼**(cardiac fibrous skeleton)，位于房室口、肺动脉口和主动脉口周围，由致密结缔组织构成(图 1-1-8)。心纤维性支架质地坚韧而有弹性，为心肌纤维和心瓣膜提供了附着处，在心肌运动中起支持和稳定作用。

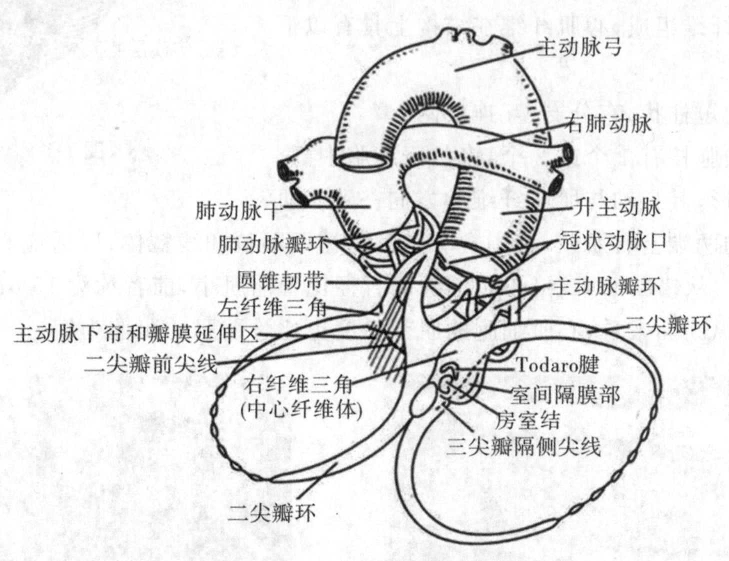

图 1-1-8　心纤维支架示意图

心脏纤维性支架包括左、右纤维三角，4 个瓣膜的纤维环(肺动脉瓣环、主动脉瓣环、二尖瓣环和三尖瓣环)，圆锥韧带，室间隔膜部等。

1. 右纤维三角(right fibrous trigone)

右纤维三角位于二尖瓣环、三尖瓣环和主动脉后瓣环之间,向下附着于室间隔肌部,向前逐渐移行为室间隔膜部,略呈三角形或前宽后窄的楔形。因右纤维三角位于心脏的中央部位,又称为**中心纤维体**(central fibrous body),向后发出一结缔组织束,即 Todaro 腱,呈白色索状,位于右心房心内膜深面。房室束穿过中心纤维体的右上面,向下进入室间隔。当结缔组织变形硬化时,可压迫房室束,造成房室传导阻滞。

2. 左纤维三角(left fibrous trigone)

左纤维三角位于主动脉左瓣环与二尖瓣环之间,呈三角形,体积较小,其前方与主动脉左瓣环相连,向后方发出纤维带,与右纤维三角发出的纤维带共同形成二尖瓣环。

二尖瓣环、三尖瓣环和主动脉瓣环彼此靠近。肺动脉瓣环位于较高平面,借圆锥韧带(又称漏斗腱)与主动脉瓣环相连。主动脉瓣环和肺动脉瓣环各由 3 个弧形瓣环首尾相互连接而成,位于 3 个半月瓣的基底部。主动脉左、后瓣环之间的三角形致密结缔组织板称瓣膜间隔,向下与二尖瓣前瓣相延续,同时向左延伸连接左纤维三角,向右与右纤维三角相连。

(二)心壁

心壁由心内膜、心肌层和心外膜组成,心肌层是构成心壁的主要部分(图 1-1-9)。

1. 心内膜(endocardium)

心内膜是被覆于心腔内面的一层光滑的薄膜,由内皮和内皮下层构成。内皮与大血管的内皮相延续。内皮下层由结缔组织构成。心脏的各瓣膜就是由心内膜向心腔折叠并夹一层致密结缔组织而构成的。

2. 心肌层(myocardium)

心肌层是心壁的主要组成部分,由心肌纤维和心肌间质构成。心房肌较薄,心室肌肥厚,左心室肌最发达。心房肌和心室肌均附着于心脏纤维支架,彼此分开而不延续,故心房和心室可不同时收缩。

心肌组织由心肌纤维组成,心肌纤维在结构上具有以下几个特征:

(1)呈现不规则的短柱状,有分支,互连成网;

(2)心肌细胞的细胞核有 1 个或 2 个,多位于细胞中部,形状似椭圆或似长方形,其长轴与肌原纤维的方向一致。肌原纤维绕核而行,核的两端富有肌浆,其中含有丰富的糖原颗粒和线粒体,以适应心肌持续性节律收缩活动的需要(图 1-1-10)。从横断面来看,心肌细胞的直径比骨骼肌小,前者约为 15 μm,而后者则为 100 μm 左右(图 1-1-11)。从纵断面来看,心肌细胞的肌节长度也比骨骼肌的肌节为短。

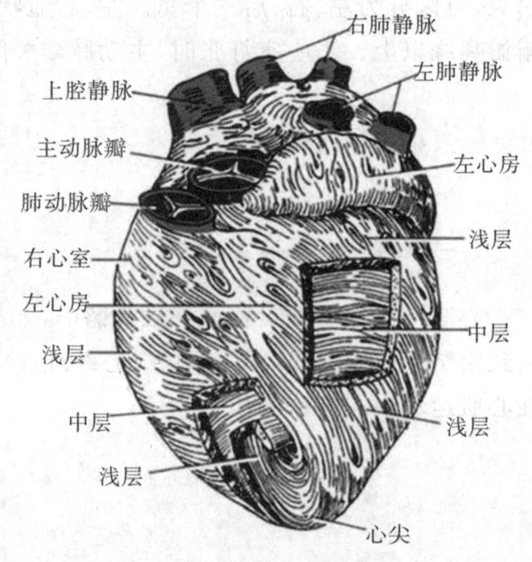

图 1-1-9 心壁肌层

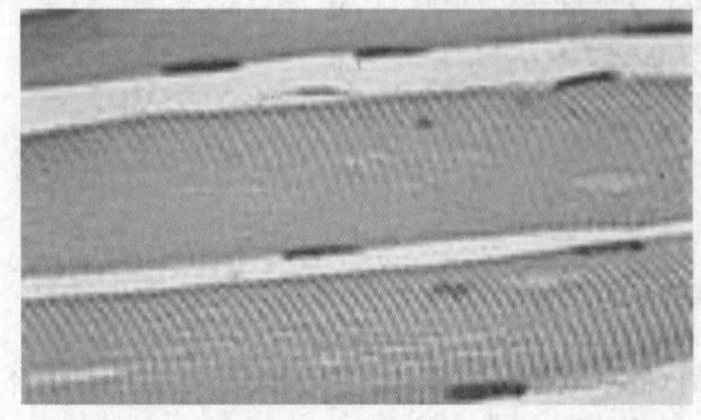

图 1-1-10 心肌组织纵向切面图(低倍镜下)

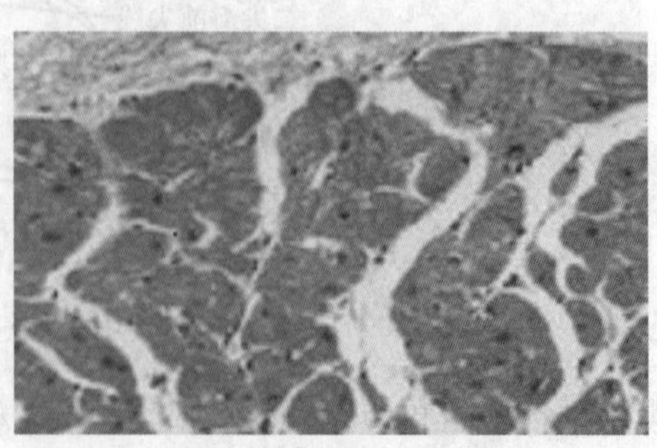

图 1-1-11 心肌组织横向切面图(低倍镜下)

(3)细胞之间有闰盘结构(图 1-1-12)。该处细胞膜凹凸相嵌,并特殊分化形成桥粒,彼此紧密连接,但心肌细胞之间并无原生质的连续。心肌组织过去曾被误认为是合胞体,电子显微镜的研究发现心肌细胞间有明显的隔膜,这种想法从而得到纠正。心肌的闰盘有利于细胞间的兴奋传递,一方面是因为该处结构对电流的阻抗较低,兴奋波易于通过;另一方面是因为该处呈间隙连接,内有 15～20 Å 的嗜水小管,可允许钙离子等离子通透转运。因此,正常的心房肌或心室肌细胞虽然彼此分开,但几乎同时兴奋而做同步收缩,大大提高了心肌收缩的效能,在功能上体现了合胞体的特性,故常有"功能合胞体"之称。

(4)在电子显微镜下可见粗肌丝、细肌丝整齐排列,构成肌小节,呈现明暗相间的纹理,因此心肌同骨骼肌一样被称为横纹肌。但是心肌细胞与骨骼肌有所不同:心肌细胞的肌原纤维粗细差别很大,介于 0.2～2.3 μm 之间;同时,粗的肌原纤维与细的肌原纤维可相互移行,相邻者又彼此接近以致分界不清。心肌细胞的横小管位于 Z 线水平,多种哺乳动物均有纵轴向伸出,管径约 0.2 μm。而骨骼肌的横小管位于 A—I 带交界处,无纵轴向伸出,管径较大,约 0.4 μm(图 1-1-13)。心肌细胞的肌质网丛状居中间,侧终池不多,与横小管不广泛相贴。总之,心肌细胞与骨骼肌细胞在形态和功能上均各有其特点。

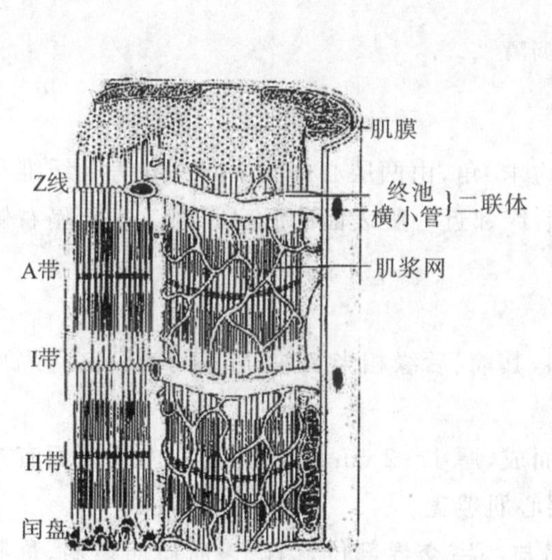

图 1-1-12 心肌闰盘超微结构模式图

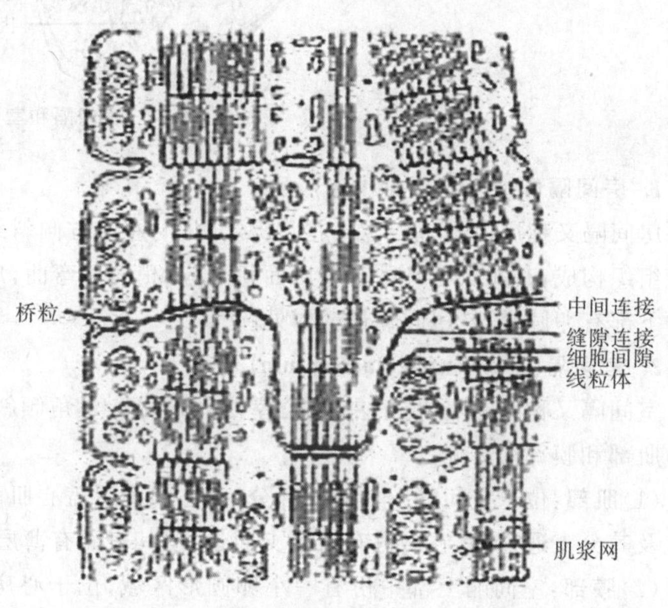

图 1-1-13 心肌纤维超微结构立体模式图

心房肌较薄,由浅、深两层组成。浅层肌横行,共同包绕左、右心房。深层肌分别包绕左、右心房,呈袢状或环状,袢状心房肌起于纤维环,纵绕心房而止于纤维环;环状心房肌包绕在静脉口及心耳的周围。当心房收缩时,这些肌纤维具有括约作用,可阻止血液逆流。心房肌还具有内分泌的功能,可分泌心钠素。

心室肌较厚,一般分为浅、中、深 3 层。浅层肌起自纤维环,向左下方斜行,在心尖处捻转形成心涡,然后进入深部移行为纵行的深层肌,同时形成肉柱和乳头肌。中层肌环行,亦起于纤维环,位于浅、深两层肌之间,分别环绕左、右心室,左心室的环行肌尤为发达。室间隔由浅、中、深 3 层心肌纤维构成。浅层肌与深层肌收缩时可缩短心室,中层肌收缩时则缩小心室腔。

3. 心外膜(epicardium)

心外膜即浆膜性心包的脏层,包裹在心肌层表面,在大血管根部与血管外膜相连。

(三)心脏间隔

心脏的间隔把心脏分隔为容纳动脉血的左半心和容纳静脉血的右半心，它们之间互不相通。左、右心房之间为房间隔，左、右心室之间为室间隔，右心房与左心室之间为房室隔(图 1-1-14)。

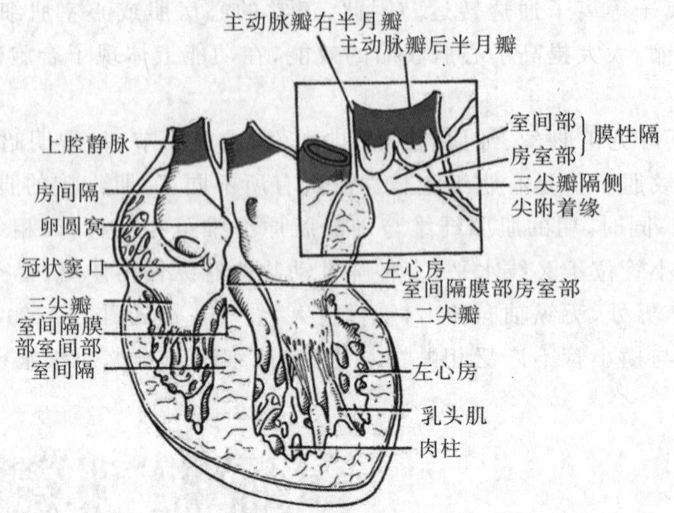

图 1-1-14 房间隔和室间隔

1. 房间隔(interatrial septum)

房间隔又称房中隔，位于左、右心房之间，向左前方倾斜约 45°角，由两层心内膜中间夹心房肌纤维和结缔组织构成，其前缘与升主动脉后面相适应，稍向后弯曲，后缘邻近心脏表面的后房间沟。房间隔右侧面中下部有卵圆窝，是房间隔最薄弱处。

2. 室间隔(interventricular septum)

室间隔又称室中隔，位于左、右心室之间，也呈 45°角倾斜，其前、后缘相当于前、后室间沟。室间隔可分为肌部和膜部两部分。

(1)**肌部**：位于室间隔下方的大部分，由心内膜覆盖心肌而成，厚 1～2 cm，其左侧面心内膜深面有左束支及其分支通过；其右侧也有右束支通过，但其表面有薄层心肌覆盖。

(2)**膜部**：室间隔上部中份有一小卵圆形区域，位于心房与心室交界部位，因缺乏肌质而薄弱，称膜部。其左侧面位于主动脉瓣右瓣和后瓣的下方，右侧面被三尖瓣隔侧尖的附着缘分为后上部的**房室部**和前下部的**室间部**，前者分隔右心房和左心室，后者分隔左、右心室。室间部膜部为室间隔缺损的好发部位。

四、心脏传导系统

心肌细胞按形态和功能可分为两类：普通心肌细胞和特殊心肌细胞。前者构成心房壁和心室壁的主要部分，主要功能是收缩；后者具有自律性和传导性，其主要功能是产生和传导冲动，控制心脏的节律性活动。

心脏传导系统(图 1-1-15)由特殊分化的心肌细胞构成，包括：窦房结，结间束，房室交界区，房室束，左、右束支和浦肯野(Purkinje)纤维网。

(一)窦房结

窦房结(sinuatrial node)是心脏的正常起搏点，多呈长梭形(或半月形)，位于上腔静脉与右心房交界

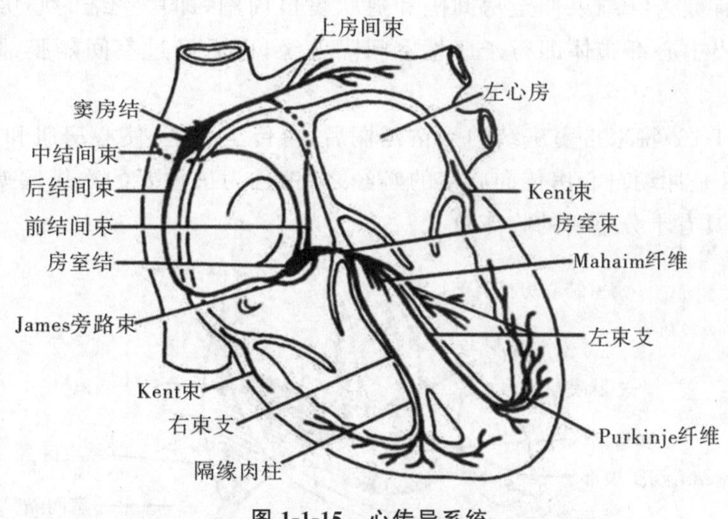

图 1-1-15　心传导系统

处的心外膜深面，约相当于界沟上 1/3 处，从心外膜表面用肉眼不易辨认，其长轴与界沟基本平行。窦房结的中央有窦房结动脉恒定地穿过。

窦房结内的细胞主要有**起搏细胞**（P 细胞）和**过渡细胞**（T 细胞），还有丰富的胶原纤维，形成网状支架。

（二）结间束

窦房结是心脏的起搏点，窦房结产生的冲动如何传至左、右心房和房室结，长期以来一直未有定论。20 世纪 60 年代初，James 等提出窦房结和房室结之间有特殊传导束相连，通常认为结间束有前、中、后 3 条，左、右心房之间亦有房间束连接。

1. 前结间束

前结间束由窦房结头端发出向左行，呈弓状绕上腔静脉前方和右心房前壁，向左行至房间隔上缘分为两束：一束左行分布于左心房前壁，称**上房间束**（bachmann 束）；一束下行经卵圆窝前方的房间隔，下降至房室结上缘。

2. 中结间束

中结间束由窦房结右上缘发出，向右、向后呈弓状绕过上腔静脉，然后进入房间隔，经卵圆窝前缘，下降至房室结上缘，称 **Wenchebach 束**。

3. 后结间束

后结间束由窦房结下端（尾部）发出，在界嵴内下行，然后转向下内，经下腔静脉瓣，越冠状窦口的上方，至房室结的后缘。此束在行程中分出纤维至右心房壁，又称 **Thorel 束**。

三条结间束在房室结上方相互交织，并有分支与房间隔左侧的左房肌纤维相连，从而将冲动传至左心房。

（三）房室交界区

房室交界区（atrioventricular junction region）又称房室结区，是心脏传导系统在心房与心室互相连接部位的特化心肌结构，位于房室隔内，其范围基本与房室隔右侧面的 Koch 三角一致，由 3 部分组成：房室结、房室结的心房扩展部以及房室束（His 束）的近侧部。

房室结（atrioventricular node）呈扁椭圆形，位于冠状窦口与右房室口之间，Koch 三角的尖端，结的左下面邻右纤维三角，右侧被薄层心房肌及心内膜覆盖。结的前端变细穿入中心纤维体，成为**房室束**。

结的后上端和右侧面有数条纤维束伸至房间隔和冠状窦口周围，即房室结的心房扩展部，亦即结间束的入结部分。房室束出中心纤维体即行于肌性室间隔上缘，以后经过室间隔膜部的后下缘分为左、右束支。

房室交界区(图 1-1-16)将来自窦房结的兴奋延搁后，再传至心室，使心房肌和心室肌按照先后顺序分别收缩。房室交界区是冲动自心房传向心室的必经之路，且为最重要的次级起搏点，许多复杂的心律失常在此区发生，故其具有十分重要的临床意义。

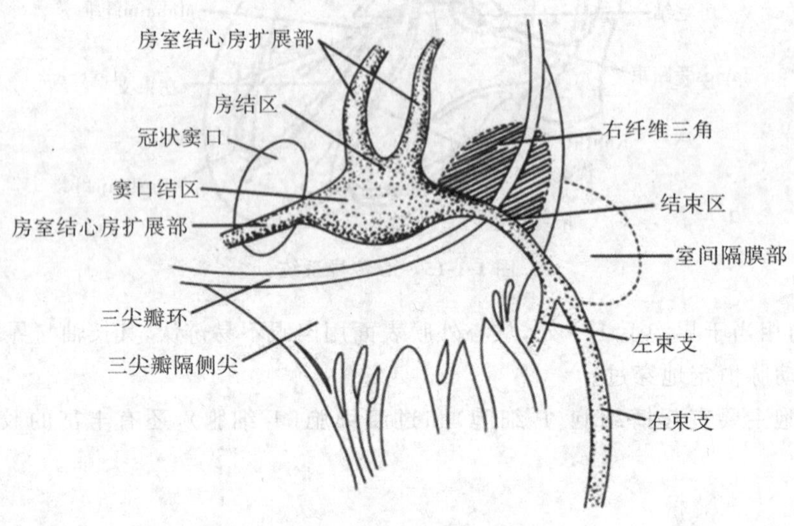

图 1-1-16　房室交界区位置及分部

(四)房室束

房室束(atrioventricular bundle)又称 His 束，起自房室结前端，穿过中心纤维体(右纤维三角)前行，沿室间隔膜部的后下缘至室间隔肌部上缘分为左、右束支，分别沿室间隔左、右侧心内膜面下行。

(五)左束支

左束支(left bundle branch)呈扁带状在室间隔左侧心内膜深面下行，在室间隔肌部上、中 1/3 交界水平，分成前组、后组和间隔组 3 组：前组到达前乳头肌中下部即分散开，分布于前乳头肌和附近心室壁并分散成网；后组到达后乳头肌下部，分支分布于后乳头肌和附近心壁并分散成网；间隔组的分支分布于室间隔的中下部，并绕心尖分布于左心室游离壁。3 组分支从室间隔上部的前、中、后 3 个方向辐射至整个左心室内面，在心内膜深面互相吻合成 Purkinje 纤维网，最后与心肌纤维相连，支配心肌收缩。

(六)右束支

右束支(right bundle branch)呈细长圆索状，沿室间隔膜部下缘，在右侧心内膜深面下行，经过右心室圆锥状乳头肌的后方，向下进入隔缘肉柱(节制索)，到达右心室前乳头肌根部并发出分支，分布至右心室壁，互相吻合成 Purkinje 纤维网。因右束支分出较晚，主干为圆索状且较长，故易受局部病灶影响而发生传导阻滞。

(七)Purkinje 纤维网

左、右束支的分支在心内膜下交织成心内膜下 Purkinje 纤维网，主要分布在室间隔中下部心尖、乳头肌的下部和游离心室壁的下部，室间隔上部、动脉口和房室口附近则分布稀少或无。心内膜下纤维网发出的纤维分支以直角或钝角进入心室壁内构成心肌内 Purkinje 纤维网，最终与收缩心肌相连。

（八）心脏传导系统的常见变异

异常传导束或纤维的存在可将心房的冲动过早地传到心室肌某部，使之提前激动，与预激综合征有关，有重要临床意义。目前公认预激综合征是由存在异常的传导束（即副传导束、旁路）所致。心脏传导系统的常见变异有：

1. Kent 束

心房与心室之间通常只有房室束相连，其他部分则由纤维环将心房肌与心室肌隔开，冲动从心房向心室的传导只能通过房室结和房室束。少数人在纤维环周边出现另一连接心房肌和心室肌的肌束，称**Kent 束**（房室副束）。Kent 束可出现在左、右房室环的任何部位，也可出现在间隔内，以左房室环的后外侧、右房室环的外侧和后间隔区较多见。

2. Mahaim 纤维

Mahaim 纤维分为两种：①结室副束——由房室结直接发出纤维连于室间隔心肌；②束室副束——由房室束或束支主干直接发出纤维连于室间隔心肌。

3. James 旁路束

后结间束的大部分纤维和前、中结间束的小部分纤维可绕过房室结右侧面止于结的下部或房室束的近侧部，构成旁路纤维，即 James 旁路束。

（九）心脏传导系统的临床意义

心脏传导系统由窦房结，结间束，房室交界区，房室束，左、右束支和 Purkinje 纤维网组成，任何传导途径上的受损都可导致心律异常。

1. 窦房结

正常情况下窦房结是心脏搏动的起搏点，心率为 60～100 次/分，整齐有规律，称窦性心律。但在心房、房室结区、心室等处也可有自律细胞，是潜在的起搏点。当窦房结功能障碍或潜在起搏点自律性增强时，可产生异位节律，如房性早搏。当窦房结出现血供障碍或发生累及窦房结的心肌炎、心包炎时，可引起传导功能障碍进而导致心动过缓，严重时需安置人工起搏器治疗。

2. 房室结

房室结位于 Koch 三角顶部的心内膜下。进行三尖瓣手术时应避免损伤此部位。兴奋传导至房室结区产生延搁作用（约 0.04 s），因此心房肌和心室肌可依次先后分开收缩。同时房室结还有过滤冲动的作用，当心房频率过快或强弱不一时，房室结可将冲动过滤，保证心室的正常收缩。

3. 房室束（His 束）

房室束是心房与心室兴奋传导的唯一重要通道，起自房室结前部，穿中心纤维体，分出左束支和右束支。行程中在右心面，三尖瓣隔侧瓣附着缘斜越房室束并与之交叉；在左心面，房室束位于主动脉后半月瓣下方，经室间隔膜部后下缘前行。因此，在进行室间隔膜部缺损修补术或三尖瓣置换术时，要注意勿损伤房室束。

4. 左、右束支

临床上束支传导阻滞较为常见，原因是右束支细长，呈圆索状，容易受局部病灶影响而发生阻滞。在行程中右束支还经隔缘肉柱到达前乳头肌根部，因此在右心手术时，应注意不要切断隔缘肉柱。左束支呈扁带状，发自房室束，分支交织成网状。左束支完全性传导阻滞意味着心肌大量受损，病变范围广泛，因此预后较右束支传导阻滞差。

五、心脏的血管

心脏的动脉血供应来自左、右冠状动脉；静脉血绝大部分经冠状窦汇入右心房，少部分直接流入右心房。心脏本身的循环称冠状循环(图 1-1-17)。尽管心脏仅占体重的约 0.5%，但冠脉血流总量却占心输出量的 4%～5%。因此，冠状循环具有十分重要的地位。

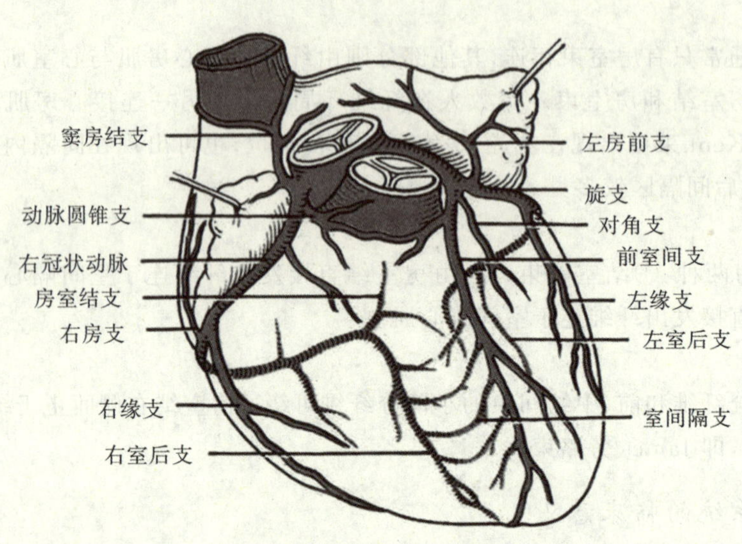

图 1-1-17　冠状动脉示意图

(一)冠状动脉

1. 左冠状动脉(left coronary artery)

左冠状动脉一般较右冠状动脉粗，起于主动脉左窦，主干很短，为 5～10 mm，向左行于左心耳与肺动脉根部之间，随即分为前室间支和旋支。左冠状动脉主干的分叉处常发出对角支，向左下斜行，分布于左心室前壁。

(1)**前室间支**(anterior interventricular branch)也称前降支，可视为左冠状动脉的直接延续，沿前室间沟下行，其始段位于肺动脉干的左后方并被掩盖，其末梢多数绕过心尖切迹止于后室间沟下 1/3 部，与后室间支末梢吻合。前室间支及其分支分布于左室前壁、前乳头肌、心尖、右室前壁一小部分、室间隔的前 2/3 以及心传导系的右束支和左束支的前半部分。前室间支的主要分支有：

①**左心室前支**：3～5 支者多见，分别向心左缘或心尖斜行，主要分布于左心室前壁、左心室前乳头肌和心尖部。

②**右室前支**：短小，分布于右心室前壁靠近前室间沟区域。右室前支的第 1 支往往在近肺动脉瓣水平处发出，分布至肺动脉圆锥，称为左圆锥支，与右冠状动脉右圆锥支互相吻合形成动脉环，称为 **Vieussens 环**，是常见的侧支循环。

③**室间隔前支**：以 12～17 支多见，起自前室间支的深面，穿入室间隔内，分布至室间隔的前 2/3。

(2)**旋支**(circumflex branch)：也称左旋支，从左冠状动脉主干发出后即走行于左侧冠状沟内，绕心左缘至左心室膈面，多在心左缘与后室间沟之间的中点附近分支终止。旋支及其分支分布于左心房、左心室前壁一小部分、左心室侧壁、左心室后壁的一部分或大部分，甚至可达左室后乳头肌。约 40% 的人旋支有分支分布于窦房结。旋支的主要分支有：

①**左缘支**：较恒定，也较粗大，于心左缘处起于旋支，斜行至心左缘。分支供应心左缘及邻近的左

室壁。

②**左室后支**：多数为 1 支，分布于左室膈面的外侧部。较大的旋支发出的左室后支也可分布至左室后乳头肌。

③**窦房结支**(branch of sinuatrial node)：约 40%起于旋支的起始段，向上经左心耳内侧壁，再经左房前壁向右至上腔静脉口，多以逆时针方向从上腔静脉口后方绕至前面，从尾端穿入窦房结。

④**心房支**：为一些细小分支，分别供应左房前壁、外侧壁和后壁。

⑤**左房旋支**：起于旋支近侧段，与主干平行，向左后行于旋支上方，分布于左房后壁。

2. 右冠状动脉(right coronary artery)

右冠状动脉起于主动脉右窦，行于右心耳与肺动脉干之间，再沿冠状沟右行，绕心右缘至膈面的冠状沟内。一般在房室交点附近或右侧，分为后室间支和右旋支。右冠状动脉一般分布于右房、右室前壁大部分、右室侧壁和后壁的全部，左室后壁的一部分和室间隔后 1/3，包括左束支的后半以及房室结(93%)和窦房结(60%)。右冠状动脉的分支有：

①**窦房结支**：约 60%起于右冠状动脉近侧段，向上经右心房内侧壁至上腔静脉口，多以逆时针方向，或以顺时针方向绕上腔静脉口穿入窦房结。

②**右缘支**(right marginal branch)：较粗大，恒定，沿心右缘左行，分布至附近心室壁。左、右缘支较粗大、恒定，冠状动脉造影时可作为确定心缘的标志。

③**后室间支**(posterior interventricular branch)：亦称后降支，约 94%的人起于右冠状动脉，其余则起于旋支，自房室交点或其右侧起始后，沿后室间沟下行，多数止于后室间沟下 1/3，小部分止于中 1/3 或心尖切迹，与前室间支的末梢吻合。其分支供应后室间沟附近的左、右室壁，此外还发出 7～12 支室间隔后支，穿入室间隔，供应室间隔后 1/3。

④**右旋支**：为右冠状动脉的另一终支，起始后向左行越过房室交点，止于房室交点与心左缘之间，也可有细支与旋支(左旋支)吻合。

⑤**右房支**：分布于右心房，并形成心房动脉网。

⑥**房室结支**(branch of atrioventricular node)：约 93%的人房室结支起于右冠状动脉。右冠状动脉的右旋支经过房室交点时，常形成倒“U”形弯曲，房室结支多起于该弯曲的顶端，进入 Koch 三角的深面，末端穿入房室结，供应房室结和房室束的近侧段。该支还向下分出细小分支供应室间隔上缘的小部分。右冠状动脉的“U”形弯曲，出现率为 69%，是冠状动脉造影的一个有用的辨认标志。

3. 冠状动脉的分布类型

左、右冠状动脉在心脏的胸肋面分布变异不大，而在心脏的膈面分布范围则有较大的变异。按 Schlesinger 分型原则，以后室间沟为标准，将冠状动脉分布类型分为 3 型(图 1-1-18)。

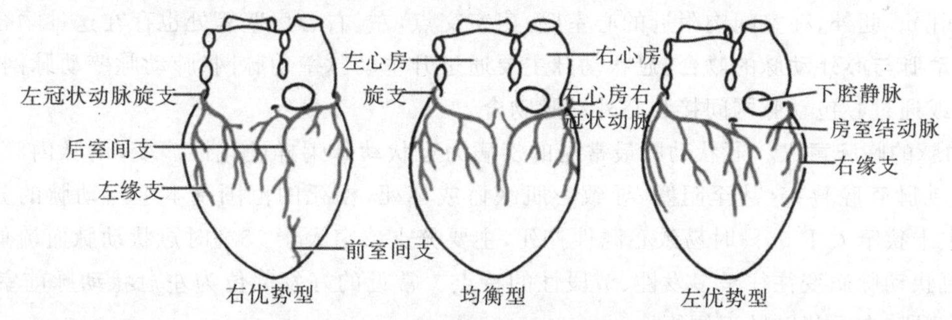

图 1-1-18 冠状动脉的分布类型(示意图)

(1)**右优势型(65.7%)**：右冠状动脉在心室膈面的分布范围，除右室膈面外，还越过房室交点和后室间沟，分布于左室膈面的一部分或全部。后室间支来自右冠状动脉。

(2)**均衡型(28.7%)**:左、右心室的膈面各由本侧的冠状动脉供应,互不越过房室交点。后室间支为左或右冠状动脉的末梢支,或同时来自左、右冠状动脉。

(3)**左优势型(5.6%)**:左冠状动脉较大,有分支分布于左室膈面,还有分支越过房室交点和后室间沟分布于右室膈面的一部分,后室间支和房室结动脉均发自左冠状动脉。

4. 壁冠状动脉

冠状动脉主干及主要分支大部分走行于心外膜下脂肪中或心外膜深面,有时动脉主干或分支中的一段,被浅层心肌,即心肌桥(图 1-1-19)所掩盖,则称该段动脉为壁冠状动脉。壁冠状动脉好发于前、后室间支。一般认为,壁冠状动脉受心肌桥的保护,局部承受的应力较小,心舒张时亦可控制血管,使之不过度扩张,较少发生动脉的硬化。在冠状动脉手术时,应注意壁冠状动脉的存在。

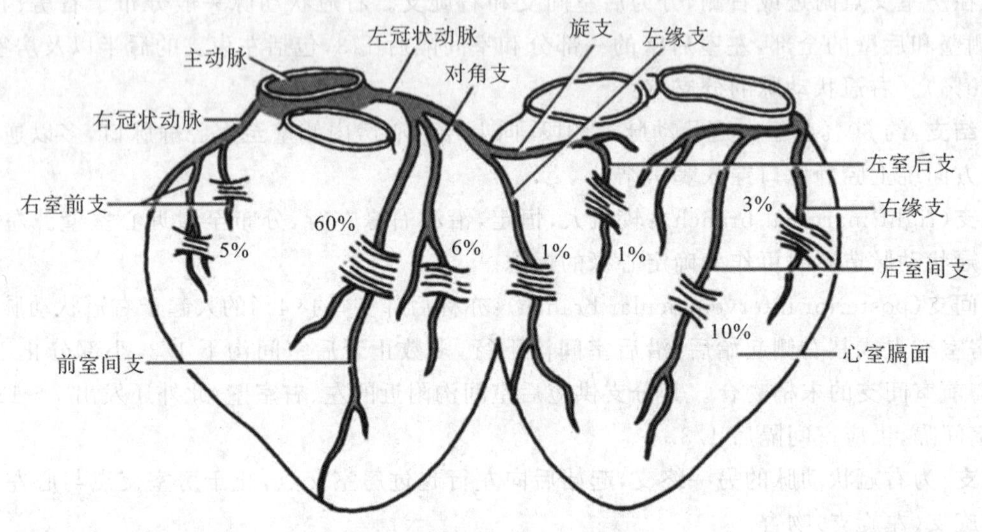

图 1-1-19　心肌桥分布示意图

5. 冠状动脉的侧支循环　冠状动脉侧支循环的途径概括起来,可分为 3 类,即壁内侧副血管、冠状动脉分支间吻合以及冠状动脉与心外动脉的吻合。

(1)**壁内侧副血管**:心壁内特殊血管与心腔之间的交通(图 1-1-20),包括:①**心最小静脉**。②**动脉心腔血管**——冠状动脉与心腔之间直接交通的血管,直径 200～1000 μm,组织结构上与动、静脉吻合一致。③**心肌窦状隙**——呈不规则的网状,由小动脉分支和毛细血管分出的薄壁血管构成。心肌窦状隙之间可有吻合管互相连接。心壁中的小动脉可以通过心肌窦状隙与心腔相通。

(2)**冠状动脉分支间的吻合**:分支间吻合的存在于人心脏的各部分均得到证实,最主要的是位于室间隔肌部和房间隔。此外,在室间沟附近的心室壁,房室交点,左、右心房壁等处也存在这种吻合。

(3)**冠状动脉与心外动脉的吻合**:冠状动脉主要通过升主动脉壁动脉网、肺动脉壁动脉网和心房动脉网直接吻合,或通过心包动脉网间接与心外动脉吻合。

6.冠状动脉的临床意义　冠状动脉最常见的疾病为冠状动脉粥样硬化性病变,动脉内膜形成粥样硬化斑块,造成动脉管腔狭窄,甚至阻塞,导致心肌缺血或坏死,梗死的范围基本上与动脉的分布区一致。当冠状动脉主干狭窄大于 50%时易致心源性猝死,主要分支狭窄大于 75%时冠状动脉血流储备减少,出现心绞痛。冠状动脉病变往往呈多发性、节段性的特点。常见的好发部位为左冠状动脉前室间支上 1/3 段、左旋支近侧段、右冠状动脉近侧段。

(1)左冠状动脉主干分支有前室间支和旋支,分布于左心室前壁、侧壁、心尖、后壁一部分和大部分的室间隔。主干阻塞少见,一旦主干出现严重阻塞,可造成大面积的心肌缺血、坏死,甚至引起猝死的发生;前室间支阻塞可造成左室前壁、室间隔前部和心尖部的心肌梗死;旋支通过它的分支分布于左室侧壁、左

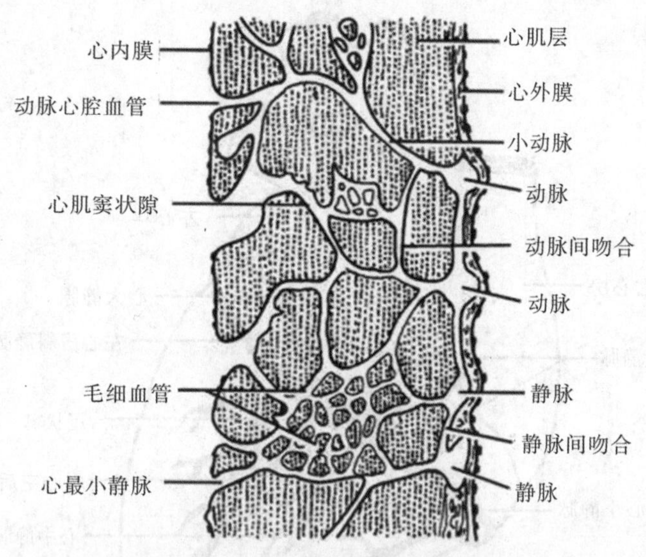

图 1-1-20　心肌壁内循环模式图

室后壁及左心房，也可滋养一部分窦房结和房室结，旋支阻塞时可造成左室侧壁和部分后壁的心肌梗死，少部分人可发生心传导系的血供障碍，导致心律失常。

右冠状动脉主要分布于右心室壁、室间隔的后 1/3 及左室后壁，还供应大部分人的窦房结和房室结。右冠状动脉发生阻塞，可引起后壁心肌梗死和房室传导阻滞。

(2)人的冠状动脉有不同的分布类型，当冠状动脉主干阻塞时，可出现不同的临床症状和预后。例如，左优势型的病人左冠状动脉主干阻塞后的后果比较严重，不但左室各壁及室间隔的全部会发生大面积心肌梗死，而且还会引起部分右室后壁梗死及影响传导系大部分血供，造成严重的心律失常。

7.冠状动脉造影　临床可通过冠状动脉造影来诊断冠状动脉病变部位和狭窄的程度。通常冠状动脉导管插管是经过股动脉到达主动脉，然后进入升主动脉找到左、右冠状动脉开口。当冠状动脉狭窄时，可通过导管插管行球囊血管成形术或放入支架以扩张血管来保证冠状动脉的通畅。在严重狭窄时，可通过冠状动脉搭桥手术，用替代血管在阻塞血管的远端和近端形成侧支通路，保证心肌的血液供应。

(二)心脏的静脉

心脏的静脉可分为浅静脉和深静脉两个系统。浅静脉起于心肌各部，在心外膜下汇合成静脉网，经冠状窦收集汇入右心房。冠状窦的主要属支有心大、中、小静脉，此外冠状窦还收集一些零星的小静脉属支；有些小静脉也可以直接注入心腔(图 1-1-21)。深静脉起于心肌层，直接汇入心腔，以回流入右心房者居多。

1. 冠状窦及其属支

冠状窦(coronary sinus)位于心膈面，左心房与左心室之间的冠状沟内，长约 5 cm，以左房斜静脉与心大静脉汇合处为其起点，最终注入右心房的冠状窦口，冠状窦口往往有 1 个半月形瓣膜。冠状窦的主要属支有：

①**心大静脉**(great cardiac vein)：在前室间沟内伴左冠状动脉前室间支上行，斜向左上进入冠状沟，绕心左缘至心膈面，于左房斜静脉注入处移行为冠状窦。心大静脉收纳左心室前面、右室前壁的小部、心左缘、左心房前外侧壁、室间隔前部、左心耳及大动脉根部的静脉血。

②**心中静脉**(middle cardiac vein)：起于心尖，伴右冠状动脉的后室间支上行，注入冠状窦的末端。心中静脉收纳左、右心室后壁，室间隔后部，心尖部和部分心室前壁的静脉血。

③**心小静脉**(small cardiac vein)：起于心右缘，接受心右缘及部分右室前、后壁的静脉血，在冠状沟

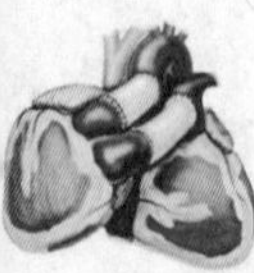

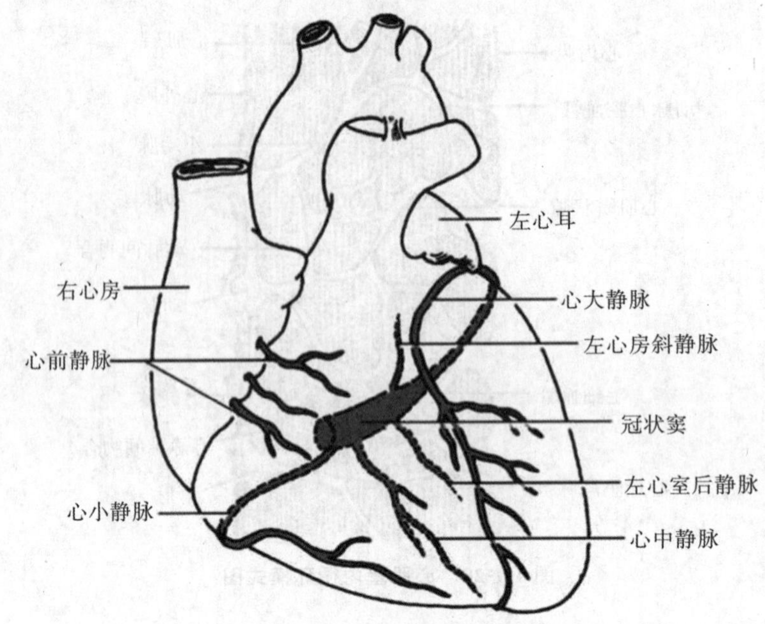

图 1-1-21 心脏的静脉示意图

内,伴右冠状动脉向左注入冠状窦右端或心中静脉。

2. 心前静脉(anterior cardiac vein)

心前静脉起于右室前壁,可有 1～4 支,向上越过冠状沟直接注入右心房。有些心前静脉与心小静脉吻合。

3. 心最小静脉(smallest cardiac vein)

心最小静脉又称 Thebesius 静脉,是位于心壁内的小静脉,自心壁肌层的毛细血管丛开始,直接开口于心房或心室腔,直径约 1 mm。心最小静脉无瓣膜。冠状动脉阻塞时,心最小静脉可成为心肌从心腔获得血液供应的一个途径,对心肌内层具有一定的保护作用。

心脏静脉之间的吻合非常丰富,冠状窦属支之间以及属支和心前静脉之间均在心表面有广泛的吻合。

六、心脏的神经

心脏的神经包括交感神经、副交感神经和感觉神经。免疫组织化学方法证实,心脏内有降钙素基因相关肽、神经降压素、P 物质等多种肽能神经纤维,它们可能参与对心脏的各种复杂功能的调节。

1. 心交感神经

心交感神经分布于窦房结、房室结、冠状动脉及其分支,并随其分支到达心肌。交感神经兴奋可使窦房结发出冲动的频率增加,房室传导加快,心房和心室收缩力加强并使冠状动脉扩张。

2. 副交感神经

副交感神经分布于窦房结、房室结、心房和心室肌及冠状动脉。副交感神经兴奋,可抑制房室传导,使心跳变慢,降低心肌收缩力,并使冠状动脉收缩。

3. 感觉神经

感觉神经传导痛觉的传入纤维与交感神经同行,至脊髓胸 1～4、5 节段的后角灰质;传导压力和牵张等感觉的传入纤维随迷走神经至延髓孤束核。

七、心 包

(1)**心包**(pericardium)为包裹心脏和出入心脏的大血管根部的圆锥形纤维浆膜囊，分内、外两层，外层为纤维心包，内层是浆膜心包。

①**纤维心包**(fibrous pericardium)是坚韧的结缔组织囊，上方包裹出入心的升主动脉、肺动脉干、上腔静脉和肺静脉的根部，并与这些大血管的外膜相延续(图 1-1-22)。下方与膈的中心腱相邻。

②**浆膜心包**(serous pericardium)薄而光滑，分脏、壁两层。壁层衬贴于纤维性心包的内面，与纤维心包紧密相贴。脏层紧贴心肌的表面，即心外膜。脏、壁两层在出入心脏的大血管根部互相移行，两层之间的潜在性腔隙称心包腔(pericardial cavity)，内含少量浆液起润滑作用。

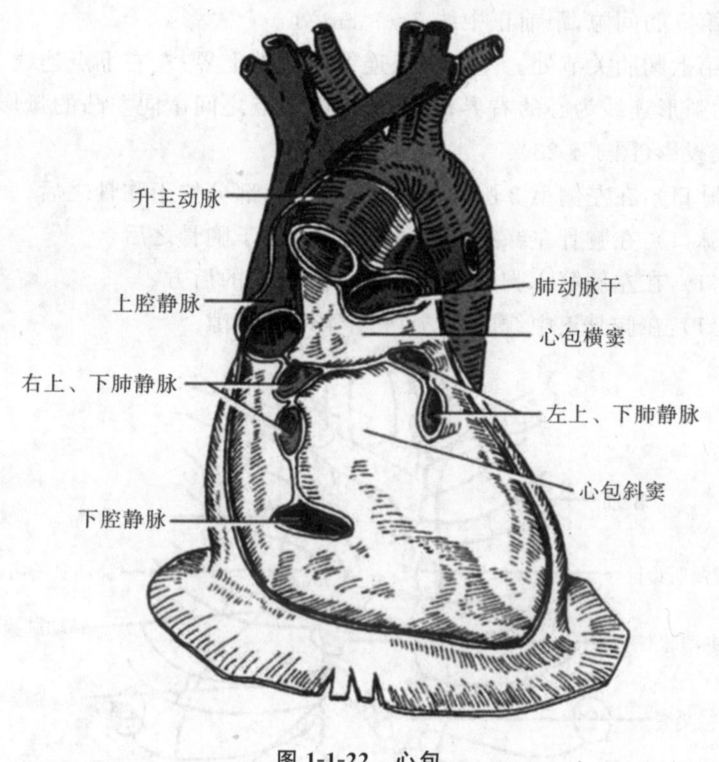

图 1-1-22　心包

(2)**心包窦**：在心包腔内，浆膜心包脏、壁两层返折处的间隙，称心包窦。主要有：

①**心包横窦**(transverse pericardial sinus)：为心包腔在主动脉、肺动脉后方与上腔静脉、左心房前壁前方间的间隙。从横窦左、右侧入口可伸入两个横指，当心直视手术需阻断主动脉、肺动脉血流时，可通过横窦从前后钳夹这两个大动脉。

②**心包斜窦**(oblique pericardial sinus)：位于左心房后壁、左右肺静脉、下腔静脉与心包后壁之间的心包腔。其上端闭锁，下端为连于心包腔本部的开口，稍偏左，形状如开口向下的盲囊。手术需阻断下腔静脉血流时，可经过斜窦下部进行。

③**心包前下窦**(anterior inferior sinus of pericardium)：位于心包腔的前下部，心包前壁与膈之间的转折间隙，由心包前壁移行至下壁所形成。人体直立时，该处位置最低，心包积液常存于此窦中，是心包穿刺的比较安全部位。从剑突与左侧第 7 肋软骨交角处进行心包穿刺，恰可进入该窦。

心包的主要功能：一是可减少心脏跳动时的摩擦；二是防止心过度扩张，以保持血容量的相对恒定；同时，作为一种屏障，还可有效防止邻近部位的感染波及。

浆膜心包发生炎症时，可产生过多的液体，从而压迫心脏，影响心脏的泵血功能。在缩窄性心包炎时，心包形成纤维瘢痕，使心包增厚、收缩，从而限制心脏的舒缩功能，导致血流动力学障碍和心功能不全。

八、心脏的体表投影

心脏的体表投影可分心外形和瓣膜位置的体表投影。

心脏外形的体表投影个体差异较大，也可因体位改变而有所变化，通常采用4点连线法来确定：

①**左上点**：于左侧第2肋软骨的下缘，距胸骨侧缘约1.2 cm处。

②**右上点**：于右侧第3肋软骨上缘，距胸骨侧缘约1 cm处。

③**左下点**：于左侧第5肋间隙，距前正中线7～9 cm处。

④**右下点**：于右侧第七胸肋关节处。左右上点连线为心的上界；左右下点连线为心的下界；右上点与右下点之间微向右凸的弧形连线为心的右界；左上点与左下点之间微向左凸的弧形连线为心的左界。

心脏各瓣膜的体表投影(图1-1-23)：

①**肺动脉瓣**(肺动脉口)：在左侧第3胸肋关节的稍上方，部分位于胸骨之后。

②**主动脉瓣**(主动脉口)：在胸骨左缘第3肋间隙，部分位于胸骨之后。

③**二尖瓣**(左房室口)：在左侧第4胸肋关节处及胸骨左半的后方。

④**三尖瓣**(右房室口)：在胸骨正中线的后方，平对第4肋间隙。

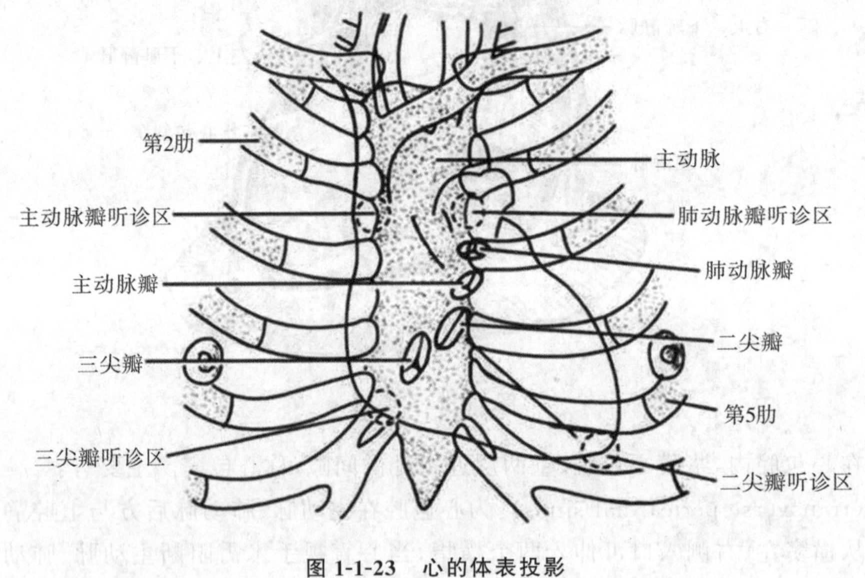

图1-1-23　心的体表投影

(王明炎)

第二节　血管及淋巴的形态结构

一、动　脉

动脉是运送血液离心到全身各器官的血管。由左心室发出的主动脉及各级分支运送动脉血；而由右心室发出的肺动脉干及其分支则输送静脉血。动脉干的分支离开主干进入器官前的一段称为器官外动脉，入器官后则称为器官内动脉。

动脉分布有以下基本规律：

1. 器官外动脉

①因人体左、右对称，动脉分支亦有对称性。

②躯干部在结构上有体壁和内脏之分，动脉亦分为壁支和脏支(图 1-2-1)，其中壁支仍保留着原始的分节状态，如肋间后动脉、腰动脉等。

③人体每一大局部(如头颈)都有 1 条或 2 条动脉干。

④动脉常有静脉与神经伴行，共同形成血管神经束，有的还包有结缔组织鞘。

⑤动脉的行程多位于安全隐蔽的部位，如人体的屈侧、深部或沟、管内，因此不易受到损伤。

⑥动脉常以最短距离到达供应器官(睾丸动脉、卵巢动脉等例外)。

⑦动脉分布的形式因器官的形态不同而异。

⑧动脉的管径有时不完全取决于所供血器官的大小，而与器官功能相关。

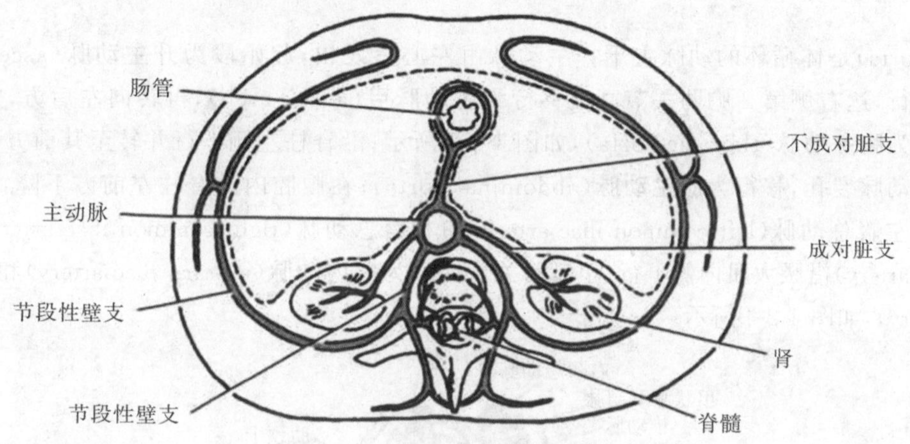

图 1-2-1 躯干部动脉分布示意图

2. 器官内动脉

器官内动脉的分布与器官的结构形式有关，结构相似的器官其动脉分布状况也大致相同(图 1-2-2)。

①实质性器官的供应动脉可能为放射型、纵行型或集中型分布。

②分叶状器官的供应动脉自器官的“门”进入，成为其分叶或分段的基础。

③中空型或管状器官的供应动脉多呈纵行型、横行型或放射型分布。

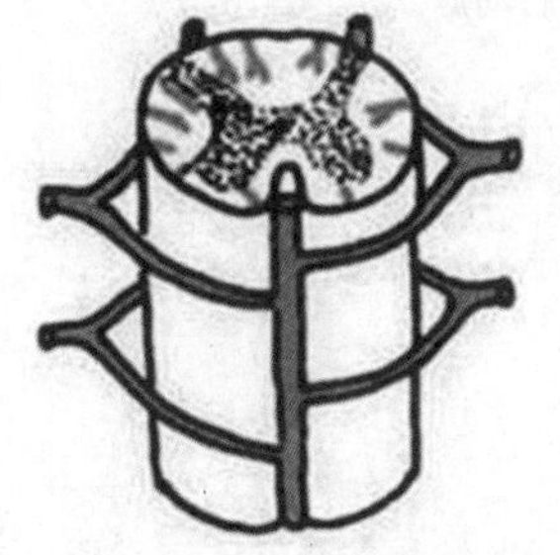
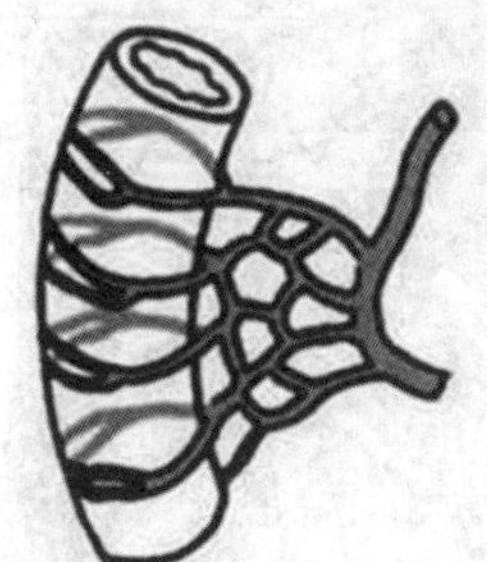
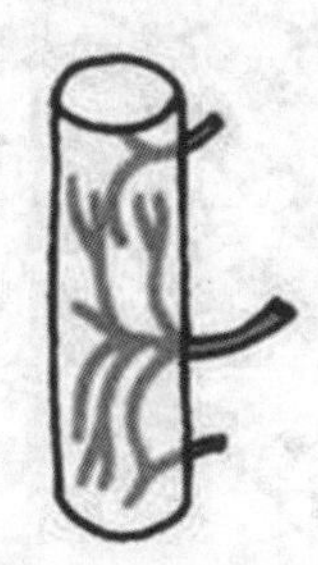
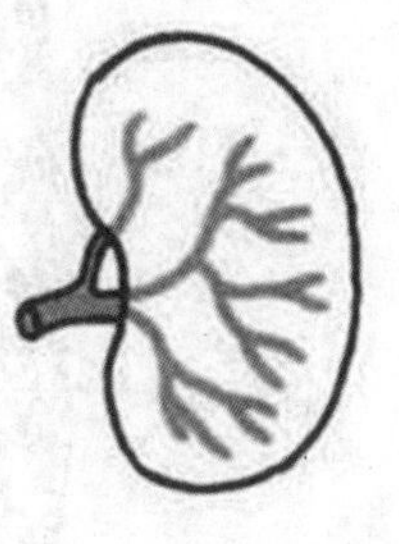
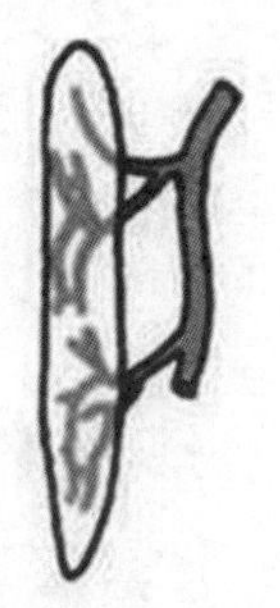

放射状分布（脊髓） 横行分布（肠管） 纵行分布（输尿管） 自门进入（肾） 纵行分布（肌）

图 1-2-2 器官内动脉分布模式图

(一)肺循环的动脉

1.肺动脉干(pulmonary trunk)

肺动脉干位于心包内,是一粗短的动脉干,起自右心室,在升主动脉前方向左后上方斜行,至主动脉弓下方分为左、右肺动脉。

(1)**左肺动脉**(left pulmonary artery):较短,水平向左,在左主支气管前方横行,经食管、胸主动脉前方至左肺门,分两支进入左肺上叶和下叶。

(2)**右肺动脉**(right pulmonary artery):较长而粗,水平向右,经升主动脉和上腔静脉后方至右肺门,分3支进入右肺上、中、下叶。

2.**动脉韧带**(arterial ligament)

在肺动脉干分叉处稍左侧有一纤维性的结缔组织索,连于主动脉弓下缘,是胚胎时期动脉导管闭锁后的遗迹。动脉导管若在出生后6个月尚未闭锁,则称动脉导管未闭,是常见的先天性心脏病之一。

(二)体循环的动脉

主动脉(aorta)是体循环的动脉主干。主动脉由左心室发出,起始段为**升主动脉**(ascending aorta),向右前上方斜行,达右侧第2胸肋关节高度移行为**主动脉弓**(aortic arch),再转向左后方,在第4胸椎椎体下缘处移行为**胸主动脉**(thoracic aorta),如图1-2-3所示;沿脊柱左侧下行并转至其前方,达第12胸椎高度穿膈的主动脉裂孔,移行为**腹主动脉**(abdominal aorta);在腹腔内沿脊柱左前方下降,至第4腰椎椎体下缘处分为左髂总动脉(left common iliac artery)和右髂总动脉(right common iliac artery)。**髂总动脉**(common iliac artery)沿腰大肌内侧下行,至骶髂关节处分为髂内动脉(internal iliac artery)和髂外动脉(external iliac artery),如图1-2-4所示。

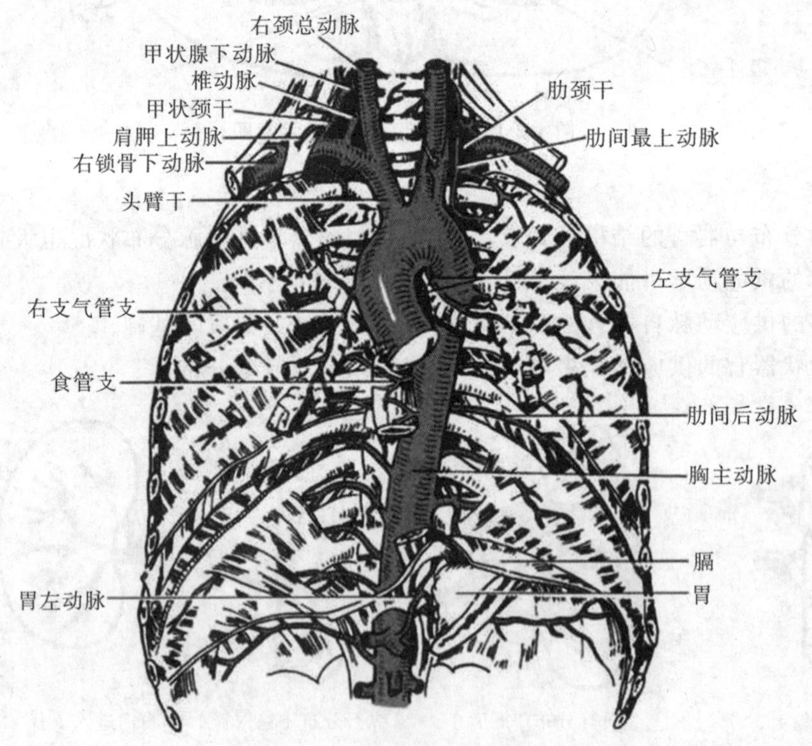

图1-2-3 胸主动脉及其分支

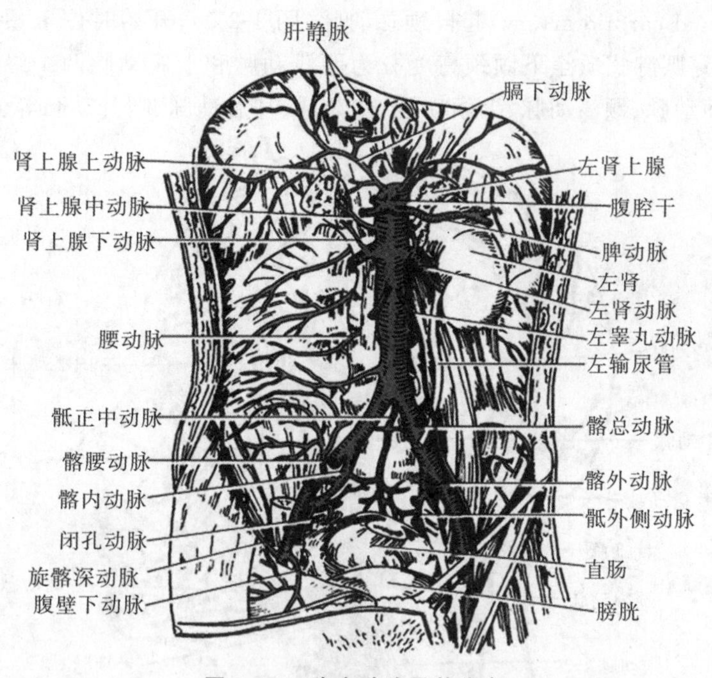

图 1-2-4 腹主动脉及其分支

1.升主动脉

升主动脉(ascending aorta)于胸骨左缘后方平对第 3 肋间起自左心室,位于肺动脉干与上腔静脉之间,向右前上方斜行至右侧第 2 胸肋关节后方,移行为主动脉弓。其根部发出左、右冠状动脉。

2.主动脉弓

主动脉弓(aortic arch)续于升主动脉,弓形弯向后方,跨左肺根达第 4 胸椎体下缘处移行为降主动脉。主动脉弓的前方为胸骨柄,后方有气管、食管。主动脉弓壁内含有压力感受器,具有调节血压的作用。主动脉弓下方靠近动脉韧带处有两三个粟粒样小体,称**主动脉小球**(aortic glomera),为化学感受器,可感受血液中二氧化碳分压、氧分压和氢离子浓度的变化。主动脉弓凹侧发出数条细小的支气管动脉支和气管支,凸侧从右向左发出三大分支:**头臂干**(brachiocephalic trunk)、**左颈总动脉**(left common carotid artery)和**左锁骨下动脉**(left subclavian artery)。头臂干为一粗短干,向右上方斜行至右胸锁关节后方分为右颈总动脉和右锁骨下动脉。

(1)**颈总动脉**(common carotid artery):是头颈部的主要动脉干,成对。左侧直接起自主动脉弓,右侧起于头臂干。两侧颈总动脉均经胸锁关节后方,沿食管、气管和喉的外侧上行,至甲状软骨上缘高度分为颈内动脉和颈外动脉。颈总动脉的外侧有颈内静脉,两者之间的后方为迷走神经,三者皆包被于颈动脉鞘内。

颈总动脉上段位置表浅,在活体上可摸到其搏动。当头面部大出血时,可在胸锁乳突肌前缘,喉的环状软骨平面,向后内将颈总动脉压向第 6 颈椎横突的颈动脉结节,进行急救止血。

在颈总动脉分叉处有颈动脉窦和颈动脉小球两个重要结构。

①**颈动脉窦**(carotid sinus)是颈总动脉末端和颈内动脉起始部的膨大部分。壁外膜较厚,内有丰富的游离神经末梢,称为压力感受器。当血压增高时,窦壁扩张,刺激压力感受器,可反射性地引起心跳减慢、末梢血管扩张,从而导致血压下降。

②**颈动脉小球**(carotid glornus)为一扁椭圆形小体,借结缔组织连于颈总动脉分叉处的后方,为化学感受器,可感受血液中的二氧化碳分压、氧分压和氢离子浓度变化。当血中氧分压降低或二氧化碳分压增高时,可反射性地促使呼吸加深加快。

1)**颈外动脉**(external carotid artery)起自颈总动脉(图 1-2-5),开始时位于颈内动脉前内侧,后经其前方转至前外侧,上行穿腮腺实质至下颌颈高度分为颞浅动脉和上颌动脉两个终支。其主要分支有:甲状腺上动脉、舌动脉、面动脉、颞浅动脉、上颌动脉、枕动脉、耳后动脉、咽升动脉等。

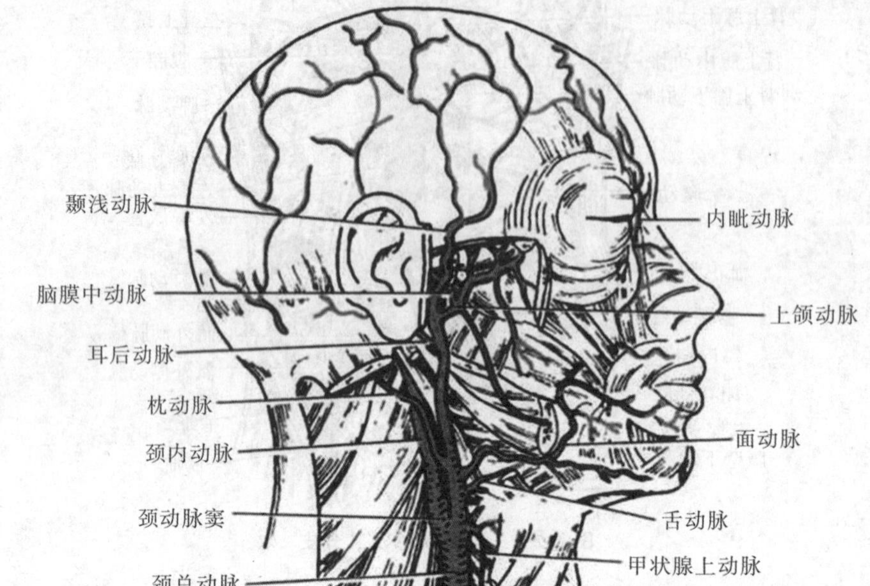

图 1-2-5　颈外动脉及其分支

①**甲状腺上动脉**(superior thyroid artery):起自颈外动脉的起始处,向前下至甲状腺侧叶的上端,分布于甲状腺和喉。

②**舌动脉**(lingual artery):在甲状腺上动脉的稍上方,平舌骨大角处发自颈外动脉的前方,行向前内方入舌,分布到舌、舌下腺和腭扁桃体。

③**面动脉**(facial artery):在舌动脉稍上方,约平下颌角起始,向前经下颌下腺深面,于咬肌止点前缘绕过下颌骨下缘至面部,沿口角及鼻翼外侧,迂曲上行到眶内侧,改称为内眦动脉。面动脉分支分布于下颌下腺、腭扁桃体、面部等。面动脉在下颌骨下缘和咬肌前缘交界处,位置表浅,在活体可触摸到动脉搏动。当面部出血时,可在该处压迫止血。

④**颞浅动脉**(superficial temporal artery):在外耳门前方上行,越颧弓根至颞部皮下,分支分布于腮腺和额、颞、顶部软组织。在活体外耳门前上方颧弓根部可触及其搏动,当头前外侧部出血时,可在此处进行压迫止血。

⑤**上颌动脉**(maxillary artery):经下颌颈深面入颞下窝,在翼内、外肌之间向前内走行至翼腭窝。沿途分支至外耳道、鼓室、牙及牙龈、鼻腔、腭、咀嚼肌、硬脑膜等处。分布于硬脑膜的分支称**脑膜中动脉**(middle meningeal artery),其自下颌颈深面发出,向上穿棘孔入颅腔,分前、后两支,紧贴颅骨内面走行,分布于颅骨和硬脑膜。前支经翼点内面,当颞部骨折时,易受损伤而致硬膜外血肿。此外,上颌动脉在下颌颈深面还向下发出下牙槽动脉,经下颌孔入下颌管分布至下颌骨及牙龈等处,终支出颏孔称颏动脉。

⑥**枕动脉**(occipital artery):与面动脉的起点相对,在乳突根部的内侧向后行至枕部并分布于此部。

⑦**耳后动脉**(posterior auricular artery):自二腹肌后腹上缘的高度起始,在达乳突之前上升至耳郭的后方并分布于该处。

2)**颈内动脉**(internal carotid artery):由颈总动脉发出后,垂直上升至颅底,再经颈动脉管入颅腔(图 1-2-6),分支分布于视器和脑。

（2）**锁骨下动脉**（subclavian artery）：左侧起于主动脉弓，右侧起自头臂干。锁骨下动脉从胸锁关节后方斜向外至颈根部，呈弓状经胸膜顶前方，穿斜角肌间隙，至第1肋外缘延续为腋动脉（图1-2-6）。上肢出血时，可于锁骨中点上方的锁骨上窝处向后下将该动脉压向第1肋进行止血。

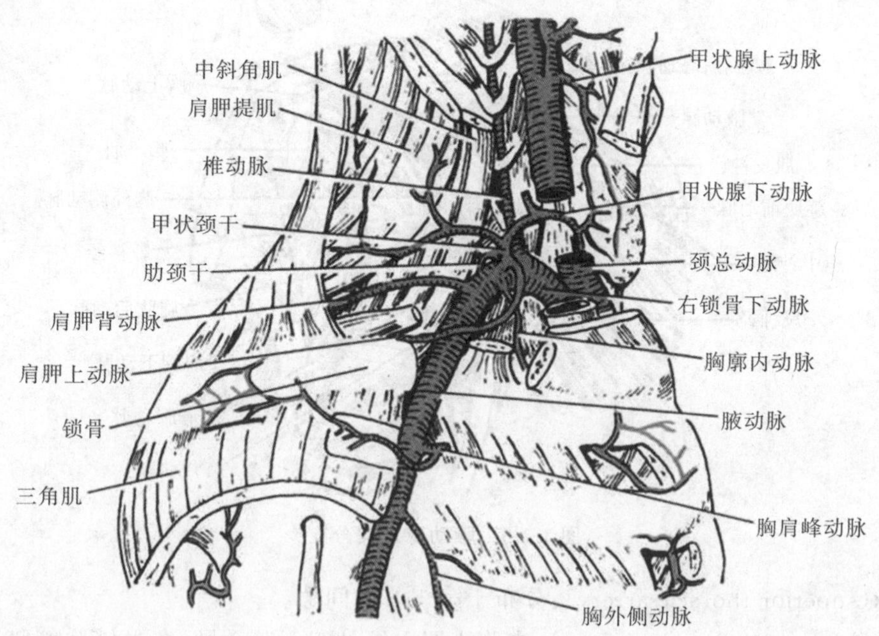

图1-2-6 锁骨下动脉及其分支

锁骨下动脉的主要分支有：

1）**椎动脉**（vertebral artery）：从前斜角肌内侧发出，向上穿第6到第1颈椎横突孔，经枕骨大孔入颅腔，左右汇合成一条基底动脉（图1-2-7），分支分布于脑和脊髓。

2）**胸廓内动脉**（internal thoracic artery）：从椎动脉起点的相对侧发出，向下入胸腔，沿第1～6肋软骨后面（距胸骨外侧缘约1 cm处）下降，分支分布于胸前壁、心包、膈、乳房等处。胸廓内动脉行至第6肋间隙处发出两条终支：其中较大的终支称**腹壁上动脉**，穿膈进入腹直肌鞘，在腹直肌鞘深面下行，分支营养该肌和腹膜；**肌膈动脉**为另一终支，行于第7～9肋软骨的后面，穿膈后终于最下两个肋间隙，分支分布于下5个肋间隙的前部、腹壁诸肌及膈。

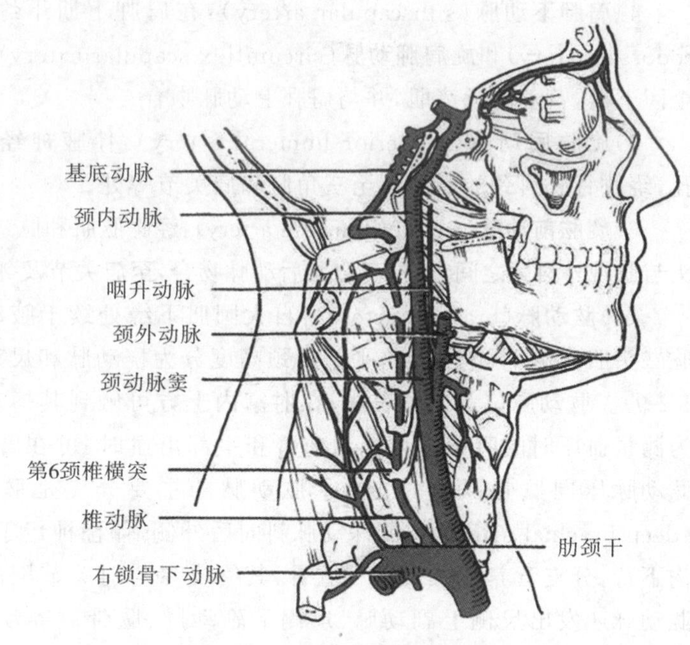

图1-2-7 颈内动脉和椎动脉

3）**甲状颈干**（thyrocervical trunk）：为一短干，在椎动脉外侧、前斜角肌内侧缘附近起始，立即分为**甲状腺下动脉**、**肩胛上动脉**等数支，分布于甲状腺、咽和食管、喉和气管以及肩部肌、脊髓及其被膜等处。

此外，锁骨下动脉还发出**肋颈干**至颈深肌和第1、2肋间隙后部；发出**肩胛背动脉**至背部。

（3）**腋动脉**（axillary artery）：为上肢的动脉主干，在第1肋外缘处续于锁骨下动脉，经腋窝至大圆肌

下缘处移行为肱动脉(图 1-2-8)。其主要分支有:

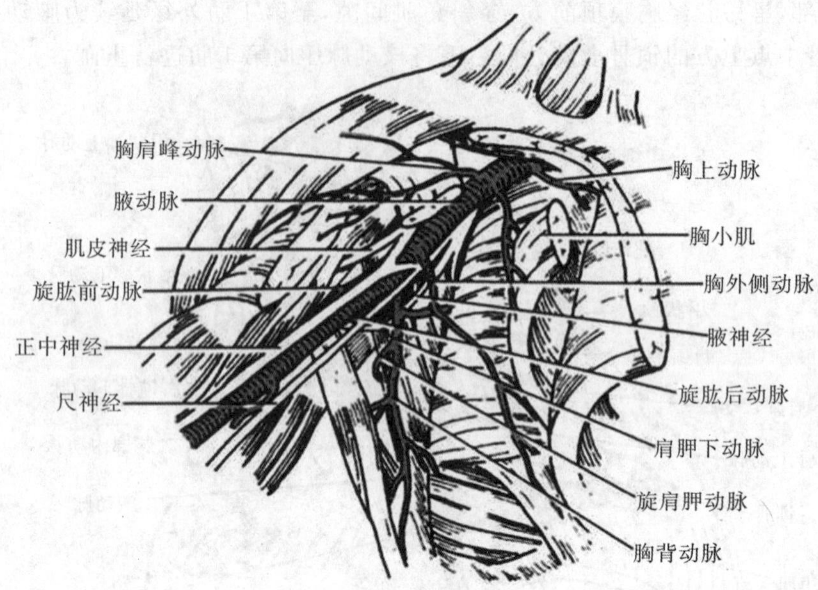

图 1-2-8　腋动脉及其分支

1)**胸上动脉**(superior thoracic artery):分布于第 1、2 肋间隙。

2)**胸肩峰动脉**(thoracoacromial artery):在胸小肌上缘处起于腋动脉,穿过锁胸筋膜,迅即分为数支分布于三角肌、胸大肌、胸小肌和肩关节。

3)**胸外侧动脉**(lateral thoracic artery):沿胸小肌下缘走行,分布到前锯肌、胸大肌、胸小肌和乳房。

4)**肩胛下动脉**(subscapular artery):在肩胛下肌下缘附近发出,行向后下,分为胸背动脉(thoracodorsal artery)和**旋肩胛动脉**(circumflex scapular artery)。前者供应背阔肌和前锯肌;后者穿过三边孔至冈下窝,营养附近诸肌,并与肩胛上动脉吻合。

5)**旋肱后动脉**(posterior humeral artery):伴腋神经穿四边孔,绕肱骨外科颈的后外侧至三角肌和肩关节等处。

6)**旋肱前动脉**(anterior humeral artery):经喙肱肌和肱二头肌短头与肱骨外科颈之间走行,于旋肱后动脉吻合,至肩关节及邻近肌。

(4)**肱动脉**(brachial artery):自大圆肌下缘处续于腋动脉,沿肱二头肌内侧下行至肘窝,平桡骨颈高度分为桡动脉和尺动脉(图 1-2-9)。肱动脉位置比较表浅,在肘窝内上方可触到其搏动,此处为测量血压时的听诊部位。当前臂和手部出血时,可在臂中部将肱动脉压向肱骨以暂时止血。肱动脉的主要分支是**肱深动脉**(deep brachial artery)。肱深动脉斜向后外侧,伴桡神经于桡神经沟下行,分支营养肱三头肌和肱骨,其终支参与肘关节网的组成。肱动脉还发出尺侧上副动脉、尺侧下副动脉、肱骨滋养动脉和肌支,营养臂肌和肱骨。

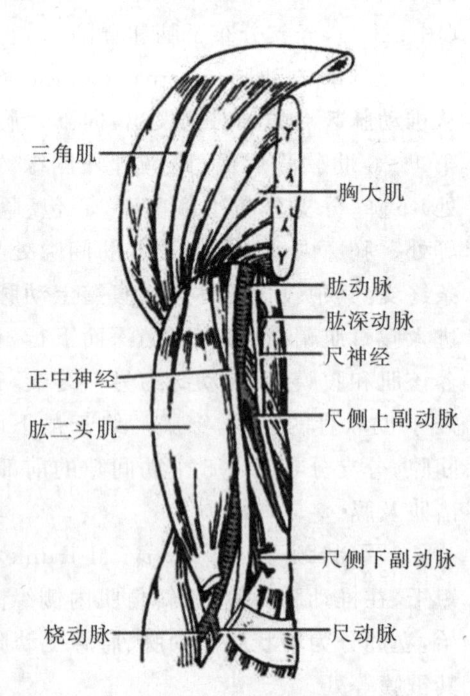

图 1-2-9　肱动脉及其分支

(5)**桡动脉**(radial artery):由肱动脉分出后,先经肱桡肌与旋前圆肌之间,继而在肱桡肌腱与桡侧腕屈肌腱之间下行,绕桡骨茎突至手背,穿第 1 掌骨间隙到手掌,与尺动脉掌深支吻合构成掌深弓(图 1-2-10)。桡动脉下段仅被皮肤和筋膜遮盖,是临床触摸脉搏的常用部位，可在桡骨茎突的内上方触摸到搏动。桡动脉在行程中发出分支参与肘关节动脉网和营养前臂肌。其主要分支有：

1）**掌浅支**：为一细小分支，自桡腕关节处发出，穿鱼际肌或沿其表面至手掌，与尺动脉末端吻合成掌浅弓。

2）**拇主要动脉**：在桡动脉入手掌深部处发出，分为3支，分布于拇指掌面两侧缘和示指桡侧缘。

(6)**尺动脉**(ulnar artery)：由肱动脉分出后，在尺侧腕屈肌与指浅屈肌之间下行，经豌豆骨桡侧至手掌，与桡动脉掌浅支吻合成掌浅弓（图1-2-10）。尺动脉在行程中发出分支至前臂尺侧诸肌以及参与肘关节网动脉，主要分支有：

1）**骨间总动脉**：在肘窝处起自尺动脉上端，行于指深屈肌与拇长屈肌之间，在前臂骨间膜近侧端分为骨间前动脉和骨间后动脉，分别沿前臂骨间膜前、后面下降，途中发出分支至前臂肌和尺、桡骨。

2）**掌深支**：在豌豆骨远侧起自尺动脉，穿小鱼际肌至掌深部，与桡动脉末端吻合形成掌深弓。

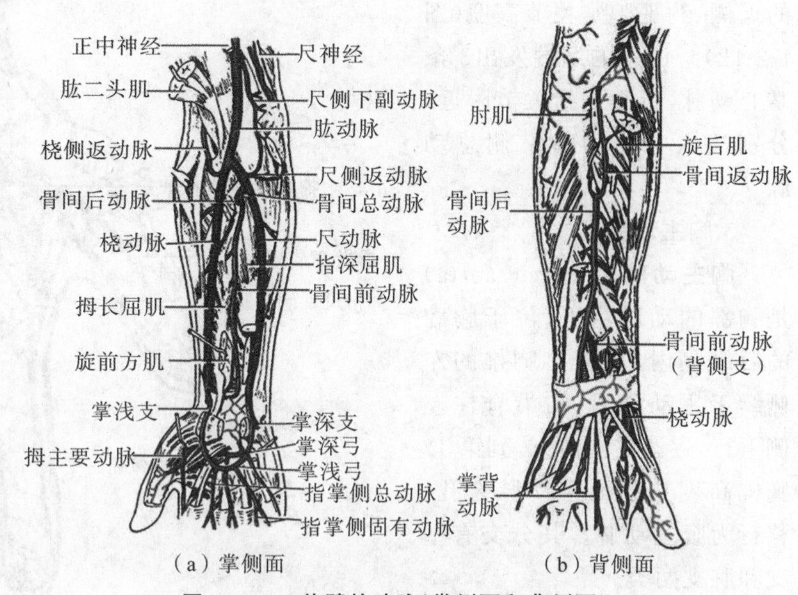

图1-2-10　前臂的动脉(掌侧面和背侧面)

(7)掌浅弓和掌深弓：

1）**掌浅弓**(superficial palmar arch)：由尺动脉末端与桡动脉掌浅支吻合而成，位于掌腱膜深面与指浅屈肌腱之间，位置较浅，弓的凸缘约平掌骨中部（图1-2-11）。从掌浅弓发出3条指掌侧总动脉和1条小指尺掌侧动脉。3条指掌侧总动脉行至掌指关节附近，每条再分为2条指掌侧固有动脉，分别分布至第2～5指相对缘；小指尺掌侧动脉则分布于小指掌面尺侧缘。因此，手指出血时可在手指两侧压迫止血。

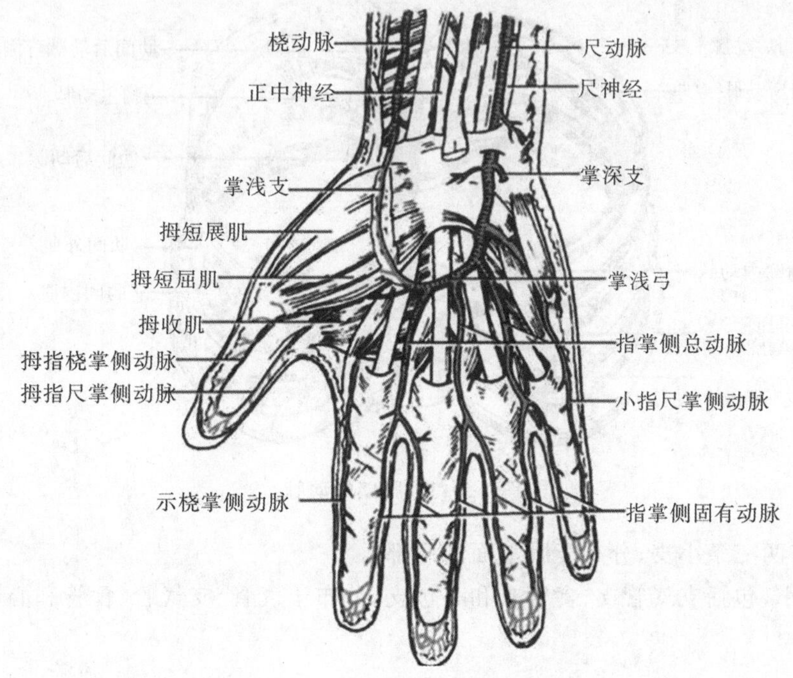

图1-2-11　手的动脉(掌侧面浅层)

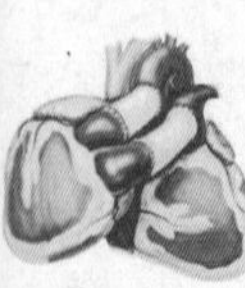

2）**掌深弓**（deep pahnar arch）：由桡动脉末端和尺动脉的掌深支吻合而成，位于屈指肌腱深面，弓的凸缘在掌浅弓的近侧，约平腕掌关节高度（图1-2-12）。由弓的远端发出3条掌心动脉，行至掌指关节附近，分别注入相应的指掌侧总动脉。

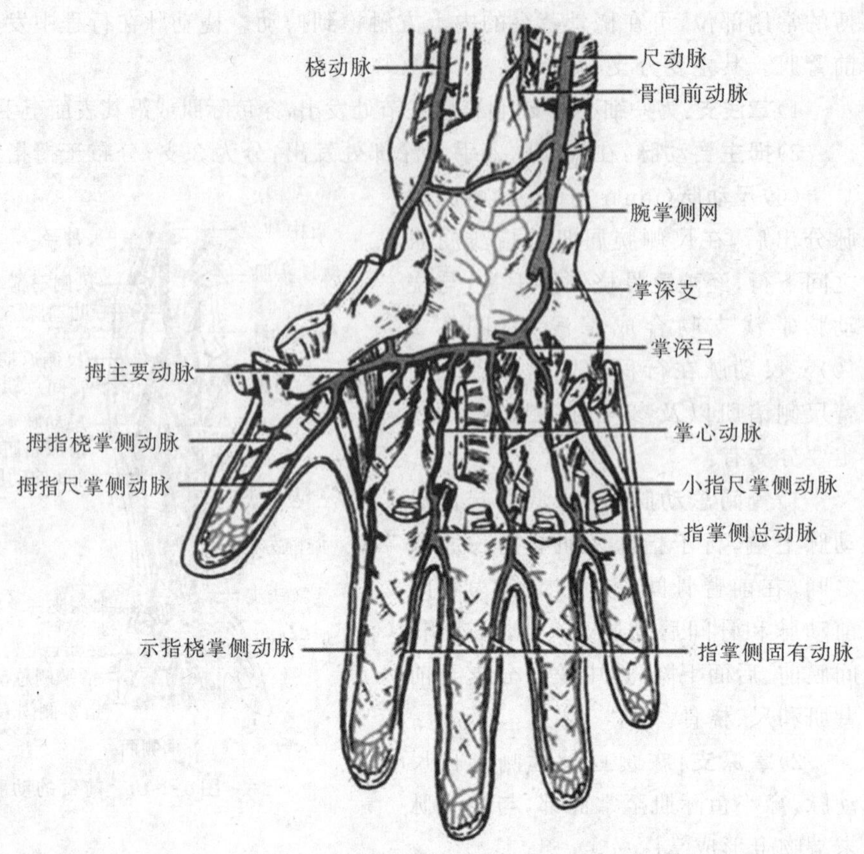

图1-2-12　手的动脉（掌侧面深层）

3.胸主动脉

胸主动脉（thoracic aorta）是胸部的动脉主干，位于胸腔的后纵隔内，在第4胸椎的左侧续于主动脉弓，初沿脊柱左侧下行，逐渐转向前方，到第12胸椎高度穿膈的主动脉裂孔，移行为腹主动脉。其分支有壁支和脏支两类。

（1）壁支：

1）**肋间后动脉和肋下动脉**：第3～11对肋间后动脉和肋下动脉由胸主动脉的后外侧壁发出，每支在脊柱两侧各分前、后两支：后支细小，分布于脊髓、背部的肌肉和皮肤；前支粗大，在相应的肋骨下缘的肋沟内与肋间后静脉和肋间神经伴行，分布于胸壁和腹壁上部（图1-2-13）。

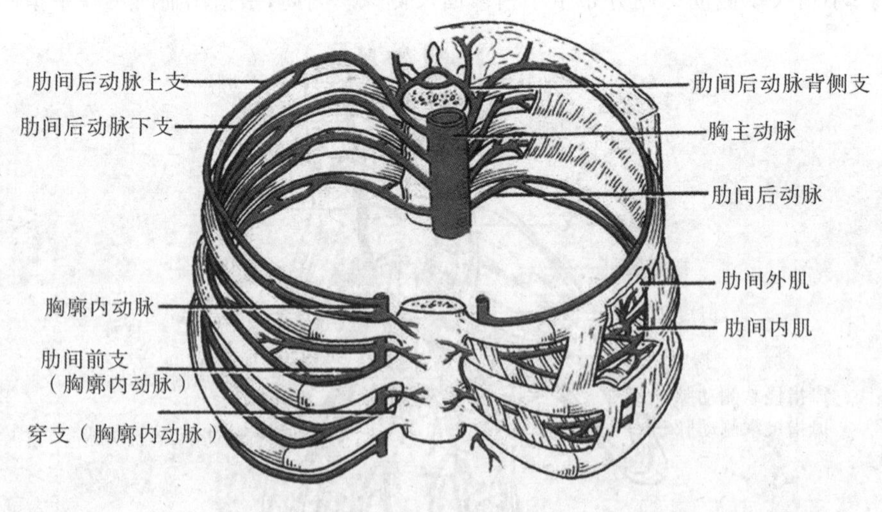

图1-2-13　胸壁的动脉

2）**膈上动脉**：有两三条小支，分布于膈上面的后部。

（2）脏支：较细小，包括支气管支、食管支和心包支，分布于气管、支气管、食管和心包。

4.腹主动脉

腹主动脉(abdominal aorta)是腹部的动脉主干,自膈的主动脉裂孔处由胸主动脉延续而来,沿脊柱左前方下降,至第4腰椎下缘处分为左、右髂总动脉。腹主动脉右侧有下腔静脉,前方有肝左叶、胰、十二指肠水平部和小肠系膜根。

腹主动脉的分支亦分壁支和脏支,但与胸主动脉不同,其脏支远较壁支粗大。

(1)壁支:

1)**膈下动脉**:左、右各一,除发出分支至膈下面以外,还发出细小的肾上腺上动脉,分布于肾上腺。

2)**腰动脉**:共4对,自腹主动脉后壁发出,分布于腰部、腹前外侧壁的肌肉和皮肤,也发出分支营养脊髓及其被膜。

3)**骶正中动脉**:1支,自腹主动脉分叉处的后壁发出,沿骶骨前面下降入骨盆,分支营养盆腔后壁的组织结构。

(2)脏支:分为成对脏支和不成对脏支两种。成对脏支有肾上腺中动脉、肾动脉、睾丸动脉(男性)或卵巢动脉(女性);不成对脏支有腹腔干、肠系膜上动脉和肠系膜下动脉。

1)**肾上腺中动脉**(middle suprarenal artery):在腹腔干起点的稍下方,约平第1腰椎处起自腹主动脉侧壁,分布于肾上腺,在腺体内与肾上腺上动脉(始于膈下动脉)、肾上腺下动脉(始于肾动脉)吻合。

2)**肾动脉**(renal artery):约平第1～2腰椎椎间盘高度起于腹主动脉侧壁,向外横行,至肾门附近分为前、后两干,经肾门入肾,在肾内再分为各肾段动脉,营养各肾段组织。肾动脉在入肾门之前发出1支肾上腺下动脉至肾上腺。

3)**睾丸动脉**(testicular artery):又称精索内动脉,细而长,在肾动脉起始处稍下方由腹主动脉前壁发出,沿腰大肌前面斜向外下方走行,穿入腹股沟管,参与精索组成,分布至睾丸和附睾。在女性则为**卵巢动脉**(ovarian artery),经卵巢悬韧带下行入盆腔,分布到卵巢和输卵管壶腹部。

4)**腹腔干**(coeliac trunk):为粗而短的动脉干,在主动脉裂孔稍下方,约平第12胸椎高度,由腹主动脉前壁发出,迅即分为胃左动脉、肝总动脉和脾动脉(图1-2-14和图1-2-15)。

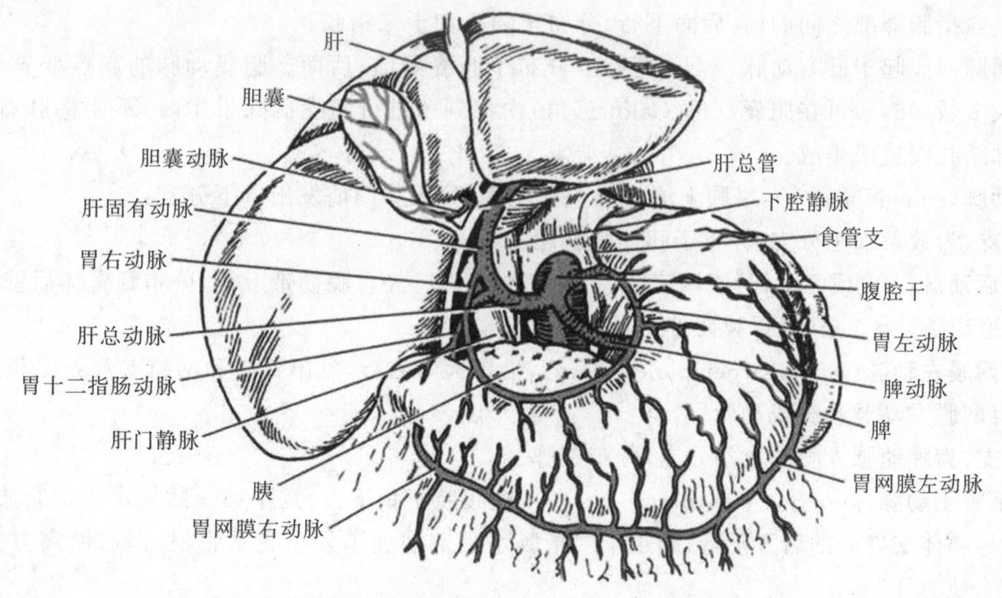

图1-2-14 腹腔干及其分支(胃前面观)

①**胃左动脉**(left gastric artery):向左上方行至胃贲门附近,沿胃小弯向右行于小网膜两层之间,沿途分支供应食管腹段、贲门和胃小弯附近的胃壁。

②**肝总动脉**(common hepatic artery):向右行至十二指肠上部的上缘进入肝十二指肠韧带内,分为

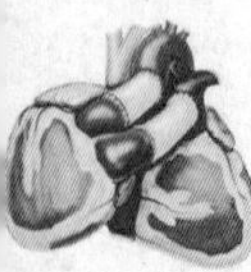

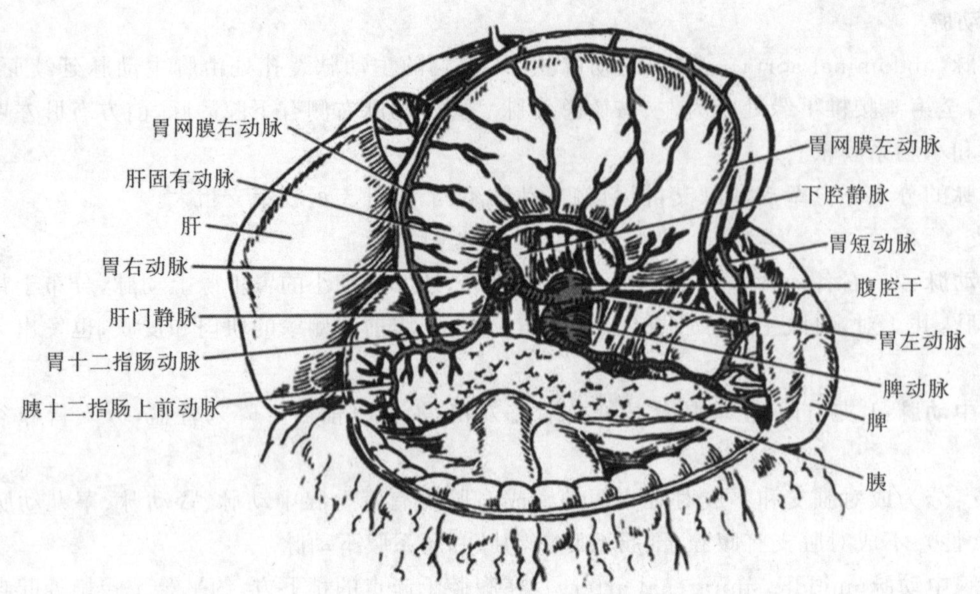

图 1-2-15 腹腔干及其分支(胃后面观)

肝固有动脉和胃十二指肠动脉。

(a)**肝固有动脉**(proper hepatic artery):行于肝十二指肠韧带内,在肝门静脉前方、胆总管左侧上行至肝门,分为左、右支,分别进入肝左、右叶。右支在入肝门前发出一支**胆囊动脉**(cystic artery),经胆囊三角上行,分支分布于胆囊。肝固有动脉还发出**胃右动脉**(right gastric artery),在小网膜内行至幽门上缘,沿胃小弯向左,与胃左动脉吻合,沿途分支至十二指肠上部和胃小弯附近的胃壁。

(b)**胃十二指肠动脉**(gastroduodenal artery):经十二指肠上部后方下降,在胃幽门下缘分为胃网膜右动脉(right gastroepiploic artery)和胰十二指肠上动脉(superior pancreaticoduodenal artery)。前者沿胃大弯向左,沿途分出胃支和网膜支至胃和大网膜,其终末支与胃网膜左动脉吻合;后者又分前、后两支,在胰头与十二指肠降部之间的前、后面下行,分布至胰头和十二指肠。

胆囊动脉一般起于肝右动脉,本干分两支,分布于胆囊的前、后面。胆囊动脉的起点变异较多,但胆囊动脉绝大多数(96%)可在胆囊三角(Calot 三角)内找到。进行胆囊摘除手术时,不要将肝右动脉误认为胆囊动脉结扎而造成事故。

③**脾动脉**(splenic artery):沿胰上缘蜿蜒左行至脾门,入脾门前发出以下分支:

(a)**胰支**,为数条细小分支,分布于胰体和胰尾。

(b)**胃后动脉**,1 支或 2 支,行于网膜囊后壁腹膜的后方,经胃膈韧带上行,分布到胃体后壁上部。

(c)**胃短动脉**,3~5 条,经胃脾韧带至胃底。

(d)**胃网膜左动脉**(left gastroepiploic artery),沿胃大弯右行,发出胃支和网膜支营养胃和大网膜,其终末支与胃网膜右动脉吻合成动脉弓。

(e)**脾支**,为脾动脉入脾的数条分支,分布于脾。

5)**肠系膜上动脉**(superior mesenteric artery):在腹腔干稍下方,约平第 1 腰椎高度起自腹主动脉前壁,经胰头与胰体交界处的后方下行,越过十二指肠水平部前面进入小肠系膜根,向右髂窝方向走行(图 1-2-16),其分支如下:

①**胰十二指肠下动脉**(inferior pancreaticoduodenal artery):于胰头与十二指肠之间走行,分前、后支与胰十二指肠上动脉前、后支吻合,分支营养胰和十二指肠。

②**空肠动脉**(jejunal arteries)和**回肠动脉**(ileal arteries):共 13~18 支,由肠系膜上动脉左侧壁发出,行于小肠系膜内,反复分支并吻合形成多级动脉弓,由最后一级动脉弓发出直行小支进入肠壁,供应空肠

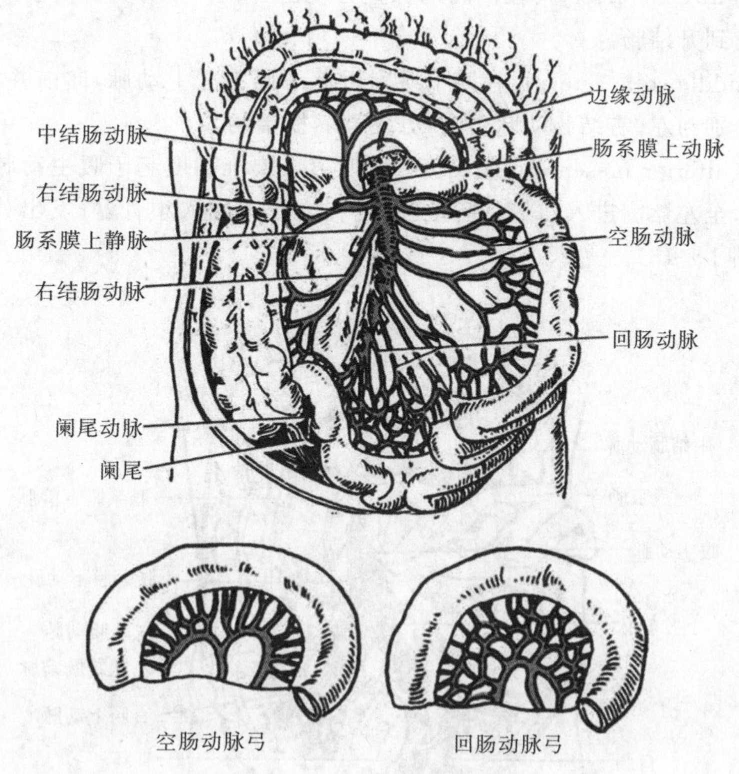

图 1-2-16　肠系膜上动脉及其分支

和回肠。分布于空肠的动脉弓多为 1～3 级；分布于回肠的多为 3～5 级。

③**回结肠动脉**(ileocolic artery)：为肠系膜上动脉右侧壁发出的最下一条分支，斜向右下至盲肠附近分数支营养回肠末端、盲肠、阑尾和升结肠；至阑尾的分支称阑尾动脉，经回肠末端的后方进入阑尾系膜，并沿其游离缘至阑尾尖端，分支营养阑尾(图 1-2-17)。

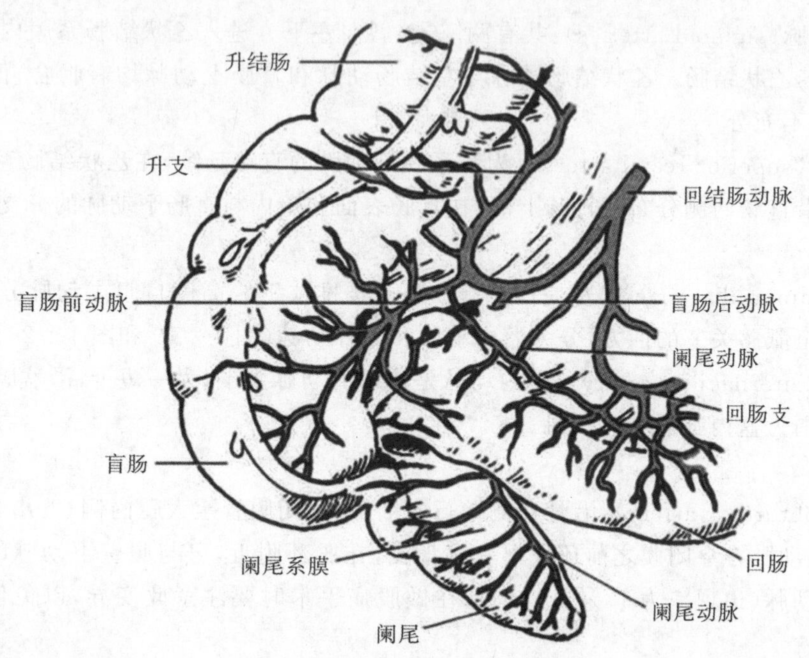

图 1-2-17　回结肠动脉及其分支

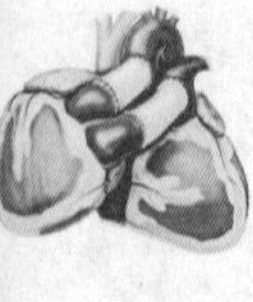

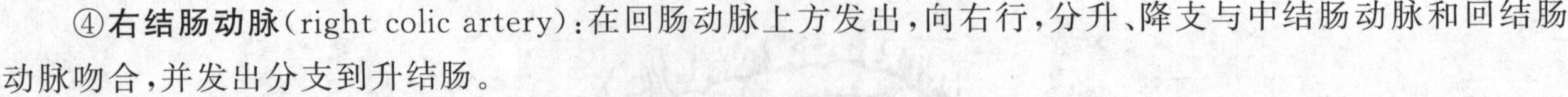

④**右结肠动脉**(right colic artery):在回肠动脉上方发出，向右行，分升、降支与中结肠动脉和回结肠动脉吻合，并发出分支到升结肠。

⑤**中结肠动脉**(middle colic artery):在胰下缘附近起于肠系膜上动脉，向前并稍偏右侧进入横结肠系膜，分为左、右支，分别与左、右结肠动脉吻合，分支营养横结肠。

6)**肠系膜下动脉**(inferior mesenteric artery):约平第3腰椎高度起于腹主动脉前壁，在壁腹膜后面沿腹后壁向左下走行，至左髂窝进入乙状结肠系膜根内，继续下降入小骨盆；发出分支分布于降结肠、乙状结肠和直肠上部(图1-2-18)。

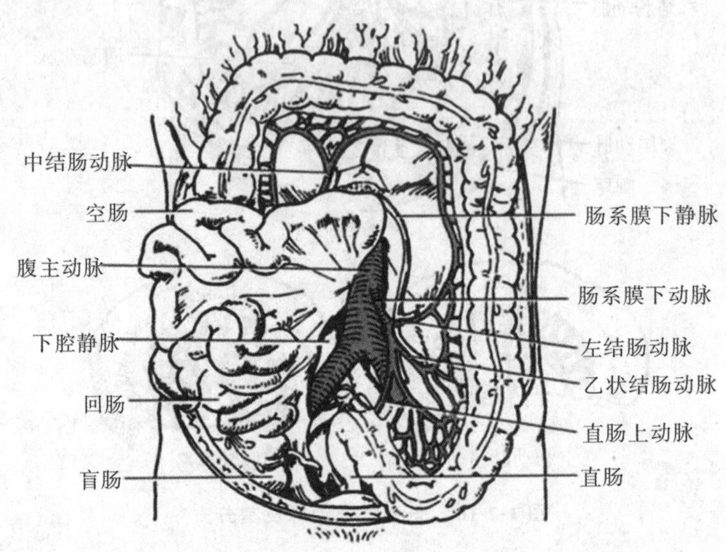

图1-2-18　肠系膜下动脉及其分支

①**左结肠动脉**(left colic artery):横行向左，至降结肠附近分升支和降支，分别与中结肠动脉和乙状结肠动脉吻合，发出分支分布于降结肠。

②**乙状结肠动脉**(sigmoid arteries):共有两三支，斜向左下方进入乙状结肠系膜内，各支间相互吻合成动脉弓，分支营养乙状结肠。乙状结肠动脉与左结肠动脉和直肠上动脉均有吻合，但一般认为与直肠上动脉之间的吻合不充分。

③**直肠上动脉**(superior rectal artery):为肠系膜下动脉的直接延续，在乙状结肠系膜内下行，至第3骶椎处分为2支，沿直肠两侧分布于直肠上部，在直肠表面和壁内与直肠下动脉的分支吻合。

5.髂总动脉

髂总动脉(common iliac artery)左、右各一，在第4腰椎体下缘高度自腹主动脉分出，沿腰大肌的内侧向外下方斜行，至骶髂关节的前方，分为髂内动脉和髂外动脉(图1-2-19和图1-2-20)。

(1)髂内动脉(internal iliac artery):髂内动脉是盆部的动脉主干，为一短干，沿盆腔侧壁下行，发出壁支和脏支，分布范围为盆内脏器和盆壁肌。

1)**壁支**：

①**闭孔动脉**(obturator artery):沿骨盆侧壁行向前下，穿闭膜管至大腿内侧，发出分支至大腿内侧肌群和髋关节。闭孔动脉在穿闭膜之前还发出一耻骨支，在股环附近，可与腹壁下动脉的分支(闭孔支)吻合，形成异常闭孔动脉(出现率为17%～18%)，在做股疝手术时要注意此变异，以免伤及异常闭孔动脉导致大出血。

②**臀上动脉**(superior gluteal artery)和**臀下动脉**(inferior gluteal artery):两者分别经梨状肌上、下孔穿出至臀部，发出分支营养臀肌和髋关节。

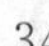

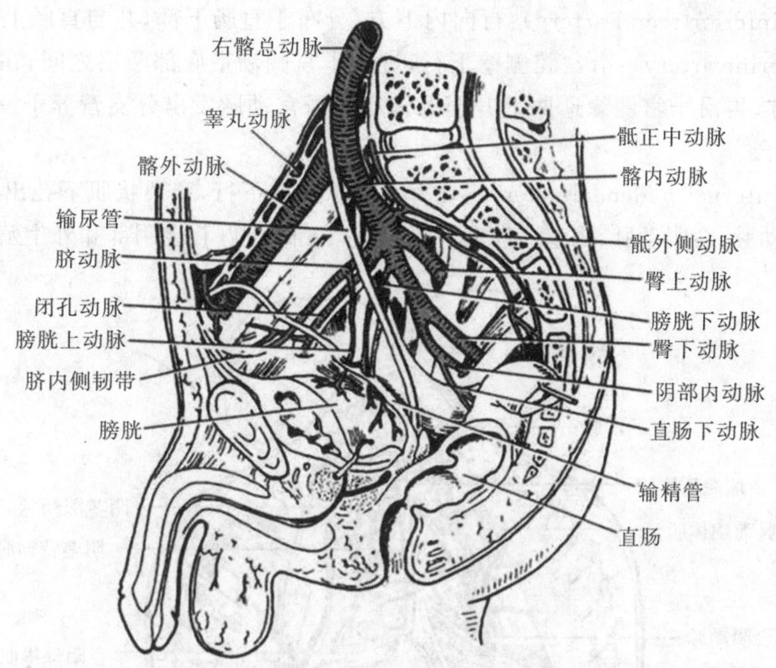

图 1-2-19　盆腔动脉(右侧,男性)

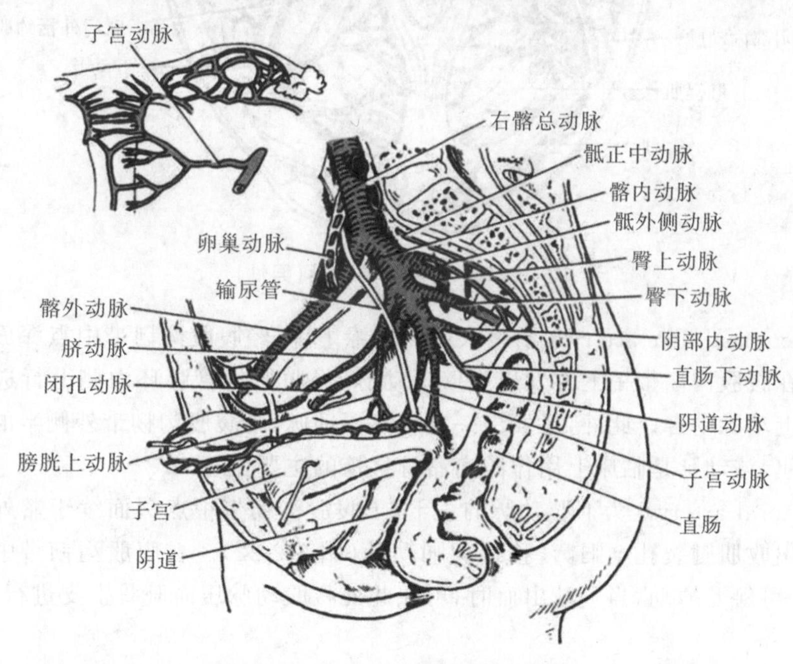

图 1-2-20　盆腔动脉(右侧,女性)

此外,髂内动脉还发出髂腰动脉和骶外侧动脉,分布于髂腰肌、盆腔后壁及骶管内结构。

2)脏支

①**脐动脉**(umbilical artery):为胎儿时期的动脉干,由髂内动脉起始段发出,走向内下方,出生后其远侧段闭锁形成脐内侧韧带,近侧段仍保留管腔,发出两三支**膀胱上动脉**(superior vesical artery),分布于膀胱尖和膀胱体。

②**膀胱下动脉**(inferior vesical artery):沿盆腔侧壁下行,男性分布于膀胱底、精囊腺和前列腺,女性则分布于膀胱和阴道。

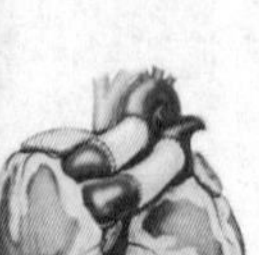

③**直肠下动脉**(inferior rectal artery):行向内下方,分布于直肠下部,并与直肠上动脉的分支吻合。

④**子宫动脉**(uterine artery):沿盆腔侧壁下行,进入子宫阔韧带底部两层之间,在子宫颈外侧约 2 cm 处跨越输尿管前上方,再沿子宫侧缘迂曲上升至子宫底。子宫动脉发出分支营养子宫、阴道、输卵管和卵巢,并与卵巢动脉吻合。

⑤**阴部内动脉**(internal pudendal artery):在臀下动脉前方下行,穿梨状肌下孔出盆腔,经坐骨小孔至坐骨直肠窝,发出肛动脉、会阴动脉、阴茎(蒂)动脉等分支,分布于肛门、会阴部和外生殖器(图 1-2-21)。

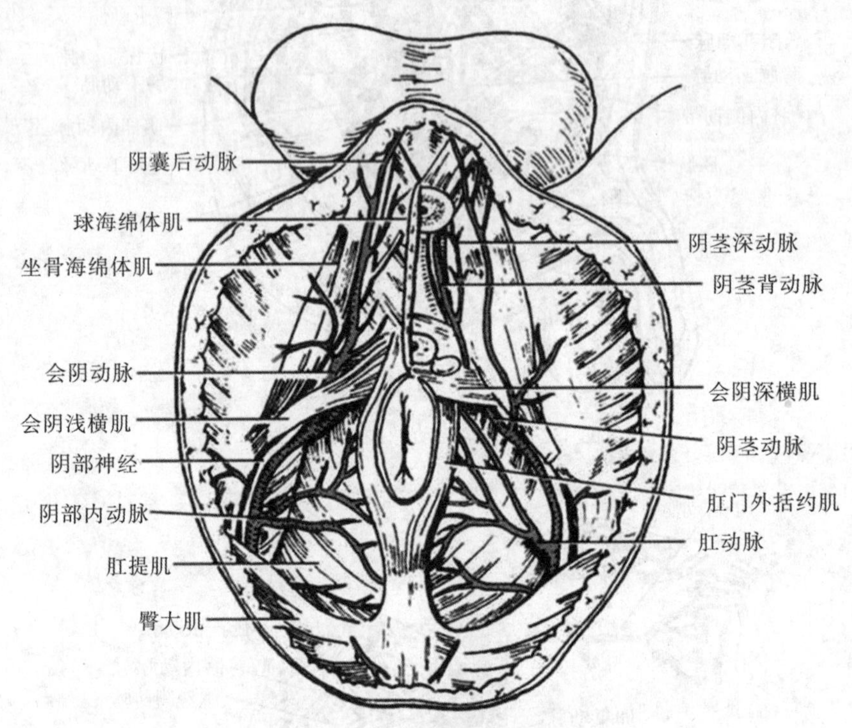

图 1-2-21　会阴部的动脉(男性)

(2)髂外动脉(external iliac artery):沿腰大肌内侧缘下降,经腹股沟韧带中点深面至股前部,移行为股动脉。髂外动脉在腹股沟韧带稍上方发出腹壁下动脉,经腹股沟管腹环内侧上行进入腹直肌鞘,分布于腹直肌并与腹壁上动脉吻合。此外,还发出一支旋髂深动脉,沿腹股沟韧带外侧半的后方斜向外上,分支营养髂嵴及邻近肌,该动脉是临床上用作游离髂骨移植的主要血管。

(3)股动脉(femoral artery):为下肢动脉的主干,于腹股沟韧带中点深面续于髂外动脉,在股三角内下行,穿过收肌管,出收肌腱裂孔至腘窝,移行为腘动脉(图 1-2-22)。在腹股沟韧带中点稍下方,股动脉位置表浅,在活体上可触及搏动,当下肢出血时,可在此处将股动脉压向耻骨上支进行压迫止血。股动脉的分支有:

1)**腹壁浅动脉**(superficial epigastric artery):在腹股沟韧带稍下方自股动脉发出,穿至皮下,上行至腹前壁,分布于腹前壁下部浅筋膜和皮肤。

2)**旋髂浅动脉**(superficial iliaccircumflex artery):较细小,穿出阔筋膜,沿腹股沟韧带下方向外上方斜行至髂前上棘附近,分布于该处的皮肤、浅筋膜和淋巴结。

3)**股深动脉**(femoral artery):为股动脉的主要分支,在腹股沟韧带下方 2～5 cm 处起于股动脉,经股动脉后方走向后内下方,沿途发出**旋股内侧动脉**、**旋股外侧动脉**和**穿动脉**(图 1-2-23)。旋股内侧动脉穿经耻骨肌和髂腰肌之间进入深层,发出分支营养大腿内侧肌群和髋关节;旋股外侧动脉外行,发出数支至大腿前群肌和膝关节;共有三四条穿动脉,分别在不同高度穿过大收肌止点至股后部,发出分支营养大腿后群肌、内侧群肌和股骨。

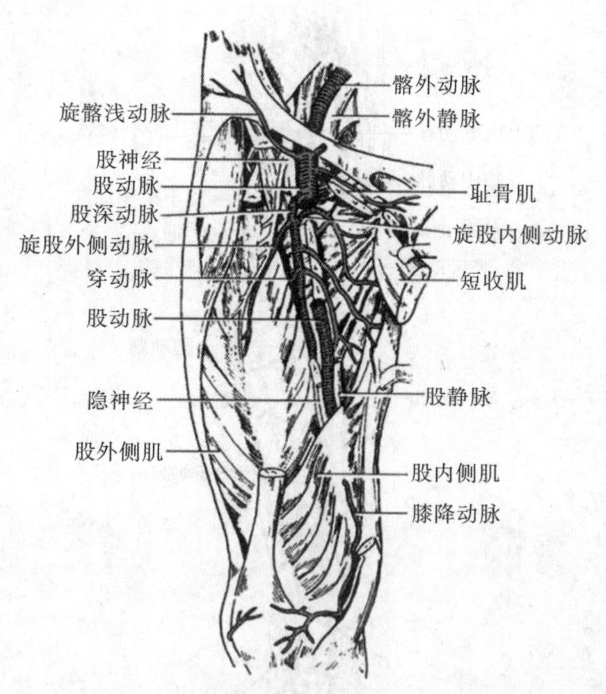

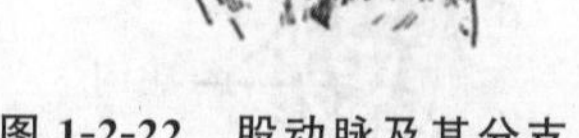
图 1-2-22　股动脉及其分支

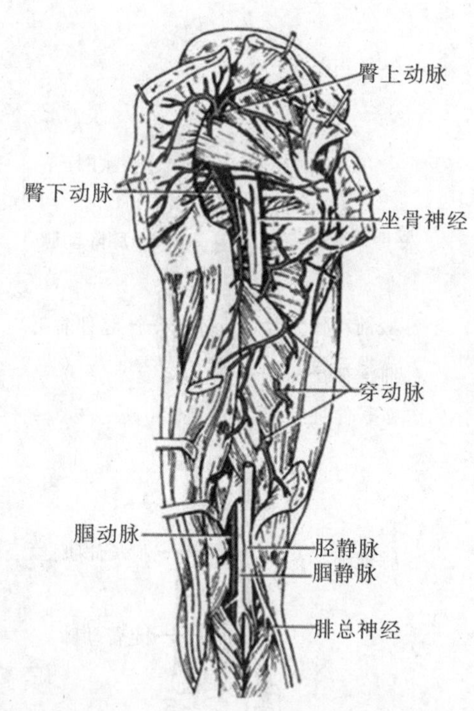

图 1-2-23　臀部和股后部的动脉

(4)腘动脉(popliteal artery):经收肌腱裂孔续于股动脉,在腘窝深部下行至腘肌下缘,分为胫前动脉和胫后动脉。腘动脉在腘窝内发出数条关节支和肌支,分布于膝关节及邻近肌,参与膝关节网的构成。

(5)胫前动脉(anterior tibial artery):由腘动脉发出后,穿小腿骨间膜上端至小腿前面,在小腿前群肌之间下行,至踝关节前方移行为足背动脉(图 1-2-24)。胫前动脉沿途发出分支至小腿前群肌,并发出分支参与膝关节网。

(6)胫后动脉(posterior tibial artery):沿小腿后面浅、深屈肌之间下行,经内踝后方转至足底,分为足底内侧动脉和足底外侧动脉 2 个终支(图 1-2-25)。胫后动脉的主要分支有:

①**腓动脉**(peroneal artery):起于胫后动脉上部,沿腓骨内侧下行,分支营养邻近诸肌和胫、腓骨。

②**足底内侧动脉**(midial plantar artery):沿足底内侧前行,分布于足底内侧。

③**足底外侧动脉**(lateral plantar artery):位于足底外侧,斜行至第 5 跖骨底处,转向内侧至第 1 跖骨间隙,与足背动脉的足底深支吻合,形成足底弓。由弓发出 4 条跖足底总动脉,向前又各分 2 支趾足底固有动脉,分布到足趾的相对缘。

(7)足背动脉(dorsal artery of foot):是胫前动脉的直接延续,经拇长伸肌腱和趾长伸肌腱之间前行,至第 1 跖骨间隙近侧,分为第 1 跖背动脉和足底深支 2 个终支(图 1-2-26)。足背动脉位置表浅,在踝关节前方,内、外踝连线中点,拇长伸肌腱的外侧可触及其搏动,足部出血时可在此处将足背动脉向深部压迫进行止血。足背动脉的主要分支有:

①**足底深支**:为足背动脉的另一终支,穿第 1 跖骨间隙至足底,与足底外侧动脉末端吻合成足底动脉弓(图 1-2-27)。

②**第 1 跖背动脉**:沿第 1 跖骨间隙前行,分支至拇指背面侧缘和第 2 趾背内侧缘。

③**弓状动脉**:沿跖骨底弓形向外,由弓的凸侧缘发出 3 条跖背动脉,后者又向前各分为 2 支细小的趾背动脉,分布于第 2～5 趾相对缘。

此外,足背动脉尚分出数条跗内侧动脉和跗外侧动脉至跗骨和跗骨间关节。

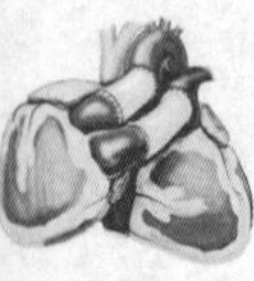

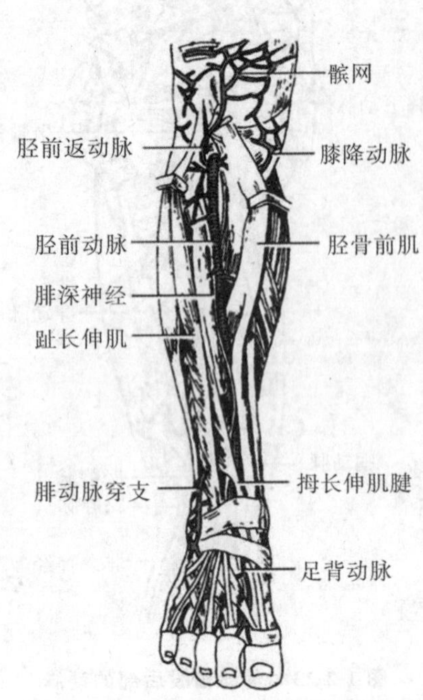

图 1-2-24 小腿的动脉(右侧前面观)

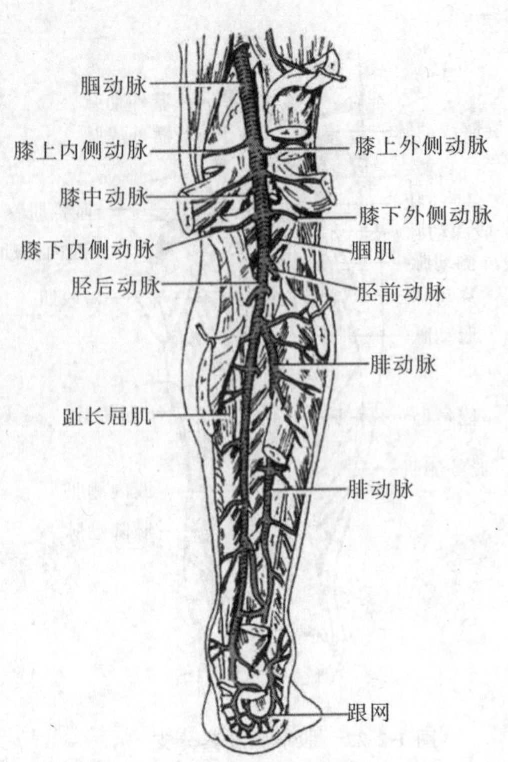

图 1-2-25 小腿的动脉(右侧后面观)

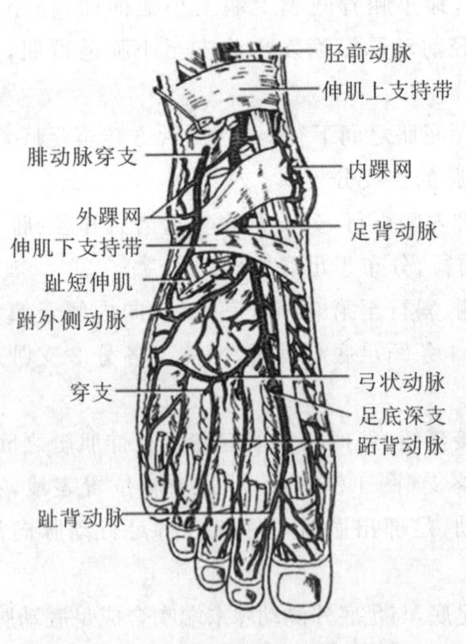

图 1-2-26 足背动脉及其分支图

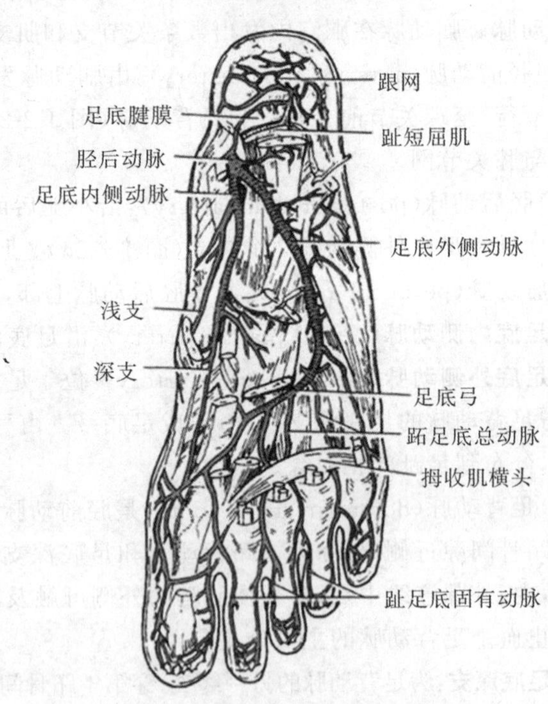

图 1-2-27 足底的动脉(右侧)

二、静 脉

静脉(vein)是运送血液回心的血管,起始于毛细血管,止于心房。静脉与动脉有许多相似之处,但由于两者机能不同,所以又有所区别。动脉离开心脏后,其分支越来越细,而静脉在向心回流的过程中,不断接受属支，则越来越粗，最终以粗大的上、下腔静脉终于心房。静脉起始于毛细血管静脉端，血流缓慢，压力较低，故与伴行的动脉相比，静脉管壁薄而柔软，弹性也小。

在结构和配布方面，静脉有下列特点：

①**静脉瓣**（venous valve）成对，由静脉管壁内膜形成，形状像袋口朝向心脏的半月状小袋（图 1-2-28），有保证血液向心流动和防止血液逆流的作用。受重力影响较大的静脉的瓣膜多，如四肢，特别是下肢的静脉瓣最多，而躯干较大的静脉少或无瓣膜。

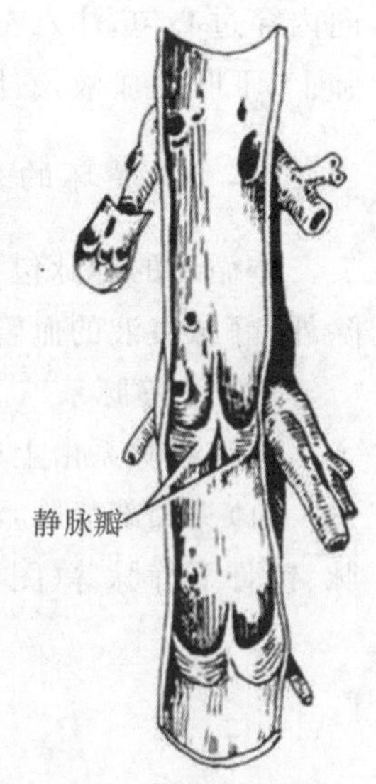

图 1-2-28　静脉瓣

②体循环静脉分浅、深两类。**浅静脉**（superficial vein）位于皮下浅筋膜内，又称皮下静脉。上肢和下肢的浅静脉扩张时，在活体表面可观察到呈蓝色的静脉轮廓，特别是手背和足背。浅静脉不与动脉伴行，最后注入深静脉。临床上常经浅静脉注射、输液、输血、取血或插入导管等。**深静脉**（deep vein）位于深筋膜深面，与动脉伴行，又称伴行静脉，在人体某些部位，一条动脉有两条伴行静脉。深静脉的名称和行程与伴行动脉相同，引流范围与伴行动脉的分布范围大体一致。血栓性静脉炎时，深静脉血栓形成，可阻塞静脉管腔，导致静脉回流受阻。

③静脉的吻合比较丰富。浅静脉在手、足等部位吻合成**静脉网**（venous rete），深静脉环绕容积经常变动的脏器（如膀胱、子宫、直肠等）形成**静脉丛**（venous plexus）。在器官扩张或受压的情况下，静脉丛仍能保证血流通畅。浅静脉之间、深静脉之间和浅、深静脉之间都存在丰富的交通支，这有利于侧支循环的建立。

④此外，还有几种结构特殊的静脉，如**硬脑膜窦**（sinus of dura mater）和板障静脉（diploic vein）。硬脑膜窦位于颅内，无平滑肌，无瓣膜。由于硬脑膜窦附着于颅骨内面，故窦腔常处于开放状态，血流畅通，但因窦壁不易闭合，故外伤时出血难止。板障静脉（图 1-2-29）位于颅盖骨松质中的板障内，壁薄无瓣膜，借导血管连接头皮静脉和硬脑膜窦，参与脑血流量的调节。

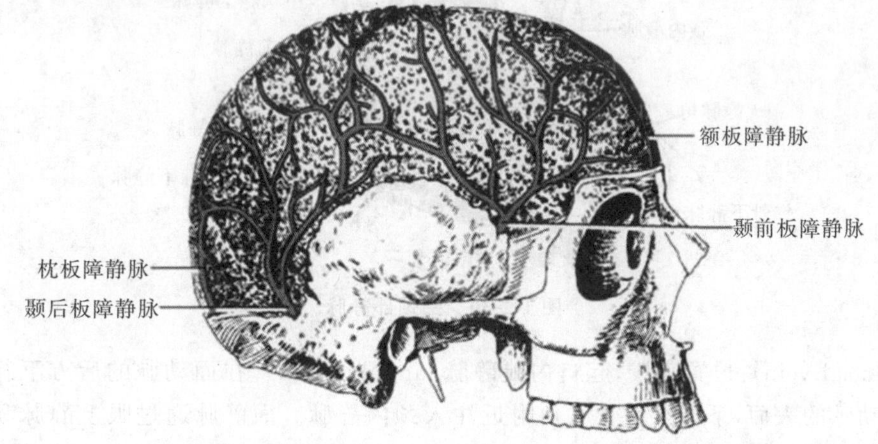

图 1-2-29　板障静脉

影响静脉血回流的因素：静脉瓣顺血流开放，逆血流关闭，是保证静脉血回流的重要装置；心舒张时，心室抽吸心房和大静脉的血液，如果心收缩力显著减弱，心室排空不完全，则静脉血回流减少；吸气时，胸膜腔负压加大，胸腔内大静脉内压降低，从而促进静脉血回流；脏器运动、骨骼肌收缩和动脉搏动有助于静脉血回流；体位改变也对静脉血回流产生影响。静脉血回流受阻时可出现组织水肿等。

全身的静脉分为肺循环的静脉和体循环的静脉。

（一）肺循环的静脉

肺静脉（pulmonary vein）每侧两条，分别为左上、左下肺静脉和右上、右下肺静脉。肺静脉起自肺门，向内穿过心包，注入左心房后部。肺静脉将含氧量高的血液输送到左心房。左肺上、下静脉分别收集左肺上、下叶的血液，右肺上静脉收集右肺上、中叶的血液，右肺下静脉收集右肺下叶的血液。

（二）体循环的静脉

体循环的静脉包括**上腔静脉系**、**下腔静脉系**和**心静脉系**。下腔静脉系中收集腹腔内不成对器官（肝除外）静脉血液的血管组成**肝门静脉系**。

1.上腔静脉系

上腔静脉系由上腔静脉及其属支组成，收集头颈部、上肢、胸部（心和肺除外）等上半身的静脉血。

(1)头颈部静脉：浅静脉包括面静脉、颞浅静脉、颈前静脉和颈外静脉，深静脉包括颅内静脉、颈内静脉、锁骨下静脉等（图 1-2-30）。

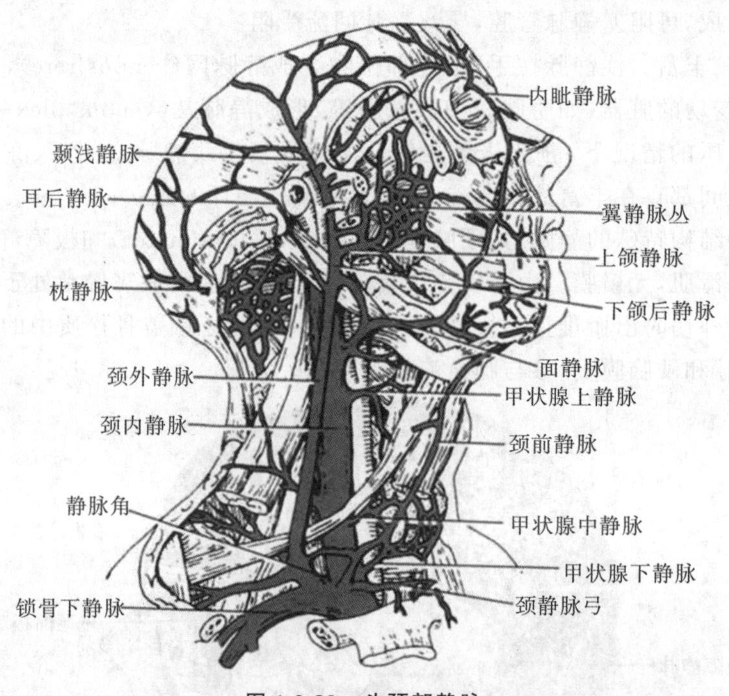

图 1-2-30　头颈部静脉

1)**面静脉**（facial vein）：位置表浅，起自**内眦静脉**（angular vein），在面动脉的后方下行。在下颌角下方跨过颈内、外动脉的表面，下行至舌骨大角附近注入颈内静脉。面静脉通过眼上静脉和眼下静脉与颅内的海绵窦交通，并通过**面深静脉**（deep facial vein）与翼静脉丛交通，继而与海绵窦交通（图 1-2-31）。面静脉在口角以上部分缺乏静脉瓣，因此，面部发生化脓性感染时，若处理不当（如挤压等），可导致颅内继发感染。通常将鼻根至两侧口角的三角区称为**“危险三角”**。

2)**下颌后静脉**（retromandibular vein）：由**颞浅静脉**和**上颌静脉**在腮腺内汇合而成，两者收集同名动脉分布区的静脉血。上颌静脉起自**翼静脉丛**（pterygoid venous plexus）。下颌后静脉下行至腮腺下端处分为前、后两支，前支向前下方走行注入面静脉；后支与**耳后静脉**和**枕静脉**汇合形成颈外静脉。下颌后静脉收集面侧区和颞区的静脉血。

翼静脉丛位于颞下窝内的翼内肌和翼外肌之间，将面深部的静脉血输入上颌静脉，向内可借卵圆孔和破裂孔导血管与颅内的海绵窦相交通；向外借面深静脉与面静脉相交通。

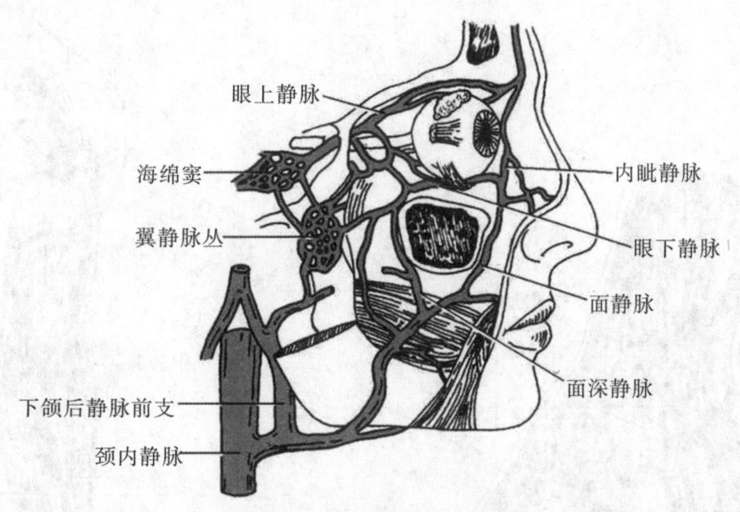

图 1-2-31 面静脉及其交通

3)**颈外静脉**(external jugular vein):由下颌后静脉的后支、耳后静脉和枕静脉在下颌角处汇合而成,沿胸锁乳突肌表面下行,在锁骨上方穿深筋膜注入锁骨下静脉或静脉角,末端还接纳颈前静脉和肩胛上静脉等属支。颈外静脉主要收集耳廓、枕部及颈前区浅层的静脉血。静脉末端有一对瓣膜,但不能防止血液逆流。正常人站位或坐位时,颈外静脉常不显露。当心脏疾病或上腔静脉阻塞引起颈外静脉回流不畅时,在体表可见静脉充盈轮廓,称颈静脉怒张。

颈外静脉位置表浅而恒定,是临床上静脉穿刺抽血做化验检查和静脉插管或穿刺抢救病人的常用血管。

4)**颈前静脉**(anterior jugular vein):起自颏下方的浅静脉,沿颈前正中线两侧下行,注入颈外静脉末端或锁骨下静脉。左、右颈前静脉在胸骨柄上方常吻合成颈静脉弓(jugular venous arch)。

5)**颈内静脉**(internal jugular vein):于颈静脉孔处续于乙状窦,在颈动脉鞘内沿颈内动脉和颈总动脉外侧下行,至胸锁关节后方与锁骨下静脉汇合成头臂静脉。颈内静脉管径较大,是头颈部静脉回流的主干。颈内静脉的属支较多,按部位可分为颅内和颅外两种:

①**颅内属支**:有乙状窦和岩下窦,收集颅骨、脑膜、脑、视器、前庭蜗器等处的静脉血。

②**颅外属支**:包括面静脉、舌静脉、咽静脉、甲状腺上静脉、甲状腺中静脉等。

颈内静脉管壁紧密附着于颈动脉鞘,并通过颈动脉鞘与周围的颈深筋膜和肩胛舌骨肌中间腱相连,故管腔经常处于开放状态,有利于血液回流。颈内静脉外伤时,由于管腔不能闭锁和胸腔负压对血液的影响,可发生空气栓塞。

6)**锁骨下静脉**(subclavian vein):是位于颈根部的静脉短干,在第1肋外侧缘续于**腋静脉**,向内行于锁骨下动脉的前下方,至胸锁关节后方与颈内静脉汇合成**头臂静脉**。两静脉汇合部称**静脉角**(venous angle),是胸导管和右淋巴导管的注入部位。锁骨下静脉的主要属支是腋静脉和颈外静脉。临床上常经锁骨上或锁骨下入路做锁骨下静脉导管插入。

(2)上肢静脉:

1)**上肢浅静脉**:手指浅静脉在指背形成相互吻合的指背静脉丛,至手背部汇合成手背静脉网(图 1-2-32),继续上行,在上肢逐渐形成头静脉、贵要静脉、肘正中静脉及其属支,这些浅静脉最终都汇入腋静脉(图 1-2-33)。临床上常通过手背静脉网、前臂和肘部前面的浅静脉取血、输液和注射药物。

①**头静脉**(cephalic vein):起自**手背静脉网**(dorsal venous rete of hand)的桡侧,沿前臂下部的桡侧、前臂上部和肘部的前面以及肱二头肌外侧沟上行,再经三角肌与胸大肌间沟行至锁骨下窝,穿锁胸筋膜后注入腋静脉或锁骨下静脉。头静脉在肘窝处通过肘正中静脉与贵要静脉交通。头静脉主要收集手和前臂桡侧浅层结构的静脉血。

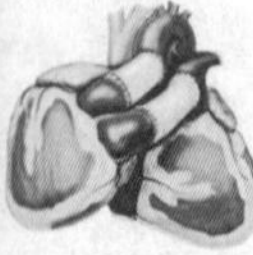

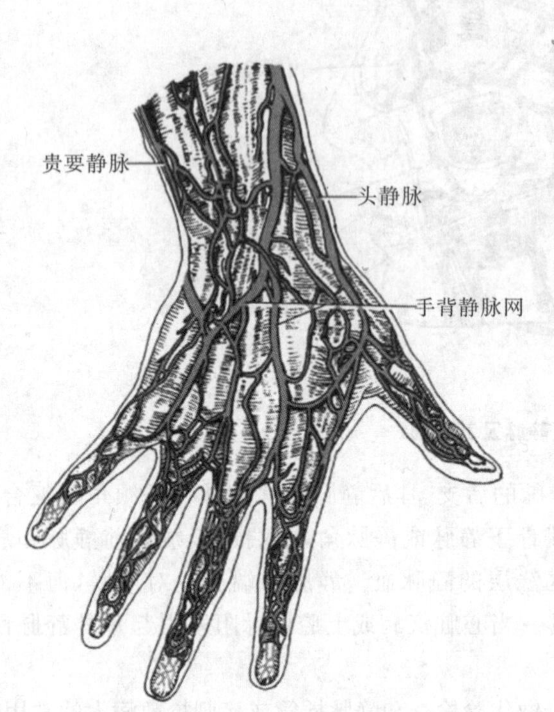

图 1-2-32 手背浅静脉

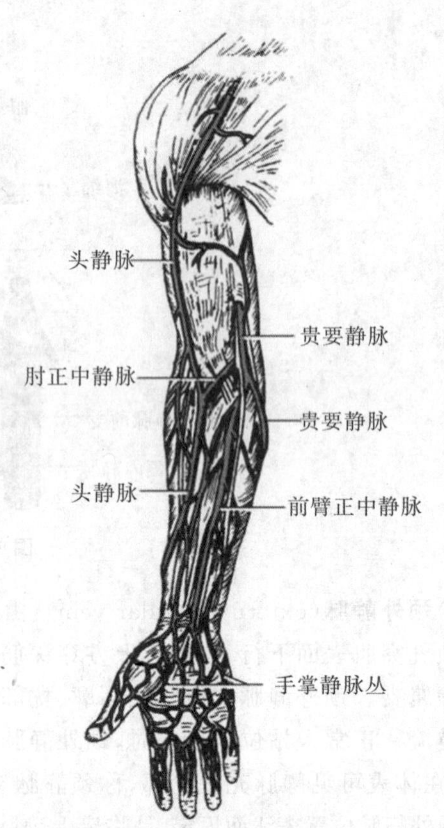

图 1-2-33 上肢浅静脉

②**贵要静脉**(basilic vein):起自手背静脉网的尺侧,沿前臂尺侧上行,至肘部转至前面,在肘窝处接受肘正中静脉,再经肱二头肌内侧沟行至臂中点高度,穿深筋膜注入肱静脉,或伴肱静脉上行,注入腋静脉。贵要静脉收集手和前臂尺侧浅层结构的静脉血。

③**肘正中静脉**(median cubital vein):肘窝处斜行于皮下的浅静脉干,变异较多,通常在肘窝处连接头静脉和贵要静脉。

④**前臂正中静脉**(median vein of forearm):起自手掌静脉丛,沿前臂前面上行,注入肘正中静脉。前臂正中静脉有时分叉,分别注入头静脉和贵要静脉,因而不存在肘正中静脉。前臂正中静脉收集手掌侧和前臂前部浅层结构的静脉血。

2)**上肢深静脉**:与同名动脉伴行,且多为两条。上肢的静脉血主要由浅静脉引流,深静脉较细,浅、深静脉之间有广泛的吻合支。两条肱静脉多在大圆肌下缘处汇合成腋静脉(axillary vein)。腋静脉位于腋动脉的前内侧,在第 1 肋外侧缘续为锁骨下静脉。腋静脉收集上肢浅静脉和深静脉的全部血液。

(3)胸部静脉:主要包括头臂静脉、上腔静脉、奇静脉、半奇静脉、副半奇静脉、椎静脉丛等。

1)**头臂静脉**(brachiocephalic vein):又称无名静脉,由颈内静脉和锁骨下静脉在胸锁关节后方汇合而成。左头臂静脉比右头臂静脉长,向右下斜越左锁骨下动脉、左颈总动脉和头臂干的前面,至右侧第 1 胸肋结合处后方与右头臂静脉汇合成上腔静脉。头臂静脉还接受椎静脉、胸廓内静脉、肋间最上静脉、甲状腺下静脉等。

2)**上腔静脉**(superior vena cava):是一条粗大的静脉干,在右侧第 1 胸肋结合处后方由左、右头臂静脉汇合而成,沿升主动脉右侧下行,至右侧第 2 胸肋关节后方穿纤维心包,平第 3 胸肋关节下缘注入右心房(图 1-2-34)。在穿纤维心包之前,有奇静脉注入。

3)**奇静脉**(azygos vein):在右膈脚处起自右腰升静脉,沿食管后方和胸主动脉右侧上行,至第 4 胸椎体高度向前钩绕右肺根上方,注入上腔静脉。奇静脉沿途收集右侧肋间后静脉、半奇静脉、食管静脉和支

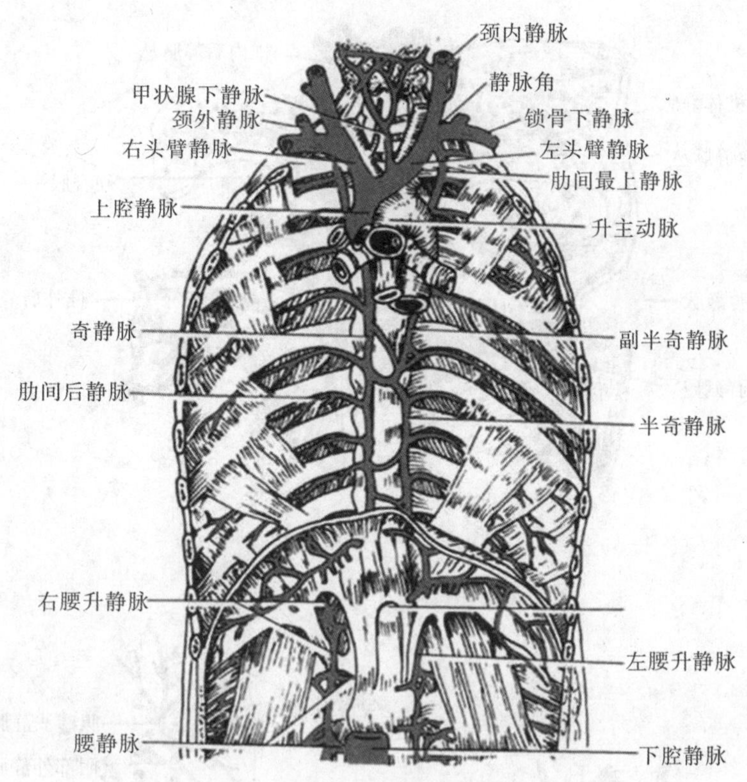

图 1-2-34　上腔静脉及其属支

气管静脉的血液。奇静脉上连上腔静脉，下借右腰升静脉连于下腔静脉，是沟通上腔静脉系和下腔静脉系的重要通道之一。当上腔静脉或下腔静脉阻塞时，该通道可成为重要的侧支循环途径。

4)**半奇静脉**(hemiazygos vein)：在左膈脚处起自左腰升静脉，沿胸椎体左侧上行，约达第 8 或第 9 胸椎椎体高度经胸主动脉和食管后方向右跨越脊柱，注入奇静脉。半奇静脉收集左侧下部肋间后静脉、副半奇静脉和食管静脉的血液。

5)**副半奇静脉**(accessory hemiazygos vein)：沿胸椎椎体左侧下行，注入半奇静脉或向右跨过脊柱前面直接注入奇静脉。副半奇静脉收集左侧上部肋间后静脉和食管静脉的血液。

6)**椎静脉丛**(vertebral venous plexus)：椎管内外有丰富的静脉丛，按部位将其分为**椎外静脉丛**(external vertebral venous plexus)和**椎内静脉丛**(internal vertebral venous plexus)。椎内静脉丛位于椎管内骨膜和硬脊膜之间，收集椎骨、脊膜和脊髓的静脉血；椎外静脉丛位于椎体的前方、椎弓及其突起的后方，收集椎体和附近肌肉的静脉血(图 1-2-35)。椎内、外静脉丛无瓣膜，互相吻合，注入附近的椎静脉、肋间后静脉、腰静脉、骶外侧静脉等。椎静脉丛向上经枕骨大孔与硬脑膜窦交通，向下与盆腔静脉丛交通，同时与颈、胸、腹、盆腔静脉的属支之间存在丰富的吻合支。因此，椎静脉丛是沟通上、下腔静脉系和颅内、外静脉的重要通道。当盆、腹、胸腔等部位发生感染，出现肿瘤或有寄生虫时，有害物质或细胞可经椎静脉丛侵入颅内或其他远位器官。

2.下腔静脉系

下腔静脉系由下腔静脉及其属支组成，收集膈以下及下半身的静脉血。

(1)下肢静脉：下肢的静脉有浅静脉和深静脉两种，由于受重力的影响，下肢静脉回流阻力较大，因而静脉有较多的瓣膜，浅、深静脉之间的交通丰富。

1)**下肢浅静脉**：包括小隐静脉和大隐静脉及其属支(图 1-2-36)。

①**小隐静脉**(small saphenous vein)：起自足背静脉弓(dorsal venous arch of foot)外侧端，经外踝后方，沿小腿后面正中上行，至腘窝下角处穿深筋膜，再经腓肠肌两头之间上行，注入腘静脉。小隐静脉收

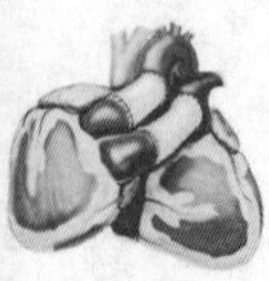

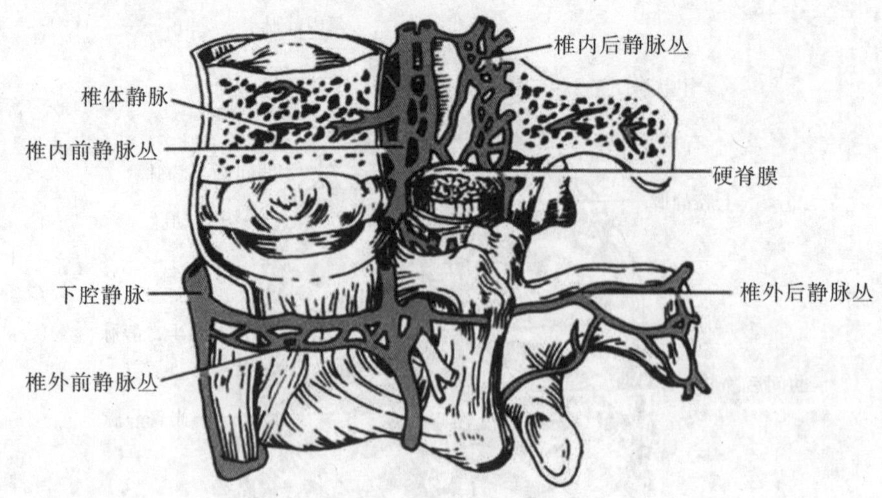

图 1-2-35 椎静脉丛

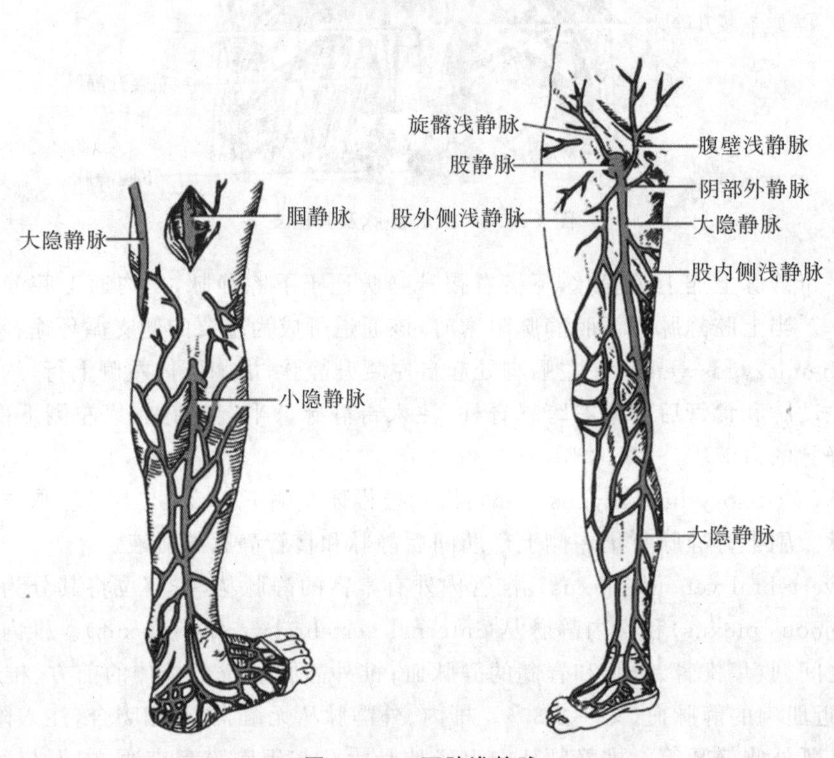

图 1-2-36 下肢浅静脉

集足外侧部和小腿后部浅层结构的静脉血。

②**大隐静脉**(great saphenous vein):是全身最长的静脉,起自足背静脉弓内侧端,经内踝前方,沿小腿内侧面、膝关节内后方、大腿内侧面上行,至耻骨结节外下方 3～4 cm 处穿阔筋膜的隐静脉裂孔,注入**股静脉**。大隐静脉在注入股静脉前接受**股内侧浅静脉**、**股外侧浅静脉**、**阴部外静脉**、**腹壁浅静脉**和**旋髂浅静脉** 5 条属支。大隐静脉收集足、小腿和大腿的内侧部以及大腿前部浅层结构的静脉血。大隐静脉在内踝前方的位置表浅而恒定,是输液和注射的常用部位。

下肢浅静脉曲张:大隐静脉和小隐静脉借穿静脉与深静脉交通。穿静脉的瓣膜朝向深静脉,可将浅静脉的血液引流入深静脉。长期站立工作、重体力劳动、妊娠、慢性咳嗽或习惯性便秘等情况,可引起深静脉回流受阻,穿静脉瓣膜关闭不全,深静脉血液反流入浅静脉,进而导致下肢浅静脉曲张。

2)**下肢深静脉**：足和小腿的深静脉与同名动脉伴行，均为两条。胫前静脉和胫后静脉汇合成**腘静脉**(popliteal vein)。腘静脉穿收肌腱裂孔移行为**股静脉**(femoral vein)。股静脉伴股动脉上行，经腹股沟韧带后方续为髂外静脉。股静脉接受大隐静脉和与股动脉分支伴行的静脉。股静脉收集下肢、腹前壁下部和外阴部等处的静脉血。

股静脉在腹股沟韧带下方位于股动脉内侧，位置恒定，临床上常借股动脉的搏动确定股静脉的位置。临床上，在其他部位采血有困难时，常利用这个解剖学特征在股静脉进行抽血穿刺插管，以便临床诊断和治疗。

右心导管检查：先在腹股沟韧带中点稍下方触摸到股动脉搏动，然后在股动脉内侧做股静脉穿刺，插入导管。导管经股静脉、髂外静脉、髂总静脉、下腔静脉进入右心房，可检查房间隔和右心情况。如果存在房间隔缺损，可将心导管经缺损处插入左心房，同时检查左心情况。

(2)盆部静脉：包括髂外静脉、髂内静脉和髂总静脉及其属支(图 1-2-37)。

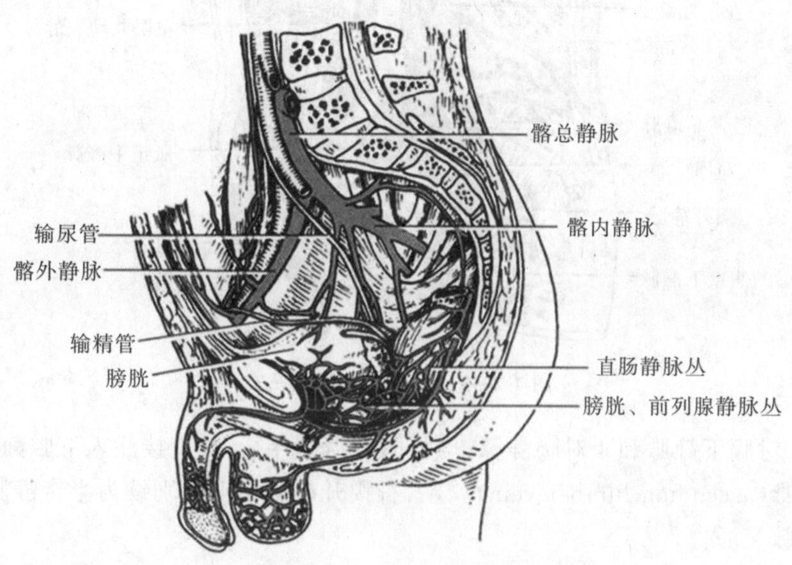

图 1-2-37　盆部静脉(男性)

1)**髂外静脉**(external iliac vein)：是股静脉的直接延续。左髂外静脉沿髂外动脉的内侧上行，右髂外静脉先沿髂外动脉的内侧，后沿髂外动脉的后方上行，至骶髂关节前方与髂内静脉汇合成**髂总静脉**。髂外静脉还接受腹壁下静脉和旋髂深静脉，收集下肢所有浅、深静脉及腹前壁下部的静脉血，其本干和属支均与同名动脉伴行。

2)**髂内静脉**(internal iliac vein)：在坐骨大孔稍上方由盆部的静脉汇合而成，沿髂内动脉后内侧上行，在骶髂关节前方与髂外静脉汇合成**髂总静脉**，主要收集盆部和会阴的静脉血。髂内静脉的属支有壁支和脏支两种。壁支有臀上、下静脉，闭孔静脉，骶外侧静脉等；脏支有直肠下静脉、阴部内静脉、子宫静脉等，收集同名动脉分布区的静脉血。盆腔脏器的静脉在器官壁内或其表面形成丰富的静脉丛，男性有膀胱静脉丛和直肠静脉丛，女性除有这些静脉丛外，还有子宫静脉丛和阴道静脉丛。这些静脉丛的存在在盆腔器官扩张或受压迫时有助于血液回流。

3)**髂总静脉**(common iliac vein)：位于骶髂关节前方，由髂外静脉和髂内静脉汇合而成。两侧髂总静脉伴髂总动脉上行至第 5 腰椎体右前方汇合成下腔静脉。左髂总静脉长而倾斜，先沿左髂总动脉内侧，后沿右髂总动脉后方上行。右髂总静脉短而垂直，先行于右髂总动脉后方，后行于动脉外侧。髂总静脉接受髂腰静脉和骶正中静脉。

(3)腹部静脉：包括下腔静脉和肝门静脉及其属支。

1)**下腔静脉**(inferior vena cava)：人体最粗大的静脉，由左、右髂总静脉在第 4 或第 5 腰椎椎体右前

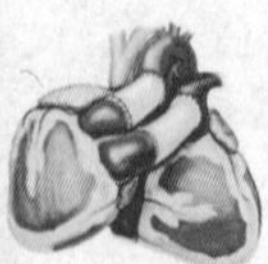

方汇合而成，沿腹主动脉右侧和脊柱右前方上行，经肝的腔静脉沟，穿膈的腔静脉孔进入胸腔，再穿纤维心包注入右心房。下腔静脉的属支分壁支和脏支两种，多数与同名动脉伴行(图 1-2-38)。下腔静脉收集膈以下，腹、盆部及下肢的静脉血。

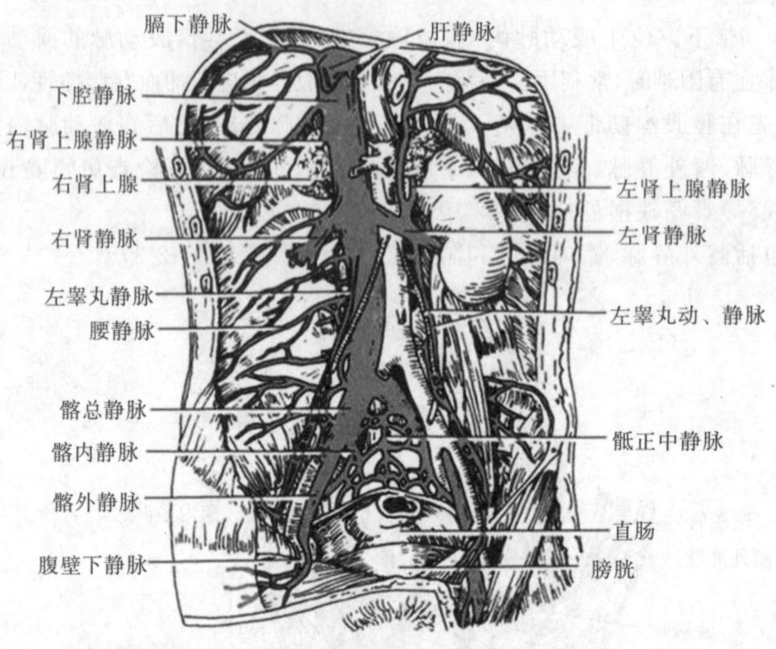

图 1-2-38　下腔静脉及其属支

①**壁支**：包括 1 对膈下静脉和 4 对腰静脉，均与同名动脉伴行，并直接注入下腔静脉。各腰静脉之间的纵支连成**腰升静脉**(ascending lumbar vein)。左、右腰升静脉向上分别续为半奇静脉和奇静脉，向下与髂外静脉或髂总静脉交通。

②**脏支**：包括睾丸(卵巢)静脉、肾静脉、肾上腺静脉、肝静脉等。

(a)**睾丸静脉**(testicular vein)：为起自睾丸和附睾的数条小静脉，呈蔓状缠绕睾丸动脉并汇合成蔓状静脉丛，该静脉丛参与组成精索，经腹股沟管进入盆腔，向上逐渐合并成一条静脉，左侧以直角汇入左肾静脉，右侧以锐角注入下腔静脉。由于左睾丸静脉以直角注入左肾静脉，因此常因回流不畅造成左侧精索静脉曲张，严重者可导致不育。**卵巢静脉**(ovarian vein)起自卵巢静脉丛，在卵巢悬韧带内上行，注入部位同睾丸静脉。

(b)**肾静脉**(renal vein)：由肾内静脉在肾门处合成一干，经肾动脉前面向内行，注入下腔静脉。左肾静脉比右肾静脉长，跨越腹主动脉的前面。左肾静脉还接受左睾丸静脉和左肾上腺静脉。

(c)**肾上腺静脉**(suprarenal vein)：左肾上腺静脉注入左肾静脉，右肾上腺静脉直接注入下腔静脉。

(d)**肝静脉**(hepatic vein)：由小叶下静脉汇合而成，有 3 条，即肝左静脉、肝中静脉和肝右静脉，均位于肝实质内，收集肝血窦回流的静脉血，在肝的腔静脉沟(第 2 肝门)处注入下腔静脉。

2)**肝门静脉系**：由肝门静脉及其属支组成，主要功能是将消化道吸收的物质运输至肝脏，并在肝脏内进行分解、合成、解毒及贮存。可以将肝门静脉看作肝的功能性血管。

①**肝门静脉**(hepatic portal vein)：长 6～8 cm，直径 1.25 cm，是肝门静脉系的主干，多由肠系膜上静脉和脾静脉在胰颈后面汇合而成，相当于第 2 腰椎高度，向右上方斜行，经胰颈和下腔静脉之间进入肝十二指肠韧带，在肝固有动脉和胆总管的后方上行至肝门，入肝门前分为左、右两支，分别进入肝左叶和肝右叶(图 1-2-39)。肝门静脉在肝内反复分支，最后汇入肝血窦。肝血窦含有来自肝门静脉和肝固有动脉的血液，经肝静脉注入下腔静脉。

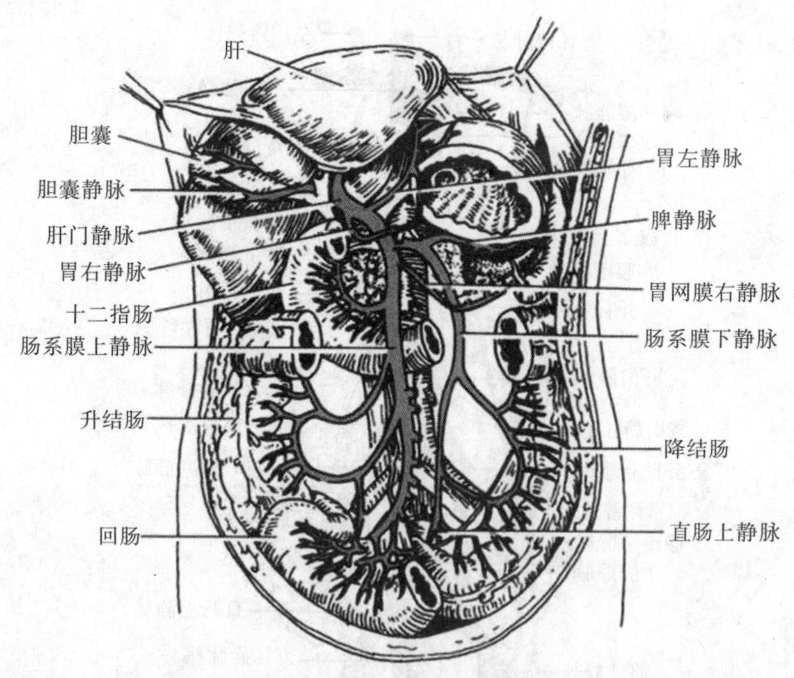

图 1-2-39　肝门静脉及其属支

肝门静脉收集腹盆部消化道(包括食管腹段,但齿状线以下的肛管除外)、脾、胰、胆囊等腹腔内不成对脏器的静脉血。不同于一般的静脉,其起始端和末端都与毛细血管相连,且无功能性静脉瓣。

②**肝门静脉的属支**多与同名动脉伴行,包括:

(a)**脾静脉**(splenic vein):由数条小静脉在脾门处汇合而成,经脾动脉下方和胰后方右行,与肠系膜上静脉以直角汇合成肝门静脉,回收脾、胰及部分胃的静脉血,还常收纳肠系膜下静脉。

(b)**肠系膜上静脉**(superior mesenteric vein):走行于小肠系膜内,沿同名动脉右侧上行,收集十二指肠至结肠左曲以上肠管、部分胃和胰的静脉血,并与脾静脉一起构成门静脉。

(c)**肠系膜下静脉**(inferior mesenteric vein):与同名动脉伴行,在胰头后方注入脾静脉或肠系膜上静脉,少数注入上述两静脉汇合处的夹角,收集降结肠、乙状结肠及直肠上部的静脉血。

(d)**胃左静脉**(left gastric vein):与同名动脉伴行,收集胃及食管下段的静脉血并直接注入门静脉,在贲门处与奇静脉和半奇静脉的属支吻合。

(e)**胃右静脉**(right gastric vein):与同名动脉伴行,在胃小弯处可与胃左静脉吻合,并在入肝门静脉前接受幽门前静脉,此静脉经幽门与十二指肠交界处前面上行,是手术时区别幽门和十二指肠上部的标志。

(f)**胆囊静脉**(cystic vein):收集胆囊壁的静脉血,注入肝门静脉右支或肝门静脉主干。

(g)**附脐静脉**(paraumbilical veins):起自脐周静脉网,沿肝圆韧带上行至肝下面注入肝门静脉。

③肝门静脉系与上、下腔静脉系之间的交通途径:肝门静脉与上、下腔静脉之间有丰富的吻合(图1-2-40)。肝硬化或其他原因致肝门静脉回流受阻时,肝门静脉血液可通过这些吻合途径分流。

(a)**食管静脉丛**:肝门静脉系的胃左静脉通过食管腹段黏膜下层的食管静脉丛,与上腔静脉系的奇静脉和半奇静脉的属支相互吻合交通。

(b)**直肠静脉丛**:肝门静脉系的直肠上静脉通过直肠下段黏膜下层内的直肠静脉丛与下腔静脉系的直肠下静脉和肛静脉相互吻合交通(图 1-2-41)。

(c)**脐周静脉网**:肝门静脉系的附脐静脉通过脐周皮下组织内的脐周静脉网与上腔静脉系的胸腹壁静脉、腹壁上静脉和下腔静脉系的腹壁浅静脉、腹壁下静脉相互吻合交通。

(d)**椎内、外静脉丛**:靠近腹后壁的肠系膜上、下静脉和脾静脉的小属支与上、下腔静脉系的肋间后静

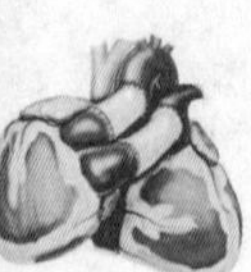

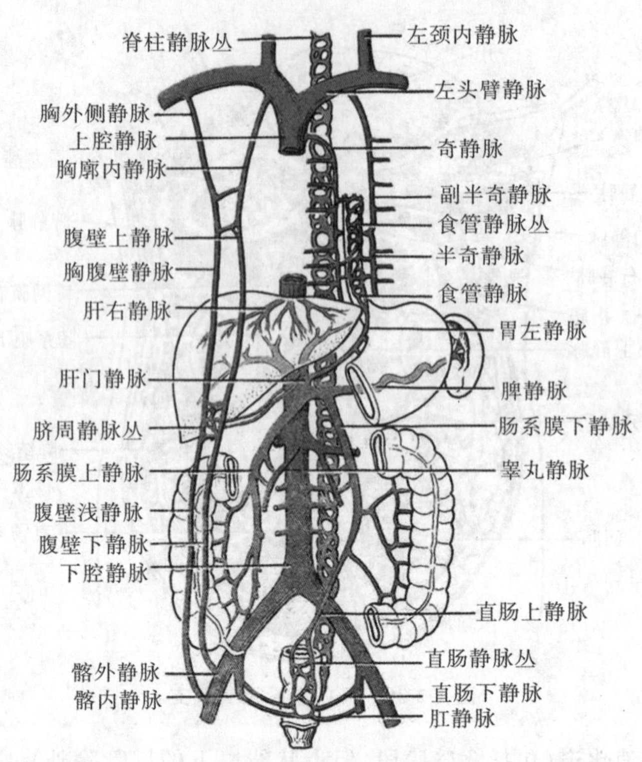

图 1-2-40　肝门静脉与上、下腔静脉系之间的吻合途径(示意图)

脉、椎静脉、腰静脉的属支相互吻合交通。

(e)**肝裸区等部位的静脉丛**:肝门静脉系在肝裸区、胰、十二指肠、升结肠、降结肠等处的小静脉与上、下腔静脉系的膈下静脉、下位肋间后静脉、腰静脉、肾静脉、睾丸(卵巢)静脉等相互吻合交通。

在正常情况下,肝门静脉系与上、下腔静脉系之间的交通支细小,血流量少。肝硬化、肝肿瘤、肝门处淋巴结肿大等可压迫肝门静脉,导致肝门静脉回流受阻,此时肝门静脉系的血液经上述交通途径形成侧支循环,通过上、下腔静脉系回流。由于血流量增多,交通支变得粗大和弯曲,出现静脉曲张,如食管静脉丛、直肠静脉丛和脐周静脉网曲张。如果食管静脉丛和直肠静脉丛曲张破裂,则会引起呕血和便血。当肝门静脉系的侧支循环失代偿时,可引起肝门静脉收集的静脉血范围内的器官淤血,出现脾肿大、腹水等。

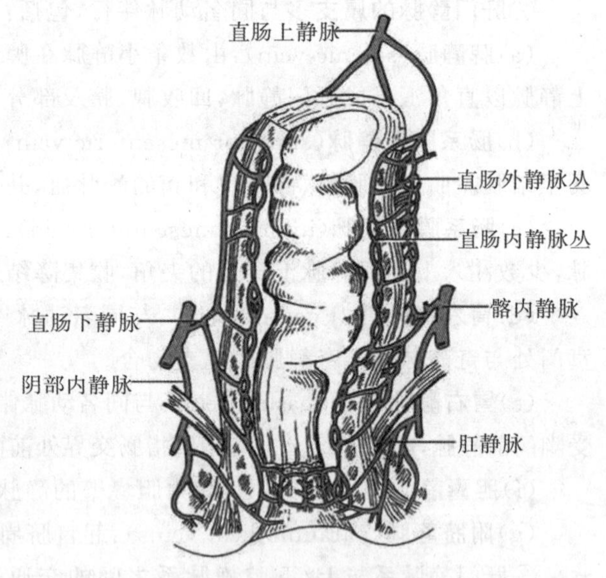

图 1-2-41　直肠和肛管的静脉

胰头肿瘤:胰头癌占胰腺癌的 65%～70%,当其压迫胆总管时可出现不完全性或完全性阻塞性黄疸,并可引起胆囊肿大;当其压迫肝门静脉时可出现腹水,甚至引起脾肿大。肝门静脉由肠系膜上静脉和脾静脉在胰颈后面汇合而成,经胰颈和下腔静脉之间上行。当胰头癌压迫肝门静脉时,胃肠道和脾的静脉回流受阻,从而引起腹水和脾肿大。胆总管经胰头和十二指肠降部之间下降,当胰头癌压迫胆总管时,胆汁排泄受阻从而进入血液,则导致黄疸。

三、淋巴系统

淋巴系统(lymphatic system)由淋巴管道、淋巴组织和淋巴器官组成(图 1-2-42)。淋巴管道和淋巴结的淋巴窦内含有淋巴液,简称**淋巴**(lymph)。自小肠绒毛中的中央乳糜池至胸导管的淋巴管道中的淋巴因含乳糜微粒而呈乳白色,其他部位的淋巴管道中的淋巴无色透明。

血液流经毛细血管动脉端时,一些成分经毛细血管壁进入组织间隙,形成组织液。组织液与细胞进行物质交换后,大部分经毛细血管静脉端吸收入静脉,小部分水分和大分子物质进入毛细淋巴管,形成淋巴液。淋巴液沿淋巴管道和淋巴结的淋巴窦向心流动,最后流入静脉。因此,淋巴系统是心血管系统的辅助系统,协助静脉引流组织液。此外,淋巴组织和淋巴器官具有产生淋巴细胞、过滤淋巴液和进行免疫应答的功能。

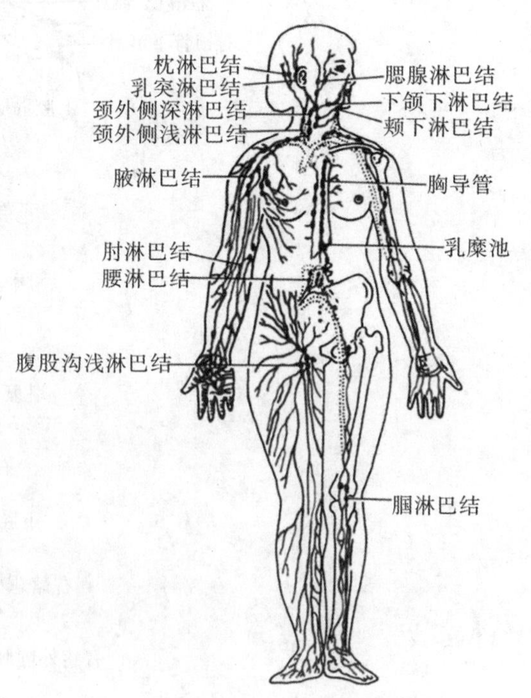

图 1-2-42 全身的淋巴管和淋巴结

(一)淋巴系统的组成和结构特点

1. 淋巴管道

(1)**毛细淋巴管**(lymphatic capillary):以膨大的盲端起始,互相吻合成毛细淋巴管网,然后汇入淋巴管。在上皮、角膜、晶状体、软骨、脑、脊髓等处,无毛细淋巴管。

毛细淋巴管由较薄的内皮细胞构成,细胞间隙较大,基膜不完整(图 1-2-43)。内皮细胞多呈叠瓦状连接,外面有纤维细丝牵拉,使毛细淋巴管处于扩张状态,通透性较毛细血管大。蛋白质、细胞碎片、尘粒、细菌、炎性细胞、肿瘤细胞等容易进入毛细淋巴管。毛细淋巴管在肿瘤淋巴转移等方面起着重要的病理作用。

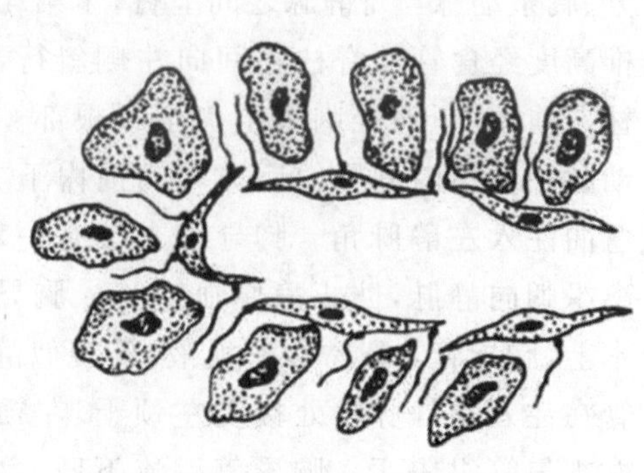
图 1-2-43 毛细淋巴管的结构

(2)**淋巴管**(lymphatic vessel):由毛细淋巴管汇合而成,管壁结构与静脉相似,管径细、管壁薄,管内有丰富的瓣膜,具有防止淋巴逆流的功能。由于相邻两对瓣膜之间的淋巴管段扩张明显,淋巴管外观呈串珠状或藕节状。淋巴管分浅淋巴管和深淋巴管两类。**浅淋巴管**(superficial lymphatic vessel)位于浅筋膜内,与浅静脉伴行;**深淋巴管**(deep lymphatic vessel)位于深筋膜深面,多与血管、神经伴行。浅、深淋巴管之间存在丰富的交通支。

(3)**淋巴干**(lymphatic trunk):全身各部的淋巴管在向心行进过程中,经过一系列淋巴结群中继后,在颈根部和膈下汇合成较粗的淋巴管,称为淋巴干。全身共有 9 条淋巴干:即**左、右颈干,左、右支气管纵隔干,左、右锁骨下干,左、右腰干**和单一的**肠干**(图 1-2-44)。

(4)**淋巴导管**(lymphatic duct):9 条淋巴干汇合成 2 条淋巴导管,即胸导管和右淋巴导管,分别注入左、右静脉角。此外,少数淋巴管直接注入盆腔静脉、肾静脉、肾上腺静脉和下腔静脉。

1)**胸导管**(thoracic duct):全身最粗大的淋巴管道,全长 30~40 cm,在第 1 腰椎前方由左、右腰干和肠干汇合而成。其起始部膨大,称**乳糜池**(cisterna chyli)。胸导管经主动脉裂孔进入胸腔,沿脊柱右前

循环系统

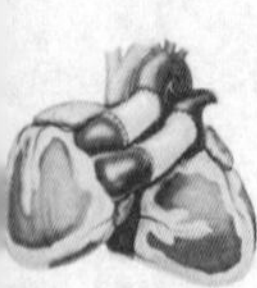

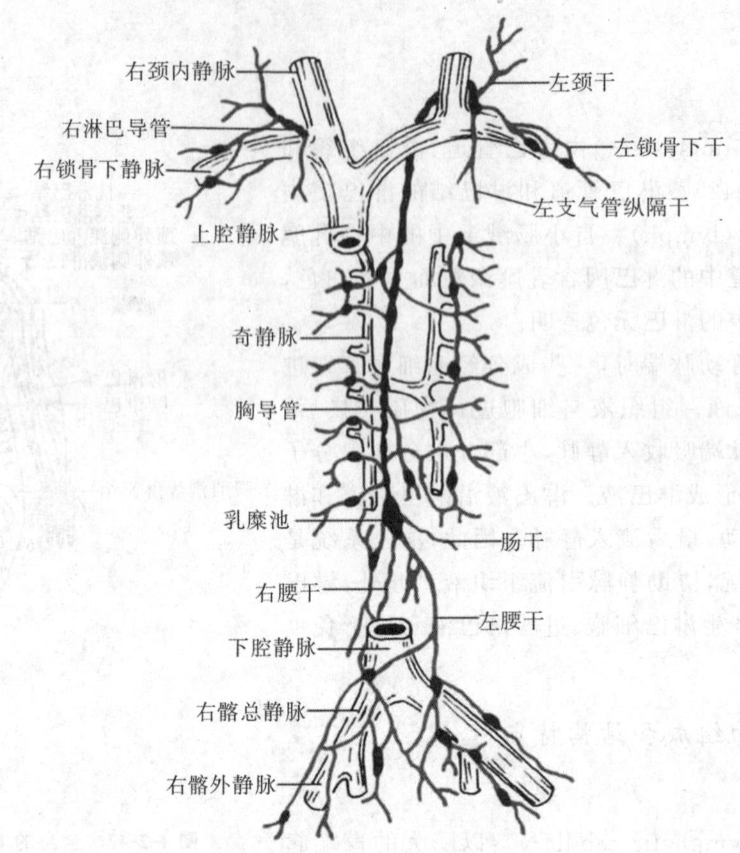

图 1-2-44 淋巴干和淋巴导管

方、胸主动脉与奇静脉之间上行,于第 4 至第 5 胸椎高度经食管与脊柱之间向左侧斜行,然后沿脊柱左前方上行,经胸廓上口至颈根部。在左颈总动脉和左颈内静脉的后方转向前内下方,呈弓形弯曲注入**左静脉角**。胸导管末端有一对瓣膜,游离缘朝向静脉,防止静脉血逆流入胸导管。在标本上,胸导管末段常含有血液,外观似静脉。胸导管在注入左静脉角处接受左颈干、左锁骨下干和左支气管纵隔干。胸导管引流下肢、盆部、腹部、左上肢、左胸部和左头颈部的淋巴,即下半身和左上半身的、占全身 3/4 部位的淋巴(图 1-2-45)。

胸导管与肋间淋巴结、纵隔后淋巴结、气管支气管淋巴结和左锁骨上淋巴结之间存在广泛的淋巴侧支通路。胸导管内的肿瘤细胞可转移至这些淋巴结。胸导管常发出较细的侧支注入奇静脉、肋间后静脉等,故手术误伤胸导管末段而将其结扎后,一般不会引起淋巴水肿。

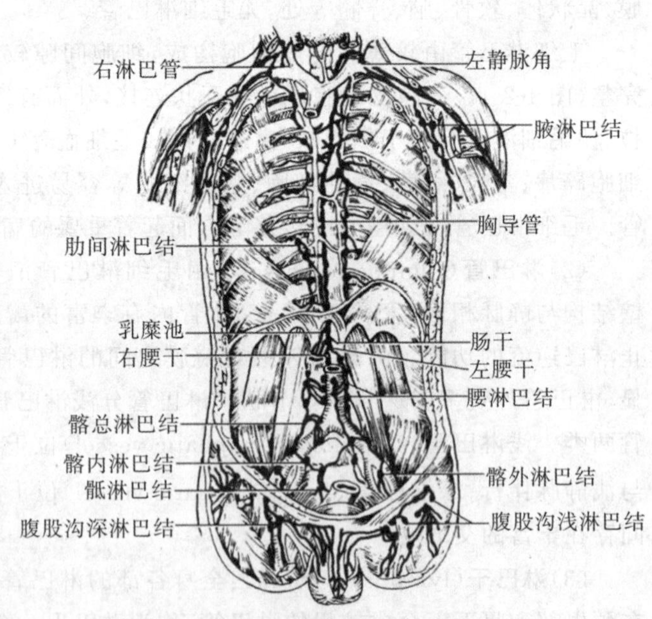

图 1-2-45 胸导管和腹盆部淋巴

乳糜胸:胸导管下段位于脊柱右前方、胸主动脉与奇静脉之间,与右纵隔胸膜毗邻;胸导管上段位于食管左侧,与左纵隔胸膜毗邻;在为肺癌患者行右肺切除术时,如果损伤胸导管下段或上段,则乳白色淋巴液会流入右胸膜腔或左胸膜腔,引起右侧或左侧乳糜胸。经胸部 X 线摄片检查,可发现胸膜腔积液。

行胸膜腔穿刺可抽出大量乳白色液体。

2)**右淋巴导管**(right lymphatic duct):长1～1.5 cm,由右颈干、右锁骨下干和右支气管纵隔干汇合而成,注入**右静脉角**。右淋巴导管引流右上肢、右胸部和右头颈部的淋巴,即右上半身,占全身1/4部位的淋巴。右淋巴导管与胸导管之间存在着交通支。

2. 淋巴组织

淋巴组织分为弥散淋巴组织和淋巴小结两类。除淋巴器官外,消化、呼吸、泌尿和生殖管道以及皮肤等处含有丰富的淋巴组织,起着防御屏障的作用。

(1)弥散淋巴组织:主要位于消化道和呼吸道的黏膜固有层。

(2)淋巴小结:包括小肠黏膜固有层内的孤立淋巴滤泡和集合淋巴滤泡以及阑尾壁内的淋巴小结等。

3. 淋巴器官

淋巴器官包括淋巴结、扁桃体、胸腺和脾。

(1)**淋巴结**(lymph node):为圆形或椭圆形灰红色小体,质软,大小不等。淋巴结的一侧隆凸,另一侧凹陷,凹陷中央处为淋巴结门。与淋巴结凸侧相连的淋巴管称**输入淋巴管**,数目较多;淋巴结门有**输出淋巴管**、血管和神经出入(图1-2-46)。一个淋巴结的输出淋巴管可成为另一个淋巴结的输入淋巴管。淋巴结多成群分布,数目不恒定,青年人有淋巴结400～450个。

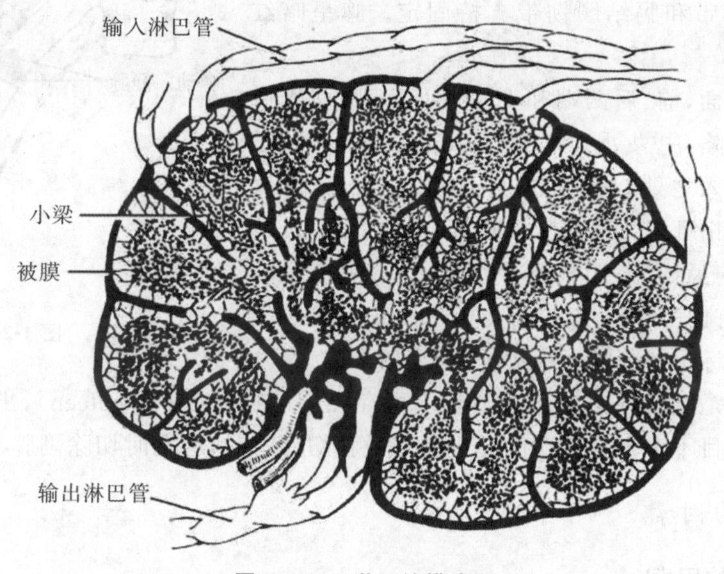

图1-2-46 淋巴结模式图

淋巴结按位置不同可分为浅淋巴结和深淋巴结。**浅淋巴结**(superficial lymph node)位于皮下浅筋膜内,在活体上常易触及;**深淋巴结**(deep lymph node)位于深筋膜深面。淋巴结多沿血管排列,位于关节屈侧和体腔的隐藏部位,如肘窝、腋窝、腘窝、腹股沟、脏器门和体腔大血管附近。临床上可用叶绿素等使淋巴结显色,以避免清扫淋巴结时损伤血管和神经。淋巴结的主要功能是滤过淋巴、产生淋巴细胞和进行免疫应答。

引流某一器官或部位淋巴的第一级淋巴结称**局部淋巴结**(regional lymph node),临床上通常称为**哨位淋巴结**(sentinel lymph node)。当某器官或部位发生病变时,细菌、毒素、寄生虫或肿瘤细胞可沿淋巴管进入相应的局部淋巴结,该淋巴结阻截和清除这些细菌、毒素、寄生虫或肿瘤细胞,从而阻止病变的扩散。此时,淋巴结发生细胞增殖等病理变化,导致淋巴结肿大。如果局部淋巴结不能阻止病变的扩散,病变可沿淋巴管道向远处蔓延。因此,局部淋巴结肿大常反映其引流范围存在病变。了解淋巴结的位置、淋巴引流范围和淋巴引流途径,对病变的诊断和治疗具有重要意义。淋巴结肿大时,可做淋巴结穿刺术或淋巴结活体组织检查术，以帮助诊断。在某些肿瘤手术中，切除肿瘤的同时常清扫局部淋巴结。

甲状腺、食管和肝的部分淋巴管可不经过淋巴结，直接注入胸导管，这使得肿瘤细胞更容易迅速向远处转移。

(2)**扁桃体**(palatine tonsil)：淋巴与上皮组织构成的淋巴上皮器官，位于腭舌弓和腭咽弓之间的扁桃体窝内。

(3)**胸腺**(thymus)：中枢淋巴器官，兼有内分泌功能。胸腺位于胸骨柄后方，上纵隔的前部，贴近心包的上方、主动脉弓和头臂静脉等大血管的前方，少数人胸腺上端可伸到颈部气管前方。胸腺通常分为不对称的左、右两叶，二者借结缔组织相连，每叶多呈扁条状，质软，周围有脂肪组织和淋巴结。胸腺呈现明显的年龄变化，新生儿和幼儿的胸腺甚为发达，质量为 10～15 g；性成熟后最大，质量达 25～40 g；此后逐渐萎缩、退化，成人的胸腺通常被结缔组织所替代，但胸腺遗迹一直到老年时期均可辨认。

(4)**脾**(spleen)：人体最大的淋巴器官，具有储血、造血、清除衰老红细胞和进行免疫应答的功能。

脾位于左季肋部，胃底与膈之间，第 9～11 肋深面，长轴与第 10 肋一致(图 1-2-47)。正常时在左肋弓下触不到脾。脾的位置可随呼吸和体位变化而变化，站立比平卧时低 2.5 cm。脾由胃脾韧带、脾肾韧带和膈结肠韧带支持固定。脾呈暗红色，质软而脆。

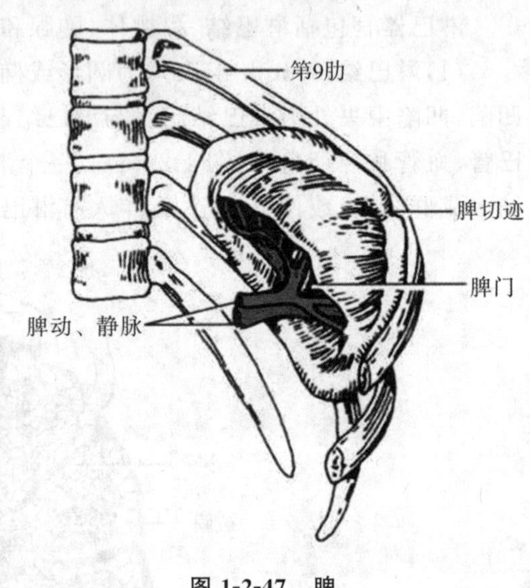

图 1-2-47 脾

脾可分为膈、脏两面，前、后两端和上、下两缘。膈面光滑隆凸，对向膈。脏面凹陷，中央处有脾门(hilum of spleen)，是血管、神经和淋巴管出入之处。在脏面，脾与胃底、左肾、左肾上腺、胰尾和结肠左曲相毗邻。脾的前端较宽，朝向前外方，达腋中线；后端钝圆，朝向后内方，距离正中线 4～5 cm；上缘较锐，朝向前上方，前部有两三个脾切迹(splenic notch)。脾肿大时，脾切迹是触诊脾的标志。脾的下缘较钝，朝向后下方。

在脾的附近，特别是在胃脾韧带和大网膜中可存在副脾(accessory spleen)，出现率为 10%～40%。副脾的位置、大小和数目不定。因脾功能亢进而需做脾切除术时，应同时切除副脾。

(二)淋巴回流的因素

1. 影响淋巴回流的因素

在安静状态下，每小时约有 120 mL 淋巴流入血液，每天回流的淋巴相当于全身血浆总量。淋巴流动缓慢，流量是静脉的 1/10。远近相邻两对瓣膜之间的淋巴管段构成“淋巴管泵”，通过平滑肌的收缩和瓣膜的开闭，推动淋巴向心流动。淋巴管周围动脉的搏动、肌肉收缩和胸腔负压对淋巴回流有促进作用。如果淋巴回流受阻，大量含蛋白质的组织液不能及时吸收，可导致淋巴水肿。

2. 淋巴侧支循环

淋巴管之间有丰富的交通支，参与构成淋巴侧支循环。当炎症、寄生虫、异物或肿瘤栓子阻塞淋巴管，外伤或手术切断淋巴管时，淋巴可经交通支回流，形成淋巴侧支循环。在炎症或外伤等情况下，淋巴管新生，形成新的淋巴侧支通路，从而保证了正常组织或病变组织的淋巴回流。但是，淋巴侧支通路也可成为病变扩散或肿瘤转移的途径。

(三)人体各部的淋巴管和淋巴结

1. 头颈部的淋巴管和淋巴结

头颈部的淋巴结在头、颈部交界处呈环状排列,在颈部沿静脉纵向排列,少数淋巴结位于消化道和呼吸道周围(图 1-2-48 和图 1-2-49)。头颈部淋巴结的输出淋巴管下行,直接或间接地注入颈外侧下深淋巴结。

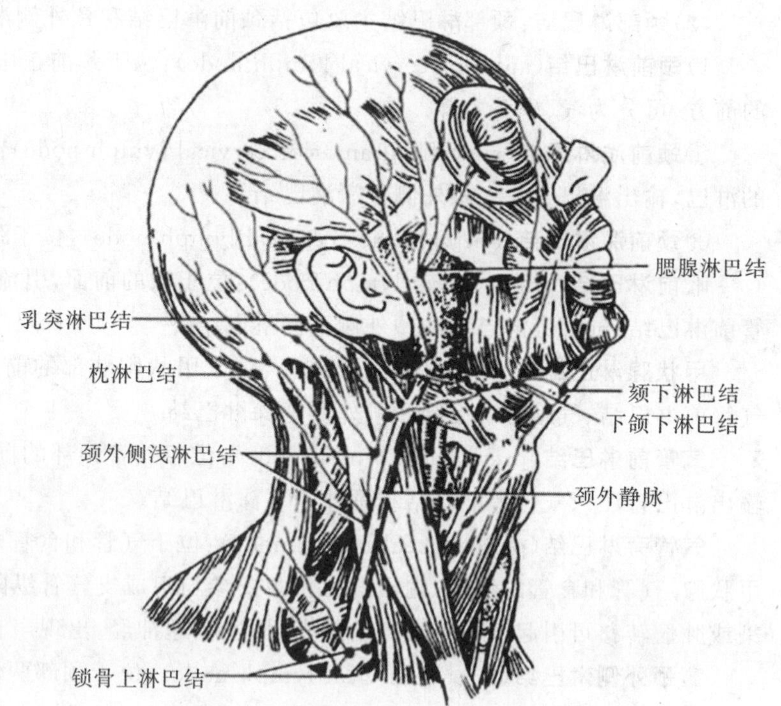

图 1-2-48 头颈部的淋巴管和淋巴结(一)

(1)**头部淋巴结**:头部淋巴结多位于头、颈部交界处,主要引流头面部淋巴,输出淋巴管直接或间接注入颈外侧上深淋巴结。

1)**枕淋巴结**(occipital lymph node)分浅、深两群,分别位于斜方肌起点的表面和头夹肌的深面,引流枕部和项部的淋巴。

2)**乳突淋巴结**(mastoid lymph node)又称耳后淋巴结,位于胸锁乳突肌止点的表面,引流颅顶、颞区和耳郭后面皮肤的淋巴。

3)**腮腺淋巴结**(parotid lymph node)分浅、深两群,分别位于腮腺表面和腮腺实质内,引流额、颅顶、颞区、耳郭、外耳道、颊部、腮腺等处的淋巴。

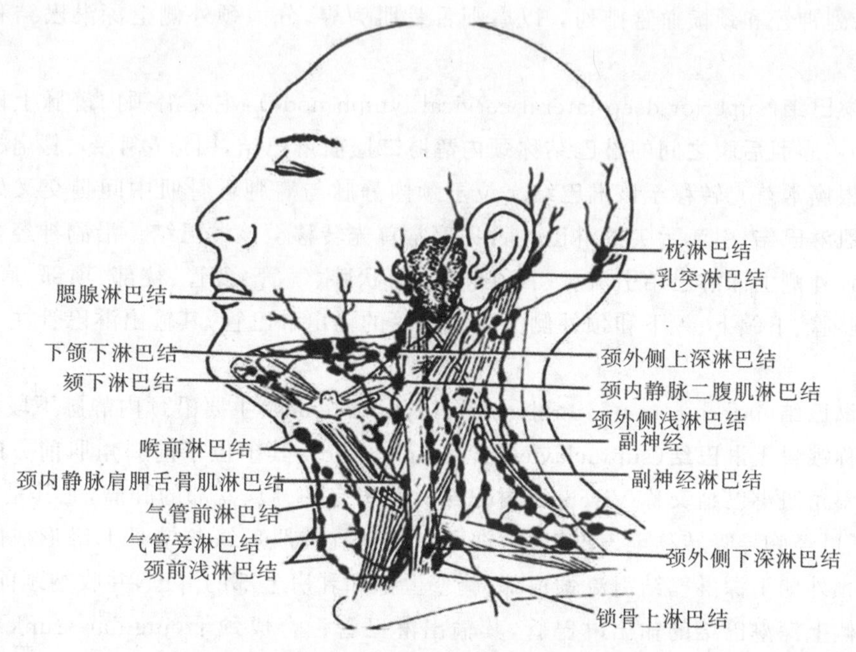

图 1-2-49 头颈部的淋巴管和淋巴结(二)

4)**下颌下淋巴结**(suhmandibular lymph node)在下颌下三角内,位于下颌下腺的附近和下颌下腺实质内，引流面部和口腔器官的淋巴。

5)**颏下淋巴结**(submental lymph node)位于颏下，引流舌尖、下唇中部和颏部的淋巴。

(2)**颈部淋巴结**：颈部淋巴结主要包括颈前淋巴结和颈外侧淋巴结。

1)**颈前淋巴结**(anterior cervical lymph node)：位于颈前正中部，舌骨下方及喉、甲状腺、气管等器官的前方，可分为浅、深2个群：

①**颈前浅淋巴结**(superficial anterior cervical lymph node)：沿颈前静脉排列，引流颈前部浅层结构的淋巴，输出淋巴管注入颈外侧下深淋巴结。

②**颈前深淋巴结**(deep anterior cervical lymph node)：位于颈部器官的前面或外侧，可分为：

喉前淋巴结(prelaryngeal lymph node)：位于喉的前面，引流喉和甲状腺的淋巴，输出淋巴管注入气管前淋巴结、气管旁淋巴结和颈外侧下深淋巴结。

甲状腺淋巴结(thyroid lymph node)：位于甲状腺峡部的前面，引流甲状腺的淋巴，输出淋巴管注入气管前淋巴结、气管旁淋巴结和颈外侧上深淋巴结。

气管前淋巴结(pretracheal lymph node)：位于气管颈部的前面，引流喉、甲状腺和气管颈部的淋巴，输出淋巴管注入气管旁淋巴结和颈外侧下深淋巴结。

气管旁淋巴结(paratracheal lymph node)：位于气管和食管之间的侧沟内，沿喉返神经排列，引流喉、甲状腺、气管和食管的淋巴，输出淋巴管主要参与组成支气管纵隔干，一部分注入颈外侧下深淋巴结。感染或肿瘤转移可引起气管旁淋巴结肿大，压迫喉返神经，出现声音嘶哑。

2)**颈外侧淋巴结**(lateral cervical lymph node)：位于颈部两侧，包括沿浅静脉排列的颈外侧浅淋巴结及沿深静脉排列的颈外侧深淋巴结：

①**颈外侧浅淋巴结**(superficial lateral cervical lymph node)：沿颈外静脉两侧排列，上部的淋巴结位于腮腺后缘与胸锁乳突肌前缘之间；下部的淋巴结位于胸锁乳突肌表面。引流颈外侧浅层结构的淋巴，并收纳枕淋巴结、乳突淋巴结和腮腺淋巴结的输出淋巴管，其输出淋巴管注入颈外侧深淋巴结。

②**颈外侧深淋巴结**(deep lateral cervical lymph node)：数目多达10～15个，主要沿颈内静脉纵行排列，部分淋巴结沿副神经和颈横血管排列。以肩胛舌骨肌为界，分为颈外侧上深淋巴结和颈外侧下深淋巴结2个群：

颈外侧上深淋巴结(superior deep lateral cervical lymph node)：主要沿颈内静脉上段排列。位于面静脉、颈内静脉和二腹肌后腹之间的淋巴结称**颈内静脉二腹肌淋巴结**，引流鼻咽部、腭扁桃体和舌根的淋巴。鼻咽癌和舌根癌常首先转移至该淋巴结。位于颈内静脉与肩胛舌骨肌中间腱交叉处的淋巴结称**颈内静脉肩胛舌骨肌淋巴结**，引流舌尖的淋巴。舌尖癌常首先转移至该淋巴结。沿副神经排列的淋巴结称**副神经淋巴结**。颈外侧上深淋巴结引流鼻、舌、咽、喉、甲状腺、气管、食管、枕部、项部、肩部等处的淋巴，并收纳枕、耳后、腮腺、下颌下、颏下和颈外侧浅淋巴结等的输出淋巴管，其输出淋巴管注入颈外侧下深淋巴结或颈干。

颈外侧下深淋巴结(inferior deep lateral cervical lymph node)：主要沿颈内静脉下段排列。沿颈横血管分布的淋巴结称**锁骨上淋巴结**(supraclavicular lymph node)，其中位于前斜角肌前方的淋巴结称**斜角肌淋巴结**。左侧斜角肌淋巴结又称 Virchow **淋巴结**。当患有胸、腹、盆部的肿瘤，尤其是食管腹段癌和胃癌时，癌细胞栓子可经胸导管转移至该淋巴结，常可在胸锁乳突肌后缘与锁骨上缘形成的夹角处触摸到肿大的淋巴结。颈外侧下深淋巴结引流颈根部、胸壁上部和乳房上部的淋巴，并收纳颈前淋巴结、颈外侧浅淋巴结和颈外侧上深淋巴结的输出淋巴管，其输出淋巴管汇合成颈干(jugular trunk)，左侧注入胸导管，右侧注入右淋巴导管。

咽后淋巴结(retropharyngeal lymph node)：位于咽后壁和椎前筋膜之间，引流鼻腔后部、鼻旁窦、鼻咽部和喉咽部的淋巴，输出淋巴管注入颈外侧上深淋巴结。

2. 上肢淋巴管和淋巴结

上肢浅、深淋巴管分别与浅静脉和深血管伴行，直接或间接注入腋淋巴结。

(1)**肘淋巴结**(cubital lymph node)：分浅、深两群，分别位于肱骨内上髁上方和肘窝深血管周围。浅群又称**滑车上淋巴结**。肘淋巴结通过浅、深淋巴管引流手尺侧半和前臂尺侧半的淋巴，其输出淋巴管沿肱血管上行，注入腋淋巴结。

(2)**锁骨下淋巴结**(infraclavicular lymph node)：又称**三角胸肌淋巴结**，位于锁骨下、三角胸大肌间沟内，沿头静脉排列，收纳沿头静脉上行的浅淋巴管，其输出淋巴管注入腋淋巴结，少数注入锁骨上淋巴结。

(3)**腋淋巴结**(axillary lymph node)：有 15～20 个，位于腋窝的疏松结缔组织内，沿血管排列，按位置分为 5 群(图 1-2-50)：

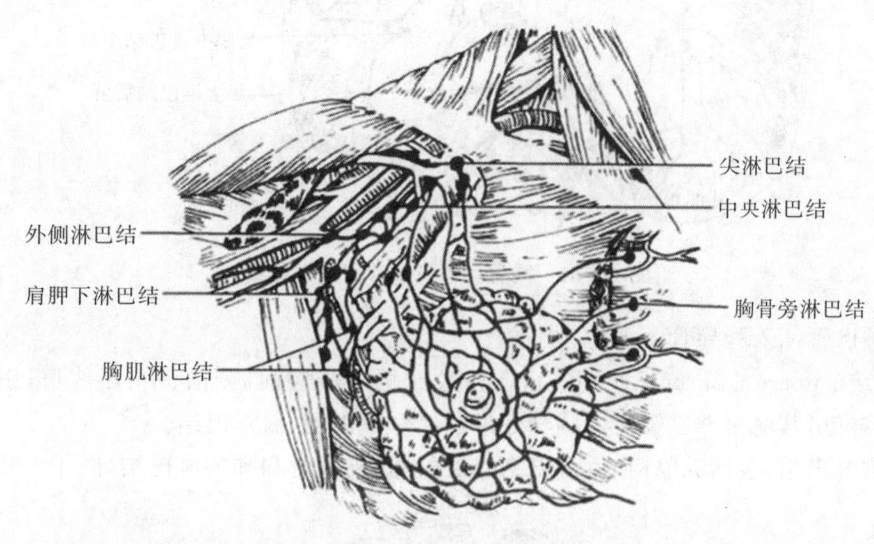

图 1-2-50　腋淋巴结和乳房淋巴管

1)**胸肌淋巴结**(pectoral lymph node)：位于胸小肌下缘处，沿胸外侧血管排列，引流腹前外侧壁、胸外侧壁以及乳房外侧部和中央部的淋巴，其输出淋巴管注入中央淋巴结和尖淋巴结。

2)**外侧淋巴结**(lateral lymph node)：沿腋静脉排列，收纳除注入锁骨下淋巴结以外的上肢浅、深淋巴管，其输出淋巴管注入中央淋巴结和尖淋巴结，少数注入锁骨上淋巴结。

3)**肩胛下淋巴结**(subscapular lymph node)：沿肩胛下血管排列，引流颈后部和背部的淋巴，其输出淋巴管注入中央淋巴结和尖淋巴结。

4)**中央淋巴结**(central lymph node)：位于腋窝中央的疏松结缔组织中，收纳上述 3 群淋巴结的输出淋巴管，其输出淋巴管注入尖淋巴结。

5)**尖淋巴结**(apical lymph node)：沿腋静脉近侧段排列，引流乳房上部的淋巴，并收纳上述 4 群淋巴结和锁骨下淋巴结的输出淋巴管，其输出淋巴管合成**锁骨下干**(subclavian trunk)，左侧注入胸导管，右侧注入右淋巴导管。少数输出淋巴管注入锁骨上淋巴结。

3. 胸部淋巴管和淋巴结

胸部淋巴结位于胸壁内和胸腔器官周围。

(1)**胸壁淋巴结**：胸后壁和胸前壁大部分浅淋巴管注入腋淋巴结，胸前壁上部的浅淋巴管注入颈外侧下深淋巴结，胸壁深淋巴管注入胸壁淋巴结(图 1-2-51)。

1)**胸骨旁淋巴结**(parastemal lymph node)：沿胸廓内血管排列，引流脐以上胸腹前壁和乳房内侧部的淋巴，并收纳膈上淋巴结的输出淋巴管，其输出淋巴管参与合成支气管纵隔干。

2)**肋间淋巴结**(intercostal lymph node)：多位于肋头附近，沿肋间后血管排列，引流胸后壁及壁胸膜

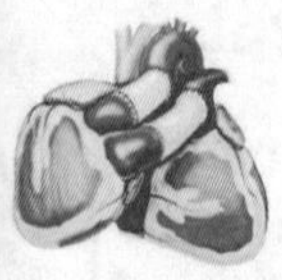

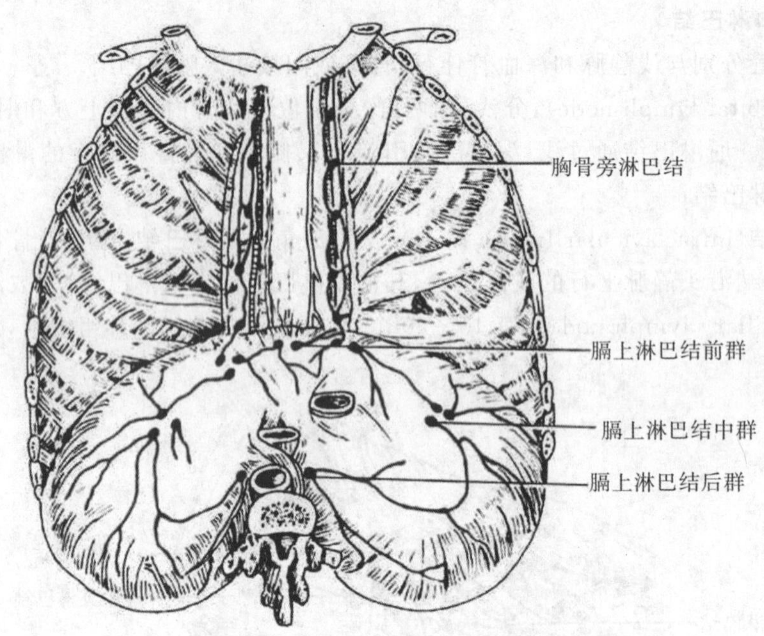

图 1-2-51 胸骨旁淋巴结和膈上淋巴结

的淋巴，其输出淋巴管注入胸导管。

3)**膈上淋巴结**(superior phrenic lymph node)：位于膈的胸腔面，分前、中、后 3 群，引流膈、壁胸膜、心包和肝上面的淋巴，其输出淋巴管注入胸骨旁淋巴结和纵隔前、后淋巴结。

(2)**胸腔器官淋巴结**：包括纵隔前、后淋巴结以及气管、支气管和肺的淋巴结(图 1-2-52)。

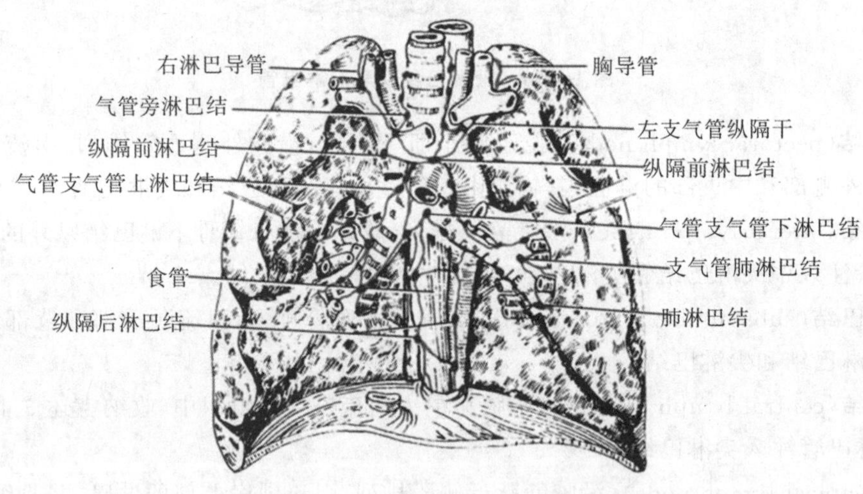

图 1-2-52 胸腔器官的淋巴结

1)**纵隔前淋巴结**(anterior mediastinal lymph node)：位于上纵隔前部和前纵隔内，在大血管和心包的前面，引流胸腺、心、心包和纵隔胸膜的淋巴，并收纳膈上淋巴结外侧群的输出淋巴管，其输出淋巴管参与合成支气管纵隔干。

2)**纵隔后淋巴结**(posterior mediastinal lymph node)：位于上纵隔后部和后纵隔内，沿胸主动脉和食管排列，引流心包、食管胸段和膈的淋巴，并收纳膈上淋巴结中、后群的输出淋巴管，其输出淋巴管注入胸导管。

3)**气管、支气管和肺的淋巴结**：这些淋巴结引流肺、胸膜脏层、支气管、气管和食管的淋巴，并收纳纵隔后淋巴结的输出淋巴管。成年人由于大量灰尘颗粒沉积在淋巴结内，故其淋巴结变黑色。

①**肺淋巴结**(pulmonary lymph node):位于肺叶支气管和肺段支气管分支夹角处,其输出淋巴管注入支气管肺淋巴结。

②**支气管肺淋巴结**(bronchopuhnonary lymph node):位于肺门处,又称**肺门淋巴结**,其输出淋巴管注入气管支气管淋巴结。

③**气管支气管淋巴结**(tracheobronchal lymph node):分为上、下两群,分别位于气管杈的上、下方,输出淋巴管注入气管旁淋巴结。

④**气管旁淋巴结**(paratracheal lymph node):沿气管排列。气管旁淋巴结、纵隔前淋巴结和胸骨旁淋巴结的输出淋巴管汇合成支气管纵隔干。左、右支气管纵隔干分别注入胸导管和右淋巴导管。

4. 下肢淋巴管和淋巴结

下肢浅、深淋巴管分别与浅静脉和深血管伴行,直接或间接注入腹股沟淋巴结。此外,臀部的深淋巴管沿深血管注入髂内淋巴结。

(1)**腘淋巴结**(popliteal lymph node):分浅、深两群。

腘浅淋巴结位于小隐静脉与腘静脉的汇合处,有1~3个淋巴结,收纳足外侧缘和小腿后外侧部的浅淋巴管,其输出淋巴管注入腘深淋巴结;**腘深淋巴结**位于腘窝深部,沿腘静脉排列,有1~6个,收纳足和小腿的深淋巴管,其输出淋巴管沿股血管上行,注入腹股沟深淋巴结。

(2)**腹股沟淋巴结**(inguinal lymph node):位于腹股沟韧带下方的股三角内,分浅、深两群,浅群称为腹股沟浅淋巴结,深群称为腹股沟深淋巴结。

1)**腹股沟浅淋巴结**(superficial inguinal lymph node):有8~10个,位于阔筋膜浅面的皮下组织内,分上、下两组(图1-2-53)。上组位于腹股沟韧带下方,与腹股沟韧带平行排列,有2~6个淋巴结,又分为上外侧群和上内侧群,引流腹前外侧壁下部、臀部、会阴和子宫底的淋巴;下组沿大隐静脉末端周围呈纵行排列,有2~7个淋巴结,以大隐静脉为界分为外侧群和内侧群,收纳除足外侧缘和小腿后外侧部外的下肢浅淋巴管。腹股沟浅淋巴结的输出淋巴管注入腹股沟深淋巴结或髂外淋巴结。

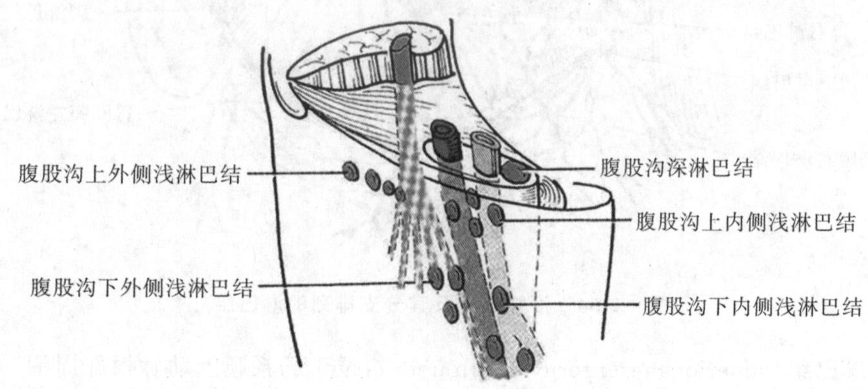

图1-2-53 腹股沟淋巴结

腹股沟浅淋巴结肿大:腹股沟浅淋巴结在体表易触摸到,引流除足外侧缘和小腿后外侧部以外的下肢浅淋巴管以及会阴等处的浅淋巴管。触摸到腹股沟浅淋巴结肿大时,应首先考虑小腿和足的皮肤是否有细菌或寄生虫感染;另外,可考虑外阴处有无感染灶。若病原微生物或其毒性产物经淋巴管进入腹股沟浅淋巴结,可引起淋巴结肿大和发热。

2)**腹股沟深淋巴结**(deep inguinal lymph node):位于股静脉周围和股管内,有2~5个,引流大腿和会阴深部结构的淋巴,并收纳腘淋巴结深群和腹股沟浅淋巴结的输出淋巴管,其输出淋巴管注入髂外淋巴结。

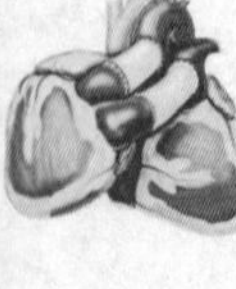

5. 腹部淋巴管和淋巴结

腹部淋巴结位于腹后壁和腹腔脏器周围，沿腹腔血管排列。

(1)**腹壁淋巴结**：脐平面以上腹前外侧壁的浅、深淋巴管分别注入腋淋巴结和胸骨旁淋巴结；脐平面以下腹壁的浅淋巴管注入腹股沟浅淋巴结，深淋巴管注入腹股沟深淋巴结、髂外淋巴结和腰淋巴结。

腰淋巴结(lumbar lymph node)位于腹后壁，沿腹主动脉和下腔静脉排列(30～50 个)，引流腹后壁深层结构和腹腔成对器官——肾、肾上腺、睾丸、卵巢等的淋巴，并收纳髂总淋巴结的输出淋巴管，其输出淋巴管汇合成左、右腰干，参与乳糜池的组成。

(2)**腹腔器官淋巴结**：腹腔成对器官的淋巴管注入腰淋巴结，不成对器官的淋巴管注入沿腹腔干、肠系膜上动脉和肠系膜下动脉及其分支排列的淋巴结。

1)**腹腔淋巴结**(celiac lymph node)：位于腹腔干周围，有 1～3 个，分布于腹腔干分支周围的局部淋巴结收纳肝、胆囊、胰、脾、胃、十二指肠等器官的淋巴管，其输出淋巴管汇入肠干。

沿腹腔干及其分支排列的局部淋巴结有：**胃左、右淋巴结**，**胃网膜左、右淋巴结**，**幽门上、下淋巴结**，**肝淋巴结**，**胰淋巴结**和**脾淋巴结**，这些淋巴结沿同名动脉排列，收纳范围与相应血管的分布范围一致，它们的输出淋巴管均直接或间接注入腹腔淋巴结(图 1-2-54)。

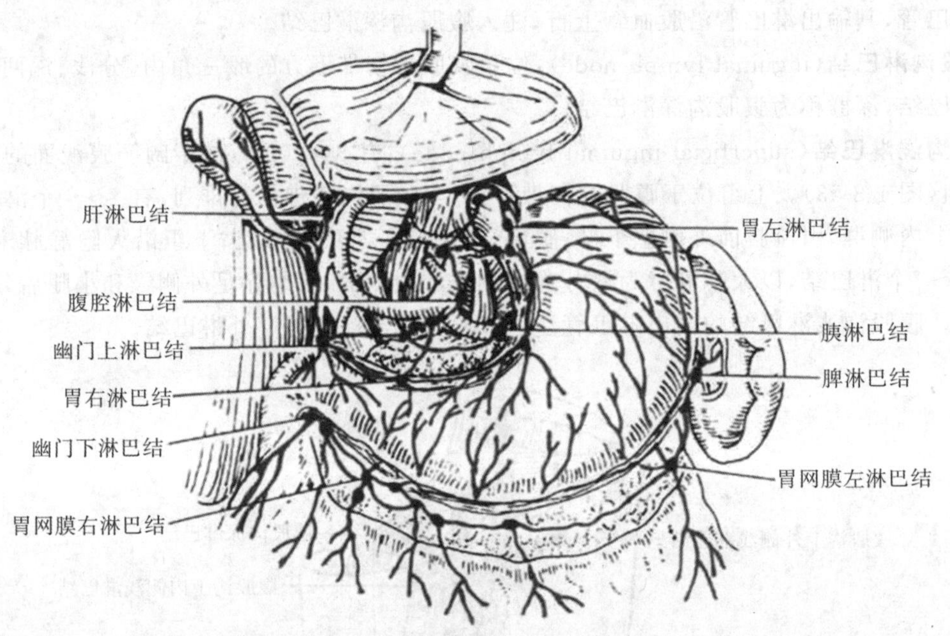

图 1-2-54　沿腹腔干及其分支排列的淋巴结

2)**肠系膜上淋巴结**(superior mesenteric lymph node)：位于肠系膜上动脉根部周围，并沿该动脉及其分支排列，包括：**胰十二指肠前、后淋巴结**，**肠系膜淋巴结**，**回结肠淋巴结**、**右结肠淋巴结**和**中结肠淋巴结**，这些淋巴结引流相应动脉分布范围的淋巴，其输出淋巴管注入肠系膜上淋巴结。

3)**肠系膜下淋巴结**(inferior mesenteric lymph node)：位于肠系膜下动脉根部周围，并沿该动脉及其分支排列，收纳结肠左曲以下至直肠上部的淋巴。肠系膜下淋巴结包括：**左结肠淋巴结**、**乙状结肠淋巴结**和**直肠上淋巴结**，这些淋巴结引流相应动脉分布范围的淋巴，其输出淋巴管注入肠系膜下淋巴结。

腹腔淋巴结、肠系膜上淋巴结和肠系膜下淋巴结的输出淋巴管汇合成**肠干**(intestinal trunk)，多为一条，向上注入乳糜池。

6. 盆部淋巴管和淋巴结

盆部的淋巴结分为盆壁淋巴结和盆腔脏器旁淋巴结(图 1-2-55)。盆壁淋巴结沿血管排列，盆腔脏器旁淋巴结位于盆腔脏器的附近，主要收纳下肢、盆壁、下腹壁及盆腔脏器的淋巴。

(1)**骶淋巴结**(sacral lymph node):沿骶正中血管和骶外侧血管排列,引流盆后壁、直肠、前列腺(子宫)等处的淋巴,其输出淋巴管注入髂内淋巴结或髂总淋巴结。

(2)**髂内淋巴结**(internal iliac lymph node):沿髂内动脉及其分支和髂内静脉及其属支排列,引流盆壁、盆腔脏器以及会阴、臀部、股后部的大部分深层结构淋巴,其输出淋巴管注入髂总淋巴结。

(3)**髂外淋巴结**(external iliac lymph node):沿髂外血管排列,引流腹前壁下部、膀胱、前列腺(男)、子宫颈(女)和阴道上部(女)的淋巴,并收纳腹股沟浅、深淋巴结的输出淋巴管,其输出淋巴管注入髂总淋巴结。

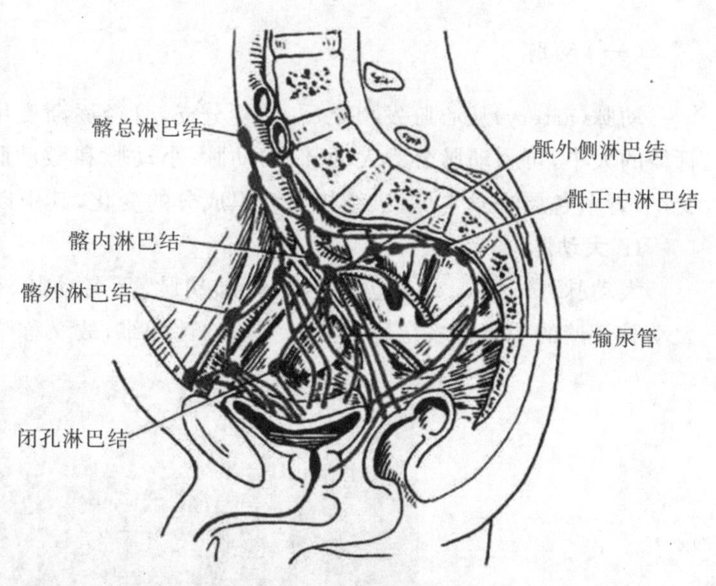

图 1-2-55 盆部的淋巴结

(4)**髂总淋巴结**(common iliac lymph node):沿髂总血管排列,收纳上述3群淋巴结的输出淋巴管,其输出淋巴管注入腰淋巴结。

(四)部分器官的淋巴引流

1. 肺的淋巴引流

肺浅淋巴管位于脏胸膜深面,肺深淋巴管位于肺小叶间结缔组织内以及肺血管和支气管的周围,均注入肺淋巴结和支气管肺淋巴结。浅、深淋巴管之间存在交通支。通过淋巴管,肺的淋巴依次注入肺淋巴结、支气管肺淋巴结、气管支气管淋巴结和气管旁淋巴结。肺下叶下部的淋巴注入肺韧带处的淋巴结,其输出淋巴管注入胸导管或腰淋巴结。左肺上叶下部和下叶的部分淋巴注入右气管支气管淋巴结上群和右气管旁淋巴结。

2. 胃的淋巴引流

胃的淋巴引流方向有4个:①胃底右侧部、贲门部和胃体小弯侧的淋巴注入胃上淋巴结;②幽门部小弯侧的淋巴注入幽门上淋巴结;③胃底左侧部、胃体大弯侧左侧部的淋巴注入胃网膜左淋巴结、胰淋巴结和脾淋巴结;④胃体大弯侧右侧部和幽门部大弯侧淋巴注入胃网膜右淋巴结和幽门下淋巴结。各淋巴引流范围的淋巴管之间存在丰富的交通支。

3. 肝的淋巴引流

肝浅淋巴管位于肝被膜的结缔组织内。肝膈面的浅淋巴管多经镰状韧带和冠状韧带注入膈上淋巴结和肝淋巴结,部分淋巴管注入腹腔淋巴结和胃左淋巴结。冠状韧带内的部分淋巴管注入胸导管。肝脏面浅淋巴管注入肝淋巴结。深淋巴管位于门管区和肝静脉及其属支的周围,沿静脉出肝,注入肝淋巴结、腹腔淋巴结和膈上淋巴结。肝浅、深淋巴管之间存在丰富的交通支。

4. 乳房的淋巴引流

乳房的淋巴主要注入腋淋巴结,引流方向有3个:①乳房外侧部和中央部的淋巴管注入胸肌淋巴结;②上部的淋巴管注入尖淋巴结和锁骨上淋巴结;③内侧部的淋巴管注入胸骨旁淋巴结。乳房内侧部的浅淋巴管与对侧乳房淋巴管交通,内下部的淋巴管通过腹壁和膈下的淋巴管与肝的淋巴管交通。

四、血管的组织结构

除毛细血管外,血管壁从管腔面向外依次分为内膜、中膜和外膜三层。

(一)动脉

动脉(artery)从心脏发出之后,反复分支,管径逐渐变细,管壁亦逐渐变薄。根据管壁的结构特点和管径的大小,可将动脉分为大动脉、中动脉、小动脉和微动脉,各类动脉之间逐渐移行。随着管腔的逐渐变小,管壁各层也发生厚度、结构与组织成分的变化,其中以中膜变化最为明显。

1. 大动脉

大动脉(large artery)包括主动脉、肺动脉、无名动脉、颈总动脉、锁骨下动脉、椎动脉、髂总动脉等。大动脉管壁的中膜含多层弹性膜和大量弹性纤维,故又称弹性动脉(elastic artery),如图 1-2-56 所示。

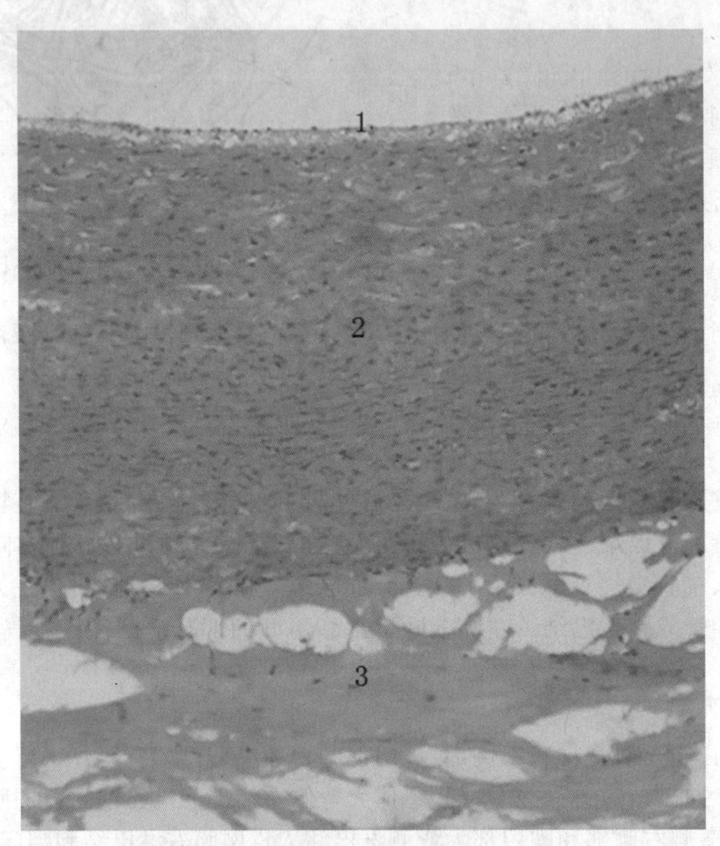

1—内膜;2—中膜;3—外膜。

图 1-2-56 大动脉光镜图(低倍)

(资料来源:厦大医图)

(1)内膜(tunica intima):由内皮和内皮下层组成,是三层中最薄的一层。内皮是贴衬于血管腔面的一层单层扁平上皮;内皮下层为薄层疏松结缔组织,内含纵行胶原纤维和少量平滑肌纤维。电镜下,内皮细胞中可见一种外包单位膜的长杆状细胞器,称 W-P 小体(Weibel-Palade body),又称细管小体(tubular body),是内皮细胞特有的细胞器,长约 3 mm,直径 0.1～0.3 mm,外包单位膜,内有 6～26 条直径约 15 nm的平行细管,包埋于中等电子密度的基质中,具有贮存血管性血友病因子(von Willebrand Factor,vWF)的作用。vWF 可同时与胶原纤维及血小板结合,参与止血凝血的过程。当血管破裂,大量血小板以 vWF 为中介黏附在内皮下的胶原纤维上面,在内皮的缺损处形成血小板血栓以进行止血。大动脉内皮细胞的 W-P 小体尤为丰富。

(2)中膜(tunica media):较厚,含 40～70 层弹性膜(elastic membrane)和大量弹性纤维(图 1-2-57 和图 1-2-58)。在大动脉横切面上,由于血管收缩,弹性膜呈波浪状。弹性膜由弹性蛋白构成,弹性膜上有许多窗孔,各层弹性膜由弹性纤维相连,弹性膜之间有环行平滑肌纤维和少量胶原纤维。血管的平滑肌纤维是成纤维细胞的亚型,可分泌多种蛋白质,形成各种细胞外基质成分,如弹性膜和基质,中膜基质的主要成分为硫酸软骨素。在病理状况下,中膜的平滑肌纤维可迁入内膜增生,并产生结缔组织成分,使内膜增厚,这是动脉粥样硬化发生过程的重要环节。

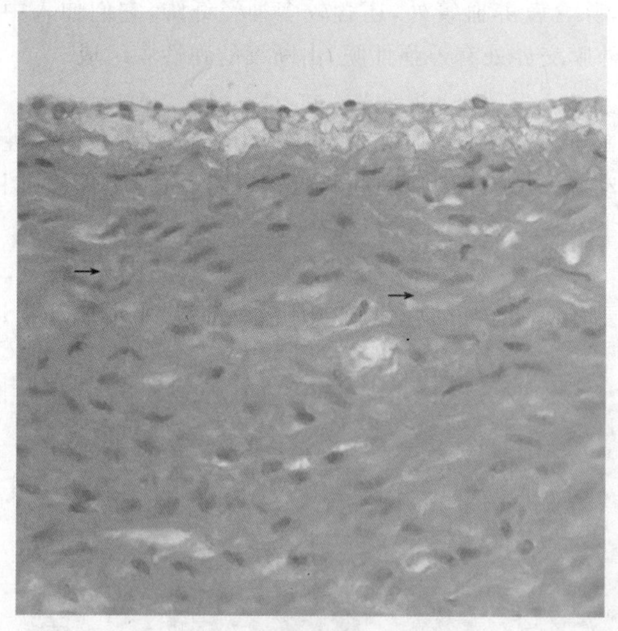

内膜和中膜局部:→弹性膜

图 1-2-57 大动脉(局部横切面)光镜图(高倍)

(资料来源:厦大医图)

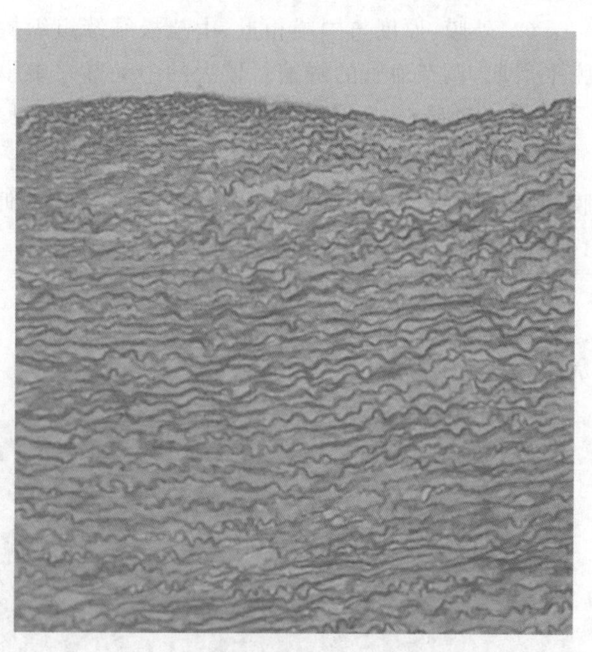

弹性染色示弹性膜

图 1-2-58 大动脉光镜图(低倍)

(资料来源:厦大医图)

(3)外膜(tunica adventitia):较薄,由疏松结缔组织构成,细胞成分以成纤维细胞为主。外膜含小血管和神经,其分支伸入中膜。由于小血管为外膜和中膜提供营养,故又称营养血管(vasa vasorum)。内膜一般无血管分布,其营养由大动脉管腔内血液渗透供给。

2. 中动脉

除上述大动脉外,凡在解剖学中有名称的动脉大多属于中动脉(medium-sized artery),其管径一般大于1 mm。中动脉管壁中膜的平滑肌纤维相当丰富,故又称肌性动脉(muscular artery),如图 1-2-59 和图 1-2-60 所示。

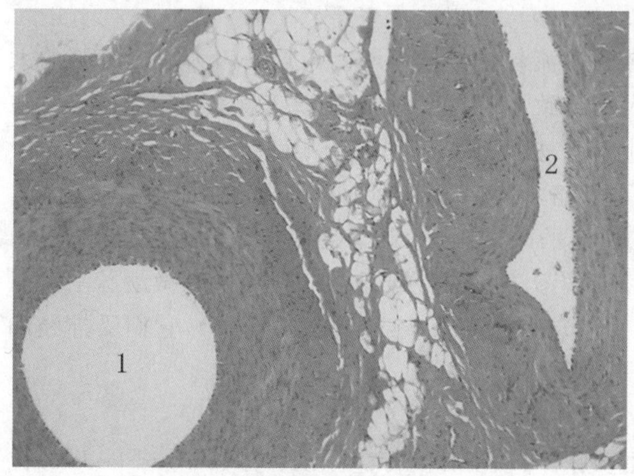

1—中动脉;2—中静脉。

图 1-2-59 中动脉与中静脉光镜图(低倍)

(资料来源:厦大医图)

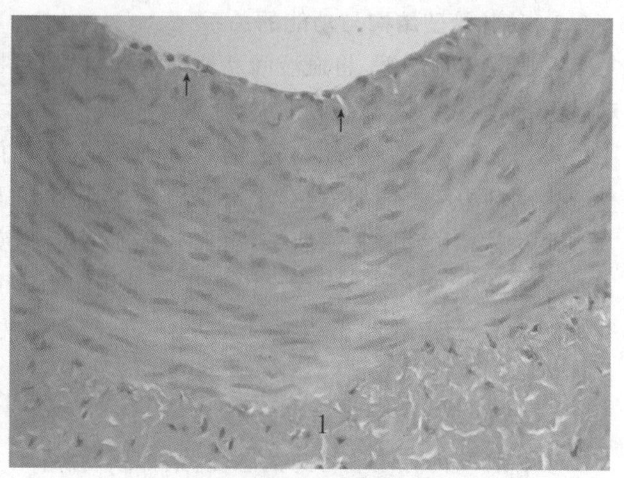

↑—内弹性膜;1—外弹性膜。

图 1-2-60 中动脉(局部横切面)光镜图(高倍)

(资料来源:厦大医图)

(1)内膜:内皮下层较薄,在与中膜交界处有一两层明显的内弹性膜(internal elastic membrane)。

(2)中膜:较厚,由10～40层环行排列的平滑肌纤维组成,平滑肌纤维间由缝隙连接联系,肌间有少量弹性纤维和胶原纤维,均由平滑肌纤维产生。

(3)外膜:厚度与中膜相近,由疏松结缔组织构成,除含营养血管外,还含较多神经纤维,它们伸入中膜平滑肌,调节血管的舒缩。较大的中动脉在中膜和外膜交界处有外弹性膜,由断续的弹性膜组成。

3. 小动脉

小动脉(small artery)的管径一般介于0.3～1 mm,结构与中动脉相似,但各层均变薄,一般内弹性膜明显,中膜含3～9层环行平滑肌纤维,故也属肌性动脉,外膜厚度与中膜相近,一般没有外弹性膜(图1-2-61)。

4. 微动脉

微动脉(arteriole)的管径一般小于0.3 mm。各层均薄,无内、外弹性膜,中膜含一两层平滑肌纤维,外膜较薄(图1-2-62)。

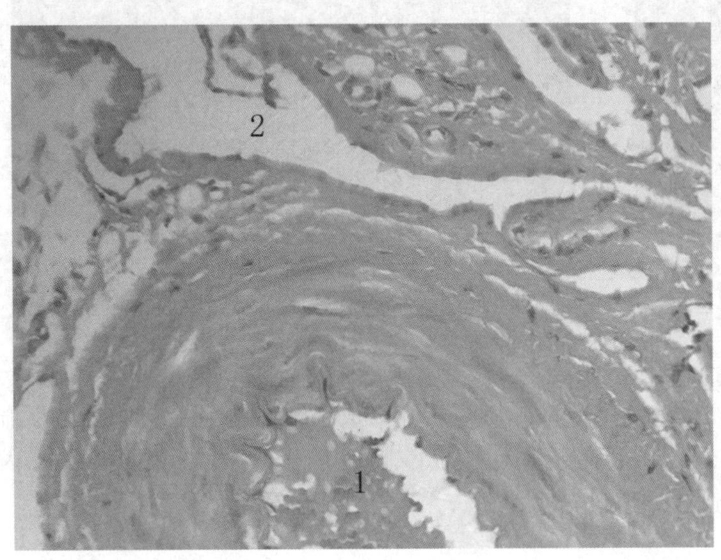

1—小动脉;2—小静脉。

图1-2-61　小动脉与小静脉光镜图(高倍)

(资料来源:厦大医图)

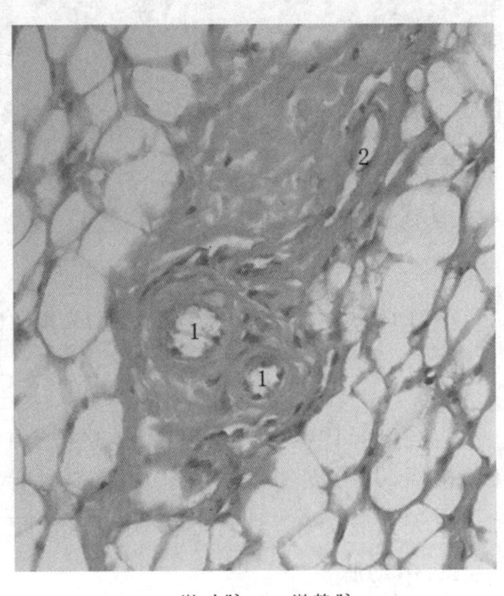

1—微动脉;2—微静脉。

图1-2-62　微动脉与微静脉光镜图(高倍)

(资料来源:厦大医图)

5. 动脉管壁结构与功能的关系

心脏规律地舒缩,将血液间断地射入动脉,但动脉的血流却是持续不断的。这是因为靠近心脏的大动脉管壁具有弹性,心脏收缩时,血液瞬间快速射入大动脉致血管扩张,同时管壁积累了强大的能量;在心脏舒张期管壁反弹回缩,释放能量,使血液继续向前流动,从而保持了血流的平稳和连续。

中动脉中膜平滑肌发达,平滑肌纤维在神经支配下舒缩,可调节分配到身体各部和各器官的血流量。

小动脉和微动脉平滑肌纤维舒缩,能显著地改变血流的外周阻力,调节局部组织的血流量和血压。正常血压的维持在相当大程度上取决于外周阻力,而外周阻力的变化主要取决于小动脉和微动脉平滑肌纤维舒缩的程度,因此小动脉和微动脉又称外周阻力血管(peripheral resistance vessels),它们受神经和多种体液因子的调节。

6. 动脉管壁的特殊感受器

动脉管壁内有一些特殊的感受器,如颈动脉体、主动脉体、颈动脉窦等。颈动脉体(carotid bodies)位于颈总动脉分支处管壁的外侧部分,是直径2～3 mm的扁平小体,主要由排列不规则的上皮细胞团或细胞索组成,细胞团索之间有丰富的血窦。电镜下,其上皮细胞可分为两型:Ⅰ型细胞聚集成群,细胞伸出突起与相邻Ⅰ型细胞或内皮细胞接触，胞质内有许多含致密核心的小泡，贮存多巴胺、5-羟色胺和肾上腺素，舌咽神经和迷走神经的神经纤维终止于Ⅰ型细胞的表面；Ⅱ型细胞位于Ⅰ型细胞周围，伸出突起包绕Ⅰ型细胞和裸露的神经末梢，胞质中颗粒少或无，起支持细胞的作用(图 1-2-63)。颈动脉体是感受动脉血氧、二氧化碳含量和血液 pH 值变化的化学感受器，可将信息传入中枢，对心血管系统和呼吸系统进行调节。

主动脉体(aortic bodies)位于主动脉弓区域，其中右侧的主动脉体位于颈总动脉和锁骨下动脉之间的夹角处，左侧的主动脉体位于锁骨下动脉起点内侧的主动脉壁上，其在结构和功能上与颈动脉体相似。

颈动脉窦(carotid sinuses)也称压力感受器，为颈总动脉分支和颈内动脉起始处的膨大部分。此处血管壁的中膜很薄，平滑肌较少，内膜和外膜含丰富的舌咽神经游离神经末梢，接受血压升高时血管壁扩张的信号并传入中枢，反射性地使内脏血管扩张，心率减慢，血压下降。若突然持续压迫颈动脉窦，可使心率持续减慢和血压持续降低，可致猝死。

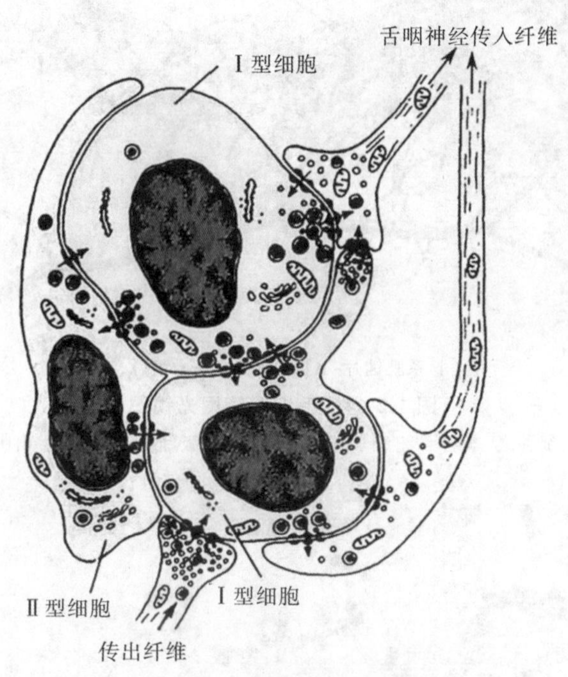

图 1-2-63　颈动脉体超微结构模式图

(资料来源：邹仲之，李继承.组织学与胚胎学[M].8 版.北京：人民卫生出版社，2013.)

7. 动脉的年龄变化

动脉管壁结构的发育到成年时才趋于完善。由于心脏和动脉始终不停地进行着舒缩活动，动脉较其他器官更容易发生损伤和衰老变化，其中尤以主动脉、冠状动脉、基底动脉等的变化较明显。中年时，血管壁中结缔组织成分增多，平滑肌减少，使血管壁硬度逐渐增大；老年时，内膜出现钙化和脂类物质等的沉积，血管壁的硬度更加增大。因此，只有在血管壁结构的变化已超越该年龄组血管的变化标准时，方能认为是病理现象。

(二)毛细血管

毛细血管(capillary)是管径最细、分布最广的血管，它们发出分支并互相吻合成网(图 1-2-64 和图 1-2-65)，毛细血管管壁很薄，是血液与周围组织进行物质交换的主要部位。各器官和组织内毛细血管网的疏密程度差别很大，代谢旺盛的组织器官如骨骼肌、心肌、肝、肺、肾和许多腺体等，毛细血管网很密；代谢较低的组织器官如平滑肌、骨、肌腱、韧带等，毛细血管网较稀疏。人体毛细血管的总面积巨大，体重 60 kg的人，毛细血管总面积可达 700 m^2，长度可达 6400 km。

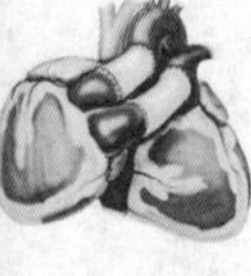

1. 毛细血管的结构

毛细血管的管径一般为7～9 μm,管壁由一层内皮及其基膜构成。细的毛细血管仅由一个内皮细胞围成,较粗的毛细血管由两三个内皮细胞围成,基膜只有基板。在内皮与基膜之间散在分布着一种扁而有突起的周细胞(pericyte)。周细胞内含肌动蛋白、肌球蛋白等,具有收缩功能,可调节毛细血管血流。毛细血管受损时,周细胞还可增殖分化为内皮细胞和成纤维细胞。

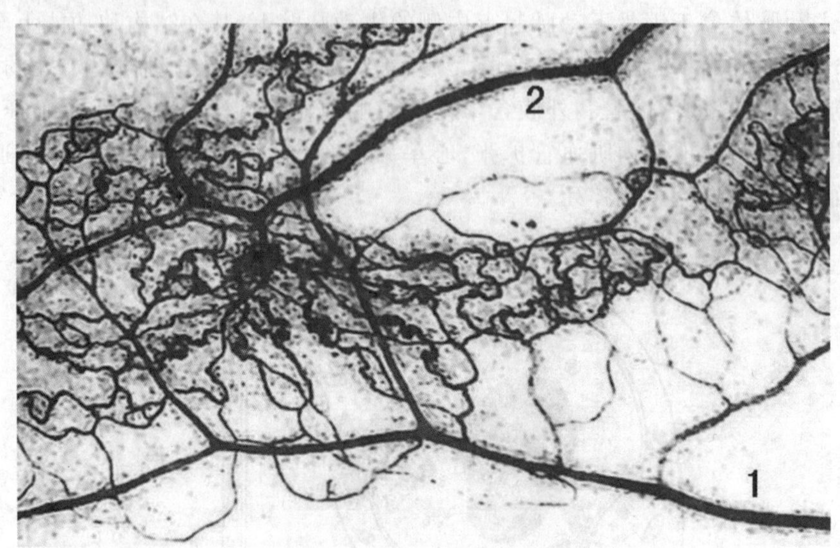

肠系膜铺片:1—微动脉;2—微静脉。

图 1-2-64 毛细血管网光镜图

(资料来源:邹仲之,李继承.组织学与胚胎学[M].8 版.北京:人民卫生出版社,2013.)

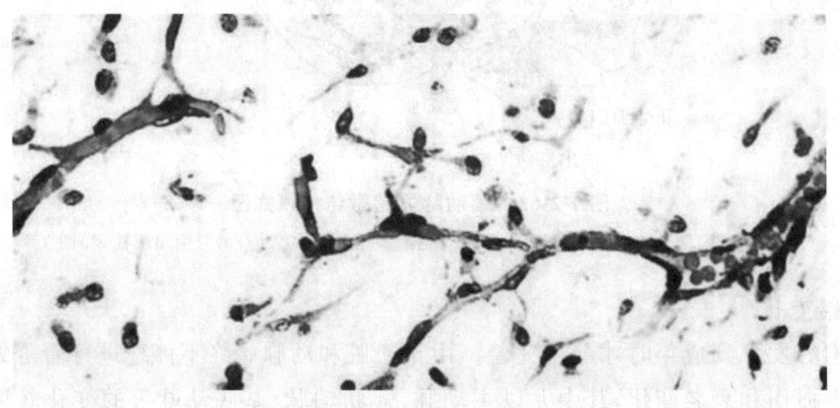

图 1-2-65 毛细血管光镜图

(资料来源:邹仲之,李继承.组织学与胚胎学[M].8 版.北京:人民卫生出版社,2013.)

2. 毛细血管的分类

根据电镜下内皮细胞的结构特点,可将毛细血管分为三种类型:连续性毛细血管、有孔毛细血管和血窦(图 1-2-66)。

(1)连续性毛细血管(continuous capillary):内皮细胞间存在紧密连接,封闭了细胞间隙,基膜完整,胞质中有大量质膜小泡。质膜小泡直径为60～70 nm,在细胞游离面或基底面形成,然后转运到对侧,以胞吐方式释放内容物。连续性毛细血管主要以质膜小泡的方式在血液和组织之间进行物质交换。连续性毛细血管分布于结缔组织、肌组织、外分泌腺、神经系统、胸腺、肺等处,参与了各种屏障性结构的构成。

(2)有孔毛细血管(fenestrated capillary):内皮细胞不含核的部分极薄,有许多贯穿细胞的内皮窗

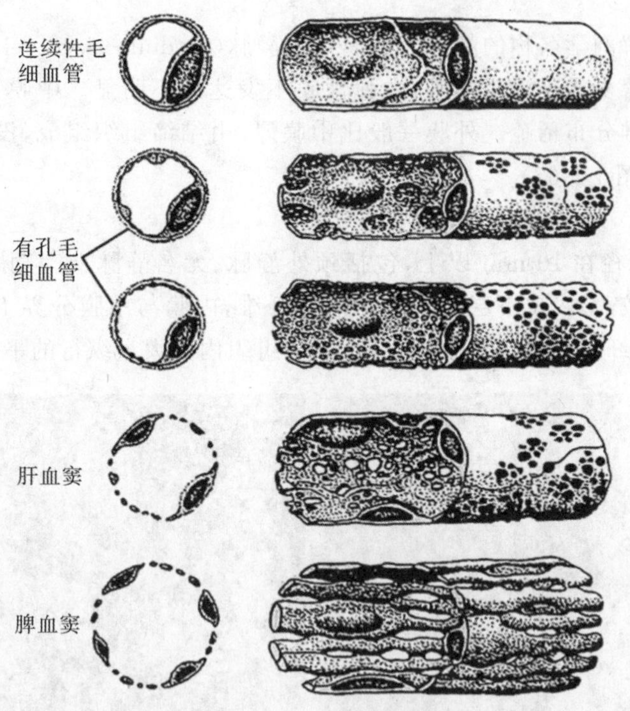

图 1-2-66　毛细血管类型模式图

（资料来源：邹仲之，李继承.组织学与胚胎学[M].8 版.北京：人民卫生出版社，2013.）

孔，直径为 60～80 nm，一般由厚 4～6 nm 的隔膜封闭；内皮细胞的基膜完整。内皮窗孔有利于血管内外的中、小分子物质交换。有孔毛细血管主要分布于胃肠黏膜、某些内分泌腺、肾血管球等处。

(3)血窦（sinusoid）：也称窦状毛细血管（sinusoid capillary），管腔较大，直径可达 40 μm，形状不规则，内皮细胞间隙较大，有利于大分子物质甚至血细胞出入血管。血窦主要分布于肝、脾、骨髓和某些内分泌腺。不同器官内的血窦结构常有较大的差别，某些内分泌腺的血窦，内皮细胞有孔，有连续的基膜；肝血窦内皮细胞有孔，细胞间隙较宽，基膜不连续或不存在；脾血窦的内皮细胞呈杆状，细胞间的间隙较大，内皮细胞外有网状纤维环绕而成的栅栏状结构，基膜不完整。

（三）静脉

静脉（vein）由小至大逐级汇合，管径逐渐增粗，管壁也逐渐增厚。根据管径大小和管壁结构特点，静脉可分为微静脉、小静脉、中静脉和大静脉。与相伴的动脉相比，静脉数量多，管径粗，管壁薄，管腔扁或不规则；无明显的内、外弹性膜，故三层膜的分界不清；中膜薄，外膜厚，中膜的平滑肌纤维和弹性组织较少，结缔组织成分较多，故静脉常呈塌陷状。静脉管壁结构的变异大，甚至一条静脉的各段也常有较大的差异。

1. 微静脉

微静脉（venule）管径不规则，管径一般小于 200 μm，中膜可有散在的平滑肌纤维，外膜薄（图 1-2-62）。紧接毛细血管的微静脉称毛细血管后微静脉（postcapillary venule），管径一般小于 50 μm，其管壁结构与毛细血管相似，内皮外仅有薄层结缔组织，内皮细胞间隙较大，故通透性也较大。

2. 小静脉

小静脉（small vein）管径一般小于 1 mm，内皮外有一至数层较完整的平滑肌纤维，外膜逐渐变厚（图 1-2-61）。

3. 中静脉

除大静脉以外，凡有解剖学名称的静脉大都属于中静脉(medium-sized vein)。中静脉管径一般小于9 mm，内膜薄，内皮下层含少量平滑肌纤维，内弹性膜不发达或不明显。中膜比其相伴行的中动脉的中膜薄很多，环行平滑肌纤维分布稀疏。外膜一般比中膜厚，由结缔组织组成，没有外弹性膜，可含纵行平滑肌纤维束(图 1-2-59 和图 1-2-67)。

4. 大静脉

大静脉(large vein)管径在 10 mm 以上，包括颈外静脉、无名静脉、奇静脉、肺静脉、髂外静脉、门静脉、腔静脉等。管壁内膜较薄，内皮下层含少量平滑肌纤维，内膜与中膜分界不清。中膜很不发达，由几层排列疏松的环行平滑肌纤维构成。外膜则很厚，结缔组织内有大量纵行的平滑肌纤维束(图 1-2-68)。

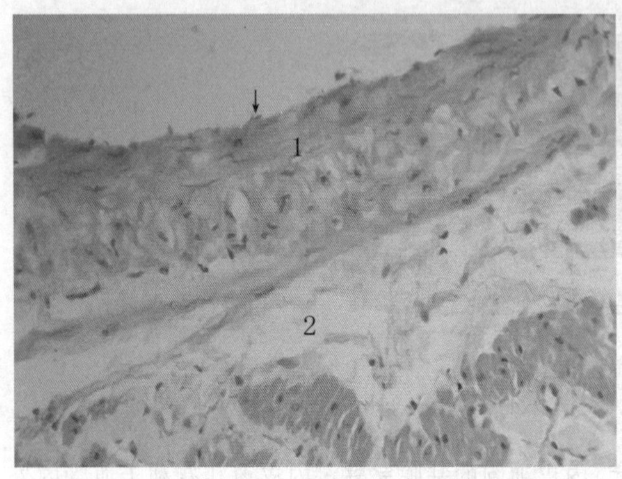

↓—内膜；1—中膜；2—外膜(含纵行平滑肌束)。

图 1-2-67 中静脉(局部横切面)光镜图(高倍)

(资料来源：厦大医图)

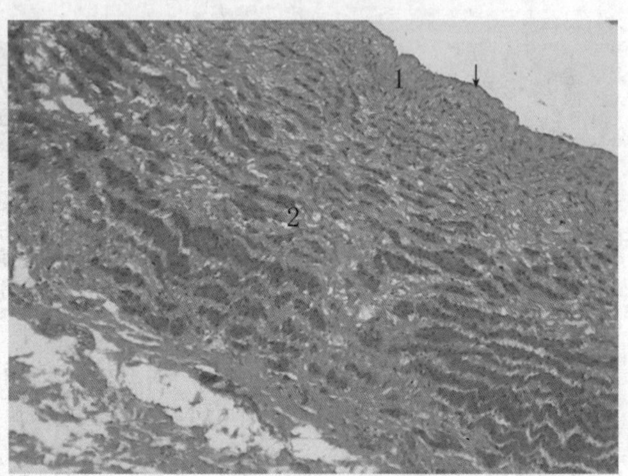

↓—内膜；1—中膜；2—外膜。

图 1-2-68 大静脉光镜图(低倍)

(资料来源：厦大医图)

5. 静脉瓣

管径 2 mm 以上的静脉常有静脉瓣(vein valve)，由内膜凸入管腔折叠而成，为两个半月形薄片，彼此相对，其游离缘朝向血流方向。静脉瓣表面覆以内皮，内部为含弹性纤维的结缔组织。静脉瓣的作用是防止血液逆流。

静脉的功能是将身体各部的血液导回心脏。静脉血回流的动力主要靠静脉内的压力差。影响静脉压力差的因素有很多，如心脏的收缩力、重力和体位、呼吸运动以及静脉周围组织的收缩挤压作用等。

(四)微循环

微循环(microcirculation)指从微动脉到微静脉之间的微细血管的血液循环，是血液循环的基本功能单位。不同组织中微循环血管的组成各有特点，但一般都由下述几部分组成(图 1-2-69)。

1. 微动脉

微动脉管壁平滑肌纤维的收缩，起控制微循环血流量的总闸门作用。

2. 中间微动脉

微动脉的终末分支为中间微动脉(metaarteriole)，主要由内皮和一层不连续的平滑肌纤维构成。平滑肌纤维收缩可调节毛细血管的血流量。

3. 真毛细血管

真毛细血管(true capillary)指中间微动脉分支形成的相互吻合的毛细血管网，即通常所称的毛细血管。在真毛细血管的起点，有少许环行平滑肌纤维组成的毛细血管前括约肌(precapillary sphincter)，是

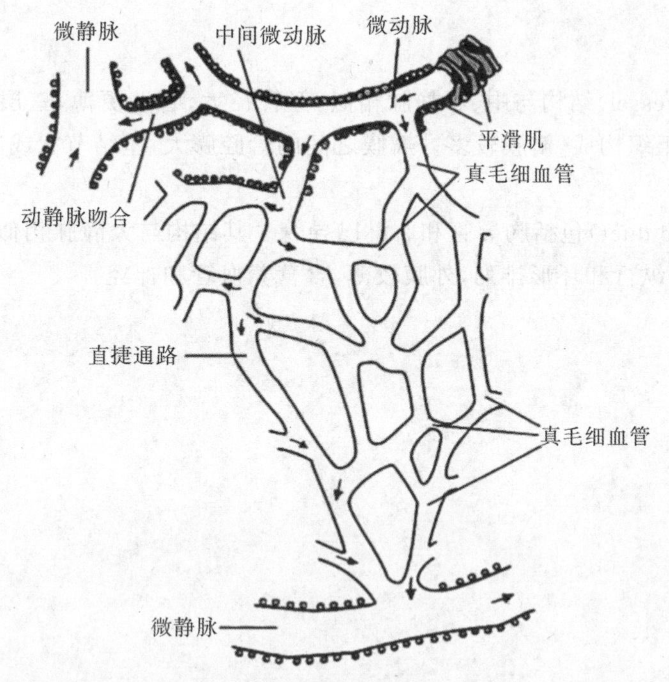

图 1-2-69 微循环血管模式图

（资料来源：邹仲之，李继承.组织学与胚胎学[M].8版.北京：人民卫生出版社，2013.）

调节微循环血流量的分闸门。

4. 直捷通路

直捷通路(thoroughfare channel)是中间微动脉与微静脉直接相通、距离最短的毛细血管，管径比真毛细血管略粗。

5. 动静脉吻合

动静脉吻合(arteriovenous anastomosis)是微动脉发出的、直接与微静脉相通的血管。此段血管的管壁较厚，管腔较小，有丰富的纵行平滑肌纤维和血管运动神经末梢。动静脉吻合收缩时，血液由微动脉流入真毛细血管；动静脉吻合舒张时，微动脉血液经此直接流入微静脉。动静脉吻合主要分布于指、趾、耳、唇、鼻等处的皮肤，是调节局部组织血流量的重要结构。

6. 微静脉

如前所述。

微循环可按组织的需要调节局部的血流量，使血流量与组织器官的代谢水平相适应，以实现物质交换。一般情况下，微循环的血液大部分由微动脉经中间微动脉和直捷通路快速流入微静脉，只有小部分血液流经真毛细血管。当组织处于功能活跃的状态时，毛细血管前括约肌开放，血液流经真毛细血管网进行充分的物质交换。微循环功能障碍，会导致组织器官功能不全或衰竭。因此，微循环的正常运作对机体组织进行正常的生理活动十分重要。

（五）淋巴管系统

人体内除神经组织、软骨组织、骨组织、骨髓、表皮、眼球、内耳、牙等处没有淋巴管分布外，其余组织或器官大多有淋巴管分布，其功能主要是将组织液中的水、电解质、大分子物质等输送入血。

1. 毛细淋巴管

毛细淋巴管(lymphatic capillary)以盲端起始于组织内，比毛细血管的管腔大，不规则，管壁更薄，仅由一层内皮及不完整的基膜构成，无周细胞。电镜下，毛细淋巴管内皮细胞间有较宽的间隙，故其通透性大，大分子物质容易进出。

2. 淋巴管

淋巴管(lymphatic vessel)结构与中、小静脉相似，但管径大，管壁更薄，三层分界不清，管壁由内皮、少量平滑肌纤维和结缔组织构成，瓣膜较多。瓣膜之间的管腔膨大，呈结节状或串珠状。

3. 淋巴导管

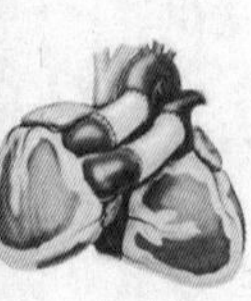

淋巴导管(lymphatic duct)包括胸导管和右淋巴导管。其结构与大静脉相似，但管壁薄，三层分界不明显，中膜平滑肌纤维呈纵行和环形排列，外膜较薄，含营养血管和神经。

(王明炎、李善花)

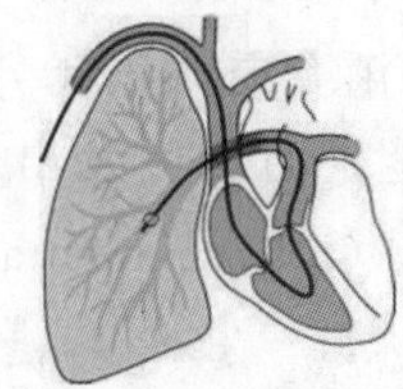

第二章　心血管系统的发生

在胚胎发育的过程中，心血管系统最早建立并发挥功能。其主要由中胚层分化而来，首先形成的是原始心血管，随后经过生长、合成、新生、萎缩等改建过程而逐渐趋于完善。原始的心血管系统出现在第3周中期，心脏在第3周末开始搏动，从而为快速生长的胚胎提供营养。

第一节　原始心血管系统建立

在胚胎第15天，卵黄囊壁的胚外中胚层首先出现许多由间充质细胞增殖而成的细胞团，称为血岛(blood island)。血岛中央的细胞分化为原始血细胞，即造血干细胞；血岛周边的细胞变扁，分化为内皮细胞，并围成内皮管，形成原始血管。内皮管向外出芽延伸，与相邻内皮管融合相连，形成一个丛状分布的内皮管网。同时，在体蒂与绒毛膜的中胚层也以同样方式形成内皮管网(图2-1-1)。

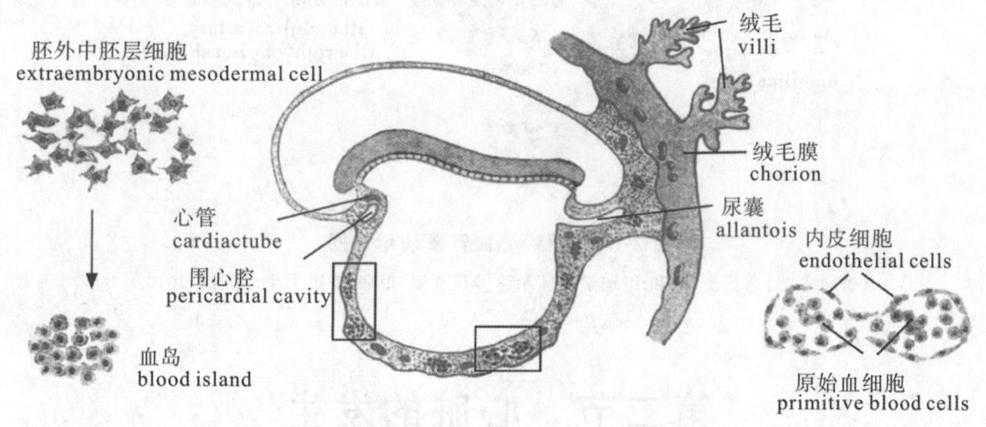

图2-1-1　血岛与血管形成示意图

(资料来源：邹仲之，李继承.组织学与胚胎学[M].8版.北京：人民卫生出版社，2013.)

在胚胎第18天，胚体内部脏壁中胚层的间充质细胞也形成血岛，围成内皮管，以出芽方式互相连通，并生长进入胚体其他部位，形成胚体内的内皮管网。第3周末，胚外与胚内的内皮管网通过体蒂连通，逐渐演变成**原始心血管系统**(primordial cardiovascular system)，并开始血液循环。原始心血管系统包括卵黄囊循环、绒毛膜循环及胚体循环(图2-1-2)。

原始心血管系统左右对称，包括：

(1)**心管**：1对，位于前肠腹侧，在第4周合并为一条。

(2)**动脉**：最早出现的动脉是左右原始主动脉，位于脊索两侧，头端分别与左右心管相连。按照所处位置，原始主动脉分为腹主动脉(abdominal aorta)、弓动脉(aortic arch)与背主动脉(dorsal aorta)。其中，腹主动脉位于前肠腹侧，与心管头端相连，左右各一条。当左右心管合并时，左右腹主动脉的近心

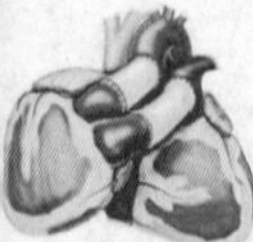

端也融合为动脉囊(aortic sac)。弓动脉是连接腹主动脉与背主动脉的弓形动脉,共有 6 对,位于相应的鳃弓内。背主动脉位于原始消化管背侧,左右背主动脉自咽以下逐渐合并为一条,沿途发出许多分支,包括向腹侧发出的数对卵黄动脉(vitelline artery,分布于卵黄囊)、向腹侧发出的一对脐动脉(umbilical artery,经体蒂分布于绒毛膜)、向背侧发出的 30 对节间动脉(intersegmental arteries,穿行于体节间)。

(3)**静脉**:包括 1 对前主静脉(anterior cardinal vein),收集头颈与上肢血液;1 对后主静脉(posterior cardinal vein),收集躯干和下肢血液。两侧前、后主静脉汇合成左、右总主静脉(common cardinal vein),分别开口于心管尾端静脉窦(sinus venosus)左右角。还有 1 对卵黄静脉(vitelline vein)与 1 对脐静脉(umbilical vein),分别来自卵黄囊与绒毛膜,也分别汇入静脉窦。

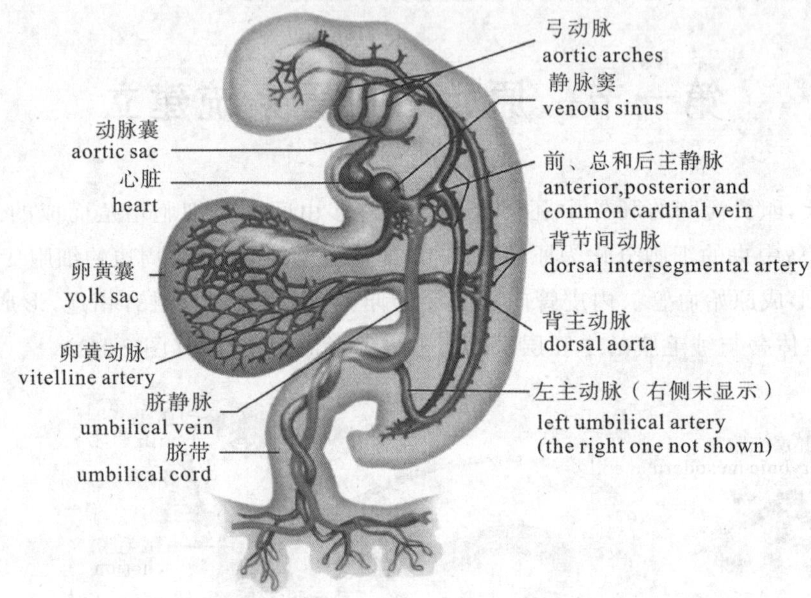

图 2-1-2 原始心血管系统示意图

(资料来源:高英茂,李和.组织学与胚胎学[M].2 版.北京:人民卫生出版社,2010.)

第二节 心脏的发生

心脏发生于位于胚盘前缘口咽膜前面的中胚层,此处称为生心区;此区前方的中胚层为原始横膈。

一、原始心脏的形成

在胚胎第 18 天,生心区中胚层内出现围心腔(pericardial coelom),其腹侧中胚层间充质细胞形成头尾方向纵行、左右并列的一对细胞索,称为生心索(cardiogenic cord)。随着头褶出现,原来位于口咽膜头侧的围心腔及生心索逐渐向腹尾方向转位约 180°至前肠的腹侧,生心索由围心腔的腹侧转向背侧。同时,生心索逐渐形成左右两条纵管,称为心管(cardiac tube)。原始横膈由生心区的头端转至尾端(图 2-2-1)。

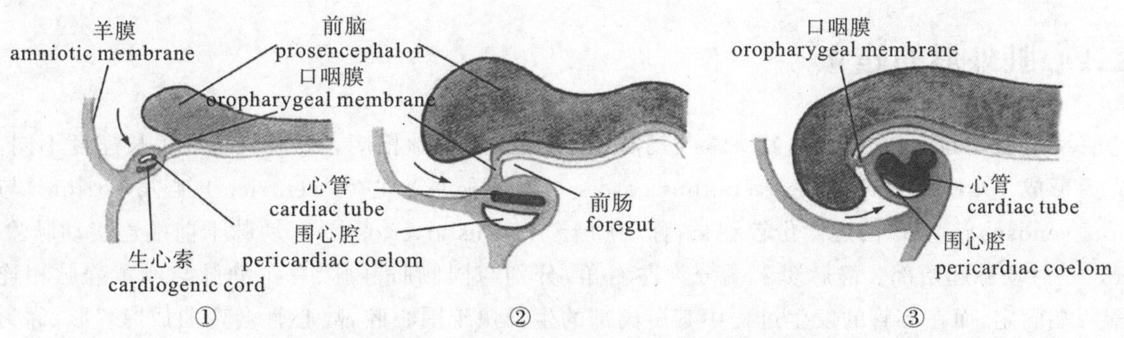

图 2-2-1　原始心脏位置变化示意图

（资料来源：高英茂，李和.组织学与胚胎学[M].2 版.北京：人民卫生出版社，2010.）

当胚体发生侧褶时，左、右并列的心管向中线靠拢，从头向尾逐渐合并；同时，心管与周围的间充质一起从背侧陷入围心腔，在心管背侧出现心背系膜（dorsal mesocardium），将心管悬于围心腔的背侧壁（图 2-2-2）。随后，系膜中央部退化消失，头尾残留，逐渐形成一个左右两侧相互交通的孔道，即心包横窦；而心管借助头尾端保留的心背系膜游离于围心腔内。至此，围心腔改称为心包腔。心管内皮周围的间充质增厚，形成心肌外套层（myoepicardial mentle），以后分化为心肌膜和心外膜。在心管内皮和心肌外套层之间，有一层疏松的间充质，称为心胶质（cardiac jelly），它将形成内皮下层及心内膜下层的结缔组织。至此，早期心管已具有心内膜、心肌膜和心外膜三层结构。

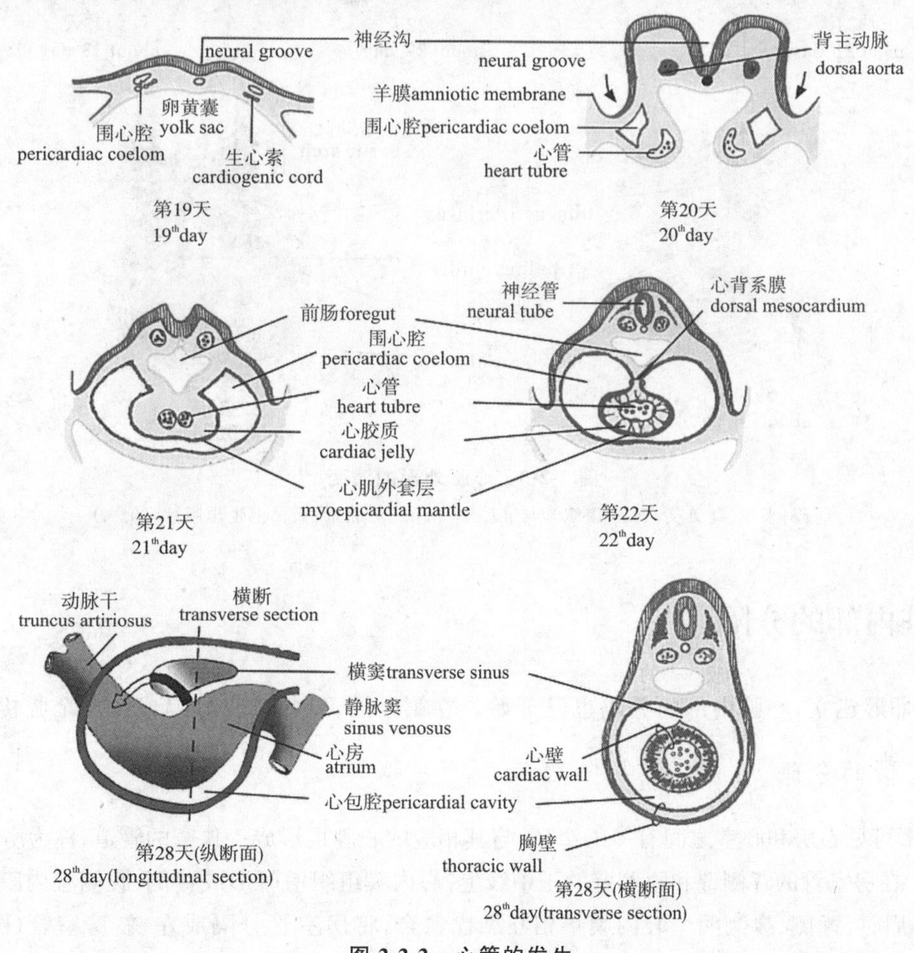

图 2-2-2　心管的发生

（资料来源：高英茂，李和.组织学与胚胎学[M].2 版.北京：人民卫生出版社，2010.）

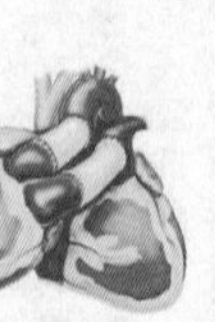

二、心脏外形的建立

心管头尾两端固定在心包上，其头端与动脉相连，尾端与静脉相接。因心管各段生长速度不同，由头到尾先后形成 4 个膨大，依次为心球（bulbus cordis，又称动脉球）、心室（ventricle）、心房（atrium）与静脉窦（sinus venosus）。心球的远侧份较细长，称动脉干（truncus arteriosus）。动脉干前端连接动脉囊（aortic sac），是弓动脉起始部。静脉窦末端分为左右角，分别与同侧脐静脉、总主静脉与卵黄静脉相连。由于心管两端固定，而在心管的发生过程中其游离部的生长快于围心腔，故心管会弯曲成"U"形，称为球室袢（bulboventricular loop）。随后，心房离开原始横膈，移至心室头端背侧，并稍偏左。静脉窦也从原始横膈游离出来，位于心房背面尾侧。至此，心脏外形呈"S"形。心房因受到前面心球与后面食管的限制而向左右方向扩展，膨出于心球和动脉干的两侧（图 2-2-3）。

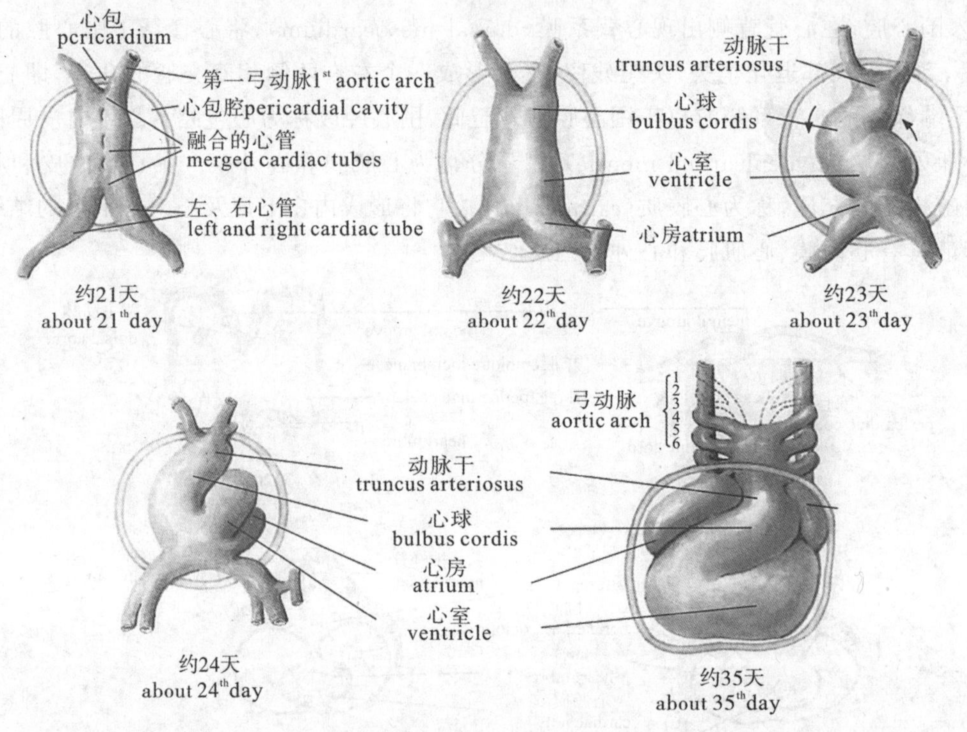

图 2-2-3　心脏外形的演变

（资料来源：高英茂，李和.组织学与胚胎学[M].2 版.北京：人民卫生出版社，2010.）

三、心脏内部的分隔

随着心脏外形建立，心脏内部的分隔也已开始。在第 4 周，管状心脏分隔成由 4 个腔构成的心脏。

（一）房室管的分隔

从心脏外形可见心房和心室之间有一缩窄环，与其相应的心腔也形成一狭窄的管道，称为房室管（atrioventricular canal）。在房室管的背侧壁和腹侧壁的正中线上，心内膜组织增厚形成背侧、腹侧心内膜垫（endocardial cushion）。第 5 周时，背侧、腹侧两个心内膜垫相互靠拢愈合，将房室管分隔成左、右房室管（图 2-2-4）。左、右房室管处的心内膜局部增厚，形成左侧两个隆起、右侧三个隆起，分别成为左侧的二尖瓣、右侧的三尖瓣。

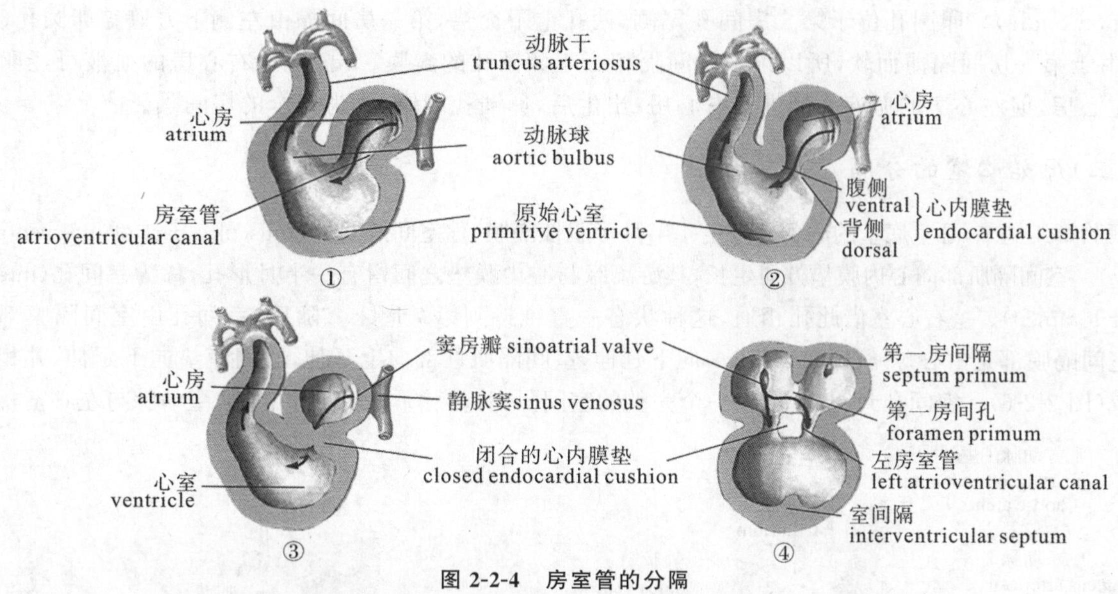

图 2-2-4 房室管的分隔

（资料来源：高英茂，李和.组织学与胚胎学[M].2 版.北京：人民卫生出版社，2010.）

（二）原始心房的分隔

心内膜垫发生的同时，心房头端背侧壁的正中线处发生一个镰状薄膜，称原发隔（septum primum）或第一房间隔。第一房间隔向心内膜垫方向生长。第一房间隔的下缘与心内膜垫之间的孔，称原发孔（foramen primum）或第一房间孔。随着第一房间隔的生长，第一房间孔逐渐变小，在第一房间孔封闭之前，第一房间隔上部又出现一个孔，称为继发孔（foramen secundum）或第二房间孔。同时，第一房间隔的下缘与心内膜垫愈合，使第一房间孔封闭（图 2-2-5）。

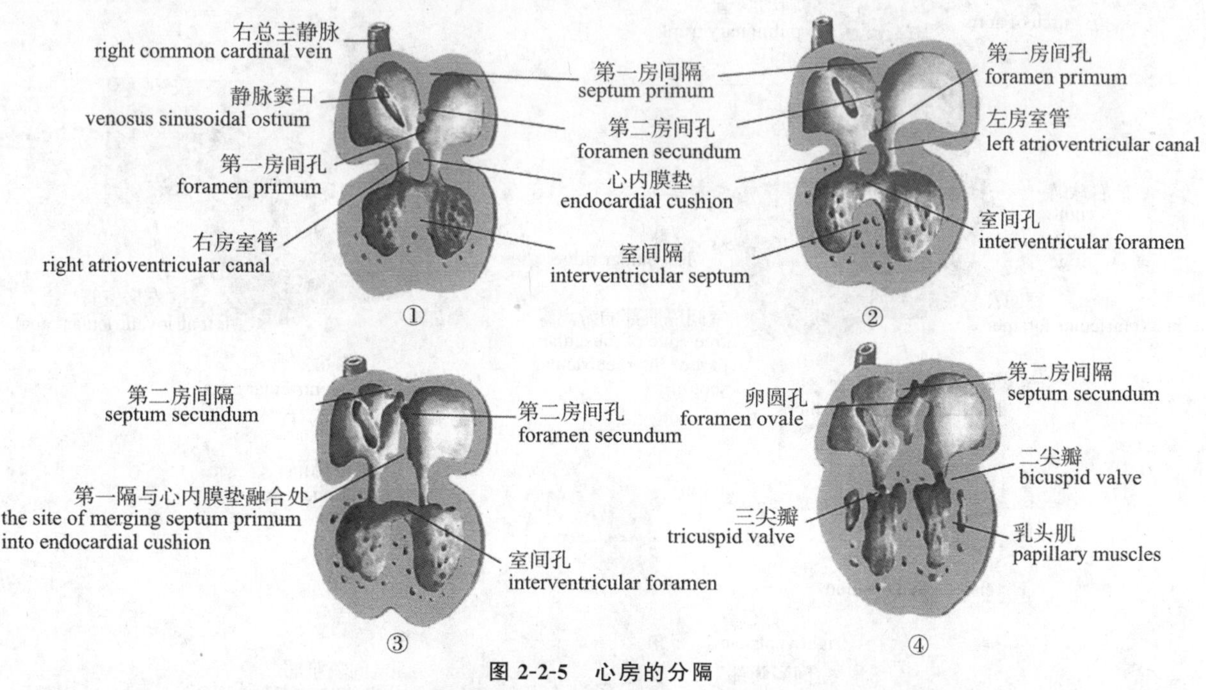

图 2-2-5 心房的分隔

（资料来源：高英茂，李和.组织学与胚胎学[M].2 版.北京：人民卫生出版社，2010.）

第 5 周末，于第一房间隔右侧又发生一镰状隔膜，称继发隔（septum secundum）或第二房间隔，向心内膜垫方向生长，逐渐遮盖第一房间隔上的第二房间孔。第二房间隔上留有一卵圆形孔，称为卵圆孔

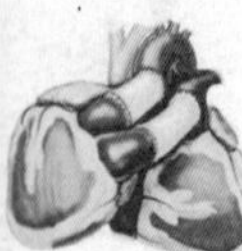

(foramen ovale)。卵圆孔位于第二房间孔尾侧，两孔上下交错，第一房间隔由左侧下方遮盖卵圆孔(图 2-2-5)，由于第一房间隔薄而软，所以第一房间隔相当于卵圆孔的瓣膜。出生前，右心房的血液可经卵圆孔流入左心房，但左心房的血液不能进入右心房；出生后，卵圆孔闭锁，成为完全的房间隔。

(三)原始心室的分隔

胚胎第 4 周末，心室底壁的心尖处发生一半月形肌性隔膜，称室间隔肌部(muscular part of interventricular septum)。室间隔肌部向心内膜垫方向生长，其游离缘与心内膜垫之间留有一半月形孔，称为室间孔(interventricular foramen)，左、右心室借此孔相通，这种状态一直维持到第 7 周末。随后，室间孔由室间隔膜部所封闭。室间隔膜部是由心球嵴(bulbar ridge)向下延伸，室间隔肌性部向上延伸，心内膜垫向下延伸，并相互愈合而成(图 2-2-6)。室间孔封闭后，形成一个完整的室间隔，肺动脉干与右心室相通，主动脉与左心室相通。

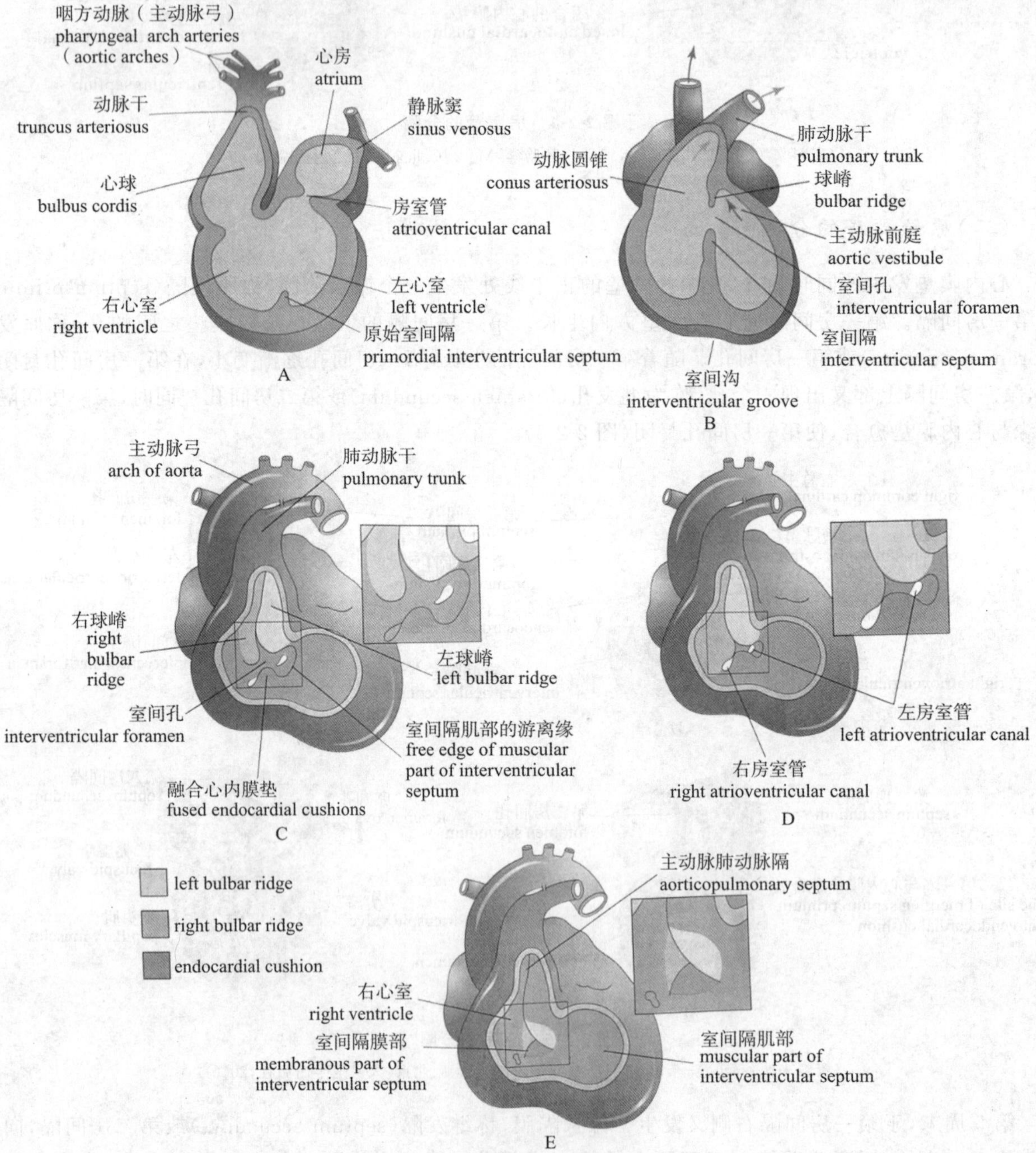

咽方动脉（主动脉弓）
pharyngeal arch arteries
（aortic arches）
心房
atrium
动脉干
truncus arteriosus
静脉窦
sinus venosus
心球
bulbus cordis
房室管
atrioventricular canal
右心室
right ventricle
左心室
left ventricle
原始室间隔
primordial interventricular septum
A
肺动脉干
pulmonary trunk
动脉圆锥
conus arteriosus
球嵴
bulbar ridge
主动脉前庭
aortic vestibule
室间孔
interventricular foramen
室间隔
interventricular septum
室间沟
interventricular groove
B
主动脉弓
arch of aorta
肺动脉干
pulmonary trunk
右球嵴
right
bulbar
ridge
左球嵴
left bulbar ridge
室间孔
interventricular foramen
室间隔肌部的游离缘
free edge of muscular
part of interventricular
septum
融合心内膜垫
fused endocardial cushions
C
左房室管
left atrioventricular canal
右房室管
right atrioventricular canal
D
left bulbar ridge
right bulbar ridge
endocardial cushion
主动脉肺动脉隔
aorticopulmonary septum
右心室
right ventricle
室间隔膜部
membranous part of
interventricular septum
室间隔肌部
muscular part of
interventricular septum
E

图 2-2-6　心室的分隔

(资料来源：唐军民，李继承.组织学与胚胎学[M].北京：北京大学医学出版社，2011.)

(四)心球与动脉干的分隔

胚胎第 5 周,在动脉干和心球内面出现两条由心内膜局部增厚形成的纵嵴,分别称为动脉干嵴(truncal ridge)与心球嵴(bulbar ridge)。嵴呈螺旋状走行,两个相对的嵴相互愈合形成主动脉肺动脉隔(aortico-pulmonary septum),此螺旋状纵隔将动脉干与心球分割成互相缠绕的两条管道,即肺动脉干与升主动脉(图 2-2-7)。这两条动脉起始处的心内膜组织增厚形成 3 个薄片状隆起,并逐渐演变为半月瓣(semilunar valve)。

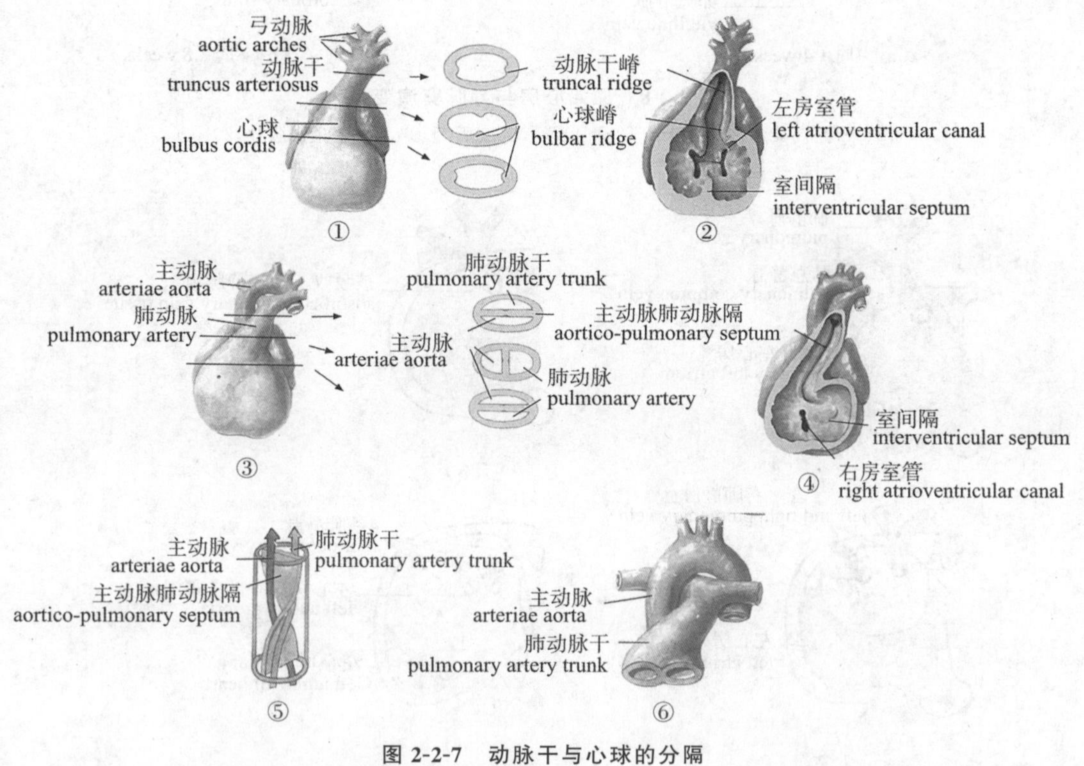

图 2-2-7 动脉干与心球的分隔

(资料来源:高英茂,李和.组织学与胚胎学[M].2 版.北京:人民卫生出版社,2010.)

四、静脉窦及其相连静脉的演变

(一)静脉窦的演变

最初,静脉窦开口于心房的中央部,窦两侧的左、右角分别与同侧的总主静脉、脐静脉和卵黄静脉相连。随后,由于血液多经右角流回心脏,故右角逐渐扩大,致使窦房口右移。在胚胎发育第 7—8 周时,心房扩展很快,右角并入右心房,形成右心房固有部(平滑部),原始的右心房则变为右心耳(粗糙部)。静脉窦左角逐渐萎缩变小,其近端形成冠状窦,远端形成左房斜静脉的根部(图 2-2-8)。

(二)肺静脉的演变

原始左心房最初只有 2 条肺静脉汇入,这两条肺静脉根部又分出左、右 2 个属支。随后,由于左心房扩大,逐渐把 2 条肺静脉根部吸收并入左心房,形成左心房固有部(平滑部),这样就有 4 条肺静脉开口于左心房,原始的左心房变为左心耳(粗糙部)(图 2-2-9)。

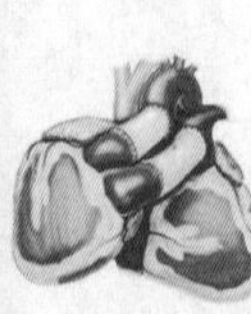

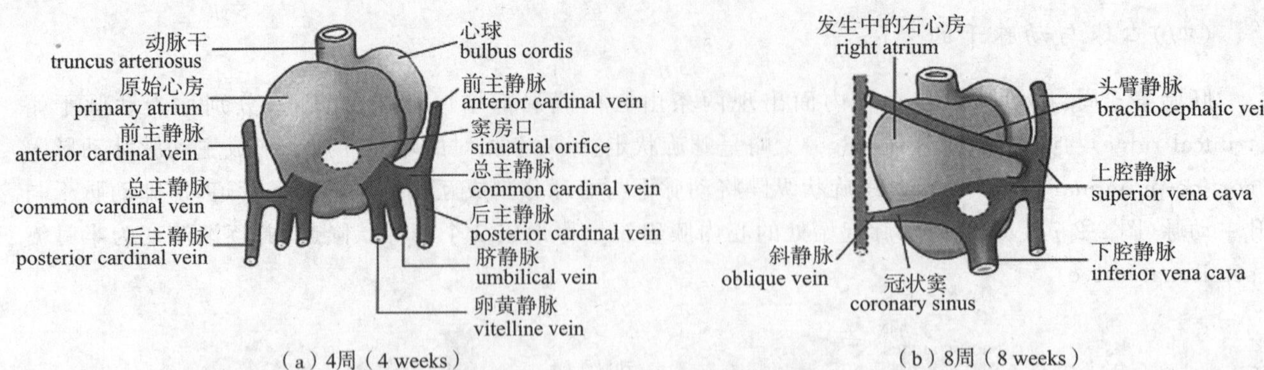

图 2-2-8　原始心房与静脉窦演变

（资料来源：高英茂，李和.组织学与胚胎学[M].2 版.北京：人民卫生出版社，2010.）

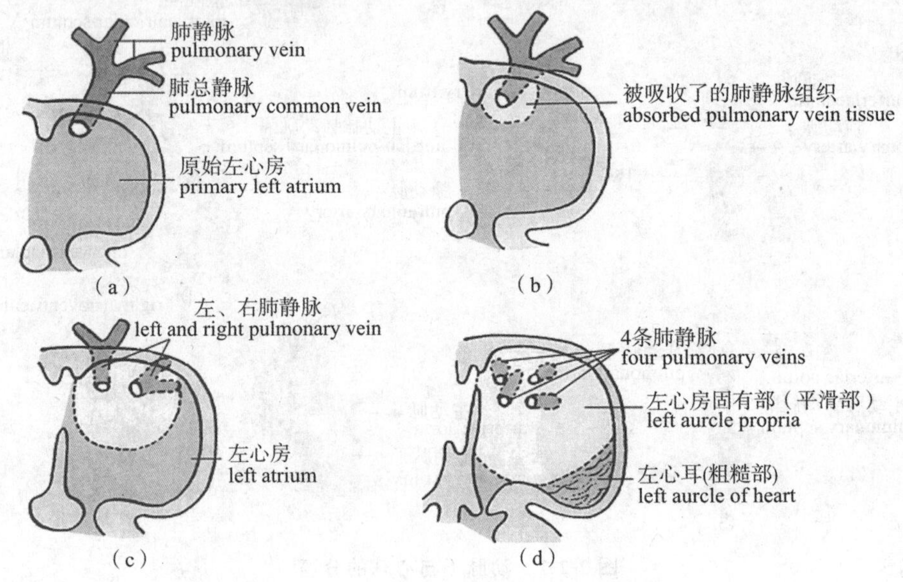

图 2-2-9　原始肺静脉被吸收并入左心房

（资料来源：高英茂，李和.组织学与胚胎学[M].2 版.北京：人民卫生出版社，2010.）

（三）卵黄静脉的演变

卵黄静脉左、右各一，起自卵黄囊，穿过原始横膈进入静脉窦。卵黄静脉的发生和演变与肝的发生相关。当肝在原始横膈内迅速生长时，原来的卵黄静脉分成了 3 段：与肝相邻的一段被并入肝内，入肝前的远心段和出肝后的近心段肝。肝内的一段卵黄静脉形成肝血窦；近心段的左侧支消失，右侧支形成肝静脉和下腔静脉的近心段；远心段形成门静脉。

（四）脐静脉与主静脉的演变

胚胎早期左、右脐静脉起于胎盘，经脐带入胚体，沿腹壁经肝两侧穿过原始横膈入肝，与肝血窦相通。因从胎盘回流的血液主要经左脐静脉入肝，故右脐静脉和左脐静脉近心端萎缩消失，左脐静脉的远心段增粗并通过肝内的静脉导管汇入下腔静脉。胎儿出生后，静脉导管闭锁，形成静脉韧带，肝外的一段脐静脉（原左脐静脉远心段）形成肝圆韧带。

胚胎早期，有一对前主静脉位于胚体头端，在胚体尾端有一对后主静脉。两侧的前、后主静脉分别汇合成左、右总主静脉，分别通入静脉窦左右角。几对主静脉经过复杂的演变，变为上腔静脉和下腔静脉等。

第三节　胎儿与新生儿血液循环

一、胎儿血液循环的结构特点

胎儿血液循环也由心脏、动脉、静脉和毛细血管组成，但与成体血液循环相比有若干特点（图 2-3-1）：

（1）胎儿心脏的房间隔上有一卵圆孔，孔上有瓣膜，下腔静脉将血液汇入右心房，由于下腔静脉的入口正对卵圆孔，所以进入右心房的血液大部分通过卵圆孔进入左心房。

（2）胎儿的肺无气体交换功能，因而肺循环血量较少，但脐血液循环量大。脐动脉中的血液为静脉血，脐静脉中的血液为动脉血。

（3）胎儿的脐静脉与下腔静脉之间有一粗大的静脉导管，位于肝内。来自脐静脉的血液大部分经此导管直接流入下腔静脉，只有少量血液流入肝血窦。

（4）胎儿的肺动脉干分叉处与降主动脉之间有一条动脉导管，来自右心室的肺动脉血液大部分通过这一导管流入降主动脉，只有少量血液流入肺内。

二、胎儿血液循环途径

来自胎盘的血液富含氧和营养物质，经脐静脉进入胎儿体内，其中大部分血液经肝内静脉导管进入下腔静脉，少量血液进入肝血窦。下腔静脉还汇集来自胎儿下肢、腹腔、盆腔的静脉血。来自胎盘的血量较来自胎儿下肢、腹腔、盆腔的静脉血多若干倍，因而汇入右心房的血液仍然是含氧量很高的动脉血。在下腔静脉血注入右心房时，下腔静脉的入口正对卵圆孔，所以血液大部分通过卵圆孔进入左心房，与来自肺静脉的少量静脉血混合。左心房的血液经左房室口进入左心室，并由此注入升主动脉，经主动脉弓上的三大分支分布到胎儿头、颈和上肢，以充分供应胎儿头部发育所需的营养和氧，只有少量血液流入降主动脉。胎儿头、颈和上肢的静脉血汇入上腔静脉，然后注入右心房。因上腔静脉在右心房的入口正对右心室口，故来自上腔静脉含有一定量氧的血液几乎全部经右房室口入右心室，然后注入肺动脉干。此时胎儿肺尚未执行功能，血流阻力大，因而只有少量血液进入肺内；大部分肺动脉的血液经动脉导管注入降主动脉，其血液除经各级分支供应胎儿腹腔、盆腔器官及下肢外，大部分经脐动脉注入胎盘，与母体血液进行物质交换后，再由脐静脉返回胎儿体内（图 2-3-1）。

三、新生儿血液循环的变化

（1）胎儿出生后，胎盘血液循环中断，肺开始执行气体交换功能，故肺动脉血液大量进入肺内，动脉导管呈功能性关闭状态，2～3 个月后结构性闭锁，成为动脉韧带。

（2）由于脐静脉闭锁，故从下腔静脉注入右心房的血液减少，右心房压力降低，同时，肺血液循环量大幅度增加，从肺静脉回流入左心房的血量增加，左心房压力增大，卵圆孔瓣紧贴第二房间隔，使卵圆孔关闭，出生后约 1 年卵圆孔完全闭锁。

（3）胎儿腹腔内的脐动脉大部分闭锁，形成脐侧韧带，仅靠近膀胱段保留并成为膀胱上动脉。

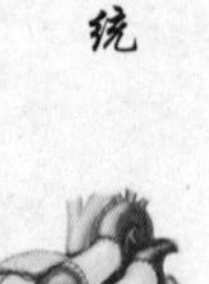

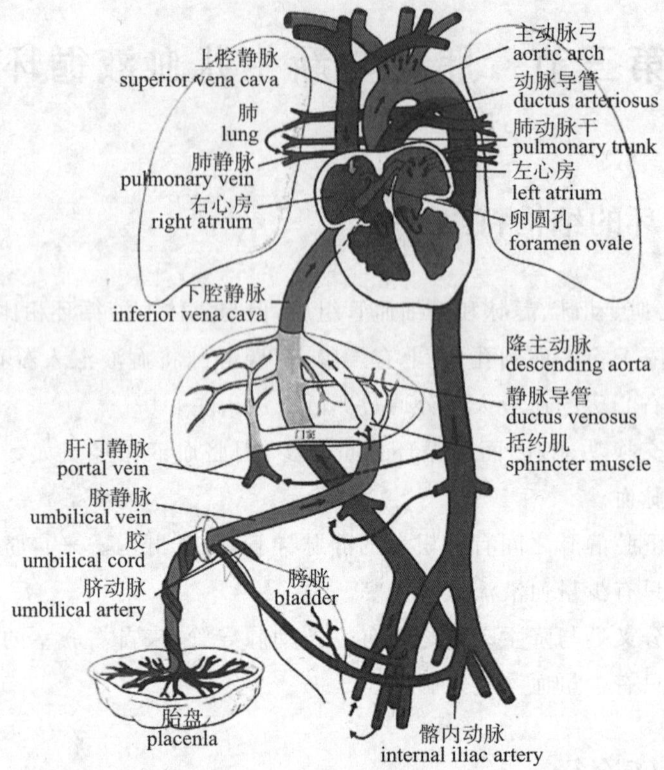

图 2-3-1　胎儿血液循环

（资　料来源：高英茂，李和.组织学与胚胎学[M].2 版.北京：人民卫生出版社，2010.）

(4)胎儿腹腔内的脐静脉也闭锁，形成由脐至肝的肝圆韧带。

(5)肝内的静脉导管闭锁，形成静脉韧带。

（张　兵）

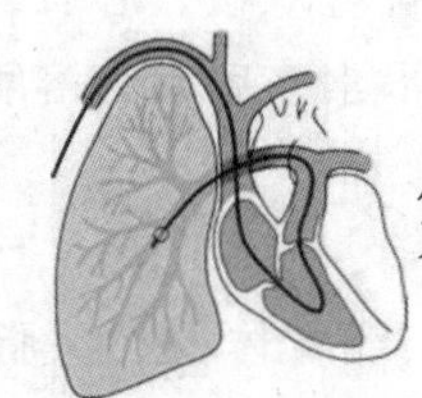

第三章　心血管的功能

心脏有节律地搏动，推动血液在心血管系统中按照一定的方向周而复始地流动，这个过程称为血液循环(blood circulation)。在此过程中，心脏是推动血液向前流动的动力器官；血液沿各级动脉血管分配到全身组织和器官，在毛细血管与细胞外液进行物质交换，然后经静脉血管回流至心脏。淋巴管道则作为血液循环的辅助部分。机体通过血液循环进行体内各种物质的运输，维持内环境的稳定，从而维持新陈代谢。此外，血液循环还具有其他功能，如参与血液的防卫免疫功能等。

第一节　心脏的生理功能

一、心肌细胞的结构特点与生理特性

(一)心肌细胞的结构特征

心肌细胞与骨骼肌细胞一样，在光镜下显示出明暗相间的横纹，故它们都被称为横纹肌。但是，心肌细胞有以下独特的结构特征。

1. 光镜下的结构特征

心肌细胞也被称为心肌纤维，呈短柱状，多数有分支，且相互连接成网状(图 3-1-1)。相邻心肌纤维连接处的细胞膜特化，形状呈阶梯状，称为闰盘(intercalated disk)。闰盘处细胞膜凹凸相嵌，并特殊分化形成桥粒，彼此紧密连接，但心肌细胞之间并无原生质的连续。

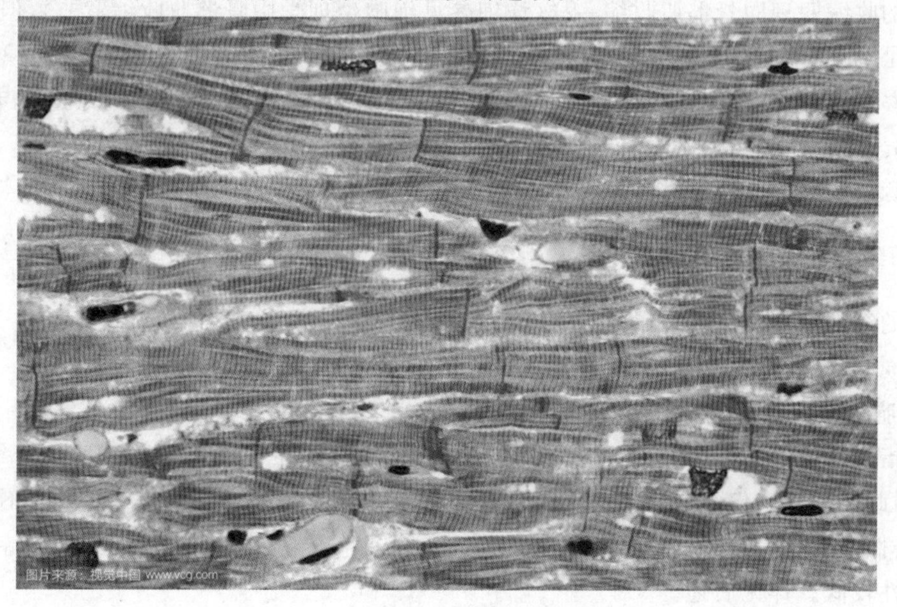

图 3-1-1　心肌组织

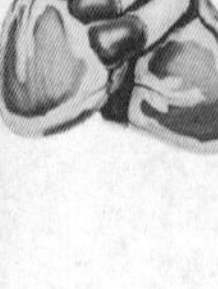

心肌纤维一般只有一个细胞核,呈卵圆形,位居中央,有的细胞含有双核。心肌纤维的肌浆较丰富,多聚在核的两端处,其中含有丰富的线粒体和糖原及少量脂滴和脂褐素。后者为溶酶体的残余体,随年龄的增长而增多。

2. 电镜下的结构特征

在电子显微镜下可看到心肌细胞的肌原纤维、横小管、肌质网、线粒体、糖原、脂肪等超微结构(图3-1-2)。肌膜向肌浆内陷,形成环绕肌原纤维行走的互相吻合的管状结构,其走向与肌纤维长轴垂直,位于明带与暗带交界处,称为横小管(transverse tubule,T 小管)。位于横小管之间的纵行包绕在每条肌原纤维周围的膜性结构称为纵小管,或称肌小管(sarcotubule),它是肌纤维内特化的滑面内质网,没有核蛋白体。该薄膜构成的复杂管状系统,称为肌质网(sarcoplasmic reticulum)。位于横小管两侧的肌质网扩大成环行扁囊,称为终池(terminal cisterna),终池之间是相互吻合的纵小管。每条横小管及其两侧的终池组成三联管,它是把肌细胞膜的电位变化和细胞内的收缩过程耦联起来的关键部位。三联管在肌原纤维上有规律地重复并交替排列。每一肌节有两个三联管,位于 A 带和 I 带的交界处。肌质网的作用与肌纤维收缩的兴奋传导有关,肌质网上有钙泵存在,能将 Ca^{2+} 集中到肌质网中,以调节肌浆 Ca^{2+} 的浓度。T 小管的功能是将来自运动终板的兴奋性冲动传入深部,直达肌纤维内,引起一条肌纤维各肌节的同步收缩。

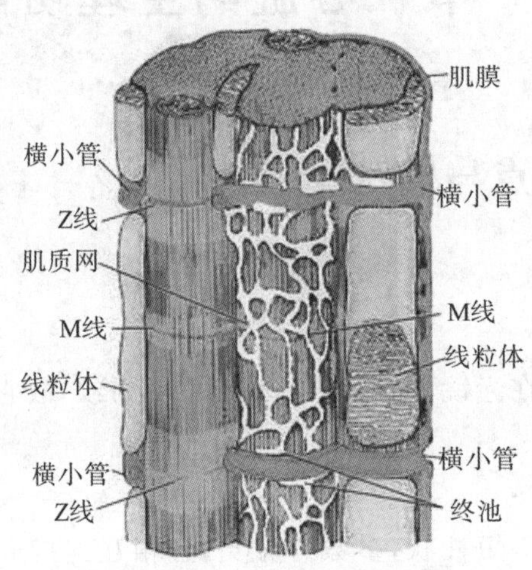

图 3-1-2 心肌组织模式图

心肌细胞的收缩原理同骨骼肌收缩一样(详细参见细胞生理学中骨骼肌收缩章节),但是心肌细胞与骨骼肌不同的是:心肌细胞的肌原纤维粗细差别较大,介于 0.2～2.3 μm;同时,粗的肌原纤维与细的肌原纤维可相互移行,相邻者又彼此接近以致分界不清。心肌细胞的横小管位于 Z 线水平,有纵轴向伸出,管径约 0.2 μm。而骨骼肌的横小管位于 A—I 带交界处,无纵轴向伸出,管径较大,约 0.4 μm。心肌细胞的肌质网丛状居中间,侧终池不多,与横小管不广泛相贴。

(二)心肌细胞的分类

根据细胞的组织学特点、生理特性以及功能上的区别,可以将心肌细胞分为以下两类,这两类心肌细胞分别执行不同的功能,但又互相配合,共同完成心脏的整体活动。

1. 工作细胞

工作细胞指普通的心肌细胞,包括心房肌细胞和心室肌细胞,它们含有丰富的肌原纤维,具有收缩与舒张的功能,因此被称为工作细胞。工作细胞通常不表现出自动地产生节律性兴奋,即不显示其自动节律性;但其兴奋性强,可以在外来刺激作用下产生兴奋;也具有传导兴奋的能力,虽然与特殊的传导组织相比较其传导性较低。详见后述。

2. 自律细胞

自律细胞是一些特殊分化了的心肌细胞，主要包括P细胞和浦肯野细胞，它们组成心脏的特殊传导系统。这类细胞的肌原纤维少或完全缺乏，收缩功能已基本丧失。但是，它们具有兴奋性和传导性，还具有自动产生节律性兴奋的能力，故称为自律细胞。它们是心脏内发生兴奋和传播兴奋的组织，起着控制心脏节律性活动的作用。详见后述。

此外，还有一类位于特殊传导系统结区的细胞，它们不具有收缩功能，也不表现出自律性，但保留了较低的传导性，是传导系统中的非自律细胞。

上述自律细胞与非自律细胞构成心脏内的特殊传导系统，包括窦房结、结间束、房室交界（房室结区）、蒲肯野氏纤维等。

（三）心肌细胞的生理特性

心肌细胞具有兴奋性、自律性、传导性和收缩性。这四个特性也称为心肌细胞的生理特性，这些特性共同决定着心脏的活动，实现心脏的泵血功能。

1. 兴奋性

细胞对刺激发生反应的能力或特性称为兴奋性。心肌细胞受一定强度的刺激会产生动作电位，即兴奋。

2. 自律性

自律性指心肌在没有外来刺激的情况下，通过其本身的内在变化而自动地发生节律性的兴奋。

3. 传导性

心肌细胞和神经细胞一样具有传导兴奋的能力或特性，即某一处发生兴奋而产生的动作电位可以沿着细胞膜进行扩散，并能由一条肌纤维扩散到其他相邻的肌纤维。

4. 收缩性

收缩性指心肌接受阈上刺激时可发生收缩，这种反应的能力称为心肌的收缩性。心肌细胞收缩的原理与骨骼肌相似。

心肌的上述生理特性中，兴奋性、自律性和传导性是以心肌细胞膜的生物电活动为基础的，故被称为心肌的电生理特性，其产生机制详见本节后述心脏的生物电活动。而心肌的收缩性是指心肌细胞在肌膜动作电位的驱动下发生收缩反应的能力，因此，收缩性也称为心肌的机械特性。

（四）心肌细胞的功能特征

心脏通过心肌细胞（主要指工作细胞）的收缩与舒张执行血液循环动力泵的功能。心肌细胞的收缩与舒张由收缩蛋白在调节蛋白的参与下通过肌丝滑行方式进行。收缩蛋白包括肌球蛋白和肌动蛋白；调节蛋白包括原肌球蛋白和肌钙蛋白。肌球蛋白包括2个重链（MHC）和2个轻链（MLC）。心脏的两种MHC基因表达，即α-MHC和β-MHC，形成α-α、β-β同二聚体及α-β异二聚体，它们分别形成同工酶V_1、V_2及V_3。正常情况下，胚胎心房及成人心房中α-MHC，即V_1同工酶占优势，而左、右心室从胚胎到成人的过程中β-MHC始终保持在80%～90%，以V_3同工酶占优势。

心肌细胞肌质网膜上的Ca^{2+}-ATP泵将细胞基质中的Ca^{2+}泵入肌质网中储存起来，使肌质网Ca^{2+}的浓度比胞质溶胶高出几千倍。受到神经冲动刺激后，Ca^{2+}释放出来，参与肌肉收缩的调节。

相邻心肌细胞间的闰盘结构有利于细胞间的兴奋传递。这一方面是由于该结构对电流的阻抗较低，兴奋波易于通过；另一方面是因为该处呈间隙连接，内有15～20埃的嗜水小管，可允许钙离子等极性离子通透转运。因此，正常的心房肌或心室肌细胞虽然有细胞膜分开彼此，但细胞的兴奋能迅速传导到整个心肌组织，使左右心房或心室几乎同时兴奋而做同步收缩，大大提高了心肌收缩的效能，从功能上体现了合胞体的特性，故常有“功能合胞体”之称。心脏也由此实现泵血功能。

(五)心肌细胞的再生

心肌细胞是一种高度分化的细胞,在很长的一段时间内一直被认为是不能增殖的终末细胞。心脏肌肉是身体中再生能力最差的组织之一,由于成年人心肌细胞已经失去了再生能力,因此,心脏疾病造成的心肌细胞的损伤往往无法修复。但是,近年来随着研究技术的发展,人们发现在一定的条件下,干细胞可以诱导分化成心肌细胞,而且,成年心肌细胞也有可能再生。最近的代表性研究成果之一是美国 Baylor 医学院和德克萨斯心脏研究所的研究人员探索的与心脏细胞功能有关的通路,而且他们发现了阻碍心脏修复的原因。这一研究结果为促进心脏细胞更新提供了新策略。另一个引人注目的研究成果是第三军医大学大坪医院心血管内科曾春雨科研团队的研究,该项研究直观地显示了成年心肌细胞不但具备再生能力,而且通过调控后其子代细胞还具备收缩功能。该项研究结果揭示"去分化—增殖—再分化"是成年心肌增殖的生物学特征和心肌内源性再生的重要途径,并探明了心肌再分化的具体分子机制,为临床促进心肌再生、更有效地治疗心肌梗死和心力衰竭带来新的突破点和可能性。

另一方面,在病理状况下心肌细胞可呈现出增生肥大,细胞体积增大,其收缩蛋白类型也有所改变,同时伴有或不伴有心肌间质细胞增殖。心肌细胞和间质细胞的生长有各自的调控机制。心肌细胞肥大是一种复杂的多种因素参与调节的动态过程,其生化基础是心肌蛋白合成的增加及其导致的细胞体积增加。各种机械刺激、化学因素作用都可导致心肌肥大。

二、心脏的泵血功能

(一)心脏泵血的过程与机制

1. 心动周期

心脏一次跳动起始到下一次跳动起始的历程称为心动周期(cardiac cycle),它包括心脏的收缩期(systole)和舒张期(diastole)。心动周期的时长与心率(heart rate)的快慢成反比关系。心率是指每分钟心脏跳动的次数。正常成年人的心率为 60～100 次/分,平均 75 次/分,一个心动周期约为 0.8 秒。

左心与右心的收缩与舒张活动是同步的,但是,心房与心室的收缩与舒张活动不同步。因此,心动周期又可分为心房收缩期与心房舒张期,或心室收缩期与心室舒张期,详见图 3-1-3。鉴于心室在心脏泵血过程中起主要作用,因此,心动周期中人们更关注的是心室的周期性活动。

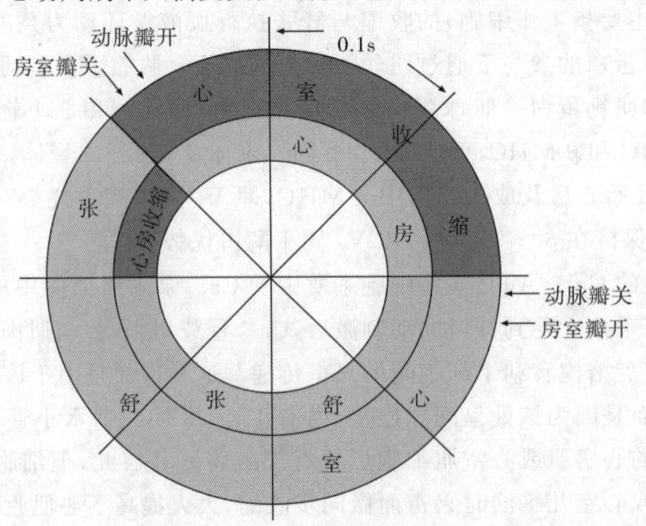

图 3-1-3　心动周期中心房和心室活动的顺序和时间关系示意图

在一个心动周期中，心房和心室的活动次序是：左、右两心房先收缩，持续约 0.1 s，之后左、右两心房舒张，持续约 0.7 s；在左、右两心房由收缩转为舒张时，左、右两心室开始收缩，持续约 0.3 s，随后左、右两心室舒张，持续约 0.5 s。因此，心房收缩时，心室尚处于舒张状态；心房收缩结束之后，心室才开始收缩。在心室处于舒张的前 0.4 s，心房也处于舒张状态，这一时期称为全心舒张期。

2. 心脏的泵血过程

图 3-1-4 以左心室为例，描述在一个心动周期中心脏射血和充盈的过程，阐明心脏泵血的机制。

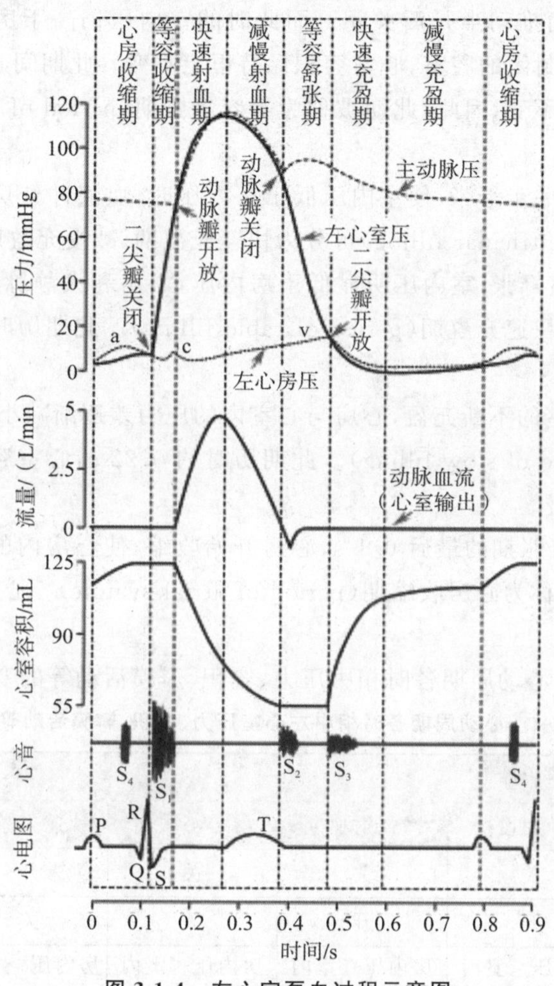

图 3-1-4　左心室泵血过程示意图

(1)心室收缩期：心室收缩期可分为等容收缩期和射血期。

①等容收缩期：心室肌开始收缩后，心室内的压力迅速升高。当室内压超过房内压时推动房室瓣关闭，而此时的室内压仍低于主动脉压，半月瓣尚处于关闭状态，心室成为一个封闭的腔室。从房室瓣关闭到主动脉瓣开启前的这段时期，心室的收缩使室内压迅速升高，而心室容积并未发生改变，故把此期称为等容收缩期(period of isovolumic contraction)。此期持续时间约 0.05 s。当心肌收缩力减弱或主动脉压升高时，等容收缩期将延长。

②射血期：心室肌继续收缩使室内压超过主动脉压时，半月瓣开放，心室内的血液在压力差的作用下射入主动脉，此为射血期(period of ventricular ejection)。此期间，心室内的压力受到心室肌的收缩状态与血液流入主动脉两方面的影响，因此，室内压呈现图 3-1-4 中的变化。随着室内压的变化心室的射血速度也发生变化，故射血期又可分为快速射血期和减慢射血期。

(a)快速射血期(period of rapid ejection)：在射血的前半期，心室射入主动脉的血液流速快，射血量

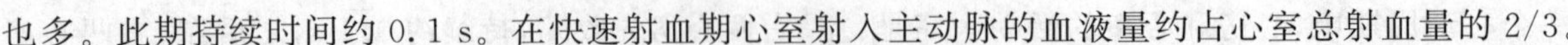

也多。此期持续时间约 0.1 s。在快速射血期心室射入主动脉的血液量约占心室总射血量的 2/3。

(b)减慢射血期(period of slow ejection):射血的后半期,心室收缩强度减弱,射血速度也逐渐减慢。此期持续时间约 0.15 s。在减慢射血期,室内压和主动脉压均由峰值逐渐下降,且室内压已略低于主动脉压,但心室内的血液仍具有较高的动能,使得血液仍可流入主动脉。

(2)心室舒张期:心室舒张期可分为等容舒张期和心室充盈期。

①等容舒张期:心室射血结束后进入舒张状态,室内压迅速下降。由于室内压低于主动脉压时,主动脉内的血液向心室方向反流而推动半月瓣关闭。而此时的室内压仍高于房内压,房室瓣仍处于关闭状态。因此,心室再次成为一个封闭的腔室,心室容积保持恒定不变。此期间心肌处于舒张状态,使心室内压力迅速下降,而心室的容积不变,因此,此期被称为等容舒张期(period of isovolumic relaxation),持续时间为 0.06~0.08 s。

②心室充盈期:当心室进一步舒张,使室内压低于房内压时,血液冲开房室瓣流入心室,心室开始充盈。心室充盈期(period of ventricular filling)可分为快速充盈期、减慢充盈期和心房收缩期。

(a)快速充盈期:由于心室舒张,室内压明显低于房内压,心房和大静脉内的血液因心室的抽吸作用而快速进入心室,故此期称为快速充盈期(period of rapid filling)。此期历时约 0.11 s,进入心室的血液量为总充盈量的 2/3 左右。

(b)减慢充盈期:随着心室的不断充盈,心房与心室内的压力差逐渐减小,血液流入心室的速度减慢,故此期称为减慢充盈期(period of slow filling)。此期历时约 0.22 s,心室容积进一步增大,但增大的速度与快速充盈期相比较为缓慢。

(c)心房收缩期:在心室舒张期的最后 0.1 s,心房开始收缩,使心房内的血液顺着压力差进入心室,心室得以进一步充盈,故此期称为心房收缩期(period of atrial systole)。心房的收缩使心室的充盈量增加 10%~30%。

表 3-1-1 所示为左心室在心动周期各时相中压力、容积、瓣膜活动等的变化。

表 3-1-1 心动周期各时相中左心室压力、容积、瓣膜活动等变化

时相	心室收缩期			心室舒张期			
	等容收缩期	快速射血期	减慢射血期	等容舒张期	快速充盈期	减慢充盈期	心房收缩期
房室瓣	关	关	关	关	开	开	开
动脉瓣	关	开	开	关	关	关	关
压力变化	房内压＜室内压↑↑＜主动脉压	房内压＜室内压↑＞主动脉压	房内压＜室内压↓＜主动脉压	房内压＜室内压↓↓＜主动脉压	房内压＞室内压↓＜主动脉压	房内压＞室内压↑＜主动脉压	房内压＞室内压↑＜主动脉压
血流方向及速度	无血液流动	室→主动脉(量大、速度快)	室→主动脉(依靠惯性,量小、速度慢)	无血液流动	房→室(量大、速度快)	房→室(量小、速度慢)	房→室
心室容积	不变	迅速缩小	缓慢缩小	不变	迅速增大	缓慢增大	进一步增大
持续时间/s	0.05	0.10	0.15	0.07	0.11	0.22	0.10

注:"↑"代表升高,"↑↑"代表明显升高,"↓"代表下降,"↓↓"代表明显下降,"→"代表血液流动方向。

综上所述,心室肌的收缩与舒张是引起室内压变化,并导致心室与心房之间以及心室与主动脉之间产生压力梯度变化的根本原因。这些压力梯度推动瓣膜的开放与关闭,并推动血液从心室向主动脉流动的射血过程,以及从心房与大静脉向心室流动的充盈过程。

右心室的泵血过程与左心室基本相同，因为肺动脉压比主动脉压低，所以右心室射血时的阻力比左心室小。另一方面，右心室的肌肉组织比左心室薄，其收缩压力也比左心室低。

3. 心动周期中房内压的变化

在心脏的泵血过程中，心房的压力变化虽不如心室压力变化急剧，但心动周期内也发生了小幅度的改变。从图 3-1-4 可以看出，在一个心动周期中，心房内压出现了三个向上的小波，依次为 a、c 和 v 波。在心房收缩期，心房的收缩使房内压升高，并且超过了室内压。心房与心室的压力差将血液推送进入心室。随着血液被挤入心室，a 波逐渐下降。因此，a 波可以作为心房收缩期的标志。随后心动周期进入了等容收缩期，心室的收缩使心室内血液向上推顶，使已经关闭的房室瓣向心房内凸起，造成心房内压略有升高，形成 c 波的上升支。之后，随着心室的射血，心室容积减小，房室瓣回移，形成 c 波的下降支。继之，静脉血流入心房而房室瓣仍处于关闭状态，房内压随着心房的充盈而升高，形成 v 波的上升支。当心室的舒张使心室内压低于心房内压时，房室瓣开放，血液被心室的舒张“抽吸”进入心室，心房内压下降，形成 v 波的下降支。

4. 心音

在一个心动周期中，心脏的收缩与舒张、瓣膜的开启与关闭、血流冲击心室壁、血液的湍流等引起机械振动所发出的声音，可通过心脏周围组织传递至胸壁，利用听诊器在胸部某些部位可以听到，此被称为心音(heart sound)。若用传感装置将这些机械振动转换成电信号记录下来，即可得到心音图(phonocardiogram)，如图 3-1-4 所示。

正常心脏在一个心动周期过程中，可产生 4 个心音，依次称为第一、第二、第三和第四心音。正常情况下，用听诊的方法通常只能听到第一和第二心音；在少数健康儿童和青年人的胸壁上有时可听到第三心音；正常情况下，第四心音仅出现在心音图上，一般不被听到。在病理情况下可听到第四心音。

(1)第一心音：发生在心室收缩期之初，是房室瓣突然关闭引起心室内血液和室壁的振动，以及心室射血引起的血液涡流和大血管壁振动而产生的声音。因此，第一心音的出现标志着心室收缩的开始，在心尖搏动处(左锁骨中线上第五肋间)听诊时听得最清楚。其声音特点是音调低顿，持续时间较长。

(2)第二心音：发生在心室的舒张期之初，是主动脉瓣和肺动脉瓣突然关闭、血流冲击大动脉根部引起血液涡流、血管壁及心室壁的振动所产生的声音。第二心音的出现标志着心室舒张期的开始，它在主动脉瓣和肺动脉瓣听诊区(胸骨旁第二肋间)听诊时听得最清楚。其声音特点是音调较高，持续时间较短。表 3-1-2 所示为第一心音与第二心音的比较。

(3)第三心音：在少数健康儿童和青年人的胸壁上偶尔可听到，它出现在心室快速充盈期末，是一种低音调、低振幅的振动。其原因可能是快速充盈期末室壁和乳头肌的突然伸展及充盈的血流突然减速引起振动。

(4)第四心音：发生在心室收缩期前的与心房收缩有关的一组振动，又称心房音。正常心房收缩时产生的振动较弱，一般听不到声音，只有在异常强烈的心房收缩或/和在左心室壁顺应性明显下降时，方可出现第四心音。

心脏病变所致的某些异常活动可以产生杂音或其他异常的心音，详见第三篇心脏疾病的有关章节。

表 3-1-2　第一心音与第二心音的比较

	第一心音	第二心音
特　点	音调低、时间长	音调高，时间短
主要成因	房室瓣关闭；血流撞击大动脉壁；大血管内的湍流	主动脉瓣、肺动脉瓣关闭
最佳听诊部位	左锁骨中线第五肋间	第二肋间胸骨左右缘
生理意义	标志心室收缩开始	标志心室舒张开始
临床意义	心室肌收缩力大小；房室瓣的功能	动脉压高低；动脉瓣的功能

(二)心脏泵血功能的评定

心脏的主要功能是泵血,一般以单位时间内心脏的射血量和心脏的做功量作为评定心脏泵血功能的常用指标。机体的体循环与肺循环串联成一个封闭的循环系统,左心与右心泵血所输出的血量相等。因此,通常人们用一侧心脏的泵血量来衡量心脏的泵血功能。

1. 心脏的输出量

(1)每搏输出量和射血分数:一侧心室一次收缩所射出的血液量,称为每搏输出量(stroke volume),简称搏出量,其可用左心室舒张末期容积和收缩末期容积之差来衡量。正常成年人在安静状态下,左心室舒张末期容积约为125 mL,收缩末期容积约为55 mL,二者之差即搏出量约为70 mL(60～80 mL)。而且,心脏收缩并未将心室内所充盈的血液全部射出,在收缩期结束时,仍有一部分血液剩余在心室内。因此,可以用搏出量占心室舒张末期容积的百分比,来衡量心脏的收缩功能。这个搏出量占心室舒张末期容积的百分比称为射血分数(ejection fraction),它可反映心室射血的效率。正常成年人的射血分数为55%～65%。生理状况下,搏出量随心室舒张末期容积的变化而有所调整,但射血分数无显著变化。换言之,当心室舒张末期容积增大时,搏出量也会相应增加。因此,射血分数较搏出量能够更全面地反映心脏的泵血功能,这对及早发现心脏泵血功能的异常具有重要意义。

(2)每分输出量和心指数:一侧心室每分钟收缩所射出的血液量,称为每分输出量,简称心输出量(cardiac output),其为搏出量与心率的乘积。心输出量与机体的新陈代谢水平相适应,但可因年龄、性别及其他生理情况的不同而有所改变。通常情况下,青年人的心输出量大于老年人。一般正常成年男性在安静状态下的心输出量为4.5～6.0 L/min,正常成年女性的心输出量比同体重男性约低10%。在麻醉情况下,成年人的每分输出量可降到2.5 L/min;而在剧烈运动或强体力劳动时,每分输出量可高达25～35 L/min。

对不同身材的个体进行心功能测量时,仅采用心输出量作为心脏功能的评定指标不够全面。由于机体在安静状态下的心输出量与体表面积成正比,因此,以单位体表面积(m^2)计算的心输出量能更好地反映心脏功能。这个以单位体表面积(m^2)计算的心输出量称为心指数(cardiac index)。其中,在安静、空腹的情况下测定的心指数,又称为静息心指数。中等身材成年人安静时心输出量为4.5～6 L/min,其体表面积为1.6～1.7 m^2,可计算出其静息心指数为3.0～3.5 L/(min·m^2)。

同一个体在不同年龄段或不同的生理状态下,静息心指数也不相同。静息心指数在10岁左右时最高,可达4.0 L/(min·m^2)以上。随着年龄的增长,静息心指数逐渐下降,80岁时接近于2.0 L/(min·m^2)。在运动、情绪激动、妊娠、进食等情况下,心指数均有不同程度的增高。

心指数与搏出量和每分输出量一样,未考虑心室舒张末期容积的变化,因此,在评定心脏功能时,应结合射血分数等多指标进行综合考虑。

2. 心脏的做功量

心脏需克服动脉血压所形成的阻力才能将血液射入动脉。在血压不同的情况下,心脏射出相同的血液量所消耗的能量或做功量是不同的。当动脉血压升高时,心肌必须增加其收缩强度才能克服增加的射血阻力,从而使搏出量维持恒定,这样就导致心脏做功量增加。由此可见,与单纯的心脏输出量相比,使用心脏做功量对心功能进行评定更为全面,特别是在动脉血压高低不同的个体之间,或在同一个体动脉血压发生改变之后,用心脏做功量来评定心脏的泵血功能更具优势。

(1)每搏功:心室一次收缩射血所做的功,称为每搏功(stroke work),简称搏功,是心室完成一次收缩所做的机械能外功。心脏收缩射血所释放的机械能主要包括压力-容积功,此外,还包括推动血液向前流动的血流动能。心脏搏功可按照下列公式进行计算:

$$每搏功=搏出量\times心动周期中心室压力差+血流动能$$

心脏收缩射血所释放的机械能主要用于射出一定容积的血量并维持血压。安静状态下血流动能在左心室每搏功中所占比例很小，约为1%，故一般可忽略不计。在一个心动周期中，心室压力差为射血期左心室内压与舒张末期左心室内压之差。由于射血期左心室内压不断变化，且测定动脉血压更为简单方便，所以在实际应用中常以平均动脉血压代表射血期左心室内压，而以左心房平均压代表左心室舒张末期压力。

(2)每分功：每分钟心室收缩射血所做的功称为每分功（minute work），即心室完成每分输出量所做的机械外功。

$$每分功=每搏功\times心率$$

在正常情况下，左、右心室的输出量基本相等，但由于平均肺动脉压仅约为平均主动脉压的1/6，故右心室做功量也约为左心室的1/6。

(三)心脏泵血功能的储备

正常成年人在安静状态下，心输出量约为5 L/min，但在剧烈运动或强体力劳动时，心输出量可增加到25～30 L/min，为安静时的5～6倍。这种心输出量随机体代谢需要增加而增加的能力，称为心泵功能储备或心力储备（cardiac reserve）。心泵功能储备主要取决于搏出量和心率能够提高的程度，因此心泵功能储备可分为搏出量储备和心率储备两部分。

1. 搏出量储备

搏出量是心室舒张末期容积和收缩末期容积之差，搏出量储备是通过增强心肌收缩能力，提高射血分数来获得的。因此，搏出量储备又可分为收缩期储备和舒张期储备。正常成人安静时心室舒张末期容积约为125 mL，搏出量约为70 mL，心室射血期末的余血量约为55 mL；而当心肌收缩力显著增强时，心室收缩末期容积最小可减小至15～20 mL，由此可计算出收缩期储备为35～40 mL。舒张期储备是通过增加心室舒张末期容积而实现的，由于心包的限制作用及心肌本身的弹性特征所限，心室腔不能过分扩大，心室舒张末期容积最大只能增加到140 mL左右，因此舒张期储备仅为15 mL左右。相比之下可得，收缩期储备明显大于舒张期储备。

2. 心率储备

在保持搏出量不变的情况下，心率在一定范围内加快时，心输出量可增加，甚至达到安静时的2.0～2.5倍。正常成年人安静时心率为60～100次/分，当心率在40次/分至160～180次/分之间变动时，随着心率的增加，心输出量也增多。但在心动过缓时，由于心室早已充盈完毕，且不能过度充盈，所以心动周期过长会导致心输出量减少；同样，当心率过快时，由于舒张期过短，心室充盈不足，也将导致搏出量和心输出量同时减少。

心泵功能储备在很大程度上可反映心脏的功能状态。经常参加体育锻炼的人，心脏收缩射血能力增强，同时心率也比较慢，因而心力储备较大。

(四)影响心脏泵血功能的因素

如前所述，心输出量为搏出量与心率的乘积，因此，凡能影响搏出量和心率的因素都将影响心输出量。影响搏出量的因素主要有前负荷、后负荷和心肌的收缩能力。

1. 心室肌收缩的前负荷

(1)心室肌的前负荷：前负荷是指心室肌收缩之前所遇到的负荷，即充盈负荷。心室血液充盈量取决于静脉回心血量和心室射血后的剩余血量之和，正常情况下射血分数变化很小，余血量变化也不大，因此，搏出量的多少主要取决于静脉回心血量。静脉回心血量决定了心室舒张末期充盈程度，后者又决定了心室舒张末期的容积大小。换言之，心室舒张末期容积间接地反映了心室前负荷的大小。由于测量心室容积比测定心室内压困难，故在实验中常用心室舒张末期压力(end-diastolic pressure，EDP)来替代前负荷。

(2)心肌的异长自身调节：

①心功能曲线。心室充盈可使心肌在收缩前具有一定的初长度。心肌的初长度也对心肌的收缩力量具有重要影响(详见细胞生理中肌肉收缩原理部分)。以心室舒张末期容积或充盈压为横坐标，以与之对应的搏出量(或搏功)为纵坐标，将给定的心室舒张末期压力值所获得的每搏功的数据绘制成的曲线，称为心室功能曲线(ventricular function curve)，如图 3-1-5 所示。

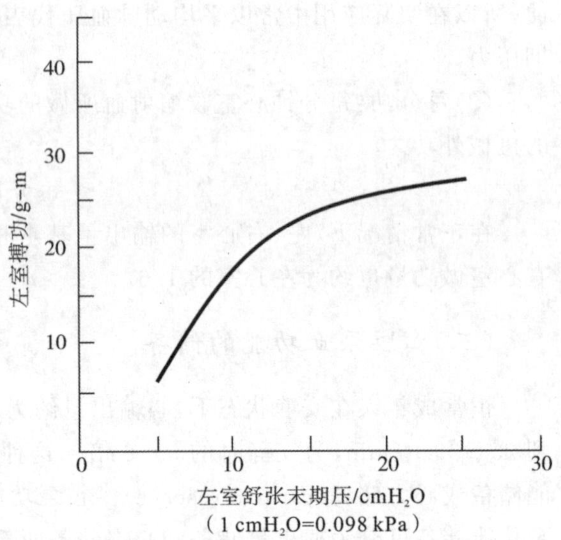

图 3-1-5　左心室功能曲线(图片来自于网络)

为了更好地理解心室功能曲线所体现的意义，我们将正常情况下的心室功能曲线分为以下三段来分析：左心室充盈压在 5～15 cmH_2O 时，曲线处于上升支，表明每搏功随前负荷的增加而增加；左心室充盈压在 15～20 cmH_2O范围内，曲线渐趋平坦，说明此时前负荷对心泵功能影响较小；左心室充盈压高于 20 cmH_2O 后，曲线平坦或仅轻度下降，表明随着前负荷的明显增加，每搏功基本不变或仅轻度减少。

当左心室舒张末期充盈压在 12～15 cmH_2O 时，心室肌细胞的初长度在 2.0～2.2 μm，为最适初长度。在最适初长度之前，随着前负荷的增加，心肌收缩力逐渐加强，搏出量也逐渐增多，每搏功也随之增大。这一现象最早是 1895 年德国生理学家 Frank 在离体蛙心实验中观察到的，他发现当心肌初长度增加时，心肌收缩力也随之增加。1914 年，英国生理学家 Starling 在狗的心-肺制备标本上也有同样的发现，即在一定范围内，静脉回心血量增加时，心肌收缩力也随之增强；但当静脉回心血量增大到一定限度时，心肌收缩力则不再继续增强。Starling 将其称为"心的定律"(law of the heart)，后人称之为 Frank-Starling 定律，心室功能曲线也被称为 Frank-Starling 曲线。

在最适初长度及最适初长度之前，初长度对心肌收缩力影响的机制与骨骼肌相似。不同的初长度改变的是心肌细胞肌小节中粗、细肌丝的有效重叠程度。在肌小节未达最适初长度之前，随着前负荷的增加，初长度增长，粗、细肌丝的有效重叠程度增加，横桥活化形成的横桥连接的数目也在逐渐增多，引起肌小节及整个心室的收缩力也逐渐加强，致使心搏出量增多，每搏功增大。当肌小节的初长度为 2.0～2.2 μm时，粗、细肌丝处于最佳重叠状态，形成的活化横桥连接数目最多，肌小节收缩产生的张力最大，整个心室的收缩力也最大，此时的初长度即为最适初长度。这种由心肌初长度(前负荷)不同引起心肌收缩力改变的调节，称为异长调节(heterometric regulation)。

②正常心室肌的抗过度延伸特性。与初长度对骨骼肌收缩影响不同的是，心室功能曲线在最适初长之后不会出现明显的下降趋势，即在正常生理状态下，当左心室舒张末期充盈压超过 20 mmHg 时，心功能曲线并不像骨骼肌一样出现明显的下降支，表明心室功能没有出现明显的变化。这是因为，正常心室肌具有较强的抗过度延伸的特性，即心肌的延展性很小，肌小节的长度一般不会超过 2.30 μm，主要原因有以下 3 个：(a)肌节内连接蛋白的作用，连接蛋白是一种大分子蛋白质，其作用是将肌球蛋白固定于 Z 盘上，此外，连接蛋白还具有很强的黏弹性，可限制肌小节的被动拉长；(b)心肌细胞外间质内含有大量胶原纤维，且心室壁多层肌纤维呈交叉方向排列，也可防止肌小节被过度拉长；(c)当心肌肌小节处于最适初长度时，产生的静息张力已经很大，可对抗心肌被进一步拉长。在正常情况下，心肌的这种可抵抗被过

度延伸的特性对心脏泵血功能具有非常重要的生理保护意义，可保证心脏在初长度（前负荷）明显增加时，不会出现搏出量和每搏功下降的现象。但一些慢性心脏病患者，在心脏被过度扩张时，心室功能曲线可出现明显的下降支，表明此时心肌的收缩功能已严重受损。

③异长自身调节的生理学意义。异长调节的主要作用是使心室射血量与静脉回心血量之间保持相对稳定的平衡状态，对回心血量造成的搏出量的变化进行精细的调节，从而使心室舒张末期容积和压力均保持在正常范围内。例如，在动脉血压突然升高或降低时，由于心室内剩余血量的改变，心室的充盈量也会发生微小的变化。这种变化可立即通过异长调节迅速调整搏出量，最终使搏出量与回心血量之间重新达到相对稳定的平衡状态。但当发生幅度较大、持续时间较长的循环功能改变时，仅靠心室功能的异长调节已不足以使心脏的泵血功能满足机体需要，此时，尚需要通过调节心肌收缩能力来进一步增强心脏的泵血功能。

(3)影响前负荷的因素：在整体情况下，心室的前负荷主要决定于心室舒张末期血液充盈量，而心室舒张末期血液充盈量是静脉回心血量和心室射血后剩余血量之和。因此，凡能影响静脉回心血量和心室射血后剩余血量的因素，均可通过异长自身调节的方式对搏出量进行调节。

①静脉回心血量：静脉回心血量的多少是决定心室前负荷大小的主要因素，而静脉回心血量又受到心室充盈的持续时间、静脉回流速度、心包腔内压力、心室顺应性等因素的影响。

心室充盈持续时间的影响：当心率增快时，心动周期缩短，尤其是心室舒张期的缩短更为明显，使得心室充盈的持续时间缩短，心室充盈不完全，静脉回心血量减少；反之，当心率减慢时，心动周期延长，以心室舒张期延长尤为显著，心室充盈的持续时间延长，心室充盈完全，静脉回心血量增多。但当心室完全充盈之后，继续延长充盈持续时间并不能进一步增加静脉回心血量。

静脉回流速度的影响：在维持心室充盈持续时间不变的情况下，静脉回流速度成为影响心室充盈的主要因素。静脉回流速度越快，静脉回心血量越多；反之，则静脉回流越少。而静脉回流速度又决定于外周静脉压与心房压之差，当外周静脉压增高或中心静脉压降低时，静脉回流速度加快；反之，则静脉回流速度减慢。

心包腔内压力的影响：心包腔内有一定的压力，这有助于防止心室的过度充盈。但当发生心包积液时，心包内压过度增高，使心室充盈受限，将导致静脉回心血量减少。

心室顺应性的影响：心室顺应性（ventricular compliance，Cv）是指心室壁受到外力作用时可发生变形的难易程度，通常用心室在单位压力差（$\triangle P$）作用下所产生的心室容积改变（$\triangle V$）来表示（图 3-1-6）。当心室顺应性降低时，如心肌纤维化、心肌肥厚等情况，心室充盈量将减少。

$$C_v = \triangle V / \triangle P$$

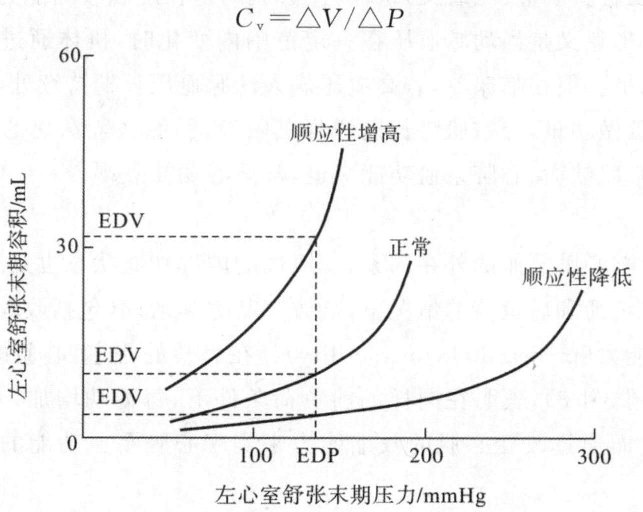

EDP—心室舒张末期压力；EDV—心室舒张末期容积。

图 3-1-6　心室顺应性曲线

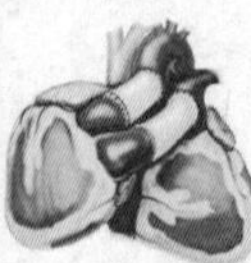

②心室射血后的剩余血量：若保持静脉回心血量不变，理论上，心室射血后剩余血量增加可导致下一个心动周期的心室充盈量增加，博出量也应随之增加。但在实际情况下，心室射血后剩余血量增加时，心室舒张期末的压力也增高，静脉回心血量将会减少，所以心室充盈量并不一定增加，博出量也不一定会增加。

2. 心室肌收缩的后负荷

心室收缩遇到的负荷为后负荷，主要指主动脉、大动脉血压。左心室收缩必须克服主动脉、大动脉血压的阻力，才能将血液射入动脉内。在其他条件都不变的情况下，如果主动脉、大动脉内血压升高，主动脉瓣开放延迟，等容收缩期延长，射血期将缩短，射血速度也会减慢，搏出量将减少；反之，主动脉、大动脉内血压降低时，则有利于心室射血，搏出量将增多。

动脉血压的变化除了影响搏出量外，还影响心脏内的一些调节活动。例如，当动脉血压突然升高，使搏出量减少时，心室射血后的剩余血量增多，若此时静脉回心血量无明显变化，心室舒张末期容积将会增大，致使前负荷加大。前负荷的加大则可通过异长自身调节机制，增强心肌收缩力，使搏出量回升，最终使心室舒张末期容积逐渐恢复到原来的水平(图 3-1-7)。也就是说，尽管动脉血压仍处于较高水平，心脏的搏出量也不再减少。因此，在完整机体内，当动脉血压发生变化时，尚有更多的机制参与心脏泵血功能的调节。另外，神经和体液调节也有助于搏出量的恢复。

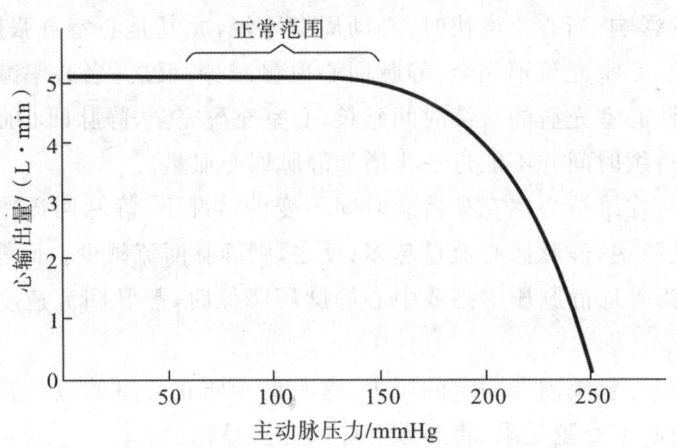

图 3-1-7　后负荷变化和心输出量的关系曲线

由此可见，在一定范围内，心室后负荷的改变可对搏出量产生的直接影响是使搏出量减少；但在整体情况下，可通过异长和等长自身调节(见后文)机制，使心肌的初长度和收缩能力发生相应改变，从而维持搏出量的相对稳定。其生理意义是当动脉血压在一定范围内变化时，机体通过一系列的调节机制，仍可维持心输出量接近正常水平。但在临床上，若高血压病人动脉血压长期持续处于较高水平而不予降压措施，为保证接近正常的心脏做功量，心室肌将长期增强其收缩活动，久而久之心肌逐渐发生代偿性肥厚。一旦发生失代偿，将出现心肌缺血、心脏泵血功能减退，甚至心功能衰竭。

3. 心肌收缩能力

前负荷和后负荷是影响心脏泵血的外在因素，而肌肉的内部功能状态也是决定肌肉收缩效果的重要因素。心肌在不依赖于前负荷和后负荷的情况下，能改变其力学活动(包括收缩的强度和速度)的一种内在特性，称为心肌的收缩能力(myocardial contractility)。在完整的心室，心肌的收缩能力增强可使心室功能曲线向左上方移位(图 3-1-8)，表明在同样的前负荷条件下，每搏功增加，心脏泵血功能增强。这种不改变心肌细胞的初长度而通过改变心肌的收缩能力来实现心脏泵血功能的调节，称为等长调节(homometric regulation)。

心肌的收缩能力受多种因素的影响。凡能影响心肌细胞兴奋-收缩耦联过程中各个环节的因素都可

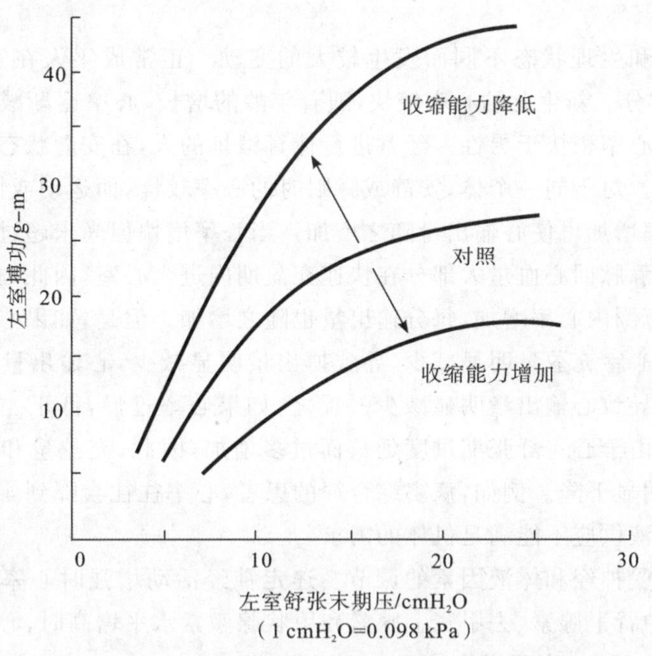

图 3-1-8 心肌收缩能力改变对心室功能曲线的影响

影响心肌的收缩能力，其中，活化的横桥数目和肌球蛋白头部 ATP 酶的活性是影响心肌收缩能力的主要环节。活化的横桥数目在全部横桥中所占的比例决定于兴奋时胞质内 Ca^{2+} 的浓度和（或）肌钙蛋白对 Ca^{2+} 的亲和力。在运动和情绪激动时，交感神经-肾上腺髓质系统兴奋，肾上腺素和去甲肾上腺素释放增加，激动心肌细胞的β肾上腺素能受体，增加 Ca^{2+} 内流，从而使心肌收缩能力增强，搏出量增加。甲状腺激素可提高肌球蛋白 ATP 酶的活性，因而也能增强心肌收缩能力。老年人和甲状腺功能低下的患者，因为肌球蛋白分子 ATP 酶活性降低，故心肌收缩能力减弱。

表 3-1-3 为前负荷、后负荷和心肌收缩能力对心输出量的影响机制及其与临床的联系。

表 3-1-3 前负荷、后负荷和心肌收缩能力对心输出量的影响

名 称	心室前负荷（异长自身调节）	心肌收缩能力（等长自身调节）	心室后负荷（动脉血压）
定 义	心肌初长度的改变对心室搏出量的影响	心肌收缩能力的改变对心室搏出量的影响	动脉血压对搏出量的影响
主要内容	在一定范围内，心舒末期容积增大，初长度增加，心肌收缩加强，搏出量也增加	心肌收缩能力增强，搏出量增加；反之，搏出量减少	动脉血压在一定范围内变化时，对心输出量影响不大
调节机制	随着初长度的增加，心肌肌小节中粗、细肌丝有效重叠程度增加，心肌收缩力也增强	活化横桥数目增多、ATP 酶活性增高，横桥与肌纤蛋白结合的数量增多，心肌收缩能力增强	一定范围内后负荷增加，心搏出量减少，心室内剩余血量增多，前负荷增加，通过异长自身调节，心输出量恢复正常
影响因素	心室充盈时间、静脉回流速度、心包内压、心室顺应性等	活化横桥数、ATP 酶活性等	外周血管阻力、主动脉弹性、血液黏度、循环血量等
临床联系	前负荷增加多见于主动脉瓣、二尖瓣关闭不全，室间隔缺损等	心肌收缩能力减弱多见于缺血、缺氧、酸中毒、甲状腺机能减退等	左心室后负荷过大多见于高血压、主动脉瓣狭窄等

4. 心率

心率可随年龄、性别和生理状态不同而发生较大的变动。正常成年人在安静状态下，心率为 60～100 次/分，平均约 75 次/分。新生儿的心率较快，随着年龄的增长，心率逐渐减慢，至青春期接近成人水平。在成年人中，女性的心率稍快于男性。经常进行体育锻炼的人，在安静状态下心率较慢，而运动时心率加快，且心率储备较大。对于同一个体，安静或睡眠时的心率较慢，而运动或情绪激动时心率加快。

在一定范围内的心率增加可使心输出量随之增加。当心率增快但尚未超过一定限度时，尽管心室充盈时间有所缩短，但由于静脉回心血量大部分在快速充盈期内进入心室，因此，心室充盈量和搏出量不会明显减少，所以，在一定范围内心率增加，每分输出量也随之增加。但是，如果心率过快，超过 160 次/分，心室舒张期将明显缩短，心室充盈量明显减少，导致搏出量明显减少，心输出量也明显下降，如各种快速性心律失常，严重时均可导致心输出量明显减少。反之，如果心率过慢，低于 40 次/分，心室舒张期将过长，而心室充盈量并不会由于心室舒张期过度延长而过多增加，因此，充盈量和搏出量的增加不明显，心输出量将因心率过慢而明显下降。例如，病窦综合征的患者，心率往往会降到 40 次/分以下，患者心输出量明显减少，此时循环血液供应不能满足机体的需求。

在整体情况下，心率受神经和体液因素的调节。迷走神经活动增强时心率减慢；交感神经活动增强时心率加快。循环血液中肾上腺素、去甲肾上腺素和甲状腺激素水平增高时，心率加快。此外，心率还受体温的影响，体温每升高 1℃，心率可增加 12～18 次/分。

三、心脏的生物电活动

心脏实现其泵血功能的基础是心肌的节律性收缩和舒张，而心房和心室之所以能进行有序、协调的收缩与舒张交替的活动，其原因在于心肌细胞规律性的兴奋。兴奋传导至心肌组织进而引起心肌的收缩。动作电位的产生是细胞兴奋的标志。换言之，心肌细胞的生物电活动是心脏完成泵血功能的基础。

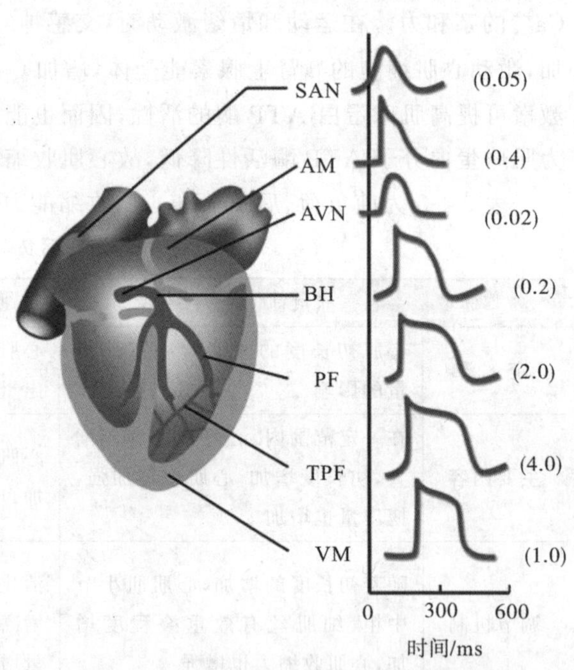

图 3-1-9 心脏不同部位细胞的跨膜电位

各类心肌细胞的跨膜电位存在较大差异(图 3-1-9)，其形成机制也各不相同。普通的心肌细胞，包括心房肌和心室肌细胞，它们的静息电位较稳定，主要执行收缩功能，故称为工作细胞(cardiac working cell)；另一类特殊的心肌细胞，包括窦房结细胞、房室交界(结区除外)和浦肯野细胞等，它们组成心内特殊传导系统(specialized conduction system)，大多没有稳定的静息电位，但可产生自动节律性兴奋，故称为自律细胞(autorhythmic cell)。根据心肌细胞动作电位去极相速度的快慢及其产生机制，又可将心肌细胞分为快反应细胞(fast response cell)和慢反应细胞(slow response cell)两类。前者包括心房肌细胞、心室肌细胞、浦肯野细胞等；后者则包括窦房结 P 细胞、房室交界细胞等。

(一)心肌细胞的跨膜电位及其形成机制

1. 工作细胞的跨膜电位及其形成机制

心房肌和心室肌细胞跨膜电位及其形成机制基本相同。下面以心室肌细胞为例来重点介绍心肌细胞的跨膜电位及其形成机制。

(1)静息电位:心室肌细胞的静息电位稳定,为－80～－90 mV,其形成机制与静息时细胞膜对不同离子的通透性和离子的跨膜浓度差有关。心室肌细胞膜上存在丰富的内向整流钾通道(inward rectifier K^+ channel,I_{K1} channel),这种通道属于非门控通道,其开放程度受膜电位的影响。在静息状态下,I_{K1}通道经常处于开放状态,其通透性远大于其他离子通道的通透性。因此,与神经细胞和骨骼肌细胞静息电位形成的机制相似,心室肌细胞的静息电位主要是由 I_{K1} 通道开放,K^+ 外流形成的 K^+ 平衡电位。此外,心肌细胞膜在静息时有少量 Na^+ 内流,可部分抵消细胞内的负电位,生电性钠泵也对静息电位有影响。

(2)动作电位:心室肌细胞动作电位的去极化过程与神经细胞和骨骼肌细胞一致。但是,与神经细胞和骨骼肌细胞不同的是,心室肌细胞的动作电位复极化过程较为复杂,且持续时间长,动作电位的上升支和下降支明显不对称。心室肌细胞的动作电位通常分为 0 期、1 期、2 期、3 期和 4 期五个时相进行描述(图 3-1-10)。

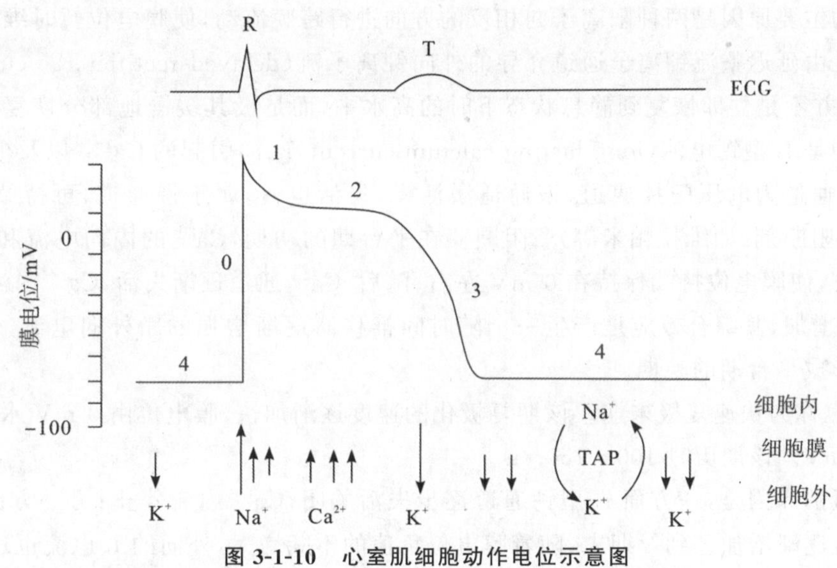

图 3-1-10 心室肌细胞动作电位示意图

1)0 期去极化过程——

在适当的外来刺激作用下,心室肌细胞发生兴奋,膜内电位由静息时的－80～－90 mV 迅速上升到 0 mV,并继续上升至＋30 mV 左右,形成动作电位的上升支。0 期去极化的幅度大,约 120 mV;持续时间很短,仅 1～2 ms;因而去极化速度很快,最大速率(Vmax)可达 200～400 V/s。

与神经细胞和骨骼肌细胞去极化的离子机制相似,心室肌细胞的去极化也是由钠通道(I_{Na}通道)开放和 Na^+ 内流引起的。I_{Na}通道在阈电位水平(约－70 mV)时激活开放;当膜去极化达 0 mV 左右时,I_{Na} 通道失活关闭。这种介导 0 期去极化的 I_{Na}通道激活开放和失活关闭的速度都很快,故又称快钠通道(fast sodium channel)。在心室肌细胞接受有效刺激时,细胞膜上少量的 Na^+ 通道处于开放状态,Na^+ 顺浓度差由膜外流向膜内,膜内电位开始升高;当膜去极化达到阈电位时,细胞膜上 Na^+ 通道开放的数量迅速增多,出现再生性循环,Na^+ 内向电流将超过 K^+ 外向电流,于是在净内向电流的作用下细胞膜进一步去极化,而膜的进一步去极化将引起更多的 I_{Na} 通道开放,如此便形成 Na^+ 电流与膜去极化之间的正反馈,使膜在 1～2 ms 时间内迅速去极化到接近 Na^+ 平衡电位的水平。因此,心室肌细胞 0 期去极化速度快、动作电位升支陡峭。这种 0 期去极化过程由快 I_{Na} 通道介导的动作电位称为快反应动作电位(fast response action potential),故心室肌细胞属于快反应细胞。

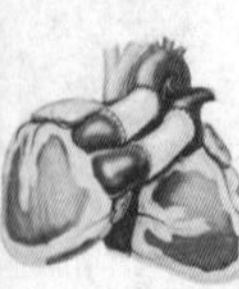

2)复极化过程——

当心室肌细胞去极化达到顶峰后,I_{Na} 通道失活关闭,细胞膜开始转向复极过程。但复极化过程比较缓慢,历时 200～300 ms,包括动作电位的 1 期、2 期、3 期和 4 期四个阶段。

①1 期:此期也称快速复极初期。膜内电位由+30 mV 迅速下降到 0 mV 左右,历时约 10 ms,此期仅发生部分复极。0 期去极化和 1 期复极化期间膜电位的变化速度都很快,在记录的动作电位图形上呈尖峰状,故常把这两部分合称为锋电位。

在动作电位 1 期,快 I_{Na} 通道已失活,Na^+ 内流停止,而一过性外向电流(transient outward current, I_{to})激活,从而使膜电位迅速复极到 0 mV 左右。I_{to} 通道是在膜电位去极化到-30 mV 时被激活的,约开放 5～10 ms。I_{to} 的主要离子成分是 K^+,换言之,由 I_{to} 引起的 K^+ 外流是引起心室肌细胞 1 期复极化的主要外向电流。

②2 期:此期也称平台期。在 1 期复极膜电位达 0 mV 左右后,复极化过程变得非常缓慢,该期历时约 100～150 ms,记录到的动作电位波形较平坦,因此得名为平台期(plateau)。这是心室肌细胞动作电位时程较长的主要原因,也是其动作电位区别于神经细胞和骨骼肌细胞动作电位的主要特征。

平台期形成的主要原因是两种阳离子向相反的方向进行跨膜流动,使膜电位暂时维持在接近零电位水平。其中一种是由延迟整流钾离子通道介导的外向钾离子流(delayed rectifier K^+ current, I_K)。复极化初期 K^+ 通透性并不是立即恢复到静息状态下时的高水平,而是极其缓慢地部分恢复,K^+ 外流随时间逐渐增强。另一种是 L 型钙电流(long lasting calcium current, $I_{Ca\text{-}L}$)引起的 Ca^{2+}(以及少量 Na^+)内向离子电流,L 型 Ca^{2+} 通道为电压门控通道,该通道激活慢,失活也慢,属于慢通道,可持续数百毫秒,可被 Mn^{2+} 和多种 Ca^{2+} 阻断剂(如维拉帕米等)所阻断。在平台期的初期,Ca^{2+} 的内向电流和 K^+ 的外向电流大致处于平衡状态,使膜电位持续保持在 0 mV 左右;随后,Ca^{2+} 通道逐渐失活,Ca^{2+} 内流逐渐减少;I_K 引起的 K^+ 外流逐渐增加,其综合效应是产生一个随时间推移而逐渐增强的净外向电流,使膜电位逐渐下降,缓慢复极化,形成平台期的晚期。

③3 期:此期也称为快速复极末期。该期复极化的速度逐渐加快,膜电位由 0 mV 水平左右以较快的速度复极到-90 mV。该期历时 100～150 ms。

形成此期复极的原因是,一方面 L 型钙通道逐步失活关闭,Ca^{2+} 内流停止;另一方面外向的 I_K 电流活动增强,K^+ 外流逐渐增加。到 3 期末,随着膜电位负值的不断增大,外向的 I_K 电流也逐渐增强,而后者又进一步使复极化过程加快,形成一种再生性循环的过程,使 3 期复极化越来越快,直至复极化完成。

从 0 期去极化开始到 3 期复极化完毕的这一段时间是心肌细胞的动作电位时程(action potential duration),历时为 200～300 ms。

④4 期:此期也称为静息期。在产生动作电位的过程中,Na^+ 和 Ca^{2+} 在 0 期和 2 期进入细胞,而 K^+ 则在 1 期、2 期和 3 期流出细胞,这些活动造成细胞内、外离子分布发生变化,但是,这些变化可以在 4 期得到恢复,从而维持细胞膜内、外各种离子的正常浓度梯度,维持心肌细胞的正常兴奋性,使之后发生的动作电位能够继续进行。在 4 期,将进入细胞内的 Na^+ 和 Ca^{2+} 泵出的过程主要由钠钾泵和 Na^+-Ca^{2+} 交换体(Na^+-Ca^{2+} exchanger)完成;将外流的 K^+ 重新泵入细胞内主要由钠钾泵完成。细胞膜上钠钾泵活动将内流的 Na^+ 重新泵出,同时将外流的 K^+ 重新摄入细胞,此钠钾泵每次活动泵出 3 个 Na^+ 与泵入 2 个 K^+,具有生电性作用,即每次活动多泵出一个正电荷离子。Ca^{2+} 的排出主要依赖于细胞膜上的 Na^+-Ca^{2+} 交换体,Na^+-Ca^{2+} 交换体是细胞膜上的一种反向转运蛋白,它将 3 个 Na^+ 转运入细胞内,将 1 个 Ca^{2+} 交换出细胞,而进入细胞的 Na^+ 则再由钠钾泵的活动排出细胞。因此,Na^+-Ca^{2+} 交换是一种继发性的主动转运。在这个过程中,每次 Na^+-Ca^{2+} 交换使细胞内多进入一个正电荷离子。由此,钠泵活动多泵

出的正电荷离子与 Na^+-Ca^{2+} 交换多进入细胞内的正电荷离子数目相等，不会造成膜电位的超极化，膜电位稳定于静息水平。此外，也有少量的 Ca^{2+} 由细胞膜上的钙泵（即 Ca^{2+}-ATP 酶）活动主动转运出细胞。实际上，钠泵和 Na^+-Ca^{2+} 交换体并非只在 4 期发挥作用，在动作电位的不同时相，它们的活动是持续进行的，其活动的强度可根据当时膜内、外各离子分布情况的不同而发生改变。这对维持细胞膜内、外离子分布的稳态具有重要的生理意义。

2. 自律细胞的跨膜电位的形成机制及其特点

心脏内特殊传导系统的细胞多为自律细胞。自律细胞动作电位的 4 期自动去极化是其产生自动节律性兴奋的电生理学基础，也是自律细胞区别于非自律细胞（如工作细胞）跨膜电位的最大特征。工作细胞动作电位 4 期的膜电位基本稳定于静息电位水平；而自律细胞动作电位 4 期的膜电位并不处于稳定的电位水平。3 期复极化达到的最大值称为最大复极电位（maximal repolarization potential）。自律细胞在 3 期复极化至最大复极电位后，膜电位开始 4 期自动去极化（phase 4 spontaneous depolarization），当自动去极化使膜电位达到阈电位水平时，即可产生一个新的动作电位。尽管这种 4 期自动去极化的速度远较 0 期去极化缓慢，但其可逐渐递增。心脏内特殊传导系统中不同类型的自律细胞，其 4 期自动去极化的速度和机制并不完全相同。下面主要讨论窦房结 P 细胞和浦肯野细胞的跨膜电位及其形成机制。

（1）窦房结 P 细胞（pacemaker）：一种特殊分化的心肌细胞。与心室肌细胞的跨膜电位相比，P 细胞具有以下特点（图 3-1-11）：

1）最大复极电位（−70 mV）和阈电位（−40 mV）均小于心室肌细胞的静息电位和阈电位。

2）0 期去极化速率慢、幅度低。

3）没有明显的超射。

4）复极 1 期和 2 期过程不明显，整个动作电位表现为 0 期、3 期和 4 期三个时相。

5）4 期没有稳定的静息电位，可进行自动去极化。

在心脏所有自律细胞中，窦房结 P 细胞的 4 期自动去极化速率最快，因而自律性最高，从而成为控制心脏兴奋收缩活动的正常起搏点。

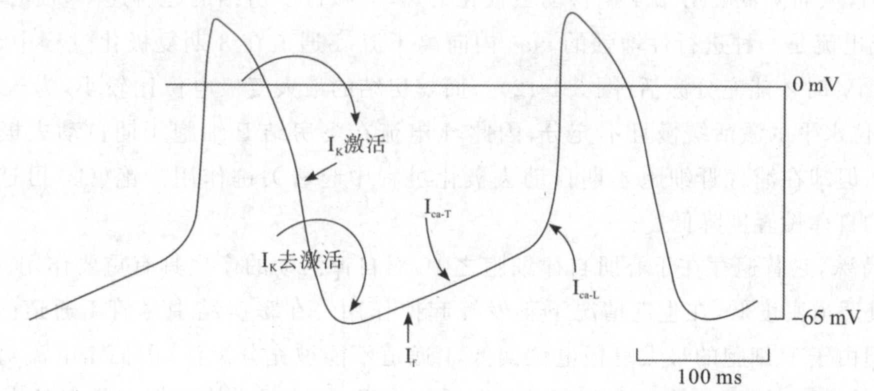

图 3-1-11　窦房结 P 细胞的 4 期自动去极化和动作电位发生原理示意图

①窦房结 P 细胞去极化过程——

由于窦房结 P 细胞 I_{Na} 通道缺乏，因此其 0 期去极化主要依赖于 L 型钙通道开放、Ca^{2+} 内流而产生。L 型钙通道属于慢通道，其激活和失活速度都较缓慢，故 P 细胞 0 期去极化速率较慢、持续时间较长。这种由慢钙通道介导的 0 期去极化引起的动作电位称为慢反应动作电位（slow response action potential），因此，窦房结 P 细胞属于慢反应细胞。

②复极化过程——

窦房结 P 细胞 3 期复极化过程是在 L 型钙通道失活关闭之后，主要是通过 I_K 通道开放，K^+ 外流使膜

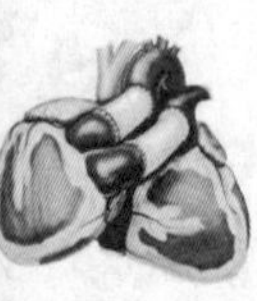

电位恢复至最大复极电位而实现的。

③4 期自动去极化过程——

窦房结 P 细胞在 3 期复极至最大复极电位后自动出现 4 期缓慢去极化。这个 4 期自动去极化的离子机制比较复杂，尚未完全明了。目前认为主要是由外向电流减弱和内向电流增强两个方面共同完成。

图 3-1-12 介绍了 3 种在 4 期自动去极化过程中可能发挥关键作用的起搏离子流。

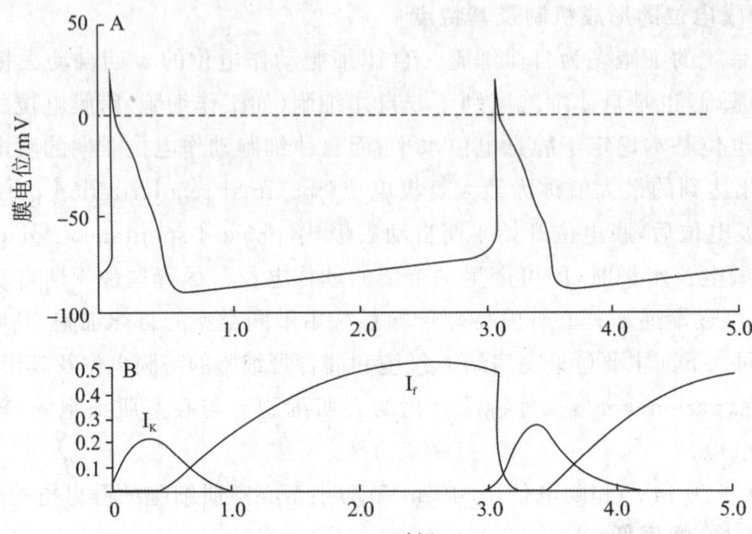

图 3-1-12 浦肯野细胞的动作电位与 4 期自动去极化机制示意图

(a)I_K电流：在复极化达到－50 mv 左右时，I_K通道逐渐失活关闭，造成 K^+ 外流进行性衰减，其衰减的速率与窦房结 4 期自动去极化的速率一致，提示 K^+ 外流进行性衰减是窦房结 P 细胞 4 期自动去极化最重要的起搏离子基础。另一方面，I_K通道阻断剂 E-4031 可部分阻断 I_K通道，降低最大复极电位，影响 I_f通道的充分激活，从而降低窦房结 4 期自动去极化的速率，减慢窦房结的起搏速率，使心率减慢。

(b)I_f电流：I_f电流是一种进行性增强的 Na^+ 内向离子流，I_f通道在 3 期复极化过程中逐步激活，在膜电位达到－100 mV 时才能充分激活(图 3-1-12)。而窦房结的最大复极电位比较小，为－70 mV 左右，I_f通道在这个膜电位水平的激活缓慢且不充分，因此，I_f电流在窦房结 P 细胞 4 期自动去极化过程中所起的作用可能不大，但却在浦肯野细胞 4 期自动去极化过程中起着关键作用。铯(Cs)可选择性阻断 I_f通道，引起窦房结的自律性轻度降低。

I_f通道比较特殊，它普遍存在于心肌自律细胞之中，对自律活动的产生具有重要作用。在工作细胞中也有 I_f通道，但其通道密度低，在生理情况下不发挥起搏作用。在窦房结中尽管 I_f通道的编码基因在 P 细胞高度表达，但由于 P 细胞的最大复极电位偏低，I_f通道不能被充分激活，因而 I_f电流对 4 期自动去极化的作用仍存在争议。I_f通道的特殊之处在于其激活的过程，其他通道均在细胞膜去极化时激活开放，而 I_f通道却在细胞膜超极化时激活开放，故也称 I_h(hyperpolarization，h)通道。I_f通道激活开放时产生的 I_f电流主要以 Na^+ 内流为主，但也有少量 K^+ 外流，形成内向电流，引起自律细胞(主要是浦肯野细胞)4 期自动去极化，因此，I_f电流也是起搏电流(pace-maker current)之一。

(c)T 型钙内流：窦房结 P 细胞除 L 型钙通道外，尚有 T(transient)型钙通道，又称低电压激活钙通道(low voltage activate calcium channel)。其激活的电压较低，在 4 期自动去极化后期才被激活，其激活快，激活后开放持续时间短，且很快进入失活状态，仅引起少量的 Ca^{2+} 内流，成为 4 期自动去极化后期的一个组成成分。T 型钙通道可被镍($NiCl_2$)所阻断，但不被一般的钙离子拮抗剂阻断。

(2)浦肯野细胞：除 4 期可进行自动去极化之外，浦肯野细胞动作电位的离子基础和机制以及其动作电位的形状均与心室肌细胞相似，其动作电位也分为 0 期、1 期、2 期、3 期和 4 期五个时相。因其 0 期去极化是由 Na^+ 内流引起，故属于快反应细胞。

浦肯野细胞 4 期自动去极化的过程中，I_{K1} 与 I_f 起主要作用：I_{K1} 电流引起的 K^+ 外向电流逐渐衰减；I_f 通道开放引起的 Na^+ 内向电流逐渐增强。其中，I_K 电流的衰减是窦房结 4 期自动去极化的关键因素，但却不在浦肯野细胞 4 期自动去极化过程中起主要作用，相反，I_f 电流的增强是浦肯野细胞 4 期自动去极化过程中的主要因素。鉴于 I_f 通道的激活和开放速率均较慢，因而浦肯野细胞 4 期自动去极化速度（约 0.02 V/s）远较窦房结慢，其自动节律性也较窦房结低得多。表 3-1-4 所示为 3 种心肌细胞生物电活动及其机制比较。

表 3-1-4 三种心肌细胞生物电活动及其机制比较

	窦房结	心室肌	浦肯野细胞
0 期	去极化慢（慢钙通道开放，Ca^{2+} 内流）	去极化快（快钠通道开放，Na^+ 内流）	去极化快（快钠通道开放，Na^+ 内流）
1 期		快速复极初期（K^+ 外流，I_{to}）	与心室肌细胞相似
2 期		平台期（K^+ 外流、Ca^{2+} 内流）	与心室肌细胞相似
3 期	复极（K^+ 外流）	快速复极末期（K^+ 外流）	与心室肌细胞相似
4 期	自动去极化[K^+ 外流进行性衰减（为主），Na^+ 内流进行性增强，T 型钙通道引起 Ca^{2+} 内流]	静息期（钠泵、Na^+-Ca^{2+} 交换）	自动去极化[K^+ 外流进行性衰减，Na^+ 内流进行性增强（为主）]

（二）心肌细胞兴奋性的周期性变化

心肌是可兴奋组织，具有兴奋性。与其他可兴奋性组织不同的是，心肌细胞兴奋性的周期性变化显著。

1. 兴奋性的周期性变化

心肌细胞每发生一次动作电位，其膜电位就发生一次有规律的变化，在此期间，心肌细胞的兴奋性也随之发生一系列相应的周期性改变，这个特点被称为心肌细胞兴奋性的周期性变化。这个周期性变化使心肌细胞在不同时期对重复的刺激表现出不同的反应能力或特性，进而对心肌细胞兴奋的产生和传导以及收缩过程都具有重要的影响。图 3-1-13 以心室肌细胞为例，描述在一次动作电位过程中心肌细胞兴奋性的周期性变化。

①有效不应期：当心肌细胞产生动作电位时，从 0 期去极化开始到 3 期复极化至膜电位为 −55 mV 的这段时期内，由于 Na^+ 通道激活之后迅速进入失活状态，膜的兴奋性完全丧失，在此期间再给予任何强度的刺激均不能产生去极化反应，这个时期称为绝对不应期（absolute refractory period，ARP）。在细胞膜电位处于由 −55 mV 到约 −60 mV 的恢复期间，有少量 Na^+ 通道复活进入备用状态，足够强的刺激使这些进入备用状态的 Na^+ 通道激活而产生内向电流，但仍不足以使膜去极化达到阈电位水平，细胞膜不会再产生一个动作电位，但可产生一个局部的去极化反应，称为局部反应期（local response period）。这个绝对不应期与局部反应期合称为有效不应期（effective refractory period，ERP）。换言之，在有效不应期内，无论给予多大强度的刺激，心肌细胞都不能产生新的动作电位。

②相对不应期：3 期复极化后期，膜电位由 −60 mV 恢复至 −80 mV 左右，但尚未达到静息电位水平时，已有相当数量的钠通道复活至备用状态，但仍有一部分钠通道还处于失活状态。若细胞此时接受阈刺激，可激活的钠通道数目少于静息电位水平时可激活的钠通道数目，引起的 Na^+ 内流不足以使膜去极化达到阈电位水平，只有给心肌细胞施加一个比较大的阈上刺激才可能产生一个新的动作电位，但此新

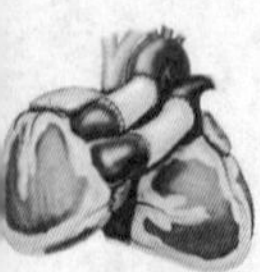

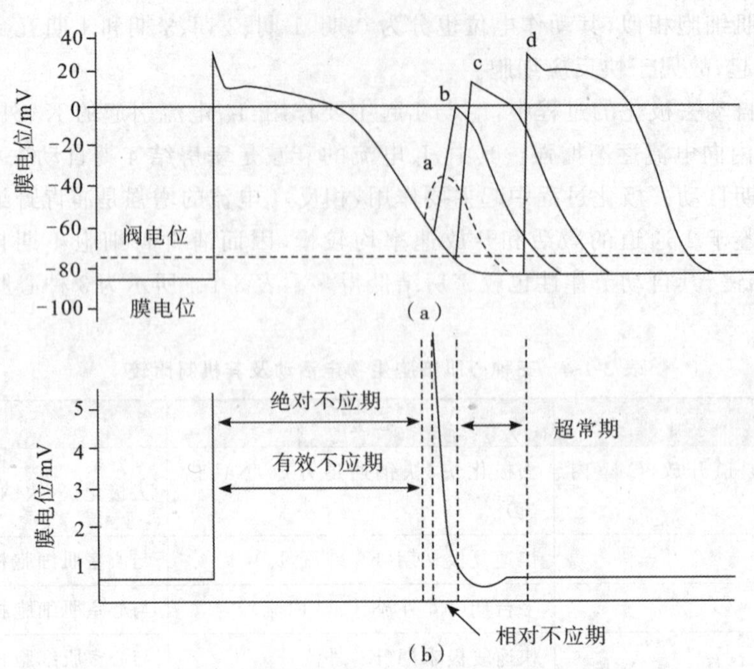

图 3-1-13 心室肌细胞在一次兴奋过程中的兴奋性变化

产生的动作电位的幅度低于正常的动作电位，且 0 期去极化的速率也较低，故将此期称为相对不应期(relative refractory period，RRP)。换言之，在相对不应期内，心肌细胞的兴奋性虽比有效不应期时有所恢复，但仍然低于正常水平。

③超常期：3 期复极化末期，膜电位由－80 mV 恢复到－90 mV 期间时，钠通道已基本完全复活至备用状态，但膜电位尚未恢复至静息电位水平，此时膜电位与阈电位水平之间的差距较小，可引起兴奋的阈刺激也较小。此时若给予心肌一个阈下刺激，也有可能引起一个新的动作电位，表明此时心肌的兴奋性高于正常，故将此期称为超常期(supranormal period，SNP)。换言之，在超常期内，即便给予一个阈下刺激也有可能引起一个新的动作电位。表 3-1-5 为如上所述周期性变化的特征。

但是，若心肌细胞处于相对不应期或超常期时接收了一次额外刺激，虽然可产生新的动作电位，但因其膜电位低于静息电位水平，钠通道开放的数目和速率都较细胞膜处于静息电位水平时低，所以新产生的动作电位 0 期去极化的速率慢、幅度低，并且，其动作电位的持续时间和有效不应期也比正常的动作电位短。由于心脏各部位的兴奋性恢复程度各有不同，因此有效不应期较短的部位就容易产生兴奋的折返，导致异常激动，从而引起快速型心律失常。

表 3-1-5 一次兴奋过程中兴奋性的周期性变化

周期变化	膜电位	机制	兴奋性
有效不应期	去极至复极－60 mV	Na^+ 通道完全失活或刚开始复活	无
相对不应期	－60 mV 至－80 mV	Na^+ 通道大部分复活	低于正常
超 常 期	－80 mV 至－90 mV	Na^+ 通道基本恢复到静息状态	高于正常

2. 影响兴奋性的因素

当心肌细胞接受一个阈/阈上刺激使膜电位去极化达到阈电位水平时，钠离子通道激活引起 0 期去极化，产生细胞兴奋。因此，影响这个过程的因素均能改变心肌细胞的兴奋性。主要包括以下 3 个方面。

(1)静息电位或最大复极电位水平。静息电位或最大复极电位水平与阈电位之间的差距是影响细胞兴奋性的一个重要方面。静息电位或最大复极电位水平下移时，与阈电位之间的差距加大，引起兴奋所需的阈刺激强度增大，兴奋性降低[图 3-1-14(a)]。反之，当静息电位水平上移时，与阈电位之间的差距减小，兴奋性则增高。

值得注意的是，若静息电位显著减小，则可导致部分 Na^+ 通道失活，兴奋性反而会降低。例如，当细胞外 K^+ 浓度轻中度升高时，细胞膜内、外 K^+ 浓度差减小，K^+ 外流减弱，静息电位水平上移，细胞膜兴奋性增高；而当细胞外 K^+ 浓度显著升高时静息电位显著减小，导致部分钠通道失活，兴奋性降低。所以，血 K^+ 浓度升高会对心肌细胞的兴奋性产生先升高后降低的影响。

(2)阈电位水平。另一方面，若静息电位或最大复极电位水平不变，而阈电位水平上移，则两者之间的差距加大，引起兴奋所需的刺激阈值也将增大，兴奋性降低[图 3-1-14(b)]。反之，当阈电位水平下移时，两者之间的差距缩小，引起兴奋所需的刺激阈值也将减小，兴奋性则增高。

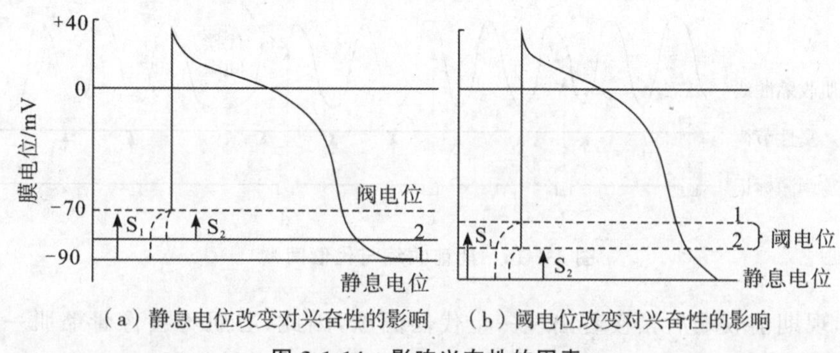

(a)静息电位改变对兴奋性的影响　(b)阈电位改变对兴奋性的影响

图 3-1-14　影响兴奋性的因素

(3)引起 0 期去极化的离子通道性状。心室细胞产生兴奋的前提是 Na^+ 通道激活。Na^+ 通道有备用、激活和失活 3 种功能状态，且该通道的活动具有电压依赖性。当膜电位处于静息电位或最大复极电位水平时，Na^+ 通道处于备用状态，若此时细胞接受刺激使膜电位去极化达到阈电位水平，大量的钠通道瞬间被激活开放；当膜电位去极化达到 0 电位水平时，Na^+ 通道迅速失活关闭。处于失活状态的钠通道不能再次被激活，这也是落在有效不应期内的刺激不能再次引起动作电位的原因。当膜电位复极化到 −55 mV或更低时，Na^+ 通道开始逐渐复活。Na^+ 通道的复活比较缓慢，随着部分 Na^+ 通道的复活，细胞的兴奋性进入相对不应期和超常期。只有当膜电位复极化到静息电位或最大复极电位水平时，Na^+ 通道才能全部恢复至备用状态，细胞的兴奋性也随之恢复到正常水平。可见，前述心肌细胞兴奋性的周期性变化也是由当时 Na^+ 通道所处的功能状态所决定的。

3. 兴奋性的周期性变化与收缩活动的关系

图 3-1-15 所示为心室肌细胞一次动作电位期间兴奋性的变化与由其引起的心肌收缩的关系。

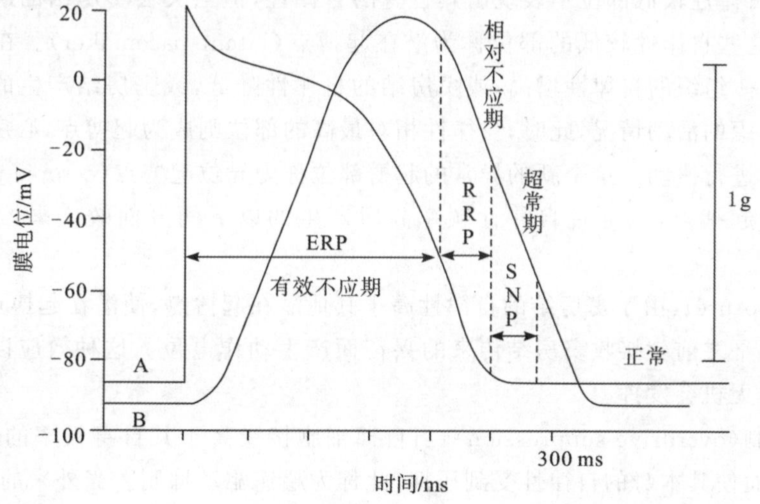

图 3-1-15　心室肌细胞一次动作电位期间兴奋性的变化与机械收缩的关系

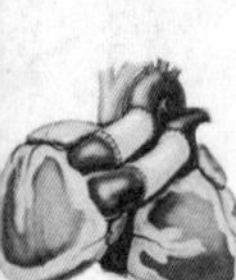

在正常情况下，窦房结产生的兴奋传导至心房、心室时，可引起心肌组织收缩，因为此时心肌的兴奋性已经恢复至正常水平。由于心肌细胞的有效不应期长，如果在心肌细胞兴奋性变化的有效不应期之后、下一次窦房结兴奋到达之前，即在相对不应期和超常期之内，心肌接受一个额外的刺激，则心房或心室可产生一次提前出现的兴奋和收缩，分别称为期前兴奋(premature excitation)和期前收缩(premature systole)。期前兴奋也有较长的有效不应期，使窦房结传来的下一个兴奋正好落在该期前兴奋的有效不应期内，因此，此次窦房结传来的兴奋将不能引起心室的兴奋和收缩，形成一次兴奋和收缩的"脱失"，待下一次窦房结的兴奋传来才能继续引起兴奋和收缩。因此，在该期前兴奋收缩后会出现一段较长时间的心室舒张期，称为代偿间歇(compensatory pause)，如图 3-1-16 所示。

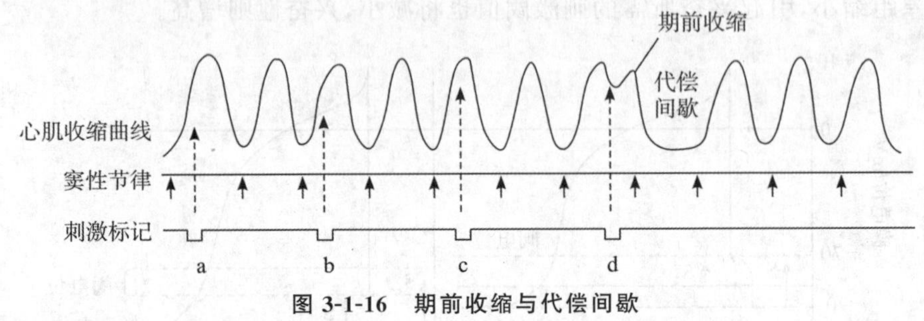

图 3-1-16　期前收缩与代偿间歇

由于心肌在出现期前收缩后紧接着出现一个代偿间歇，因此，心肌不会像骨骼肌一样发生完全强直收缩。由此，心肌的收缩和舒张活动交替进行，即心脏在收缩之后转入舒张充盈，保证心脏的正常泵血功能得以实现。

（三）心肌细胞兴奋的自动节律

心肌细胞在没有外来刺激的条件下，自动地产生节律性兴奋的特性，称为心肌细胞兴奋的自动节律性(autorhythmicity)，简称自律性。自律性高低用每分钟产生自动节律性兴奋的次数来描述。

1. 心脏的起搏点

自动节律的始动部位为起搏点。心脏的多数细胞都有产生兴奋的自动节律性，但是，不同细胞的自律性高低不同：窦房结 P 细胞的自律性约为 100 次/分，房室交界和房室束的自律性分别为 50 次/分和 40 次/分左右，末梢浦肯野纤维网的自律性约为 25 次/分。整个心脏按照自律性最高的部位所发出的节律性兴奋进行搏动。因此，生理情况下，窦房结是决定心脏兴奋与搏动的部位，故窦房结是正常起搏点(normal pacemaker)，由窦房结起搏而形成的心脏节律称为窦性节律(sinus rhythm)。在窦性节律的心脏搏动过程中，其他自律性较低部位不表现出其自身的自律性，但当失去窦房结的起搏控制时它们可发挥出自律性。因此，这些自律性较低的部位称为潜在起搏点(latent pacemaker)。在某些病理情况下可出现窦房结以外的自律组织的自律性增高，或窦房结的自律性降低，或窦房结产生的兴奋因传导阻滞而不能控制其他自律组织的活动情况，此时，自律性相对最高的部位则成为起搏点，心房或心室随这个起搏点所发出的兴奋节律进行搏动。这个新的异常的起搏部位称为异位起搏点(ectopic pacemaker)。

窦房结为心脏的起搏点，其通过自律性频率高所产生的以下两方面效应来控制频率低的潜在起搏点。

(1)抢先占领(capture)：由于窦房结的自律性高于其他潜在起搏点，使潜在起搏点在其 4 期自动去极化尚未达到阈电位水平之前就接收窦房结传来的兴奋而产生动作电位。这种效应以快速抢先的机制使潜在起搏点的自律性无机会发挥。

(2)超速驱动抑制(overdrive suppression)：当自律细胞接受高于其自身频率的刺激时，按高频刺激的频率发生兴奋，从而使其本身的自律性受到压抑，此称为超速驱动抑制。当外来的超速驱动刺激停止，该自律细胞固有的自律性活动并不能立即恢复，需经一段时间之后才恢复其自律性。而且，超速驱动抑制效应与二者自律性频率差异大小有关，自律性的频率差值越大则抑制效应越强，表现出的效应是自律性较低的部位在超速驱动抑制中断后停止活动的时间长。因此，当突然发生窦性停搏时，往往需要较长时间才会出现房室交界性或室性的自主心律。

2. 影响自律性的因素

自律细胞的膜电位从最大复极电位开始4期自动去极化，达到阈电位水平时则引起动作电位细胞兴奋。因此，凡是改变4期自动去极化速率，以及最大复极电位与阈电位之间差值的因素，均可影响细胞的自律性(图3-1-17)。

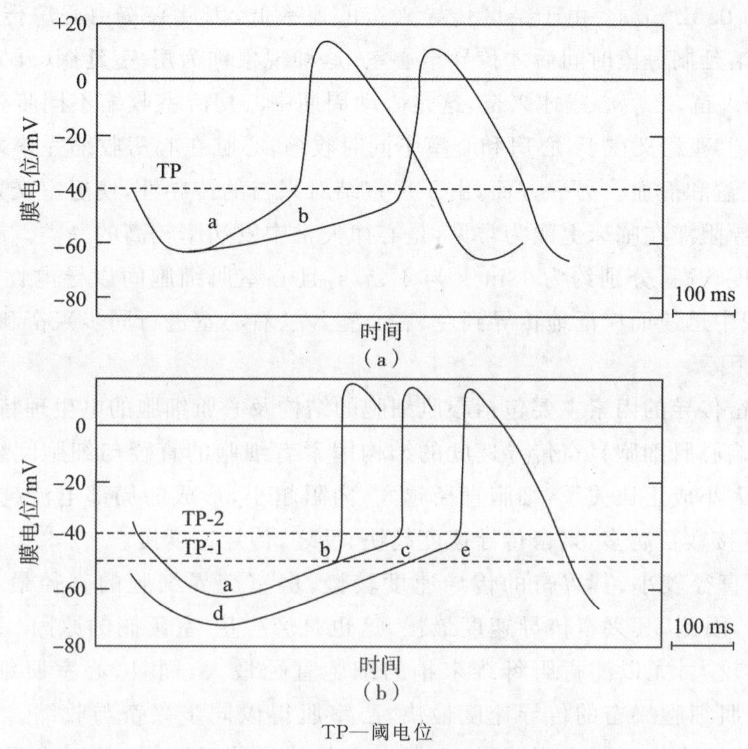

图 3-1-17　影响自律性的因素示意图

(1)4期自动去极化的速率。动作电位4期自动去极化的速率是影响心肌自律性最重要的因素。如图3-1-17所示，自动去极化速率加快可缩短从最大复极电位达到阈电位水平的去极化时程，使单位时间内发生的兴奋次数增加，细胞自律性增高；反之，则细胞自律性降低。

(2)最大复极电位与阈电位之间的差距。不论最大复极电位水平上移，还是阈电位水平下移，抑或二者皆有之，都可缩短最大复极电位与阈电位之间的差距，减少自动去极化达到阈电位水平所需的时间，提高细胞自律性；反之，则细胞自律性降低。

(四)心肌细胞兴奋的传导

心肌细胞所具有传导兴奋的能力或特性称为传导性(conductivity)。通常以兴奋的传播速度的快慢衡量传导性的高低。

1. 心脏内兴奋传导的途径和特点

心肌细胞兴奋以局部电流的形式通过细胞间的连接进行传导。因此，相邻细胞的连接方式及细胞相互连接处的导电性的高低决定了兴奋传导的途径与速度。

(1)兴奋传导的途径：如前所述，心脏内存在特殊传导系统，兴奋的传导沿此传导系统有序进行，即窦

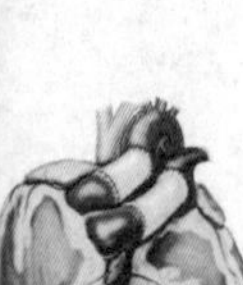

房结产生自律性兴奋，通过心房肌传导到整个右心房和左心房，并沿着由心房肌构成的优势传导通路(preferential pathway)迅速传到房室交界区，再由房室交界区传向心室，经房室束、左右束支、浦肯野纤维网传导至左右心室内膜处的心室肌细胞，并由内膜处的心室肌细胞传至整个心室肌，引起心室肌兴奋而产生收缩。由于房室交界区是兴奋从心房传向心室的必经之路，若此处兴奋传导受阻，就会出现房室传导阻滞。

(2)兴奋传导的速度及其意义：心脏不同部位细胞的兴奋传导速度差异较大。相对而言，心房肌的传导速度较慢，约为 0.4 m/s，但心房"优势传导通路"的传导速度比较快，为 1.0～1.2 m/s，窦房结产生的兴奋沿此通路迅速传到房室交界(包括房结区、结区和结希区)。兴奋在房室交界的传导速度很慢，特别是结区更为缓慢，约为 0.02 m/s。由于结区传导兴奋的速率低，因此兴奋由心房传至心室的过程延缓，即心房的兴奋在房室结延搁一段时间后才传导至心室，这种现象称为房-室延搁(atrioventricular delay)。房-室延搁使得心房先兴奋，之后心室才兴奋，这是心动周期中心房心室收缩不同步(图 3-1-3 和图 3-1-4)的原因。房-室延搁的生理意义在于：心房和心室不同时收缩，心脏在心房收缩完毕之后才开始心室的收缩，这有利于心室的充盈和射血。另一方面，由于房室结对兴奋的传导性，使房室交界成为传导阻滞的易发部位，因此，房室传导阻滞在临床上颇为常见，是心律失常中发病率较高的一类。心室肌的传导速度与浦肯野纤维的传导速度均高，分别约为 1 m/s 与 4 m/s，且心室肌细胞间以导电性高的闰盘相连接，因此，兴奋在心室肌组织中迅速而广泛地传导到左、右心室，左、右心室进行同步兴奋和收缩。

2. 影响传导性的因素

影响心肌细胞兴奋传导的因素主要包括心肌细胞的结构及心肌细胞的电生理特性两大方面。

(1)结构因素：影响心肌细胞兴奋传导速度的结构因素有细胞的直径与细胞间缝隙连接数目。兴奋传导速度与细胞直径大小成正比关系，细胞直径越大，内阻越小，形成的局部电流越大，兴奋的传导速度越快；细胞间的缝隙连接数目越多，兴奋传导速度越快，反之，传导速度慢。

窦房结 P 细胞的直径较小，其兴奋的传导速度较慢；房室交界细胞的直径最小，而且其细胞间的缝隙连接数目也较少，因此，其兴奋传导速度最慢，这也是产生房-室延搁的原因。而心房肌、心室肌和浦肯野细胞的直径都较大，尤以浦肯野纤维末梢的细胞直径最大，而且，心室肌细胞间以高导电性的闰盘相连接，因此，心肌细胞兴奋的传导速度最快，心室肌得以同步兴奋与收缩。在一些病理情况下，如心肌缺血时，细胞的结构与功能出现障碍，心肌兴奋的传导明显减慢，甚至出现传导阻滞，从而导致心律失常。

(2)生理因素：相比心肌细胞的结构而言，心肌细胞的电生理特性的变化更多，因此，其对心肌细胞传导性影响更大，主要表现在以下两个方面。

①0 期去极化的速度和幅度：动作电位 0 期去极化的速度和幅度是影响心肌细胞兴奋传导速度最主要的因素。0 期去极化的速度快，则局部电流的形成快，使邻近未兴奋部位细胞膜去极化达到阈电位水平所需的时间短，即兴奋传导的速度快。同样，0 期去极化的幅度大，则膜上已兴奋与未兴奋的相邻部位之间的电位差也大，形成的局部电流强且传播距离远，使前方更远部位的膜去极化，即兴奋的传导速度快。

②静息电位水平：正常静息电位水平时钠通道全部处于备用状态，细胞在此时接受刺激则钠通道开放速度快、数量多，产生的动作电位 0 期去极化的速度快、幅度大，同上述原因，则兴奋的传导速度快。在低于正常静息电位水平时，钠通道尚未全部恢复至备用状态，若此时细胞膜接受刺激，则动作电位 0 期去极化速度慢、幅度小，使兴奋的传导速度减慢。

③邻近未兴奋细胞膜的兴奋性：兴奋的传导是细胞膜相邻部分沿同一方向依次兴奋的过程，因此，兴奋能否顺利地传导至邻近未兴奋部位，取决于该部位膜的兴奋性。若相邻部位膜上的离子通道处于失活状态，即处于有效不应期，则该部位不被兴奋，传导阻滞；若相邻部位膜处于相对不应期或超常期，由于细

胞膜上的离子通道尚未全部复活，则该部位产生动作电位的0期去极化速度慢、幅度低，兴奋传导的速度减慢；若相邻部位膜钠通道全部处于备用状态，则产生的动作电位0期去极化的速度快、幅度大，兴奋的传导速度快。

3. 心电图

机体是一个导电体，窦房结产生的兴奋在心脏内按一定的顺序向心房和心室传导，相继引起心房、心室的去极化和复极化，这些电活动进一步通过心脏周围的导电组织和体液传导至体表，被心电图机记录下来，即为心电图(electrocardiogram，ECG)，它是心脏各细胞生物电活动的综合结果。换言之，心电图就是利用心电图仪在体表记录到的心脏生物电活动变化图形。临床上，心电图对心脏疾病有十分重要的辅助诊断意义，详见第九章。

四、心肌收缩的特点

心肌细胞和骨骼肌一样，粗、细肌丝呈规则排列，也属横纹肌，因此，心肌的收缩特性与骨骼肌有相似之处。但由于心肌细胞间以闰盘处的缝隙连接相连，且心肌细胞的生物电活动也与骨骼肌细胞有明显的不同，所以心肌细胞的收缩也有其自身的特点。

（一）心肌收缩特点

1. 同步收缩

如前所述，心肌细胞间以导电性高的闰盘相互连接，可使兴奋在心肌细胞间迅速传播，因此，可将心脏看作一个功能上的合胞体。在解剖结构上，在心房与心室之间有纤维环和结缔组织将两者分隔开，所以，心脏实际上是由两个功能合胞体组成的，一个是左右心房功能合胞体，另一个是左右心室功能合胞体，即心脏的同步收缩是指左右心房同步收缩以及左右心室同步收缩，而不是说心房与心室同步。恰恰相反，由于将兴奋由心房传向心室的房室结的传导速度低，故整个心房的所有心肌细胞同步收缩之后，才出现整个心室的所有心肌细胞同步收缩。而且，心脏只有通过同步收缩，才能使心房、心室内的压力迅速升高，从而有效地完成心脏的泵血功能。某些心脏的疾病会导致心室肌不能同步收缩，比如，出现心肌梗死时，缺血梗死的部位不但不能进行同步收缩，反而会在正常心室肌收缩时向外隆起，这将严重影响心脏的泵血功能，甚至引起死亡。

2. 不发生强直收缩

骨骼肌在接受频率比较高的串刺激时，收缩会发生复合，即产生强直收缩。但是，心肌不会发生强直收缩。这是因为心肌细胞兴奋性的周期性变化有别于骨骼肌细胞的最大特点是有效不应期特别长，一直延续至舒张早期。在有效不应期内，任何刺激都不会使心肌细胞再次兴奋而产生收缩，所以，心脏不会发生强直收缩。即便在有效不应期之后接受刺激产生了期前收缩，其后也会接着出现代偿间歇，详见前文“心肌细胞兴奋性的周期性变化”部分。因此，心脏始终保持收缩与舒张交替进行的节律活动。这也是心脏维持正常的泵血功能的重要前提。

3. 对细胞外 Ca^{2+} 的依赖性

心肌细胞的肌质网不如骨骼肌发达，其 Ca^{2+} 储备量较少，因此，心肌细胞收缩时所需的 Ca^{2+} 一定程度上依赖细胞外 Ca^{2+}。另一方面，肌浆网释放 Ca^{2+} 需细胞外 Ca^{2+} 内流进入胞质来触发，因此，心肌细胞的收缩活动依赖细胞外 Ca^{2+} 流入。这种由少量 Ca^{2+} 内流引起细胞内 Ca^{2+} 库大量释放的过程，称为钙触发钙释放(calcium-induced calcium release，CICR)。当细胞外 Ca^{2+} 浓度在一定范围内增加时，动作电位平台期 Ca^{2+} 内流量就会增加，则心肌收缩力增强；反之，细胞外 Ca^{2+} 浓度降低，则心肌收缩力减弱(图3-1-18)。当细胞外 Ca^{2+} 浓度极低甚至无 Ca^{2+} 时，心肌细胞虽然仍能产生动作电位，却不能产生收缩，这一现象称为兴

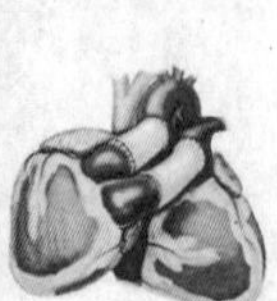

奋-收缩脱耦联。

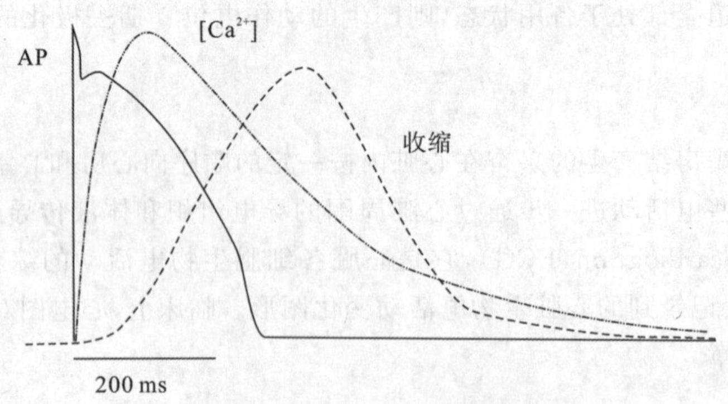

AP—动作电位；[Ca^{2+}]—细胞内钙离子浓度。

图 3-1-18　心室肌细胞动作电位、钙离子浓度变化与收缩曲线的关系

(二)影响心肌收缩的因素

凡是能影响搏出量的因素，如前负荷、后负荷和心肌收缩能力，以及细胞外 Ca^{2+} 浓度的改变等，都将对心肌细胞的收缩产生一定的影响。详细参见前述影响心脏泵血功能的因素部分。

五、心脏代谢与生化的特点

(一)心脏的能量代谢

心脏组织在能量代谢方面有以下特点：

1. 心脏可利用多种能源物质，优先利用脂肪酸氧化分解供能

心脏耗能居全身器官之首，平均 10～15s 整个心脏的 ATP 库会更新一次，心脏通过能量代谢将储存于脂肪酸和葡萄糖中的化学能转化为机械能。

心肌细胞正常优先以脂肪酸为燃料产生 ATP。能量可依次以消耗自由脂肪酸、葡萄糖、乳酸、酮体等能源物质的方式提供。脂肪酸供能 60%～90%，为最优底物，葡萄糖为次选底物，提供 10%～40%的能量。

心肌细胞周围的毛细血管很多，氧供应充足，且心肌细胞中横管腔粗大，有利于物质供应；细胞的肌红蛋白量多，线粒体、细胞色素等都比骨骼肌丰富，即心肌的代谢方式是有氧代谢。

心脏全天消耗约 43 kg ATP。每秒消耗 1 mmol ATP(0.507 g)，心脏能量储备少，仅 20 mmol Pi (ATP 和 PCr 中的高能磷酸键)。超过 90%的 Pi 由磷酸肌酸(PCr)提供；超过 90%的 Pi 来自心肌细胞线粒体。线粒体占心肌细胞体积的 30%。剧烈运动时，心脏动用超过 90%的氧化能力。

心肌含有多种硫激酶(thiokinase)，可催化不同长度碳链脂肪酸转变成酯酰辅酶 A，所以心肌细胞优先利用脂肪酸氧化分解供能。心肌细胞含有丰富的酮体利用酶，也能彻底氧化脂肪酸分解的中间产物——酮体供能。正是由于心肌细胞优先利用脂肪酸，使其分解产生大量乙酰辅酶 A，强烈抑制酵解途径的调节酶——磷酸果糖激酶-1，因此葡萄糖酵解受到抑制。心肌细胞既富含细胞色素及线粒体，也富含 LDH_1，有利于乳酸氧化供能。所以，心肌主要通过有氧氧化脂肪酸、酮体和乳酸获得能量，极少进行糖酵解。心肌从血液摄取各种营养物有一定阈值限制，血液营养物水平超过阈值越高则摄取越多。因此，心肌在饱食状态下不排斥利用葡萄糖，餐后数小时或饥饿时利用脂肪酸和酮体，运动中或运动后则利用乳酸。

2. 心肌细胞分解营养物质功能方式以有氧氧化为主

心肌细胞富含肌红蛋白、细胞色素及线粒体，前者能储氧，以保证心肌有节律的、持续的舒缩运动所需氧的供应；后两者利于利用氧进行有氧氧化，所以心肌分解代谢以有氧氧化为主。即使氧消耗增加，如运动加剧，也极少发生“负氧债”(oxygen debt repayment)。

心肌富含乳酸脱氢酶，以 LDH_1 为主，与乳酸亲和力强，能催化乳酸将其氧化成丙酮酸，后者可羧化为草酰乙酸，有利于有氧氧化。

3. 心肌供氧的调节

心肌提高从单位血液中摄取氧的潜力较小，因为冠脉血流经心脏后，65%～75%的氧已被心肌摄取。心肌供氧调节主要通过冠脉血管管径的调节，即通过增加冠脉血流量的途径获取更多的氧供。慢性供血不足时，由增加能量供给改为增加能量利用。

4. 发育及疾病状态下的心脏代谢特点

在子宫内，胎儿心脏依赖于碳水化合物作为原料产生 ATP，随着心脏的成熟，循环血脂肪酸成为主要的产生能量的来源。在饥饿或糖尿病时，心脏的产能则更加依赖脂肪酸。缺氧或衰竭的心脏则主要依赖于碳水化合物，特别是葡萄糖。

(二)心脏能量代谢的临床应用

葡萄糖和脂肪酸等物质是心肌细胞代谢的重要能量底物，利用放射性核素对这些底物进行标记，静脉注射后可被心肌细胞所摄取，可应用体外射线探测及成像设备进行心肌显像。需要注意的是，正常人在禁食状态下，脂肪酸是心脏主要能量来源，而在葡萄糖负荷下(进餐后)，血浆葡萄糖和胰岛素水平上升，血浆脂肪酸水平降低，则心脏主要利用葡萄糖作为能量物质。因此，在不同条件下应用相应的标记药物进行代谢显像，即可了解心肌的代谢状态。心肌代谢显像根据显像剂和显像原理的不同可分为葡萄糖代谢显像、心肌脂肪酸代谢显像、有氧代谢显像、氨基酸代谢显像等。详见第十一章第六节。

(三)心肌酶谱及其临床应用

心肌酶是存在于心肌的多种酶的总称，包括天门冬氨酸氨基转移酶(AST)、乳酸脱氢酶(LD 或 LDH)、肌酸激酶(CK)及其同工酶、α-羟丁酸脱氢酶(α-HBD)等。急性心肌梗死时因心肌细胞坏死而释放出心肌内多种酶，因此，测定血清中心肌酶主要是为了确定心肌缺血坏死或细胞膜通透性，这对诊断急性心肌梗死和评价溶栓后效果有一定的价值。详见第八章第三节。

(叶本兰、周　宇)

第二节　血管的生理功能

一、各类血管的功能特点

血管是构成循环系统的重要组成部分，不论是体循环还是肺循环，从心室射出的血液流经动脉、毛细血管和静脉，再返回心房，这些血管之间相互串联构成血管系统。除此之外，在体循环，供应各器官的血管相互间呈并联关系(图 3-2-1)。

按照血管的口径、血管壁中的成分以及血管的生理功能，可将血管分为以下几类(图 3-2-2 和表 3-2-1)：

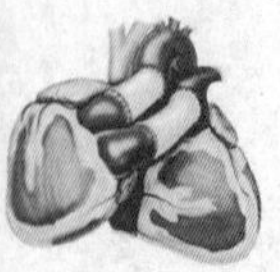

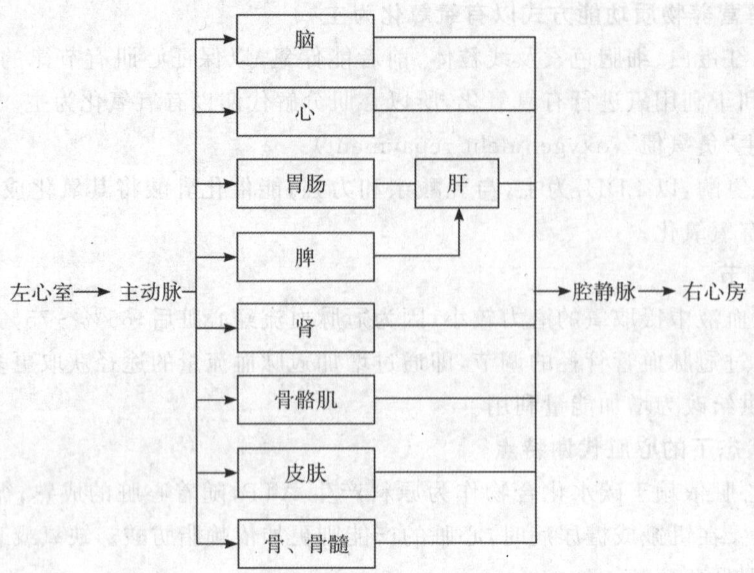

图 3-2-1　各器官间血管相互并联关系示意图

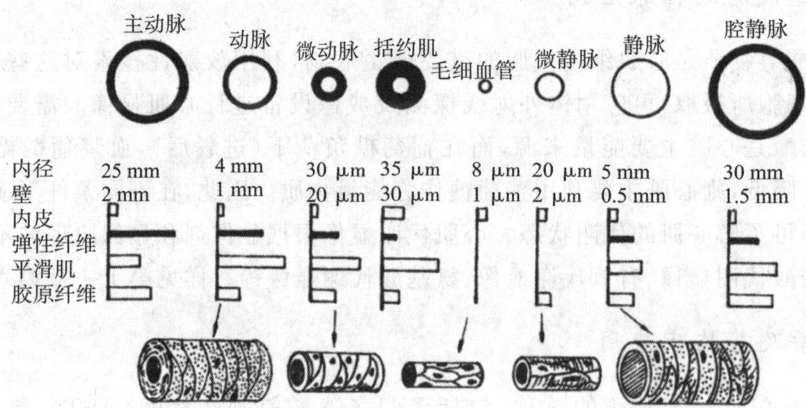

图 3-2-2　各类血管的管径、管壁厚度和管壁四种基本组织的比例示意图

表 3-2-1　各类血管的功能特点

分类	组成	功能特点
弹性贮器血管	主动脉和肺动脉主干及最大分支	血压高、血流快，有较大弹性及可扩张性；可缓冲血压的骤然变化，使间断血流转变为连续血流
分配血管	中等大小动脉	血压高、血流快；运送、分配血液到各器官组织
阻力血管	小动脉、微动脉	血压高、血流快、阻力大；调节局部血管的口径和血流阻力
交换血管	真毛细血管	血压低、血流慢、管壁薄、通透性大；是血液和组织液间物质交换的场所
容量血管	静脉	数量多、口径大、容量大；可容纳循环血量的 60%～70%

1. 弹性贮器血管

弹性贮器血管指主动脉、肺动脉主干及其发出的最大的分支，这部分血管的管壁坚厚，富含弹性纤维，有明显的可扩张性和弹性。左心室射血时，主动脉压升高，一方面推动动脉内的血液向前流动（动能），另一方面使主动脉扩张（势能储备），容积增大。因此，左心室射出的血液在射血期内只有一部分进

入外周，另一部分则被贮存在大动脉内。主动脉瓣关闭后，被扩张的大动脉管壁弹性回缩，将射血期多容纳的那部分血液继续推向外周。这就是为什么虽然心脏的收缩是间断的，但血液的流动却是连续的。大动脉的这种功能称为弹性贮器作用。

2. 分配血管

分配血管是指弹性贮器血管以后到分支为小动脉之前的动脉管道，其功能是将血液输送至各组织器官，故称为分配血管。

3. 毛细血管前阻力血管

动脉反复发出分支，口径逐渐变细，管壁逐渐变薄，管壁中弹力纤维也逐渐减少，而平滑肌的成分逐渐增多，到最细的微动脉的管道内径仅有20～30μm，对血流的阻力大。血液在血管系统中流动时所受到的总阻力，大部分来自微动脉，故从机能学角度将微动脉称为毛细血管前阻力血管（precapillary resistance vessel）。微动脉的管壁富含平滑肌，后者的舒缩活动可使血管口径发生明显变化，从而改变对血流的阻力和所在器官、组织的血流量。

4. 毛细血管前括约肌

在真毛细血管的起始部常有平滑肌环绕，称为毛细血管前括约肌（precapillary sphincter）。它的收缩或舒张可控制毛细血管的关闭或开放，因此，其可决定某一时间内毛细血管开放的数量。

5. 交换血管

交换血管指真毛细血管，又称为交换血管（exchange vessel），其数量多，总横截面积非常大，血液在此处的流速非常慢，管壁仅由单层内皮细胞构成，外面有一薄层基膜，故通透性很高，成为血管内血液和血管外组织液进行物质交换的场所。

6. 毛细血管后阻力血管

毛细血管汇合成微静脉。较大的微静脉，其管壁中又逐渐出现平滑肌；到小静脉，管壁已有完整的平滑肌层。微静脉和小静脉对血流的阻力虽然比微动脉小，但其管壁平滑肌收缩仍足以使管径缩小而增加血流阻力。因此，微静脉和小静脉在机能上属于毛细血管后阻力血管（postcapillary resistance vessel）。毛细血管前阻力和毛细血管后阻力比值的改变会影响毛细血管内的静水压，从而影响血液和组织液之间液体的转移。

7. 容量血管

静脉和相应的动脉比较，数量较多，口径较粗，管壁较薄，故其容量较大，而且可扩张性较大，即较小的压力变化就可使容积发生较大的变化。在安静状态下，循环血量的60%～70%容纳在静脉中。静脉的口径发生较小变化时，静脉内容纳的血量就可发生很大的变化，而压力的变化较小。因此，静脉在血管系统中起着血液贮存库的作用，在生理学中将静脉称为容量血管（capacitance vessel）。容量血管的舒缩活动可改变回心血量，从而使心输出量发生相应的改变。

8. 短路血管

在机体的某些部位存在着一种短路血管（shunt vessel）。短路血管是指一些血管床中小动脉和静脉之间的吻合枝。它们可使小动脉内的血液不经毛细血管而直接流入小静脉。在手指、足趾、耳郭等处的皮肤中有许多短路血管存在，它们在功能上与体温调节有关。

二、血液的流体动力学基础

循环系统是由心脏和血管所构成的密闭管道，其中心脏是推动血液流动的动力器官，血管则是输送和分配血液的管道。对于人体中的血管可从解剖结构和机能学角度人为地将其分为8类。由于各类血管的管壁中所含成分不同，且反复发出分支，所以表现出来的功能也各不相同。但是，总的来说，从血液

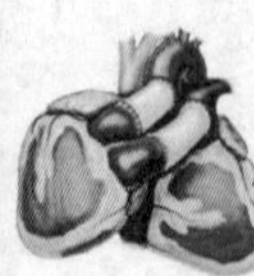

循环的功能分析，血液循环的目的是通过心脏的做功推动血液在心血管系统中流动，并经血管将血液分配到各个组织器官，以完成组织器官的物质交换，从而维持机体的新陈代谢和机体的稳态。

血液在心血管系统流动的过程必然涉及一系列流体力学的问题，诸如血流量、血流阻力、血压等。研究流体运动的科学称为流体动力学(hydrodynamics)。在医学领域中，研究血液在心血管系统中流动的一系列物理现象的学科称为血流动力学(hemodynamics)。血流动力学是流体力学的一个分支，它是应用流体力学的理论研究血液、血液所流过血管树的特性及血液流动，以及伴随血液流动所进行的物质交换规律。

血液在血管内流动符合一般流体力学的规律。但是，由于血液是循环于心血管系统中的胶体组织，由血浆和血细胞(红细胞、白细胞和血小板)两部分组成，所以，从全血的角度分析，它是一种复杂的非牛顿流体，而血管是有弹性，并可以扩张的管道系统，因此，血液在血管中流动比水在玻璃管中流动要复杂得多。另外，在不同的生理或病理情况下，血流会发生各种改变，以适应各组织器官代谢的需要。

(一)血流量和血流速度

单位时间内流过血管某一截面的血量称为血流量，也称容积速度，其单位通常以 mL/min 或 L/min 来表示。血液中的一个质点在血管内移动的线速度，称为血流速度。血液在血管流动时，其血流速度与血流量成正比，与血管的截面成反比。

1. 泊肃叶定律

泊肃叶(Poiseuille)研究了液体在管道系统内流动的规律，指出单位时间内液体的流量(Q)与管道两端的压力差(P_1-P_2)以及管道半径 r 的 4 次方成正比，与管道的长度 L 成反比。这些关系可用下式表示：

$$Q=\mathrm{K}(r^4/L)(P_1-P_2)$$

这一等式中的 K 为常数，后来的研究证明它与液体的黏滞度 η 有关。因此泊肃叶定律又可写为：

$$Q=\pi(P_1-P_2)r^4/8\eta L$$

2. 血液在心血管中的运动规律

血液在血管内的流动方式可以分为层流(laminar flow)和湍流(turbulence)两种类型。在层流的情况下，液体每个质点的流动方向都一致，与血管的长轴平行，但各质点的流速不同，在血管轴心处流动速度最快，越靠近管壁，流动速度越慢。因此，可以设想血管内的血液由无数层同轴的圆柱面构成，在同一层的液体质点流速相同，由轴心向管壁，各层液体的流速依次递减，图 3-2-3 中的箭头指示血流的方向，箭的长度表示流速，在血管的纵剖面上各箭头的连线形成一抛物线。泊肃叶定律适用于层流的情况。当血液的流速加快到一定程度后，会发生湍流，此时血液中各个质点的流动方向不再一致，出现旋涡。在湍流的情况下，泊肃叶定律不再适用，血流量不是与血管两端的压力差成正比，而是与压力差的平方根成正比。

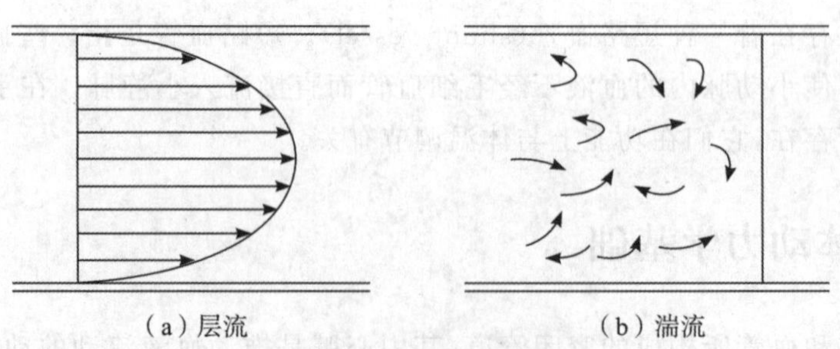

图 3-2-3 层流与湍流

关于湍流的形成条件，雷诺(Reynolds)提出一个经验公式：

$$Re = VD\sigma / \eta$$

式中的V为血液在血管内的平均流速(单位为 cm/s),D为管腔直径(单位为 cm),σ为血液密度(单位为 g/cm^3),η为血液黏滞度(单位为泊),Re为 Reynolds 数,没有单位。一般当Re数超过 2000 时,就可发生湍流。由上式可知,在血流速度快,血管口径大,血液黏滞度低的情况下容易产生湍流。

正常情况下,心室内存在着湍流,一般认为这有利于血液的充分混合。病理情况下,如房室瓣狭窄、主动脉瓣狭窄、动脉导管未闭等,均可因湍流形成而产生杂音。

(二)血流阻力

血流阻力(blood flow resistance)是指血液在血管内流动时所遇到的阻力。血流阻力是由血液流动时血液与血管壁、血液内部各质点之间的碰撞摩擦而产生的。血流阻力的存在可推动血液流动的动能逐渐转变成热能。热能是能量的最低形式,它不可能再转换成势能或动能,故血液在血管内流动时压力逐渐降低。在湍流的情况下,血液中各个质点不断变换流动的方向,故消耗的能量较层流时更多,血流的阻力也随之增大。

血流阻力一般不能直接测量,而需通过计算得出。血液在血管中的流动与电荷在导体中的流动有类似之处。根据欧姆定律,电流强度与导体两端的电位差成正比,与导体的电阻成反比。这一关系也适用于血流,即血流量与血管两端的压力差成正比,与血流阻力R成反比,可用下式表示:

$$Q = (P_1 - P_2) / R$$

在一段血管系统中,若测得血管两端的压力差和血流量,就可根据上式计算出血流阻力。如果结合上式和泊肃叶定律的方程式,则可写出计算血流阻力的方程式,即:

$$R = 8\eta L / \pi r^4$$

这一方程式表示,血流阻力与血管的长度和血液的黏滞度成正比,与血管半径的 4 次方成反比。由于血管的长度变化很小,因此,血流阻力主要由血管口径和血液黏滞度决定。对一个器官来说,如果血液黏滞度不变,则器官的血流量主要取决于该器官的阻力血管的口径。阻力血管口径增大时,血流阻力降低,血流量就增多。反之,当阻力血管口径缩小时,器官血流量就减少。机体对循环功能的调节,就是通过控制各组织器官阻力血管的口径来调节各组织器官之间的血流分配的。

(三)血液黏滞度

血液黏滞度(blood viscosity)为血液流动时所受切应力与切变率的比值,常用血液黏度计测定。血液黏滞度是血液流变特性最重要和最基本的生理参数,它可以从整体水平了解诸多因素对血液黏滞度的综合影响。血液黏滞度是决定血流阻力的因素之一。在其他因素恒定的情况下,黏滞度越高,血管阻力越大。正常情况下全血的黏滞度为水的 4~5 倍,血浆的黏滞度为水的 1~2 倍。

影响血液黏滞度的主要因素有:

1. 血细胞比容

血液中血细胞占全血容积的百分比称为血细胞比容(hematocrit),它是决定血液黏滞度最重要的因素。男性血细胞比容平均值约为 42%,女性约为 38%。血细胞比容越大,血液黏滞度就越高。

2. 血流的切率

血流的切率(shear rate)是指在层流的情况下,相邻两层血液流速差与液层厚度的比值。切率也就是图 3-2-3 抛物线的斜率。匀质液体的黏滞度不随切率的变化而改变,称为牛顿液。相反,全血为非匀质液体,其黏滞度则随切率的减小而增大,称为非牛顿液。切率较高时,层流现象更为明显,即红细胞集中在中轴,其长轴与血管纵轴平行,红细胞移动时发生的旋转以及红细胞相互间的撞击都很少,故血液黏滞度较低。相反,当切率较低时,红细胞发生聚集,血液黏滞度就增高。

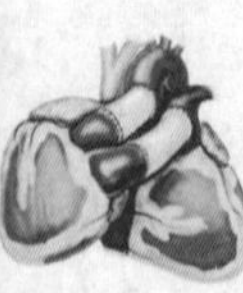

3. 血管口径

大的血管口径不影响血液黏滞度,但当血液在直径小于0.2～0.3 mm的微动脉内流动时,只要切率足够高,则血液黏滞度就会随着血管口径的变小而降低,其原因尚不清楚,但对机体有明显的益处。否则血液在小血管中流动时阻力将会增高。

4. 温度

血液的黏滞度随温度的降低而升高。人体的体表温度比深部温度低,故血液流经体表部分时黏滞度会升高。如果将手指浸入冰水中,局部血液的黏滞度可增加2倍。

(四)血压

血压(blood pressure)是指血管内的血液对单位面积血管壁产生的侧压力,即压强。按照国际标准计量单位规定,压强的单位为帕(Pa),即牛顿/米^2(N/m^2)。在临床实际应用中帕的单位较小,故血压的数值通常用千帕(kPa)来表示(1 mmHg等于0.133 kPa)。

形成血压的因素包括一个先决条件,即心血管系统中要有充足的血液充盈,以及三个基本因素,即心脏射血、外周阻力、大动脉管壁的弹性。

循环系统中血液充盈的程度可用循环系统平均充盈压来表示。在动物实验中,用电刺激可造成心室颤动,使心脏暂时停止射血,血流暂停,循环系统各处的压力很快取得平衡。此时,循环系统各处所测得的压力都是相同的,这一压力数值即循环系统平均充盈压。其高低取决于血量和循环系统容量之间的相对比值。如果血量增多或血管容量减小,则循环系统平均充盈压就增高;反之,如果血量减少或血管容量增大,则循环系统平均充盈压就降低。用巴比妥麻醉的狗,其循环系统平均充盈压约为0.93 kPa(7 mmHg),人的循环系统平均充盈压接近这一数值。

形成血压的第一个基本因素是心脏射血。心室肌收缩时所释放的能量一部分用于推动血液向外周流动,是血液流动的动能;另一部分则形成对血管壁的侧压,并使血管壁扩张,这部分为势能,即压强能。

形成动脉血压的第二个基本因素是外周阻力。心脏收缩所做的功一部分用于推动血液流向外周,另一部分产生侧压,使大动脉血管扩张。但是如果没有外周阻力,血液将迅速流向外周,不能保持对大动脉管壁的侧压力,结果会导致心室舒张期血压出现大幅度降低,血液的流动不再保持连续。机体处于安静状态时,体循环中的外周阻力主要产生于毛细血管前阻力血管部分。另外,由于血液从大动脉流向心房的过程中不断消耗能量,因此血压会逐渐降低。

形成动脉血压的第三个基本因素是大动脉管壁的弹性。在心室射血期大约1/3的血液在其动能的推动下流向外周,另有2/3的血液使大动脉血管扩张,形成势能储备。在心室舒张期,大动脉发生弹性回缩,又将一部分势能转变为推动血液的动能,使血液在血管中继续向前流动。如果没有大动脉血管壁的弹性,将出现心室收缩时血压增高,而心室舒张时血压则很低的情况,血液在心血管系统中流动时会发生断流。

三、动脉血压与动脉脉搏

(一)动脉血压

动脉血压(arterial blood pressure)是指动脉血管中的血液对单位面积血管壁产生的侧压力。在一个心动周期中,动脉血压随着心脏的收缩与舒张发生周期性变化。在心缩期,动脉血压达到的最高值称为收缩压,健康成人为100～120 mmHg(13.3～16.0 kPa)。在心舒期,血压达到的最低值称为舒张压,健康成人为60～80 mmHg(8.0～10.6 kPa)。收缩压与舒张压之差称为脉搏压。健康成人为30～40 mmHg

(4.0～5.3 kPa)。一个心动周期中动脉血压的平均值称为平均动脉压。

平均动脉压＝舒张压＋脉搏压/3

如前所诉，动脉血压形成的前提是心血管系统中有足够的血液充盈。除此之外，心室的收缩、外周阻力和大动脉管壁的弹性也是形成动脉血压的重要因素。

（二）影响因素

影响动脉血压的因素主要有每搏输出量、外周阻力、心率、大动脉的弹性、循环血量与血管容积的比例等。

1. 每搏输出量

在心率和外周阻力不变的情况下，当左心室收缩力加强，搏出量增加时，在心缩期进入主动脉和大动脉的血量就增多，管壁所受的侧压力增大，则收缩压明显升高。由于主动脉和大动脉管壁被扩张的程度大，心舒期其弹性回缩力量也大，推动血液向外周流动的速度加快，因此，到心舒期末，主动脉和大动脉内存留的血量增加并不多，舒张压虽有所升高，但升高的程度不大，故脉压增大；反之亦然。临床上左心功能不全时主要表现为收缩压降低，脉压减小。

2. 外周阻力

心输出量不变而外周阻力增加（可能是外周血管堵塞造成的），即小动脉和微动脉口径缩小时，动脉血液流向外周时遇到的阻力增加，则心室舒张期末期主动脉和大动脉内的血量增多，舒张压明显升高。在心缩期内，由于动脉血压升高使血流速度加快，因此，在心缩期内仍有较多的血液流向外周，收缩压升高不如舒张压升高明显，故脉压减小；反之亦然。所以，舒张压的高低主要反映外周阻力的大小。原发性高血压大多是由阻力血管广泛持续收缩或硬化所引起，此时外周阻力增大，动脉血压升高，而舒张压升高较明显。

3. 动脉管壁弹性

主动脉和大动脉管壁的弹性对动脉血压起缓冲作用，当主动脉和大动脉管壁的弹性降低时，表现为收缩压升高而舒张压不变或稍高，脉压增大。随着年龄增长，主动脉和大动脉管壁的弹性纤维逐渐减小，管壁中胶原纤维增多，导致血管的弹性降低。阻力血管也具有一定的弹性，其弹性也会随年龄的增长而有所降低，因而被动扩张能力减小，外周阻力增大。所以，舒张压虽也随着年龄的增长而升高，但升高的程度不如收缩压明显。

4. 心率

在搏出量和外周阻力不变的情况下，心率增快，心舒期缩短，舒张期间流向外周的血量减少，致使心室舒张末期主动脉内存留的血量增多，舒张压明显升高，血流速度加快，在心室收缩期内仍有较多的血液从主动脉流向外周。所以，尽管收缩压也升高，但不如舒张压升高明显，表现为脉压减小；反之亦然。故心率主要影响舒张压。

当人体处于活动状态时，心脏需要输出更多的血液。对经常锻炼的人或者运动员来说，心脏主要通过增强自身的收缩力来实现排血量的增加。而对运动较少的人来说，增加心脏排血量的方法主要是靠增加心率来实现的，以此保障运动时的代谢稳定。所以运动时，运动员的收缩压变化较大，而普通人则是舒张压变化较大。这就是心率对血压影响的一种表现。

5. 循环血量和血管系统容量的比例

循环血量减少时，体循环平均压下降，动脉血压下降。影响动脉血压的因素见表 3-2-2。

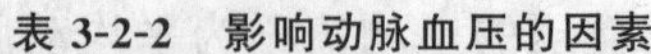

表 3-2-2 影响动脉血压的因素

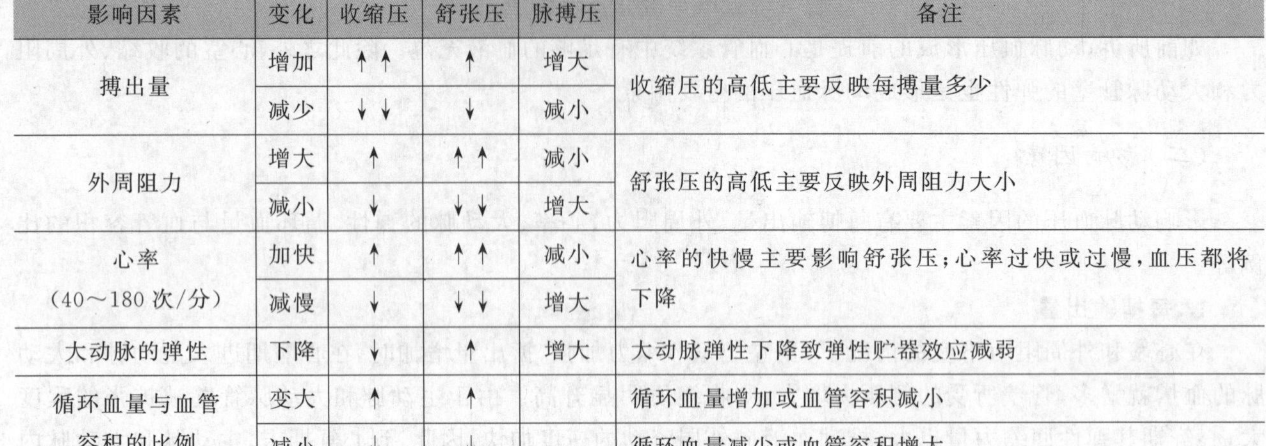

影响因素	变化	收缩压	舒张压	脉搏压	备注
搏出量	增加	↑↑	↑	增大	收缩压的高低主要反映每搏量多少
	减少	↓↓	↓	减小	
外周阻力	增大	↑	↑↑	减小	舒张压的高低主要反映外周阻力大小
	减小	↓	↓↓	增大	
心率 （40～180 次/分）	加快	↑	↑↑	减小	心率的快慢主要影响舒张压；心率过快或过慢，血压都将下降
	减慢	↓	↓↓	增大	
大动脉的弹性	下降	↓	↑	增大	大动脉弹性下降致弹性贮器效应减弱
循环血量与血管容积的比例	变大	↑	↑		循环血量增加或血管容积减小
	减小	↓	↓		循环血量减少或血管容积增大

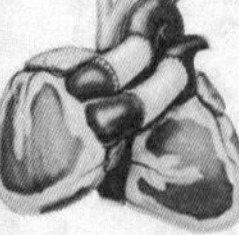

（三）动脉脉搏

在每个心动周期中，动脉内的压力都会发生周期性的波动。这种周期性的压力变化可引起动脉血管出现搏动，称为动脉脉搏。在手术时暴露动脉，可以直接看到动脉随每次心跳而发生的搏动。用手指也可摸到身体浅表部位的动脉搏动。

1. 动脉脉搏的波形

用脉搏描记仪可以记录浅表动脉搏动的波形，这种记录图形称为脉搏图（图 3-2-4）。动脉脉搏的波形可因描记方法和部位的不同而有所差别，但一般包括以下几个组成部分：

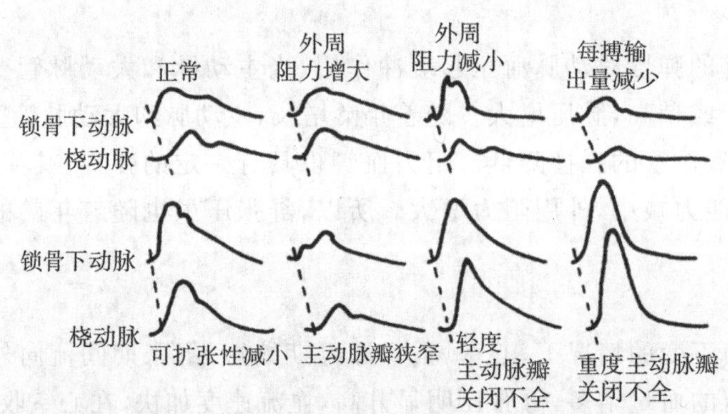

图 3-2-4 不同情况下锁骨下动脉与桡动脉的脉搏图

（1）**上升支**：在心室快速射血期，动脉血压迅速上升，管壁被扩张，形成脉搏波形中的上升支。上升支的斜率和幅度受射血速度、心输出量以及射血所遇阻力的影响。心脏射血时遇到的阻力大，心输出量小，射血速度慢，则脉搏波形中上升支的斜率小，幅度也低。反之，心脏射血时所遇的阻力小，心输出量大，射血速度快，则上升支较陡，幅度也较大。大动脉的可扩张性减小时，其弹性贮器作用也减弱，则动脉血压的波动幅度增大，脉搏波形中上升支的斜率和幅度也加大。主动脉瓣狭窄时，射血阻力大，脉搏波形中上升支的斜率和幅度都较小。

（2）**下降支**：心室射血的后期，射血速度减慢，进入主动脉的血量少于由主动脉流向外周的血量，故被扩张的大动脉开始回缩，动脉血压逐渐降低，形成脉搏波形中下降支的前段；随后心室舒张，动脉血压继续下降，形成下降支的其余部分。在主动脉记录脉搏图中，其下降支上有一个切迹，称为降中峡。降中峡发生在主动脉瓣关闭的瞬间。心室舒张时室内压下降，主动脉内的血液向心室方向反流，这一反流使主动脉瓣很快关闭。反流的血液使主动脉根部的容积增大，并且受到闭合的主动脉瓣阻挡，发生一个折返波，因此在降中峡的后面形成一个短暂的向上的小波，称为降中波。动脉脉搏波形中下降支的形状可大致反映外周阻力的高低。外周阻力大时，脉搏波形中降支的下降速率较慢，切迹的位置较高。如果外周阻力较小，则下降支的下降速率较快，切迹位置较低，切迹以后下降支的坡度小，较为平坦。主动脉瓣关闭不全时，在心室舒张期有部分血液倒流入心室，故下降支很陡，降中波不明显或者消失。

2. 动脉脉搏波的传播速度

动脉脉搏波可以沿着动脉管壁向外周血管传播，其传播的速度远较血流的速度快。一般来说，动脉管壁的可扩张性愈大，脉搏波的传播速度就愈慢。由于主动脉的可扩张性最大，故脉搏波在主动脉的传播速度最慢，为 3～5 m/s，大动脉的传播速度为 7～10 m/s，到小动脉段可加快到 15～35 m/s。老年人由于动脉管壁硬化，其主动脉管壁的可扩张性减小，脉搏波的传播速度可增加到大约 10 m/s。

由于小动脉和微动脉对血流的阻力很大，故在微动脉段以后脉搏波动大大减弱，到毛细血管，脉搏波动已基本消失。

从很早之前开始，医生在进行临床诊断时要按摸病人的脉搏，最常按摸的部位是桡动脉的脉搏。按脉可以了解病人的脉搏频率和节律是否规则，同时也在心理上构成了医生和病人之间的接触和联系。由于动脉脉搏与心输出量、动脉的可扩张性、外周阻力等因素有密切的关系，因此，在某些情况下脉搏可以反映心血管系统的异常状况。中医把切脉作为诊断疾病的重要手段之一，脉象反映了各种生理和病理情况下桡动脉脉搏的特征。

四、静脉血压与静脉回心血量

静脉是循环系统的重要组成部分，在功能上它既可以作为血液回流入心脏的通道，又可起到血液贮存库的作用。除此之外，静脉平滑肌的收缩或舒张可有效地调节回心血量和心输出量，使循环机能能够适应机体新陈代谢的需要。

（一）静脉血压

当体循环血液经过动脉和毛细血管到达微静脉时，血压下降至 2.0～2.7 kPa（15～20 mmHg）。右心房作为体循环的终点，血压最低，接近于零。通常将右心房和胸腔内大静脉的血压称为中心静脉压（central venous pressure），而将各器官静脉的血压称为外周静脉压（peripheral venous pressure）。

中心静脉压的高低取决于心脏射血能力和静脉回心血量之间的相互关系。如果心脏射血能力较强，能及时地将回流入心脏的血液射入动脉，中心静脉压就较低。反之，心脏射血能力减弱时，中心静脉压就升高。另一方面，如果静脉回流速度加快，中心静脉压也会升高。因此，在血量增加，全身静脉收缩，或在微动脉舒张使外周静脉压升高等情况下，中心静脉压都可能升高。可见，中心静脉压是反映心血管功能的又一指标。临床上在输液治疗休克时，除须观察动脉血压变化外，也要观察中心静脉压的变化。中心静脉压的正常变动范围为 0.4～1.2 kPa（4～12 cmH_2O）。中心静脉压偏低或有下降趋势，常提示输液量不足，而中心静脉压高于正常并有进行性升高的趋势，则提示输液过快或心脏射血功能不全。当心脏射血功能减弱而使中心静脉压升高时，静脉回流速度将减慢，较多的血液滞留在外周静脉内，导致外周静脉压升高。

（二）静脉回心血量及其影响因素

单位时间内的静脉回心血量取决于外周静脉压和中心静脉压之差，以及静脉对血流的阻力。故凡是能影响外周静脉压、中心静脉压以及静脉阻力的因素，都能影响静脉回心血量。

1. 体循环平均充盈压

体循环平均充盈压是反映血管系统充盈程度的指标。实验证明，血管系统内血液充盈程度愈高，静脉回心血量也就愈多。当血量增加或容量血管收缩时，体循环平均充盈压升高，静脉回心血量也就增多。反之，血量减少或容量血管舒张时，体循环平均充盈压降低，静脉回心血量减少。

2. 心脏收缩力

心脏收缩时将血液射入动脉，舒张时则可从静脉抽吸血液。如果心脏收缩力量增强，则射血时心室排空较完全，心室舒张期室内压就较低，对心房和大静脉内血液的抽吸力量也就较大。当右心衰竭时，射血力量显著减弱，心室舒张期右心室内压较高，血液淤积在右心房和大静脉内，回心血量大大减少。患者可出现颈外静脉怒张、肝充血肿大、下肢浮肿等特征。左心衰竭时，左心房和肺静脉压力升高，造成肺淤血和肺水肿。

3. 重力和体位改变

血管系统内的血液因受地球重力场的影响，可产生一定的静水压。因此，各部分血管的血压除由心脏做功形成以外，还要加上该部分血管处的静水压。各部分血管的静水压的高低取决于人体所取的体位。在平卧时，身体各部分血管的位置大致都处在和心脏相同的水平，故静水压也大致相同。但当人体从平卧转为直立时，足部血管内的血压则比卧位时高。其增高的部分相当于从足至心脏这样一段血柱高度形成的静水压，约 12 kPa(90 mmHg)，见图 3-2-5。而在心脏水平以上的部分，血管内的压力较平卧时为低，如颅顶脑膜矢状窦内压可降至 1.33 kPa(10 mmHg)。由重力形成的静水压的高低，处在同一水平上的动脉和静脉是相同的，但是它对静脉功能的影响远比对动脉功能的影响大。因为静脉较动脉有一明显的特点，即其充盈程度受跨壁压的影响较大。跨壁压是指血管内血液对管壁的压力和血管外组织对管壁的压力之差。一定的跨壁压是保持血管充盈膨胀的必要条件。跨壁压减小到一定程度时，血管就不能保持膨胀状态，即发生塌陷。静脉管壁较薄，管壁中弹性纤维和平滑肌都较少，因此当跨壁压降低时就容易发生塌陷，此时静脉的容积也减小。当跨壁压增大时，静脉充盈，容积增大。当人在直立时，足部的静

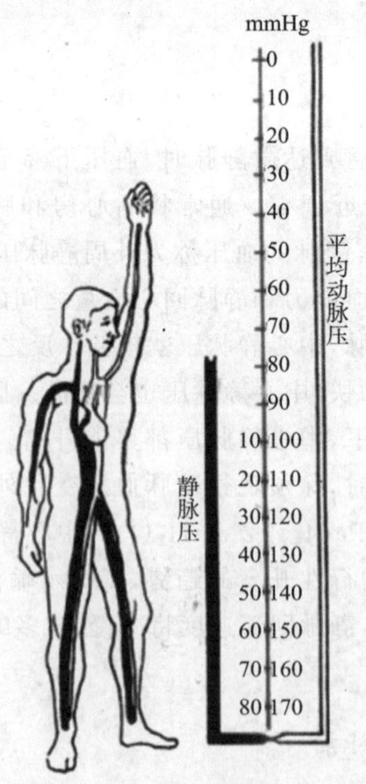

图 3-2-5 直立体位对肢体动脉和静脉血压的影响(1 mmHg=0.13 kPa)

脉充盈饱满，而颈部的静脉则塌陷。静脉的这一特性对人类来说特别值得注意，因为，当人在直立时，身体中大多数容量血管都处于心脏水平以下，如果站立不动，身体低垂部分的静脉就会充盈扩张，可比在卧位时多容纳400～600 mL血液，这样就造成体内各部分器官之间血量的重新分配，并导致暂时的回心血量减少，中心静脉压降低，每搏输出量减少和收缩压降低。这些变化会发动神经和体液的调节机制，使骨骼肌、皮肤、腹腔内脏的阻力血管收缩以及心率加快，从而动脉血压得以恢复。许多动物由于四足站地，多数容量血管都处于心脏水平以上，故体位改变时血量分配的变化不像在人类中那样明显。站立时下肢静脉容纳血量增加的程度可受到若干因素的影响，如下肢静脉内的静脉瓣，以及下面将叙述的下肢肌肉收缩运动、呼吸运动等。下肢静脉瓣膜受损的人，常不能长久站立，即使是正常人，如长久站立不动，其回心血量也会减少，进而动脉血压降低。体位改变对静脉回心血量的影响，在高温环境中更加明显。在高温环境中，皮肤血管舒张，皮肤血管中容纳的血量增多。因此，如果人在高温环境中长时间站立不动，回心血量就会明显减少，导致心输出量减少和脑供血不足，可引起头晕甚至昏厥。长期卧床的病人，其静脉管壁的紧张性较低，可扩张性较高，加之腹腔和下肢肌肉的收缩力量减弱，对静脉的挤压作用减小，故若由平卧位突然站起，则可因大量血液积滞在下肢，回心血量明显减少而发生昏厥。

4. 骨骼肌的挤压作用

人体在站立位的情况下进行下肢肌肉运动时，回心血量和在没有肌肉运动时不同。一方面是由于肌肉收缩时可对肌肉内和肌肉间的静脉产生挤压作用，使静脉血流加快；另一方面是由于静脉内有瓣膜存在，可使静脉内的血液只能单方向流至心脏而不能倒流。这样，骨骼肌和静脉瓣膜一起，对静脉回流起着“泵”的作用，分别称之为“静脉泵”和“肌肉泵”。下肢肌肉进行节律性舒缩活动时，如步行，肌肉泵的作用便能得到发挥（图3-2-6）。因为当肌肉收缩时，可将静脉内的血液挤向心脏，当肌肉舒张时，静脉内压力降低，有利于微静脉和毛细血管内的血液流入静脉，使静脉充盈（图3-2-7）。肌肉泵的这种作用，对在立位情况下降低下肢静脉压和减少血液在下肢静脉内潴留有着十分重要的生理意义。例如，在站立不动时，足部的静脉压为12 kPa（90 mmHg），而在步行时则降低至3.3 kPa（25 mmHg）以下。在跑步时，双下肢肌肉泵每分钟挤出的血液可达数升。在这种情况下，下肢肌肉泵的做功在相当程度上加速了全身的血液循环，对心脏的泵血起辅助的作用。但是，如果肌肉不是做节律性的舒缩，而是维持在紧张性收缩状态，则静脉持续受压，静脉回流反而减少。

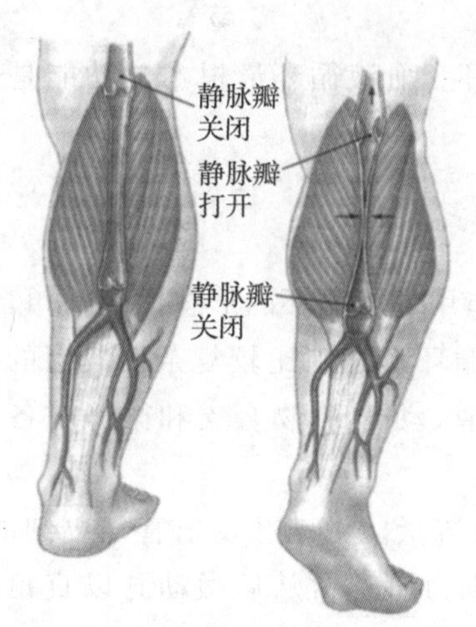

图3-2-6 静脉瓣的开放关闭控制血液在静脉内意向流动

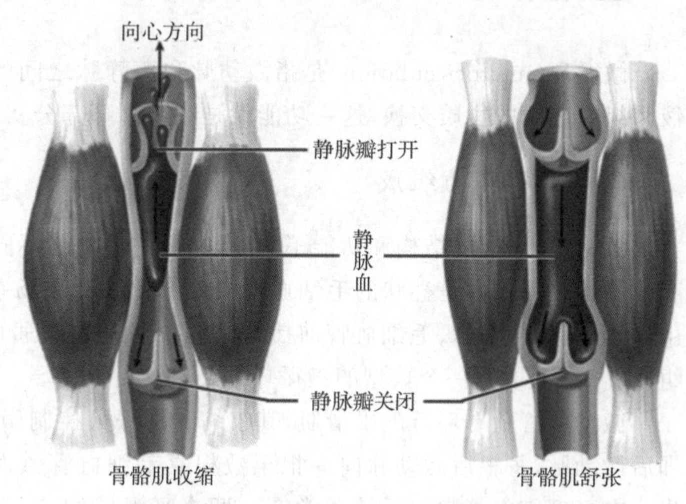

图3-2-7 静脉血液回流中肌肉泵的作用

5. 呼吸运动

呼吸运动也能影响静脉回流。正常情况下胸膜腔内压低于大气压，称为胸膜腔负压。由于胸膜腔内压为负压，胸腔内大静脉的跨壁压较大，故其经常处于充盈扩张状态。在吸气时，胸腔容积加大，胸膜腔

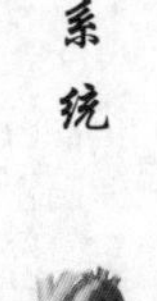

负压值进一步增大，使胸腔内的大静脉和右心房更加扩张，压力也进一步降低，有利于外周静脉内的血液回流入右心房。由于回心血量增加，心输出量也相应增加。呼气时，胸膜腔负压值减小，由静脉回流入右心房的血量也相应减少。可见，呼吸运动对静脉回流也起着“泵”的作用。人在站立时呼吸加深，可以促进身体低垂部分的静脉血液回流。需要指出，呼吸运动对肺循环静脉回流的影响和对体循环的影响不同。吸气时，随着肺的扩张，肺部的血管容积显著增大，能潴留较多的血液，故由肺静脉回流至左心房的血量减少，左心室的输出量也相应减少。呼气时则相反。

（三）静脉血流和静脉对血流的阻力

单位时间内由静脉回流入心脏的血量等于心输出量。在静脉系统中，由微静脉至右心房的压力降落仅15 mmHg。可见静脉对血流的阻力很小，约占整个体循环总阻力的15%。静脉在血液循环中所起的作用是将血液从组织输送回心脏，并起到血液贮存库的作用，而其所起的血流阻力作用很小。

前面提到，微静脉在功能上是毛细血管后阻力血管。但是毛细血管后阻力的改变主要影响毛细血管血压。毛细血管血压的高低取决于毛细血管前阻力和毛细血管后阻力的比值。当微静脉收缩，使毛细血管后阻力升高时，如果毛细血管前阻力不变，则毛细血管前阻力和毛细血管后阻力的比值变小，于是毛细血管血压升高，组织液的生成增多。因此，机体可通过对微静脉收缩状态的调节来控制血液和组织液之间的液体交换，并间接地调节循环血量。

除此之外，大静脉所处的功能状态不同对血流阻力的影响也不同。改变静脉的跨壁压可改变静脉的扩张状态，从而也改变静脉对血流的阻力。大静脉处于扩张状态时，对血流的阻力很小，但当管壁塌陷时，因其管腔截面由圆形变成椭圆形，截面积减小，故对血流的阻力增大。另外，血管周围组织对静脉的压迫也可增加静脉对血流的阻力。例如，锁骨下静脉在跨越第一肋骨处受肋骨的压迫；颈部皮下的颈外静脉直接受外界大气的压迫；腹腔内的大静脉受腹腔器官的压迫，等等。位于胸腔内的大静脉则因受胸膜腔内负压的作用，跨壁压较大，一般不会塌陷。颅腔、脊柱、骨、肝、脾等器官内的静脉，因受到血管周围结缔组织的支持，也不会塌陷。

五、微循环

微循环(microcirculation)是指微动脉和微静脉之间的血液循环。血液循环最根本的功能是进行血液和组织之间的物质交换，这一功能就是在微循环部分实现的。

（一）微循环的组成

各组织、器官的结构和功能不同，微循环的结构也不同。人手指甲的微循环的形态比较简单，微动脉和微静脉之间仅由呈袢状的毛细血管相连。骨骼肌和肠系膜的微循环形态则比较复杂。典型的微循环由微动脉、后微动脉、毛细血管前括约肌、真毛细血管、通血毛细血管、动-静脉吻合支和微静脉各个部分组成。图3-2-8是一个典型的微循环单元。

微动脉管壁有环行的平滑肌，其收缩和舒张可控制微循环的血流量。微动脉发出管径更细的分支，即后微动脉，每根后微动脉向一根至数根真毛细血管供血。真毛细血管通常从后微动脉以直角方向分出。在真毛细血管起始后端通常有一两个平滑肌细胞，形成一个环，即毛细血管前括约肌(precapillary sphincter)。该括约肌的收缩状态决定进入真毛细血管的血流量。

毛细血管的血液经微静脉进入静脉。最细的微静脉管径不超过30 μm，管壁没有平滑肌，在功能上起交换血管的作用。较大的微静脉管壁有平滑肌，在功能上构成毛细血管后阻力血管。微静脉的舒缩状态可影响毛细血管血压，从而影响毛细血管处的物质交换和静脉回心血量。

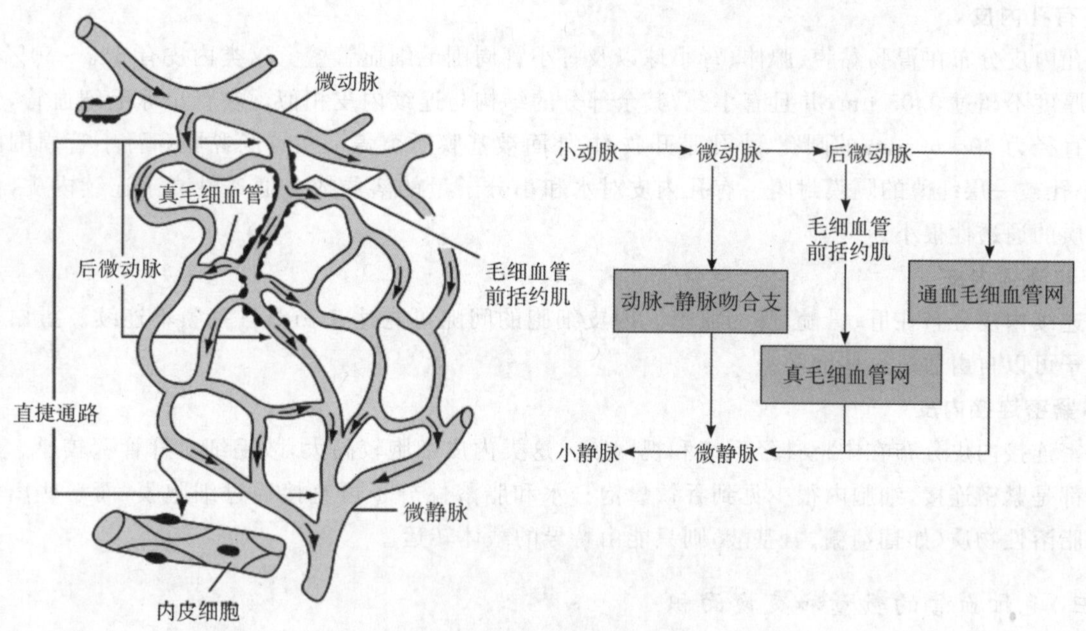

图 3-2-8　肠系膜微循环模式图

如上所述，微循环由 7 个部分组成，且通过不同的组合分别构成了微循环的 3 条通路。

1. 直捷通路

微动脉→通血毛细血管→微静脉，多见于骨骼肌，主要作用是使部分血液快速通过微循环而进入静脉。

2. 迂回通路

微动脉→后微动脉→毛细血管前括约肌→真毛细血管→微静脉。此通路迂回曲折，血流缓慢，真毛细血管相互交织成网状，且真毛细血管壁较薄，通透性大，是血液和组织液之间进行物质交换的场所。

3. 动-静脉短路

微动脉→动-静脉吻合支→微静脉，多见于皮肤和皮下组织，在体温调节中发挥作用。

（二）毛细血管的结构和通透性

毛细血管壁由单层内皮细胞构成，外面由基膜包围，总的厚度约 0.5 μm，在细胞核的部分稍厚。内皮细胞之间相互连接处存在着裂隙，成为沟通毛细血管内外的孔道（图 3-2-9）。

毛细血管内皮有 4 种主要类型：

1. 连续内皮

连续内皮分布在皮肤、骨骼肌、平滑肌、心肌、肺等多数组织器官。内皮细胞厚度为 0.1～0.2 μm，细胞核处稍厚。细胞之间有紧密连接（tight junction），其裂隙大小一般小于血浆蛋白质分子的大小，故水、离子、小于血浆蛋白的溶质分子均可通过。连续内皮细胞膜对血浆中各种溶质的通透性很小，但脂溶性物质如 O_2 和 CO_2 以及水分子可以直接通过内皮细胞膜。另外，内皮细胞还有吞饮功能，在细胞内可看到吞饮囊泡，囊泡内容物是血浆或组织液，包含蛋白质分子。有时数个囊泡可融合成一个贯通内皮细胞壁的暂时性通道。

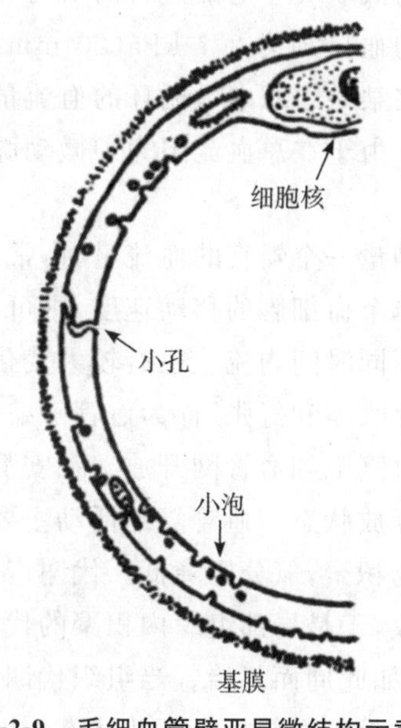

图 3-2-9　毛细血管壁亚显微结构示意图

2. 有孔内皮

有孔内皮分布在胃肠黏膜、腺体、肾小球以及肾小管周围毛细血管壁。这类内皮有5%～50%的面积上细胞厚度不超过0.05 μm，并且有小孔，其余部分的结构与连续内皮相似。在肾小球毛细血管，管壁的小孔是直径为50～60 nm的圆孔，小孔是开放的，外面被基膜所覆盖。在胃肠黏膜和肾小管周围的毛细血管，小孔被一层纤薄的隔膜封闭。有孔内皮对水和小分子量的溶质成分通透性高于连续内皮，但对血浆蛋白质的通透性很小。

3. 非连续内皮

非连续内皮分布在肝、骨髓、脾的血窦。内皮细胞的间隙可宽达1 μm，且基膜不连续。蛋白质和其他大分子可以自由通过这些间隙。

4. 紧密连接内皮

紧密连接内皮分布在中枢神经系统和视网膜。这类内皮细胞较高大，故毛细血管管壁较厚。内皮细胞之间都是紧密连接，细胞内很少见到吞饮囊泡。水和脂溶性分子可直接通过细胞膜，而一些离子和小分子非脂溶性物质（如葡萄糖、氨基酸）则只能由特异的载体转运。

（三）毛细血管的数量和交换面积

经过粗略估计，人体约有400亿根毛细血管。不同器官组织中毛细血管的密度有很大差异。例如，心肌、脑、肝、肾等器官毛细血管的密度为每立方毫米组织2500～3000根；骨骼肌则为每立方毫米组织100～400根；骨、脂肪、结缔组织中毛细血管密度较低。假设毛细血管的平均半径为3 μm，平均长度为750 μm，则每根毛细血管的表面积约为14000 μm^2。由于微静脉的起始段也有交换功能，故每根毛细血管的物质交换的有效面积可达22000 μm^2。由此可以估计全身毛细血管（包括有交换功能的微静脉）总的有效交换面积将近1000 m^2。

（四）微循环的血流动力学

微循环中的血流一般为层流，在血液流经微循环血管网的过程中血压也逐渐降低。在直径为8～40 μm的微动脉处，对血流的阻力最大，血压降落也最大。毛细血管的起始端，血压为4.0～5.3 kPa（30～40 mmHg），中段血压约3.3 kPa（25 mmHg），至静脉端为1.3～2.0 kPa（10～15 mmHg）。毛细血管血压的高低取决于毛细血管前阻力和毛细血管后阻力的比值。一般来说，当这一比例为5：1时，毛细血管的平均血压约为2.7 kPa（20 mmHg），比值增大时，毛细血管血压就降低，比值变小时毛细血管血压升高。在某一组织中微循环的血流量与微动脉和微静脉之间的血压差成正比，与微循环中的总血流阻力成反比。由于在总血流阻力中微动脉处的阻力占较大比例，故微动脉的阻力对微循环血流量的控制起主要作用。

测量一个器官的血流量时，常可见到在一定时间内其血流量是稳定的。但如果在显微镜下观察微循环中单个血细胞的移动速度，则可看到在同一时间内不同微血管中的血流速存在很大差别，而且同一血管在不同时间内流速也有较大变化。其原因是后微动脉和毛细血管前括约肌每分钟可出现5～10次的交替性收缩和舒张，称为血管舒缩活动。后微动脉和毛细血管前括约肌收缩，其后的真毛细血管网关闭，舒张时真毛细血管网开放。在安静状态下，骨骼肌组织中在同一时间内只有20%～35%的真毛细血管处于开放状态。血管舒缩活动主要与局部组织的代谢有关。毛细血管关闭时，该毛细血管周围组织中代谢产物积聚，氧分压降低。代谢产物和低氧都能导致局部的后微动脉和毛细血管前括约肌舒张及毛细血管开放，于是局部组织内积聚的代谢产物被血流清除，后微动脉和毛细血管前括约肌又收缩，使毛细血管关闭，如此周而复始。当组织代谢活动加强时，愈来愈多的微动脉和毛细血管前括约肌发生舒张，使愈来愈多的毛细血管处于开放状态，从而使血液和组织、细胞和细胞之间物质交换的面积增大，交换的距离缩短，使微循环的血流量和组织的代谢活动水平相适应。

（五）血液和组织液之间的物质交换

组织、细胞之间的空间称为组织间隙，其中由组织液所充满。组织液是组织、细胞生存的直接环境。组织液与血液之间则通过毛细血管壁进行物质交换，而组织、细胞通过细胞膜和组织液进行物质交换。因此，组织、细胞和血液之间物质交换的实现需建立在以组织液作为中介的基础之上。

血液和组织液之间的物质交换主要通过以下几种方式：

1. 扩散

扩散是液体中溶质分子的热运动，是血液和组织液之间进行物质交换的最主要的方式。毛细血管内、外液体中的分子，只要其直径小于毛细血管壁的孔隙，就能通过管壁进行扩散运动。分子运动是向各个不同方向进行的杂乱运动，故当血液流经毛细血管时，血液内的溶质分子可以扩散进入组织液，组织液内的溶质分子也可以扩散入血液。对某一种物质来说，通过毛细血管壁进行扩散的驱动力是该物质在管壁两侧的浓度差，即物质从浓度高的一侧向浓度低的一侧发生的净移动。溶质分子在单位时间内通过毛细血管壁进行扩散的速率与该溶质分子在血浆和组织液中的浓度差、毛细血管壁对该溶质分子的通透性、毛细血管壁的有效交换面积等因素成正比，与毛细血管壁的厚度（即扩散距离）成反比。对于非脂溶性物质，毛细血管壁的通透性（紧密连接内皮除外）与溶质分子的大小有关，分子愈小，通透性愈大。毛细血管壁孔隙的总面积虽仅占毛细血管壁总面积的千分之一，但由于分子运动的速度快于毛细血管血流速度数十倍，故血液在流经毛细血管时，血浆和组织液的溶质分子仍有足够的时间进行交换。脂溶性物质如 O_2、CO_2 等可直接通过内皮细胞进行扩散，因此，整个毛细血管壁都成为扩散面，单位时间内扩散的速率更高。

2. 滤过和重吸收

当毛细血管壁两侧的静水压不等时，水分子就会通过毛细血管壁从压力高的一侧向压力低的一侧移动。水中的溶质分子，若其分子直径小于毛细血管壁的孔隙，则也能随同水分子一起滤过。另外，当毛细血管壁两侧的渗透压不等时，水分子可从渗透压低的一侧向渗透压高的一侧移动。由于血浆蛋白等胶体物质较难通过毛细血管壁的孔隙，故血浆的胶体渗透压能限制血浆的水分子向毛细血管外移动。同样，组织液的胶体渗透压则限制组织液的水分子向毛细血管内移动。在生理学中，将管壁两侧静水压和胶体渗透压的差异引起的液体由毛细血管内向毛细血管外的移动称为滤过，而将液体向相反方向的移动称为重吸收。血液和组织液之间通过滤过和重吸收的方式发生的物质交换，与通过扩散方式发生的物质交换相比，虽然仅占很小的一部分，但在组织液的生成中起重要的作用。

3. 吞饮

在毛细血管内皮细胞一侧的液体可被内皮细胞膜包围并吞饮入细胞内，形成吞饮囊泡。之后，吞饮囊泡被运送至细胞的另一侧，从而排出至细胞外。因此，吞饮也是血液和组织液之间通过毛细血管壁进行物质交换的一种方式。一般认为，较大的分子如血浆蛋白等可以经这种方式通过毛细血管壁进行交换。

六、组织液的生成

正常成年人体重的60％左右是水，其中约40％存在于细胞内，称为细胞内液；其余20％存在于细胞外，称为细胞外液。细胞外液中，约有5％在血管内，即血浆的水分；其余15％存在于血管外，即组织液和各种腔室内液体（脑脊液、眼球内液等）的水分。存在于组织、细胞的间隙内的组织液，绝大部分呈胶冻状，不能自由流动。因此，不会因重力作用而流至身体的低垂部分。将注射针头插入组织间隙内，也不能抽出组织液。组织液凝胶的基质是胶原纤维和透明质酸细丝。组织液中有极小一部分呈液态，可自由流动。组织液中各种离子成分与血浆相同，也存在各种蛋白质，但其浓度明显低于血浆。

(一)组织液的生成

组织液为血浆经毛细血管壁滤过而形成。如前所述，液体通过毛细血管壁的滤过和重吸收取决于4个因素，即毛细血管血压(Pc)、组织液静水压(P_{if})，血浆胶体渗透压(πp)和组织液胶体渗透压(π_{if})。其中，Pc 和 π_{if} 是促使液体由毛细血管内向血管外滤过的力量，而 πp 和 P_{if} 是将液体从血管外重吸收入毛细血管内的力量。滤过的力量(即 $Pc+\pi_{if}$)和重吸收的力量(即 $\pi p+P_{if}$)之差，称为有效滤过压。单位时间内通过毛细血管壁滤过的液体量 V 等于有效滤过压与滤过系数 K_f 的乘积，即

$$V=K_f[(P_c+\pi_{if})-(\pi_p+P_{if})]$$

滤过系数的大小取决于毛细血管壁对液体的通透性和滤过面积。以图 3-2-10 所设的各种压力数值为例，在毛细血管动脉端的有效滤过压为 1.3 kPa(10 mmHg)，液体滤出毛细血管，而在毛细血管静脉端的有效滤过压力为负值，故发生重吸收。总的来说，流经毛细血管的血浆，约有 0.5%在毛细血管动脉端以滤过的方式进入组织间隙，其中约 90%在静脉端被重吸收回血液，其余约 10%进入毛细淋巴管，成为淋巴液。

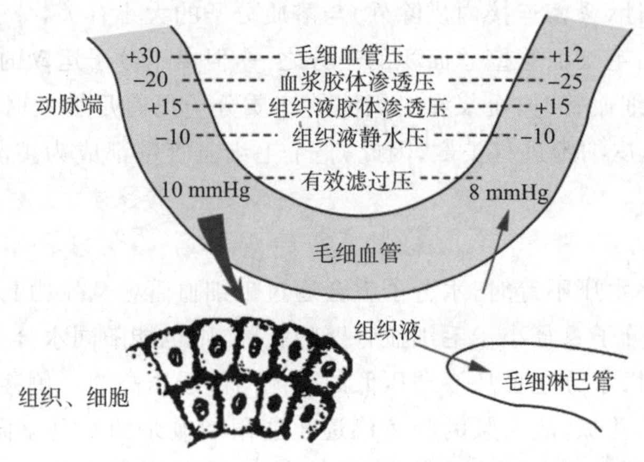

+—使液体滤出毛细血管的力量；-—使液体吸收回毛细血管的力量。

图 3-2-10 组织液生成与回流示意图

(二)影响组织液生成的因素

影响组织液生成和回流的主要因素是有效滤过压和毛细血管通透性。

(1)毛细血管血压：毛细血管血压升高，可使有效滤过压增大，组织液生成增多。反之则组织液生成减少。如急性大失血时，外周组织器官小动脉收缩，毛细血管血压下降，毛细血管动脉端的有效滤过压减小导致滤过减少，而毛细血管静脉端的有效滤过压甚至可能是负值，便有大量组织液被重吸收，所以有效滤过压的下降可使组织液生成减少。

(2)血浆胶体渗透压：血浆胶体渗透压由血浆蛋白质形成，故血浆蛋白减少，使有效滤过压增大，组织液生成增多。例如，肾病患者大量血浆蛋白丢失、肝病患者血浆蛋白合成障碍，都可使血浆蛋白质减少，导致有效滤过压增大，组织液生成增多，引起水肿。

(3)淋巴回流：淋巴液回流受阻可致组织液回流减少，从而导致组织液静水压升高。

(4)毛细血管壁通透性：毛细血管壁通透性增高可使组织液生成增多。例如发生过敏反应时，局部组织大量释放组胺，导致毛细血管壁通透性增大，组织液生成增多，并导致局部水肿。

在正常情况下，组织液不断生成，又不断被重吸收，保持动态平衡，故血量和组织液量能维持相对稳定。如果这种动态平衡遭到破坏，组织液生成过多或重吸收减少，组织间隙中就有过多的液体潴留，形成组织水肿。

七、淋巴液的生成和回流

淋巴管系统是组织液向血液回流的一个重要的辅助系统。毛细淋巴管以稍膨大的盲端起始于组织间隙，彼此吻合成网，并逐渐汇合成大的淋巴管。全身的淋巴液经淋巴管收集，最后由右淋巴导管和胸导管导入静脉。

（一）淋巴液的生成

组织液进入淋巴管，形成淋巴液。因此，来自某一组织的淋巴液成分和该组织的组织液成分非常接近。在毛细淋巴管起始端，内皮细胞的边缘像瓦片般互相覆盖，形成向管腔内开启的单向活瓣（图 3-2-11）。另外，当组织液积聚在组织间隙内时，组织中的胶原纤维和毛细淋巴管之间的胶原细丝可以将互相重叠的内皮细胞边缘拉开，使内皮细胞之间出现较大的缝隙。因此，组织液包括其中的血浆蛋白质分子可以自由地进入毛细淋巴管。正常成人在安静状态下每小时大约有 120 mL 淋巴液流入血液循环，其中约 100 mL 经由胸导管，20 mL 经由右淋巴导管进入血液。依此推算，每天生成的淋巴液总量为 2～4 L，大致相当于全身血浆总量。组织液和毛细淋巴管内淋巴液的压力差是组织液进入淋巴管的动力。组织液压力升高可加快淋巴液的生成速度。

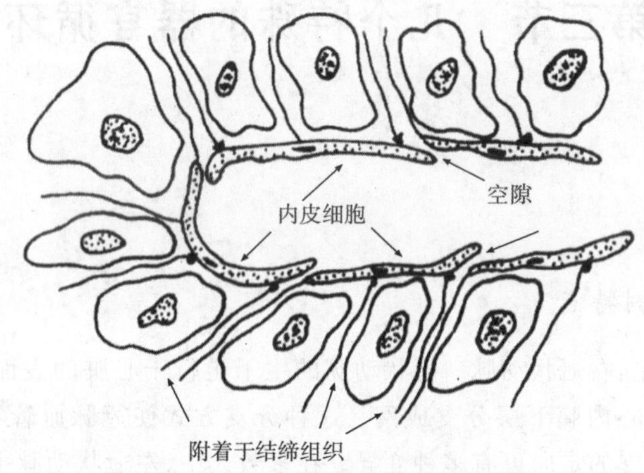

图 3-2-11　毛细淋巴管首端结构示意图

（二）淋巴液的回流及影响淋巴液回流的因素

毛细淋巴管汇合形成集合淋巴管。后者的管壁中有平滑肌，可以收缩。另外，淋巴管中有瓣膜，可防止淋巴液倒流。淋巴管壁平滑肌的收缩活动和瓣膜共同作用构成“淋巴管泵”，能推动淋巴流动。淋巴管周围组织对淋巴管的压迫也能推动淋巴流动，如肌肉收缩、相邻动脉的搏动，以及外部物体对身体组织的压迫和按摩等。凡能增加淋巴液生成的因素也都能增加淋巴液的回流量。

淋巴液回流的生理意义主要是将组织液中的蛋白质分子带回血液中，并能清除组织液中不能被毛细血管重吸收的较大分子以及组织中的红细胞、细菌等。小肠绒毛中的毛细淋巴管对营养物质特别是脂肪的吸收起重要的作用。由肠道吸收的脂肪的 80%～90% 是经过这一途径被输送入血液的。因此，在餐后小肠的淋巴液呈乳糜状。淋巴回流的速度虽较缓慢，但一天中回流的淋巴液相当于全身血浆总量，故

淋巴液回流在组织液生成和重吸收的平衡中起着一定的作用。若淋巴液回流障碍，则组织液的生成和重吸收失衡，严重者可致组织水肿，甚至是象皮肿(图 3-2-12)。

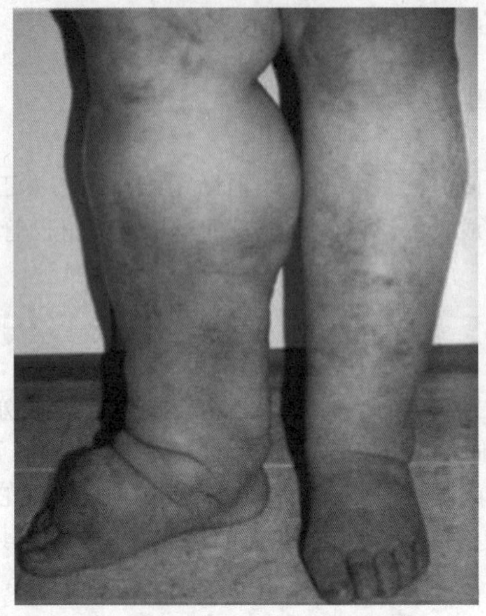

图 3-2-12　淋巴回流障碍

第三节　几个特殊的器官循环

一、冠脉循环

(一)冠脉循环的解剖特点

心肌的血液供应来自左、右冠状动脉。冠状动脉的主干走行于心脏的表面，其小分支以垂直于心脏表面的方向穿入心肌，并在心内膜下层分支成网。这种分支方式使冠脉血管容易在心肌收缩时受到压迫。左、右冠状动脉及其分支的走向可有多种变异。在多数人中，左冠状动脉主要供应左心室的前部，右冠状动脉主要供应左心室的后部和右心室。左冠状动脉的血液流经毛细血管和静脉后，主要经由冠状窦回流入右心房，而右冠状动脉的血液则主要经较细的心前静脉直接回流入右心室。另外，还有一小部分冠脉血液可通过心最小静脉直接流入左、右心房和心室腔内。心肌的毛细血管网分布极为丰富，毛细血管数和心肌纤维数的比例为 1∶1。在心肌横截面上，每平方毫米面积内有 2500～3000 根毛细血管。因此，心肌和冠脉血液之间的物质交换可以很快地进行。冠状动脉之间有侧支互相吻合，在人类，这种吻合支在内膜下较多。正常心脏的冠脉侧支较细小，血流量很少。因此，当冠状动脉突然阻塞时，不易很快建立侧支循环，常可导致心肌梗死。但如果冠状动脉阻塞是缓慢进展的，则侧支可逐渐扩张，并可建立新的侧支循环，起到代偿作用。

(二)冠脉血流的特点

在安静状态下，人冠脉血流量为每百克心肌每分钟 60～80 mL。中等体重的人，总的冠脉血流量为

225 mL/min，占心输出量的4%～5%。冠脉血流量的多少主要取决于心肌的活动，故左心室单位克重心肌组织的血流量大于右心室。当心肌活动加强，冠脉达到最大舒张状态时，冠脉血流量可增加到每百克心肌每分钟300～400 mL。

由于冠状血管的大部分分支深埋于心肌内，心脏在每次收缩时对埋于其内的血管产生压迫，从而影响冠脉的血流量。在左心室等容收缩期，由于心肌收缩的强烈压迫，左冠状动脉血流急剧减少，甚至发生倒流。在左心室射血期，主动脉压升高，冠状动脉血压也随着升主动脉、冠脉血流量的增加而升高，到慢速射血期，冠脉血流量又下降。心肌舒张时，对冠脉血管的压迫解除，故冠脉血流的阻力显著减小，血流量增加。在等容舒张期，冠脉血流量突然增加，在舒张早期达到最高峰，然后逐渐回降。在左心室深层，心肌收缩对冠脉血流的影响更为明显。左心房收缩对冠脉血流也可产生一定的影响，但并不显著。一般来说，左心室在收缩期血流量只有舒张期的20%～30%。当心肌收缩加强时，心缩期血流量所占的比例更小。由此可见，动脉舒张压的高低和心室舒张期的长短是影响冠脉血流量的重要因素。体循环外周阻力增大时，动脉舒张压升高，冠脉血流量增多。心率加快时，由于心动周期的缩短主要是心室舒张期缩短，故冠脉血流量也减少。右心室肌肉比较薄弱，收缩时对血流的影响不如左心室明显。在安静情况下，右心室收缩期的血流量和舒张期的血流量相差不多，甚至多于后者。

(三)冠脉血流量的调节

对冠脉血流量进行调节的各种因素中，最重要的是心肌本身的代谢水平。交感和副交感神经也支配冠脉血管平滑肌，但它们的调节作用是次要的。

图3-3-1为一个心动周期中左、右冠状动脉血流量及血压变化情况(1 mmHg=0.133 kPa)。

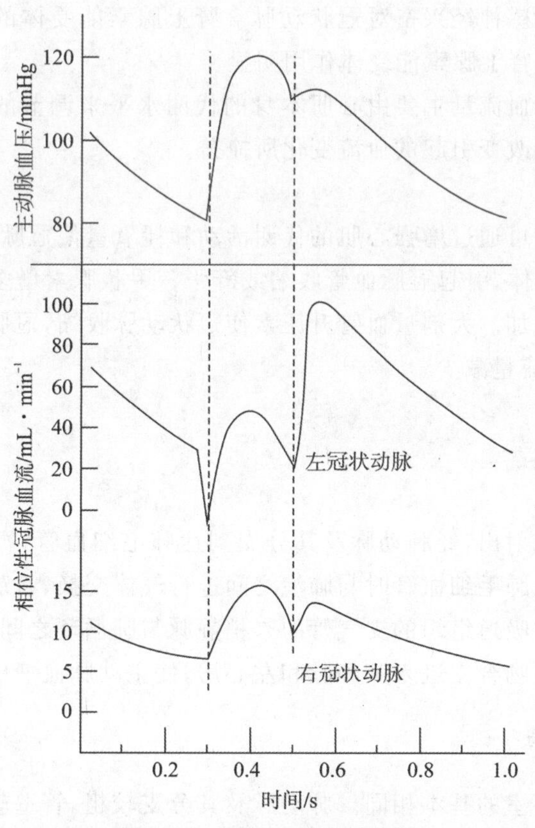

图3-3-1　冠状动脉血流变化

1. 心肌代谢水平对冠脉血流量的影响

心肌收缩的能量来源依赖于有氧氧化。心肌因连续不断地进行舒缩活动，其耗氧量较大，即使人体处于安静状态下，动脉血流经心脏后，其中也有65%～75%的氧被心肌摄取。因此，心脏的动脉血和静脉血的含氧量差很大，换句话说，心肌从单位血液中摄取氧的潜力较大。在肌肉运动、精神紧张等情况下，心肌代谢活动增强，耗氧量也随之增加。此时，机体主要通过冠脉血管舒张，增加冠脉血流量来满足心肌对氧的需求。实验证明，冠脉血流量与心肌代谢水平成正比。在没有神经支配和激素作用的情况下，这种关系仍旧存在。目前认为，心肌代谢增强引起冠脉血管舒张的原因并非低氧本身，而是由于某些心肌代谢产物的增加。在各种代谢产物中，腺苷可能起最重要的作用。当心肌代谢增强而使局部组织中氧分压降低时，心肌细胞中的ATP分解为ADP和AMP，冠脉血管周围的间质细胞中有5′-核苷酸酶，后者可使AMP分解产生腺苷。腺苷具有强烈的舒张小动脉的作用。腺苷生成后，在几秒钟内即被破坏，因此不会引起其他器官的血管舒张。心肌的其他代谢产物如H^+、CO_2、乳酸等，虽也能使冠脉舒张，但作用较弱。此外，缓激肽、前列腺素E等体液因素也能使冠脉血管舒张。

2. 神经调节

冠状动脉受迷走神经和交感神经的双重支配。迷走神经兴奋对冠状动脉的直接作用是引起舒张。但迷走神经兴奋又使心率减慢，心肌代谢率降低，这些因素可抵消迷走神经对冠状动脉的直接舒张作用。在动物实验中，如果使心率保持不变，刺激迷走神经可引起冠脉舒张。

刺激心交感神经可激活冠脉平滑肌的α肾上腺素能受体，使血管收缩。但交感神经兴奋又同时激活心肌的β肾上腺素能受体，使心率加快，心肌收缩加强，耗氧量增加，导致冠脉舒张。给予β肾上腺素能受体拮抗剂后，刺激交感神经表现出直接的冠脉收缩反应，而且冠脉平滑肌上也有β肾上腺素能受体，后者被激活时引起冠脉舒张。交感神经兴奋对冠状动脉β肾上腺素能受体的激动一般不很明显。一些药物如异丙基肾上腺素对冠脉β肾上腺素能受体作用明显。

总之，在整体条件下，冠脉血流量主要由心肌本身的代谢水平来调节的。神经因素对冠脉血流的影响在很短时间内就被心肌代谢改变引起的血流变化所掩盖。

3. 激素调节

肾上腺素和去甲肾上腺素可通过增强心肌的代谢活动和耗氧量使冠脉血流量增加，也可直接作用于冠脉血管α或β肾上腺素能受体，引起冠脉血管收缩或舒张。甲状腺素增多时，心肌代谢加强，耗氧量增加，使冠状动脉舒张，血流量增加。大剂量血管升压素使冠状动脉收缩，冠脉血流量减少。血管紧张素Ⅱ也能使冠状动脉收缩，冠脉血流量减少。

二、肺循环

肺循环是指血液由右心室射出，经肺动脉及其分支到达肺毛细血管，再经肺静脉回到左心房的血液循环。其功能是使血液在流经肺毛细血管时与肺泡之间进行气体交换，将静脉血转变成动脉血。体循环中营养呼吸性小支气管以上呼吸道组织的支气管的末梢静脉与肺循环之间有吻合支沟通。因此，有一部分支气管静脉的血液可经这些吻合支进入肺静脉和左心房，使主动脉血液中掺入1%～2%的静脉血。

(一)肺循环的生理特点

右心室每分输出量与左心室的基本相同。肺动脉及其分支较粗，管壁较主动脉及其分支薄。肺循环的全部血管都在胸腔内，而胸腔内的压力低于大气压。这些因素使肺循环有与体循环不同的一些特点。

1. 血流阻力和血压

肺动脉管壁厚度仅为主动脉的1/3，其分支短而管径较粗，故肺动脉的可扩张性较高，对血流的阻力较小。肺循环动脉部分总的阻力和静脉部分总的阻力大致相等，故血流在动脉部分的压力降落和在静脉部分的压力降落相等。肺循环毛细血管压大致在右心室压和左心房压数值的中点。由于肺循环血管对血流的阻力小，所以，肺动脉压远较主动脉压为低。右心室压和肺动脉压可用插入导管的方法直接测量。在正常人中，右心室收缩压平均约 2.9 kPa(22 mmHg)，舒张压为 0～0.13 kPa(0～1 mmHg)。肺动脉的收缩压和右心室收缩压相同，平均为 2.9 kPa(22 mmHg)，舒张压为 1.1 kPa(8 mmHg)，平均压约 1.7 kPa(13 mmHg)。用间接方法测得的肺循环毛细血管平均压为 0.9 kPa(7 mmHg)。肺循环的终点，即肺静脉和左心房内压为 0.13～0.53 kPa(1～4 mmHg)，平均约 0.27 kPa(2 mmHg)。

2. 肺的血容量

肺部的血容量约为 450 mL，占全身血量的 9%。由于肺组织和肺血管的可扩张性大，故肺部血容量的变化范围较大。在用力呼气时，肺部血容量减少至约 200 mL，而在深吸气时可增加到约 1000 mL。由于肺的血容量较多，而且变化范围较大，故肺循环血管起着潴血库的作用。当机体失血时，肺循环可将一部分血液转移至体循环，起代偿作用。在每一个呼吸周期中，肺循环的血容量也发生周期性的变化，并对左心室输出量和动脉血压产生影响。在吸气时，由腔静脉回流入右心房的血量增多，右心室射出的血量也增加。由于肺扩张时可将肺循环的血管牵拉扩张，使其容量增大，故其能容纳较多的血液，而由肺静脉回流入左心房的血液则减少。但在几次心搏后，扩张的肺循环血管已被充盈，肺静脉回流入左心房的血量也逐渐增加，呼气时，则发生相反的过程。因此，在吸气开始时，动脉血压下降，到吸气相反相的后半期降至最低点，以后逐渐回升，在呼气相的后半期达到最高点。在呼吸周期中出现的这种血压波动，称为动脉血压的呼吸波。

3. 肺循环毛细血管外的液体交换

肺毛细血管的有效滤过压为负值。如前所述，肺循环毛细血管平均约 0.9 kPa(7 mmHg)，而血浆胶体渗透压平均为 3.3 kPa(25 mmHg)，故将组织中的液体吸收入毛细血管的力量较大。这一负压使肺泡膜和毛细血管管壁互相紧密相贴，有利于肺泡与血液之间进行气体交换。组织液负压还有利于吸收肺泡内的液体，使肺泡内保持干燥，而没有液体积聚。在某些病理情况下，如左心衰竭时，肺静脉压力升高，肺循环毛细血管压也随着升高，导致液体积聚在肺泡或肺组织间隙中，形成肺水肿。

（二）肺循环血流量的调节

1. 神经调节

肺循环血管受交感神经和迷走神经支配。刺激交感神经对肺血管的直接作用是引起收缩和血流阻力增大。但在整体情况下，交感神经兴奋时体循环的血管收缩，将一部分血液挤入肺循环，使肺循环内血容量增加。循环血液中的儿茶酚胺也有同样的效应。刺激迷走神经可使肺血管舒张。乙酰胆碱也能使肺血管舒张，但在流经肺部后即分解失活。

2. 肺泡气的氧分压

肺泡气的氧分压对肺部血管的舒缩活动有明显的影响。急性或慢性低氧都能使肺部血管收缩，血流阻力增大。引起肺血管收缩的原因是肺泡气的氧分压低而不是血管内血液的氧张力低。当一部分肺泡内气体的氧分压低时，这些肺泡周围的微动脉收缩。在肺泡气的 CO_2 分压升高时，低氧引起的肺部微动脉的收缩更加显著。可见，肺循环血管对局部低氧发生的反应和体循环血管不同。肺部血管对低氧发生缩血管反应的机制，目前还不完全清楚。有人推测，低氧可能会使肺组织产生一种缩血管物质，也有人认为必须有血管内皮存在才能发生这种缩血管反应。肺泡气低氧引起局部缩血管反应，具有一定的生理意义。当一部分肺泡因通气不足而氧分压降低时，这些肺泡周围的血管收缩，血流减少，而使较多的血液流经通气充足、肺泡气氧分压高的肺泡。假如没有这种缩血管反应，血液流经通气不足的肺泡时，血液不能充分氧合，这部分含氧较低的血液回流入左心房，就会影响体循环血液的含氧量。当吸入气氧分压过低时，如在高海拔地区，肺循环动脉广泛收缩，血流阻力增大，故肺动脉压显著升高。长期居住在高海拔地区的人，常因肺动脉高压使右心室负荷长期加重而导致右心室肥厚。

3. 血管活性物质对肺血管的影响

肾上腺素、去甲肾上腺素、血管紧张素Ⅱ、血栓素 A_2、前列腺素 $F_{2\alpha}$ 等能使肺循环的微动脉收缩。组胺、5-羟色胺能使肺循环静脉收缩，但在流经肺循环后即分解失活。

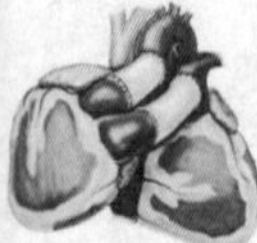

三、脑循环

脑组织的代谢水平高，血流量较多。在安静情况下，每百克脑的血流量为 50～60 mL/min。整个脑的血流量约为 750 mL/min。可见，脑的比重虽仅占体重的约 2%，但血流量却占心输出量的15%左右。脑组织的耗氧量也较大，在安静情况下，每百克脑组织每分钟耗氧 3.0～3.5 mL；或者说，整个脑的耗氧量约占全身耗氧量的 20%。

(一)脑循环的特点

脑位于颅腔内，颅腔是骨性的，其容积是固定的。颅腔内为脑、脑血管和脑脊液所充满，三者的容积的总和也是固定的。由于脑组织是不可压缩的，故脑血管舒缩程度受到相当大的限制，血流量的变化较其他器官血流量的变化为小。脑循环的毛细血管壁内皮细胞相互接触紧密，并有一定的重叠，管壁上没有小孔。另外，毛细血管和神经元之间并不直接接触，而由神经胶质细胞所隔离。这一结构特征对物质在血液和脑组织之间的扩散起着屏障作用，称为血-脑屏障(blood-brain barrier)。

(二)脑血流量的调节

1. 脑血管的自身调节

脑血流量取决于脑动、静脉之间的压力差和脑血管的血流阻力。正常情况下，颈内静脉压接近于右心房压，且变化不大，故影响血流量的主要因素是颈动脉压。正常情况下，脑循环的灌注压为 10.6～13.3 kPa(80～100 mmHg)，平均动脉压降低或颅内压升高都可以使脑的灌注压降低。但当平均动脉压在 8.0～18.6 kPa(60～140 mmHg)范围内变化时，脑血管可通过自身调节机制使脑血流量保持恒定。平均动脉压降低到 8.0 kPa(60 mmHg)以下时，脑血流量就会显著减少，引起脑的功能障碍。反之，当平均动脉压超过脑血管自身调节的上限时，脑血流量显著增加。

2. CO_2 和 O_2 分压对脑血流量的影响

血液 CO_2 分压升高时，脑血管舒张，血流量增加。CO_2 过多时，细胞外液 H^+ 浓度升高而使脑血管舒张。过度通气时，CO_2 呼出过多，动脉血 CO_2 分压过低，脑血流量减少，可引起头晕等症状。血液 O_2 分压降低时，也能使脑血管舒张。

3. 脑的代谢对脑血流的影响

脑的各部分的血流量与该部分脑组织的代谢活动程度有关。实验证明，在同一时间内脑的各部分血流量是不同的，当脑的某一部分活动加强时，该部分的血流量就增多。例如，在握拳时，对侧大脑皮层运动区的血流量就增加；阅读时，脑的许多区域血流量增加，特别是皮层枕叶和颞叶与语言功能有关的部分血流量增加更为明显。代谢活动加强引起的局部脑血流量增加的机制，可能是代谢产物如 H^+、K^+、腺苷增多，以及氧降低，从而引起脑血管舒张。

4. 神经调节

颈上神经节发出的去甲肾上腺素能节后纤维，其末梢分布至脑的动脉和静脉，并分布至软脑膜的血管，还有少量分布至脑实质的血管。脑实质内的小血管有起自蓝斑去甲肾上腺素神经元的轴突末梢的分布。副交感乙酰胆碱能神经末梢也分布至脑血管。此外,脑血管还存在着血管活性肠肽等神经肽能纤维末梢分布。神经对脑血管活动的调节作用不是很明显,刺激或切除支配脑血管的交感或副交感神经,脑血流量没有明显变化。在多种心血管反射中,脑血流量一般变化都很小。

(三)脑脊液的生成和吸收

脑脊液存在于脑室系统、脑周围的脑池和蛛网膜下腔内,可视为脑和脊髓的组织液和淋巴液。成年人的脑脊液总量约 150 mL,每天生成的脑脊液约 800 mL,为脑脊液总量的 5～6 倍。但同时有等量的脑脊液被吸收入血液,可见脑脊液的更新率较高。

脑脊液主要由侧脑室、第三脑室和第四脑室的脉络丛分泌。侧脑室内的脑脊液经室间孔流入第三脑室,再经过导水管进入第四脑室,然后进入蛛网膜下腔。除脉络丛之外,室管膜细胞也能分泌脑脊液。软脑膜血管和脑的毛细血管滤过的液体,一部分被重吸收,其余的则沿着血管周围间隙进入蛛网膜下腔,成为脑脊液的一部分。脑脊液主要通过蛛网膜绒毛吸收入静脉的血液内。蛛网膜绒毛是呈活瓣状的细微管道,其直径为 4～12 μm。当蛛网膜下腔的压力高于静脉窦压力时,这些管道就开放。这时,脑脊液(包括其中所含的蛋白质分子甚至小的颗粒,如红细胞等)可进入静脉窦。当蛛网膜下腔的压力低于静脉窦压力时,管道关闭,液体不能由静脉窦向蛛网膜下腔反流。脑脊液压力的高低取决于其生成和吸收之间的平衡关系,正常人在卧位时,脑脊液压平均为 1.3 kPa(10 mmHg)。当脑脊液吸收受到阻碍时,脑脊液压就会升高,并影响脑血流和脑的功能。

脑脊液的主要功能是在脑、脊髓和颅腔、椎管之间起缓冲的作用,有保护作用。脑浸浴于脑脊液中,由于浮力作用使脑的重量减轻到仅 50 g 左右。另外,脑脊液还作为脑和血液之间进行物质交换的中介。脑组织中没有淋巴管,由毛细血管漏出的少量蛋白质,主要经过血管周围间隙进入蛛网膜下腔的脑脊液中,然后通过蛛网膜绒毛重新进入血液。

(四)血-脑脊液屏障和血-脑屏障

脑脊液主要是由脉络丛分泌,但其成分和血浆成分相比,脑脊液中蛋白质的含量极微,葡萄糖含量也较血浆为少,但 Na^+ 和 Mg^{2+} 的浓度高于血浆,K^+、HCO_3^- 和 Ca^{2+} 的浓度则较血浆中的低。可见,血液和脑脊液之间物质转运并不是被动的过程,而是主动转运过程。另外,在血液和脑脊液之间存在着某种特殊屏障,一些大分子物质较难从血液进入脑脊液,故称之为血-脑脊液屏障(blood-cerebrospinal fluid barrier)。这种屏障对不同物质的通透性是不同的。例如,O_2、CO_2 等脂溶性物质可很容易地通过屏障,但对许多离子的通透性则较低。

血液和脑组织之间也存在着类似的屏障,可限制物质在血液和脑组织之间的自由交换,称为血-脑屏障。脂溶性物质如 O_2、CO_2、某些麻醉药、乙醇等,很容易通过血-脑屏障。对不同的水溶性物质来说,其通透性并不一定和分子的大小相关。例如,葡萄糖和氨基酸的通透性较高,而甘露醇、蔗糖和许多离子的通透性则很低,甚至不能通透。这说明脑内毛细血管处的物质交换和机体其他部分毛细血管处是不同的,这是一种主动的转运过程。用电子显微镜观察,脑内大多数毛细血管表面都被星状胶质细胞伸出的突起(血管周足)所包围。因此推测,毛细血管的血液和神经元之间的物质交换可能都要以胶质细胞作为中介。因此,毛细血管内皮、基膜和星状胶质细胞的血管周足等结构可能是血-脑屏障的形态学基础。另外,毛细血管壁对各种物质特殊的通透性也和这种屏障作用有重要的关系。

血-脑脊液屏障和血-脑屏障的存在,对保护脑组织周围稳定的化学环境和防止血液中有害物质侵入脑内具有重要的生理意义。例如,脑脊液中 K^+ 的浓度较低,即使在实验中使血浆 K^+ 浓度加倍,脑脊液中 K^+ 浓度仍能保持在正常水平。因此,脑内神经元的兴奋性不会因血浆中 K^+ 浓度的变化而发生明显的变化。由于血-脑屏障的存在,循环血液中的乙酰胆碱、去甲肾上腺素、多巴胺、甘氨酸等物质不易进入脑，否则，血浆中这些物质浓度的改变将会明显地扰乱脑内神经元的正常的功能活动。

需要指出，在脑的某些部分，如下丘脑第三脑室周围、延髓后缘区等处的室周器官，血-脑屏障比较薄弱，毛细血管壁对许多物质的通透性高于脑的其他部分。因此，循环血液中的有些物质，如血管紧张素Ⅱ和其他肽类物质，可以在这些部位进入脑内，作用于相应的受体，引起各种效应。另外，当脑组织发生缺氧、损伤等情况以及在脑肿瘤部位，毛细血管壁的通透性增加，故平时不易透过血-脑屏障的物质可进入受损部位的脑组织。在临床上可以将同位素标记的白蛋白注入体内，这些蛋白质进入正常脑组织的速度很慢，但较易进入脑肿瘤组织，因此，可用这种方法检查脑瘤的部位。在用药物治疗神经系统疾病时，必须明确所用的药物是否容易通过血-脑屏障。

在脑室系统，脑脊液和脑组织之间为室管膜所分隔。在脑的表面，脑脊液和脑组织之间为软脑膜所分隔。室管膜和软脑膜的通透性很高，脑脊液中的物质很容易通过室管膜或软脑膜进入脑组织。因此，在临床上可将不易通过血-脑屏障的药物直接注入脑脊液，使之能较快地进入脑组织，以期达到治疗的目的。

（张　业、闫国良）

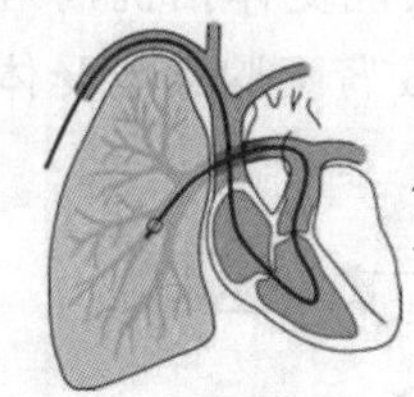

第四章　心血管功能的调节

人体在不同的生理状况下，各器官组织的代谢水平不同，对血流量的需求也不同。机体可通过神经和体液机制对心脏和各部分血管的活动进行调节，从而适应各器官组织在不同情况下对血流量的需求，协调地进行各器官之间的血流分配。

第一节　神经调节

心脏和血管平滑肌接受自主神经支配。机体对心血管活动的神经调节是通过各种心血管反射实现的。

一、心脏和血管的神经支配

(一)心脏的神经支配

支配心脏的传出神经为心交感神经和心迷走神经。

1. 心交感神经及其作用

心交感神经的节前神经元位于脊髓第 1 至第 5 胸段的中间外侧柱，其轴突末梢释放的递质为乙酰胆碱，后者能激活节后神经元膜上的 N 型胆碱能受体。心交感节后神经元位于星状神经节或颈交感神经节内。节后神经元的轴突组成心脏神经丛，支配心脏各个部分，包括窦房结、房室交界、房室束、心房肌和心室肌。

在动物实验中观察到，两侧心交感神经对心脏的支配有所差别。支配窦房结的交感纤维主要来自右侧心交感神经，支配房室交界的交感纤维主要来自左侧心交感神经。在功能上，右侧心交感神经兴奋时以引起心率加快的效应为主，而左侧心交感神经兴奋则以加强心肌收缩能力效应为主。

心交感节后神经元末梢释放的递质为去甲肾上腺素，与心肌细胞膜上的 β_1 型肾上腺素能受体结合，可导致心脏出现心率加快，房室交界的传导加快，心房肌和心室肌的收缩能力加强。这些效应分别称为正性变时、正性变传导和正性变力作用。刺激心交感神经可使心缩期缩短，收缩期室内压上升的速率加大，室内压峰值增高，心室舒张早期室内压下降的速率加快，这些变化还有利于心室在舒张期的充盈(图 4-1-1)。交感神经末梢释放的去甲肾上腺素和循环血液中的儿茶酚胺都能作用于心肌细胞膜上的 β_1 肾上腺素能受体，从而激活腺苷酸环化酶，使细胞内 cAMP 的浓度升高，继而激活蛋白激酶和细胞内蛋白质的磷酸化过程，使心肌膜上的钙通道激活，故在心肌动作电位平台期 Ca^{2+} 的内流增加，细胞内肌浆网释放的 Ca^{2+} 也增加，其最终效应是心肌收缩能力增强，每搏做功增加。交感神经兴奋引起的正性变传导作用可使心室各部分肌纤维的收缩更趋同步化，这也有利于心肌收缩力的加强。

心交感神经对心肌的效应，主要是通过 β 肾上腺素能受体实现的。但心肌也有 α 肾上腺素能受体，激活心肌的 α 肾上腺素能受体主要引起正性变力效应，而心率的变化则不显著。另外，室内压上升和下降的速率并无明显加快，故心肌的收缩期延长。目前，对心肌 α 肾上腺素能受体的生理功能了解得并不多,有人认为。当β肾上腺素能受体功能受损时(如长期使用β肾上腺素能受体拮抗剂),心肌α肾上腺素能受体可继续对交感神经和儿茶酚胺产生反应。在病理情况下,心肌α肾上腺素能受体可能在心肌缺血后再灌注引起的心律失常中起到一定的作用。

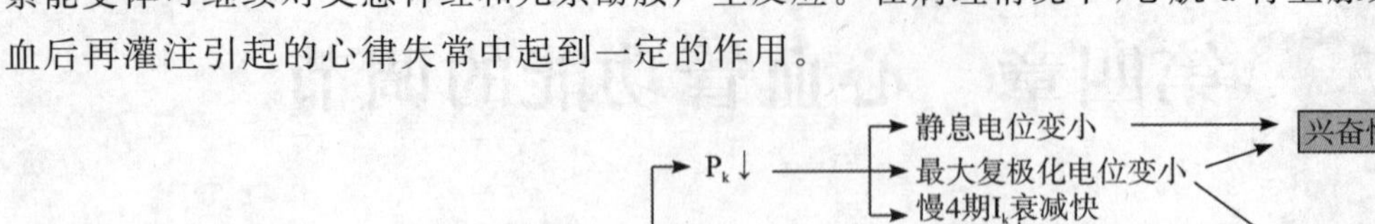
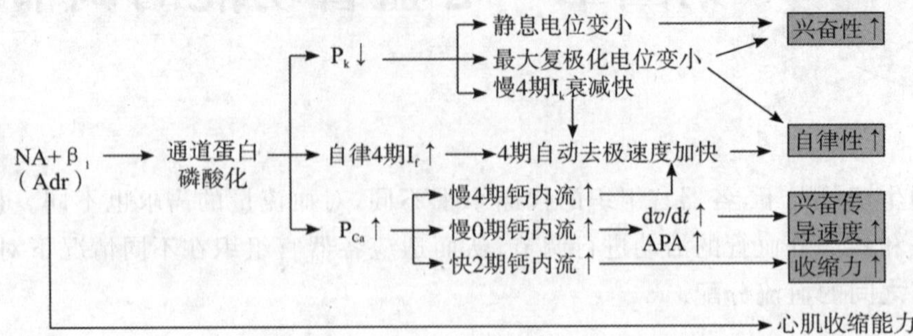

P_K↓—K^+通透性降低;dv/dt↑—0期除极化速度加快;P_{Ca}↑—Ca^{2+}通透性增高;APA↑—动作电位幅度增高。

图 4-1-1　交感神经对心脏的作用及机制

2. 心迷走神经及其作用

支配心脏的副交感神经节前神经元的细胞体位于延髓的迷走神经背核和疑核。在胸腔内,心迷走神经纤维和心交感神经一起组成心脏神经丛,并和交感纤维伴行进入心脏,与心内神经节细胞发生突触联系。心迷走神经的节前和节后神经元都是胆碱能神经元,作用的受体分别为N受体和M受体。节后神经纤维支配窦房结、心房肌、房室交界、房室束及其分支。心室肌也有迷走神经支配,但纤维末梢的数量远比心房肌中少。两侧心迷走神经对心脏的支配也有差别,但不如两侧心交感神经支配的差别显著。右侧迷走神经对窦房结的影响占优势,左侧迷走神经对房室交界的作用占优势。

心迷走神经节后纤维末梢释放的乙酰胆碱作用于心肌细胞膜的M型胆碱能受体,可导致心率减慢,心房肌收缩能力减弱,心房肌不应期缩短,房室传导速度减慢,即具有负性变时、变力和变传导作用。刺激迷走神经也能使心室肌收缩减弱,但其效应不如心房肌明显。迷走神经减弱心肌收缩能力的机制是其末梢释放的乙酰胆碱作用于M胆碱能受体后,可抑制腺苷酸环化酶的活性,因此细胞内cAMP浓度降低,肌浆网释放Ca^{2+}的数量减少(图4-1-2)。

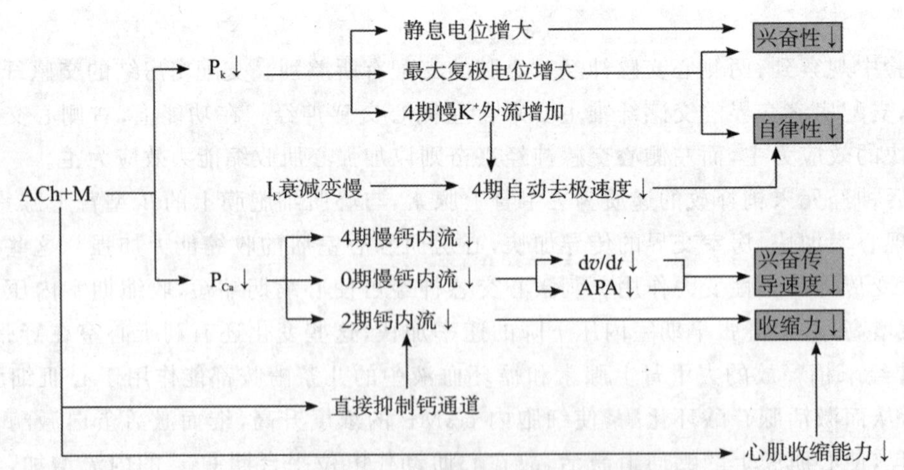

P_K↓—K^+通透性降低;dv/dt↓—0期除极化速度减慢;P_{Ca}↓—Ca^{2+}通透性降低;APA↓—动作电位幅度降低。

图 4-1-2　迷走神经对心脏的作用及机制

一般来说,心迷走神经和心交感神经对心脏的作用是相互拮抗的。但是,当两者同时对心脏发生作用时,其总的效应并不等于两者分别作用时发生效应的代数和。在多数情况下,心迷走神经的作用比交感神经的作用占有较大优势。在动物实验中,如同时刺激迷走神经和心交感神经,常出现心率减慢效应,其机制比较复杂。此外，在交感神经末梢上有接头前 M 型胆碱能受体，在迷走神经末梢上有接头前 α 肾上腺素能受体。迷走神经末梢释放的乙酰胆碱可作用于交感神经末梢的 M 型胆碱能受体，使交感神经末梢释放递质减少。交感神经末梢释放的去甲肾上腺素也可作用于迷走神经末梢的 α 肾上腺素能受体，使迷走神经末梢释放递质减少。这种通过接头前受体影响神经末梢递质释放的过程称为递质释放的接头前（或突触前）调制。

3. 支配心脏的肽能神经元

免疫细胞化学方法已证明，心脏中存在多种肽类神经递质，如神经肽 Y、血管活性肠肽、降钙素基因相关肽、阿片肽等。现已知一些肽类神经递质可与其他递质，如单胺和乙酰胆碱，共存于同一神经元内，并共同释放。心脏内肽能神经纤维的存在说明这些肽类递质也可能参与对心肌和冠状血管的调节作用，如降钙素基因相关肽有加快心率的作用等。

（二）血管的神经支配

除真毛细血管外，血管壁都有平滑肌分布。不同血管的平滑肌生理特性有所不同，有些血管平滑肌有自发的肌源性活动，而另一些血管的平滑肌无肌源性活动。但绝大多数血管平滑肌都受局部组织代谢产物的影响。支配血管平滑肌的神经纤维可分为缩血管神经纤维和舒血管神经纤维两大类，两者又统称为血管运动神经纤维。

1. 缩血管神经纤维

缩血管神经纤维都是交感神经纤维，故一般称为交感缩血管纤维，其节前神经元位于脊髓胸、腰段的中间外侧柱内，末梢释放的递质为乙酰胆碱；节后神经元位于椎旁和椎前神经节内，末梢释放的递质为去甲肾上腺素（图 4-1-3）。血管平滑肌细胞有 α 和 β 两类肾上腺素能受体。去甲肾上腺素与 α 肾上腺素能受体结合，可导致血管平滑肌收缩，而与 β 肾上腺素能受体结合，则导致血管平滑肌舒张。去甲肾上腺素与 α 肾上腺素能受体结合的能力比与 β 受体结合的能力强，故缩血管纤维兴奋时引起缩血管效应。

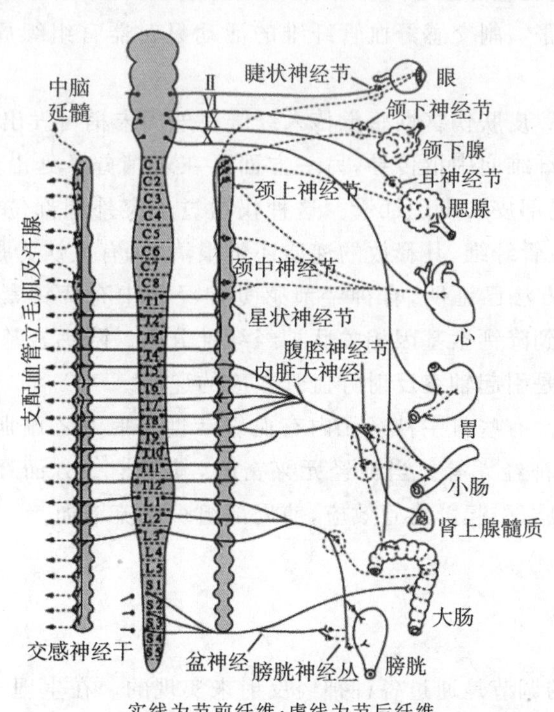

图 4-1-3　自主神经系统分布示意图

体内几乎所有的血管都受交感缩血管纤维支配，但不同部位的血管中缩血管纤维分布的密度不同。

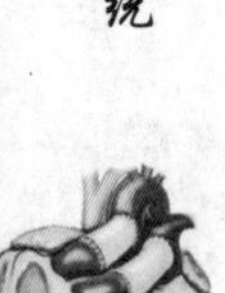

皮肤血管中缩血管纤维分布最密，骨骼肌和内脏的血管次之，冠状血管和脑血管中分布较少。在同一器官中，动脉中缩血管纤维的密度高于静脉，微动脉中密度最高，毛细血管前括约肌中神经纤维分布很少。

人体内多数血管只接受交感缩血管纤维的单一神经支配。在安静状态下，交感缩血管纤维持续发放1～3次/秒的低频冲动，称为交感缩血管紧张，这种紧张性活动使血管平滑肌保持一定程度的收缩状态。当交感缩血管紧张增强时，血管平滑肌进一步收缩；交感缩血管紧张减弱时，血管平滑肌收缩程度减低，血管舒张。在不同的生理状况下，交感缩血管纤维的放电频率在每秒低于1次至每秒8～10次的范围内变动。这一变动范围足以使血管口径在很大范围内发生变化，从而调节不同器官的血流阻力和血流量。当支配某一器官血管床的交感缩血管纤维兴奋时，可引起该器官血管床的血流阻力增高，血流量减少，同时该器官毛细血管前阻力和毛细血管后阻力的比值增大，使毛细血管血压降低，组织液的生成减少而有利于重吸收。此外，该器官血管床的容量血管收缩，导致器官内的血容量减少。

免疫细胞化学等方法已证明，缩血管纤维中有神经肽Y与去甲肾上腺素共存，神经兴奋时两者可共同释放。神经肽Y具有极强烈的缩血管效应。

2. 舒血管神经纤维

体内有一部分血管除接受缩血管纤维支配外，还接受舒血管纤维支配。舒血管神经纤维主要有以下几种：

(1)交感舒血管神经纤维。有些动物如狗和猫，其支配骨骼肌微动脉的交感神经中除有缩血管纤维外，还有舒血管纤维。交感舒血管纤维末梢释放的递质为乙酰胆碱，阿托品可阻断其效应。交感舒血管纤维在平时没有紧张性活动，只有在动物处于情绪激动状态和发生防御反应时才发放冲动，使骨骼肌血管舒张，血流量增多。在人体内可能也有交感舒血管纤维存在。

(2)副交感舒血管神经纤维。少数器官存在着副交感舒血管神经纤维的支配。例如，面神经中有支配软脑膜血管的副交感纤维，迷走神经中有支配肝血管的副交感纤维，盆神经中有支配盆腔器官和外生殖器血管的副交感纤维等。副交感舒血管纤维末梢释放的递质为乙酰胆碱，后者与血管平滑肌的M型胆碱能受体结合，引起血管舒张。副交感舒血管纤维的活动只对器官组织局部血流起调节作用，对循环系统总外周阻力的影响很小。

(3)脊髓背根舒血管纤维。皮肤伤害性感觉传入纤维在外周末梢可发出分支。当皮肤受到伤害性刺激时，感觉冲动一方面沿传入纤维向中枢传导，另一方面可在末梢分叉处沿其他分支到达受刺激部位邻近的微动脉，使微动脉舒张，局部皮肤出现红晕。这种仅通过轴突外周部位完成的反应，称为轴突反射。这类神经纤维也称为背根舒血管纤维，其释放的递质还不很清楚，有人认为是P物质，也有人认为可能是组胺或ATP。免疫细胞化学方法已证明，脊神经节感觉神经元中有降钙素基因相关肽与P物质共存。另外，在许多血管周围常可看到降钙素基因相关肽神经纤维分布。降钙素基因相关肽有强烈的舒血管效应，故有人认为这种多肽可能是引起轴突反射舒血管效应的递质。

(4)血管活性肠肽神经元。有些自主神经元内有血管活性肠肽和乙酰胆碱共存，如支配汗腺的交感神经元、支配颌下腺的副交感神经元等。当神经元兴奋时，其末梢一方面释放乙酰胆碱，引起腺细胞分泌，另一方面释放血管活性肠肽，引起舒血管效应，使局部组织血流增加。

二、心血管中枢

神经系统对心血管活动的调节是通过各种神经反射来实现的。在生理学中，将与控制心血管活动有关神经元集中的部位称为心血管中枢。控制心血管活动的神经元并不是只集中在中枢神经系统的其一个部位，而是分布在中枢神经系统从脊髓到大脑皮层的各个水平上，它们各具不同的功能，又互相联系，使整个心血管系统的活动协调一致，并与整个机体的活动相适应。

(一)延髓心血管中枢

一般认为,最基本的心血管中枢位于延髓。这一概念最早是在19世纪70年代提出的。它基于以下的动物实验结果:在延髓上缘横断脑干后,动物的血压并无明显的变化,刺激坐骨神经引起的升血压反射也仍存在。但如果将横断水平逐步移向脑干尾端,则动脉血压就逐渐降低,刺激坐骨神经引起的升血压反射效应也逐渐减弱。当横断水平下移至延髓闩部时,血压降低至大约5.3 kPa(40 mmHg)。这些结果说明,心血管的正常紧张性活动不是起源于脊髓,而是起源于延髓,因为只要保留延髓及其以下中枢部分的完整性,就可以维持心血管正常的紧张性活动,并完成一定的心血管反射活动。

延髓心血管中枢是指位于延髓内的心迷走神经元和控制心交感神经和交感缩血管神经活动的神经元(图4-1-4)。这些神经元在平时都有紧张性活动,分别称为心迷走紧张、心交感紧张和交感缩血管紧张。在机体处于安静状态时,这些延髓神经元的紧张性活动表现为心迷走神经纤维和交感神经纤维持续的低频放电活动。

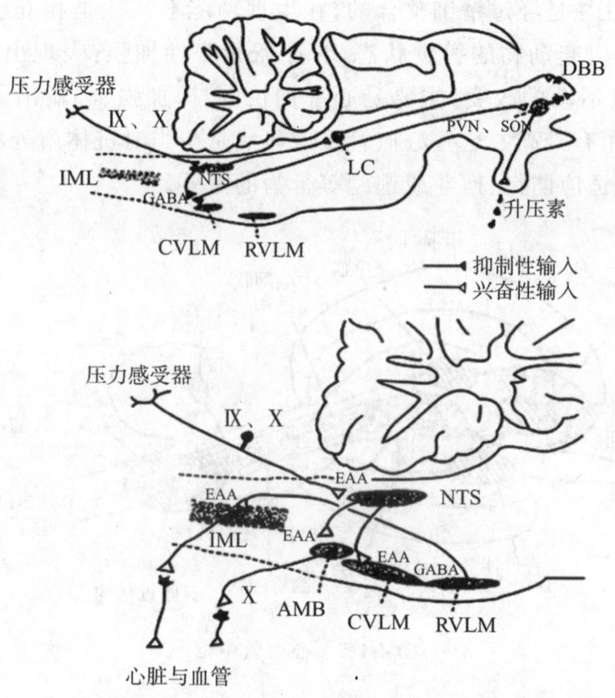

NTS—孤束核;AMB—疑核;CVLM—尾端延髓腹外侧部;RVLM—头端延髓腹外侧部;IML—脊髓中间外侧柱;Ⅸ、X—传入神经;DBB—布罗卡斜带;PVN—室旁核;SON—视上核;EAA—兴奋性氨基酸;GABA—γ-氨基丁酸(抑制性氨基酸);LC—脑桥蓝斑;Nad—去甲肾上腺素。

图4-1-4 延髓心血管中枢示意图

一般认为,延髓心血管中枢至少包括以下4个部位的神经元:

1. 缩血管区

引起交感缩血管神经正常的紧张性活动的延髓心血管神经元的细胞体位于延髓头端的腹外侧部,称为C1区。这些神经元内含有肾上腺素,它们的轴突下行到脊髓的中间外侧柱。心交感紧张也起源于此区神经元。

2. 舒血管区

位于延髓尾端腹外侧部A1区(即C1区的尾端)的去甲肾上腺素神经元,在兴奋时可抑制C1区神经元的活动,导致交感缩血管紧张降低,血管舒张。

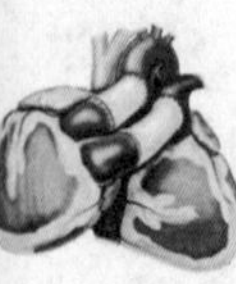

3. 传入神经接替站

延髓孤束核的神经元接受由颈动脉窦、主动脉弓和心脏感受器经舌咽神经和迷走神经传入的信息，然后发出纤维至延髓和中枢神经系统其他部位的神经元，继而影响心血管活动。

4. 心抑制区

心迷走神经元的细胞体位于延髓的迷走神经背核和疑核。

(二)延髓以上的心血管中枢

在延髓以上的脑干部分以及大脑和小脑中，也都存在着与心血管活动有关的神经元(图 4-1-5)。它们在心血管活动调节中所起的作用较延髓心血管中枢更加高级，特别是表现为将心血管活动与机体其他功能之间进行复杂的整合。例如，下丘脑是一个非常重要的整合部位，在体温调节、摄食、水平衡以及发怒、恐惧等情绪反应的整合中，都起着重要的作用。这些反应都包含了相应的心血管活动的变化。在动物实验中可以看到，电刺激下丘脑的一些区域，可以引起躯体肌肉以及心血管、呼吸系统和其他内脏活动的复杂的变化。这些变化往往是经过精细整合的，在生理功能上往往是相互协调的。例如，电刺激下丘脑的“防御反应区”，可立即引起动物的警觉状态，骨骼肌紧张性加强，表现出准备防御的姿势等行为反应；同时出现一系列心血管活动的改变，主要是心率加快、心搏加强、心输出量增加、皮肤和内脏血管收缩、骨骼肌血管舒张、血压稍有升高。这些心血管反应显然是与当时机体所处状态相协调的，目的是使骨骼肌有充足的血液供应，以适应防御、搏斗或逃跑等行为的需要。

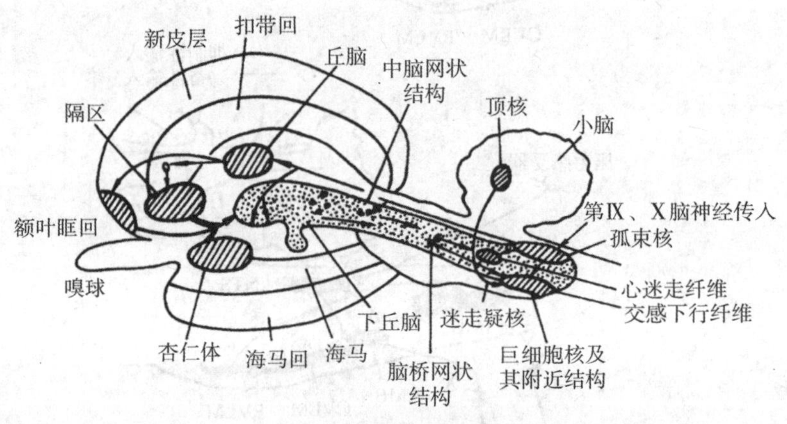

图 4-1-5 心血管中枢

大脑的一些部位，特别是边缘系统的结构，如颞极、额叶的眶面、扣带回的前部、杏仁体、隔区、海马体等，能影响下丘脑和脑干其他部位的心血管神经元的活动，并与机体各种行为的改变相协调。大脑新皮层的运动区兴奋时，除引起相应的骨骼肌收缩外，还能引起该骨骼肌血管的舒张。刺激小脑的一些部位也可引起心血管活动的反应，如刺激小脑顶核可引起血压升高，心率加快。顶核的这种效应可能与姿势和体位改变时伴随的心血管活动变化有关。

三、心血管反射

当机体处于不同的生理状态，如变换姿势、运动、睡眠时，或当机体内、外环境发生变化时，可引起各种心血管反射，使心输出量和各器官的血管收缩状况发生相应的改变，动脉血压也可随之发生变动。心血管反射一般都能很快完成，其生理意义在于使循环功能适应当时机体所处的状态或环境的变化。

（一）颈动脉窦和主动脉弓压力感觉反射

动脉血压升高可引起压力感受性反射，其反射效应是使心率减慢，外周血管阻力降低，血压回降。因此，这一反射曾被称为降压反射。

1. 动脉压力感觉器

压力感受性反射的感受装置是位于颈动脉窦和主动脉弓血管外膜下的感觉神经末梢，称为动脉压力感受器（图 4-1-6）。动脉压力感受器并不是直接感受血压的变化，而是感觉血管壁的机械牵张程度。当动脉血压升高时，动脉管壁被牵张的程度就升高，压力感觉器发放的神经冲动也就增多。在一定范围内，压力感觉器的传入冲动频率与动脉管壁扩张程度成正比。由图 4-1-7 可见，在一个心动周期内，随着动脉血压的波动，窦神经的传入冲动频率也发生相应的变化。

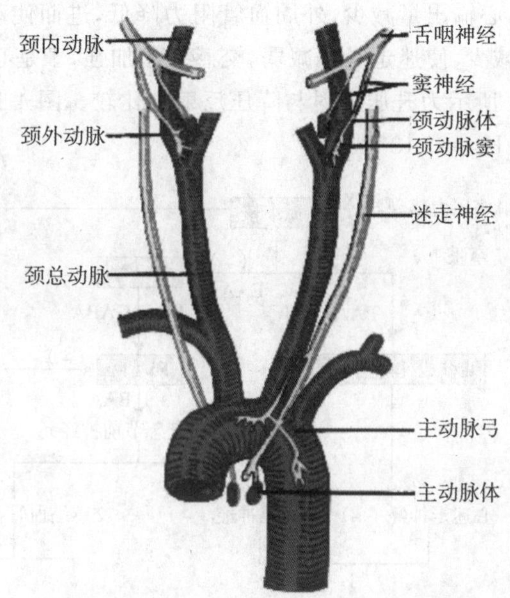

图 4-1-6　颈动脉窦区与主动脉弓区压力感受器与化学感受器

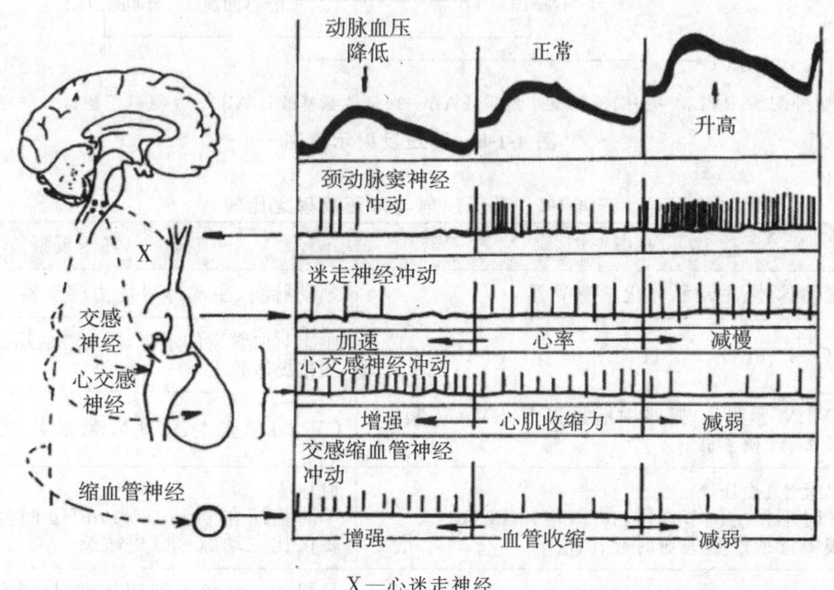

图 4-1-7　单根窦神经压力感受器传入纤维在不同动脉压时的放电图

2. 传入神经和中枢联系

颈动脉窦压力感受器的传入神经纤维组成颈动脉窦神经。窦神经加入舌咽神经，进入延髓并与孤束核的神经元发生突触联系。主动脉弓压力感受器的传入神经纤维走行于迷走神经干内，然后进入延髓，到达孤束核。兔的主动脉弓压力感受器传入纤维独成一束，与迷走神经伴行，称为主动脉神经。

压力感受器的传入神经冲动到达孤束核后，可通过延髓内的神经通路抑制延髓端腹外侧部C1区的血管运动神经元，从而使交感神经紧张性活动减弱。孤束核神经元还与延髓内其他神经核团以及脑干其他部位如脑桥、下丘脑等的一些神经核团发生联系，其效应也是使交感神经紧张性活动减弱。另外，压力感受器传入的冲动到达孤束核后还与迷走神经背核和疑核发生联系，使迷走神经的活动加强。

3. 反射效应

动脉血压升高时，压力感受器传入冲动增多，通过中枢机制使心迷走紧张加强，心交感紧张和交感缩血管紧张减弱，其效应为心率减慢，心输出量减少，外周血管阻力降低，进而使动脉血压下降。反之，当动脉血压降低时，压力感受器传入冲动减少，使迷走紧张减弱，交感紧张加强，于是心率加快，心输出量增加，外周血管阻力增高，血压回升。表4-1-1所示为升压反射与降压反射之比较。图4-1-8是在实验中测得的颈动脉窦内压力与动脉血压的关系(1 mmHg=0.133 kPa)。

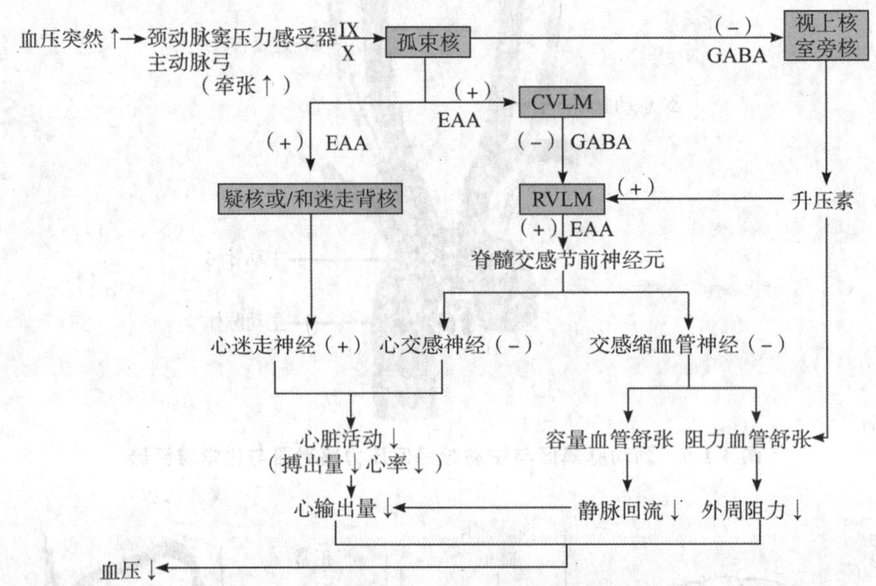

CVLM—尾端延髓腹外侧部；RVLM—头端延髓腹外侧部；EAA—兴奋性氨基酸；GABA—γ-氨基丁酸；(+)—兴奋；(－)—抑制。

图4-1-8 降压反射示意图

表4-1-1 升压反射与降压反射之比较

	升压反射	降压反射
感受器	颈动脉体、主动脉体化学感受器	颈动脉窦、主动脉弓压力感受器
感受的刺激	PO_2↓、PCO_2↑、$[H^+]$↑	血压对血管壁的牵张，搏动性血压变化比非搏动性血压变化更敏感
中枢作用	CVLM紧张↓、呼吸中枢紧张↑、RVAM紧张↑、疑核紧张↓	CVLM紧张↑、RVLM紧张↓、疑核紧张↑
总的效应特点	呼吸↑、血压↑ 平时不发生调节作用，在PO_2↓、PCO_2↑、酸中毒或严重失血时起作用	血压↓ 平时血压在60～180 mmHg时经常起作用，颈动脉窦区比主动脉弓区更敏感
生理意义	移缓济急(首先保证心脑血供)	是机体一种负反馈调节机制，经常监视血压波动，对维持正常血压的相对稳定起重要作用

在动物实验中可将颈动脉窦区和循环系统其余部分隔离开来，但仍保留它通过窦神经与中枢的联系。在这样的实验条件下，人为地改变颈动脉窦区的灌注压，就可以引起体循环动脉压的变化，并画出压力感受性反射功能曲线(图 4-1-9)。由图可见，压力感受性反射功能曲线的中间部分较陡，向两端渐趋平坦。这说明当窦内压在正常平均动脉压水平(大约 13.3 kPa 或 100 mmHg)的范围内发生变动时，压力感受性反射最为敏感，纠正偏离正常水平的血压的能力最强；而动脉血压偏离正常水平愈远，压力感受性反射纠正异常血压的能力愈低。

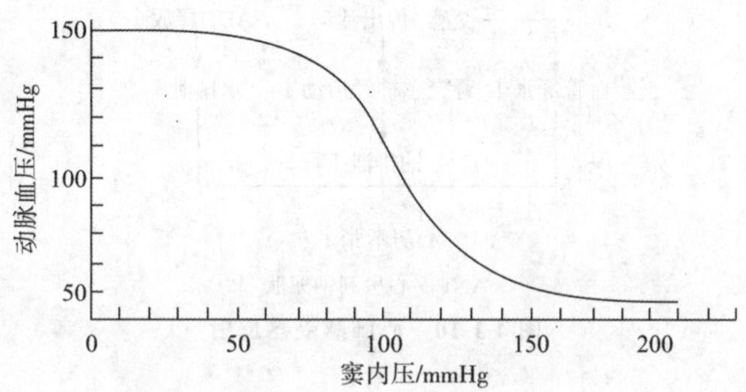

图 4-1-9　压力感受性反射功能曲线

4. 压力感受性反射的生理意义

压力感受性反射在当心输出量、外周血管阻力、血量等发生突然变化时对动脉血压进行快速调节的过程中起重要的作用，使动脉血压不致发生过分的波动。因此，在生理学中将动脉压力感受器的传入神经称为缓冲神经。在动物实验中可看到，正常情况下狗在 24 h 内动脉血压的变化范围一般在平均动脉压(约 13.3 kPa 或 100 mmHg)上下 1.3～2.0 kPa(10～15 mmHg)以内波动。而当切除两侧缓冲神经时，血压经常出现很大的波动，其变动范围可超过平均动脉压上下各 6.7 kPa(50 mmHg)。但是，在切除缓冲神经后，一天中血压的平均值并不明显高于正常，因此，一般认为压力感受性反射在动脉血压的长期调节中并不起重要作用。在慢性高血压患者或实验性高血压动物中，压力感受性反射功能曲线向右移位。这种现象称为压力感受性反射的重调定(resetting)，表示在高血压的情况下，压力感受性反射的工作范围发生改变，即在相比正常来说较高的血压水平上进行工作，使动脉血压维持在比较高的水平。压力感受性反射重调定的机制比较复杂。重调定可发生在感受器的水平，也可发生在反射的中枢部分。

(二)心肺感受器引起的心血管反射

在心房、心室和肺循环大血管壁中存在许多感受器，总称为心肺感受器，其传入神经纤维行走于迷走神经干内。引起心肺感受器兴奋的适宜刺激有两大类：一类是血管壁的机械牵张。当心房、心室或肺循环大血管中压力升高或血容量增多而使心脏或血管壁受到牵张时，这些机械或压力感受器就发生兴奋。与颈动脉窦、主动脉弓压力感受器相比较，心肺感受器位于循环系统压力较低的部分，故常称为低压力感受器。而动脉压力感受器则称为高压力感受器。在生理情况下，心房壁的牵张主要由血容量增多而引起的，因此心房壁的牵张感受器也称为容量感受器。另一类心肺感受器的适宜刺激是某些化学物质，如前列腺素、缓激肽等。有些药物如藜芦碱等也能刺激心肺感受器。

大多数心肺感受器受刺激后引起的反射效应是交感紧张降低、心迷走紧张加强，导致心率减慢、心输出量减少、外周血管阻力降低，故血压下降(图 4-1-10)。在多种动物中，心肺感受器兴奋时肾交感神经活动受到的抑制特别明显，导致肾血流量增加，肾排水和排钠量增多。这表明心肺感受器引起的反射在血量、体液量及其成分的调节中有重要的生理意义。心肺感受器引起的反射传出途径除神经外还有体液的成分。心肺感受器的传入冲动可抑制血管升压素的释放，血管升压素的减少可导致肾排水增多。

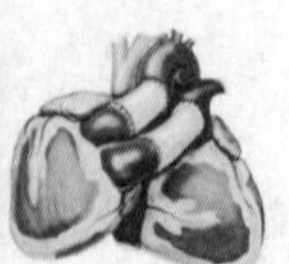

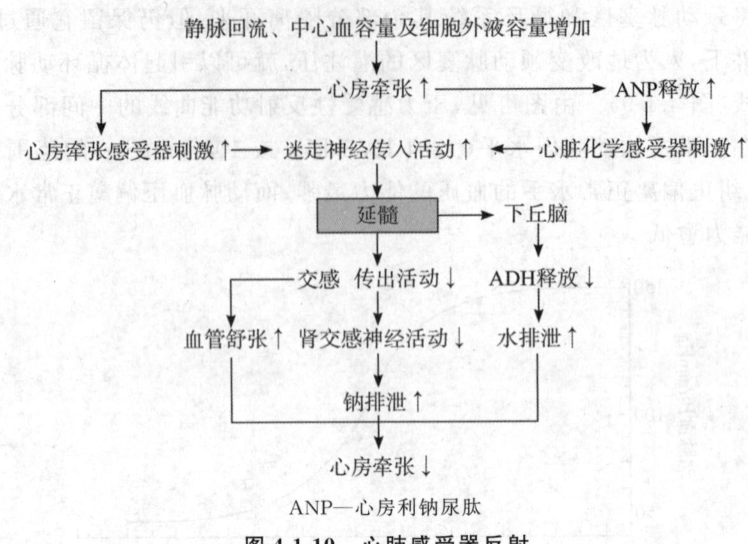

ANP—心房利钠尿肽

图 4-1-10 心肺感受器反射

(三)颈动脉体和主动脉体化学感受性反射

在颈总动脉分叉处和主动脉弓区域,存在一些特殊的感受装置,当血液的某些化学成分发生变化时,如缺氧、CO_2分压过高、H^+浓度过高等,这些感受装置会受到刺激。因此,这些感受装置被称为颈动脉体和主动脉体化学感受器。化学感受器受到刺激后,其感觉信号分别由颈动脉窦神经和迷走神经传入延髓孤束核,然后使延髓内呼吸神经元和心血管活动神经元的活动发生改变。

化学感受性反射的效应主要是使呼吸加深加快。在动物实验中人为地维持呼吸频率和深度不变,则化学感受器传入冲动对心血管活动的直接效应是使心率减慢,心输出量减少,冠状动脉舒张,骨骼肌和内脏血管收缩。由于外周血管阻力增大的作用超过心输出量减少的作用,故血压升高。而在动物保持自然呼吸的情况下,化学感受器受刺激时所引起的效应是呼吸加深加快,心输出量增加,外周血管阻力增大,血压升高。

化学感受性反射在平时对心血管活动并不起明显的调节作用,只有在低氧、窒息、失血、动脉血压过低和酸中毒情况下才发生作用。

(四)躯体感受器引起的心血管反射

刺激躯体传入神经可以引起各种心血管反射。反射的效应取决于感受器的性质、刺激强度和频率等因素。用低至中等强度的低频电脉冲刺激骨骼肌传入神经,常可引起降血压效应,而用高强度、高频率电刺激皮肤传入神经,则常引起升血压效应。在平时,肌肉活动,皮肤冷、热刺激以及各种伤害性刺激都能引起心血管反射活动。中医针刺治疗某些心血管疾病的生理基础,就在于激发肌肉或皮肤的一些感受器的传入活动,通过中枢神经系统内复杂的机制,使异常的心血管活动得到调整。

(五)其他内脏感受器引起的心血管反射

扩张肺、胃、肠、膀胱等空腔器官,挤压睾丸等,常可引起心率减慢、外周血管舒张等效应。这些内脏感受器的传入神经纤维走行于迷走神经或交感神经内。

(六)脑缺血反应

当脑血流量减少时,心血管中枢的神经元可对脑缺血发生反应,引起交感缩血管紧张显著加强,外周血管高度收缩，动脉血压升高，这个过程称为脑缺血反应。

四、心血管反射的中枢整合形式

在过去较长的一段时期中，生理学的一个概念认为整个交感神经系统或者一起兴奋，或者一起抑制。但后来认识到，不同部分的交感神经、副交感神经的活动都是有分化的。具体地说，对于某种特定的刺激，不同部分的交感神经的反应方式和程度是不同的，即总体上表现为一定整合形式的反应，使各器官之间的血流分配能适应机体当时功能活动的需要。例如，当动物的安全受到威胁而处于警觉、戒备状态时，可出现一系列复杂的行为和心血管反应，称之为防御反应。猫的防御反应表现为瞳孔扩大、竖毛、耳郭平展、弓背、伸爪、呼吸加深、怒叫，最后发展为搏斗或逃跑。伴随防御反应的心血管整合形式最典型的特征是骨骼肌血管舒张，同时心率加快，心输出量增加，内脏和皮肤血管收缩，血压轻度升高。人在情绪激动时也可发生这一整套心血管反应整合形式。肌肉运动时心血管活动的整合形式与防御反应相似，但血管舒张仅发生在进行运动的肌肉中，而不进行运动的肌肉的血管发生收缩。睡眠时心脏和血管的活动恰好与防御反应时相反，即心率减慢，心输出量稍减少，内脏血管舒张，骨骼肌血管收缩，血压稍降低。

第二节 体液调节

心血管活动的体液调节是指血液和组织液中的一些化学物质对心肌和血管平滑肌活动所进行的调节。这些体液因素中，有些是血液中携带的，可广泛作用于心血管系统；有些则是在组织中形成，主要作用于局部的血管，对局部组织的血流量起调节作用。

一、肾素-血管紧张素-醛固酮系统

肾素是由肾近球细胞合成和分泌的一种酸性蛋白酶，经肾静脉进入血液循环。血浆中肾素的底物是血管紧张素原。在肾素的作用下血管紧张素原被水解生成一个十肽的血管紧张素Ⅰ。在血浆和组织中，特别是在肺循环血管内皮表面，存在血管紧张素转换酶，在后者的作用下，血管紧张素Ⅰ被水解生成八肽的血管紧张素Ⅱ。血管紧张素Ⅱ在血浆和组织中的血管紧张素酶A的作用下，再失去一个氨基酸，成为七肽的血管紧张素Ⅲ。上述过程如图4-2-1所示。血管紧张素Ⅱ和血管紧张素Ⅲ作用于血管平滑肌、肾上腺皮质等细胞的血管紧张素受体，引起相应的生理效应。

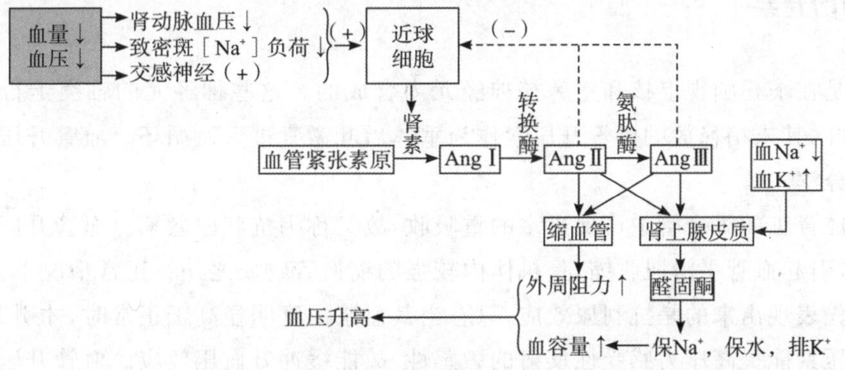

（血管紧张素：angiotensin，Ang）

图4-2-1 肾素-血管紧张素系统

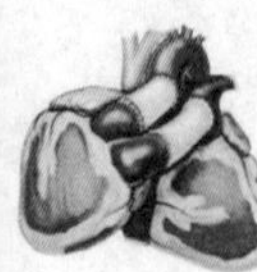

当各种原因引起肾血流灌注减少时，肾素分泌就会增多。血浆中 Na^+ 浓度降低时，肾素分泌也会增加。肾素分泌受神经和体液机制的调节。

对体内多数组织、细胞来说，血管紧张素Ⅰ不具有活性。血管紧张素中最重要的是血管紧张素Ⅱ。血管紧张素Ⅱ可直接使全身微动脉收缩，血压升高，也可使静脉收缩，回心血量增多。血管紧张素Ⅱ可作用于交感缩血管纤维末梢上的接头前血管紧张素受体，起接头前调制的作用，使交感神经末梢释放递质增多。血管紧张素Ⅱ还可作用于中枢神经系统内某些神经元的血管紧张素受体，使交感缩血管紧张加强。因此，血管紧张素Ⅱ可以通过中枢和外周机制，使外周血管阻力增大，血压升高。此外，血管紧张素Ⅱ可强烈刺激肾上腺皮质球状带细胞合成和释放醛固酮。后者可促进肾小管对 Na^+ 的重吸收，并使细胞外液量增加。血管紧张素Ⅱ还可引起或增强渴觉，并导致饮水行为发生。血管紧张素Ⅲ的缩血管效应仅为血管紧张素Ⅱ的 10%～20%，但前者刺激肾上腺皮质合成和释放醛固酮的作用较强。

在某些病理情况下，如失血时，肾素-血管紧张素-醛固酮系统的活动加强，并对循环功能的调节起重要作用。

二、肾上腺素和去甲肾上腺素

肾上腺素和去甲肾上腺素在化学结构上都属于儿茶酚胺类。循环血液中的肾上腺素和去甲肾上腺素主要来自肾上腺髓质的分泌。肾上腺素能神经末梢释放的递质去甲肾上腺素也有一小部分进入血液循环。肾上腺髓质释放的儿茶酚胺中，肾上腺素约占 80%，去甲肾上腺素约占 20%。

血液中的肾上腺素和去甲肾上腺素对心脏和血管的作用有许多共同点，但并不完全相同，因为两者与不同的肾上腺素能受体的结合能力不同。肾上腺素可与 α 和 β 两类肾上腺素能受体结合。在心脏，肾上腺素与 β 肾上腺素能受体结合，产生正性变时和变力作用，使心输出量增加。在血管，肾上腺素的作用取决于血管平滑肌上 α 和 β 肾上腺素能受体分布的情况。在皮肤、肾、胃肠、血管平滑肌中，α 肾上腺素能受体在数量上占优势，肾上腺素的作用是使这些器官的血管收缩。而在骨骼肌和肝的血管中，β 肾上腺素能受体占优势，小剂量的肾上腺素常以兴奋 β 肾上腺素能受体的效应为主，引起血管舒张。大剂量时也兴奋 α 肾上腺素能受体，引起血管收缩。去甲肾上腺素主要与 α 肾上腺素能受体结合，也可与心肌的 β_1 肾上腺素能受体结合，而与血管平滑肌的 β_2 肾上腺素能受体结合能力较弱。静脉注射去甲肾上腺素，可使全身血管广泛收缩，动脉血压升高。血压升高又使压力感受性反射活动加强，压力感受性反射对心脏的效应超过去甲肾上腺素对心脏的直接效应，故心率减慢。

三、血管升压素

血管升压素是在下丘脑视上核和室旁核神经元内合成的。这些神经元的轴突走行在下丘脑垂体束中并进入垂体后叶，其末梢释放的血管升压素作为垂体后叶激素进入血循环。血管升压素的合成和释放过程也称为神经分泌。

血管升压素在肾脏的集合管中可促进水的重吸收，故又称为抗利尿激素。血管升压素作用于血管平滑肌的相应受体，引起血管平滑肌收缩，是机体内较强的缩血管物质之一。正常情况下，血浆中血管升压素浓度升高时首先表现出来的是抗利尿效应，只有当其血浆浓度明显高于正常时，才引起血压升高效应。这是因为血管升压素能提高压力感受性反射的敏感性，故能缓冲升血压效应。血管升压素对体内细胞外液量的调节起重要作用。在禁水、失水、失血等情况下，血管升压素释放增加，不仅对保留体内液体量起重要作用，对维持动脉血压等也起着重要的作用。

四、血管内皮生成的血管活性物质

多年来一直认为血管内皮只是衬在心脏和血管腔面的一层单层组织细胞，在毛细血管处，其主要作用是进行血管内外的物质交换。近年已证实，内皮细胞可以生成并释放若干种血管活性物质，引起血管平滑肌舒张或收缩。

(一)血管内皮生成的舒血管物质

血管内皮生成和释放的舒血管物质有多种。内皮细胞内的前列环素合成酶可以合成前列环素(也称前列腺素 I_2，即 PGI_2)。血管内的搏动性血流对内皮产生的切应力可使内皮释放 PGI_2，后者使血管舒张。

现在认为，内皮生成的另一类舒血管物质更重要，即内皮舒张因子(endothelium-derived relaxing factor，EDRF)。对于 EDRF 的化学结构尚未完全弄清，但多数人认为可能是一氧化氮(NO)，其前体是 L-精氨酸。EDRF 可使血管平滑肌内的鸟苷酸环化酶激活，cGMP 浓度升高，使血管内皮细胞中游离 Ca^{2+} 浓度降低，导致血管舒张。血流对血管内皮产生的切应力以及低氧可使内皮释放 EDRF。此外，内皮细胞表面存在着一些受体，如 P 物质、5-羟色胺、ATP、M 型胆碱能等受体，这些受体被相应的物质激活后，可释放 EDRF。有些缩血管物质，如去甲肾上腺素、血管升压素、血管紧张素Ⅱ等，也可使内皮释放 EDRF，后者可减弱缩血管物质对血管平滑肌的直接收缩效应。在离体实验中观察到，将乙酰胆碱作用于内皮完整的血管可引起血管舒张，而将血管内皮去除后，乙酰胆碱则使血管收缩。

(二)血管内皮生成的缩血管物质

血管内皮细胞也可产生多种缩血管物质，称之为内皮缩血管因子(endothelium-derived vasoconstrictor factor，EDCF)。近年来研究比较深入的缩血管物质为内皮素。内皮素(endothelin)是内皮细胞合成和释放的由 21 个氨基酸构成的多肽，是已知的最强烈的缩血管物质之一。给动物注射内皮素可引起持续时间较长的升血压效应。但在升血压之前常先出现一个短暂的降血压过程。有学者提出，内皮素也可引起 EDRF 的释放，故升血压前有一短暂的降血压反应。在生理情况下，血管内血流对内皮细胞产生的切应力可使内皮素合成和释放增加。

五、激肽释放酶-激肽系统

激肽释放酶是体内的一类蛋白酶，可使某些蛋白质底物激肽原分解为激肽。激肽具有舒血管活性，可参与对血压和局部组织血流的调节。

激肽释放酶可分为两大类：一类存在于血浆，称为血浆激肽释放酶；另一类存在于肾、唾液腺、胰腺等器官组织内，称为腺体激肽释放酶或组织激肽释放酶。激肽原是存在于血浆中的一些蛋白质，分为高分子量激肽原和低分子量激肽原。在血浆中，血浆激肽释放酶作用于高分子量激肽原，使之水解，产生一种九肽的缓激肽。在肾、唾液腺、胰腺、汗腺、胃肠黏膜等组织中，腺体激肽释放酶作用于血浆中的低分子量激肽原，产生一种十肽的赖氨酰缓激肽，也称胰激肽或血管舒张素(图 4-2-2)。后者在氨基肽酶的作用下失去赖氨酸，转变为缓激肽。缓激肽在激肽酶的作用下水解失活。

激肽可使血管平滑肌舒张和毛细血管通透性增高，而对其他组织的平滑肌则引起收缩。在人体和动物实验中证实，缓激肽和血管舒张素是已知的最强烈的舒血管物质。在一些腺体器官中生成的激肽，可以使器官局部的血管舒张，血流量增加。循环血液中的缓激肽和血管舒张素等激肽也参与对动脉血压的调节，作用是使血管舒张，血压降低。

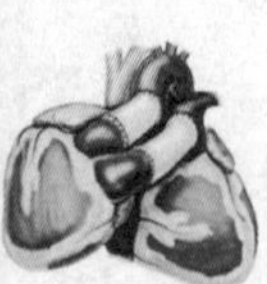

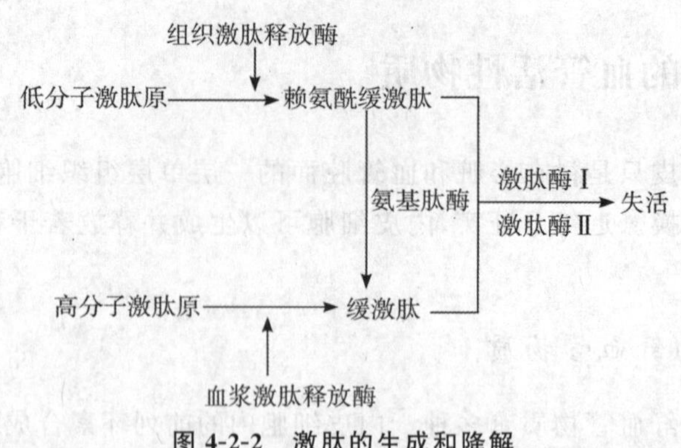

图 4-2-2 激肽的生成和降解

六、心钠素

心钠素(cardionatrin)是由心房肌细胞合成和释放的一类多肽。在人的循环血液中,最主要的是一种由28个氨基酸构成的多肽。心钠素可使血管舒张,外周阻力降低,也可使每搏输出量减少,心率减慢,从而致心输出量减少。心钠素作用于肾脏的受体后,可使肾排水和排钠增多,故心钠素也称为心房利尿钠肽(atrial natriuretic peptide)。此外,心钠素还能抑制肾的近球细胞释放肾素,抑制肾上腺球状带细胞释放醛固酮。在脑内,心钠素可以抑制血管升压素的释放。这些作用都可导致体内细胞外液量减少。

心房壁受到牵拉可引起心钠素的释放。在生理情况下,当血容量增多、取头低足高的体位、身体浸入水中(头露出水面)时,血浆心钠素浓度升高,并引起利尿和尿钠排出增多等效应。因此,心钠素是体内调节水盐平衡的一种重要的体液因素。心钠素与某些体液因素在血压和水盐平衡的调节中还起相互制约的作用。内皮素和血管升压素也都能刺激心房肌细胞释放心钠素。

七、前列腺素

前列腺素是一族二十碳不饱和脂肪酸,分子中有环戊烷的结构,其前体是花生四烯酸或其他二十碳不饱和脂肪酸。机体各部的组织细胞几乎都含有生成前列腺素的前体及酶,因此都能产生前列腺素。前列腺素按其分子结构的差别,可分为多种类型。各种前列腺素对血管平滑肌的作用是不同的,如前列腺素 E_2 具有强烈的舒血管作用;前列腺素 $F_{2\alpha}$ 使静脉收缩;前列环素(即前列腺素 I_2)则有强烈的舒血管作用。

交感缩血管纤维末梢释放递质的过程受前列腺素调制。一方面,去甲肾上腺素和血管紧张素Ⅱ等缩血管物质作用于血管平滑肌相应的受体,引起血管平滑肌收缩,同时也使血管平滑肌生成前列腺素 E_2 和前列环素,前列腺素 E_2 和前列环素可使血管平滑肌对去甲肾上腺素和血管紧张素Ⅱ的敏感性降低。另一方面,血管平滑肌生成的前列腺素又可通过神经-平滑肌接头间隙作用于交感神经纤维末梢接头前的前列腺素受体,使交感纤维末梢释放递质减少。可见,前列腺素在交感神经-血管平滑肌接头处起着一种局部负反馈调节作用。

八、阿片肽

体内的阿片肽有多种。垂体释放的 β-内啡肽与促肾上腺皮质激素来自同一个前体。在应激等情况下,β-内啡肽和促肾上腺皮质激素一起被释放入血液。β-内啡肽可使血压降低。其降血压的作用可能是中枢性的。血浆中的β-内啡肽可进入脑内并作用于某些与心血管活动有关的神经核团，使交感神经活动减弱，心迷走神经活动加强。内毒素、失血等强烈刺激可引起β-内啡肽释放，并可能是引起循环休克的原因之一。针刺穴位也可引起脑内阿片肽的释放。这可能是针刺使高血压患者血压下降的机制之一。除中枢作用外，阿片肽也可作用于外周的阿片受体。阿片肽作用于血管壁的阿片受体后，可使血管平滑肌舒张。另外，交感缩血管纤维末梢也存在接头前阿片受体，这些受体被阿片肽激活后，可使交感纤维释放递质减少。

九、组　胺

组胺是由组氨酸在脱羧酶的作用下产生的。许多组织，特别是皮肤、肺和肠黏膜的肥大细胞中含有大量的组胺。当组织受到损伤、发生炎症和过敏反应时，都可引起组胺的释放。组胺有强烈的舒血管作用，并能使毛细血管和微静脉的管壁通透性增加，导致血浆漏入组织，造成局部组织水肿。

第三节　自身调节

体内各器官的血流量一般取决于器官组织的代谢活动，代谢活动愈强，耗氧愈多，血流量也就愈大。器官血流量主要通过对灌注该器官阻力血管口径的调节而得到控制。除了前述的神经调节和体液调节机制外，还有局部组织内的调节机制。对于不同器官的血管，神经、体液和局部调节机制三者所起作用的相互关系是不同的。在多数情况下，几种机制起协同作用，但在有些情况下它们也可起相互对抗的作用。另外，不同器官的血流量变化范围也有较大的差别，功能活动变化较大的器官，如骨骼肌、胃肠、肝、皮肤等，血流量的变化范围较大；脑、肾等器官的血流量则比较稳定，在一定的血压变化范围内，其血流量可保持稳定。

实验证明，如果将调节血管活动的外部神经、体液因素都去除，则在一定的血压变动范围内，器官、组织的血流量仍能通过局部的机制得到适当的调节。这种调节机制存在于器官组织或血管本身，故也称为自身调节。心脏的泵血功能也有自身的调节机制。关于器官组织血流量的局部调节机制，一般认为主要有以下两类：

一、代谢性自身调节机制

组织细胞代谢需要氧，并产生各种代谢产物。局部组织中的氧和代谢产物对该组织局部血流量起代谢性自身调节作用。当组织代谢活动增强时，局部组织中氧分压降低，代谢产物积聚增多。组织中氧分压降低以及多种代谢产物，如CO_2、H^+离子、腺苷、ATP、K^+离子等，都能使局部的微动脉和毛细血管前括约肌舒张。因此，当组织的代谢活动加强（如肌肉运动）时，局部的血流量增多，从而向组织提供更多的氧，并带走代谢产物。这种代谢性局部舒血管效应有时相当明显，如果同时发生交感缩血管神经活动加强，该局部组织的血管仍舒张。前面提到，有一些体液因素也可在组织中形成，并对局部的血流量起调节作用，如激肽、前列腺素、组胺等，由于这些物质都是特殊的体液因素，故在生理学中将它们归在体液调节中。

二、肌源性自身调节机制

许多血管平滑肌本身经常保持一定的紧张性收缩，称为肌源性活动。血管平滑肌还有一个特性，即

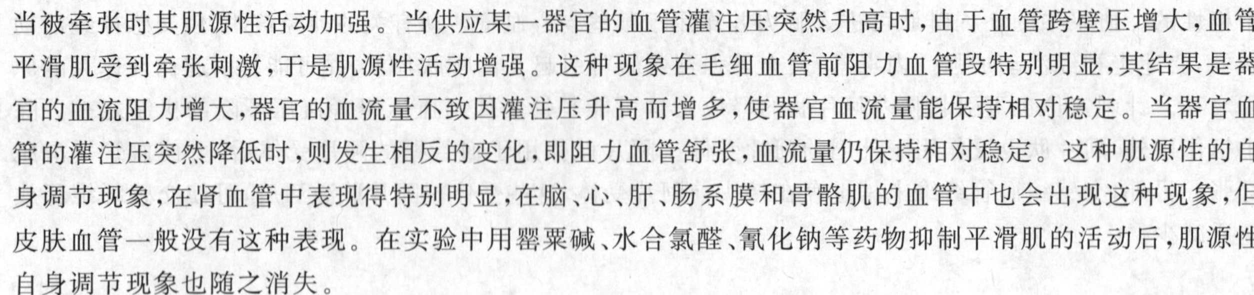

当被牵张时其肌源性活动加强。当供应某一器官的血管灌注压突然升高时，由于血管跨壁压增大，血管平滑肌受到牵张刺激，于是肌源性活动增强。这种现象在毛细血管前阻力血管段特别明显，其结果是器官的血流阻力增大，器官的血流量不致因灌注压升高而增多，使器官血流量能保持相对稳定。当器官血管的灌注压突然降低时，则发生相反的变化，即阻力血管舒张，血流量仍保持相对稳定。这种肌源性的自身调节现象，在肾血管中表现得特别明显，在脑、心、肝、肠系膜和骨骼肌的血管中也会出现这种现象，但皮肤血管一般没有这种表现。在实验中用罂粟碱、水合氯醛、氰化钠等药物抑制平滑肌的活动后，肌源性自身调节现象也随之消失。

三、动脉血压的长期调节

动脉血压的神经调节机制主要是在短时间内血压发生变化的情况下起调节作用。而当血压在较长时间内(数小时、数天、数月或更长)发生变化时，神经反射的效应常不足以将血压调节到正常水平。在动脉血压的长期调节中起重要作用的是肾脏。具体地说，肾脏通过对体内细胞外液量的调节而对动脉血压起调节作用。有人将这种机制称为肾-体液控制系统。此系统的调节过程如下：当体内细胞外液量增多时，血量增多，血量和循环系统容量之间的相对关系发生改变，使动脉血压升高。而动脉血压升高，能直接导致肾脏排水和排钠增加，将过多的体液排出体外，从而使血压恢复到正常水平。体内细胞外液量减少时，发生相反的变化，即肾脏排水和排钠减少，使体液量和动脉血压恢复。

肾-体液控制系统调节血压的效能大小取决于一定的血压变化能引起多大程度的肾脏排水排钠变化。实验证明，血压只要发生很小的变化，就可导致肾脏排尿量的明显变化。血压从正常水平(13.3 kPa/100 mmHg)升高 1.3 kPa(10 mmHg)，肾脏排尿量便可增加数倍，从而使细胞外液量减少，动脉血压下降。反之，动脉血压降低时，肾脏排尿明显减少，使细胞外液量增多，血压回升。另外，该调控系统的活动也受体内若干其他因素的影响，其中较重要的是血管升压素和肾素-血管紧张素-醛固酮系统。如前所述，血管升压素在调节体内细胞外液量中起重要作用。血管升压素使肾脏集合管增加对水的重吸收，导致细胞外液量增加。当血量增加时，血管升压素减少，使肾脏排水增加。血管紧张素Ⅱ除引起血管收缩、血压升高外，还能促使肾上腺皮质分泌醛固酮。醛固酮能使肾小管对 Na^+ 的重吸收增加，并分泌 K^+ 和 H^+，在重吸收 Na^+ 的同时也吸收了水，故细胞外液量和体内的 Na^+ 量增加，血压升高。

总之，血压的调节是一个复杂的过程，有许多机制参与其中。每一种机制都在一个方面发挥调节作用，但不能完成全部的、复杂的调节。神经调节一般是快速的、短期的调节，主要通过对阻力血管的口径及心脏活动的调节来实现，而长期调节则主要通过肾脏对细胞外液量的调节来实现。

(张　业、闫国良)

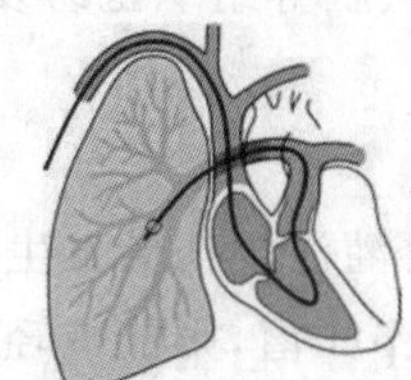

第五章　缺血-再灌注损伤

随着休克治疗方法的进步以及溶栓疗法、心脏外科体外循环、心肺脑复苏、断肢再植、器官移植等方法的建立和推广应用，缺血的组织器官通过血液再灌注，其功能得到恢复的机会越来越大。多数情况下，缺血后再灌注可使组织器官功能得到恢复，受损组织结构得到修复，患者病情得以好转或康复。然而，有时器官组织缺血后再灌注，不仅功能未能恢复，反而其功能障碍和结构损伤会加重。这种在缺血基础上恢复血流后组织损伤反而加重，甚至发生不可逆性损伤的现象称为缺血-再灌注损伤（ischemia-reperfusion injury，IRI）。

第一节　缺血-再灌注损伤的原因及条件

凡在组织器官缺血基础上的血液再灌注都有可能成为缺血-再灌注损伤的发生原因。但是，并非所有缺血的器官在血流恢复后都会发生缺血-再灌注损伤。在这个过程中，某些因素可影响其发生、发展。

一、缺血-再灌注损伤的常见原因

发生缺血-再灌注损伤的常见原因主要有：

（1）组织器官缺血后恢复血流供应，如休克时微循环的疏通、断肢再植、器官移植等。

（2）某些新的医疗技术的应用，如冠脉搭桥术、溶栓疗法、经皮腔内冠脉血管成形术等。

（3）体外循环条件下的心脏手术，心、肺、脑复苏等。

二、缺血-再灌注损伤的常见条件

缺血器官在血流恢复后是否会发生缺血-再灌注损伤，与以下因素有关。

（一）缺血时间

再灌注损伤发生与否与缺血时间存在依赖关系。缺血时间短，恢复血液供应后可无明显的再灌注损伤，因为所有器官都可耐受一定时间的缺血。缺血时间长，恢复血液供应后则易发生再灌注损伤。若缺血时间过长，缺血器官因已经发生不可逆性损伤，甚至坏死，则观察不到再灌注损伤。另外，不同器官发生再灌注损伤所需的缺血时间不同，如犬冠状动脉一般为15～45 min，肝脏一般为45 min（部分肝血流阻断），肾脏一般为60 min，小肠约为60 min，骨骼肌甚至为4 h。不同物种发生再灌注损伤所需的缺血时间也不尽相同，如小动物相对较短，大动物则相对较长。

（二）缺血程度

缺血后侧支循环容易形成者，可因缩短缺血时间和减轻缺血程度而不易发生再灌注损伤。可见，尽早实施缺血器官的再灌注具有重要的临床意义。此外，需氧程度高的心、脑等组织也易发生再灌注损伤。

(三)再灌注的条件

再灌注时的压力大小，灌注液的温度、pH 值及电解质的浓度都与再灌注损伤的发生密切相关。再灌注时压力愈高，造成的再灌注损伤愈严重；若能适当降低灌注液的温度、pH 值，则能减轻再灌注损伤的程度；减少灌注液中 Ca^{2+}、Na^{+} 的含量，或适当增加 K^{+}、Mg^{2+} 的含量，可减轻再灌注损伤。

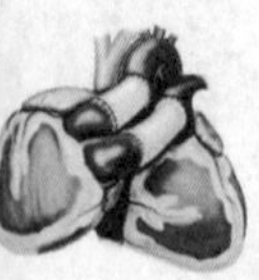

第二节　缺血-再灌注损伤的发生机制

缺血-再灌注损伤的发生机制尚未完全阐明。目前认为自由基的作用、细胞内钙超载和白细胞的激活是缺血-再灌注损伤的重要发病学环节。

一、自由基的作用

(一)自由基的概念

自由基(free radical)是指外层电子轨道上含有单个不配对电子的原子、原子团和分子的总称。其中由氧诱发的自由基称为氧自由基(oxygen free radical，OFR)。自由基的种类很多，可分为：

(1)非脂性自由基：主要指氧自由基，如超氧阴离子($O_2^{\bar{\cdot}}$，单电子还原)、羟自由基(OH·，三电子还原)。

(2)脂性自由基：指氧自由基与多价不饱和脂肪酸作用后生成的中间代谢产物，如烷自由基(L·)、烷氧自由基(LO·)、烷过氧自由基(LOO·)等。

(3)活性氧：指单线态氧($^1O_2$)和过氧化氢(H_2O_2，双电子还原)。活性氧(active oxygen species，ROS)不是自由基，但因其氧化作用较强，故常与氧自由基一并讨论。

(4)其他自由基：如氯自由基(Cl·)、甲基自由基(CH_3·)、一氧化氮(NO·)等。值得注意的是 NO·，它是一种气体自由基，本身又是一种弱氧化剂，与 $O_2^{\bar{\cdot}}$ 反应后生成的过氧亚硝基阴离子($ONOO^-$)，虽不属于自由基，在偏酸条件下却极易自发分解生成 NO_2· 和 OH·，两者具有较强的氧化能力而易于产生损伤效应。

自由基的化学性质极为活泼，易于失去电子(氧化)或夺取电子(还原)，特别是其氧化作用强，故具有强烈的引发脂质过氧化的作用。

(二)自由基的代谢

氧分子属于双自由基，因为其两个外层电子轨道中的每一个轨道都带有一个未配对电子，但两者自旋方向相同。氧分子与还原剂反应即得到两个电子，形成自旋方向相反的电子对。氧分子还原能力有限，反应活性也较低，故氧在基态情况下是一种相对较弱的氧化剂。在生理情况下，氧通常是通过细胞色素氧化酶系统接受 4 个电子而还原成水，同时释放能量，但也有 1%～2%的氧接受一个电子生成 $O_2^{\bar{\cdot}}$，再接受一个电子生成 H_2O_2，或再接受一个电子生成 OH·。

另外，在血红蛋白、肌红蛋白、儿茶酚胺以及黄嘌呤氧化酶等的氧化过程中也可生成 $O_2^{\bar{\cdot}}$。$O_2^{\bar{\cdot}}$ 在 Fe^{2+} 或 Cu^{2+} 的催化下与 H_2O_2 反应生成 OH·，这种由金属离子催化的反应称为 Fenton 反应。生理情况下，体内两大抗氧化防御系统(酶性抗氧化剂和非酶性抗氧化剂)可以及时清除它们，所以对机体并无有害影响。在病理条件下，活性氧产生过多或抗氧化酶类活性下降，可引发氧化应激(oxidative stress)反

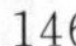

应导致细胞损伤，进而使细胞死亡。

（三）缺血-再灌注导致自由基生成增多的机制

1. 黄嘌呤氧化酶形成增多

黄嘌呤氧化酶（xanthine oxidase，XO）的前身是黄嘌呤脱氢酶（xanthine dehydrogenase，XD），这两种酶都主要存在于毛细血管内皮细胞内。正常时只有10%以XO的形式存在，而90%为XD。缺血时，一方面由于ATP减少，膜泵功能障碍，Ca^{2+}进入细胞活化Ca^{2+}依赖性蛋白水解酶，使得XD大量转变为XO；另一方面因氧分压降低，ATP依次降解为ADP、AMP和次黄嘌呤，所以缺血组织内次黄嘌呤大量堆积。再灌注时，大量分子氧随血液进入缺血组织，XO催化次黄嘌呤转变为黄嘌呤，并进而催化黄嘌呤转变为尿酸的两步反应中都同时以分子氧为电子接受体，从而产生大量的$O_2^{\cdot}$和H_2O_2，后者再在金属离子参与下形成更为活跃的OH·（图5-2-1）。因此，再灌注时组织内$O_2^{\cdot}$、OH·、H_2O_2等自由基及活性氧显著增加。

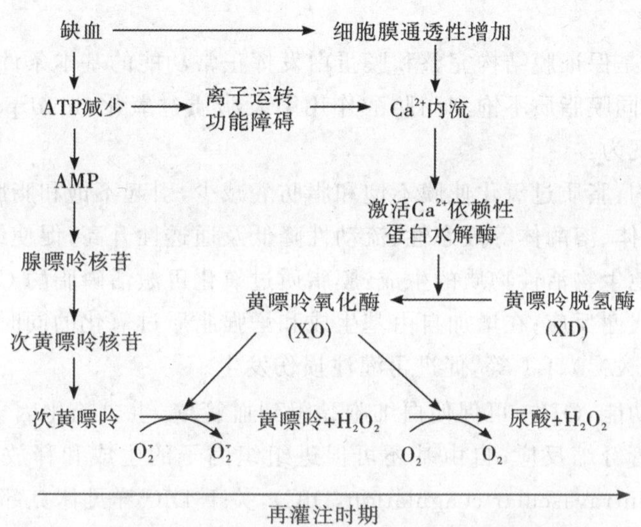

图5-2-1 黄嘌呤氧化酶在自由基生成增多中的作用

有研究显示，人、猪及兔体内的黄嘌呤氧化酶含量较低，再灌注期间不足以产生大量活性氧与自由基，提示缺血-再灌注时还有其他途径参与自由基的生成。

2. 中性粒细胞聚集及激活

中性粒细胞（neutrophils）在进行吞噬活动时耗氧量显著增加，所摄取的氧绝大部分经细胞内NADPH氧化酶和NADH氧化酶的催化，接受电子形成氧自由基，用以杀灭病原微生物。

如果氧自由基生成过多或机体清除自由基的酶系统活性不足或抗氧化剂不足，则中性粒细胞形成的氧自由基就可对组织细胞造成损害。缺血-再灌注时，由黄嘌呤氧化酶的作用所产生的自由基起着原发的、主要的作用，这些自由基作用于细胞膜后可产生白三烯（leukotriene，LT）以及补体系统激活产生的C3片段等，具有较强的趋化活性，可吸引大量中性粒细胞聚集并激活。尤其再灌注期间组织重新获得O_2，激活的中性粒细胞耗氧量显著增加，产生大量氧自由基，即呼吸爆发（respiratory burst）或氧爆发（oxygen burst），从而进一步造成组织细胞的损伤。

3. 线粒体膜损伤

线粒体是细胞氧化磷酸化反应的主要场所。缺氧时细胞内氧分压降低以及ATP生成减少，使Ca^{2+}进入线粒体增多，造成线粒体氧化磷酸化功能障碍，细胞色素氧化酶系统功能失调，电子传递链受损，以致进入细胞内的氧经单电子还原而形成的氧自由基增多，而经4价还原形成的水减少。另外，Ca^{2+}进入

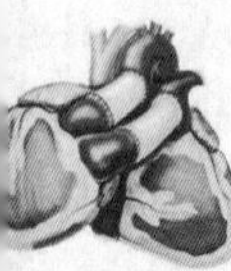

线粒体内可使锰-超氧化物歧化酶(Mn-SOD)减少,从而抑制自由基的清除能力,进一步使自由基水平升高。

4. 儿茶酚胺自氧化增加

在各种应激如缺氧的条件下,交感-肾上腺髓质系统兴奋可分泌大量儿茶酚胺,具有重要的代偿调节作用。但过多儿茶酚胺,尤其是它的氧化产物,往往对机体产生有害作用。实验表明,大量的异丙肾上腺素、去甲肾上腺素、肾上腺素均可引起组织细胞损伤。已证实造成细胞损害的是儿茶酚胺的氧化产物,而非儿茶酚胺本身。因儿茶酚胺的氧化能产生具有细胞毒性的氧自由基,如肾上腺素代谢产生肾上腺素红的过程中有 $O_2^{\overline{\cdot}}$ 产生。

(四)自由基引起缺血-再灌注损伤的机制

自由基性质极为活泼,一旦形成,即可经其中间代谢产物不断扩展生成新的自由基,形成连锁反应。自由基可与各种细胞成分,如膜磷脂、蛋白质、核酸等发生反应,造成细胞结构损伤和功能代谢障碍。

1. 膜脂质过氧化增强

稳定的膜脂质微环境是保证膜结构完整和膜蛋白发挥正常功能的基本条件,而膜损伤是自由基损伤细胞的早期表现。自由基同膜脂质不饱和脂肪酸作用引发脂质过氧化(lipid peroxidation)反应,造成膜结构受损、功能障碍。表现为:

(1)破坏膜的正常结构:脂质过氧化使膜不饱和脂肪酸减少,引起不饱和脂肪酸/蛋白质的比例失调;细胞膜及细胞器膜如线粒体、溶酶体等液态性、流动性降低及通透性升高,促使细胞外 Ca^{2+} 内流增加。

(2)促进自由基及其他生物活性物质的生成:膜脂质过氧化可激活磷脂酶 C 及磷脂酶 D,进一步分解膜磷脂,催化花生四烯酸代谢反应;在增加自由基生成和增强脂质过氧化的同时,产生多种生物活性物质如前列腺素、血栓素 A_2(TXA_2)、LT 等,促进再灌注损伤发生。

(3)改变血管的正常功能:OH·可促使白细胞黏附到血管壁,生成趋化因子和白细胞激活因子;$O_2^{\overline{\cdot}}$ 能灭活一氧化氮,影响血管舒缩反应;自由基还可促进组织因子的生成和释放,加重弥散性血管内凝血(disseminated or diffuse intravascular coagulation,DIC),关于 DIC 详见休克部分。

(4)减少 ATP 生成:线粒体膜脂质过氧化可抑制线粒体功能,使 ATP 生成减少,加重细胞能量代谢障碍。

2. 蛋白质功能抑制

自由基通过直接和间接两种方式抑制细胞蛋白质的功能。

(1)直接抑制作用:在自由基作用下,细胞结构蛋白和酶的巯基氧化可形成二硫键;氨基酸残基氧化,胞质及膜蛋白和某些酶交联可形成二聚体或更大的聚合物,直接损伤蛋白质的功能。例如,抑制膜离子通道蛋白与改变膜磷脂微环境可共同导致跨膜离子梯度异常;肌纤维蛋白的损伤能引起心肌收缩力减弱;肌浆网钙转运蛋白受损可引起钙调节功能异常。

(2)间接抑制作用:脂质过氧化可引起膜脂质发生交联、聚合,从而间接抑制钙泵、钠泵及 Na^+/Ca^{2+} 交换系统等的正常功能,使胞质 Na^+、Ca^{2+} 浓度升高,导致细胞肿胀、Ca^{2+} 超载;脂质过氧化还可抑制膜受体、G 蛋白与效应器的偶联,引起细胞信号转导功能障碍。

(3)核酸及染色体破坏:自由基对细胞的毒性作用主要表现为染色体畸变、核酸碱基改变或 DNA 断裂。这种作用 80%为 OH·所致,因为 OH·易与脱氧核糖核酸及碱基反应并改变其结构。

可见,再灌注可使自由基生成增多,自由基生成增多又加重细胞损伤,两者相互影响,促进再灌注损伤的发生、发展。故自由基生产增多是缺血-再灌注损伤发生极为重要的发病环节。

二、钙超载的作用

钙超载(calcium overload)是指各种原因引起的细胞内钙含量异常增多并导致细胞结构损伤和功能代谢障碍的现象，严重时可造成细胞死亡。正常条件下，细胞外钙浓度高出细胞内约万倍，这种细胞内、外钙浓度差的维持主要有赖于：①细胞膜对 Ca^{2+} 的低通透性；② Ca^{2+} 与特殊配基形成可逆性复合物；③细胞膜钙泵(Ca^{2+}-Mg^{2+}-ATP 酶)可逆电化学梯度将 Ca^{2+} 主动转运至细胞外；④通过肌浆网和线粒体膜上的 Ca^{2+} 泵和 Na^{+}/Ca^{2+} 交换蛋白将胞质 Ca^{2+} 贮存至细胞器内；⑤通过细胞膜 Na^{+}-Ca^{2+} 交换，将胞质 Ca^{2+} 转运到细胞外等。当再灌注损伤发生时，再灌注区细胞内有过量 Ca^{2+} 积聚，且 Ca^{2+} 浓度升高的程度往往与细胞受损的程度成正相关。

(一)缺血-再灌注导致钙超载的机制

实验研究证明，细胞内钙超载主要发生在再灌注期，而且主要原因是钙内流增加，而不是钙外流减少。再灌注时钙超载的发生机制目前尚未完全阐明，研究发现可能与下列因素有关。

1. Na^{+}-Ca^{2+} 交换异常

Na^{+}/Ca^{2+} 交换蛋白(Na^{+}/Ca^{2+} protein)是心肌细胞膜钙转运蛋白之一，在跨膜 Na^{+}、Ca^{2+} 梯度及膜电位驱动下对细胞内外的 Na^{+}、Ca^{2+} 进行双向转运，交换比例是 $3Na^{+}$ ∶ $1\ Ca^{2+}$。生理条件下，Na^{+}/Ca^{2+} 交换蛋白以正向转运的方式将细胞内的 Ca^{2+} 转移至细胞外，与肌浆网和细胞膜钙泵共同维持细胞静息状态时的低钙浓度。病理条件下，由于细胞内 Na^{+} 明显升高或膜正电位等，Na^{+}/Ca^{2+} 交换蛋白则以反向转运的方式将细胞内 Na^{+} 排出，从而引起细胞外 Ca^{2+} 进入细胞。

现已证实，Na^{+}/Ca^{2+} 交换蛋白的反向转运的增强是导致缺血再灌注时 Ca^{2+} 超载的主要途径。

(1)直接激活：此为细胞内高 Na^{+} 的作用。缺血时 ATP 生成减少，引起钠泵活性降低，导致细胞内 Na^{+} 含量明显升高。再灌注时，缺血细胞重新获得氧及营养物质的供应，细胞内高 Na^{+} 除参与激活钠泵外，还迅速激活 Na^{+}/Ca^{2+} 交换蛋白，以反向转运的方式加速 Na^{+} 向细胞外的转运，同时将大量 Ca^{2+} 运入细胞质，导致细胞内 Ca^{2+} 浓度增加，从而造成细胞损伤。

(2)间接激活：此为细胞内高 H^{+} 的作用。缺血时，无氧代谢的增强使 H^{+} 生成增多，pH 降低，使组织间液和细胞内酸中毒。再灌注时，组织间液 H^{+} 浓度迅速下降，而细胞内的 H^{+} 浓度依然较高，细胞内外可形成显著的 pH 梯度差，由此激活细胞膜的 H^{+}/Na^{+} 交换蛋白，促进细胞内 H^{+} 排出的同时，加速细胞外 Na^{+} 内流，引起细胞内 Na^{+} 增加。再灌注后，由于恢复了能量的供应和 pH 值，从而又促使 Na^{+}—Ca^{2+} 交换，引起胞外的 Ca^{2+} 大量内流，加重细胞内钙超载。

2. 蛋白激酶 C(PKC)激活

当组织缺血、再灌注时，内源性的儿茶酚胺释放增加，一方面作用于 α_1 肾上腺素能受体，活化 G 蛋白-磷脂酶 C(PLC)介导的细胞信号转导通路，引起磷脂酰肌醇(PIP_2)分解，促进三磷酸肌醇(IP_3)和甘油二酯(DG)的生成。其中，IP_3 能够使肌浆网释放 Ca^{2+}；DG 经激活 PKC 促使 H^{+}-Na^{+} 交换，进而增加 Na^{+}-Ca^{2+} 交换，引起胞外 Ca^{2+} 内流，共同导致胞质 Ca^{2+} 浓度升高。另一方面，儿茶酚胺作用于 β 肾上腺素能受体，通过激活腺苷酸环化酶可增加 L 型钙通道的开放，促进胞外 Ca^{2+} 内流，加重细胞内钙超载。

3. 生物膜损伤

细胞膜与细胞内膜性结构是维持细胞内、外及细胞内各部分离子平衡的重要结构。生物膜损伤可导致其通透性增强，细胞外 Ca^{2+} 顺浓度差进入细胞内，或使细胞内 Ca^{2+} 分布异常，从而加重细胞功能紊乱与结构破坏。

(1)细胞膜损伤：正常情况下，细胞膜外板多糖包被由 Ca^{2+} 紧密连接在一起。再灌注时，细胞膜损伤

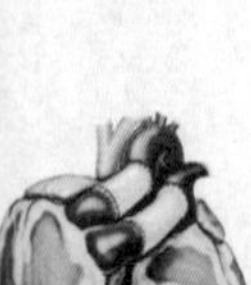

的机制包括：①缺血造成的细胞膜正常结构破坏，可使细胞膜对 Ca^{2+} 通透性增强；②再灌注时生成大量的自由基，可使细胞膜发生脂质过氧化，加重膜结构的破坏；③细胞内 Ca^{2+} 浓度增加可激活磷脂酶，使膜磷脂降解，进一步增强细胞膜对 Ca^{2+} 的通透性，共同导致细胞质中 Ca^{2+} 浓度升高。

(2)线粒体膜损伤：正常时线粒体内的 Ca^{2+} 含量为胞质的500倍，因此将线粒体称为细胞的"钙库"。缺血-再灌注时，线粒体膜损伤的机制包括：①细胞膜损伤，膜功能障碍可引起 Ca^{2+} 内流增多，使大量钙盐沉积于线粒体，可造成呼吸链中断、氧化磷酸化障碍；②再灌注可使线粒体渗透性转导孔（mitochondrial permeability transition pore，mPTP）开放，既可使线粒体的呼吸功能受到抑制，又可导致细胞色素C（Cyt C）的释放及凋亡蛋白酶的激活，从而启动细胞凋亡途径；③自由基损伤及膜磷脂降解可使线粒体膜受损，引起氧化磷酸化受抑，使ATP生成减少，进一步加重膜损伤。

(3)溶酶体膜损伤：溶酶体含有多种水解酶，如酸性磷酸酶、组织蛋白酶、核糖核酸酶等，这些酶一旦被释放便处于激活状态。溶酶体膜损伤的机制包括：①严重缺血时，溶酶体膜发生破裂，溶酶体内蛋白水解酶便逸出引起细胞自溶；②钙超载可激活磷脂酶，分解膜磷脂，可使溶酶体膜的稳定性进一步降低，通透性增高；③溶酶体酶进入血液循环可以破坏多种组织，造成广泛的细胞损伤。

(4)肌浆网膜损伤：肌浆网钙摄取是水解ATP的主动转运过程。自由基的作用及膜磷脂的降解可导致肌浆网膜损伤，使其钙泵功能障碍，对 Ca^{2+} 摄取减少，引起胞质中 Ca^{2+} 浓度升高。

在缺血期间细胞内 Ca^{2+} 开始增高，再灌注时又通过以上机制，既可加重细胞 Ca^{2+} 的转运障碍，又随血流运送来大量 Ca^{2+}，使细胞内 Ca^{2+} 显著增多，最终导致钙超载。

(二)钙超载引起缺血-再灌注损伤的机制

细胞内钙超载引起再灌注损伤的机制目前尚未十分清楚，可能与以下方面有关：

1. 细胞膜损伤

细胞内 Ca^{2+} 增加可激活磷脂酶类，促使膜磷脂降解，引起细胞膜结构受损。膜磷脂降解产物，如花生四烯酸、溶血磷脂增多，可加重细胞功能紊乱。

钙超载既是缺血-再灌注的结果，又是缺血-再灌注细胞损伤的原因。细胞内 Ca^{2+} 聚积不仅激活磷脂酶，引起膜磷脂降解，又进一步增加细胞膜对 Ca^{2+} 的通透性，造成膜损伤。

2. 线粒体膜损伤

聚集于胞质中的 Ca^{2+} 被线粒体摄取时可消耗大量ATP，同时进入线粒体中的 Ca^{2+} 与含磷酸根的化合物结合，会形成不溶性磷酸钙，既干扰线粒体氧化磷酸化，使ATP生成减少，又可损伤线粒体膜而加重细胞能量代谢障碍。

3. 蛋白酶激活

细胞内的 Ca^{2+} 增多可增强钙依赖性蛋白酶的活性，从而引起黄嘌呤脱氢酶转变为黄嘌呤氧化酶，使氧自由基生成增多。例如，激活蛋白酶可促进细胞膜和结构蛋白的分解；激活核酶可引起染色体的损伤。

4. 加重酸中毒

细胞内的 Ca^{2+} 浓度升高可激活某些ATP酶，引起细胞高能磷酸盐水解，释放出大量 H^+，导致细胞内酸中毒。

此外，在心肌缺血-再灌注期间，细胞内钙超载还可引起心肌纤维过度收缩，并可通过心肌动作电位后延迟后除极的形成引发再灌注性心律失常，共同导致心肌缺血-再灌注损伤的发生。

三、白细胞的作用

研究发现，白细胞的聚集、激活、介导微血管损伤在脏器缺血-再灌注损伤的发生中起重要作用。

(一)缺血-再灌注时白细胞增多的机制

实验研究和临床观察表明:缺血-再灌注时,白细胞(主要是中性粒细胞)明显增加。以犬心肌缺血为例,再灌注仅 5 min,心内膜中性粒细胞便增加 25%,而缺血较轻的组织白细胞则集聚较少。组织缺血-再灌注时白细胞浸润增加的机制尚不完全清楚,可能是:

1. 黏附分子生成增多

黏附分子(adhesion molecule),又称细胞黏附分子,指由细胞合成的、可促进细胞与细胞之间、细胞与细胞外基质之间黏附的一类大分子物质的总称(如整合素、选择素、细胞间黏附分子、血管细胞黏附分子等),在维持细胞结构完整和细胞信号转导中起重要作用。缺血和再灌注时会引起中性粒细胞和血管内皮细胞的多种黏附分子表达增加,使中性粒细胞与受损血管内皮细胞之间产生广泛黏附、聚集。临床观察发现,体外循环手术后,患者血管内皮细胞选择素、细胞间黏附分子的表达是增加的;经皮腔内冠脉血管成形术的患者再灌注后中性粒细胞整合素的表达增加,并与球囊扩张持续时间呈正相关。

2. 趋化因子生成增多

组织损伤时,细胞膜磷脂降解,花生四烯酸代谢产物如 LT、血小板活化因子(PAF)、补体、激肽等生成增多,它们具有很强的趋化作用,能吸引大量白细胞进入组织或黏附于血管内皮。同时,中性粒细胞与血管内皮细胞本身也可释放多种具有趋化作用的炎性介质,如 LTB_4 可使微循环中的白细胞进一步增多。

(二)白细胞介导缺血-再灌注损伤的机制

1. 微血管损伤

缺血-再灌注时,激活的白细胞释放自由基和溶酶体酶,可损伤内皮细胞,促进细胞的损伤。激活的中性粒细胞与血管内皮细胞之间的相互作用,是造成微血管损伤的决定因素。

(1)微血管血液流变学改变:正常情况下,血管内皮细胞与血液中流动的中性粒细胞间的相互排斥作用,是保证微血管血液灌流的重要条件。实验表明,白细胞的流变学和形态学特点与微血管血流阻塞有密切关系,其发生机制主要包括:①与红细胞相比,白细胞体积大,变形能力较弱;②在黏附分子参与下,白细胞易黏附在血管内皮细胞上,且不易分离,极易嵌顿、堵塞微循环血管;③内皮损伤、血小板黏附、微血栓形成、组织水肿等,更易导致无复流现象(no-reflow phenomenon)。缺血-再灌注时,中性粒细胞的激活及其致炎细胞因子的释放是引起无复流现象的病理生理学基础。

(2)微血管口径的改变:再灌注时,血管内皮细胞肿胀,可使管腔狭窄,引起血液灌流减少。其机制主要包括:

①缩血管物质增多:激活的中性粒细胞与血管内皮细胞可释放大量缩血管物质,如内皮素、TXA_2、血管紧张素Ⅱ等引起微血管收缩,从而使口径缩小。

②扩血管物质减少:血管内皮细胞受损,可致扩血管物质,如一氧化氮、前列环素(PGI_2)等的合成和释放减少,引起微血管舒张障碍而使口径变小。

③微血栓形成:血管内皮细胞受损使 PGI_2 生成减少,而儿茶酚胺等因素可刺激血小板引起 TXA_2 合成增多,进而促使血栓形成和血管堵塞。血管内皮细胞肿胀可使微血管受压,也可促进无复流现象的发生,并加重细胞的缺血性损伤。

(3)微血管通透性增高:微血管通透性增高既可引发组织水肿,又可导致血液浓缩,有助于形成无复流现象。动物实验表明,水肿组织的含水量及血细胞比容与白细胞密度成正相关。由此可见,缺血及再灌注时微血管通透性的增高可能与白细胞释放的某些炎性介质有关,而中性粒细胞自血管内游出并释放细胞因子又促使微血管通透性进一步增高。

2. 细胞损伤

激活的中性粒细胞与血管内皮细胞可释放大量的致炎物质，如自由基、蛋白酶、溶酶体酶等，不但改变了自身的结构与功能，而且造成周围组织细胞损伤。若血管内皮细胞和中性粒细胞表面的黏附分子暴露，则两者的亲和力增强，促使中性粒细胞穿过血管壁趋化游走，引起白细胞的浸润进一步加重。氧自由基可使细胞内蛋白质交联，使蛋白质的结构改变并使其丧失活性；还可引起核酸碱基改变或DNA断裂，最终导致整个细胞丧失功能。

综上所述，缺血-再灌注损伤发生的基本机制，主要涉及自由基、细胞内钙超载及白细胞的共同作用，其中细胞内钙超载是引起细胞不可逆性损伤的共同通路；而细胞膜损伤则是不同机制的相互作用引起的共同的病理改变。在缺血-再灌注损伤机制的各种学说中，均认为其与自由基的作用密切相关，因此大量自由基的生成即使不是再灌注损伤的唯一发病因素，至少也是十分重要的发病环节。而中性粒细胞与血管内皮细胞之间的相互作用对缺血-再灌注损伤发生发展的影响也越来越受到关注。

第三节 缺血-再灌注损伤时器官的功能、代谢变化

缺血-再灌注损伤表现为再灌注组织器官的代谢紊乱、功能障碍及结构损伤等变化。损伤的程度因缺血程度、再灌注时的条件及组织器官的特点不同而异。研究表明，心、脑、肾、肝、肺、胃、肠、肢体和皮肤都可发生缺血-再灌注损伤，其中以心脏的再灌注损伤研究最多。

一、心肌缺血-再灌注损伤的变化

心肌的缺血-再灌注损伤最为常见，对其研究也最多。心肌缺血-再灌注损伤时，其功能、代谢及结构均发生明显改变。

（一）心功能变化

1. 心肌舒缩功能降低

心肌静止张力（指心肌在静息状态下受前负荷作用而被拉长时产生的张力）随着缺血时间的延长而逐渐升高，发展张力（指心肌收缩时产生的主动张力）却逐步下降；再灌注时静止张力更高，如心室舒张末期压力（ventricular end-diastolic pressure，VEDP）增大，发展张力如心室收缩峰压（VP-SP）降低，左心室内压上升与下降的最大速率（$\pm dp/dt_{max}$）降低。这种缺血心肌在恢复血液灌注后的一段时间内出现的可逆性舒缩功能降低现象，称为心肌顿抑（myocardial stunning）。其与心肌梗死引起的收缩功能异常不同，此时心肌并未发生坏死，其损伤仍处于可逆性阶段（形态改变以肿胀为主），经过数天或数周的修复、抗损伤后，收缩及舒张功能最终可以完全恢复。目前认为，心肌顿抑是心肌缺血-再灌注损伤的表现形式之一，自由基爆发性生成和细胞内钙超载是心肌顿抑的主要发生机制（图 5-3-1）。

2. 再灌注性心律失常

缺血心肌再灌注过程中出现的心律失常，称为再灌注性心律失常（reperfusion arrhythmia）。其特点有以下表现：①再灌注区功能上可恢复的心肌细胞越多，心律失常的发生率越高；②缺血心肌数量多、缺血程度重、再灌注速度快，心律失常的发生率也相应高；③心律失常以室性心律失常居多，如室性心动过速、心室纤颤等。其发生的可能机制有：

（1）再灌注心肌之间动作电位时程的不均一性。实验研究表明，再灌注最初的30 s，心肌动作电位迅速恢复，但缺血区心肌与正常区心肌动作电位的恢复却有明显不同，即使是缺血细胞，其动作电位的恢复

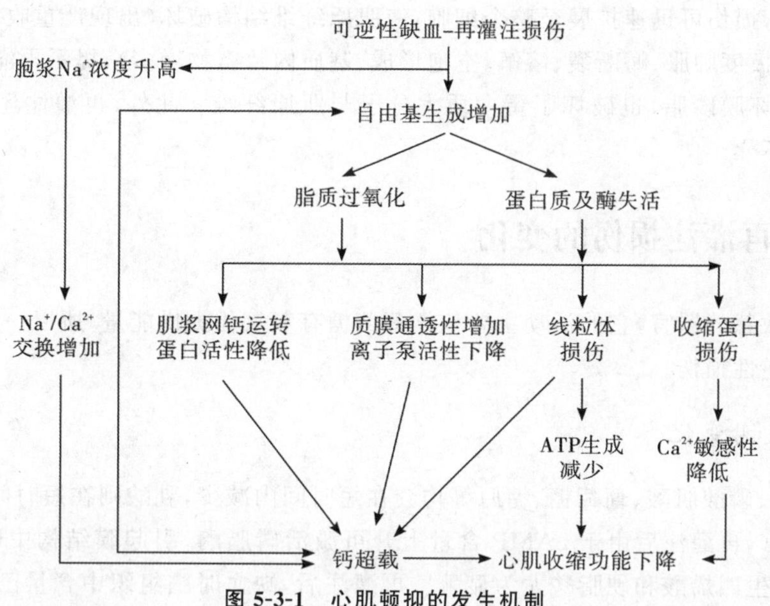

图 5-3-1　心肌顿抑的发生机制

也不相同。有的幅度大，持续时间较长；有的则幅度小，持续时间较短。再灌注心肌之间的动作电位时程不均一性增强了心肌兴奋折返，这可能是引起心律失常的主要原因。

(2)钙超载。研究发现，再灌注时细胞内高 Na^{+} 可激活 Na^{+}/Ca^{2+} 交换蛋白进行反向转运，使动作电位平台期进入细胞内的 Ca^{2+} 增加，出现一过性内向的电流，在心肌动作电位后形成短暂除极，即延迟后除极，可造成传导减慢，从而触发多种心律失常。

(3)自由基增多。近年研究表明，再灌注性心律失常与自由基的增多密切相关，其作用机制涉及：

①心肌细胞损伤、ATP 生成减少、ATP 敏感性钾离子通道(ATP-sensitive K^{+} channels，AIP)激活等心肌电生理特性的变化，促进心律失常的发生。

②被再灌注血流冲出的儿茶酚胺可刺激 α 受体，提高心肌细胞的自律性。

③再灌注时积聚在细胞外的 K^{+}、乳酸等代谢产物被冲走，可暂时性影响心肌的电生理特性，促使心律失常的发生。

(4)纤颤阈降低。近年来研究发现，再灌注可使纤颤阈降低，易导致严重心律失常。因为 L-精氨酸可明显降低再灌注性心律失常的发生，故认为再灌注性心律失常可能与体内一氧化氮的水平下降有关系。

(二)心肌能量代谢变化

缺血时，心肌 ATP、磷酸肌酸含量迅速降低，尤以磷酸肌酸最为明显。由于 ATP 降解，故 ADP 与 AMP 含量升高。而腺苷酸进一步降解为核苷类(腺苷、肌苷)及碱基(次黄嘌呤等)，心肌中这些非磷酸化嘌呤物质可成百倍增加，若其进入血液循环，局部 ADP、AMP 则迅速下降。若缺血损伤较轻，心肌获得 O_2 和代谢底物供应后，心肌高能磷酸化合物含量可较快得到恢复。若缺血损伤较重，再灌注后心肌高能磷酸化合物含量不仅不会回升，反而可能进一步下降。这是由于再灌注时自由基、钙超载等对线粒体的损伤可使心肌能量合成减少；加之再灌注血流的冲洗，核苷类物质含量下降，以至于合成高能磷酸化合物的底物不足。

(三)心肌结构变化

再灌注损伤时心肌结构的变化与单纯缺血心肌的变化性质基本相同，但前者程度更为严重。基底膜

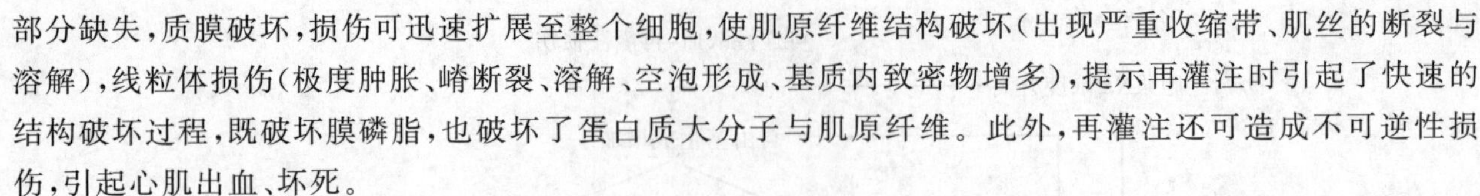

部分缺失，质膜破坏，损伤可迅速扩展至整个细胞，使肌原纤维结构破坏（出现严重收缩带、肌丝的断裂与溶解），线粒体损伤（极度肿胀、嵴断裂、溶解、空泡形成、基质内致密物增多），提示再灌注时引起了快速的结构破坏过程，既破坏膜磷脂，也破坏了蛋白质大分子与肌原纤维。此外，再灌注还可造成不可逆性损伤，引起心肌出血、坏死。

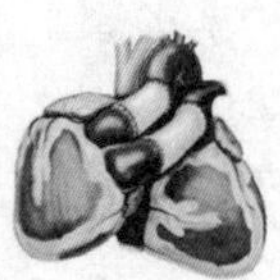

二、脑缺血-再灌注损伤的变化

脑是对缺氧最敏感的器官，它的活动主要依靠葡萄糖有氧氧化提供能量，所以一旦缺血时间较长，便可引起严重的不可逆性损伤。

（一）脑能量代谢变化

脑缺血后，ATP、磷酸肌酸、葡萄糖、糖原等均会在短时间内减少，乳酸则在短时间内明显增加。脑是一个富含磷脂的器官，再灌注后由于 cAMP 含量上升可激活磷脂酶，引起膜结构中磷脂降解，使游离脂肪酸生成增多，以花生四烯酸和硬脂酸尤为显著。再灌注后，缺血时脑组织中含量已经升高的 cAMP 含量会进一步增加，而 cGMP 含量则进一步下降。再灌注生成的大量自由基一方面可直接同膜中不饱和脂肪酸产生反应；另一方面还可同游离脂肪酸发生反应，生成大量的脂质过氧化物，表明再灌注时脑发生了较强的脂质过氧化反应。

（二）脑组织形态学的变化

脑组织形态学改变最明显的是脑水肿和脑细胞坏死。其发生是因为缺血-再灌注时大量脂质过氧化物在脑组织中生成，引起脑细胞膜结构破坏和钠泵功能障碍。而线粒体及内质网应激则是细胞损伤的重要靶点，对其发生机制的研究也受到广泛关注。近年的研究发现，缺血、缺氧、再灌注除导致神经元坏死、凋亡外，还可引起一种以细胞肿胀、体积增大、胞质空泡化、内质网扩张、线粒体肿胀、嵴破坏以及消失为主要特点的死亡方式，即胀亡（oncosis）。

（三）缺血-再灌注引起脑损伤的机制

1. 兴奋性氨基酸的作用

兴奋性氨基酸是指中枢神经系统中兴奋性突触的主要神经递质，主要包括谷氨酸和天门冬氨酸。实验研究表明，脑缺血-再灌注损伤时，脑组织内神经递质性氨基酸的代谢会发生明显改变，主要机制包括：①缺血-再灌注时，突触前谷氨酸等释放增多和（或）再摄取减少，引起突触后兴奋性氨基酸受体的过度刺激；②谷氨酸与其受体 α-氨基-3-羟基-甲基恶丙酸（AMPA）结合，引起钠和水内流，导致神经元急性肿胀；③当谷氨酸与其另一受体 N-甲基-D-门冬氨酸（NMDA）结合时，可促进细胞外 Ca^{2+} 大量内流，引起细胞内钙超载。

2. 自由基的作用

再灌注后，由于供氧得到改善，提供了产生自由基的原料，而血液中清除自由基的物质功能尚未恢复，可使自由基呈爆发性增加。自由基与细胞膜上的酶、受体及其他成分相结合，可影响细胞膜的结构、功能及抗原特异性，加之不饱和脂肪酸的过氧化产物丙二醛可引起细胞膜通透性增高，促进细胞进一步损伤，从而导致脑水肿、颅高压。

3. 钙超载的作用

钙超载可激活多种蛋白酶从而降解细胞骨架；磷脂酶可产生氧自由基，激活一氧化氮合酶引起一氧化氮生成，促进细胞膜和线粒体损伤，最终导致细胞破坏。

可见，兴奋性氨基酸、自由基以及钙超载是缺血-再灌注引起脑损伤的共同机制。近年来提出的“神经-血管单位”(neurovascular unit)概念，为脑缺血-再灌注损伤及其机制的研究开拓了新的领域。

三、其他器官缺血-再灌注损伤的变化

(一)肺缺血-再灌注损伤的变化

肺缺血-再灌注期间，光镜下可见：肺不张伴不同程度肺气肿，肺间质增宽、水肿，炎症细胞浸润，肺泡内较多红细胞渗出。电镜下观察到：肺内毛细血管内皮细胞肿胀，核染色质聚集并靠核膜周边分布，胞核呈固缩倾向，核间隙增大；Ⅰ型肺泡上皮细胞内吞饮小泡较少；Ⅱ型肺泡上皮细胞表面微绒毛减少，线粒体肿胀，板层小体稀少，出现较多空泡；肺泡隔水肿，肺泡隔及毛细血管内炎性细胞附壁，以中性粒细胞为主，其与黄嘌呤氧化酶活化产生的氧自由基，是引起肺缺血-再灌注损伤的主要物质；而内皮细胞收缩机制的活化，是肺微血管通透性增高的最后共同通路。

(二)肝缺血-再灌注损伤的变化

肝移植、阻断血管的肝脏切除术等，均可引起肝缺血-再灌注损伤。此时，血清丙氨酸氨基转移酶(谷丙转氨酶)、天冬氨酸氨基转移酶(谷草转氨酶)与乳酸脱氢酶的活性明显增加，提示肝功能严重受损。再灌注时，肝组织损伤较单纯缺血明显加重，主要表现为：光镜下，肝细胞肿胀、脂肪变性、空泡变性及点状坏死；电镜下，线粒体高度肿胀、变形、嵴减少、排列紊乱，甚至崩解、空泡形成等；内质网明显扩张；毛细胆管内微绒毛稀少等。

(三)肾缺血-再灌注损伤的变化

肾缺血-再灌注时，血清肌酐浓度明显增高，表明肾功能严重受损。再灌注时，肾组织损伤较单纯缺血明显加重，表现为线粒体高度肿胀、变形、嵴减少，排列紊乱，甚至崩解，空泡形成等，再灌注时激活TNF转录因子，TNF和受体结合又可激活NF-κB，后者上调TNF与其他致炎因子表达，形成炎症反应正反馈。TNF还能诱导肾细胞凋亡，引起肾小球纤维蛋白沉积、细胞浸润和血管收缩，导致肾小球滤过率降低。

(四)肠缺血-再灌注损伤的变化

肠套叠、血管外科手术、失血性休克等，可伴有胃肠道缺血-再灌注损伤，其特征为黏膜损伤与屏障功能障碍，表现为广泛上皮和绒毛分离、上皮坏死、大量中性粒细胞浸润、固有层破损、出血及溃疡形成。小肠缺血时，液体通过毛细血管滤出而形成间质水肿；缺血后再灌注时，肠壁毛细血管通透性更加增高，肠黏膜损伤进一步加重，并出现广泛上皮和绒毛分离，上皮坏死，肠壁出血及溃疡形成。

此外，骨骼缺血-再灌注可引起肌肉微血管与细胞损伤，自由基生成增多，脂质过氧化增强。机体广泛的缺血-再灌注损伤还可引起多器官功能障碍综合征。

第四节　缺血-再灌注损伤防治的病理生理基础

对缺血-再灌注损伤的发生机制目前仍不十分清楚，故再灌注损伤的防治尚处于实验研究和临床实验观察阶段。目前认为，缺血-再灌注损伤的防治应从以下几个方面着手。

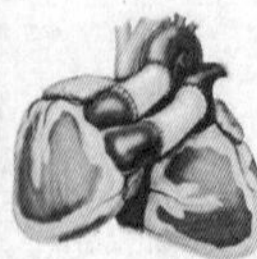

一、消除缺血原因，尽早恢复血流

这是预防再灌注损伤发生的首要环节。针对缺血原因，采取有效措施，尽可能在可导致再灌注损伤发生的缺血持续时间之前恢复血流，减轻或避免缺血性损伤。

二、控制再灌注条件

采用适当低温、低压、低 pH、低流、低钙、低钠和高钾液灌注，可减轻再灌注损伤。低压、低流灌注可避免原缺血组织中氧与液体量急剧增多而产生大量自由基及组织水肿的发生；适当低温灌注可降低缺血组织代谢率，减少耗氧量和代谢产物的堆积；低钙液灌注有助于减轻因钙超载所致的细胞损伤；低钠液灌注可减轻细胞肿胀；高钾液灌注有助于减轻因再灌注引起的原缺血组织大量钾的丢失程度。此外，补充糖酵解底物如磷酸己糖有利于保护缺血组织；外源性 ATP 可使细胞膜蛋白磷酸化，有助于细胞膜功能的恢复，避免发生严重的再灌注损伤。

三、清除自由基与减轻钙超载

自由基清除剂主要有超氧化物歧化酶（superoxide dismutase，SOD）、过氧化氢酶（catalase，CAT）、谷胱甘肽过氧化物酶（glutathione peroxidase，GSH-PX）、铜蓝蛋白（ceruloplasmin）等。哺乳类细胞中含有两种 SOD，即胞质与血浆中的铜（Cu）/锌（Zn）-SOD 以及线粒体中的 Mn-SOD。SOD 在各种组织中的活性有较大的差异，其中以肝、肾、脾等脏器中含量较高。其主要功能是通过歧化反应清除 H_2O_2 和 OH·的前身，从而保护细胞免受毒性氧自由基造成的损伤。实验表明，黄嘌呤氧化酶抑制剂——别嘌醇及 OH·清除剂——二甲基亚砜（dimethyl sulfoxide，DMSO）等物质，也能够减少自由基的生成和加快自由基的清除，从而显著减轻缺血-再灌注中的组织细胞损伤。

以往实验发现：在再灌注前或再灌注即刻使用钙通道阻滞剂，有利于减轻损伤时细胞内的钙超载和维持细胞的钙稳态。近年来研究表明，应用 Na^+/H^+ 交换蛋白及 Na^+/Ca^{2+} 交换蛋白抑制剂也可以有效地防止钙超载的发生。

四、细胞保护剂与细胞抑制剂的应用

有学者提出细胞保护的概念，即某些因素或药物，不是通过改变器官组织的血流量，而是直接增强了组织、细胞对内环境紊乱发生时的耐受力而起到细胞保护的作用。许多内、外源性细胞保护剂也陆续被应用于缺血-再灌注损伤中，并取到了良好的效果，如牛磺酸、金属硫蛋白等，其具有抗脂质过氧化、调节 Ca^{2+} 及溶酶体膜的作用。此外，非甾体抗炎药物、脂氧化酶抑制剂、环氧化酶抑制剂、前列环素、抑制中性粒细胞黏附的单克隆抗体均具有减轻缺血-再灌注损伤的作用。

五、缺血预适应与缺血后适应的应用

（一）缺血预适应的应用

缺血预适应是指缺血前反复、多次的短期缺血可使机体组织器官对随后更长时间的缺血-再灌注损伤产生明显保护作用的一种适应性反应。其保护机制主要包括:①蛋白激酶 C(PKC)激活可调节多种蛋白质的磷酸化,从而参与预适应的早期保护作用,还可激活转录因子启动基因转录与蛋白质合成,参与预适应的延迟保护效应;②磷脂酰肌醇-3-羟激酶(PI3K)/蛋白激酶 B(Akt/PKB)的激活可抑制细胞凋亡而发挥保护作用;③内源性腺苷释放增多,可增强心肌对缺血的耐受性,使抗凋亡基因表达上调,有效防止低氧诱导的细胞死亡。然而,因为缺血为一种不可预知的因素,所以缺血预适应在临床实践中的应用十分有限。

(二)缺血后适应的应用

目前认为,缺血后适应(缺血后多次短暂阻塞)是一种在方法上与预适应(缺血前多次阻塞)完全不同,但可产生效果基本一致的细胞保护作用。缺血后适应激活机体内部抗损伤反应的机制可能包括:①PI3K/Akt 信号通路的激活,使 Akt 丝氨酸/苏氨酸双磷酸化,从而发挥细胞保护作用;②丝裂原活化蛋白激酶(MAPK)信号通路的激活可抑制再灌注所致的细胞凋亡;③血管壁的机械信号转导可促进缺血局部血流的恢复,并通过压力感受器调节机体器官间的血液重新分布。

将缺血预适应和缺血后适应加以比较则不难发现,两者的区别主要在于施加额外缺血的时机不同,前者不易为临床所接受,而后者则不然。由于两种截然不同的处理可得到极其相似的效果,故人们对缺血后适应的发生机制产生了极大的探索兴趣。可见,探索缺血-再灌注损伤及器官保护的机制,做到既要保证尽早恢复缺血组织的血流,又要减轻或防治再灌注损伤的发生,是缺血性疾病防治中亟待解决的关键课题。

(魏　杰)

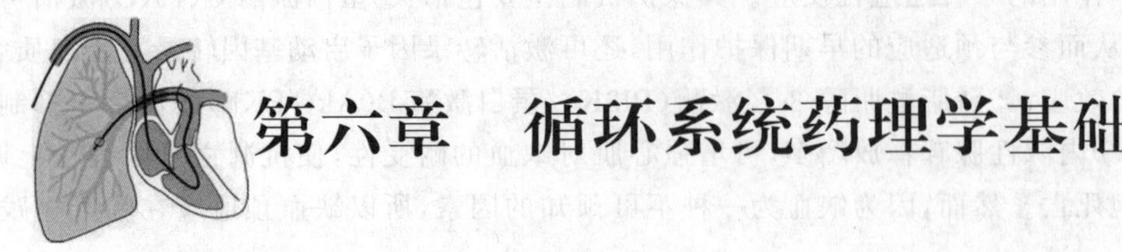

第六章　循环系统药理学基础

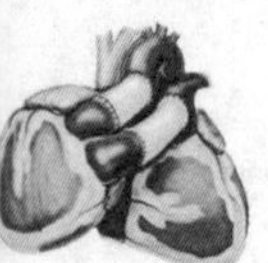

第一节　钙通道阻滞药

一、钙通道阻滞药的作用及机制

(一)对心脏的作用

1. 负性肌力作用

钙通道阻滞药可降低心肌细胞 Ca^{2+} 内流，使胞质内的游离 Ca^{2+} 浓度减少，因而心肌收缩力相应减弱而呈负性肌力作用，而且是在不影响兴奋除极的情况下减弱心肌收缩力，降低心脏做功，减少心肌耗氧量。钙通道阻滞剂的负性肌力作用具有以下 3 个特点：

(1)钙通道阻滞药的负性肌力作用具有剂量依赖性。在整体条件下，由血管扩张降压而引起的交感神经活性反射性增高可部分抵消负性肌力作用，甚至会因为过度补偿而出现正性肌力作用(如硝苯地平)。因此，在离体和整体条件下此类药物作用不同，甚至相反。

(2)钙通道阻滞药的负性肌力作用具有频率依赖性。如维拉帕米，它与钙通道的细胞膜内侧结合，从内侧阻滞钙通道，因而在其发挥作用前必须通过钙离子通道进入细胞，所以，钙通道在单位时间内开放的次数越多(即心率越快)，维拉帕米越容易进入细胞，对钙通道的阻滞作用就越强，负性肌力作用越明显，即表现为频率依赖性或使用依赖性。

(3)钙通道阻滞药的负性肌力作用具有电压依赖性。如硝苯地平，一方面，它与钙通道的细胞膜外侧结合，从外侧阻滞钙通道，因此频率依赖性较弱；另一方面，它主要抑制失活状态的通道，阻滞钙通道从失活态向静息态转变，而较正的膜电位(除极时)有利于钙通道阻滞剂与其作用部位的结合，所以长期处于除极的平滑肌(如高血压)，钙通道阻滞药的药理作用被增强。二氢吡啶类药物的电压依赖性有利于它们的血管选择性，特别是对病变的血管。已证实在相同的治疗剂量下，二氢吡啶类药物可使高血压患者的血压下降，而对正常人的血压影响较小。

2. 负性频率和负性传导作用

Ca^{2+} 内流除构成心肌快反应细胞动作电位的平台相外，也为窦房结和房室结等慢反应细胞的动作电位形成所必需。慢反应细胞的 0 相去极主要是由 Ca^{2+} 内流所产生的，故其对钙通道阻滞剂敏感。

钙通道阻滞剂能抑制窦房结的放电频率、减慢心率，这种负性频率作用也常被扩管降压作用所引起的交感反射所抵消。所以用本类药治疗窦性心动过速时疗效欠佳，仅在过量注射时才作用显著甚至引起窦性停搏。维拉帕米和地尔硫卓能延长房室结不应期，延缓其传导，故临床上用于治疗折返引起的室上性心动过速。二氢吡啶类药物在整体用药时，不表现负性频率和负性传导作用。

3. 对缺血心肌的保护作用

心肌细胞几乎全赖有氧代谢产生的 ATP 供细胞生存及做功的需要。ATP 的产生和贮存在线粒体内进行。线粒体也利用底物氧化中获得的能量将 Ca^{2+} 从胞质中排出。

当心肌细胞缺血受损时，能量的产生发生障碍，钠泵与钙泵的功能降低，同时大量细胞外液中的 Ca^{2+} 沿着浓度差移动，冲入细胞内并进入线粒体，造成细胞内（包括线粒体内）钙过荷（calcium overload），使线粒体不得不将原本用来产生 ATP 的能量用来排出 Ca^{2+}。Ca^{2+} 对线粒体的冲击除消耗能量外，还会造成磷酸钙的沉着，导致左室的结构和功能受影响。钙通道阻滞剂能减少 Ca^{2+} 内流，有利于线粒体将堆积的 Ca^{2+} 排出，从而保护心肌的正常功能与结构。

心肌收缩所需能量来自 ATP 的水解，能量产生与细胞内的 Ca^{2+} 浓度和由 Ca^{2+} 激活的 ATP 酶关系密切。缺血时线粒体内过多的 Ca^{2+} 加强 ATP 的分解，导致细胞内维持细胞生存所必需的高能磷酸键储存耗竭。此外，缺血时过多的 Ca^{2+} 内流还能激活脂解酶，造成细胞膜磷脂分解，破坏膜的结构，导致脂肪酸异常代谢产物堆积（包括自由基），从而容易引起心律失常。

钙通道阻滞剂能阻滞 Ca^{2+} 内流，防止钙过荷，减少 ATP 的分解，减少异常代谢物质（包括自由基）在细胞内的堆积，因此对缺血心肌有保护作用。动物实验证明本类药物能缩小心肌梗死的范围并减轻梗死时血中酶含量的变化。对心肌缺血再灌流时出现的心律失常，钙通道阻滞剂也有某种程度的预防作用。钙通道阻滞剂对缺血心肌的保护作用除以上原因外，还与它们能减少心肌做功、降低氧耗、扩张冠脉增加缺血区供血、抗血小板聚集等有关。

4. 抗心肌肥厚作用

病理性左心室肥厚（left ventricular hypertrophy，LVH）被认为是独立的（非压力依赖性的）心血管病发病和病死的重要的危险因素。细胞内游离 Ca^{2+} 浓度增加在心肌肥厚中起着重要作用。钙通道阻滞剂抑制 Ca^{2+} 内流，减少细胞内 Ca^{2+} 浓度，能明显逆转心肌肥厚。虽然钙拮抗剂舒张动脉而降低后负荷，但其逆转心肌肥厚的作用不能仅归于此。事实上，在用钙通道阻滞剂治疗高血压时，往往在血压尚未完全控制时已见心肌肥厚逆转。钙通道阻滞剂可减少某些重要的内源性生长因子的释放和/或拮抗它们的促生长作用，如血管紧张素Ⅱ、内皮素-1、儿茶酚胺等。

（二）对血管的作用

1. 舒张血管平滑肌

钙通道阻滞剂通过阻滞细胞膜上的慢通道而减少 Ca^{2+} 内流，因而能促使血管平滑肌舒张，对动脉平滑肌的舒张作用尤其明显，故能使外周阻力降低，降压作用明显。

本类药物对大小冠脉均有扩张作用，并能改善侧支循环，其增加冠脉流量的作用以二氢吡啶类最强。尤其当冠脉处于收缩状态时，这种舒张作用更为明显。所以推测其对以冠脉痉挛为主的变异型心绞痛效果尤其良好。由于本类药物在降低冠脉阻力的同时.还能减轻心脏的后负荷及减少心脏做功，从而改善心肌对氧的供求关系，故对其他类型的心绞痛也有效。

本类药物也舒张脑、肾、肠系膜及肢体血管，故可用于治疗脑血管和周围血管痉挛性疾病；对静脉的作用小于对动脉的作用，故一般不增加静脉容量。

2. 保护血管内皮细胞结构和功能的完整性

血管内皮细胞在血压调节中的重要作用，已成为血管生物学的关注焦点。血管内皮细胞合成并释放众多血管活性物质（包括缩血管物质和舒血管物质），调节血管的功能和结构，其中包括许多甚为重要的舒血管物质，如内皮源性舒张因子（已证明主要是 NO）、前列环素（PGI_2）等。近年发现的内皮素是极强的缩血管物质和生长因子。小动脉处也存在内皮依赖性调节机制，是调节血压和器官血流量的重要因素。

据报道，血管内皮细胞功能障碍（endothelial dysfunction），如 NO 合成能力明显降低，在高血压的发病中起着重要作用，在所有高血压动物模型及原发性高血压病人中均见 NO 介导的血管舒张功能明显降低。这种血管内皮功能障碍不仅见于大的传输动脉，也见于阻力血管。

钙通道阻滞剂对血管内皮细胞有明显的保护作用。在自发性高血压大鼠实验中，给予硝苯地平每天 10 mg/kg，连续用药 8 周，血压可降低约 10%，血管对乙酰胆碱所引起的依赖内皮性舒张作用明显改善或完全矫正。维拉帕米(每天 20 mg/kg，用药 8 周)对大鼠主动脉可产生同样的内皮细胞保护作用。冠心病患者长期应用硝苯地平，其血管内皮不再出现新的损伤。

3. 抗动脉粥样硬化

动脉粥样硬化(atherosclerosis，AS)是一种复杂的、多病因性疾病，尸检时可见钙化斑块，提示 Ca^{2+} 参与 AS 过程。

在动脉粥样硬化的动物模型及患者中均见钙通道阻滞剂有抗动脉粥样硬化作用，产生此作用的同时并不明显影响血浆胆固醇浓度。抗动脉粥样硬化作用所涉及的机理可能包括：保护血管内皮细胞的结构完整和正常功能，直接抑制平滑肌细胞的增殖及迁移，抑制中性粒细胞和巨噬细胞的趋化活动，抑制多型核白细胞的功能，抑制或预防脂质氧化所致损伤，抑制基质的合成，阻止钙在斑块中的蓄积。

4. 抑制血管平滑肌细胞增生

血管平滑肌细胞(vascular smooth muscle cell，VSMC)的肥厚和/或增生是高血压、动脉粥样硬化等疾病中血管病变的基本特征。许多重要的生长因子，如血管紧张素Ⅱ、血小板生长因子、内皮素等参与 VSMC 的肥厚和/或增生的病理过程，而 Ca^{2+} 参与和/或介导这些生长因子的作用。

VSMC 的增生和向内膜迁移是造成血管成型术后再狭窄的主要原因，在动物实验中钙通道阻滞剂能明显抑制内膜增厚，延迟术后再狭窄的发生。

钙通道阻滞剂抑制 VSMC 增生的作用也是其抗动脉粥样硬化的重要机制之一。

二、钙通道阻滞药的临床应用

(一) Ⅰa 类(二氢吡啶类)

1. 硝苯地平(nifedipine)

硝苯地平(商品名：心痛定)是第一代的二氢吡啶类钙通道阻滞剂，它不是硝酸盐，其分子中的 NO_2 基团对其药理作用并不重要。

(1)药理作用：

①扩张血管。硝苯地平对冠状动脉和外周血管平滑肌的舒张作用非常突出，对处于较正膜电位(相对除极)的血管平滑肌(如高血压、冠心病时)的舒张作用尤为明显。硝苯地平对血管的作用强于其对心脏的作用，如在血液灌流的房室结标本上，维拉帕米增加房室结动脉血流的作用与其延长房室传导的作用基本平行，相比之下硝苯地平增加血流的作用与延长传导的作用强度比值为 10，即强 10 倍。这种效应也被称为血管选择性(vascular selectivity)。在第一代钙通道阻滞剂中，只有硝苯地平具有明显的血管选择性。某些新的二氢吡啶类药物的血管选择性更为突出，如尼索地平的相对比值为 1000(表 6-1-1)。

表 6-1-1 钙通道阻滞剂的血管选择性(心脏 IC_{50}/血管 IC_{50})

大约比值	钙通道阻滞剂
1	维拉帕米，地尔硫卓
10	硝苯地平
100	非洛地平，尼卡地平，尼群地平，氨氯地平
1000	尼索地平

注：引自刘建文主编《药理学》，华东理工大学出版社，2009。

②对心脏的作用。临床用量的硝苯地平对房室结的直接抑制作用很弱，而扩管降压所引起的反射性交感张力增加足以掩盖或超过其直接作用，故对房室传导的影响可表现为加速而不是抑制。高浓度的硝苯地平(1 mol/L)可抑制动作电位的平台期，延长房室结的不应期。与维拉帕米不同，由于对心脏，特别是传导系统的电生理无明显影响，所以硝苯地平缺乏抗心律失常作用。

(2)药代动力学：口服或舌下含服普通制剂的硝苯地平后，吸收率大于90%，生物利用度在65%以上，血浆蛋白结合率约90%。舌下含服3 min，口服20 min后出现抗高血压作用。舌下含服20～30 min、口服1～2 h后血浆浓度达高峰，作用持续时间为6～8 h。本药对光敏感，故不能做成溶液供静脉注射用。主要代谢途径是氧化，其代谢产物没有药理活性，也不致在体内蓄积。血浆浓度达20～300 ng/mL时产生临床效应。老年人首过消除少，半衰期增加，故其用量应减半。肝病患者半衰期延长，肾衰患者的药物剂量和代谢无变化。

(3)不良反应：使用普通制剂的硝苯地平，不良反应的发生率为17%，包括头痛、面红、心悸、踝部水肿、眩晕、恶心呕吐、乏力、精神不振等，多数不良反应由其强而快速的扩管作用所致。另有研究报道，在心绞痛病人中不良反应的发生率约40%，至少有一种与治疗有关的症状，仅眩晕的发生率＞10%。硝苯地平可致钠潴留，合用利尿药可以避免。约4.7%长期单用硝苯地平治疗的病人因不良反应停药。

2. 氨氯地平(amlodipine)

氨氯地平的作用特点是：①作用时间长，每天用药1次即可；②起效缓慢，可减轻由快速扩管所致的心动过速、头痛、面红；③能较好耐受；④生物利用度高，剂量与血浆浓度的峰谷波动小，既能在24小时内较好地控制血压，又可减少在此期间因血压波动所致器官损伤。

(1)药理作用：与其他二氢吡啶类相似，只是起效慢，维持时间长。其扩血管作用主要表现在外周动脉及冠脉系统，反射性心动过速极弱或无；可缓慢扩张肾动脉，逆转血管紧张素Ⅱ所致的肾小球滤过率降低，与其他二氢吡啶类药一样具轻度利钠作用。这可能是其强扩管却不致水潴留的原因。其可明显增加慢性稳定型心绞痛患者的运动耐量，减少心绞痛的发作次数，减少硝酸甘油的用量。

(2)药代动力学：口服吸收完全，不受食物影响，生物利用度高(约65%)，无首过效应；表观分布容积大(静注，21 L/kg)，与血浆蛋白结合率高(98%)；主要在肝脏代谢，无活性产物生成；6～8 h达血浆峰浓度，血浆半衰期长，正常血压者36 h，高血压者45～50 h；老人及肝功能受损者排出延长，肾功能受损者无影响。

3. 尼群地平(nitrendipine)

第二代钙通道阻滞剂中，此药与硝苯地平最相似。短程治疗比较，血管选择性约为硝苯地平的10倍，扩张外周血管的作用较硝苯地平强，但对冠脉的作用较弱，对窦房结和房室结传导无明显影响。对于心绞痛病人，两药产生相同的血流动力学变化。本药有明显的利尿作用。高血压患者用尼群地平20 mg，每日2次，可使全身血管阻力降低，降压作用温和而持久。其半衰期较长，长期用药血液浓度不再增加，在体内无活性代谢产物。长期用其治疗高血压，最常见的不良反应是头痛、面红、眩晕(10%～20%)、外周水肿(6%～15%)、疲倦(5%～10%)。

4. 尼莫地平(nimodipine)

尼莫地平对冠脉和外周血管很少起作用，其亲脂性比硝苯地平强，故穿过血脑屏障的作用较硝苯地平强，对脑血管来说是一种强扩张药。在降压作用不明显或相对较小时就表现出对脑血管的舒张作用。在许多脑缺血、脑缺氧的实验中均证明它们对脑细胞有保护作用，其在治疗量范围内可逆转脑血管痉挛，增加脑血流量，改善脑循环。临床试验表明，对蛛网膜下腔出血的急性缺血性中风，尼莫地平可缓解其脑血管痉挛，减少神经症状及病死率。尼莫地平用于脑血管疾病和蛛网膜下腔出血，其不良反应的发生率低，与安慰剂相比分别为21%和25%。

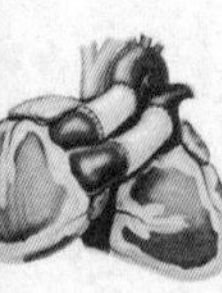

(二)Ⅰb类(硫氮卓类)

硫氮卓类药以地尔硫卓(diltiazem)为主。

1. 药理作用

(1)心脏抑制作用:对心脏表现为轻度的负性肌力和负性频率作用。地尔硫卓的心脏电生理效应与维拉帕米类似,能阻断除极化的心浦氏纤维的自发放电,抑制房室结传导及延长不应期。地尔硫卓直接减慢心率的作用较强,对病窦综合征患者表现出更明显的抑制作用。

(2)冠脉扩张作用:地尔硫卓对大的冠状动脉和侧支循环均有扩张作用。许多动物实验表明,在冠脉阻塞后,地尔硫卓可使血流重新分配而改善缺血心肌灌流,使抬高的ST段有所降低并改善心功能,抑制室性早搏,延长存活时间。临床证明,地尔硫卓可使患者冠脉扩张,使心输出量、静脉回流和心率均下降。

(3)扩管降压:地尔硫卓可扩张外周血管,降低全身血管阻力,降低血压。地尔硫卓在降低血压的同时对脉压无明显影响,提示其同时降低收缩压和舒张压。由于其能明显降低心脏负荷,尽管对心脏做功略有抑制,但还不至于使充血性心衰症状进一步恶化。

2. 药代动力学

地尔硫卓口服吸收较完全(达80%),有较强的首过效应,生物利用度仅约40%。但慢性用药后,肝脏脱甲基和脱乙酰基作用饱和,绝对生物利用度增加,代谢产物去乙酰地尔硫卓的生物活性约为原型的40%。用药后15～30 min在血浆中出现,30 min后达高峰,血浆蛋白结合率近90%,表观分布容积约为5 L/kg,血浆半衰期约为5 h。老年人肝血流减少,肝清除率降低,峰浓度增加,持续时间增长。

3. 不良反应

地尔硫卓对外周和心脏的作用居于硝苯地平和维拉帕米之间,不良反应的发生率约4%,为三者中最低,主要表现为头昏、头痛、面红及胃肠不适。

(三)Ⅰc类(苯烷胺类)

苯烷胺类药物以维拉帕米为代表。维拉帕米是人工合成的罂粟碱衍化物,是最早被研究的钙通道阻滞剂,又称戊脉胺,商品名异搏定(isoptin)。

1. 药理作用

(1)对心脏的抑制作用:维拉帕米的负性频率、负性传导及负性肌力作用是所有钙通道阻滞剂中最明显的。其降低慢反应细胞的舒张期自动去极化速率,使窦房结的发放频率减慢。过高浓度甚至可使窦房结和房室结的电活动消失。其抑制慢反应动作电位的上升速率,使传导减慢,此作用在房室结表现得较明显,减慢房室传导是其治疗室上性心动过速的机理所在。

(2)维持或增加冠脉血流:维拉帕米扩张冠状动脉,增加冠脉血流量。

(3)扩管降压:维拉帕米对外周血管具明显的扩张作用,可使外周阻力降低,平均动脉压下降,由此产生的心脏氧耗降低对冠心病患者是有利的。

(4)对非血管平滑肌的作用:明显抑制非血管平滑肌的收缩活动,如抑制胃肠道平滑肌,引起便秘。

2. 药代动力学

维拉帕米口服几乎完全吸收(>90%),但由于通过肝脏时的首过效应,无论是常规制剂或控释剂,其生物利用度仅25%～30%,如果长期应用,生物利用度有所增加。血浆峰浓度出现于用药后1～3 h,取决于年龄,此峰浓度与其产生心血管作用有关。其血浓个体差异大,且难以预料,长期用药清除率降低,血清药物浓度可增加两倍,提示应适当减量以避免不良反应。静脉注射可绕过开始的肝清除,不但用量小而且起效快(5 min),持续久(4～6 h)。因口服后首先经肝脏代谢,故欲得到与静脉注射相等的治疗效果,口服剂量要比静注剂量大8～10倍才能达到相应的血浆浓度。表观分布容积大(4 L/kg),个体差异大。肥胖者分布容积增加，清除半衰期延长。

药物在肝脏产生多种代谢产物，其中去甲基维拉帕米(norverapamil)为活性代谢产物，其血浓与母体药物成正比，血流动力学效应和冠脉扩张作用强度约为母体的20%。总清除率很大程度上取决于肝脏血流及功能，在严重肝病(如肝硬化)中药物清除率降低，排除时间延长，需减少用量。

3. 不良反应

不良反应中以便秘最常见，以房室传导阻滞(atrioventricular block，AV block)最严重。使用维拉帕米的主要禁忌证为：晚期心衰、病窦综合征、一度或二度房室传导阻滞。

4. 药物相互作用

维拉帕米可增加地高辛的血清浓度，减少奎尼丁和环孢霉素的清除；药酶诱导剂可降低维拉帕米的生物利用度。

第二节　抗心律失常药

抗心律失常药是一类用于治疗心脏节律紊乱的药物。随着对心脏电生理特性以及抗心律失常药物作用机制的了解，对心律失常的治疗有了较大的进展。

心律失常可分为过速型与缓慢型两大类。缓慢型心律失常可用阿托品或肾上腺素类药物治疗。本章讨论抗过速型心律失常药。

一、心律失常的电生理基础

(一)正常的心肌电生理

心肌细胞可分为两类，一类为工作细胞，包括心房及心室肌，主要起机械收缩作用；另一类为自律细胞，是一类特殊分化的细胞，包括窦房结、心房传导束、房室结(房室交界区)、房室束、浦肯野纤维。它们在电生理学方面具有兴奋性、传导性与自律性等特征。其在心肌动作电位期间兴奋性呈现周期性变化。详见前述心脏生理学部分。

(二)心律失常发生的电生理机制

引起心律失常的原因很多，主要原因是冲动形成异常和冲动传导异常，或两者兼有。

1. 冲动形成异常

自律性与4期舒张去极化速度、最大舒张电位及阈电位有关。4期舒张去极化速度加快，阈电位下移或最大舒张电位变小，即与阈电位的差距减小，则自律性增高(图6-2-1)。若交感神经兴奋，4期K^+外流减少，促进Na^+、Ca^{2+}内流，则4期舒张去极化速度加快；若心肌缺血缺氧，心肌能量供应不足，Na^+-K^+泵功能不全，使细胞内失K^+，最大舒张电位变小，同时4期K^+外流减少，自律性增高；若洋地黄中毒，钠钾ATP酶受到严重抑制，细胞内失K^+，则自律性也增高，可出现各种期前收缩(早搏)、阵发性心动过速等。

2. 冲动传导异常

冲动传导异常形成折返(re-entry)激动，是形成各种过速型心律失常的重要原因。现以心室"浦氏纤维-心室肌环路"为例加以说明(图6-2-2)。

正常情况下，窦房结下传的冲动经浦氏纤维A、B两支，同时到达心室肌，同时消失在邻近心肌的不

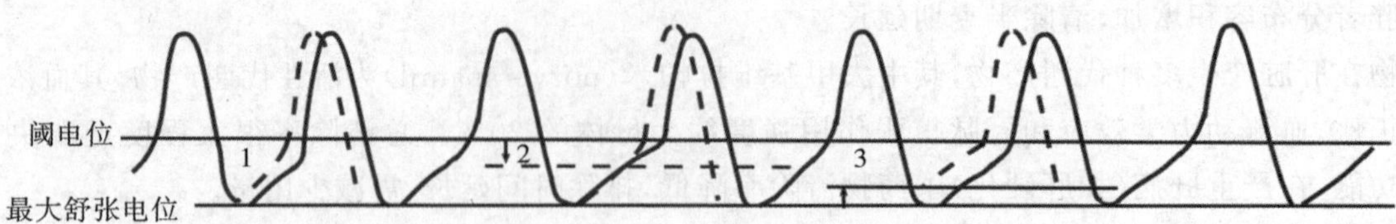

1—舒张期除极极度增大；2—阈电位下降（变深）；3—最大舒张电位上升（变浅）。

图 6-2-1　决定心脏自律性增高的因素

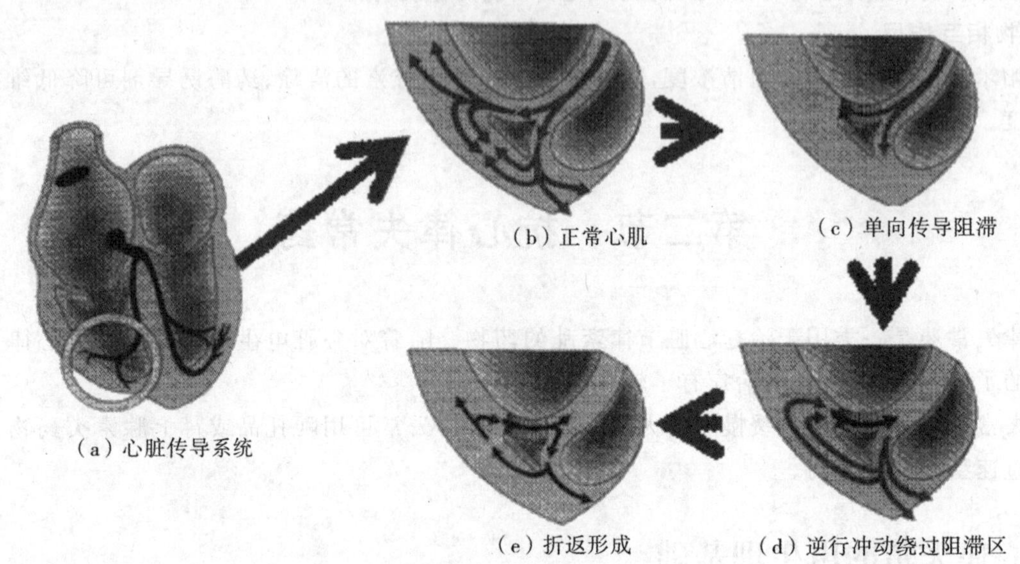

图 6-2-2　折返激动发生机制

（资料来源：刘建文.药理学[M].上海：华东理工大学出版社，2009）

应期内，冲动不能继续传导而消失。但在病理情况下，浦氏纤维分支可能发生单向传导阻滞，如 B 支发生病变，冲动传导到浦氏纤维分别向 A、B 两支传导时，冲动只能沿 A 支下传到心室肌，心室肌细胞发生激动后，该冲动可逆行经 B 支传到 A 支，此时 A 支不应期已过，便再次产生兴奋，形成折返激动。单个折返引起期前收缩，连续折返则引起阵发性心动过速、扑动或颤动。折返不仅发生在心室，也可发生在心房、房室交界区等，产生各种过速型心律失常。

此外，当局部病变时，某分支纤维有效不应期（effective refractory period，ERP）缩短或传导减慢，或当邻近心肌纤维 ERP 不均一时，也可形成折返。

（三）抗心律失常药的作用机制

药物主要通过降低心肌自律性，特别是异位节律点的自律性或消除折返发挥抗心律失常作用。

1. 降低自律性

可通过 3 种机制降低自律性：①降低 4 期舒张去极化速度。对心房传导组织、房室束、浦氏纤维等“快反应细胞”，主要是抑制 4 期 Na^+ 内流或促进 K^+ 外流；而对窦房结和房室结等“慢反应细胞”，主要是抑制 4 期 Ca^{2+} 内流。②通过促进 K^+ 外流而增大最大舒张电位。③提高阈电位。

2. 改变膜反应性及传导性而消除折返

有些药物如奎尼丁，可减弱膜反应性而减慢传导，使单向传导阻滞发展为双向阻滞，从而消除折返激动。另一些药物如苯妥英钠，可增强膜反应性而改善传导，取消单向阻滞，从而消除折返激动。

3. 改变 ERP 和动作电位时程（action potential duration，APD）而减少折返

奎尼丁、普鲁卡因胺、胺碘酮等延长 ERP；利多卡因、苯妥英钠等药物使 ERP 和 APD 缩短，但 APD

缩短程度较 ERP 更显著，使 ERP/APD 比值增大，即有效不应期相对延长，有利于减少期前兴奋和消除折返，同时使邻近心肌纤维 ERP 趋于一致，消除折返。

（四）抗心律失常药的分类

根据药物对离子转运和电生理特性的影响，目前将抗心律失常药分为四类（表 6-2-1）。

表 6-2-1 抗心律失常药的分类

类 型	代表药物	主要特点
Ⅰ类：钠通道阻滞药		
$Ⅰ_a$	奎尼丁、普鲁卡因胺	中度抑制 0 期去极化，减慢传导
$Ⅰ_b$	利多卡因、苯妥英钠	轻度抑制 0 期去极化，减慢传导，显著促进 K^+ 外流，缩短复极化
$Ⅰ_c$	氟卡尼、普罗帕酮	显著抑制 0 期去极化，减慢传导，对复极化几乎无影响
Ⅱ类：β 受体阻滞药	普萘洛尔	β 受体阻断
Ⅲ类：延长 APD 药	胺碘酮	延长 APD
Ⅳ类：钙拮抗药	维拉帕米	抑制 Ca^{2+} 内流

注：引自刘建文.药理学[M].上海：华东理工大学出版社，2009。

二、常用抗心律失常药

（一）Ⅰ类：钠通道阻滞药

1. $Ⅰ_A$类

此类药中度抑制 Na^+ 内流，同时抑制 K^+ 外流，使动作电位 0 期去极化速度减慢，传导减慢，APD 及 ERP 延长，此外，也减少 Ca^{2+} 内流，故有膜稳定作用。

（1）**奎尼丁（quinidine）**：奎尼丁系从金鸡纳树皮中提出的生物碱，为抗疟药奎宁的左旋体；在抗心律失常方面的应用有较长的历史，是一种广谱、有效而又有一定毒性的药物，应谨慎使用。

1）**药代动力学**：口服后 1～2 h 血浆浓度达峰值，生物利用度为 72%～87%。80%～90%药物与血浆蛋白结合。$t_{1/2}$ 为 6～8 h，主要经肝代谢，仅 10%～20%的药物以原型从肾排出。

2）**药理作用**：奎尼丁可与心肌细胞膜的脂蛋白结合，降低膜对 Na^+、K^+ 等通透性，称为膜稳定剂。

①降低自律性。抑制细胞膜的钠通道，使 4 期缓慢去极化速度减慢，自律性降低，在治疗剂量下奎尼丁对异位起搏点的抑制作用比窦房结更明显，故有利于消除异位节律。

②减慢传导。抑制 0 期 Na^+ 内流，使 0 期去极化速度减慢，因而传导速度减慢。

③延长 ERP。奎尼丁减少 3 期复极化时 K^+ 外流，延长 APD 及 ERP，并使 ERP 更趋向一致，有利于消除折返。实验表明其对心房 ERP 延长比心室更明显。奎尼丁延长 ERP，减慢传导，使单向阻滞转变为双向阻滞，从而消除折返激动，发挥抗心律失常作用。

④阻断 α 受体和抗胆碱作用。此外还阻断 Ca^{2+} 内流，降低心肌的收缩力。

3）**临床应用**：奎尼丁对室上性和室性过速型心律失常都有效，主要用于心房颤动、心房扑动的复律治疗及复律后的维持，以及室上性心动过速的治疗。对伴有心衰患者，应先选用洋地黄治疗。由于不良反

应较多，一般在其他药物治疗无效时才使用。

4）**不良反应**：奎尼丁不良反应多，毒性较大，应进行血药浓度监测。

①胃肠道反应：恶心、呕吐及腹泻，特别是腹泻常使病人无法继续用药。

②金鸡纳反应：主要表现为耳鸣、眩晕、恶心、呕吐、视力模糊等，与奎宁引起的症状相同。

③低血压：奎尼丁阻断α受体使血管扩张，同时减小心肌收缩力，引起血压降低，尤其是在静注时，可引起血压急剧下降，故不能静注给药。口服给药心衰及低血压患者亦应慎用。

④血管栓塞：慢性心房颤动的病人，常有血栓附着于心内膜上，用奎尼丁后心房颤动转变为窦性心律，心房收缩恢复正常，可能致血栓脱落，引起脑及其他重要器官血管栓塞。

⑤心动过缓或停搏：对原有窦房结功能低下或房室传导阻滞者来说，由于奎尼丁对心脏有抑制作用，可出现心动过缓甚至停搏，故此类病人应慎用。

⑥奎尼丁晕厥：偶尔突然出现阵发性室性心动过速，甚至心室纤颤而死亡，发作时意识丧失、四肢抽搐、呼吸停止，称为“奎尼丁晕厥”，原因可能是心室出现弥漫性传导阻滞和复极不均一。应立即给予人工呼吸、胸外按摩及异丙肾上腺素等治疗。

⑦过敏反应：偶可出现皮疹、药物热、呼吸困难、血小板减少等过敏症状，应及时停药。

注意：严重心肌损害、重度房室传导阻滞、过敏、强心苷中毒、高血钾者禁用。心衰、低血压、肝功能或肾功能不全者慎用。

（2）**普鲁卡因胺（procainamide）**：本品为局麻药普鲁卡因的衍生物，为广谱抗过速型心律失常药。

1）**药代动力学**：口服吸收迅速，生物利用度约80%，蛋白结合率约20%。部分在肝转化为*N*-乙酰普鲁卡因胺（*N*-乙酰卡尼），乙酰化速度与遗传有关，分为快乙酰化或慢乙酰化两类。慢乙酰化者易出现毒性反应。约70%的药物以原型由尿排出。肾功能不良者消除率降低。半衰期为3～4 h。

2）**药理作用及临床应用**：作用与奎尼丁相似但较弱，抑制4期和0期Na^+内流；降低自律性，减慢传导和延长有效不应期，变单向阻滞为双向阻滞，消除折返激动。抗胆碱作用及对心收缩力的抑制作用均较奎尼丁弱，无α受体阻滞作用，可用于室上性和室性心律失常。对奎尼丁不能耐受者可用本品。临床经验表明本药对治疗各种室性心律失常比房性心律失常好，主要用于阵发性室性心动过速/频发性室性早搏。本药可口服也可静注。

3）**不良反应**：较奎尼丁轻，可出现恶心、呕吐、腹泻等胃肠道反应；此外还可出现过敏反应，包括皮疹、药物热、粒细胞减少。10%～20%长期用药的患者可出现红斑狼疮样症状，慢乙酰化者易发生，停药后多数可恢复。静注过快可由于心收缩力减小及周围血管扩张而出现低血压，剂量过大可致传导阻滞、室性期前收缩（早搏）甚至心室颤动。传导阻滞、低血压及心衰患者慎用。

2. I_B类

此类药轻度阻滞钠通道，对0期去极化抑制作用较弱，在不同条件下可稍减慢传导或加快传导，促进K^+外流，但APD缩短更显著，故相对延长ERP。

（1）**利多卡因（lidocaine）**：本品为局麻药，于1950年首次报道作为抗心律失常药，目前临床广泛用于治疗室性心律失常，是安全、高效及速效的药物。

1）**药代动力学**：口服由于存在广泛的首过代谢，不能达到有效血浓度，故常采用静脉注射。静注后15～20 min显效；静注后迅速分布到心、脑、肺、肝等组织，约70%与血浆蛋白结合；主要在肝代谢，仅10%以原型从肾排出；$t_{1/2}$约2 h。由于作用时间短暂（10～20 min），故一般在心律控制后静滴以维持疗效。肝功能严重不良或心衰时肝灌流降低，使代谢速度减慢。肾衰和老年人代谢物可蓄积引起毒性，均应减量或减慢静滴速度。

2）**药理作用及临床应用**：利多卡因能直接作用于心脏，而对自主神经（植物神经）影响很小。

①降低自律性：能促进浦氏纤维4期K^+外流，也降低Na^+内流，使4期舒张去极化速度降低，因而

降低心室异位节律点的自律性；此外，也可提高心室肌阈电位，提高它的致颤阈值；对心房作用甚弱。

②缩短APD相对延长ERP：利多卡因抑制2期少量 Na^+ 内流，促进3期 K^+ 外流，使APD及ERP缩短，但APD缩短更明显，故ERP/APD增大，ERP相对延长，有利于消除折返。

③改变病变区传导速度：治疗量一般对传导无明显影响。心肌缺血、心肌细胞外液 K^+ 升高时，利多卡因对之有减慢传导作用，变单向阻滞为双向阻滞，消除折返。在细胞外低 K^+ 浓度组织中，利多卡因促进 K^+ 外流，使最大舒张电位负值增大，0期去极化速度及幅度增加，传导速度加快，有利于消除单向阻滞，终止折返。

临床上用于转变和预防室性心律失常，对各种原因引起的室性期前收缩（早搏）、阵发性室性心动过速、心室颤动等均有效。特别是对急性心肌梗死引起的室性心律失常来说为首选药。对室上性心律失常基本无效。

3）**不良反应**：利多卡因对心血管的不良反应少，主要是对中枢神经系统（CNS）的影响，轻度为眩晕，较高浓度可引起感觉异常、定向障碍、肌肉抽搐，甚至精神错乱、惊厥等，此时应迅速降低滴速。静注过快或剂量过大可引起低血压、传导阻滞及心动过缓。原有传导障碍、心动过缓、心衰或肝功能障碍者应减少用量及减慢滴注速度。

（2）**苯妥英钠（phenytoin sodium）**：本品为抗癫痫药，于1950年开始用于抗心律失常。

本药电生理作用类似利多卡因，能降低浦氏纤维自律性；缩短APD及ERP，而ERP/APD比值增大，有利于消除折返；可改善房室传导，特别是能改善强心苷中毒引起的传导阻滞。

本药主要用于强心苷中毒引起的室性或室上性心律失常，对其他室性心律失常也有效，但利多卡因为首选。

3. I_{C} 类

此类药对 Na^+ 通道有高亲和力，显著抑制0期去极化，减慢传导，对复极化几乎无影响。此类中氟卡尼于1986年第一个被应用于临床，此后出现恩卡尼、普罗帕酮等。这些药物的电生理作用及应用类似。

普罗帕酮（propafenone，心律平）：广谱高效膜抑制性抗心律失常药。

（1）**药代动力学**：口服几乎完全从胃肠道吸收，但由于存在首过效应故生物利用度降低；约3 h达峰浓度，97%与血浆蛋白结合，几乎完全在肝代谢；$t_{1/2}$ 在快代谢者为5～6 h，慢代谢者为17 h。应注意剂量个体化。

（2）药理作用及临床应用：能与快 Na^+ 通道结合，并阻滞 Na^+ 通道，因而降低心房、心室及浦氏纤维0期去极化速度和幅度，并减慢传导，其中浦氏纤维最明显。对复极化、APD及ERP影响较小；房室结ERP稍延长；此外，尚有弱β受体阻滞作用。

口服用于预防或治疗室性或室上性期前收缩。静注可中止阵发性室性或室上性心动过速、预激综合征伴室上性心动过速、电转复后室颤发作等。

（3）不良反应：常见的不良反应主要为口干、舌麻、头痛、眩晕、胃肠道反应等。此外可出现心脏毒性，如房室传导阻滞、心动过缓等，严重心衰、心动过缓、传导阻滞、低血压者禁用。

（二）Ⅱ类：β受体阻滞药

本类药主要通过阻断β受体而对心脏发生影响，有些药物在高浓度时还有膜稳定作用。不同β受体阻滞药在心脏选择性、膜稳定性、局麻作用、内在拟交感活性等方面有所不同，但对抗心律失常的作用影响不大。本节以普萘洛尔（propranolol，心得安）为代表介绍其电生理作用。

普萘洛尔抗心律失常的主要机制是选择性的β受体阻滞作用。此外，高浓度时还具有膜稳定作用，即对心脏的直接作用。

（1）自律性：β受体兴奋明显增加4期去极化速度，使窦房结自律性增高。普萘洛尔可阻断此作用，

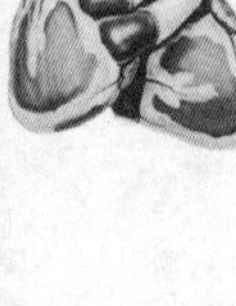

特别是当交感神经兴奋时更明显，当儿茶酚胺（catecholamine，CA）增加浦氏纤维自律性时，普萘洛尔也有明显的抑制作用。

(2)ERP：β受体阻滞可延长房室结ERP，此为抗心律失常作用的基础。

(3)传导性：阻滞β受体，使慢反应细胞0期Ca^{2+}内流减少，减慢房室传导。高浓度时直接抑制Na^{+}内流，降低蒲氏纤维0期去极化速度以减慢传导。

普萘洛尔可延长房室结的ERP，消除由于房室结折返产生的室上性心动过速，在心室可消除CA依赖性的心律失常。较高浓度的普萘洛尔有奎尼丁样作用，抑制浦氏纤维0期去极化，减慢传导。此外，普萘洛尔可降低心肌耗氧量，因而减轻心肌缺血。这些均有利于消除折返性心律失常。

本药主要用于室上性心律失常，如房颤、房扑或阵发性室上性心动过速，尤其是与交感神经兴奋性过高有关时疗效更好。一般可减慢心室率，但不能消除心律失常。对室性心律失常一般无效，仅对运动或精神因素引起的室性心律失常有效，但不良反应的发生率比苯妥英钠或利多卡因高，故不作为首选。

(三)Ⅲ类：延长动作电位时程药

此类药能延长浦氏纤维和心室肌APD和ERP。本节以胺碘酮（amiodarone，乙胺碘呋酮）为代表介绍其电生理作用。

1. 药代动力学

口服吸收慢而少，生物利用度约45%，个体差异大。口服后5～6 h血药达峰浓度。在体内广泛结合到组织中，在肝中代谢，消除缓慢，$t_{1/2}$长达25～60天。长期用药者，其活性代谢物可蓄积。

2. 药理作用及临床应用

胺碘酮作用机制复杂，能阻滞钠、钙及钾通道，还有一定的非竞争性α受体及β受体阻滞作用，能较明显地抑制复极化，延长心房、心室及传导系统的APD和ERP；可降低窦房结和希氏-浦肯野系统（简称希浦系统）自律性，提高室颤阈，并可降低浦氏纤维和房室结传导性；此外对血管平滑肌具有舒张作用，几乎无负性肌力作用。

胺碘酮为广谱抗心律失常药，适用于反复发作的室上性心动过速、期前收缩、阵发性房扑和房颤、预激综合征伴室上性心动过速及应用其他药物无效的顽固性室性心律失常。

3. 不良反应

本药不良反应较多，且与剂量、用药时间成正比。一般不良反应有恶心、呕吐、嗜睡、头痛等。长期服用可引起甲状腺功能紊乱、震颤、角膜碘微粒沉淀。少数患者（疗程＞18个月）皮肤呈灰色或蓝色，停药后消失。严重的不良反应为致死性肺毒性和肝毒性，如间质性肺炎、肺纤维化、肝炎等。静注时可见血栓性静脉炎、血压下降、严重心动过缓、房室传导阻滞等。

(四)Ⅳ类：钙拮抗药

此类药中目前作为抗心律失常应用的主要为维拉帕米，此外还有地尔硫卓。本节以维拉帕米（verapamil，也称异搏停、戊脉安）为代表介绍其电生理作用。

1. 药代动力学

口服吸收快而完全，但首过效应明显，仅有22%进入循环，必须加大剂量才能达到有效血浓度（为静注的8～10倍），血浆蛋白结合率为90%，$t_{1/2}$为3～7 h，主要在肝中代谢消除。

2. 药理作用及临床应用

维拉帕米阻滞心肌细胞膜慢钙通道，抑制Ca^{2+}内流，主要影响窦房结和房室结等慢反应细胞；抑制4期缓慢去极化，使自律性降低，心率减慢；同时降低房室结0期去极化速度和幅度，使房室传导减慢，ERP延长。

维拉帕米适用于室上性心律失常，对消除由于房室结折返或房室交界区异常引起的阵发性室上性心动过速的急性发作已成为首选，在降低房扑或房颤心室率方面也很有效。此外，由于维拉帕米具有扩张血管、降低血压的作用，故其还适用于伴有冠心病或高血压的患者。

3. 不良反应

不良反应主要为心脏和胃肠道的不良反应，包括恶心、呕吐、便秘，静注可引起心动过缓、低血压，甚至心搏暂停。严重心衰、传导阻滞、心源性休克及低血压等患者禁用。

第三节　抗高血压药

高血压是一种常见的心血管疾病，以动脉血压增高为临床主要表现。1999 年，世界卫生组织/国际高血压联盟将高血压定义为：未服抗高血压药情况下，收缩压＞140 mmHg 和/或舒张压＞90 mmHg(表 6-3-1)。

表 6-3-1　血压水平的分类和定义

	收缩压/mmHg	舒张压/mmHg
理想血压	＜120	＜80
正常血压	＜130	＜85
正常高值	130～139	85～89
Ⅰ级高血压(轻度)	140～159	90～99
亚组：临界高血压	140～149	90～94
Ⅱ级高血压(中度)	160～179	100～109
Ⅲ级高血压(重度)	≥180	≥110
单纯收缩期高血压	≥140	＜90

注：引自刘建文主编《药理学》，华东理工大学出版社，2009。

对高血压病的发病机理虽未十分清楚，但目前已知机体内有许多系统与血压的维持有密切的关系，其中重要的有中枢神经系统，肾上腺素能系统，肾素-血管紧张素-醛固酮系统，血管舒缓素-激肽-前列腺素系统，血管内皮松弛因子-收缩因子系统，这些系统的功能受内外环境的影响而变化，从而参与机体血压的调控，各种影响以上各系统的致病因素都有可能使血压升高。

一、抗高血压药的分类

血压调节系统中任何一个环节都可以被药物影响而致血压降低，抗高血压药就是通过作用于这些环节中一个或多个而发挥作用的(图 6-3-1)。根据各种抗高血压药主要作用环节的不同，可以将其分为以下几类：

(一)交感神经抑制药

(1)中枢性降压药：可乐定、甲基多巴。

(2)神经节阻滞药：美卡拉明、咪噻芬。

(3)交感神经末梢抑制药：利血平(利舍平)、胍乙啶。

(4)α_1受体阻滞剂：哌唑嗪、多沙唑嗪、特拉唑嗪。

(5)β受体阻滞剂:普萘洛尔、纳多洛尔、阿替洛尔、美托洛尔。

(6)α受体与β受体阻滞剂:拉贝洛尔、卡维地洛、氨磺洛尔。

(二)利尿药

(1)噻嗪类利尿药:氢氯噻嗪、吲达帕胺。

(2)袢利尿药:呋塞米、布美他尼、托拉塞米。

(3)保钾利尿药:螺内酯、氨苯蝶啶。

(三)血管舒张药

(1)直接舒张血管药:肼屈嗪、双肼屈嗪、硝普钠。

(2)钾通道开放剂:二氮嗪、米诺地尔、吡那地尔。

(3)其他血管舒张药:吲达帕胺、乌拉地尔。

(4)钙拮抗剂:硝苯地平、尼群地平、尼卡地平、非洛地平。

(5)血管紧张素转化酶抑制剂:卡托普利、依那普利、雷米普利。

(四)血管紧张素Ⅱ受体阻滞剂

血管紧张素Ⅱ受体阻滞剂主要为氯沙坦、缬沙坦。

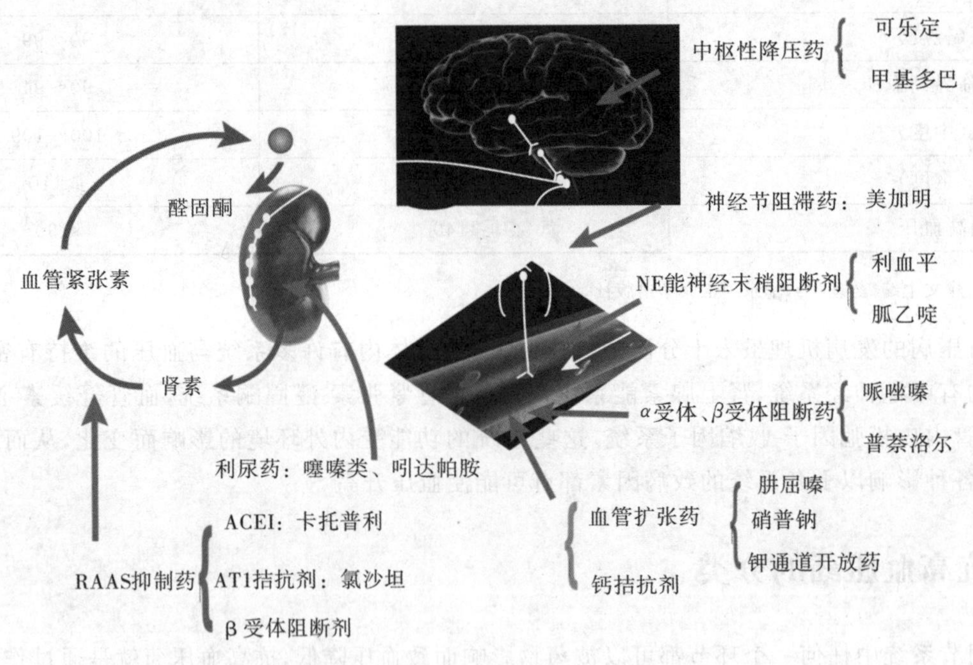

图 6-3-1 抗高血压药物的作用部位及分类

二、交感神经抑制药

(一)中枢性降压药(主要作用于中枢部位的抗高血压药)

1. 可乐定(clonidine,又称可乐宁、氯压定)

可乐定是二氯苯胺咪唑啉化合物,曾用作鼻黏膜血管收缩剂,后发现其有明显的降压作用而将其作为抗高血压药。

(1)**药代动力学**:口服吸收良好,生物利用度为75%~95%,3~5 h血浆浓度可达峰值。$t_{1/2}$为6~24 h,平均约12 h。约50%以原型从肾排出,肾衰时药物的半衰期延长一倍,蛋白结合率为20%。可乐定的血浓度与药理作用之间具有良好量效关系。使用透皮吸收制剂3~4天血浆中可达稳态浓度。

(2)**作用机制**:可乐定为中枢性α_2受体激动剂,通过激活抑制性神经元,降低血管运动中枢的紧张性,使外周交感神经的活性降低,血压下降。可乐定也兴奋咪唑啉受体(I_1受体),抑制NE释放产生降压作用。此外,可乐定可激动外周交感神经突触前膜α_2受体,通过负反馈机制抑制NE释放,可乐定也可降低血浆肾素和醛固酮水平,这些均与其降压作用有关。

可乐定静注可产生短时间的升压效应,随后出现长时间的降压。已证明开始的升压是由外周受体的兴奋引起,而长时间的降压主要通过中枢发挥作用来实现。口服时升压作用不明显而被中枢作用所掩盖。

(3)**药理作用及临床应用**:其降压作用的实现主要缘于心输出量及外周阻力降低。降压时伴有心率减慢。肾血流量和肾小球滤过率在降压期间保持不变。此外,可乐定尚可抑制肾素分泌。

可乐定适用于中度高血压,与噻嗪类利尿药或其他降压药合用可提高疗效。本品尚可用于偏头痛以及开角型青光眼的治疗,也用于吗啡类镇痛药成瘾者的戒毒。

(4)**不良反应**:一般较轻。主要的不良反应是口干和嗜睡,发生率约50%,治疗几周后逐渐减轻,有些病人可发生心动过缓。不良反应的发生与剂量有关,透皮给药可减少发生率。长期用药突然停药可引起停药综合征,出现头痛、震颤、腹痛、出汗及心悸,血压可骤升,超过治疗前水平,对此种"反跳"现象的确切机制尚不清楚,但可能与突然停药后增加交感神经功能发放,血浆与尿中儿茶酚胺浓度增加有关。恢复给药或用α受体阻滞药可缓解。应注意逐渐减量停药。

2. 甲基多巴(methyldopa)

(1)**药代动力学**:口服后以主动转运方式吸收,吸收不完全,平均生物利用度约50%。2~3 h后血浆浓度达峰值,6~8 h作用达高峰,维持约24 h。甲基多巴进入CNS,在脑内代谢为α甲基去甲肾上腺素而起作用;在体内被广泛代谢,以原型及硫酸盐结合物形式从尿中排出,$t_{1/2}$约2 h;肾功能衰竭时半衰期可延长4~6 h;与血浆蛋白结合少,可透过胎盘,可通过乳汁少量分泌。

(2)**作用机制**:降压机制与可乐定类似。甲基多巴进入中枢神经系统后,转化为α甲基去甲肾上腺素,兴奋中枢α_2受体,减少NE释放而产生降压作用。甲基多巴也可减少肾素分泌,但不是降压的主要机制。

(3)**药理作用及临床应用**:降压作用中等偏强,主要通过使外周阻力降低而降压。对心输出量影响较小,使用甲基多巴降压,肾血流量不减少,也不影响肾功能,尤其适合肾功能不良的高血压病人。

用于中度高血压时,尤其适合肾性高血压及伴有肾功能不良的患者,常与噻嗪类利尿药合用。

(4)**不良反应**:最常见的为镇静和嗜睡。此外尚有口干、鼻塞、头痛、眩晕、腹泻、体位性低血压等。长期大量服用可能发生自身免疫性反应,如溶血性贫血、血小板减少、粒细胞减少等,发生率不到1%,停药几周后可逐渐恢复。偶见帕金森综合征、关节痛、肌痛等。长期服用可引起肝损害,肝病患者忌用。

3. 莫索尼定(moxonidine)

莫索尼定为第二代中枢性降压药,其特点是对I_1受体选择性强,其对I_1受体的亲和力较α_2受体强600倍,可使收缩压下降10~15 mmHg,舒张压下降10~18 mmHg,口服后4 h血压可达正常值。镇静、口干的不良反应大大减轻。口服生物利用度为88%,$t_{1/2}$为2~3 h,降压作用可维持24 h,60%药物以原型从尿中排出。

(二)神经节阻滞药

本类药物能与乙酰胆碱竞争神经节突触后膜上的N1受体,阻滞自主神经节,因而干扰交感副交感

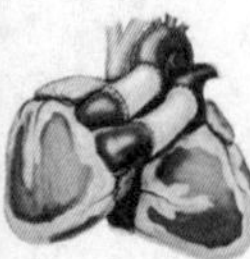

神经的节后传导。由于小动脉、静脉和心脏以交感神经支配占优势，故使用本类药物阻滞交感神经后可使血管扩张，外周阻力降低，回心血量减少，血压下降。

神经节阻滞药虽对交感神经有一定选择性，但选择性不高，在阻滞交感神经节的同时也阻滞了副交感神经节，可引起口干、便秘、尿潴留、视力模糊等副交感神经阻滞的症状。青光眼病人禁用。此外，交感神经阻滞的结果可使反射性调节机制失灵，又由于静脉扩张，故易出现体位性低血压。本类药物可使肾血流量和肾小球滤过率减少。冠状动脉病变、脑血管硬化、肾功能障碍者忌用。长期用药易产生耐受性，应注意调整剂量或更换药物。

本类药降压作用快而强大，易产生耐受性，已很少应用，目前临床上主要用于"高血压危象"等危重情况的紧急降压或用于实现外科手术时的控制性低血压。

本类药中的代表药为美卡拉明(mecamylamine)及樟磺咪吩(trimethaphan camsicate)。

(三)影响肾上腺素能神经末梢递质的药物

本类药物作用于肾上腺素能神经末梢部位，影响递质的合成、贮存、释放、再摄取等生化过程，阻滞了肾上腺素能神经对心脏、血管的调节，从而产生降压作用。代表药物有利血平(reserpine)、胍乙啶(guanethidine)。

(四)肾上腺素受体阻滞药

1. 哌唑嗪(prazosin)

哌唑嗪是人工合成的第一种外周 α_1 受体阻滞药。

(1)**药代动力学**:口服易吸收，首过效应明显，生物利用度在43%～85%之间；口服后1～2 h血浆浓度达峰值，维持4～6 h，$t_{1/2}$ 为2～3 h；血浆蛋白结合率为80%～85%；主要在肝中代谢，仅少量以原形经肾排出。

(2)**药理作用及临床应用**:降压作用中等偏强；可选择性阻断血管突触后 α_1 受体，降低外周阻力及回心量；对 α_1 受体的亲和力较对 α_2 受体大1000倍，因而几乎不影响突触前膜 α_2 受体对NE释放的负反馈调节，故降压的同时并不引起心率加快及肾素分泌增加；适用于轻、中度高血压，与利尿药或β受体阻滞药合用可增强疗效；对高血压伴肾功能不良者更为适用。

(3)**不良反应**:部分病人首次给药后0.5～1 h可出现体位性低血压、眩晕、出汗、心悸等反应，称为"首剂现象"，将首次剂量减半(0.5 mg)，并于睡前服用可避免发生。其他不良反应包括眩晕、乏力、口干等均较轻，一般不影响用药。

2. 特拉唑嗪(terazosin)

本品为 α_1 受体阻滞药，作用、应用及不良反应类似哌唑嗪。其特点为维持时间较长，$t_{1/2}$ 为12 h。

3. 多沙唑嗪(doxazosin)

本品 α_1 受体阻滞作用强度仅为哌唑嗪的一半，但作用时间较长。$t_{1/2}$ 为22 h，可用于轻、中度高血压。主要不良反应类似哌唑嗪。

4. 普萘洛尔(propranolol，心得安)

本品为β受体阻滞药，普萘洛尔为此类中第一种用于临床且至今仍常用的药物。在心血管疾病中应用广泛，对高血压、心绞痛及心律失常均有效。

(1)**药代动力学**:降压作用机制与以下因素有关。

①阻滞心脏 β_1 受体，使心收缩力减弱，心率减慢，心输出量降低。开始时，由于总外周阻力升高，血压没有明显改变，长时间给药后，总外周阻力适应了心输出量的降低，重新调整逐渐降到开始水平或较低，因而血压下降。

②阻滞肾脏β_1受体，减少肾素分泌，抑制肾素-血管紧张素-醛固酮系统，从而发挥降压作用。

③可透过血脑屏障，阻滞中枢β受体，使兴奋性神经元活动减弱，外周交感神经张力降低，血管阻力降低。

④阻滞突触前膜β_2受体，减少NE释放。

(2)**药理作用及临床应用**：降压效果出现缓慢，口服后2～3周才开始降压，立位和卧位的收缩压和舒张压都能明显降低。

普萘洛尔适用于轻度及中度高血压，对伴有心输出量偏高或血浆肾素水平偏高的高血压病人效果较好，对伴有冠心病、脑血管病变及夹层动脉瘤的高血压患者尤为适用。本品一个突出优点是很少发生体位性低血压；与利尿药或血管扩张药合用可增强疗效。心衰、支气管哮喘病人禁用。

三、利尿药

利尿药除有利尿作用外，尚有降压作用。利尿药价廉；在小剂量应用时不良反应少，较为安全；对多数高血压病人有效，且不易产生耐受性；可单独应用作为首选药治疗轻度高血压，也可与其他抗高血压药合用治疗中度及重度高血压，因此，利尿药仍是目前最常用的抗高血压药。

各种利尿药中以噻嗪类利尿药最为常用。代表药物为氢氯噻嗪(hydrochlorothiazide，双氢克尿噻)。单用治疗轻度高血压，或与其他抗高血压药如β受体阻滞药、转化酶抑制药、钙拮抗药、直接舒张血管药合用治疗各期高血压。黑色人种(常具有低血浆肾素活性)、肥胖(细胞外液容积常较高)、老年高血压患者，对利尿药的降压反应较好。常用氢氯噻嗪口服，12.5毫克/次，1次/日，对肾功能正常的高血压患者能产生良好的降压作用，且较少产生低血钾及其他代谢方面(如对脂质代谢及葡萄糖耐受性产生影响等)的不良反应。需注意不宜用大剂量利尿药治疗高血压，氢氯噻嗪每日剂量大于50 mg并不能使降压作用进一步加强，但不良反应却会增加。

对肾功能正常的高血压患者，袢利尿药如呋塞米(furosemide，呋喃苯胺酸)、布美他尼(bumetanide)的抗高血压作用并不比噻嗪类利尿药强，这可能是因为髓袢利尿药的作用时间较短，一次给药不足以使体内钠负平衡保持24 h。但即使一日给药两次，其抗高血压作用仍不如氢氯噻嗪，且会因产生强烈的利尿作用而增加不良反应。因此，髓袢利尿药主要用于高血压危象，在这种情况下静注呋塞米降压作用出现快；也可用于有氮血症的肾功能不全高血压患者。

保钾利尿药如螺内酯(spirolactone)，可用于醛固酮增多症引起的高血压；氨苯蝶啶(triamterene)、阿米洛利(amiloride)也可与噻嗪类利尿药合用以减少低血钾症的发生。正在服用钾盐或肾功能不全者禁用保钾利尿药，以防止血钾过高。

四、血管扩张药

本类药物直接舒张血管平滑肌，使外周阻力降低，血压下降。但降压的同时可反射性兴奋交感神经，使心输出量增加，心率加快；同时可增加肾素及醛固酮的分泌，导致水、钠潴留，血容量增加，这些因素均可减弱其降压反应，因而此类药一般不单独使用，常与利尿药或交感神经阻滞药合用以增强疗效，减少不良反应。

根据作用特点，血管扩张剂主要分为两种类型，一种仅作用或主要作用于小动脉平滑肌，另一种对动脉、静脉均有舒张作用。后者由于扩张静脉，可对抗反射性交感神经兴奋导致的心输出量增加等不良反应，但可导致体位性低血压。

1. 肼屈嗪(hydralazine)

(1)**药理作用及临床应用**：肼屈嗪通过直接舒张小动脉平滑肌，降低外周阻力而降压。降压作用中

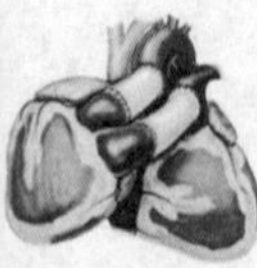

等，但反射性交感神经兴奋作用可使心输出量增加，减弱其降压作用。由于对静脉影响很小，一般不发生体位性低血压。肼屈嗪很少单独使用，一般与利尿药或β受体阻滞药合用于中度高血压，也可静注用于高血压危象。

(2)**不良反应**：可发生两类不良反应。一类为药理作用的扩展，包括头痛、恶心、心悸、眩晕、低血压等，此外单用可发生水钠潴留；另一类可能由免疫反应引起，其中最常见的是红斑狼疮综合征，也可引起溶血性贫血、类风湿性关节炎等，对这些自身免疫性疾病的机制尚不清楚，有报道肼屈嗪可抑制 DNA 甲基化并引起 T 细胞自身反应。本品易产生耐药性。

2. 硝普钠(sodium nitroprusside，亚硝基铁氰化钠)

硝普钠降压作用强大，可使小动脉、小静脉都扩张。当与红细胞接触时，分子分解释放出 NO。NO 可激活血管平滑肌细胞和血小板鸟苷酸环化酶，使 cGMP 增加，引起血管扩张和抑制血小板聚集。

本品不能口服，必须连续静滴给药，30 s 内即可产生作用，2 min 作用达高峰，主要用于高血压危象的治疗。

五、钙拮抗药

钙拮抗药是一类治疗高血压的重要药物。由于高血压主要发病机制是外周血管阻力增大，而血管平滑肌的收缩取决于细胞内流 Ca^{2+} 的浓度，而抑制跨膜 Ca^{2+} 移动，可降低细胞内 Ca^{2+} 浓度，因此，钙拮抗药通过舒张小动脉平滑肌，降低外周阻力来发挥降压作用。

本类药物有：硝苯地平、维拉帕米、地尔硫卓、尼卡地平、尼索地平等。

这些药不引起水钠潴留，而且仅硝苯地平等二氢吡啶类药可引起轻、中度反射性心率加快，维拉帕米及地尔硫卓则不产生此类反应。所有的钙拮抗药单用对轻、中度高血压均同样有效，其作用与β受体阻滞药及利尿药相当，是安全有效的抗高血压药。

六、影响肾素-血管紧张素系统的降压药

肾素-血管紧张素系统(renin-angiotensin system，RAS)是参与心血管功能调节的重要内分泌系统，循环及局部 RAS 在高血压的发生发展中均起着十分重要的作用。RAS 在体内合成过程和主要作用如图 6-3-2 所示。

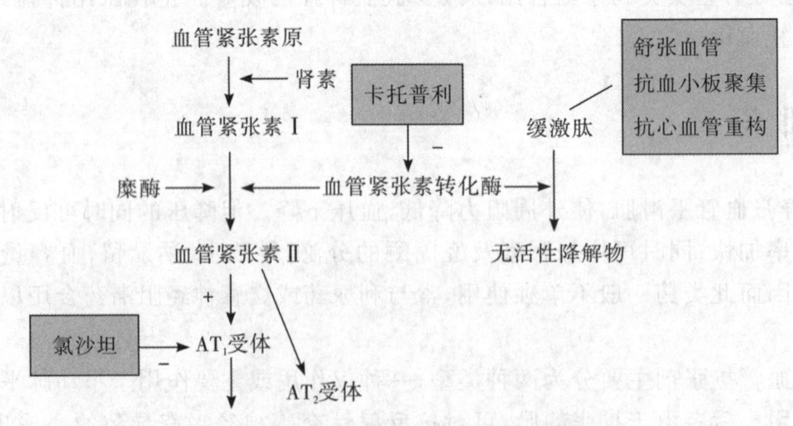

图 6-3-2　RAS 的体内合成过程及主要作用

血管紧张素Ⅱ(angiotensinⅡ，Ang Ⅱ)为作用很强的血管收缩剂，作用于血管平滑肌 AT_1受体，直接收缩血管，同时激动心肌 AT_1受体，使心肌收缩增强，从而使血压升高。Ang Ⅱ作为一种生长激素，能通

过促进原癌基因表达来促使血管增生和重构。

现已证明，RAS不仅是一个存在于血液循环的激素系统，它还有重要的旁分泌和自分泌作用。而且许多组织如血管、心脏、肾脏、脑等存在局部RAS，对这些组织的功能调节起重要作用。

从不同环节干扰RAS可产生降压作用，如肾素抑制药、血管紧张素转化酶抑制剂、Ang Ⅱ受体拮抗药等的使用，为高血压的治疗开辟了新的途径。血管紧张素转化酶抑制剂为此类药中发展最快，并在临床广泛应用的一种，其中卡托普利（captopril）为第一个口服有效的药物，此外有依那普利（enalapril）、赖诺普利（lisinopril）、雷米普利（ramipril）等。它们的作用机制相同，仅在作用强弱、快慢、不良反应等方面有所差别。近年来，对Ang Ⅱ受体拮抗药及肾素抑制药的研究也逐渐深入。

（一）血管紧张素转化酶抑制剂

1. 卡托普利（captopril，巯甲丙脯酸、开搏通）

（1）**药代动力学**：口服易吸收，生物利用度约65%；约1 h达血药浓度峰值，蛋白结合率约30%；主要从尿排出，其中40%～50%为原型，其余为代谢物；$t_{1/2}$为2～3 h，肾功能不良时可延长，但能被透析；能通过胎盘，在乳汁中的浓度约为母体血浓度的1%。

（2）**药理作用及作用机制**：本品具有轻至中等强度的降压作用，可降低外周血管阻力，增加肾血流量，不伴反射性心率加快。主要通过以下机制降压：卡托普利抑制血管紧张素转化酶，使Ang Ⅱ生成减少，从而产生血管舒张作用；同时减少醛固酮分泌，以利于排钠；肾血管扩张亦加强排钠作用；由于转化酶也是失活缓激肽的酶，因此转化酶抑制后也抑制缓激肽水解，使NO、PGI_2等扩血管物质增加；此外，尚可抑制局部Ang Ⅱ在血管组织及心肌内的形成，可改善心衰患者的心功能。

（3）**临床应用**：适用于各型高血压，是轻或中度原发性或肾型高血压的首选药物之一，也可与其他抗高血压药如利尿药、β受体阻滞药、钙拮抗药等联合应用以增强疗效。其特点是能降低高血压患者的外周血管阻力，逆转左心室肥厚，且对脂质代谢无明显影响。

（4）**不良反应**：主要不良反应为长期用药的患者中有5%～20%会出现顽固性干咳，可能是由于本品可使缓激肽、P物质和/或前列腺素在肺内聚积。皮疹、味觉减退等不良反应可能与分子中的巯基有关，应用其他转化酶抑制剂较少发生。少数患者可出现蛋白尿，主要在肾脏病变患者中发生。在肾功能不良、补钾或合用保钾利尿药患者中易诱发高血钾，应予以注意。重度高血压或心衰患者在应用利尿药基础上，首次用卡托普利可引起低血压，应先采用低剂量，此外可引起血管神经性水肿，发生率为0.1%～0.2%，应及时抢救。其他转化酶抑制药与卡托普利作用机制相同，主要在作用强度、药动学、不良反应等方面有所不同。

2. 依那普利（enalapril，恩那普利、苯丁酯脯酸）

本品在体内肝脏酯酶水解为依那普利拉发挥转化酶抑制作用，其作用较卡托普利强10倍；降压作用强而持久，口服后最大降压作用出现在服药后6～8 h，维持12～14 h。依那普利的$t_{1/2}$为5.9～35 h；分子中不含巯基，不良反应较卡托普利轻；用于高血压和充血性心力衰竭治疗。

3. 赖诺普利（lisinopril）

本品为依那普利拉赖氨酸衍生物，与卡托普利类似。口服吸收缓慢而不完全，维持时间较久，降压的同时对心率或心输出量无不良影响。

（二）血管紧张素Ⅱ受体拮抗药

早期的Ang Ⅱ受体拮抗药为肽类，如肌丙抗压素（saralasin），但由于其必须静脉注射，半衰期极短，所以临床应用受限。近年已合成了数十种可口服的AT_1拮抗剂。

1. 氯沙坦（losartan，洛沙坦、罗沙藤）

本品为第一个临床应用口服有效的非肽类Ang Ⅱ受体拮抗药。

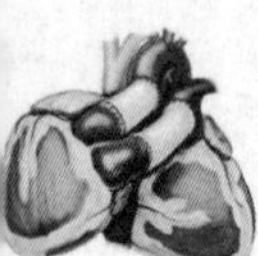

(1)**药代动力学**:口服易从胃肠道吸收;经首过代谢形成活性羧酸代谢物 E-3174,较母体具有更高的药理活性。氯沙坦及 E-3174 的消除 $t_{1/2}$ 分别为 1.5～2.5 h 及 3～5 h。

(2)**作用机制**:氯沙坦及其活性代谢物 E-3174,它们都能选择性与 AT_1 受体结合,阻断 Ang Ⅱ的作用,产生降压作用。

(3)**药理作用及临床应用**:降压作用较转化酶抑制剂稍弱;尚可增加尿酸排泄,降低血尿酸水平;用于各型高血压。

(4)**不良反应**:不良反应较少,与转化酶抑制剂类似,由于抑制了 Ang Ⅱ作用,可引起低血压、肾功能障碍、高血钾等,有低血压及肾功能障碍时尤易发生。但不同于转化酶抑制剂,使用本品不会出现咳嗽、血管神经性水肿等不良反应。其他尚有胃肠不适、头痛、头昏等。血容量不足、肾动脉狭窄、心衰、肝硬化等病人使用时必须减少剂量;妊娠及哺乳妇女禁用;应避免同时应用保钾利尿药。

2. 厄贝沙坦(irbesartan)

本品为氯沙坦的同类物,对 AT_1 受体的拮抗作用较氯沙坦强;不同于氯沙坦,无促进尿酸排泄作用。

3. 缬沙坦(valsartan,维沙坦)

本品为非杂环 AT_1 拮抗药,其特点为起效快,作用强,维持时间长。

(三)肾素抑制药

此类药物可抑制肾素活性,从而降低 Ang Ⅰ,Ang Ⅱ及醛固酮水平以产生降压作用。目前尚无产品正式上市。

七、其他抗高血压药

(一)钾通道开放药

此类药物使 K^+ 通道开放,K^+ 外流增多,从而使细胞膜超极化,平滑肌松弛,血管扩张,以此产生降压作用。钾通道开放药有米诺地尔(minoxidil)、吡那地尔(pinacidil)、尼可地尔(nicorandil)等。这类药物类似血管舒张药,在降压时常伴有反射性心动过速和心输出量增加。其血管扩张作用具有选择性,见于冠脉、胃肠道血管和脑血管,而不扩张肾和皮肤血管。若与利尿药和/或β受体阻滞药合用,则可纠正其水钠潴留和/或反射性心动过速的不良反应。

(二)5-羟色胺(5-HT)受体拮抗剂

代表药物为酮色林(ketanserin),具有阻断 $5\text{-}HT_2$ 受体作用和对 α_1 受体的微弱阻滞作用,从而抑制 5-HT 诱发的血管收缩,降低外周阻力,产生降压作用。此外,本品还能抑制 5-HT 使血小板聚集的作用,抑制胺类物质的血管收缩效应;对组胺 H_1 受体也有一定抑制作用;对正常人血压和心率影响很小;对高血脂具良好作用,能降低总胆固醇、三酰甘油及低密度脂蛋白水平,升高高密度脂蛋白水平;不影响糖代谢。

(三)前列环素合成促进剂

西氯他宁(cicletanine)能促进平滑肌细胞合成前列环素;并可通过不同途径降低胞内 Ca^{2+} 水平,使血管平滑肌松弛,血压下降;此外尚有 α_1 受体阻滞作用;大剂量时尚有利尿作用。

第四节　抗心力衰竭药

充血性心力衰竭(congestive heart failure,CHF),亦称慢性心功能不全(chronic cardiac insufficiency),是一种超负荷心肌病,是由不同病因的心血管疾病(如心肌炎、心瓣膜病、高血压、甲状腺功能亢进、贫血等)发展到心脏受损,特别是心收缩和/或舒张功能受损,使心脏不能排出足量血液,以满足全身组织代谢的需要,导致血流动力学和神经—体液系统出现异常改变,组织灌注量减少,肺循环和/或体循环瘀血的一组病理生理综合征。详见心功能不全(心力衰竭)章节。

随着对心功能不全发病机制认识的深入,药物治疗从单纯的加强心收缩力、消除水肿,主要采用强心苷等正性肌力药和利尿药,发展到降低前、后负荷,应用扩血管药,再到目前调整神经—体液系统的功能,应用 RAS 拮抗剂包括血管紧张素转化酶抑制剂(ACEI)、Ang Ⅱ受体拮抗剂、β受体阻滞剂,保护衰竭的心脏,延长病人的生命。

一、强心苷

常用的强心苷,如洋地黄毒苷(digitoxin)、地高辛(digoxin)、毛花苷 C(lanatoside)等是从毛花洋地黄和紫花洋地黄中提取出来的,故强心苷类又称洋地黄苷。

强心苷由苷元和糖两部分结合而成(图 6-4-1),各种强心苷的苷元部分有共同的基本结构,即由甾醇和一个不饱和内酯环所构成。苷元是起强心作用的主要部分,糖的部分起辅助作用,可影响苷元的水溶性、作用的强度及时间。苷元部分取代基不同,如羟基数目的多少或苷元结构改造,可影响强心苷作用的强弱、快慢及持续时间长短。强心苷可分为长效、中效及短效三类(表 6-4-1)。

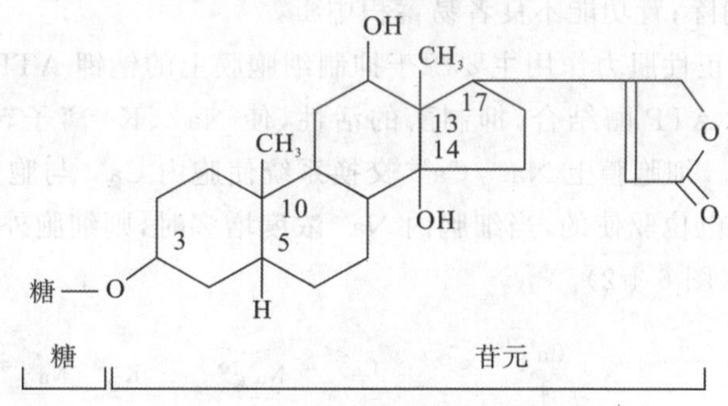

图 6-4-1　强心苷的基本化学结构

表 6-4-1　强心苷的分类及基本化学结构

分类	强心苷	C_1	C_3	C_5	C_{11}	C_{12}	C_{14}
长效	洋地黄毒苷	H	(D-洋地黄毒糖)$_3$	H	H	H	OH
中效	地高辛	H	(D-洋地黄毒糖)$_3$	H	H	OH	OH
短效	毛花苷 C	H	(D-洋地黄毒糖)$_2$- (乙酰洋地黄毒糖)$_3$- D-葡萄糖	H	H	OH	OH
	去乙酰毛花苷 C	H	(D-洋地黄毒糖)$_3$	H	H	OH	OH
	毒毛花苷 K	OH	鼠李糖	OH	OH	H	OH

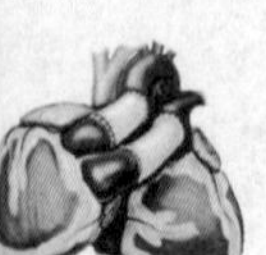

(1)药代动力学:临床常用的4种强心苷——地高辛、洋地黄毒苷、毛花苷C(西地兰)及毒毛花苷K,其主要的药动学参数见表6-4-2。

表 6-4-2 4种强心苷药代动力学参数

	口服吸收率/%	蛋白结合/%	肝肠循环/%	消除途径	半衰期
洋地黄毒苷	90~100	97	27	肝中代谢,代谢物经肾排泄	5~7天
地高辛	60~85	<30	6.8	少量肝中代谢,主要以原形经肾排泄	33~36 h
毛花苷C	20~40	<20	少	原形经肾排泄	33 h
毒毛花苷K	2~5	5	少	原形经肾排泄	12~19 h

注:引自刘建文主编《药理学》,华东理工大学出版社,2009。

地高辛在肾功能正常的病人中,作用持续时间中等,可口服或静注给药。口服时肠道吸收大约75%。不同的口服制剂生物利用度有明显差别。消化功能紊乱、同服考来烯胺等离子交换树脂及不同的抗酸药等,可降低地高辛的吸收;而同服广谱抗生素可增加地高辛吸收,原因是抗生素可杀死肠道细菌,减少地高辛的降解,从而增加其生物利用度。

地高辛主要经肾小球滤过排泄,也有少量经肾小管分泌及重吸收。

洋地黄毒苷为强心苷中极性最小的药物,口服可完全吸收。血浆蛋白结合率很高(95%),与地高辛不同,主要由肝代谢,肾衰时其消除几乎不受影响,苯巴比妥可加速其代谢。吸收后部分经胆道排泄入肠再次吸收,形成肝肠循环,使作用维持长久。洋地黄毒苷的$t_{1/2}$长达7天,完全消除需2~3周。

毒毛花苷K(strophanthin K)分子中—OH数目多,极性大,口服吸收很少(<10%),需静注给药。静注后5~10 min出现作用,血浆蛋白结合率极低(约5%);几乎全部由肾排泄消除;作用持续时间短,$t_{1/2}$约19 h,1~3天可完全消除;肾功能不良者易蓄积中毒。

(2)**作用机制**:强心苷的正性肌力作用主要源于抑制细胞膜上的钠钾ATP酶,使细胞内Ca^{2+}增加。

强心苷特异性地与钠钾ATP酶结合,抑制酶的活性,使Na^+、K^+离子转运受到抑制,结果细胞内Na^+逐渐增加,K^+逐渐减少。细胞膜上Na^+/Ca^{2+}交换系统使胞内Ca^{2+}与胞外Na^+进行交换,此种交换是由离子的浓度梯度及跨膜电位驱使的,当细胞内Na^+浓度增多时,则细胞外Na^+与细胞内Ca^{2+}交换减少,从而使细胞内Ca^{2+}增加(图6-4-2)。

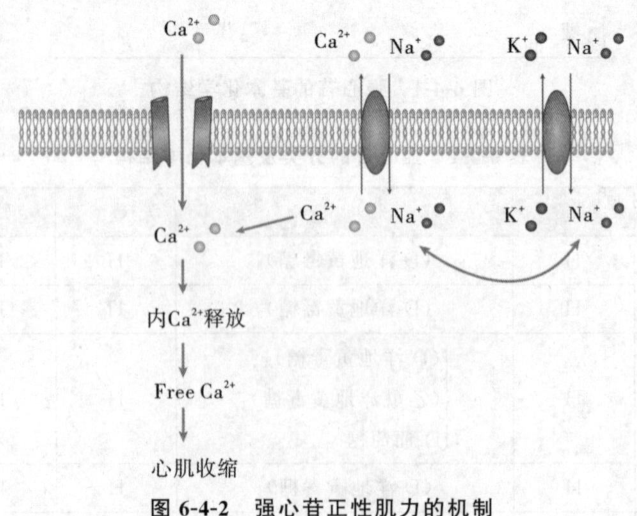

图 6-4-2 强心苷正性肌力的机制

(3)**药理作用**:强心苷最主要和最基本的作用是加强心肌收缩力,临床上常用的强心苷作用性质相同,只是作用的强弱、作用发生快慢和维持时间长短上有所差异。

1)加强心肌收缩力(正性肌力作用):强心苷具有直接加强心肌收缩力作用,这一作用在衰竭的心脏中表现特别明显,并具有选择性。本类药物在治疗剂量范围内对其他组织器官无明显作用时,已能增强心肌收缩力。实验证明不论在整体动物,还是在没有神经支配的鸡胚心脏或乳头肌都可观察到其有增强心肌收缩力的作用。而且这种强心作用不被肾上腺素β受体阻滞剂所抵消,说明它与交感递质及其受体无关,强心作用是直接的。

正性肌力作用表现为心肌收缩最高张力和最大缩短速率的提高(图 6-4-3),可使心脏收缩有力而敏捷,表现为左心室压力最大上升速率增大以及达到一定程度最高张力所需时间减少,在心脏前后负荷不变的情况下,心脏每搏做功明显增加。

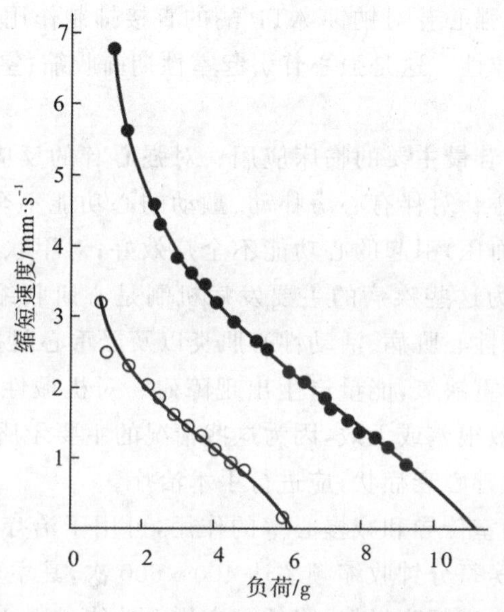

图 6-4-3　强心苷对正常猫心乳头肌的收缩力量速度曲线

强心苷对正常人和充血性心力衰竭(CHF)病人心脏都有正性肌力作用,但只增加 CHF 病人心搏出量,因为强心苷对正常人还有收缩血管提高外周阻力的作用,因而不增加心搏出量。CHF 病人用强心苷后反射性降低交感神经活性,外周阻力未能增加。

强心苷对衰竭且已扩大的心脏,在加强其心肌收缩力时,不增加甚至可减少心肌的耗氧量;但对正常心脏,却可使心肌耗氧量增加。心衰病人由于心脏扩大,心室壁张力提高,以及代偿性的心率加快,故心肌耗氧量增加。应用强心苷后,心肌收缩力增强虽可增加心肌耗氧量,但又能使心室排空完全、循环改善、静脉压降低等,因而可使心衰时扩大的心脏体积缩小,心室张力降低,同时还使心率减慢,这两方面的作用使心肌耗氧量降低,提高了心脏的工作效率。对正常心脏,由于其加强心收缩力,而对心室壁张力无明显影响,心率仅稍减弱,故总耗氧量增加。

2)减慢心率(负性频率作用):慢性心功能不全时,心搏出量不足可激发颈动脉窦和主动脉弓压力感受器的反射性调节,从而出现代偿性心率加快。心率加快超过一定限度时,心脏舒张期过短,回心血量减少,故心输出量反而降低。同时,心率过快导致冠状动脉受压迫的时间亦较长,冠状动脉流量减少,不利于心肌的血液供应。强心苷可使心率减慢。长期以来认为其负性频率作用是心收缩力增强、心输出量增加、迷走神经兴奋性反射性提高的结果。目前,实验表明在正性肌力作用出现之前已见明显的心率减慢,认为强心苷具有增强迷走神经活性和抑制交感神经活性的作用。负性频率作用对心力衰竭病人十分有利。

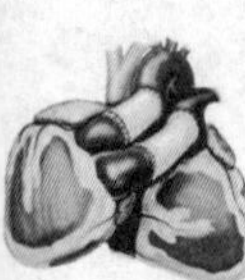

3)对心肌电生理的影响:使用强心苷后,所有心肌细胞都受到增强的迷走张力和强心苷对钠钾 ATP 酶的直接抑制作用,但这两个因素在不同的心脏部位所发挥的作用大小不同,如窦房结、心房受到迷走神经的影响较大,而越往心室部位迷走效应越小,强心苷的直接作用就会凸显出来。

①窦房结——迷走神经对窦房结的控制很强。迷走活性增强,K^+ 外流增加,使最大舒张电位变大,达到阈电位所需时间延长,故自律性降低,是心率减慢的原因。

②心房——迷走神经对窦房结的控制也较强。迷走活性增强,K^+ 外流增加使 ERP 缩短,是治疗房扑转为房颤的机制。

③房室结——迷走神经活性增强会导致 Ca^{2+} 内流减少,慢反应细胞 0 相去极化速度减慢,从而使传导减慢。同时在房室结也有强心苷的直接作用参与,使细胞内 K^+ 减少,最大舒张电位减小,也使传导减慢。强心苷减慢房室传导的作用是其治疗房颤、减少心室频率的机制。

④浦氏纤维——这里主要是强心苷对钠钾 ATP 酶的直接抑制作用,使细胞内 K^+ 减少,最大舒张电位减小接近阈电位,从而增加自律性。这是强心苷引起室性期前收缩、室性心律失常的原因之一。

(4)临床应用:

①慢性心功能不全——强心苷最主要的临床应用。对强心苷的反应取决于心肌的功能状况及心衰的病因,在疗效上差距很大。强心苷对伴有心房扑动、颤动的心功能不全疗效最好;对心脏瓣膜病、先天性心脏病及心脏负担过重(如高血压)引起的心功能不全疗效好;对甲状腺功能亢进、严重贫血及维生素 B_1 缺乏引起的心衰疗效较差,因为这些疾病的主要发病机制是心肌收缩所需能量的产生或贮存发生障碍,强心苷对此很难奏效;对肺源性心脏病、活动性心肌炎以及严重心肌损害引起的心功能不全疗效也较差,因为这些情况下,心肌伴有严重缺氧,能量产生出现障碍。对机械性阻塞如缩窄性心包炎、重度二尖瓣狭窄等引起的心衰,强心苷疗效很差或无效,因为这些情况的主要矛盾是心室舒张受到限制,心收缩力虽可增加,但输出量仍少,不能改善心衰症状,应进行手术治疗。

②心律失常。强心苷抑制房室传导和减慢心率的作用,可用于治疗心房颤动、心房扑动和阵发性室上性心动过速。心房颤动时,心房每分钟收缩频率达 400～600 次,其主要危害在于导致心房频率过快的冲动经传导系统到达心室,造成心室频率过快,降低心室排血功能。强心苷可减慢房室传导,阻止过多的冲动自心房传到心室,使心室频率减慢。心房扑动虽频率(每分钟 250～300 次)较心房颤动少,但心房过快的冲动易传到心室。强心苷能缩短心房有效不应期,使扑动转变为颤动,而颤动时的兴奋冲动较扑动为弱,易被强心苷抑制房室传导作用阻滞,故可使心室频率减慢,强心苷对有无心衰存在的心房扑动都是最有效的药物。对阵发性室上性心动过速,静注强心苷常常有效,可能是其可增强迷走神经兴奋性的结果。但室性心动过速禁用强心苷,因为此药有诱发心室颤动的危险。

(5)毒性反应及防治:

1)毒性反应:强心苷类安全范围小,治疗剂量比较接近中毒剂量,且病人个体差异大,毒性反应与心衰原有症状又不易区别,因此若掌握不当,易出现中毒反应。中毒反应主要表现为胃肠道、神经系统及心脏 3 方面的毒性,其中心脏毒性最严重。

①胃肠道反应:可出现厌食、恶心和呕吐,是中毒的最早症状,少数可出现腹泻、恶心,呕吐,是强心苷兴奋延髓催吐化学感受区的结果。注意与心衰造成的心脏淤血表现的症状相区别。

②神经系统反应:有头晕、眩晕、乏力、视觉模糊、神经痛、谵妄等症状,色视(多为黄视和绿视)为严重中毒的信号。

③心脏毒性:强心苷最主要、最危险的毒性反应。过量的强心苷能提高心肌特别是心室肌异位节律点的自律性,过度抑制房室传导,因而可出现各种类型的心律失常,其中期前收缩,特别是室性期前收缩最常见;二联律是强心苷中毒的特征反应,三联律也可出现,严重时可发展为室性心动过速甚至发展为心室颤动;此外,也可引起部分或完全性房室传导阻滞。由于过量强心苷还能抑制窦房结,故中毒时也偶见

窦性心动过缓。

2)中毒的防治:首先应根据病人的机体状况及近期是否使用过长效强心苷等情况,选择适当制剂、用量及给药方法,减少中毒机会。在用药过程中应密切注意病人的反应,出现中毒症状应立即停药。

强心苷引起的过速性心律失常用钾盐治疗常有效,钾盐对异位起搏点的自律性有显著抑制作用。但应注意,钾离子能直接减慢心率和传导速度,加重强心苷引起的传导阻滞,有明显房室传导阻滞和心动过缓者不宜采用。

苯妥英钠和利多卡因等抗心律失常药对强心苷引起的过速性心律失常非常有效,它们既能降低异位节律点的自律性,又不抑制房室传导,苯妥英钠还可改善房室传导,更为适用。

对强心苷引起的窦性心动过缓及传导阻滞可用阿托品治疗。此外,考来烯胺能与洋地黄毒苷结合,阻断肝肠循环,减轻中毒。地高辛抗体与地高辛结合力很强,可对抗地高辛中毒,但因价格昂贵而仅用于生命受到威胁时的抢救。

二、非苷类正性肌力药

近年来合成了一些非苷类正性肌力药,这些药不抑制钠钾ATP酶,用于代替洋地黄治疗充血性心力衰竭,经临床证明有效。

(一)磷酸二酯酶抑制剂

此类药主要通过抑制磷酸二酯酶(磷酸二酯酶Ⅲ,PDE Ⅲ)的活性,升高细胞内cAMP水平,从而产生心收缩力加强和扩张血管作用,缓解心衰症状。但此类药物是否能降低心衰病人的病死率和延长其寿命,目前尚有争论;现在主要用于心衰时做短时间的支持治疗,尤其适用于对强心苷、利尿药及血管扩张药反应不佳的患者。

氨力农(milrinone)、米力农(amrinone)为双吡啶类衍生物。氨力农的不良反应较严重,常见的有恶心、呕吐,心律失常的发生率也很高,此外尚有血小板减少和肝损害。米力农为氨力农的替代品,抑酶作用较之强20倍,不良反应较氨力农少,但仍可出现心律失常、低血压、心绞痛样疼痛、头痛等。并有报告其能增加病死率。现仅供短期静脉给药治疗急性心衰。

维司力农(vesnarinone)是一种口服有效的正性肌力药,并有中等强度的扩血管作用。临床应用可缓解心衰患者的症状,提高其生活质量。

匹莫苯(pimobendan)除抑制PDE Ⅲ外,还能提高心肌收缩成分对细胞内Ca^{2+}的敏感性,使心肌收缩力加强。该作用机制可在不增加Ca^{2+}量的前提下提高心肌收缩性,避免因细胞内Ca^{2+}过多所引起的心律失常和细胞损伤甚至死亡,属于“钙增敏药”,是正性肌力药物的新方向。

(二)肾上腺素β受体激动剂

此类药物通过兴奋β受体,提高腺苷酸环化酶活性,使cAMP水平增高,胞内Ca^{2+}浓度增加,从而增强心肌收缩力。

多巴胺(dopamine)和多巴酚丁胺(dobutamine)均能激动β_1受体,静滴能迅速增强心肌收缩力,增加心输出量,改善心、肾功能,短期应用可改善症状。但较大剂量可使心率加快,心肌耗氧量增加,易诱发室性心律失常。同时其$t_{1/2}$短,需持续静滴,长期给药易产生耐受性,从而限制了它们的广泛应用。

三、肾素-血管紧张素系统(RAS)抑制剂

长期以来,充血性心力衰竭的临床治疗主要是减轻症状,改善心脏的泵功能。利尿药、强心苷类(或

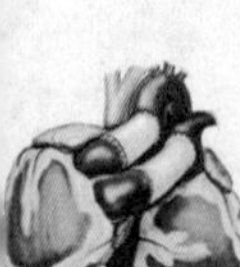

其他正性肌力药)、血管扩张药等的作用或为提高心肌收缩力，或为减轻心脏负荷，逆转血流动力学的异常和提高心脏功能，但大规模的临床试验证明这些药物并不能延迟心脏的衰竭，不能提高病人的生存率。许多正性肌力药及血管扩张药可导致 cAMP 和/或 Ang Ⅱ激活，而在衰竭心脏这两种神经与内分泌途径已被激活，对心肌产生不良作用，因而可导致进一步损害。近年来证实，应用血管紧张素转换酶(angiotensin converting enzyme，ACE)抑制药、Ang Ⅱ受体拮抗剂及β受体阻滞药可改善 CHF 的预后，降低病死率。

(一)ACE 抑制剂

ACE 抑制剂主要阻止血循环中及局部组织(心脏、血管等)中 Ang Ⅰ转化为 Ang Ⅱ，因而对抗了 Ang Ⅱ收缩血管、增加醛固酮分泌等不良作用；同时可直接或间接通过代偿反应的减退而降低循环中儿茶酚胺水平及加压素含量；此外还可抑制缓激肽降解，提高其血浓度。缓激肽可激活具有扩血管作用的 PGI_2、NO 等释放，从而产生有益作用。

ACE 抑制剂能明显降低全身血管阻力，降低血压，略减慢心率，增加心输出量，产生有益的血流动力学作用。

阻止心肌及血管壁肥厚。已证明 Ang Ⅱ与心肌和血管壁重塑，以及促进心肌增殖的原癌基因(如 *c-myc*，*c-fos* 等)表达有关，ACE 抑制剂可对抗上述作用。

(二)Ang Ⅱ受体拮抗剂

本品为新一类抗高血压药，克服了 ACE 抑制剂的一些不足，Ang Ⅱ受体拮抗剂对 CHF 的作用同 ACE 抑制剂，但由于不增加缓激肽水平，故咳嗽等不良反应大大减轻，病人耐受良好。临床表明其可降低 CHF 死亡率。

大规模的临床试验已证明 ACE 抑制剂可降低 CHF 的发病率和死亡率，为收缩性 CHF 的首选药。

四、利尿药

利尿药在心衰的治疗中起着重要的作用，目前仍作为一线药物广泛用于各种心力衰竭的治疗。

利尿药促进水、钠排泄，减少血容量，降低心脏负荷，改善心功能；降低静脉压，缓解或消除静脉淤血及其所引发的肺水肿和外周水肿；对心衰伴有水肿或明显淤血者尤为适用。

对轻度心衰，单独应用噻嗪类利尿药多能收到良好疗效；对中、重度心衰，可用袢利尿药或噻嗪类与保钾利尿药合用；对严重心衰、急性肺水肿或全身水肿者，噻嗪类常无效，宜静脉注射呋塞米。

大剂量利尿药可减少有效循环血量，进而降低心排出量，故大剂量利尿药可加重心衰。

五、扩张血管药

扩张血管药治疗心功能不全的机制为：扩张静脉，使回心血量减少，降低心脏前负荷，进而降低肺楔压、左心室舒张末压，缓解肺部淤血症状；扩张小动脉，降低外周阻力，降低心脏后负荷，增加心排出量，缓解组织缺血症状。

硝酸甘油(nitroglycerin)和硝酸异山梨酯(isosorbide dinitrate)的主要作用是扩张静脉，降低心脏前负荷。

1. 肼屈嗪(hydralazine)

肼屈嗪直接舒张小动脉平滑肌，降低心脏后负荷，增加心搏出量，也较明显增加肾血流量，但反射性激活交感神经及 RAAS,故长期单独应用疗效难以持续;主要用于肾功能不全或对 ACEI 不能耐受的心衰患者。

2. 硝普钠(sodium nitroprusside,亚硝基铁氰化钠)

硝普钠可使小动脉、静脉都扩张,降低心脏前、后负荷。本品不能口服,必须连续静滴给药。30 s 内即可发生作用,2 min 作用达高峰;主要用于高血压危象的治疗。

3. 哌唑嗪(prazosin)

哌唑嗪是选择性的 α_1 受体阻滞药,可使动脉、静脉都扩张,降低心脏前、后负荷。

六、β 受体阻断药

心衰时应用 β 受体阻断药虽有抑制心肌收缩力、加重心功能障碍的可能,但自 20 世纪 70 年代中期应用 β 受体阻断药治疗心衰有效后,对卡维地洛(carvedilol)、比索洛尔(bisoprolol)和美托洛尔(metoprolol)的临床试验证明,长期应用可改善心衰的症状,降低死亡率;目前已被推荐作为慢性心衰治疗的常规用药。

(一)治疗 CHF 的作用机制

1. 拮抗交感神经活性

交感神经系统与 RAAS 的激活是心衰时最重要的神经—体液变化。β 受体阻断药通过阻断心脏 β 受体而拮抗过量儿茶酚胺对心脏的毒性作用;减少肾素释放,抑制 RAAS,防止高浓度 Ang Ⅱ 对心脏的损害;上调心肌 β 受体的数量,恢复其信号转导能力,改善 β 受体对儿茶酚胺的敏感性。需要注意的是,以往认为上调心肌 β 受体是 β 受体阻断药用于 CHF 的主要机制,但卡维地洛并无上调 β 受体的作用,对 CHF 仍有效,说明上调 β 受体并不是 β 受体阻断药治疗 CHF 的唯一机制。此外,卡维地洛还有阻断 α_1 受体、抗氧化等作用,表现出较全面的抗交感神经作用。

2. 抗心律失常与抗心肌缺血作用

β 受体阻断药具有明显的抗心律失常与抗心肌缺血作用,前者也是其降低 CHF 病死率和猝死率的重要机制。

(二)临床应用

β 受体阻断药主要用于扩张型心肌病。对扩张型心肌病及缺血性心衰,长期应用可阻止临床症状恶化、改善心功能、降低猝死及心律失常的发生率。

(三)注意事项

应用 β 受体阻断药治疗 CHF 时,应注意:

(1)正确选择适应证。以扩张型心肌病 CHF 的疗效最好。

(2)长期应用。一般心功能改善的平均奏效时间为 3 个月。

(3)从小剂量开始。逐渐增加至患者既能够耐受又不加重病情的剂量,若开始时剂量偏大则必然导致病情的加重。

(4)合并使用其他抗 CHF 药。临床经验表明,CHF 时应合并使用利尿剂、ACEI 和地高辛,以此作为基础治疗措施。若应用 β 受体阻断药时撤除原有的治疗用药,或这些治疗强度不够,均可导致 β 受体阻断药的治疗失败。

总之,用 β 受体阻断药治疗 CHF 尚需不断总结经验。严重心动过缓、严重左室功能减退、明显房室传导阻滞、低血压及支气管哮喘者应慎用或禁用。

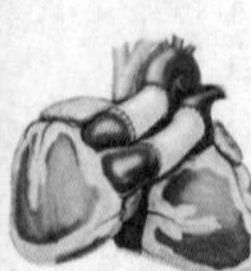

第五节　抗心绞痛药

心绞痛是缺血性心脏病的主要症状，急性发作时病人突然感到胸骨下压迫性疼痛，常放射到左肩并沿左臂的屈肌下传，是由局部心肌急剧短暂缺血缺氧引起的。

心绞痛的主要原因是心脏的氧供需失衡，可能由于耗氧量（主要决定因素为室壁张力、心率和心室收缩状态）增加，或供氧量（主要决定因素为冠状动脉流量，偶尔也受血液携氧能力改变的影响）降低，或两者均有。

心绞痛分为三大类：①劳累性心绞痛，也称稳定型心绞痛（stable angina），由于冠状动脉粥样硬化造成冠状动脉狭窄，当运动、精神紧张等情况致氧耗量增加，但冠状动脉流量不能成比例增加时即可形成。②变异型心绞痛，由局部或扩散性发生的冠状动脉痉挛所致的氧供降低引起。③当稳定型心绞痛发作的频率或严重程度增加，甚至在休息时也发生，则为不稳定型心绞痛。此种病大多数由动脉粥样斑块破裂，使血小板黏附和聚集，降低冠状动脉流量所致。详见心绞痛章节。

用于治疗心绞痛的药物，主要为硝酸酯类血管扩张药、钙通道阻断药和β受体阻滞药；此外还有一些直接扩张血管的药物。这些药物通过增加供氧或降低耗氧来改善供需之间的失衡。对变异型心绞痛，治疗的目的是防止冠状动脉痉挛。对于不稳定型心绞痛，最重要的是纠正冠状动脉内栓塞倾向。

一、有机硝酸酯类

本类药物用于心绞痛治疗已有百年历史，疗效确切，目前仍为临床所常用，而且其应用不断扩大，为治疗充血性心力衰竭和急性心肌梗死的一类有效药物。此类药物作用及作用机制类似，但体内过程各有特点。

此类药物中最常用的为硝酸甘油，其次为硝酸异山梨酯、戊四硝酯和单硝酸异山梨酯，均属硝酸酯类。亚硝酸异戊酯属亚硝酸酯类，由于其作用时间短，不良反应多，现已少用。本节以**硝酸甘油**（nitroglycerin）**为代表**。

（一）药代动力学

硝酸甘油从黏膜、肺、皮肤都可吸收。舌下给药 2～3 min 就可生效，4～5 min 血药浓度达峰值，持续 30～60 min，吸收后迅速离开血液并在各组织中分解；口服时在胃肠道易吸收，但肝脏首过效应强，生物利用度＜1%，故不宜口服给药；还可通过皮肤给药吸收，药物缓慢释放，在被肝脏灭活前到达靶器官，30～60 min 起效，2%软膏持续 8～12 h；静注时 1～2 h 起效，维持 3～5 min。吸收后药物在肝中可被谷胱甘肽和有机硝酸酯还原酶系统所代谢。代谢物二硝酸甘油扩张血管作用仅为硝酸甘油的 1/10，$t_{1/2}$ 约 40 min。

（二）作用机制

有机硝酸酯类可舒张平滑肌，目前认为它们可产生一氧化氮（NO）。NO 与鸟苷酸环化酶反应并激活，使 cGMP 升高，进而激活依赖 cGMP 的蛋白激酶，使肌球蛋白轻链去磷酸化（肌球蛋白在收缩过程中以磷酸化形式起作用），产生平滑肌的舒张作用。含硝基的血管扩张剂及有关药物都可产生 NO，并以此途径发挥作用。

（三）药理作用及临床应用

硝酸甘油的主要作用是扩张静脉，使回心血量减少，降低心室容积及左心室舒张末期压力，因而室壁张力降低，耗氧量降低；还有较小的扩张小动脉的作用，使外周阻力降低，平均血压下降，减少左心室做功，也使耗氧量降低。此外，硝酸甘油能扩张较大的冠状动脉及供应缺血区的侧支血管，使总的冠状动脉流量较多分配到缺血区，改善局部缺血（图 6-5-1）。还有实验证明，硝酸甘油能改善心内膜下区血流供应，此作用可能是因为硝酸甘油能使血液淤积于周围静脉，减少回心血量，降低左室舒张末期压力，使穿透心肌的冠状血管外的机械性压力减少，因而有利于血液从心外膜下区或非缺血区向心内膜下区流动。对由冠状动脉痉挛引起的变异型心绞痛，硝酸甘油可舒张冠状动脉，解除冠状动脉痉挛，从而呈现出有益作用。

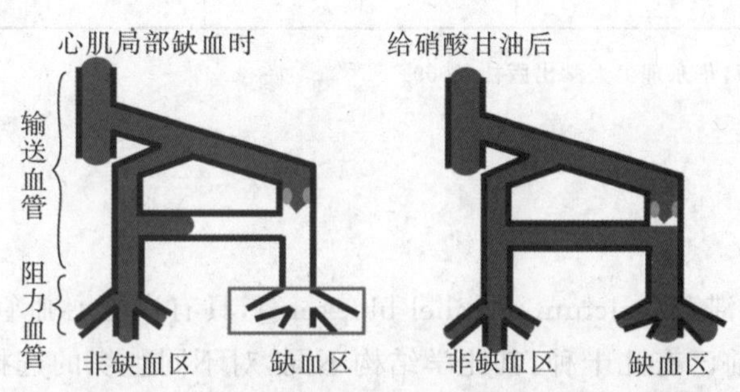

图 6-5-1　硝酸甘油对冠状动脉血流分布的影响

硝酸甘油主要用于治疗和预防各种类型心绞痛。舌下给药能迅速缓解急性发作，是目前抗心绞痛药中最有效者。用其油膏敷于胸部和背部，在给药后 1～3 h 能改善运动耐量，作用持续 3～6 h，可预防发作；此外，也用于充血性心力衰竭及急性心肌梗死的治疗，减轻心脏的前后负荷，减少心肌耗氧量，改善缺血区血供，缩小梗死范围。

（四）不良反应

硝酸甘油的不良反应几乎完全继发于对心血管系统的作用。最常见的头痛，是由脑血管扩张所引起。体位性低血压也较常见。剂量过大时，可使血压过度降低，以致交感神经兴奋，心率加快和心收缩力加强，增加心肌耗氧量，加剧心绞痛，因而用药时要注意控制剂量。低血压、青光眼及颅内压增高患者禁用。

连续使用 2 周左右可出现耐受性，并与其他硝酸酯类产生交叉耐受性。硝酸甘油产生耐受性的机制还不十分清楚，大体分为两种情况：一种是“血管耐受”，可能是因为硝酸酯类在体内生成 NO 的过程中需要细胞内—SH 的参与，连续使用使得—SH 消耗，NO 的生成发生障碍；另一种为非血管机制，也有人称为“伪耐受”，可能是由于硝酸酯类使血管内压力迅速下降，机体通过代偿，增强交感活性，释放 NE，激活 RAAS，使水钠潴留，血容量增加。神经内分泌改变、自由基生成等因素也与耐受性的产生有关。因此，应避免大剂量给药和无间歇给药，可通过补充—SH、合理调配膳食等措施预防耐受的发生。

二、β 受体阻滞药

普萘洛尔（propranolol，俗称“心得安”）的抗心绞痛作用主要是通过 β 受体阻滞作用，使心率减慢，心收缩力减弱，心输出量减少及动脉压降低，从而减轻心脏负担，降低心肌耗氧量；另一方面，可使心室容积增大，心室射血时间延长，倾向于增加心肌耗氧量。实验证明，总的效应是使心肌耗氧量降低约 25%。

普萘洛尔可改善缺血区血液供应。这是由于 β 受体阻滞作用：①使心率减慢，舒张期延长，有利血液从心外膜区流向缺血的心内膜区；②可使冠状动脉阻力增加，但由于缺血区冠状血管受代谢产物如腺苷

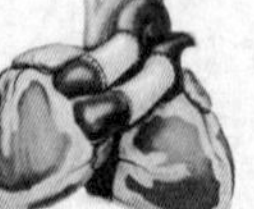

等刺激，导致血管处于扩张状态，因而普萘洛尔主要使正常部位冠状血管收缩，有利于血液从非缺血区向缺血区重新分配，产生有利作用。

普萘洛尔可预防稳定型心绞痛，降低发作次数和严重性，但不能消除急性发作，对并发高血压及某些心律失常者尤宜；对冠状动脉痉挛引起的变异型心绞痛不宜用。

普萘洛尔与有机硝酸酯类，两者对降低心肌耗氧量有协同作用，同时对循环系统又有一些彼此相反的效应，可互相取长补短(表 6-5-1)，因而合用可提高疗效，减少不良反应。

表 6-5-1 硝酸酯类和 β 受体阻滞药对决定心肌耗氧量诸因素的影响

	心率	室壁张力	心室容量	收缩性
硝酸酯类	↑	↓	↓	↑
β受体阻滞药	↓	↑	↑	↓

注：引自刘建文.药理学[M].上海：华东理工大学出版社，2009。

三、钙拮抗药

钙拮抗药又称钙通道阻滞药(calcium channel blockers)，具有广泛心血管药理作用。

目前，钙通道阻滞药目前已有几十种，其化学结构不同，对不同组织的选择性也不同。近些年来发展较快的为二氢吡啶类，且品种多。

(一)硝苯地平

1. 药代动力学

由于硝苯地平(nifedipine)亲脂性强，口服后可迅速、完全地从胃肠道吸收，但受到肝首过效应，口服生物利用度仅为 45%～75%，服药后 30～120 min 血药浓度达峰值。舌下含服 2～3 min 生效，静注<1 min即可出现作用。血浆 $t_{1/2}$ 为 2～5 h。蛋白结合率为 92%～98%。部分经肝代谢，给药剂量的 70%～80%以无活性代谢物从尿中排泄。

2. 药理作用及作用机制

抑制血管平滑肌和心肌细胞 Ca^{2+} 内流；对小动脉平滑肌较静脉更敏感；使外周血管阻力降低，血压下降，心肌耗氧量降低；同时能扩张冠状动脉，缓解冠状动脉痉挛，增加冠脉流量和心肌供氧量。本药一方面可使心收缩力减弱，耗氧量降低；但另一方面可反射性使心率加快，致使心肌耗氧量增加。

3. 临床应用

本药在临床上主要用于防治心绞痛；特别适用于变异型心绞痛和冠状动脉痉挛所致心绞痛；此外，可单独或与其他药合用治疗高血压；也可用于雷诺氏症、偏头痛、哮喘、痛经、食管痉挛、肺动脉高压等。

4. 不良反应

过度血管扩张可表现为心动过速、头痛、低血压、潮红、眩晕、恶心等；也可能出现胃肠功能紊乱、外周组织水肿、咳嗽、气喘及肺水肿；偶可发生过敏反应，如皮疹、药热及肝功能异常等。低血压及心功能不良者慎用。心源性休克者禁用。对于严重主动脉狭窄病人可能增加心衰危险。肝功能不良者应减量。

(二)氨氯地平

氨氯地平(amlodipine)为二氢吡啶类钙阻滞药，是强的外周和冠状血管扩张剂，对血管平滑肌具有高度选择性而对心收缩力或传导影响很小。

口服吸收慢但维持久，6～12 h 达血药浓度峰值，$t_{1/2}$ 为 35～50 h。给药后 7～8 天达稳态血药浓度，生物利用度为 60%～65%。主要在肝代谢，大部分代谢物从尿中排出，约 10%以原型从尿中排出。蛋白结合率为 97.5%。主要不良反应为外周水肿，其他不良反应较少。

本药主要用于高血压及心绞痛治疗，可单用或与其他药合用。对治疗心收缩功能紊乱引起的心衰、心绞痛，其疗效超过硝苯地平等其他钙阻滞药。

除硝酸酯类、β受体拮抗剂、钙拮抗剂外，某些药物如腺苷、辅酶Ⅰ等影响心肌能量代谢，也具有抗心绞痛作用。

第六节　抗动脉粥样硬化药

心脑血管疾病是严重危害人类健康的常见病、多发病。动脉粥样硬化(atherosclerosis，AS)是心脑血管疾病的主要病理基础。AS 主要发生在大、中动脉，特别是冠状动脉、脑动脉和主动脉。病变动脉呈现不同程度的内膜增厚、脂质沉着、纤维组织增生、脂条纹及斑块形成、管腔狭窄乃至阻塞，所支配的器官可发生缺血性病变，动脉壁弹性减弱易于破裂而造成出血。

动脉粥样硬化的病因至今尚未完全阐明。一般认为，物理、化学或生物学因素的刺激可使动脉内皮细胞受损，继而引起脂质在动脉内膜下沉积，单核/巨噬细胞浸润并大量摄取氧化 LDL(ox-LDL)而转化为泡沫细胞，进一步引起脂质条纹形成以及平滑肌细胞增生等多种复杂的病理过程。许多因素能加速病变的发生和发展，如脂质代谢紊乱、高血压、肥胖、糖尿病、氧自由基增多、血小板功能亢进、炎性细胞因子表达等。凡能对抗这些因素的药物都可能具有抗 AS 作用。详见动脉粥样硬化章节。本章介绍主要的发挥抗 AS 作用的药物。

一、调血脂药

血脂即血浆或血清中所含的脂质，包括胆固醇(cholesterol，CH)、三酰甘油(triacylglycerol，TG)、磷脂(phospholipid，PL)等。CH 又包括胆固醇酯和游离胆固醇，两者相加称为总胆固醇(total cholesterol，TC)。血脂与载脂蛋白(apo)结合为脂蛋白后才能溶解于血浆，并进行转运和代谢。根据超速离心及电泳分离的方法，可将脂蛋白分为乳糜微粒(CM)、极低密度脂蛋白(VLDL)、中间密度脂蛋白(IDL)、低密度脂蛋白(LDL)和高密度脂蛋白(HDL)。近年来又发现一种与致 AS 密切相关的脂蛋白(a)[Lp(a)]。

目前大量资料证明，TC、LDL 或 LDL-C、apoB 与 AS 呈正相关，即它们促进 AS 的形成，尤其是氧化修饰的 LDL(ox-LDL)，致 AS 的作用更强。而 HDL 或 HDL-C 及 apoA 与 AS 呈负相关，即它们有阻止 AS 形成的作用。VLDL 在动脉脂蛋白酯酶(LPL)作用下，最后可形成 LDL，间接参与了 AS 的形成。血浆 CM 和 VLDL 的升高可引起高三酰甘油，使血液凝固性增高，促进血栓的形成，对 AS 也有影响。鉴于高脂血症和 AS 有一定的家族性和遗传性，脂蛋白结构中的载脂蛋白及其受体有关基因的结构、功能和调控的异常可能是 AS 形成的重要原因。

常根据血浆脂质水平的异常增高将高脂血症分为 5 种类型(表 6-6-1)，临床较普遍采用。

表 6-6-1　高脂蛋白血症的分型

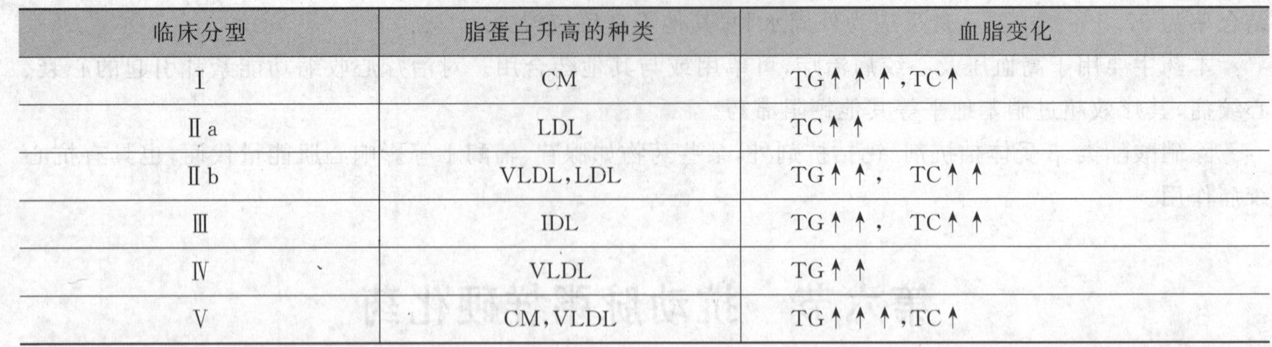

临床分型	脂蛋白升高的种类	血脂变化
Ⅰ	CM	TG↑↑↑,TC↑
Ⅱa	LDL	TC↑↑
Ⅱb	VLDL,LDL	TG↑↑，　TC↑↑
Ⅲ	IDL	TG↑↑，　TC↑↑
Ⅳ	VLDL	TG↑↑
Ⅴ	CM,VLDL	TG↑↑↑,TC↑

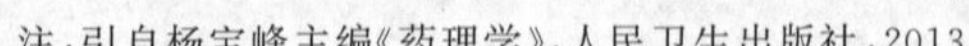

注：引自杨宝峰主编《药理学》，人民卫生出版社，2013。

对高脂血症的治疗首选饮食治疗，限制高胆固醇及高脂肪食物的摄入，若仍不能控制则应考虑药物治疗。

（一）HMG-CoA 还原酶抑制剂

羟甲基戊二酰辅酶 A 还原酶抑制剂（hydroxymethyl glutaryl coenzyme A reductase inhibitor，HMG-CoA 还原酶抑制剂）是 20 世纪 70 年代末发展起来的一类新型调血脂药，对多种类型的高胆固醇血症患者有效，可使血浆 LDL-C 下降 25%～40%，部分患者 HDL 水平可升高 2%～15%，不良反应较少。已上市的几个品种洛伐他汀、西伐他汀、普伐他汀和氟伐他汀在临床应用后受到广泛欢迎，尚有不少新品种在临床试验或研究开发中。此类药为目前临床上应用有效的一类重要调血脂药。

1. 洛伐他汀(lovastatin,美维诺林)

(1)**药代动力学**：口服约 30%从胃肠道吸收。本身为非活性的前药，在肝脏内其内酯环水解成活性的 β 羟酸而发挥作用。洛伐他汀及代谢物 95%以上与血浆蛋白结合；口服后 2～4 h 血药浓度达高峰，连续用药 2～3 天达稳态浓度；约 85%经肝脏分泌入胆汁由粪便排泄，约 10%左右由尿中排泄，可通过血脑屏障和进入胎盘组织。

(2)**作用机制**：HMG-CoA 还原酶是胆固醇生物合成过程中的限速酶，受细胞内胆固醇代谢的调控。当细胞内胆固醇含量下降时，该酶活性增强，胆固醇的生物合成加速；反之相反。洛伐他汀为 HMG-CoA 还原酶抑制剂，能竞争性与 HMG-CoA 结合，抑制酶的活性，使肝细胞内 CH 合成减少，因而诱导肝细胞膜 LDL 受体增加，继而通过 LDL 受体调控途径，加速血浆 LDL 的清除，使血浆 LDL-C 水平下降(图 6-6-1)。洛伐他汀尚可使 VLDL 略有下降，TG 水平下降，HDL-C 升高。

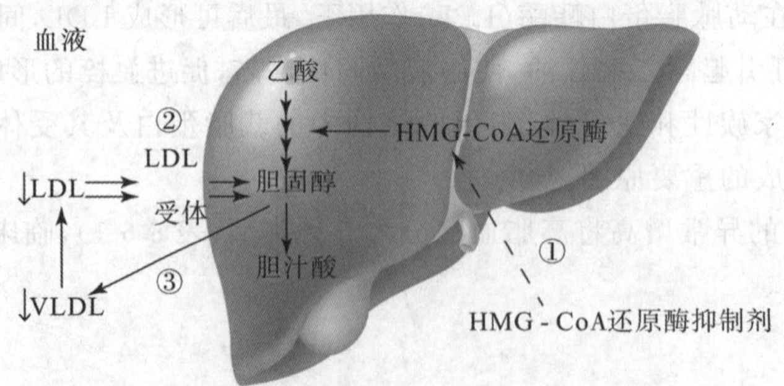

①—抑制 HMG-CoA 还原酶；②—增加 LDL 受体数量及活性；③—减少 VLDL 的合成及释放。

图 6-6-1　HMG-CoA 还原酶抑制剂调血脂作用机制

(3)**药理作用及临床应用**：本品具有良好的调血脂作用，能降低 TC 和 LDL-C，呈剂量依赖性。日服

20～80 mg,经 4 周可使 TC 及 LDL-C 分别降低 17%～29%及 24%～40%,TC 降低>25%,HDL-C 升高 10%～13%;用于家族性及非家族性高胆固醇血症,如高脂蛋白血症Ⅱa、Ⅱb、Ⅲ型病人。

(4)**不良反应**:本品耐受性良好,无严重不良反应。较常见的为胃肠道反应如恶心、腹痛、腹胀、腹泻、便秘等。其他可出现头晕、头痛、失眠、皮疹、视力模糊等。长期用药后极少数病人可出现肝功能或肾功能异常,应定期监测,若持续不能恢复应停药。有的出现肌痛、无力、肌酸激酶增加、血及尿中肌红蛋白增多等肌溶症状,轻者不必停药。孕妇及哺乳期妇女禁用,肝、肾功能异常者不宜应用。老年人应减量。

2. 氟伐他汀(fluvastatin)

本品为第一个全合成 HMG-CoA 还原酶抑制剂。药理作用、作用机制及不良反应基本同洛伐他汀。口服几乎完全吸收,吸收后大量为肝摄取。口服后约 0.5 h 血药浓度达高峰,主要经肝清除。临床应用同洛伐他汀。由于不良反应发生率低,本药有可能成为对伴有肾功能不全的高胆固醇血症患者的较理想治疗药物。

(二)胆汁酸螯合剂

胆固醇在肝脏代谢转化成胆汁酸,胆汁酸分泌入小肠后绝大部分经肝肠循环被重吸收。胆汁酸螯合剂是一类不被消化道吸收的阴离子交换树脂,口服后在肠道与胆汁酸形成螯合物,随粪便排出,阻断了胆汁酸的肝肠循环,促使胆汁酸大量排出,从而加速了肝内胆固醇的代谢。肝细胞内胆固醇水平下降,通过反馈机制使肝细胞膜 LDL 受体增加,进而使血浆 LDL-C 水平下降。

1. 考来烯胺(cholestyramine,消胆胺)

(1)**药理作用及临床应用**:口服后在肠道与胆汁酸螯合后随粪便排出,可使胆汁酸排出量比正常高 3～4倍,可作为高胆固醇血症患者的首选药物。用药后一周内 LDL-C 水平开始下降,两周内达最大效应,可使血浆 TC 水平下降 20%以上,LDL-C 水平下降 25%～35%。TG 水平可有所升高,但在连续用药的过程中可逐渐恢复至正常水平,故同时有 TG 升高的病人可加服降 TG 药,如烟酸、贝特类等。

(2)**不良反应**:因不吸收,故无严重全身性不良反应。但有臭味和一定的刺激性,使应用受到限制。常见的不良反应为胃肠道反应,如恶心、上腹部不适、腹胀、腹痛、腹泻,继续用药常可逐渐消失,但便秘不易消失,偶可出现肠梗阻,亦可出现暂时性的轻度血清碱性磷酸酯酶及转氨酶增高。

本品在肠道内可与苯巴比妥、氢氯噻嗪、洋地黄毒苷、甲状腺素、抗凝血药、脂溶性维生素(vitA、vitD、vitE、vitK)、叶酸、铁剂及某些抗生素等结合,影响这些药物的吸收和疗效,应避免配伍使用;若必须同用,可在服本品 1 小时前或 4 小时后服用其他药物。

2. 考来替泊(colestipol)

本品是一种弱碱性阴离子交换树脂,为胆汁酸螯合剂调脂药,其药理作用与临床应用、不良反应等基本和考来烯胺相同。对高胆固醇血症,一般可使 TC 下降 26%,LDL-C 下降 43%,TG 下降 22%,HDL-C 升高 37%,LDL/HDL 比值降低 57%。因无臭味,病人易接受,不良反应(便秘)发生率较低。

(三)苯氧芳酸类

苯氧芳酸类用于原发性高 TG 血症,对Ⅲ型高脂血症和混合型高脂血症有较好的疗效;能降低血浆 TG、VLDL-C、TC、LDL-C,升高 HDL-C。但各种苯氧芳酸类药物的作用强度不同,吉非贝齐、非诺贝特、苯扎贝特的作用较强。另外,苯氧芳酸类还有抗凝血、抗血栓、抗炎等非调脂作用,共同发挥抗动脉粥样硬化的效应。

本药调血脂作用的作用机制可能为:①抑制乙酰辅酶 A 羧化酶,减少脂肪酸从脂肪组织进入肝合成 TG 和 VLDL;②增强 LPL 活化,加速 CM 和 VLDL 的分解代谢;③增加 HDL 的合成,减慢 HDL 的清除,促进胆固醇逆向转运;④促进 LDL 颗粒的清除。研究发现,非诺贝特能激活皮质激素受体类的核受体-过氧化物酶体增殖激活受体 α(peroxisome proliferators activated receptor-α,PPAR-α),降低 apo C Ⅲ 转录,增加 LPL 和 apo-A1 的生成。

(四)烟酸类

烟酸类降脂药常用的有阿昔莫司、**烟酸(nicotinic acid、niacin)**等,以烟酸为例对本类药物进行介绍。

1. 药代动力学

口服易吸收,30～60 min 血药浓度达峰值,蛋白结合率低(约 1%),清除快,$t_{1/2}$ 约为 1 h,需多次给药。口服低剂量(<0.1 g)时,尿中排泄的主要为代谢产物;口服高剂量(>3.0 g)时,尿中排出的原型药物大量增加。

2. 药理作用

烟酸属 B 族维生素,大剂量使用时有降血脂作用。烟酸有广谱的降脂作用,大剂量(3～6 g/d)时能迅速降低血浆 VLDL 及 LDL,并升高 HDL 水平。一般服药 1～4 天可使血浆 TG 降低 20%～80%,LDL-C 降低较慢,服药 3～5 周降低 10%～15%;对血浆 HDL-C 水平很低(<30 mg/dL)的患者,一般可使 HDL-C 升高 5～10 mg/dL,对原来 HDL-C 水平近于正常者,可升高 20～30 mg/dL;与胆汁酸螯合剂或/和 HMG-CoA 还原酶抑制剂合用可增强作用。烟酸也是唯一报道有降低 Lp(a)水平(下降约 25%)的降脂药。

3. 作用机制

烟酸可通过多种途径影响脂蛋白的代谢,主要作用为降低 VLDL 的产生,可能机制为对脂肪水解产生抑制作用,降低血浆游离脂肪酸水平,从而降低肝脏 TG 的合成,因而 VLDL 合成和释放减少。由于血浆 VLDL 水平降低,LDL 水平也继发性下降。此外,还有扩张外周血管、抑制血小板聚集、抑制 TXA_2 合成、促进 PGI_2 合成等作用,可能也与抗 AS 有关。

4. 临床应用

烟酸可用于Ⅱ、Ⅲ、Ⅳ及Ⅴ型高脂蛋白血症;与胆汁酸螯合剂或/和 HMG-CoA 还原酶抑制剂合用可增强疗效;长期应用可降低心肌梗死复发率和死亡率;还可用于血管性偏头痛、头痛、脑动脉血栓、肺栓塞、内耳眩晕症、冻伤等。

5. 不良反应

烟酸的不良反应较多,常见为面部及上半身皮肤潮红和瘙痒,每日服阿司匹林 1 片(0.3 g),或从小剂量(0.1 g 每日三次)开始然后缓慢增加至维持量(2～8 g/d)可减轻之;可刺激胃肠道引起恶心、呕吐、腹泻甚至溃疡;大剂量可出现黄疸、血清转氨酶升高、血中尿酸增加、血糖升高和糖耐量降低,诱发痛风、关节炎等,长期用药应注意。糖尿病、痛风、肝功能不全及消化性溃疡病患者禁用。

由于烟酸不良反应较多,因而临床多用其酯类,如烟酸肌醇(inositol nicotinate)、烟酸维 E 酯(tocopheryl nicotinate)、烟酸铝(aluminium nicotinate)等,它们在体内分解出烟酸从而发挥主要作用,不良反应减轻。其应用同烟酸,不再赘述。

二、抗氧化药

20 世纪 80 年代末,斯坦伯格(Steinberg)等提出了氧化 LDL(ox-LDL)引起动脉壁脂质沉积进而导致 AS 的学说,认为在动脉壁,单核巨噬细胞可大量摄取 ox-LDL 而转化为泡沫细胞,进一步聚集为脂质条纹。另外,ox-LDL 也可直接损伤动脉内膜,使病变加重。此学说得到了广泛的支持,并进一步表明 ox-LDL 致 AS 作用远较天然 LDL 强。阻止 LDL 氧化为 ox-LDL 是防止 AS 形成的重要途径之一。因而抗氧化药可作为抗 AS 的药物之一。流行病学和临床资料已表明维生素 E 等抗氧化药对 AS 损害具保护作用,并可明显降低冠心病的死亡率。目前,在临床应用的抗氧化剂主要为维生素 E、维生素 C、丙丁酚。此外,一些植物酚类、类黄酮等也有抗氧化、阻滞脂质过氧化作用,有可能成为抗 AS 药。

(一)普罗布考(probucol,丙丁酚)

1. 药代动力学

由于其强疏水性和亲脂性,口服吸收不良,一般仅为 2%～8%,饮食中的脂肪有助于吸收。由于吸收后分配进入脂肪组织贮存(约为血浆浓度的 100 倍),然后缓慢释出,故其口服剂量与血药浓度无甚相关,服药 3～4 个月才达血药浓度峰值。停药 6 个月后,血浆药物水平及对脂蛋白(特别是 HDL)的作用仍存在。由于具有疏水性,其很少从肾排泄,主要经胆道系统由粪便排泄;又由于具有亲脂性,其可进入血浆 LDL 颗粒的脂性内核,有利于发挥其对 LDL 的抗氧化作用。

2. 药理作用及作用机制

主要特点为降低血浆总胆固醇及 LDL-C,同时降低 HDL-C 及 apo-A1 水平,而对 TG 及 VLDL 无明显影响。其降 LDL 机制主要与增加其清除率有关。对正常人可能通过结合其低密度脂蛋白受体(LDL-R)途径增加其清除率,但对缺乏 LDL 受体的纯合子型高胆固醇血症患者,亦能增进 LDL 的消除速度,认为这可能是因为其可通过不依赖 LDL-R 的机制,诱使 LDL 的组成改变而加速其清除率;其降 HDL-C 作用机制未明。

普罗布考为强亲脂性抗氧化剂,能促使实验动物动脉粥样硬化斑块消退,亦是仅有的使纯合子型家族性高胆固醇血症病人胆固醇下降及使黄色瘤消退的药物。此作用与其可有效地防止 LDL 的氧化和减轻 ox-LDL 对动脉粥样硬化的影响有关。因而,在降脂的同时,普罗布考还表现出独特的抗动脉粥样硬化作用。但尚缺乏其能够阻止人类冠心病动脉粥样硬化发展的证据。

3. 临床应用

普罗布考对高脂血症病人,可使血浆 LDL-C 降低 10%～20%,同时使 HDL-C 降低约 30%,临床上适用于高脂蛋白血症Ⅱ型,特别适用于纯合子型家族性高胆固醇血症患者,是目前仅有的能降低 LDL-C 并促使黄色瘤消退的药物;亦可用于杂合子型的辅助治疗。

4. 不良反应

主要的不良反应为胃肠道反应(如恶心、呕吐、消化不良、腹胀、腹痛、便稀)及头晕、头痛、血管神经性水肿、过敏反应等,发生率可达 10%,有 3%～8%病人因不能耐受而停药;可使心电图 QT 间期延长但尚无严重心律失常报道。

(二)维生素 E

1. 药代动力学

维生素 E(vitamin E,Vit E)为脂溶性维生素,口服易吸收,在体内分布于各组织及脂蛋白,氧化产物 α-生育醌能与葡萄糖醛酸结合经胆汁排出。

2. 药理作用及作用机制

维生素 E(Vit E)具有很强的抗氧化性,可阻止 ox-LDL 的形成及其所引起的一系列 AS 病变过程。此外,资料证明 Vit E 尚可抑制血小板的黏附、聚集和释放反应,抑制平滑肌细胞增殖,抑制单核细胞黏附,增强前列环素合成等。

3. 临床应用

Vit E 单用或与其他药组成复方可用于脂质代谢紊乱、冠心病,可防止 AS 发展和脂褐素的堆积,降低心脏病的死亡率。

4. 不良反应

一般无不良反应，长期大剂量（>400 mg/d）服用可能会引起视力模糊、乳腺肿大、腹泻、头晕、乏力等。

三、多烯脂肪酸类

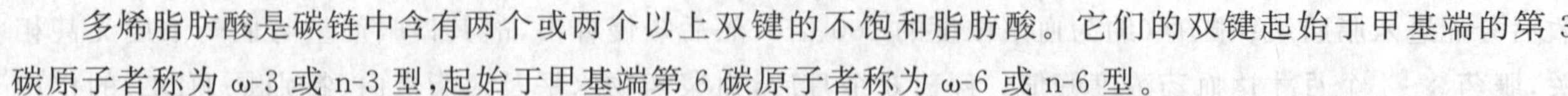

多烯脂肪酸是碳链中含有两个或两个以上双键的不饱和脂肪酸。它们的双键起始于甲基端的第3碳原子者称为ω-3或n-3型，起始于甲基端第6碳原子者称为ω-6或n-6型。

（一）ω-6多烯脂肪酸

本类药物用于临床的主要有亚油酸和γ-亚麻油酸（γ-linolenic acid）。

亚油酸在体内与胆固醇结合成酯，易于将胆固醇转运至血管外组织，减少血管内胆固醇的沉积；并促使胆固醇转化为胆汁酸而排出；此外还有抗血小板聚集、扩张血管等功能；有一定的降低TC及TG作用，LDL及apo-B亦有所降低，临床上用于高脂血症及抗动脉粥样硬化，但疗效不明显，可能与所用剂量太低有关（有报道认为每日用量需10 g以上才有效）。不良反应有轻度胃肠道反应，连续服药可逐渐消失。

（二）ω-3多烯脂肪酸

本类主要有二十碳五烯酸（eicosapentaenoic acid，EPA）和二十碳六烯酸（decosahexaenoic acid，DHA），此类脂肪酸在藻类中合成，海洋动物摄入体内贮存，在海鱼脂肪中含量丰富。流行病学调查表明，因纽特人心血管疾病的发病率很低，与他们长期食用海鱼有关，EPA和DHA由此受到了医药界的重视，自此对其开展了较广泛深入的研究。

1. 二十碳五烯酸

EPA有抑制肝脏合成脂质和脂蛋白的作用，能促进胆固醇的排泄，可使血浆VLDL和TG明显降低，降LDL和胆固醇的作用不稳定，HDL水平或有所升高。EPA可通过环氧酶代谢途径，生成与PGI_2类似作用的PGI_3和基本不具备TXA_2作用的TXA_3，使PGI_2样作用增强和TXA_2样作用相应减弱，产生抑制血小板聚集、扩张血管和抗血栓形成的作用；并可降低血黏度，增强红细胞变形性、提高血小板膜流动性；还能抑制内皮细胞生长因子的产生、阻滞血管平滑肌细胞内移和增殖。这些作用均对防治动脉粥样硬化有益。临床上将其用于高脂蛋白血症，动脉粥样硬化和冠心病，除有降脂作用外，还可使冠心病人硝酸甘油用量减少，运动时血压、心率、血压心率乘积下降；对外周血栓性疾病也有一定疗效。但其产生效应缓慢，需较长期服用。一般无不良反应，有时可出现血小板暂时性减少，出血时间延长，但不严重。

2. 二十碳六烯酸

EPA和DHA可能在体内相互转化，两者的作用基本相似。DHA的降低血浆胆固醇和升高HDL作用较EPA强，并能增加大脑神经元的发育和提高其功能，而且对室性心律失常有预防作用。

（杨立朝）

第二篇

循环系统诊断基础与辅助检查

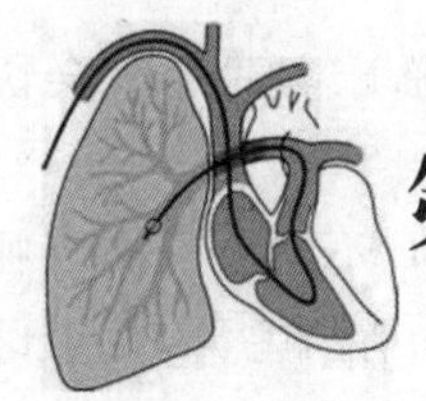

第七章　循环系统临床诊断基础

第一节　诊断学的概述

诊断学(diagnostics)是运用医学基础理论、基础知识和基本技能对疾病进行诊断的一门学科。其主要内容包括问诊采集病史,全面系统地掌握患者的症状。通过视诊、触诊、叩诊和听诊,仔细了解患者所存在的体征,并进行一些必要的实验室检查,如血液学检查、生物化学检查和病原学检查,以及心电图、X线、超声等辅助检查,来揭示或发现患者的整个临床表现。

一、循环系统临床诊断基础的内容

诊断学的内容包括病史采集(history taking)、症状(symptom)和体征(sign)、体格检查(physical examination)、实验室检查(laboratory examination)、辅助检查(assistant examination)。本章节主要介绍血液循环系统诊断领域基本及常见的内容,以及相关的辅助诊断检查。

二、诊断学的任务

诊断学的任务是指导学生如何接触病人,如何通过问诊确切而客观地了解病情,如何正确地运用视、触、叩、听和嗅诊等体格检查(physical examination)方法来发现和收集患者的症状和体征,从而了解这些临床表现的病理生理学基础,以区别正常生理表现与异常病态征象;进而结合异常征象的病理生理基础,通过反复推敲和分析思考,获得诊断疾病的某些线索,从而提出可能发生的疾病。换言之,诊断学的任务就是帮助医学生建立正确和完善的诊断学思维及掌握相关技术。

三、诊断学思维

是否拥有正确的临床思维是一个诊断正确与否的关键所在。因此,建立正确的诊断思维,并将其运用于临床诊断中,是每位医学生必须注意和应该着手锻炼的方面。

临床医师应该具备以临床为主的整体观:

(1)在宏观上,认识到自己面临的是病人、环境、社会相互作用和动态变化的有机整体,症状、体征、化验和辅助检查的结果是不可分割的整体,不能只见树木不见森林,避免以偏概全、管中窥豹、只见现状不见历史。

(2)在具体病人上,某些局限于系统器官的疾病可有全身性的临床表现,而某些全身性的疾病也可反映出某局部器官的临床征象,应该将病人视为有机的整体,避免头痛医头,脚痛医脚。

(3)在对疾病的理解上,临床医师不应该满足于临床诊断,更不能将功能诊断和影像诊断取代病理学和病原学诊断。在条件许可的情况下要尽可能做出病理学、细胞学和病原学的诊断。只有知其然并且知

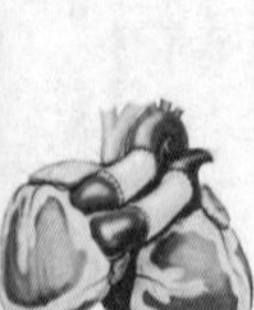

其所以然，才能避免治疗上的盲目性或延误病情。

(4)血液循环系统较其他学科面临着更多的急危重症及复杂病例，要在临床实践中学会快速区分主要矛盾与次要矛盾，迅速判断病情的轻重缓急。

正确的临床思维有时不是依靠独立思索而形成的。不同专业领域的医师、不同级别的医师在临床实践中所掌握资料的深度、知识面的广度、分析问题的角度及临床实践的经历均有所差异，每个医师在自己精通领域具有较深入研究的同时，也不可避免地都存在思维的盲区。因此，临床会诊、咨询、讨论等均可起到互相启发、诱导和取长补短的作用。尤其在专业分科越来越细的今天，心血管医师的知识更新，更有赖于其他各科和各级医师间的相互渗透和相辅相成。

(王挹青、曾昭萍)

第二节　心血管疾病的主要症状

一、呼吸困难

呼吸困难(dyspnea)是指患者主观感到空气不足、呼吸费力，客观上表现为呼吸运动用力，严重时可出现张口呼吸、鼻翼扇动、端坐呼吸，甚至发绀、呼吸辅助肌参与呼吸运动，并且可有呼吸频率、深度、节律的改变。

(一)病因

引起呼吸困难的原因繁多，主要为呼吸系统和心血管系统疾病。

(1)呼吸系统疾病，常见于：

①气道阻塞：如喉、气管、支气管的炎症、水肿、肿瘤或异物所致的狭窄或阻塞及支气管哮喘、慢性阻塞性肺疾病等。

②肺部疾病：如肺炎、肺脓肿、肺结核、肺不张、肺淤血、肺水肿、弥漫性肺间质疾病、细支气管肺泡癌等。

③胸壁、胸廓、胸膜腔疾病：如胸壁炎症、严重胸廓畸形、胸腔积液、自发性气胸、广泛胸膜粘连、结核、外伤等。

④神经肌肉疾病：如脊髓灰质炎病变累及颈髓，急性多发性神经根神经炎和重症肌无力累及呼吸肌，药物导致呼吸肌麻痹等。

⑤膈运动障碍：如膈麻痹、大量腹腔积液、腹腔巨大肿瘤、胃扩张和妊娠末期。

肺源性呼吸困难主要是呼吸系统疾病引起的通气、换气功能障碍而导致缺氧和(或)二氧化碳潴留所引起的。

(2)循环系统疾病：常见于各种原因所致的左心和(或)右心衰竭、心包压塞、肺栓塞、原发性肺动脉高压等。心源性呼吸困难主要是由左心和(或)右心衰竭引起的，尤其是左心衰竭时呼吸困难更为严重。

(二)发生机制与临床表现

左心衰竭发生的主要原因是肺淤血和肺泡弹性降低。其机制为：①肺淤血，使气体弥散功能降低；②肺泡张力增高，刺激牵张感受器，通过迷走神经反射兴奋呼吸中枢；③肺泡弹性减退，使肺活量减少；④肺循环压力升高对呼吸中枢的反射性刺激。

左心衰竭引起的呼吸困难特点为：①有引起左心衰竭的基础病因，如风湿性心脏病、高血压性心脏病、冠状动脉硬化性心脏病等；②呈混合性呼吸困难，活动时呼吸困难出现或加重，休息时减轻或消失，卧位明显，坐位或立位时减轻，故而当病人病情较重时，往往被迫采取半坐位或端坐体位呼吸(orthopnea)；③两肺底部或全肺出现湿啰音；④应用强心剂、利尿剂和血管扩张剂改善左心功能后呼吸困难症状随之好转。

急性左心衰竭时，常可出现夜间阵发性呼吸困难，表现为夜间睡眠中突感胸闷气急，被迫坐起，惊恐不安。轻者数分钟至数十分钟后症状逐渐减轻、消失；重者可见端坐呼吸、面色发绀、大汗、有哮鸣音，咳浆液性粉红色泡沫痰，两肺底有较多湿性啰音，心率加快，可有奔马律。此种呼吸困难称为“心源性哮喘”(cardiac asthma)。左心衰竭发生机制为：①睡眠时迷走神经兴奋性增高，冠状动脉收缩，心肌供血减少，心功能降低；②小支气管收缩，肺泡通气量减少；③仰卧位时肺活量减少，下半身静脉回心血量增多，致肺淤血加重；④呼吸中枢敏感性降低，对肺淤血引起的轻度缺氧反应迟钝，当淤血加重、缺氧明显时，呼吸中枢才做出应答反应。

右心衰竭严重也可引起呼吸困难，但程度较左心衰竭轻，其主要原因为体循环淤血。其发生机制为：①右心房和上腔静脉压升高，刺激压力感受器反射性地兴奋呼吸中枢；②血氧含量减少，乳酸、丙酮酸等代谢产物增加，刺激呼吸中枢；③淤血性肝大、腹腔积液和胸腔积液，使呼吸运动受限，肺交换面积减少。临床上主要见于慢性肺源性心脏病、某些先天性心脏病或由左心衰竭发展而来。另外，也可见于各种原因所致的急性或慢性心包积液。其发生呼吸困难的主要机制是大量心包渗液致心包压塞或心包纤维性增厚、钙化、缩窄，使心脏舒张受限，进而引起体循环静脉淤血。

二、胸痛或不适感

胸痛(chest pain)是临床上常见的症状，主要由胸部疾病所致，少数由其他疾病引起。胸痛的程度因个体痛阈存在差异而有所不同，与疾病病情轻重程度不完全一致。引起胸痛的原因主要为胸部疾病。常见的有：

(1)胸壁疾病：急性皮炎、皮下蜂窝织炎、带状疱疹、肋间神经炎、肋软骨炎、流行性肌炎、肋骨骨折、多发性骨髓瘤、急性白血病等。

(2)心血管疾病：冠状动脉硬化性心脏病(心绞痛、心肌梗死)、心肌病、二尖瓣或主动脉瓣病变、急性心包炎、胸主动脉瘤(夹层动脉瘤)、肺栓塞(梗死)、肺动脉高压、神经症等。

(3)呼吸系统疾病：胸膜炎、胸膜肿瘤、自发性气胸、血胸、支气管炎、支气管肺癌等。

(4)纵隔疾病：纵隔炎、纵隔气肿、纵隔肿瘤等。

(5)其他：过度通气综合征、痛风、食管炎、食管癌、食管裂孔疝、膈下脓肿、肝脓肿、脾梗死等。

1. 发病年龄

青壮年胸痛多考虑结核性胸膜炎、自发性气胸、心肌炎、心肌病、风湿性心瓣膜病，40岁以上的患者胸痛则须注意心绞痛、心肌梗死和支气管肺癌的可能性。

2. 胸痛部位

大部分疾病引起的胸痛常有一定部位。例如，胸壁疾病所致的胸痛常固定在病变部位，且局部有压痛，若为胸壁皮肤的炎症性病变，局部可有红、肿、热、痛表现；带状疱疹所致胸痛，可见成簇的水疱沿一侧肋间神经分布，伴剧痛，且疱疹不超过体表中线；肋软骨炎引起的胸痛，常在第一、二肋软骨处见单个或多个隆起，局部有压痛、但无红肿表现；心绞痛及心肌梗死的疼痛多在胸骨后方和心前区或剑突下，可向左肩和左臂内侧放射，甚至达环指与小指，也可放射于左颈或面颊部，可被误认为牙痛；夹层动脉瘤引起的疼痛多位于胸背部，向下放射至下腹、腰部与两侧腹股沟和下肢；胸膜炎引起的疼痛多在胸侧部；食管及

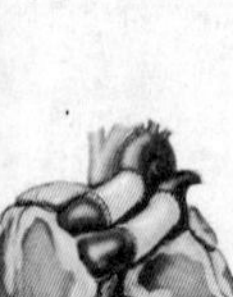

纵隔病变引起的胸痛多在胸骨后；肝胆疾病及膈下脓肿引起的胸痛多在右下胸，侵犯膈肌中心部时疼痛放射至右肩部；肺尖部肺癌（肺上沟癌、Pancoast 癌）引起的疼痛多以肩部、腋下为主，向上肢内侧放射。

3. 胸痛性质

胸痛的程度可呈剧烈、轻微和隐痛。胸痛的性质多种多样，如带状疱疹呈刀割样或灼热样剧痛；食管炎多呈烧灼痛；肋间神经痛为阵发性灼痛或刺痛；心绞痛呈绞榨样痛并有重压窒息感，心肌梗死则疼痛更为剧烈并有恐惧、濒死感；气胸在发病初期有撕裂样疼痛；胸膜炎常呈隐痛、钝痛和刺痛；夹层动脉瘤常呈突然发生的胸背部撕裂样剧痛或锥痛；肺梗死亦可突然发生胸部剧痛或绞痛，常伴呼吸困难与发绀。

4. 疼痛持续时间

平滑肌痉挛或血管狭窄缺血所致的疼痛为阵发性，炎症、肿瘤、栓塞或梗死所致疼痛呈持续性，如心绞痛发作时间短暂（持续 1～5 min），而心肌梗死疼痛持续时间很长（数小时或更长）且不易缓解。

5. 影响疼痛因素

影响疼痛的主要因素为疼痛发生的诱因以及加重与缓解的因素。例如，心绞痛发作可在劳力或精神紧张时诱发，休息后或含服硝酸甘油或硝酸异山梨酯后于 1～5 min 内缓解，而若是心肌梗死所致疼痛，则服上药无效；食管疾病多在进食时发作或加剧，服用抗酸剂和促动力药物可减轻或消失；胸膜炎及心包炎的胸痛可因咳嗽或用力呼吸而加剧。

三、晕　厥

晕厥（syncope）亦称昏厥，是由一时性广泛性脑供血不足所致的短暂意识丧失状态，发作时病人因肌张力消失不能保持正常姿势而倒地。一般为突然发作，迅速恢复，很少有后遗症。发生机制与临床表现如下所示。

1. 血管舒缩障碍

（1）单纯性晕厥（血管抑制性晕厥）：多见于年轻体弱女性，发作常有明显诱因（如疼痛、情绪紧张、恐惧、轻微出血、各种穿刺及小手术等），在天气闷热、空气污浊、疲劳、空腹、失眠、妊娠等情况下更易发生。晕厥前期有头晕、眩晕、恶心、上腹不适、面色苍白、肢体发软、坐立不安、焦虑等，持续数分钟继而突然意识丧失，常伴有血压下降、脉搏微弱，持续数秒或数分钟后可自然苏醒，无后遗症。发生机制是：各种刺激通过迷走神经反射，引起短暂的血管床扩张、回心血量减少、心输出血量减少、血压下降从而导致脑供血不足。

（2）直立性低血压（体位性低血压）：表现为在体位骤变，主要由卧位或蹲位突然站起时发生晕厥。可见于：①某些长期站立于固定位置及长期卧床者；②服用某些药物，如氯丙嗪、胍乙啶、亚硝酸盐类等或交感神经切除术后病人；③某些全身性疾病，如脊髓空洞症、多发性神经根炎、脑动脉粥样硬化、急性传染病恢复期、慢性营养不良等。发生机制可能是：下肢静脉张力低，血液蓄积于下肢（体位性），周围血管扩张淤血（服用亚硝酸盐药物）或血循环反射调节障碍等因素，使回心血量减少、心输出量减少、血压下降从而导致脑供血不足。

（3）颈动脉窦综合征：颈动脉窦附近病变，如局部动脉硬化、动脉炎、颈动脉窦周围淋巴结炎或淋巴结肿大、肿瘤以及瘢痕压迫或颈动脉窦受刺激，引起迷走神经兴奋、心率减慢、心输出量减少、血压下降从而致脑供血不足。主要表现为发作性晕厥或伴有抽搐。常见的诱因有用手压迫颈动脉窦、突然转头、衣领过紧等。

（4）排尿性晕厥：多见于青年男性，在排尿中或排尿结束时发作，持续 1～2 min，自行苏醒，无后遗症。机制可能为综合性的，包括自身自主神经不稳定、体位骤变（夜间起床）、排尿时屏气动作或迷走神经反射致心输出量减少、血压下降，从而导致脑缺血。

(5)咳嗽性晕厥：见于患慢性肺部疾病者，在剧烈咳嗽后发生。机制可能是：剧咳时胸腔内压力增加，静脉血回流受阻，心输出量降低，血压下降，从而导致脑缺血；亦有认为剧烈咳嗽时脑脊液压力迅速升高，对大脑产生震荡作用从而导致晕厥。

(6)其他因素：如剧烈疼痛、下腔静脉综合征（晚期妊娠和腹腔巨大肿物压迫）、食管疾病、纵隔疾病、胸腔疾病、胆绞痛、支气管镜检等可引起血管舒缩功能障碍或迷走神经兴奋，从而导致晕厥发作。

2. 心源性晕厥

某些心脏病使心排血量突然减少或心脏停搏，导致脑组织缺氧而发生晕厥。最严重的为 Adams-Stokes 综合征，主要表现是在心搏停止后 5～10 s 出现晕厥，停搏 15 s 以上可出现抽搐，偶有大小便失禁。

3. 脑源性晕厥

脑部血管或主要供应脑部血液的血管发生循环障碍，引起一时性广泛性脑供血不足所致晕厥，如脑动脉硬化引起血管腔变窄，高血压病引起脑动脉痉挛，偏头痛及颈椎病时基底动脉舒缩障碍，各种原因所致的脑动脉微栓塞、动脉炎等病变均可引起晕厥。其中，短暂性脑缺血发作可表现为多种神经功能障碍症状，这是因为损害的血管不同可引起不同的表现，如偏瘫、肢体麻木、语言障碍等。

4. 血液成分异常

(1)低血糖综合征：由血糖低而影响大脑的能量供应所致，表现为头晕、乏力、饥饿感、恶心、出汗、震颤、神志恍惚、晕厥甚至昏迷。

(2)通气过度综合征：情绪紧张或癔症发作时，呼吸急促、通气过度，二氧化碳排出增加，导致呼吸性碱中毒、脑部毛细血管收缩、脑缺氧，表现为头晕、乏力、颜面四肢针刺感，并可伴有血钙降低从而发生手足搐搦。

(3)重症贫血：在血氧低下时用力可发生晕厥。

(4)高原晕厥：由短暂缺氧所引起。

四、心　悸

心悸(palpitation)是一种自觉心脏跳动的不适感或心慌感。当心率加快时感到心脏跳动不适，心率缓慢时则感到搏动有力。心悸时，心率可快、可慢，也可出现心律失常，心率和心律正常者亦可有心悸。

发生机制：对心悸的发生机制尚未完全清楚，一般认为心脏活动过度是心悸发生的基础，常与心率及心搏出量改变有关。在心动过速时，舒张期缩短，心室充盈不足，当心室收缩时，心室肌与心瓣膜的紧张度突然增加，可引起心搏增强而感心悸；若出现心律失常如期前收缩，在一个较长的代偿期之后的心室收缩往往强而有力，则会出现心悸。心悸出现与心律失常出现及存在时间长短有关，如突然发生的阵发性心动过速，心悸往往较明显，而在慢性心律失常，如心房颤动，可因逐渐适应而无明显心悸。心悸的发生常与精神因素及注意力有关，焦虑、紧张及注意力集中时易于出现。心悸可见于心脏病患者，但与心脏病不能完全等同，出现心悸不一定代表有心脏病，反之心脏病患者也可不发生心悸，如无症状的冠状动脉粥样硬化性心脏病患者，就无心悸发生。

五、水　肿

水肿(edema)是指人体组织间隙有过多的液体积聚而使组织肿胀。水肿可分为全身性水肿与局部性水肿。当液体在体内组织间隙呈弥漫性分布时呈全身性水肿（常为凹陷性）。心源性水肿属于全身性水肿。液体积聚在局部组织间隙时呈局部水肿。若液体积聚发生于体腔内则称为积液，如胸腔积液、腹腔积液、心包积液。一般情况下，水肿这一术语并不包括内脏器官局部的水肿，如脑水肿、肺水肿等。

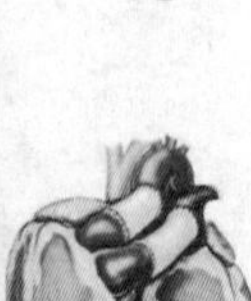

水肿形成的机制涉及血浆胶体渗透压降低、毛细血管内流体静力压升高、毛细血管壁通透性增高、淋巴液回流受阻、肾素-血管紧张素-醛固酮系统激活所致水钠潴留等方面。

病因与临床表现：心源性水肿(cardiac edema)主要是右心衰竭的表现。发生机制主要是：有效循环血量减少，肾血流量减少，继发性醛固酮增多引起钠水潴留以及静脉淤血，毛细血管滤过压增高，组织液回吸收减少。前者决定水肿程度，后者决定水肿部位。水肿程度可由于心力衰竭程度不同而有所不同，可自轻度的踝部水肿发展至严重的全身性水肿。水肿特点是：首先出现于身体下垂部位(下垂部流体静水压较高)。能起床活动者，最早出现于踝内侧，行走活动后明显，休息后减轻或消失；经常卧床者以腰骶部为明显。颜面部一般不肿。水肿为对称性、凹陷性。此外通常有颈静脉怒张、肝大、静脉压升高，严重时还可出现胸水、腹水等右心衰竭的其他表现。

六、咳　嗽

咳嗽(cough)、咳痰(expectoration)是临床最常见的症状之一。咳嗽是一种反射性防御动作，通过咳嗽可以清除呼吸道分泌物及气道内异物。但是咳嗽也有不利的一面，如咳嗽可使呼吸道内感染扩散，剧烈的咳嗽可导致呼吸道出血，甚至诱发自发性气胸等。因此，如果频繁的咳嗽对工作与休息造成影响，则为病理状态。痰是气管、支气管的分泌物或肺泡内的渗出液，借助咳嗽将其排出称为咳痰。

咳痰是一种病态现象。正常支气管黏膜腺体和杯状细胞只分泌少量黏液，以保持呼吸道黏膜的湿润。当呼吸道发生炎症时，黏膜充血、水肿，黏液分泌增多，毛细血管壁通透性增加，浆液渗出。此时，含红细胞、白细胞、巨噬细胞、纤维蛋白等的渗出物与黏液、吸入的尘埃和某些组织破坏物等混合而形成痰，其可随咳嗽动作排出。在发生呼吸道感染和肺寄生虫病时，痰中可查到病原体。另外，在肺淤血和肺水肿时，肺泡和小支气管内有不同程度的浆液漏出，也可引起咳痰。

七、乏　力

乏力是心血管功能受损患者最常见的症状。然而，它也是所有症状中最不特异的。在由心脏排血量减少导致体循环受损的患者中，乏力可伴有肌力减弱。在其他心脏病患者中，乏力可由药物，如β肾上腺素能受体阻滞剂所引起，其机制可能是针对高血压或心力衰竭的治疗使患者血压过度降低。在心力衰竭患者中，乏力也可由过度应用利尿剂引起的低钾血症所致。极度乏力有时在发生心肌梗死之前或伴随心肌梗死而出现。

八、其他症状

(1)夜尿增多是心力衰竭患者的常见早期主诉。

(2)食欲不振、腹胀满、右上腹不适、体重丢失和恶病质为晚期心力衰竭的症状。

(3)食欲不振、恶心、呕吐和视觉变化为洋地黄中毒的重要征象。

(4)恶心和呕吐常发生在急性心肌梗死患者中。

(5)声音嘶哑可由主动脉瘤、扩张的肺动脉或极度扩大的左心房压迫喉返神经所致。

(6)寒战发热的病史常见于感染性心内膜炎的患者。

(吕佳蓝)

第三节　循环系统的体格检查

一、一般表现

对病人一般表现的评估，常于采集病史的同时，在仔细观察中开始。应注意病人体格的一般状况和表现，皮肤色泽，有无苍白或紫绀。也要注意有无呼吸短促、端坐呼吸、周期性呼吸和颈静脉怒张。若病人处于疼痛之中，是否静坐不动（心绞痛的典型症状）；是否动来动去以寻求一个更舒适的体位（急性心肌梗死的特征）；病人最舒适的体位是笔挺地坐着（心力衰竭），还是屈身向前倾斜（心包炎）；是否有明确的慢性心力衰竭患者所表现的营养不良和恶病质等。

（一）面容

二尖瓣面容：呈现面色晦暗、双颊紫红、口唇轻度发绀，见于风湿性心瓣膜病二尖瓣狭窄。

（二）体位

强迫坐位：亦称端坐呼吸（orthopnea），患者坐于床沿上，以两手置于膝盖或扶持床边。该体位便于辅助呼吸肌参与呼吸运动，加大膈肌活动度，增加肺通气量，并减少回心血量和减轻心脏负担；见于心、肺功能不全者。

强迫停立位：在步行时心前区疼痛突然发作，患者常被迫立刻站住，并以右手按抚心前部位，待症状稍缓解后才继续行走；见于心绞痛。

（三）步态

间歇性跛行（intermittent claudication）：指在步行中，因下肢突发性酸痛乏力，患者被迫停止行进，需稍休息后方能继续行进；见于腰椎间盘突出、下肢动脉闭塞或狭窄。

（四）皮肤的颜色

苍白（pallor）：皮肤苍白可由贫血、末梢毛细血管痉挛或充盈不足所致，常见于寒冷、惊恐、休克、虚脱、主动脉瓣关闭不全等。仅见肢端苍白，可能与肢体动脉痉挛或阻塞有关，如雷诺病、血栓闭塞性脉管炎等。

（五）水肿

皮下组织的细胞内及组织间隙内液体积聚过多称为水肿（edema）。水肿的检查应以视诊和触诊相结合，仅凭视诊虽可诊断明显水肿，但不易发现轻度水肿。凹陷性水肿局部受压后可出现凹陷，而黏液性水肿及象皮肿（丝虫病）尽管组织肿胀明显，但受压后并无组织凹陷。根据水肿的严重程度，可将其分为轻、中、重三度。

（1）轻度：仅见于眼睑、眶下软组织、胫骨前、踝部皮下组织，指压后可见组织轻度下陷，平复较快。

（2）中度：全身组织均见明显水肿，指压后可出现明显的或较深的组织下陷，平复缓慢。

（3）重度：全身组织严重水肿，身体低位皮肤紧张发亮，甚至有液体渗出。此外，胸腔、腹腔等浆膜腔内可见积液，外阴部亦可见严重水肿。

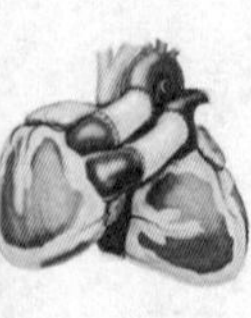

(六)皮下结节

皮下结节(subcutaneous nodules):对较大的结节通过视诊即可发现,对较小的结节则必须触诊方能查及。无论大小结节均应触诊检查,注意其大小、硬度、部位、活动度及有无压痛等。

(1)位于关节附近,长骨骺端,无压痛,圆形硬质小结节多为风湿小结。

(2)若结节沿末梢动脉分布,可为结节性多动脉炎。

(3)若指尖、足趾、大小鱼际肌腱部位存在粉红色有压痛的小结节,则为Osler小结,见于感染性心内膜炎。

二、头部和面部检查

面部检查常有助于识别许多影响心血管系统的异常。

(1)黏液性水肿具有特征性的呆滞、面无表情,眼眶周围浮肿,外侧的眉毛脱落,大舌头,头发干燥、稀疏。

(2)冠状动脉疾病患者,出现耳垂折痕者较无冠状动脉疾病者多。

(3)伴随每次心跳做点头状运动者(de Musset征)为重度主动脉瓣反流的特征。

(4)三尖瓣病变或缩窄性心包炎患者可能表现面部浮肿。

(一)眼底检查

眼底检查有助于将高血压病人的小动脉疾病进行分类,也可能有助于对动脉硬化的认识。

(1)视网膜动脉串珠样改变可见于高胆固醇血症的患者。

(2)靠近视神经盘处有出血,并且盘的中心有白点(Roth点),见于感染性心内膜炎。

(3)栓子性视网膜动脉闭塞可见于风湿性心脏病、左心房黏液瘤和主动脉或其弓部分支的动脉粥样硬化。

(4)视盘(视神经乳头)水肿不仅见于恶性高血压,还见于有严重缺氧的肺源性心脏病患者。

(二)皮肤和黏膜

(1)中心性紫绀(心肺疾病引起右至左分流所致)累及整个身体,包括温和、灌注良好的部位,如眼结膜和口腔黏膜。

(2)周围性紫绀(由周围血流减少所致,如心力衰竭和周围血管疾病)的特点是在暴露的、可能灌注不好的部位最明显,如四肢,特别是甲床和鼻部。

(3)通过观察眼结膜、口唇和舌,常可初步判断是否有红细胞增多症,红细胞增多症时四肢呈暗紫色,贫血时这些部位则呈苍白色。

(4)黄疸可见于充血性肝肿大或心源性肝硬化患者。

(5)几种类型的黄瘤病(充满胆固醇的结节),常见于高脂血症患者的皮下组织或肌腱上面,病人常过早发生动脉粥样硬化。

三、四肢检查

各种先天性和后天性心脏畸形均可合并四肢的特征性改变。

(1)在先天性病变中,细长指、趾是马方综合征的特征。正常人当捏紧拇指握拳时,拇指不会超过手

的尺侧，但这种情况常常见于马方综合征患者（马方综合征为常染色体显性遗传的一种遗传性结缔组织疾病，患病特征为四肢、手指、脚趾细长而不匀称，身高明显超出常人，伴有心血管系统异常，特别是可合并心脏瓣膜异常和主动脉瘤。该病还可能影响其他器官，包括肺、眼、硬脊膜、硬腭等）。

(2)收缩期甲床发红，可以手电筒紧压手指末端而查出。这是主动脉瓣反流及其他情况产生宽大的脉压所引起的特征。

(3)差别性紫绀，手和手指为粉红色，而脚和足趾为青紫色，提示动脉导管未闭伴有肺动脉高压引起的反向分流。这种现象常可由运动而引起。

(4)杵状指（趾）是中枢性紫绀（紫绀型先天性心脏病或伴有低氧血症的肺部疾病）的特征。杵状指（趾）也可出现在发生几周内的感染性心内膜炎患者。杵状指（趾）最初的形成特征是指（趾）甲根部的皮肤光泽增加和紫绀。继而指（趾）基础部和皮肤之间的正常角度消失，指（趾）垫的软组织变得肥大，指（趾）根自由浮动，并可扪及其松弛的近端。更严重的杵状指（趾）的形态有骨质改变发生（肥大性肺性骨关节病），这些改变累及指趾的末端，在少数情况下，甚至可累及腕、踝、肘和膝部。单侧杵状指（趾）少见，但可发生在主动脉瘤使一侧手臂动脉血供受阻时。

(5)水肿，尤其是下肢水肿为充血性心力衰竭的常见现象，但若仅有一侧下肢出现水肿，则由静脉或淋巴阻塞性疾病引起的可能性较心力衰竭所引起的可能性大。检查有无水肿，需在胫骨前部紧压 10～20 s。在卧床的病人中，最早出现水肿的部位是骶部。儿童存在任何可引起心力衰竭的病因，或成人心力衰竭伴有严重的体循环静脉压升高时（如缩窄性心包炎和三尖瓣疾病），均可发生面部水肿。

四、心脏检查

（一）视诊

患者尽可能取卧位，除一般观察胸廓轮廓外，必要时医生也可取与胸廓同高的视线，以便更好地了解心前区有无隆起、异常搏动等。

1. 胸廓畸形

正常人胸廓前后径、横径左右应基本对称，注意与心脏有关的胸廓畸形情况。

(1)心前区隆起：多为先天性心脏病造成心脏肥大，在儿童生长发育完成前影响胸廓正常发育而形成。最常表现为胸骨下段及胸骨左缘第 3、4、5 肋间的局部隆起，如法洛四联症、肺动脉瓣狭窄等引起的右心室肥大；少数情况见于儿童期风湿性心瓣膜病中二尖瓣狭窄所致的右心室肥大或伴有大量渗出液的儿童期慢性心包炎；而位于胸骨右缘第 2 肋间及其附近局部的隆起，多为主动脉弓动脉瘤或升主动脉扩张所致，常伴有收缩期搏动。

(2)鸡胸、漏斗胸、脊柱畸形：一方面严重者有可能使心脏位置受到一定影响，另一方面这些畸形也提示某种心脏疾病的可能性。如脊柱后侧凸可引起肺源性心脏病，鸡胸可伴有马方综合征。

2. 心尖搏动

心尖搏动（apical impulse）主要由心室收缩时心脏摆动，心尖向前冲击前胸壁相应部位而形成。正常成人心尖搏动位于第 5 肋间，左锁骨中线内侧 0.5～1.0 cm，搏动范围以直径计算为 2.0～2.5 cm。

(1)心尖搏动移位：心尖搏动位置的改变可受多种生理性和病理性因素的影响。

①生理性因素：正常仰卧时心尖搏动略上移；左侧卧位，心尖搏动向左移 2.0～3.0 cm；右侧卧位可向右移 1.0～2.5 cm。肥胖体型者、小儿及妊娠时，横膈位置较高，使心脏呈横位，心尖搏动向上外移，可移至第 4 肋间左锁骨中线外。而体型瘦长（特别是处于站立或坐位）使横膈下移，心脏呈垂位，心尖搏动移向内下，可移至第 6 肋间。

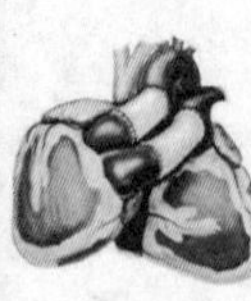

②病理性因素：包括心脏本身因素(如心脏增大)或心脏以外的因素(如纵隔、横膈位置改变)，见表 7-3-1。

表 7-3-1　心尖搏动移位的常见病理因素

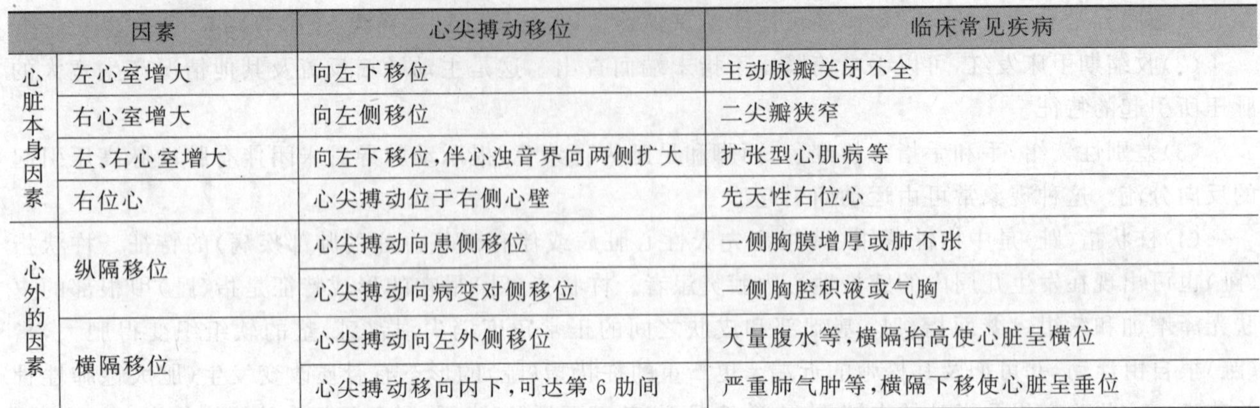

因素		心尖搏动移位	临床常见疾病
心脏本身因素	左心室增大	向左下移位	主动脉瓣关闭不全
	右心室增大	向左侧移位	二尖瓣狭窄
	左、右心室增大	向左下移位，伴心浊音界向两侧扩大	扩张型心肌病等
	右位心	心尖搏动位于右侧心壁	先天性右位心
心外的因素	纵隔移位	心尖搏动向患侧移位	一侧胸膜增厚或肺不张
		心尖搏动向病变对侧移位	一侧胸腔积液或气胸
	横膈移位	心尖搏动向左外侧移位	大量腹水等，横隔抬高使心脏呈横位
		心尖搏动移向内下，可达第 6 肋间	严重肺气肿等，横隔下移使心脏呈垂位

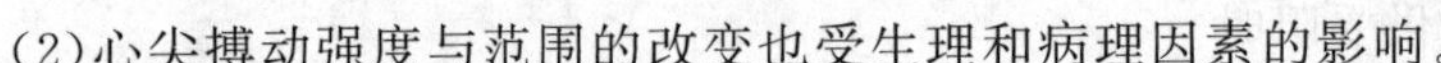

(2)心尖搏动强度与范围的改变也受生理和病理因素的影响。

生理情况下，胸壁肥厚、乳房悬垂或肋间隙狭窄时心尖搏动较弱，搏动范围也缩小。反之，胸壁薄或肋间隙增宽时心尖搏动相应增强，范围也较大。另外，剧烈运动与情绪激动时，心尖搏动也随之增强。

病理情况下，心肌收缩力增加也可使心尖搏动增强，如高热、严重贫血、甲状腺功能亢进或左心室肥厚心功能代偿期。然而，心尖搏动减弱除考虑心肌收缩力下降外，尚应考虑其他影响因素。心肌收缩力下降可见于扩张型心肌病、急性心肌梗死等。其他造成心尖搏动减弱的心脏因素有：心包积液、缩窄性心包炎，原因是心脏与前胸壁距离增加；心脏以外的病理性影响因素有：肺气肿、左侧大量胸水、气胸等。

(3)负性心尖搏动(inward impulse)：心脏收缩时，心尖搏动内陷，称负性心尖搏动，见于粘连性心包炎或心包与周围组织广泛粘连。另外，由重度右室肥大所致心脏顺钟向转位，而使左心室向后移位也可引起负性心尖搏动。

3. 心前区搏动

(1)胸骨左缘第 3～4 肋间搏动：当心脏收缩时在此部位出现强有力而较持久的搏动，可持续至第二心音开始，为右心室持久的压力负荷增加所致的右心室肥厚征象，多见于先天性心脏病所致的右心室肥厚，如房间隔缺损等。

(2)剑突下搏动：该搏动可能是右心室收缩期搏动，也可由腹主动脉搏动产生。病理情况下，前者可见于肺源性心脏病右心室肥大者，后者常由腹主动脉瘤引起。

(3)心底部搏动：胸骨左缘第 2 肋间(肺动脉瓣区)收缩期搏动，多见于肺动脉扩张或肺动脉高压，也可见于在体力活动或情绪激动时的少数正常青年人(特别是瘦长体形者)。胸骨右缘第 2 肋间(主动脉瓣区)收缩期搏动，多为主动脉弓动脉瘤或升主动脉扩张。

(二)触诊

心脏触诊除可进一步确定视诊检查发现的心尖搏动位置和心前区异常搏动的结果外，尚可发现心脏病特有的震颤及心包摩擦感，与视诊同时进行，能起互补效果。触诊方法是：检查者先用右手全手掌开始检查，置于心前区，然后逐渐缩小到用手掌尺侧(小鱼际)或示指和中指指腹并拢同时触诊，必要时也可单指指腹触诊。

1. 心尖搏动及心前区搏动

触诊除可进一步确定心尖搏动的位置外，尚可判断心尖或心前区的抬举性搏动。心尖区抬举性搏动是指心尖区徐缓、有力的搏动，可使手指尖端抬起且持续至第二心音开始，与此同时心尖搏动范围也增大，此为左心室肥厚的体征。而胸骨左下缘收缩期抬举性搏动是右心室肥厚的可靠指征。对视诊所发现的心前区其他异常搏动也可运用触诊进一步确定或鉴别。另外，心尖搏动的触诊结合听诊以确定第一、第二心音或收缩期、舒张期心音，对复杂的心律失常患者也有重要的诊断价值。

2. 震颤

震颤(thrill)为触诊时手掌感到的一种细小震动感，与在猫喉部摸到的呼吸震颤类似，又称猫喘。震颤的发生机制与杂音相同，系血液经狭窄的口径或循异常的方向流动形成涡流进而造成瓣膜、血管壁或心腔壁震动传至胸壁所致。发现震颤后应首先确定部位及来源(瓣膜、大血管或间隔缺损)，其次确定其处于心动周期中的时相(收缩期、舒张期或连续性)，最后分析其临床意义。

在一般情况下，震颤见于某些先天性心血管病或狭窄性瓣膜病变，而瓣膜关闭不全时，则较少产生震颤，仅在房室瓣重度关闭不全时可触及震颤。除右心(三尖瓣及肺动脉瓣)所产生的震颤外，震颤在深呼气后较易触及。临床上凡触及震颤均可认为心脏有器质性病变。触诊有震颤者，多数也可听到响亮的杂音。但是，通常触诊对低频振动较敏感，而听诊对高频振动较敏感，对于某些低音调的舒张期杂音(如二尖瓣狭窄)，可能该杂音不响亮或几乎听不到，听诊不够敏感，但触诊时仍可觉察到震颤，需引起注意。表7-3-2 为不同部位与时相震颤的常见相关病变。

表 7-3-2　心前区震颤的临床意义

部位	时相	常见病变
胸骨右缘第 2 肋间	收缩期	主动脉瓣狭窄
胸骨左缘第 2 肋间	收缩期	肺动脉瓣狭窄
胸骨左缘第 3、4 肋间	收缩期	室间隔缺损
胸骨左缘第 2 肋间	连续性	动脉导管未闭
心尖区	舒张期	二尖瓣狭窄
心尖区	收缩期	重度二尖瓣关闭不全

3. 心包摩擦感

心包摩擦感可在心前区或胸骨左缘第 3、4 肋间触及，多呈收缩期和舒张期双相的粗糙摩擦感，以收缩期、前倾体位和呼气末(使心脏靠近胸壁)更为明显。心包摩擦感是由急性心包炎时心包膜纤维素渗出致表面粗糙，心脏收缩时脏层与壁层心包摩擦产生的振动传至胸壁所致。随渗液的增多，心包脏层与壁层逐渐分离，摩擦感则逐渐消失。

(三)叩诊

叩珍用于确定心界大小及其形状。心浊音界包括相对及绝对浊音界两部分，心脏左右缘被肺遮盖的部分，叩诊呈相对浊音，而不被肺遮盖的部分叩诊则呈绝对浊音。通常心脏相对浊音界反映心脏的实际大小。但是，在早期右心室肥大时，相对浊音界可能改变不多，而绝对浊音界则增大；心包积液量较多时，绝对与相对浊音界较为接近。因此，注意分辨这两种心浊音界有一定的临床意义。

1. 叩诊方法

叩诊采用间接叩诊法，受检者一般取平卧位，以左手中指作为叩诊板指，板指与肋间平行放置，如果出于某种原因受检者不得不取坐位，则板指可与肋间垂直，必要时分别进行坐、卧位叩诊，并注意两种体位时心浊音界的不同。叩诊时，左手中指平置于心前区拟叩诊的部位，以右手中指借由右腕关节活动均匀叩击板指，并且由外向内逐渐移动板指，以听到声音由清变浊来确定心浊音界。通常测定左侧的心浊音界用轻叩诊法较为准确，而右侧叩诊宜使用较重的叩诊法，叩诊时也要注意根据患者胖瘦程度等调整力度。另外，必须注意叩诊时板指每次移动距离不宜过大，并在发现声音由清变浊时，进一步往返叩诊几次，以免得出的心界范围小于实际大小。

2. 叩诊顺序

通常的顺序是先叩左界，后叩右界。左侧在心尖搏动外 2～3 cm 处开始，由外向内，逐个肋间向上叩诊，直至第 2 肋间。右界叩诊先叩出肝上界，然后于其上一肋间由外向内，逐一肋间向上叩诊，直至第 2 肋间。对各肋间叩得的浊音界逐一做出标记，并测量其与胸骨中线间的垂直距离。

3. 正常心浊音界

正常心脏左界自第 2 肋间起向外逐渐形成一外凸弧形，直至第 5 肋间。右界各肋间几乎与胸骨右缘一致，仅第 4 肋间稍超过胸骨右缘。以胸骨中线至心浊音界线的垂直距离(cm)表示正常成人心相对浊音界(表 7-3-3)，并标出胸骨中线与左锁骨中线的间距。

表 7-3-3　正常成人心脏相对浊音界

右界/cm	肋间	左界/cm
2～3	Ⅱ	2～3
2～3	Ⅲ	3.5～4.5
3～4	Ⅳ	5～6
	Ⅴ	7～9

注:左锁骨中线第 5 肋间隙与胸骨中线距离为 8～10 cm。

4. 心浊音界各部的组成

心脏左界第 2 肋间处相当于肺动脉段，第 3 肋间为左心耳，第 4、5 肋间为左心室，其中血管与心脏左心交接处向内凹陷，称心腰。右界第 2 肋间相当于升主动脉和上腔静脉，第 3 肋间以下为右心房。

5. 心浊音界改变及其临床意义

心浊音界受心脏本身病变和心脏以外因素的影响。

(1)心脏以外因素：可以造成心脏移位或心浊音界改变，如一侧大量胸腔积液或气胸可使心界移向健侧；一侧胸膜粘连、增厚或肺不张则使心界移向病侧；大量腹水或腹腔巨大肿瘤可使横膈抬高、心脏横位，以致心界向左增大等；肺气肿时心浊音界变小。

(2)心脏本身病变：包括心房、心室增大，心包积液等，其心浊音界的改变情况和临床常见疾病见表 7-3-4。

表 7-3-4　心浊音界改变的心脏因素和临床常见疾病

因素	心浊音界	临床常见疾病
左心室增大	向左下增大，心腰加深，心界似靴形	主动脉瓣关闭不全等
右心室增大	轻度增大：绝对浊音界增大，相对浊音界无明显改变 显著增大：心界向左右两侧增大	肺源性心脏病或房间隔缺损等
左、右心室增大	心浊音界向两侧增大，且左界向左下增大，称普大形	扩张型心肌病等
左心房增大或合并	左房显著增大：胸骨左缘第 3 肋间心界增大，心腰消失	二尖瓣狭窄等
肺动脉段扩大	左房与肺动脉段均增大：胸骨左缘第 2、3 肋间心界增大，心腰更为丰满或膨出，心界如梨形	
主动脉扩张	胸骨右缘第 1、2 肋间浊音界增宽，常伴收缩期搏动	升主动脉瘤等
心包积液	两侧增大，相对、绝对浊音界几乎相同，并随体位而改变，坐位时心界呈三角形烧瓶样，卧位时心底部浊音增宽	心包积液

（四）听诊

心脏听诊是心脏物理诊断中最重要和较难掌握的方法。听诊需注意心率、心律、心音、心脏杂音、额外心音等特征，进而对心脏的病理生理状况进行分析。

听诊时，患者多取卧位或坐位。然而，对疑有二尖瓣狭窄者，宜嘱患者取左侧卧位；对疑有主动脉瓣关闭不全者宜取坐位且上半身前倾。另外，准备一副高质量的听诊器有利于获得更多和更可靠的信息，其中钟型体件轻放在胸前皮肤，适合听低音调声音，如二尖瓣舒张期隆隆样杂音；膜型体件需紧贴皮肤，能滤过部分低音调声音而适合听高音调声音，如主动脉瓣舒张期叹气样杂音。注意不能隔着衣服进行心脏听诊。

1. 心脏瓣膜听诊区

心脏各瓣膜开放与关闭时所产生的声音传导至体表最易听清的部位称心脏瓣膜听诊区，与其解剖部位不完全一致，通常有5个听诊区。它们分别为：

①二尖瓣区：位于心尖搏动最强点，又称心尖区。

②肺动脉瓣区：在胸骨左缘第2肋间。

③主动脉瓣区：位于胸骨右缘第2肋间。

④主动脉瓣第二听诊区：在胸骨左缘第3肋间，又称Erb区。

⑤三尖瓣区：在胸骨下端左缘，即胸骨左缘第4、5肋间。

需要指出的是，这些通常的听诊区域是在心脏结构和位置正常的情况下设定的，在心脏病导致心脏结构和位置发生改变时，需根据心脏结构改变的特点和血流的方向，适当移动听诊部位和扩大听诊范围。对某些心脏结构异常的心脏病尚可取特定的听诊区域。

2. 听诊顺序

对于初学者，设定一个听诊顺序，有助于防止遗漏和全面地了解心脏状况。通常的听诊顺序可以从心尖区开始，逆时针方向依次听诊：先听心尖区再听肺动脉瓣区，然后为主动脉瓣区、主动脉瓣第二听诊区，最后是三尖瓣区。也有一些临床医师从心底部开始依次进行各个瓣膜区的听诊。

3. 听诊内容

听诊内容包括心率、心律、心音、额外心音、杂音和心包摩擦音。

(1)心率(heart rate)：每分钟心搏次数。正常成人在安静、清醒的情况下心率范围为60～100次/分，老年人偏慢，女性稍快，儿童较快，小于3岁的儿童多在100次/分以上。凡成人心率超过100次/分，婴幼儿心率超过150次/分称为心动过速。心率低于60次/分称为心动过缓。心动过速或过缓可为短暂性或持续性，可由多种生理性、病理性或药物性因素引起。

(2)心律(cardiac rhythm)：心脏跳动的节律。正常人心律应该是规则、均匀的，部分青年人可出现随呼吸改变的心律，吸气时心率增快，呼气时减慢，称为窦性心律不齐(sinus arrhythmia)，一般无临床意义。听诊所能发现的心律失常最常见的有期前收缩(premature beat)和心房颤动(atrial fibrillation)。

期前收缩是指在规则心律基础上，突然提前出现一次心跳，其后有一较长间歇。如果期前收缩规律出现，则可形成联律，如连续每一次窦性搏动后出现一次期前收缩，称为二联律；每两次窦性搏动后出现一次期前收缩则称为三联律，依此类推。

心房颤动的听诊特点是心律绝对不规则、第一心音强弱不等和脉率少于心率，后者称脉搏短绌(pulse deficit)，产生的原因是过早的心室收缩（心室内仅有少量的血液充盈）不能将足够的血液输送到周围血管。

(3)心音(heart sound)：按其在心动周期中出现的先后次序，可依次命名为第一心音(first heart sound，S1)、第二心音(second heart sound，S2)、第三心音(third heart sound，S3)和第四心音(fourth

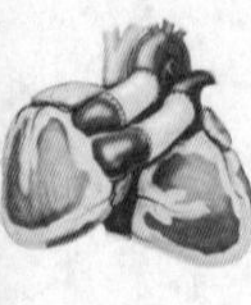

heart sound，S4），其产生机制和听诊特点见表 7-3-5。通常情况下，只能听到第一、第二心音。第三心音可在部分青少年中闻及。第四心音一般听不到，若听到第四心音，则一般为出现病理性改变。

表 7-3-5 心音产生的机制和听诊特点

心音	产生机制	听诊特点
第一心音	S1 音由 4 个成分组成，第二、三成分，为 S1 的主要成分，也是其可听到的成分。S1 的产生机制多认为是瓣膜关闭，瓣叶突然紧张产生振动而发出声音，在心室开始收缩时，二尖瓣的关闭产生 S1 的第二成分而三尖瓣的关闭产生 S1 的第三成分。其他如半月瓣的开放等因素也参与了 S1 的形成，通常上述成分不能被人耳分辨，听诊仅为一个音	音调较低钝，强度较响，历时较长（持续约 0.1 s），与心尖搏动同步，在心尖部最强
第二心音	S2 也由 4 个成分组成，其中第二成分是 S2 可听到的成分，S2 的产生机制多认为是血流在主动脉与肺动脉内突然减速和半月瓣突然关闭引起瓣膜振动，其他如房室瓣的开放等因素也参与 S2 音的形成，S2 第二成分还可分为两个部分，主动脉瓣关闭在前，形成该音的主动脉瓣部分，肺动脉瓣关闭在后，形成该音的肺动脉瓣部分。同样，这些成分不能被人耳所分辨，听诊仅为一个音	音调较高而脆，强度较 S1 弱，历时较短（约 0.08 s），不与心尖搏动同步，在心底部最响
第三心音	出现在心室舒张早期，快速充盈期之末，认为是由心室快速充盈的血液自心房冲击室壁，使心室壁、腱索和乳头肌突然紧张、振动所致	音调轻而低，持续时间短（约 0.04 s），局限于心尖部及其内上方，仰卧位、呼气时较清楚
第四心音	出现在心室舒张末期，收缩期前。一般认为 S4 的产生与心房收缩使房室瓣及其相关结构（瓣膜、瓣环、腱索和乳头肌）突然紧张、振动有关	心尖部及其内侧较明显，低调、沉浊而弱，属病理性

心脏听诊最基本的技能是判定第一心音和第二心音，由此才能进一步确定杂音或额外心音所处的心动周期时相。通常情况下，第一心音与第二心音的判断并无困难：

①S1 音调较 S2 低，时限较长，在心尖区最响；S2 时限较短，在心底部较响。

②S1 至 S2 的距离较 S2 至下一心搏 S1 的距离短。

但是，在心律失常复杂的情况下，往往需借助于下列两点进行判别：

①心尖或颈动脉的向外搏动与 S1 同步或几乎同步，其中利用颈动脉搏动判别 S1 更为方便。

②当心尖部听诊难以区分 S1 和 S2 时，可先听心底部，即肺动脉瓣区和主动脉瓣区，心底部的 S1 与 S2 易于区分，再将听诊器体件逐步移向心尖部，边移边默诵 S1、S2 节律，进而确定心尖部的 S1 和 S2。

(4)心音的改变及其临床意义：

1）心音强度改变：除肺含气量多少、胸壁或胸腔病变等心外因素和是否存在心包积液外，影响心音强度的主要因素是心肌收缩力与心室充盈程度（影响心室内压增加的速率），瓣膜位置的高低，瓣膜的结构、活动性等。

第一心音强度的改变：主要决定因素是心室内压增加的速率，心室内压增加的速率越快，S1 越强；其次受心室开始收缩时二尖瓣和三尖瓣的位置和上述其他因素影响。

①S1 增强：常见于二尖瓣狭窄。由于心室充盈减慢减少，故心室开始收缩时二尖瓣位置低垂，以及由于心室充盈减少，心室收缩时左室内压上升加速和收缩时间缩短，造成瓣膜关闭振动幅度大，而 S1 亢进。但是，二尖瓣狭窄时如果伴有严重的瓣叶病变，瓣叶显著纤维化或钙化，使瓣叶增厚、僵硬，瓣膜活动明显受限，则 S1 反而减弱。另外，在心肌收缩力增强和心动过速时，如高热、贫血、甲状腺功能亢进等情

况下 S1 均可增强。

②S1 减弱：常见于二尖瓣关闭不全。由于左心室舒张期过度充盈（包括由肺静脉回流的血液加收缩期反流入左房的血液）使二尖瓣漂浮，因此在心室收缩前二尖瓣位置较高，关闭时振幅小，从而 S1 减弱。其他原因如心电图 PR 间期延长、主动脉瓣关闭不全等使心室充盈过度和二尖瓣位置较高；以及心肌炎、心肌病、心肌梗死或心力衰竭时出现心肌收缩力减弱，从而导致 S1 减弱。

③S1 强弱不等：常见于心房颤动和完全性房室传导阻滞。前者当两次心搏相近时 S1 增强，相距远时则 S1 减弱；后者当心房心室几乎同时收缩时 S1 增强，又称"大炮音"（cannon sound），其机制是当心室收缩正好出现在心房收缩之后（心电图上表现为 QRS 波接近 P 波出现），在心室相对未完全舒张和未被血液充分充盈的情况下，二尖瓣位置较低，急速的心室收缩使二尖瓣迅速和有力地关闭从而使 S1 增强。

第二心音强度的改变：体循环或肺循环阻力的大小和半月瓣的病理改变是影响 S2 的主要因素。S2 有两个主要部分，即主动脉瓣部分（A2）和肺动脉瓣部分（P2），通常 A2 在主动脉瓣区最清楚，P2 在肺动脉瓣区最清晰。一般情况下，青少年 P2＞A2，成年人 P2＝A2，而老年人 P2＜A2。

①S2 增强：体循环阻力增高或血流增多时，主动脉压增高，主动脉瓣关闭有力，振动大，以致 S2 的主动脉瓣部分（A2）增强或亢进，可呈高调金属撞击音；亢进的 A2 可向心尖及肺动脉瓣区传导，见于高血压、动脉粥样硬化。同样，肺循环阻力增高或血流量增多时，肺动脉压力增高，S2 的肺动脉瓣部分（P2）亢进，可向胸骨左缘第 3 肋间传导，但不向心尖传导，如肺源性心脏病、左向右分流的先天性心脏病（如房间隔缺损、室间隔缺损、动脉导管未闭等）、二尖瓣狭窄伴肺动脉高压等。

②S2 减弱：体循环或肺循环阻力降低、血流减少、半月瓣钙化或严重纤维化均可分别导致第二心音的 A2 或 P2 减弱，如低血压、主动脉瓣或肺动脉瓣狭窄等。

2）心音性质改变：心肌严重病变时，第一心音失去原有性质且明显减弱，第二心音也弱，S1、S2 极相似，可形成"单音律"。当心率增快，收缩期与舒张期时限几乎相等时，听诊类似钟摆声，又称"钟摆律"或"胎心律"，提示病情严重，如大面积急性心肌梗死、重症心肌炎等。

3）心音分裂（splitting of heart sounds）：正常生理条件下，心室收缩与舒张时两个房室瓣与两个半月瓣的关闭并非绝对同步，三尖瓣较二尖瓣延迟关闭 0.02～0.03 s，肺动脉瓣迟于主动脉瓣约 0.03 s，上述时间差不能被人耳分辨，听诊时仍为一个声音。当 S1 或 S2 的两个主要成分之间的间距延长，则听诊可闻及心音分裂为两个声音，即心音分裂。

S1 分裂：当左、右心室收缩明显不同步，S1 的两个成分相距 0.03 s 以上时，可出现 S1 分裂，在心尖或胸骨左下缘可闻及 S1 分裂。S1 的分裂一般并不因呼吸而有所变异，常见于心室电或机械活动延迟，三尖瓣关闭明显迟于二尖瓣的情况。电活动延迟见于完全性右束支传导阻滞，机械活动延迟见于肺动脉高压等，由于右心室开始收缩时间晚于左心室，三尖瓣延迟关闭，故 S1 分裂。

S2 分裂：临床上较常见，以肺动脉瓣区明显。见于下列情况：

①生理性分裂（physiologic splitting）。深吸气时胸腔负压增加，右心回心血流增加，右室排血时间延长，使肺动脉瓣关闭延迟，如果肺动脉瓣关闭明显迟于主动脉瓣关闭，则可在深吸气末出现 S2 分裂。这种情况无心脏疾病存在，尤其是在青少年中更常见。

②通常分裂（general splitting）。临床上最为常见的 S2 分裂，也受呼吸影响，见于某些使右室排血时间延长的情况，如二尖瓣狭窄伴肺动脉高压、肺动脉瓣狭窄等，也可见于左室射血时间缩短，使主动脉瓣关闭时间提前（如二尖瓣关闭不全、室间隔缺损等）的情况。

③固定分裂（fixed splitting）。S2 分裂不受吸气、呼气的影响，S2 分裂的两个成分时距较固定，可见于先天性心脏病房间隔缺损。房间隔缺损时，虽然呼气时右心房回心血量有所减少，但由于存在左房向右房的血液分流，故右心血流仍然增加，排血时间延长，肺动脉瓣关闭明显延迟，致 S2 分裂；当吸气时，回心血流增加，但右房压力暂时性增高同时造成左向右分流稍减，抵消了吸气导致的右心血流增加的改变，

因此其 S2 分裂的时距较固定。

④反常分裂(paradoxical splitting)。反常分裂又称逆分裂(reversed splitting),指主动脉瓣关闭迟于肺动脉瓣,吸气时分裂变窄,呼气时变宽。S2 逆分裂是病理性体征,见于完全性左束支传导阻滞。另外,在主动脉瓣狭窄或重度高血压时,左心排血受阻,排血时间延长使主动脉瓣关闭明显延迟,此时也可出现 S2 反常分裂。

(5)额外心音(extra cardiac sound):指在正常 S1、动脉瓣部分 S2 之外听到的病理性附加心音,与心脏杂音不同,多数为病理性,大部分出现在 S2 之后,即舒张期,与原有的心音 S1、S2 构成三音律(triple rhythm),如奔马律、开瓣音、心包叩击音等;也可出现在 S1 之后,即收缩期,如收缩期喷射音。少数可出现两个附加心音,则构成四音律(quadruple rhythm)。

1)舒张期额外心音有以下几种。

奔马律(gallop rhythm):系一种额外心音发生在舒张期的三音心律,由于常同时存在心率增快,额外心音与原有的 S1、S2 组成类似马奔跑时的蹄声,故称奔马律。奔马律是心肌严重损害的体征。按出现时间的早晚可将其分为 3 种。

①舒张早期奔马律(proto diastolic gallop):最为常见,是病理性的 S3,常伴有心率增快,使 S2 和 S3 的间距与 S1 和 S2 的间距相仿,听诊音调低、强度弱,又称第三心音奔马律。它与生理性 S3 的主要区别是后者见于健康人,尤其是儿童和青少年,在心率不快时易发现,S3 与 S2 的间距短于 S1 与 S2 的间距,左侧卧位及呼气末明显,且在坐位或立位时 S3 可消失。一般认为,舒张早期奔马律的主要病因是心室舒张期负荷过重,心肌张力减低与顺应性减退,以致心室舒张时,血液充盈引起室壁振动。舒张早期奔马律的出现,提示有严重器质性心脏病,常见于心力衰竭、急性心肌梗死、重症心肌炎、扩张性心肌病等。根据来源不同,舒张早期奔马律又可分为左室奔马律与右室奔马律,以左室占多数。听诊部位:左室奔马律在心尖区稍内侧,呼气时响亮;右室奔马律则在剑突下或胸骨左缘第 5 肋间,吸气时响亮。

②舒张晚期奔马律(late diastolic gallop):又称收缩期前奔马律或房性奔马律,发生于 S4 出现的时间,为增强的 S4。该奔马律的发生与心房收缩有关,是心室舒张末期压力增高或顺应性减退,以致心房为克服心室的充盈阻力而加强收缩所产生的异常心房音,多见于阻力负荷过重引起心室肥厚的心脏病,如高血压性心脏病、肥厚型心肌病、主动脉瓣狭窄等。听诊特点为音调较低,强度较弱,距 S2 较远,较接近 S1(在 S1 前约 0.1 s),在心尖部稍内侧听诊最清楚。

③重叠型奔马律(summation gallop):在快速性心率或房室传导时间延长时,舒张早期和晚期奔马律在舒张中期重叠而形成,故此额外音明显增强。当心率较慢时,两种奔马律可没有重叠,则听诊为 4 个心音,称舒张期四音律,常见于心肌病或心力衰竭。

开瓣音(opening snap):又称二尖瓣开放拍击声,常位于第二心音后 0.05～0.06 s,见于二尖瓣狭窄而瓣膜尚柔软时。舒张早期血液自高压力的左房迅速流入左室,导致弹性尚好的瓣叶迅速开放后又突然停止,使瓣叶振动从而引起拍击样声音。听诊特点为音调高,历时短促而响亮、清脆,呈拍击样,在心尖内侧较清楚。开瓣音的存在可作为二尖瓣瓣叶弹性及活动性尚好的间接指标,是二尖瓣分离术适应证的重要参考条件。

心包叩击音(pericardial knock):见于缩窄性心包炎,在 S2 后 0.09～0.12 s 出现的中频、较响而短促的额外心音。在舒张早期心室快速充盈时,若心包增厚,阻碍心室舒张以致心室在舒张过程中被迫骤然停止,则会导致室壁振动而产生心包叩击音,在胸骨左缘最易闻及。

肿瘤扑落音(tumor plop):见于心房黏液瘤患者,在心尖或其内侧胸骨左缘第 3、4 肋间,在 S2 后 0.08～0.12 s 出现,时间较开瓣音晚,声音类似,但音调较低,且随体位改变。产生机制为黏液瘤在舒张期随血流进入左室,撞碰房、室壁和瓣膜,瘤蒂柄突然紧张产生振动。

2)收缩期额外心音:心脏在收缩期也可出现额外心音,可分别发生于收缩早期或中、晚期。

收缩早期喷射音(early systolic ejection sound):又称收缩早期喀喇音(click),为高频爆裂样声音,高调、短促而清脆,紧接于 S1 后 0.05～0.07 s 出现,在心底部听诊最清楚。其产生机制为扩大的肺动脉或主动脉在心室射血时动脉壁振动,以及在主、肺动脉阻力增高的情况下半月瓣瓣叶用力开启,或狭窄的瓣叶在开启时突然受限产生振动。根据发生部位可将其分为肺动脉收缩期喷射音和主动脉收缩期喷射音。

①肺动脉收缩期喷射音:在肺动脉瓣区最响,吸气时减弱,呼气时增强;见于肺动脉高压、原发性肺动脉扩张、轻中度肺动脉瓣狭窄和房间隔缺损、室间隔缺损等疾病。

②主动脉收缩期喷射音:在主动脉瓣区听诊最响,可向心尖传导,不受呼吸影响;见于高血压、主动脉瘤、主动脉瓣狭窄、主动脉瓣关闭不全、主动脉缩窄等。当瓣膜钙化和活动性减弱时,此喷射音可消失。

收缩中、晚期喀喇音(mid and late systolic click):高调、短促、清脆,如关门落锁的“Ka—Ta”样声音,在心尖区及其稍内侧最清楚,改变体位从下蹲到直立可使喀喇音在收缩期的较早阶段发生,而下蹲位或持续紧握指掌可使喀喇音发生时间延迟。喀喇音出现在 S1 后 0.08 s 者称收缩中期喀喇音,在 S1 后 0.08 s 以上者称为收缩晚期喀喇音。喀喇音可由房室瓣(多数为二尖瓣)在收缩中、晚期脱入左房,瓣叶突然紧张或其腱索突然拉紧产生震动所致,这种情况临床上称为二尖瓣脱垂。由于二尖瓣脱垂可造成二尖瓣关闭不全,血液由左室反流至左房,因而二尖瓣脱垂患者可同时伴有收缩晚期杂音。收缩中、晚期喀喇音合并收缩晚期杂音也称二尖瓣脱垂综合征。

3)医源性额外音:心血管病治疗技术快速发展,人工器材置入心脏可导致额外心音。常见的主要有两种:人工瓣膜音和人工起搏音。

人工瓣膜音:在置换人工金属瓣后均可产生瓣膜开关时撞击金属支架所致的金属乐音,其音调高、响亮、短促。人工二尖瓣关瓣音在心尖部最响而开瓣音在胸骨左下缘最明显。人工主动脉瓣开瓣音在心底及心尖部均可听到,而关瓣音则仅在心底部闻及。

人工起搏音:安置起搏器后有可能出现两种额外音:

①起搏音:发生于 S1 前 0.08～0.12 s 处,高频、短促,带喀喇音性质,在心尖内侧或胸骨左下缘最清楚;为起搏电极发放的脉冲电流刺激心内膜或心外膜电极附近的神经组织,引起局部肌肉收缩和起搏电极导管在心腔内摆动引起的振动所致。

②膈肌音:发生在 S1 之前,伴上腹部肌肉收缩,为起搏电极发放的脉冲电流刺激膈肌或膈神经引起膈肌收缩所产生。

几种主要的三音律和心音分裂的听诊特点比较见表 7-3-6。

表 7-3-6　几种主要的三音律和心音分裂的听诊特点比较

	听诊部位	性质	时间	呼吸影响	临床意义
生理性 S3	心尖部及其内上方	强度弱、音调低	舒张早期,S1—S3<S1—S2	呼气末明显	健康青少年
S2 分裂	肺动脉瓣区	音短促,两音相同	S2 的两个成分间隔>0.03 s	多为呼气末明显	健康青少年、肺动脉瓣狭窄等
S1 分裂	心尖部	同上	S1 的两个成分间隔>0.03 s		肺动脉高压等
舒张早期奔马律	心尖部(左室)或剑突下(右室)	音调低、强度弱	舒张早期,心率快使 S1—S3 与 S1—S2 相仿	呼气末(左室)或吸气时较响(右室)	心肌损伤
舒张晚期奔马律	心尖部稍内侧	音调较低,强度较弱	舒张晚期,S1 前约 0.1 s	呼气末较响	心肌肥厚伴心肌损伤

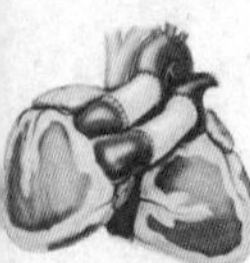

续表

	听诊部位	性质	时间	呼吸影响	临床意义
开瓣音	同上	音调高,响亮、清脆、短促呈拍击样	舒张早期,S2 后 0.05～0.06 s		二尖瓣狭窄
心包叩击音	胸骨左缘	中频,较响,短促	舒张早期,S2 后 0.09～0.12 s		缩窄性心包炎
肿瘤扑落音	心尖部内侧	音调较低,随体位改变	S2 后 0.08～0.12 s		心房黏液瘤
收缩早期喀喇音	主动脉瓣区或肺动脉瓣区	音调高,呈清脆短促的高频爆裂样声音	紧跟 S1 后 0.05～0.07 s		主动脉瓣狭窄或肺动脉高压等
收缩中晚期喀喇音	心尖部或其内侧	高调、短促、清脆,可伴收缩晚期杂音	S1 后 0.08 s 或以上		二尖瓣脱垂

(6)心脏杂音(cardiac murmurs):在心音与额外心音之外,在心脏收缩或舒张过程中出现的异常声音,杂音性质的判断对心脏病的诊断具有重要的参考价值。

1)杂音产生的机制:正常血流呈层流状态。在血流加速、血流通道异常、血管管径异常等情况下,层流可转变为湍流或旋涡而冲击心壁、大血管壁、瓣膜、腱索等使之振动而在相应部位产生杂音。

①血流加速:血流速度越快,就越容易产生旋涡,杂音也越响。例如,剧烈运动、严重贫血、高热、甲状腺功能亢进等,使血流速度明显增加时,这些情况下即使没有瓣膜或血管病变也可产生杂音,或原有杂音出现增强。

②瓣膜口狭窄:血流通过狭窄处会产生湍流而形成杂音,是形成杂音的常见原因,如二尖瓣狭窄、主动脉瓣狭窄、肺动脉瓣狭窄、先天性主动脉缩窄等。此外,也可由心腔或大血管扩张导致的瓣口相对狭窄,血流通过时也可产生旋涡,形成湍流而出现杂音。

③瓣膜关闭不全:由器质性病变(畸形、粘连、穿孔等)形成的心脏瓣膜关闭不全或心腔扩大导致的心脏瓣膜相对性关闭不全,血液反流经过这些关闭不全的部位会产生旋涡而出现杂音,也是产生杂音的常见原因,如主动脉瓣关闭不全的主动脉瓣区舒张期杂音,以及扩张性心肌病左心室扩大导致的二尖瓣相对关闭不全的心尖区收缩期杂音。

④异常血流通道:在心腔内或大血管间存在异常通道,如室间隔缺损、动脉导管未闭等,血流经过这些异常通道时会形成旋涡而产生杂音。

⑤心腔异常结构:心室内乳头肌、腱索断裂的残端漂浮,均可能扰乱血液层流而产生杂音。

⑥大血管瘤样扩张:血液在流经该血管瘤(主要是动脉瘤)时会形成涡流而产生杂音。

2)杂音的特性与听诊要点:对杂音的听诊有一定的难度,应根据以下要点进行仔细辨别并分析。

①最响部位和传导方向:杂音最响部位常与病变部位有关,如杂音在心尖部最响,提示二尖瓣病变;杂音在主动脉瓣区或肺动脉瓣区最响,则分别提示为主动脉瓣或肺动脉瓣病变;如在胸骨左缘第 3、4 肋间闻及响亮而粗糙的收缩期杂音,应考虑室间隔缺损等。杂音的传导方向也有一定规律,如二尖瓣关闭不全的杂音多向左腋下传导,主动脉瓣狭窄的杂音向颈部传导,而二尖瓣狭窄的隆隆样杂音则局限于心尖区。由于许多杂音具有传导性,在心脏任何听诊区听到的杂音除考虑相应的瓣膜病变外,尚应考虑是否由其他部位传导而来。一般杂音传导得越远,则其声音将变得越弱,但性质仍保持不变。可将听诊器

自某一听诊区逐渐移向另一听诊区，若杂音逐渐减弱，只在某一听诊区杂音最响，则可能仅是这一听诊区相应的瓣膜或部位有病变，其他听诊区的杂音是传导而来的。若移动时，杂音先逐渐减弱，而移近另一听诊区时杂音有所增强且性质不相同，应考虑两个瓣膜或部位均有病变。

②心动周期中的时期：不同时期的杂音反映不同的病变，可分收缩期杂音（systolic murmurs）、舒张期杂音（diastolic murmurs）、连续性杂音（continuous murmurs）和双期杂音（收缩期与舒张期均出现但不连续的杂音）。还可根据杂音在收缩期或舒张期出现的早、晚而进一步将其分为早期、中期、晚期或全期杂音。一般认为，舒张期杂音和连续性杂音均为器质性杂音，而收缩期杂音则可能系器质性或功能性的，应注意鉴别。

③性质：杂音由于频率不同而表现出音调与音色的不同；临床上常用于形容杂音音调的词为"柔和""粗糙"。杂音的音色可形容为吹风样、隆隆样（雷鸣样）、机器样、喷射样、叹气样（哈气样）、乐音样、鸟鸣样等。不同音调与音色的杂音，反映不同的病理变化。杂音的频率常与形成杂音的血流速度成正比。临床上可根据杂音的性质推断出不同的病变。如心尖区舒张期隆隆样杂音是二尖瓣狭窄的特征；心尖区粗糙的吹风样全收缩期杂音，常指示二尖瓣关闭不全；心尖区柔和而高调的吹风样杂音常为功能性杂音；主动脉瓣第二听诊区舒张期叹气样杂音为主动脉瓣关闭不全等。

④强度与形态：即杂音的响度及其在心动周期中的变化。收缩期杂音的强度一般采用 Levine 6 级分级法（表 7-3-7），对舒张期杂音的分级也可参照此标准，但亦有只分为轻、中、重度三级的情况。

表 7-3-7 杂音强度分级

级别	响度	听诊特点	震颤
1	很轻	很弱，易被初学者或缺少心脏听诊经验者所忽视	无
2	轻度	能被初学者或缺少心脏听诊经验者听到	无
3	中度	明显的杂音	无
4	中度	明显的杂音	有
5	响亮	杂音很响	明显
6	响亮	杂音很响，即使听诊器稍离开胸壁也能听到	明显

杂音分级的记录方法：杂音级别为分子，6 为分母；如响度为 2 级的杂音则记为 2/6 级杂音。

杂音形态是指在心动周期中杂音强度的变化规律，用心音图记录，构成一定的形态。常见的杂音形态有 5 种：

①递增型杂音（crescendo murmur）：杂音由弱逐渐增强，如二尖瓣狭窄的舒张期隆隆样杂音。

②递减型杂音（decrescendo murmur）：杂音由较强逐渐减弱，如主动脉瓣关闭不全时的舒张期叹气样杂音。

③递增递减型杂音（crescendodecrescendo murmur）：又称菱形杂音，即杂音由弱转强，再由强转弱，如主动脉瓣狭窄的收缩期杂音。

④连续型杂音（continuous murmur）：杂音由收缩期开始，逐渐增强，高峰在 S2 处，舒张期开始渐减，直到下一心动的 S1 前消失，如动脉导管未闭的连续性杂音。

⑤一贯型杂音（plateau murmur）：强度大体保持一致，如二尖瓣关闭不全的全收缩期杂音。

体位、呼吸和运动对杂音的影响：采取某一特定的体位或体位改变、运动后、深吸气或呼气、屏气等动作可使某些杂音增强或减弱，有助于杂音的判别。

①体位：左侧卧位可使二尖瓣狭窄的舒张期隆隆样杂音更明显；前倾坐位时，易于闻及主动脉瓣关闭不全的叹气样杂音；仰卧位则二尖瓣、三尖瓣与肺动脉瓣关闭不全的杂音更明显。此外，迅速改变体位，

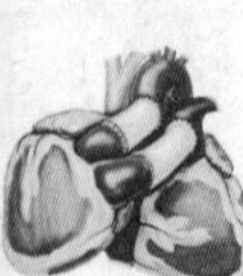

由于血流分布和回心血量的改变也可影响杂音的强度，如从卧位或下蹲位迅速站立，回心向量瞬间减少，从而使二尖瓣、三尖瓣、主动脉瓣关闭不全及肺动脉瓣狭窄与关闭不全的杂音均减轻，而肥厚型梗阻性心肌病的杂音则增强。

②呼吸：深吸气时，胸腔负压增加，回心血量增多和右心室排血量增加，从而使与右心相关的杂音增强，如三尖瓣或肺动脉瓣狭窄与关闭不全。如深吸气后紧闭声门并用力做呼气动作（Valsalva 动作）时，胸腔压力增高，回心血量减少，经瓣膜产生的杂音一般都减轻，而肥厚型梗阻性心肌病的杂音则增强。

③运动：使心率增快，心搏增强，在一定的心率范围内亦使杂音增强。

3）杂音的临床意义：杂音的听取对心血管病的诊断与鉴别诊断有重要价值。但是，有杂音不一定有心脏病，有心脏病也可无杂音。根据产生杂音的心脏部位有无器质性病变可将其区分为器质性杂音与功能性杂音；根据杂音的临床意义又可以将其分为病理性杂音和生理性杂音（包括无害性杂音）。器质性杂音是指杂音产生部位有器质性病变存在，而功能性杂音包括：①生理性杂音；②全身性疾病造成的血流动力学改变产生的杂音（如甲状腺功能亢进使血流速度明显增加）；③有心脏病理意义的相对性关闭不全或狭窄引起的杂音（也可称相对性杂音）。后者心脏局部虽无器质性病变，但它与器质性杂音又可合称为病理性杂音。应该注意的是，生理性杂音必须符合以下条件：只限于收缩期、心脏无增大、杂音柔和、吹风样、无震颤。生理性与器质性收缩期杂音的鉴别要点见表 7-3-8。

表 7-3-8　生理性与器质性收缩期杂音的鉴别要点

鉴别点	生理性	器质性
年龄	儿童、青少年多见	不定
部位	肺动脉瓣区和(或)心尖区	不定
性质	柔和、吹风样	粗糙、吹风样、常呈高调
持续时间	短促	较长、常为全收缩期
强度	≤2/6 级	常≥3/6 级
震颤	无	3/6 级以上可伴有震颤
传导	局限	沿血流方向传导较远而广

根据杂音出现在心动周期中的时期与部位，将杂音的特点和临床意义分述如下：

①各心脏瓣膜听诊区常见收缩期杂音如下。

（a）二尖瓣区：

功能性：常见于运动、发热、贫血、妊娠、甲状腺功能亢进等。杂音性质柔和、吹风样、强度 2/6 级，时限短，较局限。具有心脏病理意义的功能性杂音有左心增大引起的二尖瓣相对性关闭不全，如高血压性心脏病、冠心病、贫血性心脏病、扩张型心肌病等，杂音性质较粗糙、吹风样、强度（2～3）/6 级，时限较长，可有一定的传导。

器质性：主要见于风湿性心瓣膜病二尖瓣关闭不全等，杂音性质粗糙、吹风样、高调，强度≥3/6 级，持续时间长，可占全收缩期，甚至遮盖 S1，并向左腋下传导。

（b）主动脉瓣区：

功能性：见于升主动脉扩张，如高血压和主动脉粥样硬化。杂音柔和，常有 A2 亢进。

器质性：多见于各种病因的主动脉瓣狭窄。杂音为典型的喷射性收缩中期杂音，响亮而粗糙，递增递减型，向颈部传导，常伴有震颤，且 A2 减弱。

（c）肺动脉瓣区：

功能性：其中生理性杂音在青少年及儿童中多见，呈柔和、吹风样，强度在 2/6 级以下，时限较短。心脏病理情况下的功能性杂音，为肺淤血及肺动脉高压引起肺动脉扩张进而形成肺动脉瓣相对性狭窄的杂音，听诊特点与生理性类似，杂音强度较响，P2 亢进，见于二尖瓣狭窄、先天性心脏病的房间隔缺损等。

器质性：见于肺动脉瓣狭窄，杂音呈典型的收缩中期杂音，喷射性、粗糙、强度≥3/6 级，常伴有震颤且 P2 减弱。

(d)三尖瓣区：

功能性：多见于右心室扩大的患者，如二尖瓣狭窄、肺心病，因右心室扩大导致三尖瓣相对性关闭不全。杂音为吹风样、柔和，吸气时增强，一般在 3/6 级以下，可随病情好转、心腔缩小而减弱或消失。由于右心室增大，杂音部位可移向左侧近心尖处，需注意与二尖瓣关闭不全的杂音鉴别。

器质性：极少见，听诊特点与器质性二尖瓣关闭不全类似，但不传至腋下，可伴颈静脉和肝脏收缩期搏动。

(e)其他部位：

功能性：在胸骨左缘第 2、3、4 肋间，在部分青少年中可闻及生理性(无害性)杂音，可能系左或右心室将血液排入主或肺动脉时产生的紊乱血流所致。杂音(1～2)/6 级、柔和、无传导，平卧位吸气时杂音易闻及，坐位时杂音减轻或消失。

器质性：常见的有胸骨左缘第 3、4 肋间响亮而粗糙的收缩期杂音伴震颤，有时呈喷射性，提示室间隔缺损等。

②各心脏瓣膜听诊区常见舒张期杂音如下。

(a)二尖瓣区：

功能性：主要见于中、重度主动脉瓣关闭不全，导致左室舒张期容量负荷过高，使二尖瓣基本处于半关闭状态，呈现相对狭窄而产生杂音，称 Austin Flint 杂音。应注意与器质性二尖瓣狭窄的杂音鉴别，见表 7-3-9。

器质性：主要见于风湿性心瓣膜病的二尖瓣狭窄。听诊特点为心尖 S1 亢进，局限于心尖区的舒张中、晚期低调、隆隆样、递增型杂音，平卧或左侧卧位易闻及，常伴震颤。

表 7-3-9　二尖瓣区舒张期杂音的鉴别

	器质性二尖瓣狭窄	Austin Flint 杂音
杂音特点	粗糙，递增型舒张中、晚期杂音，常伴震颤	柔和，递减型舒张中、晚期杂音，无震颤
S1 亢进	常有	无
开瓣音	可以有	无
心房颤动	常有	常无
X 线心影	呈二尖瓣型，右室、左房增大	呈主动脉型，左室增大

(b)主动脉瓣区：主要为器质性杂音，见于各种原因所致的主动脉瓣关闭不全。杂音呈舒张早期开始的递减型柔和叹气样的特点，常向胸骨左缘及心尖传导，于主动脉瓣第二听诊区、前倾坐位、深呼气后暂停呼吸时最清楚。常见原因为风湿性心瓣膜病或先天性心脏病的主动脉瓣关闭不全、特发性主动脉瓣脱垂、梅毒性升主动脉炎和马方综合征所致主动脉瓣关闭不全。

(c)肺动脉瓣区：多为功能性杂音，器质性病变引起者极少，多由肺动脉扩张导致相对性关闭不全所致。杂音柔和，较局限，呈舒张期递减型、吹风样，于吸气末增强，常合并 P2 亢进，称 Graham Steell 杂音，常见于二尖瓣狭窄伴明显肺动脉高压。

(d)三尖瓣区：局限于胸骨左缘第 4、5 肋间，低调隆隆样，深吸气末杂音增强，见于三尖瓣狭窄，极为少见。

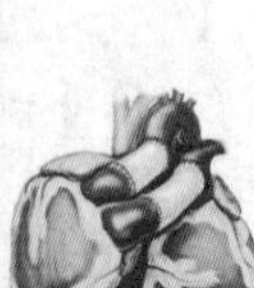

③连续性杂音：常见于先天性心脏病动脉导管未闭。杂音粗糙、响亮似机器转动样，持续于整个收缩与舒张期，其间不中断，掩盖 S2。在胸骨左缘第 2 肋间稍外侧闻及，常伴有震颤。此外，先天性心脏病主、肺动脉间隔缺损也可有类似杂音，但位置偏内而低，约在胸骨左缘第 3 肋间。冠状动静脉瘘、冠状动脉窦瘤破裂也可出现连续性杂音，但前者杂音柔和；后者有冠状动脉窦瘤破裂的急性病史。

(7)心包摩擦音(pericardial friction sound)：指脏层与壁层心包由于生物性或理化因素出现纤维蛋白沉积而粗糙，以致在心脏搏动时产生摩擦而出现的声音。音质粗糙，高音调，呈搔抓样，比较表浅，类似纸张摩擦的声音。在心前区或胸骨左缘第 3、4 肋间最响亮，坐位前倾及呼气末更明显。典型者摩擦音的声音呈三相：心房收缩—心室收缩—心室舒张期，但多为心室收缩—心室舒张的双期摩擦音，有时也可仅出现在收缩期。心包摩擦音与心搏一致，屏气时摩擦音仍存在，可据此与胸膜摩擦音相鉴别；见于各种感染性心包炎，也可见于急性心肌梗死、尿毒症、心脏损伤后综合征、系统性红斑狼疮等非感染性情况。当心包腔积液达到一定量后，摩擦音可消失。

五、血管检查

血管检查是心血管检查的重要组成部分。本节重点阐述周围血管检查，包括脉搏、血压、血管杂音和周围血管征，特别阐述颈部血管检查。

(一)脉搏

检查脉搏主要用触诊，也可用脉搏计描记波形。检查时可选择桡动脉、肱动脉、股动脉、颈动脉、足背动脉等。检查时需对比两侧脉搏情况，正常人两侧脉搏差异很小，不易察觉。患有某些疾病时，两侧脉搏可明显不同，如缩窄性大动脉炎或无脉症。在检查脉搏时应注意脉搏脉率、节律、紧张度、强弱和动脉壁弹性、波形变化。

1. 脉率

脉率的影响因素一般类似于心率。正常成人脉率在安静、清醒的情况下为 60～100 次/分，老年人偏慢，女性稍快，儿童较快，<3 岁的儿童多在 100 次/分以上。各种生理、病理情况或药物影响可使脉率增快或减慢。此外，除注意脉率快慢外，还应观察脉率与心率是否一致。发生某些心律失常，如心房颤动或频发期前收缩时，由于部分心脏收缩的搏出量低，不足以引起周围动脉搏动，故脉率可少于心率。

2. 脉律

脉搏的节律可反映心脏的节律。正常人脉律规则，有窦性心律不齐者的脉律可随呼吸改变，吸气时增快，呼气时减慢。各种心律失常均可影响脉律，如心房颤动者脉律绝对不规则，脉搏强弱不等和脉率少于心率，后者称为脉搏短绌；有期前收缩呈二联律或三联律者可形成二联脉、三联脉；二度房室传导阻滞者可有脉搏脱漏，称脱落脉(dropped pulse)等。

3. 紧张度与动脉壁状态

脉搏的紧张度与动脉硬化的程度有关。检查时，可将两个手指指腹置于桡动脉上，近心端手指用力按压阻断血流，使远心端手指触不到脉搏，通过施加压力的大小及感觉到的血管壁弹性状态判断脉搏紧张度。例如，将桡动脉压紧后，虽远端手指触不到动脉搏动，但可触及条状动脉的存在，并且硬而缺乏弹性似条索状、迂曲或结节状，提示动脉硬化。

4. 强弱

脉搏的强弱与心搏出量、脉压和外周血管阻力相关。脉搏增强且振幅大，是由心搏量大、脉压宽和外周阻力低所致，见于高热、甲状腺功能亢进、主动脉瓣关闭不全等。脉搏减弱而振幅低是由心搏量少、脉压小和外周阻力增高所致，见于心力衰竭、主动脉瓣狭窄、休克等。

5. 脉波

了解脉波变化有助于心血管疾病的诊断，通过仔细地触诊动脉(如桡动脉、肱动脉或股动脉)可发现各种脉波异常的脉搏。

(1)正常脉波：由升支(叩击波)、波峰(潮波)和降支(重搏波)三部分构成。升支发生在左室收缩早期，由左室射血冲击主动脉壁所致。波峰又称潮波，出现在收缩中、晚期，系血液向动脉远端运行的同时，部分逆返，冲击动脉壁引起。降支发生于心室舒张期，在降支上有一切迹称重搏波，由主动脉瓣关闭，血液由外周向近端折回后又向前，以及主动脉壁弹性回缩，使血流持续流向外周动脉所致。在明显主动脉硬化者，中重搏波趋于不明显。

(2)水冲脉(water hammer pulse)：脉搏骤起骤落，犹如潮水涨落，故名水冲脉，是由周围血管扩张或存在分流、反流所致。前者常见于甲状腺功能亢进、严重贫血、脚气病等，后者常见于主动脉瓣关闭不全、先天性心脏病动脉导管未闭、动静脉瘘等。检查者握紧患者手腕掌面，将其前臂高举过头部，可明显感知桡动脉犹如水冲的急促而有力的脉搏冲击。

(3)交替脉(pulsus alternans)：系节律规则而强弱交替的脉搏，必要时嘱患者在呼气中期屏住呼吸，以排除呼吸变化所影响的可能性。若测量血压可发现强弱脉搏间有10～30 mmHg的压力差，当气袖慢慢放气至脉搏声刚出现时，即代表强搏的声音，此时的频率是心率的一半。一般认为交替脉系左室收缩力强弱交替所致，为左室心力衰竭的重要体征之一，常见于高血压性心脏病、急性心肌梗死、主动脉瓣关闭不全等。

(4)奇脉(paradoxical pulse)：是指吸气时脉搏明显减弱或消失，系左心室搏血量减少所致。正常人脉搏强弱不受呼吸周期影响。当出现心脏压塞或心包缩窄时，吸气时一方面由于右心舒张受限，回心血量减少而影响右心排血量，故右心室排入肺循环的血量减少，另一方面肺循环受吸气时胸腔负压的影响，肺血管扩张，致使肺静脉回流入左心房血量减少，因而左室排血也减少。这些因素导致吸气时脉搏减弱，甚至不能触及，故又称“吸停脉”。明显的奇脉触诊时即可感知，不明显的可用血压计检测，吸气时收缩压较呼气时低10 mmHg以上。

(5)无脉(pulseless)：即脉搏消失，可见于严重休克及多发性大动脉炎，后者系由某一部位动脉闭塞而致相应部位脉搏消失。

(二)血压

血压通常指体循环动脉血压(blood pressure，BP)，是重要的生命体征。

1. 测量方法

血压测量方法有两种。

①直接测压法：经皮穿刺将导管由周围动脉送至主动脉，导管末端接监护测压系统，自动显示血压值。本法虽然精确、实时且不受外周动脉收缩的影响，但为有创方式，仅适用于危重、疑难病例。

②间接测量法：袖带加压法，以血压计测量。血压计有汞柱式、弹簧式和电子血压计，诊所或医院常用汞柱式血压计或经国际标准[英国高血压协会(British Hypertension Society，BHS)和美国医疗器械促进协会(Association for Advancement of Medical Instrumentation，AAMI)]检验合格的电子血压计进行测量。间接测量法的优点为简便易行，但易受多种因素影响，尤其是周围动脉舒缩变化的影响。

操作规程：患者半小时内禁烟、禁咖啡、排空膀胱，在安静环境下坐在有靠背的椅子上安静休息至少5 min。取坐位或仰卧位测血压，被检查者上肢裸露伸直并轻度外展，肘部置于心脏同一水平，将气袖均匀紧贴皮肤缠于上臂，使其下缘在肘窝以上2～3 cm，气袖之中央位于肱动脉表面。检查者触及肱动脉搏动后，将听诊器体件置于搏动处上方准备听诊。然后，向袖带内充气，边充气边听诊，待肱动脉搏动声消失，再升高30 mmHg后，缓慢放气，双眼随汞柱下降，平视汞柱表面，根据听诊结果读出血压值。根据

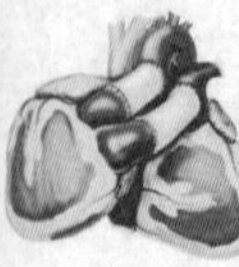

Korotkoff 5 期法，首先听到的响亮拍击声(第 1 期)代表收缩压；随后拍击声有所减弱和带有柔和吹风样杂音称为第 2 期；在第 3 期当压力进一步降低而动脉血流量增加后，拍击声增强和杂音消失，然后音调突然变得沉闷为第 4 期；最终声音消失即达第 5 期。第 5 期的血压值即舒张压。对于妊娠妇女、严重贫血、甲状腺功能亢进、主动脉瓣关闭不全及 Korotkoff 音不消失者，可将第 4 期作为舒张压读数，也可以同时记录两个数值作为舒张压，如血压 160/(80～50) mmHg。至少应测量 2 次血压，间隔 1～2 min；如收缩压或舒张压 2 次读数相差 5 mmHg 以上，应再次测量，以 3 次读数的平均值作为测量结果。收缩压与舒张压之差值为脉压，舒张压加 1/3 脉压为平均动脉压。需注意的是，部分被检查者偶尔可出现听诊间隙(在收缩压与舒张压之间出现的无声间隔)，若未能识别可能会导致收缩压的低估，主要见于重度高血压、主动脉瓣狭窄等。因此，需注意在向袖带内充气时，肱动脉搏动声消失后应再升高 30 mmHg，一般能防止此误差。

气袖宽度：气袖大小应适合患者的上臂臂围，至少应包裹 80％上臂。手臂过于粗大或测大腿血压时，用标准气袖结果会过高；反之，手臂太细或儿童测压时用标准气袖则结果会偏低。因此，针对这些特殊情况，为保证测量准确，须使用适当大小的袖带。

2. 血压标准

正常成人血压标准的制定经历了多次改变，主要根据大规模流行病学资料分析获得。根据《2018 年中国高血压防治指南修订版(征求意见稿)》的内容，血压水平的定义和分类如表 7-3-10 所示。

表 7-3-10 血压水平的定义和分类

类别	收缩压/mmHg	舒张压/mmHg
正常血压	＜120 和	＜80
正常高值	120～139 和(或)	80～89
高血压	≥140 和(或)	≥90
1 级高血压(轻度)	140～159 和(或)	90～99
2 级高血压(中度)	160～179 和(或)	100～109
3 级高血压(重度)	≥180 和(或)	≥110
单纯收缩期高血压	≥140 和	＜90

注：若患者的收缩压与舒张压分属不同级别时，则以较高的分级为准；单纯收缩期高血压也可参照收缩压水平分为 1 级、2 级、3 级。

3. 血压变动的临床意义

(1)高血压：血压测值受多种因素的影响，如情绪激动、紧张、运动等；若在安静、清醒的条件下采用标准测量方法，至少 3 次非同日血压值达到或超过收缩压 140 mmHg 和(或)舒张压 90 mmHg，即可认为有高血压，如果仅收缩压达到标准则称为单纯收缩期高血压。绝大多数高血压是原发性高血压，约 5％继发于其他疾病，称为继发性或症状性高血压，如慢性肾炎等。高血压是动脉粥样硬化和冠心病的重要危险因素，也是心力衰竭的重要原因。

(2)低血压：凡血压低于 90/60 mmHg 时称低血压。持续的低血压状态多见于严重病症，如休克、心肌梗死、急性心脏压塞等。低血压也可为体质原因造成，患者自诉一贯血压偏低，一般无症状。另外，如果患者平卧 5 min 以上后站立 1 min 和 5 min，其收缩压下降 20 mmHg 以上，并伴有头晕或晕厥，则为直立性低血压。

(3)双侧上肢血压差别显著：正常双侧上肢血压差别在 5～10 mmHg 以内，若超过此范围则属异常，见于多发性大动脉炎、先天性动脉畸形等。

(4)上下肢血压差异常：正常下肢血压高于上肢血压 20～40 mmHg，若下肢血压低于上肢血压应考虑主动脉缩窄、胸腹主动脉型大动脉炎等。

(5)脉压改变:脉压明显增大,可结合病史,考虑为甲状腺功能亢进、主动脉瓣关闭不全、动脉硬化等;而脉压减小,可见于主动脉瓣狭窄、心包积液、严重心力衰竭患者。

4. 动态血压监测

近年来,在血压监测方面除了重危患者的床旁有创监测外,尚有动态血压监测(ambulatory blood pressure monitoring,ABPM),这是高血压诊治中的一项进展。测量应使用符合国际标准(BHS和AAMI)的动态血压监测仪,按设定间期24 h记录血压。一般设白昼时间为上午6点到下午10点;每15 min或20 min测血压一次;晚间为下午10点到次晨6点,每30 min记录一次。动态血压的国内正常参考标准介绍如下:24 h平均血压值<130/80 mmHg;白昼平均值<135/85 mmHg;夜间平均值<125/75 mmHg。正常情况下,夜间血压值较白昼低10%~15%。凡是疑有单纯性诊所高血压(白大衣高血压)、隐蔽性高血压、顽固难治性高血压、发作性高血压或低血压,以及降压治疗效果差的患者,均应考虑做动态血压监测,将其作为常规血压的补充手段。

(三)血管杂音及周围血管征

1. 静脉杂音

由于静脉压力低,不易出现涡流,故杂音一般不明显。临床上较有意义的有颈静脉营营声(无害性杂音):在颈根部近锁骨处,甚至在锁骨下,尤其是右侧可出现低调、柔和、连续性杂音,坐位及站立位明显,系颈静脉血液快速回流入上腔静脉所致。以手指压迫颈静脉暂时中断血流,此杂音可消失,属无害性杂音。应注意与甲状腺功能亢进之血管杂音和某些先天性心脏病的杂音相鉴别。此外,肝硬化门静脉高压引起腹壁静脉曲张时,可在脐周或上腹部闻及连续性静脉营营声。

2. 动脉杂音

动脉杂音多见于周围动脉、肺动脉和冠状动脉。

①甲状腺功能亢进症时在甲状腺侧叶的连续性杂音临床上极为多见,提示局部血流丰富。

②多发性大动脉炎的狭窄病变部位可听到收缩期杂音。

③肾动脉狭窄时,在上腹部或腰背部可闻及收缩期杂音。

④肺内动静脉瘘时,在胸部相应部位有连续性杂音。

⑤外周动静脉瘘时则在病变部位出现连续性杂音。

⑥冠状动静脉瘘时可在胸骨中下端出现较表浅而柔和的连续性杂音或双期杂音,部分以舒张期更为显著。

⑦还有在正常儿童及青年,锁骨上可有轻而短的递增递减型收缩期杂音,当双肩向后高度伸展时杂音消失。该杂音发生原理尚不明确,可能来源于主动脉弓的头臂分支。

3. 周围血管征

脉压增大时除可触及水冲脉外,还有以下体征:

(1)枪击音(pistol shot sound):在外周较大动脉表面(常选择股动脉),轻放听诊器膜型体件时可闻及与心跳一致、短促如射枪的声音。

(2)Duroziez双重杂音:以听诊器钟型体件稍加压力置于股动脉上,并使体件开口方向稍偏向近心端,可闻及收缩期与舒张期双期吹风样杂音。

(3)毛细血管搏动征(capillary pulsation):用手指轻压患者指甲末端或以玻片轻压患者口唇黏膜,使局部发白,当心脏收缩和舒张时发白的局部边缘发生有规律的红、白交替改变,即为毛细血管搏动征。

凡体检时发现上述体征及水冲脉,则可统称为周围血管征阳性,主要见于主动脉瓣重度关闭不全、甲状腺功能亢进、严重贫血等。

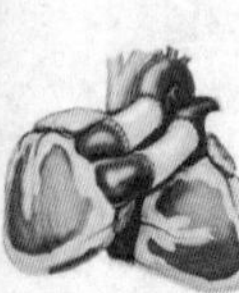

4. 颈部血管

正常人立位或坐位时颈外静脉常不显露，平卧时可稍见充盈，充盈的水平仅限于锁骨上缘至下颌角距离的下2/3以内。在坐位或半坐位(身体呈45°)时，如颈静脉明显充盈、怒张或搏动，则为异常征象，提示颈静脉压升高，见于右心衰竭、缩窄性心包炎、心包积液、上腔静脉阻塞综合征，以及胸腔、腹腔压力增加等情况。

颈静脉搏动可见于三尖瓣关闭不全等。平卧位时若看不到颈静脉充盈，提示低血容量状态。颈静脉与右心房的压力改变，右侧颈部较左侧颈部明显，可能是由于右无名静脉系上腔静脉的直接延续且较左无名静脉为短。单从左侧颈部推测静脉压可能导致错误。

正常人颈部动脉的搏动，只在剧烈活动后心搏出量增加时可见，且很微弱。而安静状态下出现的颈动脉明显搏动，则多见于主动脉瓣关闭不全、高血压、甲状腺功能亢进及严重贫血病人。因颈动脉和颈静脉都可能发生搏动，而且部位相近，故应注意鉴别。一般静脉搏动柔和，范围弥散，触诊时无搏动感；动脉搏动比较强劲，为膨胀性，搏动感明显。

听诊颈部血管，一般让患者取坐位，用钟型听诊器听诊，如发现异常杂音，应注意其部位、强度、性质、音调、传播方向和出现时间，以及患者姿势改变、呼吸等对杂音的影响。

(1)若在颈部大血管区听到血管性杂音，应考虑颈动脉或椎动脉狭窄。颈动脉狭窄的典型杂音发自颈动脉分叉部，并向下颌部放射，出现于收缩中期，呈吹风样高音调性质。这种杂音往往提示强劲的颈动脉血流和颈动脉粥样硬化狭窄，但也可见于健侧颈动脉，可能是代偿性血流增快的关系。

(2)若在锁骨上窝处听到杂音，则可能为锁骨下动脉狭窄，见于颈肋压迫。

(3)颈静脉杂音最常出现于右侧颈下部，其性质随体位变动、转颈、呼吸等改变，故与动脉杂音不同。

(4)在右锁骨上窝听到低调、柔和、连续性杂音，则可能为颈静脉血流快速流入上腔静脉口径较宽的球部所产生，这种静脉音是生理性的，用手指压迫颈静脉后即可消失。

六、胸部和腹部检查

胸部检查应从观察呼吸的速率、力度和规则性开始。胸部的形状也很重要，桶状胸伴有横膈下降提示肺水肿、支气管炎和肺心病的可能性。胸部视诊是心脏整体检查的一个部分。胸部视诊看到胸骨上部右侧凸出，可因主动脉瘤而引起。主动脉瘤可引起上腔静脉阻塞从而导致出现静脉的侧支循环表现。任何原因引起的脊椎后侧突均可引起肺心病，这种骨骼畸形和漏斗状胸以及鸡胸一样都常见于马方综合征。

左心室衰竭和其他原因引起的肺静脉压升高均可引起肺部啰音；在肺水肿患者中，有时可听到哮鸣音(心源性哮喘)。

①静脉充血可引起肝脏疼痛性肿大；而持久的心力衰竭，肝脏触痛可消失。

②重度三尖瓣反流患者可发生肝脏收缩期扩张性搏动，在单纯三尖瓣狭窄和窦性心律时，可扪及肝脏收缩期前搏动。

③缩窄性心包炎也常可触及搏动的大肝脏，其搏动曲线的形态与在这种情况下颈静脉搏动曲线相似。

④当紧压腹部可使颈静脉膨胀，即出现腹颈静脉反流时，通常有右心衰竭。

⑤腹水也是心力衰竭的特征，但在三尖瓣病变和缩窄性心包炎时，此特征更为明显。

⑥脾肿大可见于有重度充血性肝肿大的情况下，最常见于缩窄性心包炎或三尖瓣病。

⑦脾肿大和疼痛可见于感染性心内膜炎，也可见于发生脾栓塞后。脾梗死常伴有可闻及的摩擦音。

⑧在继发于多囊肾病的高血压患者中，两侧肿大的肾脏可能被扪及。

⑨对所有高血压患者都应做腹部听诊，在脐附近或胁腹部可能听到因肾动脉狭窄引起的收缩期杂音。

⑩除非是极其肥胖的病人，否则腹主动脉的动脉粥样硬化瘤于扪诊时通常较易发现。

⑪主动脉缩窄的患者，虽然在其颈部和上肢可见到明显的动脉搏动，但是在其腹部却扪不到动脉搏动，下肢的动脉搏动也减弱或消失。

（王挹青、曾昭萍、吕佳蓝）

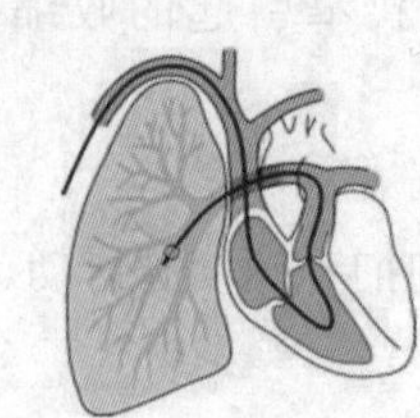

第八章　循环系统常用实验室辅助检查

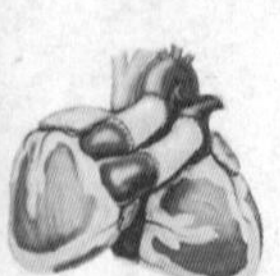

第一节　血栓与止血检测

生理情况下，机体的凝血与抗凝血反应保持动态平衡。止血是机体对血管损伤发生的生理反应，正常机体生理性止血过程可分为一期止血（主要涉及血管和血小板）、二期止血（主要涉及凝血因子和抗凝蛋白）和纤维蛋白溶解三个时期。详见血液系统生理学部分。

出血性疾病与血栓性疾病在临床上较为常见，其病因较为复杂，临床表现多样。熟悉生理止血机制、出血性疾病与血栓性疾病的临床特征，采取正确、有效、快速的实验诊断策略，并结合患者的临床表现，有助于及时准确地诊断出血性疾病与血栓性疾病。

一、初期止血筛查试验

初期止血（又称一期止血）过程主要涉及血管壁与血管内皮细胞的功能，以及血小板的数量与功能。

（一）出血时间

1. 实验原理

出血时间（bleeding time，BT）是指皮肤毛细血管被刺破后自然出血到自然止血所需的时间。BT 主要反映毛细血管与血小板的相互作用，包括皮肤毛细血管的完整性与收缩功能、血小板的数量与功能、血管内皮细胞的功能等。

2. 检测方法

WHO 推荐使用模板刀片法或出血时间测定器法（template bleeding test，TBT）。

3. 参考范围

出血时间正常为（6.9±2.1）min，超过 9 min 为异常。

4. 临床意义

（1）BT 延长：

①血小板明显减少，如原发性和继发性血小板减少性紫癜。

②血小板功能异常，如血小板无力症（Glanzmann's thrombasthenia，GT）和巨血小板综合征（Bernard-Soulier syndrome，BSS）。

③某些凝血因子严重缺乏，如血管性血友病（von Willebrand disease，vWD）、弥散性血管内凝血（disseminated intravascular coagulation，DIC）。

④血管异常，如遗传性出血性毛细血管扩张症（hereditary hemorrhagic telangiectasia，HHT）。

⑤药物影响，如服用抗血小板药物（阿司匹林等）、抗凝药（肝素等）和溶栓药（rt-PA 等）。

（2）BT 正常：并不能完全排除初期止血缺陷。如果有家族出血史，而且又无凝血因子异常，应进一步做其他相关实验室检查。

(3)BT 缩短：某些严重的血栓前状态(prethrombotic state,PTS)、血栓性疾病患者(如 DIC)可见 BT 缩短。

(二)血管内皮细胞功能试验

1. 实验原理

血管内皮细胞可以合成和释放血管性血友病因子(vWF)、前列环素(PGI_2)、血栓调节蛋白(TM)等多种促凝血和抗血栓的生物分子。其检测项目主要包括血管性血友病因子(von Willebrand factor, vWF)相关的血浆 vWF 抗原(vWF:Ag)检测、血浆 vWF 活性(vWF:activity,vWF:A)检测；vWF 功能分析包括血浆 vWF 瑞斯托霉素辅因子(vWF:RC)检测、瑞斯托霉素诱导的血小板凝集试验(RIPA)、vWF 的胶原结合能力(vWF:CBC)测定、vWF 的 FⅧ结合能力(vWF:FⅧBC)测定，必要时还可进行 vWF 多聚体分析和基因诊断。PGI_2 代谢物检测包括 6-酮-前列腺素 $F_{1\alpha}$(6-keto-$PGF_{1\alpha}$)测定或去甲基 6-酮-前列腺素 $F_{1\alpha}$(DM-6-keto-$PGF_{1\alpha}$)检测，血浆内皮素-1(endothelin-1,ET-1)测定，血浆血栓调节蛋白(thrombomodulin,TM)的抗原(TM:Ag)含量测定和活性测定(TM:A)。

2. 检测方法

(1)vWF 检测：vWF 抗原(vWF:Ag)含量检测常用胶乳颗粒增强的免疫比浊法酶联免疫吸附试验(LPEITA)。

(2)PGI_2 代谢物和血浆内皮素-1(ET-1)测定：酶联免疫吸附试验(ELISA)。

(3)血栓调节蛋白抗原(TM:Ag)测定：ELISA 或放射免疫分析法(RIA)。

3. 参考范围

(1)血浆 vWF:Ag(ACL 血凝分析仪检测)参考范围为 41.1%～125.9%(O 型)；61.3%～157.8%(A+B+AB 型)；O 型人群明显低于 A+B+AB 型人群。

(2)血浆 vWF:A(ACL 血凝分析仪检测)参考范围为 38.0%～125.2%(O 型)；49.2%～169.7%(A+B+AB 型)；O 型人群明显低于 A+B+AB 型人群。

(3)vWF:RC、vWF:CBC、vWF:FⅧBC 参考范围为 70%～150%。

RIPA:0.5 g/L,Ris＜20%；1.5 g/L,Ris＞60%。

(4)血浆 6-keto-$PGF_{1\alpha}$(ELISA)：10.6～35.2 ng/L。

血浆 DM-6-keto-$PGF_{1\alpha}$(ELISA)：10.9～43.3 ng/L。

尿液 DM-6-keto-$PGF_{1\alpha}$(ELISA)：128～172 ng/mg(尿肌酐)。

(5)血浆 ET-1＜5 ng/L(ELISA)。

(6)血浆 TM:Ag 参考范围为 20～35 ng/mL。血浆 TM:A 参考范围为 68%～120%。

4. 临床意义

(1)血浆 vWF:Ag 检测的临床意义如下。

①减低见于血管性血友病(vWD)，是诊断 vWD 及其分型的指标之一。

②增高见于血栓性疾病，如急性冠脉综合征(ACS)、心肌梗死、心绞痛、脑血管病变、糖尿病、妊娠高血压综合征、肾小球疾病、大手术后、恶性肿瘤、免疫性疾病、感染性疾病、骨髓增生症等。

(2)结合 vWF:Ag、vWF:A 和 FⅧ:BC 检测，主要用于 vWD 的分型诊断。

①若 vWF:Ag、vWF:A 和 FⅧ:BC 均正常，基本可以排除血友病 A 和 vWD。

②若 vWF:Ag、vWF:A 和 FⅧ:BC 三项中有一项降低，则应该计算：vWF:A/vWF:Ag 比值和 FⅧ:BC/vWF:Ag 比值，比值接近于 1.0 可以诊断为 vWDⅠ型。

③若 vWF:A/vWF:Ag 比值低于 0.7[建议的临界值(cut off)值]，可以诊断 vWD2A、2B、2M 三个亚型，此三个亚型可再用瑞斯托霉素诱导的血小板凝集试验(RIPA)、vWF 多聚体分析等试验加以区分。

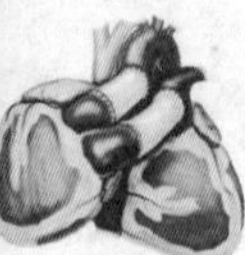

④若 FⅧ:BC/vWF:Ag 比值低于 0.7,可以诊断 vWF2N 亚型和血友病 A,再用 FⅧ抗原(FⅧ:Ag)检测可将 vWD2N 亚型与血友病 A 相区别。

⑤血栓性疾病中,vWF:Ag 与 vWF:A 均升高,vWF:A/vWF:Ag 比值≥1.0。

(3)6-酮-$PGF_{1\alpha}$和去甲基 6-酮-前列腺素 $F_{1\alpha}$是血管内皮细胞的抗凝指标之一。其减低见于血栓性疾病,如急性心肌梗死、心绞痛、脑血管病变、糖尿病、动脉粥样硬化、肿瘤转移、肾小球病变、周围血管血栓形成、血栓性血小板减少性紫癜(thrombotic thrombocytopenia purpura,TTP)等。

(4)血浆 ET-1 的缩血管效应最强,其增高可见于心绞痛、心肌梗死、缺血性脑血管病、原发性高血压病、高脂蛋白血症、肾衰竭、肺动脉高压休克、DIC 等。

(5)TM:Ag 是血管内皮细胞的抗凝指标之一。①减低见于 TM 缺乏症。②增高见于血栓性疾病,如糖尿病、心肌梗死、脑血栓、深静脉血栓形成、肺栓塞、弥散性血管内凝血(DIC)、血栓性血小板减少性紫癜(TTP)、系统性红斑狼疮(SLE)等。

(三)血块收缩试验

1. 实验原理

一定量的血液在体外(37℃)试管中发生凝固后,血小板收缩蛋白作用使凝血块上纤维蛋白网眼收缩而析出血清,此为血块收缩试验(clot contraction test,CRT)。此法测定血清占总血浆量的百分比,可以反映血小板的血块收缩功能。

2. 检测方法

常用检测方法为凝块法。

3. 参考范围

(1)血块收缩率(%)=[血清(mL)/全血(mL)×(100%-Hct%)]×100%,参考值:65.8%±11.0%。

(2)血块收缩时间(h):2 h 开始收缩,18~24 h 完全收缩(凝块法)。

4. 临床意义

(1)减低(<40%):见于特发性血小板减少性紫癜(ITP)、血小板增多症、血小板无力症、红细胞增多症、低(无)纤维蛋白原血症[hypo(a)fibrinogenemia]、多发性骨髓瘤(multiple myeloma,MM)、原发性巨球蛋白血症(primary macroglobulinemia)等。

(2)增高:见于先天性和获得性因子Ⅷ缺陷症等。

(四)血小板黏附功能试验

1. 实验原理

将一定量的抗凝血与一定表面积的玻璃表面接触,血液中的血小板可黏附于带负电荷的玻璃表面,根据黏附前后血小板数量之差,可计算出血小板黏附率(%),此为血小板黏附功能试验(PAdT)。

2. 检测方法

常用检测方法为玻球瓶法和玻珠柱法。

3. 参考范围

①男性 29%~40%,女性 34%~45%(玻球瓶法);②62.5%±8.6%(玻珠柱法)。

4. 临床意义

(1)血小板黏附率增高见于血栓前状态和血栓性疾病,如心肌梗死、心绞痛、脑血管病变、糖尿病、深静脉血栓形成、妊娠高血压综合征、肾小球肾炎、动脉粥样硬化、肺梗死、口服避孕药等。

(2)血小板黏附率减低见于血管性血友病(vWD)、巨血小板综合征(BBS)、血小板无力症、尿毒症、肝硬化、异常蛋白血症、骨髓增生异常综合征(myelodysplastic syndrome，MDS)、急性白血病、服用抗血小板药、低(无)纤维蛋白原血症等。

(五)血小板聚集功能试验

1. 实验原理

血小板聚集功能试验(PAgT)包括：

(1)光学比浊法：在富血小板血浆(PRP)中加入诱聚剂[ADP、肾上腺素(EPI)、凝血酶、胶原(COL)、花生四烯酸(AA)、瑞斯托霉素(RIS)等]，血小板由于发生聚集反应其血浆的浊度减低，透光度增加。将此光浊度变化记录于图纸上，形成血小板聚集曲线。根据血小板聚集曲线中的透光度变化可了解血小板聚集功能。

(2)全血电阻抗法：在枸橼酸钠抗凝全血中加入血小板激活剂，血小板聚集导致浸在血液中的两电极间电阻抗增加，血小板聚集仪可以连续记录血小板聚集过程中的电阻抗变化并以聚集曲线显示。

(3)血栓弹力试验：血栓弹力图分析仪监测血凝块的某一物理性质，即切应力，随着血样发生凝固，随着血凝块的形成、加缩和(或)溶解，电脑控制的 TEG 分析仪自动记录这些血样的动力学变化。

2. 检测方法

常用检测方法为光学比浊法或全血电阻抗法或血栓弹力试验。

3. 参考范围

(1)光电比浊法血小板最大聚集率：①ADP(3 μmol/L)50%～79%，ADP(10 μmol/L)>60%；②胶原(3 mg/L)52%～91%；③花生四烯酸(20 mg/L)56%～82%；④肾上腺素(0.4 mg/L)50%～85.6%；⑤瑞期托霉素(1.5 g/L)58%～76%。

(2)血栓弹力试验：①ADP30%～100%；②AA50%～100%。

4. 临床意义

(1)PAgT 增高：反映血小板聚集功能增强；见于血栓前状态和血栓性疾病，如心肌梗死、心绞痛、糖尿病、脑血管病变、妊高征、静脉血栓形成、肺梗死、口服避孕药、晚期妊娠、高脂血症、抗原-抗体复合物反应、人工心脏和瓣膜移植术等。

(2)PAgT 减低：反映血小板聚集功能减低；见于血小板无力症、贮藏池病、尿毒症、肝硬化、骨髓增生性疾病、原发性血小板减少性紫癜、急性白血病、服用抗血小板药、低(无)纤维蛋白原血症等。

(六)血小板膜糖蛋白检测

1. 实验原理

血小板膜糖蛋白(glycoprotein，GP)主要包括质膜和颗粒膜糖蛋白两大类。①质膜糖蛋白：GPⅠb/Ⅸ/Ⅴ复合物主要参与血小板黏附，GPⅡb/Ⅲa 复合物(CD41/CD61)则是血小板聚集的必需成分。②颗粒膜糖蛋白：P-选择素(P-selectin)或 CD62P 是血小板 α 颗粒膜的分子标志物，CD63 是血小板溶酶体膜蛋白标志物，二者在膜上的高表达被视为血小板活化的分子标志。将荧光色素标记的抗血小板膜糖蛋白的单克隆抗体作为分子探针与全血或富含血小板血浆反应，FCM 多参数分析血小板的荧光强度，可精确测定血小板质膜和颗粒膜 GP 阳性的血小板百分率或平均 GP 分子数。

2. 检测方法

常用检测方法为流式细胞术。

3. 参考范围

(1)糖蛋白阳性血小板百分率：①质膜 GP：GPⅠb(CD42b)、GPⅡb(CD41)、GPⅢa(CD61)、GPⅨ(CD42a)为 95%～99%；②颗粒膜 GP：CD62P<2%，CD63P<2%。

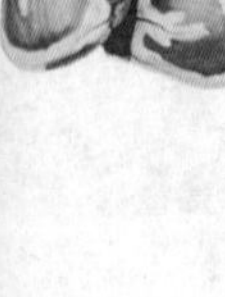

(2)血小板膜糖蛋白分子数：静止与活化血小板部分糖蛋白分子数见表 8-1-1。

表 8-1-1　血小板膜糖蛋白平均分子数的参考范围

种类	静止血小板/个分子	TRAP 活化血小板/个分子
GPⅠb(CD42 a)	25000～43000	6000～22000
GPⅡb/Ⅲa(CD41a)	30000～54000	46000～80000
GPⅢa(CD61)	42000～60000	52000～80000
CD62P	＜500	＞10000

注：TRAP——凝血酶受体活化肽(thrombin receptor activating peptide)。

4. 临床意义

(1)血小板质膜 GP：

①巨血小板综合征患者，GPⅠb/Ⅸ/Ⅴ复合物含量显著减少或缺乏，GPⅠb/Ⅸ/Ⅴ复合物分子结构缺陷的变异型患者含量可正常。

②血小板无力症患者，GPⅡb/Ⅲa 含量显著减少或缺乏，轻型患者可能部分残留(5%～25%)，分子结构异常的变异型患者含量可正常或轻度减少。

(2)血小板颗粒膜 GP：

①血小板致密颗粒缺乏患者，活化血小板膜 CD62P 表达正常。

②血小板 α 颗粒缺乏或 α 颗粒与致密颗粒联合缺陷患者，活化血小板膜 CD62P 表达减低或缺乏。

③血栓前状态与血栓病患者，循环血小板膜 CD62P 或 CD63 表达增加，可见于急性心肌梗死、心绞痛、急性脑梗死、脑动脉硬化、糖尿病、高血压病、外周动脉血管病等。

(七)血小板活化分析试验

1. 实验原理

(1)血小板膜磷脂酰丝氨酸(phosphatidylserine，PS)：用荧光素标记的膜联蛋白Ⅴ(annexin Ⅴ)，可以和血小板膜暴露的 PS 特异结合，直接对血小板进行荧光染色，流式细胞仪检测其相应的荧光强度，可以反映膜 PS 暴露的水平。

(2)血小板花生四烯酸代谢产物，主要包括血栓烷 B_2(TXB_2)、尿液去二甲基-TXB_2(DM-TXB_2)、11-脱氢-TXB_2(11-DH-TXB_2)测定。

2. 检测方法

(1)PS：流式细胞术。

(2)血栓烷 B_2(TXB_2)、尿液去二甲基-TXB_2(DM-TXB_2)、11-脱氢-TXB_2(11-DH-TXB_2)：ELISA 或放射免疫分析(RIA)。

3. 参考范围

(1)血小板 PS 阳性＜30%。

(2)血浆 TXB_2 28.2～124.4 ng/L(ELISA)；尿液 DM-TXB_2 168～244 ng/L 肌酐；尿液 11-DH-TXB_2 249～339 ng/L 肌酐(ELISA)。

4. 临床意义

(1)PS 降低见于血小板第 3 因子缺陷症、血小板无力症、巨血小板综合征、肝硬化、尿毒症、骨髓增生异常综合征(MDS)、异常蛋白血症、弥散性血管内凝血、服用抗血小板药物、系统性红斑狼疮、急性白血病等。②PS 增高见于血栓病和血栓前状态，胶原和凝血酶刺激后膜联蛋白Ⅴ的阳性率可高达 89%。

(2)TXB_2 是花生四烯酸代谢的较 TXA_2 更稳定的产物之一，有促血管收缩和促血小板聚集的作用：

①增高见于血栓前状态和血栓性疾病，如心肌梗死、心绞痛、糖尿病、动脉粥样硬化、妊高征、深静脉血栓形成、肺梗死、肾小球疾病、高脂血症、大手术后等；②降低见于环氧酶或 TXA_2 合成酶缺乏症，服用抑制环氧酶或 TXA_2 合成酶的药物，如阿司匹林等。

（八）血小板自身抗体检测

1. 实验原理

血小板自身抗体可分为血小板相关免疫球蛋白（platelet associated immunoglobulin，PAIg，包括PAIgG、PAIgM、PAIgA）、血小板特异性自身抗体、药物相关自身抗体、同种血小板自身抗体等。以PAIgG测定为例，将人抗IgG抗体包被在酶标反应板孔内，加入受检血小板破碎液，再加入酶标记的抗人IgG抗体，与结合在板上的PAIgG相结合，最后加入底物显色，颜色深浅与血小板破碎液中的PAIgG的量成正相关。可利用所测得的吸光度（*A* 值）从标准曲线中计算出受检者血小板破碎液中的PAIgG含量。

2. 检测方法

常用检测方法为ELISA或单克隆抗体血小板抗原固定试验（monoclonal antibody immobilization of platelet antigens，MAIPA）。

3. 参考范围

ELISA法：PAIgG为0～78.8 ng/10^7 血小板；PAIgM为0～7.0 ng/10^7 血小板；PAIgA为0～2.0 ng/10^7 血小板；FCM一般<10%（应建立本实验室的参考值）。

4. 临床意义

血小板相关免疫球蛋白（PAIg）增高见于ITP、同种免疫性血小板减少性紫癜（多次输血、输血后紫癜）、药物免疫性血小板减少性紫癜、恶性淋巴瘤、慢性活动性肝炎、系统性红斑狼疮、慢性淋巴细胞性白血病、多发性骨髓瘤、Evan综合征、良性单株丙球蛋白血症等。90%以上ITP患者的PAIgG增高，若同时测定PAIgM、PAIgA，则阳性率可高达100%。然而对ITP而言，PAIg的灵敏度较高，但特异性不强。经治疗后，ITP患者的PAIg水平下降；复发后，则又升高。

二、二期止血筛查试验

（一）血浆凝血酶原时间测定

1. 实验原理

在被检血浆中加入 Ca^{2+} 和组织凝血活酶（tissue thromboplastin），测定血浆的凝固时间，称之为血浆凝血酶原时间（prothrombin time，PT），是外源性凝血系统的检测指标。

2. 检测方法

常用检测方法为血浆凝固法（包括手工法或自动凝血分析仪法）。

3. 参考范围

（1）PT正常参考值为11～13 s，测定值超过正常对照值3 s以上为异常。

（2）凝血酶原时间比值（prothrombin ratio，PTR）是受检血浆的凝血酶原时间（s）/正常人血浆的凝血酶原时间（s）的比值，参考值为0.82～1.15 s。

（3）国际正常化比值（international normalized ratio，INR）：$INR=PTR^{ISI}$，一般为0.9～1.1 s。其中，ISI为国际灵敏度指数（international sensitivity index），做PT检测时必须用标有ISI值的组织凝血活酶（tissue thromboplastin）。

4. 临床意义

（1）PT延长：先天性凝血因子Ⅰ（纤维蛋白原）、Ⅱ（凝血酶原）、Ⅴ、Ⅶ、Ⅹ缺乏；获得性凝血因子缺乏，如严重肝病、维生素 K 缺乏、纤溶亢进、DIC、使用抗凝药物(如口服抗凝剂)和异常抗凝血物质等。

(2)PT 缩短:血液高凝状态,如 DIC 早期、心肌梗死、脑血栓形成、深静脉血栓形成、多发性骨髓瘤等,但敏感性和特异性差。

(3)PTR 及 INR 是监测口服抗凝剂的首选指标。WHO 推荐用 INR,国人的 INR 以 2.0～2.5 为宜,一般不要＞3.0,也不要＜1.5。

(二)活化部分凝血活酶时间测定

1. 实验原理

活化部分凝血活酶时间测定(activated partial thromboplastin time,APTT)是在受检血浆中加入活化的部分凝血活酶时间试剂(接触因子激活剂和部分磷脂)和 Ca^{2+} 后,观察血浆凝固所需要的时间,是内源性凝血系统的检测指标。

2. 检测方法

常用的检测方法为血浆凝固法(包括手工法或自动凝血分析仪法)。

3. 参考范围

APTT 正常参考值 26～36 s(仪器法),31～43 s(手工法)。测定值与正常对照值比较,延长超过 10 s 以上为异常。

4. 临床意义

(1)APTT 延长:见于因子Ⅻ、Ⅺ、Ⅸ、Ⅷ、Ⅹ、Ⅴ、Ⅱ,PK(激肽释放酶原),HMWK(高分子量激肽原)和纤维蛋白原缺乏,尤其是在因子Ⅷ、Ⅸ、Ⅺ缺乏以及它们的抗凝物质增多时可出现 APTT 延长;此外,APTT 是监测普通肝素和诊断狼疮抗凝物质的常用试验。

(2)APTT 缩短:见于血栓性疾病和血栓前状态,但灵敏度和特异度差。

(三)血浆凝血时间测定

1. 实验原理

试管法:将静脉血放入试管(玻璃试管、塑料试管)中,测定自采血开始至血液凝固所需的时间,称之为凝血时间(clotting time,CT)。本试验是反映由因子Ⅻ被负电荷表面(玻璃)激活到纤维蛋白形成的过程,即反映内源性凝血系统的凝血过程。目前,临床常用的还有活化凝血时间法(activated clotting time,ACT),是监测体外循环肝素量的指标之一。

2. 检测方法

常用的检测方法为硅管法或普通试管法。

3. 参考范围

试管法:4～12 min。硅管法:15～32 min。塑料管法:10～19 min。

4. 临床意义

(1)CT 延长:①较严重的 FⅧ、FⅨ水平降低,如血友病 A、B,FⅨ缺乏症等;②严重的 FⅠ、FⅤ、FⅩ缺乏,如严重的肝病、维生素 K 缺乏等;③原发性或继发性纤溶亢进;④口服抗凝剂、应用肝素等;⑤血液循环中存在病理性抗凝物质,如抗 FⅧ或抗 FⅨ抗体、狼疮抗体等。

(2)CT 缩短:①高凝状态,如 DIC 高凝期、凝血因子活性增高及促凝物质进入血液等;②血栓性疾病,如心肌梗死、深静脉血栓形成、糖尿病、肾病综合征等。

(四)血浆纤维蛋白原测定

1. 实验原理

在受检血浆中加入一定量凝血酶,后者使血浆中的纤维蛋白原转变为纤维蛋白,通过血浆凝固的速率可计算出血浆纤维蛋白原(fibrinogen,FIB/Fg)的浓度(Clauss 法),此为血浆纤维蛋白原测定。

2. 检测方法

常用检测方法为 PT 衍生法或凝血酶法(Clauss 法)。

3. 参考范围

正常值为 2~4 g/L。

4. 临床意义

(1)增高:见于糖尿病、急性心肌梗死、急性传染病、风湿病、急性肾小球肾炎、肾病综合征、灼伤、多发性骨髓瘤、休克、大手术后、妊娠高血压综合征、急性感染、恶性肿瘤、血栓前状态、部分老年人等。

(2)降低:见于 DIC、原发性纤溶症、重症肝炎、肝硬化和低(无)纤维蛋白原血症。

(五)血浆凝血因子Ⅱ、Ⅴ、Ⅶ、Ⅹ活性测定

1. 实验原理

一步法乏因子血浆纠正试验:将待检血浆按一定比例分别与缺乏 FⅡ、FⅤ、FⅦ和 FⅩ的血浆混合,测定其混合血浆的凝血酶原时间(PT),将 PT 代入用不同浓度健康人混合血浆制作的标准曲线,可以计算出待测血浆相当于健康人血浆凝血因子活性的百分比。

2. 检测方法

常用检测方法为乏因子血浆纠正法。

3. 参考范围

(1)FⅡ:C 为 97.7%±16.7%。

(2)FV:C 为 102.4%±30.9%。

(3)FⅦ:C 为 103.0%±17.3%。

(4)FX:C 为 103.0%±19.0%。

4. 临床意义

(1)增高见于血栓前状态和血栓性疾病,尤其见于静脉系统血栓。

(2)降低见于先天性因子Ⅱ、Ⅴ、Ⅶ和Ⅹ缺乏症,以及肝病、DIC、口服抗凝剂、维生素 K 缺乏症、新生儿出血症、应用肠道灭菌药、吸收不良综合征等。

(六)血浆凝血因子Ⅷ、Ⅸ、Ⅺ、Ⅻ活性测定

1. 实验原理

一步法乏因子血浆纠正试验:将待检血浆按一定比例分别与缺乏 FⅧ、FⅨ、FⅪ和 FⅫ的血浆混合,测定其混合血浆的活化部分凝血活酶时间(APTT),将 APTT 代入用不同浓度健康人混合血浆制作的标准曲线,可以计算出待测血浆相当于健康人血浆凝血因子活性的百分比。

2. 检测方法

常用的检测方法为乏因子血浆纠正法。

3. 参考范围

(1)FⅧ:C 为 103%±25.7%。

(2)FⅨ:C 为 98.1%±30.4%。

(3)FⅪ:C 为 100%±18.4%。

(4)FⅫ:C 为 92.4%±20.7%。

4. 临床意义

(1)增高见于血栓前状态和血栓性疾病,如静脉血栓形成、肺栓塞、妊娠高血压综合征、晚期妊娠、口

服避孕药、肾病综合征、恶性肿瘤以及肝脏疾病。

(2)降低见于：

①FⅧ:C减低，见于血友病A、血管性血友病、血中存在因子Ⅷ抗体、DIC等。

②FⅨ:C减低，见于血友病B、肝脏疾病、维生素K缺乏症、DIC、口服抗凝药物等。

③FⅪ:C减低，见于因子Ⅺ缺乏症、肝脏疾病、DIC等。

④FⅫ:C减低，见于先天性因子Ⅻ缺乏症、肝脏疾病、DIC、某些血栓性疾病等。

(七)血浆凝血因子ⅩⅢ定性试验

1. 实验原理

在受检血浆中加入Ca^{2+}溶液，使纤维蛋白原变成纤维蛋白凝块，将此凝块置入5 mol/L的尿素溶液中。如果受检血浆缺乏因子ⅩⅢ，则形成的可溶性纤维蛋白凝块易溶于尿素溶液中。

2. 检测方法

常用的检测方法为凝块溶解法。

3. 参考范围

正常人的血浆24 h内纤维蛋白凝块不溶解(5 mol/L尿素溶液)。

4. 临床意义

若纤维蛋白凝块在24 h内完全溶解，则表示因子ⅩⅢ缺乏，见于先天性因子ⅩⅢ缺乏症和获得性因子ⅩⅢ明显减低，如肝病、系统性红斑狼疮、DIC、原发性纤溶症、恶性淋巴瘤、恶性贫血、溶血性贫血以及血浆中存在抗FⅩⅢ抗体等。

(八)血浆凝血活化分子标志物检测

1. 实验原理

(1)血浆凝血酶原片段1+2(fragment 1+2，F_{1+2})：将待测血浆加入含兔抗人F_{1+2}抗体的酶标反应板中，再加入酶标鼠抗人凝血酶原抗体并经底物显色，其颜色深浅与血浆中F_{1+2}的含量呈正相关。

(2)纤维蛋白肽A(fibrinopeptide A，FPA)：将待测血浆用皂土去除纤维蛋白原，加入已知过量的兔抗人FPA抗体，剩余未结合抗体加入预先包被FPA的酶标反应板中，再加入酶标羊抗兔IgG，并经酶底物显色，其颜色深浅与FPA含量呈负相关。

2. 检测方法

F_{1+2}、FPA：ELISA。

3. 参考范围

(1)血浆F_{1+2}为0.29～1.05 nmol/L。

(2)血浆FPA为男性不吸烟者1.22～2.44 μg/L，女性不吸烟、未服避孕药者1.2～3.28 μg/L。

4. 临床意义

(1)血浆凝血酶原片段1+2增高：①90%DIC病例可见血浆F_{1+2}显著增高，故其对早期DIC有诊断意义。②急性心梗时，含量轻度增高。溶栓治疗后可进一步升高。若溶栓治疗有效，F_{1+2}可锐减。③其他可见于易栓症、肺栓塞、深静脉血栓形成。④口服避孕药、雌激素替代治疗、溃疡性结肠炎、老年性高血压、急性脑梗死也可见升高。

(2)血浆纤维蛋白肽A对DIC诊断有较高灵敏度，被作为早期或疑难DIC病例的诊断实验之一。FPA增高还可见于血栓前状态和血栓性疾病，如急性心绞痛和心肌梗死、脑血栓形成、深静脉血栓形成、肺栓塞、肾病综合征、尿毒症、恶性肿瘤转移等。

三、血浆抗凝血物质的检验

(一)血浆凝血酶时间

1. 实验原理

在受检血浆中加入"标准化"凝血酶溶液,测定开始出现纤维蛋白丝所需的时间,称之为血浆凝血酶时间(thrombin time,TT)。TT 主要用于抗凝血酶物质和纤维蛋白原的筛查。

2. 检测方法

常用的检测方法为血浆凝固法(包括手工法或自动凝血分析仪法)。

3. 参考范围

正常值为 16～18 s。受检 TT 值延长超过正常对照值 3 s 以上为延长。

4. 临床意义

(1)TT 延长见于低(无)纤维蛋白原血症和异常纤维蛋白原血症、血中纤维蛋白(原)降解产物(fibrinogen degradation products,FDPs)增高、血中有肝素或类肝素物质存在(如肝素治疗、SLE、肝脏疾病等)。TT 缩短无临床意义。

(2)TT 纠正试验:在 TT 延长的受检血浆中加入少量甲苯胺蓝(甲苯胺蓝有中和肝素的作用)再测定 TT,若延长的 TT 恢复至正常或明显缩短,则表明受检血浆中有类肝素物质存在或肝素增多;若不缩短,则表示受检血浆中存在其他抗凝血酶类物质(如 FDP)或缺乏纤维蛋白原。因此,TT 纠正试验也称游离肝素时间测定。

(二)血浆抗凝血酶检测

1. 实验原理

血浆抗凝血酶(antithrombin,AT)检测包括测定:

(1)抗凝血酶活性(antithrombin activity,AT:A)。在受检血浆中加入过量凝血酶,使抗凝血酶与凝血酶形成 1∶1 复合物,剩余的凝血酶作用于发色底物 S-2238,释出显色基团对硝基苯胺(PNA)。显色的深浅与剩余凝血酶呈正相关,而与 AT 呈负相关,根据受检者吸光度(A 值)从标准曲线中计算出 AT:A 的含量。

(2)抗凝血酶抗原(antithrombin antigen,AT:Ag)。用双抗体夹心法(ELISA)或免疫火箭电泳法均可测量。

2. 检测方法

发色底物法检测活性,免疫分析法检测含量。

3. 参考范围

血浆 AT:A 为 80%～120%;AT:Ag 为 0.17～0.41 g/L(免疫火箭电泳法)。

4. 临床意义

(1)增高:见于血友病、白血病、再生障碍性贫血等的急性出血期;也见于口服抗凝药治疗过程中。

(2)降低:见于先天性或获得性 AT 缺陷症,后者见于血栓前状态、血栓性疾病、DIC、肝脏疾病等。

(三)血浆蛋白 C 和蛋白 S 的测定

1. 实验原理

(1)蛋白 C 活性(PC:A):从蛇毒液中提取的 protac 为蛋白 C(protein C,PC)的特异性激活剂,被激活后的 PC(即活化蛋白 C,APC)与特异的发色底物 PCA 反应,释放出对硝基苯胺(PNA)而显色,显色深浅与 PC:A 呈线性关系。蛋白 C 抗原(PC:Ag)以免疫火箭电泳法检测。

(2)总蛋白 S(total protein S,TPS)抗原包括游离蛋白 S(free protein S,FPS)抗原和与补体 C4 结合的 PS(C4bp-PS)。火箭电泳法是在琼脂板上同时测定 TPS 和 FPS,即在待测血浆中加入一定量的聚乙二醇 6000,则 C4bp-PS 会沉淀下来,上清部分即为 FPS。只有 FPS 才能作为 PC 辅因子发挥抗凝功能。

2. 检测方法

常用检测方法为免疫火箭电泳法。

3. 参考范围

(1)血浆 PC 活性(PC:A)为 70%～140%;PC 抗原(PC:Ag)为 62%～143%。

(2)血浆 FPS 活性(FPS:A)为 63%～135%;FPS 抗原(FPS:Ag)为 78%～124%;TPS 抗原(TPS:Ag)为 77%～116%。

4. 临床意义

(1)蛋白 C 是一种依赖维生素 K 的天然抗凝因子。在凝血酶(thrombin,T)与凝血酶/血栓调节蛋白(thrombomodulin,TM)复合物(T-TM)的作用下,PC 转变为活化蛋白 C(APC),后者灭活因子Ⅷa、Ⅴa 和促进纤溶活性,起到抗凝血作用(图 8-1-1)。PC 减低:遗传性者见于遗传性或先天性 PC 缺陷症;获得性者见于 DIC、肝病、手术后、口服抗凝剂、急性呼吸窘迫综合征等。

(2)游离蛋白 S 降低可分为先天性和获得性。先天性见于 PS 缺陷症,获得性见于肝病、口服抗凝剂、DIC 等。

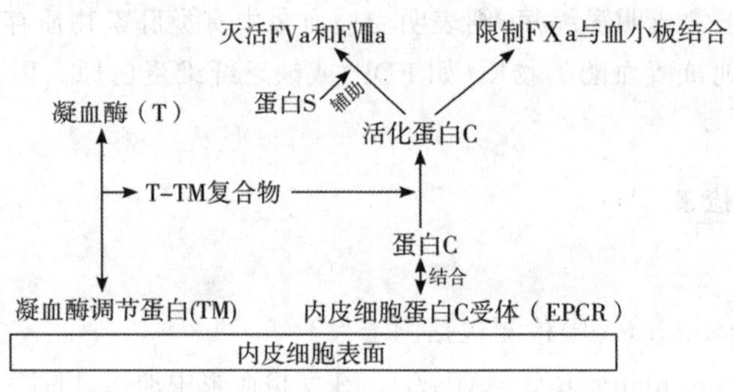

图 8-1-1　蛋白 C 和蛋白 S 及凝血酶调节蛋白的作用

(四)血浆肝素及类肝素物质检测

1. 实验原理

在待测血浆中加入过量抗凝血酶(AT)和 FⅩa,普通肝素,又称未分级肝素(unfractionated heparin,UFH),其和低分子量肝素(low molecular weight heparin,LMWH)均可与 AT 形成复合物并灭活 FⅩa,剩余的 FⅩa 水解发色底物,释放出黄色对硝基苯胺,颜色深浅与血浆中 UFH 或 LMWH 浓度呈负相关。

2. 检测方法

(1)UFH 检则常用 APTT、TT 及其纠正试验或发色底物法。

(2)LMWH 检测常用抗 FⅩa 试验(发色底物法)。

3. 参考范围

血浆肝素浓度为 0.001～0.009 U/mL。

4. 临床意义

(1)肝素增多:见于普通肝素治疗及体外循环、血液透析等。

(2)类肝素物质增多:自发性循环中肝素样抗凝物增多较为少见;严重肝病、系统性红斑狼疮、流行性出血热、过敏性休克等可有肝素样抗凝物增多。已发现,某些肿瘤细胞可以分泌肝素样物质,如肾上腺皮

质肿瘤、多发性骨髓瘤等。在器官移植、某些药物不良反应、过敏反应、放射病、肾病综合征、出血热等造成严重肝脏损伤时，肝素在肝脏内的降解作用减弱，导致肝素样抗凝物增多，患者有较明显的出血症状。

（五）血浆狼疮抗凝物测定

1. 实验原理

血浆狼疮抗凝物（lupus anticoagulation，LAC）测定是一种改良 Russell 蝰蛇毒稀释试验，包括：

（1）Lupo 试验Ⅱ：当蝰蛇毒时间延长时，加入正常血浆后，蝰蛇毒时间仍延长，提示被检血浆中存在狼疮抗凝物质。

（2）Lucor 试验：补充过量脑磷脂以中和狼疮抗凝物质，从而使凝固时间缩短或正常，即纠正试验。

2. 检测方法

常用的检测方法为改良 Russell 蝰蛇毒稀释试验。

3. 参考范围

凝固法：Lupo 试验Ⅱ为 31～44 s；Lucor 试验为 30～38 s；Lupo 试验Ⅱ/Lucor 试验比值为 1.0～1.2；血浆狼疮抗凝物质（Lupus anticoagulants，LAC）阴性。

4. 临床意义

本试验阳性见于有狼疮抗凝物质存在的患者，如 SLE、自发性流产、某些血栓性疾病、抗磷脂抗体综合征等，有 24%～36%患者可发生血栓形成。

（六）血浆凝血因子抑制物检测

1. 实验原理

混合血浆法（Bethesda 法）即将待测血浆与正常血浆按一定比例混合，在 37℃温育一定时间后，检测混合血浆的凝血因子活性，若待测血浆中含有凝血因子抑制物，则混合血浆的凝血因子活性将会降低。通常以因子抑制物（factor inhibitor，FI）灭活 50%某种凝血因子的活性作为 1 个 Bethesda 抑制单位来计算 FI 的含量。

2. 检测方法

常用检测方法为混合血浆法或因子平行稀释法。

3. 参考范围

因子抑制物（FI）：阴性。

4. 临床意义

临床上较常见的是 FⅧ抑制物，见于反复输血、应用 FⅧ浓缩制剂的血友病患者，也可以见于某些自身免疫病和妊娠期间。

（七）血浆凝血酶-抗凝血酶复合物测定

1. 实验原理

用兔抗人凝血酶抗体包被酶标板，加入受检者血浆后再加入辣根过氧化酶标记的鼠抗人 AT 抗体，后者使邻苯二胺（o-phenylenediamine，OPD）显色，显色的深浅与受检血浆中所含的凝血酶-抗凝血酶复合物（thrombin-antithrombin complex，TAT）呈正相关。

2. 检测方法

常用检测方法为 ELISA。

3. 参考范围

酶标法：1.05～1.85 μg/L。

4. 临床意义

TAT 增高见于急性心肌梗死、不稳定型心绞痛、DIC、深静脉血栓形成、脑梗死、急性白血病等。

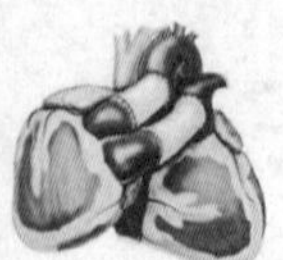

TAT 血浆水平的增高,既可表现在 DIC 等血栓形成病变时,也可出现在复合损伤、肝功能异常、败血症、先兆子痫和某些恶性疾病。

四、血浆纤维蛋白溶解功能的检验

(一)血浆纤维蛋白(原)降解产物的测定

1. 实验原理

于受检血浆中加入血浆纤维蛋白(原)降解产物(fibrin/fibrinogen degradation product,FDPs)抗体包被的胶乳颗粒悬液,胶乳颗粒与 FDPs 结合后发生凝集,根据受检血浆的稀释度可以计算出血浆 FDPs 含量。

2. 检测方法

定性或半定量试验:乳胶凝集试验(latex agglutination test,LAT)。定量分析:胶乳颗粒浊度免疫分析(latex particle turbidimetric immunoassay,LPTIA)。

3. 参考范围

正常值:血清 FDPs<10 mg/L,血浆 FDPs<5 mg/L。

4. 临床意义

FDPs 阳性或增高见于原发性纤溶(primary fibrinolysis)和继发性纤溶(secondary fibrinolysis),后者包括 DIC、恶性肿瘤、急性早幼粒细胞白血病、肺血栓栓塞、深静脉血栓形成、肾脏疾病、肝脏疾病、器官移植的排斥反应、溶血栓治疗等。

(二)血浆 D-二聚体检测

1. 实验原理

D-二聚体(D-dimer,DD)是纤溶酶降解交联的纤维蛋白后生成的特异性降解产物,是体内活动性血栓形成和继发性纤溶亢进的分子标志物,可用乳胶凝集试验或者胶乳颗粒浊度分析或者 ELISA 进行检测。

2. 检测方法

定性或半定量试验:乳胶凝集试验(LAT)。定量分析:胶乳颗粒浊度免疫分析(LPTIA)。

3. 参考范围

定性或半定量试验:阴性。定量分析:DD<0.5 mg/L。

4. 临床意义

D-二聚体阴性是排除深静脉血栓(deep venous thrombosis,DVT)和肺血栓栓塞(pulmonary thromboembolism,PE)的重要试验,阳性也是诊断 DIC 和观察溶血栓治疗疗效的有用试验。且原发性纤溶亢进时,由于无血栓形成,故仅有血浆 FDPs 增高,DD 一般不增高。在其他伴随血液高凝的临床情况下,如妊娠、感染、炎症、恶性肿瘤、外科手术、外伤、大面积烧伤、外周血管病、缺血性脑梗死、缺血性心脏病等,血浆 DD 也可增高。

(三)血浆硫酸鱼精蛋白副凝固实验

1. 实验原理

将受检血浆加入硫酸鱼精蛋白溶液,如果血浆中存在可溶性纤维蛋白单体(soluble fibrin monomer,FM)与纤维蛋白降解产物(fibrin degradation produces,FDPs)复合物,则鱼精蛋白可使其解离析出纤维蛋白单体,纤维蛋白单体再自行聚合成肉眼可见的纤维状物,此为阳性反应结果。这种不需要加凝血酶就能使血浆发生凝固的反应,称为副凝固。因此,本试验被称为血浆鱼精蛋白副凝固实验(plasma protamine paracoagulation test)或3P试验。

2. 检测方法

常用检测方法为手工法。

3. 参考范围

正常人为阴性。

4. 临床意义

(1)阳性见于DIC的早、中期,但在恶性肿瘤、上消化道出血、外科大手术后、败血症、肾小球疾病、人工流产、分娩等情况下也可出现假阳性。

(2)阴性见于正常人、晚期DIC、原发性纤溶症等。

本试验是鉴别原发性纤溶症和继发性纤溶症(DIC)的试验之一。

(四)血浆优球蛋白溶解时间

1. 实验原理

血浆优球蛋白(euglobulin)组分中含有纤维蛋白原(Fg)、纤溶酶原(PLG)和组织型纤溶酶原激活剂(t-PA)等,但不含纤溶酶抑制物。将受检血浆置于醋酸溶液中,使优球蛋白沉淀,经离心除去纤溶抑制物,将沉淀的优球蛋白溶于缓冲液中,再加入适量钙溶液(加钙法)或凝血酶(加酶法),使Fg转变为纤维蛋白凝块,测定凝块完全溶解所需时间,此即为血浆优球蛋白溶解时间(euglobulin lysis time,ELT)。

2. 检测方法

常用检测方法为加钙法或加凝血酶法。

3. 参考范围

加钙法:89～171 min。加凝血酶法:98～216 min。

4. 临床意义

本试验敏感性低,特异性高。

(1)纤溶活性增强:见于原发性和继发性纤溶亢进,后者常见于手术、应激状态、创伤、休克、变态反应、前置胎盘、胎盘早期剥离、羊水栓塞、恶性肿瘤广泛转移、急性白血病、晚期肝硬化、DIC和应用溶血栓药。

(2)纤溶活性降低:见于血栓前状态、血栓性疾病、应用抗纤溶药等。

(五)血浆纤溶酶原测定

1. 实验原理

(1)纤溶酶原(plasminogen,PLG)活性(PLG:A)测定:在受检血浆中加入链激酶(streptokinase,SK)和发色底物(S-2251),受检血浆中的血浆纤溶酶原在SK的作用下,转变成纤溶酶(plasmin,PL),如图8-1-2所示。后者作用于发色底物,释出对硝基苯胺(PNA)而显色。显色的深浅与纤溶酶的水平呈正相关,通过计算可求得血浆中PLG的含量。

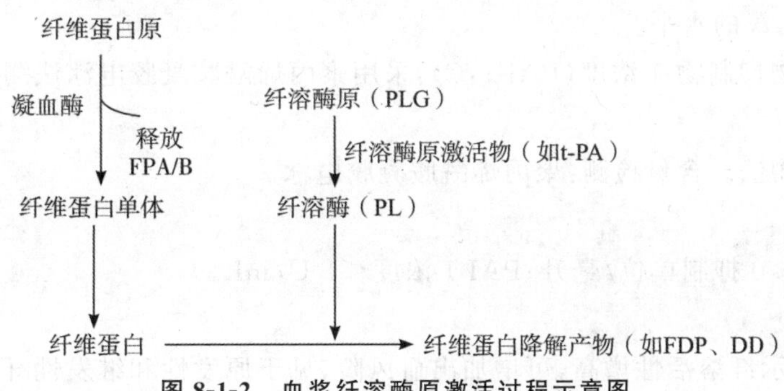

图8-1-2 血浆纤溶酶原激活过程示意图

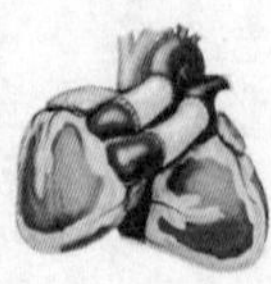

(2)纤溶酶原抗原(PLG:Ag):用两种不同的抗纤溶酶原抗体分别作为包被和酶标抗体,通过双抗体夹心法(ELISA)检测。

2. 检测方法

活性检测:发色底物法。含量检测:ELISA。

3. 参考值

(1)PLG:A 为 75%~140%。

(2)PLG:Ag 为 0.16~0.28 g/L。

4. 临床意义

(1)PLG 增高:表示纤溶活性减低,见于血栓前状态和血栓性疾病。

(2)PLG 降低:表示纤溶活性增高,见于原发性纤溶、继发性纤溶和先天性 PLG 缺乏症。

(六)血浆组织型纤溶酶原激活物测定

1. 实验原理

(1)血浆组织型纤溶酶原激活物(tissue plasminogen activator activity,t-PA)活性(t-PA:A)测定:血浆优球蛋白含有吸附于纤维蛋白上的组织型纤溶酶原激活剂,它能使 PLG 转变为纤溶酶(PL),PL 可使发色底物(S-2251)释出对硝基苯胺(PNA)而显色,显色的深浅与受检血浆中 t-PA 含量呈正相关。利用测得的 *A* 值,可从标准曲线计算出受检血浆中 t-PA 含量。

(2)t-PA 抗原(t-PA:Ag):一般用双抗体夹心法(ELISA)定量测定。

2. 检测方法

活性检测:发色底物法。含量检测:ELISA。

3. 参考范围

t-PA 含量为 0.3~0.6 活化单位/毫升;t-PA 抗原 1.5~10.5 μg/L。

4. 临床意义

(1)增高:表明纤溶活性亢进,见于原发性纤溶、继发性纤溶(如 DIC)等。

(2)减低:表明纤溶活性减弱,见于血栓前状态和血栓性疾病,如动脉血栓形成、深静脉血栓形成、高脂血症、口服避孕药、缺血性脑卒中、糖尿病等。

(七)血浆纤溶酶原激活物抑制物-1 活性测定

1. 实验原理

(1)纤溶酶原激活物抑制物-1(plasminogen activator inhibitor-1,PAI-1)活性(PAI-1:A)测定:在受检血浆中加入纤溶酶原激活剂(PA)和 PLG,血浆中的 PAI-1 与 PA 形成复合物,剩余的 PA 使 PLG 转变成 PL,PL 作用于发色底物,释出 PNA 而显色,其颜色的深浅与 PL 的活性呈正相关;而血浆中 PL 与纤溶酶原激活物抑制物-1(plasminogen activator inhibitor-1,PAI-1)活性呈负相关,利用所测得的 *A* 值,可计算出血浆中 PAI-1:A 的水平。

(2)纤溶酶原激活物抑制物-1 浓度(PAI-1:C):采用聚丙烯酰胺凝胶电泳法测定。

2. 检测方法

活性检测:发色底物法。含量检测:聚丙烯酰胺凝胶电泳。

3. 参考值

PAI-1 含量 0.1~1.0 抑制单位/毫升;PAI-1 浓度<1 U/mL。

4. 临床意义

(1)PAI-1 减低:表示纤溶活性增高,可增加出血风险,见于原发性和继发性纤溶。

(2)PAI-1 增高：表示纤溶活性减低，血栓风险增加，见于血栓前状态和血栓性疾病。同时，因为 PAI-1 属于一种急性时相反应蛋白，所以急性感染、炎症、脓毒血症、恶性肿瘤及手术后可见其暂时性升高。

（八）血浆纤溶酶-抗纤溶酶复合物测定

1. 实验原理

用兔抗人纤溶酶抗体包被酶标板，加入受检血浆后再加入酶标记的第二抗体，最后加入底物显色，显色的深浅与受检血浆中所含的纤溶酶-抗纤溶酶复合物(PAP)呈正相关。

2. 检测方法

常用的检测方法为 ELISA。

3. 参考范围

正常值：0～150 ng/mL。

4. 临床意义

本试验是反映纤溶酶活性效果较好的试验。结果增高见于血栓前状态和血栓性疾病，如 DIC、急性心肌梗死、脑血栓形成、肺梗死、深静脉血栓形成、肾病综合征等。

五、血液流变学检测

（一）全血黏度测定

1. 实验原理

在 2 个共轴双圆筒、圆锥-平板或圆锥-圆锥等测量体的间隙中放入一定量的被检全血，其中一个测量体静悬，另一个则以某种速度旋转。血液摩擦力的作用可带动静悬测量体旋转一个角度，根据这一角度的变化可计算出全血的黏度(blood viscosity)。

2. 检测方法

常用的检测方法为旋转式黏度计法。

3. 参考范围

全血黏度正常值：

高切变率(200 s^{-1})：男性 3.84～5.30 mPa·s，女性 3.39～4.41 mPa·s。

中切变率(50 s^{-1})：男性 4.94～6.99 mPa·s，女性 4.16～5.62 mPa·s。

低切变率(5 s^{-1})：男性 8.80～16.05 mPa·s，女性 6.56～11.9 mPa·s。

4. 临床意义

(1)全血黏度增高见于冠心病、心肌梗死、高血压病、脑血栓形成、DVT、糖尿病、高脂血症、恶性肿瘤、肺源性心脏病、真性红细胞增多症、多发性骨髓瘤、原发性巨球蛋白血症、烧伤等。

(2)全血黏度减低见于贫血、重度纤维蛋白原和其他凝血因子缺乏症。

（二）血浆黏度测定

1. 实验原理

根据哈根-伯肃叶定律，可以利用一定体积的受检血浆流经一定半径和一定长度的毛细管所需的时间，与该管两端压力差计算血浆黏度(plasma viscosity)。

2. 检测方法

常用检测方法为毛细管黏度计法。

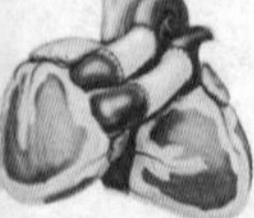

3. 参考范围

正常值：1.12～1.64 mPa·s。

4. 临床意义

血浆黏度增高见于血浆球蛋白和(或)血脂增高的疾病，如多发性骨髓瘤、原发性巨球蛋白血症、糖尿病、高脂血症、动脉粥样硬化等。对血浆黏度增高的患者应进一步检查其病因。

六、血栓与止血缺陷筛查试验的应用

(一)一期止血缺陷筛查试验的应用

一期止血缺陷是指由血管壁和血小板缺陷所致的出血病。选用血小板计数(PLT)和出血时间(BT)作为筛检试验，根据筛检试验的结果，大致有以下4种情况：

(1)BT和PLT都正常：除正常人外，多数是由单纯血管壁通透性和(或)脆性增加所致的血管性紫癜所致。临床上常见于过敏性紫癜、单纯性紫癜和其他血管性紫癜。

(2)BT延长、PLT减少：多数是由血小板数量减少所致的血小板减少症。临床上多见于原发性和继发性血小板减少性紫癜。

(3)BT延长、PLT增多：多数是由血小板数量增多所致的血小板增多症。临床上多见于原发性和继发性血小板增多症。

(4)BT延长、PLT正常：多数是由血小板功能异常或某些凝血因子严重缺乏所致的出血病，如血小板无力症、贮藏池病、低(无)纤维蛋白原血症、血管性血友病(vWD)等。

(二)二期止血缺陷筛查试验的应用

二期止血缺陷是指由凝血因子缺陷或病理性抗凝物质存在所致的出血病。选用APTT和PT作为筛检试验，大致有以下几种情况：

(1)APTT和PT都正常：除正常人外，仅见于遗传性和获得性因子ⅩⅢ缺陷症。

(2)APTT延长、PT正常：多数是由内源性凝血途径缺陷所引起的出血病，如遗传性和获得性因子Ⅷ、Ⅸ、Ⅺ和Ⅻ缺陷症等。

(3)APTT正常、PT延长：多数是由外源性凝血途径缺陷所引起的出血病，如遗传性和获得性因子Ⅶ缺陷症等。

(4)APTT和PT都延长：多数是由共同凝血途径缺陷所引起的出血病，如遗传性和获得性因子Ⅹ、Ⅴ、凝血酶原(因子Ⅱ)和纤维蛋白原(因子Ⅰ)缺陷症。

(5)临床上应用肝素治疗时，APTT也相应延长；应用口服抗凝剂治疗时，PT也相应延长；同时应用肝素、华法林以及患有纤溶综合征、抗磷脂抗体时，APTT与PT可同时延长。

(三)纤溶活性亢进筛查试验的应用

纤溶亢进性出血是指纤维蛋白(原)和某些凝血因子被纤溶酶降解所引起的出血。可选用FDPs和DD作为筛检试验，大致有以下4种情况：

(1)FDPs和DD均正常：表示纤溶活性正常，临床上的出血症状可能与纤溶症无关，若优球蛋白溶解时间(ELT)阴性更予以支持。

(2)FDPs阳性、DD阴性：理论上只见于纤维蛋白原被降解，而纤维蛋白未被降解，即原发性纤溶。实际上这种情况多数属于FDPs的假阳性，见于肝病、手术出血、重型DIC、纤溶早期、剧烈运动后、类风湿性关节炎、抗 Rh(D)抗体存在等。

(3)FDPs 阴性、DD 阳性:理论上只见于纤维蛋白被降解,而纤维蛋白原未被降解,即继发性纤溶。实际上这种情况多数属于 FDPs 的假阴性,见于 DIC、静脉血栓、动脉血栓、溶血栓治疗等。

(4)FDPs 和 DD 都阳性:表示纤维蛋白原和纤维蛋白同时被降解,见于继发性纤溶,如 DIC 和溶血栓治疗后。这种情况临床上最为多见,若 ELT 阳性更予以支持。

七、血栓与止血检测在出血性疾病诊断中的应用

(一)过敏性紫癜

过敏性紫癜(allergic purpura)也称许兰-亨诺综合征,是一种变态反应性出血性疾病,主要是由机体对某些致敏物质(过敏源)发生变态反应而引起全身性毛细血管壁通透性或(和)脆性增加,进而导致以皮肤和黏膜出血为主要表现的临床症候群。凝血象检测显示 30%~50%病例束臂试验阳性。其他检测如出血时间、凝血时间、血小板计数、血块收缩等均在正常范围内。

(二)血小板减少症

1. 原发性免疫性血小板减少症

原发性免疫性血小板减少症(immune thrombocytopenia,ITP)有两种情况:①血小板计数明显减少,血小板常有形态异常,可见大血小板、畸形血小板等,这些血小板对 ADP、胶原、肾上腺素等的聚集反应增强或减弱,血小板第三因子活性降低;②血小板自身抗体,尤其是血小板抗原特异性自身抗体,如抗血小板膜糖蛋白的特异性自身抗体(如 GPⅡb/Ⅲa、GPⅠb/Ⅸ自身抗体)阳性,可鉴别免疫性与非免疫性血小板减少,有助于 ITP 的诊断。

2. 继发性血小板减少性紫癜

继发性血小板减少性紫癜(secondary thrombocytopenic purpura,STP)除束臂试验阳性、PLT 减少和 BT 延长外,还可有血块收缩试验不佳。与免疫因素相关者(如 SLE 等),血小板寿命缩短;若是血栓性因素导致血小板减少,则往往伴有贫血、微血管性溶血、血小板活化和血管内皮受损的检验指标改变。

(三)血小板无力症

(1)BT 延长,血小板计数正常,血涂片上血小板分散不堆集。

(2)血小板功能缺陷,以 ADP、肾上腺素、胶原、花生四烯酸作为诱导剂均不能诱导患者血小板聚集或聚集功能降低。

(3)血小板膜 GPⅡb/Ⅲa 分子含量可表现为显著降低或结构异常,这三者是血小板无力症(Glanzmann's thrombasthenia,GT)的确诊试验。

(四)巨血小板综合征

巨血小板综合征(Bernard-Soulier 综合征)的基本缺陷是血小板膜 GPⅠb/Ⅸ或 GPⅤ的异常,患者的血小板膜不能结合 vWF,使其不能黏附于内皮下组织,并对瑞斯托霉素不发生凝集。

(五)血友病

血友病(hemophilia)是一组由遗传性凝血因子Ⅷ和Ⅸ基因缺陷导致的激活凝血酶原酶的功能发生障碍所引起的出血性疾病。

(1)筛查试验:APTT 延长,PT、TT 正常。

(2)诊断试验:FⅧ:C 或 FⅨ:C 水平减低,按其减低程度可将血友病 A 或 B 分为重型(<1%)、中间型(1%~5%)、轻型(5%~25%)、亚临床型(25%~45%)。

(3)凝血因子抗原含量检测:凝血因子抗原含量(FⅧ:Ag、FⅨ:Ag、FⅪ:Ag)减低或正常。

(4)排除试验:BT、vWF:Ag 和 vWF:C 正常可排除 vWD;无 FⅧ或 FⅨ的抑制物可排除伴抑制物的血友病和获得性血友病。

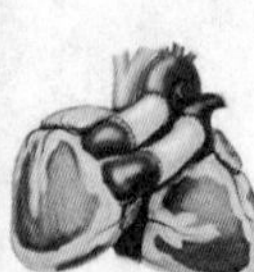

(六)血管性血友病

血管性血友病(von willebrand disease,vWD)是由患者体内的血管性血友病因子基因缺陷造成血浆中 vWF 数量减少或质量异常所致。临床上常以血小板计数正常、BT 和(或)APTT 延长为筛查试验;以 FⅧ:C、vWF:Ag、vWF:C 等试验为确诊试验。

(七)肝脏疾病导致的出血

(1)血小板数一般呈中度减少,血小板黏附、聚集和释放功能降低。

(2)凝血因子(除 FⅧ外)和抗凝因子(AT、PC、PS)合成减少,导致凝血和抗凝血平衡失调。

(3)凝血因子和抗凝因子的消耗增多,严重肝病常并发原发性纤溶亢进或 DIC。

(4)循环抗凝物和 FDPs 增多。

(八)依赖维生素 K 凝血因子缺乏症

(1)筛选试验:测定 PT 和 APTT,但依赖维生素 K 的凝血因子活性需下降到健康人的 35%以下才有 PT 和 APTT 的延长。

(2)确诊试验:直接检测维生素 K 浓度或依赖维生素 K 的凝血因子活性,如 FⅡ:C、FⅦ:C、FⅨ:C、FⅩ:C 均小于 50%,蛋白 C 和蛋白 S 活性均小于 40%。

(九)抗凝物质增多

1. 肝素样抗凝物质增多

APTT、PT、TT 均延长,且不能被正常血浆纠正,但延长的 TT 可被甲苯胺蓝或鱼精蛋白纠正;血浆肝素定量增高。

2. 狼疮样抗凝物质增多

(1)筛选试验:依赖磷脂的凝血筛选试验(如 APTT)延长。

(2)纠正试验:加入等量正常的乏血小板混合血浆不能纠正筛选试验的异常结果;补充外源性磷脂能缩短或纠正延长的筛选试验结果。

(3)确诊试验:狼疮抗凝物质检测。

(十)弥散性血管内凝血

必须存在基础疾病,并结合临床表现和实验室检测才能做出弥散性血管内凝血(disseminated intravascular coagulation,DIC)的正确诊断。DIC 的发病过程如图 8-1-3 所示。常用诊断标准为同时有下列 3 项及以上实验诊断指标异常才可以诊断为 DIC:①PLT<100×10^9/L 或进行性减少;②Fg<1.5 g/L 或进行性减少;③3P 试验阳性或 FDP>20 ug/L;④PT 缩短或比正常对照值延长 3 s 以上,或者是 APTT 缩短或比对照值延长 10 s 以上;⑤外周血图片中,破碎/异常红细胞>10%;⑥ESR<15 mm/h。

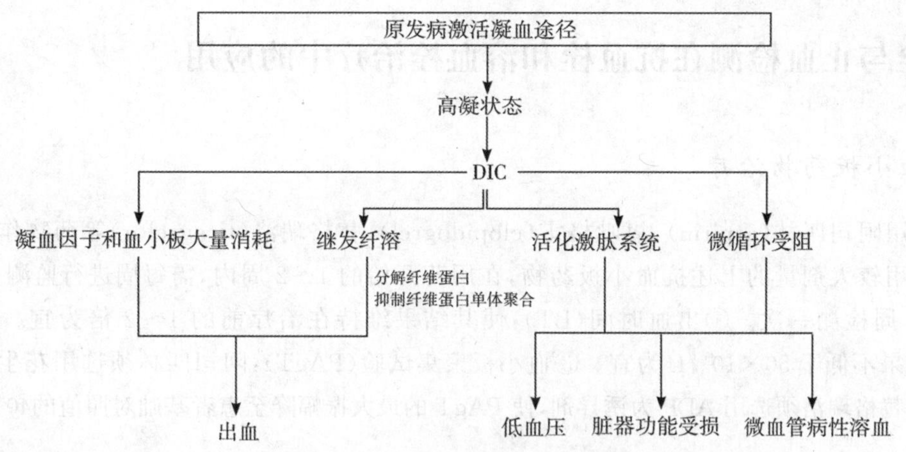

图 8-1-3 DIC 的发病过程示意图

(十一)原发性纤溶亢进症

除血小板计数和血小板功能基本正常，疾病初期患者 APTT、PT、TT 正常外，更重要的是血浆 Fg 含量明显降低，ELT 明显缩短，t-PA 和 u-PA 活性增高，血 FDPs 明显增高，血浆 PLG 减低，3P 试验阴性，D-二聚体多正常或偏高。

八、血栓与止血检测在血栓性疾病诊断中的应用

(一)急性心肌梗死

急性心肌梗死(acute myocardial infarction，AMI)的诊断包括影像学、心电图、生化酶学和血栓止血检测。在血栓止血检测方面，AMI 患者的血管内皮细胞损伤的检验指标(vWF、TM、ET-1)增高；血小板黏附和聚集功能增强，花生四烯酸代谢产物 TXB_2 增高，血栓前体蛋白升高，但 6-酮-PGF_1 降低。

(二)深静脉血栓和肺栓塞

深静脉血栓(deep vein thrombosis，DVT)或肺栓塞(pulmonary embolism，PE)的诊断主要依赖于影像学检测结合临床诊断，实验诊断仅有辅助诊断意义。血浆 D-二聚体对急性 DVT 或 PE 的辅助诊断有高敏感度、低特异度和高阴性预测值。当患者的临床诊断为低度可疑，而血浆 DD＜0.5 mg/L 时，一般可排除急性 DVT 或急性 PE；但对于高度可疑患者，无论血浆 DD 检测结果如何，都不能排除急性 DVT 或急性 PE。

(三)易栓症

遗传性易栓症(thrombophilia)主要包括：抗凝蛋白(AT、PC、PS 等)缺陷、凝血因子缺陷(FⅤ Leiden、FⅡ G20210A 突变等)、纤溶蛋白缺陷(异常纤溶酶原血症、t-PA 缺陷症、PAI 增多等)以及凝血因子(FⅧ、FⅨ、FⅪ)水平升高等。

(四)血栓性血小板减少性紫癜

血管性血友病因子检测，显示超大分子量 vWF 存在，vWF:Ag 含量升高，血管性血友病因子裂解蛋白酶(vWF-cp)量的缺乏或质的缺陷是目前诊断血栓性血小板减少性紫癜(thrombotic thrombocytopenic purpura，TTP)的“金标准”。

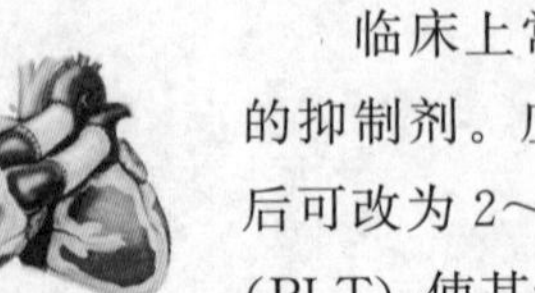

九、血栓与止血检测在抗血栓和溶血栓治疗中的应用

(一)抗血小板药物治疗

临床上常用阿司匹林(aspirin)、氯吡格雷(clopidogrel)、替格瑞洛(ticagrelor)等药物作为血小板功能的抑制剂。应用较大剂量的上述抗血小板药物,在用药开始的1～2周内,需每周进行监测,待进入稳定期后可改为2～4周检测一次。①出血时间(BT):使其结果维持在治疗前的1～2倍为宜。②血小板计数(PLT):使其结果不低于50×10^9/L为宜。③血小板聚集试验(PAgT):阿司匹林须选用花生四烯酸为诱导剂,氯吡格雷或替格瑞洛须选用ADP为诱导剂,使PAgT的最大振幅降至患者基础对照值的40%～50%为宜。

(二)抗凝治疗

1. 普通肝素(uFH)和低分子肝素(LMWH)抗凝治疗

(1)uFH:首选APTT作为监测试验,使APTT测定值维持在正常对照的1.5～2.5倍(国人以1.5～2.0倍为宜);也可选用uFH血浆浓度测定,使其维持在0.2～0.4 IU/mL。但在体外循环和血液透析中应用uFH抗凝时,需选用活化的凝血时间(activated clotting time,ACT),参考值为60～120 s,使其维持在250～360 s为宜。

(2)LMWH一般常规剂量无须实验室监测,但较大剂量的LMWH,可选用FⅩa抑制试验(抗FⅩa活性测定)。预防性用药使抗FⅩa维持在0.2～0.4 IU/mL;治疗用药使其维持在0.5～0.7 IU/mL。

(3)血小板计数:无论应用uFH或LMWH,均需观察血小板计数,使其维持在参考值内,若低于50×10^9/L需暂停用药,并检查血小板减少的原因。

(4)血浆AT活性(AT:A)测定:使其维持在正常范围的80%～120%为宜。因为AT:A低于70%肝素效果减低,低于50%肝素效果明显减低,低于30%肝素失效。

2. 口服抗凝药治疗

WHO推荐应用国际正常化比值(international normalized ratio,INR)作为口服抗凝剂的首选监测试验,一般以INR维持在2.0～3.0之间为宜,<1.5表示抗凝无效。每个用药患者均需要监测。

(三)溶栓治疗

目前,多数学者认为溶栓治疗应使Fg在1.2～1.5 g/L,TT为正常值的1.5～2.5倍,FDP在300～400 μg/L最为适宜。

(四)降纤药治疗

临床上常用的降纤药有东菱克栓酶、蝮蛇抗栓酶等,其监测试验可选用:①纤维蛋白原(Fg)测定,使其维持在1.0～1.5 g/L为宜;②血小板计数,使其结果维持在(50～60)$\times10^9$/L为宜。

(谢华斌、王莹莹)

第二节 浆膜腔积液检查

人体的胸腔、腹腔、心包腔及关节腔统称为浆膜腔。正常情况下,浆膜腔内仅含有少量液体起润滑作用,如胸腔液<20 mL,腹腔液<50 mL,心包腔液为10～50 mL,关节腔液为0.1～2.0 mL。病理情况

下，若浆膜腔内有大量液体潴留则形成浆膜腔积液，积液因部位不同可分为胸腔积液、腹腔积液、心包腔积液、关节腔积液。

浆膜腔积液检查的主要目的是鉴别积液的性质和引起积液的致病原因。

一、浆膜腔积液分类和发生机制

漏出液多为双侧性非炎症性积液，渗出液多为单侧性炎症性积液。漏出液和渗出液的产生机制和原因见表 8-2-1。

表 8-2-1　漏出液和渗出液产生的机制和原因

类型	产生机制	常见原因
漏出液	毛细血管流体静压增高	静脉回流受阻、充血性心衰和晚期肝硬化
	血浆胶体渗透压减低	血浆清蛋白浓度明显减低的各种疾病
	淋巴回流受阻	丝虫病、肿瘤压迫等所致的淋巴回流障碍
	钠水潴留	充血性心力衰竭、肝硬化和肾病综合征
渗出液	微生物毒素、缺氧及炎症介质	结核性和细菌性感染
	血管活性物质增加、癌细胞浸润	转移性肺癌、乳腺癌、淋巴瘤、卵巢癌
	外伤、化学物质刺激	血液、胆汁、胰液和胃肠等刺激，外伤

注：引自熊立凡、刘成玉.临床检验基础[M].北京：人民卫生出版社，2007。

二、一般性状检查

（一）颜色

漏出液颜色较浅，多为清亮、淡黄色，渗出液的颜色则随病因不同而不同（表 8-2-2）。

表 8-2-2　浆膜腔液常见颜色变化及临床意义

颜色	临床意义
红色	恶性肿瘤、结核病急性期、风湿性疾病等
黄色	各种原因引起的黄疸
绿色	铜绿假单胞菌感染
乳白色	化脓性胸膜炎、丝虫病、淋巴结肿瘤、淋巴结结核、慢性肾炎肾变期、肝硬化、腹膜癌等
咖啡色	内脏损伤、恶性肿瘤、出血性疾病及穿刺损伤时的积液
黑色	曲霉菌感染

注：引自熊立凡、刘成玉.临床检验基础[M].北京：人民卫生出版社，2007。

（二）透明度

积液的透明度常与所含的细胞、细菌、蛋白质数量等有关。漏出液所含的细胞和蛋白质少而呈透明或微浑，渗出液因含细胞、细菌等成分较多而呈不同程度混浊。

（三）比重

积液比重高低与所含的溶质有关。漏出液比重<1.015，而渗出液因含蛋白质及细胞较多，故比重>1.018。

（四）凝固性

漏出液一般不易凝固，渗出液因含较多纤维蛋白原等凝血物质、细菌和组织裂解产物而易于凝固，但当其含有大量纤溶酶时也可不发生凝固。

三、生物化学检查

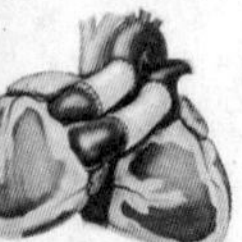

（一）黏蛋白定性试验

浆膜上皮细胞在炎症反应刺激下分泌黏蛋白增加。黏蛋白是一种酸性糖蛋白，其等电点为pH3.0～5.0，可在稀醋酸溶液中产生白色雾状沉淀。漏出液黏蛋白含量较少，多数呈阴性反应，而渗出液因含有大量黏蛋白，故黏蛋白定性试验(Rivalta 试验)多为阳性反应。

（二）蛋白质定量试验

蛋白质定量试验可以测定清蛋白、球蛋白、纤维蛋白原等蛋白质的含量，是鉴别渗出液和漏出液最有用的试验。漏出液蛋白总量＜25 g/L，渗出液＞30 g/L，但当蛋白质含量为25～30 g/L时，则难以判明其性质。漏出液积液蛋白/血清总蛋白＜0.5，渗出液积液蛋白/血清总蛋白＞0.5。

（三）葡萄糖测定

漏出液葡萄糖含量与血清相似，而渗出液因细菌或细胞酶的存在故其葡萄糖浓度减低。例如，在化脓性胸(腹)膜炎及化脓性心包炎中，其积液葡萄糖含量明显减少，甚至无糖。30%～50%的结核性渗出液和10%～50%的癌性积液中葡萄糖含量减少，类风湿性浆膜腔积液葡萄糖含量常＜3.33 mmol/L，红斑狼疮积液葡萄糖水平基本正常。

（四）乳酸测定

浆膜腔积液乳酸含量测定有助于渗出液和漏出液的鉴别诊断。当乳酸含量＞10 mmol/L时，高度提示为细菌感染，尤其是应用抗生素治疗后的胸水，若其细菌检查又为阴性则更有价值。风湿性疾病、心功能不全及恶性肿瘤引起的积液中乳酸含量可轻度增高。

（五）酶学测定

1. 乳酸脱氢酶(lactate dehydrogenase，LDH)

LDH有助于漏出液与渗出液的鉴别诊断。漏出液的LDH活性接近血清活性(常小于200 U/L)，渗出液的LDH在化脓性感染积液中活性最高，均值可达正常血清的30倍，其次为癌性积液，结核性积液略高于正常血清。漏出液的积液LDH/血清LDH＜0.6，渗出液的积液LDH/血清LDH＞0.6。

2. 腺苷脱氨酶(adenosine deaminase，ADA)

ADA活性增高主要见于结核性、风湿性积液，而恶性积液、狼疮性积液次之，漏出液最低。ADA＞40 U/L应考虑结核性积液，结核性积液ADA活性可高于100 U/L，当抗结核药物治疗有效时，其ADA活性随之减低，因此，ADA活性可作为抗结核治疗时疗效观察的指标。

3. 溶菌酶(lysozyme，LZM)

溶菌酶活性增高见于感染性积液，94%的结核性积液的溶菌酶含量＞30 mg/L，结核性积液溶菌酶与血清的比值大于1.0，恶性积液溶菌酶与血清的比值小于1.0。

4. 其他

胰源性腹腔积液淀粉酶(amylase,AMY)显著增高;恶性浆膜腔积液和小肠扭转穿孔所致腹腔积液的碱性磷酸酶(alkaline phosphates,ALP)明显增高。

四、显微镜检查

(一)细胞计数

正常浆膜腔积液中无红细胞,漏出液白细胞数常<0.1×10^9/L,渗出液白细胞数常>0.5×10^9/L。

(二)细胞分类

在抽取积液后立即离心沉淀,用沉淀物涂片做瑞氏染色,如需查找肿瘤细胞应同时做巴氏或H-E染色检查。漏出液中主要以淋巴细胞和间皮细胞为主。渗出液中各种细胞增多的临床意义不同。

(1)中性粒细胞增多:常见于化脓性渗出液(细胞总数常超过1.0×10^9/L)、结核性早期渗出液。

(2)淋巴细胞增多:主要见于慢性炎症如结核、梅毒、肿瘤以及结缔组织病所致渗出液。

(3)嗜酸性粒细胞增多:常见于气胸、血胸、变态反应或寄生虫病所致渗出液。

(4)其他细胞:炎性积液中,出现大量中性粒细胞并伴有组织细胞;浆膜刺激或受损时,间皮细胞增多;狼疮性浆膜炎偶见狼疮细胞;陈旧性出血的积液中可见含铁血黄素细胞。

(三)脱落细胞检测

在浆膜腔积液中检出恶性肿瘤细胞是诊断原发性或继发性癌肿的重要依据。

(四)寄生虫检测

乳糜样积液离心后可在沉淀物中查有无微丝蚴。包虫病患者可查胸腔积液中有无棘球蚴头节和小钩。阿米巴积液可查有无阿米巴滋养体。

五、细菌学检查

若肯定或疑为渗出液,则应经无菌操作离心沉淀,取沉淀物做涂片染色(革兰染色、抗酸染色)检查及细菌培养。培养出细菌后再做药物敏感试验以供临床用药参考。

传统检测中,积液的比重和蛋白量测定被认为是最有价值的分类标准,但近年研究表明,应用积液/血清总蛋白的比值,积液/血清乳酸脱氢酶(LDH)的比值和LDH三项检测,可做出100%正确的积液分类。对于原因不明的浆膜腔积液,经检查可大致将其分为渗出液或漏出液。但许多检测项目仍有交叉,因此实验室结果应同时结合临床表现进行分析判断。若为渗出液,要区别是炎症性还是肿瘤性,此时应进行细胞学和细菌学检测。

六、临床应用

(一)漏出液与渗出液的鉴别

根据漏出液和渗出液的实验室检测进行鉴别,推断出可能的病因。根据有无细菌、寄生虫和肿瘤细

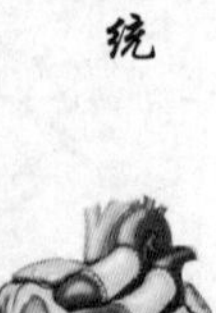

胞，或通过酶活性测定及肿瘤标志物检查，进行渗出液的病因学判定。细胞计数对渗出液的病因学判断有一定的价值，当积液中的 RBC 计数＞100000×10^6/L 时考虑恶性肿瘤、肺栓塞、结核病及穿刺损伤；自发性细菌性腹膜炎的患者 WBC 计数大多＞500×10^6/L；结核性积液与癌性积液中的 WBC 计数通常＞200×10^6/L；化脓性积液中 WBC 往往＞1000×10^6/L。与之相比较而言，有核细胞分类比 WBC 计数对渗出液的病因学判断更有意义。

(1)中性粒细胞增多：多见于化脓性渗出液、结核性胸膜炎早期、肺梗死、膈下脓肿。

(2)淋巴细胞增多：结核性积液，肿瘤、病毒、结缔组织病所致的渗出液；如见大量浆细胞样淋巴细胞，可能是增殖型骨髓瘤。

(3)嗜酸性粒细胞增多：多见于变态反应性疾病和寄生虫感染所致的渗出液，也见于多次反复穿刺刺激、结核性渗出液吸收期、人工气胸和手术后积液、系统性红斑狼疮、霍奇金病、间皮瘤等。

(4)间皮细胞：增高主要见于漏出液，提示浆膜受刺激或损伤。间皮细胞在渗出液中退变，其形态不规则。

(5)其他：系统性红斑狼疮患者的浆膜腔积液中偶见红斑狼疮细胞；陈旧性出血的积液中可见含铁血黄素细胞；恶性积液中可见肿瘤细胞。

(二)治疗应用

通过穿刺抽液可以减轻由浆膜腔大量积液引起的临床症状。对于结核性心包积液或胸腔积液，穿刺抽液配合化疗可加速积液吸收，减少心包和胸膜增厚。此外，通过浆膜腔内药物注射可对某些浆膜疾病进行治疗。

（谢华斌、方宜臻）

第三节　常用生化检查

生物化学检查是临床上评估心血管疾病患者病情和预后的灵敏指标，而反映心肌缺血损伤的理想生物化学指标应具有以下的特点：①具有高度的心脏特异性；②心肌损伤后迅速增高，并持续较长时间；③检测方法简便快速；④其应用价值已被临床所证实。

一、心肌酶检测

(一)天门冬氨酸转氨酶测定

天门冬氨酸转氨酶(aspartate aminotransferase，AST)也称谷草转氨酶(GOT)，广泛分布于人体各组织，按含量从多到少的大致顺序为心脏、肝脏、骨骼肌、肾脏等，这些组织损伤或坏死时，血清中 AST 升高明显。按来自组织细胞的部位，将其分为细胞质天门冬氨酸转氨酶(c-AST)和线粒体天门冬氨酸转氨酶(m-AST)。AST 由 2 条多肽链构成，分子量约为 100 kD，通常采用酶偶联速率法检测。

1. 参考范围

试剂中不含磷酸吡哆醛时，成年男性为 15～40 U/L，女性为 13～35 U/L；试剂中含磷酸吡哆醛时，成年男性为 15～45 U/L，女性为 13～40 U/L。

2. 临床意义

(1)AST 在 AMI 发生后 6～12 h 升高，24～48 h 达峰值，持续 5 天或 1 周，随后降低。由于 AST 不

具备组织特异性，故单纯血清 AST 升高不能诊断为心肌损伤。

(2)血清 m-AST 或 m-AST/c-AST 比值有时可用于肝炎等肝脏疾病的程度或性质评估，水平升高反映肝组织损伤严重。

(二)乳酸脱氢酶及其同工酶测定

乳酸脱氢酶(lactate dehydrogenase，LDH)是葡萄糖无氧酵解的关键酶，广泛存在于心脏、骨骼肌、肾脏、肝脏等组织细胞的胞质和线粒体中。LDH 是分子量为 135 kD 的四聚体，根据亚基的不同组合，共有 5 种同工酶：即 LDH_1(H_4)、LDH_2(H_3M)、LDH_3(H_2M_2)、LDH_4(HM_3)和 LDH_5(M_4)，其中 LDH_1、LDH_2 主要来自心脏、肾脏和红细胞。常用速率法检查 LDH 总活性，其同工酶常用电泳法测定。

1. 参考范围

(1)LDH：连续检测法为 104～245 U/L；速率法为 95～200 U/L。

(2)LDH 同工酶：LDH_1 为(32.7±4.60)%；LDH_2 为(45.10±3.53)%；LDH_3 为(18.50±2.96)%；LDH_4 为(2.90±0.89)%；LDH_5 为(0.85±0.55)%；$LDH_1/LDH_2<0.7$。

2. 临床意义

(1)LDH 和 LDH_1 在急性心肌梗死发作后 8～12 h 出现在血中，48～72 h 达峰值，LDH 的半衰期为 57～170 h，7～12 天恢复正常。

(2)当 AMI 病人 LDH_1 升高，往往伴有 LDH_2 相对降低，即 LDH_1/LDH_2 增高具有更高的敏感性和特异性。LDH_1/LDH_2 增高且伴有 LDH_5 增高者，其预后较仅有 LDH_1/LDH_2 增高者差，且 LDH_5 增高提示心力衰竭伴有肝脏淤血或肝衰竭。

(3)临床上常以 α-羟丁酸脱氢酶(HBDH)作为急性心肌梗死的诊断指标，反映以羟丁酸为底物时 LDH_1 和 LDH_2 的作用。

(4)一般来说，溶血性疾病和心脏疾病是 H 亚单位(LDH_1 和 LDH_2)升高，恶性肿瘤和肝脏疾病是 M 亚单位(LDH_4 和 LDH_5)升高，肺、胰、脾等疾病是 LDH_2、LDH_3、LDH_4 升高。

(三)肌酸激酶及其同工酶测定

肌酸激酶(creatine kinase，CK)也称为肌酸磷酸激酶(creatine phosphatase kinase，CPK)。CK 是心肌的重要能量调节酶，存在于需要大量能量供应的组织，以骨骼肌、心肌含量最多，其次是脑组织、平滑肌等。CK 分子量为 86 kD，是由 2 个亚单位组成的二聚体，共有 3 种同工酶：

(1)CK-MM(CK_3)，主要存在于骨骼肌和心肌中，CK-MM 可分为 MM1、MM2、MM3 亚型。MM3 是 CK-MM 在肌细胞中的主要存在形式。

(2)CK-MB(CK_2)，主要存在于心肌中。

(3)CK-BB(CK_1)，主要存在于脑、前列腺、肺、肠等组织中。正常人血清中以 CK-MM 为主，CK-MB 较少，CK-BB 含量极微。最常用的检测 CK 的方法为酶偶联速率法，而 CK 同工酶测定方法主要有电泳法、CK-MB 活性测定、CK-MB 质量测定等。

1. 参考范围

(1)CK：酶偶联法(37℃)，男性为 38～174 U/L，女性为 26～140 U/L；酶偶联法(30℃)，男性为 15～105 U/L，女性为 10～80 U/L；肌酸显色法，男性为 15～163 U/L，女性为 3～135 U/L；连续监测法，男性为 37～174 U/L，女性为 26～140 U/L。

(2)CK 同工酶：CK-MM 为 94%～96%；CK-MB<5%；CK-BB 极少或无。

2. 临床意义

(1)CK 测定：

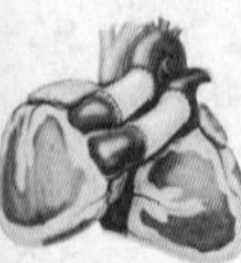

①CK水平受性别、年龄、种族、生理状态的影响，如男性高于女性、新生儿偏高、黑人高于白人，且运动后可导致CK明显增高。血清CK测定主要用于骨骼肌和心肌损伤相关疾病的实验诊断。

②AMI时CK水平在发病后3～8 h即明显增高，在10～36 h达峰值，3～4天恢复正常。如果在AMI病程中CK再次升高，提示心肌再次梗死。即使发病8 h内CK不增高，也不可轻易排除AMI，应继续动态观察；发病24 h的CK检测价值最大，此时的CK应达峰值，如果CK小于参考值的上限，可排除AMI。但应除外CK基础值极低、心肌梗死范围小或心内膜下心肌梗死等情况，此时即使心肌梗死，CK也可正常。

③心肌炎时CK明显升高。各种肌肉疾病，如多发性肌炎、横纹肌溶解症、进行性肌营养不良、重症肌无力时，CK明显增高。

④AMI溶栓治疗后出现再灌注，导致CK活性增高，使峰值时间提前。如果发病后4 h内CK即达峰值，提示冠状动脉的再通能力达40%～60%。

⑤心脏手术或非心脏手术均可导致CK增高，其增高的程度与肌肉损伤的程度、手术范围、手术时间有密切关系。转复心律、心导管术、冠状动脉成形术等均可引起CK增高。

(2)CK同工酶测定：

①CK-MB对AMI早期诊断的灵敏度明显高于总CK，其阳性检出率达100%，且具有高度的特异性。CK-MB一般在发病后3～8 h增高，9～30 h达高峰，48～72 h恢复正常水平。与CK比较，其高峰出现早，消失较快，对诊断发病较长时间的AMI有困难，但对心肌再梗死的诊断有重要价值。另外，CK-MB高峰时间与预后有一定关系，CK-MB高峰出现早者较出现晚者预后好。心肌损伤、肌肉疾病及手术也可引起CK-MB增高。

②CK-MM对诊断早期AMI较为灵敏。CK-MM3/CK-MM1一般为0.15～0.35，若其比值大于0.5，即可诊断为AMI。骨骼肌疾病、重症肌无力、肌萎缩、进行性肌营养不良、多发性肌炎、手术、创伤、惊厥、癫痫发作等也可使CK-MM增高。

③CK-BB增高主要见于神经系统疾病、肿瘤、严重平滑肌坏死等患者。

二、心肌蛋白检测

(一)心肌肌钙蛋白测定

肌钙蛋白(troponin，Tn)是存在于骨骼肌和心肌细胞中的一组收缩蛋白。心肌肌钙蛋白(cardiac troponin，cTn)是肌钙蛋白复合体中与心肌收缩功能有关的一组蛋白，由心肌肌钙蛋白T(cardiac troponin T，cTnT，调节蛋白的部分)、心肌肌钙蛋白I(cardiac troponin I，cTnI，含抑制因子)、心肌肌钙蛋白C(cardiac troponin C，cTnC，与钙结合的部分)三个亚单位组成。cTnT和cTnI具有心肌特异性，当心肌损伤或坏死时，因心肌细胞通透性增加和(或)cTn从心肌纤维上降解而导致血清cTn增高。cTn以复合物和游离的形式存在于心肌细胞胞质中，血清cTn浓度可反映心肌损伤的情况。目前，通常采用电化学发光法测定cTnT，采用化学发光法测cTnI。

1. 参考范围

正常值：cTnT＜0.1 μg/L；cTnI≤0.03 μg/L。

2. 临床意义

(1)cTnT测定：

①cTnT是诊断AMI的确定性标志物，AMI发病后3～6 h，cTnT即升高，10～24 h达峰值，其峰值可为参考值的30～40倍，恢复正常需要10～15天。其诊断AMI的灵敏度为50%～59%，特异性为

74%～96%，故其特异性明显优于 CK-MB 和 LDH。对非 Q 波性、亚急性心肌梗死或依靠 CK-MB 无法诊断的病人更有价值。

②cTnT 可用于确诊不稳定型心绞痛（unstable angina pectoris，UAP）病人常发生的微小心肌损伤（minor myocardial damage，MMD）；cTnT 水平变化对诊断 MMD 和判断 UAP 预后有重要价值。

③cTnT 可用于预测肾衰竭血液透析病人发生心血管事件的风险，提示预后不良或发生猝死的可能性。

④cTnT 也可作为判断 AMI 后溶栓治疗是否出现冠状动脉再灌注、评价围手术期和经皮腔内冠状动脉成形术（percutaneous transluminal coronary angioplasty，PTCA）心肌受损程度的较好指标；cTnT 升高也见于钝性心肌外伤、心肌挫伤、甲状腺功能减退症病人的心肌损伤、药物所致心肌损伤、严重脓毒血症所致的左心衰等。

(2)cTnI 测定：

①cTnI 对诊断 AMI 与 cTnT 无显著性差异。AMI 发病后 3～6 h，cTnI 即升高，14～20 h 达到峰值，5～7 天恢复正常。与 cTnT 比较，cTnI 具有较低的初始灵敏度和较高的特异性。

②UAP 病人发生 MMD 时，血清 cTnI 也可升高。

③急性心肌炎病人 cTnI 水平增高，其阳性率达 88%，但多为低水平增高。

(二)肌红蛋白测定

肌红蛋白（myoglobin，Mb）存在于骨骼肌和心肌中，正常人血清中 Mb 含量极少，当心肌或骨骼肌损伤时，血液中的 Mb 水平升高，对诊断 AMI 和骨骼肌损害有一定价值。肌红蛋白检测的适应证：

(1)早期诊断 AMI 和再梗死。

(2)监测 AMI 后溶栓治疗的效果。

(3)评估骨骼肌疾病的病程。

(4)监测肌红蛋白清除率，以评估复合性创伤或横纹肌溶解并发肾衰竭的危险。

(5)监测运动医学的运动训练量。

常采用荧光免疫测定法、化学发光及电化学发光法测定 Mb。

1. 参考范围

男性为 28～72 μg/L；女性为 25～58 μg/L。

2. 临床意义

(1)Mb 是 AMI 发生后最早出现的可检测标志物之一，其分子量小，在 AMI 发病后 30 min～2 h 即可升高，5～12 h 达到高峰，18～30 h 恢复正常。通过测定 Mb 来诊断 AMI 的灵敏度为 50%～59%，特异性为 77%～95%。另外，由于 Mb 特异性不高，可联合 Mb 与碳酸酐酶同工酶Ⅲ（CAⅢ）诊断 AMI，Mb/CAⅢ比值于 AMI 发病后 2 h 增高，其灵敏度和特异性高于 CK 或 CK-MB，也是早期心肌损伤的指标之一。

(2)由于 Mb 消除很快，因而其是判断再梗死的良好指标。再梗死发作后，血清中可出现新的 Mb 浓度峰。

(3)Mb 升高还见于骨骼肌损伤、休克、急性或慢性肾衰竭等。

(三)脂肪酸结合蛋白测定

脂肪酸结合蛋白（fatty acid binding protein，FABP）存在于多种组织中，根据不同分布组织可将其分为 9 种类型，其中以心脏型和骨骼肌型的含量最丰富。FABP 是细胞内的脂肪酸载体蛋白，其在细胞内利用脂肪酸的过程中起重要作用。FABP 检测的适应证：①早期诊断心肌梗死；②监测溶栓治疗的效果。

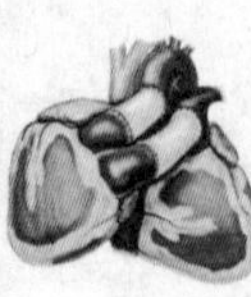

通常采用酶联免疫法、乳胶颗粒增强免疫法、金标记免疫层析法等测定 FABP。

1. 参考范围

正常值：FABP＜5 μg/L。

2. 临床意义

(1)AMI 发病后 30 min～3 h，血浆中 FABP 开始增高，6 h 达到高峰，24～36 h 恢复正常，故 FABP 为 AMI 早期诊断的指标之一。其灵敏度为 78%，明显高于 Mb 和 CK-MB。因此，FABP 在急性心肌缺血时具有敏感性高、检测时间早等优点，有助于急性冠状动脉综合征(acute coronary syndrome，ACS)的早期诊断。

(2)骨骼肌损伤、肾衰竭病人的血浆 FABP 也可增高。

(四)血清缺血修饰白蛋白测定

健康人的白蛋白 N 端能和部分金属元素结合。再缺血发生时，由于自由基等破坏了人血白蛋白的氨基酸序列，导致白蛋白与过渡金属的结合能力改变，这种因缺血而发生与过渡金属结合能力改变的白蛋白称为缺血修饰白蛋白(ischemia modified albumin，IMA)。IMA 在心肌缺血后数分钟内迅速升高，是评价心肌缺血发生的非常早期的指标。目前主要采用一步夹心酶联免疫法测定 IMA。

1. 参考范围

正常值：IMA＜85 U/mL。

2. 临床意义

(1)在心肌缺血发作 5～10 min 后，IMA 的血中浓度即可升高，于 2～6 h 达峰值，12～24 h 基本恢复正常，可作为评估心肌缺血的早期诊断指标，可显著提高心肌缺血早期诊断的敏感性。

(2)IMA 可用于 ACS 的危险分层和指导治疗。2003 年，由于 IMA 在急性心肌缺血诊断中具有极高的阴性预测值，FDA 推荐将其作为 ACS 的排除指标。

(3)IMA 的心脏特异性较低，其升高还可见于休克、终末期肾病、某些肿瘤等。

三、心衰标志物检测

(一)B 型利钠肽与 N-末端 B 型利钠肽前体测定

B 型利钠肽(B-type natriuretic peptide，BNP)由心肌细胞分泌，心室细胞为 BNP 主要存储和释放部位。当心室压力增高，容积负荷增大时，心肌细胞合成 B 型利钠肽前体(proBNP)释放入血，于心肌细胞外形成具有利尿利钠等生理活性的 C 端片段 BNP 和非活性的 N 端片段 B 型利钠肽前体(NT-proBNP)。BNP 和 NT-proBNP 是临床上常用的、最稳定的心功能损伤标志物，可用于慢性心力衰竭(CHF)的诊治，通常采用化学发光和电化学发光法测定。

1. 参考范围

BNP 和 NT-proBNP 水平与年龄有关，老年人高于青年人。通常化学发光法参考区间：BNP 心衰判断值为 100 pg/mL；NT-proBNP 判断值，＜75 岁为 125 pg/mL，＞75 岁为 450 pg/mL。

2. 临床意义

(1)NT-proBNP 升高是 CHF 最强的独立预后因素之一，并适用于不同严重程度的心衰患者。心衰患者无论有无心衰症状，BNP/NT-proBNP 水平均明显升高，且升高幅度与心衰严重程度呈正比，是心衰早期诊断的筛选指标，结合临床表现和升高水平可进一步对心衰严重程度进行分级。美国心脏病协会认为 BNP 是预测心衰有无及其严重程度的最准确的指标。

(2)BNP/NT-proBNP 水平升高的情形还有：心肌梗死、心肌疾病、心肌炎、心脏瓣膜疾病、心律失常、贫血、危重疾病、肺心病、急性或慢性肾衰、肝硬化腹水、内分泌紊乱等。BNP/NT-proBNP 还可作为呼吸困难鉴别指标；心肌梗死后心功能检测和预后判断指标；左心室肥厚、肥厚梗阻性心肌病和扩增性心肌病的判断指标；心衰治疗监测、病情观察的指标；心脏手术病人心功能评估指标；高危人群心衰的筛选指标等。

(3)血 BNP 浓度不受肾脏功能影响，能更好地反映心衰时心室压力的升高及容积的增加，而 NT-proBNP 具有半衰期长、浓度较高、个体变异小、体外稳定性高、无须做样品预处理等优点。目前认为，BNP 和 NT-proBNP 两者在心衰的排除诊断、诊断和预后评估中具有相同的应用价值。

(二)A 型利钠肽与 N-末端 A 型利钠肽前体测定

A 型利钠肽(A-type natriuretic peptide，ANP)：mRNA 首先翻译为 A 型利钠肽前体，然后切除 25 个氨基酸的信号肽，产生含 126 个氨基酸的 A 型利钠肽原(proANP，γ-ANP)，在分泌进入血液的过程中，proANP 在心肌细胞跨膜酶的作用下被进一步裂解为含 28 个氨基酸的 ANP(α-ANP)及 N-末端 A 型利钠肽前体(NT-proANP)。β-ANP 是 2 个 α-ANP 组成的反向二聚体，在严重心力衰竭时，心肌细胞及血浆 β-ANP 水平显著升高。ANP 在心脏表达最丰富，主要在心房细胞中合成，在心房细胞中的表达水平是心室细胞的 250～1000 倍。由于 ANP 存在不稳定性及其检测方法存在重复性差等问题，目前临床上一般采用酶联免疫法、放射免疫法、化学发光法等检测 NT-proANP。

1. 参考范围

MR-proANP：18.4～163.9 pmol/L。

2. 临床意义

(1)NT-proANP 可用于心力衰竭的危险性评估、诊断及预后判断。

(2)MR-proANP 可用于呼吸困难患者心力衰竭的诊断。

四、血脂与血浆脂蛋白

(一)血脂

血脂是血浆中所有脂质的总称。血浆脂质包括甘油三酯、磷脂、胆固醇及胆固醇酯等以及游离脂肪酸。血脂有外源性和内源性两种来源，外源性脂质是从食物中摄取的脂质；内源性脂质由肝细胞、脂肪细胞及其他组织细胞合成后释放入血。血脂含量受膳食、年龄、性别、职业、代谢等的影响，波动范围很大(表 8-3-1)。

表 8-3-1　正常成人空腹血脂的组成及含量

组成	血浆含量		空腹时主要来源
	mg/mL	mmol/L	
总脂	400～700(500)		
甘油三酯	10～150(100)	0.11～1.69(1.13)	肝
总胆固醇	100～250(200)	2.59～6.47(5.17)	肝
胆固醇酯	70～250(200)	1.81～5.17(3.75)	
游离胆固醇	40～70(55)	1.03～1.81(1.42)	
总磷脂	150～250(200)	48.44～80.73(64.58)	肝

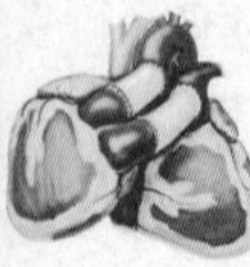

续表

组成	血浆含量		空腹时主要来源
	mg/mL	mmol/L	
卵磷脂	50～200(100)	16.1～64.6(32.3)	肝
神经磷脂	50～130(70)	16.1～42.0(22.6)	肝
脑磷脂	15～35(20)	4.8～13.0(6.4)	肝
游离脂酸	5～20(15)		脂肪组织

注：引自查锡良、药立波.生物化学与分子生物学[M].北京：人民卫生出版社，2016。

(二)血浆脂蛋白

血浆中的脂类，除游离脂肪酸与血浆白蛋白结合形成复合物运输外，其余血脂与血浆中的蛋白质结合，以脂蛋白(lipoprotein)形式进行运输。

1. 血浆脂蛋白的分类

血浆脂蛋白按照电泳法可以分为乳糜微粒(CM)、β-脂蛋白、前 β-脂蛋白和 α-脂蛋白(图 8-3-1)。

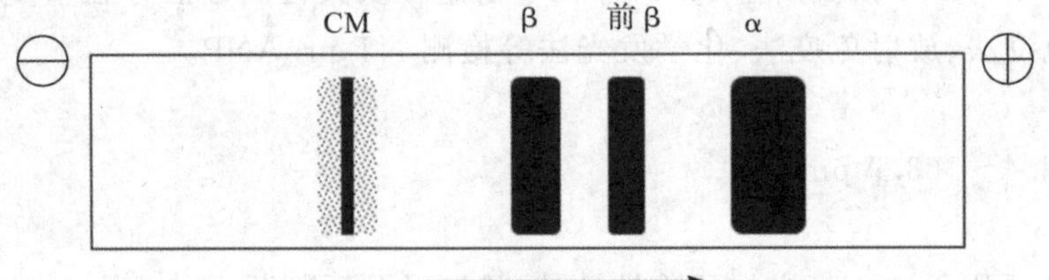

图 8-3-1　血浆脂蛋白电泳图谱

(资料来源：查锡良、药立波主编《生物化学与分子生物学》，北京人民卫生出版社，2016 版。)

血浆脂蛋白按照超速离心法(ultra centrifuge)可以分为乳糜微粒(chylomicron，CM)、极低密度脂蛋白(very low density lipoprotein，VLDL)、低密度脂蛋白(low density lipoprotein，LDL)和高密度脂蛋白(high density lipoprotein，HDL)，如图 8-3-2 所示。

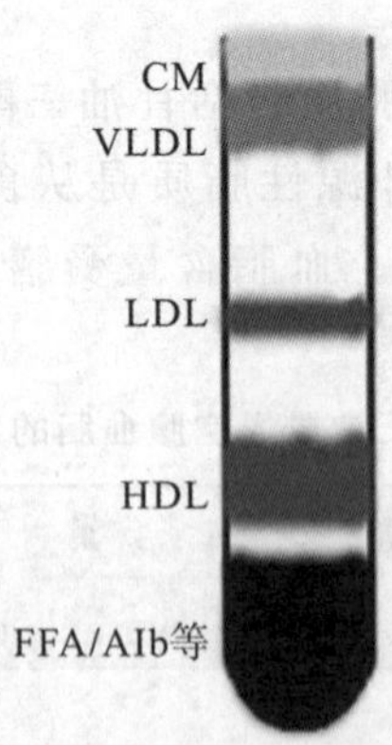

图 8-3-2　血浆脂蛋白超速离心图谱

2. 血浆脂蛋白的组成及功能

各类血浆脂蛋白的组成及功能详见表 8-3-2。

表 8-3-2　血浆脂蛋白的组成及功能

		CM	VLDL	LDL	HDL
密度		＜0.95	0.95～1.006	1.006～1.063	1.063～1.210
组成	脂类	含 TG 最多，80%～90%	TG 含量为 50%～70%	含胆固醇及其酯最多，40%～50%	含脂类 50%
	蛋白质	最少，1%	5%～10%	20%～25%	最多，约 50%
载脂蛋白组成		apoB48、E、AⅠ、AⅡ、AⅣ、CⅠ、CⅡ、CⅢ	apoB100、CⅠ、CⅡ、CⅢ、E	apoB100	apoAⅠ、AⅡ
合成部位		小肠黏膜细胞	肝细胞	血浆	肝、肠、血浆
功能		转运外源性甘油三酯及胆固醇	转运内源性甘油三酯及胆固醇	转运内源性胆固醇	逆向转运胆固醇

(三)血浆脂蛋白代谢异常

血浆脂质水平异常升高，超过正常范围上限者称为高脂血症(hyperlipidemia)。临床上，一般以成人空腹 12～16 h 血浆中的脂类超过上限为高脂血症诊断标准(表 8-3-4)。有学者认为高脂血症实为脂蛋白异常血症。

表 8-3-4　高脂血症诊断标准

成人(空腹 14～16 h)	TG＞2.26 mmol/L 或 200 mg/dL 胆固醇＞6.21 mmol/L 或 240 mg/dL
儿童	胆固醇＞4.14 mmol/L 或 160 mg/dL

传统的分类方法，将脂蛋白异常血症分为 6 型(表 8-3-5)。

表 8-3-5　脂蛋白异常血脂分型

分　型	脂蛋白变化	血脂变化
Ⅰ	乳糜微粒增加	甘油三酯↑↑↑　胆固醇↑
Ⅱa	低密度脂蛋白增加	胆固醇↑↑
Ⅱb	低密度及极低密度脂蛋白同时增加	胆固醇↑↑　甘油三酯↑↑
Ⅲ	中间密度脂蛋白增加(电泳出现宽β带)	胆固醇↑↑　甘油三酯↑↑
Ⅳ	极低密度脂蛋白增加	甘油三酯↑↑
Ⅴ	极低密度脂蛋白及乳糜微粒同时增加	甘油三酯↑↑↑　胆固醇↑

注：引自查锡良、药立波主编《生物化学与分子生物学》，北京人民卫生出版社，2016 版。

(四)血浆脂蛋白代谢异常与动脉粥样硬化

血脂水平过高是导致动脉粥样硬化(atherosclerosis，AS)的最重要的危险因素。脂质浸润学说认为，

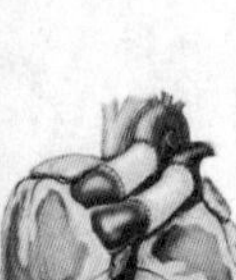

血液中水平过高的脂质渗透血管内膜，沉积而形成斑块。有研究表明，动脉粥样硬化的发生与血清胆固醇水平升高呈正相关。高脂血症是发生 AS 的主要危险因素，可引起血浆脂蛋白异常，使动脉管壁病变。在高脂血症的情况下，血液中及血管内膜下的低密度脂蛋白（LDL）被运输到内皮下间隙氧化修饰，形成氧化性低密度脂蛋白（oxidized low density lipoprotein，ox-LDL）。LDL 被氧化后，内皮细胞的功能发生改变且渗透性增高，导致脂质沉积在内膜。ox-LDL 能直接吸引血液中的单核细胞，还能激活内皮细胞，促进黏附分子、趋化因子、粒细胞-单核细胞集落刺激因子和单核细胞集落刺激因子分泌，进而刺激黏附于血管内皮的单核细胞迁移入内皮下，并增生分化为巨噬细胞。巨噬细胞表面的清道夫受体（scavenger receptor）对 ox-LDL 有极强的亲和力，可以迅速识别并吞噬 ox-LDL，而 ox-LDL 又对巨噬细胞有毒性作用，导致巨噬细胞被激活，快速增殖并聚集退化，最后凋亡成泡沫细胞，泡沫细胞大量聚集后形成动脉粥样硬化的脂质斑块。血小板也能逐渐聚集并黏附于内皮的损伤处。吞噬细胞、内皮细胞及黏附于内皮细胞损伤处的血小板释放生长因子刺激平滑肌细胞进入内膜，增生并合成胶原纤维，脂肪斑演变成纤维斑块。此时脂质进一步沉积，沉积的脂质进一步加剧吞噬细胞的黏附、血小板的聚集和炎性因子的释放。在这一发展过程中，脂质不断沉积，多种炎性细胞逐渐浸润，纤维帽渐渐变薄，慢慢演变为不稳定斑块。不稳定斑块的裂缝、糜烂或破裂导致了血栓的形成，最终导致了疾病的发生。

五、循环系统危险因素检测

危险因素虽不是病因，也不能作为疾病诊断的依据，却与某些疾病的发生、发展与预后密切相关，可提示某些疾病发生的危险性。世界卫生组织（WHO）预测，如果通过一系列方法减少心血管疾病的危险因素，则人口健康预期寿命可延长 5～10 年。心脏疾病主要的危险因素包括高血压、血脂异常、糖尿病、吸烟、缺乏运动等，而前四项是当前心血管疾病主要的危险因素，其中仅高血压就可导致全球 50% 的心血管患者死亡，高胆固醇血症可导致全球 33% 的心血管患者死亡。目前常用于评估心血管疾病危险性的标志物有血脂、超敏 C 反应蛋白、同型半胱氨酸等。

六、常见心脏疾病的实验诊断

心脏病是对心脏疾病的统称，包括先天性心脏病与后天性心脏病，后者主要包括心力衰竭、心律失常、冠心病、高血压、心肌病、心脏瓣膜病、心包疾病、感染性心内膜炎、主动脉和周围血管病等，其中，冠心病的发病率与心力衰竭死亡率呈逐年上升趋势。心脏病的诊断应根据病史、体格检查、实验室检查和辅助检查等进行综合分析，而心脏生物化学标志物的检测以及心血管危险因素的评估对心脏疾病的诊断、危险性分类和预后评估也具有重要价值。心脏生物化学标志物的应用原则为：①目的在于帮助明确诊断，以避免漏诊和误诊，有助于及早进行有效治疗，减少其他不必要的检查和医疗资源的浪费，减少患者的痛苦和经济负担；②检测结果的解释，必须密切结合患者的病理生理改变、检测指标的时相变化和临床表现；③应同时注意其各项检测指标的标准化和方法学评价。

（一）急性冠脉综合征

急性冠脉综合征（ACS）是一组由急性心肌缺血引起的临床综合征，病理表现为动脉粥样斑块脱落或破裂、血小板聚集、血栓形成，从而引起心肌缺血、心肌坏死等，主要包括不稳定型心绞痛（UAP）、非 ST 段抬高型心肌梗死（NSTEMI）、ST 段抬高型心肌梗死（STEMI）以及心源性猝死。

ACS 的实验室诊断主要是心肌损伤标志物的检测：

①首选 cTnT 或 cTnI、高敏肌钙蛋白 T（hs-cTnT）检测。

②不能进行 cTnT 或 cTnI 检测时，可选择 CK 和 CK-MB。

③反映心脏功能损伤的 BNP 或者 NT-proBNP。

④主要心血管危险因素的检查，如血脂、血糖、超敏 C 反应蛋白等。

⑤必要时可检查血常规，出、凝血功能等。

合理选择与应用心肌损伤标志物的检测项目，正确分析其检测结果，对 ACS 的有效和正确的诊断、危险性分级和预后评估有重要价值。

急性心肌梗死（AMI）大多是在冠脉疾病的基础上，发生冠脉血供急剧减少或中断，使相应的心肌严重而持久地急性缺血所致。AMI 具有发病急、进展快、死亡率高等特点，若未得到及时救助，则发生不可逆转的心肌损伤的风险高。目前，AMI 诊断仍沿用 WHO 标准，即临床表现、心电图和实验室化学检查，三者中有两项阳性即可诊断。对临床表现和心电图有明显改变者，在心肌损伤标志物检查结果报告前，应立即采取必要的诊治措施。

AMI 诊断可应用两类标志物：①早期诊断标志物，如 Mb、CK-MB 质量和 FABP 检测，它们的血浆浓度在 AMI 发生 6 h 内即可升高；②确诊标志物，如 cTnT 或 cTnI，它们的血浆浓度在 AMI 发生后 6～12 h 升高。目前诊断 AMI 灵敏性和特异性最好的生物化学标志物是 cTnT 和 cTnI；在不能做 cTn 检测时，可以应用 CK-MB 与 CK；了解 AMI 患者疗程中有无再发生梗死或梗死范围有无扩大时，CK-MB 和 Mb 是较好的标志物。因此，临床上常将 cTnT 或 cTnI 与 CK、CK-MB 相结合，用于 AMI 的诊断。心肌酶对 ACS 和 AMI 诊断的灵敏性和特异性不如 cTn，如乳酸脱氢酶（LDH）及其同工酶对诊断 AMI 具有较高的灵敏度，但特异性较差，目前已基本上不作为 AMI 的检测指标。AMI 标志物检测结果的判定：

①ACS 发病 6 h 内 Mb 阴性有助于排除 AMI。

②发病 24 h 内 cTnT 或 cTnI 检测值至少应有一次超过参考范围的上限值。

③CK-MB 检测至少两次超过参考范围的上限值。

④如不能检测 cTnT、cTnI 或 CK-MB 时，总 CK 检测值应在特定参考范围上限值的 2 倍以上。

其他检测项目主要包括缺血修饰蛋白（IMA）、髓过氧化物酶、CD40 配体、妊娠相关血浆蛋白等。

（二）心力衰竭

心力衰竭（heart failure，HF）是各种心脏结构性或功能性疾病导致心室充盈和（或）射血能力受损而引起的一组综合征。由于心室收缩功能下降，射血功能受损，心排血量不能满足机体代谢的需要，出现肺循环和（或）体循环淤血，器官、组织血液灌注不足，临床表现主要是呼吸困难、体力活动受限和水肿。HF 的常见病因是冠心病、高血压、慢性心脏瓣膜病、心肌炎、心肌病等，实验室诊断对 HF 的预防和救治有重要意义。

HF 诊断和鉴别诊断的首选检测指标是 BNP 或 NT-proBNP。当患者出现呼吸困难、体力活动受限和水肿，并有冠心病、高血压、慢性心脏瓣膜病、心肌炎、心肌病等心血管病有关病史时，应尽早进行 BNP 或 NT-proBNP 检测。除心衰外，临床上可见 BNP 或 NT-proBNP 升高的情形还包括：①心肌梗死、心肌疾病；②心肌炎；③心脏瓣膜疾病；④心律失常；⑤贫血；⑥危重疾病；⑦肺心病；⑧急性或慢性肾衰；⑨肝硬化性腹水；⑩内分泌紊乱（如高醛固酮血症、肾上腺素瘤、甲亢）等。BNP 或 NT-proBNP 水平可受肥胖、肾小球滤过功能、甲状腺功能和某些激素水平等因素影响，其在体外稳定性差，采血后应尽快进行检测。因此，BNP 或 NT-proBNP 在 HF 诊断和 HF 危险性分级应用中，必须紧密结合临床表现进行分析判断。cTn 在严重心衰或心衰失代偿期、败血症患者中可轻微升高，cTn 升高，特别是同时伴有 BNP 或 NT-proBNP 升高，也是心衰预后的强预测因子。合理应用心衰的生物标志物检测，是 HF 实验诊断的重要途径，对 HF 的正确诊断、危险性分级和预后估计有重要价值。

（谢华斌、郑红花、葛高顺）

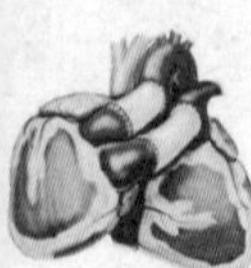

第四节 循环系统遗传学检查

遗传学(genetics)是一门研究生物的遗传和变异的学科。医学遗传学是一门以人类遗传学为基础,从医学角度研究人类疾病与遗传的关系的学科。现代医学认为疾病的发生发展均涉及遗传和环境两大因素,有些完全由遗传因素决定而发病;有些基本上由遗传决定,但需要环境中一定诱因的作用;有些是遗传因素和环境因素均发挥不同的作用。遗传性疾病是指遗传物质发生改变或者由致病基因所控制的疾病,按照遗传方式可分为单基因病、多基因病、染色体病、线粒体病、体细胞遗传病等。

随着分子生物学理论和技术的不断发展,一些疾病的遗传易感基因的筛查、基因的分子分型、基因变异的检测,在疾病的诊断、治疗、预防等方面都发挥了重要的作用。2012 年,美国心脏学会(American Heart Association,AHA)在 *Circulation* 上发表了关于遗传学和心血管系统疾病的政策声明,指出了遗传学检测在心血管系统疾病的筛查、诊断、治疗、预防等方面的应用。

一、常见心血管遗传性疾病

(一)离子通道病

心脏离子通道病是编码心脏离子通道的基因或者影响离子通道功能的蛋白质基因发生变异而导致的一类疾病,如长 QT 综合征、短 QT 综合征、Brugada 综合征、儿茶酚胺介导的多形性室速、家族性心房纤颤等。这些离子通道病多以心律失常为主要临床表现,有些甚至能导致心源性猝死。目前,已经发现的心脏离子通道病基因突变有成百上千种,几乎涵盖了所有重要的离子通道。不管是离子通道本身的基因突变,还是调节离子通道功能的蛋白质基因发生突变,其致病机制都是通过增强或减弱某种离子通道电流,使心肌细胞动作电位发生改变,从而导致心脏整体电活动出现异常。虽然目前尚未有针对离子通道基因的特异性疗法,但对心脏离子通道病的基因检测还是可以为临床医生在评估患者及其亲属发生心源性猝死的风险程度、选择合适的抗心律失常药物、决定是否需要植入埋藏式除颤器等问题时提供可靠的依据。

(二)心肌病

心肌病是一组以心肌直接受累为主要特征的疾病,详见心肌病章节。其中,肥厚型心肌病发病机制与编码肌节的基因发生突变有关,最常见的两个突变基因是 *MYH7* 和 *MYBPC3*,其发病率各自约占肥厚型心肌病患者的 40%。基因突变导致心肌细胞内钙离子浓度失衡,心肌持续性收缩而发生病变。致心律失常右室心肌病发病机制与编码桥粒基因发生突变有关,主要包括基因 *PKP2*、*DSG2*、*DSP*、*DSC2* 和 *PKG*,其中最常见的突变基因是 *PKP2*、*DSG2* 和 *DSP*。桥粒基因突变削弱了心肌细胞间的连接,降低了细胞机械承受力,心肌细胞易发生坏死,同时细胞间信号传导异常,易发生心律失常。扩张型心肌病发病机制涉及突变基因数量众多,基因关联更为复杂,不但遗传方式多样,而且它不仅累及肌节,还涉及心肌细胞的多种生理结构和功能。目前,认为对基因 *LMNA* 和 *SCN5A* 进行检测具有重要意义。限制型心肌病分为原发性和继发性,原发性限制型心肌病的发病机制与基因突变有关,涉及编码肌节蛋白和肌丝蛋白的基因,如基因 *MYH7*、*TNNT2*、*TNNI3*、*ACTC* 等;此外,也与编码结蛋白、编码转甲状腺素蛋白(前白蛋白)基因发生突变有关。左室心肌致密化不全的发病机制与已经发现的 15 个基因发生突变有关,涉及编码细胞骨架蛋白基因、肌节蛋白基因和离子通道基因,其中,编码肌节蛋白基因发生突变最为常见。

（三）先天性心脏病

先天性心脏病是指出生时就已存在的心脏循环结构或功能的异常。人们对先天性心脏病的认识经历了染色体异常、单基因突变和心脏特异性转录因子突变的过程。染色体异常包括非整倍体和微小缺失，是临床综合征常见的病因，包括 21-三体综合征、18-三体综合征、13-三体综合征、染色体 22q11 缺失综合征、Williams-Beuren 综合征等。单基因突变引起的先天性心脏病，即孟德尔遗传病，包括常染色体显性遗传、常染色体隐性遗传、X 连锁遗传、Y 连锁遗传等，常见疾病包括马方综合征（Marfan 综合征）、心手综合征（Holt-Oram 综合征）、努南综合征（Noonan 综合征）等。间隔缺损是先天性心脏病最常见的类型，约占所有先天性心脏病的 50%，目前认为心脏特异转录因子基因突变与先天性心脏病间隔缺损产生机制有关，心脏特异转录因子基因包括 *TBX*5、*NKX*2-5、*GATA*4 等。

二、常用检测方法

遗传性疾病的分子诊断，一般有两个水平的检测，一个是染色体检测，另一个是基因诊断。染色体检测可以确定染色体的数目及结构是否异常，适用于如 21-三体综合征等染色体病的检测和诊断。基因诊断可以检测目的基因的数量和结构是否异常，适用于大多数的单基因或者多基因遗传性疾病的检测和诊断。

（一）常用染色体检测方法

1. 染色体核型分析

该方法是对特定的细胞进行短期或长期培养后，经过特殊制片和显带技术，在光学显微镜下观察分裂中期的染色体，确定染色体的数目及结构是否发生畸变，这是确诊染色体病的基本方法。染色体检查的标本除常用外周血外还可以用骨髓细胞、皮肤、羊水等。在染色体检查中，除常规染色体检查技术外，还有各种显带及其他分子生物学技术可用于不同的检查目的。染色体检查常用的分子生物学检查方法有原位杂交、DNA 限制性片段长度多态性分析（restriction fragment length polymorphism，RFLP）、聚合酶链反应（polymerase chain reaction，PCR）等。

2. 染色体芯片技术

传统的染色体核型分析能检测出染色体结构、数量及染色体大片段倒转、互置、缺失或重复等异常情形，但其分辨率较低，传统镜检无法侦测到染色体的微小片段缺失，对疾病的诊断可能产生误诊或漏诊；而高通量染色体芯片技术能够诊断小片段的染色体缺失或拷贝数增加，大大提高了确诊率。基于基因芯片的比较基因组杂交技术可以更准确地发现疾病相关的染色体的变异，为疾病的诊断和治疗提供极大的帮助，这对高风险人群的健康水平筛查以及疾病的预防有重要意义。

（二）常用的基因诊断方法

1. 核酸分子杂交技术

核酸分子杂交是指两条互补单链核酸（DNA 或 RNA）在一定条件下，按碱基互补原则退火形成双链的过程。它是研究核酸结构与功能的常用技术。杂交的双方是探针与待检核酸，杂交后形成的双链分子称为杂交分子（DNA-DNA、DNA-RNA 或 RNA-RNA）。

（1）Southern 印迹杂交。其基本原理是：将基因组 DNA 用一种或几种限制性内切酶消化成大小不同的片段，消化后用电泳的方法将这些 DNA 按大小不同进行分离，分离后通过原位变性，将其转印到固相支持物上，再应用特异的同位素或非同位素标记的 DNA 或 RNA 探针进行杂交，然后通过对杂交信号的检测来确定探针互补条带的位置。基因的缺失或突变可能导致带的缺失或位置改变。Southern 印迹

杂交主要用于进行疾病的 RFLP 连锁分析、基因缺失诊断。

(2)Northern 印迹杂交。其基本原理和基本过程与 Southern 杂交相似,不同之处在于:①Northern 印迹杂交检测的对象为 RNA,而 Southern 印迹杂交检测的是 DNA;②Northern 印迹杂交是在 RNA 电泳前对其进行变性,并在电泳时加入变性剂,使 RNA 电泳时保持变性状态,而 Southern 印迹杂交是在电泳后进行变性。

(3)斑点杂交。其基本原理是:将被检样品点到一张硝酸纤维素膜上,烘烤固定、预杂交后,经中和、洗脱、干燥,再将其和探针放入复性缓冲溶液中缓缓复性,洗涤干燥后进行放射自显影,观察结果。斑点杂交是一种快速、简便、既可检测 DNA 又可检测 RNA 的方法,可同时检测多个样品,既可进行定性还可以进行半定量。这种方法可初步探测被测样品中是否含有一种特殊的基因或序列,且可用来分析样品之间的同源性。

(4)原位杂交。在保持细胞基本形态的情况下,用放射性核素或非放射性核素标记的探针与细胞内的 DNA 或 RNA 进行杂交。若探针是同位素标记,杂交后需用 X 线进行放射自显影,然后观察曝光点在组织或染色体分裂象上的相对位置。若探针用荧光标记,杂交后用荧光显微镜直接观察。现已发展出多色荧光技术,因此可同时检测多种 DNA 或 RNA。原位杂交由于是原位检测,因此在对特定 DNA 或 RNA 进行检测的同时还可对其进行细胞及基因组内定位。

2. DNA 测序

DNA 测序(DNA sequencing)即 DNA 一级结构的测定,是现代分子生物学中一项重要的技术。由于临床上进行各种突变分析的最终目的是获得突变信息,即确定具体的突变类型,因而不管先通过何种方法进行突变筛查,最终都会落实到 DNA 测序上。DNA 测序能直观地反映出 DNA 序列的变化,因此是诊断未知突变基因的最直接的方法,在遗传病和肿瘤的诊断、法医学的鉴定中具有非常重要的意义。DNA 序列测定常用方法有两种。

(1)双脱氧链终止法:目前应用最多的快速测序技术是 Sanger 等于 1977 年提出的双脱氧链终止法。双脱氧链终止法的基本原理是:DNA 聚合酶利用单链 DNA 作为模板,准确合成互补 DNA 链,它不仅可以将单脱氧核苷酸(dNTP)作为底物,而且可以将双脱氧核苷酸(ddNTP)作为底物,若在合成过程中3′末端掺入了 ddNTP,DNA 链的生长将会被终止,因此生成一系列不同长度的 DNA 片段。其基本操作步骤共设 4 个反应管,各管中同样加入 DNA 模板、DNA 聚合酶、放射性核素^{32}P 标记的引物、4 种 dNTP,再将 4 种不同的 ddNTP(ddATP、ddTTP、ddGTP、ddCTP)分别加入相应管进行温育,然后将 4 个管的反应产物平行加到同一变性凝胶上做电泳分离,通过放射自显影术可获得一系列全部以 3′-末端 ddNTP 为终止碱基的长度不等的 DNA 片段的电泳谱带,通过电泳谱带可直接读出 DNA 的核苷酸序列。

(2)化学降解法:由 Maxam 和 Gibert 于 1977 年提出,其原理是不同的碱基可被不同的化学试剂特异地修饰,使相应的糖苷键变得不稳定,造成碱基的特异性切割,产生 4 组不同长度的 DNA 链的反应混合物,反应后通过聚丙烯酰胺凝胶电泳和放射自显影也可读出 DNA 的序列。常用的化学试剂有硫酸二甲酯和肼。化学降解反应包括碱基的修饰、将修饰的碱基从其糖环上脱落、DNA 在失去碱基的糖环处断裂。化学法的优点是模板无须进行体外酶促反应,只要末段标记的 DNA 片段,无论单链或双链,分别标记 3′端和 5′端可进行双侧读取,检测短的寡核苷酸片段;其缺点是方法复杂、费时,末段标记比活性低。

3. 聚合酶链反应

聚合酶链反应(polymerase chain reaction,PCR)是利用 DNA 聚合酶(如 Taq DNA)在体外催化一对引物间的特异 DNA 片段合成的基因体外扩增技术。PCR 包括 3 个基本过程:①变性,即在较高的温度下(93~98℃)使模板双链 DNA 解链生成单链,以提供扩增模板。②退火,即在较低的温度下使引物与 DNA 模板链互补结合,以备进一步延伸。③延伸,即在适当的温度(一般为 70~75℃)下,DNA 聚合酶从特异性结合到 DNA 模板上的引物 3′-OH 端开始,以待测 DNA 为模板,根据碱基互补配对的原则合成新的DNA分子的过程。以上3个过程组成一个循环周期，每个周期的DNA产物又作为下一个循环周期的模板，如此往复，经过n个循环后，靶DNA的拷贝数理论上可呈2n增长。

随着PCR技术的不断发展，根据被检测基因的性质（DNA或RNA）和检测目的的不同，在经典PCR技术的基础上派生出了多种适用于各种场合和需求的PCR方法，如多重PCR（multiplex PCR）、不对称PCR（asymmetric PCR）、降落PCR（touch down PCR，TD-PCR）、巢式引物PCR（nested primer PCR）、锚定PCR（anchored PCR）、反向PCR（reverse PCR）、原位PCR（in situ PCR）、反转录PCR（reverse transcription PCR，RT-PCR）、着色互补试验或荧光PCR（color complementation assay or fluorescent PCR）、定量PCR（quantitative PCR）、差别PCR（differential PCR）等。

4. 连接酶链反应

连接酶链反应（ligase chain reaction，LCR）其基本原理为：利用DNA连接酶特异地将双链DNA片段连接，经变性、退火、连接三步骤反复循环，使靶基因序列大量扩增。若连接处发生了一个碱基突变，就没有连接产物形成。因此，利用LCR法可以进行单碱基遗传病多态性的快速筛选、单碱基遗传病的产前诊断、微生物亚种和亚型的鉴别、多态性的分析、法医学中个体DNA的准确鉴别。另外，借助于LCR还可对一些已清楚DNA序列的细菌和病毒进行病原体诊断。由于LCR设计独特，在某些方面的优势（如检测点突变）目前尚不能为其他手段所取代，且LCR尚在不断完善和改进之中，故其作为一种有效的DNA扩增和检测技术具有很好的发展前景。

5. 单链构象多态性

单链构象多态性（single strand conformational polymorphism，SSCP）其基本原理是：单链DNA在非变性的情况下具有一定的空间构象，这种构象是由DNA内部碱基配对等分子内的相互作用力来维持的，当DNA中一个碱基突变时，其空间构象会发生改变，空间构象不同的单链DNA在非变性聚丙烯酰胺凝胶中进行电泳时受到的阻力不同，因此，通过非变性凝胶电泳可将构象不同的分子分离开，从而对突变基因进行检测。现SSCP多与PCR技术联用（PCR-SSCP）来检测基因突变，提高了基因突变检测的灵敏性，现已广泛用于遗传病及肿瘤基因的分析。

6. 限制性片段长度多态性分析

限制性片段长度多态性分析（restriction fragment length polymorphism，RFLP）的基本原理是：限制性内切酶可特异识别DNA碱基序列并对其进行切割（如*EcoR* Ⅰ识别GAATTC序列并对其进行切割），当碱基发生改变（如遗传性疾病、肿瘤等多有基因的缺陷），造成新酶切位点的形成或旧酶切位点的消失等时，限制性内切酶酶切后的DNA片段就会产生长度差异，称限制性片段长度多态性。RFLP作为第一代遗传标记已经广泛地应用于遗传病的连锁分析。根据这些广泛存在的遗传标记，应用定位克隆策略已成功地确定了100多种以孟德尔遗传方式为主的遗传病基因。同时，RFLP还可用于基因组同源性分析。

7. 单核苷酸多态性分析

单核苷酸多态性（single nucleotide polymorphism，SNP）主要是指在基因组水平上由单个核苷酸的变异所引起的DNA序列多态性。它是人类可遗传的变异中最常见的一种，在人群中的发生率大于1%。SNP有单碱基的转换、插入、缺失等形式，但更多的是单个碱基的置换。现今，人们认为基因组中的这类多态性有助于解释个体间的表型差异，不同群体和个体对疾病，特别是对复杂疾病易感性的差异，以及不同个体对各种药物的耐受性和对环境因素反应的不同。

8. 基因芯片技术

基因芯片（gene chip）通常指DNA芯片，其基本原理是将大量已知的寡核苷酸分子固定于支持物上，然后与标记的样品进行杂交，通过检测杂交信号的强弱进而判断样品中靶分子的数量。基因芯片技术集成了探针固相原位合成技术、照相平版印刷技术、高分子合成技术、精密控制技术和激光共聚焦显微技术，使基因芯片具备微型化、集约化和标准化的特点，实现了对靶基因快速、高通量的检测。

三、原发性高血压的基因分析

高血压(hypertension)是指以体循环动脉血压(收缩压和/或舒张压)增高(收缩压≥140mmHg,舒张压≥90mmHg)为主要特征,可伴有心、脑、肾等器官的功能性或器质性损害的临床综合征。按照病因是否明确,高血压可分为原发性高血压(essential hypertension,EH)和继发性高血压。其中原发性高血压占高血压的90%~95%,是一种常见的心血管疾病。原发性高血压是一种多基因、多因素引起的高度异质性疾病,遗传因素在原发性高血压的发病中起重要作用。

(一)单基因原发性高血压

单基因原发性高血压是指由一个基因突变引起的高血压,一般符合孟德尔遗传规律,发病特点为发病早,有家族史,伴有激素和生化水平的异常,多为重度高血压或难治性高血压,其并发心脑血管病和肾病风险高,一直是临床诊治的难点。

1. 单基因原发性高血压疾病

目前已经明确的单基因型高血压大约有17种,其中包含40多种亚型,也包含了以高血压为主要表现的内分泌瘤。这些单基因致病性高血压可分为两类:一类是单基因的突变直接影响了远端肾小管的远曲小管和(或)集合管细胞的钠转运系统,导致水钠吸收增加,包括Liddle综合征(假性醛固酮增多症)、拟盐皮质类固醇过多症(apparent mineralocorticoid excess,AME)、Gordon综合征和妊娠加重型高血压;另一类是单基因的突变导致肾上腺类固醇合成异常,造成远端肾单位的盐皮质激素受体异常激活,使得远端肾小管的钠转运失调,包括家族性醛固酮增多症、先天性肾上腺皮质增生症、家族性糖皮质激素抵抗综合征等。这些单基因遗传的高血压的临床特点是常少年发病,并发症发生早,常规抗高血压治疗效果不佳。表8-4-1为各种单基因遗传性高血压的遗传基础及基因检测方法。

表8-4-1 各种单基因遗传性高血压的遗传基础及基因检测方法

疾病	遗传方式	染色体定位	致病基因	检测方法
Liddle综合征	常染色体显性遗传	16p12.2—p12.1 16p12	*SCN1B*、*SCNN1C*	测序
Gordon综合征	常染色体显性遗传	17q21—q22 12p13.3	*WNK4* *WNK1*	测序
拟盐皮质类固醇过多症	常染色体隐性遗传	16q22	*HSD11B2*	测序
妊娠加重型高血压	常染色体显性遗传	4q31.1	*NR3C2*	测序
家族性醛固酮增多症-Ⅰ	常染色体显性遗传	8q21—q22	*CYP11B2*与*CYP11B1*嵌合	Southern印迹杂交
家族性醛固酮增多症-Ⅱ	常染色体显性遗传	7p22	未知	未知
家族性醛固酮增多症-Ⅲ	常染色体显性遗传	11q24	*KCNJ5*	测序
先天性肾上腺皮质增生症(Ⅳ型)	常染色体隐性遗传	8q21	*CYP11B1*	测序
先天性肾上腺皮质增生症(Ⅴ型)	常染色体隐性遗传	10q24.3	*CYP17A1*	测序
家族性糖皮质激素抵抗综合征	常染色体显性遗传或隐性遗传	5q31.3	*NR3C1*	测序

注:引自邹玉宝等.单基因致病性高血压[J].中国医学前沿杂志(电子版),2016(5):16-22。

2. 单基因原发性高血压疾病的分子检测方法

利用高通量测序技术，可以全面筛查与高血压相关的基因，为临床高血压的诊断和治疗提供重要的遗传学信息。目前，国内市场上可以通过高通量基因测序提供遗传学信息的有嗜铬细胞瘤、Cushing 综合征、Gordon 综合征、Liddle 综合征、家族性糖皮质激素抵抗综合征、家族性原发性醛固酮增多症、11β-羟化酶缺陷症、17α-羟化酶缺陷症、21 羟化酶缺陷症等。

（二）多基因原发性高血压

原发性高血压是最常见的复杂多基因遗传疾病之一，受多种先天性遗传基因及基因间相互作用以及环境中各种致病性增压和生理性减压因素的影响。除第 14 号和第 22 号染色体外，其他染色体均证实与原发性高血压有一定联系；截至 2015 年，国内外研究所涉及的原发性高血压的候选基因已达 200 多种，包括交感神经系统、RAAS 系统、下丘脑-垂体轴、内皮一氧化氮合酶、激肽释放酶、细胞内信使、离子通道、转运体等。

1. 多基因原发性高血压的候选基因

（1）**肾素-血管紧张素-醛固酮系统。**RAAS 通过其效应激素——血管紧张素Ⅱ（AGTⅡ）在调节血压的稳态中起重要作用，其中血管紧张素转换酶（ACE）、血管紧张素原（AGT）、血管紧张素Ⅱ受体-1（AT1R）以及肾素作为 RAAS 的重要组成部分参与了原发性高血压的发生。国内外研究结果显示，不同种族及地区人群中基因多态性与原发性高血压有关的基因包括肾素基因的 G1051A 位点；AGT 基因的 M235T 位点及 T174M 位点；ACE 基因的 L/D 及 G2350A 位点；血管紧张素Ⅱ受体 2（AT2R）的 A1675G 位点；醛固酮合成酶基因（*CYP11B2*）的-344C/T 位点等。

（2）**G 蛋白信号转导通路系统。**细胞膜 G 蛋白偶联信号传导系统是细胞跨膜信号转导体系的重要成分。研究显示，细胞外血管活性多肽、肾上腺素等生长因子及细胞因子均可激活 G 蛋白信号传导系统，控制平滑肌细胞增殖、舒缩等功能，从而参与血压的调节，并且 G 蛋白 β 亚单位基因第 10 外显子的 C825T 多态性改变与 G 蛋白功能有密切联系，C825T 变异可导致 G 蛋白 β 亚基转录过程中剪切位点改变，增强信号转导，增加 G 蛋白偶联受体活性，促进平滑肌增生，导致血管壁增厚，最终导致动脉血压升高。

（3）**内皮一氧化氮合酶系统。**与原发性高血压相关的内皮一氧化氮合酶的基因多态性的研究较多的主要有以下 3 种：

①G894T，定位于第 7 外显子，第 894 位点的 G 突变成 T，导致氨基酸残基发生 Glu298Asp 错义突变而改变内皮一氧化氮合酶的功能或活性，导致一氧化氮减少，进而血管内皮受损，形成动脉粥样硬化、血小板聚集和血管舒缩障碍，最终导致血压升高。

②T786C，位于启动子区 786 位点 T 突变成 C，该突变影响内皮一氧化氮合酶的基因转录，减少内皮一氧化氮合酶的合成，从而影响一氧化氮的生成。

③一氧化氮合酶 5b/4a，数目可变性串联，重复序列位于第 4 内含子，长约 27 bp。

2. 多基因原发性高血压的检测方法

目前，大部分遗传性高血压的基因诊断多依赖于直接的 DNA 测序技术，通过对致病基因的序列分析，揭示导致基因功能异常的各种形式的突变。

四、先天性心脏病的基因分析

先天性心脏病（congenital heart disease，CHD）指出生时就已存在心脏循环结构或功能的异常，是人类最常见的出生缺陷之一，主要是由胚胎期遗传因素和环境因素共同作用的。CHD 临床表现轻者无明显症状，重者表现为活动后呼吸困难、发绀、晕厥等，年长儿可有生长发育迟缓等情况。详见先天性心脏

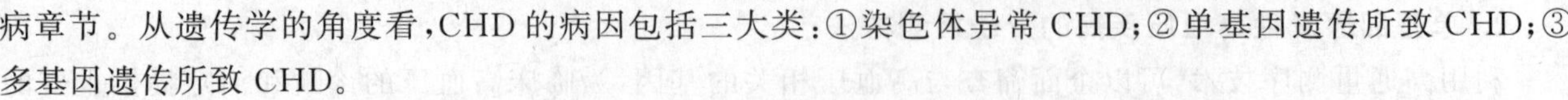

病章节。从遗传学的角度看，CHD的病因包括三大类：①染色体异常CHD；②单基因遗传所致CHD；③多基因遗传所致CHD。

（一）染色体异常的检查

染色体异常主要包括染色体非整倍体和微小缺失，是各种临床综合征最常见的病因，其中约有50种人类染色体病同时伴有心血管系统异常。

1. 染色体非整倍体异常的疾病及其检测方法

18三体综合征（Eward综合征），即18号染色体为三倍体的染色体病，可并发心血管系统发育异常，主要以间隔缺损为主，如房间隔缺损、室间隔缺损和房室间隔缺损。13三体综合征（Patau综合征），即13号染色体出现三倍体，其心血管系统受累的发生率约为80%，常见有动脉导管未闭、室间隔缺损、房间隔缺损、肺动脉狭窄、主动脉狭窄、大动脉转位等。21三体综合征（Down综合征），即21号染色体比正常多出1条，该综合征心血管系统受累发生率为40%～50%，主要表现为心内膜垫缺损、室间隔缺损和房间隔缺损。先天性睾丸发育不全或原发小睾丸症（Klinefelter综合征），因染色体不分离而出现XXY核型，其心血管系统受累的发生率约为50%，主要以动脉导管未闭和/或房间隔缺损为主。先天性卵巢发育不全综合征（Turner综合征），由染色体不分离而导致X染色体丢失，该综合征心血管系统受累的发生率约为30%，主要以左侧心脏结构异常为主，包括主动脉瓣病变、主动脉缩窄、左心发育不良综合征。

对上述染色体非整倍体的检查，主要是染色体检查与核型分析，利用染色体显带技术，判定和发现染色体畸变，包括普通带型分析（320～350条带）和高分辨技术带型分析（750～850条带）。

2. 染色体微小异常的疾病及其检测方法

随着分子生物学技术的发展与荧光原位杂交技术的出现，亚显微染色体异常陆续被发现，其中与CHD有关的最典型的疾病是染色体22q11缺失综合征和Williams-Beuren综合征。

（1）**染色体22q11缺失综合征。**染色体22q11缺失综合征（22q11.2 deletion syndrome，22q11 DS）是一组由染色体22q11.2微缺失而引起的临床综合征，75%的22q11DS患者有先天性心脏病，主要表现为心室流出道和主动脉弓的异常。染色体22q11.2缺失的患者，大约90%存在典型的3Mb长度的缺失，大概缺失30个基因；约8%的患者仅有1.5Mb的小缺失，大概缺失24个基因。

对22q11DS进行染色体22q11微缺失检测的方法包括细胞遗传学方法和分子遗传学方法。染色体核型分析对22q11微缺失的检出率较低，仅约为20%，但其不仅可以检测染色体22q11微缺失，同时还可以观察其他染色体异常，并且操作简单、经济、技术成熟，可以作为检测染色体22q11微缺失的初步筛查手段。分子遗传学方法主要有限制性片段长度多态性分析（RFLP）、应用DNA分子杂交印迹法进行DNA剂量分析、荧光原位杂交技术（FISH）等。其中，FISH技术不仅具有分子杂交的高度特异性和敏感性，而且能在染色体原位显色，因为定位准确、结果稳定、检测快速直观、所需标本量少，目前已经成为检测染色体22q11微缺失的最好方法。

（2）Williams-Beuren**综合征。**Williams-Beuren综合征（Williams-Beuren syndrome，WBS）是由染色体7q11.23邻近基因杂合性丢失（弹性蛋白基因突变）所致的部分单体性综合征。临床表现多样，其中瓣膜上主动脉狭窄是最常见的临床表现，约发生在75%的WBS患者中。个体表现随缺失片段长度及缺失基因不同而有明显差异。

目前认为，WBS诊断主要运用FISH技术，检测弹性蛋白基因的缺失。该技术具有高度的特异性和敏感性，定位准确、实验周期短、结果可靠，是诊断WBS的主要技术方法。

（二）单基因异常

单基因突变引起的先天性心脏病，包括常染色体显性遗传、常染色体隐性遗传、X连锁遗传和Y连锁遗传。目前,大约有120种单基因突变可引起心血管系统缺陷性综合征,其中部分已经明确了分子遗传缺陷的基因定位及基因突变类型。

1. 常见的单基因异常疾病

(1)Marfan综合征:属于常染色体隐性遗传病,也是最早发现与单个基因突变有关的综合征之一。主要涉及编码原纤维蛋白-1的*FBN*1基因,*FBN*1基因突变导致患者出现结缔组织病,表现为骨骼、眼和心血管系统受累。心血管系统异常表现为大动脉中层弹力纤维发育不全、主动脉扩张,形成主动脉瘤,主动脉瘤扩张到一定程度引起主动脉破裂出血,可导致患者死亡。

(2)Holt-Oram综合征:属于常染色体显性遗传病,主要涉及心脏发育转录因子*TBX*5基因。主要表现为上肢发育不全和心血管畸形,心血管畸形表现为间隔缺损,以房间隔缺损最为常见,其他包括室间隔缺损、动脉导管未闭等,并且还合并有心脏传导系统异常。

(3)Alagille综合征:属于常染色体显性遗传病,主要涉及编码Notch信号通路的*JAG*1基因。研究表明,90%以上的Alagille综合征患者是由*JAG*1基因突变导致,但是小部分Alagille综合征患者也可由编码Notch信号通路的另外一个基因*NOTCH*2突变所致。临床表现为肝内胆管发育不全、典型的面部特征、心血管畸形等。常见的心血管畸形为周围性肺动脉狭窄,其余还有动脉导管未闭、房间隔缺损、室间隔缺损、法洛四联症等。

(4)Noonan综合征:属于常染色体显性遗传病,绝大多数Noonan综合征是由基因*PTPN*11、*SOS*1和*RAF*1中的一个基因发生突变所导致。*PTPN*11基因突变在近50%的Noonan综合征的患者中均有发现;*SOS*1基因突变占Noonan综合征患者的10%～15%;*RAF*1基因占Noonan综合征患者的5%～10%。此外,大约2%的Noonan综合征患者由*KRAS*基因突变所致,*BRAF*基因和*NRAS*基因突变也与Noonan综合征有关,但发病率极低。

(5)间隔缺损:是先天性心脏病中最常见的一类,约占所有CHD患者的50%,间隔缺损主要包括房间隔缺损、室间隔缺损和房室间隔缺损。心脏特异转录因子基因——*TBX*5基因、*NKX*2-5基因和*GATA*4基因与CHD间隔缺损发生机制相关。心脏特异转录因子基因通过相互作用和调控下游基因,在心脏发育过程中发挥关键作用,是最早发现的以间隔缺损为主的非综合征型CHD的单基因致病因素。

2. 单基因异常的检测方法

单基因的突变包括无义突变、错义突变、RNA剪接信号突变、寡核苷酸序列插入或缺失导致内含子剪接异常、阅读框架移位引起的蛋白质截断等。要检测这些可能存在的突变,最常用的方法是采用单基因的全编码区测序来检测突变。通过现今的基因检测技术,如全基因组测序、外显子测序、转录组测序等,能够发现与疾病发生相关的致病基因,从而找到疾病的原因和治疗的靶点,并对一种疾病不同的状态和过程进行分类,最终实现对疾病和特别患者进行个体化治疗的目的,提高疾病诊治与预防的水平。

遗传学研究发现,在CHD全基因芯片和表达谱芯片筛查中,尽管有些基因没有发生序列上的突变,但其表达水平发生了明显的变化。环境等因素对CHD的影响以及表观遗传因素,如组蛋白修饰、微RNA和DNA甲基化,可能是这些基因异常表达的原因。通过表观遗传组学的研究,可建立疾病的表观遗传学谱或生物标记物,确定疾病的致病因素和治疗的靶点。

(三)多基因异常

多基因遗传缺陷是指遗传和环境因素共同产生的某些异常遗传,有明显家族性,同时受环境因素的影响。多基因遗传多表现为心血管畸形而不伴其他系统畸形。人类遗传学研究已证实大量基因与遗传性和散发性先天性心脏病相关。

1. 心脏发育转录因子NKX2-5、GATA4、TBX5

哺乳动物心脏发育过程由特定的信号分子激发,由组织特异性的转录因子介导。心脏转录因子指那

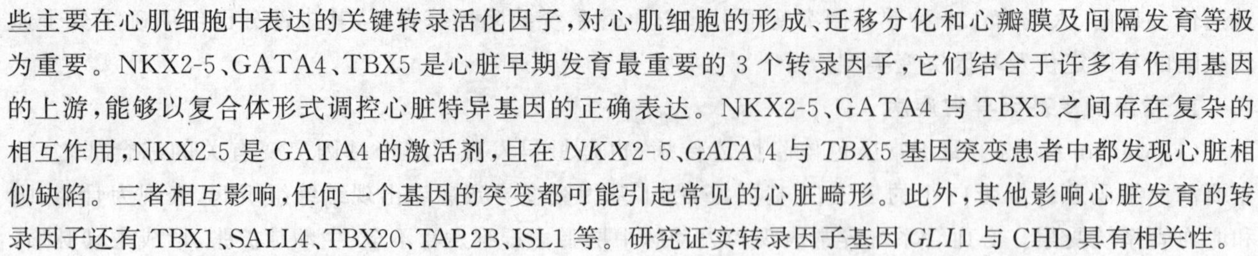

些主要在心肌细胞中表达的关键转录活化因子，对心肌细胞的形成、迁移分化和心瓣膜及间隔发育等极为重要。NKX2-5、GATA4、TBX5 是心脏早期发育最重要的 3 个转录因子，它们结合于许多有作用基因的上游，能够以复合体形式调控心脏特异基因的正确表达。NKX2-5、GATA4 与 TBX5 之间存在复杂的相互作用，NKX2-5 是 GATA4 的激活剂，且在 *NKX2-5*、*GATA 4* 与 *TBX5* 基因突变患者中都发现心脏相似缺陷。三者相互影响，任何一个基因的突变都可能引起常见的心脏畸形。此外，其他影响心脏发育的转录因子还有 TBX1、SALL4、TBX20、TAP 2B、ISL1 等。研究证实转录因子基因 *GLI1* 与 CHD 具有相关性。

2. 常见 CHD 相关的基因

(1)ASD 相关基因有 *NKX2-5*、*GATA4*、*TBX20*、*MYH6*、*TBX5*。

(2)VSD 相关基因有 *NKX2-5*、*GATA4*、*TBX20*、*TBX1*、*TBX5*。

(3)AVSD 相关基因有 *PTPN11*、*KRAS*、*SOS1*、*RAF1*、*CRELD1*。

(4)Ebstein's 畸形、三尖瓣闭锁相关基因为 *NKX2-5*。

(5)右心室双出口、大动脉转位相关基因有 *NKX2-5* 和 *THRAP2*。

(6)永存动脉干相关基因为 *TBX1*。

(7)TOF 相关基因有 *NKX2-5*、*NOTCH1*、*TBX1*、*JAG1*、*NOTCH2*、*ISL1*。

(8)主动脉狭窄相关基因为 *NOTCH1*、*PTPN11*。

(9)肺动脉狭窄相关基因有 *PTPN11*、*JAG1*、*NOTCH2*。

(10)二叶主动脉瓣相关基因为 *NOTCH1*。

(11)左心发育不全综合征相关基因为 *NOTCH1*。

(12)PDA 相关基因为 TFAP2B。

上述基因突变可能会引起相关表型 CHD 发生。

（倪二茹、谢华斌）

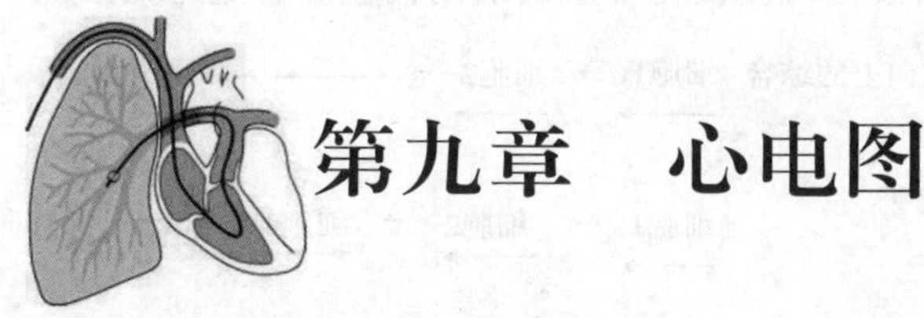

第九章　心电图

第一节　心电图的原理与生理学意义

利用心电图机从体表记录到的心脏在每一心动周期所产生的电活动变化的图形，称为心电图(electrocardiogram，ECG)。

一、心电图的原理

(一)电偶概念

如图 9-1-1 所示，两个电量相等、距离很近的正负电荷组成一个电偶。电偶存在即形成电场。人体任何部位都存在着电场，任何两点间都存在电位差。

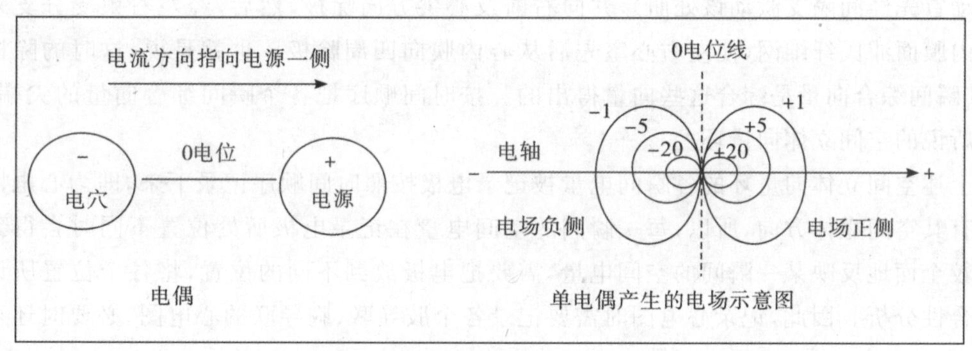

图 9-1-1　电源电穴与电流方向示意图

(二)心电向量的概念

心肌细胞在兴奋时产生动作电位，其本质是细胞膜内、外的电位差随着细胞兴奋的去极化与复极化过程发生周期性的变化。而且，动作电位可以沿着细胞膜在相邻的细胞间进行传导。详见心脏生理章节。

心脏是一个导体，心肌细胞的动作电位会按照一定的方向进行传导，因此，心肌细胞动作电位的产生与传导会形成电流，其既有一定的强度，又有一定的方向性，在心电图学中称之为“心电向量”。

每个心肌细胞激动时都可产生一个电偶向量，一定数量的心肌细胞所产生的电偶向量总和，称为综合心电向量。两个向量当方向相同时会产生叠加作用，方向相反时则会产生抵消作用(相减)。当向量方向不同时，综合向量符合平行四边形法则，即将两个向量作为两个相邻的边，构成平行四边形，其对角线就是其综合向量的方向与大小，如图 9-1-2 所示。

空间向量环是指心脏按一定的顺序激动，每一瞬间都有很多指向各个方向的瞬间向量，在不同平面上的瞬间向量均按上述平行四边形法则综合成某一瞬间的综合心电向量，即不同瞬间综合向量的方向与量都不同。由此，整个心脏去极化与复极化形成的瞬间向量综合起来则形成空间立体向量环。

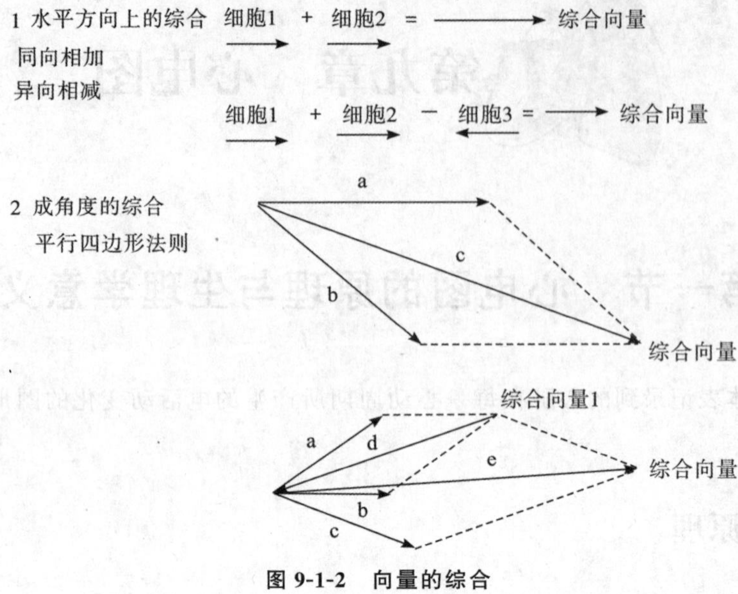

图 9-1-2 向量的综合

(三)心电图的产生

心脏除极并不是在一个平面上进行的。心室除极时，室间隔左侧中 1/3 处的间隔肌先开始除极(室上传来的激动首先经间隔支激动该处肌)，并向右前及心尖方向除极，然后，经左右束支分支来的激动到达左右室心内膜面浦氏纤维网，使左右心室先后从心内膜向四周除极。也就是说，这时的除极向量是指向四周的，其瞬间综合向量是综合这些向量得出的。按时间顺序把各个瞬间综合向量的尖端连接起来，即形成上述所说的空间立体向量环。

心脏的上述空间立体向量环的各瞬间电量被记录电极按照时间顺序记录下来，即为心电图。由于每一瞬间电量有其空间立体方向，所以，每一瞬间的空间电量在记录电极所处位置不同时会得到不同的结果。为了比较全面地反映某一瞬间的空间电量，需要把电极放到不同的位置，将各个位置所记录到的电活动进行综合性分析。因此，记录心电图时需要记录各个肢导联、胸导联的心电图，必要时还可增加电极进行记录。

(四)心电图与心肌细胞动作电位的关系

动作电位是指单个细胞的细胞膜内、外的电位差的变化。心肌细胞的动作电位过程可分为去极化的 0 相和复极化的 1 相、2 相和 3 相，而 4 相为静息期。详见心脏生理章节。而心电图是在体表记录到的心脏电活动的整体变化。因此，心电图与心肌细胞动作电位的关系是心脏整体与心肌细胞个体之间的电活动关系，如图 9-1-3 所示。

(五)心电图导联体系

在人体不同部位放置电极，并将其通过导联线与心电图机电流计的正负极相连，这种记录心电图的电路连接方法称为心电图导联。电极位置和连接方法不同，可组成不同的导联。

1. 肢体导联

肢体导联包括标准肢体导联 Ⅰ、Ⅱ、Ⅲ 及加压肢体导联 aVR、aVL、aVF。肢体导联的电极主要放置于右臂(R)、左臂(L)、左腿(F)，连接此三点即成为所谓的 Einthoven 三角(图 9-1-4)。

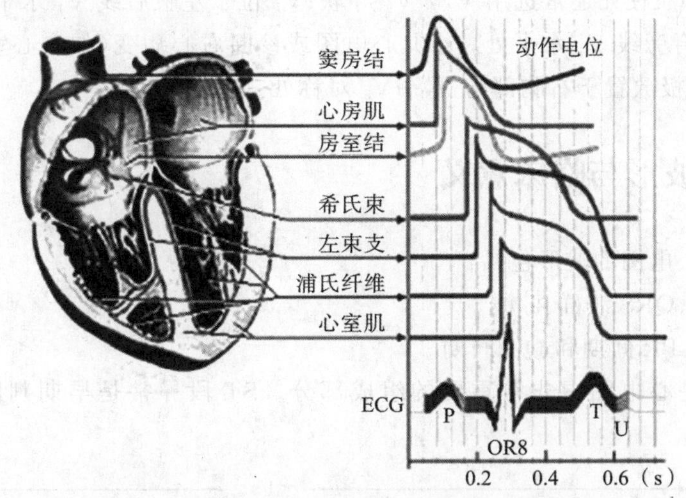

图 9-1-3 心电图与心肌细胞动作电位的关系

（资料来源：万学红，卢雪峰.诊断学[M].第八版.北京：人民卫生出版社，2013.）

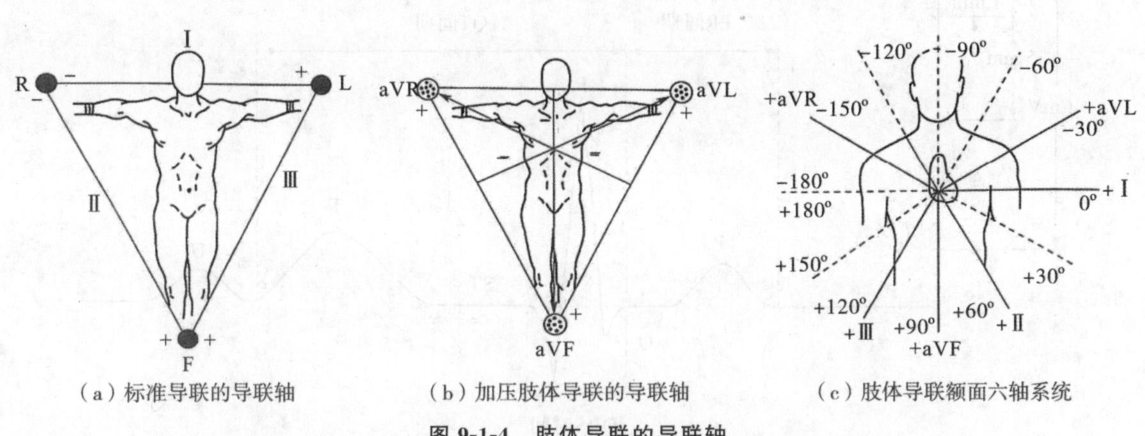

（a）标准导联的导联轴　（b）加压肢体导联的导联轴　（c）肢体导联额面六轴系统

图 9-1-4 肢体导联的导联轴

（资料来源：万学红，卢雪峰.诊断学[M].第八版.北京：人民卫生出版社，2013.）

2. 胸导联

胸导联包括 V_1～V_6 导联。胸导联检测电极具体安放的位置如图 9-1-5 所示：①V_1 位于胸骨右缘第 4 肋间；②V_2 位于胸骨左缘第 4 肋间；③V_3 位于 V_2 与 V_4 两点连线的中点；④V_4 位于左锁骨中线与第 5 肋间相交处；⑤V_5 位于左腋前线与 V_4 同一水平处；⑥V_6 位于左腋中线与 V_4 同一水平处。

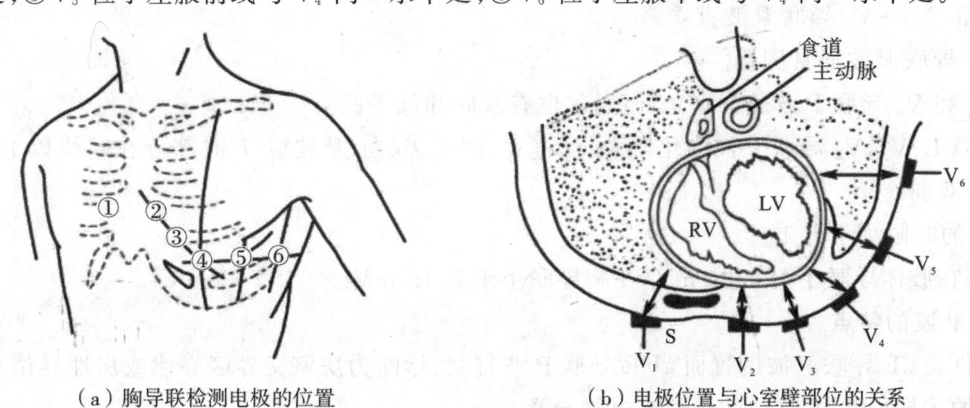

（a）胸导联检测电极的位置　（b）电极位置与心室壁部位的关系

图 9-1-5 胸导联检测电极的位置及此位置与心室壁部位的关系

（资料来源：万学红，卢雪峰.诊断学[M].第八版.北京：人民卫生出版社，2013.）

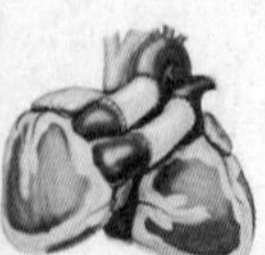

临床上诊断后壁心肌梗死还常选用 $V_7 \sim V_9$ 导联；V_7 位于左腋后线 V_4 水平处；V_8 位于左肩胛骨线 V_4 水平处；V_9 位于左脊旁线 V_4 水平处。小儿心电图或诊断右心病变（如右心室心肌梗死）有时需要选用 $V_3R \sim V_5R$ 导联，电极放置于右胸部与 $V_3 \sim V_5$ 对称处。

二、心电图的波形与临床意义

如图 9-1-6 所示，心电图的波形包括：

(1)3 个主波：P 波、QRS 波群、T 波。

(2)两个时间间期：PR 间期和 QT 间期。

(3)ST 段：ST 段是心电图中非常重要的组成部分。ST 段异常是早期判断心肌缺血的主要依据之一。

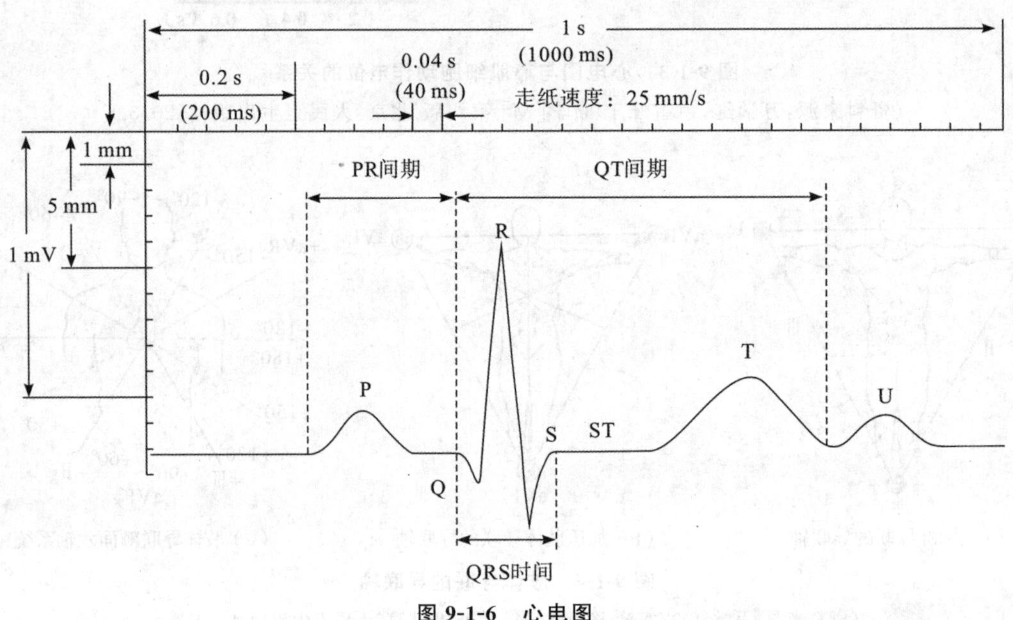

图 9-1-6　心电图

(一)P 波

1. 正常 P 波的特点

P 波代表了心脏电激动由右房向左房的扩布。正常的 P 波有如下特点：

(1)Ⅰ、Ⅱ、$V_3 \sim V_6$ 导联 P 波直立。

(2)aVR 导联 P 波通常倒置。

(3)aVF 和 V_3 导联 P 波通常直立，但偶尔也有双向和低平的。

(4)Ⅲ、aVL、V_1、V_2 导联 P 波变化较大，可直立、倒置、双向（P 波或 T 波部分在基线以上，部分在基线以下，称为双向）。

(5)P 波的时限小于 0.11 s。

(6)振幅在肢体导联小于 0.25 mV，在胸导联小于 0.15 mV。

2. 异常 P 波的特点

(1)Ⅱ、Ⅲ、aVF 导联 P 波倒置而 aVR 导联 P 波直立：诊断为房室交界区心律或房性异位心律。当激动通过心房的传导异常时，P 波的极性或电轴异常。

(2)Ⅰ导联 P 波倒置而 aVR 导联直立，Ⅰ导联与正常Ⅰ导联呈镜像关系：上肢导联反接或右位心。

右位心还有如下特点：V_4～V_6 导联 R 波消失。

(3)P 波时限大于等于 0.12 s：提示左房增大，在下壁导联明显。一般情况下Ⅱ导联、V_1 导联 P 波最清楚，因此分析心律和心律失常时应该观察这些导联。

(4)下壁导联 P 波宽大、切迹，峰间间距大于 0.04 s：通常提示左房增大。

(5)V_1 导联 P 波双向：P 波的后半部分以负向为主且较宽。倒置的深度与宽度的乘积为 P 波的终末向量；如果其振幅大于等于 0.04 mm，考虑左房增大。正常情况下，V_1 导联负向波小于 1 mm。

(6)V_1 导联呈较大的双向波：如果 P 波前半部分为正向，大于等于 1.5 mm，后半部为负向，大于等于 1 mm 且较宽，考虑双心房增大。

(7)P 波高尖：P 波高尖且Ⅲ导联大于Ⅰ导联；波幅高，尤其是下壁导联时，提示右心房增大。需考虑有无右心室肥大、肺心病、肺动脉高压、肺动脉瓣及三尖瓣狭窄。V_1 或 V_2 导联 P 波前半部分正向振幅大于等于 1.5 mm，提示右心房增大。

(8)P 波消失：考虑窦房阻滞和房室交界区心律；如心律不规整，需考虑心房颤动。

(9)不同形态的 P 波：在同一导联中存在至少 3 种不同形态的 P 波，考虑多源性房性心动过速。

(二)PR 间期

PR 间期从 P 波的起点至 QRS 波群的起点，代表心房开始除极至心室开始除极的时间，反映房室传导总时间。正常成人 PR 间期为 0.12～0.20 s，幼儿及心动过速者 PR 间期相应缩短，老年人及心动过缓时 PR 间期可略延长，但应小于 0.20 s。

PR 间期延长常见于：①Ⅰ度房室阻滞；②迷走神经张力过高，常伴心动过缓，多为一过性；③干扰性 PR 间期延长；④激动经房室结慢径路下传。

PR 间期缩短常见于：①预激综合征；②交界性心律；③房室脱节。

(三)QRS 波群

QRS 波群代表心室肌除极的电位变化。正常成年人为 0.06～0.11 s。

正常人 V_1、V_2 导联多呈 rs 型，V_1 导联 R 波＜0.7～1.0 mV。V_5、V_6 导联可呈 qR 型、qRs 型、Rs 型或 R 型，R 波不超过 2.5 mV。

在 V_3、V_4 导联，R 波和 S 波的振幅大体相等，正常人胸 V_1～V_6 导联 R 波逐渐增高，S 波逐渐变小，V_1 的 R/S＜1，V_5 的 R/S＞1。aVR 导联的 QRS 主波向下，R 波不超过 0.5 mV。aVL 与 aVF 导联的 QRS 波群多变。aVL 导联的 R 波＜1.2 mV，aVF 导联的 R 波＜2.0 mV。

标准导联 QRS 波无电轴偏移时，主波向上，Ⅰ导联的 R 波＜1.5 mV。

各肢体导联每个 QRS 向上与向下波振幅相加绝对值不应都＜0.5 mV，胸导联的每个 QRS 波向上与向下振幅相加绝对值不应都＜0.8 mV，否则称为低电压。

R 峰时间既往称为类本位曲折时间或室壁激动时间，指 QRS 波起点至 R 波顶端垂直线的间距。如有 R 波，则应测量至 R 峰；如 R 峰呈切迹，应测量至切迹第二峰。正常数值：在 V_1、V_2 导联一般不超过 0.04 s，在 V_5、V_6 导联一般不超过 0.05 s。

Q 波：正常人的 Q 波时限一般不超过 0.03 s(除Ⅲ导联和 aVR 导联外)。Ⅲ导联 Q 波的宽度可达 0.04 s。aVR 导联出现较宽的 Q 波或呈 QS 波均属正常。正常情况下，Q 波深度不超过同导联 R 波振幅的 1/4。正常人 V_1、V_2 导联不应出现 Q 波，但偶尔可呈 QS 波。

(四)ST 段的改变

ST 段从 QRS 波终末开始，终止于 T 波的起点，代表心室缓慢复极过程。急性心肌梗死、心肌缺血、

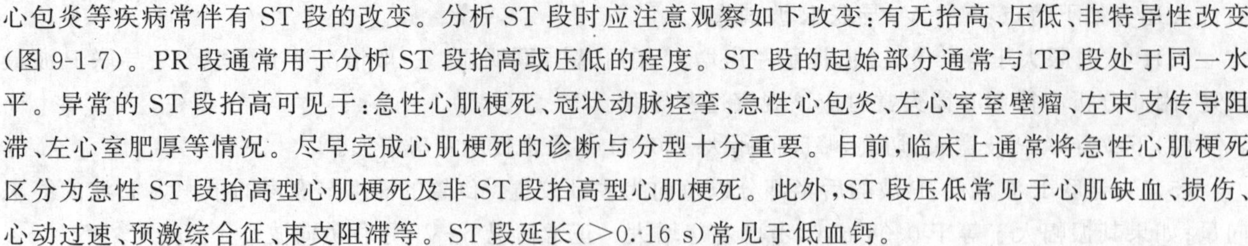

心包炎等疾病常伴有 ST 段的改变。分析 ST 段时应注意观察如下改变:有无抬高、压低、非特异性改变(图 9-1-7)。PR 段通常用于分析 ST 段抬高或压低的程度。ST 段的起始部分通常与 TP 段处于同一水平。异常的 ST 段抬高可见于:急性心肌梗死、冠状动脉痉挛、急性心包炎、左心室室壁瘤、左束支传导阻滞、左心室肥厚等情况。尽早完成心肌梗死的诊断与分型十分重要。目前,临床上通常将急性心肌梗死区分为急性 ST 段抬高型心肌梗死及非 ST 段抬高型心肌梗死。此外,ST 段压低常见于心肌缺血、损伤、心动过速、预激综合征、束支阻滞等。ST 段延长(>0.16 s)常见于低血钙。

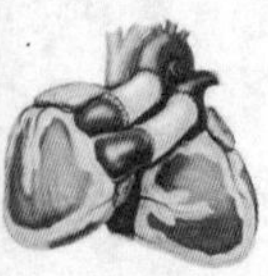

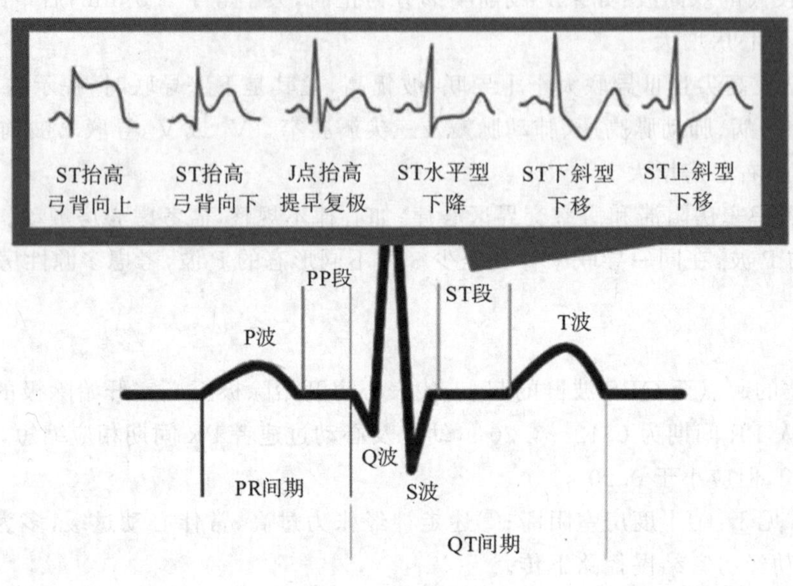

图 9-1-7　ST 段的改变

(五)T 波

T 波代表心室快速复极时的电位变化,方向与 QRS 主波方向一致,在Ⅰ、Ⅱ、V_4～V_6 导联向上,aVR 导联向下,其余导联多变,若 V_1 导联 T 波向上则 V_2～V_6 导联 T 波不能倒置。

振幅 T 波振幅在肢体导联不应低于同导联 R 波的 1/10,胸导联不应低于同导联 R 波的 1/8。

若 T 波倒置较深,呈双肢对称性,则称"冠状 T 波"改变,常见于急性心肌梗死、慢性冠状动脉供血不足,此外,也见于急性肺栓塞、脑血管病变等。

临床上:

(1)T 波高耸可见于正常人群、急性心肌梗死、高血钾、早期复极综合征等情况。

(2)T 波低平、双向、倒置常见于心肌缺血、低血钾、高血压、心肌病等情况。

(六)QT 间期

QT 间期为 QRS 波群的起点至 T 波终点的间距,代表心室肌除极和复极全过程所需的时间。QT 间期长短与心率快慢有关,心率越快,QT 间期越短,反之则越长。心率为 60～100 次/分时,QT 间期参考值为 0.32～0.44 s。由于 QT 间期受心率的影响,因而常用的指标为校正的 QT 间期,即 QTc,通常用 Bazett 公式计算:$QTc=QT/\sqrt{RR}$。正常 QTc 的最高值为 0.4 s,超过即属延长。

临床上:

(1)QT 间期延长,提示心肌缺血或损害、药物(如乙胺碘肤酮、奎尼丁等)影响、电解质紊乱(低血钾、低血钙)。

(2)QT 间期缩短,见于高血钙、洋地黄效应、高血钾。

(七)J 点

QRS 波群的终末与 ST 段起始的交接点称为 J 点。J 点大多在等电位线上,通常随 ST 段的偏移而发生移位;有时可因除极尚未完全结束,部分心肌已开始复极而上移;还可由于心动过速等原因,使心室除极与心房复极并存,导致心房复极波(Ta 波)重叠于 QRS 波群的后段,从而发生下移。

(八)U 波

U 波为 T 波后 0.02～0.04 s 出现的振幅很低小的波,其产生有多种学说:浦氏纤维、乳头肌、基底部或其他部位心肌复极的延迟;动作电位的后电位;舒张早期快速充盈期心室伸张的后电位等。

临床上:

(1)U 波倒置见于心肌损伤、缺血等。

(2)U 波明显增高、TU 融合见于低血钾、洋地黄作用等情况。

三、分析心电图的顺序与方法

对每张心电图的分析应该按以下顺序进行:心率、心律、P 波、PR 间期、QRS 波群时限、QRS 波群形态、ST 段、T 波、心电轴、U 波和 QT 间期。具体的分析内容如下:

(1)分析心律与心率:先分析心律,然后分析心率。正常心律为窦性心律,心率在 60～100 次/分。

(2)观察有无传导阻滞:分析 PR 间期和 QRS 波群的时限,QRS 波群增宽提示右束支传导阻滞或左束支传导阻滞。

(3)观察有无非特异性室内传导阻滞:如果无左束支传导阻滞或右束支传导阻滞,但 QRS 波群增宽,则应分析有无非特异性室内传导阻滞,有无 Wolff-Parkinson-White(WPW)综合征。虽然 WPW 综合征并不常见,但 WPW 综合征容易被误识别为心肌梗死。右束支传导阻滞时Ⅲ导联、aVF 导联可出现 Q 波,也容易被误诊为心肌梗死。左束支阻滞可以掩盖很多诊断,尤其是心肌缺血和肥厚。此外,有些心肌梗死的初次心电图可以表现为左束支阻滞。

(4)分析 ST 段:急性心肌梗死的早期诊断很重要的一部分信息来源于 ST 段改变。临床上常根据 ST 段的改变将心肌梗死分为:ST 段抬高型心肌梗死及非 ST 段抬高型心肌梗死。

(5)分析有无病理性 Q 波:Q 波与前面提及的 ST 段一起用于评判有无新进或陈旧性的心肌梗死。此外,观察导联有无 R 波丢失或 R 波递增不良,也能提示是否存在心肌梗死、导联误置等。

(6)分析 P 波,判断有无心房肥大。

(7)分析有无左心室肥厚或右心室肥厚。

(8)分析 T 波有无倒置。

(9)分析心电轴及分支阻滞:心电轴本身无特异性的诊断价值,但与其他各波联合分析,具有辅助诊断的作用。

(10)分析其他问题,如长 QT 间期等。

(11)分析心律失常。如果在第一步发现心律失常,则这步实际上是第一步的延续。

第二节 病理情况的心电图改变

一、心室肥大

(一)左心室肥大

左心室肥大时，心电图上可出现如下改变(图 9-2-1)：

(1)QRS 波群电压增高，常用的左室肥大电压标准如下：

胸导联：Rv_5 或 Rv_6＞2.5 mV；Rv_5＋Sv_1＞4.0 mV(男性)或＞3.5 mV(女性)。

肢体导联：R_I＞1.5 mV；R_{aVL}＞1.2 mV；R_{aVF}＞2.0 mV；R_I＋S_{III}＞2.5 mV。

Cornell 标准：R_{aVL}＋Sv_3＞2.8 mV(男性)或＞2.0 mV(女性)。

(2)可出现额面 QRS 心电轴左偏。

(3)QRS 波群时间延长到 0.10～0.11 s，但一般仍＜0.12 s。

(4)在 R 波为主的导联，其 ST 段可呈下斜型压低达 0.05 mV 以上，T 波低平、双向或倒置。在以 S 波为主的导联(如 V_1 导联)则反而可见直立的 T 波。QRS 波群电压增高同时伴有 ST-T 改变者，传统上称为左室肥大伴劳损。此类 ST-T 变化多为继发性改变，亦可能同时伴有心肌缺血。

符合条件越多，诊断可靠性越大。如仅有 QRS 电压增高，而无其他任何阳性指标者，诊断左室肥大应慎重。

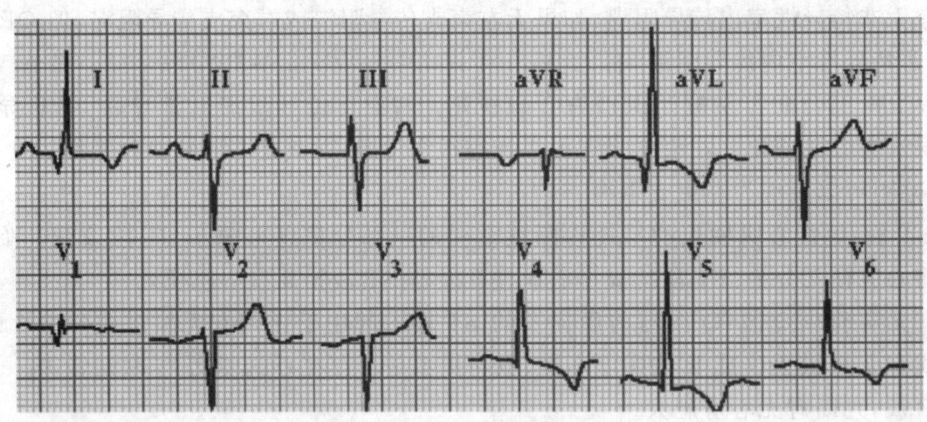

图 9-2-1 左室肥厚

(二)右室肥大

右室肥大可具有如下心电图表现(图 9-2-2)：

(1)V_1 导联 R/S≥1，呈 R 型或 Rs 型，重度右室肥大可使 V_1 导联呈 qR 型(除外心肌梗死)；V_5 导联 R/S≤1 或 S 波比正常加深；aVR 导联以 R 波为主，R/q 或 R/S≥1。

(2)Rv_1＋Sv_5＞1.05 mV(重症＞1.2 mV)；R_{aVR}＞0.5 mV。

(3)心电轴右偏≥＋90°(重症可＞＋110°)。

(4)常同时伴有右胸导联(V_1、V_2)ST 段压低及 T 波倒置。传统上右心室肥大伴劳损属继发性 ST-T 改变。

除了上述典型的右室肥大心电图表现外，临床上常见的慢性阻塞性肺疾病的心电图特点为：$V_1 \sim V_6$ 导联呈 rS 型（R/S＜1），即所谓极度顺钟向转位；Ⅰ导联 QRS 低电压；心电轴右偏；常伴有 P 波电压增高。此类心电图表现是心脏在胸腔中的位置改变、肺体积增大、右室肥大等因素综合作用的结果。

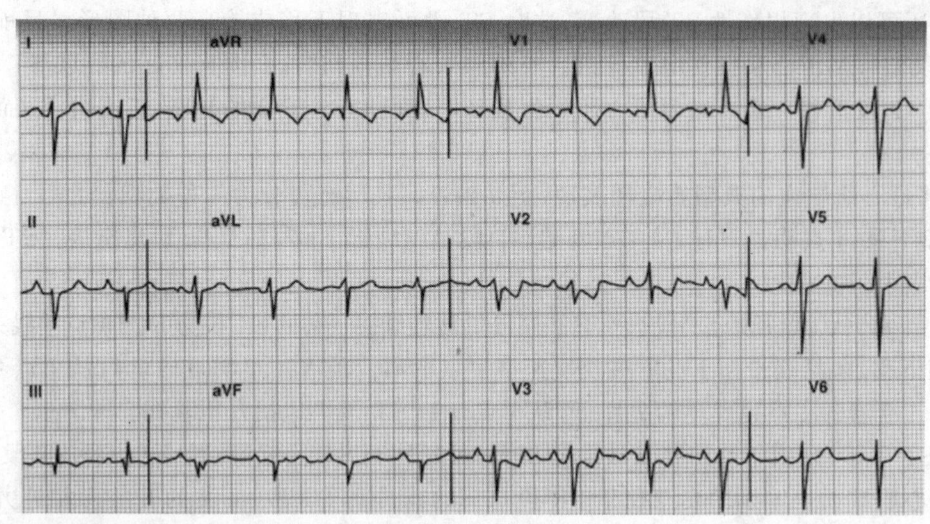

图 9-2-2　右室肥厚

（三）双侧心室肥大

与诊断双心房肥大不同，双侧心室肥大的心电图表现并不是简单地把左、右心室异常表现相加，其心电图可出现下列情况：

（1）大致正常心电图：由于双侧心室电压同时增高，增加的除极向量方向相反而互相抵消。

（2）单侧心室肥大心电图：只表现出一侧心室肥大，而另一侧心室肥大的图形被掩盖。

（3）双侧心室肥大心电图：既表现出右室肥大的心电图特征（如 V_1 导联 R 波为主，电轴右偏等），又存在左室肥大的某些征象（如 V_5 导联 R/S＞1，R 波振幅增高等）。

二、心肌缺血与心肌梗死

冠状动脉供血不足且不能满足心肌代谢需要时则发生心肌缺血。心肌缺血的部位可分为心内膜下、心肌和心外膜下。左室缺血多见于心内膜下。当一支冠状动脉发生痉挛或阻塞时可发生心外膜下心肌缺血，乃至引起透壁性心肌缺血。

心肌梗死是冠心病的重要分型之一。心肌梗死发生后，心电图上多有典型性改变。心电图对心肌梗死的确定诊断、指导治疗及估计预后都有很大帮助。急性心肌梗死分为 ST 段抬高型心肌梗死和非 ST 段抬高型心肌梗死。ST 段抬高心肌梗死的典型心电图改变包括相应导联上出现 ST 段抬高、T 波倒置和病理性 Q 波。同时，在心肌梗死发生、发展的过程中，心电图也会发生相应性的演化。心肌梗死按演变过程可分为超急性期、亚急性期、演变期和陈旧期。

（一）心肌缺血典型心电图特征

心肌缺血主要影响复极过程，心电图表现为 ST 段偏移（下移、抬高）、T 波改变（低平、双向、倒置、高耸）、U 波改变、QT 间期延长，有时也可引起 QRS 波群改变。

心肌缺血时心电图常出现典型“冠状 T”的改变，这时 T 波表现为高耸或倒置。心外膜下心肌缺血时

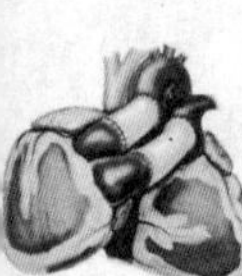

心室壁复极顺序发生逆转，即内膜下复极早于外膜下心肌复极。T 环向量与正常方向相反，面向心外膜缺血区的导联出现典型的倒置 T 波。反之，当心内膜下发生缺血，复极时间延迟，则出现与之对应的 T 向量减少或消失。因此，面向缺血区的导联 T 波高尖直立。

心肌缺血还可以出现损伤性 ST 段改变，这时 ST 段可出现下移或抬高两种图形。目前认为心肌缺血形成的 ST 段偏移是由心肌损伤电流导致。心外膜下心肌损伤时，面向损伤区的导联 ST 段抬高，而对应导联则发生 ST 段下移。当心内膜下心肌发生损伤时，面向心外膜面的导联 ST 段下移，而对应导联则 ST 段抬高。

ST 段下移是心肌缺血的典型心电图表现（图 9-2-3）。其形态可分为 4 种类型：

（1）下斜型下移：J 点明显下移，从 J 点开始 ST 段呈斜坡形下移，直至与 T 波连接。ST 段与 R 波顶点的垂线夹角应大于 90°。

（2）水平型下移：从 J 点开始 ST 段水平下移并与 T 波连续。下移的 ST 段与 R 波顶点垂线夹角等于 90°。

（3）J 点型下移：包括缓慢型 J 点下移及快速型 J 点下移。前者 J 点明显压低后从 J 点开始 ST 段缓慢上升至基线。后者的 J 点也发生明显压低，从 J 点开始 ST 段快速抬升至基线。

（4）假性 ST 段下移：由于心房复极波向量加大，可延伸至 ST 段近段，形成 J 点型 ST 段下移，这种情况易被误诊为心肌缺血。鉴别的要点在于 PR 段向下的延伸和 ST 段、T 波的升肢可相连并形成假想的抛物线状，抛物线不中断提示为生理性，抛物线中断（PR 段延长线与 ST 段相差 0.5 mm 以上）则为病理性，反映心肌缺血。

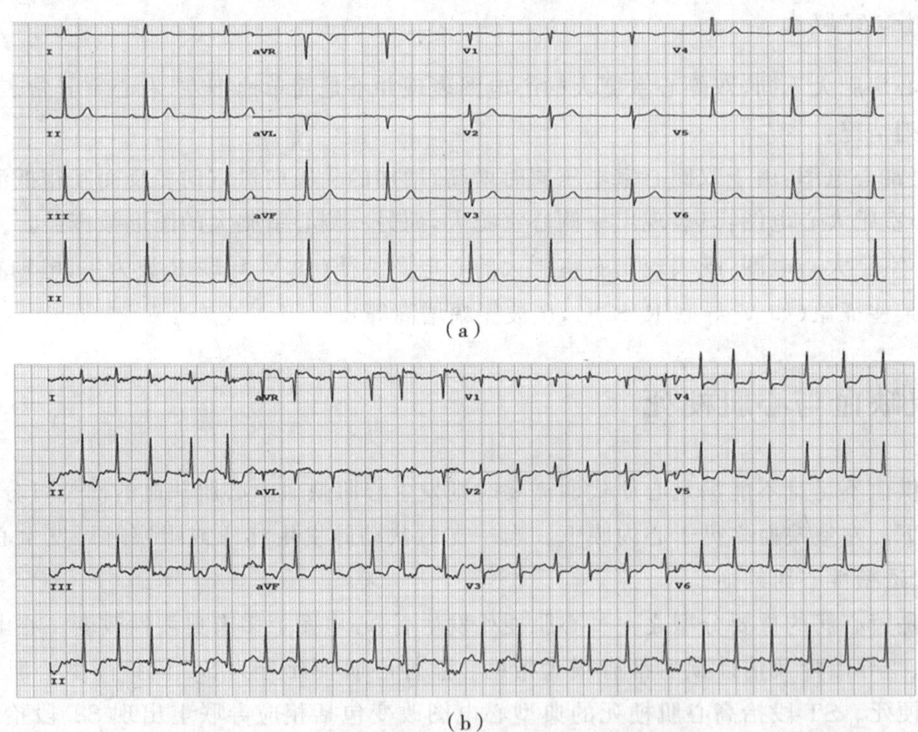

（a）

（b）

图 9-2-3　胸前导联 ST 段压低，提示心肌缺血

ST 段抬高提示外膜下心肌缺血或透壁性缺血。缺血性 ST 段抬高主要出现在变异型心绞痛的患者中。当两个或两个以上肢体导联 ST 段抬高≥0.1 mV，或两个及两个以上胸前导联发生 ST 段抬高≥0.2 mV 时，符合心电图学中 ST 段抬高的诊断标准。典型的缺血性 ST 段抬高呈弓背状向上，它通常伴有对应性导联 ST 段的下移。当 ST 段抬高与压低对应性出现时，偏移程度大者往往是原发性改变，偏移程度小者则为对应性或继发性改变。而 ST 段抬高和 ST 段下移程度相当则提示两个不同部位同时发生了心肌损伤。

(二)ST 段抬高型心肌梗死心电图的演变及分期

(1)超急性期:该期是冠脉阻塞的极早期,也称急性前期,心电图典型的改变是 T 波高尖,ST 段斜上形抬高并与 T 波融合,在该期病理性 Q 波还未形成,也无弓背形抬高的 ST 段(图 9-2-4),通常持续时间短暂,仅心肌梗死后数小时内出现,随即演化为急性心肌梗死阶段。及时识别此类心电图异常可大大缩短患者血管开通(Door-to-Balloon,D-to-B)时间,提高抢救成功率,改善长期预后。

(2)急性期:此期 ST 段表现为单向曲线抬高,通常情况下 2 周内 ST 段可逐渐回落至等电线。如 ST 段抬高持续超过 2 周需鉴别是否伴有室壁瘤。数小时后即可出现坏死型 Q 波,与此同时 T 波逐渐倒置并加深。T 波倒置在第 3～6 周最明显。因此该期的典型特征包括:出现损伤型 ST 段抬高;出现坏死型 Q 波及缺血型 T 波倒置。

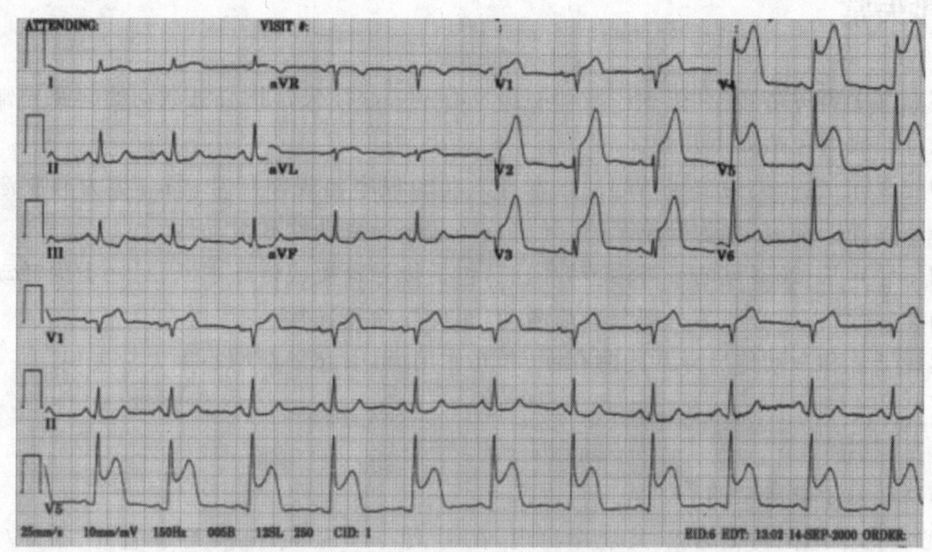

图 9-2-4 急性广泛前壁心肌梗死 $V_1 \sim V_6$ 导联 ST 段抬高伴 T 波直立

(3)亚急性期:在该期当 T 波倒置加深后,部分病人倒置的 T 波逐渐变浅甚至恢复至正常;但也有部分病人 T 波呈恒定倒置。亚急性期从 ST 段下降至等电线,或者稍抬高的 T 波逐渐深倒置、变浅直至 T 波直立或呈恒定 T 波倒置。此期通常持续数周或数个月,典型的心电图特征是:坏死型 Q 波;缺血型 T 波倒置。

(4)陈旧性期:当倒置 T 波长期无改变或转为直立,同时病理性 Q 波长期存在时,这个阶段就是陈旧性期,通常定义为心肌梗死半年后开始。典型心电图特征:坏死型 Q 波。

(三)非 ST 段抬高型心肌梗死

非 ST 段抬高型心肌梗死特指无病理性 Q 波,仅有 ST-T 演变的急性心肌梗死。心电图表现为 ST 段呈水平或下斜型压低大于等于 0.1 mV,持续时间在 24 h 以上;伴 T 波倒置,常出现所谓"冠状 T";但不会出现病理性 Q 波。非 ST 段抬高型心肌梗死需要结合临床症状及心肌酶学的检测结果方能做出诊断。

(四)心肌梗死的定位诊断

心肌梗死定位需结合异常 Q 波、ST 段抬高及倒置 T 波出现在哪些导联来决定。其中最有意义的是 Q 波出现的部位(表 9-2-1)。

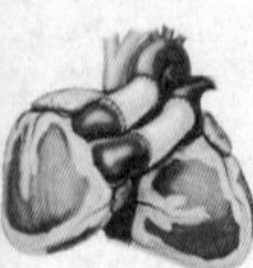

表 9-2-1　心电图导联与心室部位的关系

导联	心室部位
Ⅱ、Ⅲ、aVF	下壁
Ⅰ、aVL、V_5、V_6	侧壁
V_1～V_3	前间壁
V_3～V_5	前壁
V_1～V_5	广泛前壁
V_7～V_9	正后壁
V_3R～V_4R	右心室

三、心律失常

心脏起搏点位于窦房结，并且按顺序激动心房及心室。心律失常指心脏激动的起源异常和(或)传导异常。心律失常的成因包括如下几种。

①激动的起源异常：一类为窦房结起搏点本身激动的程序与规律异常；另一类为心脏激动全部或部分起源于窦房结以外的部位，称为异位节律，异位节律又分为主动性和被动性。

②激动的传导异常，最多见的一类为传导阻滞，包括传导延缓或传导中断；另一类为激动传导通过房室之间的附加异常旁路，使心肌某一部分提前激动，属传导途径异常。

③激动起源异常和激动传导异常同时存在，相互作用，可引起复杂的心律失常表现。

(一)窦性心律

窦性心律指起源于窦房结的心律。

(1)窦性心律的心电图特征为：P 波规律出现，在Ⅰ、Ⅱ、aVF、V_4～V_5 导联直立，在 aVR 导联倒置。一般情况下静息心率的正常范围为 60～100 次/分。

(2)窦性心动过速：成人窦性心律的频率大于 100 次/分，称为窦性心动过速。窦性心动过速时，PR 间期及 QT 间期相应缩短，可伴 ST 段轻度压低及 T 波振幅降低。

(3)窦性心动过缓：窦性心律的频率＜60 次/分时称为窦性心动过缓。老年人及运动员心率可以相对较缓。窦房结功能障碍、颅内压增高、甲状腺功能低下、服用某些药物(如 β 受体阻滞剂)等也可引起窦性心动过缓。

(4)窦性心律不齐：窦性心律不齐指起源不变但节律不规整的情况，如同一导联上 PP 间期差异＞0.12 s 即可定义为窦性心律不齐。窦性心律不齐常与窦性心动过缓同时存在。呼吸性窦性心律不齐较常见，它多发生于青少年，多无临床意义。有一些比较少见的窦性心律不齐与呼吸运动无关，如与心室收缩排血有关的(室相性)窦性心律不齐以及窦房结内游走性心律不齐等。

(5)窦性停搏：规律的窦性心律，当迷走神经张力增大和(或)窦房结功能障碍时，在一段时间内窦房结停止发放电冲动，心电图上表现为规则的 PP 间距中发生 P 波脱落，伴长 PP 间距，并且长 PP 间距与正常 PP 间距间不成倍数关系(图 9-2-5)。窦性停搏后可出现逸搏或逸搏心律。

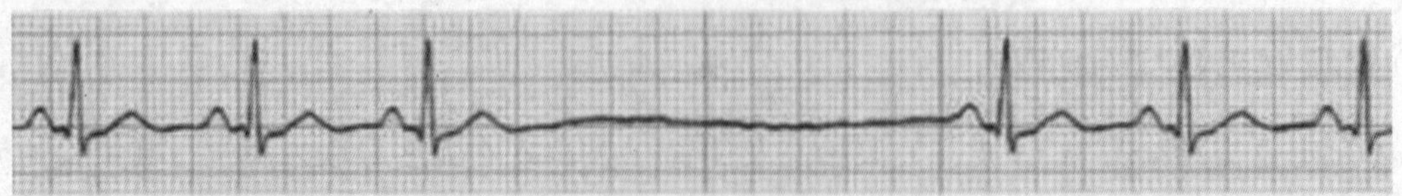

图 9-2-5　窦性停搏

(6)病态窦房结综合征：起搏传导系统发生的退行性改变，如冠心病、心肌炎、心肌病等疾患，累及窦房结及其周围组织所产生的缓慢性心律失常称为病态窦房结综合征。病态窦房结综合征可引起头昏、黑矇、晕厥等临床表现。其主要的心电图表现有：①持续的窦性心动过缓，心率<50 次/分，且不易用阿托品等药物纠正；②窦性停搏或窦房阻滞；③在显著窦性心动过缓基础上，常出现室上性快速心律失常（房速、房扑、房颤等），又称为慢快综合征；④若病变同时累及房室交界区，可出现房室传导障碍，或发生窦性停搏时，长时间不出现交界性逸搏，此称为双结病变。

（二）期前收缩（早搏）

1. 房性期前收缩

房性期前收缩的 P 波与窦性 P 波的形态不同；房早后常有 QRS 波群，其形态与窦性激动时正常下传的 P 波相似；房早的 P 波如果隐藏在 T 波中则不易识别，此时常需要在 T 波中仔细寻找 P 波（图 9-2-6）。房早的 P 波大于 0.11s。当出现下壁导联 P 波倒置，同时 PR 间期大于 0.11s，则可与交界性期前收缩伴心房逆传鉴别。早发的房早可触发房速、房扑、房颤。房早未下传时有时需认真识别未发生下传的 P 波，否则易被误诊为窦性心动过缓。当房早的电冲动传导经由房室结下传时，一侧束支仍处于不应期，即可产生室内差异性传导。此时，QRS 波增宽，易被误诊为室性早搏。这种情况下鉴别的要点在于识别落于 T 波群中的 P 波；此外，房性期前收缩发生的是不完全代偿，这与室性期前收缩发生的完全性代偿也不一致。多源性房早也可引起脉搏极不规则的短细脉，这时在体征、心电图上可能被误诊为房颤律。

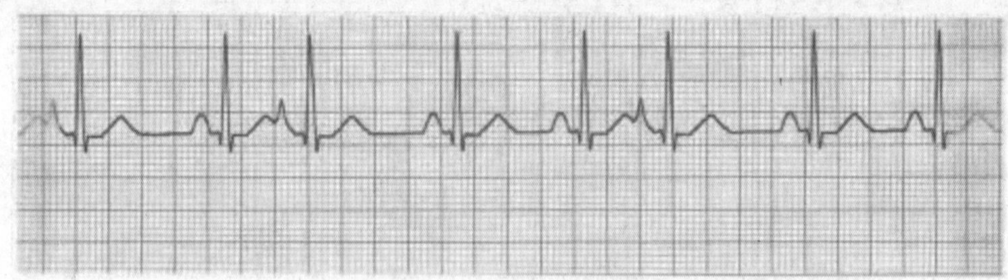

图 9-2-6　房性期前收缩

2. 交界性期前收缩（结性期前收缩）

交界性期前收缩发生时，P 波逆传激动心房。这时逆向传导的 P 波可出现在 QRS 波群之前，或 P 波隐藏于 QRS 波群中，偶尔也可出现于 QRS 波群之后（图 9-2-7）。心电图上特征性逆行 P′波表现为 P 波在Ⅱ、Ⅲ、aVF、V_5、V_6 导联倒置，在Ⅰ、aVR、aVL 导联直立。当 P′波在 QRS 波群之前时 P′R 间期小于 0.12 s；当 P′波在 QRS 波群之后时 RP′间期小于 0.20 s。大多为完全性代偿间歇。

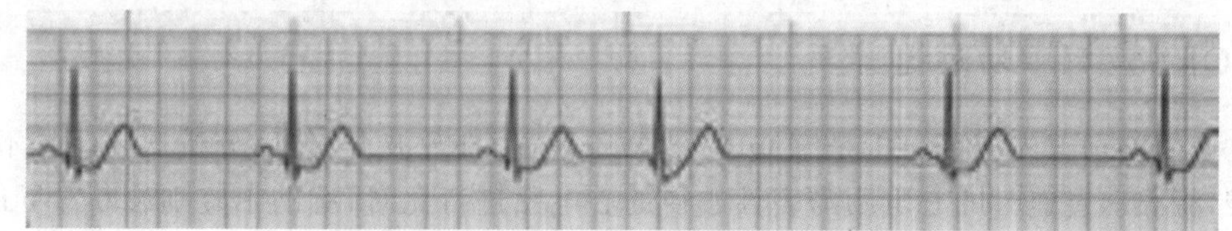

图 9-2-7　交界性期前收缩

3. 室性期前收缩

室性早搏是提前出现的宽大、畸形的 QRS-T 波群，伴有与 QRS 主波方向相反的 ST-T 段；QRS 波群前常无 P 波，但偶尔可逆向传导夺获心房，并在室早后见倒置 P 波（图 9-2-8）。

室早后伴完全代偿间期，偶尔可为不完全代偿。QRS 时限常大于 0.11 s，偶尔可小于 0.10 s。连续两个室早称为成对室早，连续三个室早称为成串室早，连续三个以上室早则称为室性心动过速。

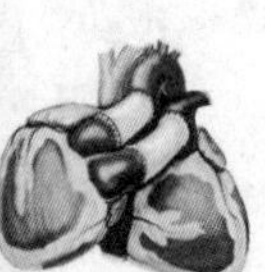

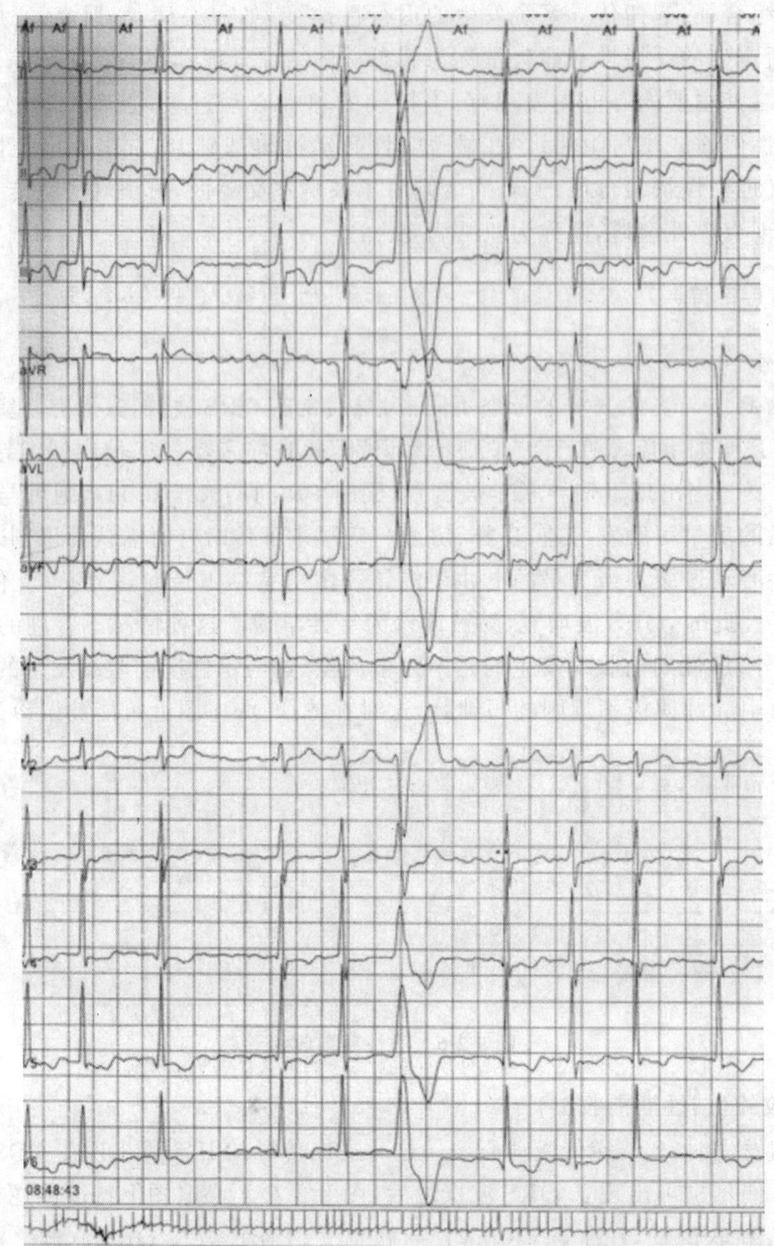

图 9-2-8　动态心电图记录的室性期前收缩

（三）窄 QRS 波群心动过速

对心动过速的鉴别首先应该分析是窄 QRS 波群还是宽 QRS 波群，然后分析规则还是不规则。分析心电图的时候，将心动过速时的心电图与窦性心律的心电图进行比对，有助于鉴别诊断。同时，认真分析Ⅱ、Ⅲ、aVF、V_1 和 V_6 导联有助于发现诊断线索。

1. 房室结折返性心动过速

房室结折返性心动过速是最常见的阵发性、规则的窄 QRS 波群心动过速。心动过速发作时，心室通过前传支激动，心房通过逆传激动，从而构成折返环路。其常见心电图（图 9-2-9）特征包括：(1)心律规则，频率在 150～225 次/分；(2)QRS 波群小于 0.12 s；(3)约 50%病例 P 波隐藏于 QRS 波群中难以识别；约 45%病例逆 P 在下壁导联终末部，形成假 S 波，在 V_1 导联终末部形成假 R 波；不足 5%病例逆 P 在下壁导联 QRS 波起始形成假 Q 波；(4)不典型房室结折返性心动过速（快慢型、慢慢型）逆 P 距离 QRS

波群较远，甚至出现 RP 间期大于 PR 的情况，这时需要与房室折返性心动过速、房性心动过速鉴别。

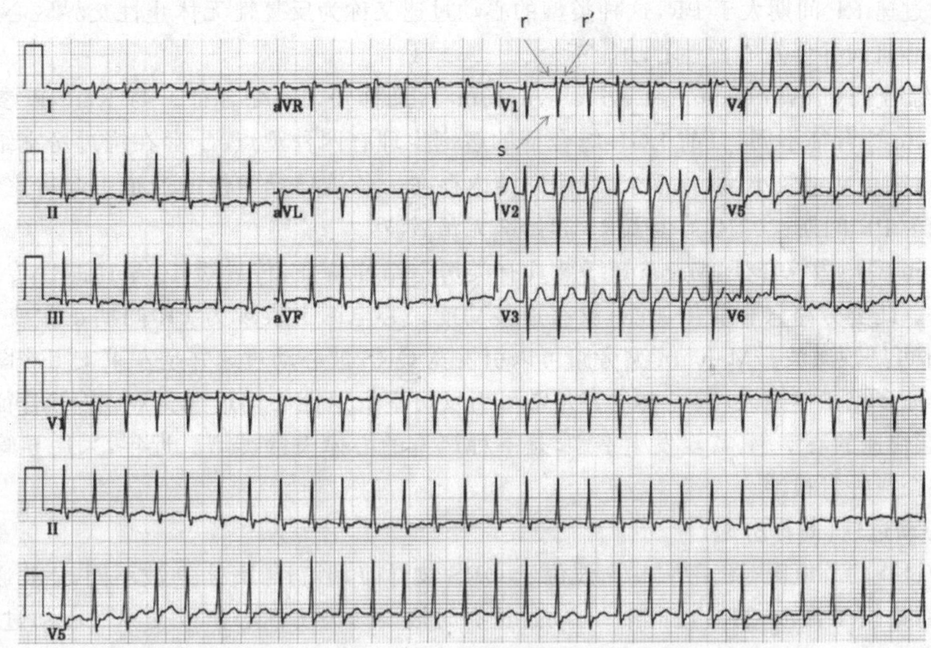

图 9-2-9　房室结双径路参与的阵发性房室结折返性心动过速

2. 预激综合征与房室折返性心动过速

预激综合征指在正常的房室结传导途径之外，沿房室环周围还存在附加的房室传导束（旁路）。有以下类型。

(1) WPW 综合征（Wolff-Parkinson-White syndrome）：又称经典型预激综合征。其心电图具有以下特征性：QRS 波间期大于 0.11 s，PR 间期小于 0.12 s；QRS 波群前伴 δ 波（预激波）；A 型 WPW 综合征中，V_1 和 V_2 导联 R 波高大；B 型 WPW 综合征中 V_1～V_3 导联 QRS 波主波向下，V_5、V_6 导联主波向上，可类似左束支阻滞（图 9-2-10）。

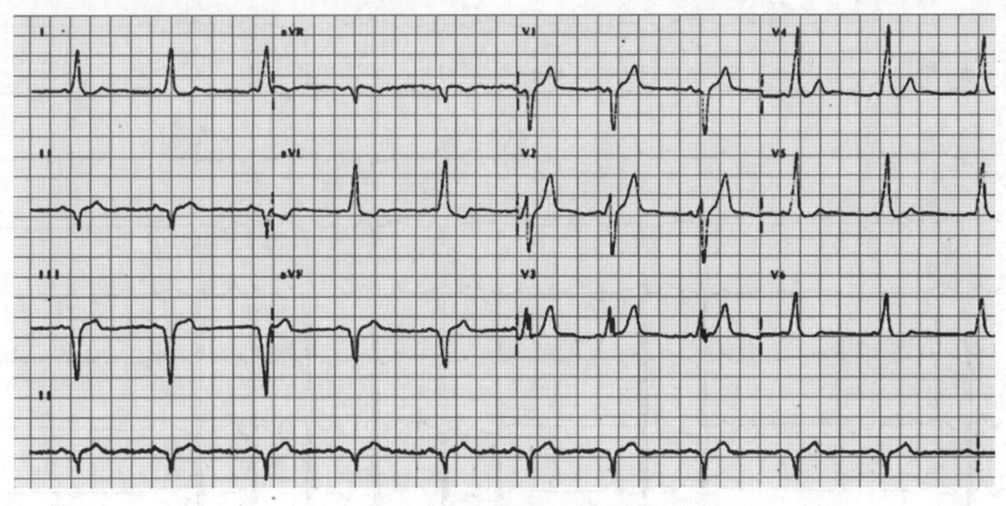

图 9-2-10　B 型预激综合征

WPW 综合征发作心动过速时与隐匿性房室旁道参与的房室折返性心动过速相似，多数是顺向型的，即房室结为房室折返的前传支而旁道为逆传支。因此，其发作的房室折返性心动过速特征相似：窄 QRS 波群心动过速，心律规整；P 波在 QRS 波群之后；如旁道在左侧则逆 P 在胸前导联出现左偏心，如

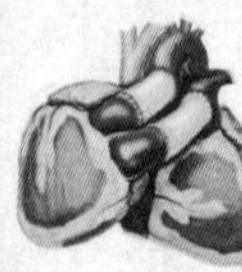

旁道在右侧则逆 P 在胸前导联呈右偏心；典型房室折返性心动过速 RP 间期小于 PR；而慢旁道参与的房室折返性心动过速 RP 间期大于 PR，这种类型的心动过速又称为反复性无休止性交界区心动过速，可引起心动过速性心肌病并伴发充血性心功能不全。

(2)LGL 综合征(Lown-Ganong-Levine syndrome)：又称短 PR 综合征。与 Kent 束参与的 Wolff-Parkinson-White 综合征不同，目前 LGL 综合征的解剖生理有两种观点：①存在绕过房室结传导的旁路纤维 James 束；②房室结较小，发育不全，或房室结内存在一条传导异常快的通道引起房室结加速传导。心电图上表现为 PR 间期＜0. 12 s，但 QRS 起始部无预激波。

(3)Mahaim 型预激综合征：Mahaim 纤维具有类房室结样特征，传导缓慢，呈递减性传导，是一种特殊的房室旁路。此类旁路只有前传功能，没有逆传功能。心电图上表现为 PR 间期正常或长于正常值，QRS 波起始部可见预激波。Mahaim 型旁路可以引发宽 QRS 波心动过速并呈左束支阻滞图形。

预激综合征多见于健康人，其主要危害是常可引发房室折返性心动过速。WPW 综合征如合并心房颤动，还可引起快速的心室率，甚至发生室颤，是一种严重的心律失常类型。近年，采用导管射频消融术已可对预激综合征进行根治。

3. 房性心动过速(简称房速)

房性心动过速的心电图(图 9-2-11)P 波位于 QRS 波群前，形态与窦性 P 波不同，P 波通常很小而不易识别，也可隐藏于 T 波或 QRS 波群中；心动过速有时被误诊为窦性心律或交界性心动过速；P 波的形态与异位起搏点位置相关，PR 间期常相等，但存在温醒冷却效应的自律型房速可不规则；房速频率为 110～260 次/分；房室传导比例可变化，可以为 2∶1、3∶1、文氏传导等形式，有时房速的文氏传导可被误诊为房颤。无休止性房速是一种少见的房性心动过速，常可由心动过速导致心动过速型心肌病。

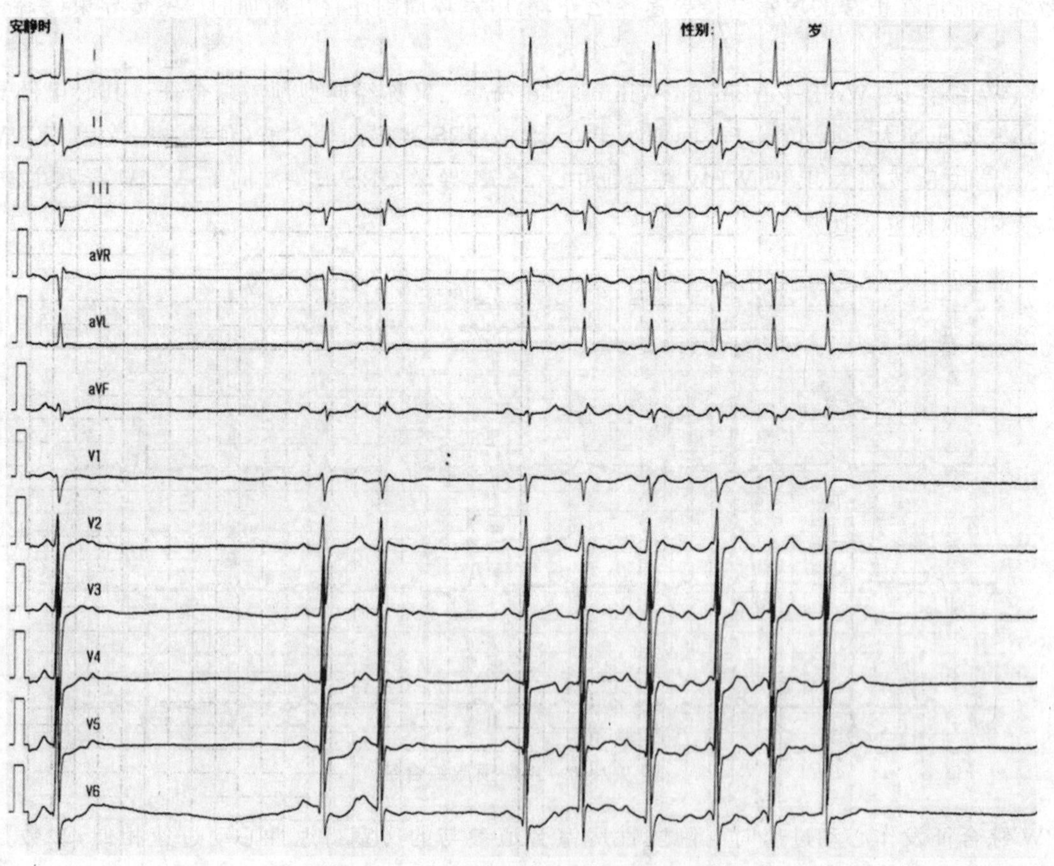

图 9-2-11　右上肺静脉起源的短阵房速

多源性房速又称为紊乱性房性心动过速。心房率为 100～140 次/分;同一导联至少有 3 种不同 P 波形态,伴 PR 间期改变;心律完全不规则;PR、RR、RP 间期可多变;不存在主要的心房起搏点,表现为多源性。其病因包括慢性阻塞性肺疾病,茶碱、洋地黄中毒等。

4. 心房扑动

典型的心房扑动心电图(图 9-2-12)特征如下:正常 P 波消失,代之以连续的 F 波,下壁导联上尤为明显;F 波升支坡度大,降支坡度小,呈典型锯齿样,波幅大小一致,间隔规则;V_1 导联可见正向高尖心房波,V_5、V_6 导联可见负向心房波;心房率通常为 300 次/分,在 2∶1 房室传导阻滞情况下,心室率多数为 150 次/分;按压颈动脉窦或使用药物阻滞房室结可以清晰地显露 F 波;当心律规则而房室传导比例不规则时,心律可不规则。

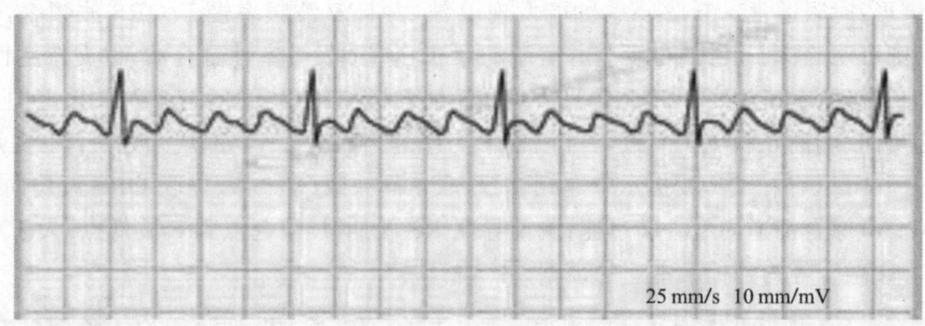

图 9-2-12　心房扑动

5. 心房颤动

心房颤动心电图(图 9-2-13)特征如下:正常 P 波消失,代之以 F 波,RR 间期完全不规则;基线不规则波动,通常 V_1 导联最明显;F 波大小不等、形态各异,可表现为细颤或粗颤。偶尔基线波动不明显,需要仔细分析 RR 间期以发现微小的不规则性;心房率在 400～700 次/分,房室传导比例变化不等,导致心室率不规则;QRS 波振幅不相等;心室率通常在 100～180 次/分,但可增快至 200 次/分以上。以下几种情况应注意识别是否存在房颤伴预激的可能:过快的心室率,如大于 240 次/分;QRS 波增宽时限大于 0.10 s;特别是 QRS 波群表现出宽、乱、快的特点。

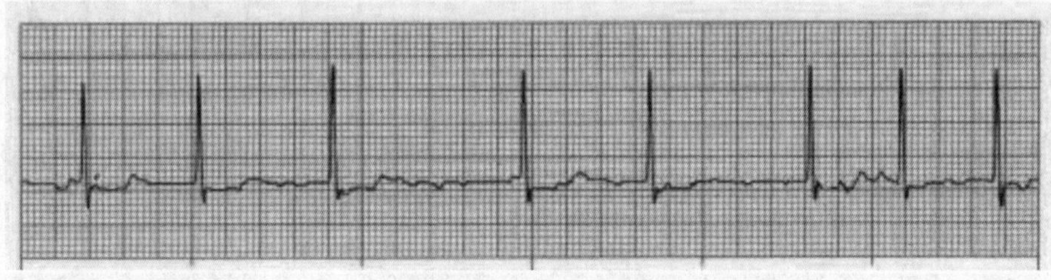

图 9-2-13　心房颤动

6. 非阵发性心动过速

非阵发性心动过速可发生在心房、房室交界区或心室,又称加速的房性、交界性或室性自主心律。此类心动过速发作多有渐起渐止的特点。心电图主要表现为:频率比逸搏心律快,比阵发性心动过速慢,交界性心律频率多为 70～130 次/分,室性心律频率多为 60～100 次/分。由于心动过速频率与窦性心律频率相近,易发生干扰性房室脱节,并出现各种融合波或夺获心搏。此类型心动过速的机制是异位起搏点自律性增高,如起搏点在心室则表现为宽 QRS 波群心动过速。

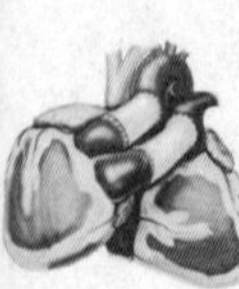

(四)宽 QRS 波群心动过速

宽 QRS 波群心动过速指的是 QRS 波群时限大于 0.12 s 时的心动过速，其根据心律规则与否可分为：心律规则的宽 QRS 波群心动过速、心律不规则的宽 QRS 波群心动过速。前者包括室性心动过速、室上性心动过速伴功能性束支传导阻滞、室上性心动过速伴旁道前传、起搏器相关心动过速。后者包括尖端扭转性室速、房颤伴束支传导阻滞或逆向 WPW 综合征、房扑伴房室传导比例不固定和束支阻滞、房扑伴 WPW 综合征且房室传导比例不固定。

1. 室性心动过速

室性心动过速的心电图(图 9-2-14)有以下特点：①频率多在 140～200 次/分，节律可稍不齐；②QRS 波群形态宽大畸形，时限通常＞0.12 s；③如能发现 P 波，并且 P 波频率慢于 QRS 波频率，PR 无固定关系(房室分离)，则可明确诊断；④偶可发生心房激动夺获心室或发生室性融合波，也支持室性心动过速的诊断。通过心电图诊断室速需要分析所有 12 导联，仔细分析 QRS 波群形态。如果心电图上 V_1～V_6 导联 QRS 波均为负向(胸前导联负向一致)，可以确诊为室速，而 V_4～V_6 导联主波向下也提示室速；V_2～V_6 导联中任何一个导联存在 QR 波提示室速；胸前导联正向一致(V_1～V_6 导联 QRS 波均向上)可以为室速，也可以为 WPW 综合征逆向型心动过速；胸前导联 RS 间期(R 波起点到 S 波低点)大于 0.1 s 提示室速；房室分离、心室融合等均是提示室速的证据。

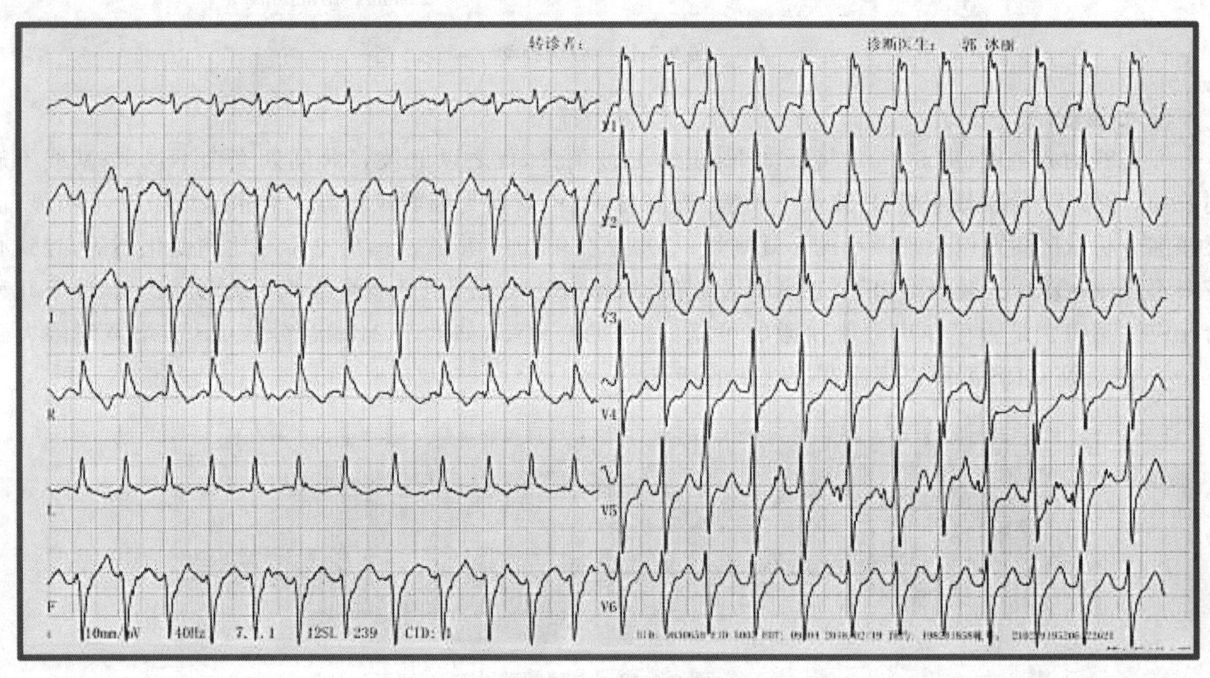

图 9-2-14　左后分支起源室速

室速的电轴多位于－90°至＋180°，但有时室速的电轴也可在正常范围。V_6 导联呈 QS 波或 RS 波，或 V_5 导联 QRS 波负向为主也是提示室速的特征。V_1 导联对室速诊断有特殊意义，如 V_1 导联 QRS 波呈"反兔耳征"，即左高右低形态，则室速可能性大。

2. 尖端扭转性心动过速

尖端扭转性心动过速(图 9-2-15)是多形性室速，通常发生在 QT 间期延长时；RR 不规则，QRS 波群呈典型尖端扭转；QRS 波群振幅变化，交替出现在基线上下；心室率在 200～300 次/分，但也可达 400 次/分，常常不持续；发作时间较长，可进展为室颤；长 QT 综合征、某些抗心律失常药物、三环类抗抑郁药等均易诱发尖端扭转性室速。

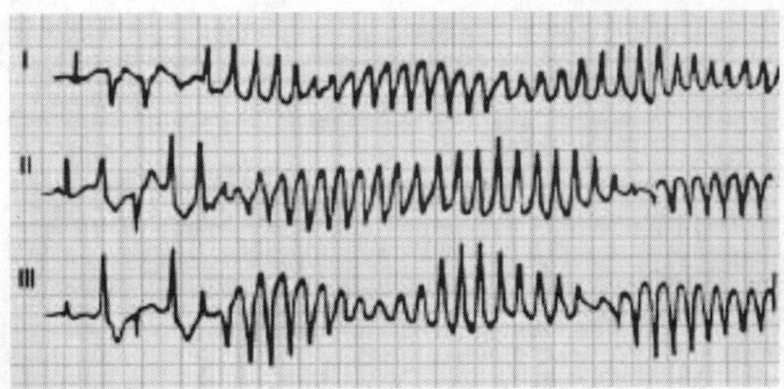

图 9-2-15　尖端扭转性室速

3. 心室扑动与心室颤动

出现心室扑动一般具有两个条件:①心肌明显受损、缺氧或代谢失常;②异位激动落在易颤期。心电图特点是无正常 QRS-T 波,代之以连续快速而相对规则的大振幅波动,频率达 200～250 次/分,心脏失去排血功能。室扑常不能持久,若不能很快恢复,便会转为室颤而导致死亡。心室颤动往往是心脏停搏前的短暂征象,也可以因急性心肌缺血或心电紊乱而发生。由于心脏出现多灶性局部兴奋,所以心室完全失去排血功能。心电图上 QRS-T 波完全消失,出现大小不等、极不匀齐的低小波,频率为 200～500 次/分(图 9-2-16)。心室扑动和心室颤动均是极严重的致死性心律失常。

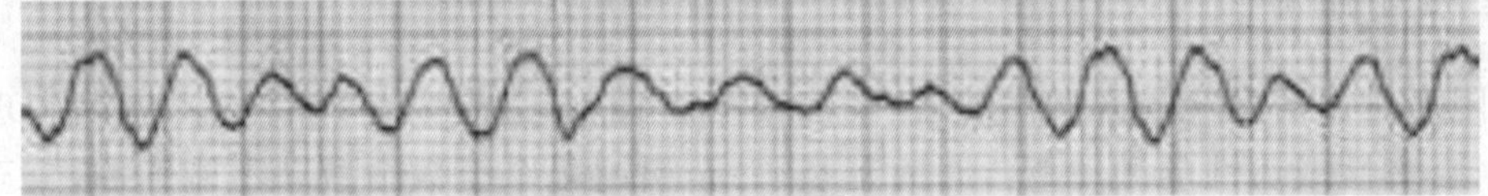

图 9-2-16　室颤

四、传导阻滞

传导阻滞是指激动在心脏内传导的延迟与阻断。传导阻滞多数是缘于心肌的不应期病理性延长,少数是缘于心脏传导系统的某一部位组织结构的中断或先天畸形。根据阻滞部位,传导阻滞可分为窦房传导阻滞、房内传导阻滞、房室传导阻滞和室内传导阻滞 4 类。根据阻滞的程度,传导阻滞可分为一度(传导延缓)、二度(部分激动传导发生中断)和三度(传导完全中断)阻滞。其中一、二度传导阻滞称为"不完全性传导阻滞",三度传导阻滞又称为"完全性传导阻滞"。

(一)窦房传导阻滞

窦房传导阻滞是指发生于窦房结及其周围心房肌交界区的传导阻滞的情况。窦房阻滞根据阻滞程度分为一度、二度、三度传导阻滞。心电图无法识别一度窦房阻滞及三度窦房阻滞。因而,实际上临床中窦房阻滞的诊断指的均是二度窦房阻滞。二度窦房阻滞可细分为二度Ⅰ型及二度Ⅱ型窦房阻滞。

二度Ⅰ型窦房传导阻滞:莫氏Ⅰ型窦房阻滞(Mobitz Ⅰ型)。心电图特征为:窦房传导时间逐步延长,P-P 间期逐渐缩短,直至窦性激动传出受阻,出现一个长 P-P 间期;长 P-P 间期小于 2 倍最短的 P-P 间期;文氏周期第一个 P-P 间期最长,而结束前的 P-P 间期最短(图 9-2-17)。

二度Ⅱ型窦房传导阻滞:又称莫氏Ⅱ型窦房阻滞,系指一系列规则的窦性 P-P 间期后突然出现一个 P 波脱漏,出现长的 P-P 间期为短的 P-P 间期的整倍数(常为 2 倍或 3 倍),有传导比例固定与不固定两种(图 9-2-18)。

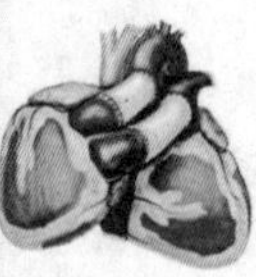

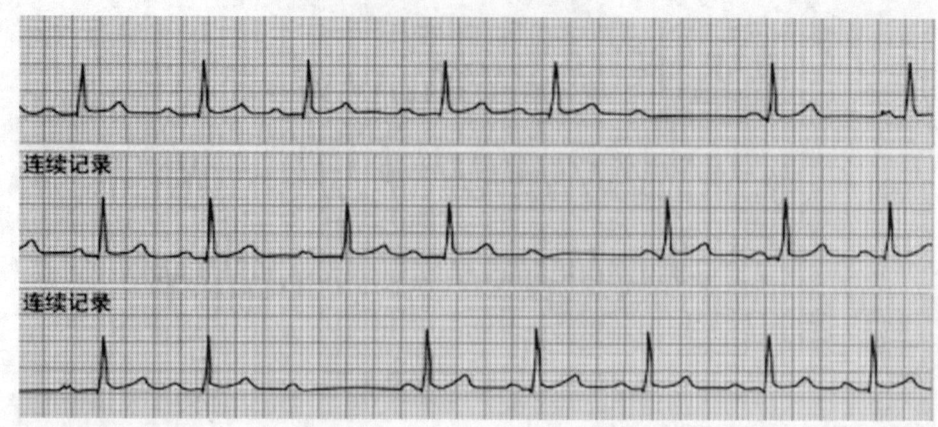

图 9-2-17 二度Ⅰ型房室传导阻滞

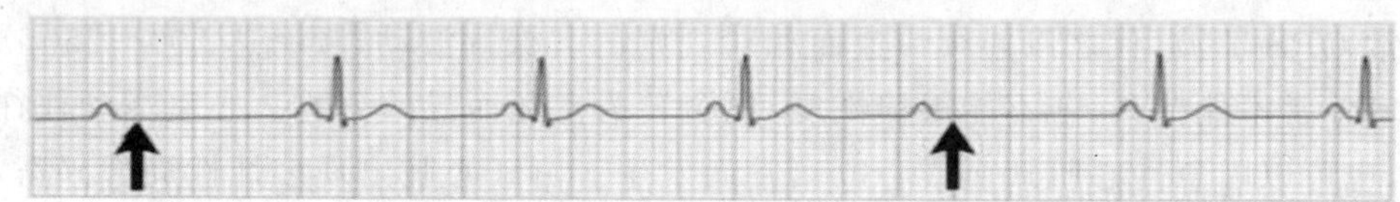

图 9-2-18 二度Ⅱ型房室传导阻滞

(二)房室传导阻滞

房室传导阻滞是由房室交界区发生缺血、炎症或退行性变,引起房室结传导不应期生理性或病理性延长,从而使来自窦性或房性的激动下传时间延长,乃至引起1个至数个激动不能下传,直至完全无法下传的现象。

(1)一度房室传导阻滞:心电图主要表现为PR间期延长。其诊断标准是:P-R间期或P-Q间期超过正常值最高值0.01 s。成年人在心率为70次/分时,P-R间期≥0.21 s即可诊断为一度房室传导阻滞。

(2)二度房室传导阻滞:当心电图上若干个窦性P波之后出现不能继以QRS波群,且能排除干扰的现象时,即定义为二度房室传导阻滞。

二度房室传导阻滞根据阻滞程度的不同,可进一步分为二度Ⅰ型房室传导阻滞、二度Ⅱ型房室传导阻滞、高度房室传导阻滞、几乎完全性房室传导阻滞等不同类型。二度Ⅰ型房室传导阻滞又称"文氏型房室传导阻滞"或"莫氏Ⅰ型房室传导阻滞",是指伴有文氏现象的房室传导阻滞,是不完全性房室传导阻滞最常见的一型。

典型的二度Ⅰ型房室传导阻滞心电图特征包括:P-P间期基本规则情况下,PR间期逐搏延长,每3个或3个以上的P波,有1个(或多个)P波不能下传至心室,而结束一个文氏周期;P-R间期的增量逐渐减少;R-R间期逐渐缩短,长R-R后的第一个R-R是短R-R中最长的,长R-R前一个R-R是短R-R中最短的。

二度Ⅱ型房室传导阻滞:也称莫氏Ⅱ型房室传导阻滞。Ⅱ型房室传导阻滞是指不伴有文氏现象的二度房室传导阻滞。此型比Ⅰ型少见。

二度Ⅱ型房室传导阻滞心电图特征:下传的P-R间期可以正常或延长,但P-R间期固定;在隔一次或数次P波之后,出现一定比例的心室漏搏,表现为2∶1、3∶2、4∶3等不同房室传导比例的阻滞。

(3)三度房室传导阻滞:又称完全性房室传导阻滞,是指一系列室上性激动均因房室传导阻滞而不能下传至心室。

三度房室传导阻滞心电图(图9-2-19)表现包括:P波与QRS波各自有各自的规律,即表现出完全性房室分离,或者说P波与QRS波无关;心室率缓慢,一般≤45次/分;R-R间期大于2个P-P间期;房率一般≤135次/分;QRS波正常(QRS波小于0.11s的),一般称为交界性逸搏心律,表示阻滞部位与异位起搏点在房室束分叉以上(图 9-2-19);QRS 波增宽或呈束支分支阻滞型(多大于等于 0.12 s 的),一般称为室性逸搏心律或多为室性逸搏,表示阻滞部位与异位起搏点在房室束分叉以下。后者多见于器质性心脏病,预后较差,易发生阿斯综合征及猝死。

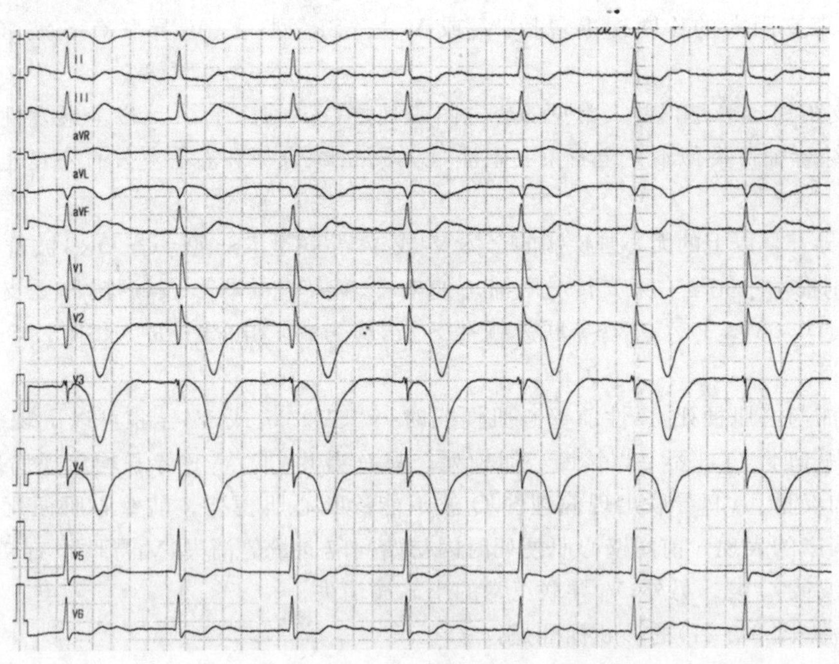

图 9-2-19　Ⅲ度房室传导阻滞,心房颤动,QT 间期延长,T 波深倒置

(三)束支阻滞

(1)右束支阻滞的心电图(图 9-2-20)特征包括:QRS 波群时限大于等于 0.12 s;V_1、V_2导联心电图存在第二个 R 波,即呈 rSR 型、rsR 型或 rsr 型(M 型)。第二个 R 波通常比初始 R 波高;V_5、V_6、Ⅰ导联的 S 波宽大、顿挫,时限大于 40 ms 或 V_6和Ⅰ导联 S 波时限比前一个 R 波长;电轴正常、右偏或左偏。如果电轴左偏,需考虑合并左前分支传导阻滞。

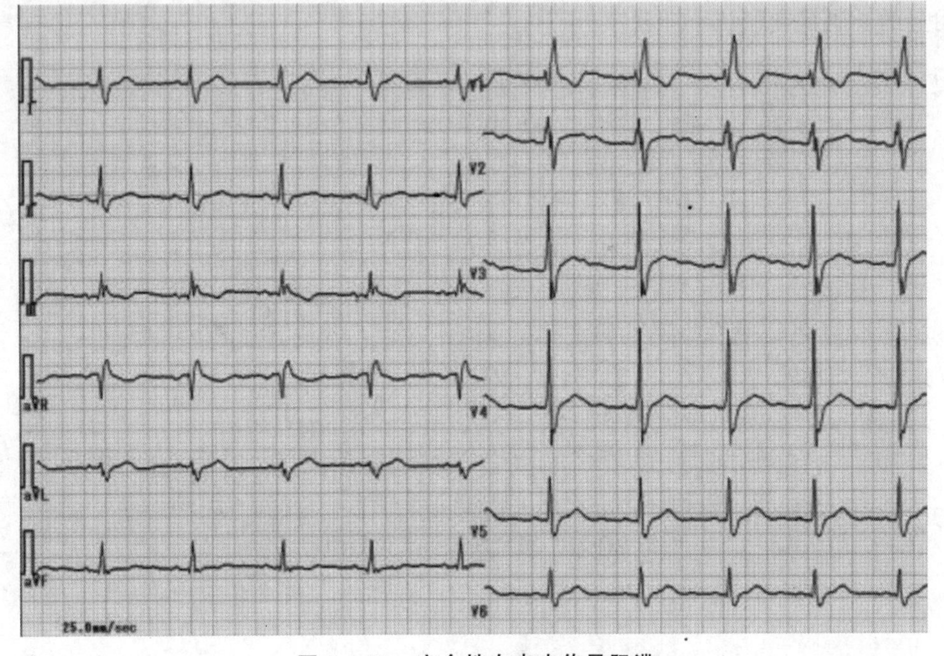

图 9-2-20　完全性右束支传导阻滞

右束支阻滞可见于所有年龄的成人，可为正常表现之一。但也常发生于：高血压、冠心病和风湿性心脏病；先天性心脏病，如室间隔缺损或法洛四联症；主动脉缩窄；心包炎和心肌炎，包括 Chagas 病；肺栓塞和肺心病；心肌病；Brugada 综合征和右心室发育不良（非典型右束支阻滞图形）。

（2）不完全右束支阻滞的诊断标准包括：V_1 或 V_2 呈 rSR′型，Ⅰ、V_6 导联有 S 波；QRS 波群时限为 0.08～0.11s。

不完全右束支阻滞也可是正常人常见的心电图表现之一。临床上 90%以上继发性房缺有不完全右束支阻滞；WPW 综合征可类似不完全右束支阻滞；Brugada 综合征和右心室发育不良也常见类似不完全右束支阻滞图形。

（3）RSr′型变异：5%以上的无心脏疾病的个体 V_1 或 V_2 导联呈 RSr′型。若 QRS 波群时限大于 0.08 s，V_5 或 V_6 有 S 波，则提示不完全右束支传导阻滞。如果Ⅰ、V_5、V_6 导联 S 波顿挫，则更支持该诊断。如果 QRS 波群时限小于 0.08 s，Ⅰ、V_5、V_6 导联无顿挫 S 波，应考虑心电图 rSR′、RSR′、RSr′型变异，临界心电图。

（4）右束支阻滞与心肌梗死：急性前壁心肌梗死时，V_1、V_2、V_3 或 V_4 导联可以出现病理性 Q 波。仅 V_1 和 V_2 导联出现病理性 Q 波不足以诊断心肌梗死。只有当Ⅱ、Ⅲ、aVF 导联均出现病理性 Q 波才考虑下壁心肌梗死。如仅Ⅲ、aVF 导联出现病理性 Q 波不能诊断心肌梗死。前壁心肌梗死伴发右束支传导阻滞常是梗死范围广的表现。前间壁心肌梗死时因初始间隔向量的消失，V_1 导联没有初始 r 波，而在 V_1 和 V_2 导联出现 q 波或 Q 波。另外，V_6 导联正常的小 q 波消失。

（5）左束支阻滞（图 9-2-21）的诊断标准是：

①QRS 波群时限大于等于 0.12 s。

②Ⅰ、aVL、V_5 或 V_6 导联 R 波宽大、单向，常有切迹或顿挫。

③Ⅰ、V_5、V_6 导联类本位曲折较晚，大于 0.05 s。

④V_1 和 V_2 导联呈 QS 或 rS 型，V_2 和 V_3 导联呈 R 波递增不良。

⑤若 QRS 波群时限为 0.10～0.11 s，V_5 或 V_6 导联有切迹，需考虑不完全性左束支传导阻滞。

左束支传导阻滞的常见病因包括：①心肌病和退行性病变；②冠心病合并左束支阻滞的患者发生左心室功能不全和充血性心衰的概率较高；③高血压性心脏病；④瓣膜性心脏病晚期；⑤先天性心脏病；⑥特发性，部分患者无器质性心脏病病史，这通常见于年轻健康成人。45 岁以后新发生的左束支传导阻滞多数伴有较明显的心脏病变。

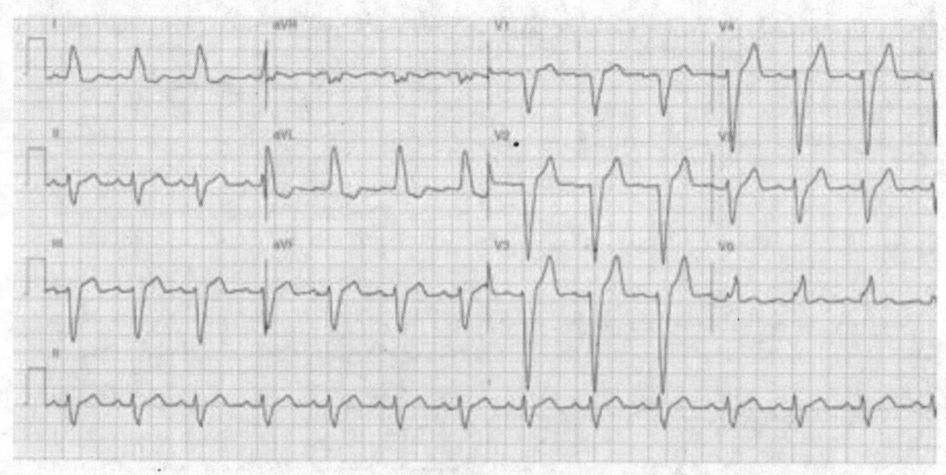

图 9-2-21　完全性左束支传导阻滞

(6)非特异性室内阻滞：心电图特征包括 QRS 波群时限大于 0.11s，QRS 波群形态既不符合左束支阻滞标准，也不符合右束支阻滞标准。非特异性室内阻滞的常见病因包括冠心病、高血压性心脏病、严重的瓣膜性心脏病、先天性心脏病、心肌病、心功能不全、应用抗心律失常性药物与三环类抗抑郁药等。

第三节 电解质紊乱与药物对心电图的影响

一、电解质紊乱对心电图的影响

电解质紊乱时，细胞内、外离子的分布发生变化。血浆或细胞内液的电解质浓度增高或降低，可引起心电图改变。

（一）高钾血症

人体中 98% 的钾存在于细胞内液，细胞外液中的钾含量极微小。血清钾浓度反映的是细胞外的钾浓度，其正常值为 3.5～5.5 mmol/L，当血清钾浓度＞5.5 mmol/L 时即为高钾血症。这时，心电图上常会出现特征性改变。这些心电图改变（图 9-3-1）包括：T 波高尖、对称，基底变窄，呈“帐篷状”，以下壁和胸前导联明显；原来倒置的 T 波在高钾血症时可转为正向；QRS 波群振幅降低，时限增宽，S 波变深；ST 段下移；P 波振幅降低，甚至消失；可出现窦性心动过缓、窦性心律不齐、窦性停搏、各部位传导阻滞、交界性心动过速、室性心动过速、心室自主心律、心室颤动等心律失常。一般来说，心电图改变在多数情况下与血清钾浓度高低水平呈一定规律。但血清钾高低与心电图改变并不存在绝对的平行关系。

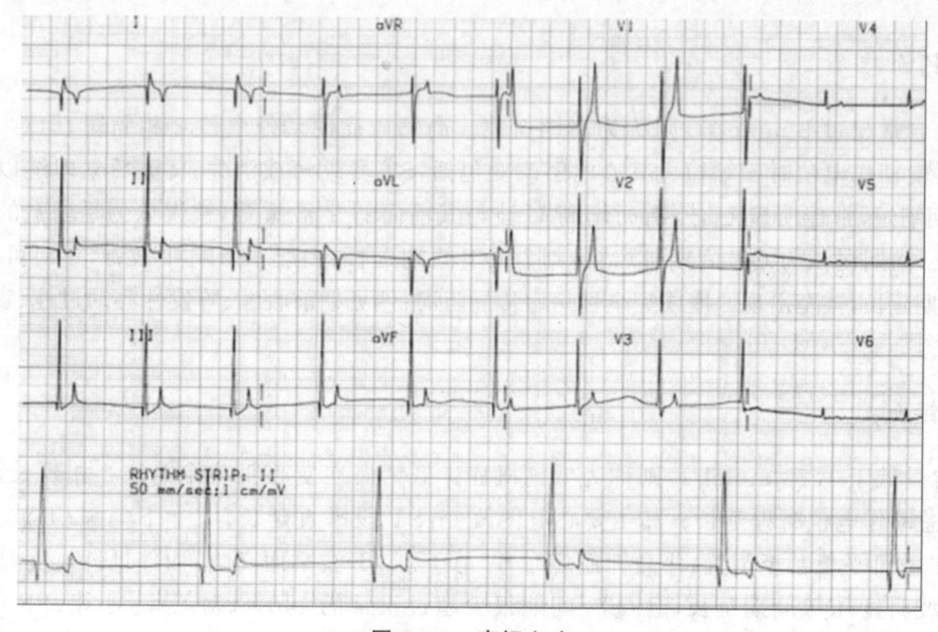

图 9-3-1 高钾血症

（二）低钾血症

临床上，低血钾常见于频繁呕吐、严重腹泻、大量利尿、胃肠道减压、糖尿病酸中毒恢复期、原发性醛固酮增多症及家族性周期性麻痹等情况。低血钾时细胞内外的 K^+ 浓度差增大，低钾血症心电图改变的

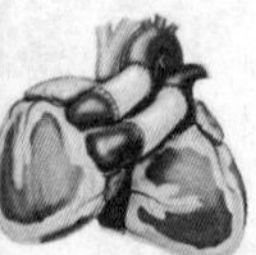

机理主要是细胞膜内外钾浓度之差发生了改变。其主要心电图改变(图 9-3-2)包括:U 波增高,可高达 0.1 mV 以上,有时甚至超过同一导联 T 波;T 波振幅降低,平坦甚或倒置;ST 段下移达 0.05 mV 以上;可出现各种心律失常,如窦性心动过速、期前收缩、阵发性心动过速等。T 波和 U 波的振幅的变化是低血钾的最特征性的变化。显著的 U 波是由心脏的动作电位复极时间延长而引起的。低钾血症常可引起致命性的尖端扭转型室性心动过速。

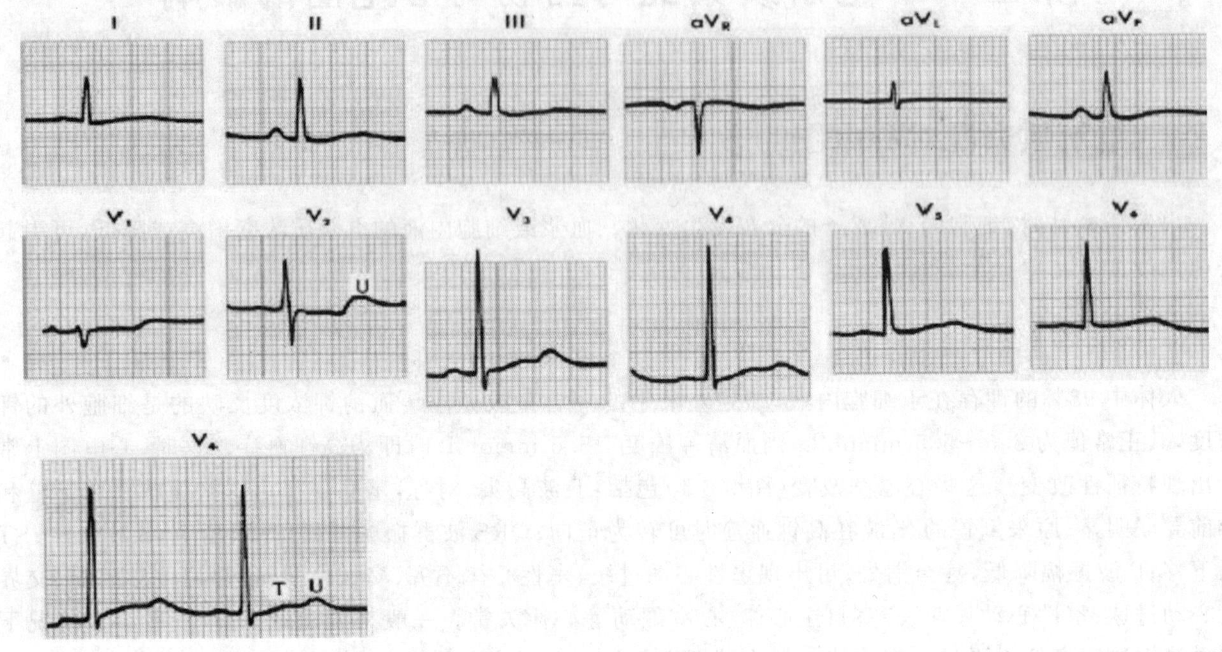

图 9-3-2 低钾血症

(三)高钙血症

血清钙的含量超过 3 mmol/L 则称为高钙血症。高钙血症使动作电位 2 相缩短,但对 3 相无影响。其总的效应是使动作电位时程缩短。其心电图改变包括:ST 段缩短或消失;R 波后立即继以突然上升的 T 波;QT 间期缩短,常伴明显 U 波;有时增高 U 波与其前面的 T 波重叠,被误认为是增宽的波峰圆钝的 T 波,易将 QU 间期误认为 QT 间期,以致错判为 QT 间期延长;一般不影响 T 波;严重时可致 QRS 波群时限及 PR 间期延长,甚至出现二度或完全性房室传导阻滞;偶见期前收缩、阵发性心动过速、窦房阻滞等心律失常。

(四)低钙血症

血清钙含量低于 1.75 mmol/L 则称为低钙血症。低钙血症使心肌动作电位 2 相延长,而对 3 相无明显影响,故总动作电位时程延长。其主要心电图改变:ST 段平直延长,无上下偏移;T 波直立,当血钙严重降低时 T 波可平坦甚至倒置;伴高钾血症时 ST 段延长,T 波窄而高尖;而伴低钾血症时 ST 段延长,T 波平坦,U 波明显;QT 间期延长,但 QTc 间期很少超过正常的 140%;对心率、心律、PR 间期及 P 波、QRS 波等均无明显影响。

二、药物对心电图的影响

(一)洋地黄类

洋地黄类药物有增强心肌收缩力和增强迷走神经张力的作用，还可以降低心房肌细胞的静息电位，延长有效不应期，减慢传导，延长房室结的不应期，增快其传导。它在临床上有广泛的应用，但在应用过程中应该警惕其存在的致心律失常作用，其中以期前收缩、非阵发性交界性心动过速、房性心动过速、传导阻滞最为常见。

洋地黄类药物作用心电图的诊断条件：①R 波为主的导联出现 ST 段下斜压低，呈鱼钩样，T 波低平、双向、倒置；②PR 间期轻度延长，QT 间期缩短；③T 波振幅降低或出现切迹，U 波振幅轻度升高(图 9-3-3)。

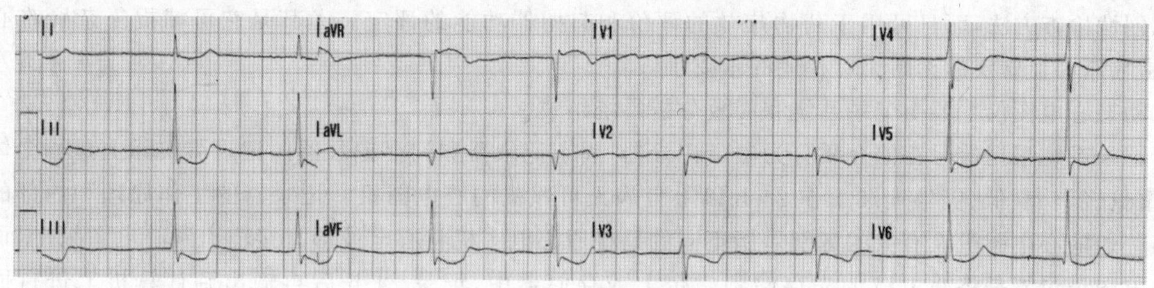

图 9-3-3　地高辛中毒

洋地黄类药物中毒的表现主要以各种心律失常多见。其中：

(1)室性早搏最为常见。

(2)室性心动过速约占洋地黄中毒的 10%。双向性室速和双重性心动过速是洋地黄中毒的典型特征。

(3)当出现房性心动过速伴Ⅱ度房室传导阻滞时，需高度怀疑为洋地黄中毒。

(4)还可出现非阵发性心动过速。

此外，洋地黄中毒还可引起窦性心动过缓、窦性停搏、窦房阻滞、房室阻滞等心律失常，其中，以房颤伴高度或三度房室传导阻滞更为常见。

(二)胺碘酮

胺碘酮是一种广谱抗心律失常药物。其致心律失常作用主要表现为导致 QT 间期延长、尖端扭转性室速等。胺碘酮过量的心电图表现主要为：QT 间期明显延长、T 波低平、U 波明显，有时可出现 T-U 融合；用药过量常出现严重窦性心动过缓、窦房阻滞、房室阻滞。

(三)奎尼丁

奎尼丁是 $Ⅰ_a$ 类抗心律失常药物。具有延长动作电位、稳定细胞膜的作用。奎尼丁过量的心电图表现主要为：QT 间期延长；T 波振幅降低，U 波振幅增加；QRS 波群轻度增宽；各种心律失常，小剂量可引起窦性心率过快，大剂量可引起窦性心动过缓、窦房阻滞、窦性停搏；还可增加房颤患者的心室率，甚至出现尖端扭转性室速。

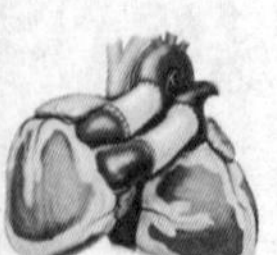

(四)有机磷中毒

有机磷中毒的心电图表现包括:①窦性心律失常,包括窦缓或窦速;②快速性心律失常,如各种期前收缩、阵发性心动过速及房颤;③传导阻滞;④可有 ST 段下移及 T 波低平、双向、倒置。

第四节 动态心电图

动态心电图是将患者昼夜日常活动状态下的心脏电活动,通过 3 通道或多导联记录器连续 24 h,有的可连续 48 h 或更长时间进行记录,在专业技术人员干预下经计算机分析处理,并打印出图文分析报告和各类明细数据。动态心电图可对日常活动中心脏增加负荷时的心肌供血状况、心肌细胞缺氧后的状况以及夜间深睡时自主神经调节失衡状态的心律状况进行监测。它不但是心律失常、无症状心肌缺血首选的无创性检查方法,而且可用于药物疗效的评价和起搏器功能的评定。尤其是它可捕捉复杂疑难心电图,是临床心血管疾病诊断无可替代的重要手段。

动态心电图仪主要由记录系统和回放分析系统组成。

记录系统根据信号存储介质分为磁带记录器、固态记录器和闪存记录器。记录器实际上是一个体积小、重量轻、功耗低、能够连续工作 24 h 以上且病人可佩戴的心电图机。记录器的工作原理和内部的电路与普通的心电图机没有大的区别。所不同的是普通心电图机将心电波形直接输出到心电图纸上,而动态心电图记录器是将心电波形先存储到磁带上或存储器中,记录 24 h 后再输出到计算机上进行回放分析。

回放分析系统主要由计算机系统和心电分析软件组成。回放系统能自动对磁带或固态记录器记录到的 24 h 心电信号进行分析。分析人员通过人机对话对计算机分析的心电图资料进行检查、判定、修改和编辑,打印出异常心电图图例以及有关的数据和图表并做出诊断报告。

动态心电图的临床应用范围包括:

①对间歇性或阵发性的症状进行检测,并对患者有症状时相关的心律失常进行诊断以及对运动时胸痛患者加以评估。

②对不明原因的晕厥、先兆晕厥、头晕、黑矇现象以及发作性心律失常的患者进行定性和定量分析,并对心律失常患者给予危险性评估。

③协助鉴别冠心病心绞痛的类型,如变异型心绞痛、劳力型心绞痛、卧位型心绞痛,尤其是无症状性心绞痛。

④对已确诊的冠心病患者进行心肌缺血的定性定量及相对定位分析。

⑤对心肌梗死或其他心脏病患者进行评估以及对其生活能力进行评定。

⑥评定窦房结功能,并可对心脏的变时性功能做初步评估。

⑦评定抗心律失常和抗心肌缺血药物的疗效。

⑧评定植入型心律转复除颤器(ICD)和起搏器的起搏与感知功能以及起搏器的参数和特殊功能对该患者适宜与否。

⑨检测长 QT 综合征、心肌病等患者出现的恶性心律失常。

它还可进行心率变异性、心室晚电位、T 波电交替、窦性心率震荡、心率减速力、睡眠呼吸暂停综合征等的检测分析,并可根据这些无创的高危预测指标为患者进行危险分层和风险评估,以便给予有效的干预性治疗。

目前,动态心电图应用最多的仍是心律失常、心肌缺血的诊断。

分析动态心电图时首先应分析患者的心率。成年人24 h平均窦性心率为60～80次/分，并且随着年龄的增加而下降，白天最高心率的降低更明显。老年人最高心率一般不超过130次/分。女性比男性高5～10次/分。如果夜间最低心率低于35次/分，应考虑迷走神经张力增高或窦房结功能低下。

其次，需要分析患者的心律失常情况：

①如是否为窦性心律节律，是否存在窦缓或窦房阻滞。当大于2.5 s的窦性停搏出现在一般的成年人或老年人中，应视为异常。

②是否存在室上性心律失常。90%的老年人有房性期前收缩，98%的室上性期前收缩的病人其24 h内期前收缩的次数低于100次。期前收缩在新生儿和小儿更少见，年轻人短阵房速的出现率为2%～5%，老年人更常见。在大规模人群的研究中，动态心电图监测到的室性期前收缩发生率为60%。室性期前收缩的总数通常较少，96%的人在24 h内室性期前收缩次数不到100次，但在60岁或60岁以上的人中，室性期前收缩的发生率明显升高，24 h期前收缩的次数也增多，大于80岁的健康老年男性和女性100%有期前收缩。

③动态心电图也是识别房室传导阻滞的重要手段。但值得注意的是，2%～8%的正常人可出现短暂性的一度或二度房室阻滞(多为文氏型传导阻滞)，常在夜间睡眠心率缓慢时出现，可能与迷走神经张力增高有关。

④动态心电图的ST段改变较正常的体表心电图更容易发生。在体表心电图上，ST段下移的标准通常为J点后ST段水平和下斜型下移0.1 mV，持续1 min以上。动态心电图检查过程中除心肌缺血外，正常人群中ST段压低的发生率为10%。

动态心电图还常用于心脏起搏器功能评价。起搏器植入后，需要对起搏器的工作状态进行定期的随访，以了解起搏器的功能是否正常、起搏器的设置是否满足病人的生理和治疗的需要。了解起搏器功能状态的方法有多种，包括临床资料的收集、常规体表心电图、磁铁试验、起搏器的问询等，动态心电图在评价起搏器的功能和障碍方面，相较于常规心电图具有自己的优势。

此外，动态心电图还常运用于症状相关心律失常的确诊诊断；疾病的危险分层；抗心律失常药物效果评价等方面。

第五节　心电图运动负荷试验

心电图运动负荷试验通过给心脏一定的运动负荷，使心肌耗氧量增加，超过病变冠状动脉供血贮备能力时心肌出现缺血，则心电图上可出现缺血性ST段改变。心电图运动负荷试验按运动量大小可分为极量运动试验、次级量运动试验和症状限制性运动试验。常用运动试验为活动平板试验和蹬车运动试验。

一、心电图运动负荷试验的适应证与禁忌证

(一)适应证

(1)冠心病的辅助诊断检查。

(2)冠心病患者危险分层。

(3)评价冠心病患者抗心肌缺血治疗的疗效。

(4)心肌梗死患者的预后评估。

(5)客观评定心功能，合理安排劳动和运动量。

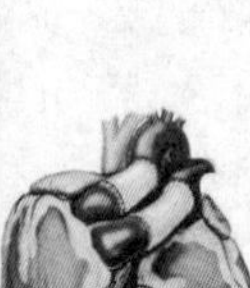

(6)飞行员体格检查。

(7)其他。如进行冠心病易患人群流行病学调查。

(二)禁忌证

(1)不稳定型心绞痛。

(2)急性心肌梗死进展期或有并发症者。

(3)未控制的有症状的心力衰竭。

(4)严重心律失常。

(5)严重高血压[收缩压≥180 mmHg 和(或)舒张压≥110 mmHg]。

(6)严重主动脉瓣膜疾病。

(7)肥厚型心肌病及其他类型的流出道梗阻。

(8)左主干冠状动脉狭窄。

(9)主动脉夹层。

(10)急性全身性疾患和电解质紊乱。

(11)血栓性疾病。

二、心电图运动负荷试验的主要方法

(一)活动平板运动试验

受检者在活动平板上做步行运动,活动量可由改变平板机转速及坡度逐级增加。常采用 Bruce 方案,自 2.7km/h(1.7 mph)、倾斜坡度 10%(5 METs)始,每级增加 2～3 METs,每级 3 min。

(二)蹬车运动试验

受检者坐于自行车功量计上做蹬车运动,运动量由功量计改变蹬车阻力而逐级增加,所做外功由功量计直接显示,功量单位为 kg·m/min。

三、运动试验阳性指标

(1)运动中出现典型心绞痛。

(2)运动中或运动后心电图 J 点后 60～80 ms,ST 段呈水平型或下降型≥0.1 mV,持续时间≥2 min,或较运动前加深>0.1 mV。

(3)心电图在没有 Q 波可供诊断的导联上 ST 断抬高≥0.1 mV(V_1或 aVR 导联除外)。

四、临床意义

(1)尽管运动试验诊断冠心病存在假阳性与假阴性,但在冠心病的诊断中仍是极有价值的辅助方法,可结合患者年龄、性别、有无胸痛和冠心病的危险因素等为冠心病的诊断和鉴别诊断提供参考。

(2)对于已经确诊的冠心病患者,运动试验对判断其病情严重性及预后有重要意义。如果运动试验有明显的心电图改变,出现重度心绞痛及运动低血压,则说明存在严重心肌缺血。

(巩　燕、常　栋、郭晋村)

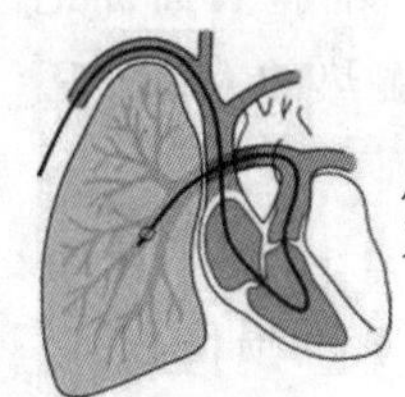

第十章　心血管系统病理学基础与病理诊断

心血管系统疾病包括心脏病和血管病，合称心血管病。血管和(或)心脏的形态结构发生变化，常可导致功能改变，引起全身或局部血液循环障碍。

第一节　风湿病

风湿病(rheumatism)是一种与咽喉部A组乙型溶血性链球菌感染有关的变态反应性疾病。病变主要累及全身结缔组织，呈急性或慢性结缔组织炎症，主要为胶原纤维的变性和坏死。病变主要累及心脏、关节、皮下组织、浆膜、血管、肺等部位。急性期称为风湿热(rheumatic fever)，为风湿活动期。临床上除有心脏和关节症状外，常伴有发热、毒血症、皮肤环形红斑、皮下小节、舞蹈病等症状和体征；血液检查显示抗链球菌溶血素抗体O滴度升高，血沉加快等。关节受累的机会最多，急性期过后，反复发作常造成轻重不等的心脏病变，可遗留心脏瓣膜病变，导致风湿性心脏瓣膜病。

风湿病可发生于任何年龄，好发年龄为5～15岁，发病高峰为6～9岁。男女患病率大致相等。反复发作后出现心瓣膜变形常在20～40岁。风湿病以冬春阴雨季节多发，寒冷和潮湿是重要的诱因。

一、病因和发病机制

(一)A组乙型溶血性链球菌感染

有关本病的流行病学、临床材料和免疫学方面的研究普遍认为，本病的发生与A组乙型溶血性链球菌的感染有关，其理由如下：多数患者在发病前1～6周，常有A组乙型溶血性链球菌感染史(如扁桃体炎、咽喉炎等)；风湿病的早期咽拭子培养溶血性链球菌的阳性率在20%～25%；75%急性风湿病患者的血清中，抗链球菌溶血素O(anti-streptolysin O ASO)增高；风湿病与链球菌感染的一些疾病在地区的分布和气候季节条件上是一致的；应用抗生素预防和治疗链球菌感染，可减少风湿病的发生和复发。

(二)自身免疫反应机制

20世纪90年代就提出了风湿热的发病与自身免疫有关的理论。应用免疫电镜技术，发现活动性风湿性全心炎患者的心肌内有弥漫的免疫球蛋白沉积，心瓣膜有IgG沉积，因此认为本病与变态反应有关。关于风湿病的发病机制有很多学说，但抗原抗体交叉反应学说被普遍接受，即A组链球菌荚膜上存在多种抗原成分，主要是A组链球菌M蛋白质抗原与机体结缔组织中的有些成分具有共同抗原性。因此，机体对细菌成分所产生的抗体，既作用于链球菌本身，也作用于人心瓣膜和结缔组织，即发生交叉免疫反应，形成免疫复合物，沉积在机体不同部位，引起免疫性损伤，导致风湿性病变。

(三)遗传易感性

受链球菌感染的人很多，而感染后只有1%～3%的人发生风湿病，这说明机体本身在发病中具有重

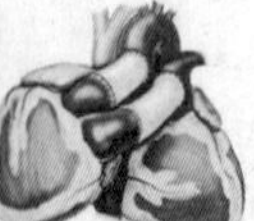

要的作用。研究表明，风湿热患者亲属患病的风险高于无风湿热的家庭。风湿热患者 T 细胞表面标记物 CD3 高于正常人群。此外，风湿热患者人类白细胞抗原（HLA）-DR4 也明显高于非风湿热的人。

（四）链球菌毒素学说

链球菌毒素学说：链球菌可产生多种细胞毒素和某些酶，可以直接引起人体内组织器官的损伤。

二、基本病理变化

风湿病的病变主要发生在全身结缔组织，损伤结缔组织的基质和胶原纤维，以心脏、血管、浆膜等处的病变最为明显，特别是心脏各层均可被累及，具有重要的临床意义。风湿病的特征性病理变化为风湿小体，对风湿病的诊断有意义，相似的肉芽肿样病变也可发生在动脉和皮下组织。该病的发展过程较长，典型病变可分为三期：

（一）变质渗出期（alterative and exudative phase）

变质渗出期是风湿病的早期阶段，表现为病变部位结缔组织发生黏液样变性，结缔组织基质内蛋白多糖增多，HE 染色呈嗜碱性；继而肿胀的胶原纤维断裂、崩解，与黏液样变性的基质和免疫球蛋白等混合，形成无结构、颗粒状、深伊红染色的纤维蛋白样物质，称为纤维素样坏死。同时，病灶内可见少量淋巴细胞、浆细胞、单核细胞浸润。局部可查到少量免疫球蛋白。目前认为出现的纤维素样坏死是抗原抗体发生交叉反应的结果。此期病变可持续 1 个月。

（二）增生期或肉芽肿期（proliferative phase or granulomatous phase）

此期特点是在变质渗出性病变的基础上形成具有本病特征性的肉芽肿性病变，称为风湿小体或阿绍夫（Aschoff）小体，此种小体对风湿病的诊断有意义（图 10-1-1）。风湿小体主要分布于心肌间质、心内膜下和皮下结缔组织，心外膜、关节和血管等处少见。心肌间质的风湿小体，多位于小血管旁与附近的心肌之间，一般在显微镜下才能看见，其中心部为纤维素样坏死，周围有各种细胞成分，如增生成团的阿绍夫细胞（Aschoff cell）、成纤维细胞及浸润的淋巴细胞及浆细胞。阿绍夫细胞，也称风湿细胞，细胞体积大，胞质丰富，嗜碱性，核大，核呈卵圆形、空泡状，核膜清晰。染色质集中于核的中央，核的横切面状似枭眼；纵切面上，染色质状如毛虫。阿绍夫细胞是由增生的巨噬细胞吞噬纤维素样坏死物质转变而来。此期病变可持续 2～3 个月。

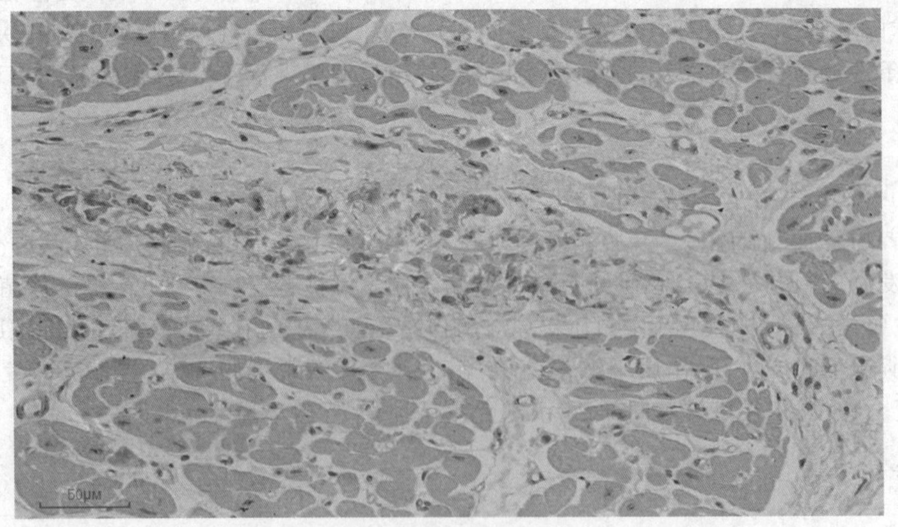

阿绍夫细胞（Aschoff cell）、成纤维细胞及浸润的淋巴细胞及浆细胞

图 10-1-1　风湿性心肌炎

（三）纤维化期或硬化期（fibrous phase or harden phase）

Aschoff 小体中的纤维素样坏死组织逐渐被吸收，细胞成分逐渐减少，风湿细胞、成纤维细胞均转变为纤维细胞，使风湿小体逐渐纤维化，最后发生玻璃样变性从而形成梭形小瘢痕。此期可持续 2～3 个月。

风湿病变的自然经过为 4～6 个月。由于风湿病经常反复发作，在受累的器官或组织中常可见新旧病变并存，纤维化瘢痕不断增多常可导致器官组织结构改变，影响器官功能。

三、风湿病的各器官病变

（一）风湿性心脏病（rheumatic heart disease，RHD）

风湿病患者几乎都有心肌炎（carditis），表现为风湿性心内膜炎、风湿性心肌炎和风湿性心外膜炎，若病变累及心脏全层则称为风湿性全心炎（rheumatic pancarditis）。在儿童风湿病患者中，60%～80%有心肌炎的临床表现。

1. 风湿性心内膜炎（rheumatic endocarditis）

风湿性心内膜炎是风湿病最重要的病变，病变主要累及心瓣膜，虽然各瓣膜均可受累，但以二尖瓣最常受累，其次为二尖瓣和主动脉瓣同时受累。主动脉瓣、三尖瓣和肺动脉瓣极少受累。

病变初期，受累瓣膜肿胀、增厚、失去光泽，继而病变的瓣膜不断受到血流冲击和瓣膜不停地关闭和开启，致使病变瓣膜表面，特别是瓣膜闭锁缘的内皮细胞受损脱落，内皮下胶原纤维暴露形成粗糙面，导致血小板和纤维蛋白沿着瓣膜闭锁缘上形成单行排列、直径 1～2 mm 的疣状赘生物（verrucous vegetation）。这些疣赘物是由血小板和纤维蛋白构成的白色血栓，灰白色，半透明，附着牢固，不易脱落，极少引起栓塞。光镜下，瓣膜胶原纤维肿胀，黏液样变性及小灶状纤维素样坏死。基底部有少量炎细胞浸润，有时可见成纤维细胞和栅栏状排列的阿绍夫细胞。病变后期，心内膜下风湿病灶发生纤维组织增生，心瓣膜和腱索上的赘生物机化，呈灰白色瘢痕。由于风湿病常反复发作，瘢痕形成越来越多，导致瓣膜增厚、卷曲、短缩及变硬，瓣膜间互相粘连，腱索增粗和短缩，最后形成慢性心瓣膜病，引起血流动力学改变甚至心力衰竭。

2. 风湿性心肌炎（rheumatic myocarditis）

病变可单独存在，但多与风湿性心内膜炎合并发生。病变主要累及心肌间质结缔组织，特别是小动脉周围的结缔组织发生纤维蛋白样坏死，在间质血管附近可见 Aschoff 小体和少量淋巴细胞浸润，Aschoff 小体呈灶状分布，可发生于心肌各处，但以左心室、室间隔、左心房及左心耳等处较多。晚期，Aschoff 小体发生纤维化形成梭形小瘢痕。

儿童病例有时渗出性病变特别明显，心肌间质水肿及弥漫性炎细胞浸润。严重者可引起急性充血性心力衰竭。

3. 风湿性心外膜炎（rheumatic pericarditis）

风湿性心外膜炎常伴风湿性心内膜炎及风湿性心肌炎，有时也可单独发生，病变早期呈浆液性或纤维素性炎症，偶见风湿小体形成。当心外膜腔大量浆液渗出，则形成心外膜积液。当有大量纤维蛋白渗出，覆盖心包脏壁两层时，表面的纤维蛋白因心脏不停搏动和牵拉而成绒毛状，称为绒毛心（cor villosum）。风湿病恢复期浆液和纤维蛋白逐渐被吸收，当渗出的大量纤维蛋白未能完全吸收，则发生机化而致心包脏壁层纤维性粘连，形成缩窄性心外膜炎（constrictive pericarditis）。

(二)风湿性关节炎(rheumatic arthritis)

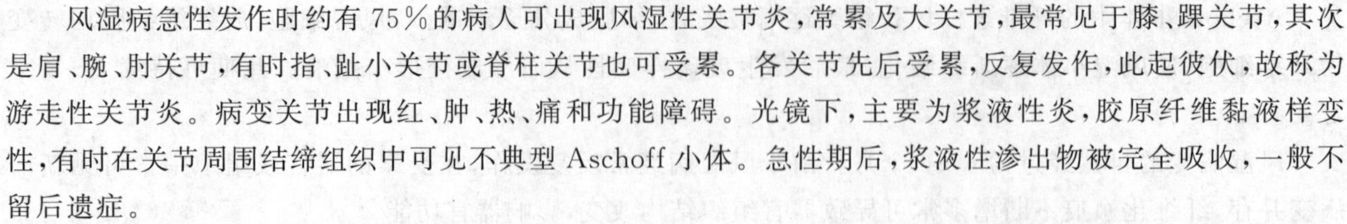

风湿病急性发作时约有75%的病人可出现风湿性关节炎,常累及大关节,最常见于膝、踝关节,其次是肩、腕、肘关节,有时指、趾小关节或脊柱关节也可受累。各关节先后受累,反复发作,此起彼伏,故称为游走性关节炎。病变关节出现红、肿、热、痛和功能障碍。光镜下,主要为浆液性炎,胶原纤维黏液样变性,有时在关节周围结缔组织中可见不典型 Aschoff 小体。急性期后,浆液性渗出物被完全吸收,一般不留后遗症。

(三)风湿性动脉炎(rheumatic arteritis)

发生风湿性动脉炎时大小动脉均可受累,以小动脉受累较为常见,可发生于冠状动脉、肾动脉、肠系膜动脉、脑动脉、主动脉、肺动脉等。急性期,血管壁结缔组织发生黏液样变性及纤维素样坏死,伴淋巴细胞浸润,可有不典型的 Aschoff 小体形成。病变后期,血管壁纤维化而增厚,管腔狭窄,甚至闭塞。风湿性冠状动脉炎可引起与冠心病相似的心肌缺血症状。

(四)皮肤病变

部分风湿病急性发作的患者,表现为皮下结节及环形红斑,具有诊断意义。

1. 环形红斑(erythema annulare)

环形红斑为渗出性病变,多见于躯干及四肢皮肤,直径约3 cm,为淡红色环状红晕,中心部保持皮肤本色。光镜下,红斑处真皮浅层血管充血,血管周围水肿,淋巴细胞和单核细胞浸润。环形红斑对急性风湿病有诊断意义。病变常在1~2天内消失。

2. 皮下结节(subcutaneous nodules)

皮下结节为增生性病变,多见于腕、肘、膝、踝关节的伸侧面皮下结缔组织,可单发或多发,结节直径0.5~2 cm,呈圆形或椭圆形,质较硬,境界清楚,活动良好,无压痛的结节。光镜下,结节中心为大片纤维素样坏死物,周围可见增生的放射状或栅栏状排列的成纤维细胞和 Aschoff 细胞,伴有结缔组织水肿和淋巴细胞浸润。

(五)风湿性脑病

风湿性脑病多见于5~12岁儿童,女孩多见。病变主要表现为风湿性动脉炎及皮质下脑炎。后者主要累及大脑皮质、基底节、丘脑及小脑皮质,光镜下,可有血管周围淋巴细胞浸润、神经细胞变性、胶质细胞增生及胶质结节形成。当锥体外系统受累明显时,患儿出现肢体不自主运动,称为小舞蹈病(chorea minor)。

(殷　平)

第二节　感染性心内膜炎

感染性心内膜炎(infective endocarditis,IE)是由病原微生物经血行途径直接侵袭心内膜,特别是在心瓣膜上引起炎症性病变,并在心瓣膜形成含有病原微生物的赘生物。近年来,由于心脏介入手术和介入性治疗的开展、抗生素的广泛应用、免疫抑制剂的应用及静脉内用药等,感染性心内膜炎常见的病原菌为链球菌,但其构成比发生了变化,且葡萄球菌和肠球菌呈增多趋势。根据病情和病程不同,可将其分为急性和亚急性心内膜炎两类;根据瓣膜材质不同,可分为自体瓣膜(native valve)和人工瓣膜(prosthetic valve)心内膜炎。

一、急性感染性心内膜炎

急性感染性心内膜炎(acute infective endocarditis),或称急性细菌性心内膜炎(acute bacterial endocarditis)。此类心内膜炎发病急,症状重,主要由致病力强的化脓菌引起,其中大多为金黄色葡萄球菌、溶血性链球菌、脑膜炎双球菌、肺炎球菌等。通常,病原菌首先在机体内局部引起炎症,如化脓性骨髓炎、痈、产褥热等,当机体抵抗力降低时(肿瘤、心脏手术、免疫抑制等)病原菌则侵入血流,形成脓毒血症、败血症,进而引起心内膜炎。

急性感染性心内膜炎多发生在正常的心内膜上,常单独累及主动脉瓣或二尖瓣,引起急性化脓性心瓣膜炎。病变多发生在二尖瓣的心房面和主动脉瓣的心室面,这与血流冲击瓣膜发生的机械性损伤有关。

病理变化:在受累的瓣膜上形成较大体积、灰黄或浅绿色,质地松软的赘生物。赘生物易脱落形成细菌性栓子,引起某些器官的梗死和多发性栓塞性小脓肿。瓣膜因炎症破坏而发生溃疡、穿孔甚至断裂,导致急性心瓣膜功能不全。光镜下,瓣膜溃疡底部组织坏死,有大量中性粒细胞浸润,赘生物为脓性渗出物、血栓、坏死组织和大量细菌菌落混合而成。

临床病理联系:此病起病急,病程短,病情严重,患者多在数日或数周内死亡。近年来由于抗生素的广泛应用,死亡率已大大下降,但因瓣膜破坏严重,治愈后常形成大量瘢痕,故瓣膜上常遗留下永久性病理损害,形成慢性心瓣膜病。

二、亚急性感染性心内膜炎

亚急性感染性心内膜炎(subacute infective endocarditis,SIE)远比急性者多见,主要由毒力相对较弱的草绿色链球菌引起(约占75%),故也称为亚急性细菌性心内膜炎(subacute bacterial endocarditis,SBE),此菌为口腔、咽部的正常菌丛。病原菌可自感染灶(扁桃体炎、牙周炎、咽喉炎等)入血或在拔牙、扁桃体摘除时入血;亦可由心导管术、心脏手术、腹部和泌尿道手术等医源性操作致细菌入血引起菌血症,并侵犯瓣膜。在一定的条件下真菌也可引起真菌性心内膜炎。

亚急性感染性心内膜炎常发生在已有病变的瓣膜上,发生在风湿性心瓣膜病变基础上者占50%~80%。其他病例见于先天性心脏病(室间隔缺损、法洛四联症)以及行修补术的瓣膜被感染。此型心内膜炎多发生在二尖瓣和主动脉瓣。

病理变化:肉眼观,在已有病变的瓣膜上因炎症形成赘生物。病变瓣膜呈不同程度变形、增厚,部分可发生钙化。瓣膜可发生溃疡和穿孔,有时病变可累及腱索。其表面的赘生物大小不一,可单个或多个,形态不规则,呈息肉状或菜花状,颜色污秽,呈灰黄色,干燥质脆,易脱落成栓子,从而引起栓塞。镜下观,赘生物由血小板、纤维蛋白、坏死组织,细菌菌落和中性粒细胞构成。细菌菌团被包裹在赘生物内部。有时还可见到原有风湿性心内膜炎的病变,溃疡底部可见肉芽组织及淋巴细胞和单核细胞浸润。

其临床病理联系如下所示。

(一)心脏

瓣膜损害和瘢痕形成极易引起严重的瓣膜变形和腱索增粗、缩短,导致瓣口狭窄和(或)关闭不全,体检时可在相应部位听到杂音,且杂音的性质和强度常发生变化,这主要是由赘生物的体积发生变动(破碎或脱落)所致,同时还有心瓣膜病的其他症状和体征。少数病例可因瓣膜穿孔或腱索断离导致致命性心力衰竭。

（二）败血症

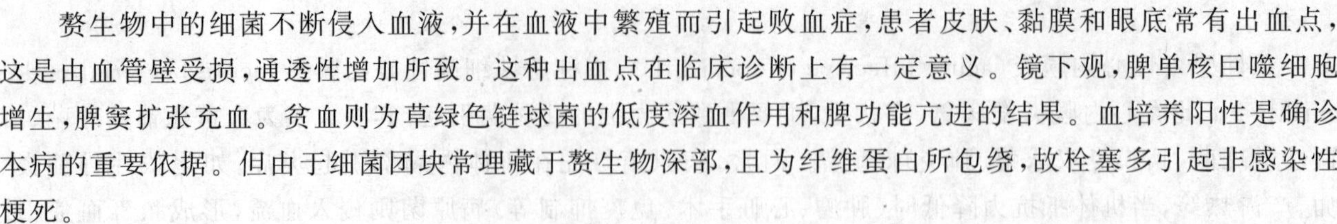

赘生物中的细菌不断侵入血液，并在血液中繁殖而引起败血症，患者皮肤、黏膜和眼底常有出血点，这是由血管壁受损，通透性增加所致。这种出血点在临床诊断上有一定意义。镜下观，脾单核巨噬细胞增生，脾窦扩张充血。贫血则为草绿色链球菌的低度溶血作用和脾功能亢进的结果。血培养阳性是确诊本病的重要依据。但由于细菌团块常埋藏于赘生物深部，且为纤维蛋白所包绕，故栓塞多引起非感染性梗死。

（三）血管

动脉性栓塞和血管炎是亚急性感染性心内膜炎常见的并发症。栓塞最常见于脑动脉，其次是肾及脾动脉等，冠状动脉栓塞少见。但细菌菌落常埋藏于赘生物深部，且为纤维蛋白所包绕，故栓塞多引起非感染性梗死。

（四）变态反应

病原菌长期释放抗原入血，可导致免疫复合物形成，引起关节炎、指甲下线状出血、紫癜等。肾可因微栓塞发生局灶性肾小球肾炎或弥漫性增生性肾小球肾炎。可引起皮下小动脉炎致皮肤出现红色、微隆起、有压痛的小结节，称 Osler 小结。

亚急性感染性心内膜炎的自然病史一般≥6 个月，少数可迁延数月至 1～2 年。使用大剂量抗生素治疗，绝大部分可以治愈，特别是链球菌引起者治愈率可达 90%左右。但治愈后因瓣膜瘢痕形成过多，常可导致重度心瓣膜病。

（殷　平）

第三节　心瓣膜病

心瓣膜病(valvular vitium of heart)是指心瓣膜受各种致病因子损伤后或先天性发育异常所引起的器质性病变，并非一种独立的疾病，表现为瓣膜口狭窄和(或)关闭不全，最后导致全身血液循环障碍。瓣膜狭窄和关闭不全可单独存在，但多数是二者并存，只有约 25%为单纯二尖瓣狭窄，其次是主动脉瓣狭窄，占 2%～5%。一个瓣膜上既有狭窄又有关闭不全者称瓣膜双病变。2 个或 2 个以上的瓣膜同时或先后受累称为联合瓣膜病，最常见的为二尖瓣狭窄合并主动脉瓣关闭不全，占 20%～30%。

瓣膜口狭窄(valvular stenosis)是指瓣膜口不能充分开放，导致血流通过障碍，主要由相邻瓣膜间发生粘连，也可由赘生物机化等原因造成。此外，瓣膜的纤维性增厚、弹性丧失及瓣膜环的硬化和缩窄等也可引起瓣膜口狭窄。

瓣膜关闭不全(valvular insufficiency)是指心瓣膜关闭时不能完全闭合，导致部分血液发生反流，主要由瓣膜硬化变形、缩短、瓣膜环的扩大以及瓣膜穿孔所致。此外，腱索纤维化及收缩变短或乳头肌坏死断裂也可引起瓣膜关闭不全。

心瓣膜病早期，左心房代偿性扩张及肥厚，可克服瓣膜病变带来的血流异常，维持相对正常的血液循环，临床上称为代偿期。随着瓣膜病变逐渐加重，患者渐渐出现心功能不全的症状，引起全身血液循环障碍，此时心脏发生肌源性扩张，心腔扩大，心肌收缩力降低，此期称为失代偿期。

一、二尖瓣狭窄

二尖瓣狭窄(mitral stenosis)主要的病因是风湿性心内膜炎反复发作，少数可由感染性心内膜炎所致；女性较多(占70%)。正常成人二尖瓣口开放时面积为4～6 cm^2，可通过两个手指，当瓣膜口狭窄时，缩小到1.5～2.0 cm^2属轻度狭窄；1.0～1.5 cm^2属中度狭窄；<1.0 cm^2或仅能通过医用探针属重度狭窄。病变早期瓣膜轻度增厚，仍有弹性，瓣叶轻度粘连。病变严重时，瓣膜极度增厚、变硬，瓣叶间发生严重的纤维性粘连，腱索、乳头肌粘连或短缩，常合并关闭不全。这些病变使瓣膜位置下移，严重者瓣膜固定形似漏斗状，漏斗底部朝向左心房，尖部朝向左心室。二尖瓣狭窄时，左心室充盈受阻，压差持续整个心室舒张期，因而通过测量跨瓣压差可判定二尖瓣狭窄程度。

血流动力学和心脏变化如下所示：

(一)左心房代偿性扩张肥大

早期，舒张期血液由左心房流入左心室受阻，致使舒张末期仍有部分血液滞留于左心房内，加上来自肺静脉的血液，使左心房的血量比正常增多。此时，心肌纤维拉长以加强收缩力，导致左心房代偿性扩张。左心房负荷加重，心肌代谢增强，心肌纤维增粗，从而使左心房发生代偿性肥大，以维持相对正常的血液循环。此变化属临床代偿期。

(二)左心房淤血及肺淤血

由于左心房壁薄，代偿能力较低，如时间过长或病变逐渐加重，超过代偿极限，左心房很快即发生代偿失调而被动扩张，引起左心房严重淤血，随即引起肺淤血。此变化属临床左心房衰竭期。

(三)肺动脉高压及右心室肥大、扩张

由于肺淤血及肺静脉压升高可通过神经反射引起肺内小动脉收缩，故肺动脉血压升高。长期肺动脉高压可使右心室代偿性肥大、扩张。右心室瓣膜环随之扩大，可出现三尖瓣相对关闭不全，收缩期右心室部分血液反流，加重了右心房负担，最后导致右心功能不全，引起体循环淤血。此变化属临床右心衰竭期。

临床病理联系：二尖瓣狭窄听诊时在心尖区可闻及舒张期隆隆样杂音。这主要是由舒张期左心房的血液通过狭窄的二尖瓣口造成涡流与震动所致。X线检查显示左心房、右心房、右心室均肥大扩张，而左心室无改变或轻度缩小。因而心脏是“三大一小”。显示为倒置的“梨形心”或二尖瓣形心。

此外，二尖瓣阻力增大，左心房扩张，可引起严重的肺淤血，使肺动脉压升高。长期的肺动脉高压可引起肺动脉硬化。慢性肺淤血可引起肺水肿和漏出性出血。患者常出现带血的泡沫痰、呼吸困难、发绀及面颊潮红(二尖瓣面容)。右心衰竭时，体循环淤血，颈静脉怒张，各器官淤血水肿，下肢水肿，浆膜腔积液。慢性肝淤血可导致淤血性(或心源性)肝硬化。左心房高度扩张可引起心房颤动。左心房血液涡流，易继发附壁血栓，多见于左心房后壁及左心耳内。20%患者可发生体循环栓塞。

二、二尖瓣关闭不全

二尖瓣关闭不全也是常见的慢性心瓣膜病，其正常组成中的一个或多个结构损伤均可导致二尖瓣关闭不全(mural insufficiency)，常与二尖瓣狭窄合并发生；多数是风湿性心内膜炎的后果，也可由亚急性感染性心内膜炎引起。另外，二尖瓣脱垂、瓣环钙化、先天性病变等也可以引起此病的发生。

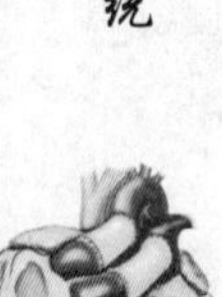

血流动力学和心脏变化：在心脏收缩期，左心室的部分血液通过关闭不全的二尖瓣口反流到左心房内，加上肺静脉回心的血液，导致左心房血容量过多，久之左心房出现代偿性肥大和扩张。当心脏舒张时，左心房将多于正常的血液排入左心室，加大了左心室的负荷，导致左心室的肥大和扩张。久之，左心房、左心室均可发生代偿失调（左心衰竭），从而依次发生右心室、右心房代偿性肥大，右心衰竭及体循环淤血。临床X线检查，可见左右心房、心室均肥大扩张，心脏呈"球形"，称为"球形心"。听诊时心尖区可闻及收缩期吹风样杂音。

三、主动脉瓣关闭不全

主动脉瓣关闭不全（aortic valve insufficiency）主要由主动脉瓣疾病引起，可以是风湿性主动脉瓣炎、感染性心内膜炎、主动脉粥样硬化、梅毒性主动脉炎所致。此外，类风湿性主动脉炎及Marfan综合征也可引起瓣膜环扩大而发生相对性主动脉瓣关闭不全。

血流动力学和心脏变化：在心脏舒张期，主动脉瓣关闭不全，部分血液由主动脉瓣口反流至左心室，加上来自左心房的血液，使左心室血容量增加，左心室容积性负荷明显加重而发生左心室代偿性肥大。久之，左心室发生肌源性扩张，导致二尖瓣相对关闭不全，加重左心房负荷，继而出现左心衰竭、肺动脉高压、右心肥大、右心衰竭和体循环淤血。

临床病理联系：由于左心室的血容量增多，其心排出量也增多，故收缩压升高，但舒张期由于部分血液反流到左心室，故脉压明显增大。病人可出现水冲脉、股动脉枪击音和毛细血管搏动现象。在病人胸骨左缘第3～4肋间可闻及舒张期吹风样杂音。由于舒张压急剧下降，冠状动脉供血不足，有时可出现心绞痛。

四、主动脉瓣狭窄

主动脉瓣狭窄（aortic valve stenosis）主要是风湿性主动脉炎引起，常与风湿性二尖瓣病变合并发生。感染性心内膜炎经抗生素治疗的患者也可发生这种病变。少数也可由先天性发育异常或主动脉粥样硬化所致。

血流动力学和心脏变化：由于主动脉瓣狭窄，收缩期左心室血液排出受阻，左心室为维持正常的心排出量而发生左心室壁代偿性肥大，呈左心室向心性肥大，但心腔不扩张。后期出现失代偿，左心室出现肌源性扩张。左心室的高度扩张可引起房室瓣环扩大，从而出现二尖瓣相对关闭不全，部分血液反流至左心房。最后依次出现左心衰竭、肺淤血、右心衰竭和体循环淤血。

临床病理联系：主要的病变是左心室肥大，轻度可无临床症状，重者心排出量降低，使冠状动脉血灌流不足，引起心肌缺血，可发生心绞痛，严重时可发生猝死；也可引起脑缺血而发生头昏和晕厥。在主动脉瓣听诊区可闻及收缩期吹风样杂音。X线可见心脏呈靴形，称为"靴形心"。

（殷　平）

第四节　动脉粥样硬化

动脉粥样硬化（atherosclerosis，AS）是心血管系统疾病中最常见的一种。AS与血脂异常及血管壁成分改变有关，脂质在动脉内膜中沉积、内膜灶性纤维性增厚及其深部成分坏死、崩解，形成粥样物而使动脉管壁硬化、管腔狭窄，并引起一系列继发性病变，特别是发生在心、脑、肾等器官，可以引起缺血性病变。

AS 病变主要累及大动脉和中动脉，如主动脉及其一级分支。本病多见于中、老年人，尤其以 40～50 岁最多。近年来，AS 是严重危害人类健康的常见病，我国 AS 的发病率有明显增高的趋势，并且随着年龄的增长而逐渐增高。

动脉粥样硬化与动脉硬化(arteriosclerosis)的概念不同，后者泛指动脉的非炎症性、退行性和增生性病变所导致的动脉壁增厚、变硬和弹性减退为特征的动脉疾病。动脉硬化包括 3 种类型：①细动脉硬化(arteriolosclerosis)，表现为细小动脉的玻璃样变，主要见于高血压病和糖尿病；②动脉中层钙化(arterial medial calcification)，很少见，主要见于老年人，表现为中等肌型动脉中膜钙盐沉积，但大多不引起管腔狭窄或闭塞；③AS 是在动脉硬化中最为常见和最危险的疾病，特别是当其发生在冠状动脉时。

一、发病原因

AS 的病因尚未完全清楚，一般认为是多种因素作用于不同环节所致，下列因素被称为易患因素或被视为危险因素。

(一)高脂血症(hyperlipidemia)

血脂异常是 AS 的重要危险因素。AS 病变中的脂质源于血浆脂蛋白的浸润，主要为总胆固醇(total cholesterol，TC)和(或)甘油三酯(triglyceride，TG)异常增高。血浆中的脂质并不是以游离的胆固醇或甘油三酯的形式存在，而是与蛋白质和磷脂结合，几乎总是以亲水性的脂蛋白(LP)形式转运。血浆脂蛋白按密度不同分为：乳糜微粒(chylomicron，CM)、极低密度脂蛋白(very low density lipoprotein，VLDL)、低密度脂蛋白(low density lipoprotein，LDL)、中等密度脂蛋白(intermediate density lipoprotein，IDL)和高密度脂蛋白(high density lipoprotein，HDL)。脂蛋白在血浆中运行，在运转和携带脂质的过程中起重要作用。其中的 LDL 或 VLDL 是 AS 的重要致病因素。此外，CM 也与 AS 发生密切相关，因为它们降解后的残体不仅直接具有促进动脉粥样硬化作用，而且参与 VLDL 的合成。LDL 能被动脉壁细胞氧化修饰后具有促进粥样斑块形成的作用，目前认为，氧化 LDL(oxidized LDL，ox-LDL)是最重要的动脉致粥样硬化的因子，是导致内皮细胞和平滑肌细胞(smooth muscle cell，SMC)损伤的主要因子。ox-LDL 不能被正常 LDL 受体识别，而被巨噬细胞表面的清道夫受体 SRA、CD36、CD68、LOX-1 所识别，促进巨噬细胞形成泡沫细胞。与上述脂蛋白相反，HDL 却具有很强的抗 AS 和冠心病发病的作用。其机制可能是：① HDL 是胆固醇逆向转运的载体，能将过多的胆固醇从动脉壁中清除，防止 AS 的发生；② 血浆中的 HDL 与 VLDL、LDL 及 CM 进行 TC 和 CE 的交换，最终使 VLDL 及 CM 以残体形式被降解和排泄；③ HDL 通过竞争性抑制阻止 LDL 与内皮细胞的受体结合而减少其摄取。血液 LDL、VLDL、TC 的值异常增高是判定 AS 和 CHD 的最佳指标。

临床流行病学资料显示：①多食入动物性脂肪的人群中，血胆固醇含量较高，AS 的发病率也较高；②糖尿病、甲状腺功能低下、肾病综合征等伴有高胆固醇血症者，其 AS 的病变也较多、较重；③AS 的严重程度随血浆胆固醇水平的升高呈线性加重，血胆固醇浓度与 CHD 死亡率及其危险程度呈正相关；④TC 血症是 AS 和 CHD 的主要危险因素之一。临床通常称的高脂血症，实际上是指血浆总胆固醇的异常增高。动物实验证实，用胆固醇长期喂养家兔等动物，可复制出类似人类 AS 病变的动物模型。

(二)高血压

高血压与 AS 虽为各自独立的临床表现，但与同年龄、同性别的无高血压者相比，高血压患者 AS 的发病较早，病变较重，患病率较血压正常者高 3～4 倍，且病变好发部位大多见于血流动力学容易发生变化的大动脉分支处、血管分叉处、血管弯曲处等。

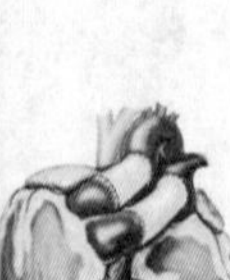

高血压促发 AS 的机制尚不清楚,可能与高血压时血流对血管壁的机械性压力和冲击力较大,动脉内膜容易受损和(或)功能障碍有关。高血压时血压直接作用于血管壁的机械性压力和冲击,可使内皮细胞损伤,使内膜对脂质的通透性增高,对 LDL 和白蛋白的超滤作用增强,使其易于进入内膜,同时又可导致血管中膜致密化,使 LDL 的运出受阻而滞留于内膜中;另外,管壁胶原纤维暴露,可引起单核细胞和血小板黏附并迁入内膜,以及动脉中膜平滑肌细胞(smooth muscle cells,SMC)增生并迁入内膜,吞噬和分解脂蛋白,产生胶原纤维、弹力纤维等。由于上述原因高血压可促进 AS 的发生。

(三)吸烟

临床流行病学资料表明,吸烟者本病的发病率和病死率比不吸烟者增高 2~6 倍。在调整了高血压、高胆固醇血症之后,这种危险性依然存在。大量吸烟致 AS 的机制可能与血中 CO 浓度升高引起血管内皮细胞的缺氧性损伤有关;同时,大量吸烟可使血液中 LDL 易于氧化。血中 CO 的升高还可刺激内皮细胞释放生长因子(如血小板源性生长因子 PDGF),诱导 SMC 向内膜移行和增生及单核细胞迁入内膜并转化为泡沫细胞。另外,烟内含有一种糖蛋白,可激活凝血因子Ⅷ及某些致突变物质,后者可致血管壁 SMC 增生,继而可在动脉内膜上形成机化斑块。

(四)可能引起继发性高脂血症的疾病

(1)糖尿病(diabetes):患者血中 TG 和 VLDL 水平明显升高,HDL 水平较低,而且高血糖可致 LDL 氧化,促进单核细胞迁入内膜并转化为泡沫细胞。

(2)甲状腺功能减退症和肾病综合征:可引起高胆固醇血症,使血浆 LDL 明显升高,其机制与低蛋白血症刺激肝脏直接分泌 LDL 有关。

(3)高胰岛素血症(hyperinsulinemia):可促进动脉壁 SMC 增生,且胰岛素水平与血 HDL 含量呈负相关。

(五)性别与年龄

临床流行病学资料表明,AS 的检出率和病变程度的严重性均随年龄的增高而增加,且与动脉的年龄性变化有关。随着年龄的增加,动脉壁可出现以下与 AS 发病有关的病变:①内皮细胞密度下降,大的或巨大的多核内皮细胞增多。②内膜纤维增生、增厚。特别是 30 岁以后,内膜增厚与年龄增长呈正比,并且细胞外基质增多。③在动脉分叉或分支开口处出现灶性白色增厚区,称为内膜垫(intimal cushion)。女性在绝经期前,冠状动脉 AS 的发病率低于同龄组男性,其血浆 HDL 水平高于男性,而 LDL 水平却低于男性。而女性绝经期后,两性间的这种差异消失。因为雌激素具有改善血管内皮的功能,可降低血浆中胆固醇的含量。

(六)遗传因素

临床流行病学资料显示,CHD 的家族性集聚现象提示遗传因素是 AS 的危险因素。家族中有在年龄<50 岁患 AS 者,其近亲患 AS 的机会 5 倍于无这种情况的家族。目前,已知有约 200 种以上的易感或突变基因可能对脂质的摄取、代谢和排泄产生影响。家族性高胆固醇血症(familial hypercholesterolemia)患者是由 LDL 受体的基因突变而导致其功能缺陷,从而引起 LDL 水平极度升高。

(七)代谢综合征(metabolic syndrome,MS)

患者表现为高血压、葡萄糖以及脂质代谢异常的综合征,并伴有 LDL 升高和 HDL 胆固醇降低。MS 是高血压、血脂紊乱、肥胖症等多种代谢成分异常聚集的病理形态,它可以导致严重的心血管病症发生,从而引起死亡。

二、发病机制

AS的发病机制比较复杂，学说亦多，比如脂质渗入学说、动脉SMC增殖或突变学说、损伤-应答反应学说、慢性炎症学说、单核巨噬细胞作用学说等。但是，任何一种学说均不能单独、全面地解释AS的发病机制。有关机制可归纳如下：

(1)各种机制导致的血脂异常，即TC、TG、LDL、apo-B的升高和HDL的降低，是AS的始动性生物化学变化和物质基础。

(2)血管内皮细胞的通透性升高是脂质进入动脉壁内皮下的最早病理改变。而内皮通透性升高主要与其"透胞作用"的增强和内皮细胞间的"间隙连接"变化有关。继而发生的内皮细胞的损伤、凋亡、坏死与脱落更促进了脂质的透过。

(3)进入内膜的脂蛋白发生修饰，主要是氧化修饰，如形成氧化LDL(oxidized LDL，ox-LDL)。参与这一过程的有内皮细胞、单核巨噬细胞、平滑肌细胞等。

(4)在ox-LDL、单核细胞趋化蛋白1(MCP-1)、血小板源性生长因子(PDGF)等因子的影响下，血液中的单核细胞进入内膜，源源不断地摄取已进入内膜并已发生修饰的脂蛋白，从而形成单核细胞源性泡沫细胞。另外，动脉中膜的SMC经内弹力膜的窗孔迁入内膜，且发生增生、表型转化而变为合成型SMC，分泌细胞因子并合成细胞外基质。最后，SMC经其表面的LPL受体介导而吞噬脂质，从而形成肌源性泡沫细胞。

(5)修饰的脂质(如ox-LDL等)具有细胞毒作用，可使泡沫细胞坏死、崩解，致局部出现脂质池和分解的脂质产物(如游离胆固醇)。这些物质与局部的载脂蛋白等共同形成粥样物，出现粥样斑块，并诱发局部炎症反应，压迫中膜使之萎缩和促使外膜毛细血管增生、淋巴细胞浸润及纤维化。

(6)在AS发生发展的过程中，血管壁表现为慢性炎症反应，炎症反应推动着AS的发生和发展，而且可引发血栓、斑块破裂等并发症。炎症可引起内皮损伤和功能障碍，致使LDL-C和炎细胞进入内皮，形成泡沫细胞和AS。作为炎症介质的高敏C反应蛋白(c-reactive protein，CRP)可刺激内皮细胞表达黏附分子，抑制内皮细胞产生一氧化氮(NO)，刺激巨噬细胞吞噬LDL、胆固醇，增加内皮细胞产生血浆酶原激活剂抑制剂(PAI-1)，激活血管紧张素-1受体，促进血管平滑肌增殖等。

三、病理变化

(一)基本病变及演进

AS的病变主要发生在动脉内膜。病变常累及大、中动脉，如主动脉、冠状动脉、颈动脉、脑基底动脉及四肢动脉，尤其是承受血压较高和血流冲击较大的部位，如主动脉后壁和动脉分支的出口处，其病变更为明显。其基本病变的形成和发展变化如下：

1. 脂纹(fatty streak)

动脉内膜上出现脂纹是AS的最早病变。肉眼观，病变动脉内膜面为直径小于1 mm的多发黄色小斑点，及宽1～2 mm，长1～5 mm的平坦或微隆起的黄色条纹。光镜下，病灶处内皮下有大量泡沫细胞聚集。泡沫细胞呈圆形，体积大，是由巨噬细胞和SMC吞噬脂质后形成，因胞浆内有大量小空泡呈泡沫状而得名，苏丹Ⅲ染色呈橘红色。胞质中含有多量与脂质代谢有关的水解酶，可将脂蛋白分解为不溶于水的胆固醇、胆固醇脂和溶于水的氨基酸与磷脂，而后氨基酸和磷脂被运走，而胆固醇和胆固醇脂却沉着于动脉壁内。此外，脂纹中还可见较多的基质(蛋白聚糖)，数量不等的合成型SMC，少量T淋巴细胞，嗜中性、嗜碱性及嗜酸性粒细胞等。此动脉病变十分常见,最早可出现于儿童期,且这阶段的病变对机体无明显影响,还未发生纤维组织增生,是一种可逆性改变,除去病因可以消退。

2. 纤维斑块(fibrous plaques)

纤维斑块由脂纹发展而来。脂纹的周围,特别是表面的结缔组织因受脂质的刺激而增生,并且发生玻璃样变,脂质被埋在深层。肉眼观,内膜面散在不规则形隆起的斑块,初为淡黄或灰黄色,因斑块表层胶原纤维增多及玻璃样变而呈瓷白色。斑块直径 0.3~1.5 cm,且可融合。若病变反复发作则增生的结缔组织显示层状结构。镜下观,斑块表层是由大量胶原纤维、SMC、少量弹力纤维及蛋白聚糖形成的纤维,胶原纤维可发生玻璃样变性组成厚薄不一的纤维帽。纤维帽下面可见数量不等的泡沫细胞、SMC、细胞外基质和炎细胞。

3. 粥样斑块(atheromatous plaque)

粥样斑块也称粥瘤(atheroma),纤维斑块深层组织因营养不良而发生变性、坏死、崩解,这些崩解物与脂质混合成为粥样物质,故称为粥样斑块,是 AS 的典型病变。肉眼观,动脉内膜面见灰黄色斑块,既向内膜表面突起又向深部压迫中膜。切面见纤维帽的下面有多量黄色粥糜样物质。光镜下,在玻璃样变性的纤维帽的深部,有大量无定形物质,实为细胞外脂质、基质及坏死物,其中可见胆固醇结晶及钙化,底部及边缘可见肉芽组织、少量泡沫细胞和淋巴细胞。粥瘤处的中膜 SMC 受压萎缩,弹力纤维破坏,该处中膜变薄。病变周围和基底可见新生毛细血管,增生的结缔组织及淋巴细胞、浆细胞浸润(图 10-4-1)。

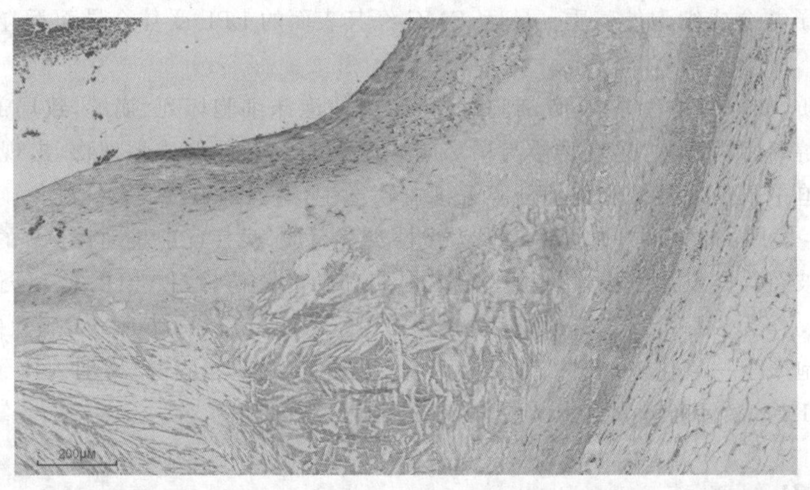

表层为纤维帽,其下可见散在泡沫细胞,深层为一些坏死物、沉积脂质和胆固醇结晶

图 10-4-1 动脉粥样硬化

4. 继发性病变

在纤维斑块和粥样斑块的基础上可发生继发性病变,亦称复合性病变,主要有:①斑块内出血。斑块边缘或底部新生毛细血管破裂,形成斑块内血肿,可致斑块突然迅速肿大,阻塞管腔或使血管腔狭窄,甚至使管径较小的动脉,如冠状动脉完全闭塞,导致急性供血中断。②斑块破裂。斑块表层的纤维帽发生坏死、软化、破裂,可致斑块破裂。粥样物自裂口溢入血流成为栓子,可导致胆固醇性栓塞,遗留缺失而成为粥瘤性溃疡。③血栓形成。病灶处的内皮损伤和粥瘤性溃疡造成血管内膜表面粗糙不平,壁内胶原纤维暴露,从而使血小板在局部聚积而易继发血栓形成。④钙化。在陈旧性粥样斑块内钙盐可沉着于纤维帽及粥瘤灶内。钙化常呈灰白色斑点或斑块,触之有砂砾感;镜下观,HE 染色钙盐为蓝色颗粒或不规则团块。钙化常使病变的动脉壁进一步变硬、变脆,从而易发生破裂。⑤动脉瘤形成。斑块底部血管壁内弹力板断裂及中膜萎缩,以致不能承受血管内血压的作用,从而动脉壁局部扩张膨出,形成动脉瘤。也可由血液从粥样溃疡处侵入主动脉中膜,或中膜内血管破裂出血而形成夹层动脉瘤。动脉瘤可破裂而致大

出血。⑥血管腔狭窄。弹力肌层动脉可因粥样斑块导致管腔狭窄，引起供血区域血流减少，致相应器官发生缺血性病变。

（二）主要动脉的病理变化

1. 主动脉粥样硬化

病变分布广泛，病变多见于主动脉后壁及其分支开口处，以腹主动脉病变最为严重，随后依次为胸主动脉、主动脉弓和升主动脉。主动脉内膜上见大小不等、数量不一的斑块，且常并发溃疡、钙化等继发改变。病变严重时，X线上可见主动脉弓变粗大，并有钙化，临床上可作为诊断主动脉AS的依据。主动脉根部严重的内膜病变，可累及主动脉瓣，使瓣膜增厚、变硬，甚至钙化，可形成主动脉瓣膜病。主动脉AS易形成主动脉瘤，多见于腹主动脉，如果破裂，则可发生致命性大出血。在中膜分离时可发生夹层动脉瘤，与梅毒性主动脉炎的动脉瘤相反（主动脉升部、弓部及胸主动脉），主动脉AS的动脉瘤主要见于腹主动脉，可于腹部触及搏动性肿块并听到杂音。

2. 冠状动脉粥样硬化症及冠状动脉粥样硬化性心脏病

详见本章第五节。

3. 颈动脉及脑动脉粥样硬化

颈动脉及脑动脉AS常与主动脉、冠状动脉的AS并存，但一般在40岁以后才出现斑块。病变最常见于颈内动脉起始部、基底（willis）动脉环和大脑中动脉。由于脑动脉中层较薄，故常可透过外膜及中膜见内膜不规则增厚形成的多数黄色散在的斑块，复合性病变常使管壁变硬，管腔狭窄，血管伸长和弯曲，甚至闭塞。因动脉壁较薄，故此处可形成脑动脉瘤，并可破裂引起致命性大出血。脑组织长期供血不足，可致脑实质萎缩，表现为脑回变窄，皮质变薄，脑沟变宽变深，脑重量变轻。严重者可有智力减退，发展为血管性痴呆。

4. 肾动脉粥样硬化

病变最常累及肾动脉开口处及主动脉近侧端（80%），多为偏心性的纤维斑块；亦可累及叶间动脉和弓形动脉。常因斑块所致管腔狭窄而引起顽固性肾性高血压；亦可因斑块合并血栓形成，引起相应供血区域的肾组织梗死，而致肾区疼痛、尿闭等。梗死灶机化后遗留较大凹陷性瘢痕，多个瘢痕可使肾体积缩小，称为动脉粥样硬化性固缩肾。

5. 四肢动脉粥样硬化

下肢较上肢多见，且较广泛和严重，但下肢动脉吻合支较多，较小的动脉管腔逐渐狭窄甚至闭塞时，一般不出现明显临床表现。当较大的动脉管腔明显狭窄时，可因供血不足而致肢体缺血。当耗氧量增加（如行走）时可出现疼痛而不能行走，但休息后好转，即所谓的间歇性跛行（intermittent claudication）。严重的下肢AS，管腔血流因斑块或栓塞而完全阻断且侧支循环又不能代偿时，可引起足趾部干性坏疽。

6. 肠系膜动脉粥样硬化

肠系膜动脉粥样硬化可引起消化不良、腹痛等症状；当管腔狭窄及血栓形成时，可有剧烈腹痛、腹胀和发热；若引起肠梗死，可见便血、麻痹性肠梗阻、休克等症状。

（潘　超）

第五节　冠状动脉性心脏病

冠状动脉性心脏病（coronary atherosclerotic heart disease，CHD）：简称冠心病，是指冠状动脉狭窄而致心肌缺血缺氧所引起的心脏病，因此也称为缺血性心脏病（ischemic heart disease，IHD）。冠状动脉

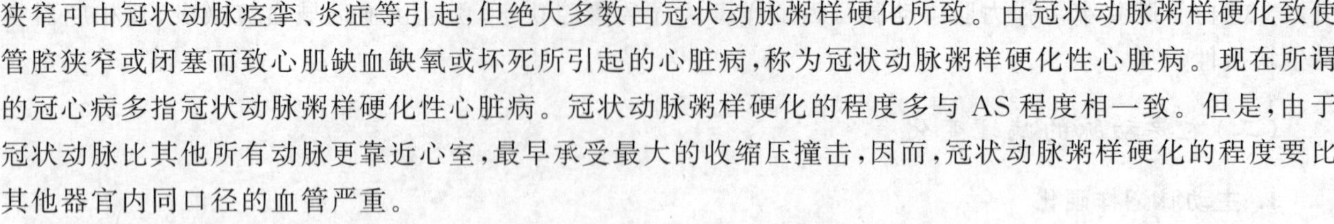

狭窄可由冠状动脉痉挛、炎症等引起，但绝大多数由冠状动脉粥样硬化所致。由冠状动脉粥样硬化致使管腔狭窄或闭塞而致心肌缺血缺氧或坏死所引起的心脏病，称为冠状动脉粥样硬化性心脏病。现在所谓的冠心病多指冠状动脉粥样硬化性心脏病。冠状动脉粥样硬化的程度多与AS程度相一致。但是，由于冠状动脉比其他所有动脉更靠近心室，最早承受最大的收缩压撞击，因而，冠状动脉粥样硬化的程度要比其他器官内同口径的血管严重。

(1)冠状动脉粥样硬化(coronary atherosclerosis)。

冠状动脉粥样硬化是冠状动脉最常见的疾病，占冠状动脉病的95%～99%，冠状动脉分为左、右两支，分别开口于左、右主动脉窦。左冠状动脉的主干短，又分为左前降支和左旋支。左前降支供应左室前壁、心尖部、部分右心室前壁以及室间隔的前2/3部分的血液。左旋支主要分布于左心室侧壁。右冠状动脉及其后降支供应右心室的大部、左心室的后壁、室间隔的后1/3以及窦房结、房室结。冠状动脉对心壁的血流供应是分层的，供应内层的分支较小，因此，内层较易缺血。此外，心脏血液也可通过心脏小静脉直接逆流供应心肌，右心房及右心室由于心壁较薄，故很少发生明显的缺血或梗死。

好发部位：左冠状动脉前降支发生最多(尤其以该段的上1/3为甚)，其次是右冠状动脉主干，再次为左主干、左旋支、后降支。

性别差异：冠状动脉狭窄在35～55岁时发展较快，以年平均8.6%的速度递增。60岁之前，男性发病率显著高于女性，60岁以后男女无显著差异。

病变特点：病变常呈多发性、节段性分布。粥样斑块通常以分布在血管的心壁侧最明显。在横切面上，斑块多呈新月形，偏心位，常伴有钙化、管壁变硬。按管腔狭窄的程度可将其分为4级：Ⅰ级管腔狭窄在25%以下；Ⅱ级狭窄在26%～50%；Ⅲ级狭窄在51%～75%；Ⅳ级管腔狭窄在76%以上(图10-5-1)。

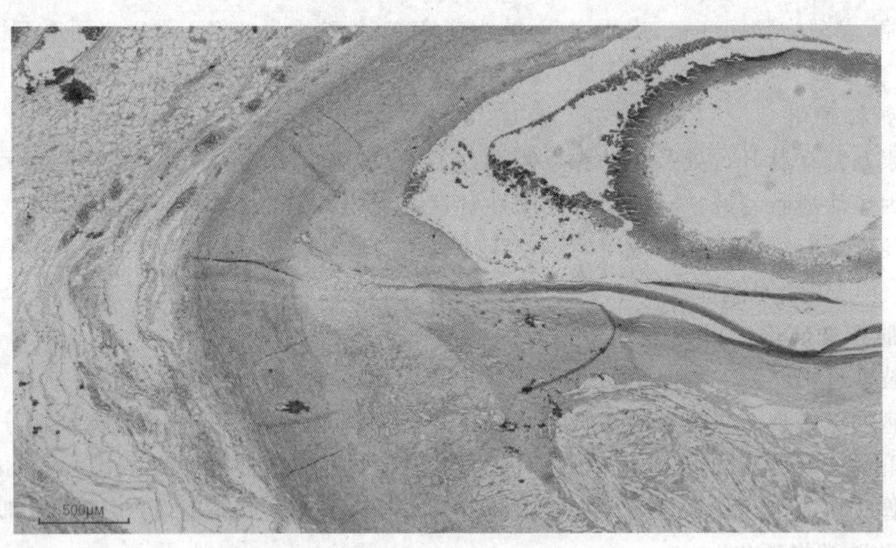

内膜不规则增厚，粥样斑块形成，管腔狭窄程度Ⅲ级

图10-5-1 冠状动脉粥样硬化

(2)冠状动脉痉挛。

冠状动脉痉挛是一种异常的血管自主神经反应。冠状动脉有无病变均可发生痉挛，但更易发生在有粥样硬化的冠状动脉上。近年来，由于心血管造影技术发展迅速，已证实部分心绞痛和心肌梗死是由冠状动脉痉挛所引起的。

(3)冠状动脉炎症及血栓栓塞。

各种原因引起的冠状动脉炎症或血栓闭塞冠状动脉均可导致冠状动脉管腔狭窄，引起缺血性心脏病，如结节性多动脉炎、急性风湿热、巨细胞性动脉炎等均可累及冠状动脉。此外，梅毒性主动脉炎也可引起冠状动脉口狭窄。

根据心肌缺血的轻重和缓急、心肌损伤的程度以及是否建立有效的侧支循环等情况，冠心病在临床上可表现为心绞痛、心肌梗死、心肌纤维化和冠状动脉性猝死。

一、心绞痛

心绞痛(angina pectoris)：心肌急剧的、暂时性的缺血、缺氧所引起的以胸骨后疼痛为特点的常见临床综合征，表现为阵发性胸骨后、心前区疼痛或压榨感，疼痛常放射至左肩、左臂。疼痛持续数分钟，服用硝酸酯制剂或稍微休息后症状可缓解或消失。心绞痛常发生在心肌耗氧量暂时增多且已有冠状动脉狭窄的基础上。有的心绞痛无明显诱因，自发性发生，称为自发型心绞痛。

心绞痛的发病机制：心绞痛往往由于冠状动脉粥样硬化导致管腔狭窄，血液供应减少，心肌耗氧量暂时增加而致。这种病人在安静时，血液供应尚能维持心肌需要，但在体力活动、心脏负荷增加、心肌耗氧量增加时，便发生心肌急性暂时性缺血、缺氧，导致代谢不全的酸性产物或多肽类物质堆积，刺激心脏局部的交感神经末梢，信号由1～5胸交感神经节和相应脊神经节段到达大脑皮层产生痛觉，再扩散至相应脊髓节段所支配的皮肤浅神经，从而引起放射性疼痛。

心绞痛根据诱因和疼痛的程度，国际上分为：

(1)稳定型心纹痛(stable angina pectoris)：这一类型最轻，最常见。一般情况不发作，可稳定数月，仅在过度体力活动后发作。冠状动脉横切面可见斑块阻塞管腔＞75％。

(2)不稳定型心绞痛(unstable angina pectoris)：为进行性加重性心绞痛。临床上颇不稳定，可在体力或脑力活动后发作，甚至在休息时也可发作。此型心绞痛通常由冠状动脉粥样硬化斑块破裂和血栓形成而诱发，患者至少有1支或多支冠状动脉病变。

光镜下，常因弥漫性心肌细胞坏死而致弥漫性心肌纤维化，进而导致慢性肌源性心功能不全，伴有左心室扩张。

(3)变异型心绞痛(variant angina pectoris)：多无明显诱因，常在休息或梦醒时发作。此型心绞痛由冠状动脉痉挛或冠状动脉管腔明显狭窄所致。

二、心肌梗死

心肌梗死(myocardial infarction，MI)是由严重而持续的缺血、缺氧所引起的较大范围的心肌坏死，往往在冠状动脉病变的基础上发生。其临床表现和后果均远比心绞痛严重。临床上出现剧烈而持久的胸骨后疼痛，伴有濒死感，休息或服用硝酸酯制剂后症状不能缓解。

(一)病因与发病机制

MI大多数在冠状动脉粥样硬化的基础上并发血栓形成、斑块内出血或冠状动脉持续性痉挛，致使冠状动脉血流进一步减少或中断，或因过度劳累使心脏负荷加重，从而导致心肌缺血。

(1)血栓形成：尸检中发现梗死区冠状动脉粥样硬化、管腔狭窄并发闭塞性血栓形成，造成冠状动脉急性阻塞。

(2) 冠状动脉痉挛：在各种诱因的刺激下均可发生冠状动脉痉挛。现已证明，已有严重狭窄的冠状动脉仍可收缩。

(3)粥样硬化斑块内出血，粥样斑块破溃，可使斑块体积突然增大，致使冠状动脉管腔阻塞。

(4)在冠状动脉粥样硬化的基础上，且管腔明显狭窄时，强体力劳动或运动量过大使心肌耗氧量增加，加重心肌供血不足，亦可引起 MI。

(5)在冠状动脉原有狭窄的基础上，由于休克、大出血等使冠状动脉循环血量急剧减少或中断，导致 MI。

梗死部位和病变范围：MI 的部位与闭塞的冠状动脉供血区域一致。由于左冠状动脉最常发生病变，所以 MI 多发生在左心室。约 50%的 MI 发生于左心室前壁、心尖部及室间隔前 2/3，该区正是左冠状动脉前降支供血区。25%的梗死发生于左心室后壁、室间隔后 1/3 及右心室大部分，此区是右冠状动脉的供血区域。此外，MI 也可发生在左心室侧壁，相当于左冠状动脉左旋支供血区。右心室和心房发生 MI 者较为少见。

MI 的范围大小不一，这与受阻塞冠状动脉的大小、部位和是否建立有效的侧支循环情况有关。根据梗死所占心壁的不同厚度，可以把 MI 分为 2 种：①心内膜下 MI(subendocardial myocardial infarction)：病变主要位于心内膜下，累及心室壁内层 1/3 的心肌，可波及肉柱和乳头肌，常表现为多发性、小灶性坏死，直径为 0.5～1.5 cm；②透壁 MI(transmural myocardial infarction)：梗死自心内膜到达心外膜，贯穿整个心壁，或梗死未累及全层但超过心肌全层的 2/3。

(二)病理变化

肉眼观，MI 多属于贫血性梗死，其形态学变化是一个动态的演变过程。一般在梗死 6 小时后肉眼才能辨认，梗死形态不规则，呈苍白色，8～9 小时后呈黄色或土黄色，质较硬，干燥，没有光泽。第 4 天在梗死灶周边出现明显的充血、出血带，这是由于梗死后发生炎症反应，血管扩张、充血所致。1～2 周后梗死组织由于肉芽组织增生而呈红色。3 周后梗死组织逐渐被瘢痕组织取代。

光镜下，MI 最早表现为凝固性坏死，心肌细胞出现核碎裂，胞浆均质红染或呈不规则粗颗粒状，即收缩带，但心肌组织的轮廓尚存，心肌间质水肿。心肌细胞坏死 2 小时后，即可出现心肌纤维被拉长呈波浪状及胞浆嗜伊红性增高，继而胞浆凝聚，心肌细胞核消失，梗死灶边缘可见充血带和中性粒细胞浸润，即炎症反应。部分心肌细胞可出现空泡变性，继而肌原纤维及细胞核溶解消失(图 10-5-2)。1～2 周后肉芽组织开始长入，梗死灶可见大量新生的毛细血管、成纤维细胞以及少量炎细胞。4～6 周后肉芽组织逐渐成熟，最后转变为瘢痕组织(图 10-5-3)。

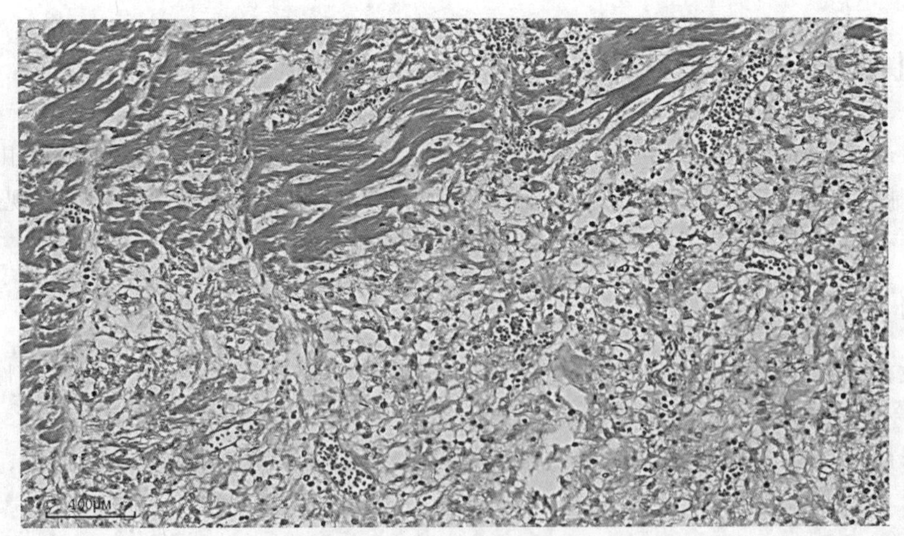

梗死处可见心肌轮廓以及毛细血管生成和中性粒细胞浸润

图 10-5-2　心肌梗死

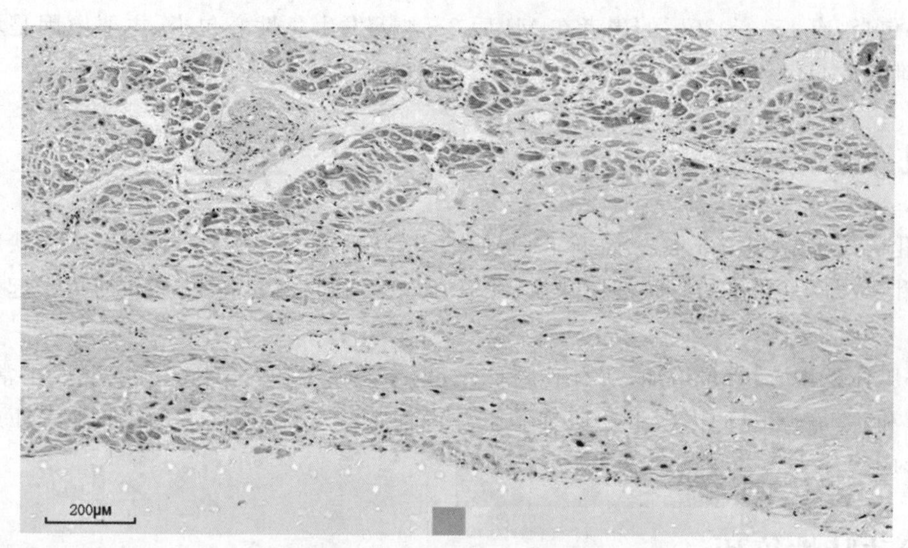

梗死灶残存的心肌，纤维组织机化形成瘢痕组织

图 10-5-3　陈旧性心肌梗死

(三)心肌梗死的生化改变

一般 MI 后 30 min 内的心肌细胞早期即可出现糖原颗粒的减少或消失。因为正常心肌的能量几乎全靠有氧代谢的氧化磷酸化过程来获得，冠状动脉分支阻塞中断了该处供血区供给心肌的氧和葡萄糖，细胞只能靠糖酵解消耗细胞内储存的糖原来完成供能。另外，心肌细胞受损时，肌红蛋白早期可迅速从肌细胞中释出，进入血液，并从尿中排出，因此，急性 MI 时血和尿中肌红蛋白升高。同时心肌细胞坏死后，心肌细胞内的血清谷氨酸-草酰乙酸转氨酶(GOT)、血清乳酸脱氢酶(LDH)、肌酸磷酸激酶(CPK)等通过损伤的心肌细胞膜释放入血，引起上述酶在血清内的浓度升高。由此，及时检测血清中这些酶的变化，有助于 MI 的早期诊断。

(四)心肌梗死并发症

(1)心脏破裂：急性透壁 MI 的严重并发症，占 MI 致死病例的 3%～13%，多发生在 MI 后的 1～3 周。心脏破裂主要由梗死灶周围中性粒细胞和单核细胞释放大量蛋白水解酶，使心肌梗死灶发生溶解所致。好发部位有 3 处：①左心室前壁下 1/3 处破裂，血液外溢进入心包腔，引起急性心包填塞；②室间隔破裂，致使左心室血液流入右心室，引起急性右心功能不全；③左心室乳头肌破裂或断裂，引起严重的二尖瓣关闭不全，导致急性左心功能不全。

(2)室壁瘤(ventricular aneurysm)：有 10%～30%的 MI 合并室壁瘤，可发生于 MI 的急性期，但更易发生在梗死灶已经纤维化的愈合期。在左心室内血液压力作用下，梗死区坏死组织或瘢痕组织局部向外膨出可致室壁瘤。室壁瘤多发生于左心室前壁近心尖处，可引起心功能不全或继发血栓形成。

(3)附壁血栓形成(mural thrombosis)：约 30%的心肌梗死病例心脏内有附壁血栓形成，多见于左心室，这是由梗死区心内膜粗糙、心室纤维性颤动，以及出现涡流所致。

(4)心功能不全：梗死的心肌收缩力显著减弱以致丧失，可引起左心、右心或全心充血性心力衰竭。这是 MI 病人死亡最常见的原因之一。

(5)心源性休克：一般认为梗死面积达到左心室的 40%时，心肌收缩力极度减弱，心排出量显著减少，即可发生心源性休克，这也是心肌梗死最主要的死亡原因之一。

(6)心律失常：MI 如果波及传导系统，可引起传导紊乱，严重者可导致心搏骤停、猝死。

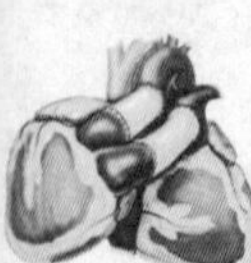

(7)急性心包炎:有15%～30%的患者在MI后2～4天发生急性心包炎,主要原因是坏死组织累及心外膜引起纤维素性心包炎,形成绒毛心。

三、心肌纤维化

心肌纤维化(myocardial fibrosis):亦称心肌硬化。冠状动脉粥样硬化,中至重度冠状动脉狭窄等原因引起持续性和(或)反复加重的心肌慢性缺血、缺氧,影响心脏收缩和舒张,严重时可引起慢性充血性心力衰竭。

肉眼观:心脏体积增大,重量增加,所有心腔扩张,以左心室为重,心室壁厚度一般正常。光镜下,心肌细胞肥大或(和)萎缩,可见心内膜下心肌细胞呈弥漫性空泡变性,多灶性的陈旧性MI或间质纤维组织增生、瘢痕形成。

四、冠状动脉性猝死

冠状动脉性猝死(sudden coronary death):是指缺血性心脏病(IHD)引起的出乎意料的突发性死亡,是心源性猝死中最常见的一种,常见于40～50岁患者,男性多于女性。可在某些诱因作用下诱发,如饮酒、吸烟、劳累、运动、争吵、斗殴等,也可在无人察觉的情况下死于夜间睡眠中。

多数病例有1支或2支中至重度狭窄的冠状动脉,其中,有些病例并发斑块内出血、血栓形成或微循环血栓栓塞,导致心肌急性缺血或冠状动脉血流突然中断。其机制主要是:心肌缺血或梗死导致生物电的不稳定,影响心脏传导系统,发生心律失常,特别是心室纤颤,从而发生心脏的泵衰竭。此外,广泛的MI引起的急骤的心输出量下降、心源性休克、心脏破裂、急性乳头肌功能不全、室间隔穿孔等均可导致猝死。

(邢惠琴)

第六节　高血压病

高血压病(hypertension)是以体循环动脉血压持续升高为主要临床表现的心血管综合征,又称原发性高血压(primary hypertension)。高血压不仅患病率高,且可引起严重的心、脑、肾并发症,是脑卒中、冠心病的主要危险因素。

正常人的血压在不同的生理状况下有一定的波动幅度。收缩压和舒张压随年龄的增长而升高,但是舒张压升高不明显。因此,舒张压的升高是判定高血压病的重要依据。原发性高血压是以体循环动脉血压升高(收缩压≥140 mmHg和/或舒张压≥90 mmHg)为主要表现的独立性全身性疾病。

高血压可分为原发性高血压(primary hypertension)和继发性高血压(secondary hypertension)。原发性高血压在我国最常见,占高血压的90%～95%,其病因不清。另有5%～10%的患者在某些疾病时出现高血压,如慢性肾小球肾炎、肾动脉狭窄、肾上腺和垂体的肿瘤等所引起的高血压,称为继发性高血压。

一、高血压类型和病理变化

原发性高血压根据起病缓急和病程进展可分为良性高血压(benign hypertension)和恶性高血压

(malignant hypertension)两类。良性高血压早期多无症状，往往是偶然发现。开始时由于全身小动脉和细动脉痉挛，血压处于间断的波动状态，其后血压持续升高，病程长达10～20年甚至以上，主要发生在中老年人，临床上最常见，约占高血压病的95%。恶性高血压多见于年轻人，较少见，起病急，进展快，预后差，大多在数月或1年内死亡。

（一）良性高血压

良性高血压又称为缓进性高血压(chronic hypertension)。根据其临床表现和病理变化将其分为三期：

1. 功能紊乱期

由于全身细、小动脉呈间歇性痉挛而使血压升高，血压呈波动性。全身血管及心、肾、脑等器官均无器质性病变，因而经过适当休息和治疗，血压可恢复正常。患者偶有头晕、头痛等症状。此期可持续数年，一般不需要服用降压药。

2. 动脉病变期

此期主要影响细动脉和小动脉，血压可持续性升高，休息后血压也不降至正常。

(1)细小动脉硬化(arteriolosclerosis)：是指中膜仅有1～2层平滑肌细胞(smooth muscle cell，SMC)的细动脉和直径1 mm及以下的最小动脉硬化。例如，肾小球入球小动脉的管壁长期痉挛而缺氧，内皮细胞及基底膜通透性增强，血浆蛋白逐渐渗出到内膜下沉积，并逐渐凝固成红染无结构均质的玻璃样物质，从而引起管壁增厚、变硬、变脆、管腔狭窄，如脾小动脉玻璃样变(图10-6-1)。必须指出，血管壁的血浆蛋白渗入在早期是可以消失的。因此，在高血压的早期就必须采取积极的治疗措施，防止它发展到难以恢复的血管硬化阶段。

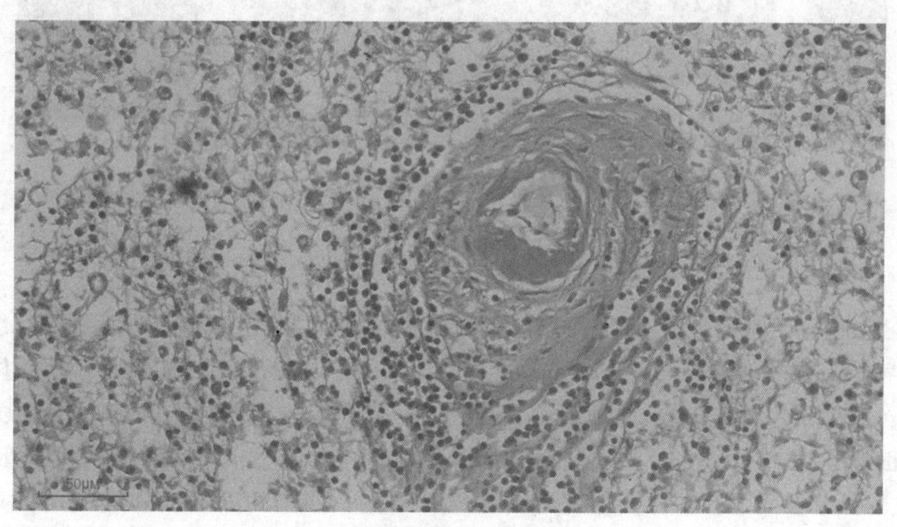

脾小动脉管壁增厚呈红染均质状，管腔狭窄

图10-6-1 高血压之脾小动脉玻璃样变性

(2)肌型小动脉硬化：主要累及肾小叶间动脉、弓状动脉、脑内小动脉等。由于内膜血浆蛋白渗入，不同程度纤维组织与弹力纤维增生，中膜平滑肌细胞肥大、增生，故血管壁增厚，弹性减弱，管腔狭窄。

此期，由于全身细、小动脉硬化，管腔狭窄，外周阻力持续增大，故血压持续升高并失去波动性。患者临床症状逐渐明显，常有头痛、眩晕、疲乏、健忘、注意力不集中等表现，需服降压药。心电图可能提示左心室轻度肥大，尿中可有少许蛋白。

3. 内脏病变期

原发性高血压的后期，血压持续性升高，特别是细、小动脉硬化导致组织供血不足，从而引起全身各脏器，特别是心、肾、脑、视网膜的病变以及相应的后果。

(1)心脏的病变：由于血压持续升高，外周循环阻力加大，故左心室为维持正常的心排出量而增强收缩力以克服增大的外周阻力，从而引起左心室代偿性肥大，而心腔不扩张，甚至略微缩小，称为向心性肥大(concentric hypertrophy)。此时，肥厚的左心室壁可达 1.5～2.5 cm(正常≤1.0 cm)，心脏重量可达 400～800 g(正常 250 g 左右)，乳头肌、肉柱皆变粗变圆(图 10-6-2)。左心室的这种代偿作用可维持相当长的时间。晚期出现肌源性扩张，心脏体积明显增大，逐渐出现心腔扩张，此时称为离心性肥大(eccentric hypertrophy)，在 X 线及临床检查时可非常明显。镜下观，心肌细胞肥大，细胞核染色变深，呈不规则形，有时可见畸形核。若病变不断发展，肥大的心肌细胞由于相对缺氧，常发生点灶状坏死。

这种由高血压引起的心脏病，称为高血压性心脏病(hypertensive heart disease)，在临床上主要表现为心脏体积增大，以及反复发作的左心衰竭。心脏杂音在早期不明显，晚期瓣膜相对关闭不全时可产生杂音。

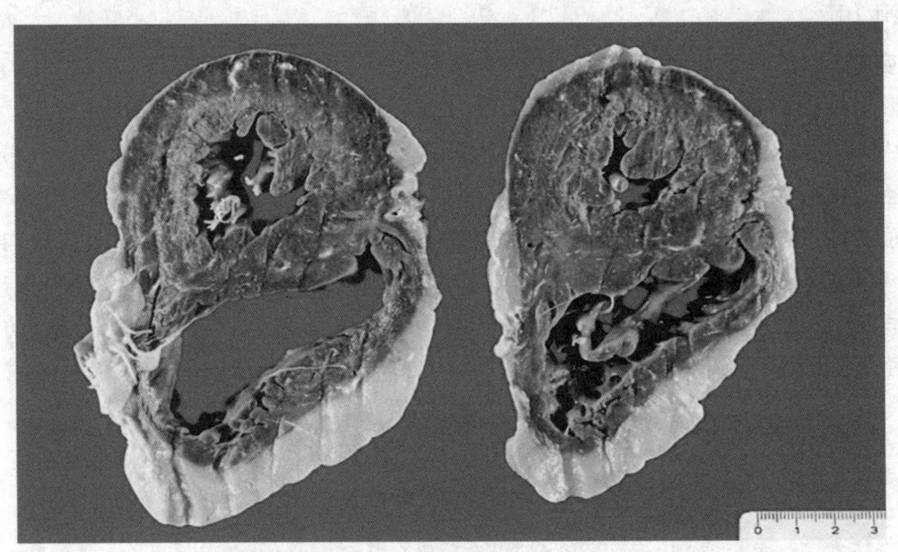

高血压患者的双侧心室心肌肥厚，伴右心室扩张

图 10-6-2　高血压之心肌肥厚

(资料来源：http://www.webpathology.com/image.asp? case=780&n=1)

(2)肾脏病变：高血压时肾脏的小动脉硬化，引起血液供应不足，导致肾实质萎缩和纤维化，表现为原发性颗粒性固缩肾(primary granular atrophy of the kidney)。肉眼观，两侧肾脏对称性体积缩小，单侧肾可小于 100 g(正常成人约 150 g)，质地变硬，双肾表面呈均匀、弥漫性分布的细小颗粒。切面肾皮质变薄(≤0.2 cm，正常厚 0.3～0.6 cm)。皮髓质交界处的叶间动脉和弓形动脉管壁增厚，管腔哆开。镜下观，萎缩及肥大的肾单位间隔存在。萎缩部有结缔组织增生及凹陷的固缩病灶形成，其中纤维化和玻璃样变的肾小球相对集中，肾小球囊纤维性增厚，肾小管萎缩或消失，间质常有淋巴细胞浸润。萎缩部的肾小球入球小动脉发生玻璃样变，小叶间动脉和弓形动脉内膜增厚。周围健存的肾小球发生代偿性肥大，所属肾小管代偿性扩张，使局部肾组织向表面隆起，形成大体所见的细颗粒。

临床上，早期症状可不明显，晚期由于严重肾单位病变，肾血流逐渐减少，肾小球滤过率降低，患者出现水肿、蛋白尿及肾病综合征，严重者可出现尿毒症。

(3)脑病变：由于脑细小动脉痉挛和硬化引起局部组织缺血，毛细血管通透性增强，故脑可发生一系列病变，常包括以下改变：

①脑血管病变。严重时细动脉和小动脉管壁可发生纤维素样坏死，可并发血栓形成及微动脉瘤。后者好发于壳核、丘脑、脑桥、小脑和大脑，这些部位也是高血压性脑出血及脑梗死的好发部位。

②脑软化(softening of brain)。脑软化通常是多发性的,且常是小软化灶,即微梗死灶。其原因是脑内细动脉、小动脉病变造成其供血区域脑组织缺血,进而引起液化性坏死。坏死组织被吸收或被小胶质细胞吞噬,最后由胶质细胞增生修复,形成胶质瘢痕。病变见于基底节、视丘、脑桥、小脑,也可见于大脑灰质及白质。小软化灶一般不引起严重后果,大的软化灶常合并脑出血而引起严重后果。

③脑出血。脑出血是晚期高血压最严重和常见的致命性的并发症。因为脑血管比较薄弱又易发生痉挛,脑组织疏松,缺乏足够的支持力量,故容易出现脑出血,且多为大出血灶,出血常见于内囊和基底节,此处豆纹动脉从大脑中动脉呈直角分出,受大脑中动脉压力较高的血流冲击,易使已有病变的豆纹动脉破裂出血。同时,细、小动脉常由于管壁变性脆弱,局部膨出形成小动脉瘤,可呈多发性,当血压突然升高时,可破裂出血。明显的脑出血可致患侧大脑半球肿大,颅内压增高,脑回变宽,脑沟变浅,并可出现脑疝。有时血液破入脑室,临床上脑脊液呈血性,病人出现昏迷,常迅速死亡。脑桥出血可有同侧面神经麻痹及对侧上、下肢瘫痪。出血区域的脑组织完全被破坏,少数病人经抢救尚能存活,这种情况下血液与坏死组织逐渐被分解和液化,周围胶质细胞增生,最后形成囊腔。脑出血患者可出现颅内压增高的症状(如头痛、呕吐等)、偏瘫以及相应的神经定位症状。

④高血压脑病。高血压患者血压急剧升高,脑细、小动脉痉挛和硬化,局部组织缺血,毛细血管通透性增加,从而引起脑水肿。患者有明显的中枢神经症状,如意识模糊、剧烈头痛、恶心、呕吐、视力障碍、癫痫等,可发生在高血压第一、二期,可持续数小时到数天。

(4)视网膜病变:视网膜血管的改变与原发性高血压各期的变化一致。早期有视网膜动脉痉挛、血管变细似银丝样(Ⅰ级);以后出现视网膜动脉硬化,管腔变窄,动静脉交叉压迫(Ⅱ级);眼底出血或絮状渗出(Ⅲ级);视盘水肿(Ⅳ级)。视网膜的改变在一定程度上反映了颅内病变的情况。

(二)恶性高血压

恶性高血压又称急进型高血压(accelerated hypertension),临床发展迅速,病情险恶,病程短,多发生于青壮年,多于1年内因尿毒症、脑出血或心力衰竭致死。

病理变化:可以起始即为恶性高血压,也可由良性高血压恶化而来,病变主要见于肾和脑。

1. 肾的变化

双侧肾脏可见广泛的肾小球入球小动脉管壁发生纤维蛋白样坏死。管腔内可有血栓形成。肾小球基底膜增厚,肾小球坏死,毛细血管丛内血栓形成。球囊内和肾小管内可见出血。由于肾小球出现广泛破坏,故常迅速发生肾功能衰竭。小动脉的变化有特征性,表现为增生性动脉内膜炎,内膜显著增厚,其内有多数平滑肌细胞,呈同心圆状增生,形成层状葱皮样病变。肉眼观,肾表面光滑,可见散在出血点,切面可见多数斑点状微梗死灶。

2. 脑的变化

脑的细、小动脉也可发生同样病变,引起脑组织缺血、水肿和出血,进而发生高血压脑病。

二、高血压病因和发病机制

原发性高血压的病因和发病机制很复杂,目前认为其是一种遗传因素和环境因素相互作用所致的疾病,同时,神经系统、内分泌系统、体液因素、血流动力学等也发挥着重要的作用。

1. 神经内分泌因素

外界环境及内在因素的不良刺激,导致大脑皮层功能紊乱,失去对皮层下中枢的正常调节和控制作用,形成了以由细动脉的交感神经兴奋性增强所致的血管收缩,引起全身细、小动脉痉挛,外周血管阻力增加,血压随之上升。持久的血管痉挛可引起细、小动脉硬化,引起恒定的血压升高。

2. 体液及内分泌因素

大脑皮层功能失调可通过下丘脑使垂体后叶释放的抗利尿激素增多；并可引起下丘脑促肾上腺皮质激素分泌增加，肾上腺分泌醛固酮增多，从而引起钠水潴留，导致血容量增多，血压升高。另外，大脑皮层功能失调还可引起肾上腺髓质分泌的肾上腺素和去甲肾上腺素增多。肾上腺素能加强心脏收缩力使心排出量增加，去甲肾上腺素能引起全身细、小动脉痉挛从而使血压升高。

3. 肾源因素

小动脉长期的痉挛和硬化，引起肾缺血和肾小球旁细胞分泌肾素增加。释入血液中的肾素将肝产生的血管紧张素原水解为血管紧张素Ⅰ，再经肺循环中的血管紧张素转换酶的作用转化为血管紧张素Ⅱ。后者有下列作用：①直接使小动脉平滑肌收缩，增加外周阻力；②使交感神经兴奋性增强，释放更多的递质神经肽 Y 和去甲肾上腺素；③刺激肾上腺皮质，使醛固酮分泌增加，使肾小管再吸收增强，导致体内钠水潴留，同时又可增加血管对儿茶酚胺和血管紧张素Ⅱ的敏感性，使血压更为升高。

4. 遗传和基因因素

原发性高血压患者具有明显的遗传倾向，已公认遗传因素是高血压发生的基础之一。据估计，人群中有 20%～40%的血压变异是由遗传决定的。同一家族中高血压的发生率高达59%。某些基因的变异和突变，或遗传缺陷与高血压发生着有密切的关系。目前发现高血压患者的肾素-血管紧张素系统(RAS)的编码基因有多种变化(多态性和突变点)。另外，高血压患者及有高血压家族史而血压正常者的血清中有一种激素样物质，可抑制钠钾 ATP 酶活性，使 Na^+/K^+ 泵功能降低，向细胞外的转运减少，导致细胞内 Na^+、K^+ 浓度增加，细、小动脉壁收缩加强，从而引起血压升高。

5. 高盐膳食及饮酒

大量研究显示，食盐摄入量与高血压的发生呈正相关，高钠摄入可使血压升高而低钠摄入可降压。利尿剂主要是通过减少体内钠而产生降压效应，钠潴留可使血容量增加，从而引起血压升高。饮酒致血压升高可能与血中的儿茶酚胺类和促皮质激素水平升高有关。

综上所述，各种因素对原发性高血压的发生可能都起到一定作用，故本病是多种因素综合作用的结果。除以上因素外，高血压时血管结构可以发生不同形式的病变，即血管重构(vascular remodeling，VR)，包括：①壁/腔比值增大型——由于压力增加，血管壁增厚。②壁/腔比值减小型——主要是由于持续的高血流状态致血管扩张。③壁/腔比值不变型——血流缓慢减少。④微血管减少型——毛细血管面积减少，血管外周阻力增加。

(刘争进)

第七节 心肌病

心肌是心脏收缩和舒张的动力结构，对物理性(如缺氧)、化学性(如药物、毒素)、生物性(如感染因子)等致病因素敏感。心肌的轻度损伤常表现为细胞核及细胞器的肥大，重度损伤则表现为细胞结构的改建和细胞坏死，以及由此而引起的心肌纤维化。这些变化既是各型心肌病(cardiomyopathy)的基本病变，又具有代偿适应意义。

临床和病理学上将非继发于全身或其他器官系统疾病的心肌原发性损害定义为原发性心肌病(primary cardiomyopathy)。目前，对心肌病的病因和发病机制逐步有所了解，其分类是以病理生理学、病因学、病原学和发病因素为基础进行的，包括扩张性心肌病、肥厚性心肌病、限制性心肌病、致心律失常性右室心肌病、未分类的心肌病及特异性心肌病，同时，将我国地方性心肌病——克山病列入特异性心肌病之中。

一、扩张性心肌病

扩张性心肌病(dilated cardiomyopathy,DCM)亦称充血性心肌病(congestive cardiomyopathy,CCM),是由心肌收缩期泵功能障碍而引起的心腔高度扩张和明显的心肌收缩力降低的一种原发性心肌病,是心肌病中最常见的类型,我国DCM发病率为(13～84)/10万。发病年龄为20～50岁,男多于女。多数DCM病因不清,部分患者有家族遗传性。可能的病因包括感染、非感染的炎症、中毒、内分泌和代谢紊乱、遗传。按病因可分为:

(1)特发性DCM:病因不清,需要排除全身性疾病和有原发病的DCM。特发性DCM约占DCM的50%。

(2)家族遗传性DCM:可有基因突变和家族遗传背景,呈常染色体显性或隐性遗传,X-连锁隐性遗传和线粒体遗传。

(3)获得性DCM:病毒性心肌炎被认为是主要原因之一,可能与病毒对心肌的直接损害有关,酗酒、妊娠等因素也可导致该病的发生。

(4)继发性DCM:特指心肌病变是全身性疾病的一部分,包括缺血性心肌病、中毒性心肌病、自身免疫性心肌病、代谢内分泌和营养性心肌病等。

病理变化:肉眼观,两侧心腔明显扩张。由于心腔扩张,左心室壁厚度多在正常范围内,右心室壁常轻度增厚。心脏重量比正常增加了25%～50%,可达500～800 g或更重(诊断标准:男性>350 g,女性>300 g),心尖部变薄呈钝圆形。心内膜增厚,常见附壁血栓形成。由于心室扩张,瓣环扩大,故二尖瓣及三尖瓣相对关闭不全。光镜下,心肌病变为非特异性,可见心肌细胞不均匀性肥大,核大浓染,且可见畸形核。部分心肌细胞萎缩。心肌间质纤维化是此型心肌病最常见的变化,以左心室为重。此外,有些病例可见到多发性淋巴细胞浸润灶伴有心肌细胞空泡变性和微小坏死灶或瘢痕灶。

临床表现为心力衰竭的症状和体征,可有心肌劳损和心律失常,患者多死于进行性加重的心力衰竭,或因心律失常而猝死。

二、肥厚性心肌病

肥厚性心肌病(hypertrophic cardiomyopathy,HCM)的基本特征是室间隔不对称性肥厚,心室腔变小,心室充盈受阻,心肌细胞异常肥大,排列方向紊乱。根据左心室流出道有无梗阻,又可分为梗阻性肥厚性和非梗阻性肥厚性心肌病。本病多有明显家族史,约50%有基因突变,多为常染色体显性遗传,与致病的突变基因、基因修饰及不同的环境因子有关。肥厚性心脏病可发生于任何年龄,我国患病率为180/10万,20～50岁多见,大约1/3的病人可发生心源性猝死。

病理变化:大体观,两侧心室壁肥厚,心脏重量增加,成人心脏重量多数可在500 g以上。左心室壁明显肥厚,尤其以室间隔肥厚为明显,部分病例无明显的流出道梗阻,称非梗阻性肥厚性心肌病。室间隔肥厚可以是均匀肥厚,也可以是不均匀、不对称性肥厚,左心室流出道主动脉下方的室间隔肥厚呈球形隆起,突向左心室,致使流出道明显狭窄,即为梗阻性肥厚性心肌病,临床症状与主动脉狭窄相似。个别病例由于右心室肥厚致使肺动脉圆锥狭窄,出现类似肺动脉狭窄的症状,还可有二尖瓣增厚和主动脉瓣下心内膜局限性增厚。镜下观,心肌细胞弥漫性肥大,核大畸形、浓染。明显的肌原纤维走形紊乱,此种改变对诊断梗阻性肥厚性心肌病有意义。心肌排列紊乱不仅见于室间隔,也见于左、右心室壁。核周有亮区包围,组织化学染色证明为糖原堆积,具有一定的意义。

本病预后差异很大,是青少年和运动员心源性猝死最常见的原因,少数进展为终末期心衰;也可出现

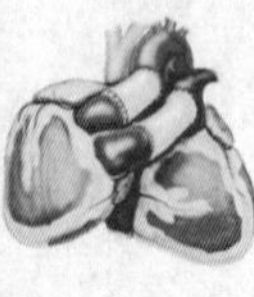

心排出量下降;肺动脉高压可致呼吸困难;附壁血栓脱落可引起栓塞。

三、限制性心肌病

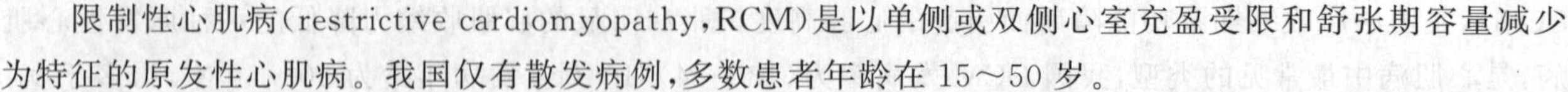

限制性心肌病(restrictive cardiomyopathy,RCM)是以单侧或双侧心室充盈受限和舒张期容量减少为特征的原发性心肌病。我国仅有散发病例,多数患者年龄在15～50岁。

病理变化:肉眼观,两侧心室心内膜纤维化,尤其以心尖部明显。内膜增厚2～3 mm,呈灰白色。心尖部心内膜纤维化范围扩大,可使心室腔狭小,向上蔓延,累及腱索和肉柱导致二尖瓣或三尖瓣关闭不全。通常心房扩张,心室肥厚或扩张。镜下观,心内膜纤维化,可发生玻璃样变性和钙化,伴有附壁血栓形成。心内膜下心肌常见萎缩和变性改变。

临床上,患者有静脉压增高、颈静脉怒张、水肿、腹水、肝脏淤血肿大、进行性心功能不全。少数可发生猝死。

四、致心律失常性右心室心肌病

致心律失常性右心室心肌病(arrhythmogenic right ventricular cardiomyopathy,ARVC)又称为右室心肌病(right ventricular cardiomyopathy),是一种遗传性心肌病,为常染色体显性遗传,多见于中青年,男性好发。另外,约2/3患者可见散在或弥漫的淋巴细胞浸润,炎症反应亦在ARVC发病中起重要作用。

病理变化:右心室局部或全部心肌被纤维脂肪组织替代,主要累及流出道、心尖或前下壁,心肌组织间可见散在或弥漫淋巴细胞浸润。

临床上,主要表现为室性心动过速、右心室进行性扩大、难治性右心衰竭等。

五、特异性心肌病

特异性心肌病(specific cardiomyopathy,SCM)也称继发性心肌病,多数SCM伴心室扩大和各种类型心律失常,临床表现类似DCM。

(一)克山病

克山病(keshan disease,KD)是一种地方性心肌病(endemic cardiomyopathy),于1935年在黑龙江省克山县首次发现,因此被命名为克山病,在我国东北、西北、华北和西南一带山区和丘陵地带多见。多数研究表明,KD的病因可能是硒、钼、镁等的缺乏和营养物质失平衡,干扰和破坏了心肌代谢而引起心肌细胞的损伤,伴有急性、慢性充血性心力衰竭和心律失常。

病理变化:肉眼观,心脏呈不同程度增大,重量增加可达正常2～3倍甚至以上。两侧心腔扩大,心室壁变薄,尤以心尖部为重,心脏呈球形。切面,心室壁可见散在分布的瘢痕灶,部分病例在心室肉柱间或左、右心耳内可见附壁血栓形成。光镜下,心肌细胞有不同程度的细胞水肿、脂肪变性,凝固性坏死或液化性肌溶解,心肌细胞核消失,肌原纤维崩解。慢性病例以陈旧性瘢痕为主。

(二)酒精性心肌病

酒精性心肌病(alcoholic cardiomyopathy)多见于30～55岁男性,有长期过量饮酒史[一般超过5年,折合乙醇量男性≥40 g/d,女性≥20 g/d;或2周内有大量饮酒史,折合乙醇量>80 g/d。但应注意性

别、遗传易感性等因素的影响。乙醇量(g)换算公式=饮酒量(mL)×乙醇含量(%)×0.8。WHO标准：女性>40 g/d，男性>80 g/d，饮酒超过5年]。病理变化与DCM相似，但与DCM相比，若早期戒酒，多数患者可逆转或终止左心室功能减退。临床表现为心脏扩大，窦性心动过速，舒张期血压增高，脉压减小，常有室性或房性奔马律。

(三)围生期心肌病

围生期心肌病(peripartum cardiomyopathy)是既往无心脏病的女性在妊娠末期或产后5个月内首先发生的，以累及心肌为主的一种心肌病，曾称为产后心肌病。病因未明，可能与病毒感染和自身免疫等有关。病理变化与DCM相似。通常预后良好，但再次妊娠常引起疾病复发。

(四)糖尿病性心肌病

糖尿病性心肌病(diabetes cardiomyopathy)近年来被认为是一类特异性、独立存在的疾病。此病的发病因素可能与代谢、心肌结构改变、心脏微血管病变、心脏自主神经病变和胰岛素抵抗有关。早期以左心室肥厚和舒张功能异常为主，随着病程的进展，逐渐出现收缩和舒张功能障碍。临床表现为心绞痛、进行性心功能不全，常有房性、室性奔马律，极易发生心力衰竭。

(五)药物性心肌病

药物性心肌病(drug-induced cardiomyopathy)是指接受了某些药物治疗的患者，因药物对心肌的毒性作用引起心肌的损害，而发生类似DCM和非梗阻性HCM的心肌病。最常见的药物是抗肿瘤药物、抗精神病药物等。

(叶宇涵、殷　平)

第八节　心肌炎

心肌炎(myocarditis)是由各种原因引起的心肌局限性或弥漫性炎症，可发生于任何年龄。根据病史及心内膜心肌活检材料证实，本病多数病例可完全治愈，少数可过渡为充血性或限制性心肌病。据统计，在常规尸检病例中有1%~2%的病例在心肌细胞间质可见局限性的炎细胞浸润，但患者一般无临床症状。引起心肌炎的病因很多，根据病因可分为感染性和非感染性心肌炎。根据具体病因，如病毒、细菌、真菌、寄生虫、免疫反应以及物理、化学因素等，可将其分为以下几种常见类型。

一、病毒性心肌炎

病毒性心肌炎(viral myocarditis)比较常见，是由嗜心肌病毒感染引起的原发性心肌间质炎症。

(一)病因与发病机制

各种嗜心肌性病毒感染可引起心肌非特异性间质性炎症。致病机制：①急性或持续性病毒感染直接损害，常见的病毒有柯萨奇病毒、埃可病毒、流感病毒等。人类心肌炎以柯萨奇病毒感染最为常见。②病毒与机体的免疫反应共同作用，通过T细胞介导的免疫反应间接损伤心肌细胞。此类亲心肌病毒糖蛋白衣壳的分子结构与心肌细胞膜的糖蛋白相似，所以在病毒感染后，机体产生的抗体对心肌细胞发生免疫反应导致心肌损害。③多种细胞因子、NO等介导心肌损害和微血管损伤。

（二）病理变化

肉眼观，可见心脏略大，心腔扩张，尤以左心室明显；心肌松软，切面可见散在的灰白色或灰黄色斑点病灶。病变可累及心房后壁、室间隔和心尖区。临床表现轻重不一，有时可累及传导系统，出现不同程度的心律失常。光镜下，心肌间质水肿，间质内可见淋巴细胞和单核细胞浸润，心肌有散在的灶状坏死（图10-8-1）。后期可见心肌间质纤维化等改变。

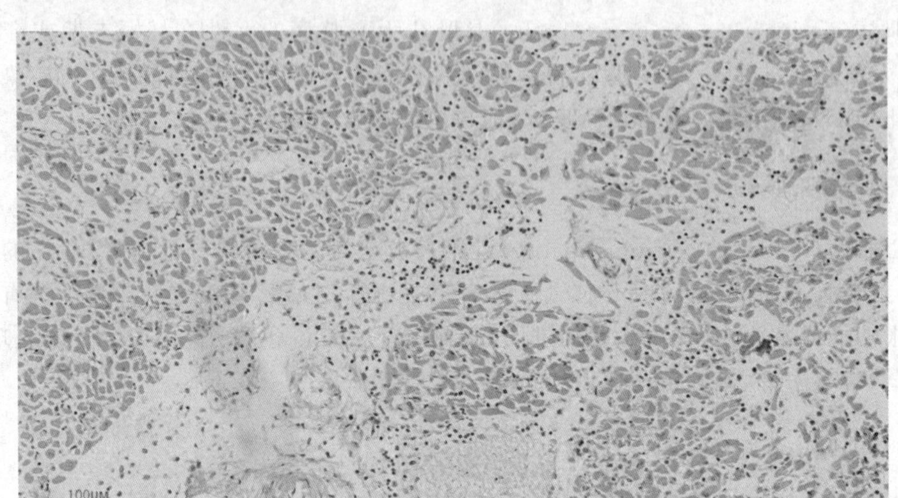

心肌间质水肿，心肌间质内可见大量淋巴细胞、单核细胞浸润

图 10-8-1　病毒性心肌炎

二、细菌性心肌炎

细菌性心肌炎（bacterial myocarditis）可由各种细菌直接感染，或细菌产生的毒素对心肌作用引起。常见的致病菌有白喉杆菌、沙门细菌、链球菌、革兰阴性杆菌、肺炎球菌等。肉眼观：心脏通常不肥大，但常发生心腔扩张，尤以右心明显；心脏切面可见散在多发的小脓肿形成。镜下观：心肌间质有弥漫的大量中性粒细胞浸润及多发小脓肿灶，脓肿内心肌细胞坏死液化，其中有大量细菌菌落。

三、孤立性心肌炎

孤立性心肌炎（isolated myocarditis）亦称特发性心肌炎（idiopathic myocarditis）。此病少见，病因不明；多见于 20～50 岁的中青年人；常突然发病，急性型常发生心脏扩张，短期内死于心力衰竭。该病临床诊断比较困难，多在尸检时做出正确诊断。

病理变化：肉眼观，心脏多有轻度或中度肥大，心腔扩张明显，有时在心腔内有附壁血栓形成，心脏切面可见灰白色或灰黄色条纹。依组织学变化分为两型：

（1）弥漫性间质性心肌炎（diffuse interstitial myocarditis）：主要为非特异性间质性心肌炎，心肌间质有较多淋巴细胞、浆细胞和巨噬细胞浸润。早期心肌细胞较少发生变性、坏死。晚期心肌间质纤维化，心肌细胞肥大。

（2）特发性巨细胞性心肌炎（idiopathic giant cell myocarditis）：病灶的心肌内有灶性坏死和肉芽肿形成。病灶中心部可见红染、无结构的坏死物，周围有淋巴细胞、浆细胞、单核细胞和嗜酸性粒细胞浸润，并混有大量的多核巨细胞。

四、免疫反应性心肌炎

免疫反应性心肌炎(myocarditis due to immune-mediated reactions)主要见于一些变态反应性疾病，如风湿性心肌炎、类风湿性心肌炎、系统性红斑狼疮和结节性多动脉炎。其次是某些药物引起的过敏性心肌炎，如磺胺类、抗生素、消炎药和抗癫痫药。

病理变化：主要为心肌间质性炎。在心肌间质及小血管周围可见嗜酸性粒细胞、淋巴细胞、单核细胞浸润，偶见肉芽肿形成。心肌细胞有不同程度的变性、坏死。

(林泽泱、殷　平)

第九节　心包炎

心包炎(pericarditis)并非是一种独立疾病，而是由病原微生物(主要为细菌)或某些毒性代谢产物引起的脏层、壁层心外膜发生的炎症反应，故又称心外膜炎。多继发于感染、自身免疫病、代谢性疾病、尿毒症、创伤、恶性肿瘤等。心包对损害的反应是有限的，早期多以渗出性炎症反应开始，心包腔渗出液一般在数周或数月内吸收。晚期可发生脏壁两层粘连、增厚，而逐渐变为慢性心包疾病。心包炎可分为急性和慢性两种类型。

一、急性心包炎

按渗出物成分不同，可对急性心包炎(acute pericarditis)基本病因做出判断。引起心包炎常见的原因有感染性因素和非感染性因素(如自身免疫病、尿毒症、急性心肌梗死等)。约1/4患者可复发，少数甚至反复发作。

(一)浆液性心包炎

浆液性心包炎(serous pericarditis)以浆液性渗出为主要特征，主要为非感染性疾病引起，如风湿病、系统性红斑狼疮、硬皮病、肿瘤和尿毒症等继发引起。病毒感染及其他部位感染也可引起心包炎。

病理变化：心外膜血管扩张、充血，血管壁通透性增高。心包腔有一定量的浆液性渗出液，并伴有少量中性粒细胞、淋巴细胞和单核细胞的渗出。

(二)纤维素性及浆液纤维素性心包炎

纤维素性和浆液纤维素性心包炎(fibrinous and serofibrinous pericarditis)是以纤维素或浆液与纤维素渗出为主的病变，是心包炎最常见类型，约占所有心包炎的1/3，可由系统性红斑狼疮、风湿病、尿毒症、结核、急性心肌梗死引起。临床表现为急性发病，发热，胸骨后疼痛(积液所致)，听诊可闻及心包摩擦音。

病理变化：是一种纤维蛋白性炎症，肉眼观，其病变程度不同可形成心包脏、壁两层表面附着一层粗糙的黄白色纤维性渗出物，呈绒毛状，故称绒毛心。光镜下，心包腔内有纤维蛋白渗出，心外膜充血及淋巴细胞、单核细胞浸润。此型心包炎约1/3的病例可复发，心包脏壁两层粘连，形成缩窄性心包炎。

(三)化脓性心包炎

此型心包炎常继发于菌血症、败血症或脓毒血症，病原体由血行或淋巴道播散而来，偶尔系败血症先引起心肌脓肿再破溃入心包而致病;也可因心脏手术直接感染。常见的细菌有链球菌、葡萄球菌、肺炎双球菌等,侵袭心包而致病,真菌也可引起本病。

病理变化:多为纤维蛋白性化脓性炎症,肉眼观,整个心外膜表面较厚的纤维素性脓性渗出物,常呈灰绿色、浑浊,常导致心包积脓,病变可累及心肌。肉眼观,整个心外膜表面被较厚的纤维性脓性渗出物覆盖。光镜下,心外膜表面血管扩张充血,大量中性粒细胞浸润。

(四)出血性心包炎

出血性心包炎(hemorrhagic pericarditis)大多数由结核或恶性肿瘤累及心包所致。另外,心脏手术可致出血性心包炎。心包腔出血量大可导致心包填塞。

二、慢性心包炎

本病多先有急性心包炎,特别是心包积液病史;临床上病程持续3个月以上。此型心包炎又可分为两型:

(一)非特殊型慢性心包炎(non-specific type of chronic pericarditis)

引起此型心包炎的病因有结核病、尿毒症、胶原病、真菌病等。其主要特点为持续性心包积液,较少发生心包愈着。由于心包慢性炎破坏了心包的吸收功能,特别是渗出液中含有大量的蛋白质提高了胶体渗透压而使积液量增多。但因积液产生缓慢,心包壁能逐渐适应,所以并不影响心脏功能,临床上可不出现明显症状。

(二)特殊型慢性心包炎(specific type of chronic pericarditis)

此型多数继发于化脓性、出血性或结核性、心脏手术等。临床上2/3的病例无明显急性期表现。此型心包炎由于渗出物机化和瘢痕形成,伴有或不伴有钙化,所以心包内压力持续性升高,妨碍心脏的舒张期充盈。慢性缩窄性心包炎在尸检材料中的发病率为1%,好发于男性,年龄在21~40岁。

病理变化:此型心包炎的病变特点是心包愈着,可分为2个亚型。①粘连性纵隔心包炎:心包腔内纤维蛋白渗出物部分被吸收和心包两层发生不同程度的粘连,但无钙化现象。此型心包炎是抗结核的典型变化。②缩窄性心包炎:心脏被致密、灰白色、半透明的纤维组织包绕在心脏周围。约50%的病例发生钙化。增生的纤维组织包裹并压迫心脏及大血管根部,形如盔甲,故称盔甲心。因瘢痕组织多发生玻璃样变,故可见心外膜下心肌纤维受压萎缩、变性、脂肪浸润和钙化。

(殷　平)

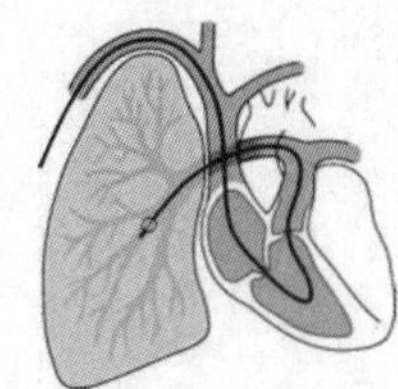

第十一章　循环系统影像学与核医学基础及临床应用

第一节　循环系统影像学与核医学概述

循环系统影像学是应用医学成像技术对人体循环系统疾病进行诊断并在医学影像技术引导下对人体循环系统进行介入治疗的一门医学学科，是现代临床医学中不可或缺的重要部分。在心血管系统中应用的医学影像技术主要包括超声心动图学(echocardiography，Echo)、X线胸片、X线计算机断层血管扫描(X-ray computed tomography angiography，CTA)、心脏核磁共振成像(cardiac magnetic resonance imaging，CMR)及心血管核医学(cardiovascular nuclear medicine)。

超声心动图学是利用超声波的穿透和反射等物理特性，对超声波通过心血管各层组织结构的反射及散射信号进行编码，并将其转换为监视器上显示的图像。利用超声心动图学可观察心脏与大血管的结构形态与搏动状况，同时了解房室收缩、舒张与瓣膜关闭、开放的活动规律，为临床诊断提供具有重要价值的参考资料。由于这种方法能准确诊断多种心血管疾病，且几乎无痛苦与创伤，因此已成为重要的常规检查手段之一。

X线胸片虽然对大部分心血管疾病无法直接做出准确判断，但因其简单易行、心肺兼顾，故目前仍然是一体化观察心脏整体大小及肺血管变化的不可替代的影像学方法。

CTA具有成像时间短、空间分辨率高等优点，是目前临床评估冠状动脉解剖结构及大血管疾病最常用的无创性影像学手段；对冠心病、肺栓塞以及主动脉夹层，即胸痛三联征应用价值最大。

CMR具有高组织分辨率、无电离辐射、多参数多序列任意平面成像等特点，在心血管系统中的应用价值越来越受到临床的重视，是活体定量评估缺血性心脏病心肌瘢痕及诊断心肌病最理想的无创性影像学技术之一。

心血管核医学又称为核心脏病学(nuclear cardiology)，是核医学的一个重要组成部分，是核医学中发展最快、应用最广泛的领域之一。因其以无创、简便、安全地显示心肌血流、代谢和心脏功能为特色，现已成为心血管系统疾病诊断与研究的重要手段。随着放射性药物和显像设备的发展，特别是放射性核素^{201}Tl(铊)与^{99m}Tc(锝)和单光子发射型计算机断层(single photo emission computed tomography，SPECT)、正电子发射计算机断层(positron emission computed tomography，PET)的广泛应用，心血管核医学迅速进入了一个崭新的阶段，并日臻完善，现已形成了具备系统基础理论和临床实践的一门学科。心血管核医学在心血管系统疾病的早期诊断以及指导临床治疗、提供疾病危险程度及预后判断中发挥了重要作用。心血管核医学在临床上主要有两个方面的应用：一是心肌显像方面，即应用不同的心肌显像剂评价心肌血液、心肌代谢和心肌活性；二是心脏功能测定方面，即应用心血池显像判断心室功能。

（苏茂龙、苏新辉）

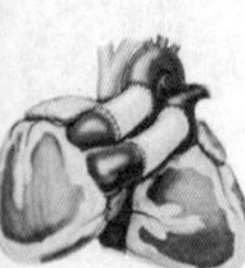

第二节 超声波检查

一、超声波定义

振动源产生频率在20～20000 Hz之间的振动，可在弹性介质中传递疏密波(纵波)，当传播至人的听觉器官(耳蜗)时，刺激内耳可以引起声音的感觉。这种可以听到的频率范围内的振动称为声振动，由声振动引起的疏密波即为声波(又称可听声波)。

低于或高于此频率范围的振动同样可产生疏密波，其物理性能相似，但因振动频率不在人的内耳感受区域内，故无声音感觉。低于此频率下限(20 Hz)的疏密波称为次声波；高于此频率上限(20000 Hz)的疏密波称为超声波(ultrasound)。现代超声诊断所用的超声波频率一般为1～30 MHz。超声心动图学常用的频率为2.25～3.5 MHz。

二、超声波的发射与接收

(一)压电晶体与压电效应

石英等晶体具有特殊的性能，对它在一定方向上施加压力或拉力时，晶体两侧表面上即出现电荷。反之，如将此晶体置于交变电场之中，并使电场方向与晶体压电轴的方向一致，则发现晶体厚度出现压缩或扩张。这种压力与电荷之间互相转换的物理现象称为压电效应。前者由压力(机械能)而产生电荷(电能)称为正压电效应，后者由电荷(电能)产生压力(机械能)称为逆压电效应。具有此种物理性能的晶体即为压电晶体，亦称换能器。

(二)逆压电效应与超声波的发生

诊断用超声波的发射是将仪器产生的高频脉冲，即高频交流电压信号加在压电晶体上，利用逆压电效应，使晶体片发生机械性的体积胀缩，推动周围介质使之振动，形成疏密波。振动频率与交变电场的变化频率保持一致。

(三)正压电效应与超声波的接收

当超声波在介质中传播时，遇有声阻不同之界面即可产生反射，这些反射回来的反射波是一种疏密相间的有规律机械振动波。当其作用于压电晶体时，由于产生正压电效应而使晶体片两侧产生电荷，通常把这个高频变化的微弱电信号经仪器接收线路放大后，显示在示波屏上，便可形成代表界面反射强弱的光点与波幅。

简言之，超声波的发射是利用逆压电效应，接收则是利用正压电效应。在超声仪器工作时，超声波的发射和接收是由压电晶体同时完成的。

三、超声波的物理参数与性能

(一)超声波的物理参数

超声波的物理参数包括:频率(frequency,f)、周期、波长、声速。

频率愈高周期愈短。以公式表示:周期=1/频率。

声速快慢与介质的密度及弹性有关,而与声波的频率无关。声波的传播速度在高密度、弹性大的介质中较高,反之较低。因此一般情况下,声速在气体中最小,在液体中较大,在固体中最大。

波长、声速与频率之间有着密切的关系,可用公式表示:波长=声速/频率。

(二)超声波的物理性能

1. 方向性

普通声波传播没有方向性,类似于石子投入水中产生的涟漪,向四周扩散。而医学诊断用的超声波频率远高于普通声波,其波长很短,因此与高频电磁波(如光波)一样具有方向性。超声波在发射后集中于一个方向传播,声场分布呈柱状,声场宽度与产生超声波晶体片的大小相接近,具有明显的方向性,故称为超声束。

但是,由于超声波在本质上仍然是一种声波,因此其方向性是相对的,在传播过程中仍会发生扩散。一般来说在近场(接近探头处)声束可能比换能器直径小,而在远场则宽于换能器直径。

2. 反射与透射

超声在传播过程中经过两种不同介质的界面时,由于界面前后的介质不同,超声传播的方向将发生变化。一部分能量由界面处返回第一介质,此即反射,其方向与声束和界面间的夹角有关,反射角和入射角相等。如声束与界面相垂直,即沿原入射声束的途径返回。另一部分能量则穿过界面,进入第二介质,此即透射,此时声束方向可能改变,其角度大小依折射率而定。声能在界面处反射与透射之总值不变,与入射的能量相等,但反射之多少则随界面前后介质的声阻差而有所不同。

3. 折射

折射是指超声波在传播过程中,经过两种性质不同介质的界面时,进入第二介质的超声波传播方向将发生变化,其方向与超声和界面间的夹角有关。如声束方向与界面不垂直,存在夹角,则透入第二介质的声束发生折射,方向将会发生改变,其折射角的大小与折射率有关。

4. 吸收与衰减

超声波在介质中传导时,声波能量使介质发生振动,介质质点之间发生弹性摩擦(内摩擦),这个过程使得声波能量(机械能)转化为热能。此热能一部分被组织吸收,另一部分通过介质的热传导及辐射而消失,这种现象即声能吸收。声能吸收的多少主要与超声波频率、介质本身的性质(包括黏滞性和导热性)、传播的距离、环境温度有关。

声能吸收是超声能量衰减的原因之一。此外,超声在传播过程中会发生扩散而使能量分散,超声的反射、散射使得原声束方向上的声能减弱。因此,有多个高反射界面的组织,如肺、骨骼中的声能衰减非常明显,而较均一的液体组织,如尿液、血液等,其声能衰减较小。

5. 绕射、散射与声学定量

当超声波束遇到截面直径大于波长且声阻不同的组织界面时,仪器通过接收反射波可以显示图像。当超声波束遇到截面直径小于波长 1/2 的界面时,声波会绕过障碍物继续传播,仅在障碍物表面的四周产生微弱的散射,其能量向各个方向辐射,称为绕射(即衍射)现象。这种绕射现象与超声束的显现密切

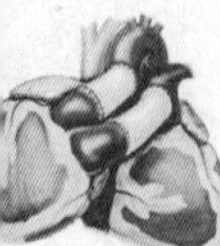

相关：当障碍物直径大于λ/2，声波在障碍物表面产生反射，其边缘产生少量绕射，在图像上也可以显示。如果障碍物直径小于λ/2，超声探测时仅能收集并显示沿原发射声束方向返回的微弱散射，在图像上则难以显示。这种朝向探头方向（与入射角呈180°）的散射波称为背向散射，又称后散射。

心脏在收缩和舒张过程中，心肌的几何形态发生微小的变化，背向散射信号亦有所改变，血细胞亦然。利用自动边缘检测技术，区分组织和血液两种信号，通过分析心肌和血液的背向散射积分来实时描绘并显示心内膜，计算心腔面积、容积及其变化率，得到心脏的泵功能和心肌收缩力的各项指标，此即声学定量技术。

彩色室壁动态技术（color kinesis，CK）是以声学定量方法为基础，将心内膜位移进行彩色编码从而反映室壁运动彩色图像的一种方法。其将声学定量技术加以延伸，由计算机自动对比和分析来自组织和血液的不同回声强度，并以此确定两者界面，其中同一色彩表示收缩期同一时相位移，而这种位移的宽度则代表该时相中心内膜的运动幅度。一般情况下，当心室收缩，心腔内由血液信号转变为心肌组织信号时，彩色编码顺序为红→黄→蓝→绿；当心室舒张，心腔内由心肌组织信号变为血液信号时，彩色编码顺序为红→蓝→绿→黄。由于心脏收缩和舒张的时相长短不一，心室壁各部位动力不同，心内膜彩色位移也有一定的差别，对其进行分析能更完整直观地观察室壁整体与局部运动状态。CK技术不但可以评价心室的收缩和舒张功能，而且由于它可节段性分析室壁运动的幅度和时间，因此它还可提高负荷超声的敏感性，对评价心肌存活性具有重要的临床意义。

6. 多普勒效应

多普勒效应是奥地利物理及数学家多普勒·克里斯蒂安·约翰（Doppler，Christian Johann）于1842年首先提出的。多普勒推导出当波源和观察者有相对运动时，观察者接收到的波频会发生改变。后将这种波源与接收器之间相对运动而引起的接收频率与发射频率之间的差异称为多普勒频移，将这种物理效应称为多普勒效应。人们通过检测多普勒频移，依据多普勒方程可计算出声源与反射体之间的相对运动速度，将这一技术称为多普勒技术。

将多普勒技术应用于超声血流测量时，超声诊断仪获取血液中血细胞（主要是红细胞）的背向散射信号，用计算机对从运动界面返回的信号与发射信号之间的差异进行快速傅立叶变换（fast Fourier transformation，FFT），实现自动频谱分析，从而求得频移大小，了解血流速度。分析血细胞的多普勒频移，即可得到血细胞的运动速度，从而推算出血液流速。超声诊断仪最终得到的多普勒图像有两种：频谱多普勒（spectral Doppler）和彩色多普勒（color Doppler）。频谱多普勒是将多普勒频移大小以频谱曲线的方式显示，包括脉冲和连续多普勒两种类型。彩色多普勒则是将超声扫描线上各点的频移方向、大小进行伪彩色编码，以红、蓝、绿等颜色显示，包括二维彩色多普勒成像与M型彩色多普勒血流图两种类型。频谱多普勒能显示血流方向与速度，对血流量化分析具有重要意义；而彩色多普勒则能动态观察血流的流动方向、速度，获得血液有无反流与分流等多种信息。超声多普勒技术的临床应用，是超声诊断发展史上的一次关键性进步，为心血管疾病的无创检测带来了革命性变化。

根据多普勒原理，任何产生频移的现象均产生多普勒效应。如果把人体心脏作为超声靶器官，那么由此产生的二次声源的多普勒信号应该有两种成分：血液流动的红细胞和室壁运动的心肌，正常血流速度范围为10～150 cm/s，而心肌的速度范围一般不超过10 cm/s，血液运动振幅为40 db，比心肌振幅低。因此，血流为高频移、低振幅而心肌为低频移、高振幅，通过改变多普勒滤波系统的阈值，可分别获得血流和心肌的频移信号。通过高通滤波器同时提高增益可检测血流反射回来的频移信号，而通过低通滤波器和降低增益则可检测心肌反射回来的频移信号。滤掉血流频移信号，保留心肌频移信号并进行成像，这就是目前广泛应用的组织多普勒成像技术。目前，在其基础上衍生出许多新的组织运动分析技术，如应变、应变率、组织同步追踪分析等，在室壁运动分析、心肌同步化评估等方面具有重要的临床价值。

7. 非线性传播和谐波技术

严格地讲，声波的传播过程是非线性过程，假定其为线性传播是为了研究和理解的方便。声波在传播过程中遇到介质界面时,可发生反射和折射,此即声波在介质中的线性传播表现。当声波遇到不规则界面时,声波在组织中的传播可发生波形畸变,谐波成分增多和声衰减系数增大,声波的这种传播方式称为非线性传播。在传统的超声信号处理中,声波的非线性信号往往被看作是噪声而被滤掉。随着对声波非线性信号的研究越来越深入,人们发现超声主声束与旁瓣的非线性信号具有显著差异,如果采用以某一频率发射而以两倍于前者的频率接收由组织产生的背向散射二次谐波信号而生成灰阶图像,即二次谐波成像技术(second harmonic imaging),可明显减少伪像,显著提高成像信噪比。目前,大多数超声诊断仪都采用这类技术。

此外,声学造影剂具有较强的非线性信号特点,声波通过声学造影剂时可产生非线性传播,波形畸变、谐波成分明显增多,而其他组织发出的谐波成分与声学造影剂相比则较少。利用声学造影剂这种声学特征,通过二次甚至更高的多次谐波成像技术,可大大提高声学造影的成像质量。目前,左心声学造影技术已逐渐成熟,左心腔造影剂和造影技术已经获得认可。实验证明:分析心肌组织内造影剂时间—声强度曲线变化,对心肌的血流状态进行定性和定量评估,将会具有广泛而重要的临床应用价值。

四、超声心动图检查

根据物理特性,超声波可以穿过液体、机体软组织等结构,但基本不能穿过含气的肺脏,因为超声波在肺部几乎大部分被反射;同时,超声穿过骨骼和钙化组织时声波被全部吸收,因此不能对肺、骨骼、钙化的肋软骨等进行超声检查,也不能直接将探头放置于体表进行检查,需要涂抹超声耦合剂,将探头表面与体表之间的空气隔绝开。

心脏大血管周围大部分被肺和骨骼所覆盖,尤其随着年龄增加,超声波通常只能在没有肺部和骨性结构覆盖的狭小区域内进行超声心动图检查,包括两侧胸骨旁、心尖部、剑突下、胸骨上窝和经食管内等部位,这些部位称为声窗。

(1)胸骨旁:胸骨旁声窗相对较大,具有检查方便、无痛,能检查大部分心脏、大血管的结构和功能,是临床超声心动图最常用的检查部位。

(2)心尖部:心尖部声窗是常用的超声检查部位,仅次于胸骨旁,通常将探头置于心尖搏动处,超声声束指向内后上方的心脏大血管。

(3)胸骨上窝:进行胸骨上窝检查时,需要受检者头部后仰,将探头置于胸骨上窝处,超声声束指向后下方,必要时也可将探头置于两侧锁骨上窝进行检查。

(4)剑突下:将探头置于剑突下或肋缘下,超声声束指向后上方。

超声心动图学依据成像类型不同分为M型超声心动图学、二维超声心动图学、三维超声心动图学、多普勒超声心动图学;还可依据成像方式不同分为经胸超声心动图学、经食管超声心动图学、血管内超声、心腔内超声、超声声学造影等。

(一)M型超声检查部位及方法

M型超声是一种在一条超声波束(一维)上成像的超声检查技术。M型超声虽然不能直观地显示心血管结构及其空间位置关系,但能清晰显示局部组织结构细微快速的活动变化,准确分析测定局部的搏动幅度、速率等重要信息,在许多方面仍不能完全被其他超声技术所替代。

在M型超声检查过程中,患者或受检者应保持安静,平稳呼吸,尽量减少各种人为影响;检查者应稳定操作探头,适当调整声束位置和方向,根据患者或受检者的身材、病情、声学窗口和检查目的、习惯等实际情况,通过移动探头和(或)改变声束方向,全面细致地进行不同部位、不同方向的M型超声检查,包括定点扫描、扇形扫描、平行扫描等方式,以获得能准确反映心脏大血管形态结构和血流动力学变化的各种

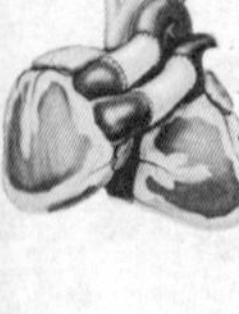

M 型波群。

在临床上，为了便于比较和分析，通常采用相对标准的检查方法获得典型的 M 型图像。以下主要讨论胸骨旁正常 M 型图像及其测量指标。

1. 二尖瓣波群

二尖瓣波群是 M 型超声检查最重要的基本波群，是探查其他部位波群的标志之一。将探头放置于胸骨左缘第 3、4 肋间，探头与胸壁垂直，指向后背部二尖瓣口方向，此时显示的二尖瓣前叶舒张期活动形成的波群幅度较大，形似字母 M，而二尖瓣后叶舒张期活动形成的波群形似字母 W，两者相互形成类似镜面样曲线图像(图 11-2-1)。正常二尖瓣叶组织菲薄，仅产生纤细的回声曲线，其活动曲线变化与二尖瓣结构、左侧心腔内血流动力学状态等密切相关。

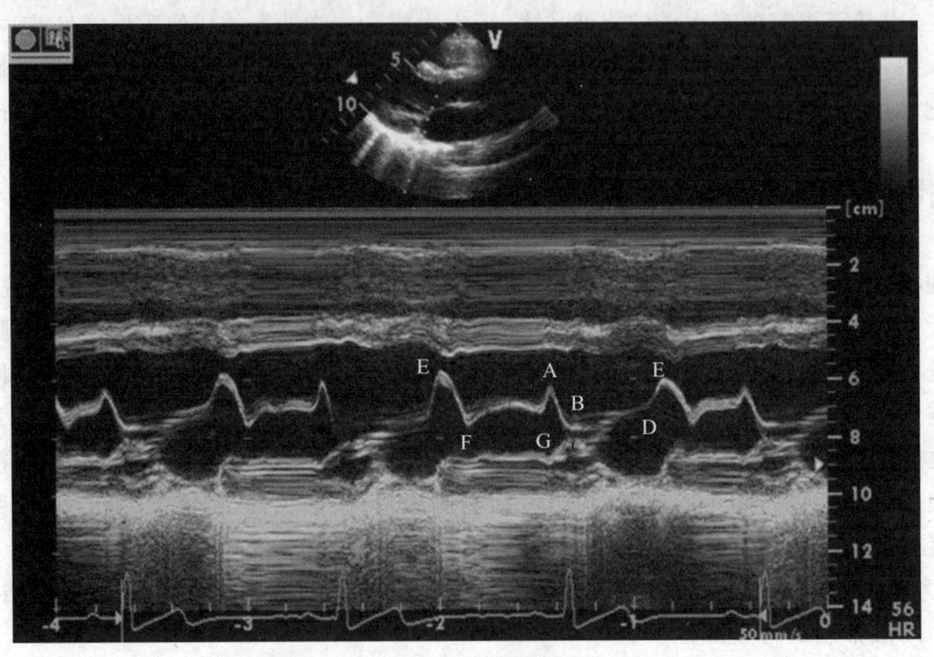

图 11-2-1 二尖瓣波群

(1)二尖瓣前叶波群：在心动周期中，二尖瓣出现规律性活动，左心室收缩时二尖瓣关闭，舒张时开放，舒张中晚期处于半关闭状态，左心房收缩时再次开放，因此在 M 型图像上呈现双峰运动曲线，曲线的各部分分别称为 C、D、E、F、G、A 和 B 点或波峰，其中 E 波和 A 波分别代表二尖瓣在舒张期向前运动所形成的波峰。

A 波：代表左心房收缩期二尖瓣前叶向前运动。舒张末期由于左心室逐渐充盈，二尖瓣叶逐渐处于半关闭状态，之后左心房收缩使进入左心室的血液增加，二尖瓣叶再次开放，前叶重新向前移动形成 A 波。A 波通常出现于心电图 P 波之后约 10 ms，基本上与左心房压力曲线 A 波同步，故 A 波反映左心房收缩期的血流动力学变化。

B 点：一般认为是左心室开始收缩的标志，与 F 点往往处于相似的水平。左心房收缩之后，左房压力降低，进入左心室的血流量减少，而此时左心室内已经充盈，二尖瓣再次移向左心房侧，重新处于半关闭状态，导致二尖瓣前叶曲线移动至 B 点。多数情况下，在左心房收缩后，左心室迅速收缩，左心室压力迅速升高，二尖瓣急速关闭，二尖瓣前叶曲线从 A 波迅速呈直线降至 C 点，B 点可不甚明显。若左心房收缩与左心室开始收缩之间有较长的时间差，则二尖瓣前叶从 A 波相对较慢地降落到 B 点，此时 B 点较明显。B 点之后，左心室压力迅速升高，二尖瓣急速关闭，前叶突然快速向后移动，有时在 B 点处形成轻微的角度。

C 点：代表左心室收缩期二尖瓣关闭点，此时二尖瓣前叶的位置最靠后。B 点与 C 点之间(BC 段)相当于心室的等容收缩期，C 点之后，左心室开始射血。心电图的 R 波稍在 C 点之前，第一心音稍在 C 点之后。

CD段：指C点至D点之间的间期，代表左心室射血期。但整个CD段并非完全代表左心室收缩期，而是大部分处于左心室收缩期，其终末部分二尖瓣仍处于关闭状态，左心室已开始进入等容舒张期。因此，左心室收缩期应当包括上述BC段及大部CD段。随左心室排空，左心室前后径缩短，左心室后壁向前移动，整个心脏移向胸前壁，使处于关闭状态的二尖瓣也缓慢地向前移动，形成二尖瓣回声曲线CD段缓慢向前移动。

D点：是二尖瓣开放的标志。在左心室的大部分收缩期和等容舒张期，二尖瓣一直处于关闭状态，随着左心室射血结束后进入快速充盈期，左心室内压力迅速下降到一定程度时，二尖瓣开放，左心房内血液进入左心室。D点一般出现于心电图T波终末，紧接着出现第二心音。

DE段：代表左心室舒张快速充盈期。D点之后二尖瓣开放，左心室快速充盈，血液从左心房迅速进入压力很低的左心室，将二尖瓣急速冲开，二尖瓣前叶迅速向前移动，其回声曲线快速前移形成较陡峭的DE段，直至二尖瓣开放到最大程度，形成E波。

E波：代表二尖瓣到达最大开放部位，二尖瓣完全开放，前叶到达其最靠前的位置E波，接近于室间隔，随后二尖瓣迅速向左心房侧移动。

EF段：亦称为EF斜率，指连接E波和F点之间二尖瓣前叶回声曲线的连线，代表了二尖瓣前叶从最大开放位置E波向后恢复到半关闭状态，其坡度一般与左心房排空速率有关，是M型超声重要的指标之一。所有使左心房排空减慢的情况，均能导致EF段变得平坦，EF斜率降低。有时在E波与F点之间可出现中间点(F_0)，将EF段分为两部分，EF段主要代表房室瓣环的移动，而F_0F段代表二尖瓣叶的活动，在F_0F段二尖瓣前叶的向后移动速度多数明显加快。

F点：代表二尖瓣恢复到半关闭状态，左心室进入缓慢充盈期。在左心室快速充盈末期，心室内血液充盈、压力升高，此时左心房接近排空、压力降低，快速充盈期从左心房进入左心室的血流在左心室内形成旋涡并冲击二尖瓣叶，将二尖瓣较快地推向左心房方向，使之接近半关闭状态

FG段：指左心室快速充盈期之后，处于相对静止状态的二尖瓣前叶曲线。F点之后，二尖瓣活动相对静止，前叶无明显活动。FG段形态及时限通常与左心室缓慢充盈期、心率、二尖瓣口血流及左心房、左心室之间的压力差等因素有关。心率增快时，左心室缓慢充盈期缩短，FG段短暂，甚至不能分辨；心率缓慢时，FG段较长而平坦。有时受到左心房血液持续流入左心室影响，FG段曲线可出现短暂浅显的凸起，可能与左心房、左心室之间的血流和压力变化有关，一般认为无重要意义。

G点：代表左心房开始进入收缩期，二尖瓣开始从半关闭状态重新开放。从G点开始，二尖瓣前叶再次向前移动，系左心房收缩时进入左心室的血流增加所致，此时二尖瓣前叶再次开放形成A波。

(2)二尖瓣后叶波群：左心室舒张期，正常二尖瓣后叶出现与前叶相反的回声曲线，形成镜面样图像，其波幅较小。与二尖瓣前叶曲线的A波和E波相对应，后叶在舒张期向后的两个波分别称为A′波和E′波；其含义分别与前叶曲线的A波和E波类似，二尖瓣关闭时前后叶合拢，形成共同CD段，此时两者的回声曲线一般不能分辨。

2. 心底部波群

在胸骨左缘第3肋间扫查，一般可探及右心室流出道、主动脉根部和左心房。M型超声图像上主要显示主动脉根部前壁、主动脉瓣、主动脉根部后壁、左心房后壁等曲线。胸壁与主动脉前壁之间为右室流出道，主动脉后壁与左心房后壁之间为左心房。正常情况下右室流出道、主动脉根部和左心房三者的前后径大致相同。

3. 主动脉根部波群

主动脉根部波群包括两条回声较强的平行曲线，呈前后同步活动，收缩期向前、舒张期向后，分别代表右室流出道后壁和主动脉根部前壁，以及主动脉根部后壁和左心房前壁。两条回声之间的距离即主动脉内径。通常主动脉根部前壁的活动幅度大于后壁，与左心室射血期主动脉根部出现一定程度的扩张有关。

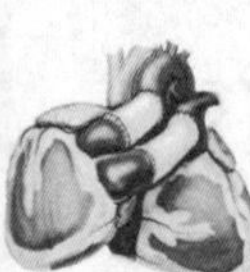

主动脉根部曲线出现的周期性动态变化，系由心室射血、主动脉根部压力和内径变化、左心房容积和压力变化等综合性因素所致。

超声声束从不同的方向扫查，可分别显示主动脉瓣水平、主动脉瓣上交界处水平和主动脉瓣环水平的图像。

(1)主动脉瓣水平：实际上声束处于主动脉窦水平，在主动脉根部可显示主动脉瓣图像。

(2)主动脉瓣环水平：声束稍向尾侧倾斜，可显示主动脉瓣环、主动脉瓣与主动脉壁图像。

(3)主动脉瓣上交界处水平：声束稍向头侧倾斜，可显示主动脉瓣上主动脉窦管交界图像。

以上主动脉根部 3 个水平所显示的主动脉壁回声图像基本相似，回声曲线上均分别显示 U 波、V 波、W 波和 V′波(图 11-2-2)。

U 波：在心室舒张期，主动脉根部在逐渐向后移位的过程中受到心房收缩的影响，进一步向后移位产生 U 波，一般 U 波出现于心电图 R 波之后，在整个主动脉根曲线中位置最靠后。

V 波：是主动脉根部曲线的主波。心室收缩期主动脉根部向前移位，出现于心电图 T 波顶峰之后，是主动脉根部曲线最靠前部分。

W 波：心室舒张期主动脉根部向后移位产生。

V′波：主动脉根部曲线的重搏波，是主动脉根部再次前向运动的较小波峰。

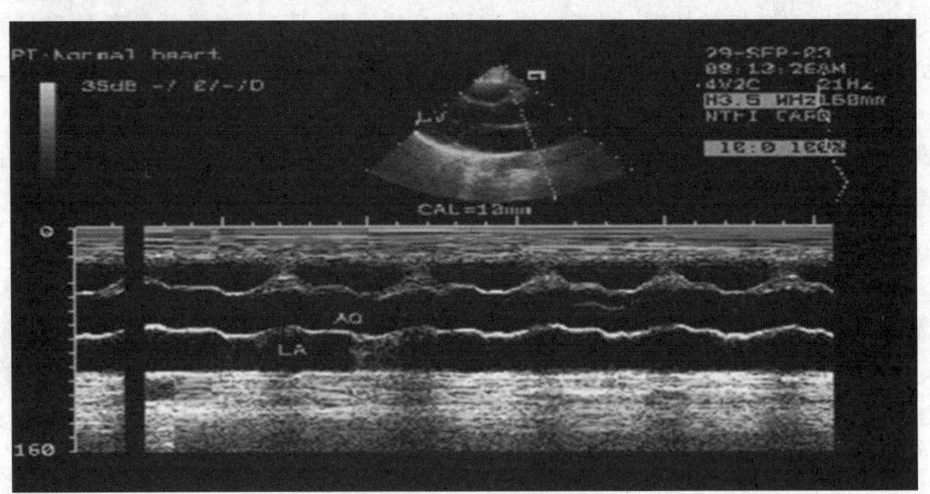

图 11-2-2　主动脉根部波群

4. 主动脉瓣波群

在主动脉根部前、后壁两条较强回声曲线之间，可显示主动脉瓣活动的回声曲线。左心室舒张期和等容收缩期，在主动脉根部中央可观察到纤细回声，此为合拢的主动脉瓣回声，与主动脉根部前、后壁曲线的活动相一致。在心室收缩射血期，主动脉瓣开放，该回声形成两条曲线，迅速分开，分别靠近并保持在主动脉根部前、后壁附近，血液从左心室进入主动脉，此两条回声之间的距离为主动脉瓣开放幅度，开放持续时间为左心室射血时间。左心室收缩末期，搏出血液减少，最后血流停止，主动脉瓣前、后回声曲线迅速向主动脉腔中央靠拢，重新合并成单一的回声曲线，此代表关闭的主动脉瓣。

主动脉瓣的整个开放和关闭过程，在 M 型超声上显示为形似六边形的盒样图像，其中左心室收缩射血期向前移动的回声来自主动脉右冠瓣，向后移动的回声来自主动脉无冠瓣，在六边形图像的中央偶尔可显示出主动脉左冠瓣的回声曲线(图 11-2-3)。

(1)主动脉瓣开放幅度：左心室射血期主动脉瓣完全开放后，测定右冠瓣与无冠瓣回声之间的垂直距离。

(2)左心室射血前期：心电图 QRS 波群的起始部至主动脉瓣开放点之间的时间间期。

(3)左心室射血期：主动脉瓣从开放点至关闭点之间的时间间期。

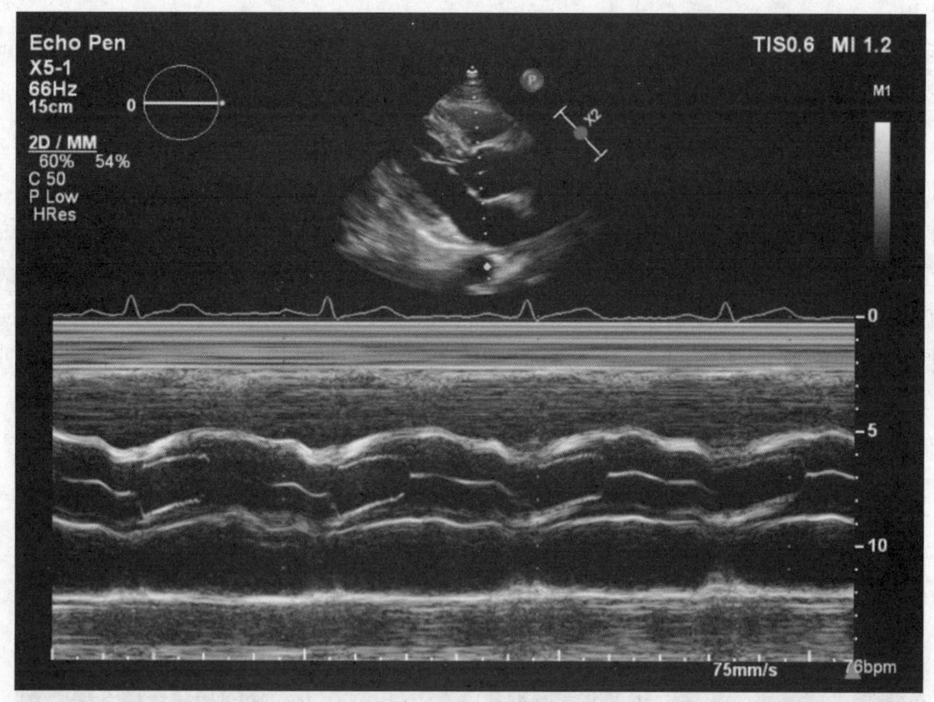

图 11-2-3 主动脉瓣波群

5. 左心房波群

左心房前壁与主动脉根部后壁，虽然是两层组织结构，但在 M 型图像上只显示为单层较粗大条状回声曲线。左心房受到左心室收缩、二尖瓣关闭、血液充盈、主动脉根部向前移动等的影响，左心房前壁在心室收缩期向前移动，而在舒张期开始向后移动，随后该回声曲线相对较平直。左心房后壁波群是位于左心房腔后面的连续性线条状回声曲线，一般较平直，心动周期中只有较少的波动，与左心房充盈和排空等有关。

左心房前后径：心电图 T 波终末、左心室收缩末期，主动脉壁向前运动达到最大时，从主动脉根部和左心房前壁回声的左心房前壁边缘到左心房后壁心内膜面回声之间的垂直距离，在左心房前后径最大处测量（图 11-2-4）。

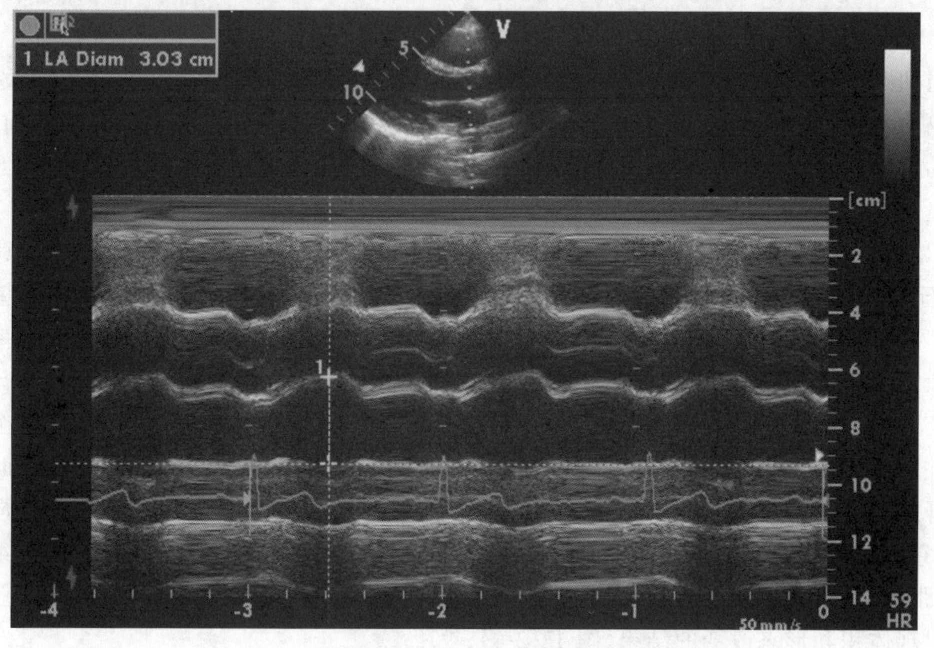

图 11-2-4 左心房波群

6. 心室波群

在二尖瓣尖与腱索交界处水平可显示心室波群的典型图像，此时超声声束先后穿过胸壁→右心室前壁→右心室腔→室间隔→左心室腔→左心室后壁等结构，其中以室间隔和左心室后壁的回声曲线最重要（图 11-2-5）。

室间隔曲线通常由 3 条线状较强回声组成，分别为室间隔左心室面和右心室面及两者之间回声较为稀疏的室间隔肌层。心脏搏动时室间隔出现周期性活动，心室收缩时室间隔左心室面向后运动，舒张时向前运动，与左心室后壁的运动方向相反，故二者呈镜像运动。左心室后壁心内膜层表现为较纤细线状或条状曲线，心肌层为较稀疏的多条平行曲线，心外膜表现为条状回声曲线，没有心包积液或心包膜增厚时表现为单层较粗大、较强的条状回声，运动方向基本与心内膜回声一致，但其运动幅度远小于心内膜回声。测量左心室后壁时，不应将较粗大的心包膜回声包括在内。在靠近左心室后壁的左心室腔内，可显示腱索、乳头肌回声图像。

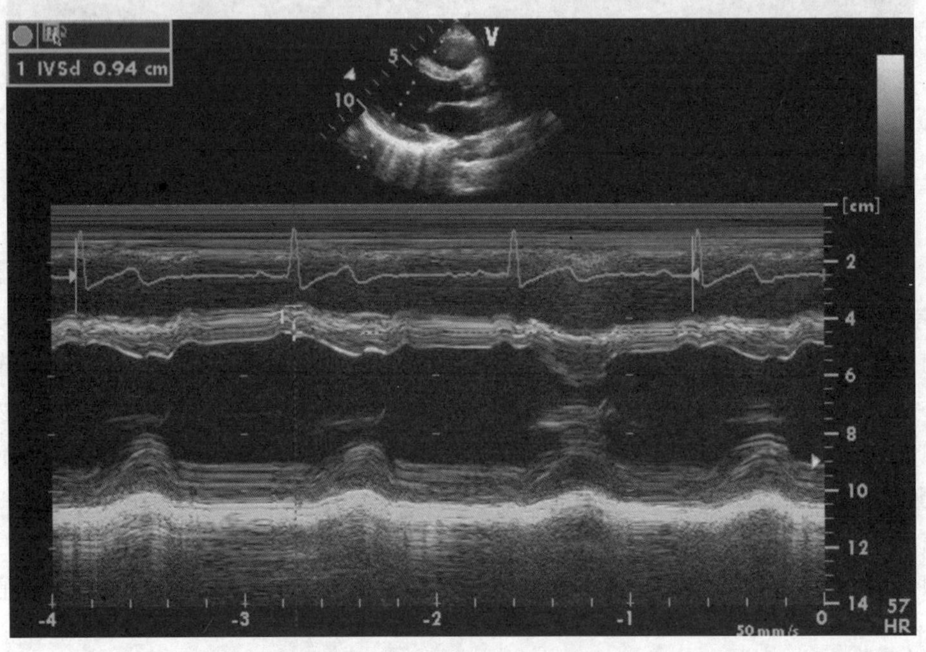

图 11-2-5　室间隔与左室后壁曲线

在心动周期中，右心室前壁、室间隔和左心室后壁回声曲线出现规律性变化。在心室收缩期，右心室前壁和室间隔向后运动，左心室后壁向前运动；而在心室舒张期，右心室前壁和室间隔向前运动，左心室后壁向后运动。室间隔和左心室后壁回声的厚度在心室收缩期增厚，在舒张期变薄，但右心室前壁厚度的变化不明显。

心电图 R 波处相当于心室舒张末期，此时左心室后壁的位置最靠后，室间隔在整个舒张期趋于缓慢向前移位，直至舒张末期移位至最靠前的位置。大约在心电图 QRS 波群起始之后 90 ms，室间隔出现收缩运动，室间隔回声曲线形成明显的向后运动，同时左心室后壁相应回声运动稍偏迟，左心室后壁收缩期向前运动一般出现于心电图 QRS 波群起始之后约 159 ms，与左心室后壁兴奋晚于室间隔有关。

心电图 T 波之后，心室收缩末期的左心室后壁最厚，向前运动最明显，而室间隔在整个心室收缩期一般均增厚并向后运动。收缩达到高峰后，可观察到室间隔和左心室后壁间回声曲线有细小的切迹，可能与右心室舒张早期开始充盈等因素有关。随后，室间隔回声明显向前移动，左心室后壁向后移动形成下降支，此时它们的运动速率比收缩期上升支快。心室舒张期随着心室充盈，室间隔回声继续缓慢向前移动，到达舒张末期，室间隔向前移动加快，左心室后壁向后运动加快，系心房收缩使左心室充盈加速，进而使左心室出现体积和形态改变的结果（图 11-2-6）。

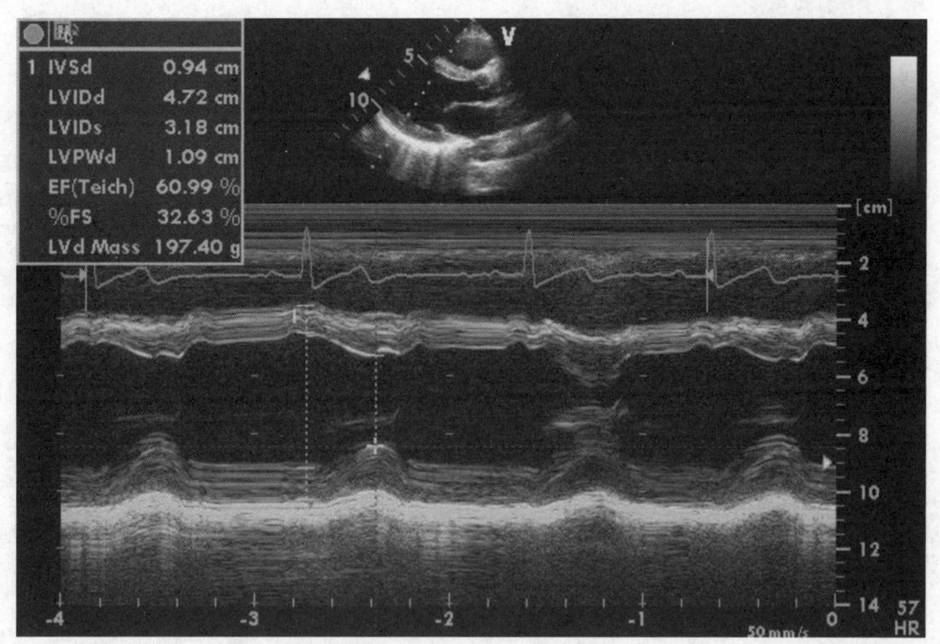

图 11-2-6 心室波群

将探头置于胸骨左缘第 3、4 肋间，声束从心底部向心尖部方向扫查，在显示胸壁、右心室前壁、右心室腔后，主动脉根部前壁逐渐移行到室间隔，主动脉根部后壁逐渐移行到二尖瓣前叶，左心房腔移行到左心室腔，左心房后壁移行到左心室后壁。继续向心尖部方向扫查，二尖瓣波群逐渐消失，仅显示室间隔和左心室腔、左心室后壁、腱索、乳头肌等回声；随后，右心室腔和左心室腔的前后径逐渐变小，直至心室腔完全消失，仅显示心尖部心肌。

7. 左心室超声心动图测量指标

声束从心底部向心尖部扫查至二尖瓣尖腱索水平而显示的 M 型心室波群(此时超声声束与左心室长轴基本垂直，并正好穿过左心室腔中部，是左心室超声心动图测量的标准位置)，可测量左心室腔和右心室腔内径，右心室前壁、室间隔和左心室后壁厚度，室间隔和左心室后壁运动幅度和速率等，并可计算左心室后壁和室间隔收缩期增厚率、缩短率等参数，这些均是心功能的重要测量指标：

(1)左心室壁厚度(单位 mm)：

①室间隔舒张末期厚度(interventricular septum end-diastasis，IVSd)：在心电图 R 波顶点测量室间隔左心室面和右心室面之间的垂直距离。

②室间隔收缩末期厚度(interventricular septum end-systole，IVSs)：在心电图 T 波末测量室间隔左心室面和右心室面之间室间隔最厚处的垂直距离。

③左心室后壁舒张末期厚度(left ventricular posterior wall end-diastasis，LVPWd)：在心电图 R 波顶点处测量左心室后壁心内膜至心外膜之间的垂直距离。

④左心室后壁收缩末期厚度(left ventricular posterior wall end-systole，LVPWs)：在心电图 T 波末测量左心室后壁心内膜至心外膜之间左室后壁最厚处的垂直距离。

(2)运动幅度(单位 mm)：

①室间隔运动幅度：舒张末期室间隔左心室面至收缩末期室间隔运动顶点之间的最大垂直距离(图 11-2-7)。

②左心室后壁运动幅度：舒张末期左心室后壁心内膜面至收缩末期左心室后壁顶点之间的最大垂直距离。

(3)运动速率(单位 mm/s)：

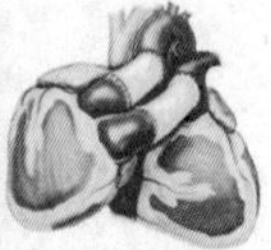

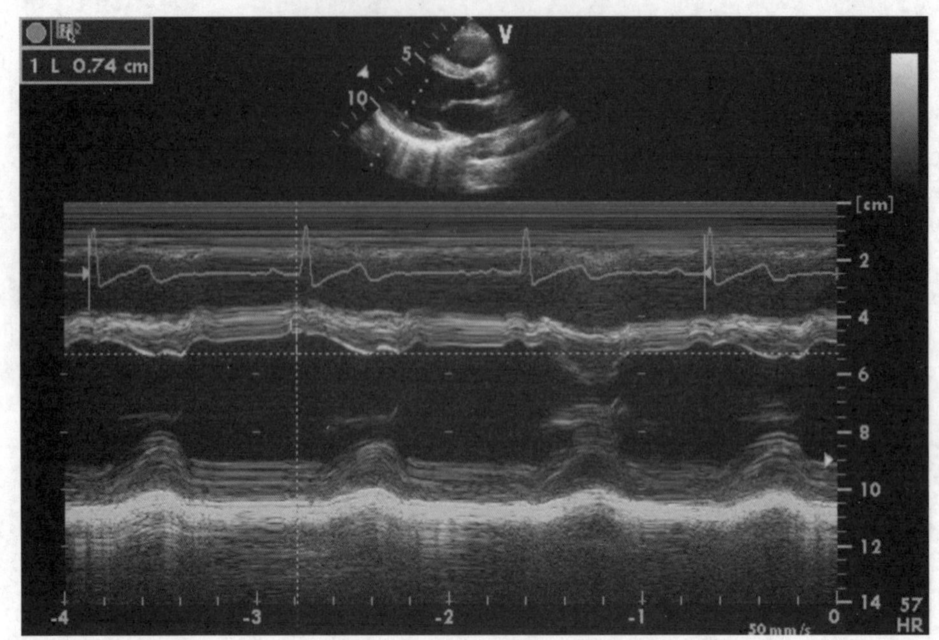

图 11-2-7　室间隔运动幅度

①室间隔收缩期运动速率：收缩期室间隔左心室面心内膜回声曲线下降支的最大斜率。

②左心室后壁收缩期运动速率：收缩期左心室后壁心内膜回声曲线上升支的最大斜率。

③室间隔舒张期运动速率：舒张期室间隔左心室面心内膜回声曲线上升支的最大斜率。

④左心室后壁舒张期运动速率：舒张期左心室后壁心内膜回声曲线下降支的最大斜率。

(二)二维超声心动图检查部位及方法

二维超声心动图(two-dimensional echocardiography，以下简称“二维超声”)，是在 M 型超声心动图基础上发展起来的重要影像技术，声束通过不同角度扫描，可以显示心脏和大血管断面的平面解剖结构和相互之间的毗邻关系及其功能状态，现已成为心血管疾病诊断的主要检查方法之一。

二维超声常用的声窗是胸骨左缘、心尖部、胸骨上窝及剑突下，必要时可进行胸骨右缘扫查。受检者需静卧于高度合适的检查床上，体位适当，自然放松，保持安静，充分暴露检查部位，尤其是胸前区域。受检者体位依检查部位和状况而异，一般采取仰卧体位或 45°左侧卧位。进行胸骨上窝检查时，受检者需取肩部垫高的仰卧体位，颈部适当后仰或向一侧偏斜，保持颈部肌肉放松，充分暴露胸骨上窝。进行剑突下检查时，受检者应尽量使腹部放松，下肢膝关节蜷曲、并拢。若合并心力衰竭、大量心包积液，可取半卧位甚至坐位，以减轻患者呼吸困难等症状。

适当使用耦合剂有助于提高图像质量。

将特殊探头放置于食管内、心血管腔内或心外膜所进行的特殊二维超声检查，则分别称为经食管超声心动图、心腔内超声、冠脉超声及心外膜超声等。

常用的超声切面有：

1. 左心长轴切面

此切面可显示右心室前壁、右心室腔、室间隔、左心室腔、主动脉根部及主动脉瓣、左心房、二尖瓣叶、左心室后壁、冠状静脉窦、心包等结构，是最常用、最重要的标准切面之一(图 11-2-8)。

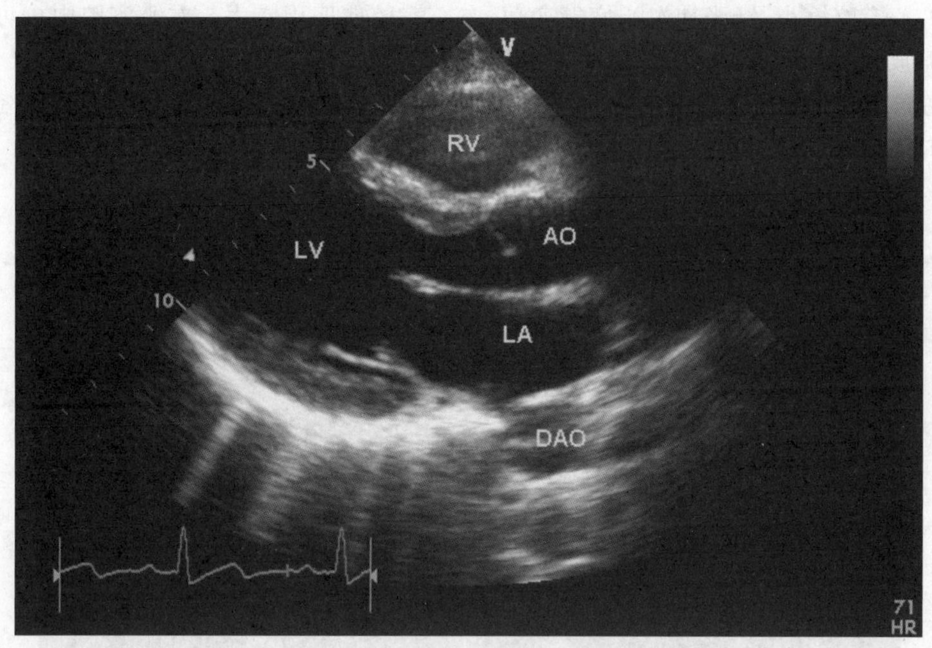

图 11-2-8　左心长轴切面

2. 大动脉短轴切面

此切面可显示右心室前壁、右心室流出道、主肺动脉及其分支、主动脉根部及主动脉瓣、左心房、房间隔、右心房、三尖瓣、左冠状动脉主干、心包膜等心血管结构。本切面是观察主动脉根部的最佳切面之一。位于图像中央的是主动脉根部和主动脉瓣，可显示主动脉瓣的3个瓣叶，瓣叶开放时呈三角形，位于左前方的瓣叶为左冠瓣，位于右前方的瓣叶为右冠瓣，位于后方的瓣叶为无冠瓣。舒张期主动脉瓣关闭，呈Y字形图像(图 11-2-9)。

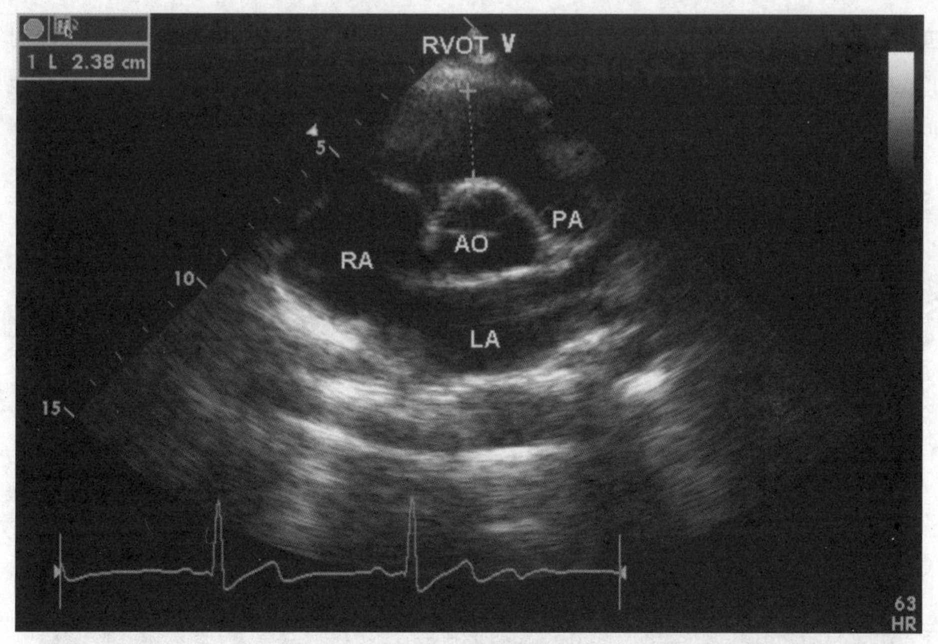

图 11-2-9　大动脉短轴切面

3. 二尖瓣水平、乳头肌水平及心尖水平左心室短轴切面

(1)胸骨左缘二尖瓣水平左心室短轴切面：左心室位于图像中央，右心室位于右前方。收缩期左心室壁收缩增厚，左心室腔缩小；舒张期左心室壁变薄，左心室腔向四周扩大。左心室腔中央可见二尖瓣回声，呈鱼口状开放和闭合运动。此切面是评价左心室、二尖瓣及其腱索的最重要切面之一。

(2)胸骨左缘乳头肌水平左心室短轴断面：可显示右心室前壁、右心室腔、室间隔、左心室腔、乳头肌，以及左心室前壁、侧壁、后壁和心包膜等(图 11-2-10)

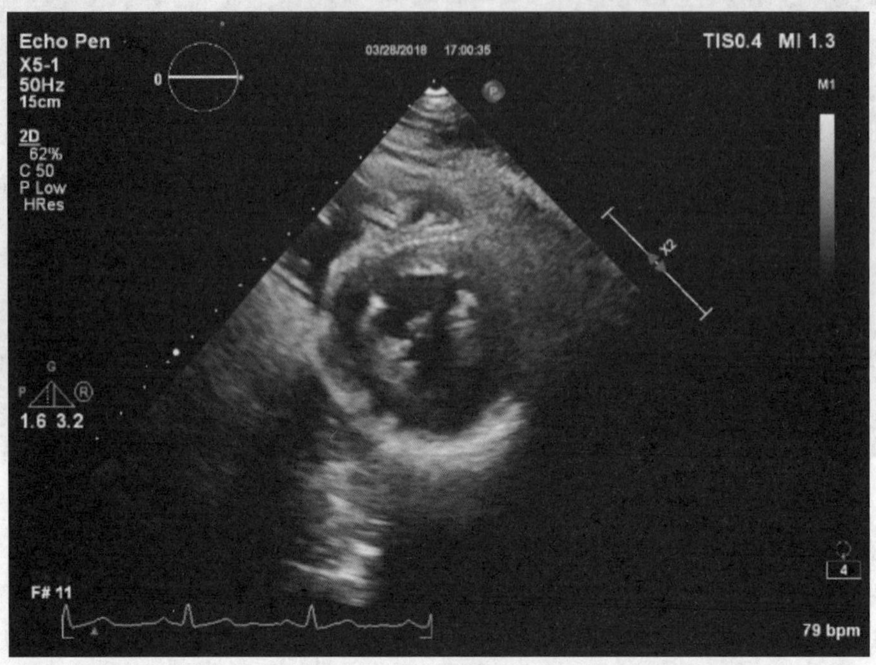

图 11-2-10 胸骨左缘乳头肌水平左心室短轴断面

(3)胸骨左缘心尖水平左心室短轴断面：可显示左心室心尖部，是观察左心室心尖部结构和功能的重要切面。

4. 心尖四腔心切面

本切面可显示心脏的四个心腔、乳头肌、房室瓣、房室间隔、肺静脉、冠状静脉窦和心包膜等，是观察左心室、房室间隔、室壁运动功能的重要切面(图 11-2-11)。

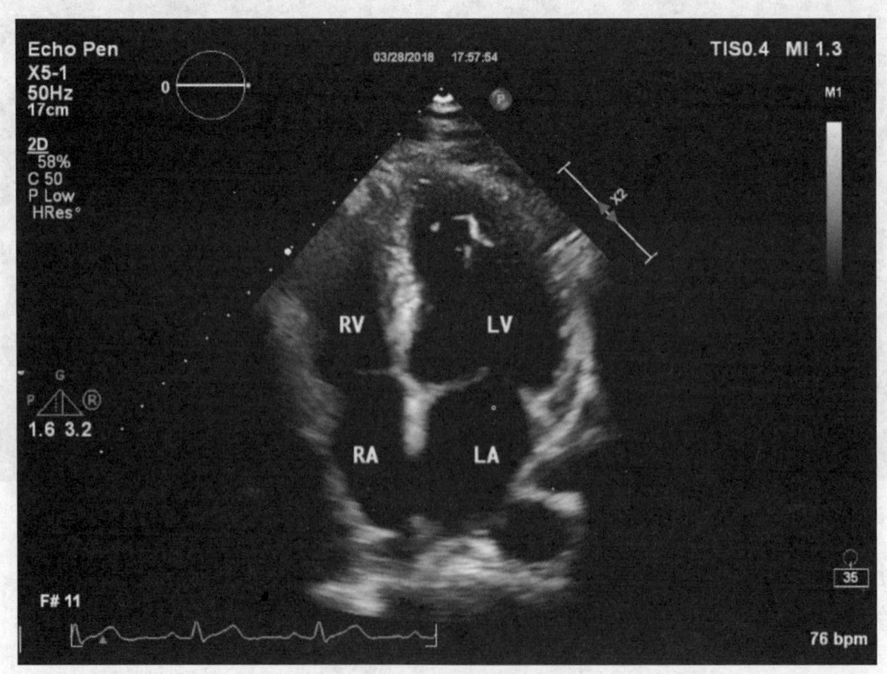

图 11-2-11 心尖四腔心切面

5. 心尖五腔心切面

本切面是观察左室流出道的重要切面，可显示左室流出道、主动脉根部及主动脉瓣（图 11-2-12）。

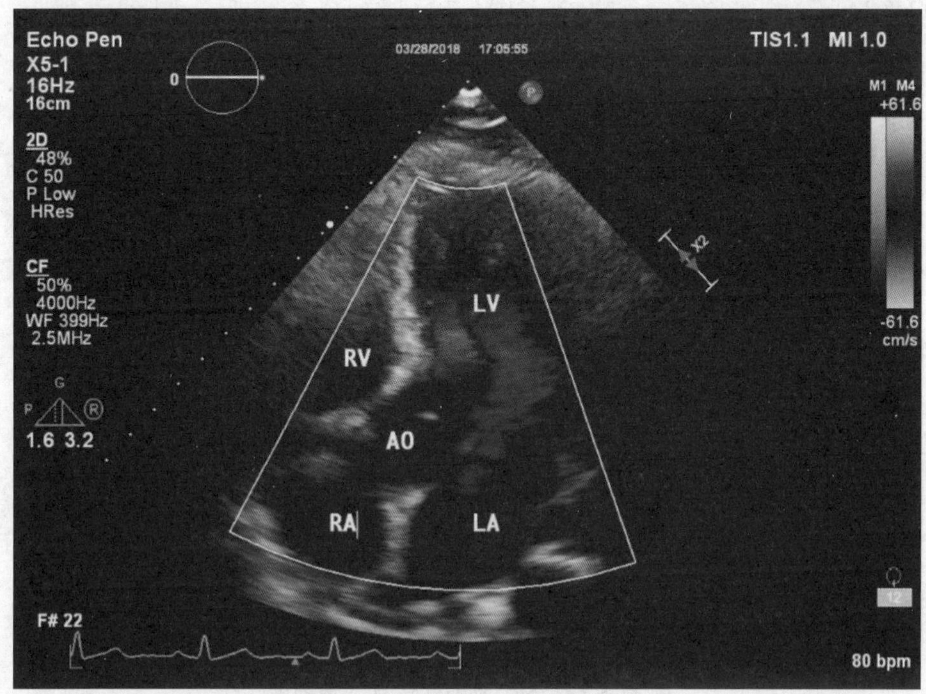

图 11-2-12 心尖五腔心切面

6. 心尖左室两腔心切面

本切面可观察左心房、左心室及室壁运动、二尖瓣及肺静脉等，是测量左心功能的重要切面之一（图 11-2-13）。

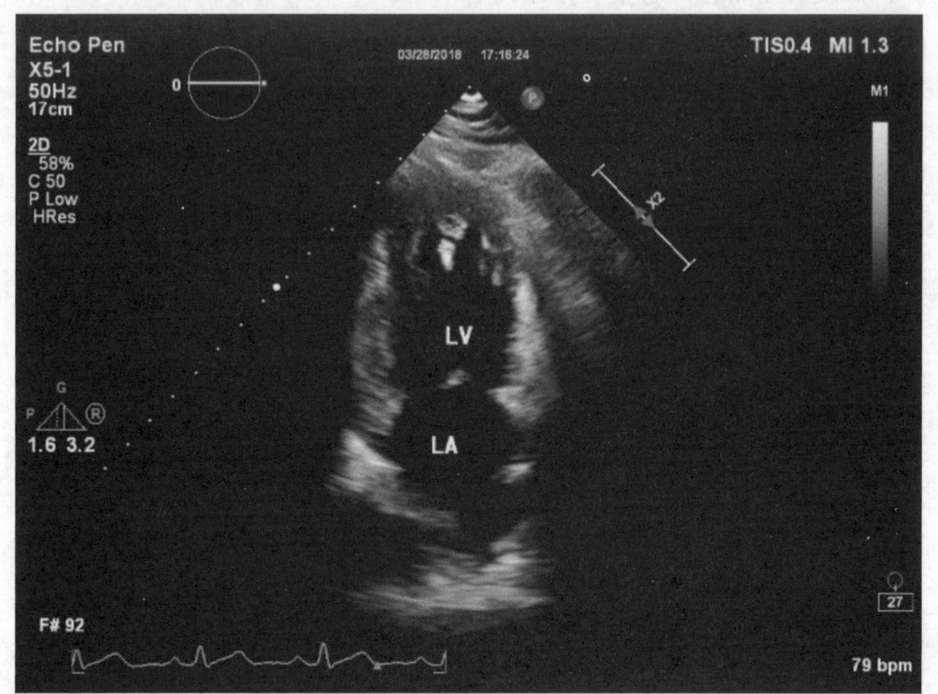

图 11-2-13 心尖两腔心切面

7. 剑下双腔静脉-双心房切面

图像右侧为肝脏，可显示肝脏、右心房、三尖瓣、房间隔、左心房和上下腔静脉，是观察房间隔缺损的最佳切面（图 11-2-14）。

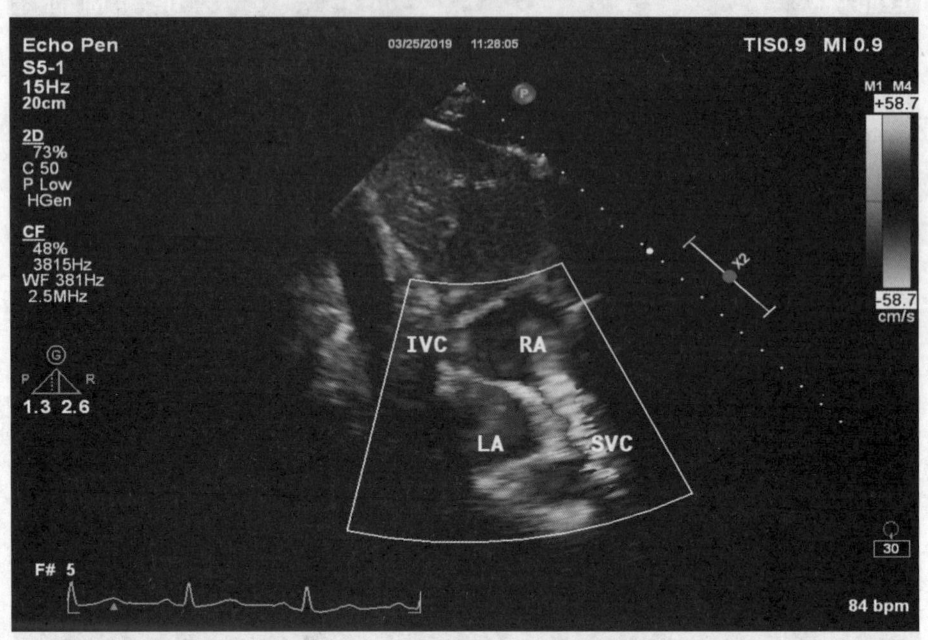

图 11-2-14 剑下双腔静脉-双心房切面

8. 胸骨上窝主动脉弓长轴及短轴切面

（1）胸骨上窝主动脉弓长轴切面：可显示升主动脉、主动脉弓及其主要分支、降主动脉起始部、右肺动脉、上腔静脉及左无名静脉等结构，是显示主动脉弓常用的标准切面。从主动脉弓上方发出的主要分支依次为无名动脉、左颈总动脉和左锁骨下动脉（图 11-2-15）。

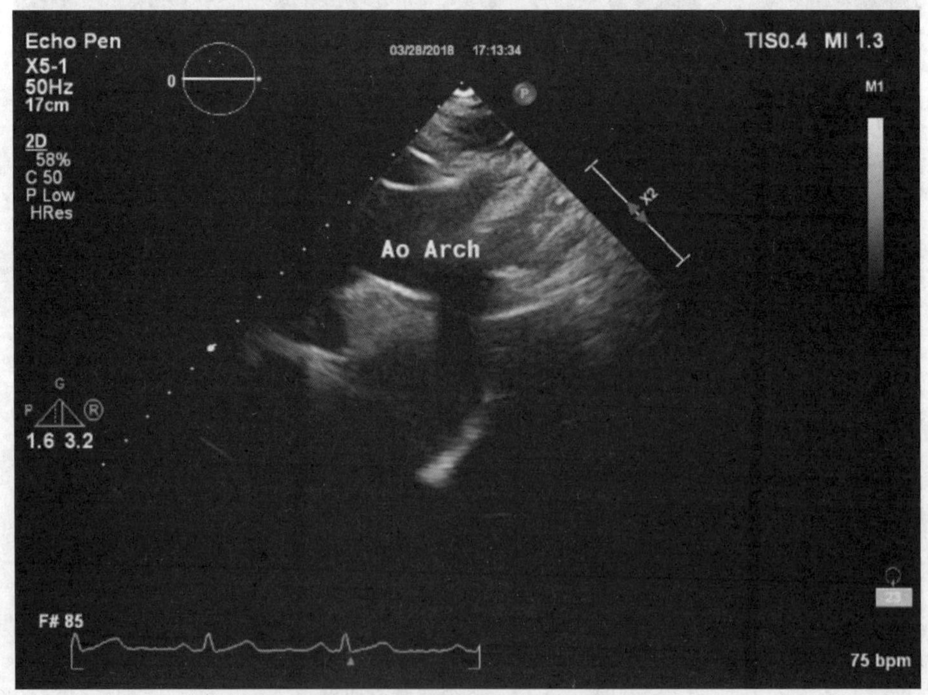

图 11-2-15 胸骨上窝主动脉弓长轴切面

(2)胸骨上窝主动脉弓短轴切面：可显示主动脉弓、左肺动脉、右肺动脉、左心房及永存左上腔静脉等结构，还可显示左心房的四支肺静脉，形似螃蟹，也称螃蟹切面。

(三)多普勒超声心动图检查部位及方法

多普勒超声心动图是目前最主要的心血管超声检查技术之一，它是利用多普勒效应原理，通过多普勒超声仪器检测心血管系统内血流的方向、速度、性质、途径、时间等，为临床诊断和血流动力学研究提供有价值的资料。随着新技术的不断发展，多普勒超声心动图技术也能对心肌组织的运动进行检测分析，在心肌组织成像等方面发挥了重要作用。

多普勒超声心动图技术主要分为彩色多普勒血流成像和频谱多普勒技术两大类。频谱多普勒又包括脉冲和连续多普勒两种。

1. 脉冲多普勒(PW)技术

脉冲多普勒技术采用间断发射和接收超声脉冲，适用于对血流进行定位诊断。脉冲多普勒所测流速大小受到脉冲取样频率等限制，其脉冲取样频率与取样深度成反比，因此，脉冲多普勒技术难以测量高速血流(图 11-2-16)。

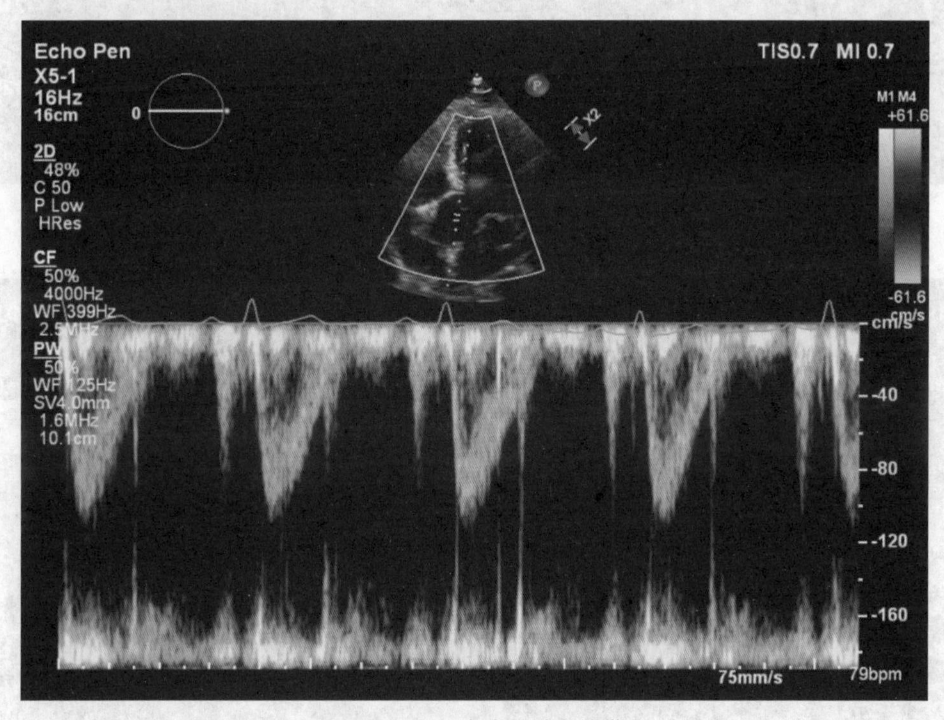

图 11-2-16　脉冲频谱多普勒

2. 连续多普勒(CW)技术

连续多普勒技术通过连续发射和接收超声脉冲来显示血流信息，能测量高速血流并进行血流动力学定量分析，包括测算各种心腔压力、心排血量、狭窄口面积等(图 11-2-17)。

3. 彩色多普勒血流成像(CDFI)

彩色多普勒血流成像采用自相关技术及彩色编码技术，并以色彩显示血流方向、速度、性质、时相和途径等，在诊断和鉴别诊断心血管病变中各种分流、反流时具有独特的作用(图 11-2-18)。

4. 彩色多普勒组织成像(TDI)

彩色多普勒组织成像是采用彩色编码及频谱多普勒的一种新技术，可以实时显示心肌组织运动所产生的低频多普勒频移，能检测心肌组织运动方向、速度等信息(图 11-2-19)。

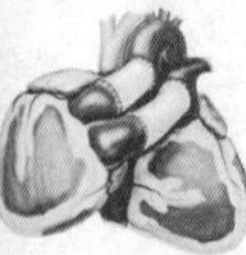

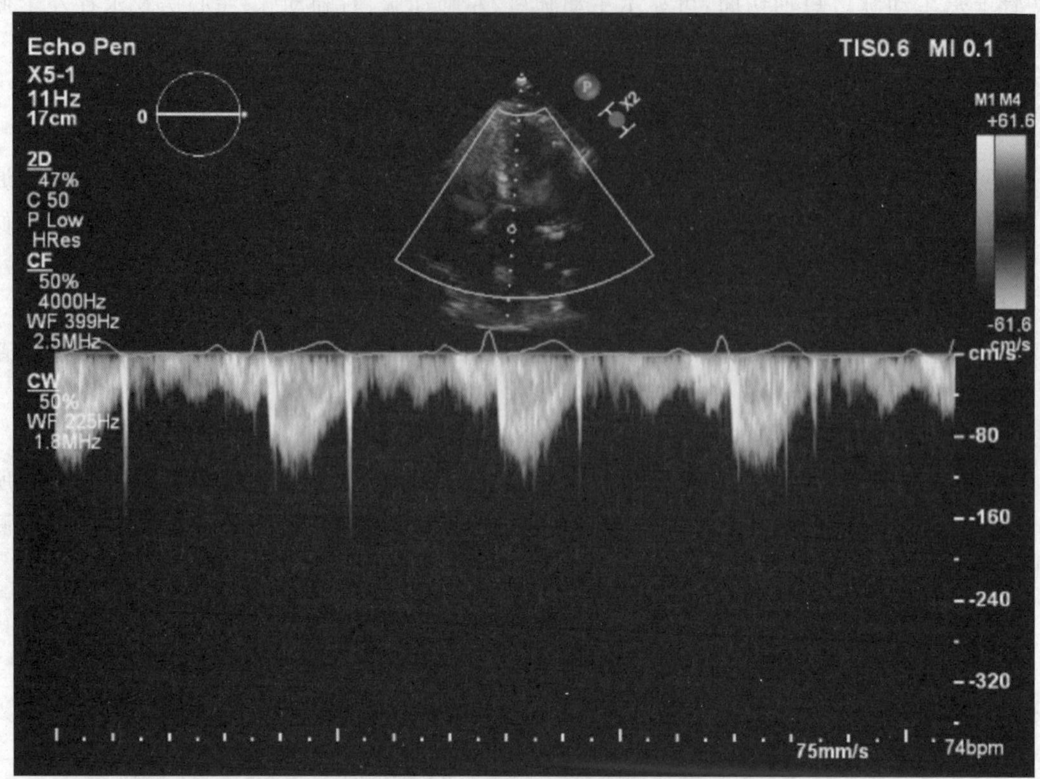

图 11-2-17　连续频谱多普勒

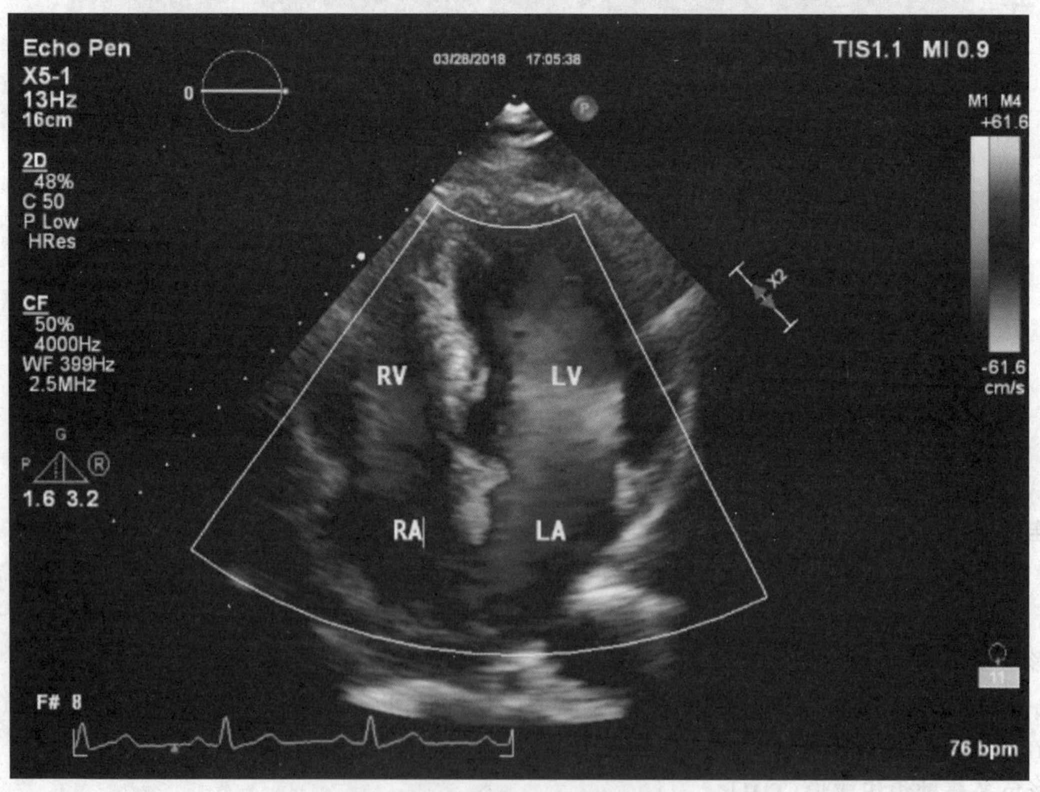

图 11-2-18　彩色多普勒血流成像

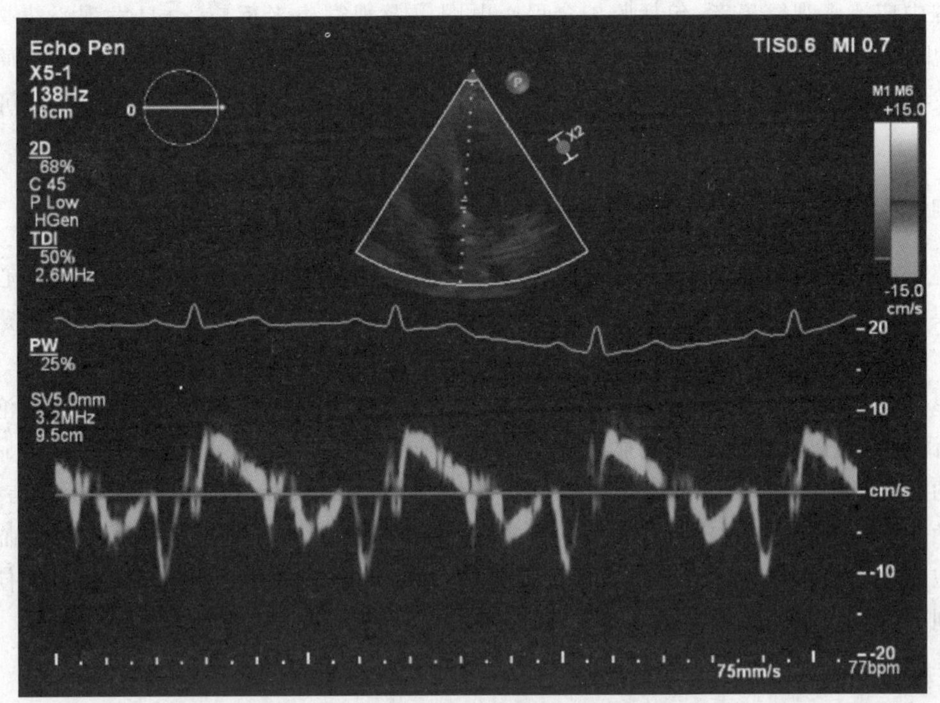

图 11-2-19 彩色多普勒组织成像

(四)经食管超声心动图检查方法

虽然经胸超声检查具有无创伤性、操作简便并可反复检查等优点,已得到广泛应用,但由于受到胸廓声窗的限制,对于有肺气肿、过度肥胖、胸廓畸形等疾病的患者以及左心耳、人工瓣、房间隔等心内结构往往难以清晰成像,从而影响诊断和鉴别诊断。

经食管超声心动图(transesophageal echocardiography,TEE)是将特殊的食管超声探头插入食管内,超声声束从心脏大血管的后方向前扫查心脏,因此 TEE 成像更清晰,尤其适于上述难以成像的疾病或心内结构的显示。

由于 TEE 有一定的创伤性,故其有较严格的适应证。通常只有在常规经胸超声检查难以明确诊断,或必须在 TEE 下才能实施的心血管病介入性治疗、外科术中监测等情况下,同时又没有禁忌证时才考虑选择应用 TEE 检查。

TEE 检查前,应去除患者口腔活动性异物,包括活动性义齿、鼻胃管等。患者一般取左侧卧位,插入探头后可继续保持左侧卧位或平卧位。嘱患者保持安静,呼吸平稳,将左侧口角尽量放低,旁边放置弯盘以容纳流出的分泌物。检查时采用局部麻醉,含漱局部麻醉剂或应用局部麻醉剂喷雾,也可缓慢吞咽含有 2 mL 利多卡因喷雾剂或 1 mL 盐酸可卡因的半胶冻状润滑胶,充分麻醉咽部和食管,减少对探头刺激的反应,减轻痛苦,提高插管成功率。对儿童或不能配合的患者可酌情使用镇静剂或基础麻醉剂。外科术中监测或极少数配合困难者可采用全身麻醉,麻醉后插入食管探头则比较容易。有气管插管者可将气管插管推向一侧,在其旁边插入 TEE 探头。插入 TEE 探头时嘱患者头部尽量后仰,使口腔、咽部和食管成为直线,口腔内放置牙垫,轻微做哈气状,当探头顶端进入食管起始段时,嘱患者做吞咽动作配合。

TEE 检查时,可将探头换能器放置于食管的胸段、腹段或胃内检查,也可将探头顶端插入胃内后,采用逐步后撤探头的方法进行系统检查。探头深度需根据检查部位确定,检查心底部和心房结构时,一般将探头顶端放置于食管上段、左心房后方,受检者前切齿至换能器距离约 31 cm;检查心室时将换能器放置于食管下段或胃内,受检者前切齿至换能器距离为 35～40 cm。

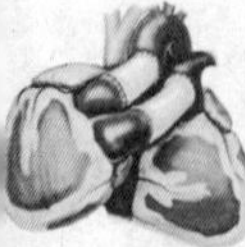

检查过程中应严密观察患者，包括监护全程心电图以及观察患者反应，一旦发现心律失常等突发情况，应立即撤出探头并进行抢救。TEE术后至少应静卧数分钟，术后禁食2 h，之后进食流质饮食。

常见并发症有咽部黏膜擦伤、血痰、阵发性室上性心动过速、一过性高血压等，个别可出现严重并发症。

（五）心脏声学造影

在常规超声心动图检查的基础上，通过静脉等途径将某些物质注入血管内，达到增强心脏或血管等脏器显影效果的方法，称为心脏声学造影或造影超声心动图（简称声学造影）。上述可产生声学造影作用的物质称为声学造影剂或对比增强剂。

声学造影剂基本由微气泡组成。由于血液与微气泡之间的声阻抗差较大，当含有微气泡的声学造影剂进入血液，微气泡与血液之间非常明显的声阻抗差形成强烈的超声反射，使原来没有明显回声反射的心血管腔内的血流得到显像，为心血管系统解剖结构、心内分流或反流等提供明确的诊断信息。

根据声学造影的部位，一般分为右心声学造影、左心声学造影和心肌声学造影三种。临床上常将含有空气微气泡的生理盐水作为右心声学造影剂使用，而左心声学造影和心肌声学造影目前使用的较理想的声学造影剂是含有六氟化硫微泡的声诺维（SonoVue）。

心脏声学造影在心血管超声诊断及临床研究方面具有极为重要的意义。

（六）三维超声心动图

通过实时三维超声心动图能获取心脏感兴趣区结构的立体影像，其三维图像可显示出心脏与大血管空间解剖结构的立体形态、大小、程度、范围、毗邻结构的复杂解剖位置关系以及动态变化，从而能更为直观与准确地对心脏结构病变进行定性诊断与定量分析。目前，临床上三维超声心动图主要应用于：

（1）显示房室壁及腔室的立体形态。

（2）诊断心脏瓣膜疾病。

（3）辅助先天性心脏病诊断。

（4）诊断心脏占位性病变。

（5）介入治疗术中引导与监测。

（七）血管内超声

血管内超声技术是将无创超声成像和有创心导管技术相结合用于诊断血管病变的方法，通过心导管将微型化的超声换能器插入血管腔内，再经电子成像系统显示血管断面的形态和（或）血流，主要包括血管内超声显像（intravascular ultrasound imaging，IVUS）技术和多普勒血流测定两方面，后者主要为冠状动脉多普勒血流速度描记。IVUS提供血管横截面图像，观察管腔形态和管壁结构，了解血管内膜下各层解剖形态。多普勒血流描记技术则记录血管内的血流速度，血流速度的改变反映了冠脉循环的病理生理功能。

目前，临床上所用的血管内超声导管直径多为2.6～3.5 F（0.96～1.17 mm），适用于冠脉或周围血管（如腹主动脉）的成像需要。用于冠脉内的超声导管直径较细。一般来说，换能器的超声频率越高，其分辨力越高，但穿透力降低，成像范围减小。用于冠脉成像的超声探头频率较高（20～40 MHz），适用于近距离成像，其轴向和侧向分辨率分别为0.08～0.10 mm和0.20～0.25 mm。用于周围血管和心腔内成像的超声导管频率多为9 MHz，适用于大血管和心腔成像。目前，IVUS技术已在心血管临床上得到了广泛应用，尤其在冠脉疾病的介入诊断和治疗中发挥了重要作用。

五、血管超声检查

（一）正常动脉超声表现

正常动脉的管壁包括：内膜层，为一细线样连续光滑的等回声带；中膜平滑肌层，为低回声暗带；外膜层，为清晰而明亮的强回声带，为疏松结缔组织结构，如图 11-2-20(a)所示。正常动脉血流为层流，充盈整个管腔。血流从血管周边至管腔中心呈现由低速到高速或由暗到明亮的色彩变化，符合层流血流动力学特征。

1. 颈总动脉、颈内动脉及颈外动脉

(1)二维超声：正常颈内动脉自颈总动脉分出后出现局限性管径稍增宽，为颈内动脉球部。球部以远的颈内动脉管腔大小相对均匀一致。颈外动脉可见多个分支。颈内动脉与颈外动脉及颈总动脉远端在同一断面可以显示出典型的 Y 字形结构，如图 11-2-20(b)所示。

(2)多普勒超声：颈内动脉供应大脑血流，循环阻力小，具有对称性、低阻力型特征(阻力低于颈总动脉)。颈外动脉供应头面部血流，循环阻力大，血流频谱为高阻力型(阻力高于颈总动脉)。颈总动脉多普勒频谱为窄带型，收缩期频窗清晰，舒张期流速较低，收缩与舒张期血流信号同方向，血管阻力介于颈内动脉与颈外动脉之间，如图 11-2-20(c)所示。

2. 椎动脉

(1)二维超声：正常椎动脉的二维超声显示为节段性血管腔结构(椎动脉横行于横突孔)，如图 11-2-20(d)所示。椎动脉内壁光滑，轻微搏动。当椎动脉绕行一个或多个椎体前方上行时，可以观察到长段无椎体遮挡的椎动脉管腔，即生理性走行变异。

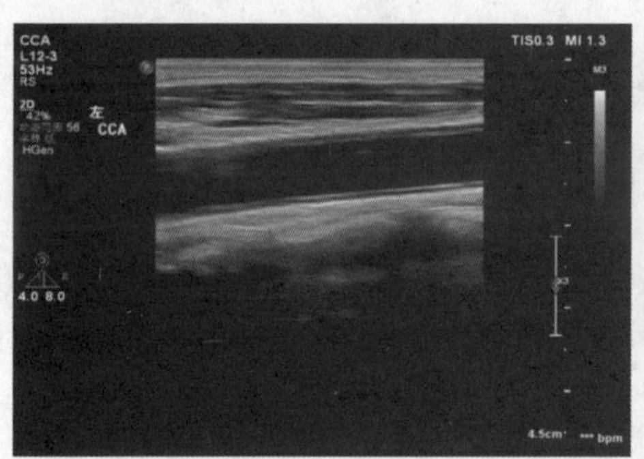

(a) 正常颈动脉管壁

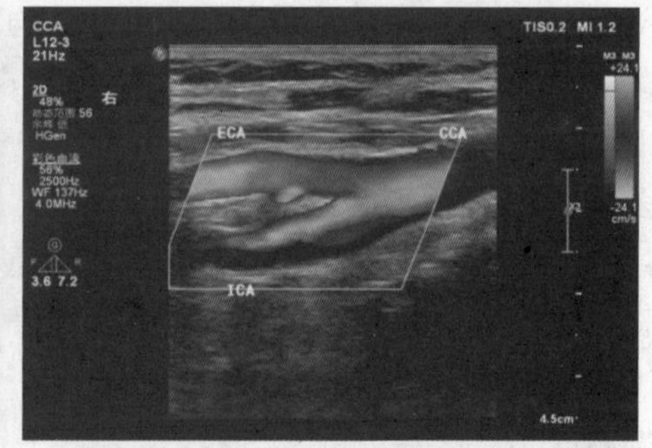

(b) 颈总动脉、颈内动脉、颈外动脉分叉

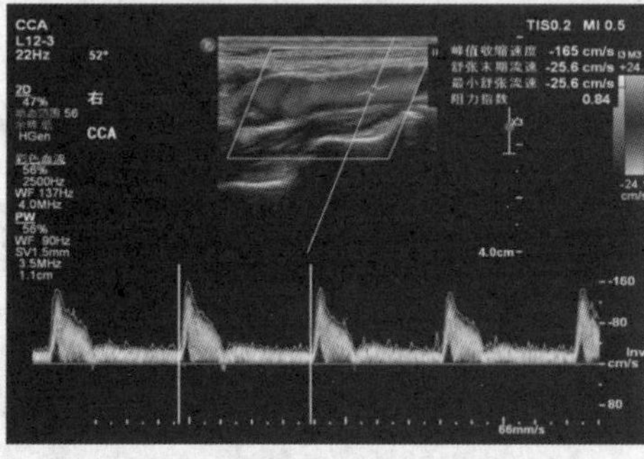

(c) 颈总动脉血流频谱

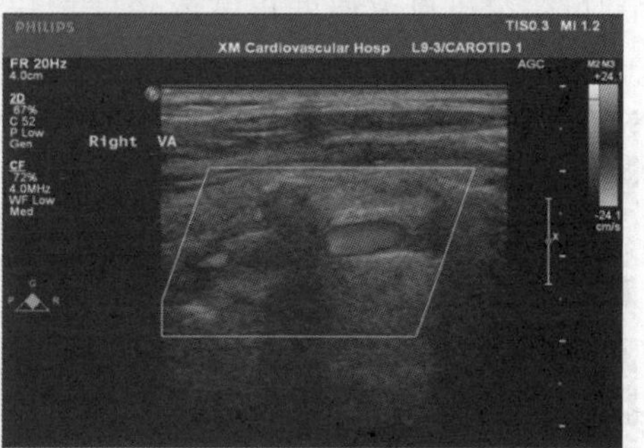

(d) 椎动脉节段性血流

图 11-2-20　颈动脉正常超声

(2)多普勒超声：彩色多普勒血流成像显示节段性血流充盈，具有中心亮带血流分布特征。其血流方

向与同侧颈内动脉相同。血流频谱与颈内动脉相似，均为低阻力型。

3. 锁骨下动脉

(1)二维超声：右侧锁骨下动脉与右侧颈总动脉均由无名动脉分出，形成典型的 Y 字形结构特征。左侧锁骨下动脉直接起源于主动脉弓，位置深，二维结构显示较为困难。

(2)多普勒超声：管腔内血流充盈呈层流状态，中心亮带存在。锁骨下动脉主要供应上肢血液，循环压力大，频谱为高阻力频谱。

4. 四肢动脉

(1)二维超声：动脉管壁三层结构清晰可见，以管径较大且较为表浅的四肢动脉最为明显。当动脉位置较深和(或)动脉管径较小时，二维超声对其管腔和管壁结构的分辨常受到限制。

(2)多普勒超声：正常四肢动脉内彩色血流充盈良好，呈红色、蓝色交替，这是由收缩期的前进血流和舒张期的短暂反流造成的。静息状态下，频谱呈典型的三相波，即收缩期为快速上升的正向波，舒张早期的短暂反流形成反向波，舒张晚期为低速正向波。正常四肢动脉多普勒频谱波形呈现清晰的频窗，无湍流。血流速度顺血流方向递减。

(二)动脉硬化病变

动脉粥样硬化病变好发的部位以动脉分叉处最多见。动脉硬化病理变化主要是动脉内膜内脂类聚集，纤维组织及钙质沉积，内、中膜逐渐增厚，硬化斑块形成，动脉狭窄和闭塞，最后导致血流供应障碍。

1. 二维超声

(1)内中膜增厚：早期脂质沉积，动脉内膜层与中膜层平滑肌融合，呈局限性和弥漫性增厚。通常内中膜(intima-media thickness，IMT)厚度大于或等于 1.0 mm 界定为动脉内-中膜增厚，如图 11-2-21(a)所示。

(2)粥样硬化斑块形成：在 IMT 增厚的基础上出现动脉硬化斑块。斑块的基本结构包括斑块表面的纤维帽、核心部和上下肩部。根据回声特征可分为均质性(斑块内部回声均匀一致，表现为均匀的高、中、低回声)和不均质性回声斑块(斑块内部高、中、低回声混合)。

(3)颈动脉狭窄或闭塞：粥样硬化斑块发展到严重阶段，可造成颈动脉的狭窄和闭塞。

2. 彩色多普勒

轻度狭窄时血流充盈不全，可无明显湍流。中重度狭窄时，狭窄段血流充盈变细，甚至呈细线样，而远端血管扩张。狭窄段呈现"五彩镶嵌样"血流信号，如图 11-2-21(b)所示。当血管闭塞时血流信号消失，闭塞近端血流流速减慢，并出现逆流。

3. 多普勒频谱

轻度狭窄时，狭窄段血流速度正常或轻度增快；中重度狭窄时，收缩期峰值与舒张末期血流速度增快，频窗填充，狭窄远端峰值流速减低，加速时间延长。

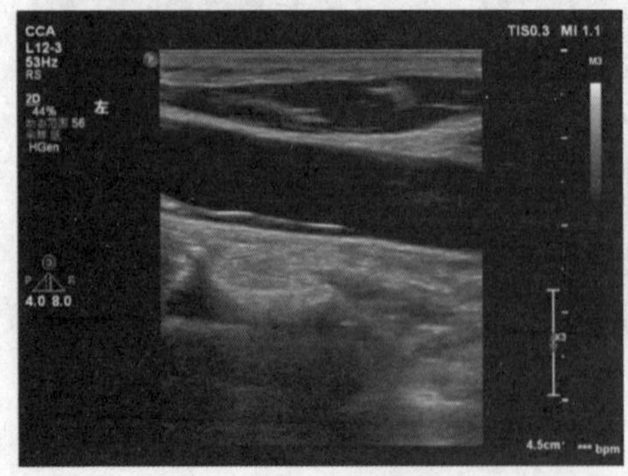

(a) 颈动脉内中膜增厚

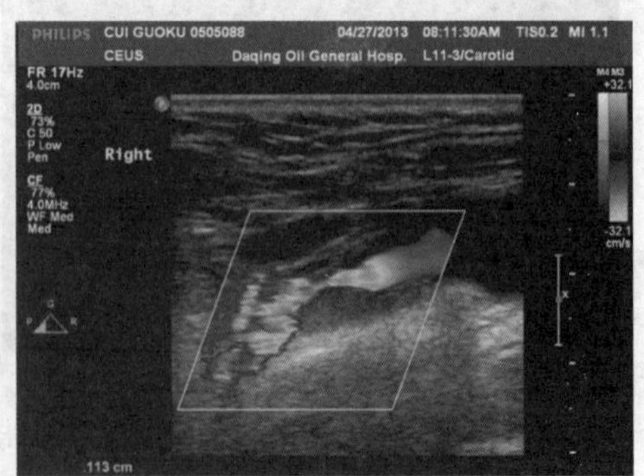

(b) 颈动脉球部重度狭窄

图 11-2-21 颈动脉硬化

（三）正常四肢静脉超声表现

1. 二维超声

四肢静脉内径多宽于伴行动脉内径，且随呼吸运动而变化。在深吸气或乏氏动作时，静脉内径增宽。正常四肢静脉具有以下特征：

（1）管壁菲薄，在二维超声上表现为细线状。

（2）内膜平整、光滑。

（3）管腔内的血流呈无回声，高分辨力超声仪可显示流动的红细胞而呈现弱回声。

（4）具有可压缩性：由于静脉壁很薄，探头加压可使管腔闭合。静脉管腔内可看见静脉瓣膜结构，常见于锁骨下静脉、股总静脉、大隐静脉等。

2. 多普勒超声

正常四肢静脉内显示单一方向的回心血流信号，挤压远端肢体时，管腔内血流信号增强；使用一定的外力使静脉管腔闭合，则血流信号亦随之消失。

多普勒频谱。

（1）自发性：不管肢体处于休息还是运动状态，四肢静脉内均可存在血流信号，特别是大、中静脉。

（2）周期性：四肢静脉内的血流速度、血流量随呼吸运动发生变化。

（3）乏氏反应：深吸气后屏气时，四肢大、中静脉的内径明显增宽，血流信号减少、短暂消失或出现短暂反流。

（4）单向回心血流：由于肢体静脉瓣的作用，正常四肢静脉血流仅回流至心脏。

（四）静脉血栓

1. 二维超声

（1）急性血栓：2 周以内发生的血栓。二维超声特征包括：①血栓处静脉管径明显扩张；②血栓形成后数小时到数天之内表现为无回声，1 周后回声逐渐呈低回声；③静脉管腔不能被压瘪，如图 11-2-22 所示。

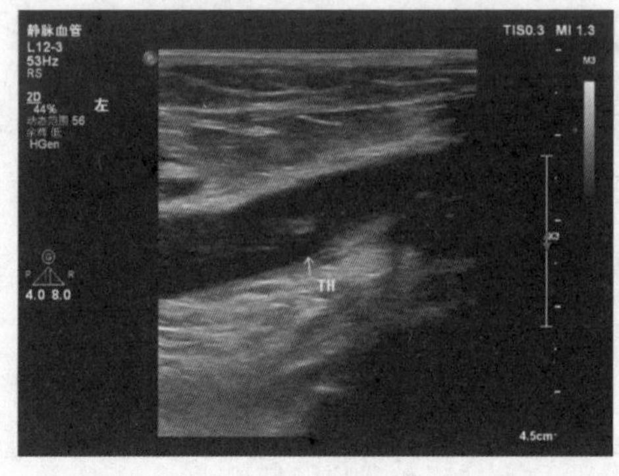

（a）部分型血栓

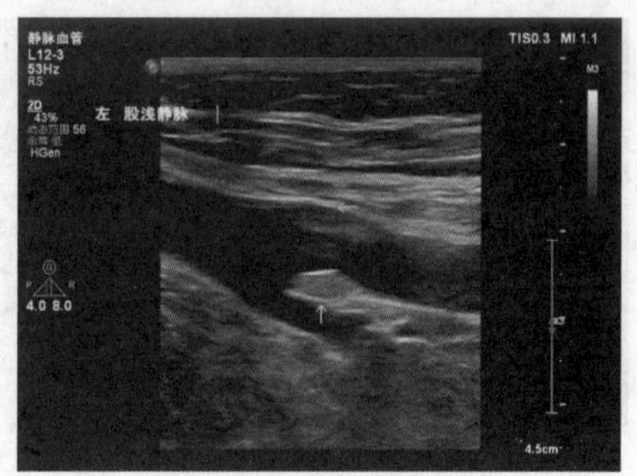

（b）静脉瓣下血栓

图 11-2-22 静脉血栓

（2）亚急性血栓：发生在 2 周～6 个月之间的血栓。超声特点包括：①血栓回声较急性逐渐增强；②血栓逐渐溶解和收缩，血栓变小、固定，静脉内径回缩；③静脉管腔不能完全被压瘪；④血栓黏附于静脉壁，不再自由浮动。

（3）慢性期血栓：发生 6 个月以上的血栓。超声特点主要包括：①管壁不规则增厚；②静脉瓣膜增厚、回声增强。

2. 多普勒超声

（1）急性血栓：血栓段静脉内完全无血流信号或只能探及少量血流信号。

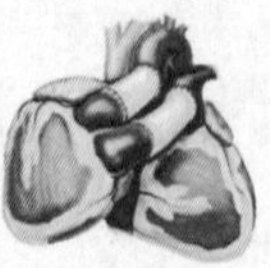

(2)亚急性血栓:①血栓再通后静脉腔内血流信号增多;②侧支循环形成。

(3)慢性期血栓:①静脉瓣反流;②静脉侧支循环形成。

(苏茂龙、陈　旭)

第三节　X线胸片

一、心脏的位置

正常情况下,心脏大部分位于左侧胸腔,但是很多先天性心脏病常出现心脏位置异常,以右位心和左旋心最为常见。

(一)右位心

右位心指心尖位于右侧胸腔,根据内脏位置又分为镜面右位心与孤立性右位心。前者在胸片上心尖位于右侧胸腔,胃泡位于右膈下,即心脏和内脏位置与正常人完全呈镜面关系[图 11-3-1(a)]。后者又称右旋心,其内脏位置正常,在胸片上,心尖位于右侧心腔,胃泡位于左膈下[图 11-3-1(b)]。镜面右位心通常并无心内结构异常,但右旋心常合并不同程度的心脏畸形。右位心需与心脏右移相鉴别,而心脏右移的常见原因为肺、胸膜或纵隔病变。

(二)孤立性左位心

孤立性左位心又称左旋心,指心尖位于左侧胸腔,但内脏反位,在胸片上胃泡位于右膈下,常合并严重的心脏复杂畸形[图 11-3-1(c)]。

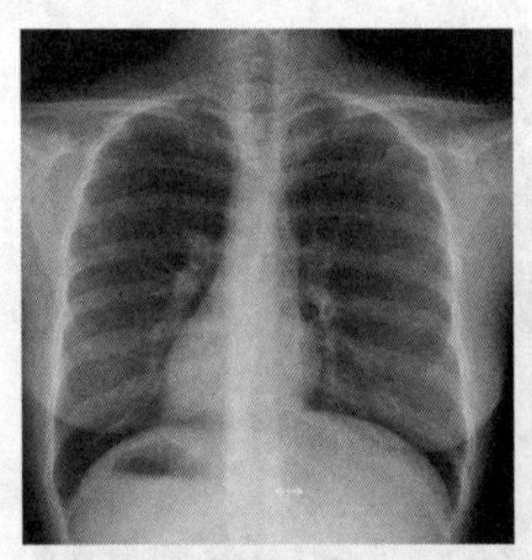
(a) 镜面右位心

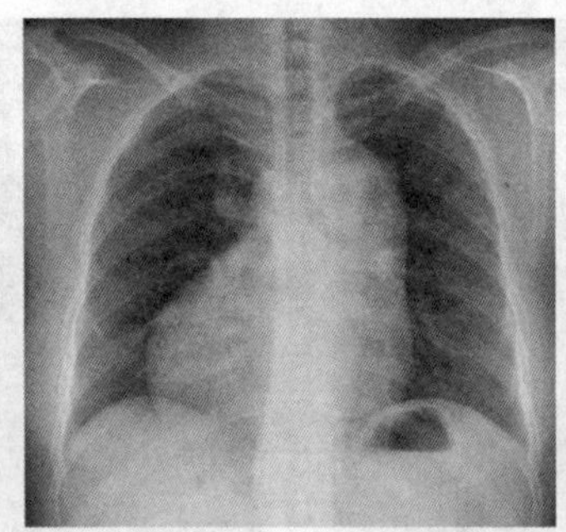
(b) 孤立性右位心

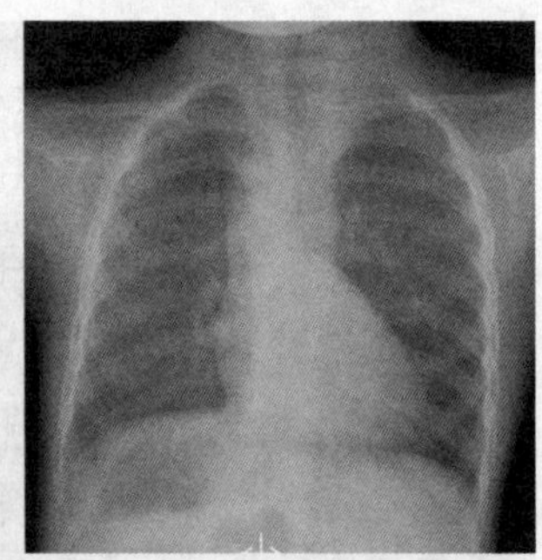
(c) 孤立性左位心

图 11-3-1　心脏位置异常

(三)中位心

中位心的心尖居中,左右基本对称。大多数中位心合并复杂心脏畸形并常伴水平肝、多脾或无脾等。

二、心脏的大小

X线胸片上的心脏大小常用心胸比来判断。心胸比是指心脏横径(左右心缘至中线的最大距离之和)与胸廓横径(通过右膈顶水平的胸廓内径)的比值,心胸比正常值为0.5。心胸比为0.50～0.55者为心脏轻度增大，心胸比＞0.60者为高度增大，在两者之间为中度增大。但心胸比只能大致反映心脏大小，而且受年龄、体型、体位及呼吸运动影响，因此临床上应全面综合分析，特别要排除呼气不足的影响。

不同房室的增大在X线胸片上具有不同的征象。左心房增大时，正位胸片心影内有时可见双房影；严重时心脏右缘可见双边影、气管分叉角度增大、左侧支气管受压抬高等征象；右前斜位或左侧位食道服钡片可见食道受压而向后移位(图 11-3-2)。

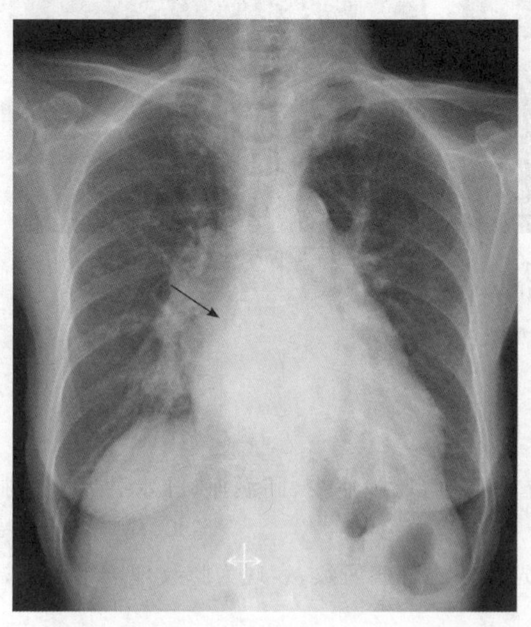

（a）后前位示两肺淤血，左房扩大，可见气管分叉角增大（黑色箭头）

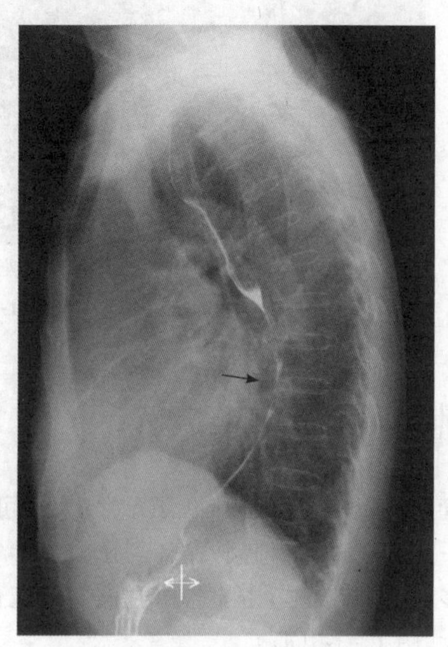

（b）左侧位服钡片可见食道受压后移（黑色箭头）

图 11-3-2 风湿性心脏病二尖瓣狭窄

左心室增大时，正位胸片可见左心缘圆隆，心尖向左下延伸；左侧位或左前斜位可见心后下缘增大，心后间隙缩小或消失(图 11-3-3)。

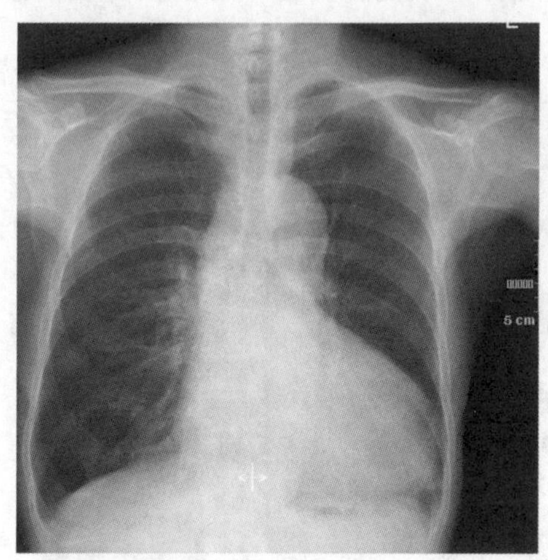

（a）正位片示左心室增大，左心缘向左下延长

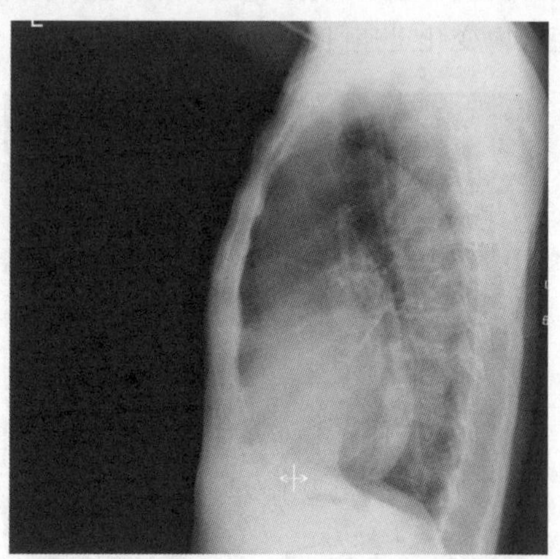

（b）左侧位示心后缘下段向后移位，心后间隙消失

图 11-3-3 主动脉瓣关闭不全

右心房增大时，后前位示心右缘下段延长并向右侧突出。右心室增大时，正位片示心脏膈面增宽，心脏横径增大，心尖圆隆上翘；左侧位示心前间隙缩小甚至消失(图 11-3-4)。

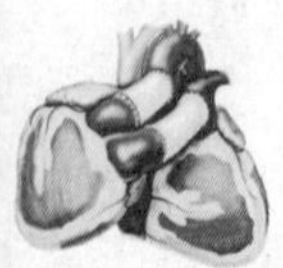

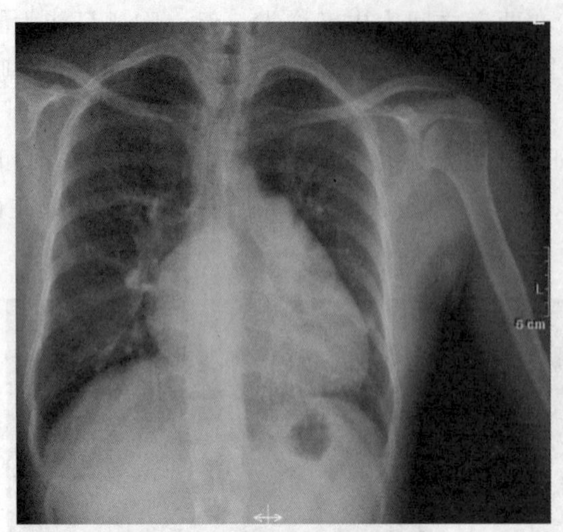

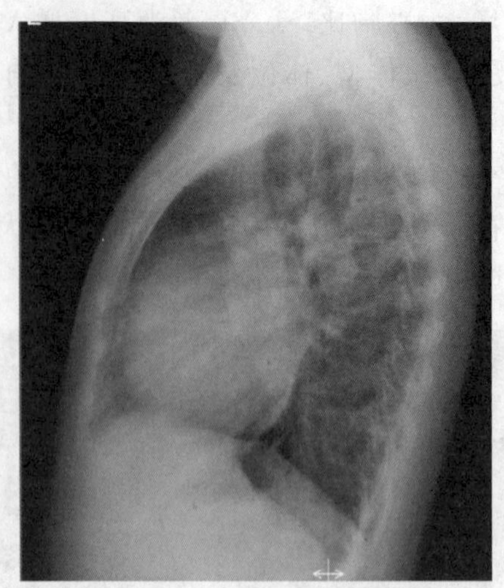

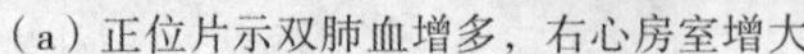

（a）正位片示双肺血增多，右心房室增大　　（b）左侧位片可见心前间隙消失

图 11-3-4　房间隔缺损

三、肺循环异常

心血管系统疾病可引起肺循环异常，大致可分为肺血多、肺血少、肺淤血、肺水肿等。当肺血多和肺淤血达到一定程度时可引起肺循环高压。

肺血多：又称肺充血，主要是由左向右分流性先天性心脏病所致，表现为肺纹理增粗增多，边缘锐利，肺门影增大[图 11-3-5(a)]。

肺血少：系右心排血受阻、肺动脉阻力或压力升高、肺动脉狭窄或闭塞等所致，表现为肺纹理稀疏，肺野透过度增加[图 11-3-5(b)]。

肺淤血：系肺静脉回流障碍所致，多见于风湿性心脏病二尖瓣狭窄或阻塞性病变，如肿瘤阻塞二尖瓣口等。胸片表现为上肺静脉扩张，肺纹理模糊，肺野透过度下降[图 11-3-5(c)]。

肺水肿：常由左心衰竭所致，急性肺泡性肺水肿表现为以双侧肺门为中心的大片状阴影，典型者呈“蝶翼状”，短期内变化迅速[图 11-3-5(d)]。

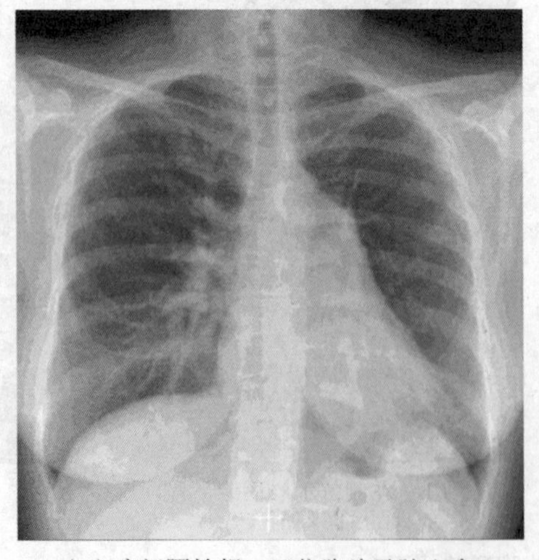

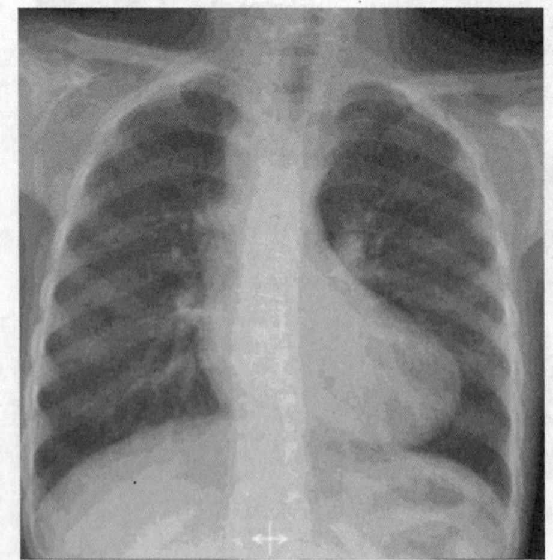

（a）房间隔缺损：正位胸片示肺血多　　（b）法洛四联症：正位胸片示肺血少

图 11-3-5　肺循环异常 X 线胸片表现

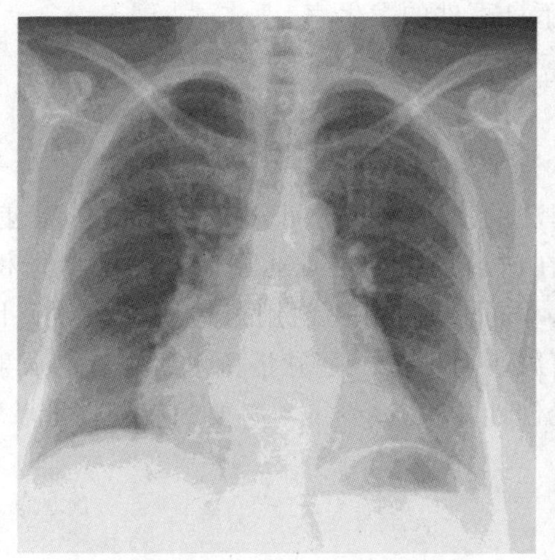

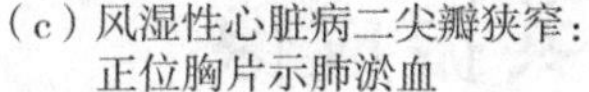

（c）风湿性心脏病二尖瓣狭窄：正位胸片示肺淤血

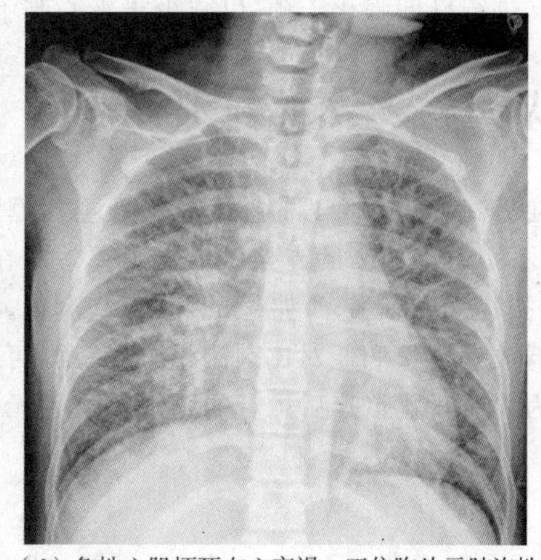

（d）急性心肌梗死左心衰竭：正位胸片示肺泡性肺水肿，表现为以两肺门为中心蝶翼样阴影

图 11-3-5　肺循环异常 X 线胸片表现(续)

（赵世华）

第四节　X 线计算机断层血管扫描

X 线计算机断层血管扫描(X-ray computed tomography angiography,CTA)对胸部大血管疾病的应用价值主要包括临床急危重症，如主动脉夹层、壁内血肿、主动脉瘤、肺动脉栓塞等的诊断，目前已基本取代有创心血管造影，成为首选检查方法。CTA 不仅可以显示管腔狭窄或扩张、管腔充盈缺损，还可以显示管壁形态学改变，能为疾病诊断和鉴别诊断提供更多信息。

一、冠状动脉钙化的评估

冠状动脉钙化与动脉粥样硬化密切相关，CTA 对其具有很高的敏感性，常用的评价冠状动脉钙化程度的指标有冠状动脉钙化积分、钙化面积和钙化容积。冠状动脉钙化程度与患者远期预后及心脏不良事件发生率密切相关。

二、冠状动脉狭窄及斑块的评估

冠状动脉 CT 血管成像(coronary computed tomography angiography,CCTA)是目前无创评价冠状动脉解剖结构的最佳影像学方法。它能够清晰显示冠状动脉及其周围结构的解剖细节，对排除阻塞性冠状动脉病变具有非常高的阴性预测价值，从而可减少有创冠状动脉造影的应用。缺点是阳性预测值较低，管壁严重钙化也会干扰对管腔狭窄的判断，且具有辐射危害，因此，目前国际指南并不推荐将 CCTA 应用于低度风险的无症状人群，更不可用于群体普查。

除了评估冠脉狭窄，CCTA 还能够对斑块形态特征及成分进行分析。目前认为 CCTA 显示的不稳定性冠状动脉斑块具有以下形态学特点：正性重构、低密度成分(CT 值<30 HU)、点状钙化与餐巾环征，其对应的病理学基础分别为较重的斑块负荷、较大的斑块内脂质核心、斑块内的点状钙化以及不稳定斑块中血管外膜新生血管。借助 CCTA 斑块特性分析，有望为临床无创筛选出具有高危斑块的冠心病患

者，有助于对其进行早期强化干预，以减少未来心脏不良事件的发生率。

三、冠状动脉支架及搭桥术后评价

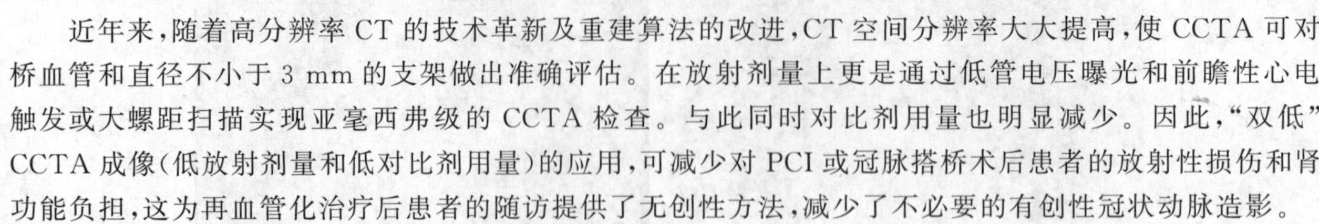

近年来，随着高分辨率 CT 的技术革新及重建算法的改进，CT 空间分辨率大大提高，使 CCTA 可对桥血管和直径不小于 3 mm 的支架做出准确评估。在放射剂量上更是通过低管电压曝光和前瞻性心电触发或大螺距扫描实现亚毫西弗级的 CCTA 检查。与此同时对比剂用量也明显减少。因此，“双低”CCTA 成像(低放射剂量和低对比剂用量)的应用，可减少对 PCI 或冠脉搭桥术后患者的放射性损伤和肾功能负担，这为再血管化治疗后患者的随访提供了无创性方法，减少了不必要的有创性冠状动脉造影。

(赵世华)

第五节　心脏核磁共振成像

心脏核磁共振成像(cardiac magnetic resonance imaging，CMR)在心血管临床中具有重要的应用价值。

一、CMR 检查的适应证

(1)冠状动脉硬化性心脏病(简称冠心病)。

(2)各种类型的心肌病，包括各种原发性心肌病以及主动脉瓣病变、肺动脉高压或肺动脉瓣病变、高血压等所致的心肌肥厚。

(3)急慢性肺源性心脏病，CMR 是评估右心功能的金标准。

(4)心包疾病，包括心包积液、缩窄性心包炎、心包内占位性病变等。

(5)心脏肿瘤，包括心腔内、心壁内及其与心包、纵隔肿瘤的鉴别等。

(6)先天性心脏病，尤其适用于复杂心脏畸形。

(7)各种大血管疾病，包括动脉瘤、主动脉夹层、大动脉炎、主动脉缩窄以及大血管先天性畸形和变异。

(8)作为超声心动图的补充手段，也可用于心脏瓣膜病的检查。

二、CMR 检查的禁忌证

(1)体内装有起搏器或埋藏式转律除颤器(是目前 CMR 检查的绝对禁忌证)。

(2)体内铁磁性物体植入(目前大部分冠脉支架系非铁磁性或弱铁磁性，在心脏磁共振检查中是安全的，具体铁磁性植入物需咨询或核对该具体铁磁性物质在磁共振检查中的安全性)。

(3)幽闭恐惧症、昏迷躁动、不自主运动、心力衰竭等不能平卧配合的检查者。

(4)严重心律不齐者，为相对禁忌证。

(5)慢性肾病 4 期或 5 期的患者(估算肾小球滤过率<30 mL/min · m^{-2})禁用含钆对比剂，急性肾衰和慢性肝病的病人也不宜使用，因为有发生肾源性纤维化的危险。

三、CMR 常见的检查序列及其应用

1. 快速自旋回波技术(T1-weighted fast SE-MRI)

快速自旋回波技术即通常所述的黑血序列 HASTE 和快速自旋回波 TSE 序列，扫描覆盖范围一般

从主动脉弓至心脏膈面，旨在观察心脏解剖结构，初步显示心房、心室和大血管结构。

2. 平衡稳态自由进动技术的 MR 电影序列(cine-MRI using the-SSFP technique)

扫描层面一般采用左室两腔心、四腔心、左室流出道、左室短轴等层面，旨在观察心脏整体和节段性运动以及各房室瓣及主动脉瓣活动情况等，并获得左室舒张末横径、射血分数、舒张末期容积、收缩末期容积、心搏量、心输出量、心肌质量等参数。

3. 速度编码的 MR 电影序列(velocity-encoded MRI)

定量测量血流速度和血流量，可对肥厚性心肌病左室流出道的流速进行估计，并根据流速计算峰值压差，判断是否有流出道梗阻；也可用于定量评估瓣膜或心包疾患等引起的血流异常，如房室瓣狭窄或反流情况，计算峰值流速和反流指数。

4. 钆对比剂延迟增强(late Gadolinium enhancement，LGE)

通常采用心电门控屏气相位敏感反转恢复 Turbo FLASH 序列，用于识别心肌纤维化，并可对心肌纤维化或瘢痕进行定性和定量评估，在缺血性和非缺血性心肌病的诊断和鉴别诊断中发挥着重要作用。

5. 负荷心肌灌注成像

目前多采用腺苷或 ATP 心肌负荷灌注，也可采用多巴酚丁胺负荷功能成像，旨在判断有无心肌缺血。

(赵世华)

第六节　循环系统核医学诊断

一、心肌灌注显像

(一)原理

心肌依靠冠状动脉供血以维持其正常功能。放射性核素或放射性核素标记的化合物经静脉注射后，随冠状动脉血流而被心肌细胞选择性摄取，其摄取量与心肌局部的血流量呈正相关。冠状动脉狭窄时，该血管支配的心肌血流灌注减少，对显像剂的摄取较周围正常心肌摄取减少，且随着血管狭窄程度增加，其摄取量减少也越明显，在图像上表现为相应区域放射性分布减少，甚至缺损。因此，心肌局部对显像剂摄取的多少可以间接反映冠状动脉狭窄部位、范围和程度，从心肌细胞水平上反映出心肌各节段血流灌注情况。由于冠心病发病与心肌细胞功能异常比起其与冠状动脉狭窄来说有着更直接的关系，而心肌灌注显像可直接反映心肌细胞血供情况，因此，心肌灌注显像比冠脉造影更能明确心肌缺血及程度。

(二)适应证

(1)早期诊断冠心病或心肌缺血。

(2)有胸痛或心律不齐、心电图异常需排除冠心病。

(3)冠状动脉病变危险度分级。

(4)判断心肌细胞活力。

(5)冠状动脉病变疗效评估或随访。

(6)室壁瘤、心肌病、心肌炎的辅助诊断。

(三)显像剂

目前使用的主要是氯化亚铊(^{201}TlCl)和甲氧基异丁基异腈(^{99m}Tc-MIBI)。

1. 氯化亚铊($^{201}TlCl$)

^{201}Tl 具有与 K^+ 类似的生物学特性，静脉注射后能迅速被心肌细胞摄取，5～10 min 后即在心肌细胞达到摄取高峰，15 min 后便可获得^{201}Tl 在心肌早期分布图像，随后又能被清除，心肌细胞摄取和清除均同步进行，局部心肌摄取量和随后被清除的速度与该局部心肌冠状动脉血流量呈正相关，因而可根据局部心肌摄取^{201}Tl 量和清除速度来诊断冠心病。再分布是指正常心肌细胞清除^{201}Tl 的速度较缺血心肌细胞快，随时间延长，二者间的放射性浓度差别越来越小，甚至消失(一般在 3～4 h)，在延迟图像上可见放射性"充填"现象，在核医学中称为"再分布"。初期图像上表现为心肌局部放射性分布缺损，而延迟显像图上有"再分布"现象即为典型的心肌缺血表现。

2. 甲氧基异丁基异腈(^{99m}Tc-MIBI)

^{99m}Tc-MIBI 是脂溶性正价小分子络合物，经静脉注射后通过被动扩散机制进入心肌细胞，再由主动转运机制浓聚于线粒体中，心肌细胞对其摄取量与局部冠状动脉血流量呈正相关，因此可根据心肌局部放射性分布量来判断有无冠状动脉狭窄病变。与^{201}Tl 相比，MIBI 的最大特点是在心肌内没有明显再分布特点，进入心肌细胞线粒体后，可稳定滞留 5 h 以上，因此进行心肌显像时需要在负荷状态和静息状态下分别注射 MIBI。基于^{99m}Tc 的优良物理特性，使用^{99m}Tc-MIBI 作为显像剂可以获得高质量图像。

(四)患者准备

检查前 48 h 停用 β 受体阻滞剂，如普萘洛尔(心得安)、美托洛尔(倍他乐克)等；停用钙通道阻滞剂。检查当日早晨空腹，自备脂肪餐如煎鸡蛋等。患者检查前空腹，主要是为了减低腹腔脏器的血流量，提高心肌显像的对比度，使图像更为清晰。

(五)检查方法

心肌灌注显像一般要分别进行负荷显像和静息显像(或延迟显像)，同天或隔日进行。若以^{201}Tl 进行心肌灌注显像，则先行负荷显像，即在负荷试验(运动或药物)达到预期值时注入^{201}Tl 111 MBq(3 mci)后 15 min 进行心肌图像采集，获得心肌负荷试验图像；由于^{201}Tl 有再分布特性，3～4 h 后再在同样条件下采集，获得心肌静息灌注图像，不必重新注射放射性药物。若以^{99m}Tc-MIBI 进行心肌灌注显像，由于^{99m}Tc-MIBI 在心肌内没有再分布特性，进行静息或负荷显像时需要分别注射显像剂^{99m}Tc-MIBI。一般先进行负荷(运动或药物)心肌灌注显像，达到预期值时注入^{99m}Tc-MIBI 740 MBq(20 mci)30 min 后进食脂肪餐，60 min 后采集图像；若负荷显像结果异常，则需进行静息心肌灌注显像，若负荷显像结果正常，则不必进行静息心肌灌注显像。

(六)图像采集和处理

1. 平面显像

因图像分辨率低，目前临床较少采用。

2. 断层显像

患者仰卧于检查床上，双手抱头，应用低能高分辨准直器，采集矩阵为 64×64，根据设备设定放大倍数，SPECT 探头从右前斜 45°(RAO 45°)起始向左后斜 45°(LPO 45°)顺时针旋转 180°，一般每间隔 3°～6°采集一幅图像，共计 30～60 帧，然后经计算机重建形成心脏三个断面，即垂直长轴(VLA)、水平长轴(HLA)和垂直短轴(SA)；SPECT 探头也可以 360°旋转采集，增加采集信息量以改善图像质量。亦可采用检查者自身心电图 R 波作为门控信号，每个 R-R 间期采集 8 帧或 16 帧图像，即为门控心肌显像，此种采集方法经计算机处理成心脏电影，可观察左室壁的运动情况，并可据此评估左室心功能。

(苏　福)

二、心肌负荷试验

通过增加心肌耗氧量来揭示冠状动脉血供的限制，包括分级运动负荷试验和药物负荷试验两种方式。

（一）心脏运动负荷试验

1. 原理

在生理情况下，运动时肌肉组织的需氧量会增加，为满足这部分增加的需求，心率相应加快，心排出量增高，冠状动脉血流量增加；而心脏做功增加必然伴有心肌耗氧量的增加。当冠状动脉存在一定程度的狭窄时，患者在静息状态下可以不发生心肌缺血，但运动负荷时则心肌耗氧量增加，此时狭窄的冠状动脉血流量就不能相应增加血供从而满足机体需求，就会引起心肌缺氧、缺血，在心肌灌注图像上表现为放射性稀疏、缺损区。因此，运动负荷试验能反映冠状动脉的储备功能，它能早期提示冠状动脉病变，达到早期无创诊断心肌缺血的目的。

2. 适应证及禁忌证

运动负荷心肌显像的适应证为诊断冠心病、心肌缺血，了解心脏储备功能；而心脏功能严重受损、近期心肌梗死、不稳定型心绞痛、严重高血压及心律失常为其禁忌证。

3. 运动试验的方法

一般采用活动平板及踏车试验，活动平板试验在核医学科较少采用，而应用较多的是踏车试验。在装有功率计的踏车上做踏车运动，以蹬踏的速度和阻力调节运动负荷大小，踏车试验分为 1～7 级，每级运动 2～3 min。患者坐或半卧于踏车运动床上，按运动量分级方案逐级增加运动量，直至达到次极量。

4. 运动试验操作步骤

（1）运动前记录心率、血压、12 导联心电图，建立静脉通道。

（2）运动负荷自 25 瓦开始，观察心电图变化，每 3 min 增加一级（25 瓦），并记录心电图和血压。

（3）达到次极量运动时，记录全套心电图，同时静脉注射心肌显像剂，并继续运动 30～60 s。

（4）停止运动后每 1 min 记录心率一次，记录 3 min，并测量血压；比较运动前后心电图变化，判断心电图运动试验结果。

5. 显像时间

若静脉注射氯化亚铊（^{201}TlCl），则注射后 5～10 min 进行早期显像，3～4 h 进行延迟显像；若静脉注射^{99m}Tc-MIBI，则 30 min 后嘱患者进脂肪餐，1 h 后进行心肌显像。

6. 终止运动指标

（1）心率达到预期心率，即最大心率的 85％，约相当于 195－年龄（即次极量）。

（2）出现典型心绞痛。

（3）心电图出现阳性结果，心电图出现 ST 段水平或下垂型下降＞0.1 mV。运动前已有 ST 段下降，则运动后应在原来基础上再下降 0.1 mV。

（4）出现严重心律失常。

（5）血压下降或剧升：较运动前收缩压下降 1.33 kPa，或运动中血压超过 28 kPa。

（6）头晕、苍白、步态不稳。

（7）下肢无力而不能继续运动。

7. 运动负荷试验并发症

运动负荷试验的并发症包括室颤、急性心肌梗死、猝死、急性左心衰竭、高血压、休克、心绞痛、脑血管意外等。非致命性并发症发生率约为2/1000,死亡率为2.4/10000～1/1000。

8. 注意事项

严格掌握适应证和禁忌证,在场医师需要经过专门培训,熟练掌握急救措施,若有心内科医师及护士到场最佳。急救设施及药品要齐全。运动试验要达到标准,尤其是症状不典型的青年患者,否则会造成假阴性。

(二)药物负荷心肌灌注显像

目前主要应用的有两类药物,一类是血管扩张剂,包括双嘧达莫和腺苷;另一类是正性肌力药物,包括多巴酚丁胺和去甲乌药碱。

1. 双嘧达莫(又名潘生丁)试验

(1)试验原理:主要作用是抑制血管内皮细胞和红细胞对腺苷的摄取,抑制腺苷脱氢酶灭活腺苷,从而使组织间和血液中的腺苷浓度增高,腺苷与血管平滑肌细胞上的腺苷 α_2 受体结合,使冠状动脉管壁平滑肌松弛,血管扩张。正常的冠状动脉血流量可以增加约5倍,而狭窄的冠状动脉储备功能减低,心肌血流灌注量不能相应增加,两者血流灌注量的差异使得有狭窄冠状动脉所支配的区域心肌呈缺血表现。

(2)适应证和禁忌证:

①适应证:可疑冠心病患者,尤其是年老体弱或伴有下肢关节疾病不能进行运动试验者;择期进行心血管或非心血管大手术的中老年患者,评价冠状动脉储备能力;评价冠心病患者的疗效;筛选冠状动脉血管重建术(经皮冠状动脉介入治疗)或冠状动脉旁路移植术后可能存在的再狭窄。

②禁忌证:充血性心力衰竭;高血压病;严重心绞痛;急性心肌梗死;心动过速;严重心律失常;支气管哮喘。

(3)试验方法:静脉注射双嘧达莫0.56 mg/kg,4 min后如不出现阳性反应,亦无严重不良反应时,可再注射0.28 mg/kg。在注射前以及注射后即刻、3 min、6 min、9 min、12 min分别描记心电图。在注射后2 min静脉注射核素示踪剂,注射核素60 min后做心肌断层显像。

(4)注意事项:双嘧达莫试验是诊断冠心病的无创方法之一,有一定临床应用价值,为年老体弱或不能进行运动试验的患者提供了一种无创诊断方法。试验过程中可能会出现心绞痛、血压下降、头晕、头痛、胸闷、气短、恶心、多汗等症状,必要时可静脉注射氨茶碱0.125～0.25 mg使其迅速缓解。

2. 腺苷试验

(1)试验原理:腺苷与双嘧达莫相似,只是双嘧达莫试验是间接内源性腺苷在组织间隙及血流内的增加,而腺苷试验是直接静脉滴注稳定流速的外源性腺苷,过量的腺苷可导致小冠状动脉扩张,导致正常心肌与病变心肌血流量差别加大,诱发病变区缺血发生,从而在心肌显像图像上出现放射性稀疏、缺损区。

(2)适应证与禁忌证:同双嘧达莫试验。

(3)试验方法:

①试验前24 h停用双嘧达莫及氨茶碱类药物,试验当日忌用咖啡、茶等饮料。

②建立静脉通道,静脉滴注前记录心率、血压及12导联心电图;静脉匀速滴注腺苷,用量为0.14 mg/kg·min^{-1},共6 min。在第3分钟时于对侧上肢静脉注射显像剂并及时进行显像。滴注期间、滴注结束时及结束后3 min均应记录12导联心电图。

注意事项:腺苷作用较双嘧达莫强而快,而且它能抑制窦房结或房室结,可能诱发二度或三度房室传导阻滞。因此,患有病态窦房结综合征或房室传导阻滞的患者不宜做本试验。虽然腺苷作用强,患者胸痛、头痛症状发生率较高,但腺苷在血浆中的半衰期小于10s,因此,只要减慢静脉滴注速度或停止滴注,症状就会即刻缓解或消失。静脉滴注时要匀速,用输液泵给药更好。

3. 多巴酚丁胺试验

(1)试验原理:多巴酚丁胺是 β_1 受体兴奋剂,有正性肌力作用,使心肌细胞收缩力增强,耗氧量增加;

正常冠状动脉血流增加，而狭窄的冠状动脉不能满足心肌细胞对血流和氧供的需要，故应用多巴酚丁胺后会发生心肌缺血。

(2)适应证与禁忌证：同运动负荷心肌灌注显像。双嘧达莫和腺苷负荷心肌灌注显像适用于有高血压或行动不便的患者；而多巴酚丁胺负荷心肌灌注显像适用于血压低且行动不便的患者。

(3)试验方法：

①患者准备：进行双嘧达莫和腺苷负荷心肌灌注显像的患者，检查前 48 h 内停服氨茶碱类药物，忌用含咖啡因的食物和药物；而进行多巴酚丁胺负荷心肌灌注显像的患者，检查前 24 h 停用 β 受体阻滞剂。

②操作流程：以 5 μg 的速度静脉泵入，每 3 min 增加 5 μg，最大量为 40 μg，达到运动负荷试验终止指标时注入显像剂。其后继续泵入多巴酚丁胺 1 min。药物负荷过程中需监测患者血压和心电图。

终止试验指标：当心率达到次极量心率或出现心绞痛、心电图 ST-T 改变，血压明显升高(>28 kPa)或降低(≥3 kPa)，心律失常时终止试验。

注意事项：多巴酚丁胺的作用机制类似于运动试验，但该药正性肌力作用较强，有不同程度的不良反应，如胸痛、心悸等，用硝酸甘油可以缓解。因此，在静脉给药时最好应用输液泵。

正常图像判断：正常图像心肌断层显像由于心脏的长轴与人体躯体的轴向不一致，故重建图像时应用专门的计算机软件处理，首先经滤波反投影重建得到如下三个断面图像：

①垂直长轴断面(VLA)：此断面平行于长轴，自心尖纵贯心底部，切面从右侧室间隔向左外侧壁行上下切割而成，切面主体部分呈横卧“U”形，可显示左室前壁、心尖、下壁及后壁心肌。正常人放射性分布比较均匀，心尖部由于心肌较薄，放射性分布略显稀疏，前壁放射性分布较浓，下壁到后壁放射性分布逐渐减低。以下情况亦属于正常影像：(a)肥胖女性乳腺和强壮男性胸肌衰减造成的前壁心肌放射性分布减低；(b)强壮男子或肥胖男子膈肌衰减造成的下后壁心肌放射性分布减低。

②水平长轴断面(HLA)：该断面平行于心肌长轴，由心腔自上而下或自下而上水平切割，上方为前壁，下方为心脏膈面，图像主体部分呈倒“U”形，可显示左室间隔、心尖及侧壁心肌。由于室间隔心肌较侧壁薄，故其放射性分布略低于侧壁，长度也略短。

③短轴断面(SA)：由心尖部到心底部依次分割显示。心尖部心肌呈圆形，向心底部方向渐变为圆环形，圆环中央无放射性分布区域为左室心腔，从心尖向心底部方向圆环及左室腔逐渐扩大。圆环上部对应左室前壁心肌，左侧为左室侧壁心肌，右侧为室间隔，下部对应下壁、后壁。通常间隔放射性分布略低于侧壁，下壁略低于前壁，由于室间隔近基底为膜部，无放射性分布，故相应部位心肌放射性分布呈反“C”形。与水平长轴成上下垂直关系，自心尖向心底部行上下切割，切面呈环形，从心尖到心底的断面可显示左室各壁(图 11-6-1)。

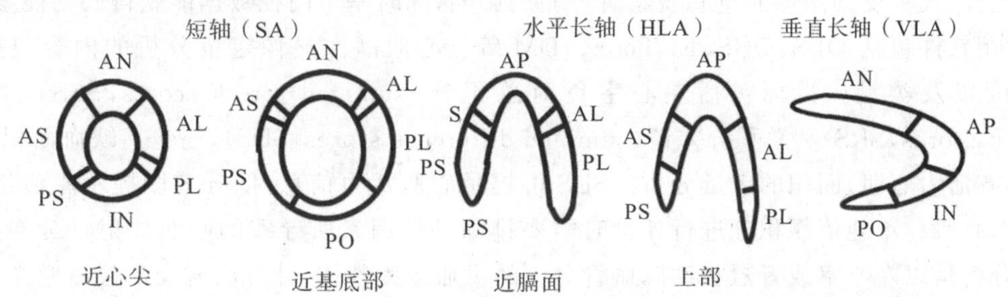

AN—前壁；AS—前间壁；AL—前侧壁；AP—心尖；PL—后侧壁；IN—下壁；PS—后间壁；PO—后壁。

图 11-6-1 垂直长轴断面、水平长轴断面和短轴断面

④圆周剖面曲线：可进行 ^{201}Tl 平面心肌灌注显像定量分析。在负荷“即刻”显像及“延迟”显像图上确定左心室腔中心点，由此向心室壁作出数条辐射直线，两线间距 6°～10°，然后计算每个扇区的放射性

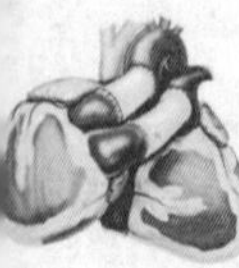

计数，以最大值作为100%，其余扇区的计数与最大值比较，求出相应的百分比值。展开左室腔成为直方图，纵坐标为放射性计数率，各室壁节段对应角度为横坐标，绘制成"即刻"与"延迟"两条圆周剖面曲线a与b，将两条剖面曲线相减：(a－b)×100%/a，即可得到洗脱曲线，从而可计算出心肌各节段^{201}Tl的洗脱率。

⑤极坐标靶心图(牛眼图)：在重建心肌短轴断面图像时，自心尖向心底部制成连续短轴切面，每一层面形成一个圆周剖面图，按同心圆方式排列，圆心为左室心尖部，从心尖到心底部的各层圆周剖面圈依次套在外圈，形成左心室壁展开后的全貌平面图。以不同颜色或色阶显示各个室壁部位的相对放射性计数值，构成一幅二维彩色或不同色阶的靶心图。通过负荷与静息显像靶心图的比较，显示心肌血流灌注异常的部位、范围与程度，可进行定量分析。也可将单次显像的靶心图上各部位的放射性计数与正常值比较，以标准差为度量，以不同色阶表示，凡低于正常值2个标准差的病变部位用黑色表示，称为变黑靶心图。将靶心图与冠状动脉的供血区域分布相对应，可直观反映灌注减低区域所对应的病变冠脉血管(图11-6-2)。

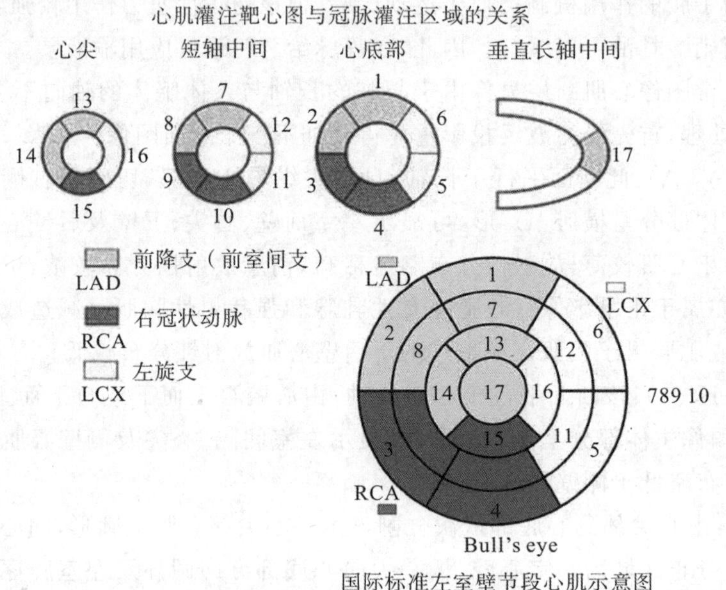

图11-6-2　牛眼图

⑥心肌灌注显像定量分析：定量分析是借助于计算机软件，将研究对象与正常数据库资料进行对比分析，以获得一组量化指标。其最大优势是可标准化判断心肌局部血流灌注异常，判断结果具有较好的重复性和可比性，较少受到图像质量和观察者经验的影响，同时基于门控数据能获得心功能参数。

目前，常用软件包括QPS、QGS、ECTbox、4DM等。心肌灌注显像定量分析的内容包括缺损的位置、范围、程度以及类型。指标包括左心室负荷总积分(summed stress scores，SSS)，静息总积分(summed rest scores，SRS)和总积分差值(summed difference scores，SDS)，还包括缺血面积的定量分析和可逆性(具有活力心肌)面积的定量分析。SDS可提示心肌活力信息：低分节段提示瘢痕组织、高分节段提示有活力心肌。单纯依靠积分进行评价时需要排除其他因素所导致的心肌放射性分布异常。缺血面积的定量分析是以左心室或者冠状动脉血管分支的供血区为整体，计算出病变部位占整个左心室或者冠状动脉分支血管供血区域的百分比。

左心室功能的定量分析需要门控心肌灌注显像数据，2001年，美国核心脏学会(American Society of Nuclear Cardiology，ASNC)推荐将门控采集作为心肌灌注显像标准采集方法。左心室功能的定量分析包括射血分数(EF)、收缩末期容积(ESV)和舒张末期容积(EDV)、局部室壁运动(RWM)和室壁厚度

(WT)、相位分析等;心肺比值(LHR)反映了放射性分布情况,也可用于间接评价心功能情况。TID是分别勾画负荷和静息状态下心内膜的边界并计算其容积的比值,TID客观反映了心室腔扩大的程度,对评价三支病变导致的平衡缺血、评估预后等方面具有重要意义。

异常图像心肌断层显像:通常临床应用时先进行负荷心肌灌注显像,若明确无异常则不必进行静息心肌灌注显像;若有异常或可疑异常,则可于第二日进行静息心肌显像,将两次显像一并处理,对比显示分析,可为临床提供更多有用的信息。

判断断层心肌显像图异常的原则:在两个不同方向的断面上,其同一心肌节段在连续2个或2个以上层面上出现放射性稀疏或缺损区即可认为异常,大致分为四个类型。

①心肌缺血:负荷心肌显像表现为局部心肌节段存在放射性稀疏或缺损区,静息图上明显或完全填充,为典型心肌缺血。

②心肌梗死:负荷与静息心肌显像图可见同一部位均呈放射性缺损区,且形态大小一致。

③混合型(心肌缺血+心肌梗死):负荷图像的放射性缺损区在静息图像上有部分填充。

④花斑样改变:在负荷或静息图上均表现为心肌壁内放射性分布弥漫性不均匀,但不呈心肌节段性分布,多见于心肌病或心肌炎。

(苏　福)

三、心肌代谢显像

心肌代谢显像属于分子影像学范畴,是指以心肌细胞的某种特定代谢过程为靶标,以此显示心肌的代谢水平。心肌代谢显像为心肌代谢的无创性定量评估提供了可能。研究证据表明,在心血管病的发生和发展过程中,心肌代谢水平能够发生显著性改变;其他系统性疾病也可能影响心肌代谢。例如,缺血性心脏病心肌细胞对葡萄糖摄取的水平可能发生变化,可能是心肌细胞对缺血导致三磷酸腺苷(ATP)耗竭这一分子信号做出的反应,也是间接评价心肌存活水平的客观指标。应用心肌代谢显像靶向可能存活的心肌,能够评价心肌功能的缺损和代偿,成为临床血运重建策略的重要参考依据。多种分子影像学技术可用于心肌代谢显像,如放射性核素成像,包括单光子发射计算机断层成像(SPECT)和正电子发射断层成像(PET);磁共振成像(MRI)也可用于综合评估心肌结构和代谢水平等。放射性核素成像能够以非侵入方式评估心肌代谢产物的水平,例如,以放射性核素标记的底物类似物为基础,通过SPECT已经可以成功地显示心肌组织局部代谢变化,PET则可应用于定量评估多种代谢和血流动力学参数,包括心力衰竭时心肌的葡萄糖摄取和磷酸化、脂肪酸的摄取和氧化、血流量以及线粒体膜的电位等。定量评估心肌代谢还可能被应用于提供底物代谢和线粒体功能调节的重要信息,有助于研发心血管病的特异性代谢治疗方法。因此,心肌代谢成像成为评估心血管疾病进程、治疗和预后,进而揭示心血管疾病机制的重要策略。

(一)心肌代谢和心肌代谢核素示踪

1. 心肌代谢

生理情况下,心肌组织通过游离脂肪酸的氧化获得60%~80%的能量。在心脏代谢过程中,游离脂肪酸是主要的底物。游离脂肪酸通过被动转运方式,通过脂肪酸转运体从血液进入细胞质,在细胞质中被激活为脂酰CoA。脂肪酸激活后,一部分被酯化为甘油三酯并进入一个缓慢更新的代谢池,其余大多数脂酰CoA通过肉碱穿梭机制进入线粒体基质内,然后进行β氧化。脂酰CoA需要通过由肉碱棕榈基转移酶-Ⅰ(CPT-Ⅰ)调控的限速步骤,转化为脂酰肉碱;到达线粒体后,脂酰肉碱在CPT-Ⅱ介导下,再次转化为脂酰CoA。在β氧化中,含2个碳的乙酰CoA从长链脂酰CoA中被分出,并且生成NADH和

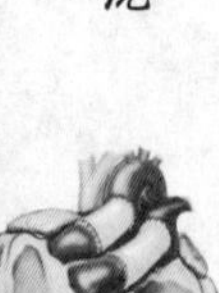

FADH。进入三羧酸循环后，乙酰 CoA 被氧化为 CO 和 H_2O；NADH 和 FADH 通过氧化磷酸化生成 ATP。

其次，葡萄糖和乳酸盐也是心肌代谢的原料底物。例如在进食碳水化合物后，血糖增高促进胰岛素的分泌，心肌消耗更多的葡萄糖。相反，在高强度锻炼时，循环中高水平的乳酸盐则作为底物，成为主要原料底物。葡萄糖通过葡萄糖转运体（主要是胰岛素敏感的 GLUT-4）促进和调节葡萄糖从血液到细胞液的跨膜转运。其中一部分通过已糖激酶反应磷酸化为 6-磷酸葡萄糖，一部分合成糖原，其余大部分则通过无氧糖酵解成为终产物丙酮酸盐。由糖酵解生成的丙酮酸盐被丙酮酸脱氢酶（PDH）分解为乙酰 CoA 并进入三羧酸循环，最终过氧化为 CO 和 H_2O。另外一种原料底物乳酸盐通过 MCT-1 跨膜并转化为丙酮酸盐，通过 PDH 的作用进行三羧酸循环（图 11-6-3）。

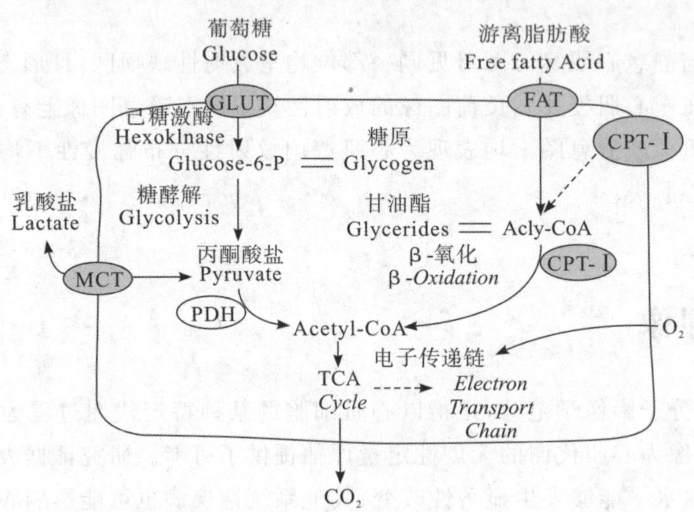

GLUT—葡萄糖转运载体；FAT—脂肪酸转运；MCT—单羧酸载体；PFK—果糖磷酸激酶；PDH—丙酮酸脱氢酶；CPT-Ⅰ—肉碱棕榈基转移酶Ⅰ；TCA—三羧酸循环；ADP and ATP—二磷酸腺苷和三磷酸腺苷；NADH—烟酰胺腺嘌呤二核苷酸。

图 11-6-3　心肌底物代谢模式图

（资料来源：WEISSLEDER R，ROSS B D，REHEMTULLA A，et al.Molecular imaging[M].People's Medical Publishing House-USA，2010.）

2. 心肌代谢核素示踪

应用核素心肌代谢显像，包括 SPECT 和 PET 评价心肌代谢水平时，前提条件是应用放射性核素示踪剂。可以应用的示踪剂一般包括以下两个特点，一是选择靶向特定的、典型的代谢步骤或通路，二是进入或完全参与特定原料底物的代谢转归。

（1）碳水化合物代谢：碳水化合物的代谢显像示踪剂包括 ^{11}C-葡萄糖和 ^{18}F-氟代脱氧葡萄糖（^{18}F-FDG）等。^{11}C-葡萄糖能够从心肌中代谢、消除并转化成 CO，再自由弥散入血液循环，因此可应用于心肌中的葡萄糖清除水平的定量评估；作为一种葡萄糖类似物，^{18}F-FDG 从血液中被摄取到心肌组织，可用于评估心肌葡萄糖利用率。

（2）脂肪酸代谢：游离脂肪酸的代谢显像示踪剂包括 ^{11}C-软脂酸盐和 18F-硫代十七烷酸（^{18}F-FTHA）等。其中，^{11}C-软脂酸盐作为放射性示踪剂，在从血液循环交换到细胞质之后，激活为脂酰 CoA，然后从心肌中再次清除并且降解为 ^{11}C-CO 进入血液循环。^{18}F-FTHA 可被应用于标记包括脂肪酸由血液向心肌的跨膜转运、脂肪酸激活和 CPT-Ⅰ调节脂酰 CoA 向线粒体内膜的转运等脂肪酸代谢过程。

（3）氧化代谢和心肌耗氧量：氧化代谢和心肌耗氧量的代谢显像示踪剂包括 ^{11}C 标记的乙酸盐和 ^{15}O 标记的 CO 等。^{11}C 标记的乙酸盐在转换为乙酰 CoA 后即进入三羧酸循环，其后再转化为 CO 进入血液循环。代谢显像示踪剂的组织清除率即反映了三羧酸循环的活性，后者则反映了心肌耗氧量和氧化磷酸化水平。^{15}O 标记的 CO、^{15}O 标记的 HO 也可用于测定心肌耗氧量。

(4)心肌血流量:心肌血流示踪基于放射性示踪剂的动脉灌注和心肌组织的反应。心肌血流量显像可以应用^{11}C-乙酸盐,以及^{15}O 标记的 HO 等。

(二)心血管疾病的心肌代谢显像

1. 缺血性心肌病的代谢显像

心肌代谢显像是缺血性心肌病早期识别、明确诊断和预后评估的重要方法。临床上,局部心肌灌注和底物代谢显像已用于梗死和梗死周围区域心肌活性的评估、鉴别心肌收缩功能减退的原因,以及评估血运重建术后心力衰竭的风险等。

一方面,对于缺血性心肌病患者,可以应用^{18}F-FDG 等评估心肌代谢,结合心肌灌注显像可进一步评估缺血心肌的存活(图 11-6-4)。对低血流灌注和收缩功能不全的心肌组织进行 PET 检测,发现心肌的葡萄糖摄取量增加,则反映心肌组织可能存活;如果心肌血流灌注恢复正常水平(血运重建或自身代偿)的同时,心肌局部的葡萄糖摄取未增加,则心肌可能发生了不可逆性损伤或功能障碍,也可能是心肌顿抑或心肌冬眠的客观表现。另一方面,低血流灌注和收缩功能不全的心肌组织中葡萄糖摄取增加可能是收缩功能恢复的表现,可用于预测血运重建后心功能恢复的可能性,也间接反映了血运重建的潜在获益。

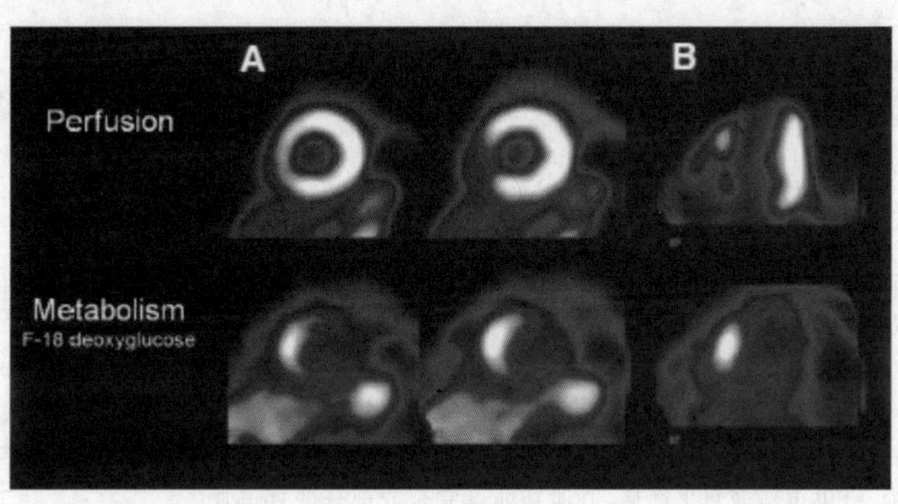

注:短轴切面(A)和水平长轴切面(B)的心肌灌注(N-13 氨)和葡萄糖代谢(F-18 脱氧葡萄糖)。N-13 氨影像显示室间隔和前壁充盈缺损;F-18 脱氧葡萄糖在正常灌注心肌摄取很低,但在低灌注的室间隔明显增高

图 11-6-4 心肌灌注代谢失调

(资料来源:WEISSLEDER R,ROSS B D,REHEMTULLA A,et al.Molecular imaging[M].People's Medical Publishing House-USA,2010)

2. 心力衰竭的代谢显像

心力衰竭时心肌的代谢水平变化一定程度上决定了心功能减低程度及其代偿和预后。尽管肾素-血管紧张素系统抑制剂、β 受体阻滞剂等药物普遍应用于临床,但心力衰竭患者的整体预后依然不容乐观。心肌代谢显像可能有助于发现心力衰竭调节机制的关键步骤,因此成为治疗和干预的靶点。

应用^{18}F-FTHA 和^{18}F-FDG 等核素标记物成像,显示心力衰竭患者心肌组织的游离脂肪酸和葡萄糖水平与正常水平相似;应用^{11}C-葡萄糖、^{11}C-软脂酸盐和^{11}C-乙酸盐等核素标记物成像,显示与正常相比较,扩张型心肌病显著改变了底物选择和代谢的模式,即扩张型心肌病患者葡萄糖利用率更高,游离脂肪酸的摄取和氧化率更低,提示心力衰竭患者尽管心肌血流量及耗氧量相似,但心肌细胞葡萄糖的摄取和氧化的代谢率较高,而脂肪酸的摄取和氧化的代谢率低于左心室功能正常的患者。

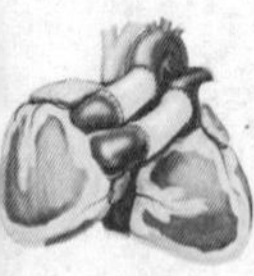

与此同时，心力衰竭时底物代谢的代偿性调节可能包括游离脂肪酸利用和氧化的增加，如^{11}C-软脂酸盐显像所示，该表现则一定程度上反映了左室功能不全的严重程度。脂肪酸氧化降低与葡萄糖利用率上调和底物供应的反应性降低有关，提示心衰失去了正常适应性，限制了对疾病的代偿性调节，反映了心力衰竭患者的基因表达可能恢复到“胎儿时期基因表达的模式”。

3. 心血管病治疗的代谢显像

心肌代谢显像可应用于评估心血管病治疗策略的有效性。例如，对心力衰竭的代谢进行干预可以增加葡萄糖利用率和提高心功能。心力衰竭代谢干预的目的在于调节激素和底物环境以促进葡萄糖的利用，减少能量需求，或者直接影响脂肪酸或葡萄糖代谢的关键步骤。例如，应用^{11}C-乙酸盐显像评估心肌耗氧量，显示心脏再同步化治疗可以显著改善缺血性心肌病和原发性扩张型心肌病的心功能，原因可能在于左室功能改善的同时，心肌在氧化代谢中的耗氧量并未增加。

β受体阻滞剂有助于心力衰竭患者的预后改善。应用^{18}F-FDG心肌代谢显像评估β受体阻滞剂对心肌底物代谢的影响，显示葡萄糖利用率有增加的趋势，表明β受体阻滞剂降低心肌耗氧量的原因包括底物的选择由游离脂肪酸变为氧利用转化效率更高的葡萄糖。此外，运动训练或能改善心力衰竭患者的心肌代谢方式，^{11}C-乙酸盐和^{18}F-FDG成像表明，长期运动训练可明显改善充血性心力衰竭患者心肌葡萄糖的利用和心功能。因此，心肌代谢显像研究有助于提高心血管病的诊治水平。

（范伟伟）

四、心肌细胞活性测定

（一）存活心肌的概念

心肌严重缺血后，因缺血发生速度、范围、程度及其侧支循环建立的情况不同，心肌细胞损害可出现4种不同的结局：坏死心肌、冬眠心肌、顿抑心肌和伤残心肌。

（1）坏死心肌：为不可逆性心肌损害，即使冠脉血流得到恢复，心功能也不会得到有效改善。

（2）冬眠心肌：由于冠状动脉严重狭窄或部分闭塞血管的再开放引起长期低血流灌注缺血状态，局部心肌通过自身的调节反应降低细胞代谢和收缩功能，减少能量消耗，以保持心肌细胞的存活。当心肌再灌注或氧需减少、氧供重新恢复平衡后，心肌功能可完全或部分恢复正常。

（3）顿抑心肌：心肌在短暂（2～20 min）的急性缺血后，心肌细胞虽未发生坏死，但已发生了结构、功能及代谢的变化，处于“晕厥”状态，即使心肌得到有效的血流灌注后，心肌功能也需要数小时、数天甚至数周后才能恢复，恢复时间取决于缺血时间的长短和冠脉血流的贮备功能。

（4）伤残心肌：指在急性心肌梗死再灌注后梗死区域仍存活但已严重损伤的心肌，其功能恢复延迟且不完全。伤残心肌的组织细胞学、生化学和病理生理学的基础尚未清楚，但与冬眠心肌和顿抑心肌的根本区别是有部分心肌坏死。

（二）检测心肌细胞活性的临床意义

随着溶栓、经皮冠状动脉腔内血管成形术（percutaneous transluminal coronary angioplasty，PTCA）和冠状动脉旁路移植术（coronary artery bypass grafting，CABG）等冠状动脉血运重建术（coronary revascularization，CRV）的广泛应用，对急性心肌梗死后存活心肌的检测的临床意义也越来越重要。

（1）急性心肌梗死患者是否存在存活心肌，特别是冬眠心肌对选择CRV术治疗和预测术后功能乃至预后的改善有重要的价值，尤其对急性心肌梗死合并心功能严重低下或心功能不全患者极为重要。因为这类患者大多有陈旧心肌梗死和冠状动脉多支病变，若有存活心肌，则可选择CRV术治疗；若无存活心肌，则 CRV 术效果较差，只能尽早进行心脏移植术。此外，对于急性心肌梗死早期溶栓治疗成功患者，评估梗死区心肌存活与否对恢复期行 PTCA 也极为重要，若有存活心肌，对其行 PTCA 可使梗死区异常的收缩功能得到进一步改善或恢复，心脏功能进一步好转或完全恢复正常，患者就能完全恢复康复。

(2)急性心肌梗死后存活心肌，特别是顿抑心肌存在与否对指导大面积急性心肌梗死并发低血压、心源性休克和泵衰竭，以及 CRV 术后仍处于心源性休克和泵衰竭状态等严重患者的抢救治疗和预后的预测也有重要意义。若急性心肌梗死后有存活心肌，给予升压、正性肌力药物和血管扩张剂等支持疗法，可明显改善或提高左室功能，患者得以较好康复。例如，临床上急性心肌梗死或不稳定型心绞痛并发心源性休克或泵衰竭的危重患者，在溶栓成功或急诊 PTCA 术后，基于顿抑心肌存在，升压、正性肌力和血管扩张剂等支持疗法需维持一段时间，患者方能渐渐康复。临床上也有极少数这类患者，未能进行溶栓或急诊 PTCA 治疗，但表现为对多巴胺等升压药物有反应，表明有存活心肌(顿抑心肌＋冬眠心肌)，应予积极治疗。

(三)核医学方法检测心肌细胞活性

冠心病患者发生急性心肌梗死后，病变区存活心肌存在与否直接关系到血运重建或再灌注后低下的心室功能能否得到改善及其治疗方法的有效性，因此，存活心肌的检测已成为现代心脏病学研究的重要方法之一。

心肌活性检测机制主要有三个方面：①心肌血流状况和细胞膜完整性的评估；②心肌代谢的测定；③心肌收缩储备功能的测定。基于这些机制，目前临床上用于评价存活心肌的主要方法有：核医学显像方法和低剂量多巴酚丁胺负荷超声心动图(low dose dobutamine stress echocardiography，LDDE)。研究证实，在对心肌活力的测定中，核医学显像方法具有较高的敏感度和阴性预测价值，LDDE 则具有较高的特异性和阳性预测价值，虽然两类方法检测结果的一致性为 60%～70%，但有 50%～80%的 LDDE 对多巴酚丁胺无反应的节段在核医学检查中是有活力的。核医学显像方法主要有 SPECT 心肌灌注显像和 ^{18}氟-脱氧葡萄糖(^{18}F-FDG)PET 代谢显像，其中 SPECT 心肌灌注显像简便、经济、安全，已成为最常用的检测存活心肌的方法。目前常用的核素心肌显像检测存活心肌的方法主要有：

1. ^{201}Tl(^{201}铊)SPECT 心肌灌注显像

心肌细胞对 ^{201}Tl 的主动摄取，依赖于存活心肌细胞膜的完整性与 ^{201}Tl 的再分布特性。^{201}Tl 的再分布特性是由于心肌细胞摄取 ^{201}Tl 是一种主动耗能过程，缺血心肌 ^{201}Tl 摄取峰值时间延长，缺血周边正常心肌细胞中的 ^{201}Tl 也会慢慢弥散到缺血区，因而出现再分布现象。因此，借此可区别存活的缺血心肌与完全坏死心肌，有再分布表现则提示为存活心肌，否则为坏死心肌或瘢痕组织。临床常用负荷-再分布(延迟显像)显像或静息-再分布显像判断心肌活力，即为 ^{201}Tl 再分布出现分布缺损者，再进行 18～24 h 的延迟显像，原缺损区有填充，提示心肌存活。但此方法由于显像剂的衰变，延迟显像的图像质量欠佳。为提高 ^{201}Tl 心肌灌注显像测定心肌活力的准确性，建议延迟显像呈不可逆缺损者，立即再次注射 ^{201}Tl，再进行心肌显像，若原缺损区有填充，表明该处心肌存活。因为再注射 ^{201}Tl 显像可使血液中 ^{201}Tl 浓度增加，有利于其再分布到严重灌注减低的区域。

2. ^{99m}Tc-甲氧基异丁基异腈(^{99m}Tc-sestamibi，^{99m}Tc-MIBI)SPECT 心肌灌注显像

^{99m}Tc-MIBI 在心肌中的摄取是通过跨膜被动扩散，与血流灌注及心肌细胞活力相关，进入心肌细胞后，主要存在于线粒体中，依赖于细胞膜及线粒体膜的完整性。当心肌细胞发生不可逆损伤后，细胞膜的完整性受到损害，心肌细胞对 ^{99m}Tc-MIBI 摄取能力显著降低，且清除增快，表明 ^{99m}Tc-MIBI 在心肌中的摄取与心肌细胞的存活性和细胞膜的完整性密切相关。只要细胞膜的完整性未被破坏，即便有缺血、缺氧情况存在，心肌细胞仍能摄取 ^{99m}Tc-MIBI。因此，^{99m}Tc-MIBI SPECT 心肌灌注显像可用于检测存活心肌。与 ^{201}Tl 心肌显像相比，^{99m}Tc-MIBI 心肌显像可取得较好的图像质量，且显像剂 ^{99m}Tc-MIBI 的来

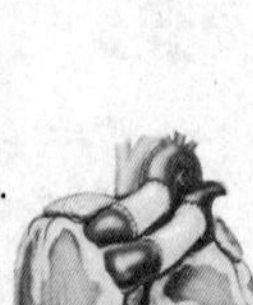

源比^{201}Tl 更方便，因此^{99m}Tc-MIBI SPECT 心肌灌注是目前最常用的核素心肌显像方法。近年来，为提高^{99m}Tc-MIBI SPECT 心肌灌注显像检测存活心肌的能力，相继建立了一些^{99m}Tc-MIBI SPECT 心肌灌注显像的改良方法，其中较为成熟的有 2 种。

(1)硝酸酯介入^{99m}Tc-MIBI SPECT 心肌灌注显像。硝酸酯(如硝酸甘油、硝酸异山梨酯)具有扩张冠状动脉和降低左室前后负荷的作用，硝酸酯介入可增进心肌灌注显像对心肌活力检测的准确性。例如，静息^{99m}Tc-MIBI SPECT 心肌灌注显像出现分布缺损者，隔天舌下含服硝酸甘油 0.5～1.0 mg，监测血压、心率和心电图变化，5～10 min 后静脉注射^{99m}Tc-MIBI，1 h 后进行心肌 SPECT 断层显像。原缺损区出现填充，表明心肌存活。Sciagra R 等报告硝酸酯诱导的心肌摄取^{99m}Tc-MIBI 量的变化增加了对再血管化治疗后左室射血分数(LVEF)改善预测的准确性，可以改善对冬眠心肌的检测和对心内膜下瘢痕的鉴别。

(2)门控^{99m}Tc-MIBI SPECT 心肌灌注显像。门控^{99m}Tc-MIBI SPECT 心肌灌注显像可同时评价心肌灌注和室壁运动功能，增加了诊断的特异性和准确性。门控心肌灌注显像若显示不可逆缺损区存在室壁运动和(或)收缩期室壁增厚，提示该处心肌存活。利用小剂量多巴酚丁胺介入的^{99m}Tc-MIBI 门控 SPECT 显像也可提高检测存活心肌的灵敏度，其机制是多巴酚丁胺为 β 受体激动剂，小剂量[＜10 μg/(kg · min)]可使正常心肌、冬眠心肌、顿抑心肌血流量增加，原室壁运动异常节段的心肌收缩运动得到改善，而坏死心肌无此反应。

3. ^{18}F-氟代脱氧葡萄糖(^{18}F-fluorodeoxyglucose，^{18}F-FDG)PET 心肌代谢显像

代谢活动的存在是心肌细胞存活的最可靠的标志。因此，心肌 PET 代谢显像被认为是目前最为准确的检测存活心肌的方法，通常用来作为金标准评价其他检测方法。心肌 PET 代谢显像大致分为 4 个方面：糖代谢显像、脂肪酸代谢显像、氨基酸代谢显像和有氧代谢显像。目前应用最多的是^{18}F-氟代脱氧葡萄糖(^{18}F-fluorodeoxyglucose，^{18}F-FDG)PET 心肌显像。心肌的主要能量底物在正常状态下是游离脂肪酸，在缺血状态下转变为葡萄糖。临床上主要通过比较心肌血流灌注显像(如^{99m}Tc-MIBI SPECT 心肌灌注显像)与代谢显像(^{18}F-FDG PET 心肌显像)之间的匹配状况来对心肌存活进行评估，冬眠心肌和顿抑心肌常表现为血流灌注降低，而^{18}F-FDG 代谢维持正常或摄取增加，即血流代谢不匹配现象，而坏死心肌或瘢痕组织两者均降低，血流代谢匹配。

(苏新辉)

五、心脏神经受体显像

心脏受体在心血管组织细胞之间、细胞与分子之间的相互识别和信息跨膜传递，以及细胞的生理、病理反应过程等基本生命现象中发挥重要作用。其中，心脏神经受体与多种心血管疾病(如冠状动脉粥样硬化性心脏病、心律失常、心力衰竭等)的发生和进展密切相关。深入理解心脏的神经受体调节功能，对疾病的早期诊断和指导治疗具有重要意义。21 世纪以来，迅速发展的分子影像学通过将现代医学影像学、分子生物学、物理学、药物化学等多学科紧密结合，成为心脏神经受体的主要研究方法之一。心脏神经受体成像依靠分子生物学确认成像靶点，依靠放射化学和生物合成化学来指导心脏受体相应靶向分子探针的合成，依靠影像技术来示踪活体分子探针的分布情况，从而评价心脏神经受体表达水平的动态变化。因此，心脏神经受体成像能够从分子水平上阐明心脏神经受体密度与功能的变化规律、受体的正常或异常表达，以及受体代谢变化与信号传导机制等，从而为心血管疾病的早期诊断、有效治疗与基础研究提供分子和受体水平上的有效信息。心脏神经受体成像已成为当今世界心血管医学领域研究的前沿、热点课题，引领着现代心血管影像学的发展方向。

(一)心脏受体成像的基本原理和成像方法

心脏受体成像是利用特异性分子探针(放射性核素、磁性纳米颗粒或报告基因等)标记某种配体,与靶组织中某些高亲和力的受体产生特异性结合,通过相应的成像方法(核素显像、磁共振成像或光学成像等)显示受体的密度与分布。心脏受体成像技术的关键在于运用高特异性成像专用探针识别相应的心脏受体,并运用有效的信号放大技术和敏感高效的影像检测系统实现图像合成与定量分析。

1. 心脏受体成像探针

应用高亲和力的探针进行受体目标识别和确认,是活体心脏神经受体目标分析的先决条件。心脏受体成像探针的基本要求包括:①受体成像探针配体对其心脏内的靶受体具有高度特异性和亲合力;②受体成像探针在细胞内聚集的量与靶受体的含量或表达量成比例;③受体成像探针对细胞表面和细胞内的相同靶受体的结合不存在倾向性差异;④探针在到达靶受体前未明显受到生物膜性屏障和血流动力学等因素的影响,在体内保持稳定的生物学性状和安全性等。

常用的核素神经受体成像探针包括:肾上腺素能神经受体显像探针,例如间位碘代卞胍(MIBG)、^{11}碳-间羟基麻黄素(^{11}C-HED)、^{18}F-氟间羟胺(^{18}F-FMR)等;胆碱能神经受体显像探针,如碘化 N 甲基右旋苄哌苯哌酮;腺苷受体显像探针,如丙基碳-11 双环化丙甲基二丙基黄嘌呤;多巴胺受体探针,如碘化螺环哌啶酮等。常用的磁共振(MRI)受体显像探针包括两大类:一类是以钆(Gd)为基础的顺磁性分子探针,如二乙烯三胺五乙酸钆(Gd-DTPA)及其衍生物;另一类是以氧化铁为基础的超顺磁性分子探针,如超顺磁性氧化铁颗粒(SPIO)等。

近年来,由于多模态影像技术的飞速发展,多功能受体显像探针成为分子影像研究领域中的热点。多功能纳米颗粒受体显像探针合成与开发是心脏受体成像研究的前沿技术,它将极大地提高心脏受体成像的可用性和有效性。

2. 心脏受体成像方法

(1)核素示踪受体显像:利用放射性核素标记的配体探针与高亲和力特异受体靶组织相结合的原理,揭示体内受体空间分布、密度和亲和力的一种方法,是集配体-受体结合的高特异性和放射性探测的高敏感性于一体的显像技术。核素示踪受体显像技术包括正电子发射断层成像(PET)、单光子发射计算机断层扫描(SPECT)等。核素标记配体探针的检测敏感度较高,缺陷是图像分辨率低,信息量小,缺乏形态学信息。PET/CT 将 CT 所具备的高分辨率、解剖结构信息、血流灌注功能和 PET 独特的可提供受体、酶和基因表达信息等功能有机结合在一起,从受体分子和基因水平研究和探讨疾病发生及发展规律。

(2)磁共振受体显像:将 MRI 成像探针输入活体组织细胞内用于标记目标受体,再利用磁共振分子成像技术探测探针发出的信息以获取活体组织的分子图像,最终达到对疾病进行早期诊断和治疗的目的。MRI 是继 PET 和 PET/CT 之后,最有希望进入临床实用阶段的分子受体成像技术。其最大优势是有良好的空间和时间分辨率,可同时获得结构和功能信息。而 MRI 的不足在于敏感性较低。

(3)光学受体成像:集高敏感性、高特异性、高时间/空间分辨率等优点于一身的无创分子成像技术。光学受体成像近年来飞速发展,近红外检测的深度已从体表发展到深层组织,在体荧光成像尤其是近红外荧光成像能够实现分子水平的功能检测,在受体定位、细胞通路和小分子蛋白相互作用等研究方面发挥了重要作用。

(4)多模态受体成像:将成为受体成像发展的主要模式。

目前,多种分子成像手段各有优势及缺陷。除了继续开发微型设备外,通过整合各种成像手段来形成优势互补的多模式成像会有更大的发展潜力和应用价值,也必将成为分子影像学研究的重要成像模式,如 PET/SPECT 系统、PET/CT 系统、PET/MRI 系统、PET/SPECT/CT 系统等。

(二)心脏神经受体成像

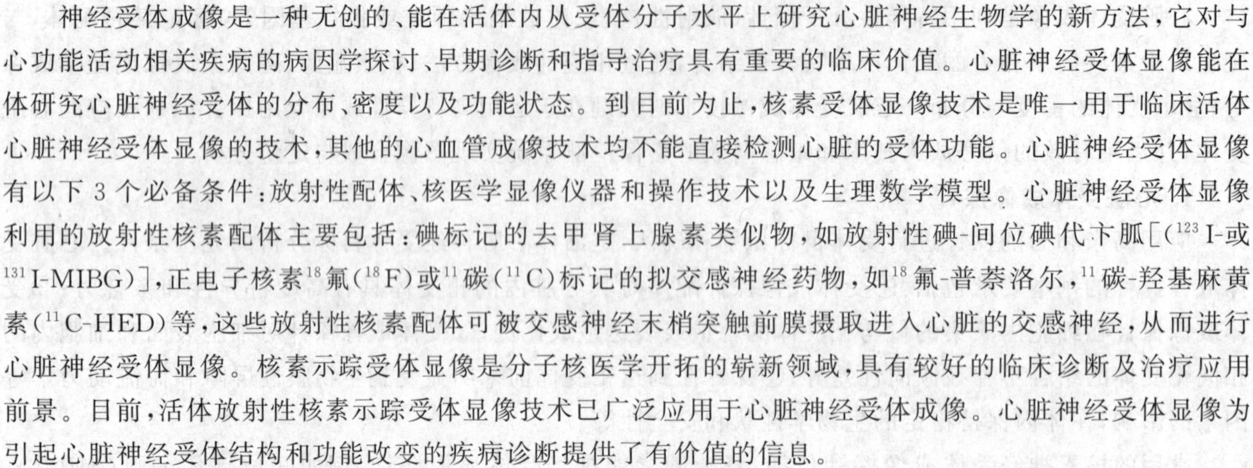

神经受体成像是一种无创的、能在活体内从受体分子水平上研究心脏神经生物学的新方法，它对与心功能活动相关疾病的病因学探讨、早期诊断和指导治疗具有重要的临床价值。心脏神经受体显像能在体研究心脏神经受体的分布、密度以及功能状态。到目前为止，核素受体显像技术是唯一用于临床活体心脏神经受体显像的技术，其他的心血管成像技术均不能直接检测心脏的受体功能。心脏神经受体显像有以下3个必备条件：放射性配体、核医学显像仪器和操作技术以及生理数学模型。心脏神经受体显像利用的放射性核素配体主要包括：碘标记的去甲肾上腺素类似物，如放射性碘-间位碘代卞胍[(^{123}I-或^{131}I-MIBG)]，正电子核素^{18}氟(^{18}F)或^{11}碳(^{11}C)标记的拟交感神经药物，如^{18}氟-普萘洛尔，^{11}碳-羟基麻黄素(^{11}C-HED)等，这些放射性核素配体可被交感神经末梢突触前膜摄取进入心脏的交感神经，从而进行心脏神经受体显像。核素示踪受体显像是分子核医学开拓的崭新领域，具有较好的临床诊断及治疗应用前景。目前，活体放射性核素示踪受体显像技术已广泛应用于心脏神经受体成像。心脏神经受体显像为引起心脏神经受体结构和功能改变的疾病诊断提供了有价值的信息。

1. 心力衰竭的神经受体成像

充血性心力衰竭通常是指心肌收缩功能明显减退，导致心排血量降低，伴有左心室舒张末压增高，临床上引起肺淤血和周围循环灌注不足，是多种心血管疾病的终末期病理生理状态，严重威胁患者的生命。在充血性心力衰竭状态下，心脏发生特殊变化的标志之一表现为交感肾上腺素能神经的过度激活，以及异常的β-肾上腺素能受体表达水平。因此，开发无创体内成像方法用于评估心力衰竭时β-肾上腺素能受体信号系统的变化，对早期诊断、预警和治疗反应的监测具有重要的临床意义。放射性核素碘标记的去甲肾上腺素类似物间位碘代卞胍(如^{123}I-MIBG)能够与去甲肾上腺素竞争并被突触囊泡摄取，可用于评估心脏的交感神经分布及其功能。临床实验研究表明，MIBG显像能够识别充血性心力衰竭患者交感神经功能异常。此外，MIBG摄取异常可早于左心室功能改变。在充血性心力衰竭的各种无创检测手段中，MIBG显像还可以早期发现严重心肌损害之前发生的交感神经分布异常。因此，MIBG显像对心力衰竭的早期预测有重要价值。

心脏神经受体成像还可以用于评估治疗效果和判断预后，对心血管转化医学研究具有重要意义。作为一种无创体内成像手段，MIBG心肌受体成像可用于监测充血性心力衰竭患者的药物治疗反应。例如，采用MIBG心肌受体成像能够评价充血性心力衰竭患者对β受体阻滞剂的治疗反应。心力衰竭患者在应用血管紧张素转换酶抑制剂进行治疗时，MIBG摄取量的变化可表明药物对交感神经系统功能的调节作用。对于缺血性或非缺血性心肌病患者，与左心室射血分数或左心室舒张末期容积相比，MIBG的摄取水平是其生存的强预测因子。

2. 缺血性心脏病的神经受体成像

缺血性心脏病，尤其是心肌梗死，已成为全球范围内致死和致残的主要疾病之一。心脏神经受体显像检测心脏神经功能受损早于心肌血流灌注成像，可用于监测急性心肌梗死的病理改变。神经受体成像还能检测缺血性心脏病中的心脏神经支配及受体情况，从而观察病情变化、监测疗效、判断预后等。

神经显像剂^{123}I-MIBG可明显浓聚于正常心肌组织，在心肌梗死、心力衰竭及心肌肥厚时其浓聚明显降低。这种显像技术不仅有助于判断心肌梗死患者的预后及监测患者对手术、介入和药物治疗的反应，还可用于预测患者的室性心动过速与心室颤动风险。^{123}I-MIBG在正常心肌中浓聚均匀，在心肌梗死等去神经元的疾病中，病变区浓聚显著降低，受体显像相应区也呈缺损征象(图11-6-5)。

3. 恶性心律失常的神经受体成像

心脏受体成像对室性心动过速(室速)与心室纤维颤动(室颤)具有预测价值。室颤的早期预防与早期治疗，可明显降低恶性心律失常患者的死亡率和猝死率。应用^{123}I-MIBG、^{11}C-HED心肌受体成像显示

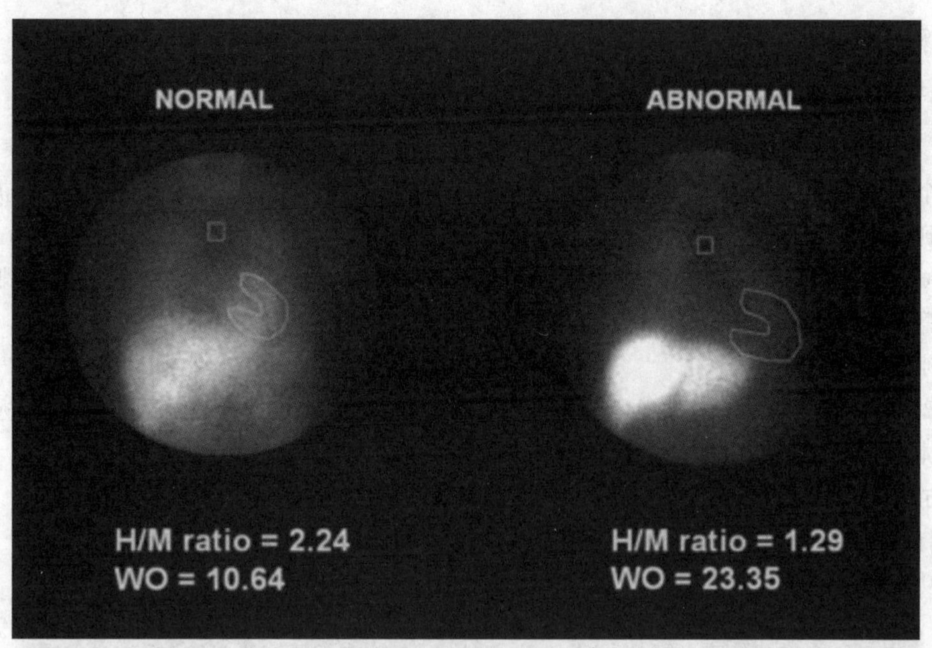

心脏^{123}I-MIBG 成像：左图显示正常心肌^{123}I-MIBG 摄取，心脏/纵隔比例(H/M)为 2.24；右图显示异常心肌^{123}I-MIBG 摄取减少，H/M 为 1.29

图 11-6-5 心脏神经受体成像

（资料来源：Ji S Y，TRAVIN M I.Radionuclide imaging of cardiac autonomic innervation[J].J Nucl Cardiol 2010；17：655-66.）

特发性右室心肌病患者的突触前心脏神经受体儿茶酚胺重摄取减少，而突触后 β-肾上腺素能受体密度降低。尽管血儿茶酚胺水平正常，但这些患者心肌 β 肾上腺素能受体功能下调，局部突触内儿茶酚胺浓度升高，可诱发严重的心律失常，如室速与室颤。因此，对冠心病严重心肌缺血、严重心肌病患者，如^{123}I-MIBG 摄取降低很明显，应警惕发生恶性心律失常。

4. 心脏移植的神经受体成像

心脏移植是终末期心力衰竭的重要策略之一。广泛性心肌梗死以顽固充血性心力衰竭、恶性室性心律失常和猝死为主要特征，常规治疗后心脏功能仍无显著改善者，可能需要心脏移植。心脏受体成像可以预测患者的心脏移植适应证，在获取移植心脏的过程中，供体心脏因手术失去神经支配。MIBG 显像研究显示，移植术后的心脏 MIBG 摄取量迅速下降，通过监测移植心脏的 MIBG 摄取，可评估其预后。因此，心脏递质和受体显像对心脏移植术后监测及心血管疾病早期检测神经功能受损具有重要临床意义。

（范伟伟）

六、放射性核素心脏功能显像

放射性核素心脏功能显像对心血管疾病诊断及病情预后评估非常重要，其中平衡法多门控心血池显像是目前临床上应用较广泛的无创性方法，可以测定静息和负荷状态下左、右心室的收缩与舒张功能，也可以观察室壁运动和测定局部心室功能，具有简单可靠、重复性好、可提供多种心脏功能参数等优点；其次还可应用首次通过法心血池显像测定心功能，但该法对"弹丸"注射技术要求高，显像剂剂量大，也不能进行多体位显像，因此目前临床应用较少。另外，近年来便携式微型探头心功能监测仪可以做成背心穿在患者身上，如同动态心电图，患者静脉注射显像剂后，可 24 h 连续监测患者的心功能状态，此法特别适用于不稳定型心绞痛或隐性心肌缺血患者的动态监测。

(一)显像原理

静脉注射可在人体血液循环内暂时停留而不逸出血管的显像剂,待其在血液循环中达到平衡后,以患者心电图 R 波作为门控触发信号打开 SPECT,按设定的时间间隔自动、连续、等时地采集 300～400 个心动周期(每个周期划分为 16～32 个时间段)从收缩到舒张的全过程,将数百个心动周期获得的影像数据叠加,可得到一个清晰的心动周期心血池系列影像。采用自动或手动方法勾画左、右心室感兴趣区(region of interest,ROI),经计算机图像数据处理后,即可得到该患者的时间-放射性曲线即心室容积曲线,同时可计算出心室的各项心功能参数。

1. 显像剂

^{99m}Tc-RBC 应用最多,成人注射剂量为 15～20 mCi,注射后 10～20 min 进行显像。标记方法有体内、体外和半体内标记法。体内标记法简单易行,安全性强,因此临床上较为常用。

2. 显像方法

常规采用前位、左前斜(LAO)45°和左侧位显像,其中 LAO45°最容易将左、右心室分开,最宜同时测定左、右心室功能(图 11-6-6)。

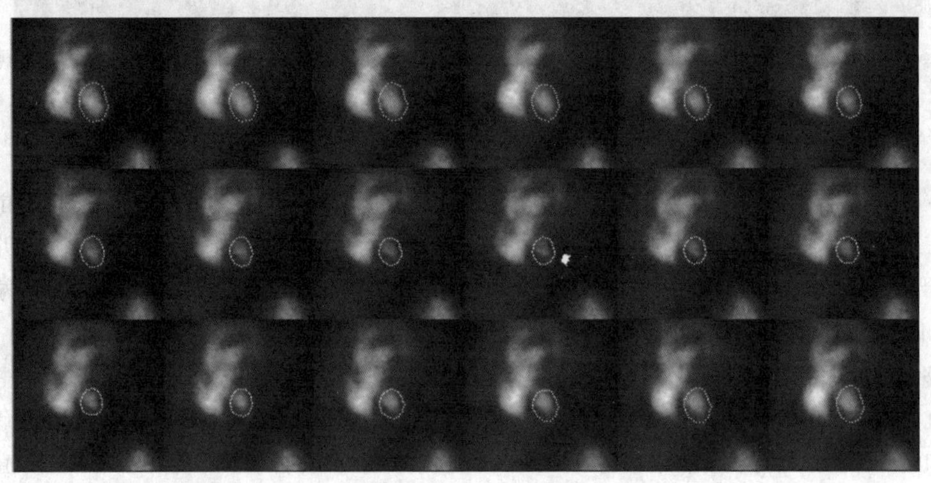

图 11-6-6　心动周期左、右心室系列影像(LAO45°)

(二)图像分析

1. 室壁运动类型分析

将采集获得的心血池系列室壁运动影像快速而连续地显示即可成为心动电影,可以直观地显示心室壁的收缩与舒张情况。正常室壁运动为心室壁各节段心肌协调均匀地向心收缩和向外舒张。通过多体位心动电影,可动态观察室壁的运动情况,采用半定量分析方法,将室壁运动分为正常、运动减低、无运动及反向运动 4 种类型。运动减低根据范围分为局限性和弥漫性。弥漫性室壁运动异常一般见于心肌病,局部室壁运动异常多见于冠心病。反向运动是指心脏舒张时病变心肌向内凹陷,收缩时向外膨出,与正常室壁运动方向相反,是诊断室壁瘤的特征性表现。室壁运动评估在冠心病诊断及与心肌病鉴别诊断方面十分重要。

2. 心功能测定

利用 ROI 技术在 LAO45°图像上勾画左、右心室靶区,生成心室时间-放射性曲线。因为心室内放射性计数多少与心室血容量正相关,故此曲线实际上即为心室容积曲线。利用计算机系统后处理软件对曲线进行分析计算,可得出下列常用的心功能参数。相比其他影像学方法,心血池显像反映的是心室腔内显像剂放射性计数的变化，不受操作者及心室位置形状等影响，因此所得各项心功能参数更能准确反映心功能(图 11-6-7)。

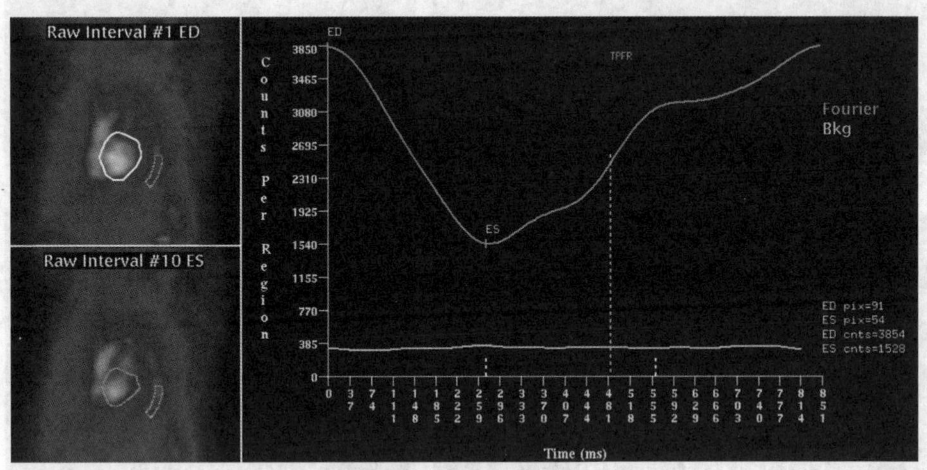

图 11-6-7　左心室时间-放射性曲线

常用的心功能参数包括：

(1)心室收缩功能参数：

①射血分数(EF)：最常用的心室收缩功能指标。WHO 推荐的正常参考值为：静息状态下左心室 EF＞50%，右心室 EF＞40%，负荷试验后 EF 绝对值应增加 5%以上。可以利用计算机软件将 LAO45°图像从心室中心分为 5～8 个扇区，可以获得心室局部射血分数。正常人下壁心尖段＞70%；后侧壁为 55%～70%；间壁为 40%～55%。

②前 1/3 射血分数：前 1/3 射血期射出血量占舒张末容积的比值，反映快速射血期射血效率，正常参考值为(21.0±5.0)%。有学者认为前 1/3 射血分数减低能早期反映心功能减退。

③高峰射血率(PFR)：心室射血期的容积最大变化速率，正常参考值为 2.85±0.37。

④高峰射血时间：心室开始收缩到高峰射血的时间，正常参考值为(182±44)ms。

⑤室壁轴缩短率：局部室壁运动的定量分析指标，左心室正常参考值为＞25%，运动减弱为＜25%，无运动为 0，反向运动为负值。

(2)心室舒张功能参数：

①高峰充盈率：心室舒张期容积的最大变化速率，是最常用的心室舒张功能指标，静息参考值为(2.63±0.5)。

②高峰充盈时间：指心室开始充盈到高峰充盈的时间，正常参考值为(181±23)ms。

③前 1/3 充盈率：前 1/3 充盈期平均充盈率，正常参考值为(1.97±0.29)，反映心室舒张早期功能。

(3)心室容量负荷参数：主要有收缩末容积和舒张末容积，用于评价心力衰竭治疗后心室容积大小的变化。正常人负荷后舒张末容积增加，收缩末容积相对减少。

3. 相位分析

对心血池显像数据进行二次处理，可以获得心室局部组织开始收缩的时间(即时相)和收缩的幅度(即振幅)两个参数，利用这两个参数重建后，得到下列功能影像，可以评价心室收缩的时间、顺序及强度，这种分析方法称为相位分析，又叫时相分析(图 11-6-8)。

(1)振幅图用不同颜色反映心脏各部位收缩幅度的大小。正常左心室收缩幅度明显大于右心室，其振幅图呈反“C”字形或椭圆形。心肌梗死或室壁瘤时病变局部振幅明显减低。振幅图主要为定性分析。

(2)时相图是以不同的灰度或颜色反映心室壁发生收缩的时间，灰度越高代表开始收缩的时间越晚。正常情况下，左、右心室收缩基本同步，表现为相同的灰度或颜色；而心室与心房则表现为完全不同的灰

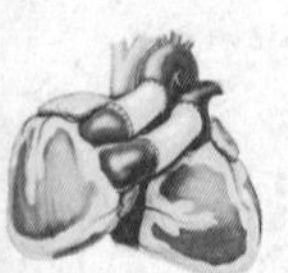

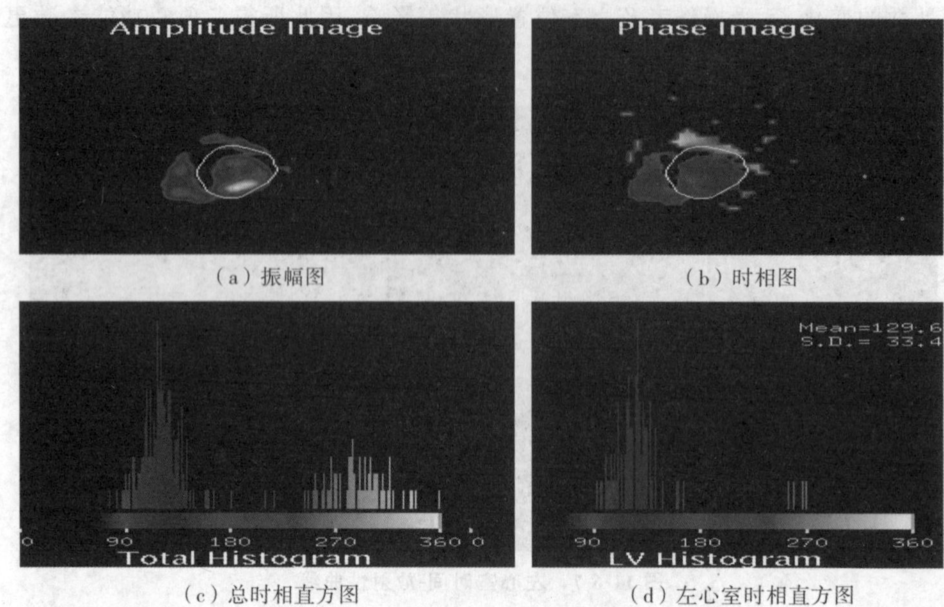

（a）振幅图　（b）时相图

（c）总时相直方图　（d）左心室时相直方图

图 11-6-8　左心室时相分析图

度或颜色。心肌缺血或梗死时，病变组织局部灰度或颜色与正常部位差异较大，若形成室壁瘤，则颜色与心房近似。预激综合征的传导旁路部位可显示为时相提前。

(3)时相直方图为心室时相度数的频率分布图，纵坐标代表分布的频率，横坐标为时相度数(0°～360°)。正常情况下，心室峰高而窄，峰越窄表示舒缩同步性越好；心房峰低而宽，两峰的时相度数相差近180°。心室峰底的宽度称为相角程，表示心室最早收缩和最晚收缩时间之差，反映心室协调性，正常参考值为＜65°。室壁瘤时可在心室峰与心房峰之间出现室壁瘤峰。

(4)时相电影即用电影方式显示心室肌兴奋传导的模拟过程。时相电影的优点是可直接用肉眼观察室壁运动形象，减少了信息在转换过程中的丢失，能更直观地显示传导异常部位、范围及程度(图 11-6-9)。

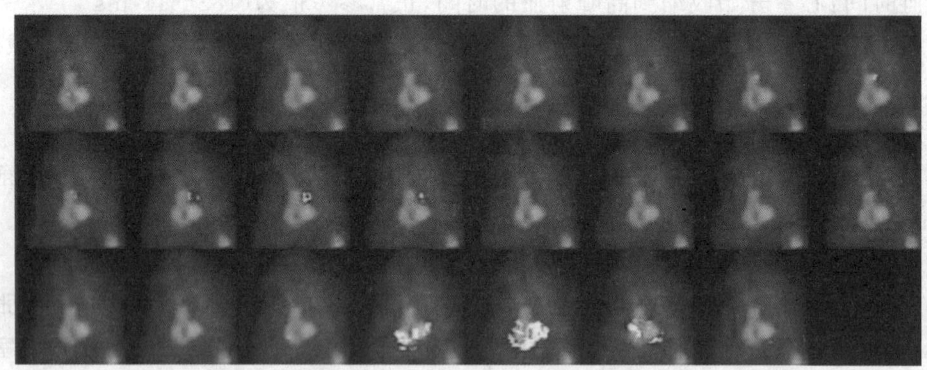

图 11-6-9　正常左心室时相电影

(三)临床应用

放射性核素心脏功能显像可获得心室各项心功能参数，观察室壁运动；通过时相分析可显示心肌收缩幅度、兴奋传导顺序和协调性，可以直观提示心肌缺血部位、范围及有无室壁瘤形成，是判断有无心肌缺血，评估心功能的重要方法。

1. 心肌缺血的诊断

冠心病心肌缺血患者，随着病程发展，可由早期静息状态下心功能指标正常、负荷后心功能减低，进展到静息状态下室壁运动障碍、心功能指标减低。LVEF下降的速率以及减低的程度与心肌缺血程度与范围相关。对一些早期无症状心肌缺血患者，节段性室壁运动异常、局部射血分数减低，特别是负荷后出现射血分数减低，是诊断心肌缺血的重要依据，也是预测冠心病心肌缺血范围的重要无创性指标。此外，还可对病变冠脉进行定位，灵敏度可达90%。急性心肌梗死患者的LVEF值会明显降低。冠心病患者相角程增宽可先于射血分数减低，心室舒张功能受损可早于收缩功能，因此，左心室舒张功能测定对诊断早期冠心病尤为重要，在LVEF值正常的冠心病患者中，有70%～80%的患者PFR不正常，一般认为左室PFR在诊断冠心病方面较EF敏感；但由于许多高血压、心肌病变、瓣膜病也可导致PFR减低，所以不能单纯根据PFR减低诊断冠心病。约有50%下壁心梗的患者RVEF下降，右室收缩局部室壁运动异常，是右室心梗的特异性指征。

2. 心脏功能的评估

(1)冠心病疗效评价和预后估计：放射性核素心脏功能显像能准确反映心室收缩舒张功能、协调性及室壁运动，方法简便、无创、重复性好，可用于冠心病病情程度评估、预测心脏事件发生、评价药物及手术疗效、选择手术时机和估计预后。有些患者静息核素心脏功能显像各种心功能参数可能完全正常，但负荷显像的各项参数不增加或增加幅度很低，乃至减低，这种现象提示心室储备功能降低。对于经皮腔内冠状动脉成形术(PTCA)术前心功能正常的患者，术后静息心功能参数可能变化不大，但可以改善负荷后的心功能参数。对那些收缩功能正常而舒张功能受损的冠心病患者，负荷核素心脏功能显像可以观察在PTCA术前、术后的舒张功能变化情况，从而评价PTCA的疗效。至于何时复查心脏功能显像，多认为术后3个月较好，因为术后心功能恢复需要一定的时间。以上方法在评价冠状动脉旁路移植术(CABG)疗效中也适用。运动负荷后LVEF值下降程度与冠脉造影所显示的冠脉病变严重程度正相关；而且负荷后左心室功能受损和严重缺血的患者未来的心脏事件发生率较高。在心肌梗死早期、溶栓治疗前及溶栓治疗期间，测定LVEF值是反映病情程度和预后的重要指标。在梗死后最初24 h，LVEF值≤30%的患者中有约一半发生心衰甚至死亡。在急性心肌梗死恢复早期，出院前静息LVEF值为40%或更低者提示有进一步心脏事件或死亡可能，其年死亡率随LVEF值下降呈指数上升。因此，术后LVEF值改善是治疗有效的重要指标。

(2)室壁瘤的诊断：室壁瘤是由心肌梗死后坏死心肌在心腔压力长期作用下向外膨出而形成，具有室壁破裂的危险性。典型影像表现为心室形态失常，心动电影提示局部室壁有反向运动，局部射血分数减低，心室轴缩短率为负值；相位图显示局部时相明显延迟，相位直方图可见心室峰相角程明显增宽，甚至可见室壁瘤峰形成。

(3)化疗对心脏的毒性作用：许多化疗药物对心脏功能有严重毒副作用，甚至可以引起心衰或心室功能紊乱。核素心功能测定是评估和监测有无心脏损害以及指导用药的重要手段。最常用的监测指标是LVEF值，但舒张功能参数的监测可能更灵敏。

(4)其他心血管疾病的辅助诊断：扩张型心肌病表现为左、右心室心腔明显扩大，LVEF值及RVEF值均明显降低，室壁运动普遍性减低，时相图或振幅图上呈现花斑样改变。而缺血性心肌病多表现为节段性室壁运动异常且右心室功能相对正常。肥厚型心肌病表现为左心室腔变小，LVEF值正常或增高，呈高动力收缩功能改变，特别是1/3EF增高，射血期延长，大多数患者同时表现为舒张期快速充盈功能受损，顺应性下降，PFR和1/3FR减低。

舒张功能测定在充血性心力衰竭患者的心功能评估中是一个重要内容，近半数患者舒张功能异常会随着治疗而改善。

对于瓣膜性心脏病，核素心功能显像的应用价值在于对左、右心室功能进行定量分析，便于进行术前评价、疗效判断和预后估计。

心脏传导异常时相分析可以显示心肌激动的起点和传导途径，对判断传导异常有重要价值。束支传导阻滞时，被阻滞的心室会发生时相延迟，相角程增宽，甚至心室峰会出现双峰。预激综合征则表现为预激的起点和旁路部位时相提前、时相图色阶改变、相角程增宽，通过时相电影可以直观地显示传导异常的部位、范围及程度，诊断符合率约为90%。

（陈贵兵）

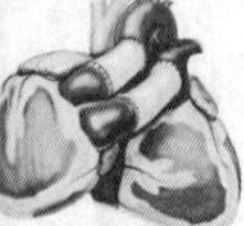

七、心脏大血管动态显像和静脉血栓显像

（一）心脏大血管动态显像

1. 原理

心脏大血管动态显像主要指通过放射性核素心血管造影（first pass radionuclide cardioangiography，FPRC），经肘静脉“弹丸”式注射放射性示踪剂，通过显像仪器从体外记录显像剂依次通过上腔静脉、右心房、右心室、肺动脉、两肺、左右肺静脉、左心房、左心室、主动脉，并循环至全身的动态过程，可以获得反映心脏大血管形态、血流动力学和心功能方面的信息。

2. 显像剂

锝及锝标记放射性药物，只要具有足够高比活度，能满足“弹丸”注射要求，均可用于FPRC，目前常选择^{99m}Tc-红细胞（^{99m}Tc-RBC），优点是在完成FPRC后还可行平衡法心血池显像。

3. 检查方法

（1）给药方法和途径：成人检查前无须特殊准备；儿童难以配合者应预先应用镇静剂并在检查时适当固定躯体。为保证“弹丸”质量，减少“弹丸”在首次循环过程中不断被血液稀释而使弹丸特征改变，应选择与中心循环距离短，回心迅速，比较稳定的静脉给药，一般以右肘正中或贵要静脉为宜。左肘静脉距心脏稍远，头静脉分支多而表浅，注射后弹丸形成欠佳，应尽量避免使用。

（2）体位：受检者多取仰卧位，根据显像目的和观测部位的不同，采取前位或左前斜位，中心一般对准胸骨角，以尽可能在视野中包括锁骨下静脉、心、肺和部分腹主动脉。

（3）采集条件：探头配置低能平行孔通用型准直器或低能平行孔高灵敏准直器，能峰140 keV，窗宽20%，矩阵64×64，缩放1～1.5倍；多采用帧式采集，每帧采集0.5 s，共采集30 s左右。对成人或有心衰、瓣膜病指征的病人，因其中心循环时间往往较长，每帧可采集1 s并延长采集时间。

4. 结果分析方法

（1）形态学观察：按照正常血液循环的方向，依次观察上腔静脉、右心房、右心室、肺动脉、两肺、左右肺静脉、左心房、左心室、主动脉各段及主要分支的形态、大小、相互关系、显影时序等方面。

（2）定量分析：对主要部位勾画感兴趣区（ROI），描记时间放射性曲线（time activity curve，TAC），正常各部分TAC均呈峰形，有明显升降变化，代表显像剂“弹丸”进入、充盈和离开该ROI的全过程；可进行定量或半定量分析。

5. 正常图像表现

显像剂自右肘静脉注入后，流经锁骨下静脉、上腔静脉、右心房、右心室、肺动脉、两肺、左右肺静脉、左心房、左心室、升降主动脉及腹主动脉上段，整个过程需8～15 s，一般将首次通过法分为4个时期。

（1）上腔静脉及右心房显影，正常1～3 s。

（2）右心室及肺动脉显影，正常5～6 s，通常见上腔静脉与肺动脉间呈一空白带，形成“U”形影像。

（3）肺部充盈通过相，常为4～7 s，不超过8 s。肺清晰显示后，上腔静脉、右心及肺动脉影像逐渐消失。

（4）左心房、左心室及主动脉显影相，为8～12 s，腹主动脉显影后右心影消失，肺部放射性基本消失。

6. 异常图像表现

除心脏各腔室和大血管影像的位置、形态、大小和血流速度异常外，还有以下两种异常分流的影像。

(1)左向右分流：当心内存在左向右分流时，示踪剂通过缺损的部位，从左心体循环分流到右心肺循环。特点是最初的右心相和肺相正常，但当左心相出现时右心相重复显影，进而肺和左右心腔持续显影，称为“脏污”现象，同时主动脉影像较淡。

(2)右向左分流：当心内存在右向左分流时，核素通过缺损部位或骑跨血管，从右心直接分流到左心或主动脉部位，特点是紧接在右心显影之后左心和腹主动脉提前显影，两肺显影淡，且晚于降主动脉影。

7. 临床应用

由于彩色多普勒超声心动图在心脏结构及血流方面的优势以及心脏 X 线、磁共振在形态结构方面的高分辨率优势，使得首次通过法的应用明显减少，但首次通过法是利用显像剂首次通过中心循环的动态过程，无组织重叠的影响；而且有血流通过时相的过程，在一定程度上弥补了其在形态结构方面的不足。在辅助诊断先心病、瓣膜病、肺心病及冠心病等方面仍有一定的作用。

(1)测定左右心室功能。对左右心室勾画感兴趣区，描记时间放射性曲线，可以计算出左右心室射血分数(EF)，用于评价左右心室功能，以左室功能评价较为准确。

(2)先天性心脏病的诊断及异常分流分析。先天性心脏病可根据有无分流分为三类：无分流(如肺动脉狭窄、主动脉缩窄)、左至右分流(如房间隔缺损、室间隔缺损、动脉导管未闭)和右至左分流(如法洛四联症)。FPRC 可为先心病诊断提供是否存在分流及其严重程度的诊断信息。

(3)上腔静脉阻塞综合征：常见于纵隔肿瘤病人，上腔静脉不显影或显影不良。

(二)静脉血栓显像

在静脉血流迟缓、血液高凝状态及血管内膜损伤条件下，静脉发生急性非化脓性炎症，并继发血栓形成；多见于产后、骨折及创伤、手术后的病人。绝大多数静脉血栓形成发生在盆腔及下肢的深静脉。血栓形成早期易于脱落，可造成大片肺梗死，是猝死的常见原因之一。放射性核素静脉造影有助诊断。

1. 下肢深静脉显像

(1)原理：下肢静脉分为浅深两组，浅静脉形态和数量多变；深静脉多与各肢体同名动脉伴行，直行而深在。两组静脉间有交通支连接，用以将浅静脉血引入深静脉。自双侧足背静脉注入放射性示踪剂，在注射点的近心端扎缚止血带，阻断浅静脉，使示踪剂随血流进入深静脉，随血液循环向心回流，应用显像设备进行连续追踪显像即可显示下肢深静脉影像。

(2)显像剂：^{99m}Tc-MAA 是较常选用的显像剂，具有附着于血栓的特性，在动态显像之后做延迟显像，可探测血栓的部位，同时还可观察肺灌注情况，了解有无合并肺栓塞。另外，^{131}碘标记的纤维蛋白原可用于标记阳性血栓；^{111}In 标记的白细胞则可显示血管炎症。

(3)显像方法：在双侧踝关节上方扎紧止血带，用预先充以肝素化生理盐水的头皮针经双侧足背静脉同时等速注入示踪剂。注意推注及显像时不得松开止血带。注射完毕立即用如下方式之一进行显像。

①动态法：利用大视野探头，以耻骨联合为探测中心，每帧 2.5 s，连续采集 60～80 帧。

②全程显像：用全身扫描装置，以 30 cm/min 速度从足向头扫描至心腔水平。采集结束后，取下止血带，病人下肢屈曲活动 5 min，重复全程显像。必要时可重复两次。

(4)正常影像表现：在止血带阻断浅静脉回流的条件下，注入足背静脉的示踪剂经交通支汇入深静脉上行，呈现出一条较直、连续而清晰的血管影像，其形态自然，管径变化不大，内壁光滑。入腹后向内斜行，两侧血管交汇成下腔静脉。一般在注射后 15～18 s 左右示踪剂到达腹部，两侧基本上同时到达。除足部外，止血带上方无浅静脉或侧支血管充盈。运动后静脉内示踪剂清除殆尽，肢体全程无残留“热点”。

(5)异常表现及意义：静脉病变时，静脉影像纤细或中断，病变侧示踪剂上行迟缓；在血栓或梗死部位远心侧可见侧支和交通血管显影；在排除了止血带阻断不力的前提下，肢体上同时有深、浅两组静脉显影，每支形态改变不大者多由静脉瓣功能不全所致；多条浅静脉迂曲、扩张，运动后清除不良者多为静脉曲张；双侧同时出现上行迟缓，或伴有髋部小血管或腹壁侧支血管显影，提示双侧髂总或下腔静脉病变。两次运动后局部仍残存明显“热点”者，多提示新鲜血栓。

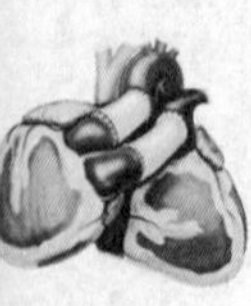

2. 上肢静脉显像

其原理、方法与下肢静脉显像相似，上肢静脉显像可清晰显示贵要静脉、腋窝静脉、锁骨下静脉、头臂静脉及上腔静脉，因此 FPRC 对上述静脉的阻塞有很高的诊断价值。

（王卫星）

第三篇

循环系统疾病

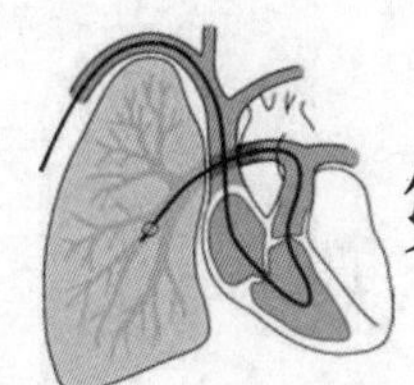

第十二章　循环系统疾病临床治疗绪论

循环系统疾病包括心脏疾病和血管疾病，合称为心血管病，其中以心脏病最为多见，能显著地影响患者的劳动，是危害人民健康和影响社会劳动力的重要疾病。

第一节　循环系统疾病的流行病学

总体上看，我国心血管病患病率及死亡率仍处于上升阶段。推算我国心血管病现患人数均为 2.9 亿，其中脑卒中约 1300 万，冠心病约 1100 万，心力衰竭约 450 万，肺源性心脏病约 500 万，风湿性心脏病约 250 万，先天性心脏病约 200 万，高血压约 2.7 亿。

心血管病死亡率居首位，高于肿瘤和其他疾病，占居民疾病死亡构成的 40%以上，特别是农村，近几年来心血管病死亡率持续高于城市水平。心脑血管病住院总费用也在快速增加，2004 年至今，其年均增速远高于 GDP 增速。

2015 年，心血管病死亡率仍居首位，高于肿瘤及其他疾病。农村心血管病死亡率从 2009 年起超过并持续高于城市水平（图 12-1-1）。

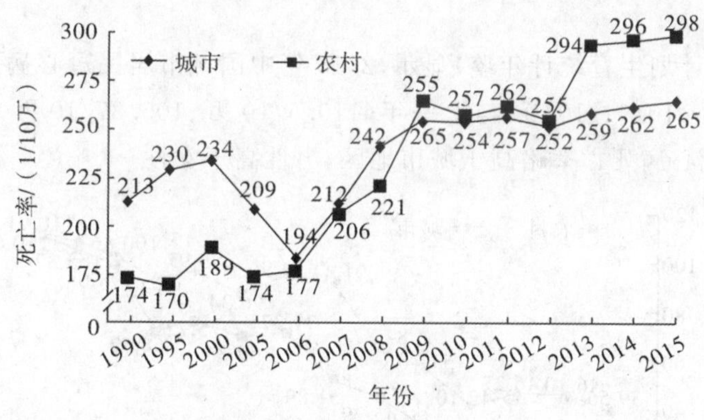

图 12-1-1　1990—2015 年中国城乡居民心血管病死亡率变化

［资料来源：中国心血管病报告编写组.《中国心血管病报告 2016》概要［J］.中国循环杂志，2017，32(6)：图 3.］

2015 年，农村心血管病死亡率为 298.42/10 万，其中心脏病死亡率为 144.79/10 万，脑血管病死亡率为 153.63/10 万；城市心血管病死亡率为 264.84/10 万，其中心脏病死亡率为 136.61/10 万，脑血管病死亡率为 128.23/10 万。2015 年，农村、城市心血管病分别占死因的 45.01%和 42.61%（图 12-1-2）。每 5 例死亡中就有 2 例死于心血管病。

2013 年，我国年龄标化的心血管病死亡率较 1990 年降低 21%。脑血管病是中国男性和女性的首位死因，缺血性卒中死亡率上升了 28.8%，而出血性卒中死亡率则下降了 37.7%。尽管 2013 年较 1990 年年龄标化的心血管病死亡率有所下降，但由于中国人口的老龄化等因素影响，故心血管病死亡的绝对数字仍在快速上升，2013 年较 1990 年增加了 46%。其中，缺血性心脏病死亡人数增加了 90.9%，脑血管病死亡人数增加了 47.7%。

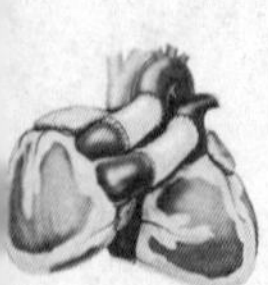

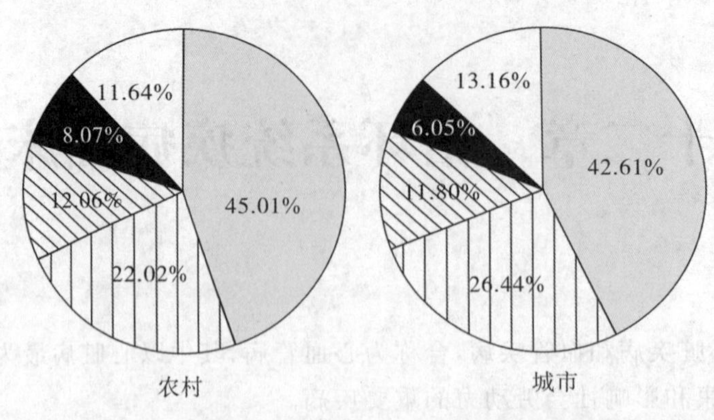

图 12-1-2　2015 年中国农村和城市居民主要疾病死因构成比(%)

[资料来源:中国心血管病报告编写组.《中国心血管病报告 2016》概要[J].中国循环杂志,2017,32(6):图 4.]

一、高血压

2012 年国民营养与慢性病状况调查报告显示,中国 18 岁以上居民高血压患病率为 25.2%,城市居民高血压患病率为 26.8%,农村为 23.5%。据 2010 年第六次全国人口普查数据测算,高血压患病人数为 2.7 亿。《中国居民营养与慢性病状况报告(2015 年)》调查显示,2012 年 18 岁以上人群高血压的知晓率、治疗率和控制率明显增高,分别为 46.5%、41.1%和 13.8%。

二、冠心病

《2016 年中国卫生和计划生育统计年鉴》显示,2015 年中国城市居民冠心病死亡率为 110.67/10 万,农村居民冠心病死亡率为 110.91/10 万,与上一年(110.5/10 万、105.37/10 万)相比略有上升(图 12-1-3)。总体上看农村地区冠心病死亡率略高于城市地区,男性高于女性。

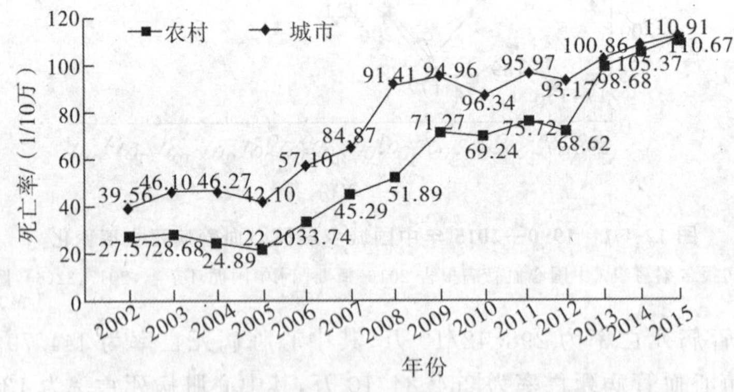

图 12-1-3　2002～2015 年城乡地区冠心病死亡率变化趋势

[资料来源:中国心血管病报告编写组.《中国心血管病报告 2016》概要[J].中国循环杂志,2017,32(6):图 7.]

2002—2015 年,我国急性心肌梗死死亡率总体呈上升态势。从 2005 年开始,急性心肌梗死死亡率呈现快速上升趋势,农村地区急性心肌梗死死亡率不仅于 2007 年、2009 年、2011 年数次超过城市地区,而且于 2012 年开始农村地区急性心肌梗死死亡率明显升高,大幅超过城市平均水平(图 12-1-4)。

根据 2013 年中国第五次卫生服务调查,城市 15 岁及以上人口缺血性心脏病的患病率为 12.3‰,农村调查地区为 8.1‰,城乡合计为 10.2‰。60 岁以上人群缺血性心脏病患病率为 27.8‰。以此数据为

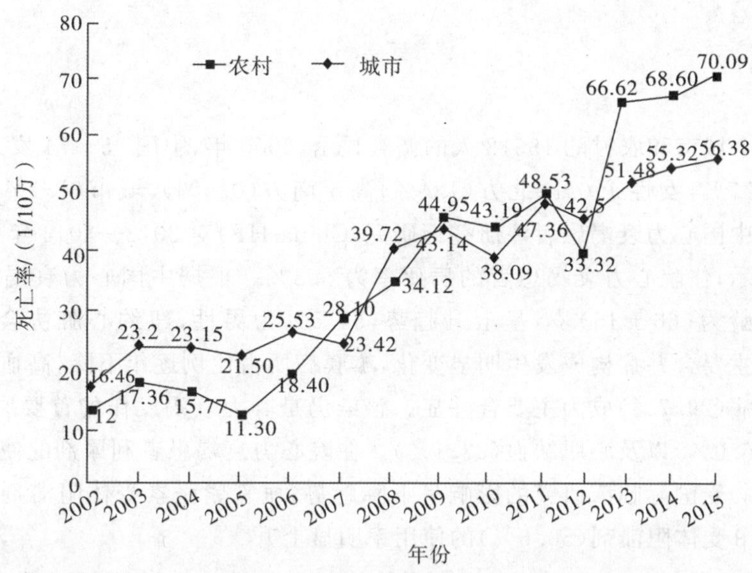

图 12-1-4　2002—2015 年城乡地区急性心梗死亡率变化趋势

［资料来源：中国心血管病报告编写组.《中国心血管病报告 2016》概要[J].中国循环杂志，2017，32(6)：图 8.］

基础，根据 2010 年第六次人口普查数据，2013 年中国大陆 15 岁以上人口缺血性心脏病的患病人数约为 11396104 人。

根据国家卫生和计划生育委员会（简称“卫计委”）经皮冠状动脉介入治疗（percutaneous transluminal coronary intervention，PCI）网络申报数据，中国 2010—2015 年经皮冠状动脉介入术病例数增长率趋于平稳。2015 年，大陆地区冠心病介入治疗的总例数为 567583 例。我国平均每百万人口有 426.82 例患者行经皮冠状动脉介入术治疗，平均植入支架数基本保持在 1.5 枚左右。介入指征及器械使用趋向合理。介入治疗的死亡率稳定在较低水平，ST 段抬高型心肌梗死患者急诊经皮冠状动脉介入术有所增加。

三、心律失常

根据 2015 年国家卫计委网上注册资料，2015 年植入起搏器约 65697 例，比 2014 年增长 9.98%；起搏器适应证与 2014 年比较无明显变化：病态窦房结综合征占 51.1%，房室传导阻滞占 39.8%；双腔起搏器占比近 69%。

根据国家卫计委网上注册系统的资料统计，近年来心脏转复律除颤器（ICD）植入量呈持续增长趋势，年增长率保持在 10%以上，2013 年、2014 年、2015 年增长率分别为 22.9%、10.3%和 18.3%。2015 年植入 ICD 2759 例，ICD 单腔和双腔的比例与 2014 年相似，单腔 ICD 占 67.1%，双腔 ICD 占 32.9%；ICD 用于二级预防占 58.0%，一级预防占 42.0%。

2015 年，心脏再同步化治疗（cardiac resynchronization therapy，CRT）2986 例，较 2014 年增长 8.4%。CRT-D（加除颤器）占 57%，CRT-P（不加除颤器）占 45%。中国医学科学院阜外医院牵头的多中心研究总结了全国 97 家医院植入的具有家庭监测功能的 CRT 患者 73 例，随访 6 个月发现 92.7%的患者可见异常报警事件，包括 85%的疾病相关事件和 15%的系统相关事件，早于 3 个月和 6 个月门诊随访时发现相应事件的时间。自 2010 年导管消融手术持续迅猛增长，年增长率 13.5%～17.5%，2015 年射频消融手术量达 11.1 万例。2004 年在中国 10 个不同地区（4 个城镇和 6 个农村地区）的调查显示，35～59 岁人群房颤患病率为 0.42%，60 岁以上人群为 1.83%，年龄性别校正后患病率为 0.77%（男性 0.78%，女性 0.76%）。

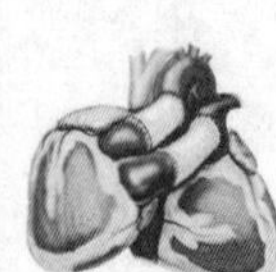

四、心力衰竭

中国10省市20个城市和农村的15518人的调查显示，2000年，中国35～74岁人群慢性心力衰竭患病率为0.9%；男性0.7%，女性1.0%；北方(1.4%)高于南方(0.5%)，城市(1.1%)高于农村(0.8%)。阜外医院牵头进行的中国心力衰竭患者注册登记研究(China-HF)对2012—2014年88家医院8516例心力衰竭患者的分析显示，住院心力衰竭患者的病死率为5.3%。根据中国心力衰竭注册登记研究，目前心力衰竭患者平均年龄为(66±15)岁，呈上升趋势，54.5%为男性，纽约心脏协会心功能Ⅲ～Ⅳ级占84.7%。心力衰竭的主要合并症构成发生明显变化，瓣膜病所占比例逐年下降，高血压(54.6%)、冠心病(49.4%)及慢性肾脏病(29.7%)成为主要合并症。感染仍是心力衰竭发作的首要原因，占45.9%，其次为劳累或应激反应(26.0%)以及心肌缺血(23.1%)。住院心力衰竭患者利尿剂的使用率变化不明显，地高辛的使用率(26.1%)受国际临床研究的影响呈下降趋势，血管紧张素受体阻滞剂(24.6%)、醛固酮受体拮抗剂(55.4%)及β受体阻滞剂(50.6%)的使用率明显上升。

第二节　循环系统疾病的分类

循环系统疾病的分类有其特殊性，它应包括病因、病理解剖和病理生理的分类。

一、病因分类

根据致病因素分为先天性和获得性两大类：

(1)先天性心血管病(先心病)：为心脏大血管在胚胎期中发育异常所致，病变可累及心脏各组织和大血管。

(2)后天性心血管病：为出生后心脏受到外来或机体内在因素作用而致病，常见的有以下几种类型。

①动脉粥样硬化：常累及主动脉、冠状动脉、脑动脉、肾动脉、周围动脉等。冠状动脉粥样硬化引起心肌血供障碍时，称冠状动脉粥样硬化性心脏病(冠心病)或缺血性心脏病。

②风湿性心脏病(风心病)：因风湿热活动累及心脏，急性期发生心内膜炎、心肌炎和心包炎症，称为风湿性心脏病；慢性期主要形成瓣膜狭窄和(或)关闭不全，称为风湿性心瓣膜病。

③原发性高血压：显著而持久的动脉血压增高可影响心脏，导致高血压性心脏病(高心病)。

④肺源性心脏病(肺心病)：为肺、肺血管或胸腔疾病引起肺循环阻力增高而导致的心脏病。

⑤感染性心脏病：为病毒、细菌、真菌、立克次体、寄生虫等感染侵犯心脏而导致的心脏病。

⑥内分泌病性心脏病：如甲状腺功能亢进性、甲状腺功能减退性心脏病等。

⑦血液病性心脏病：如贫血性心脏病等。

⑧营养代谢性心脏病：如维生素B_1缺乏性心脏病等。

⑨心脏神经症：为自主(植物)神经功能失调引起的心血管功能紊乱。

⑩其他：如药物或化学制剂中毒、结缔组织疾病、神经肌肉疾病，以及放射线、高原环境或其他物理因素所引起的心脏病，心脏肿瘤和原因不明的心肌病等。

此外，某些遗传性疾病除常伴有先天性心脏血管结构缺损外，也可在后天发生心血管病变，如Marfan综合征伴发主动脉夹层等。

二、病理解剖分类

不同病因的心血管病可分别或同时引起心内膜、心肌、心包或大血管发生特征性的病理解剖变化，它们可反映不同病因的心血管病的特点。

(1)心内膜病：如心内膜炎、纤维弹性组织增生，心瓣膜脱垂、黏液样变性、纤维化、钙化、撕裂等，可导致瓣膜狭窄或关闭不全。

(2)心肌病和(或)心律失常：如心肌炎症、变性、肥厚、缺血、坏死、纤维化(硬化)可导致心脏扩大，心肌收缩力下降和(或)心律失常。此外尚有心脏破裂或损伤、乳头肌或腱索断裂、心室壁瘤等。

(3)心包疾病：如心包炎症、积液、积血或积脓、缩窄、缺损等。

(4)大血管疾病：如动脉粥样硬化、动脉瘤、中膜囊样变性、夹层分离、血管炎症、血栓形成、栓塞等。

(5)各组织结构的先天性畸形。

三、病理生理分类

不同病因的心血管病可引起相同或不同的病理生理变化。

(1)心力衰竭：主要指心肌机械收缩和舒张功能不全，可为急性或慢性，左心、右心或全心衰竭，见于各种心血管病尤其是晚期。发生于急性心肌梗死的急性心力衰竭又称为泵衰竭。

(2)休克：心脏功能严重障碍或外周血管床容积显著扩张，使有效循环血量急剧减少，致组织微循环血液灌流量严重不足而引起休克。

(3)冠状循环功能不全：为冠状动脉供血不足造成的心肌缺血变化。

(4)乳头肌功能不全：二尖瓣或三尖瓣乳头肌缺血或病变，不能正常调节瓣叶的启闭，引起瓣膜关闭不全。

(5)心律失常：心脏的自律、兴奋或传导功能失调，引起心动过速、过缓和心律不规则的变化。

(6)高动力循环状态：心排血量增多、血压增高、心率增快、周围循环血液灌注增多的综合状态。

(7)心脏压塞：心包腔大量积液、积血或积脓，或纤维化、增厚、缩窄妨碍心脏充盈和排血，并造成静脉淤血。

(8)其他：全身动静脉压力的增高或降低；体循环与肺循环之间、动脉与静脉之间的血液分流等。

诊断心血管病时，需将病因、病理解剖和病理生理分类诊断先后列出。例如，诊断风湿性心瓣膜病时要列出：①风湿性心脏病(病因诊断)；②二尖瓣狭窄和关闭不全(病理解剖诊断)；③心力衰竭；④心房颤动(以上为病理生理诊断)等。

第三节　循环系统疾病的诊断与辅助检查

诊断循环系统疾病应根据病史、临床症状和体征、实验室检查和器械检查等资料做出综合分析。详见第二篇诊断学基础与辅助检查。

心血管病的症状常见的有：发绀、呼吸困难、咳嗽、咯血、胸痛、心悸、少尿、水肿、头痛、头昏或眩晕、晕厥和抽搐、上腹胀痛、恶心、呕吐、声音嘶哑等。多数症状也见于其他系统的一些疾病，因此分析时要进行仔细鉴别。

心血管病常见的体征有：心脏增大征、心音的异常变化、额外心音、心脏杂音和心包摩擦音、心律失常

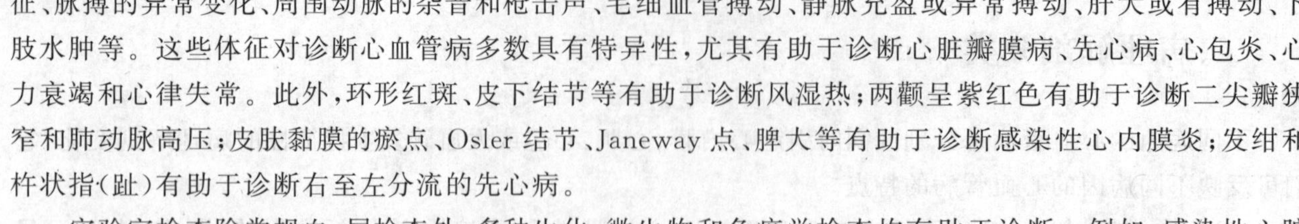

征、脉搏的异常变化、周围动脉的杂音和枪击声、毛细血管搏动、静脉充盈或异常搏动、肝大或有搏动、下肢水肿等。这些体征对诊断心血管病多数具有特异性，尤其有助于诊断心脏瓣膜病、先心病、心包炎、心力衰竭和心律失常。此外，环形红斑、皮下结节等有助于诊断风湿热；两颧呈紫红色有助于诊断二尖瓣狭窄和肺动脉高压；皮肤黏膜的瘀点、Osler 结节、Janeway 点、脾大等有助于诊断感染性心内膜炎；发绀和杵状指(趾)有助于诊断右至左分流的先心病。

实验室检查除常规血、尿检查外，多种生化、微生物和免疫学检查均有助于诊断。例如，感染性心脏病时体液的微生物培养，血液细菌、病毒核酸及抗体等检查；风心病时有关链球菌抗体和炎症反应(如抗"O"、血沉、C 反应蛋白)的血液检查；动脉粥样硬化时血液各种脂质的检查；急性心肌梗死时血肌钙蛋白、肌红蛋白和心肌酶的测定等。

心血管病的器械检查传统上包括动脉血压测定、静脉压测定，心脏 X 线透视和摄片，心电图检查等。随着科学技术的发展，新的检查方法不断推出，可分为侵入性和非侵入性两大类。

一、侵入性检查

侵入性检查主要有心导管检查和与该检查相结合进行的选择性心血管造影(包括选择性冠状动脉造影)、选择性指示剂(包括温度)稀释曲线(测定心排血量)，心腔内心电图检查、希氏束电图检查、心内膜和外膜心电标测(以上这些检查和心脏程序起搏刺激相结合进行时称为临床心脏电生理检查)，心内膜心肌活组织检查以及新近发展的心脏和血管腔内超声显像、心血管内镜检查等。这些检查虽会给患者带来一定的创伤，但可得到比较直接的诊断资料，诊断价值较大。

二、非侵入性检查

非侵入性检查包括各种类型的心电图检查(遥测心电图、24 h 动态心电图、食管导联心电图及起搏电生理检查、心电图运动负荷试验、心室晚电位、心率变异性分析等)，24 h 动态血压监测；超声心动图(M 型超声、二维超声、经食管超声、实时三维超声心动图等)和超声多普勒检查；实时心肌声学造影，实时左室声学造影；电子计算机 X 线体层摄影(computer tomography，CT)，包括多层螺旋 CT(multi detector row spiral CT，MDCT 或 multi-slice spiral CT，MSCT)、数字减影法心血管造影(digital substraction angiography，DSA)和 CT 血管造影(computer tomography angiography，CTA)；放射性核素心肌和血池显像、单光子发射体层显影(SPECT)；磁共振体层显影(MRI)、磁共振血管造影(MRA)等。这些检查对患者无创伤性，故较易被接受，但得到的资料较间接，而随着仪器性能的不断更新和检查技术的不断提高，它们的诊断价值也在迅速提高。

对心血管病做鉴别诊断时，不仅要和其他系统的疾病进行鉴别、在不同的病因诊断间进行鉴别，还要在不同的病理解剖和病理生理诊断间进行鉴别。

第四节　循环系统疾病的预后

大多数器质性循环系统疾病预后较差，但不同病种的预后不一，如心功能不全常影响患者的劳动力，恶性心律失常可致猝死。常见的心脏病中，先心病多可经导管介入或手术纠治，预后较好；慢性肺心病多有严重呼吸系统病变而预后差，其住院病死率高。对风湿性心瓣膜病多数可通过导管介入或外科手术治疗而使病变得到纠正或减轻；若能对冠心病进行严密的监护、给予规范的二级预防及有效的血运重建，则其预后较前可有所改善。随着心律失常、心力衰竭、休克等的治疗手段的不断进步，其死亡率已明显下降。

在心血管病的病程中常发生并发症而使其预后更为严重。并发症可发生在心血管本身，如风心病或先心病并发感染性心内膜炎，冠心病心肌梗死并发心室间隔穿孔、乳头肌功能失调或心室壁瘤，风心病二尖瓣狭窄、先心病间隔缺损或动脉导管未闭并发肺动脉高压等；并发症也可发生在心血管以外的其他部位，如呼吸道感染，心源性肝硬化，肺、脑、肾等脏器及肢体的栓塞，酸碱和电解质平衡失调等。

第五节　循环系统疾病的防治

对于病因比较明确的心血管病，消除病因，如消除梅毒感染、维生素 B_1 缺乏和贫血，治疗甲状腺病，有效防治慢性支气管炎，及时控制急性链球菌感染，积极治疗风湿热等，将使相关的心脏疾病减少甚至不再出现。而目前危害最大、发病率最高的心血管疾病——高血压、冠心病并无明确的单一病因，而是由多种危险因素导致其发病且病情呈进展态势。有鉴于此，近年来提出了"心血管事件链"的概念。所谓"事件链"，即由各种导致心血管疾病的危险因素产生各靶器官损害，主要是动脉粥样硬化和左心室肥厚，然后导致冠心病、脑卒中等事件，直至引起心力衰竭和死亡。而防治措施必须从事件链的源头开始，也就是对各种危险因素进行早期综合干预；在事件链的各个阶段更要有针对性地积极防治，也就是说，从预防下一个阶段的角度，确立策略和方案，使预防和治疗达到有机的统一。各种危险因素中除性别、年龄等不可改变的因素外，大多是可以控制的，如肥胖、吸烟、高血压、血脂异常、糖代谢异常等。为此，必须以改变不良生活方式为基础，综合干预各种危险因素，方可达到降低高血压、冠心病及其相关并发症的发生率和死亡率的目的。

治疗心血管病需要针对其病因、病理解剖、病理生理等几方面进行。目前所具备的治疗方法大体被分为我们常说的内科治疗与外科治疗。

一、内科治疗

内科即非手术治疗，其治疗方法包含追踪观察、纠正生活方式、药物应用、介入性治疗（如心导管、内视镜）等，根据病人的状况调整药物之使用，防止并处理不良反应及并发症。

（一）病因治疗

对病因已明确者来说，积极治疗病因可收到良好效果。例如，感染性心内膜炎和心包炎时应用抗生素治疗，贫血性心脏病时纠正贫血，维生素 B_1 缺乏性心脏病时应用维生素 B_1 治疗等。但有些病种即使积极治疗病因也无法逆转其已形成的损害，或只能预防病变的发展。例如，风湿性心脏病时治疗风湿热已不能改变瓣膜已形成的病理解剖变化；梅毒性心脏病时抗梅毒治疗也不能改变主动脉瓣关闭不全或主动脉瘤的病理改变；及时、有效地治疗感染性心内膜炎对已形成的瓣膜损伤也无法逆转。近年来，用射频电能、冷冻或激光消融心脏异常传导路径或异位兴奋病灶的方法治疗异位快速心律失常，也起到消除病因的作用。

（二）病理生理的治疗

对目前尚无法或难以根治的心血管病，主要是纠正其病理生理变化。有些病理生理变化可迅速发生且后果严重，如休克、急性心力衰竭、严重心律失常，需积极进行紧急处理，并在处理过程中严密监测其变

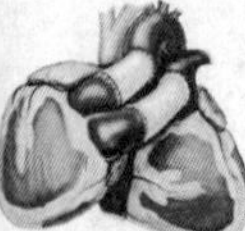

化，随时调整治疗措施，以取得最好的治疗效果；有些则逐渐发生且持续存在，如高血压、慢性心力衰竭、慢性心房颤动，需进行长期治疗。治疗措施多采用药物，但多腔起搏、心脏再同步化治疗(CRT)、机械辅助循环、动力性心肌成形术则是治疗顽固性心力衰竭的可选择的措施；而人工心脏起搏、电复律以及埋藏式自动复律除颤器(automatic implantable cardioverter defibrillator，AICD)则是治疗心律失常的有效措施。

(三)康复治疗

根据患者的心脏病变、年龄、体力等情况，采用动静结合的办法，在恢复期尽早进行适当的体力活动，对改善心脏功能，促进身体康复有良好的作用。在康复治疗中要注意患者的心理康复，解除患者的思想顾虑；对患者的工作、学习和生活安排提出建议，加强患者与疾病做斗争的信心。恢复了工作或学习的患者需要注意劳逸结合和生活规律化，保护心脏功能。

近年来，在心血管疾病的防治领域内陆续有大量的大规模临床试验的结果公布。这些试验大都采取前瞻性、大样本、多中心、随机、双盲、对照的研究方法，结果令人信服，具有重要的指导意义。而以死亡率为观察终点的临床试验则更能对某一疗法的实际价值以及对预防某一疾病发展的作用做出客观评价。遵照循证医学的原则，在心血管疾病相关的防治指南中，对各种针对性治疗措施的制定和推荐的强度均以相应的大规模临床试验的结果为依据，使指南更具权威性。

二、外科治疗

(一)心血管外科学的范畴

外科治疗可以看作是对解剖病变的治疗，是使用介入或手术的方法纠正病理解剖改变。目前，大多数先心病可用外科手术或介入治疗根治。某些心瓣膜病，可用介入性球囊扩张治疗、瓣膜交界分离术、瓣膜修复术、人工瓣膜置换术等手术纠治。血管病变包括冠状动脉病，可施行病变部位介入手术治疗，如腔内球囊扩张、粥样斑块的激光或超声消融、旋切或旋磨消除、安置支架等；一些血管疾病也可用外科手术治疗，如动脉内膜剥脱术、自体血管或人造血管旁路移植术等。并发于心肌梗死的心室壁瘤、心室间隔穿孔、乳头肌断裂等，亦可在病程的适当时机施行手术。对病变严重难以修复的心脏，还可施行心脏、心肺联合移植或人造心脏替代的手术治疗。

(二)心血管外科的发展史

心血管外科学是外科领域各分支中较年轻的一个学科。

19 世纪末，西方传统医学在生命科学体系完成基本架构之后，逐步摆脱了黑暗与蒙昧，开始了在现代医学轨迹上的漫漫征程，各个分科与专业在科学之火的指引下迅速发展并开花结果，号称“医学之花”的外科学的发展尤为引人注目。而在外科学的发展史上，心脏成为外科医生的最后一个禁区。对维持机体的生命来说，心脏的功能是头等重要的，其功能活跃但结构脆弱。对心脏完整性的任何损害都将带来致命的后果。被后世尊为“外科之父”的奥地利医生西奥多·比尔罗特(Theodor Billroth，1829—1894)曾经为心脏外科下过这样一个“魔咒”似的评语：“在心脏上做手术，是对外科艺术的亵渎。任何一个试图进行心脏手术的人，都将落得身败名裂的下场。”出生于医学世家的著名英国外科医生斯蒂芬·帕赫特(Stephen Paget，1855—1926)爵士，在 1896 年曾经说过：“心脏外科可能已经达到外科的天然极限，处理心脏外伤的各种自然困难，是没有任何新的方法或发明能够克服的。”但是，权威的“结论”并没有使勇敢的探索者望而却步。1897 年，德国的雷恩(Rehn)成功地为一位心脏外伤的病人进行了缝合，自此揭开了心脏外科发展的序幕;1925 年,英国外科医生 Souttar 经左心耳行二尖瓣狭窄交界分离术;1938 年,美国波士顿儿童医院的格罗斯(Gross)医生为 1 例 7 岁女孩成功施行了动脉导管未闭结扎术,开了手术治疗先天性心脏病的先河。1944 年,美国约翰霍普金斯大学医院的布莱洛克(Blalock)医生在著名的心脏病学家陶希格(Taussing)的建议下,为一例重症法洛四联症患者施行了锁骨下动脉—肺动脉吻合术(著名的 Blalock-Taussing 分流术),从而创造了一个经典的姑息手术方式,且一直沿用至今。1953 年,美国的斯旺(Swan)推出低温麻醉方法在直视下修复房间隔缺损。1953 年 5 月 6 日,美国的吉本(Gibbon)医生和他的同事为一个 19 岁的小姑娘,在体外循环下进行了房间隔缺损的修补术,术后病人顺利恢复,自此,心脏外科被划分为两个时代。以低温麻醉和体外循环为主要武器,外科医生使征服心脏禁区的梦想成为现实。1954 年 3 月 26 日,这是心脏外科历史上一个值得纪念的日子。美国明尼苏达大学的利乐海(Lillehei)医生,以患儿的父亲作为供血者,用交叉循环的方法完成了历史上首例室间隔缺损修补术。20 世纪 50—60 年代,由于沃尔顿·利乐海(Walton Lillehei)及约翰·柯克林(John Kirklin)的杰出贡献,体外循环技术逐渐成熟,此后心脏外科疾病不断为外科医生所征服,心脏瓣膜手术、冠脉搭桥手术、心脏移植手术等不断取得成功,心血管外科开始在全球得到普及。我国的心血管外科事业从 20 世纪 40 年代起步,在吴英恺、兰锡纯、顾恺时、石美鑫、苏鸿熙等老一辈医学家的努力下,也从无到有,不断发展壮大,目前已在世界医学界中占有一席之地。

(三)21 世纪心脏外科学面临的挑战和机遇

近 20 年来,科技的进步、人类社会观念的转变是如此飞速,心血管外科也同样正在发生着巨大的变革。一方面,新型介入材料和技术的应用使心血管外科面临着来自各个相邻学科的严峻挑战。例如,药物支架在欧美国家的使用率不断提高,使大批原先拟接受冠脉搭桥手术的患者转而接受药物支架植入术。一个不争的事实已经存在:在欧美国家,冠脉旁路手术例数已经在逐年递减。与冠心病介入医师一样,目前放射科介入医师也正在逐步进入以往被认为是心脏外科手术占绝对优势的领域。占先天性心脏病发病率 80%以上的房间隔缺损、动脉导管未闭均可以通过介入封堵技术加以矫正。在瓣膜治疗方面,介入治疗已经从简单的二尖瓣球囊扩张向更精细的瓣膜成形和瓣膜置换大步前进,经皮主动脉瓣膜置换、肺动脉瓣置换和二尖瓣成形手术,已在临床上获得成功。面对上述学科竞争的现实,每个心脏外科医师都应该深切认识自己所处的地位。因为,就一切治疗方法的选择而言,患者拥有最终的裁决权。新世纪的心脏外科医师必须正视这些新型材料所带来的挑战。随着医学的进步,心脏外科医师、心血管内科医师、放射介入治疗医师之间传统的学科分界将越来越模糊,一种新型材料的开发完全可以为大家所共享。在这个新世纪,心脏外科医师必须虚心学习和接受科技进步所带来的一切成果。

对心脏外科医师来说,尚有很多领域、很多机遇有待开拓和利用。腔镜技术和机器人辅助下外科,将是未来微创心脏外科发展的主要方向之一。更好的固定器械、三维胸腔镜头的应用以及仿腕关节机械臂的应用,将使全内镜下的心脏手术变得越来越简便和易行。而全内镜下手术将成为心脏外科医师最有力的微创手段,将最大限度地增加患者对心脏手术的接受程度。

美国胸外科医师协会主席奥林格(Orringer)称,心脏外科医师是外科学中的"特种精锐部队"。因为这个学科汇聚了现代工业所能提供的最好的设备。而且,心脏外科医师也无疑是医学领域内最为艰苦、最具有奉献精神的一组医师。我国的心血管外科整体水平与世界一流水平相比仍有较大的差距,而且相对滞后的医疗体制又使我国的心脏外科医师承担着比其他国家同行更大的压力。基于庞大的人口基数,我国目前大约有 800 万患者需要接受心血管外科治疗,但实际年手术量仅有 20 余万例。为了我国的心血管外科事业的发展,仍需要去培训更多的心脏外科医师,去建设更多更好的心脏中心。希望大家能一起把握时代赋予我们的机遇,使心血管外科在我国得到良好的持续发展,同时让中国的心血管外科事业最终能与世界同步甚至领先全球。

第六节　循环系统疾病研究的进展

近年来，有关循环系统疾病的分子和细胞生物学研究取得较大进展。对器官和组织中肾素-血管紧张素系统的作用的研究结果更是涉及了心血管疾病的各个方面。目前，已证明在前述的“心血管事件链”的各个环节中均有血管紧张素Ⅱ的参与。基于这一观点，血管紧张素转化酶抑制剂和血管紧张素受体阻滞剂被推荐广泛用于心血管疾病的治疗；明确了内皮源性血管收缩因子为内皮素(ET)，舒张因子主要为一氧化氮(NO)，开发出ET-1受体拮抗剂和阐明了硝酸酯的作用是它释出NO所致；提出了测定血脑钠肽(BNP)水平可作为诊断心力衰竭的证据；认识了神经激素系统的激活与心肌细胞β肾上腺素能受体密度的调节对心肌缺血和心力衰竭的利弊；深入了解了细胞膜的离子通道，开发出通道阻滞剂和通道开放剂；揭示了心肌缺血再灌注损伤是由氧自由基和脂质过氧化反应对心肌造成损害所致，而心肌缺血预适应则可起到保护心肌的作用；发现了不同于细胞坏死的，由基因调控的细胞死亡特殊形式——细胞凋亡，推测出若能对它进行调控，便可能防治包括心血管病在内的一些疾病；提出了动脉粥样硬化的形成可能与炎症有关，多种细胞因子、生长因子和作为促炎症介质的白三烯都参与了这一过程；发现了胰岛素抵抗和与之相关的代谢障碍及其与心血管疾病之间的关系；提出了心肌重塑(remodeling)、血管重塑和电重塑的概念。这些都促进了心血管病治疗观念的改变。而生物物理学和生物化学的发展，提供了包括实时三维超声显像、心肌和心腔的心脏声学造影、正电子发射体层显影(PET)、多排(64排)螺旋CT、数字减影法心血管造影(DSA)专用系统、三维电磁导管标测系统(CARTO)、三维非接触球囊标测系统(EnSite)、细胞和血中的病毒与细菌的DNA测定、RNA测定等许多新的诊断手段，提高了心血管病的诊断水平。

新的治疗方法不断涌现：调整血脂、降血压、扩血管、抗心律失常、抗血小板、抗凝血和溶血栓药物不断有新品种推出；用基因重组技术生产新的药物，如rt-PA、nPA、TNK-tPA、rSK等陆续问世；以基因重组脑钠肽治疗急性心力衰竭；以利尿剂、血管紧张素转换酶抑制剂或血管紧张素受体阻滞剂、β_1受体阻滞剂及醛固酮拮抗剂为主治疗慢性心力衰竭；介入性疗法不断发展，已用于冠状动脉病(包括急性心肌梗死)、瓣膜病、先心病、主动脉夹层、主动脉瘤、心律失常等的治疗；起搏和电复律治疗已发展到使用埋藏式的自动起搏复律除颤器和多部位心脏起搏；药物涂层支架的应用有望减少冠状动脉介入治疗后的再狭窄。这些都使心血管病的治疗水平进一步得到提高。

基因变异作为心血管病的病因已屡有发现，如遗传性长QT间期综合征、家族性心房颤动、肥厚型心肌病、扩张型心肌病等的基因突变位点都已有报告。但基因治疗的临床应用却因安全问题而前景尚不明朗。将携带血管内皮生长因子(VEGF)的载体通过不同途径注入心肌，促进心肌小血管的新生以治疗心肌缺血的方法尚在临床试验阶段。有将干细胞移植用于缺血性心肌病的细胞替代治疗的报道，但对其有效性目前尚存争议。

(戴翠莲、孙　勇)

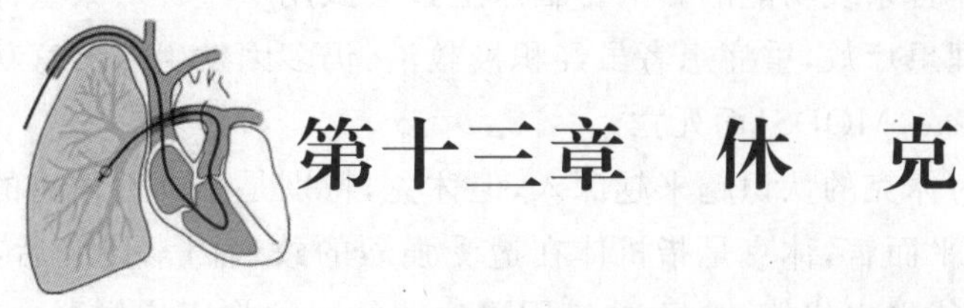

第十三章 休 克

第一节 概 述

一、休克的概念

休克是英语“shock”的音译。该词源于希腊文，原意为打击、震荡。1737 年，医师亨利·弗郎索瓦·勒·德兰(Henri Francois Le Dran)首次用法语“secousseuc”描述患者受枪弹伤后的全身变化；1743 年，英国医师克莱尔(Clare)将此词翻译成英语的“shock”。迄今为止，人们对休克的认识和研究已有 200 多年的历史，大致可分为 4 个发展阶段：

(一)临床表现描述阶段

1895 年，沃伦(Warren)对休克患者的临床表现作了经典的描述：面色苍白或发绀、四肢湿冷、脉搏细速、脉压缩小、尿量减少、神志淡漠。此后，随着无创伤血压测定方法在临床上的普遍应用，克赖尔(Crile)又补充了重要的体征：低血压。这是最初从整体水平对休克临床表现的生动描述，至今仍对休克的临床诊断有一定的指导意义。

(二)急性循环功能紊乱认识阶段

第一次和第二次世界大战期间，大量伤员死于休克，促使人们对休克机制进行了较为系统的研究。当时认为休克是急性循环紊乱所致，血管运动中枢麻痹和小动脉血管舒张引起血压下降是休克发生、发展的关键，在此基础上主张使用去甲肾上腺素之类的缩血管药治疗休克。但临床实践表明，使用缩血管升压药后，虽然血压回升，部分休克患者获救，然而有些患者长时间、大剂量应用缩血管药，病情非但没有逆转，反而恶化，甚至死亡。

(三)微循环学说创立阶段

20 世纪 60 年代，利乐海(Lillehei)通过大量实验研究发现，多数休克有一个共同的发病环节，即有效循环血量减少，器官血液灌注不足，导致细胞损害以及组织器官功能障碍，并在此基础上提出了休克的微循环障碍学说：认为各种不同原因引起休克发病的关键不在于血压降低，而在于微循环灌流量减少，其发病机制不是交感肾上腺髓质系统衰竭或麻痹，而是交感肾上腺髓质系统强烈兴奋。根据这一学说，临床上治疗休克开始强调补液结合应用舒血管药以改善微循环，从而休克患者抢救的成功率有所提高。

(四)细胞分子水平的研究阶段

20 世纪 80 年代以来，休克研究的热点从低血容量性休克转向感染性休克，开始从细胞、亚细胞和分子水平研究休克，发现休克的发生、发展与许多具有促炎或抗炎作用的体液因子有关，并研究这些体液因

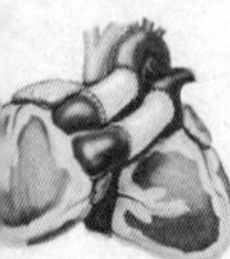

子对微循环、组织细胞和器官系统功能的影响。临床上曾尝试用一些针对某些体液因子的制剂治疗感染性休克，但未取得预期的理想疗效，重症患者虽经积极救治，仍多因发生多器官功能障碍综合征（multiple organ dysfunction syndrome，MODS）而死亡。

综上所述，虽然人们对休克的认识越来越深入，但休克，特别是感染性休克的发病机制仍有待于进一步阐明。就目前的认识水平而言，休克是指机体在遭受强烈的致病因素侵袭后，出现的循环功能急剧下降、组织缺血缺氧、器官功能失去代偿、神经-体液因子失调的一种临床症候群。其主要特点是：重要脏器组织中的微循环灌流不足，代谢紊乱和全身各系统的机能障碍。

二、休克的病因与分类

（一）休克的病因

各种强烈的致病因子作用于机体都可引起休克，按病因分类有利于及时认识并清除病因。

1. 失血与失液

（1）失血：大量失血可引起失血性休克（hemorrhagic shock），见于外伤出血、胃溃疡出血、食管静脉曲张出血、产后大出血等。休克发生与否取决于失血量和失血速度：一般 15～20 min 内失血少于全身总血量的 10%～15%时，机体可通过自身代偿使血压和组织灌流量保持基本正常；若短时间内失血超过总血量的 25%～30%而又得不到及时补充，即可发生休克；失血超过总血量的 45%～50%，往往迅速导致死亡。

（2）失液：剧烈呕吐、腹泻及肠梗阻，大汗淋漓，糖尿病时的多尿等均可导致大量体液丢失，引起有效循环血量锐减而发生休克。

2. 烧伤

大面积烧伤可伴有大量血浆渗出，使有效循环血量减少，引起烧伤性休克（burn shock）。烧伤性休克早期主要与疼痛及低血容量有关，晚期因继发感染可发展为感染性休克。

3. 创伤

严重的创伤可因剧烈的疼痛、大量失血和失液、组织坏死而导致创伤性休克（traumatic shock），多见于战争时期、自然灾害和意外事故当中。

4. 感染

严重感染可引起感染性休克（infectious shock）。在革兰氏阴性菌引起的休克中，细菌内毒素（endotoxin）起重要作用。

5. 过敏

过敏体质者注射某些药物、血清制剂或疫苗，甚至进食某些食物、接触某些物品均可引起过敏性休克（anaphylactic shock）。这种休克属Ⅰ型变态反应，发病与 IgE 和抗原在肥大细胞表面结合，引起组胺和缓激肽大量释放入血，导致血管平滑肌舒张、血管床容积增大，毛细血管通透性增加有关。

6. 强烈的神经刺激

强烈的神经刺激可导致神经源性休克（neurogenic shock），常见于剧烈疼痛，高位脊髓麻醉、中枢镇静药过量使用或损伤引起血管运动中枢抑制。患者血管平滑肌舒张、血管床容积增大，总外周阻力降低，回心血量减少，血压下降。

7. 心脏功能障碍

大面积急性心肌梗死、急性心肌炎、室壁动脉瘤破裂、严重的心律失常（房颤与室颤）等心脏病变和心脏压塞、肺栓塞、张力性气胸等妨碍血液回流和心脏射血的心外阻塞性病变均可引起心排出量急剧减少，有效循环血量和灌流量显著下降，从而导致心源性休克（cardiogenic shock）。

（二）休克的分类

引起休克的原因很多，对休克的分类方法也不一。比较常用的分类方法有：

1. 按病因分类

按病因分类有助于及时消除病因，目前在临床上具有较广泛的应用，分为失血性休克、失液性休克、创伤性休克、烧伤性休克、感染性休克、过敏性休克、神经源性休克、心源性休克等。

2. 按休克发病学的始动环节分类

有效灌流量减少是多数休克发生发展的共同环节。而机体有效循环血量的维持由三方面因素共同决定：①足够的血容量；②正常的血管舒缩功能；③正常的心泵功能。各种病因均可通过这三个因素中的一个或几个来影响有效循环血量，使微循环功能障碍，导致组织灌注量减少从而引起休克。据此，可将休克分成以下三类：

（1）血容量降低所致的低容量性休克（hypovolemic shock）：常见原因是失血、失液、烧伤、创伤等。大量体液丧失使血容量急剧减少，静脉回流不足，心排出量减少和血压下降，压力感受器的负反馈调节冲动减弱，引起交感神经兴奋，外周血管收缩，组织灌流量减少。低血容量性休克患者典型的临床表现为“三低一高”，即中心静脉压、心排出量、动脉血压降低，而总外周阻力增高。

（2）心泵功能障碍所致的心源性休克（cardiogenic shock）：由于心脏泵血功能衰竭，心排出量急剧减少，有效循环血量下降而引起的休克。其病因可发生于心脏内部，即心肌源性的原因，见于心肌梗死、心肌病、严重的心律失常、瓣膜性心脏病及其他严重心脏病的晚期；也可由非心肌源性，即心脏外部的原因引起，包括压力性或阻塞性原因使心脏舒张期充盈减少，如急性心脏压塞、张力性气胸，或使心脏射血受阻，如肺血管栓塞、肺动脉高压等。非心肌源性心外原因引起的休克在欣肖（Hinshaw）和考克斯（Cox）于1972年提出的休克分类中被单列为心外阻塞性休克。但无论是心内还是心外的病变，它们最终均导致心排出量下降，不能维持正常的组织灌流，因此，本章仍将其统称为心源性休克。

（3）血管床容量增加引起血液分布异常所致的血管源性休克（vasogenic shock）：感染性、过敏性和神经源性休克患者血容量并不减少，但都存在血管床容积增大、有效循环血量相对不足、循环血量分布异常的现象，导致组织灌流及回心血量减少，故又称为低阻力性休克（low-resistance shock）或分布异常性休克（maldistributive shock）。机体的血管床总量很大，血管全部舒张开放时的容量远远大于血液量。正常情况下，时机体毛细血管仅有20%开放，而有80%处于关闭状态。毛细血管网中的血量仅占总血量的6%左右。不同病因通过内源性或外源性血管活性物质的作用，使小血管，特别是腹腔内的小血管舒张，血管床容积扩大从而导致血液分布异常，大量血液淤滞在舒张的小血管内，有效循环血量减少，因此而引起的休克也称为血管源性休克（vasogenic shock）。

将病因和导致有效循环血量减少的发病学始动环节结合起来进行分类，有助于临床诊断并针对始动环节进行治疗。

3. 按血流动力学特点分类

还可按血流动力学的特点，即心排出量与外周阻力的关系将休克分为三类：

（1）高排低阻型休克：血流动力学特点是总外周阻力降低，心排出量增高，血压稍降低，脉压可增大，皮肤血管扩张或动-静脉吻合支（亦称动-静脉短路）开放，血流增多使皮肤温度升高，又称为暖休克，多见于感染性休克的早期。

（2）低排高阻型休克：血流动力学特点是心排出量降低，总外周阻力增高，平均动脉压降低可不明显，但脉压明显缩小，皮肤血管收缩，血流减少使皮肤温度降低，又称为冷休克，常见于低血容量性休克和心源性休克。

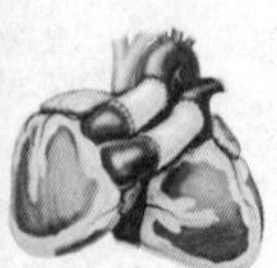

(3)低排低阻型休克:血流动力学特点是心排出量降低,总外周阻力也降低,故收缩压、舒张压和平均动脉压均明显降低,实际上是失代偿的表现,常见于各种类型休克的晚期阶段。

第二节 休克的病理生理学机制

休克的发生机制尚未完全阐明。目前,微循环机制和细胞分子机制受到大多数学者的重视。

一、休克的微循环机制

虽然不同类型休克的病因和始动环节不同,但微循环障碍是大多数休克发生的共同基础。微循环(microcirculation)是指微动脉和微静脉之间的微血管内的血液循环,详见第三章第二节。

20 世纪 60 年代,利乐海(Lillehei)等对休克时的微循环变化进行了深入研究,认为各种类型休克的基本发病环节是微循环血液灌流障碍,据此提出了休克的微循环学说,并以失血性休克为例,将休克的发展过程大致分为以下三期:

(一)休克Ⅰ期(休克早期、休克代偿期、微循环缺血期)

1. 微循环变化特点

休克Ⅰ期为休克早期或休克代偿期。此期微循环的最主要特点是缺血。

(1)全身小血管持续收缩痉挛,尤其以微动脉、后微动脉、毛细血管前括约肌等毛细血管前阻力血管的收缩更为明显,使毛细血管前阻力增加,大量真毛细血管关闭,微循环内灌流量急剧减少,血液流速减慢。微循环营养通路血流减少,组织严重缺血缺氧。

(2)微静脉和小静脉因对儿茶酚胺敏感性较低,故收缩较轻。

(3)动静脉吻合支不同程度开放,血液通过直捷通路和开放的动-静脉短路回流。

此期微循环灌流特点是:少灌少流,灌少于流,组织呈缺血缺氧状态。

2. 微循环变化的机制

此期的主导机制是交感-肾上腺髓质系统强烈兴奋和缩血管物质增多。

(1)交感神经兴奋:当血容量急剧减少、疼痛、内毒素等各种致休克病因作用于机体时,机体最早、最快的反应是交感-肾上腺髓质系统兴奋,如感染性休克时的内毒素刺激、创伤性休克和烧伤性休克时的疼痛刺激等可直接引起交感神经兴奋;低血容量休克和心源性休克时,心排出量减少,动脉血压下降,可通过颈动脉窦和主动脉弓反射而使交感-肾上腺髓质系统兴奋。交感-肾上腺髓质系统的兴奋使儿茶酚胺大量释放入血,引起小血管收缩和痉挛。然而不同脏器的血管对儿茶酚胺刺激的反应性不一。

①皮肤、内脏等血管的反应:皮肤、腹腔内脏和肾的小血管具有丰富的交感缩血管纤维,且 α 肾上腺素受体占优势,因而在交感神经兴奋和儿茶酚胺增多时,这些脏器组织的微血管发生收缩,以微动脉和毛细血管前括约肌的收缩最为强烈,使毛细血管前阻力明显升高,微循环灌流量急剧减少。β 肾上腺素受体受刺激则使动-静脉短路开放,使微循环非营养性血流增加,组织发生严重的缺血性缺氧。

②脑血管的反应:脑血管的交感缩血管纤维分布少,且 α 肾上腺素受体密度低,故在交感神经兴奋时,脑血管的口径变化不明显。

③心脏血管的反应:心脏冠状动脉虽然也有交感神经支配和 α、β 肾上腺素受体,但交感神经兴奋和儿茶酚胺增多可通过增强心脏活动、增高代谢水平、增多扩血管代谢产物腺苷等,使冠状动脉扩张。

(2)其他缩血管体液因子释放:

①血管紧张素Ⅱ:交感神经兴奋和血容量减少可激活肾素-血管紧张素系统,产生大量的血管紧张素,其中血管紧张素Ⅱ有强烈的缩血管作用,比去甲肾上腺素的缩血管作用更强。

②血管加压素:血容量减少时,左心房容量感受器对下丘脑合成和释放神经血管加压素(vasopressin,又称抗利尿激素,antidiuretic hormone,ADH)的反射性抑制减弱,血管加压素分泌增多,在超过生理剂量的情况下对内脏小血管有收缩作用。

③血栓素 A2:儿茶酚胺能刺激血小板产生更多的血栓素 A2(thromboxane2,TXA2),TXA2 有强烈的缩血管作用。

④心肌抑制因子:休克时,溶酶体蛋白溶解酶分解胰腺蛋白质而产生的心肌抑制因子(myocardial depressant factor,MDF)除了引起心肌收缩力减弱、抑制单核巨噬细胞系统功能外,也能使腹腔内脏小血管收缩。

⑤内皮素:肾上腺素、血管紧张素Ⅱ、血管加压素以及缺血缺氧等可以刺激内皮细胞合成和分泌内皮素(endothelin,ET-1),内皮素有强烈而持久的收缩小血管的作用。

⑥白三烯类物质:白细胞膜磷脂分解时,花生四烯酸在脂加氧酶作用下生成白三烯类物质,具有收缩腹腔内脏小血管的作用。

3. 微循环改变的代偿意义

休克Ⅰ期上述微循环的变化一方面引起皮肤、腹腔内脏、肾脏等多个器官的缺血缺氧,另一方面却具有一定的代偿效应,故本期又称为休克代偿期(compensated stage)。代偿效应主要表现为:

(1)有助于动脉血压的维持。

①增加回心量:静脉血管属容量血管,可容纳总血量的 60%~70%。上述缩血管反应,形成了休克时增加回心血量的两道防线:

(a)肌性微静脉、小静脉和肝脾等储血器官的收缩,可减少血管床容量,迅速而短暂地增加回心血量。这种代偿变化起到了“自身输血”的作用,有利于动脉血压的维持,是休克时增加回心血量和循环血量的“第一道防线”。

(b)毛细血管前阻力血管比微静脉收缩强度更大,致使毛细血管中流体静压下降,组织液进入血管。这种代偿变化起到了“自身输液”的作用,是休克时增加回心血量的“第二道防线”。

有学者测定发现,中度失血的患者体内,进入毛细血管的组织液每小时达 50~120 mL,成人 24 h 最多可有 1500 mL 的组织液进入血液。

②增加心排出量:休克早期,心脏尚有足够的血液供应,在回心血量增加的基础上,交感神经兴奋和儿茶酚胺的增多可使心率加快,心收缩力加强,心输出量增加,有助于血压的维持。

③增高外周阻力:在回心血量和心输出量增加的基础上,全身小动脉痉挛收缩,可使外周阻力增高,血压回升。

(2)有助于心脑血液供应。

不同器官的血管对儿茶酚胺反应不一,如皮肤、骨骼肌、腹腔内脏和肾的血管 α 受体密度高,对儿茶酚胺比较敏感,收缩明显;冠状动脉以 β 受体为主,激活时引起冠状动脉舒张;脑动脉则主要受局部扩血管物质影响,只要血压不低于 60 mmHg 脑血管就可以通过自身调节维持脑血流量的相对正常。微循环反应的不均一性使减少了的有效循环血量重新分布,起到“移缓救急”的作用,保证了心、脑主要生命器官的血液供应。

4. 临床表现

休克代偿期患者的主要临床表现为:

(1)由于皮肤和内脏微血管收缩,故患者脸色苍白、四肢湿冷、脉搏细速、尿量减少。

(2)由于血液重新分配,脑血流可以保持正常,故早期休克患者神志一般清楚。

(3)该期血压可骤降(如大失血),也可略降,甚至正常(代偿),但脉压多明显减小。

应该注意的是,微血管收缩虽然有减轻血压下降的代偿作用,但却引起某些内脏器官灌流不足,组织缺血、缺氧。组织器官灌流不足可发生在血压明显下降之前,所以不能以血压下降与否作为判断早期休克的指标,脉压缩小比血压下降更具早期诊断意义。

休克代偿期为休克的可逆期,此期应尽早消除休克动因,及时补充血容量,恢复有效循环血量,促使患者脱离危险,防止休克进一步发展。

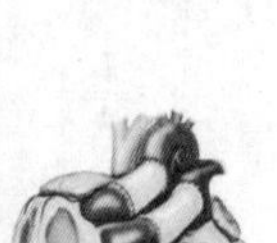

(二)休克Ⅱ期(休克进展期、休克失代偿期、微循环淤血期)

如果休克动因未能及时去除,且未得到及时、适当的救治,休克早期患者的病情可继续发展而进入休克Ⅱ期。

1. 微循环变化特点

本期微循环状态的特征是淤血。

(1)首先,微循环中血管自律运动消失,终末血管床对儿茶酚胺的反应性进行性下降,微动脉和毛细血管前括约肌的收缩逐渐减弱甚至扩张,血液大量涌入毛细血管网。

(2)微静脉虽也表现为扩张,但因血流缓慢,细胞嵌塞,微循环流出道阻力增加,毛细血管后阻力大于前阻力,导致血液淤滞于微循环中。微循环的血流淤滞主要见于肝、肠、胰,晚期还有肺脏;脾和肾上腺有一定程度的淤滞;皮肤、骨骼肌、肾则一直处于缺血状态。

(3)微血管壁通透性升高,血浆渗出,血液浓缩,微循环血液流速显著减慢。

(4)血液流变学改变,微血管内红细胞聚集,变形能力下降,白细胞滚动、贴壁、嵌塞,血黏度增大,血液泥化(sludge)淤滞,甚至血流停止。

此期微循环灌流特点是:灌多流少,灌大于流,组织呈淤血性缺氧状态。

2. 微循环变化机制

休克进展期微循环改变的机制与微血管长时间收缩和缺血、缺氧、酸中毒及多种体液因子的作用有关。

(1)酸中毒。缺氧引起组织氧分压下降,CO_2和乳酸堆积而发生酸中毒。酸中毒导致血管平滑肌对儿茶酚胺的反应性降低而使微血管舒张。

(2)局部扩血管代谢产物增多。长期缺血、缺氧、酸中毒刺激肥大细胞释放组胺增多,ATP的分解产物腺苷堆积;激肽系统激活,缓激肽生成增多等,这些均引起血管平滑肌舒张和毛细血管扩张。此外,细胞解体时释出K^+增多,ATP敏感的K^+通道开放,K^+外流增加致使电压门控性Ca^{2+}通道受到抑制,Ca^{2+}内流减少,血管反应性与收缩性降低,这也是此期微血管扩张的重要原因之一。

(3)血液流变学的改变。此期血液泥化淤滞,主要机制为:

①白细胞黏附于微静脉:在缺氧、酸中毒、感染等因素刺激下,炎症细胞活化,TNF、IL-1、LTB4、血小板活化因子(platelet activating factor,PAF)等炎症因子和细胞表面黏附分子(cell adhesion molecules,CAMS)大量表达,白细胞滚动、黏附于内皮细胞。其中,选择素(selectin)介导白细胞与血管内皮细胞的起始黏附,白细胞在内皮细胞上黏附、脱落、再黏附,交替进行,称白细胞滚动。白细胞的牢固黏附及向血管外移动是在β_2整合素(integrin),如CD11/CD18,与其内皮细胞上的受体细胞间黏附分子(intercellular adhesion molecule-1,ICAM-1)相互作用下完成的。白细胞黏附于微静脉,增加了微循环流出通路的血流阻力,导致毛细血管中血流淤滞。

②血液浓缩:组胺、激肽、降钙素基因相关肽等物质生成增多,可导致毛细血管通透性增高,血浆外渗,血液浓缩,血细胞比容增高,血液黏度增加,红细胞和血小板聚集,进一步减慢微循环血流速度,加重血液泥化淤滞。

(4)内毒素等的作用。休克进展期常有肠源性细菌,如大肠杆菌入血。细菌上的LPS和其他毒素可通过激活巨噬细胞、促进一氧化氮(nitric oxide,NO)生成增多等途径来引起血管平滑肌舒张,导致发生持续性的低血压。

3. 失代偿及恶性循环产生

休克进展期微血管反应性低下,丧失参与重要生命器官血流调节的能力,促使整个心血管系统功能恶化,机体由代偿逐渐演变为失代偿:

(1)回心血量急剧减少:一方面,微循环血管床大量开放,使血液滞留在肠、肝、肺等器官,导致有效循环血量锐减,回心血量减少,心排出量和血压进行性下降,使交感-肾上腺髓质系统更为兴奋,血液灌流量进一步下降,组织缺氧更趋严重,形成恶性循环;另一方面,血液浓缩、血细胞压积增大,血液黏滞度进一步升高,促使红细胞聚集,导致有效循环血量进一步减少,加重恶性循环。

(2)自身输血停止:一方面,内脏毛细血管血液淤滞,毛细血管内流体静压升高,加上组胺、激肽、前列腺素等的作用引起毛细血管通透性增高,故不仅休克早期组织液进入毛细血管的缓慢"自身输液"停止,反而有血浆渗出到组织间隙;另一方面,酸性代谢产物、溶酶体酶水解产物的作用使组织间隙胶原蛋白的亲水性增加,均可促进血浆外渗,引起血液浓缩。静脉系统容量血管扩张,增大血管床容积,使回心血量减少,"自身输血"的效果丧失。

(3)心脑血液灌流量减少:由于回心血量及有效循环血量进一步减少,故动脉血压进行性下降。当平均动脉血压低于 50 mmHg 时,心、脑血管对血流量的自身调节作用丧失,导致冠状动脉和脑血管血液灌流量明显减少。

4. 临床表现

休克进展期患者的主要临床表现为:①血压和脉压进行性下降,脉搏细速,静脉萎陷。②心、脑血管失去自身调节作用或丧失血液重新分布中的优先保证,导致冠状动脉和脑血管灌流不足,出现心、脑功能障碍,心搏无力、心音低钝,患者神志淡漠甚至转入昏迷。③肾血流量长时间严重不足,出现少尿甚至无尿。④微循环淤血,使脱氧血红蛋白增多,皮肤发凉加重,发绀,可出现花斑。

休克进展期机体由代偿向失代偿发展,失代偿初期经积极救治仍属可逆,故又称可逆性失代偿期。但若持续时间较长,则进入休克难治期。

(三)休克Ⅲ期(休克难治期、DIC 期、休克晚期、不可逆失代偿期、微循环衰竭期)

1. 微循环变化特点

此期微血管发生麻痹性扩张,毛细血管大量开放,微循环中可有微血栓形成,血流停止,出现不灌不流状态,组织几乎完全不能进行物质交换,得不到氧气和营养物质供应,甚至可出现毛细血管无复流现象,在输血输液治疗后,血压虽可出现一定的回升,但微循环灌流量仍无明显改善,毛细血管中淤滞停止的血流也不能恢复流动。此期微循环的灌流特点是:不灌不流、灌流停止。

2. 微循环变化机制

长期严重的酸中毒、大量一氧化氮局部代谢产物的释放以及血管内皮细胞和血管平滑肌的损伤等,均可使微循环衰竭,导致微血管麻痹性扩张或 DIC 的形成。

(1)微血管麻痹性扩张:其机制目前尚不完全清楚,可能既与酸中毒有关,也与一氧化氮、氧自由基等炎症介质生成增多有关。近年来研究发现,在休克难治期血管平滑肌细胞(VSMC)内 ATP 生成减少,H^+ 及一氧化氮的生成增多,可引起 VSMC 膜上 ATP 敏感性钾通道(K_{ATP})开放,细胞内 K^+ 外流增多,膜超极化,电压依赖性钙通道受抑制,Ca^{2+} 内流减少,使血管平滑肌对儿茶酚胺失去反应而扩张,血压进行性下降。

(2)DIC 形成:弥散性血管内凝血(disseminated/diffuse intravascular coagulation,DIC)是指在某些

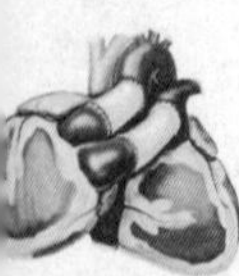

致病因子作用下，凝血因子和血小板被激活，大量可溶性促凝物质（soluble thromboplastin）入血，从而引起一个以凝血功能失常为主要特征的病理过程（或病理综合征）。在微循环中形成大量微血栓，同时大量消耗凝血因子和血小板，继发性纤维蛋白溶解（纤溶）过程加强，导致出血、休克、器官功能障碍、贫血等临床表现的出现。

在微循环衰竭期易发生DIC，其机制涉及以下三个方面：

①血液流变学的改变：血液浓缩、血细胞聚集使血黏度增高，导致血液处于高凝状态。

②凝血系统激活：严重缺氧、酸中毒或脂多糖等损伤血管内皮细胞，使组织因子大量释放，启动外源性凝血系统；内皮细胞损伤还可暴露胶原纤维，激活因子Ⅻ，启动内源性凝血系统；同时，由严重创伤、烧伤等引起的休克，组织大破坏可导致组织因子的大量表达释放；各种休克时红细胞破坏释放的ADP等可启动血小板的释放反应，促进凝血过程。

③TXA2-PGI2平衡失调：休克时内皮细胞损伤，既可使PGI2生成释放减少，也可因胶原纤维暴露，血小板激活、黏附、聚集，从而使生成和释放TXA2增多。因为PGI2具有抑制血小板聚集和扩张小血管的作用，而TXA2具有促进血小板聚集和收缩小血管的作用，故上述TXA2-PGI2的平衡失调可促进DIC的发生。

3. 微循环变化的严重后果

微循环的无复流及微血栓形成，导致全身器官的持续低灌流，内环境受到严重破坏，特别是溶酶体的释放以及细胞因子、活性氧等的大量产生，造成组织器官和细胞功能的损伤，严重时可导致多器官功能障碍，甚至死亡。

4. 临床表现

本期休克病情危重，患者濒临死亡，其主要临床表现为：

(1)循环衰竭。血压进行性下降，顽固性低血压，给予升压药仍难以恢复。心音低弱，脉搏细速，中心静脉压降低，静脉塌陷，出现循环障碍，可致患者死亡。

(2)并发DIC。本期常可并发DIC，出现出血、贫血、皮下瘀斑等典型临床表现。休克一旦并发DIC，则对微循环和各器官功能产生严重影响，使病情迅速恶化：①微血栓阻塞微循环通道，使回心血量锐减；②凝血与纤溶过程中的产物，如纤维蛋白原、纤维蛋白降解产物和某些补体成分，可增加血管通透性，加重微血管舒缩功能紊乱；③DIC时出血导致循环血量进一步减少，加重了循环障碍；器官栓塞梗死，器官功能障碍，给治疗造成极大困难。然而，并非所有休克患者都会发生DIC。目前认为，休克难治除与DIC的发生有关外，还与肠道严重缺血、缺氧，屏障和免疫功能降低，内毒素及肠道细菌入血，作用于单核-巨噬细胞系统，活化炎症细胞大量表达和释放炎症介质有关。促炎介质与抗炎介质失衡以及氧自由基和溶酶体酶的损伤作用导致内皮细胞和实质脏器细胞的损伤和多器官功能障碍。

(3)重要器官功能障碍：由于微循环淤血不断加重和DIC的发生，全身微循环灌流严重不足，细胞受损乃至死亡，心、脑、肺、肾、肠等脏器出现功能障碍甚至衰竭，可出现呼吸困难、少尿或无尿、意识模糊，甚至昏迷。

应该指出的是，由于导致休克的病因和始动环节不同，不同类型休克的发展并不完全遵循这一发展规律。例如，严重的过敏性休克由于微血管大量开放和毛细血管通透性增高，可能一开始就出现休克进展期的改变；严重感染性休克则可能因很快发生DIC和多器官功能障碍综合征（multiple organ dysfunction syndrome，MODS）而很快进入休克难治期。

目前对休克是以微循环的变化为特点进行分期的，表13-2-1总结了休克时不同时期微循环变化的特征，其中休克Ⅲ期即难治性休克的变化和机制是目前研究的重点。

表 13-2-1 休克不同时期微循环变化的特征

分期			灌流特点	变化特点
休克Ⅰ期（休克早期）	微循环缺血期	代偿期	少灌少流 灌少于流	①微动脉、前括约肌、微静脉收缩 ②毛细血管缺血、缺氧 ③直捷通路及动-静脉吻合支开放
休克Ⅱ期（休克中期）	微循环淤血期	失代偿期	灌多流少 灌大于流	①血管平滑肌反应性下降 ②微血管的收缩逐渐减退 ③微静脉中白细胞黏附、红细胞聚集 ④部分脏器中毛细血管开放、血流淤滞
休克Ⅲ期（休克晚期）	微循环衰竭期	难治期	不灌不流 灌流停止	①血管反应性进行性下降 ②微血管弛缓呈麻痹扩张 ③毛细血管血流停滞，且出现无复流现象 ④部分病人可并发 DIC、MODS

二、休克的神经-体液机制

神经系统在人体生命活动的调控中起主导作用，体液是维持机体内环境稳定的重要因素。休克研究历史上曾占据重要地位的微循环障碍学说主要从神经-体液方面阐述休克发病机制，认为休克是以急性微循环障碍为主的综合征，认为有效循环血量减少可导致交感-肾上腺髓质系统强烈兴奋，儿茶酚胺大量释放，引起血管收缩，导致重要生命器官血液灌流不足和细胞功能紊乱。

应该指出的是，各种休克动因，包括感染与非感染性因子侵袭机体时，不仅可引起交感-肾上腺髓质系统高度兴奋，也可使下丘脑-垂体-肾上腺皮质、肾素-血管紧张素-醛固酮等系统的活性增高，体内多种体液因子的水平均发生明显变化。参与休克发病的体液因子数目众多，比较重要的有以下几类：

（一）血管活性胺

参与休克发病的体液因子中，人们最先注意到的是具有血管活性作用的单胺类物质，即血管活性胺(vasoactive amines)，包括儿茶酚胺、组胺、5-羟色胺等，其中，儿茶酚胺最受重视，研究也最为深入。参见第四章。

1. 儿茶酚胺

儿茶酚胺(catecholamines，CAS)是指分子结构中含有邻苯二酚基(儿茶酚基)的生物活性胺。人体内存在的儿茶酚胺有三种：多巴胺(dopamine，DA)、去甲肾上腺素(norepinephrine，NE 或 noradrenaline，NA)和肾上腺素(epinephrine，EP)，儿茶酚胺在心血管功能调节中具有重要作用。休克时交感-肾上腺髓质系统兴奋，去甲肾上腺素和肾上腺素大量释放入血。去甲肾上腺素和肾上腺素都能兴奋α受体，引起血管平滑肌收缩，使微循环缺血。而肾上腺素还能兴奋β受体，一方面使微循环中动-静脉吻合支大量开放，导致毛细血管网血液灌注量急剧减少，组织缺血、缺氧加重，而肺内微循环的动-静脉吻合支大量开放，使低氧静脉血直接进入左心房，引起动脉血氧分压降低；另一方面，β受体兴奋也使血管平滑肌舒张、外周阻力降低，进一步加剧血压的降低。

主张微循环障碍学说的部分学者一度甚至认为儿茶酚胺是休克和休克各期自始至终起决定性作用的因素。临床上用α受体和β受体阻断剂配合来治疗休克患者也取得一定疗效。然而，值得注意的是，此类阻断剂在阻断交感神经过度兴奋的同时，也阻断了机体的许多代偿性调节反应，因而只对部分休克患者有效。随着大量其他体液因子的不断发现，休克发病的多因素机制逐渐被揭示，如今已不再将儿茶酚胺看作是休克和休克各期自始至终起决定性作用的因素。

2. 组胺

组胺（histamine，HA）主要存在于肥大细胞中，在消化道、脾脏和皮肤分布最多，也存在于嗜碱性粒细胞及血小板中。休克时，肥大细胞脱颗粒、释放大量组胺，引起小动脉、小静脉扩张，毛细血管壁通透性增加，可导致血压降低、回心血量减少、血液黏滞度增加。但临床上用抗组胺药物治疗休克，效果并不明显。组胺 H 受体有两种亚型，使用 H_1受体阻断剂，可使心肌收缩力加强，有一定的抗休克作用；而应用 H_2受体阻断剂则使休克恶化。组胺在休克过程中的确切作用还有待进一步研究。

3. 5-羟色胺

5-羟色胺（5-hydroxytryptamine，5-HT，亦称 serotonin）主要分布于肠道嗜铬细胞和血小板内，循环血液中的 5-HT 主要来源于血管内皮细胞和肥大细胞在缺氧和儿茶酚胺刺激下的释放。5-HT 可引起微静脉强烈收缩，毛细血管通透性增加、血浆渗出、血液浓缩和血小板聚集，对休克时 DIC 的形成起促进作用，这可能也是休克难治的原因之一。

（二）调节肽

除血管活性胺外，20 世纪 70 年代以来还发现许多与休克发病有关的体液因子，其中不少是存在于神经系统作为神经递质和存在于内分泌细胞起循环或局部激素作用的生物活性肽，通常为小分子的多肽。它们分布广、效应强，在生理条件下起调节器官功能的作用，是维持机体内环境稳定的主要机制之一，被称为调节肽（regulatory peptides），在休克等病理情况下，可能参与或加剧机体发病。受到高度关注的有：

1. 内皮素

内皮素（endothelin，ET）为 21 肽，主要存在于中枢神经系统和心血管系统，在生理调节中起局部或循环激素作用，调节机体的心血管功能。生理条件下，血浆 ET 浓度极低。缺血、缺氧、血小板聚集、凝血酶、肾上腺素等均可促进前内皮素原的基因表达而增加 ET 的合成和释放。研究发现，心源性、感染性、失血性休克时，循环 ET 水平显著升高，且与组织损伤程度呈正相关，与血流动力学参数呈负相关。ET 在休克不同发病时相中的作用似有双重性：早期虽然是参与休克发病的主要因素之一，但作为局部激素，代偿性升高则有可能促进心房钠尿肽、降钙素基因相关肽等的释放，对机体可能有益。

2. 血管紧张素Ⅱ

血管紧张素Ⅱ（angiotensinⅡ，AngⅡ）为 8 肽，肾素-血管紧张素系统（renin-angiotensin system，RAS）是机体调节水盐代谢和维持内环境稳定的重要系统。除循环肾素-血管紧张素系统外，心、脑、肺、血管等也具有自身的组织肾素-血管紧张素系统，通过旁分泌、自分泌、胞内分泌等方式释放 AngⅡ。休克过程中，肾素-血管紧张素系统活性显著升高。多数学者认为，不同类型休克及休克不同时期 AngⅡ的作用有所不同，组织肾素-血管紧张素系统的作用可能更为重要。组织 AngⅡ在休克早期升高，具有代偿性保护作用，抑制其增加会对机体不利；而休克晚期抑制组织 AngⅡ的过度分泌，则有明显的抗休克作用。

3. 血管升压素

血管升压素（vasopressin）为 9 肽，亦称抗利尿激素（antidiuretic hormone，ADH）。有效循环血量降低和血浆晶体渗透压升高，可刺激下丘脑的视上核与室旁核渗透压感受器而使血管升压素的释放增加。大量出血和全身低血压、疼痛、AngⅡ释放增多也可刺激血管升压素的释放。血管升压素通过抗利尿和缩血管作用而在休克早期起代偿作用。

4. 心房钠尿肽

心房钠尿肽（atrial natriuretic peptide，ANP）为 28 肽，除具有强大的利钠、利尿作用外，还有舒张血管、支气管平滑肌，抑制肾素释放的作用。ANP是肾素-血管紧张素系统的内源性拮抗剂，两者协同调节心血管系统功能。休克时血浆ANP水平显著升高，以局部激素作用为主，对休克时血压及体液因子的急剧改变可能不起主要作用。ANP升高虽不利于有效循环血量的维持，但与肾素-血管紧张素系统、ADH等相互制约，调节水盐平衡及肺血管反应性，缓解肺动脉高压，可能有利于防止急性肺损伤的发生。

5. 血管活性肠肽

血管活性肠肽(vasoactive intestinal peptide，VIP)为28肽，广泛分布于神经系统及胃肠道、肺中，具有舒张血管、支气管、消化道平滑肌，促进腺体分泌等作用。VIP主要由肠产生、肝脏分解、肾脏排泄，在循环中半衰期仅为1～2 min，正常时不起循环激素样作用。休克时，机体血液重新分布，导致小肠缺血，分泌大量VIP以舒张血管平滑肌，改善小肠血液供应，同时肝脏分解代谢减弱，循环VIP明显增加，此时可能起循环激素样作用。VIP在休克不同时期可能具有不同的病理生理意义：早期可能有增强心肌收缩力、增加心排出量、改善内脏缺血等有利作用；晚期有可能参与低血压、缺血—再灌注损伤的发生。

6. 降钙素基因相关肽

降钙素基因相关肽(calcitonin gene-related peptide，CGRP)是由降钙素(calcitonin)衍生的37肽，为强大的内源性血管舒张剂。缺血、缺氧或休克时，机体血液重新分布导致小肠缺血，肠源性内毒素和许多炎症介质均可刺激CGRP大量释放，导致循环CGRP水平升高。作为强大的血管舒张剂，CGRP虽然有可能参与低血压的发生，但对改善小肠以及全身重要脏器的血液供应有益，有细胞保护作用。病情加重时，肠源性CGRP释放进一步增加，而肝脏的降解作用减弱，循环CGRP水平进一步升高，引起晚期休克低血压，免疫抑制以及肠道水肿、坏死等损伤，导致休克恶化。

7. 激肽

激肽系统由激肽释放酶原(prekallikrein，PK)、激肽释放酶(kallikrein，K)、激肽原(kininogen)和激肽(kinin)组成。休克时，血管内皮受损，凝血因子Ⅻ激活为Ⅻa。激肽释放酶原可在Ⅻa和Ⅻf(因子Ⅻ的酶性水解碎片)作用下转变为激肽释放酶，水解体液中的高分子量激肽原(high molecular weight kininogen，HMW-K)，生成9肽的缓激肽(bradykinin，BK)。此外，受损的组织细胞可释放组织蛋白酶，激活组织激肽释放酶原，使之转变为组织激肽释放酶，其作用于低分子量激肽原(low molecular weight kininogen，LMW-K)，生成10肽的胰激肽(kallidin，KD)，而KD可在血浆氨基肽酶作用下转变为缓激肽。缓激肽的主要作用有：①扩张小血管，以微静脉最明显，其次为毛细血管前括约肌和微动脉，但激肽对小静脉却有收缩作用；②增加毛细血管通透性，促进水肿形成。其机制主要是使毛细血管内皮细胞中的微丝收缩，导致内皮细胞皱缩和细胞间紧密连接部扩大。

8. 内源性阿片肽

内源性阿片肽(endogenous opioid peptide)广泛存在于脑、交感神经节、肾上腺髓质和消化道，对心血管系统的作用是降低血压、减少心排出量和减慢心率。休克时，血中β内啡肽(β endorphin)水平增加与休克程度平行，且随休克治疗的好转而降低。用吗啡受体阻断剂纳洛酮(naloxone)治疗休克大鼠，可明显恢复血压和提高生存率，说明内啡肽在休克发病中可能起重要作用。应该指出的是，纳洛酮在抗休克的同时，可阻断阿片受体而降低休克患者的痛阈，对创伤性休克患者宜慎用。其他调节肽还有尾加压素Ⅱ(urotensinⅡ，UⅡ，为11肽)、高血糖素(glucagon，为29肽)、生长抑素(growth hormone release-inhibiting hormone，GHRIH，为14肽)等，它们在休克过程中的作用还有待进一步深入研究。

总的说来，调节肽种类繁多、功能复杂，多数具有保护和损伤的两重性：休克代偿期，在致病因子作用下，机体尽力动员其抵抗能力对抗损伤，此时多数调节肽分泌增加，对组织器官起保护作用；失代偿期，机体虽经充分动员其代偿能力仍不足以克服损伤，起不了保护作用，反而进一步破坏相互间的平衡关系，参与了休克发展的多个环节，共同导致细胞损伤和器官功能障碍，加重内环境紊乱，形成恶性循环，从而导致休克难治。

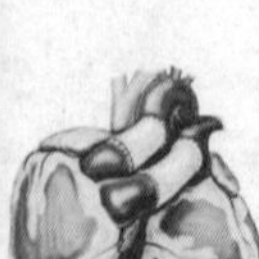

(三)炎症介质

机体受到包括致休克因子在内的严重侵袭后,往往出现发热、白细胞增多、心率和呼吸加快等体征,尽管细菌培养结果不一定都是阳性,但是以往人们认为是细菌感染所致,临床诊断为败血症(sepsis)、脓毒血症(septicemia)或败血症休克(septic shock)等。20 世纪 80 年代以来,由于临床检测技术的进步,发现这类患者并非必然存在细菌感染,其共同的特征性变化是血浆中炎症介质(inflammatory mediators)增多。

各种感染与非感染性因子在引起休克的同时,往往直接或间接地引起机体组织细胞损伤。活体组织对损伤的一系列反应中突出的表现之一就是炎症反应。炎症启动的特征是炎症细胞激活。炎症细胞主要包括吞噬细胞,如单核巨噬细胞、中性粒细胞、嗜酸性粒细胞以及参与炎症反应的血小板和内皮细胞。

炎细胞激活后能产生促炎介质(proinflammatory mediators),如 TNFα、IL-1、IL-2、IL-6、IL-8 以及干扰素(interferon,IFN)、白三烯(leukotrienes,LTs)、血小板活化因子(platelet-activating factor,PAF)、活性氧、溶酶体酶、组织因子、血栓素 A2(TXA2)、血浆源介质等。一般来说,炎症局限在局部组织中,活化的炎症细胞释放的炎症介质一般仅在炎症局部发挥防御作用,血浆中一般测不出。

体内具有复杂的抗炎机制以防止过度的炎症反应对机体造成损害。炎细胞既能产生促炎介质,也能生成抗炎介质(anti-inflammatory mediators),主要有 IL-4、IL-10、IL-13、前列腺素 E2(prostaglandin E2,PGE2)、前列环素(prostacyclin,PGI2)、脂氧素(lipoxin)、NO 和膜联蛋白-1(annexin-1)。此外,能起抗炎作用的还有促炎细胞因子的可溶性受体(soluble receptor),如可溶性 TNFα 受体(soluble TNFα receptor,sTNFαR)、内源性 IL-1 受体拮抗剂(IL-1 receptor antagonist,IL-1ra)等。

机体内的抗炎介质与促炎介质能在不同的环节上相互作用或相互拮抗,形成极其复杂的炎症调控网络,将炎症控制在一定限度,防止过度炎症反应对组织造成损伤。

然而,炎细胞激活产生的多种促炎细胞因子往往又可导致炎症细胞活化,两者常互为因果,形成炎症瀑布反应(inflammatory cascade)。通过自我持续放大的级联反应,产生大量促炎介质并进入循环,并在远隔部位引起全身性炎症,称之为全身炎症反应综合征(system inflammatory response syndrome,SIRS)。进入循环的炎症介质还可直接损伤血管内皮细胞,导致血管通透性升高和血栓形成。促炎因子又可促使血管内皮细胞和白细胞激活,引起白细胞与血管内皮细胞间的相互作用。激活的中性粒细胞黏附于血管壁时,可释放 TNF-α、IFN、LTs、PAF、活性氧、溶酶体酶、TF、TXA2 等体液性物质,进一步损害血管壁,并形成恶性循环,最后对组织器官造成严重损伤,导致多器官功能障碍综合征(multiple organ dysfunction syndrome,MODS),使休克恶化。

参与休克发病的体液因子很多,难以一一列举,且这些因子在体内有多种功能,有的多达数十种效应。各种体液因子相互作用,组成复杂的多因素调控网络,参与了休克发展的多个环节,共同导致组织细胞损伤和器官功能障碍。

三、休克的细胞分子机制

致休克因素作用于机体,可直接或间接作用于组织、细胞,引起某些细胞的代谢和功能障碍,甚至是结构破坏。研究发现,休克时细胞膜电位的变化可以发生在血压降低和微循环紊乱之前;器官微循环灌流恢复后,器官功能并不一定能恢复,而细胞功能的恢复可促进微循环恢复;促进细胞代谢的药物可取得抗休克疗效,说明休克时的细胞损伤除可继发于微循环紊乱外,也可由休克的原始动因直接损伤细胞所致。休克发生发展过程中涉及的细胞分子机制包括以下几方面:

(一)细胞膜的变化

细胞膜是休克时最早发生损伤的部位。缺氧、ATP减少、高钾、酸中毒、溶酶体酶释放、自由基引起膜的脂质过氧化、炎症介质和细胞因子增多都会导致细胞膜的损伤,从而出现离子泵功能或通透性障碍,使K^+外流而Na^+和Ca^{2+}内流,导致细胞内水肿,跨膜电位明显下降。内皮细胞肿胀可使微血管管腔狭窄,组织细胞肿胀可压迫微血管,加重微循环障碍。

(二)线粒体的变化

休克早期线粒体ATP合成减少,细胞能量生成严重不足以至功能障碍。休克后期线粒体肿胀、致密结构和嵴消失,钙盐沉积,最后膜破裂,甚至崩解破坏。线粒体损伤导致氧化磷酸化障碍,能量物质进一步减少,致使细胞死亡。

(三)溶酶体的变化

休克时缺血、缺氧、酸中毒等可引起溶酶体肿胀、空泡形成并释放溶酶体酶。血浆中的溶酶体酶主要来自缺血的肠道、肝脏、胰腺等器官,包括酸性蛋白酶(组织蛋白酶)、中性蛋白酶(胶原酶和弹性蛋白酶)、β葡萄糖醛酸酶等,主要危害是引起细胞自溶,消化基底膜,激活激肽系统,形成心肌抑制因子等毒性多肽。除酶性成分外,溶酶体的非酶性成分可引起肥大细胞脱颗粒、释放组胺,增加毛细血管通透性和吸引白细胞。溶酶体酶的大量释放加重了休克时的微循环障碍,导致组织细胞损伤和多器官功能障碍,在休克发生发展和病情恶化中起重要作用。

(四)细胞死亡

休克时细胞损伤最终可导致细胞死亡。细胞死亡有坏死(necrosis)与凋亡(apoptosis)两种形式,休克时细胞死亡的主要形式是坏死。但近年的研究结果表明,休克过程中,白细胞、单核-吞噬细胞、血小板和血管内皮细胞活化后可产生细胞因子、分泌炎症介质、释放氧自由基,攻击血管内皮细胞、中性粒细胞、单核-吞噬细胞、淋巴细胞和各脏器实质细胞,除发生变性、坏死外,也可能发生凋亡。

第三节　休克时机体代谢与功能变化

一、休克时机体代谢变化

(一)物质代谢紊乱

休克时代谢变化总的趋势为氧耗减少,糖酵解加强,脂肪和蛋白分解增加、合成减少。休克早期由于休克病因引起的应激反应,可出现一过性的高血糖和糖尿,血中游离脂肪酸和酮体增多;蛋白质分解增加,血清尿素氮水平增高,尿氮排泄增多,出现负氮平衡。部分患者可能出现高代谢状态,与休克状态下代谢活动的重新调整,如应激激素儿茶酚胺、生长素、糖皮质激素和高血糖素分泌增多,而胰岛素分泌减少有关。

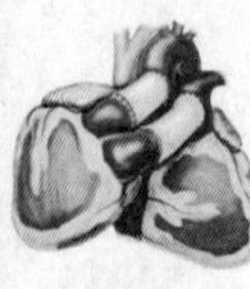

（二）电解质与酸碱平衡紊乱

1. 代谢性酸中毒

休克时的微循环障碍及组织缺氧，使线粒体氧化磷酸化受抑，葡萄糖无氧酵解增强及乳酸生成增多。同时由于肝功能受损，乳酸无法转化为葡萄糖，由于肾功能受损，乳酸无法从体内排除；结果导致高乳酸血症及代谢性酸中毒。增高的 H^+ 与 Ca^{2+} 有竞争作用，使心肌收缩力下降和血管平滑肌对儿茶酚胺反应性降低，导致心排血量减少和血压下降。酸中毒可损伤血管内皮，激活溶酶体酶，诱发 DIC，进一步加重微循环紊乱和器官功能障碍。

2. 呼吸性碱中毒

在休克早期，创伤、出血、感染等刺激可引起呼吸加深加快，通气量增加，$PaCO_2$下降，导致呼吸性碱中毒。呼吸性碱中毒一般发生在血压下降和血乳酸增高之前，可作为早期休克的诊断指标之一。但应注意，休克后期由于休克肺的发生，患者因通气、换气功能障碍，又可出现呼吸性酸中毒，使机体处于混合性酸碱失衡状态。

3. 高钾血症

休克时的缺血缺氧使 ATP 生成明显减少，进而使细胞膜上的钠泵（钠钾 ATP 酶）运转失灵，细胞内 Na^+ 泵出减少，导致细胞内钠水潴留，细胞外 K^+ 增多，引起高血钾症。酸中毒还可经细胞内外 H^+-K^+ 离子交换而加重高钾血症。

二、休克时各器官系统功能的变化

休克过程中发生的循环功能障碍及全身炎症反应综合征（systemic inflammatory response syndrome，SIRS）常引起肺、肾、肝、胃、肠、心、脑等器官受损，甚至导致多器官功能障碍综合征或多器官衰竭。

（一）肾功能的变化

由于休克时血液重分布的特点，肾脏是最早受损害的器官之一。休克早期发生的急性肾功能衰竭，以肾灌流不足、肾小球滤过减少为主要原因。如果及时恢复有效循环血量，肾灌流得以恢复，肾功能随之恢复，称为功能性肾衰竭；如果休克持续时间延长，或不恰当地长时间大剂量应用缩血管药，病情继续发展则可出现以基底膜断裂为特点的急性肾小管坏死，其机制既与肾持续缺血有关，又与一些毒素（包括药物、血红蛋白、肌红蛋白等）的作用有关，还与中性粒细胞活化后释放氧自由基及肾微血栓形成有关。此时即使通过治疗恢复了正常的肾血流量，也难以使肾功能在短期内恢复正常，只有在肾小管上皮修复再生后肾功能才能恢复，称为器质性肾衰竭。

急性肾功能障碍在临床上表现为少尿、无尿，同时伴有高钾血症、代谢性酸中毒和氮质血症。应该注意的是，少尿并不是肾衰的关键表现。近年发现非少尿型肾衰的发病率增高，其尿量并无明显减少，而尿钠排出明显增多，说明除肾血流量减少外，还有肾小管重吸收功能的降低。

（二）肺功能的变化

休克早期由于创伤、出血、感染等刺激使呼吸中枢兴奋，呼吸加快，通气过度，故可出现低碳酸血症甚至发生呼吸性碱中毒。休克进一步发展时，交感肾上腺髓质系统的兴奋及其他缩血管物质的作用使肺血管阻力升高。严重休克患者晚期，经复苏治疗在脉搏、血压和尿量都趋向平稳以后，仍可发生急性呼吸衰竭。

若肺功能障碍较轻,可称为急性肺损伤;若病情恶化则可进一步发展为急性呼吸窘迫综合征(acute respiratory distress syndrome,ARDS)。

肺部主要病理变化为急性炎症导致的呼吸膜损伤。突出表现为:

(1)小血管内中性粒细胞聚集、黏附,内皮细胞受损,肺毛细血管内可有微血栓形成。

(2)活化的中性粒细胞释放氧自由基、弹力蛋白酶和胶原酶,进一步损伤内皮细胞,使毛细血管通透性增加,出现间质性肺水肿。当损伤进一步累及肺泡上皮时,肺泡上皮的屏障功能降低,肺顺应性降低,可引起肺泡型水肿。

(3)Ⅱ型肺泡上皮板层体数目减少,肺泡表面活性物质合成降低,出现肺泡萎陷。

(4)血浆蛋白透过毛细血管沉着在肺泡腔,形成透明膜。

(三)心功能的变化

除心源性休克伴有原发性心功能障碍外,其他类型的休克(非心源性休克)心脏没有原发病变,在非心源性休克早期,由于机体的代偿,冠脉血流量能够维持,心功能一般不会受到明显影响。但随着休克的发展,血压进行性降低,冠脉流量减少,心肌缺血、缺氧,加上其他因素的影响,可导致心功能障碍,有可能发生急性心力衰竭。休克持续时间越久,心功能障碍也越严重。心功能障碍临床表现为心指数(cardiac index,CI)下降,需正性肌力药物的支持。

非心源性休克发展到一定阶段发生心功能障碍的机制主要有:

(1)休克时血压降低以及心率加快所引起的心室舒张期缩短,可使冠脉灌注量减少和心肌供血不足,而交感肾上腺髓质系统兴奋引起的心率加快和心肌收缩力加强,可使心肌耗氧量增加,更加重心肌缺氧。

(2)危重患者多伴有水、电解质代谢与酸碱平衡紊乱,如低血钙、低血镁、高血钾、酸中毒等,影响心率和心肌收缩力。

(3)休克时炎症介质增多,TNF 等可损伤心肌细胞。

(4)细菌感染或出现肠源性内毒素血症时,内毒素也可直接或间接损伤心肌细胞,抑制心功能。

(5)休克并发 DIC 时,心脏微循环中有微血栓形成,可能导致局灶性坏死和出血,加重心功能障碍。

(6)由于肺损伤、肺循环阻力增加以及呼吸机的使用减弱了胸腔内负压对静脉回流的促进作用,因此容易发生右心功能障碍。

(四)脑功能的变化

休克早期,由于血液重分布和脑循环的自身调节可保证脑的血液供应,所以患者神志清醒,除了由应激引起烦躁不安外,没有明显的脑功能障碍表现。随着休克的发展,休克晚期血压进行性下降,当平均动脉压低于 50 mmHg 时,可发生脑的血液供应不足,再加上出现 DIC,加重脑循环障碍,脑组织严重缺血、缺氧,能量耗竭,乳酸等有害代谢产物积聚,细胞内、外离子转运紊乱,导致一系列神经功能损害。患者出现神志淡漠,甚至昏迷。缺血、缺氧还使脑血管壁通透性增高,引起脑水肿和颅内压升高,严重者可形成脑疝,压迫延髓生命中枢,导致患者死亡。

研究表明,脑缺血时的细胞损害有一定的区域和神经元选择性,可能与易损区的细胞代谢活跃程度和血液供应有关。缺血后脑细胞释放的活性物质参与脑组织细胞的损伤和脑细胞水肿的发生。其中不同于其他器官组织的是,脑缺血后兴奋性氨基酸——谷氨酸的大量释放使神经元持续去极化,更增加神经元内谷氨酸的释放。脑缺血后 ATP 降解,依赖能量的谷氨酸重吸收机制失灵,突触间隙谷氨酸浓度增高,引起兴奋性神经毒性效应,影响神经细胞膜的离子转运功能,Na^+、Cl^-、K^+ 流出胞外,大量 Ca^{2+} 内流,导致细胞内钙超载,并刺激炎症介质释放,损伤脑组织细胞甚至导致脑细胞死亡。

（五）胃肠道功能的变化

休克患者胃肠道的变化主要有胃黏膜损害、肠缺血和应激性溃疡。临床表现为腹痛、消化不良、呕血、黑便等。

由于休克早期就有腹腔内脏血管收缩，故胃肠道血流量减少。胃肠道缺血、缺氧、淤血和DIC的形成，导致肠黏膜变性、坏死、糜烂，形成应激性溃疡。在很多急性创伤、脑外伤和大面积烧伤患者中，证实有急性糜烂性胃炎或应激性溃疡存在。应激性溃疡多发生在胃近端，溃疡形成与消化液反流引起自身消化及缺血-再灌注损伤有关。病变早期只有黏膜表层损伤，如损伤穿透到黏膜下层甚至破坏血管，可引起溃疡出血。感染常是导致胃黏膜损伤的重要因素。肠道细菌大量繁殖加上长期静脉高营养，没有食物经消化道进入体内，引起胃肠黏膜萎缩，屏障功能减弱，大量内毒素甚至细菌由肠道经门脉系统入血。消化道功能紊乱是休克晚期发生肠源性败血症的主要原因之一。

（六）肝功能的变化

休克时常有肝功能障碍，主要表现为黄疸和肝功能不全，肝性脑病的发生率并不高。休克时易出现肝功能障碍与肝脏的解剖部位和组织学特征有关：肝脏首当其冲地受到由肠道移位、吸收入血的细菌、毒素的攻击。肝脏的巨噬细胞，即Kupffer细胞，它们与肝细胞直接接触。受到来自肠道的细菌所释放的内毒素即脂多糖（LPS）的作用，Kupffer细胞比其他部位的巨噬细胞更容易活化。Kupffer细胞一旦活化，既可分泌IL-8等，引起中性粒细胞黏附和微血栓形成，导致微循环障碍；亦可分泌TNF-α、IL-1等多种炎症介质，产生NO，释放氧自由基等，直接损伤紧邻的肝细胞。此外，肝脏富含嘌呤氧化酶，容易发生缺血-再灌注损伤。肝功能障碍还可使乳酸代谢受阻，加重休克微循环障碍引起的酸中毒。

（七）凝血纤溶系统功能的变化

休克患者常出现凝血抗凝平衡紊乱，部分患者有DIC形成的证据。开始时血液高凝，通常不易察觉而漏诊；以后由于凝血因子的大量消耗，继发性纤溶亢进发生，患者可有较为明显和难以纠正的出血或出血倾向。血液检查可见血小板计数进行性下降，凝血时间、凝血酶原时间和部分凝血活酶时间均延长，纤维蛋白原减少，并有纤维蛋白（原）降解产物存在。

（八）免疫系统功能的变化

休克时机体防御反应的最大特点是非特异的炎症反应亢进，而特异性的细胞免疫功能降低。部分患者由于过度表达IL-4、IL-10、IL-13等抗炎介质，故其免疫系统处于全面抑制状态。这些变化一般可持续10天以上，此时体内中性粒细胞的吞噬和杀菌功能低下，单核吞噬细胞功能受抑制，杀菌功能降低，外周血淋巴细胞数减少，B细胞分泌抗体的能力减弱，特异性免疫功能降低，炎症反应失控，无法局限化，因此感染容易扩散，引起菌血症和败血症，十分难治，甚至可导致死亡。

上述各器官系统的功能障碍在休克时均可单独或同时发生。发病过程中多个系统器官功能变化的出现与各系统器官功能间的相互联系和相互作用有关。例如，肺功能衰竭后，肺血管阻力增加，右心负荷增大，可引起右心衰竭；而动脉血氧分压急剧降低，酸碱平衡紊乱，全身组织、细胞发生缺氧和酸中毒，可导致多系统器官功能障碍。若致病因素使肝首先受损，则占全身单核吞噬细胞系统功能85%的肝Kupffer细胞吞噬、清除功能降低，来自肠道的细菌、毒素、微聚物等可大量滞留在肺，导致ARDS的发生。肝的清除功能受损，细菌、毒素和微聚物又可经体循环到达全身，造成其他器官系统的功能障碍。

三、几种常见休克的特点

前文介绍了休克发生发展的一般规律。由于休克的病因不同，始动环节各异，各型休克有各自特点。

（一）失血性休克

失血后是否引起休克，取决于失血量和失血速度：一般 20 min 内失血少于全身总血量的 10%时，机体可通过代偿使血压和组织灌流量基本保持在正常范围内；若在 15 min 以内快速大量失血超过总血量的 20%（约 1000 mL），则超出了机体的代偿能力，即可引起心排出量和平均动脉压下降而发生失血性休克。如果失血量超过总血量的 45%，会很快导致死亡。

失血性休克分期较明显，临床症状典型，是休克研究的基础模型。其发展过程基本遵循缺血性缺氧期、淤血性缺氧期、微循环衰竭期逐渐发展的特点，具有“休克综合征”的典型临床表现。失血性休克易并发急性肾衰和肠源性内毒素血症。大量失血后，血容量迅速减少。为保证心脑血液供应，血液发生重新分配，故休克早期就出现肾血流灌注不足，导致急性肾衰，即休克肾；同时，肠血流灌注减少而使肠屏障功能降低，引起肠源性内毒素移位及细菌移位，这是失血性休克向休克难治期发展的重要原因之一。

（二）感染性休克

感染性休克是指病原微生物（如细菌、病毒、真菌、立克次体等）感染所引起的休克，即脓毒性休克，是临床上常见的休克类型之一，可见于流行性脑脊髓膜炎、细菌性痢疾、大叶性肺炎、腹膜炎等严重感染性疾病。革兰氏阴性菌感染引起的脓毒性休克在临床上最为常见，细菌所释放的内毒素即脂多糖(LPS)是极其重要的致病因子。若给动物直接注射 LPS，可引起脓毒性休克类似的表现，故称之为内毒素性休克（endotoxic shock）。

感染性休克的死亡率高达 60%左右。尽管目前临床上采用多种抗生素和器官支持疗法，但死亡率仍居高不下。感染性休克的发生机制十分复杂，尚有待进一步研究阐明。目前已知，感染性休克的发生与休克的三个始动环节均有关：感染灶中的病原微生物及其释放的各种毒素均可刺激单核巨噬细胞、中性粒细胞、肥大细胞、内皮细胞等表达释放大量的炎症介质，引起全身炎症反应综合征(SIRS)，促进休克的发生发展。其中，某些细胞因子和血管活性物质可增加毛细血管通透性，使大量血浆外渗，导致血容量减少；或引起血管扩张，使血管床容量增加，导致有效循环血量相对不足。此外，细菌毒素及炎症介质也可直接损伤心肌细胞，造成心泵功能障碍。

感染性休克按其血流动力学变化可分为两种类型：

1. 高动力型休克(hyperdynamic shock)

高动力型休克指病原体或其毒素侵入机体后，引起高代谢和高动力循环状态，即出现发热、心排出量增加、外周阻力降低、脉压增大等临床特点，又称为高排低阻型休克或暖休克（warm shock）。患者的临床表现为皮肤呈粉红色，温热而干燥，少尿，血压下降及乳酸酸中毒等。其机制如下：

①β 受体激活。感染性休克时交感-肾上腺髓质系统兴奋，儿茶酚胺分泌增多，后者作用于 β 受体使心收缩力增强，动-静脉短路开放，回心血量增多，心排出量增加。

②外周血管扩张。感染性休克时机体产生大量 TNF-α、IL-1、一氧化氮或其他扩血管性物质（如 PGE2、IL-2、缓激肽等），使外周血管扩张、外周阻力下降。此外，细胞膜上的 K_{ATP} 通道被激活，Ca^{2+} 内流减少也是导致外周血管扩张的重要原因。高动力型休克时，虽然心排出量增加，但由于动-静脉短路开放，故真毛细血管网血液灌流量仍然减少，组织仍然缺血、缺氧、感染。感染性休克一般先表现为高动力型休克，而后继续发展为低动力型休克。

2. 低动力型休克(hypodynamic shock)

低动力型休克具有心排出量减少、外周阻力增高、脉压明显缩小等特点，又称为低排高阻型休克或冷休克。临床上表现为皮肤苍白、四肢湿冷、尿量减少、血压下降及乳酸酸中毒，类似于一般低血容量性休克。其发生与下列因素有关：

①病原体毒素、酸中毒及某些炎症介质可直接抑制或损伤心肌，使心肌收缩力减弱；微循环血液淤滞导致回心血量减少，心排出量下降。

②严重感染使交感-肾上腺髓质系统强烈兴奋，缩血管物质生成增多，致使外周阻力增加(表 13-3-1)。

表 13-3-1 高动力型休克与低动力型休克特点的比较

	高动力型	低动力型
血压	略降或正常	明显降低
心输出量	高	低
外周阻力	低	高
脉搏	缓慢有力	细速
脉压	较高(>30 mmHg)	较低(<30 mmHg)
皮肤色泽	淡红或潮红	苍白或紫绀
皮肤温度	温暖干燥	湿冷
尿量	减少	少尿或无尿

(三)过敏性休克

过敏性休克又称变态反应性休克，属Ⅰ型变态反应，即速发型变态反应，常伴有荨麻疹以及呼吸道和消化道的过敏症状，发病急骤，如不紧急使用缩血管药，可导致死亡。它的发生主要与过敏反应使血管广泛扩张、血管床容量增大、毛细血管通透性增加有关。当过敏原(如青霉素、异种蛋白等)进入机体后，可刺激机体产生抗体 IgE。IgE 的 Fc 段能持久地吸附在微血管周围的肥大细胞以及血液中的嗜碱性粒细胞、血小板等靶细胞表面，使机体处于致敏状态；当同一过敏原再次进入机体时，可与上述吸附在细胞表面的 IgE 形成抗原抗体复合物，引起靶细胞脱颗粒反应，释放大量组胺、5-HT、激肽、补体 C3a/C5a、慢反应物质、PAF、前列腺素类等血管活性物质。这些血管活性物质可导致后微动脉、毛细血管前括约肌舒张和血管通透性增加，外周阻力明显降低，真毛细血管大量开放，血容量和回心血量减少，动脉血压迅速而显著地下降。

(四)心源性休克

心源性休克的始动环节是心泵功能障碍导致的心输出量迅速减少。此型休克的特征表现为血压在休克早期就显著下降，其微循环变化发展过程与低血容量性休克基本相同，死亡率高达 80%。根据血流动力学的变化，心源性休克亦可分为两型：

①低排高阻型：大多数患者表现为外周阻力增高。这与血压下降、减压反射受抑而引起交感-肾上腺髓质系统兴奋和外周小动脉收缩有关。

②低排低阻型：少数患者表现为外周阻力降低。这可能是由心肌梗死或心率舒张末期容积增大和压力增高，刺激了心室壁的牵张感受器，反射性抑制了交感中枢，导致外周阻力降低所致。

四、多器官功能障碍综合征

多器官功能障碍综合征(multiple organ dysfunction syndrome,MODS)是指在严重创伤、感染和休克时,原本无器官功能障碍的患者同时或在短时间内相继出现两个或两个以上器官系统的功能障碍的临床综合征。

(一)MODS的病因与发病经过

1. MODS的病因

引起多器官功能障碍综合征(MODS)的病因虽然很多,但多与休克有关。据报道,约80%的MODS病人入院时有明显的休克。各种类型休克中以感染性休克MODS的发生率最高。在很多情况下,MODS的病因是复合性的。一般分为感染性与非感染性病因两大类:

(1)感染性病因:如败血症和严重感染。导致败血症的细菌主要为大肠杆菌和绿脓杆菌。老年人中以肺部感染作为原发病因者最多,青壮年病人在腹腔脓肿或肺部侵袭性感染后MODS发生率高。腹腔内有感染的患者手术后发生MODS者占30%～50%,且死亡率较高。但某些患者发生MODS后,找不到感染病灶或血细菌培养结果为阴性,有些MODS甚至出现在感染病原菌被消灭以后,有人称其为非菌血症性临床败血症。

(2)非感染性病因:如大手术和严重创伤。MODS最早发现于大手术后,是大手术后的重要并发症。严重创伤后,无论有无感染存在均可发生MODS,创伤36 h内发生的MODS常伴有低血容量性休克,结果又加重和加速MODS的发生发展。严重休克,特别是休克晚期,当动脉血氧分压降低,血中TNF-α、溶酶体酶等明显增多或者休克合并DIC时,MODS的发生率尤其高。急性坏死性出血性胰腺炎也是引起MODS的一个重要原因。

此外,治疗措施不当,如输液过多、吸氧浓度过高,机体抵抗力明显低下(如晚期肿瘤病人有营养不良),单核吞噬细胞系统功能明显降低等均可诱发或促进其发生。

2. MODS的发病经过与临床类型

MODS临床发病形式一般可分为两种不同的类型:

(1)速发单相型MODS:由损伤因子直接引起,一般在休克复苏以后12～36 h内同时或相继出现两个或两个以上器官系统的功能障碍。如多发性创伤直接引起两个或两个以上的器官功能障碍,或原发损伤先引起一个器官功能障碍,随后又导致另一个器官功能障碍。该型发展较快,病变进程只有一个时相,器官功能损伤只有一个高峰,又称为原发型或一次打击型MODS。

(2)迟发双相型MODS:第一个器官功能障碍高峰经治疗后可在1～2天内得到缓解,器官功能有所恢复,但3～5天后可因脓毒症使患者病情急剧恶化,出现第二个器官功能障碍的高峰。第一次打击可能是较轻、可以恢复的;而第二次打击常严重失控,故此期病情重,可能致死。由于病程中有两个高峰出现,呈双相,又称为继发型MODS(secondary MODS)。

患者死亡率随衰竭器官的数量增加而增高,衰竭器官为2个时死亡率平均约60%;衰竭器官为3个时死亡率约80%;衰竭器官为4个时死亡率达100%。其中,呼吸衰竭和肾功能衰竭对死亡率影响较大。

(二)MODS的发病机制

原发型MODS与继发型MODS的发病机制不尽相同。原发型MODS的器官功能障碍主要由损伤直接引起,与患者的抗损伤-防御反应关系不大;继发型MODS不完全是由损伤本身引起,其发病机制比较复杂,尚未完全阐明,目前一般认为其发病可能与多个环节的紊乱有关,主要有以下几个方面:

1. 全身炎症反应失控

各种感染与非感染性因子可直接或间接地引起机体组织细胞损伤。活体组织对损伤的一系列反应中突出的表现之一就是炎症反应，这是由多种细胞、多种因子参与的复杂反应。参与炎症反应的有激素、体液因子(包括促炎或抗炎介质)、细胞黏附分子等，它们之间相互促进或相互拮抗，共同构成复杂的调控网络。正常状态下，白细胞及微血管内皮细胞均仅表达少量黏附分子。而在炎症初期，炎症部位的毛细血管后微静脉扩张，血流缓慢，导致白细胞沿着血管内皮细胞滚动。内皮细胞和白细胞在TNF-α、IL-1、IL-6、IL-8等作用下被进一步激活，内皮细胞表面的细胞间黏附分子-1(intercellularadhesionmole-cucle-1，ICAM-1)、E-选择素以及白细胞膜表面的整合素(integrins)家族黏附分子表达增多，白细胞与内皮细胞在增多的黏附分子介导下牢固黏附。之后，随着白细胞表面L-选择素脱落消失，白细胞与内皮细胞的黏附作用减弱。在此过程中，白细胞释放弹性蛋白酶和胶原酶，破坏血管基底膜，穿出血管进入炎症灶。除中性粒细胞外，单核细胞向炎性部位的浸润也经历上述滚动—牢固黏附—穿出血管的过程进入组织，转变为巨噬细胞。

炎细胞激活后能产生多种促炎细胞因子。一般来说，炎症局限在局部组织中，活化的炎症细胞释放的炎症介质一般仅在炎症局部发挥防御作用，血浆中一般测不出相关炎症介质的增加。然而，炎细胞激活产生的多种促炎细胞因子往往又可导致炎症细胞进一步活化，两者常互为因果，形成炎症瀑布反应(inflammatory cascade)，通过自我持续放大的级联反应产生大量促炎介质。炎症反应失控表现为播散性炎症细胞活化(disseminated activation of inflammatory cell)和炎症介质泛滥(inflammatory mediator spillover)入血，并在远隔部位引起全身性炎症。炎症介质溢出到血浆，血浆中各种炎症介质以不同的先后次序、不同的幅度升高。一般升高的幅度越大，特别是持续的时间越长，预后越差。随着病情的好转，血浆中的炎症介质逐渐减少；而在死亡病例中，血浆中的炎症介质则始终维持在较高水平。

1991年，美国胸科医师学会和危重病医学会(American College of Chest Physicians/Society of Critical Care Medicine，ACCP/SCCM)联合会议上提出了全身炎症反应综合征(system inflammatory respose syndrome，SIRS)这一名词，指因感染或非感染病因作用于机体而引起的失控的自我持续放大和自我破坏的全身性炎症反应临床综合征。会上建议，在机体受到严重侵袭后具备以下各项中的两项或两项以上时，SIRS即可成立：①体温＞38℃或＜36℃；②心率＞90次/分；③呼吸＞20次/分和(或)$PaCO_2$＜32 mmHg；④外周血白细胞计数＞12×10^9/L，或＜4.0×10^9/L，或未成熟的中性粒细胞＞10%。

应该指出的是，这一拟诊标准过于宽松，特异性太差，临床指导意义有限。有学者提出，炎症介质溢出到血浆并在远隔部位引起全身性炎症才是真正意义上的全身炎症反应综合征(SIRS)，即诊断SIRS的严格标准为血浆中炎症介质呈阳性。

2. 促炎-抗炎介质平衡紊乱

为防止过度的炎症反应对机体造成损害，体内具有复杂的抗炎机制。机体内的抗炎介质与促炎介质在不同的环节上相互作用、相互拮抗，形成极其复杂的炎症调控网络，将炎症控制在一定限度，防止过度炎症反应对组织造成损伤。炎症局部促炎介质与抗炎介质在一定水平上保持平衡，有助于控制炎症，维持机体稳态。

适量的抗炎介质有助于控制炎症，若抗炎介质产生过量并泛滥入血，则可引起代偿性抗炎反应综合征(compensatory anti-inflammatory response syndrome，CARS)，导致机体免疫功能抑制，增加对感染的易感性。所谓CARS就是指感染或创伤时机体产生可引起免疫功能降低和对感染易感性增加的过于强烈的内源性抗炎反应。内源性抗炎介质失控性释放可能是导致机体在感染或创伤早期出现免疫功能损害的主要原因。

炎症加重时促炎介质与抗炎介质均可泛滥入血，导致SIRS与CARS。若SIRS＞CARS，即SIRS占优势，则可导致细胞死亡和器官功能障碍。若CARS＞SIRS，即CARS占优势，则可导致免疫功能抑制，增加对感染的易感性。若SIRS与CARS同时并存又相互加强，则会导致炎症反应和免疫功能更为严重的紊乱，对机体产生更强的损伤，称为混合性拮抗反应综合征（mixed antagonist response syndrome，MARS）。有人曾试图应用一些炎症介质的拮抗药来治疗MODS，希望促使促炎介质与抗炎介质平衡，但临床试验的结果并不理想。因为抗炎介质与促炎介质在高水平上的平衡，即使CARS与SIRS互相平衡，也是不稳定的平衡，不是真正的稳态，实际上属于MARS的范畴。

SIRS、CARS和MARS均是引起继发MODS的发病基础，也有学者将其视为继发型MODS发展的不同阶段，其发病机制基本相同，源于炎症反应失控，其最终均发展为多器官功能障碍甚至衰竭。

3. 其他导致多器官功能障碍的因素

（1）器官微循环灌注障碍。危重疾患时重要器官微循环血液灌注减少，引起组织缺血、缺氧，使微血管内皮细胞肿胀、微血管壁通透性升高，若同时伴有输液过多，则组织间隙水分潴留，使毛细血管到实质器官细胞内线粒体的距离增加，氧弥散发生障碍，导致氧分压下降。如果线粒体氧分压降低到0.1～0.2 mmHg，线粒体的氧化磷酸化功能即告停止。各种酶系统受抑制，可抑制葡萄糖、脂肪及酮体进入三羧酸循环，因而ATP生成减少，腺苷酸环化酶受抑制，又影响了cAMP的生成，从而导致细胞功能障碍。

（2）高代谢状态。创伤后的高代谢本质上是一种防御性应激反应，交感-肾上腺髓质系统高度兴奋是高代谢的主要原因。患者体内组织器官耗氧量增加，若代偿功能健全，尚可通过增加氧供或提高氧摄取率来代偿；若高代谢过甚，加上同时伴有高动力循环，则心肺负担加重，能量消耗加剧。同时，患者多有微循环灌注障碍，如微血管痉挛阻塞、血管外组织水肿、线粒体氧化磷酸化功能障碍等，出现组织摄氧减少和血乳酸水平升高等组织缺氧表现。这些变化又进一步加重细胞损伤和代谢障碍，促进器官功能障碍的发生发展。

（3）缺血再灌注损伤。MODS可发生在复苏后，多与体内发生的缺血-再灌注损伤有关。详见第五章缺血-再灌注损伤。

第四节　休克的临床诊断与防治

一、休克检查

（一）实验室检查

休克时应当尽快进行实验室检查并且注意检查内容的广泛性。一般项目包括：①血常规；②血生化（包括电解质、肝功能等）检查和血气分析；③肾功能检查和尿常规及比重测定；④出血、凝血指标检查；⑤血清酶学检查和肌钙蛋白、肌红蛋白、D-二聚体等的检测；⑥各种体液、排泄物等的培养，病原体检查和药敏测定等。

（二）血流动力学监测

血流动力学监测的指标主要包括中心静脉压（CVP），肺毛细血管楔压（PWAP），心排出量（CO）、心脏指数（CI）等。使用漂浮导管进行有创监测时，还可以抽取混合静脉血标本进行测定，并通过计算了解氧代谢指标。

（三）胃黏膜内pH测定

这项无创的检测技术有助于判断内脏供血状况，有利于及时发现早期的以内脏缺血表现为主的“隐

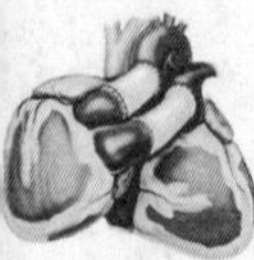

性代偿性休克”,也可准确反映胃肠黏膜缺血缺氧改善情况,有助于指导休克复苏治疗。

(四)血清乳酸浓度

血清乳酸浓度正常值0.4～1.9 mmol/L,与休克预后相关。

(五)感染和炎症因子的血清学检查

通过血清免疫学检测手段,检查血中降钙素原(PCT)、C-反应蛋白(CRP)、念珠菌或曲霉菌特殊抗原标志物或抗体以及LPS、TNF、PAF、IL-1等因子,有助于快速判断休克是否存在感染因素、可能的感染类型以及体内炎症反应紊乱状况。

二、休克诊断

有典型临床表现时,休克的诊断并不难,重要的是要能早期及时发现并处理。

(一)早期诊断

出现交感神经-肾上腺功能亢进征象时,即应考虑休克的可能。早期诊断症状包括:①血压升高而脉压减少;②心率增快;③口渴;④皮肤潮湿、黏膜发白、肢端发凉;⑤皮肤静脉萎陷;⑥尿量减少(25～30 mL/h)。

(二)诊断标准

临床上延续多年的休克诊断标准是:①有诱发休克的原因;②有意识障碍;③脉搏细速,超过100次/分或不能触及;④四肢湿冷,胸骨部位皮肤指压阳性(压迫后再充盈时间超过2 s),皮肤有花纹,黏膜苍白或发绀,尿量少于30 mL/h或尿闭;⑤收缩压低于10.7 kPa(80 mmHg);⑥脉压小于2.7 kPa(20 mmHg);⑦原有高血压者,收缩压较原水平下降30%以上。凡符合上述第①项以及第②、③、④项中的两项和第⑤、⑥、⑦项中的一项者,可诊断为休克。

三、休克治疗

休克是临床上常见的紧急情况,应该抓紧时间进行救治。在休克早期及时进行有效的干预,控制引起休克的原发病因,可遏止病情发展,有助于改善病人的预后。

(一)一般紧急治疗

①通常取平卧位,必要时将头和躯干抬高20°～30°、下肢抬高15°～20°,以利于呼吸和下肢静脉回流,同时保证脑灌注压力。

②保持呼吸道通畅,并可用鼻导管法或面罩法供氧,必要时建立人工气道,使用呼吸机辅助通气。

③维持比较正常的体温,低体温时注意保温,高温时尽量降温。

④及早建立静脉通路,并用药物(见后)维持血压。

⑤尽量保持病人情绪稳定,避免人为的搬动,可用小剂量镇痛、镇静药,但要防止呼吸和循环抑制。

(二)病因治疗

休克几乎与所有临床科室都有关联,各型休克的临床表现及中后期的病理过程也基本相似,但引起休克的原因各异，根除或控制导致休克的原因对阻止休克的进一步发展十分重要，尤其是某些外科疾病引起的休克，其原发病灶大多需手术处理。治疗原则是：尽快恢复有效循环血量，对原发病灶做手术处理。有时即使病情尚未稳定，为避免延误抢救的时机，仍应在积极抗休克的同时进行针对病因的手术。

（三）扩充血容量

大部分休克治疗的共同目标是恢复组织灌注，其中早期最有效的办法是补充足够的血容量，不仅要补充已失去的血容量，还要补充由毛细血管床扩大引起的血容量相对不足，以确保足够的心输出量。即使是心源性休克有时也不能过于严格地控制入量，可在连续监测动脉血压、尿量和CVP的基础上，结合病人皮肤温度、末梢循环、脉率、毛细血管充盈时间等情况，判断所需补充的液体量。尽量在漂浮导管监测肺动脉楔压的指导下输液。

补充血容量的液体种类较多，但是，休克治疗的早期，输入何种液体是次要的，而保证循环血量才是最重要的。只要能维持一定的红细胞压积，也可以大量输入晶体液、血浆代用品。但是，随着休克的逐渐控制，对输入液体的种类应该越来越重视，主要目的是防止水、电解质和酸碱平衡紊乱，防止系统和脏器并发症发生，维持能量代谢、组织氧合和胶体渗透压。

病人在休克状态下，由于组织灌注不足和细胞缺氧常存在不同程度的代谢性酸中毒，这种酸性环境对心肌、血管平滑肌和肾功能都有抑制作用，应予以纠正。但是，机体在代偿机制的作用下，会出现过度换气，呼出大量CO_2，可使病人的动脉血pH仍然在正常范围内。由此，对休克病人盲目地输注碱性药物不妥，因为血红蛋白氧离曲线的规律显示，碱中毒环境不利于氧从血红蛋白中释出，会使组织缺氧加重；而略微偏酸性环境对氧从血红蛋白中解离是有利的，不需要过于纠正。而且，在机体获得充足血容量和微循环得到改善之后，轻度酸中毒常可缓解而无须再用碱性药物。但是，重度休克经扩容治疗后仍有严重的代谢性酸中毒时，需注意碱性药物的使用，且用药后30～60 min应复查动脉血气，了解治疗效果，并据此决定下一步治疗措施。乳酸钠因需要在肝脏代谢才能发挥作用，故休克时不应首选，因为休克可导致肝脏功能下降；5%碳酸氢钠可以直接中和血液中的氢离子，但其依靠肺、肾的功能而纠正酸中毒；三羟甲基氨基甲烷（THAM）不但能直接中和血液中的氢离子，而且不增加血钠，但要注意呼吸抑制、低血糖、恶心、呕吐等不良反应，还要防止其外漏出血管，导致组织坏死。

（四）抗休克药物的应用

1. 肾上腺皮质激素

肾上腺皮质激素在抗休克时宜早期大剂量应用，可用于各种休克，其作用主要是与细胞膜的作用有关。大剂量应用时有增加心排血量，减低血管阻力，增加冠状动脉血液灌注量的作用；但不宜久用，休克纠正后应尽早停用。

2. 缩血管药物

此类药物主要用于部分早期休克病人，以短期维持重要脏器灌注为目的，也可作为休克治疗的早期应急措施，但不宜长久使用，也不宜过量使用。常用的药物有间羟胺（阿拉明）、多巴胺、多巴酚丁胺、去氧肾上腺素（新福林）、去甲肾上腺素等，使用时应注意从最小剂量和最低浓度开始。

3. 扩血管药物

此类药物主要扩张毛细血管前括约肌，以利于组织灌流，适用于扩容后CVP明显升高而临床征象无好转，且临床上有交感神经活动亢进征象，心输出量明显下降，有心衰表现及有肺动脉高压者。常用的药物有异丙基肾上腺素、酚妥拉明（苄胺唑啉）、酚苄胺（苯苄胺）、妥拉唑啉（妥拉苏林）、阿托品、山莨菪碱、东莨菪碱、硝普钠、硝酸甘油、硝酸异山梨酯（消心痛）、氯丙嗪等。使用扩血管药的前提是必须充分扩容，否则将导致血压下降。用量和使用浓度也应从最小开始。

4. 其他药物应用

其他辅助药物的应用视病人的具体情况而定。

(1)胰高血糖素:对 CVP>2 kPa(20 cmH_2O)或 PCWP>2.0 kPa(15 mmHg)者,于纠正心律失常、缺氧、酸中毒及电解质紊乱后,休克仍未改善时可以应用,3~5 mg,静脉滴注,半分钟内滴完,待 2~3 min如无反应可再重复注射,继而用 3~5 mg 肌注,每 0.5~1 h 一次,或每小时用 5~10 mg 加入 5%葡萄糖液 100 mL 中静脉滴注。连用 24~48 h。

(2)利尿剂:血压基本稳定后,无心衰时,可在 10~30 min 内快速静脉滴注 20%甘露酸或 25%山梨醇 100~250 mL,在心衰时宜用呋塞米(速尿)40 mg 或依他尼酸(利尿酸钠)50 mg 静脉注射。

(五)机械辅助循环

对心源性休克或严重休克继发心功能衰竭者,可应用主动脉内气囊反搏术或体外加压反搏术。

(吴锡阶、洪晓婷、孙　勇)

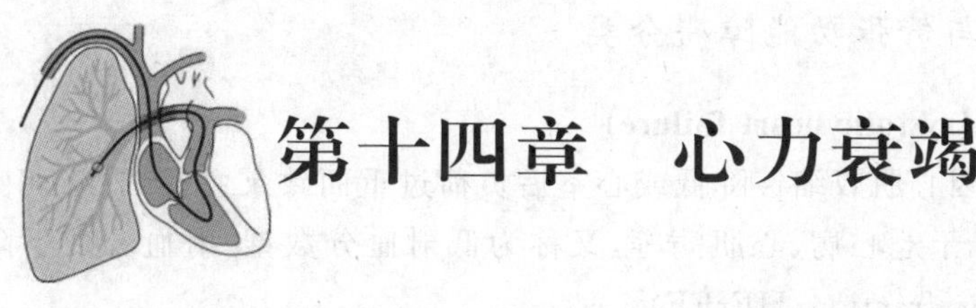

第十四章　心力衰竭

第一节　心力衰竭的病理生理

一、概　念

在各种致病因素的作用下，心脏的收缩与舒张功能发生障碍，心排血量绝对或相对减少，不能满足组织代谢需求的病理生理过程称为心功能不全（cardiac insufficiency），其包括从心功能代偿期至心功能失代偿的全过程。其中，心功能不全的失代偿阶段被称为心力衰竭（heart failure）。因此，心功能不全与心力衰竭在本质上是一致的，只是在过程与程度上有区别。换言之，心力衰竭是一种表现为血流动力学障碍的进展性疾病，是一组复杂临床综合征，其特征是心脏结构和/或功能异常，引起静息或负荷时心输出量减少和/或心内压力增高，从而导致相应的典型症状（如呼吸困难、踝部水肿和疲乏），也可伴有体征（如颈静脉压升高、肺部啰音和外周水肿）。

心力衰竭是心血管疾病的最严重阶段，死亡率高，预后不良。

二、心力衰竭的分类

（一）按心力衰竭的发生部位分类

1. 左心衰竭（left heart failure）

在成年患者中左心衰竭常由冠心病、高血压、主动脉（瓣）狭窄及关闭不全等引起。由于左心室舒张期充盈和收缩期射血功能障碍，临床上以心排血量减少和肺循环淤血、肺水肿为特征。此类心衰临床上较为常见。

2. 右心衰竭（right heart failure）

右心衰竭常见于肺部疾患引起肺微循环阻力增加，如缺氧引起肺小血管收缩和慢性阻塞性肺疾病；也可见于肺大血管阻力增加，如肺动脉狭窄、肺动脉高压及某些先天性心脏病（如法洛四联症和房室间隔缺损）。由于右心室负荷过重，不能将体循环回流的血液充分输送至肺循环，故临床上以体循环淤血、静脉压升高，下肢甚至全身性水肿为特征。单纯的右心衰竭主要见于肺源性心脏病及某些先天性心脏病。

3. 全心衰竭（whole heart failure）

左、右心室同时或先后发生衰竭，称为全心衰竭，可见于病变同时侵犯左、右心室，如心肌炎、心肌病等。由于长期左心衰竭导致肺循环阻力增加，久之合并右心衰竭在临床上较为常见。

另外，单纯二尖瓣狭窄引起的是一种特殊类型的心衰，不涉及左心室的收缩功能，而直接因左心房压力升高而导致肺循环高压，有明显的肺淤血和相继出现的右心功能不全。

（二）按心肌收缩与舒张功能障碍分类

1. 收缩性心力衰竭(systolic heart failure)

收缩性心力衰竭是因心肌收缩性降低或心室后负荷过重而致泵血量减少而引起的心力衰竭，特点是左室射血分数减少，常见于冠心病、心肌病等，又称为低射血分数型/射血分数下降心力衰竭（heart failure with reduced ejection fraction，HFrEF）

2. 舒张性心力衰竭(diastolic heart failure)

舒张性心力衰竭指在心肌收缩功能相对正常的情况下，因心肌舒张功能异常或(和)室壁僵硬度增加而造成心室充盈减少，需提高心室充盈压才能达到正常的心排血量。特点是左心室射血分数正常，但由于升高的充盈压逆传到静脉系统，故患者表现出肺循环甚或体循环淤血的症状，又称为正常射血分数型/射血分数保留心力衰竭（heart failure with preserved ejection fraction，HFpEF），常见于高血压伴左室肥厚和肥厚型心肌病等。

心衰包含了宽范围的患者，用于描述心衰的主要术语是历史性的，并且是根据 LVEF 的测量。由于潜在的病因、人口统计学数据、共病和对治疗的反应不同，故根据 LVEF 区别心衰患者是很重要的。射血分数下降心衰（heart failure with reduced ejection fraction，HFrEF）、射血分数中间值心衰（heart failure with mid-range ejection fraction，HFmrEF）和射血分数保留心衰（heart failure with preserved ejection fraction，HFpEF）的具体定义见表 14-1-1。

HFrEF 也指收缩性心力衰竭，HFpEF 也指舒张性心力衰竭。

表 14-1-1 HFpEF、HFmrEF 和 HFrEF 的定义

心衰类型	症状与体征	LVEF	利钠肽水平
HFrEF	症状±体征①	LVEF＜40％	—
HFmrEF	症状±体征①	LVEF＜40％～49％	(1)利钠肽水平升高② (2)至少符合以下一条附加标准： a.相关的结构性心脏病(LVH 和/或 LAE) b.舒张功能不全
HFpEF	症状±体征①	LVEF＞50％	(1)利钠肽水平升高② (2)至少符合以下一条附加标准： a.相关的结构性心脏病(LVH 和/或 LAE) b.舒张功能不全

注：LVEF＝左室射血分数；LAE＝左心房扩大；LVH＝左心室肥厚。

①心衰早期(尤其是 HFpEF)和用利尿治疗的患者可能没有体征。

②BNP＞35 pg/mL 和/或 NT-proBNP＞125 pg/mL。

值得注意的是，在心功能不全的早期，患者的心脏受损可能以单纯的收缩或舒张功能减退为主。当心脏损伤发展到一定阶段，心肌收缩和舒张功能障碍常同时并存。例如，高血压性心脏病早期可以只有心室充盈量减少，但随着心肌的代谢、功能和结构改变，最终会发展成收缩和舒张功能障碍。

（三）按心排血量的高低分类

1. 低输出量型心力衰竭(low output heart failure)

患者的心排血量低于正常群体的平均水平，常见于冠心病、高血压病、心脏瓣膜性疾病及心肌炎等引起的心力衰竭。由于外周血管阻力增加，患者可有血管收缩，四肢发冷、苍白、脉压减小和动-静脉血氧含量差较大的表现。

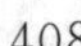

2. 高输出量型心力衰竭(high output heart failure)

心衰发生时心输出量较发病前有所下降,但其值仍属正常,甚至高于正常,故称为高输出量型心力衰竭。造成这类心衰的主要原因是高动力循环状态,常见于甲亢、严重贫血、妊娠、脚气病、动-静脉瘘。

(四)按心功能不全的严重程度分类

在临床上,为了更好地判断患者的病情程度和指导治疗,常按心力衰竭的严重程度进行分类。

纽约心脏病学会(New York Heart Association,NYHA)提出按照患者症状的严重程度将慢性心功能不全分为以下 4 级(表 14-1-2)。

表 14-1-2 NYHA 心功能分级

分级	标准
Ⅰ级	无心力衰竭的症状,体力活动不受限
Ⅱ级	静息时无症状,体力活动轻度受限,日常活动可引起呼吸困难、疲乏、心悸等症状
Ⅲ级	在静息时无症状,轻度活动即感不适,体力活动明显受限
Ⅳ级	在静息时也有症状,任何活动均严重受限,体力活动明显受限

美国心脏病学院/美国心脏学会(American College of Cardiology/American Heart Association,ACC/AHA)发布的慢性心力衰竭诊疗指南,将心力衰竭分为 4 期(表 14-1-3),这种心力衰竭的新分期法是对 NYHA 分级的补充,更加强调心力衰竭早期预防的重要性,有利于在心脏病易患期阻断心脏损伤的发展。

表 14-1-3 慢性心力衰竭分期

分期	标准
A 期	将来可能发生心力衰竭的高危人群,如冠心病和高血压患者,但目前尚无心脏结构性损伤或心力衰竭症状
B 期	有结构性心脏损伤,如既往有心肌梗死、瓣膜病,但无心力衰竭的症状,相当于 NYHA 心功能Ⅰ级
C 期	已有器质性心脏病,以往或目前有心力衰竭的临床表现,包括 NYHA 心功能Ⅱ、Ⅲ级和部分Ⅳ级
D 期	难治性终末期心力衰竭,有进行性器质性心脏病,虽经积极的内科治疗,患者仍表现出心力衰竭的症状

(五)按心力衰竭发生的速度分类

1. 急性心力衰竭(acute heart failure,AHF)

急性心力衰竭是指突然起病或在原有慢性心力衰竭基础上急性加重的心肌收缩力降低、心脏负荷加重,造成急性心排血量骤降和组织淤血的临床综合征,表现为急性肺水肿或心源性休克。临床上以急性左心衰竭最为常见,大多数表现为收缩性心衰,也可以表现为舒张性心衰,常危及生命。

2. 慢性心力衰竭(chronic heart failure,CHF)

慢性心力衰竭主要见于长期瓣膜关闭不全以及心肌梗死后心室重构时,由于机体充分调动了代偿机制,患者可以耐受血流动力学的异常变化,因此少有甚至没有心力衰竭的临床表现。但当某些损害心肌的因素出现时,如感染和心肌缺血等,便可以诱发心肌损伤加重,出现急性心力衰竭的临床表现。慢性心力衰竭有一个缓慢的发展过程,一般均有代偿性心脏扩大或肥厚及其代偿机制的参与。

值得指出的是,并无确切的时间规定来区分急性或慢性心力衰竭,其区别主要为是否有足够的时间允许机体进行代偿和是否出现组织液潴留。

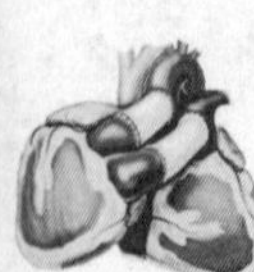

三、心衰的流行病学、预后和病因

(一)心衰的流行病学与预后

心衰的患病率取决于所用的定义,在发达国家占成年人群的1%~2%,在年龄大于70岁的人群中,升高到10%以上。在年龄大于65岁、因劳力性气短而到初级诊所的人群中,1/6有未识别的心衰(主要为HFpEF)。在年龄55岁时的心衰终身风险,男性为33%,女性为28%。HFpEF患者的比例从22%到73%不等。HFpEF和HFrEF似乎有不同的流行病学和病因学表现。与HFrEF相比,HFpEF患者年龄较大、女性更多、高血压和房颤史更常见,而心梗史不常见。HFmrEF患者的特征处于HFrEF和HFpEF之间,但需要进一步研究以更好地描述这个人群。最近的欧洲数据(ESC-HF先驱研究)证明,住院的心衰患者和稳定/不卧床的患者,12个月全因死亡率分别为17%和7%,12个月住院率分别为44%和32%。在心衰患者中(住院的和不卧床的一起),死亡最多的为心血管原因,主要是猝死和心衰,而心力衰竭患者的死亡原因依次为:泵衰竭(59%)、心律失常(13%)和猝死(13%)。HFrEF的死亡率一般高于HFpEF。

(二)基本病因

几乎所有类型的心脏、大血管疾病均可引起心力衰竭(心衰)。心力衰竭反映心脏的泵血功能障碍,也就是心肌的舒缩功能不全。从病理生理的角度来看,心肌舒缩功能障碍大致上可分为由原发性心肌损害及由心脏长期容量和(或)压力负荷过重,导致心肌功能由代偿最终发展为失代偿两种。

1. 心肌病变

(1)缺血性心肌病(心衰最常见的原因之一):心肌疤痕化、心肌顿抑/冬眠、心外膜冠脉病变、冠脉微循环障碍、内皮功能障碍。

(2)炎症损害和免疫介导性心肌损害:①感染相关性,如细菌、螺旋体属、真菌、原生动物、寄生虫(Chagas病)、立克次体、病毒性(HIV/AIDS)心肌炎;②非感染相关性,如淋巴细胞/巨细胞性心肌炎、自身免疫性疾病[如Graves'病、类风湿性关节炎、结缔组织病(主要为系统性红斑狼疮)]、过敏性和嗜酸性心肌炎(Churg-Strauss综合征)。

(3)心肌代谢异常:①激素性,如甲状腺疾病、甲状旁腺疾病、肢端肥大症、生长激素缺乏、肾上腺皮质醇增多症、康恩氏病、艾迪森氏病、糖尿病、代谢综合征、嗜铬细胞瘤、与妊娠和围产期相关病变;②营养性,如维生素B_1、左旋肉碱、硒、铁、磷酸盐、钙及复杂营养缺乏(如恶性肿瘤、AIDS、神经性厌食)以及肥胖。

(4)遗传异常:肥厚性心肌病、扩张性心肌病、左室致密化不全、致心律失常型右室心肌病、肌肉营养不良和肌纤层蛋白病。

(5)浸润性病变:①肿瘤相关性,直接浸润或转移;②非肿瘤相关性,淀粉样变性、结节病、血色病(铁)、糖原累积病(如Pompe病)、溶酶体累积病(如Fabry病)。

(6)毒性损害:①毒品滥用,如酒精、可卡因、安非他明、合成代谢类固醇;②重金属中毒,如铜、铁、铅、钴;③药物中毒,如细胞增殖抑制药(如蒽环类)、免疫调节药物(干扰素单克隆抗体,如曲妥珠单抗、西妥昔单抗)、抗抑郁药、非甾体类抗炎药、麻醉药;④辐射。

2. 异常负荷情况

(1)高血压。

(2)心包和心内膜心肌病变:①心包病变,如缩窄性心包炎、心包积液;②心内膜心肌病变,如嗜酸细胞增多性综合征、心内膜心肌纤维化。

(3)瓣膜和心肌结构缺陷：①获得性，如二尖瓣、主动脉瓣、三尖瓣和肺动脉瓣狭窄或关闭不全；②先天性，如房、室间隔缺损及其他(详见先天性心脏病章节)。

(4)高输出量状态：严重贫血、败血症、甲亢、佩吉特氏病、动-静脉瘘、妊娠。

(5)容量负荷过重：肾功能衰竭、医源性液体负荷过多。

3. 心律失常

(1)快速型心律失常：房性、室性心律失常。

(2)缓慢型心律失常：窦房结功能不全、心脏传导系统病变。

(三)诱因

常见诱发心力衰竭的原因有：

(1)感染：常见诱因中呼吸道感染占首位。

(2)心律失常：快速型房颤、严重心动过缓使心排血量降低，心动过速增加心肌耗氧，加重心肌缺血，诱发或加重心衰。

(3)肺栓塞：心衰患者长期卧床易致深静脉血栓，发生肺栓塞，增加右心室负荷，加重右心衰。

(4)劳力过度：劳力过度可引发血流动力学变化，诱发心力衰竭。

(5)妊娠和分娩：有基础心脏病或围产期心肌病的患者，妊娠分娩加重心脏负荷可诱发心衰。

(6)贫血与出血：慢性贫血病人表现为高排血量型心衰；大量出血引发低心排血量和反射性心率加快，可诱发心衰。

(7)其他：输液过多过快可引起急性肺水肿；电解质紊乱可诱发和加重心衰，常见于低血钠、低血钾、低血镁等。

四、心功能不全时机体的代偿

生理条件下，心排血量可以随着机体代谢需要的升高而增加，称为心力储备(cardiac reserve)，这主要是通过对心率，心室前、后负荷和心肌收缩性的调控实现的。心脏泵血功能受损时，心排血量减少可以通过多种途径，引起内源性神经-体液调节机制激活，这是心功能减退时介导心内与心外代偿与适应性反应的基本机制，也是导致心力衰竭发生与发展的关键途径。

(一)神经-体液调节机制的代偿

神经-体液调节机制的激活：在心肌损伤后早期，患者循环血或组织中儿茶酚胺、血管紧张素Ⅱ(angiotension Ⅱ，Ang Ⅱ)、醛固酮、内皮素、肿瘤坏死因子等含量或活性升高，可引起心脏本身以及心外组织器官的一系列代偿适应性变化，其中既有迅速启动的功能性代偿，又有缓慢持久的结构性代偿(图 14-1-1)。在心功能不全的最初阶段，这些适应性变化对维持心脏泵血功能、血流动力学稳态及重要器官的血流灌注起着十分重要的作用。但是，随着时间的推移，神经-体液调节机制失衡的有害作用也逐渐显现出来，成为加重心肌损伤、促使心脏泵血功能降低及心力衰竭进展的关键环节。

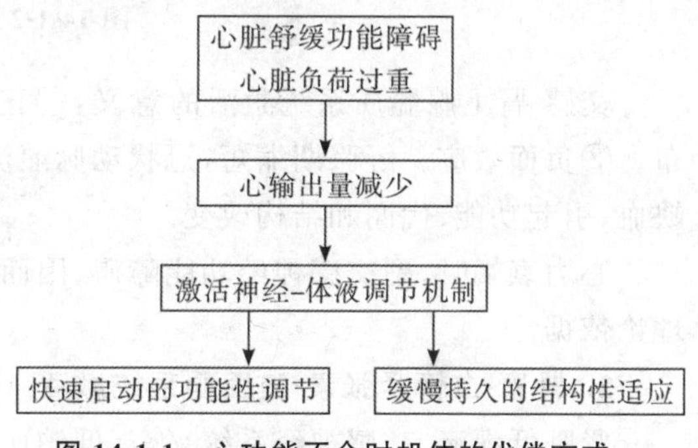

图 14-1-1　心功能不全时机体的代偿方式

1. 交感-肾上腺髓质系统激活

心功能不全时，心排血量减少可以激活颈动脉窦和主动脉弓的压力感受器，进而激活交感-肾上腺髓质系统(sympathetic-adrenal medulla system)，肾脏灌流量减少也参与交感-肾上腺髓质系统的激活，表现为交感神经活性升高，血浆儿茶酚胺浓度升高。在短期内，交感神经兴奋不但可使心肌收缩性增强、心率增快、心排血量增加，提高心脏本身的泵血功能(图 14-1-2)，而且能通过对外周血管的调节在血流动力学稳态中起着极为重要的支持作用。例如，腹腔内脏等阻力血管收缩有助于维持动脉血压，保证重要器官的血流灌注。在心功能受损较轻时，这些心血管的代偿调节防止了心排血量和血压发生明显的变化。但长期过度地激活交感神经会造成对机体的不利影响。例如，心脏肾上腺素受体及其信号传导系统下调、压力感受器减敏(baroreceptor desensitization)等。外周血管阻力增加会加重心脏后负荷，内脏器官供血不足会引起其代谢、功能和结构改变。过去认为，由于β肾上腺素受体阻滞剂可能干扰心力衰竭时的代偿机制，因此不宜采用其治疗心力衰竭。现在认识到去甲肾上腺素长期升高对心脏具有明显的损害作用，临床研究已经证实，使用β肾上腺素受体阻滞剂可改善心力衰竭患者的左心室功能和预后。

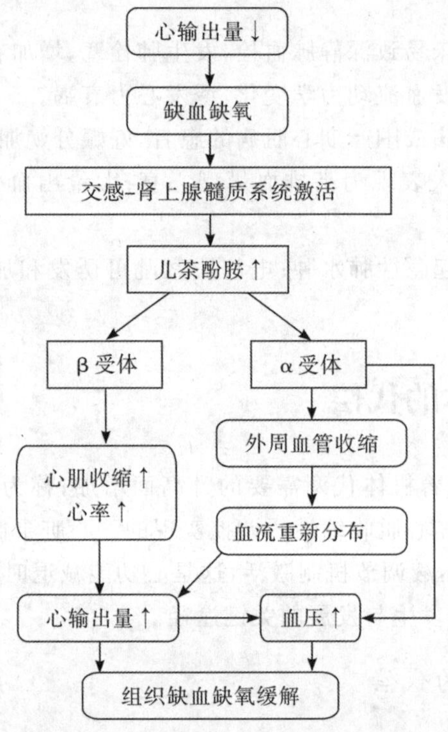

图 14-1-2 交感-肾上腺髓质系统激活

交感-肾上腺髓质系统激活的意义：①正面效应。心收缩力增强，心率增快；维持血压；血流重新分布。②负面效应。舒张期缩短，冠状动脉灌流减少，心肌耗氧量增加；诱发心律失常；心脏负荷增大；内脏缺血，引起功能、代谢和结构改变。

心力衰竭时，副交感神经功能障碍，因而交感神经兴奋占主导，为应用β_1受体阻滞剂治疗心衰提供了理论依据。

2. 肾素-血管紧张素-醛固酮系统激活

肾脏低灌流、交感神经系统兴奋、低钠血症等都可以激活肾素-血管紧张素-醛固酮系统(renin-angiotensin-aldosterone system，RAAS)，如图 14-1-3 所示。AngⅡ增加可以通过直接的缩血管作用及与去甲肾上腺素的协同作用对血流动力学稳态产生明显影响；AngⅡ可以升高肾灌注压，通过肾内血流重新分布维持肾小球血流量，从而维持肾小球滤过率。醛固酮增加可引起钠潴留，通过维持循环血量以保持心排血量正常。但是，肾素-血管紧张素-醛固酮系统的过度激活也有明显的不良反应。例如，过度的血管收缩可加重左心室后负荷；钠潴留引起的血容量增加可使已经升高的心室充盈压进一步升高。AngⅡ还可直接促进心肌和非心肌细胞肥大或增殖。醛固酮增加除可促进远曲小管和集合管上皮细胞对钠水的重吸收，引起水钠潴留外，还可以作用于心脏成纤维细胞，促进胶原合成和心室纤维化。总体来说，肾素-血管紧张素-醛固酮系统的激活在心功能不全的代偿及失代偿调节中的作用是弊大于利，近年来应用血管紧张素转换酶抑制剂（angiotensin converting enzyme inhibitor，ACEI）治疗心力衰竭所取得的成功也证实了这个观点。

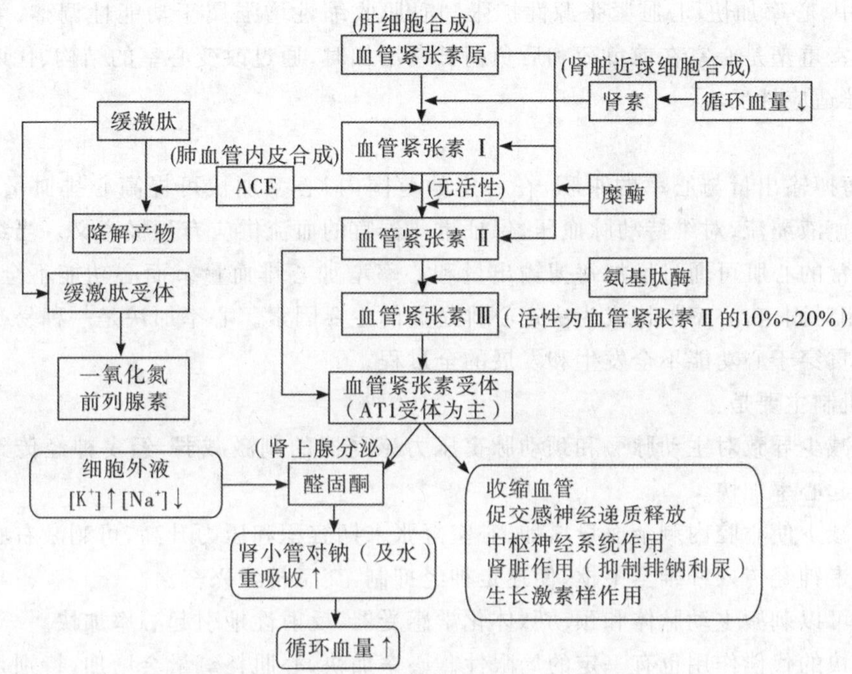

图 14-1-3 肾素-血管紧张素-醛固酮系统

3. 其他神经-体液系统

利钠肽类主要有 3 种：心钠肽（atrial natriuretic peptide，ANP）由右心房分泌；脑钠肽（brain natriuretic peptide，BNP）由心室肌分泌；C-利钠肽（type C natriuretic peptide，CNP）主要存在于血管系统。利钠肽类具有利尿、利钠、舒张平滑肌和降压作用，同时可抑制肾素和醛固酮的产生。

精氨酸加压素（arginine vasopressin，AVP，又称抗利尿激素）是脑垂体激素的一种，具有收缩血管、抗利尿的作用。心力衰竭时心房牵张受体的敏感性下降，不能有效抑制 AVP 的释放，致血浆 AVP 浓度升高，早期有一定的代偿作用，但持续增加将使心衰进一步恶化。

表 14-1-4 为心力衰竭时产生的活性物质分类。

表 14-1-4 心力衰竭时产生的活性物质分类

	缩血管类活性物质	扩血管类活性物质
功能	调控血管收缩 促进水钠潴留 促生长功能	调控血管舒张 促进水钠排出 抑制生长功能
举例	去甲肾上腺素、血管紧张素Ⅱ、精氨酸加压素、内皮素等	心房钠尿肽（ANP）、前列腺素 E_2（PGE_2）、一氧化氮（NO）等

4. 细胞因子

心功能不全还会激活肿瘤坏死因子等炎性介质的释放，引起内皮素和一氧化氮等血管活性物质的改变，这些因素都在不同程度上参与了心功能不全的代偿以及失代偿过程。

在神经-体液机制的调控下，机体对心功能降低的代偿反应可以分为心脏本身的代偿和心外代偿两部分。

（二）心脏本身的代偿反应

心脏本身的代偿形式包括心率增快、心脏紧张源性扩张、心肌收缩性增强和心室重塑（ventricular remodeling）。其中，心率加快、心脏紧张源性扩张和心肌收缩性增强属于功能性调整，可以在短时间内被动员起来；而心室重塑是心室在前负荷和后负荷长期增加时，通过改变心室的结构、代谢和功能而发生的慢性综合性代偿适应性反应。

1. 心率加快

心排血量是每搏输出量与心率的乘积，在一定的范围内，心率加快可提高心排血量，并可提高舒张压，有利于冠脉的血液灌流，对维持动脉血压，保证重要器官的血流供应有积极意义。当组织细胞对血供的需求增加时，正常的心脏可通过增加每搏输出量和心率增加心排血量。而心功能不全时，由于损伤的心脏每搏输出量相对固定，心率加快成为决定心排血量的主要因素。心率加快是一种易被快速动员起来的代偿反应，往往贯穿于心功能不全发生和发展的全过程。

心率加快的机制主要是：

(1)心排血量减少导致对主动脉弓和颈动脉窦压力感受器的刺激减弱，经窦神经传到中枢的抑制性冲动减少，从而引起心率加快。

(2)心脏泵血减少使心腔内剩余血量增加，心室舒张末期容积和压力升高，可刺激右心房和大静脉的容量感受器，经迷走神经传入纤维至中枢，使迷走神经抑制，交感神经兴奋。

(3)合并缺氧可以刺激主动脉体和颈动脉体化学感受器，反射性地引起心率加快。

但是，心率加快的代偿作用也有一定的局限性。心率加快，心肌耗氧量会增加，特别是当成人心率＞180 次/分时，心脏舒张期明显缩短不但减少了冠脉灌流量，使心肌缺血、缺氧加重，而且可导致心室充盈时间缩短，从而使心排血量降低。

2. 心脏紧张源性扩张

静脉回心血量可以在一定程度上调控心肌的收缩能力。根据 Frank-Starling 定律，肌节长度在 1.7～2.2 μm 的范围内时，心肌收缩能力随心脏前负荷（心肌纤维初长度）的增加而增加（图 14-1-4）。左室舒张末期压在 0～6 mmHg 的范围内时，肌节长为 1.7～1.9 μm。随着左室舒张末期充盈量增加，肌节长度增长，心肌收缩力逐渐增大。当机节长度达到 2.2 μm时，即左室舒张末期压达到 15～18 mmHg 时，粗、细肌丝处于最佳重叠状态，形成有效横桥的数目最多，产生的收缩力最大，这个肌节长度称为最适长度（Lmax）。在心脏收缩功能受损之初，由于每搏输出量降低，心室舒张末期容积增加，心肌纤维初长度增大（肌节长度不超过 2.2 μm），此时心肌收缩力增强，每搏输出量代偿性增加，这种伴有心肌收缩力增强的心腔扩大称为心脏紧张源性扩张，有利于将心室内过多的血液及时泵出。

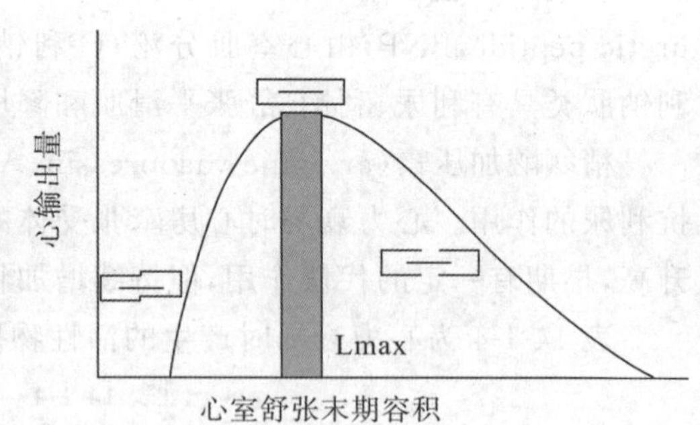

图 14-1-4　Frank-Starling 定律

近来的研究还指出，肌节长度的适度增长可增加心肌肌节对胞质 Ca^{2+} 的敏感性，增强心肌收缩力。但是，心脏紧张源性扩张的代偿能力也是有限的，当前负荷过大，舒张末期容积或压力过高时，心室扩张使肌节长度超过 2.2μm，有效横桥的数目反而减少，心肌收缩力降低，从而每搏输出量减少。当肌节长度达到 3.6 μm 时，粗、细肌丝不能重叠而丧失收缩能力。

通过增加前负荷而增强心肌收缩力是急性心力衰竭时的一种代偿方式。慢性心力衰竭时，心室扩张在一定限度内可增加心肌收缩力，但长期前负荷过重引起的心力衰竭以及扩张性心肌病主要是引起肌节过度拉长，使心腔明显扩大。这种心肌过度拉长并伴有心肌收缩力减弱的心腔扩大称为肌源性扩张，其已失去增加心肌收缩力的代偿意义。此外，过度的心室扩张还会增加心肌耗氧量，加重心肌损伤。

3. 心肌收缩性增强

心功能受损时，由于交感-肾上腺髓质系统兴奋，儿茶酚胺增加，通过激活β肾上腺素受体，增加胞质 cAMP 浓度，激活蛋白激酶 A，使肌膜钙通道蛋白磷酸化，导致心肌兴奋后胞质 Ca^{2+} 浓度升高而发挥正性变力作用。在心功能损害的急性期，心肌收缩性增强对维持心排血量和血流动力学稳态是十分必要的代偿和适应机制。当慢性心力衰竭时，心肌β肾上腺素受体减敏，血浆中虽存在大量儿茶酚胺，但正性变力作用的效果却显著减弱。

4. 心室重塑

心脏由心肌细胞、非心肌细胞（包括成纤维细胞、血管平滑肌细胞、内皮细胞等）及细胞外基质（extracellular matrix）组成。损伤的心脏不但会发生功能与代谢适应的快速代偿，而且会发生慢性的综合性适应性反应，即心室重塑。心肌细胞的结构性适应不仅有量的增加，即心肌肥大（myocardial hypertrophy），还伴随着质的变化，即细胞表型（phenotype）改变，其功能与代谢均有别于正常心肌细胞。除心肌细胞外，非心肌细胞及细胞外基质也会发生明显的变化。

（1）心肌肥大：正常心室肌细胞长 50～100 μm，宽 10～25 μm，心房肌略小于心室肌，心肌肥大是指心肌细胞体积增大，在细胞水平上表现为细胞直径增宽，长度增加；在器官水平上表现为心室质（重）量增加，心室壁增厚。临床上可用超声心动图等无创性方法检测心室壁厚度，因此心肌肥大又称为心室肥厚（ventricular hypertrophy）。虽然大多数学者认为，哺乳类动物于出生后不久，心肌细胞即丧失了有丝分裂能力而成为终末分化细胞。但目前发现，心肌肥大达到一定程度（成人心脏重量超过 500 g）时，心肌细胞亦可有数量的增多。

心肌肥大可由多种原因引起。当部分心肌细胞丧失功能时，残余心肌可以发生反应性心肌肥大（reactive hypertrophy）；长期负荷过重可引起超负荷性心肌肥大（overloading hypertrophy），按照超负荷原因和心肌反应形式的不同又可将超负荷性心肌肥大分为：

①向心性肥大（concentric hypertrophy）：心脏在长期过度的后负荷作用下，收缩期室壁张力持续增加，心肌肌节呈并联性增生，心肌细胞增粗。其特征是心室壁显著增厚而心腔容积正常甚或减小，使室壁厚度与心腔半径之比增大，常见于高血压性心脏病及主动脉瓣狭窄。

②离心性肥大（eccentric hypertrophy）：心脏在长期过度的前负荷作用下，舒张期室壁张力持续增加，心肌肌节呈串联性增生，心肌细胞增长，心腔容积增大；而心腔增大又使收缩期室壁应力增大，进而刺激肌节并联性增生，使室壁有所增厚。离心性肥大的特征是心腔容积显著增大与室壁轻度增厚并存，室壁厚度与心腔半径之比基本保持正常，常见于二尖瓣或主动脉瓣关闭不全。

无论是向心性肥大还是离心性肥大，都是对室壁应力增加产生的适应性变化，是慢性心功能不全时极为重要的代偿方式。心肌肥大时，室壁增厚，可通过降低心室壁张力而减少心肌的耗氧量，有助于减轻心脏负担。另外，心肌肥大时单位重量心肌的收缩性是降低的。但由于整个心脏的重量增加，因此心脏总的收缩力增加，有助于维持心排血量，使心脏在较长一段时间内能满足组织对心排血量的需求而不致发生心力衰竭。但是，心肌肥大的代偿作用是有一定限度的，过度肥大的心肌可发生不同程度的缺血、缺氧、能量代谢障碍和心肌舒缩能力减弱等，最终使心功能由代偿转变为失代偿。

（2）心肌细胞表型改变：指由心肌所合成的蛋白质的种类变化所引起的心肌细胞“质”的改变。在引起心肌肥大的机械信号和化学信号刺激下，成年心肌细胞中处于静止状态的胎儿期基因被激活，如心房

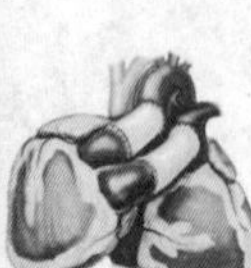

钠尿肽基因、脑钠肽基因和β-肌球蛋白重链(β-myosin heavy chain，β-MHC)基因等，合成胎儿型蛋白质增加；或是某些功能基因的表达受到抑制，发生同工型蛋白之间的转换，引起细胞表型改变。表型转变的心肌细胞在细胞膜、线粒体、肌浆网、肌原纤维及细胞骨架等方面均与正常心肌有差异，从而导致其代谢与功能发生变化。转型的心肌细胞分泌活动增强，还可以通过分泌细胞因子和局部激素进一步促进细胞生长、增殖及凋亡，从而改变心肌的舒缩能力。

(3)非心肌细胞及细胞外基质的变化：缺血、缺氧、炎性细胞因子等可引起非心肌细胞的结构和功能变化，如血管内皮细胞损伤和血管平滑肌细胞增殖等，使心肌微血管发生纤维增生和管壁增厚，导致冠状循环的储备能力和供血量降低。

成纤维细胞是细胞外基质的关键来源。细胞外基质是存在于细胞间隙、肌束之间及血管周围的结构糖蛋白、蛋白多糖及糖胺聚糖的总称，其中最主要的是Ⅰ型和Ⅲ型胶原纤维。Ⅰ型胶原是与心肌束平行排列的粗大胶原纤维的主要成分，Ⅲ型胶原纤维则形成较细的纤维网状结构。胶原网络与细胞膜上的结合蛋白质连接，维系心肌细胞的有序排列，为心肌提供了高强度的抗牵拉能力，同时又将心肌收缩和舒张时伴随的张力变化传递至心肌的各个部分。胶原纤维的量和成分是决定心肌伸展及回弹性能(僵硬度)的重要因素。

许多促使心肌肥大的因素，如AngⅡ、去甲肾上腺素、醛固酮等都可促进非心肌细胞活化或增殖，使其分泌大量不同类型的胶原及细胞外基质，同时又合成降解胶原的间质胶原酶和明胶酶等，通过对胶原合成与降解的调控，使胶原网络结构的生物化学组成(如Ⅰ型与Ⅲ型胶原的比值)和空间结构都发生改变，从而引起心肌间质的增生与重塑。一般而言，在重塑早期Ⅲ型胶原增多较明显，这有利于肥大心肌肌束组合的重新排列及心室的结构性扩张；在重塑后期则以Ⅰ型胶原增加为主。它的增加可提高心肌的抗张强度，防止在室壁应力过高的情况下心肌细胞侧向滑动造成室壁变薄和心腔扩大。但是，不适当的基质重塑(如Ⅰ型/Ⅲ型胶原的比值增大)，一方面会降低室壁的顺应性而使僵硬度相应增加，影响心脏舒张功能；另一方面冠状动脉周围的纤维增生和管壁增厚，会使冠状循环的储备能力和供血量降低；同时，心肌间质的增生与重塑还会影响心肌细胞之间的信息传递和舒缩的协调性，影响心肌细胞的血氧供应，促进心肌的凋亡和纤维化。

(三)心脏以外的代偿

心功能减退时，除心脏本身发生功能和结构的代偿外，机体还会启动心外的多种代偿机制，以适应心排血量的降低。

1. 增加血容量

慢性心功能不全时的主要代偿方式之一是增加血容量，进而使静脉回流及心排血量增加。

血容量增加的机制有：

(1)交感神经兴奋，肾血管收缩，肾血流量下降，近曲小管重吸收钠水增多，血容量增加。

(2)肾素-血管紧张素-醛固酮系统激活，促进远曲小管和集合管对水钠的重吸收。

(3)抗利尿激素(antidiuretic hormone，ADH)释放增多。随着钠的重吸收增加，以及AngⅡ的刺激，ADH的合成与释放增加，加上淤血的肝脏对ADH的灭活减少，血浆ADH水平增高，从而促进远曲小管和集合管对水的重吸收。

(4)抑制钠水重吸收的激素减少：PGE2和心房钠尿肽可促进钠水排出。心力衰竭时PGE2和心房钠尿肽的合成和分泌减少，可促进钠水潴留。一定范围内的血容量增加可提高心排血量和组织灌流量，但长期过度的血容量增加可加重心脏负荷，使心排血量下降而加重心力衰竭。

2. 血流重新分布

心功能不全时，交感-肾上腺髓质系统兴奋，使外周血管选择性收缩，引起全身血流重新分布，主要表现为皮肤、骨骼肌与内脏器官的血流量减少，其中以肾血流量减少最明显，而心、脑血流量不变或略有增加。这样既能防止血压下降，又能保证重要器官的血流量。但是，若外周器官长期供血不足，则该脏器功能亦可减退。另外，外周血管长期收缩，也会导致心脏后负荷增大而使心排血量减少。

3. 红细胞增多

心功能不全时，体循环淤血和血流速度减慢可引起循环性缺氧，肺淤血和肺水肿又可引起乏氧性缺氧。缺氧刺激肾间质细胞分泌促红细胞生成素(erythropoietin)增加，后者促进骨髓造血功能，使红细胞和血红蛋白生成增多，以提高血液携氧的能力，改善机体缺氧。但红细胞过多又可使血液黏度增大，加重心脏后负荷。

4. 组织利用氧的能力增加

心功能不全时，低灌注导致组织细胞的供氧量减少，引起一系列代谢、功能与结构的改变。例如，慢性缺氧时细胞线粒体数量增多，表面积增大，细胞色素氧化酶活性增强等，这些变化可改善细胞的内呼吸功能；细胞内磷酸果糖激酶活性增强可以使细胞从糖酵解中获得一定的能量补充；肌肉中肌红蛋白的含量增多，可改善肌肉组织对氧的储存和利用。通过组织细胞自身代谢、功能与结构的调整，细胞利用氧的能力增强，以克服供氧不足带来的不利影响。

综上所述，心功能不全时，在神经-体液调节机制的作用下，机体可以动员心脏本身和心脏以外的多种代偿机制进行代偿，并且这种代偿贯穿于心功能不全的全过程。一般来说，在心脏泵血功能受损的急性期，神经-体液调节机制激活，通过加快心率、增加心肌收缩性和增加外周阻力来维持血压和器官血流灌注；同时启动心室重塑，心功能维持于相对正常的水平。但是，随着心室重塑缓慢而隐匿地进行，其不良反应日益明显，心功能不全的失代偿期终将到来。心功能不全时机体的代偿至关重要，它决定着心力衰竭是否发生，以及发病的快慢和程度。严重心功能受损时，如急性大面积心肌梗死、严重心肌炎、急性心包填塞，由于起病急，病情严重，机体来不及充分动员代偿机制，患者常在短时间内陷入严重的心力衰竭状态。相反，对于起病缓慢的慢性心功能受损，如高血压病、心脏瓣膜疾病等，机体可充分调动各种适应性代偿调节机制，患者在发生心力衰竭之前往往可经历数月、数年甚至更长的代偿期。

五、心力衰竭的发生机制

心力衰竭的发生机制复杂，迄今尚未完全阐明。目前认为，心力衰竭的发生发展是多种机制共同作用的结果。不同原因所致的心力衰竭以及在心力衰竭发展的不同阶段参与作用的机制不同，但是，神经-体液调节失衡在其中起着关键作用，而心室重塑是心力衰竭发生与发展的分子基础，最终的结果都是导致心肌舒缩功能障碍。心脏功能障碍的程度取决于原始疾病对心脏的损伤程度以及其他重要器官的功能状态。

(一)正常心肌舒缩的分子基础

1. 收缩蛋白

肌节是心肌舒缩的基本单位，主要由粗、细肌丝组成。粗肌丝的主要成分是肌球蛋白(myosin)，分子量约 500 kD，全长约 150 μm，由杆状的尾部、能弯曲的颈部和粗大的头部三部分构成。头部具有 ATP 酶活性，可分解 ATP，提供肌丝滑动所需要的能量。头部也含有与肌动蛋白之间形成横桥(cross-bridge)的位点，在粗、细肌丝之间的滑行中起重要作用。细肌丝的主要成分是肌动蛋白(actin)，分子量约 47 kD，呈球形，互相串联成双螺旋的细长纤维。肌动蛋白上有特殊的位点，可与肌球蛋白形成可逆性结合。肌动蛋白和肌球蛋白是心肌舒缩活动的物质基础，称为收缩蛋白。

2. 调节蛋白

调节蛋白主要由细肌丝上的原肌球蛋白(tropomyosin)和肌钙蛋白(troponin)组成。原肌球蛋白呈

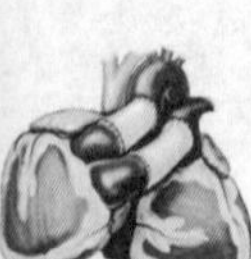

杆状，含有两条多肽链，头尾串联并形成螺旋状细长纤维嵌在肌动蛋白双螺旋的沟槽内。肌钙蛋白是由向肌球蛋白亚单位（TnT），钙结合亚单位（TnC）和抑制亚单位（TnI）构成的一个复合体。调节蛋白本身没有收缩作用，主要通过肌钙蛋白与 Ca^{2+} 的可逆性结合改变原肌球蛋白的位置，从而调节粗、细肌丝的结合与分离（图 14-1-5）。

图 14-1-5　心肌舒缩的分子生物学基础

3. 心肌的兴奋-收缩耦联

当心肌细胞兴奋时，细胞膜电位的变化可以激活细胞膜上的 L 型钙通道开放，细胞外 Ca^{2+} 顺浓度梯度进入细胞，进一步激活肌浆网内储存的 Ca^{2+} 释放，使胞质内 Ca^{2+} 浓度迅速升高。胞质内 Ca^{2+} 和肌钙蛋白结合，改变原肌球蛋白的位置，从而暴露肌动蛋白上肌球蛋白的作用点，使肌球蛋白头部与肌动蛋白结合形成横桥。胞质 Ca^{2+} 浓度的升高可激活肌球蛋白头部的 Ca^{2+}-Mg^{2+}-ATP 酶，水解 ATP 释放能量，引发心肌收缩，完成由化学能向机械能的转化，形成一次兴奋-收缩耦联。在此过程中，Ca^{2+} 为兴奋-收缩耦联活动中的重要调节物质，ATP 则为粗、细肌丝的滑动提供能量。

4. 心肌的舒张

当心肌细胞复极化时，大部分 Ca^{2+} 由肌浆网 Ca^{2+}-ATP 摄取并储存在肌浆网内，小部分由细胞膜钠-钙交换蛋白和细胞膜 Ca^{2+}-ATP 转运至细胞外，使胞质 Ca^{2+} 浓度迅速降低，Ca^{2+} 与肌钙蛋白解离，肌动蛋白的作用位点又被掩盖，横桥解除，心肌舒张（图 14-1-6）。

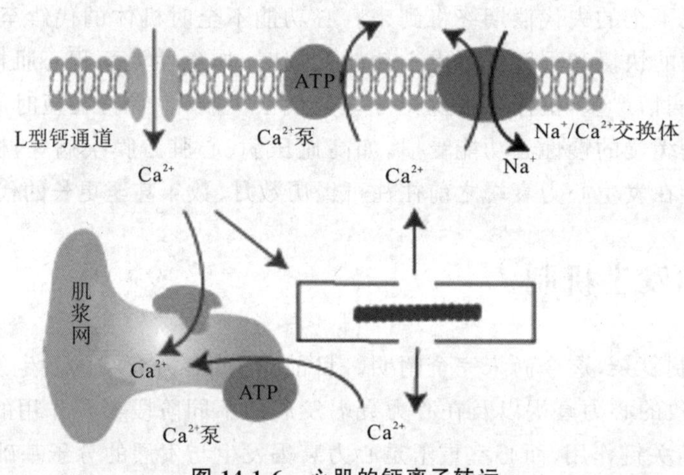

图 14-1-6　心肌的钙离子转运

（二）心力衰竭的发生机制

1. 心肌收缩功能降低

心肌收缩能力降低是造成心脏泵血功能减退的主要原因，可以由心肌结构成分的改变、心肌能量代谢障碍和心肌兴奋-收缩耦联障碍分别或共同引起。

(1)心肌结构成分的改变：

①心肌细胞数量减少。多种心肌损害（如心肌梗死、心肌炎、心肌病等）可导致心肌细胞变性、萎缩，严重者其心肌细胞死亡而使有效收缩的心肌细胞数量减少，造成原发性心肌收缩力降低。心肌细胞死亡可分为坏死（necrosis）与凋亡（apoptosis）两种形式。

心肌细胞坏死：在严重的缺血、缺氧、致病微生物（细菌和病毒）感染、中毒（锑、阿霉素）等损伤性因素作用下，心肌细胞的溶酶体破裂，大量溶酶体酶特别是蛋白水解酶释放，引起细胞成分自溶，心肌细胞发生坏死，心肌收缩性严重受损。在临床上，引起心肌细胞坏死最常见的原因是急性心肌梗死。一般而言，当梗死面积达左室面积的23%时便可发生急性心力衰竭。

心肌细胞凋亡：因细胞凋亡而引起心肌收缩能力降低已受到人们的重视，在多种心力衰竭的动物模型及心力衰竭患者（如急性心肌梗死、扩张型心肌病）的心脏中都证实有心肌细胞凋亡的现象存在，而且凋亡是造成老年人心脏心肌细胞数量减少的主要原因。细胞凋亡除可以直接引起收缩能力降低外，还可由于与心肌肥大共存而使心肌肥厚与后负荷不匹配，从而使室壁应力增大并进一步刺激重构与凋亡。在心力衰竭时，心肌细胞凋亡又可致室壁变薄，心室进行性扩大。因此，干预心肌凋亡已成为防治心功能不全的重要目标之一。

②心肌结构改变。在分子水平上，肥大心肌的表型改变，胎儿期基因过表达；而一些参与细胞代谢和离子转运的蛋白质，如肌浆网钙泵蛋白和细胞膜L型钙通道蛋白等合成减少。

在细胞水平上，心肌肥大的初期，心肌的组织结构基本正常，但可见一定程度的线粒体数目增多、体积增大，肌原纤维增多和细胞核增大。心肌过度肥大时，尤其是增粗时，肌丝与线粒体呈不成比例的增加，肌节不规则叠加，加上显著增大的细胞核对邻近肌节的挤压，导致肌原纤维排列紊乱，心肌收缩力降低。值得注意的是，损伤心脏各部分的变化并不是均一的。重构心脏不同部位的心肌肥大、坏死和凋亡共存，心肌细胞和非心肌细胞的肥大与萎缩、增殖与死亡共存。例如，在缺血中心区往往以心肌坏死为主，而在缺血边缘区可以观察到许多凋亡细胞，在非缺血区发生反应性心肌肥大。细胞外基质过度纤维化及降解失衡，胶原含量增加，不同亚型之间的比例失衡，发生心脏纤维化。

在器官水平上，与代偿期的心腔扩大和心室肥厚不同，心力衰竭时的心室表现为心腔扩大而室壁变薄，扩张的心室几何结构发生改变，横径增加使心脏由正常的椭圆形变成球状。心室扩张使乳头肌不能锚定房室瓣，主动脉和肺动脉瓣环扩大，可造成功能性瓣膜反流，导致心室泵血功能进一步降低，而血流动力学紊乱进一步加重并参加心室重塑的进展。综上所述，衰竭心脏在多个层次和水平上出现的不均一性改变是构成心脏收缩能力降低及心律失常的结构基础。

(2)心肌能量代谢障碍。ATP是心肌唯一能够直接利用的能量形式，心肌细胞必须不断合成ATP以维持正常的泵血功能和细胞活力。心肌的能量代谢包括能量产生、储存和利用三个环节。其中任何一个环节发生障碍，都可导致心肌收缩性减弱，其中又以能量产生和利用障碍最为重要。

①能量生成障碍。生理状态下，维持心脏收缩功能和基础代谢所必需的ATP主要来自线粒体的氧化代谢，极少量来源于糖酵解。供给心肌能量的底物包括脂肪酸、葡萄糖、乳酸、酮体和氨基酸等。在有氧条件下，正常心肌优先利用脂肪酸，心肌60%～90%的ATP来源于游离脂肪酸的β-氧化，仅10%～40%由乳酸氧化及葡萄糖等分解产生。在心力衰竭早期，心肌能量底物代谢基本保持正常。而在衰竭晚期或终末阶段，心肌脂肪酸氧化明显下调，底物代谢从优先利用脂肪酸向利用葡萄糖转变，心肌有氧氧化能力受损，糖酵解加速，造成心肌能量生成减少。

心脏是一个高耗能和高耗氧的器官，骨骼肌从动脉血中摄取20%～25%的氧，而心肌细胞从动脉血中摄取75%的氧，冠状动静脉血氧含量差可达14 mL/dL，这意味着当心肌需氧增加时，要进一步提高对血液中氧的摄取量是相当困难的。要保证心肌的能量生成，就必须保证心肌有充分的血液供应。冠心病引起的心肌缺血是造成心肌能量生成不足的最常见原因。心肌梗死引起的急性心肌缺血可在短时间内引起心肌能量生成明显减少，严重损害其收缩功能，甚至在心肌供血恢复后的一段时间内，心肌的收缩能力仍然是低下的，即发生心肌顿抑（myocardial stunning）。而在慢性缺血过程中，心肌会重新调整其供氧和需求之间的平衡，抑制收缩以降低对能量的需求，从而发生心肌冬眠（hibernation）。随着缺血的加重，重构的心肌内线粒体含量相对不足，而且肥大心肌的线粒体氧化磷酸化水平降低。心肌肥大时，毛细血管的数量增加不足，这些均导致肥大心肌产能减少。此外，维生素B_1缺乏引起的丙酮酸氧化脱羧障碍，也使心肌细胞有氧氧化障碍，导致ATP生成不足。

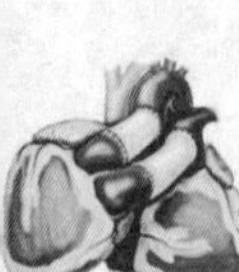

②能量储备减少。心肌以ATP和磷酸肌酸(creatine phosphate,CP)的形式储存能量,肌酸分子量小且在心肌内的浓度比ADP大100倍,故磷酸肌酸是心肌细胞内储存能量的主要形式。在磷酸肌酸激酶(creatine phosphate kinase)的催化下,肌酸与ATP之间发生高能磷酸键转移而生成磷酸肌酸,迅速将线粒体中产生的高能磷酸键以储存形式转移至胞质。心肌肥大初期,细胞内磷酸肌酸与ATP含量可在正常范围。随着心肌肥大的发展,产能减少而耗能增加,尤其是磷酸肌酸激酶同工型发生转换,导致磷酸肌酸激酶活性降低,使储能形式的磷酸肌酸含量减少,作为能量储备指数的CP/ATP比值明显降低。

③能量利用障碍。心肌对能量的利用是指把ATP储存的化学能转化为心肌收缩的机械做功的过程。在收缩期,Ca^{2+}与肌钙蛋白C结合,横桥形成与滑动需要位于肌球蛋白头部的Ca^{2+}-Mg^{2+}-ATP酶水解ATP。因此,Ca^{2+}-Mg^{2+}-ATP酶活性是决定心肌收缩速率的内在因素,即Ca^{2+}-Mg^{2+}-ATP酶活性是决定心肌细胞对ATP进行有效利用的物质基础。在人类衰竭的心肌中,Ca^{2+}-Mg^{2+}-ATP酶活性降低,其机制主要与心肌调节蛋白改变有关。如肌球蛋白轻链-1(myosin light chain-1,MLC-1)的胎儿型同工型增多、肌钙蛋白T亚单位的胎儿型同工型(TnT_4)增多等,使肥大心肌肌球蛋白头部的ATP酶活性降低,利用ATP产生机械功障碍,心肌收缩性降低。

(3)心肌兴奋-收缩耦联障碍。心肌的兴奋是电活动,而收缩是机械活动,Ca^{2+}在心肌兴奋的电信号转化为收缩的机械活动的过程中发挥了极为重要的中介作用。Ca^{2+}可通过多个机制影响心肌的兴奋-收缩耦联,进而调控心肌的收缩与舒张。心肌细胞兴奋时,膜去极化激活细胞膜上电压敏感的L型钙通道开放,少量细胞外Ca^{2+}迅速进入胞质,虽然这种Ca^{2+}内流量很小,不足以引起肌纤维收缩,但它的生理意义在于快速Ca^{2+}内流使肌浆网局部的Ca^{2+}浓度增加,触发肌浆网内储存的Ca^{2+}释放入胞质,胞质Ca^{2+}浓度快速上升,Ca^{2+}与肌钙蛋白C结合,引起心肌收缩。当心肌开始舒张时,肌浆网Ca^{2+}-ATP酶(又称钙泵)消耗ATP将Ca^{2+}转运至肌浆网内储存。此外,还有少量胞质内Ca^{2+}经细胞膜上的Na^+-Ca^{2+}交换蛋白与钙泵转运到细胞外。在这一过程中,Ca^{2+}与肌钙蛋白C的结合是横桥形成的启动环节。而肌浆网Ca^{2+}-ATP酶是调控心肌舒张的重要靶点。任何影响心肌对Ca^{2+}转运和分布的因素都会影响钙稳态,导致心肌兴奋-收缩耦联障碍。

①肌浆网钙转运功能障碍:肌浆网通过摄取、储存和释放三个环节维持胞质Ca^{2+}的动态变化,从而调节心肌的舒缩功能。心力衰竭时,肌浆网Ca^{2+}摄取和释放能力明显降低,导致心肌兴奋-收缩耦联障碍。其机制是:肌浆网释放的Ca^{2+}约占心肌收缩总钙量的75%,过度肥大或衰竭的心肌细胞中,肌浆网钙释放蛋白的含量或活性降低,Ca^{2+}释放量减少;肌浆网Ca^{2+}-ATP酶含量或活性降低,使肌浆网摄取Ca^{2+}减少,一方面胞质内的Ca^{2+}不能迅速降低,使心肌舒张延缓;另一方面造成肌浆网贮存的Ca^{2+}量减少,供给心肌收缩的Ca^{2+}不足,抑制心肌收缩性。

②胞外Ca^{2+}内流障碍:心肌收缩时胞质中的Ca^{2+}除大部分来自肌浆网外,尚有少量从细胞外经L型钙通道内流。Ca^{2+}内流在心肌收缩活动中起重要作用,它不但可直接升高胞内Ca^{2+}浓度,更主要的是能触发肌浆网释放Ca^{2+}。长期心脏负荷过重或心肌缺血缺氧时,都会出现细胞外Ca^{2+}内流障碍。其机制为:心肌内去甲肾上腺素合成减少及消耗增多,导致去甲肾上腺素含量下降;过度肥大的心肌细胞上β肾上腺素受体密度相对减少;心肌细胞β肾上腺素受体对去甲肾上腺素的敏感性降低,这些机制都使β肾上腺素受体兴奋引起的L型钙通道磷酸化降低,细胞膜L型钙通道开放减少,导致Ca^{2+}内流受阻。此外,细胞外液的K^+与Ca^{2+}在心肌细胞膜上有竞争作用,因此在高钾血症时,K^+可阻止Ca^{2+}的内流,导致胞内Ca^{2+}浓度降低。

③肌钙蛋白与Ca^{2+}结合障碍:心肌兴奋-收缩耦联的关键是Ca^{2+}与肌钙蛋白C结合,它不但要求胞质的Ca^{2+}浓度迅速上升到足以启动收缩的阈值(10^{-5} mol/L),同时还要求肌钙蛋白活性正常,能迅速与Ca^{2+}结合,否则可导致兴奋-收缩耦联中断。各种原因引起心肌细胞酸中毒时,由于H^+与肌钙蛋白的亲和力比Ca^{2+}大,H^+占据了肌钙蛋白上的Ca^{2+}结合位点,此时即使胞质Ca^{2+}浓度已上升到收缩阈值,也

无法与肌钙蛋白结合，心肌的兴奋-收缩耦联因而受阻。酸中毒还可以引起高钾血症，减少钙离子内流；H^+浓度升高使肌浆网中钙结合蛋白与Ca^{2+}亲和力增大，导致肌浆网在心肌收缩时不能释放足量的Ca^{2+}。

2. 心肌舒张功能障碍

舒张期是指心动周期中从主动脉瓣关闭到二尖瓣关闭之间的时间，心脏充分舒张是保证心室有足够的血液充盈的基本因素，其功能障碍的特点是在左室收缩功能正常时，左室充盈压升高。任何使心室充盈量减少、弹性回缩力降低和心室僵硬度（ventricular stiffness）增加的疾病都可以引起心室舒张功能降低。例如，高血压性心脏病时，心室壁增厚，特别是向心性肥厚可使心室充盈量降低。心肌负荷过重和衰老时都可伴有心肌纤维化，造成心室僵硬度增加，使心脏的被动充盈受损，需加强心房收缩以完成对心室的充盈，因此左心腔内充盈压升高。左室充盈量明显减少会造成心排血量降低。

心肌舒张功能障碍的确切机制目前尚不完全清楚，可分为主动性舒张功能减弱和被动性舒张功能减弱。

（1）主动性舒张功能减弱：发生于舒张早期。心肌收缩后，产生正常舒张的首要因素是胞质中Ca^{2+}浓度迅速从10^{-5}mol/L降至10^{-7}mol/L，Ca^{2+}与肌钙蛋白解离，肌钙蛋白恢复原来的构型。胞质内Ca^{2+}大部分被Ca^{2+}-ATP酶摄取入肌浆网，少量被运出细胞外，故心脏舒张也是能量依赖性的。肥大和衰竭心肌细胞由于缺血、缺氧，ATP供应不足，肌浆网或心肌细胞膜上Ca^{2+}-ATP酶活性降低，不能迅速将胞质内Ca^{2+}摄取入肌浆网或向细胞外排出，使心肌收缩后胞质内Ca^{2+}浓度不能迅速降低并与肌钙蛋白解离，导致心室舒张迟缓和不完全，从而使心肌舒张功能降低。

缺血心肌的舒张功能障碍可以出现在收缩功能障碍之前。另外，肌球-肌动蛋白复合体的解离也是一个需要消耗ATP的主动过程。损伤的心肌由于ATP缺乏及Ca^{2+}与肌钙蛋白亲和力增加，因此其肌球-肌动蛋白复合体解离困难，肌动蛋白难以恢复原有的构型，从而影响心室的舒张和充盈。

（2）被动性舒张功能减弱：见于舒张晚期，指心室顺应性（ventricular compliance）降低及充盈障碍。心室顺应性是指心室在单位压力变化下所引起的容积改变（dV/dP），其倒数dP/dV即为心室僵硬度。高血压及肥厚性心肌病时心室壁增厚，心肌炎症、纤维化、间质增生等均可引起心室壁成分改变，导致心室顺应性下降，心室舒张末期容量减少，每搏输出量减少，而心室收缩末期容量无明显变化。此时，需提高心室的充盈压以维持心室的充盈量。当左室舒张末期压力过高时，肺静脉压随之上升，从而出现肺淤血、肺水肿等左心衰竭的临床表现。此时，心肌的收缩功能尚无明显损伤，心排血量无明显降低。心室舒张末期压力容积（P-V）曲线可反映心室的顺应性和僵硬度。当顺应性下降（僵硬度增大）时，压力-容积曲线左移（图14-1-7）。由于冠心病和高血压已经成为心力衰竭的主要病因，因此由舒张功能障碍引起的心功能不全也日益受到重视。此外，心肌细胞骨架的改变、室壁应力（后负荷）过大、心率过快、心室显著扩张以及心室的相互作用也会影响心室舒张功能。

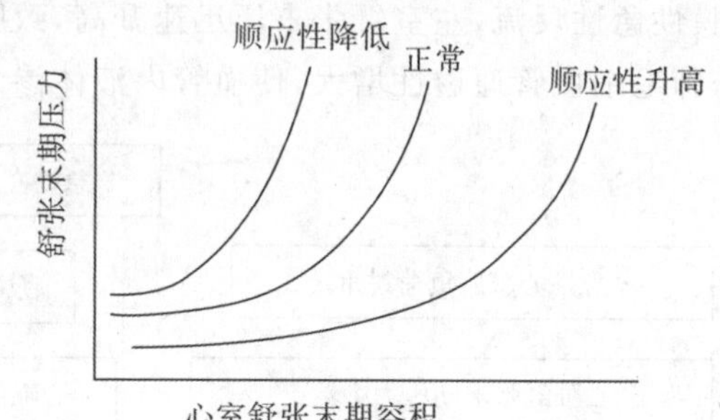

图14-1-7　心室舒张末期压力—容积（P-V）曲线

3. 心脏各部分舒缩活动不协调

为保持心功能的稳定，心脏各部，左-右心之间，房-室之间以及心室本身各区域的舒缩活动处于高度协调的工作状态。也就是说，心排血量的维持除受心肌舒缩功能的影响外，还需要心房和心室、左心和右心舒缩活动的协调一致。一旦心脏舒缩活动的协调性被破坏，将会引起心脏泵血功能紊乱而导致心排血量下降。在心肌炎、甲状腺功能亢进、严重贫血、高血压性心脏病、肺心病时，由于病变呈区域性分布，病变轻的区域心肌舒缩活动减弱，病变重的心肌完全丧失收缩功能，非病变心肌功能相对正常，甚至代偿性增强，因此不同功能状态的心肌共处一室，尤其是病变面积较大时必然使整个心脏的舒缩活动不协调，导致心排血量下降。特别是心肌梗死患者，心肌各部分的供血是不均一的，梗死区、边缘缺血区和非病变区的心肌在兴奋性、自律性、传导性、收缩性方面都存在差异，在此基础上易发生心律失常，使心脏各部分舒缩活动的协调性遭到破坏。度过心肌梗死的急性期后，坏死心肌被纤维组织取代，该处室壁变薄，收缩时可向外膨出，形成室壁瘤，从而影响心脏泵血。无论是房室活动不协调还是两侧心室不同步舒缩，心排血量均有明显降低。

心力衰竭三大发生机制的过程与变化见图 14-1-8。

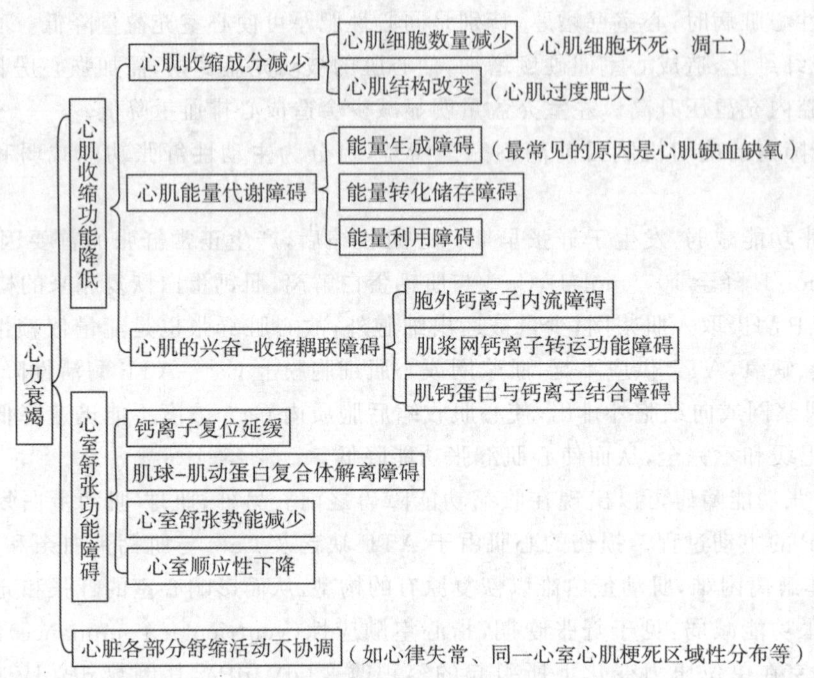

图 14-1-8　心力衰竭的发生机制

急性心力衰竭发病机制：各种病因及诱因导致心脏收缩力突然严重减弱，心输出量急剧下降，或左室瓣膜性急性反流，左室舒张末压迅速升高，致肺静脉回流不畅。肺静脉压快速升高，肺毛细血管压随之升高，肺毛细血管通透性增大，使血管内液体渗入肺间质和肺泡内，形成急性肺水肿(图 14-1-9)。

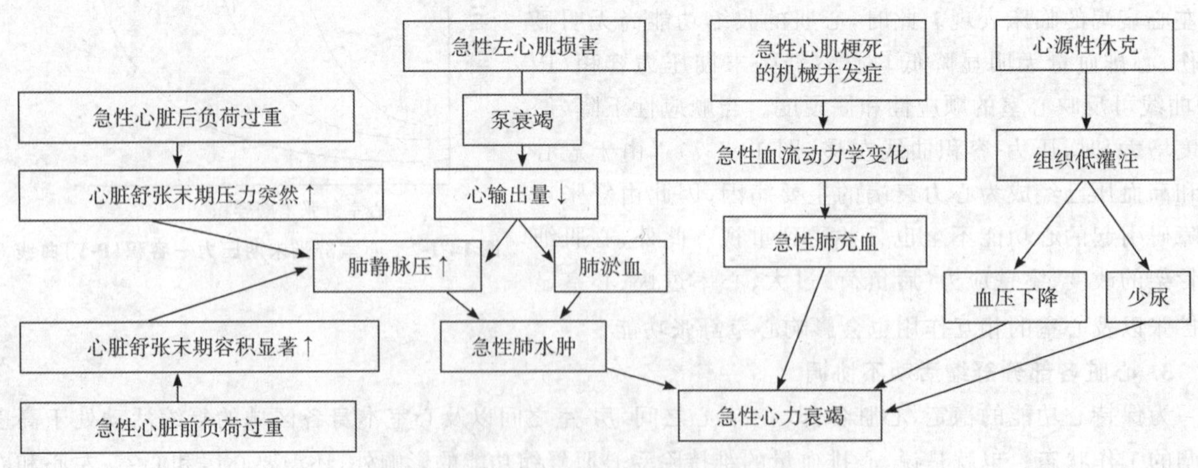

图 14-1-9　急性心力衰竭的病理生理

第二节　慢性心力衰竭

慢性心力衰竭的发病机制见图 14-2-1。

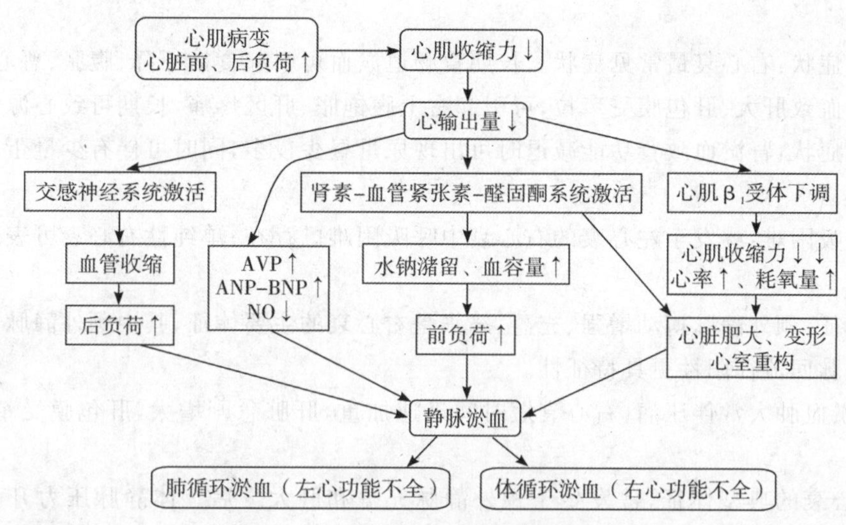

图 14-2-1　慢性心力衰竭的发生机制

一、临床表现

慢性心衰是心血管疾病的终末期表现和最主要的死因。

（一）左心衰竭

左心衰竭以肺循环淤血及心排血量降低为主要表现。

1. 症状

（1）不同程度的呼吸困难：为左心衰的主要症状。

肺循环淤血、肺顺应性降低导致患者表现为不同程度的呼吸困难：①劳力性呼吸困难——最早出现的症状，表现为运动耐力降低，不同程度运动量引发的呼吸困难，预示心衰的程度不同；②夜间阵发性呼吸困难——睡眠平卧后回心血量增加，与夜间迷走神经张力增高使小支气管痉挛、膈肌抬高、肺活量减少等共同促使呼吸困难的发生；③端坐呼吸——肺淤血至一定程度时，平卧回心血量增多且膈肌上抬，致呼吸困难加重，因而患者被迫采取端坐体位；④急性肺水肿——呼吸困难最严重状态，急性心衰的表现。

（2）咳嗽、咳痰、咯血。

（3）活动耐力受限、乏力、虚弱：左心室排血量降低使外周组织器官灌注不足可引起乏力、疲倦、运动后恢复时间延长、俯身呼吸困难。

（4）泌尿系统症状：左心衰早期血流再分布可致夜尿增多，心排血量下降致肾血流减少，随着心衰的逐渐加重，患者可出现尿量减少、少尿或血肌酐升高，严重者可发生肾前性肾功能不全。

2. 体征

（1）肺部体征：肺部湿性啰音是左心衰的主要体征，同时其分布的多与少预示着心衰的严重程度，可伴有哮鸣音及干啰音。间质性肺水肿时，呼吸音减低，肺部可无干湿性啰音。少数患者可有胸腔积液征。

（2）心脏体征：基础心脏病的固有体征，除此之外还有左心室扩大，心尖搏动点向左下移动；急性发作

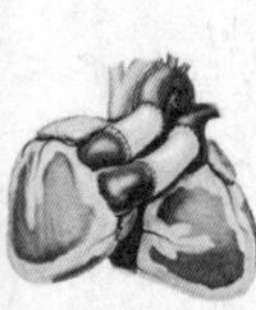

时，心率增快、舒张早期奔马律、P_2亢进等；二尖瓣关闭不全可于心尖部闻及收缩期杂音；左室射血分数增加引起的心衰可触及交替脉。

（二）右心衰竭

右心衰竭以体循环淤血为主要表现。

1. 症状

（1）消化系统症状：右心衰最常见症状。长期胃肠道淤血可引起食欲下降、腹胀、恶心、呕吐、便秘、上腹痛等症状；肝淤血致肝大、肝包膜受牵拉，可引起右上腹饱胀、肝区疼痛，长期可致心源性肝硬化。

（2）泌尿系统症状：肾淤血致肾功能减退时可出现尿量昼少夜多，同时可伴有少量蛋白尿、管型尿、血尿、血尿素氮升高。

（3）劳力性呼吸困难：继发于左心衰的右心衰中呼吸困难已存在；单纯性右心衰可表现为轻度气喘。

2. 体征

（1）颈外静脉征：颈外静脉搏动增强、充盈、怒张是右心衰的主要体征，其中颈外静脉充盈是右心衰的最早征象，肝颈静脉回流征阳性更具特征性。

（2）肝大：肝淤血肿大常伴压痛，右心衰短时间迅速加重，肝脏急剧增大，肝包膜受牵拉可致压痛、黄疸、转氨酶升高。

（3）水肿：右心衰的典型体征，常发生于颈外静脉充盈和肝大之后。体静脉压力升高可致软组织水肿，表现为从足下逐渐向上蔓延至全身的对称性凹陷性水肿。伴血浆白蛋白过低时可出现颜面水肿，提示预后不良。同时水肿也可表现为体腔积液，其中以胸腔积液较为多见，常以右侧为甚，这与胸膜毛细血管通透性增加有关。晚期出现心源性肝硬化时可有腹水产生。

（4）心脏体征：基础心脏病的相应体征，右心室肥厚和右心室扩大时可见胸骨左缘或剑突下明显搏动，相对性三尖瓣关闭不全时可于三尖瓣听诊区闻及收缩期杂音。心肌损害时在三尖瓣听诊区可闻及舒张期奔马律。

（三）全心衰竭

全心衰竭见于晚期患者。由左心衰并发右心衰的全心衰患者，其左心衰的症状和体征会有所减轻。

二、辅助检查

（一）实验室检查

1. 常规化验检查

常规化验检查结果可为心力衰竭的诱因、诊断与鉴别诊断提供依据。

（1）血常规：红细胞计数及血红蛋白下降提示贫血，白细胞计数、中性粒细胞及淋巴细胞计数升高常提示感染诱因。

（2）尿常规、肾功能检查：少量蛋白尿、透明或颗粒管型，红细胞，血尿素氮、肌酐升高，有助于与肾脏疾病、肾病性水肿鉴别。心衰合并肾功能不全时应注意洋地黄的合理使用。

（3）电解质、酸碱平衡检查：低钾、低钠血症和代谢性酸中毒是难治性心力衰竭的诱因。

（4）肝功能检查：谷丙转氨酶和胆红素升高有助于与非心源性水肿鉴别，低白蛋白血症提示心衰的预后不良。

（5）内分泌功能：心衰晚期可见甲状腺功能减退，皮质醇减低，是心衰诱发加重和难治的原因。

2. 生物学标记物检查

(1)脑钠肽(BNP)与N端脑钠肽前体(NT-proBNP):临床上常用于诊断心力衰竭和评估病情严重程度。大量的证据支持BNP或NT-proBNP有助于明确或排除心力衰竭诊断,尤其是出现不明原因呼吸困难的患者。BNP水平升高与多种心脏或非心脏原因有关(表14-2-1)。

许多因素可导致血浆利钠肽浓度升高,其中,房颤、年龄和肾衰最为常见。

表14-2-1 利钠肽浓度的影响因素

心脏原因	非心脏原因
心力衰竭,包括右室综合征	老年
急性冠脉综合征	贫血
心肌疾病,包括左室肥大	肾功能衰竭
瓣膜性心脏病	肺部:梗阻性睡眠呼吸暂停综合征、严重肺炎、肺动脉高压
心包疾病	病危
心房颤动	细菌性败血症
心肌炎	严重烧伤
心脏手术	毒素代谢损伤,包括癌症化疗和表面变质
心脏复律	

(2)其他生物学标记物检查见表14-2-2。

表14-2-2 用于评估心力衰竭患者的生物标志物

炎症	氧化性应激	胞外基质重塑	神经激素类	心肌损伤	心肌应激	新的标志物
①CRP ②TNF ③Fas蛋白 ④IL-1/6/18	①氧化低密度脂蛋白 ②髓过氧化物酶 ③尿/血浆中的异前列腺素 ④血浆丙二醛	①基质金属蛋白酶 ②金属蛋白酶类组织抑制剂 ③胶原前肽 ④Ⅰ型前胶原 ⑤Ⅲ型前胶原	①去甲肾上腺素 ②肾素 ③血管紧张素Ⅱ ④醛固酮 ⑤精氨酸血管加压素 ⑥内皮缩血管肽	①肌钙蛋白I/T ②肌球蛋白轻链激酶 ③心型脂肪酸蛋白 ④CK-MB	①BNP/NT-proBNP ②MR-proANP ③ST2	①嗜铬粒蛋白 ②半乳糖凝集素-3 ③骨保护素 ④脂连素 ⑤生长分化因子-15

(二)心电图

心电图(ECG)异常可提高心衰诊断的概率,但特异性低。ECG上某些异常可提供病因信息,提供心肌缺血、既往心肌梗死、心腔结构改变及心律失常等信息以协助诊疗[如MI为Q波及ST-T改变,心室肥大可表现为$RV_5 \geqslant 2.5$ mV,$RV_5 + SV_1 \geqslant 4.0$ mV(男)/$\geqslant 3.5$ mV(女)、$RV_1 \geqslant 1.0$ mV、V_1导联呈qR型、心电轴偏移],ECG上所见可提供治疗适应证(如房颤的抗凝治疗、心动过缓的起搏治疗,如果QRS增宽则行CRT治疗,见相关章节)。因此,推荐ECG常规应用。

(三)影像学检查

1. 胸片检查

患者早期评估的常规检查项目,可提示急性失代偿性心力衰竭的症状,同时可提供心脏扩大、肺淤血

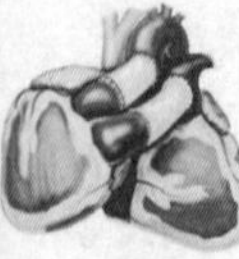

及与心肺相关疾病的信息(表 14-2-3),因而其在评估心衰的症状与体征时仍有重要作用。

表 14-2-3　心力衰竭时 X 线表现

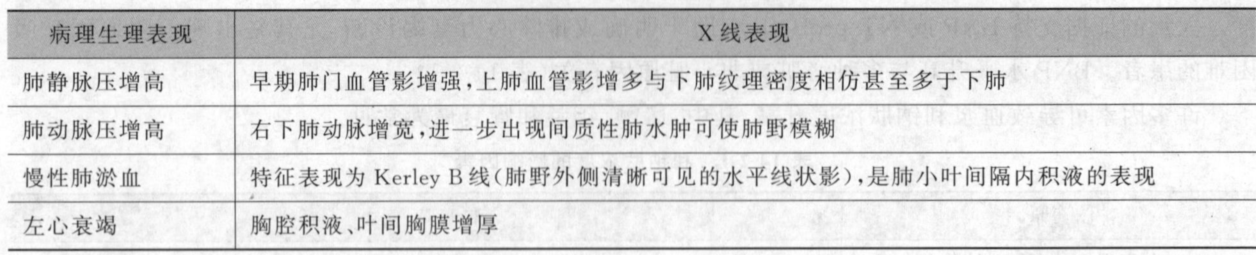

病理生理表现	X 线表现
肺静脉压增高	早期肺门血管影增强,上肺血管影增多与下肺纹理密度相仿甚至多于下肺
肺动脉压增高	右下肺动脉增宽,进一步出现间质性肺水肿可使肺野模糊
慢性肺淤血	特征表现为 Kerley B 线(肺野外侧清晰可见的水平线状影),是肺小叶间隔内积液的表现
左心衰竭	胸腔积液、叶间胸膜增厚

2. 超声心动图

超声心动图是诊断心力衰竭最主要的仪器检查。

(1)诊断方面主要用于:

①诊断心包、心肌或瓣膜疾病。

②评估房室内径、心脏几何形状、室壁厚度、室壁运动情况,测量 LVEF 及左室容量等,以区别舒张功能不全和收缩功能不全。

③估测肺动脉压。

④为评价治疗效果提供客观指标。

(2)心脏功能估计方面:

①收缩功能:以每搏量/舒张末容量的百分比计算左室射血分数(LVEF 值),虽不够精确,但方便实用。正常 LVEF 值>50%,LVEF≤40%为收缩期心力衰竭的诊断标准。

②舒张功能:超声心动图是目前临床上最常用的评估左室舒张功能的方法。2016 年,美国超声心动图学会/欧洲心血管影像协会(American Society of Echocardiography/European Association of Cardiovascular Imaging,ASE/EACVI)国际指南推荐的超声心动图评估左室舒张功能的 4 个阳性指标分别是:二尖瓣环侧壁 e′速度<10 cm/s 或二尖瓣环室间隔侧 e′速度<7 cm/s;平均 E(二尖瓣 E 峰流速)/ e′>14;左房容积指数>34 mL/m^2;三尖瓣反流峰值速度>2.8 m/s。上述 4 个指标中 2 个及 2 个以上指标阳性则提示左室舒张功能异常。

3. 核医学影像

①放射性核素心血池显影:可准确评价心脏大小和 LVEF,也可反映心脏舒张功能。

②核素心肌灌注显像:可评价心肌缺血情况,在一定程度上帮助鉴别缺血性心肌病与扩张型心肌病。

4. 心脏磁共振检查

心脏磁共振检查是评价心室容积、室壁运动的金标准,其精确度及可重复性较高,但费用昂贵,部分心律失常或非抗磁起搏器植入患者不能检查,故有一定的局限性。

5. 心-肺运动试验

在运动状态下测定患者对运动的耐受量,更能说明心脏的功能状态。本试验仅适用于慢性稳定性心衰患者。运动时肌肉的需氧量增高,需要的心排血量相应增加。正常人每增加 100 mL/(min·m^2)的耗氧量,心排血量需增加 600 mL/(min·m^2)。当患者的心排血量不能满足运动的需要时,肌肉组织就需要从流经它的单位容积的血液中提取更多的氧,结果使动-静脉血氧差值增大。在氧供应绝对不足时,即出现无氧代谢,乳酸增加,呼气中 CO_2 含量增加。进行心-肺吸氧运动试验时,需求得两个数据:

(1)最大耗氧量[VO_2max,单位 mL/(min·kg)]:虽运动量继续增加,但耗氧量已达峰值不再增加时的值,表明此时心排血量已不能按需要继续增加。心功能正常时,此值应>20,轻至中度心功能受损时为 16～20,中至重度损害时为 10～15,极重损害时则<10。

(2)无氧阈值,即呼气中的 CO_2 的增长超过了氧耗量的增长,标志着无氧代谢的出现,以开始出现两者增加不成比例时的氧耗量作为代表值，故此值愈低说明心功能愈差。

(3)在没有心肺运动试验系统定量测试运动的耐受量时，可选用6 min步行试验，这是一项简单易行、安全、方便的徒手试验，用以评定慢性心衰患者的运动耐力。要求患者在平直走廊里尽可能快地行走，测定6 min的步行距离，若6 min步行距离＜150 m，表明为重度心功能不全；150～425 m为中度心功能不全；426～550 m为轻度心功能不全。本试验除用于评价心脏的储备功能外，还常用于评价心衰治疗的疗效。

6. 其他

冠状动脉造影、心内膜心肌活检等。

表 14-2-4　心脏无创显像方式的相对比较

	形态结构	功能	组织结构	代谢
超声	＋＋	＋＋＋＋	＋＋	－
核医学	－	＋＋＋＋	－	＋＋＋＋
CT	＋＋＋＋	＋＋＋	＋	－
MRI	＋＋＋	＋＋＋＋	＋＋＋＋	＋＋

三、诊断与鉴别诊断

(一)诊断

1. 慢性心衰的诊断流程

首次、非紧急出现症状和体征的患者，根据患者的既往诊疗史(如冠心病、高血压、利尿剂的使用)、表现的症状(如端坐呼吸)、体征(如双侧水肿、颈静脉压升高、心尖搏动移位)和静息ECG来评估心衰的可能性。如果所有项目正常，心衰是极不可能的，需要考虑其他的诊断。如果至少一项异常，应当测定血浆利钠肽，以检出需要超声心动图检查的患者(如果利钠肽水平高于排除域值或循环利钠肽水平不能评估，则行超声心动图检查)，临床诊断应包括病因、病理解剖、病理生理、心功能分级等。

利钠肽的血浆浓度可作为一种初步诊断检测，尤其是在超声心动图不能及时可用的非急性情况下。目前推荐使用利钠肽来排除心衰，但不用来确诊。血浆利钠肽浓度正常的患者不可能有心衰。在非急性情况下的正常值上限：BNP为35 pg/mL，NT-proBNP为125 pg/mL。

2. 射血分数保留的心衰(HFpEF)的诊断

HFpEF的诊断(表14-1-1)需要满足如下条件：

(1)存在心衰的症状和/或体征。

(2)射血分数保留[定义为LVEF≥50%，现将LVEF在40%～49%定义为射血分数中间值心衰(HFmrEF)]。

(3)利钠肽水平升高(BNP≥35 pg/mL和/或NT-proBNP≥125 pg/mL)。

(4)引起心衰的心脏结构和功能改变的客观证据。

(二)心衰的分期与分级

1. 心力衰竭的分期

心力衰竭是各种心脏结构性和功能性疾病所导致的病理生理过程不断进展的临床综合征。2001年，美国AHA/ACC的成人慢性心力衰竭指南中提出了心力衰竭的分期(表14-1-3)概念，在2017年更新版中仍然强调了这一概念。

2. 心力衰竭的分级

NYHA分级(表14-1-2)是按诱发心力衰竭症状的活动程度将心功能的受损状况分为四级。这一分级方案于1928年由美国纽约心脏病学会(NYHA)提出,临床上沿用至今。上述的心力衰竭分期不能取代这一分级而只是对它的补充。实际上NYHA分级是对C期和D期患者症状严重程度的分级。

心力衰竭的分期对每一个患者而言只能是停留在某一期或向前进展而不可能逆转。如B期患者,心肌已有结构性异常,其进展可导致3种后果:患者在发生心衰症状前死亡;进入C期,治疗可控制症状;进入D期,死于心力衰竭,而在整个过程中猝死可在任何时间发生。

为此,只有在A期对各种高危因素进行有效的治疗,在B期进行有效干预,才能有效减少或延缓进入有症状的临床心力衰竭期。

(三)鉴别诊断

1. 左心衰的鉴别诊断

(1)支气管哮喘:左心衰时出现的夜间阵发性呼吸困难常称为“心源性哮喘”,此时应注意与支气管哮喘相鉴别(表14-2-5)。

表14-2-5 心源性哮喘与支气管哮喘的鉴别要点

鉴别要点		心源性哮喘	支气管哮喘
	病史	多见于中老年患者,一般有器质性心脏病病史	多有儿童或青少年发病史、过敏史,好发于春秋季节
	症状	端坐呼吸,严重时咳粉红色泡沫样痰	呼气性呼吸困难,重者可出现端坐呼吸,咳白色黏痰
	体征	重者双肺布满干湿性啰音,心界扩大,可闻及心率增快、奔马律或心脏瓣膜杂音,可伴有颈外静脉充盈或怒张	发作时双肺哮鸣音为主,呼吸音延长
辅助检查	BNP或NT-proBNP	升高(≥35 pg/mL或≥125 pg/mL)	正常(<35 pg/mL,或<125 pg/mL)
	X线胸片	心影增大,两肺门阴影增加,不同程度的肺淤血(如上叶肺静脉扩张、肺叶间水肿、KerleyB线或蝶翼征等)	多表现为双肺透亮度增加
	心电图	可提示心室肥厚,ST-T改变	多为正常
	超声心动图	左室内径增大、室壁运动振幅减弱、射血分数下降等	多为正常
	治疗	改变体位、高流量吸氧、吗啡、利尿、扩血管、强心	糖皮质激素、支气管扩张药

(2)慢性阻塞性肺疾病(COPD):发生呼吸困难时常有咳嗽、咳痰症状,肺部湿性啰音部位固定,可伴有哮鸣音,咳痰后喘息减轻;BNP大多正常;若引起肺心病,ECG可有顺钟向转位、肺性P波、P波高尖表现。

2. 右心衰的鉴别诊断

(1)心包疾病:心包积液患者心影扩大呈烧瓶样,心界范围随体位变化;缩窄性心包炎心影通常不大,超声检查心包增厚、右心室不扩大有助于鉴别。

(2)肾源性水肿:详见表14-2-6。

(3)肝脏疾病：与肝硬化腹水伴下肢水肿相鉴别，详见表 14-2-6。

表 14-2-6　心源性、肾源性及肝源性水肿的鉴别

鉴别要点	心源性水肿	肾源性水肿	肝源性
开始部位	足踝部上行性	眼睑颜面部下行性	腹水或足部水肿（头部、上肢无水肿）
发展快慢	较缓慢	常迅速	较缓慢
水肿性质	较坚实，移动性较小	软而移动性大	移动性浊音
伴随症状或体征	心脏扩大、心脏杂音、肝大、静脉压升高等	尿液检查异常、肾功能异常、高血压、少尿、血尿、贫血等	肝功能减退、门脉高压、黄疸、肝掌、蜘蛛痣、肝脾肿大、腹部静脉曲张等
*颈静脉怒张/肝颈静脉回流征	一般有	一般无	一般无

(4)代谢性疾病：甲状腺功能减退时促甲状腺激素(TSH)常升高，三碘甲状腺原氨酸(T3)、四碘甲状腺原氨酸(T4)下降，可伴有水肿，其水肿呈非凹陷性。

(5)周围血管性疾病：静脉曲张时可出现足踝水肿，但皮肤浅表血管呈蚯蚓状曲张、疼痛感、局部坏疽和溃疡有助于鉴别。

四、治　疗

(一)治疗目标、策略及原则

1. 治疗目标

治疗目标是改善患者临床症状、提高生活质量，减少住院率，降低死亡率。

2. 治疗策略

(1)短期：应用改善血流动力学药物治疗，减轻心衰症状。

(2)长期：应用延缓心室重构药物治疗，改善衰竭心脏的生物学功能，减少心衰住院和降低死亡率。

3. 治疗原则

病因治疗，去除诱因；调整代偿机制，降低神经体液细胞因子活性，防止和延缓心室重构；缓解症状，改善心功能状态。

(二)治疗实施

目前，美国心脏病学会基金会/美国心脏学会(ACCF/AHA)心力衰竭管理指南推荐心衰应分期治疗，即分为从 A 到 D 期的治疗。

1. A 期——控制心衰的相关危险因素

控制高血压和血脂异常以降低心衰风险，同时应控制或避免可能引起心衰的其他情况，如肥胖、糖尿病、吸烟和已知的心脏毒性药物。

2. B 期

(1)心衰相关危险因素的控制，以防止出现临床心力衰竭阶段。尤其应注意：①他汀调脂，适用于所有动脉粥样硬化性心血管疾病的患者；②血压控制，适用于有结构性心脏异常，包括左心室肥厚的患者，在没有心肌梗死病史的情况下，应根据高血压临床实践指南来控制血压，血压降低的目标水平主要取决于心血管危险因素(如 CAD、DM 或肾病)。

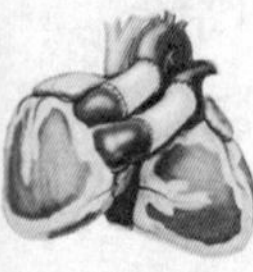

(2)血管紧张素转化酶抑制剂(ACEI)和血管紧张素Ⅱ受体阻滞剂(ARB):对所有射血分数降低的患者,尤其有心肌梗死病史者,除非有禁忌证,否则都应使用ACEI以预防症状性心衰和降低死亡率。对不能耐受ACEI的患者,可改用ARB。

(3)β受体阻滞剂:对所有射血分数降低的患者,尤其是有心肌梗死病史者,除非有禁忌证,否则也都应使用β受体阻滞剂以预防症状性心衰和降低死亡率。

(4)ICD:对于心梗40天后、无症状性缺血性心肌病、LVEF小于30%、无适宜的药物治疗的患者,为预防猝死可考虑植入ICD。

(5)钙通道阻滞剂:对于LVEF降低、无症状或MI后无心衰症状的患者,使用非二氢吡啶类的钙通道阻滞剂可能有害。

3. C期

(1)非药物干预方式见表14-2-7。

表14-2-7　心力衰竭C期的非药物干预方式

项目	非药物干预方式
教育	内容包括:健康的生活方式、平稳的情绪、适当的诱因规避、规范的药物服用、合理的随访计划等
社会支持	可缓冲压力,提高治疗的依从性和保持健康的生活方式
限钠	对无症状心衰患者合理限钠以减轻充血症状,目前对每日钠摄入量难以给出精确的推荐,但仍应考虑一定程度的限钠(如小于3 g)以改善症状
睡眠障碍的治疗	在心衰患者中,睡眠障碍是常见的,对心衰合并睡眠呼吸暂停患者,为增加LVEF和改善功能状态,连续气道正压通气可能是有益的
体重管理	日常体重监测能反映体液潴留情况及利尿剂疗效,以协助调整治疗方案
活动、运动处方和心脏康复	急性期或病情不稳定时应限制体力活动,卧床休息,但应避免长期卧床,适宜的活动能改善活动耐量

(2)药物干预:

1)利尿剂:心力衰竭治疗中最常用的药物。

作用机制:作用于肾小管,抑制钠氯的重吸收;促水钠排泄,减少血容量,降低心脏前负荷,改善心功能;减轻和消除肺淤血、肺水肿和外周水肿;降低心室充盈压和室壁张力。其中,醛固酮受体拮抗剂能阻断醛固酮效应,抑制心血管重塑,改善心衰远期预后。

适应证:有液体潴留的症状和体征及既往有液体潴留史,水肿和明显淤血者疗效最佳。其中,NYHA Ⅱ-Ⅳ级和LVEF小于35%的患者、AMI后LVEF小于40%、发生了HF症状或有糖尿病史的患者推荐应用醛固酮受体拮抗剂。

禁忌证:高钾血症、肾功能不全、血肌酐升高。

选择原则:轻中度心衰可选噻嗪类利尿剂;重度心衰选用袢利尿剂;急性心衰或肺水肿首选袢利尿剂静脉注射,伴发心源性休克时不宜使用;伴低钠血症心衰患者可选托伐普坦,排水不利钠。

不良反应:电解质紊乱(低钾、低钠、低镁血症)、低血容量、氮质血症、高尿酸血症(噻嗪类利尿剂)、糖脂代谢紊乱、神经性耳聋,甚者可出现严重的心律失常。

注意:不能单一使用,需与ACEI或β受体阻滞剂合用以达到临床状况稳定。

利尿剂剂量的掌握至关重要,常以小剂量开始,逐渐增加剂量,直至尿量增多和体重减轻。用药期间应根据液体潴留情况随时调整剂量,同时注意监测血钾。

表14-2-8为常用于心衰治疗的利尿剂。

表 14-2-8 常用于心衰治疗的利尿剂

药物	初始每日剂量	最大每日总剂量	作用持续时间
袢利尿剂:作用于髓袢升支粗段,排钠排钾,为强效利尿剂			
布美他尼	0.5～1.0 mg qd/bid	10 mg	4～6 h
呋塞米(速尿)	20～40 mg qd/bid	600 mg	6～8 h
托拉塞米	10～20 mg qd	200 mg	12～16 h
噻嗪类利尿剂:作用于肾远曲小管近端和髓袢升支远端,抑制钠钾重吸收			
氯噻嗪	250～500 mg qd/bid	1000 mg	6～7 h
氯噻酮	12.5～25 mg qd	100 mg	24～72 h
氢氯噻嗪	25 mg qd/bid	200 mg	6～12 h
吲达帕胺	2.5 mg qd	5 mg	36 h
保钾利尿剂:作用于肾远曲小管远端,通过拮抗醛固酮(螺内酯、依普利酮)或直接抑制 Na^+-K^+ 交换(阿米洛利、氨苯蝶啶)而具有保钾作用,利尿作用弱,因而多与上述两类利尿剂联用			
阿米洛利	5 mg qd	20 mg	24 h
氨苯蝶啶	50～75 mg bid	200 mg	7～9 h
螺内酯	12.5～25 mg qd	50 mg	1～3 h
依普利酮 *	25 mg qd	50 mg	/
BNP 类似物:通过与 A 型和 B 型利钠肽受体结合以达到扩张血管和排钠利尿作用,具有起效快、疗效显著、不良反应少的特点,主要用于急性心力衰竭的治疗			
重组人 BNP	1.5 μg/kg	2.0 μg/kg	/
血管加压素受体拮抗剂:通过与 AVP 受体结合,拮抗 AVP 的作用,促进自由水的排泄,不改变钠钾的排泄,称为排水利尿剂,常用于心力衰竭伴有低钠血症的患者			
托伐普坦	15 mg qd	60 mg	/

注:依普利酮是一种新型选择性醛固酮受体拮抗剂,可显著降低轻度心衰患者心血管事件的发生风险,减少住院率,降低心血管病死亡率,尤其适合老龄、糖尿病和肾功能不全者。

2)神经-激素拮抗剂:

①血管紧张素转换酶抑制剂(ACEI)。

作用机制:(a)除对循环 RAS 的抑制可达到扩张血管、抑制交感神经兴奋性的作用,更重要的是对心脏组织中的 RAS 的抑制,在改善和延缓心室重塑中起关键的作用;(b)抑制缓激肽的降解可使具有血管扩张作用的前列腺素生成增多,同时亦有抗组织增生的作用。

适应证:ACEI 已被证明可降低射血分数下降型心衰(HFrEF)患者的死亡率,对全部有症状或无症状的左室收缩功能不全的患者,如果没有禁忌证或不能耐受,均推荐使用,且 ACEI 应上调到最大可耐受的剂量。

禁忌证:有威胁生命的不良反应(血管性水肿、无尿性肾衰竭)、妊娠期妇女及 ACEI 过敏者禁用;低血压(SBP 小于 80 mmHg)、血肌酐水平升高(>3 mg/dL)、双侧肾动脉狭窄、高钾血症时慎用。

不良反应:低血压、肾功能一过性恶化、高血钾、干咳、血管性水肿等。

循环系统

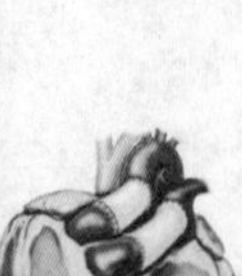

注意事项：应避免与非甾体抗炎药(NSAIDs)一同使用。

②血管紧张素受体拮抗剂(ARB)。

作用机制：可阻断血管紧张素Ⅱ与AT1受体结合从而阻断RAS的效应，但无抑制缓激肽降解作用。

适应证：不能耐受ACEI的HFrEF患者。

禁忌证：低血压、肾功能不全、高钾血症。

不良反应：低血压、肾功能一过性恶化、高血钾等。

注意：目前不主张心衰患者ACEI与ARB联合应用。

常用的治疗心衰的ACEI及ARB见表14-2-9。

表14-2-9 常用于心衰治疗的ACEI及ARB

药物	初始每日剂量	最大剂量	临床试验中的平均剂量
ACEI：通过抑制ATⅡ生成而抑制RAAS；可抑制缓激肽降解而增强缓激肽活性以及缓激肽介导的前列腺素生成，发挥扩血管作用；可降低心衰患者神经-体液代偿机制的不利影响，改善心室重塑			
卡托普利	6.25 mg tid	50 mg tid	122.7 mg/d
依那普利	2.5 mg bid	10～20 mg bid	16.6 mg/d
福辛普利	5～10 mg qd	40 mg qd	N/A
赖若普利	2.5～5 mg qd	20～40 mg qd	32.5～35 mg/d
培哚普利	2 mg qd	8～16 mg qd	N/A
奎那普利	5 mg bid	20 mg bid	N/A
雷米普利	1.25～2.5 mg qd	10 mg qd	N/A
群哚普利	1 mg qd	4 mg qd	N/A
ARB：可阻断ATⅡ与AT1受体结合从而阻断RAS的效应，但无抑制缓激肽降解作用			
坎地沙坦	4～8 mg qd	32 mg qd	24 mg/d
氯沙坦	25～50 mg qd	50～150 mg qd	129 mg/d
缬沙坦	20～40 mg bid	160 mg bid	254 mg/d

注：N/A为无资料可用。

③β受体阻滞剂。

作用机制：与β受体结合，从而抑制交感神经的激活，使心率下降、心肌收缩力下降、心输出量减少，缓解心衰症状/体征，应用本类药物的主要目的并不在于短时间内缓解症状，而是长期应用以延缓病变进展、减少复发和降低猝死率。

适应证：当前或既往有HFrEF症状且病情稳定者。

禁忌证：支气管痉挛性疾病、严重心动过缓、二度及二度以上房室传导阻滞、严重周围血管疾病、重度急性心衰。

不良反应：液体潴留和心衰加重、乏力、心动过缓或心脏传导阻滞、低血压。

注意：由于β受体阻滞剂确实具有负性肌力作用，故临床应用时仍应十分慎重。应待心衰情况稳定、已无体液潴留后，首先从小剂量开始。常用的治疗心衰的β受体阻滞剂见表14-2-10。

表 14-2-10 常用于心衰治疗的β受体阻滞剂

药物	初始每日剂量	最大剂量	临床试验中达到的平均剂量
β受体拮抗剂:可抑制交感神经激活对心衰的不利作用			
比索洛尔	1.25 mg qd	10 mg qd	8.6 mg/d
卡维地洛	3.125 mg bid	50 mg bid	37 mg/d
卡维地洛 CR	10 mg qd	80 mg qd	
美托洛尔 CR/XL	12.5～25.0 mg qd	200 mg qd	159 mg/d

注:CR 为控释;CR/XL 为控释/延释;N/A 为无资料可用。

④盐皮质激素/醛固酮受体拮抗剂(mineralocorticoid receptors antagonist,MRA)。

螺内酯和依普利酮可阻滞与醛固酮结合的受体,并以不同程度亲和力阻滞其他皮质激素(如糖皮质激素、雄激素)受体。对于全部 HFrEF 和 LVEF≤35%(尽管用了 ACEI 和β受体阻滞剂治疗)仍有症状的患者,推荐用螺内酯或依普利酮治疗,以降低死亡率和心衰住院率。

当 MRA 用于肾功能受损的患者或血钾≥5.0 mmol/L 的患者时,应当慎重。根据临床情况,应定期检查血钾水平和肾功能。

⑤血管紧张素受体脑啡肽酶抑制剂(ARNI)。

这是一类作用于 RAAS 和中性肽链内切酶的新型药物。该类中的第一个药物是 LCZ696,它是缬沙坦和沙库巴曲(脑啡肽酶抑制剂)相结合的单一物质分子,通过抑制脑啡肽酶,使利钠肽、缓激肽和其他肽类的降解被延缓。高浓度的 ANP 和 BNP 通过与利钠肽受体结合和 cGMP 生成增多而发挥生理作用,从而增强利尿、尿钠排泄、心肌松弛和抗心肌重构作用。ANP 和 BNP 还抑制肾素和醛固酮分泌。选择性血管紧张素Ⅰ-型受体阻滞可减轻血管收缩、钠水潴留和心肌肥厚,因此,对于尽管接受了优化药物治疗仍然有症状,且符合这些试验标准的不卧床的 HFrEF 患者[试验标准:不卧床、有症状、LVEF≤40%,在研究期间改变到≤35%,利钠肽水平升高(BNP≥150 pg/mL 或 NT-proBNP≥600 pg/mL,或如果他们在既往 12 个月内因心衰住院,BNP≥100 pg/mL 或 NT-proBNP≥400 pg/mL)和 eGFR≥30 mL/(min・1.73 m^2)],推荐用沙库巴曲/缬沙坦取代 ACEI。2018 年,中国心衰指南推荐如下:对于 NYHA 心功能Ⅱ～Ⅲ级、有症状的 HErEF 患者,若能够耐受 ACEI/ARB,推荐以 ARNI 替代 ACEI/ARB,以进一步减少心衰的发病率及死亡率。

3)正性肌力药:**洋地黄类药物**主要有:地高辛、毛花苷 C、毒毛花苷 K 等。

药理作用:①正性肌力作用。洋地黄主要通过抑制心肌细胞膜上的钠钾 ATP 酶,使细胞内 Ca^{2+} 浓度升高而使心肌收缩力增强。而细胞内 K^+ 浓度降低,成为洋地黄中毒的重要原因。②电生理作用。一般治疗剂量下,洋地黄可抑制心脏传导系统,对房室交界区的抑制最为明显。大剂量时可提高心房、房室交界区及心室的自律性,当血钾过低时,更易发生各种快速性心律失常。③迷走神经兴奋作用。对迷走神经系统的兴奋作用是洋地黄的一个独特的优点,可以对抗心衰时交感神经兴奋的不利影响,但尚不足以取代β受体阻滞剂的作用。

适应证:心力衰竭是应用洋地黄的主要适应证,但不同病因所致的心力衰竭对洋地黄的治疗反应不尽相同,对心腔扩大、舒张期容积明显增加的慢性充血性心力衰竭效果较好,尤其是伴有快速心房颤动/心房扑动的持续性 HFrEF 症状或严重症状尚未缓解者,更是应用洋地黄的最好指征。对于代谢异常而发生的高排血量心衰,如贫血性心脏病、甲状腺功能亢进以及心肌炎、心肌病等病因所致心衰,洋地黄治疗效果欠佳。对于肺源性心脏病导致右心衰,常伴低氧血症,洋地黄效果不好且易于中毒,应慎用。

禁忌证:严重窦性心动过缓或房室传导阻滞;肥厚型心肌病(该病主要是舒张不良,增加心肌收缩性

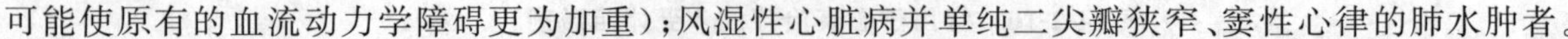

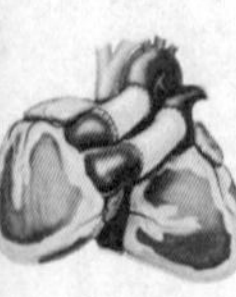

可能使原有的血流动力学障碍更为加重）；风湿性心脏病并单纯二尖瓣狭窄、窦性心律的肺水肿者。

地高辛中毒表现：最重要的表现为心律失常（室性期前收缩常见，还有非阵发性交界区心动过速、房性期前收缩、心房颤动、房室传导阻滞，其中快速房性心律失常伴传导阻滞为特征性表现），胃肠道表现（恶心、呕吐），神经系统症状（视力模糊、黄视、绿视、定向力及意识障碍等），ECG 上 ST-T 为"鱼钩样"改变。

影响洋地黄类药物中毒的因素：心肌缺血、低钾血症、低镁血症、甲状腺功能减退、肾功能不全、低体重、与其他药物的相互作用，如心血管病常用药物如胺碘酮、维拉帕米（异搏定）、奎尼丁等均可降低地高辛的经肾排泄率而增加其中毒的可能性。

中毒处理：立即停药。单发性室性早搏、一度房室传导阻滞者停药后可自行消失；快速性心律失常中，低钾者可静脉补钾，电复律易致室颤故禁用；传导阻滞及缓慢性心律失常者可安装临时起搏器。

地高辛的有效血浆浓度为 0.5～0.9 ng/mL，有效治疗窗窄，避免洋地黄中毒。

非洋地黄类正性肌力药主要有肾上腺素能受体兴奋剂和磷酸二酯酶抑制剂。

①肾上腺素能受体兴奋剂：多巴胺是去甲肾上腺素的前体，其作用随应用剂量的大小而表现不同，小剂量[2～5 μg/(kg·min)]表现为心肌收缩力增强，血管扩张，特别是肾小动脉扩张，心率加快不明显。大剂量[5～10 μg/(kg·min)]则可出现不利于心衰治疗的负性作用。多巴酚丁胺是多胺的衍生物，可通过兴奋 β 受体增强心肌收缩力，扩血管作用不如多巴胺明显，对加快心率的反应也比多巴胺小。起始用药剂量与多巴胺相同。

②磷酸二酯酶抑制剂：其作用机制是抑制磷酸二酯酶活性，促进 Ca^{2+} 通道膜蛋白磷酸化，Ca^{2+} 通道激活使 Ca^{2+} 内流增加，心肌收缩力增强。目前临床应用的制剂为米力农，用量为 50 μg/kg，稀释后静注，继以 0.375～0.75 μg/(kg·min)静脉滴注维持。磷酸二酯酶抑制剂短期应用对改善心衰症状的效果是肯定的，但已有大系列前瞻性研究证明，长期应用米力农治疗的重症 CHF 患者，其死亡率较不用者更高，其他的相关研究也得出同样的结论。因此，此类药物仅限于重症心衰经各种治疗后症状仍不能控制时短期应用。

4）扩血管药物：伴有心绞痛或高血压的患者可考虑联合治疗，而存在心脏流出道或瓣膜狭窄者禁用。

5）If 通道抑制剂：伊伐布雷定通过抑制窦房结中的 If 通道减慢心率，因此，它只应用于窦性心律的患者。伊伐布雷定用于 LVEF≤35%、窦性心律，经使用 RAS 抑制剂、β 受体阻滞剂已达目标剂量或最大耐受量、醛固酮受体拮抗剂后，心率仍≥75 次/分的 HFrEF 患者。

表 14-2-11 为对 HFpEF 推荐的治疗药物。

表 14-2-11　HFpEF 的药物治疗推荐

推荐	推荐类别	证据水平
·控制血压：应当根据已发表的临床实践指南控制收缩压和舒张压	Ⅰ	B
·利尿剂：应使用以缓解由容量负荷过重所致症状	Ⅰ	C
·对于尽管用了 GDMT 仍存在心绞痛或可证实的心肌缺血的 CAD 患者应行冠脉血运重建	Ⅱa	C
·伴有房颤者，应根据已发表的临床实践指南管理房颤以改善症状性心衰	Ⅱa	C
·应使用 β 受体拮抗剂、ACEI 以控制高血压	Ⅱa	C
·可考虑用 ARB 降低住院率	Ⅱb	B
·不推荐营养补充	Ⅲ无益	C

(3)装置治疗:具体见表 14-2-12。

表 14-2-12　HFrEF 的装置治疗

方式	适应证
植入式心脏复律除颤器(implantable cardioverter defibrillator, ICD)	选择的非缺血性扩张型心肌病患者,或 MI 后至少 40 天、长期用 GDMT、LVEF 仍≤35%和有 NYHA Ⅱ级或Ⅲ级症状、有意义的生存预期>1 年的缺血性心脏病患者
心脏再同步化治疗(cardiac resynchronization therapy, CRT)	在用 GDMT、LVEF≤35%、窦性心律、LBBB 伴 QRS 波时限>150 ms、NYHA Ⅱ级或Ⅲ级或不卧床Ⅳ级的患者

注:GDMT=指南导向药物治疗。

4. D 期

难治性心力衰竭,其开始治疗前应重新评价心衰的原因、类型、诊断是否正确、潜在诱因及先前治疗是否正确。

(1)限水:尤其是对低钠血症的患者来说,为减轻充血症状,应限制液体摄入。

(2)正性肌力药支持:对心脏指数低,有系统低灌注和/或充血的收缩功能不全患者可考虑使用。为减轻不良反应,首选小剂量。

(3)机械循环支持(mechanical circulatory support, MCS):尽管用了 GDMT 以及当有指征时用了 CRT 且 LVEF 仍<25%且 NYHA 心功能为Ⅲ、Ⅳ级的患者可考虑机械循环支持。

(4)心脏移植(heart transplant):心脏移植被认为是治疗难治性终末期心衰的金标准。尽管用了 GDMT、装置治疗和手术处理,仍为心力衰竭 D 期的患者可考虑进行心脏移植。

第三节　急性心力衰竭

急性心力衰竭(acute heart failure, AHF)是指心衰的症状和/或体征迅速发作或恶化,AHF 是一种需要紧急评估和治疗的威胁生命的临床情况,常需急诊住院。

急性心衰可表现为首次发生,更常见的是慢性心衰患者,由原发性心功能不全引起,或由外因促发急性失代偿而发生。急性心功能不全(缺血性、炎症性或中毒性)、急性心瓣膜关闭不全或心包填塞是 AHF 常见的急性原发性心脏原因。慢性心衰失代偿常由一个或多个诱因所致。

一、临床表现

(一)充血的症状/体征

1. 急性左心衰

临床表现为:端坐呼吸、阵发性夜间呼吸困难、面色灰白、发绀、大汗、频繁咳嗽、咳粉红色泡沫状痰;肺部啰音(双侧)。

2. 急性右心衰

临床表现为:颈静脉充盈、外周水肿(双侧)、充血性肝大、肝颈静脉回流征阳性、腹水、消化道充血症状。

(二)低灌注的症状/体征

临床表现为:四肢湿冷、尿少、神志模糊、头晕、脉压窄,通常伴有低血压。

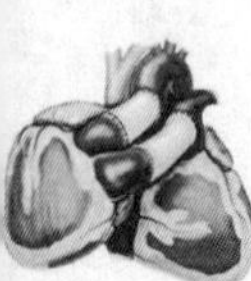

二、辅助检查

(一)利钠肽

对所有急性呼吸困难和疑似 AHF 患者,应根据情况测定血浆利钠肽(NP)水平(BNP、NT-proBNP 或 MR-proBNP)以协助鉴别 AHF 与急性呼吸困难的非心脏原因。利钠肽有高度敏感性,疑似 AHF 患者利钠肽水平正常,可排除诊断(域值:BNP<100 pg/mL,NT-proBNP<300 pg/mL,MR-proANP<120 pg/mL)。然而,利钠肽水平升高并不能确诊为 AHF,因为其也可能与各种各样的心脏和非心脏原因相关。

(二)12 导联心电图

急性心肌梗死典型表现为 ST 段弓背向上抬高、病理性 Q 波形成,T 波倒置;左心室肥厚表现为 QRS 波群电压增高,出现额面心电轴左偏,QRS 波群时间延长 0.10~0.11 s,以 R 波为主其 ST 段下斜型压低,T 波低平、双向或倒置,提示 AHF 可能与收缩功能或舒张功能异常相关;出现心房颤动或室性心律失常的心电图表现,提示可能存在 AHF 的诱因。

(三)X 线胸片

肺静脉充血、胸腔积液、间质或肺泡水肿和心脏增大是 AHF 最特异的表现,但高达 20% 的 AHF 患者,X 线胸片几乎正常。X 线胸片还用于识别可能引起或加重患者症状的其他非心脏性疾病(即肺炎、非实变性肺部感染);急性肺水肿时肺门呈蝴蝶状,肺野可见大片融合的阴影。

(四)实验室检查

AHF 的实验室检查项目包括:脑钠肽水平、肌钙蛋白、肾功能、电解质、血糖、血常规、肝功能、促甲状腺素。

(五)超声心动图

对血流动力学不稳定或心脏体征出现变化的 AHF 患者,应立即进行超声心动图检查,心脏彩超可明确心脏结构和功能。

三、诊断与鉴别诊断

(一)诊断

AHF 的初步诊断应当基于详细的病史评估,包括既往心血管病史和潜在的心脏和非心脏诱因,以及通过体检基于充血和/或低灌注体征/症状的评估,并通过另外的适宜检查,如 ECG、X 线胸片、实验室评估(如特异性标志物 NT-proBNP 升高)和超声心动图来进一步证实。对 AHF 一般不难做出诊断,进一步检查可明确病因诊断及诱因,有助于进行针对性治疗。

(二)鉴别诊断

1. 支气管哮喘

急性心衰常需与重度支气管哮喘鉴别,详见表 14-2-5。

2. 肺栓塞

肺栓塞常有呼吸困难、气促、咯血、濒死感等症状，可有干湿性啰音、心动过速、血压下降，D-二聚体常升高，心电图可表现为Ⅰ导联出现S波或原S波变深，Ⅲ导联出现Q波，呈qR或qr形伴T波倒置，肺增强CT、肺动脉造影表现为充盈缺损、"马赛克"征、肺动脉高压、右心室扩张等。

四、治疗

(一)治疗措施

急性心力衰竭的治疗措施详见表14-3-1。

表14-3-1　急性心力衰竭的治疗措施

项目	治疗措施
体位	半卧位或端坐位，双腿下垂(减少静脉回流)
吸氧	高流量鼻导管给氧(6～8 L/min)，需要时使用面罩加压给氧，严重者给予呼吸机支持
救治准备	开放静脉通道，留置导尿管，心电监护及血氧饱和度监测
镇静	静脉注射吗啡(镇静＋舒张小血管)3～5 mg，必要时每间隔15 min重复1次，共两三次
快速利尿	静脉注射呋塞米(利尿＋扩张静脉)20～40 mg，4 h后可重复1次
氨茶碱	解支气管痉挛＋增强心肌收缩＋扩张外周血管，AMI时慎用
血管扩张剂	适用于高血压性AHF、收缩压＞90 mmHg(无症状性低血压)患者 有明显二尖瓣或主动脉瓣狭窄者应慎用 必须密切监测症状和血压，谨慎控制剂量以避免过度降压
正性肌力药	适用于低血压性AHF，即收缩压＜90 mmHg和/或有低血压症状/体征者
升压药	适用于显著低血压患者，去甲肾上腺素应限用于尽管充盈压足够且用了其他血管活性药物及复苏方案，仍有持续性低血压的患者
主动脉内球囊反搏治疗	适用于心源性休克、血流动力学障碍的严重冠心病(AMI合并机械并发症)、顽固性肺水肿
血栓栓塞预防	可应用肝素或其他抗凝剂预防，除非有禁忌

1. 利尿剂

对于液体负荷过重的AHF患者，推荐静脉用袢利尿剂，以改善症状。在静脉使用利尿剂期间，推荐定期监测症状、尿量、肾功能和电解质。对于新发AHF患者或没有接受口服利尿剂的慢性失代偿性心衰患者，推荐的初始剂量应为呋塞米(或同等量)20～40 mg静脉注射；对于长期用利尿剂治疗的患者，初始剂量至少应等同于口服剂量，可用间歇推注或连续输注给予利尿剂，剂量和疗程应根据患者症状和临床状态进行调整；对于难治性水肿或症状缓解不明显的患者，可以考虑袢利尿剂与噻嗪型利尿剂或螺内酯联合使用。

2. 镇静剂——吗啡

吗啡主要通过抑制中枢交感冲动来扩张外周静脉和小动脉，减轻心脏前负荷；松弛支气管平滑肌，改善通气功能；中枢镇静可缓解患者的烦躁不安，从而降低耗氧量。肺水肿伴颅内出血、神志障碍、慢性肺部疾病时禁用。年老体弱者应减量慎用。用药期间应密切观察肺水肿是否缓解及有无呼吸抑制。

3. 血管扩张剂

大多数AHF患者血压存在低灌注状态，或有淤血体征且尿量减少。硝普钠和硝酸甘油在体内转化为NO，NO对动脉和静脉平滑肌作用，扩张外周静脉和小动脉，减轻心脏前后负荷，缓解肺淤血。应用血管扩张剂的剂量和主要不良反应见表 14-3-2。

(1)硝普钠:可直接扩张动静脉,使心脏前后负荷均减低,改善心排血量,适用于严重心衰患者和原有负荷增加者(如高血压心衰或二尖瓣反流)。适宜短期使用,使用过程中应密切监测血压。

(2)硝酸酯类:采取静脉给药,其通过对血管平滑肌的直接作用而扩张血管,增加外周静脉容量,降低前负荷,进而降低心室充盈压;降低肺部及全身血管阻力从而降低后负荷。

(3)重组人脑钠肽(rhBNP):通过血管环鸟苷一磷酸(cGMP)受体通路介导血管扩张,利钠利尿,降低肺毛细血管压和肺动脉压,可适度抑制交感神经系统、醛固酮和内皮素等血管收缩神经激素,对纠正AHF的血流动力学异常具有较好的作用。

表 14-3-2 静脉内使用治疗急性心衰的血管扩张剂

血管扩张剂	剂量	主要不良反应
硝酸甘油	以 10～20 μg/min 开始,增至 200 μg/min	低血压、头痛
硝酸异山梨酯	以 1 mg/h 开始,增至 10 mg/h	低血压、头痛
硝普钠	以 0.3 μg/(kg・min)开始,增至 5 μg/(kg・min)	低血压、硫氰酸盐中毒
脑钠素	2 μg/kg 推注+0.01 μg/min 滴注	低血压

4. 正性肌力药

常用的正性肌力药为多巴酚丁胺、多巴胺、左西孟旦、磷酸二酯酶Ⅲ(PDE Ⅲ)抑制剂。

对于尽管充盈压足够,仍有低血压(收缩压<90 mmHg)和/或有低血压体征/症状的患者,可以考虑短期静脉内输入正性肌力药物,以增加心输出量,提升血压,改善外周灌注和维持终末器官功能。

如果考虑是β受体阻滞剂引起的低血压和随后的低灌注,可以考虑静脉内输入左西孟旦或 PDEⅢ抑制剂,以逆转β受体阻滞剂的作用。

如果患者未出现症状性低血压或低灌注,则不推荐用正性肌力药。

(二)病因治疗

针对不同病因,采取不同的治疗策略,如对由心肌缺血所致的急性左心衰应尽早进行血运重建;对急性心脏机械并发症需尽快明确后进行外科手术;对高血压者应用静脉降压药控制血压等。同时应注意去除诱因,如治疗各种快速或缓慢型心律失常;用抗生素控制感染;输血纠正严重贫血;围手术期患者应避免过多过快输液等。

第四节 病例讨论

一、急性左心衰病例讨论

(一)病史

1. 病史摘要

主诉:杨××,男,50 岁,以"突发胸痛 4 小时,气促 1 小时"为主诉入院。

现病史:患者缘于 4 小时前熟睡时出现持续性心前区压榨性疼痛,疼痛向左肩及左上肢放射,伴恶心呕吐、大汗,无晕厥、黑矇,无心悸,无咳粉红色泡沫样痰等。家属急呼当地 120,当时急查心电图提示:窦律；完全性右束支传导阻滞；Ⅰ导联、aVL 导联和 $V_1 \sim V_5$ 导联 ST 段抬高 0.3～0.5 mV，考虑“冠心病急性广泛前壁、高侧壁心肌梗死”，1 小时前转运途中突发气促、呼吸困难、不能平卧，咳粉红色泡沫样痰，伴烦躁不安，绕行 CCU 急诊行冠状动脉造影（CAG）示：左冠状动脉主干（LM）100%闭塞，术中放置主动脉内球囊泵（IABP），球囊到位并成功启用，并于左前降支（LAD）近段至左冠状动脉主干（LM）开口病变处植入支架 1 枚。术顺，术后转送 CCU。既往长期抽烟 20 余年，每天 10～20 支；4 年前于当地医院明确诊断“肺癌”，规律放疗。

2. 病史分析

在病史采集中围绕患者的主诉进一步展开，主要为胸痛气促的特点：胸痛气促的诱因和表现、发生的部位、持续的时间、起病缓急、伴随的症状、缓解的因素等，重点询问引起胸痛气促的病因。常见的急性左心衰的病因有：冠心病（急性广泛前壁心肌梗死、乳头肌功能不全或断裂、室间隔破裂穿孔）、高血压急症、感染性心内膜炎、快速型心律失常等。

病史中还需注意追问胸痛气促其他病因鉴别诊断的阴性症状，常见呼吸困难的鉴别：

①肺源性呼吸困难，临床上分为三型：(a)吸气性呼吸困难。特点是吸气费力，主要见于喉、气管、大支气管的狭窄和阻塞，如喉头水肿、气管异物等。(b)呼气性呼吸困难。特点是呼气费力，常见于支气管哮喘、喘息性慢性支气管炎、慢性阻塞性肺气肿合并感染等。(c)混合型呼吸困难。特点是吸气和呼气均费力，常见于重症肺结核、大面积肺栓塞、气胸等。

②心源性呼吸困难，主要由左心衰引起，其特点是劳力性呼吸困难和体位性呼吸困难，重者表现为气促加重、面色青紫、大汗，咳粉红色泡沫样痰，肺部闻及湿啰音和哮鸣音，故又被称为“心源性哮喘”。本例患者既往有肺癌史，此次入院明确诊断急性广泛前壁、高侧壁心肌梗死，结合呼吸困难的特点考虑为心源性哮喘。

病史特点：(1)患者中年男性，长期抽烟；(2)突发持续性心前区压榨性疼痛后出现气促、呼吸困难、不能平卧，咳粉红色泡沫样痰，伴烦躁不安、大汗。

（二）体格检查

体温：36.4℃　　脉搏：144 次/分　　呼吸：32 次/分　　血压：78/65 mmHg

神志清楚，强迫卧位（IABP 置入状态）口唇无发绀，皮肤黏膜湿冷无黄染，胸廓对称无畸形，双肺叩诊为清音，双肺呼吸音粗，布满湿性啰音和哮鸣音。心前区无隆起，心尖搏动无异常；心尖搏动位于胸骨左缘第五肋间与左锁骨中线交点内 0.5 cm；触诊心尖搏动无抬举感，无震颤，无心包摩擦感；叩诊相对浊音界不大；心率 144 次/分，律齐，心音减弱，可闻及舒张早期奔马律，各瓣膜听诊区未闻及病理性杂音，未闻及心包摩擦音。无脉搏短绌，未及大血管枪击音及水冲脉，无奇脉，毛细血管搏动征阴性。双侧桡动脉搏动对称，颈动脉、锁骨下动脉、腹主动脉、肾动脉、股动脉未闻及血管杂音。腹平软，无压痛、反跳痛，肝脏肋下未触及肿大，脾脏肋下未触及肿大，双下肢无浮肿，无静脉曲张，双侧足背动脉搏动可触及。

（三）体检分析

查体特点：①呼吸次数明显增加，双肺布满湿性啰音和哮鸣音。②血压低，心率快，心音减弱，同时可闻及舒张早期奔马律。以上两项同时存在，既有心脏体征又有肺部体征，结合病史特点高度提示急性左心衰，心源性休克。

该患者特异性阳性体征较多，故不难与支气管哮喘、肺栓塞和 ARDS 鉴别。

（四）辅助检查

1. 结果

心电图：窦律；完全性右束支传导阻滞；Ⅰ、aVL、$V_1 \sim V_5$ 导联 ST 段抬高 0.3～0.5 mV，提示广泛前

循环系统

壁、高侧壁急性心肌梗死。

实验室检查：血常规白细胞计数 19.97×10^9/L，中性粒细胞计数（N）87.9%，淋巴细胞计数（L）6.1%。血红蛋白 170 g/L。

心肌酶谱：肌酸激酶 7225.5 U/L、肌酸激酶-MB 同工酶活性 506.4 U/L、乳酸脱氢酶 1958.6 U/L、谷丙转氨酶 201.0 U/L、谷草转氨酶 711.5 U/L、γ-谷氨酰基转移酶 107.4 U/L、高敏肌钙蛋白 T(hs-TNT)＞10000 pg/mL。

生化：尿素氮(BUN)7.53 mmol/L、肌酐 154.7μmol/L、甘油三酯 2.63 mmol/L、总胆固醇(TC)4.32 mmol/L、高密度脂蛋白胆固醇 0.99 mmol/L、载脂蛋白-A10.88 g/L、血糖（随机）14.83 mmol/l、N 端-B 型钠尿肽测定(NT-proBNP)′4315 pg/mL。

超声心动图：左室壁厚度正常，整体运动不协调，其中左室前壁、室间隔及心尖部运动幅度明显降低，收缩期心包腔内可见液性暗区。其中，左室后壁宽约 12.7 mm，右室前壁宽约 9.0 mm，心尖部宽约 11.8 mm。彩色及频谱多普勒显示：流入道呈红色血流束，流出道呈蓝色血流束，收缩期二尖瓣口可见少量反流信号，左侧胸腔内可见液性暗区。提示：①左室前壁、室间隔及心尖部运动幅度明显降低；②轻度二尖瓣反流；③左室整体收缩功能下降，EF 33%；④少、中量心包积液；⑤左侧胸腔积液。

胸部 X 线片：肺血管影边缘模糊不清，肺门中央部分透亮度低而模糊，两肺门部可见向肺野呈放射状分布的大片云雾阴影如蝶翼状，呈肺水肿表现。提示：①心脏增大；②心衰；③肺水肿。

冠状动脉造影及血管内超声（IVUS）：LM100%闭塞，RCA 中段长弥漫病变，约 30%狭窄，同时 IVUS 检查示 LM 斑块负荷重，延续至开口，LAD 近段血管直径约 3.5 mm，LM 血管直径约 4.0 mm。

2. 辅助检查分析

患者心电图：窦律；完全性右束支传导阻滞；Ⅰ、aVL、V_1～V_5 导联 ST 段抬高 0.3～0.5 mV，提示广泛前壁、高侧壁急性心肌梗死；心肌酶学 CK-MB、高敏肌钙蛋白 T(hs-TNT)显著升高，冠状动脉造影及 IVUS 示 LM100%闭塞；明确诊断基础病因为广泛前壁、高侧壁急性心肌梗死；N 端-B 型钠尿肽测定(NT-proBNP)′4315 pg/mL、超声心动图提示左室前壁、室间隔及心尖部运动幅度明显降低，左室整体收缩功能下降，EF 33%。胸部 X 线片提示肺水肿表现。上述病因的存在是急性左心衰、肺水肿的突发原因，急性左心衰的主要诊断依据是上述典型的临床症状、体征、辅助检查和病因。

（五）诊断和鉴别诊断

1. 诊断

(1)冠状动脉粥样硬化性心脏病，急性广泛前壁、高侧壁心肌梗死，Killip Ⅳ级。

(2)急性肺水肿、心源性休克。

(3)心律失常：完全性右束支传导阻滞。

(4)肺癌。

(5)急性肾功能不全。

2. 诊断依据

典型病史：有急性心肌梗死的病因，转运途中突发气促、呼吸困难、不能平卧，咳粉红色泡沫样痰，伴烦躁不安。体检：呼吸次数明显增加，双肺布满湿性啰音和哮鸣音，血压低，心率快，心音减弱，同时可闻及舒张早期奔马律。

心肌酶学：CK-MB、高敏肌钙蛋白 T(hs-TNT)显著升高，N 端-B 型钠尿肽测定(NT-proBNP)′4315 pg/mL。

心电图：完全性右束支传导阻滞；Ⅰ、aVL、V_1～V_5 导联 ST 段抬高 0.3～0.5 mV，提示广泛前壁、高侧壁急性心肌梗死；超声心动图提示左室前壁、室间隔及心尖部运动幅度明显降低，左室整体收缩功能下降,EF 33%,胸部X线片提示肺水肿表现。

冠状动脉造影:LM100%闭塞。

3. 鉴别诊断

(1)支气管哮喘:常有反复发作的哮喘史或慢性支气管炎感染史,发作时以喘息为主要表现,肺部叩诊清音,肺部听诊以哮鸣音为主,激素、解痉平喘扩张支气管治疗有效。心源性哮喘常有冠心病、高血压心脏病、风湿性心脏病或二尖瓣狭窄等病史和体征,肺部听诊除哮鸣音外还可闻及明显的水泡音,胸部X线片有肺淤血的征象。

(2)急性肺栓塞:呼吸困难、胸痛、咯血为三大典型表现,体检可闻及肺部啰音、P2亢进和奔马律三大主要体征,严重时可出现血压下降甚至休克。鉴别时尤其需注意是否存在深部静脉血栓(尤其是下肢),若高度怀疑急性肺栓塞应进一步行下列实验室检查:

①血气分析:85%有明显的低氧血症。

②D-二聚体定量:敏感性强,特异性较差,如阴性结果可排除肺栓塞。

③心电图:典型心电图改变呈现SⅠQⅢTⅢ波型(Ⅰ导联深S波,Ⅲ导联显著Q波和T波倒置),肺型P波,但必须注意不是所有肺栓塞均有上述心电图表现

④胸部X线表现:呈多样化,可见圆形或密度高低不等的片状影,呈非阶段性分布,以右侧多见:当较大肺叶或肺段动脉阻塞时,表现为阻塞区域肺纹理减少及局限性肺野透亮度增加;肺梗死的典型形态为肺外周楔形影,尖端指向肺门。

⑤肺动脉CTA和MRA:可有效显示阻塞血管的中心性血栓栓塞。

⑥肺动脉造影:是诊断最准确可靠的方法。

(3)急性呼吸窘迫综合征(ARDS):指由心源性以外的各种肺内、外致病因素导致的急性、进行性呼吸衰竭,临床表现为呼吸频率增加、呼吸窘迫、顽固性低氧血症。心源性肺水肿卧位时呼吸困难加重,咳粉红色泡沫样痰,肺部啰音多在肺底部,强心利尿等治疗效果较好,而ARDS的呼吸困难和体位无关,强心利尿等对其治疗效果不好;还可通过测定肺动脉楔压(PAWP)、超声心动图检测心室功能等辅助检查做出诊断和鉴别诊断。

(六)治疗

(1)治疗原则:急性左心衰导致的缺氧和高度呼吸困难是致命威胁,必须尽快解决。

(2)抢救与治疗方案:

①吸氧,稳定生命体征,必要时呼吸机支持,立即做术前准备,立即送往导管室。

②该患者急性ST段抬高型心肌梗死诊断明确,合并心源性休克且心肌梗死5小时,应立即在IABP或ECMO支持下开通左主干(LM)。

③双联抗血小板治疗、他汀治疗。

④改善心肌重塑:病情稳定后且无禁忌证,及时加用β受体阻滞剂ACEI/ARB。

(3)消除诱因。

(4)治疗原发病。

二、慢性心衰病例讨论

(一)病史

1. 病史摘要

林××,女,72岁,以“反复气促7年,加重1周”为主诉入院。缘于7年前无明显诱因出现活动后气

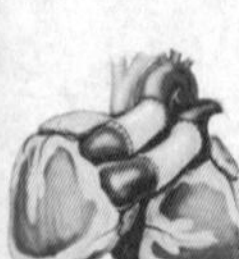

促，上两层楼后出现，需休息数分钟缓解后方能继续前行，无伴胸闷、胸痛，无发热、咳嗽、咳痰，无少尿浮肿，无头痛，未予特殊诊治。此后上述症状反复发作，进行性加重。3年前出现上一层楼后气促伴胸闷，持续时间仍同前，无胸痛，就诊于当地医院，诊断为"冠心病心功能不全、慢性浅表性胃炎"，予对症处理后好转（具体不详）。但一个月后感气促明显，遂就诊我院，当时行心脏彩超示（2014.01.09），示"（1）LVD 57 mm、LVS 50 mm、LVPWD 6.4 mm、EF 31%，提示左室扩大；（2）左室壁整体收缩功能不协调，运动幅度普遍减低；（3）轻度主动脉瓣、二尖瓣反流，微量三尖瓣反流；（4）左室整体收缩功能明显减退"。冠状动脉造影显示：左冠优势型；左主干正常；左前降支中段30%狭窄；左回旋支正常；右冠状动脉正常。诊断为：扩张型心肌病、心律失常（完全性左束支传导阻滞）、心功能Ⅲ级、冠状动脉粥样硬化症，予以利尿、扩管、强心、护胃、改善心室重塑等治疗，患者症状好转。出院后患者规律口服"地高辛、呋塞米、螺内酯（安体舒通）、单硝酸异山梨酯、曲美他嗪"等抗心衰药物，症状控制尚可。1周前感冒后气促加重，静息下亦感气喘，夜间不能平卧，需垫高两三个枕头，伴少许咳嗽、咳黄痰，于当地诊所就诊（具体不详），气促症状无缓解，逐渐出现尿少、纳差及下肢浮肿，每天尿量约平时的1/3，就诊我院急诊科，为进一步诊治，拟诊"扩张型心肌病心功能Ⅳ级"收住入院。病程中患者精神欠佳，明显纳差，夜眠差，大便正常，体重增减具体不详。

2. 病史分析

在病史采集中围绕患者的主诉进一步展开气促的特点：①气促的诱因：包括有无引起气促的基础病因和直接诱因，比如心肺疾病、肾病、代谢性疾病病史和有无药物、毒物摄入史及头痛、意识障碍、颅脑外伤史；②气促发生的快慢，起病时是突然发生、缓慢发生还是渐进性发生或者有明显的时间性；③气促与活动、体位的关系，如本例患者由开始的上两层楼气促逐渐进展到静息下气促伴夜间端坐呼吸；④伴随症状，如发热、咳嗽、咳痰、胸痛、咯血等，重点询问引起气促的病因，常见的慢性左心衰的病因有冠心病、心肌病、高血压、瓣膜病、快速型心律失常等。

病史中还需注意追问可用于气促其他病因鉴别诊断的阴性症状，常见呼吸困难的鉴别：①肺源性呼吸困难：如支气管哮喘、喘息性慢性支气管炎和慢性阻塞性肺气肿合并感染，前者多见于青少年有过敏史，后者有长期吸烟史，慢性咳嗽咳痰史超过2年，表现为呼气期和/或吸气期呼吸困难，特点是呼气费力、呼吸时间明显延长，发作时双肺可闻及典型哮鸣音，咳出白色黏痰后呼吸困难常可缓解。②心源性呼吸困难，其特点是劳力性呼吸困难和体位性呼吸困难，重者表现为气促加重、面色青紫、大汗、咳粉红色泡沫样痰，肺部闻及湿啰音和哮鸣音，故又被称为"心源性哮喘"。本例患者65岁发病，表现为劳力性和体位性呼吸困难伴少尿、下肢浮肿等特点，考虑为心源性哮喘。

下肢水肿应与肾源性、肝源性水肿等其他病因水肿鉴别：肾源性水肿的特点是疾病早期晨间起床时有眼睑和颜面水肿，以后发展为全身水肿；肝源性水肿的特点为常见于失代偿期肝硬化，可先出现踝部水肿，逐渐向上蔓延，而头面部及上肢常无水肿，伴腹水。

病史特点：患者为老年女性，反复气促7年，加重1周，近1周因感冒后诱发气促加重，表现为劳力性和体位性呼吸困难，少尿水肿。既往史：三年前心脏彩超示"左室扩大、左室壁整体收缩功能不协调、运动幅度普遍减低、左室整体收缩功能明显减退"，冠状动脉造影显示"仅左前降支中段30%狭窄"，故考虑为慢性心力衰竭急性发作。

（二）体格检查

体温：36.3℃　　脉搏：92次/分　　呼吸：28次/分　　血压：131/57 mmHg

神清，精神倦怠，稍气促，唇无紫绀，皮肤黏膜湿冷无黄染，颈静脉明显充盈，双肺叩诊为清音，右下肺呼吸音低，左肺呼吸音正常，可闻及少量湿性啰音。心前区无隆起，心尖搏动无异常，心尖搏动位于胸骨左缘第五肋间与左锁骨中线交点外1 cm，触诊心尖搏动无抬举感，无震颤，无心包摩擦感。心界向左下扩大,心率92次/分,律齐,心音低钝,未闻及额外心音,各瓣膜听诊区未闻及病理性杂音,未闻及心包摩擦音。腹平,无压痛、反跳痛,无液波震颤,无振水声,未扪及包块。肝脏肋下1 cm,质软,脾脏肋下未触及肿大。双下肢轻度凹陷性浮肿,足背动脉搏动正常,无脉搏短绌,未及大血管枪击音及水冲脉,无奇脉,毛细血管搏动征阴性。双侧桡动脉搏动对称,颈动脉、锁骨下动脉、腹主动脉、肾动脉、股动脉未闻及血管杂音,双侧足背动脉搏动可触及。

(三)体检分析

查体特点:①呼吸次数明显增加,左肺呼吸音正常,可闻及少量湿性啰音;②颈静脉明显充盈,心率稍快,各瓣膜听诊区未闻及病理性杂音,心音减弱。以上两项同时存在,既有心脏体征又有肺部体征,结合病史特点高度提示慢性心力衰竭急性发作。

支气管哮喘、肺栓塞和ARDS鉴别:支气管哮喘的体征常表现为呼吸显著费力,严重时吸气可见"三凹征",听诊可闻及高调的哮鸣音。肺栓塞的体征有肺动脉第二者亢进,主动脉瓣及肺动脉瓣有第二音分裂,发绀,颈静脉怒张、肝大,肺部湿啰音。ARDS的体征有呼吸急促,口唇发绀,鼻翼扇动,听诊闻及的湿啰音。

(四)辅助检查

1. 结果

(1)心电图:窦律;完全性左束支传导阻滞;V_3~V_4导联R波上升不良。

(2)实验室检查:

①血常规:WBC 17.99×10^9/L,NE 6.72×10^9/L,NE 84.1%,RBC 3.72×10^{12}/L。

②血气分析:pH值7.506、二氧化碳分压(PCO_2)24.5 mmHg、氧分压(PO_2)67.4 mmHg、乳酸(LAC)2.15 mmol/L、钠(血气分析)(Na^+)117.7 mmol/L,余大致正常。

③高敏肌钙蛋白T(hs-TNT):36.09 pg/mL。

④凝血功能:D-二聚体定量0.7 mg/L;纤维蛋白原(FIB)1.65 g/L,余正常。

⑤血清药物浓度(地高辛,DIG):0.05 ng/mL。

⑥生化:钠(Na)125.35 mmol/L、尿酸(UA)629.5 μmol/L、肌酐(CREA)99.4 μmol/L、碳酸氢盐(HCO_3)19.7 mmol/L、渗透压(OSM)268.04 mosm/L、甘油三酯2.63 mmol/L、总胆固醇(TC)4.32 mmol/L、高密度脂蛋白胆固醇0.99 mmol/L、载脂蛋白-A10.88 g/L、血糖(随机)6.83 mmol/L、N端-B型钠尿肽测定(NT-proBNP)>35000 pg/mL。

(3)超声心动图:RVOT 25 mm、AO 24 mm、LA 42 mm、RV 18 mm、AAO 34 mm、MPA 21 mm、IVS 7.2 mm、LVD 64 mm、LVS 54 mm、LVPWD 6.9 mm、EF 30%、FS 14%、Vp-TR 3.80 m/s、PPG 57 mmHg、PAPs 67 mmHg、Vp-AV 1.27 m/s、PPG 6.4 mmHg;舒张功能:E 1.44(m/s)、DT 141 ms、IVRT 115 ms、E/E′=26、MVR 34 mm。左心扩大,余各房室腔内径正常。房、室间隔连续完整。室间隔与左室后壁逆向运动。左室壁厚度相对变薄,整体运动幅度欠协调,搏动幅度及收缩期增厚率弥漫性减低,左室心尖部小梁结构增多。主动脉瓣增厚,开放幅度正常,闭合不良。二尖瓣瓣环相对扩张,瓣叶增厚,瓣尖对合不良。余瓣膜回声尚纤细柔软,开放幅度正常。升主动脉内径正常,肺动脉内径正常。彩色及频谱多普勒显示:二尖瓣及主动脉瓣口可见中等量反流。三尖瓣可见少量反流。

(4)胸部CT平扫:心脏显著增大,右侧少量胸水,双肺淤血性改变,肺血管影边缘模糊不清,肺门中央部分透亮度低而模糊,两肺门部出现向肺野呈放射状分布的大片云雾阴影,提示:①心脏增大;②心衰;③待排除少许炎症。

(5)动态心电图:①窦性心律为主导心律。最快心率是125次/分,发生于07:06;最慢心率是76次/

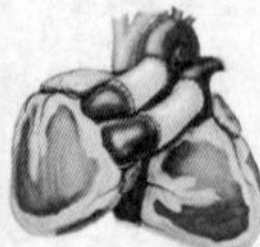

分，发生于 13:56。平均心率是 105 次/分。②房性期前收缩有 21386 次/全天。其中有 19260 次单发房早，部分未下传，有 285 次阵房性二联律和 1182 次阵房性三联律，以及 988 次成对房早和 46 阵房速；③完全性左束支阻滞。④ST 段，T 波呈继发性改变。⑤24 小时心率变异性参数全部窦性心搏 RR 间期的标准差(SDNN)为 96 ms，全程每 5 min NN 间期平均值的标准差(SDANN)为 54 ms，全程每 5 min NN 间期标准差的平均值(SDNNIndex)为 76 ms，全程相邻 NN 间期差值的均方根(RMSSD)为 136 ms。结合心率变异性散点图及频谱图，心率变异性轻度降低。心率减速力：DC=1.6，DC 评估明显减低。

2. 辅助检查分析

(1)超声心动图：符合扩张型心肌病改变，即①左心扩大；②左室壁运动幅度普遍减低；③因瓣环相对扩张，故出现二尖瓣中度关闭不全、主动脉瓣中度关闭不全、三尖瓣轻度关闭不全；④中度肺动脉高压；⑤左室整体收缩功能明显减低，舒张功能减低。

(2)心电图：完全性左束支传导阻滞，V_3～V_4 导联 R 波上升不良；3 年前冠状动脉造影提示仅左前降支中段 30%狭窄。

(3)胸部 CT 平扫：心脏显著增大，右侧少量胸水，双肺淤血性改变。

(4)N 端-B 型钠尿肽测定(NT-proBNP)>35000 pg/mL。

上述超声影像提示扩张型心肌病是患者七年来反复呼吸困难发作的基本病因，此次入院心功能恶化的诱因为上呼吸道感染。慢性心力衰竭急性发作诊断主要是根据上述典型的临床症状、体征、辅助检查和病因。

(五)诊断和鉴别诊断

1. 诊断

(1)扩张型心肌病心功能Ⅳ级。

(2)心律失常：完全性左束支传导阻滞、频发房早。

(3)上呼吸道感染。

2. 诊断依据

(1)典型病史：反复气促 7 年，入院前 1 周感冒后气促加重，静息下亦感气喘，夜间不能平卧，伴少许咳嗽、咳黄痰，尿少、纳差及下肢浮肿。体检：呼吸次数明显增加，左肺呼吸音正常，可闻及少量湿性啰音，颈静脉明显充盈，心率稍快，各瓣膜听诊区未闻及病理性杂音，心音减弱。

(2)心电图：完全性左束支传导阻滞。

(3)超声心动图提示符合扩张型心肌病改变：①左心扩大；②左室壁运动幅度普遍减低；③因瓣环相对扩张，故出现二尖瓣中度关闭不全、主动脉瓣中度关闭不全、三尖瓣轻度关闭不全；④中度肺动脉高压；⑤左室整体收缩功能明显减低，舒张功能减低。

(4)胸部 CT 平扫：心脏显著增大，右侧少量胸水，双肺淤血性改变。

(5)3 年前冠状动脉造影：提示仅左前降支中段 30%狭窄。

(6)本次查 NT-proBNP 增高。

3. 鉴别诊断

(1)支气管哮喘：青少年期即起病，常有过敏史、反复发作的哮喘史或慢性支气管炎感染史，发作时以喘息为主要表现，肺部叩诊清音，肺部听诊哮鸣音为主，激素、解痉平喘、扩张支气管治疗有效。

(2)心包积液、缩窄性心包炎：腔静脉回流受阻同样可以引起颈静脉怒张、肝大、下肢水肿等表现，应根据病史、心脏及周围血管体征进行鉴别，超声心动图检查可以确诊。

(3)下肢水肿应与肾源性、肝源性水肿等其他病因水肿鉴别：肾源性水肿特点是疾病早期晨间起床时有眼睑和颜面水肿，以后发展为全身水肿，常有尿常规改变、高血压、肾功能损害等表现；肝源性水肿特点是常见于失代偿期肝硬化，可先出现踝部水肿并逐渐向上蔓延，而头面部及上肢常无水肿，伴腹水，除基础心脏病体征有助于鉴别外，非心源性肝硬化不会出现颈静脉怒张等上腔静脉回流受阻的体征。

（六）治疗方法

1.缓解症状治疗

(1)一般治疗：

①休息。控制体力活动强度与时间，避免精神刺激，降低心脏的负荷，有利于心功能的恢复。但长期卧床易发生静脉血栓形成甚至肺栓塞，同时也使消化功能减低，肌肉萎缩。因此，应鼓励心衰患者主动运动，根据病情轻重程度，从床边小坐开始逐步增加症状限制性有氧运动，如散步等。

②补充钠盐：该患者存在低钠血症，故应平衡电解质，补钠治疗，但补钠不宜过快，以免引起神经脱髓鞘改变。

(2)药物治疗：

①利尿剂的应用：慢性心衰患者原则上利尿剂的应用应长期维持，水肿消失后，应以最小剂量（如氢氯噻嗪 25 mg，隔日 1 次）无限期使用，这种用法不必加用钾盐。但是不能将利尿剂用作单一治疗。常用的利尿剂有：

(a)噻嗪类利尿剂：以氢氯噻嗪（双氢克尿噻）为代表，作用于肾远曲小管，噻嗪类为中效利尿剂，本例患者水钠潴留较重，用量可增至每日 75～100 mg 分两三次服用，同时补充钾盐，否则可由低血钾导致各种心律失常。

(b)袢利尿剂：以呋塞米（速尿）为代表，作用于 Henle 袢的升支，为强效利尿剂。口服剂量为 20 mg，2～4 h 达高峰。对重度慢性心力衰竭者用量可增至 100 mg，每日 2 次。效果仍不佳者可用静脉注射，每次用量为 100 mg，每日 2 次。更大剂量不能收到更好的利尿效果。低血钾是这类利尿剂的主要不良反应，必须注意补钾。

(c)保钾利尿剂：

螺内酯（安体舒通）：作用于肾远曲小管，利尿效果不强。在与噻嗪类或袢利尿剂合用时能加强利尿并减少钾的丢失，一般用量为 20 mg，每日 3 次。

氨苯蝶啶：直接作用于肾远曲小管，排钠保钾，利尿作用不强。常与排钾利尿剂合用，起到保钾作用，一般用量为 50～100 mg，每日 2 次。

阿米洛利（amiloride）：作用机制与氨苯蝶啶相似，利尿作用较强而保钾作用较弱，可单独用于轻型心衰的患者，5～10 mg，每日 2 次。

保钾利尿剂可能产生高钾血症。一般与排钾利尿剂联合应用，以减小发生高血钾的可能性。

②正性肌力药：

洋地黄类药物：可明显改善症状，降低住院率，提高运动耐量，增加心排血量，但观察终期的生存率地高辛组与对照组之间没有差别。洋地黄制剂的选择：常用的洋地黄制剂为地高辛（digoxin）、洋地黄毒苷（digitoxin）及毛花苷 C（lanatoside C，西地兰）、毒毛花苷 K（strophanthin K）等。

(a)地高辛：适用于中度心力衰竭维持治疗，每日 1 次，每次 0.25 mg。对 70 岁以上或肾功能不良的患者宜减量。

(b)毛花苷 C：为静脉注射用制剂，注射后 10 min 起效，1～2 h 达高峰，每次用量 0.2～0.4 mg，稀释后静注，24 h 总量 0.8～1.2 mg，适用于急性心力衰竭或慢性心衰加重时，特别适用于心衰伴快速心房颤动者。

③血管扩张剂：常用硝酸异山梨酯，心力衰竭时，由于各种代偿机制的作用，周围循环阻力增加，心脏的前负荷也增大，扩张血管疗法能改善心力衰竭患者的血流动力学，减轻淤血症状。

2.病因治疗

针对基本病因改善预后的治疗:该患者为原发性扩张型心肌病,故应尽早干预,从病理生理层面延缓心室重塑过程,选用:

①肾素-血管紧张素-醛固酮系统抑制剂。

(a)血管紧张素转换酶抑制剂:ACE 抑制剂除了发挥扩管作用以改善心衰时的血流动力学、减轻淤血症状外,更重要的是能降低心衰患者代偿性神经—体液的不利影响,限制心肌、小血管的重塑,以达到维护心肌的功能、推迟充血性心力衰竭的进展、降低远期死亡率的目的。本例患者无使用 RAS 抑制剂的禁忌症[妊娠哺乳期妇女、双肾动脉狭窄、血肌酐水平明显升高(>225 μmol/L)、高血钾(>5.5 mmol/L)、低血压、对 ACE 抑制药物过敏],可选用培哚普利(perindopril),为长半衰期制剂,可每日用 1 次,每次 2~4 mg。其他尚有贝那普利、咪达普利、赖诺普利等长效制剂均可选用。

(b)血管紧张素受体阻滞剂(ARBs):其阻断 RAS 的效应与 ACE 抑制剂相同甚至更完全,但缺少抑制缓激肽降解作用,其治疗心力衰竭的临床对照研究的经验尚不及 ACE 抑制剂。当心衰患者因 ACE 抑制剂引起的干咳而不能耐受时可改用 ARBs,如坎地沙坦(candesartan)、氯沙坦(losartan)、缬沙坦(valsartan)等。

(c)醛固酮受体拮抗剂:小剂量(20 mg,每日一次)的螺内酯可阻断醛固酮效应,对抑制心血管的重构、改善慢性心力衰竭的远期预后有很好的作用;对中重度心衰患者可加用小剂量醛固酮受体拮抗剂,但必须注意进行血钾的监测。近期有肾功能不全,血肌酐升高或高钾血症以及正在使用胰岛素治疗的糖尿病患者不宜使用。

②β 受体阻滞剂:临床上所有存在心功能不全且病情稳定的患者均应使用 β 受体阻滞剂,可选用美托洛尔、比索洛尔、卡维地洛(carvedilol)等选择性阻滞 β 受体,应待心衰情况稳定且已无体液潴留后,首先从小量开始,如美托洛尔 12.5 mg/d、比索洛尔(bisoprolol)1.25 mg/d、卡维地洛 6.25 mg/d,逐渐增加剂量,适量长期维持。临床疗效常在用药后 2~3 个月才出现。β 受体阻滞剂的禁忌证为支气管痉挛性疾病、心动过缓、二度及二度以上房室传导阻滞。

(王挹青、曾昭萍、刘　靖)

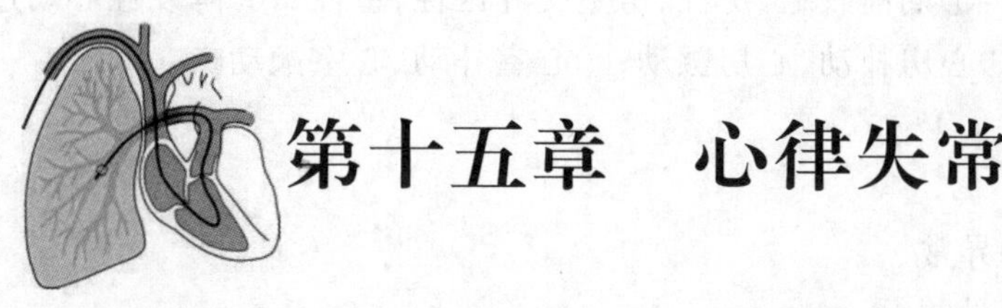

第十五章　心律失常

第一节　总　论

一、心脏传导系统

心脏细胞分工作心肌细胞和特殊分化的心脏传导系统。工作心肌细胞主要功能为机械性收缩，提供循环的泵功能；传导系统功能主要是保证心脏电冲动的形成和传导。心肌细胞电-机械耦联的机制，电活动先于机械收缩，电活动的顺序决定了机械收缩的顺序。传导系统主要是保证正常电传导顺序，保证心房、心室按一定的顺序和时程收缩(房室同步性)，使左右心室间及心室内的心肌细胞按一定的顺序收缩(心室同步性)。心室肌细胞间也可以通过闰盘电传导，但是闰盘电传导速度慢于正常传导系统，详见心脏生理章节。

传导系统分窦房结、房室结、希氏束(房室束)、左右束支、浦氏纤维网。心室肌细胞与浦氏纤维网间有细胞连接。房间束，即左右心房间有优势传导心房肌束(空间和结构上的)，但无特殊分化的心房肌间传导系统。心脏传导系统的发现顺序为：1839 年，波兰解剖学家浦肯野(Purkinje)发现心室肌心内膜网状传导系统——浦氏纤维网。1893 年，德国病理学家 His 发现房室束(希氏束)。1905 年，日本解剖学家 Tawara 发现房室结。1907 年，英国科学家凯思(Keith)发现窦房结。

房室结是传导系统中发生传导延缓的主要部位，主要的功能：①房室传导的唯一通道(预激或旁道时例外)；②产生房室延搁，保证房室机械收缩的时差，即心房先于心室收缩；③可以过滤过多的心房激动频率。当发生房颤或房扑等快频率房性心动过速时，保证心室率不至于过快，因为相对不应期长，可以产生房室文氏传导；④自主神经系统(植物神经系统)调节房室结的功能，主要为 M 受体和 β_1 受体。交感或迷走兴奋状态可以影响房室结的前向传导功能。药物也可以影响房室结的功能。

二、心律失常的分类

心律失常是指心脏冲动的频率、节律、起源部位、传导速度或激动次序的异常。按其发生原理，心律失常可分为冲动形成异常和冲动传导异常两大类。

(一)冲动形成异常

1. 窦性心律失常

窦性心律失常包括：(1)窦性心动过速；(2)窦性心动过缓；(3)窦性心律不齐；(4)窦性停搏。

2. 异位心律

异位心律包括：

(1)被动性异位心律：①逸搏(房性、房室交界区性、室性)；②逸搏心律(房性、房室交界区性、室性)。

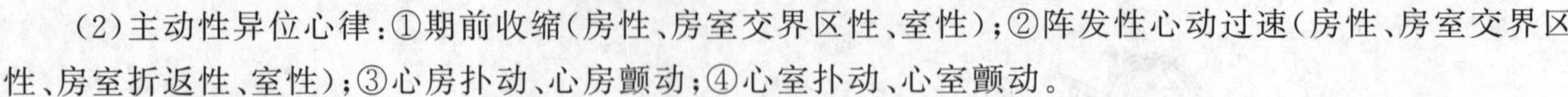

(2)主动性异位心律:①期前收缩(房性、房室交界区性、室性);②阵发性心动过速(房性、房室交界区性、房室折返性、室性);③心房扑动、心房颤动;④心室扑动、心室颤动。

(二)冲动传导异常

(1)生理性冲动传导异常。

(2)病理性冲动传导异常:

①窦房传导阻滞;②房内传导阻滞;③房室传导阻滞;④束支或分支阻滞(左、右束支及左束支分支传导阻滞)或室内阻滞;⑤房室间传导途径异常(预激综合征)。

按照心律失常发生时心率的快慢,可将其分为快速性心律失常与缓慢性心律失常两大类。本章主要依据心律失常发生部位,同时参照心律失常时心率快慢进行分类,对常见心律失常的临床表现、心电图诊断、处理加以讨论。

三、心律失常的机制

心律失常的发生机制包括冲动形成的异常和(或)冲动传导的异常。

(一)冲动形成的异常

窦房结、结间束、冠状窦口附近、房室结的远端和希氏束-浦肯野系统等处的心肌细胞均具有自律性。自主神经系统兴奋性改变或其内在病变,均可导致不适当的冲动发放。此外,原来无自律性的心肌细胞,如心房、心室肌细胞,亦可在病理状态下出现异常自律性,如心肌缺血、药物、电解质紊乱、儿茶酚胺增多等均可导致自律性异常增高而形成各种快速性心律失常。

触发活动(triggered activity)是指心房、心室与希氏束-浦肯野组织在动作电位后产生除极活动,被称为后除极(after depolarization)。若后除极的振幅增高并达到阈值,便可引起反复激动,持续的反复激动即构成快速性心律失常。它可见于局部儿茶酚胺浓度增高、心肌缺血-再灌注损伤、低血钾、高血钙及洋地黄中毒时。

(二)冲动传导异常

折返(reentrant)是快速性心律失常的最常见发生机制,可以是大折返,也可以是微折返。产生折返的基本条件是传导异常,包括:

(1)心脏两个或多个部位的传导性与不应期各不相同,相互连接形成一个闭合环。

(2)其中一条通道发生单向传导阻滞。

(3)另一通道传导缓慢,使原先发生阻滞的通道有足够时间恢复兴奋性。

(4)原先阻滞的通道再次激动,从而完成一次折返激动。

冲动在环内反复循环,产生持续而快速的心律失常。冲动传导至某处心肌,如适逢生理性不应期,可形成生理性阻滞或干扰现象。传导障碍并非由生理性不应期所致者,称为病理性传导阻滞。

四、心律失常的病理生理变化

心律失常可使心脏功能产生变化。心室率增快,主要的影响因素:

(1)过快的心室率,使心肌收缩期和舒张期同时缩短,主要是舒张期缩短,心室的充盈时间减少,心室舒张末期容积减少,故每搏输出量减少,血压下降。

(2)心室率增快，交感神经兴奋，根据 Starling 规则，正性肌力作用增强，心室肌收缩力增强，可增加每搏输出量。

(3)心率增加的幅度范围。

(4)心率增快的性质，如窦性心动过速，房室激动顺序正常，影响最小；其他如室速、QRS 波增宽，心肌收缩顺序变化最大，房室同步性消失，故对心功能影响最大。总之，心动过速的性质，影响房室收缩同步性、心室收缩的同步性以及心房功能，这些都对心功能有很大的影响。心排量为每搏输出量乘以心率，主要看两者哪个因素占主导。例如，患者合并左室增大、心肌病变，如扩张型心肌病，此时正性肌力作用因心肌储备极低，不能增加每搏输出量，故心室率轻微增快(如大于 90 次/分)，即使每搏输出量减少。而心肌储备的正常人，甚至是运动员，在心室率 160 次/分时，心排量仍呈几倍增加。其他影响因素还有病人的年龄、身体状况、药物等。

过慢的心率，可延长舒张期充盈时间，增加每搏输出量，但是这是有一定限度的，这可导致收缩压明显升高。慢心率的性质也有一定影响，这与前面的分析相似。例如，窦性心动过缓影响较小，交界性逸搏次之，室性逸搏的影响则最大。另外，慢心率还有心脏停搏的风险，也是与心动过缓的性质相关的。

期前收缩(早搏)，可使单次心搏舒张期缩短，每搏输出量减少。期前收缩的联律间期长短影响期前收缩这个心搏的每搏输出量，联律间期越长，相对影响越小。另外，期前收缩的数量也是影响因素之一。

房颤，不规律心律，可使 RR 间期不等，对心排血有负性影响，尤其是快室率的房颤，影响更显著。

心律失常与心功能不全有密切关系，在心功能不全的基础上出现心律失常，可使心功能状态进一步恶化，病人的心衰症状，如气促明显加重。长时间的心律失常，可产生心律失常相关的心肌病，表现为心脏增大，收缩功能下降，且表现出一定的可逆性，药物或其他治疗根治了心律失常后，心脏大小功能可恢复正常。

五、心律失常的临床评估

(一)临床症状

心律失常可产生相关症状：主要为心悸，可以是心律不齐、停搏感，或者心跳加快、心悸心慌的症状，以及心律失常所产生的血流动力学症状，包括低血压或脑灌注不足产生的头晕、黑矇、晕厥、休克、阿-斯综合征(Adam-Stroke syndrome，表现为脑供血瞬间减少所致的意识丧失、肢体抽搐)。

(二)体格检查

心律失常的体格检查内容主要是听诊心率与节律。某些特异性体征有助于心律失常的诊断，如完全性房室传导阻滞或房室分离时，可出现心房和心室同时收缩的情况，听诊心音特别响亮，称为大炮音。房颤时，听诊第一心音强弱不等，心律绝对不齐，听诊心率大于脉率。但是总体上，心律失常的诊断主要依靠心电图。

(三)心律失常检测方法

1. 心电图

1905 年，艾因托文(Enthoven)发明了心电图，使人类可以记录心脏的电活动，可以分析心律失常的机制。心电图是一种无创、快捷的记录心脏整体电活动的方法。在多数情况下，心电图是心律失常诊断的唯一方法，也是金标准；是心律失常临床诊断的基础，也是学习心律失常章节最重要的环节。

2. 动态心电图

动态心电图(holter)是使用一种小型便携式记录器，连续记录患者 24 h 的心电图，患者日常工作与

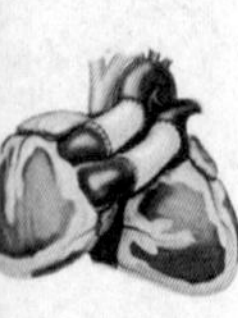

活动均不受限制；可以了解心悸、晕厥等症状的发生是否与心律失常有关，明确心律失常或心肌缺血发作与日常活动的关系以及昼夜分布特征。

3. 运动试验

有些心律失常易在运动时发生，可行运动平板检查，协助诊断。

4. 食道心电图

许多心律失常发生时心电图上 P 波较小，或融合于 ST 段与 T 波处，不易识别。左心房后壁紧邻食管，将食道电极导管置于心房水平时，能记录到清晰且幅度较大的心房电位，可用于少数疑难心律失常的鉴别诊断。同时，食道电极可以进行程序刺激夺获心房，进行心动过速的诱发(图 15-1-1)，进行基本的电生理检查(如窦房结功能、房室结功能检测)，还可以终止室上性心动过速(图 15-1-2)。

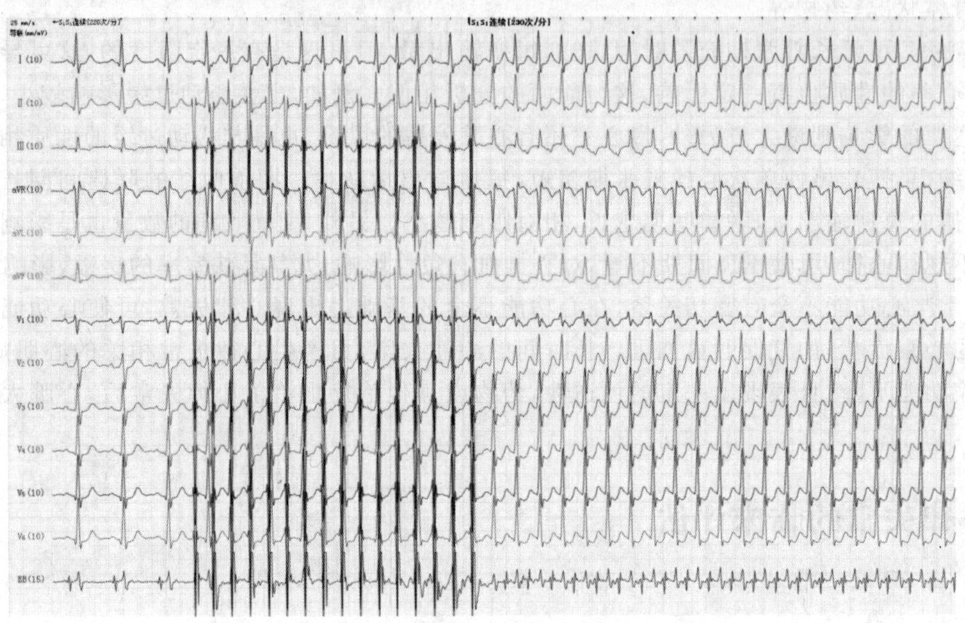

图 15-1-1 (ESO 为食道导联)食道电极刺激诱发心动过速

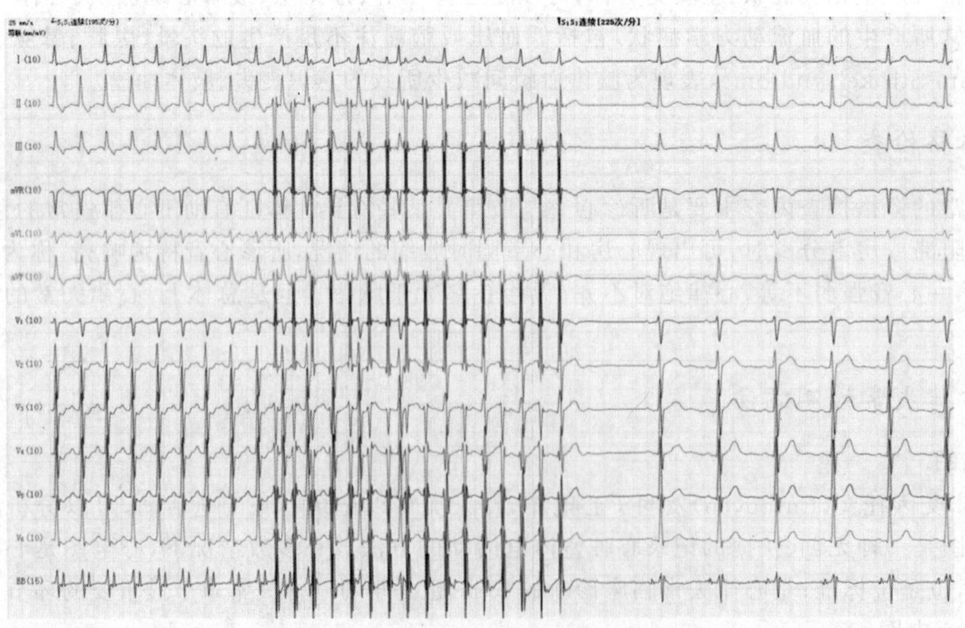

图 15-1-2 食道调搏终止室上性心动过速

5. 心内电生理检查

心腔内电生理检查是将几根多电极导管经静脉或动脉插入，放置在心腔内的不同部位，包括右心房、右心室、希氏束、冠状静脉窦、左心房，以及感兴趣的特殊区域，同时电信号通过多导生理仪同步记录各个部位的电活动。可以应用程序电刺激进行心房、心室快速起搏，测定心脏不同部位的电生理功能，诱发临床相关的心律失常，判断心律失常的性质、机制和起源部位。由于心电图波形的局限性，以及心律失常的复杂性，许多复杂疑难的心电图尚难以明确诊断。某种程度上说，心内电生理检查是诊断心律失常的金标准。

适应证：室上性或室性心动过速反复发作伴有明显症状，药物治疗效果不佳；发作不频繁而难以做出明确诊断；鉴别室上性心动过速伴有室内差异性传导或室性心动过速困难者；进行系列的心电生理-药理学试验以确定药物疗效；心内膜标测确定心动过速的起源部位，并同时进行导管消融。

第二节　窦性心律失常

一、窦性心动过速

正常窦性心律的心率波动于 60～100 次/分。静息下高于 100 次/分，称为窦性心动过速，其主要心电图特点为心率增快，P 波形态仍呈窦性心律特点，Ⅱ、Ⅲ、aVF 导联呈直立，aVR 导联呈负向，Ⅰ、aVL 导联呈正向。出现窦性心动过速时需寻找病因，常见的全身疾病有甲状腺功能亢进症、发热、休克等；心脏的常见病因有心功能不全、不良窦性心动过速等。诊断时主要与不良窦性心动过速鉴别。

二、窦性心动过缓

窦性心律的心率持续低于 50 次/分，称窦性心动过缓。静息心率快慢与平时活动状态相关，存在个体差异。严重的窦性心动过缓，尤其是与活动状态不适应的心动过缓，则为器质性状态。窦房结最重要的功能称为变时性功能，在运动状态下，4 期除极加速，心率明显增快，(220 次－年龄)为常用判断标准。

三、病态窦房结综合征

病态窦房结综合征可表现为：①严重窦性心动过缓；②运动时心率上升不良；③窦房传导阻滞；④窦性停搏；⑤慢快综合征，在持续窦性心动过缓基础上，并发快速性房性心律失常，如房颤、房扑、房速等；⑥快慢综合征，并发房性心律失常，最常见的为阵发性房颤，房颤转复时并发长 RR 间期(图 15-2-1)，出现头晕、黑矇、晕厥症状。病窦综合征的发病机制仍不明确，可能与窦房结和界嵴间纤维化及传导障碍有关。

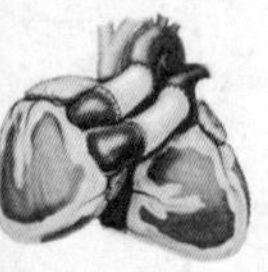

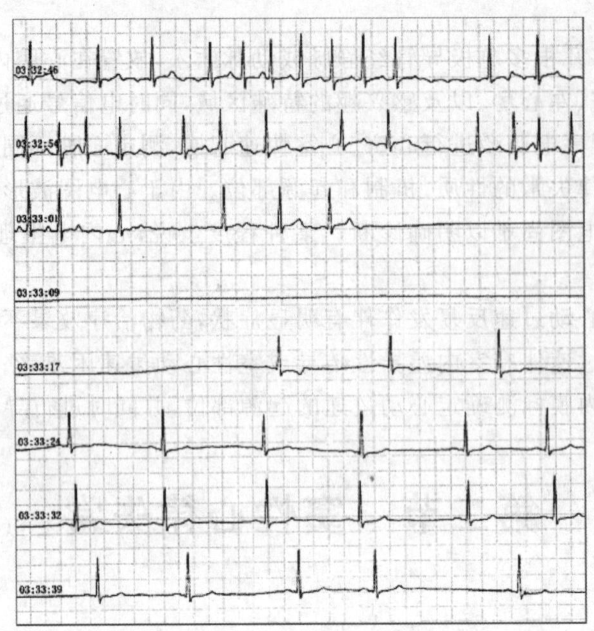

图 15-2-1 房颤转复时长 RR 间期、窦性停搏心电图

第三节 室上性心律失常

一、阵发性室上性心动过速

阵发性室上性心动过速(paroxysmal supraventricular tachycardia)是最常见的急诊心律失常。

临床特点:心悸发作呈突发突止,可自行缓解,或呈持续性。病人多不伴器质性心脏病表现。

心电图特点:窄 QRS 波心动过速,心室率达 120～240 次/分,节律规整,多数情况下,无明显可见 P 波(图 15-3-1)。从发病机制上分为房室结折返型心动过速(atrioventricular nodal reentrant tachycardia),房室折返型心动过速(atrioventricular reentrant tachycardia)以及房速(或房扑)。

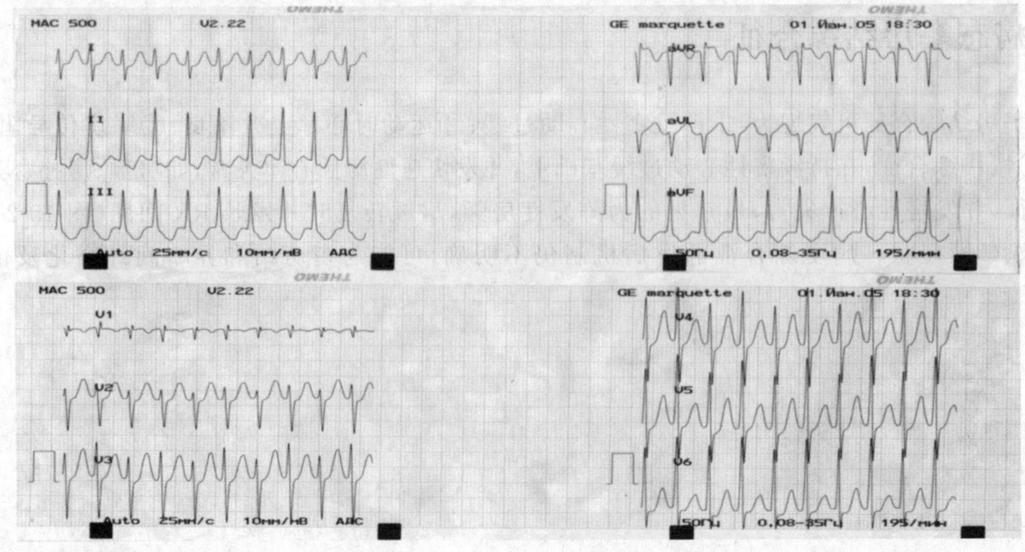

图 15-3-1 室上性心动过速心电图

治疗：病人多呈急性发病，症状明显，需转复窦性心律，可尝试物理刺激迷走神经的方法，如颈动脉窦按摩（取仰卧位，先行右侧，每次 5～10 s，切莫双侧同时按摩）、Valsava 动作（深吸气后屏气，再用力做呼气动作）、诱导恶心、将面部浸泡于冷水内等方法。

药物：腺苷快速静脉推注，国内常用三磷酸腺苷代替（图 15-3-2）。转复率达 90%，半衰期短，主要不良反应为胸痛、呼吸困难、面部潮红，老年人、有哮喘病史者慎用。其他药物：普罗帕酮、维拉帕米等，转复律亦较高。食道调搏终止：进行超速抑制，转复快捷，同时可结合食道心电图进行室上性心动过速的分型诊断。

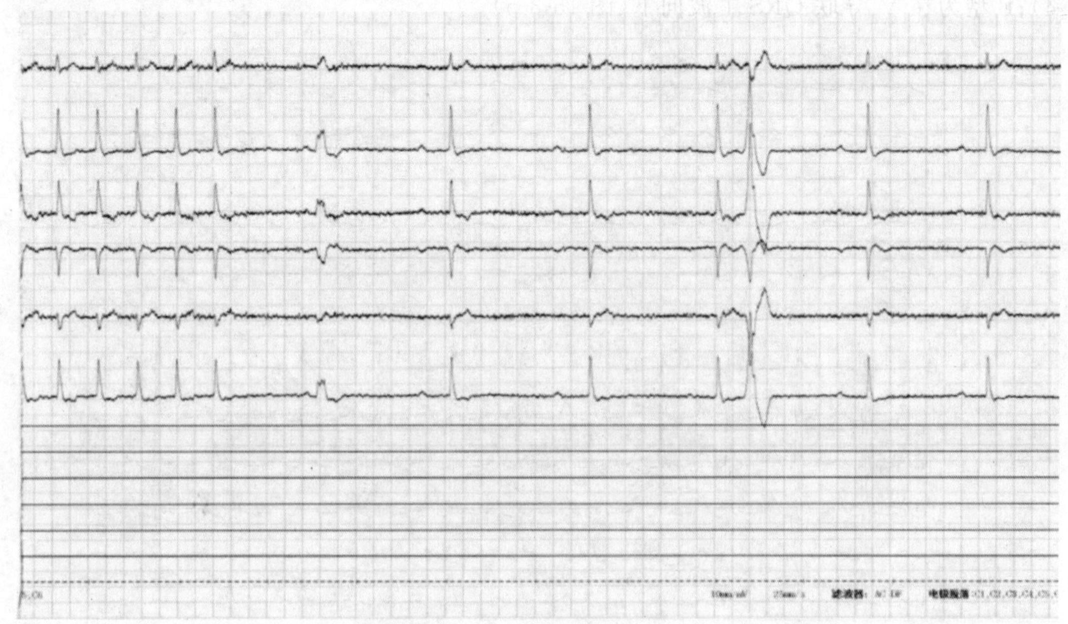

图 15-3-2　ATP 转复心电图

二、预激综合征

1930 年，路易丝·沃夫（Louis Wolff），约翰·帕金森（John Parkinson），保罗·达德利·怀特（Paul Dudley White）发表研究，认为存在一种综合征，心电图表现为 PR 间期小于 0.12 s，QRS 波增宽，并发心动过速，他们称之为预激综合征（preexcitation syndrome，WPW 综合征）

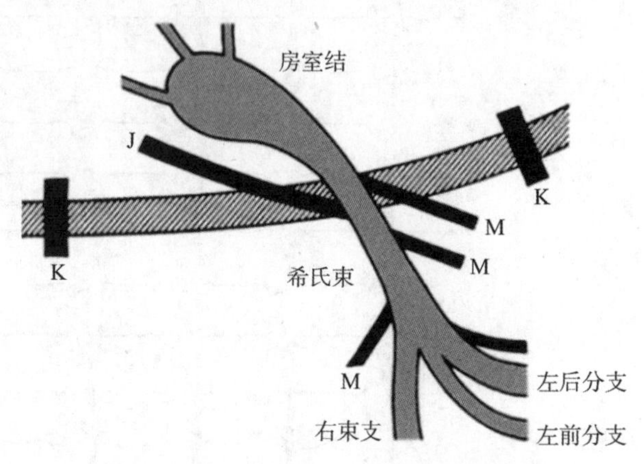

K—Kent 束；J—James 束；M—Mahaim 纤维。

图 15-3-3　房室旁路解剖示意图

心电图特点：表现为 PR 间期小于 0.12 s，QRS 波增宽，可见起始 δ 波，ST-T 呈继发性改变。预激综合征的解剖学基础是，在房室特殊传导组织以外，还存在普通工作心肌细胞组成的肌束。连接心房与心室之间者，称为房室旁路（图 15-3-3），最早由肯特（Kent）发现，故称为肯氏束，多位于房室瓣环附近。还有其他少见的旁路，如房希氏束、结室纤维和分支室纤维。部分房室旁路无房室前传功能，体表心电图无预激波，但是可有室房逆传功能，称隐匿性旁路，也可发作房室折返性心动过速。

预激心电图加上有心动过速或晕厥症状，即可诊断预激综合征。如果有预激心电图但无相关症状，则称无症状预激。人群研究显示，预激综合征发生率平均为1‰～3‰，年猝死发生率约为1.5‰。多数预激综合征病人无明显症状，并发心动过速者随年龄增长而增加。心动过速80％为房室折返性心动过速，15％～30％为心房颤动。频率过快的心动过速（主要是持续性房颤），可恶化为心室颤动或导致心功能不全。研究显示，房室旁道前传不应期短于220 ms且合并多旁道者猝死发生率明显增加。

WPW综合征根据心前区导联不同的QRS波形态，可分成两型：A型为胸前导联QRS主波均向上（图15-3-4）；B型为在 V_1 导联QRS主波向下（图15-3-5）。

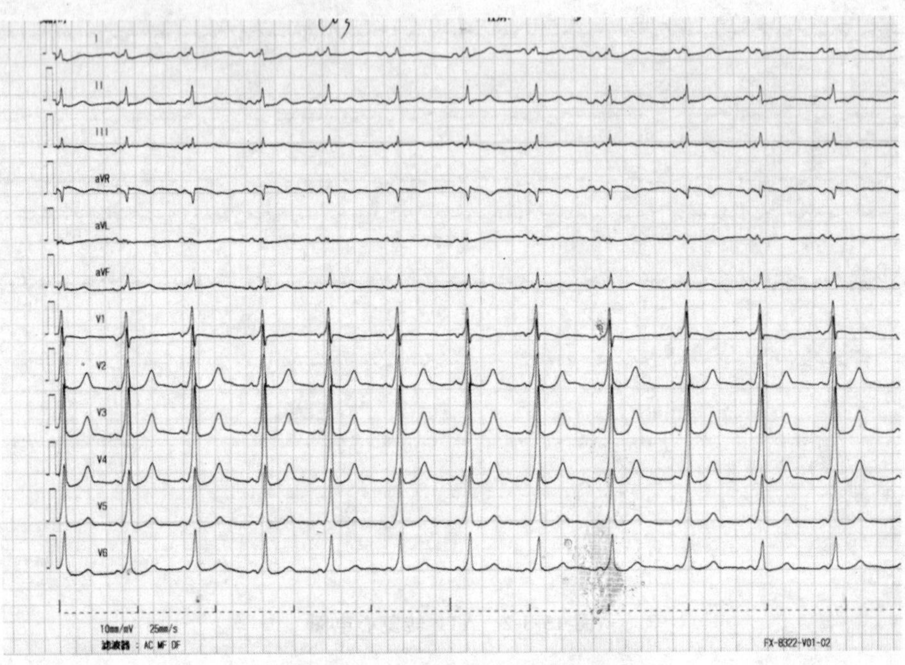

图15-3-4　A型预激综合征心电图

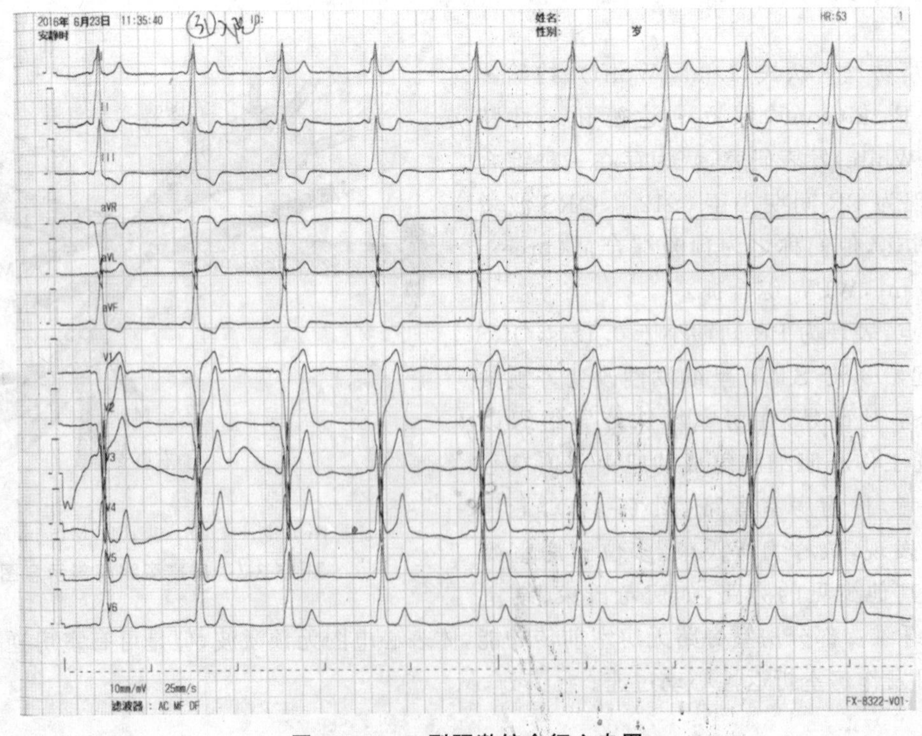

图15-3-5　B型预激综合征心电图

预激综合征合并心动过速的机制，主要为房室旁道前传或逆传以及房室结前传或逆传，形成折返。房室旁道逆传形成心房回波，可增加房颤发生机会。

预激综合征遇下列情况，应行心内电生理检查：①协助确定诊断；②确定旁路位置与数目；③确定旁路在心动过速发作时是直接参与构成折返回路的一部分或仅作为“旁观者”；④了解心房颤动或扑动发作时最高的心室率；⑤对药物、导管消融、外科手术等治疗效果做出评价。

治疗：对于无心动过速发作或偶有发作，但症状轻微的预激综合征患者的治疗目前仍存在争议。若心动过速发作频繁伴有明显症状，应予治疗，包括药物及导管消融术。若预激综合征患者发作房室折返性心动过速（顺向型或逆向型），可按阵发性室上性心动过速处理。若预激综合征合并房扑或房颤，常伴有晕厥及低血压状态，应立即电复律。药物宜用延长房室旁路不应期的药物，如普罗帕酮、胺碘酮。禁用减慢房室结传导药物，如洋地黄类药物、维拉帕米等，如果房颤的心室率已很快，静脉注射此类药物可能诱发室颤。

经导管消融术为根治预激综合征的首选，成功率达90%以上。适应证包括：心动过速频繁发作者；合并房颤或房扑，旁路前向传导不应期短于250 ms。若患者暂无条件行消融治疗，则可服用药物预防心动过速发作，如β受体阻滞剂、维拉帕米、普罗帕酮或胺碘酮。

第四节　房性心律失常

一、房性期前收缩

房性期前收缩（atrial premature beats）简称房早，是指起源于窦房结以外心房的任何部位的心房激动。

临床表现：主要为心悸，自觉停跳感，偶有胸闷、乏力症状；多见于老年人，年轻人中也可见；可合并器质性心脏病，如冠心病、肺心病，也可无合并明显器质性心脏病；频发房早，也可并发其他房性心律失常，如房速、房颤等。

心电图特点：房性期前收缩的P波提前发生，与窦性P波形态不同，其后的下传的QRS波形态通常正常，较早发生的房早后面有时可出现宽大畸形的QRS波（图15-4-1），称室内差异性传导。更提前出现的房早也可进入房室结相对不应期，导致其后的PR间期延长，或者进入房室结不应期，其后无QRS波，称房早未下传。多数房早P波落于前一个心搏的T波上，注意比较各个心搏的T波形态变化，这对正确诊断极为重要。

治疗：房性期前收缩通常无须治疗，如患者有明显症状，可予药物治疗。避免诱发因素，如吸烟、饮酒、咖啡。药物治疗可选用普罗帕酮、β受体阻滞剂等。

二、房性心动过速

房性心动过速（atrial tachycardia）简称房速，指起源于心房，且无须房室结参与维持的心动过速。部分房速发作持续时间大于50%心搏，称无休止性房速；多见于心脏外科术后、房颤射频消融术后、洋地黄中毒、慢性肺部疾病、呼吸衰竭，也可见于无明显器质性心脏病患者中。从心动过速机制分类，房性心动过速可分为局灶性房速、大折返房速、局灶折返房速。

临床症状与心动过速的心室率、心动过速持续时间，以及基础心功能状态等相关。无休止性房速且

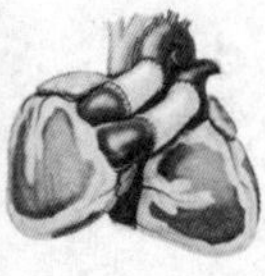

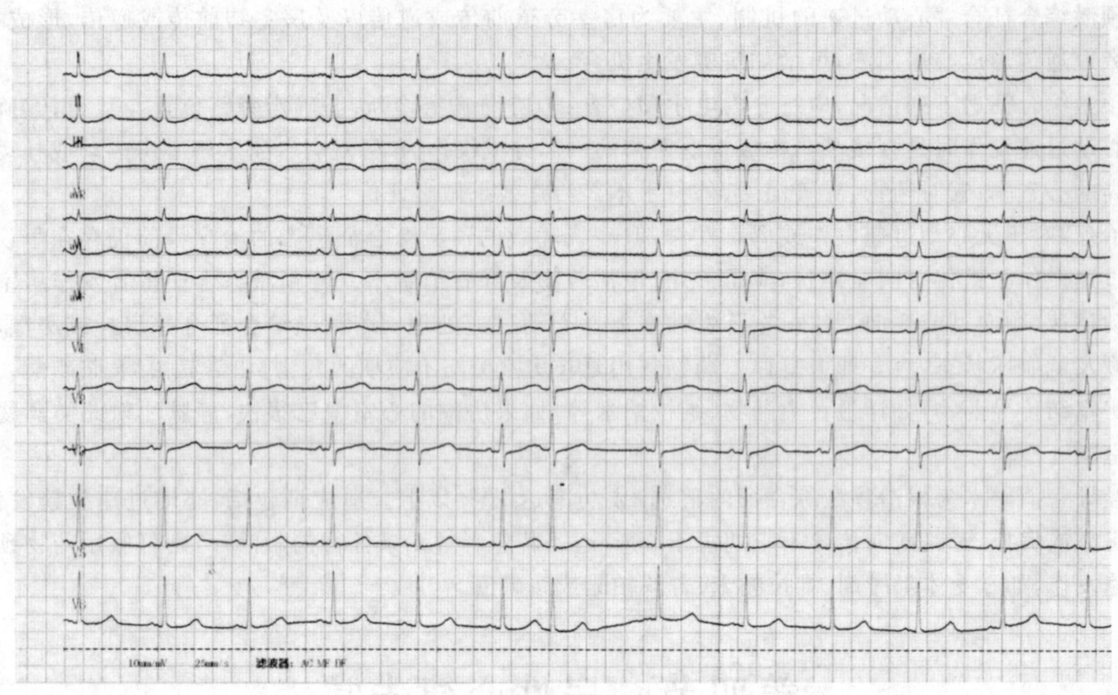

图 15-4-1 房性期前收缩

伴快室率者，可出现心功能不全的症状。

心电图：心房频率通常为 150～200 次/分，P 波形态与窦性者不同，常出现 PR 间期延长或房室文氏传导(图 15-4-2)。由房速时 P 波形态可初步判定房速的起源部位。多源性房速，也称紊乱性房速，多见于严重肺部疾病，心电图可见多种形态 P 波，心房率为 100～150 次/分，多数可下传心室，易发展为房颤。

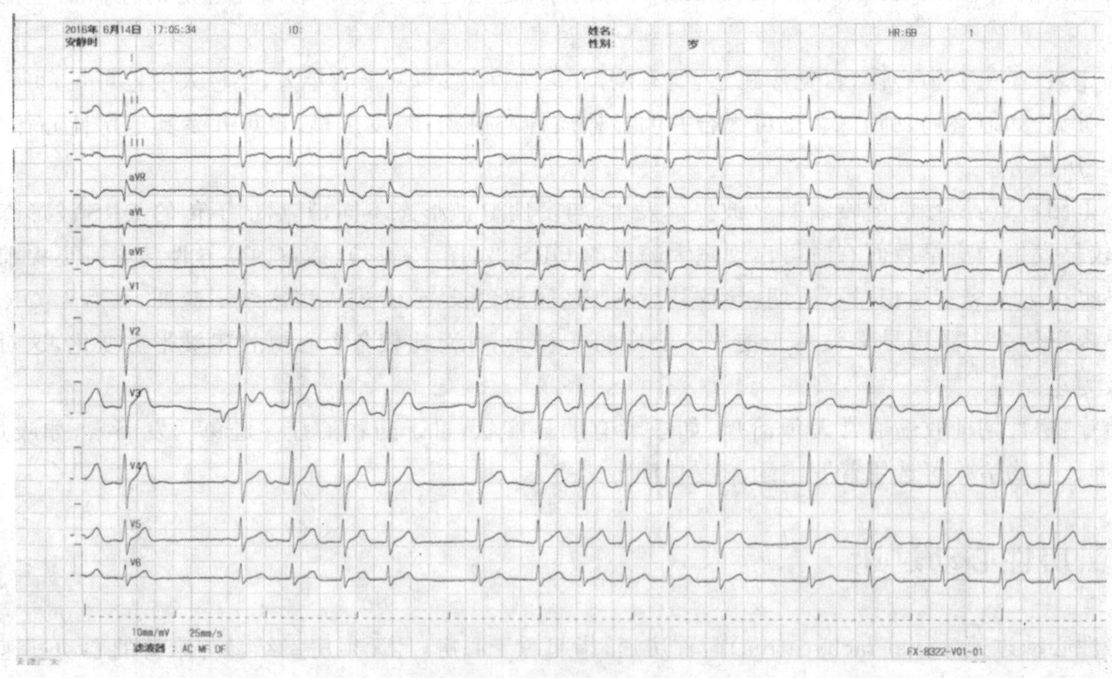

图 15-4-2 房性心动过速

治疗：房性心动过速的处理主要取决于心室率的快慢及患者的血流动力学情况。若心室率不太快且无严重的血流动力学障碍，则无须紧急处理；若心室率达 140 次/分以上，或临床上有严重的心功能不全表现，应进行紧急治疗：

(1)寻找病因，如纠正电解质紊乱、低氧血症、酸中毒等。

(2)控制心室率，可选用洋地黄、β受体阻滞剂、维拉帕米、硫氮唑酮等。

(3)转复窦性心律，可选用 $Ⅰ_A$ 类、$Ⅰ_C$ 类、Ⅲ类抗心律失常药。

(4)射频消融术。

三、心房扑动

心房扑动(atrial flutter)简称房扑，是介于房速和心房颤动之间的心律失常，频率达 250～300 次/分，多见于伴有器质性心脏病的患者中，包括风湿性心脏病、冠心病、高血压性心脏病、心肌病等。其他病因有甲状腺功能亢进、酒精中毒等。主要发病机制为心房内大折返，折返的病因为解剖或功能性电生理峡部形成，外科手术、心房纤维化、心房炎症等为直接病因。

心电图特点：心房活动呈现规律的锯齿状扑动波，称 F 波，扑动波之间的等电线消失，在Ⅱ、Ⅲ、aVF 或 V_1 导联最为明显(图 15-4-3)。典型的房扑频率为 250～300 次/分。心室率规则或不规则，取决于房室传导比例是否恒定。QRS 波形态正常，当出现室内差异性传导、原先有束支阻滞或经房室旁路下传时，QRS 波增宽，形态异常。

临床表现：患者的症状主要与房扑的心室率相关，心室率不快时，患者可无明显症状；如伴有快速的心室率，可诱发心功能不全。房扑患者也易形成心房血栓，进而引起脑栓塞及体循环栓塞。房扑多较稳定，亦可转化为房颤。

治疗：

(1)药物：减慢心室率的药物包括β受体阻滞剂、钙通道阻滞剂(维拉帕米、地尔硫卓)或洋地黄类制剂。转复房扑的药物包括 $Ⅰ_A$ 类或 $Ⅰ_C$ 类抗心律失常药物，以及Ⅲ类抗心律失常药。若房扑合并冠心病、心功能不全，应选用胺碘酮。持续性房扑可增加血栓栓塞风险，应予以抗凝治疗(同房颤)。

(2)非药物：直流电复律是终止房扑的有效方法，低能量(双向 50 J)便可迅速转复。择期转复病人，需行经食道心脏彩超检查以排除左心房血栓。转复后需抗凝治疗四周。

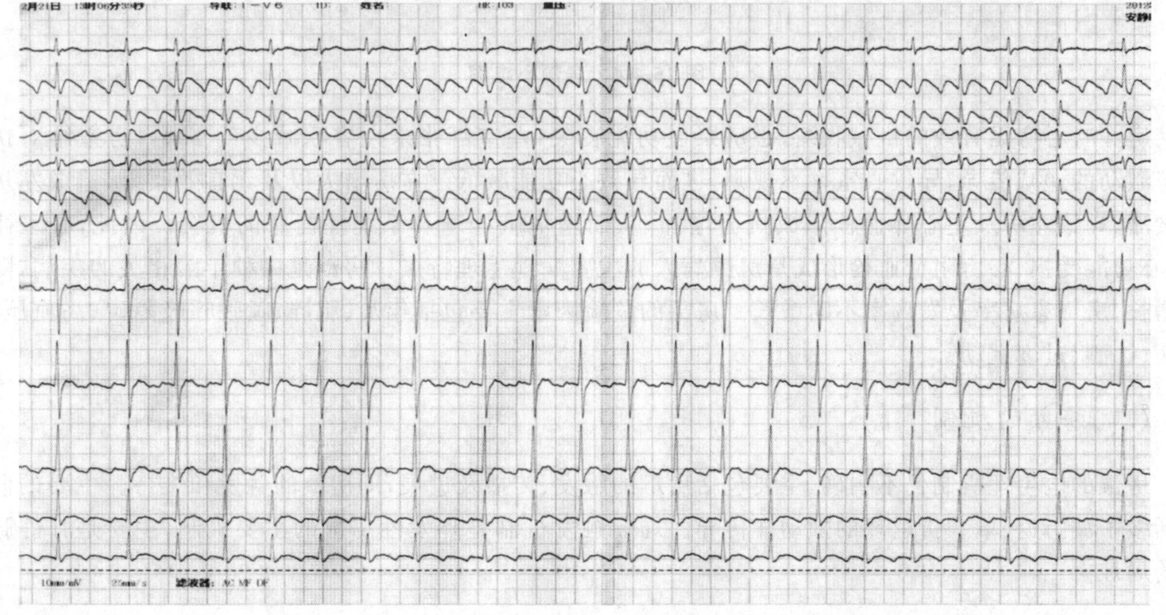

图 15-4-3　房扑心电图

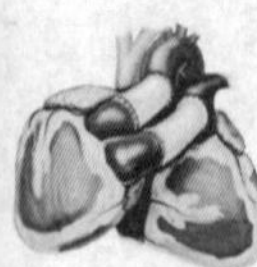

四、心房颤动

(一)房颤概念

心房颤动(atrial fibrillation,AF)简称房颤,是常见的心律失常,是指规律有序的心房电活动丧失,代之以快速无序的颤动波,体表心电图无可见分离的P波(图15-4-4),是严重的心房电活动紊乱。

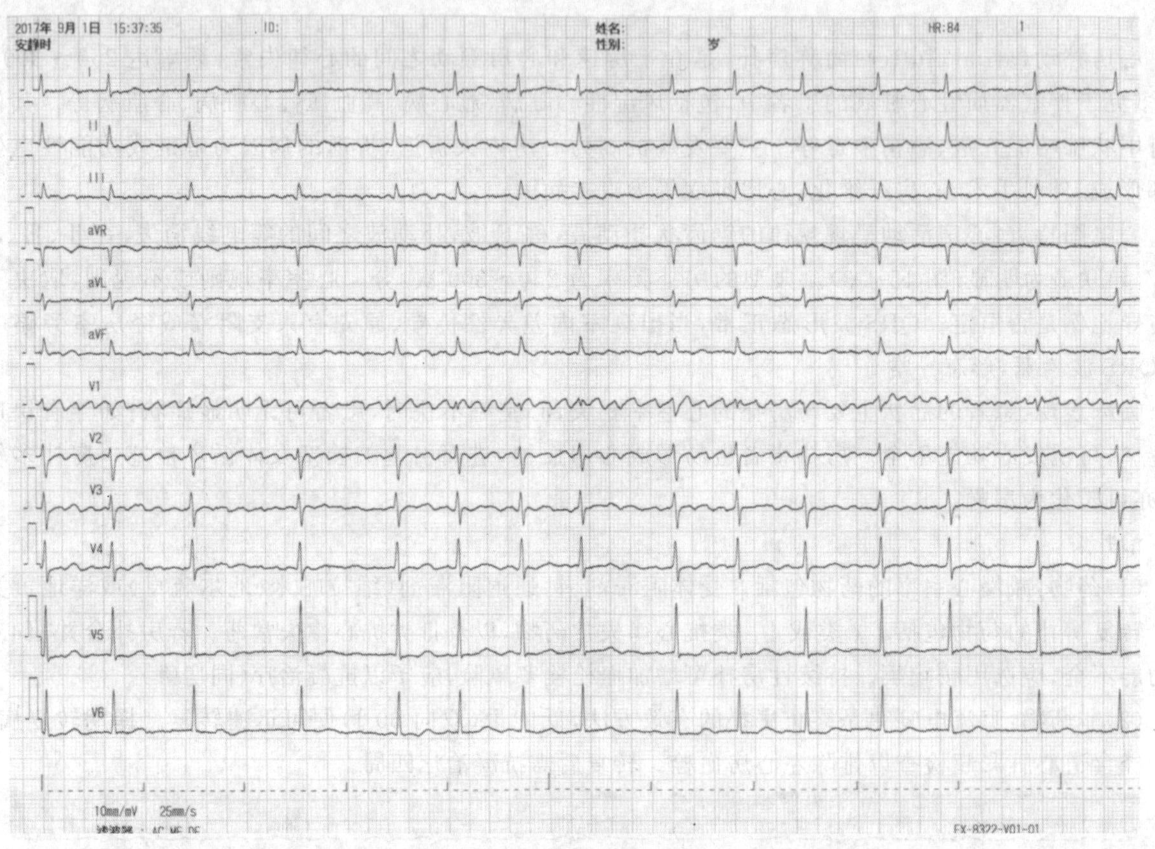

图15-4-4 房颤心电图

房颤时心房无有效的机械收缩,心房泵血功能丧失,左室舒张末期容积减少约20%;房室结对快速心房激动的递减传导,导致心室率不规则,进而导致心功能减低。左房增大以及无有效收缩,造成左房血流淤滞,导致左房及左心耳血栓形成机会增加,从而增加脑栓塞及系统性栓塞的机会。因此,心室律紊乱、心功能受损、心房附壁血栓形成是房颤病人的主要病理生理特点。房颤是一种年龄相关的疾病,随年龄增长,房颤患病率及发病率不断增长。房颤的危险因素主要包括年龄、肥胖、睡眠呼吸障碍、高血压、糖尿病、饮酒、过度运动。

(二)房颤的机制

房颤的电生理机制仍不明确,主要包括房颤的触发、传播及进展,即房颤的触发和维持。主要的假说包括多子波折返、单一折返环的颤动样传导。局灶触发机制是阵发性房颤的主要机制,主要是肺静脉肌袖的局灶。

（三）房颤的病因

房颤的发作呈阵发性或持续性，可见于正常人，可在情绪激动、手术后（尤其是胸部手术）、运动或大量饮酒后发生。心脏与肺部疾病患者发生急性缺氧、高碳酸血症、代谢或血流动力学紊乱时可出现房颤。器质性心脏病、左房增大者易并发房颤。房颤亦可发生在无明显器质性心脏病；部分房颤发生于病窦综合征患者中。

（四）房颤的分型

按发作特点及病程，房颤分为：

(1)阵发性房颤(paroxysmal AF)，房颤发作时，自发或治疗后在7天内转复为窦性心律。

(2)持续性房颤(persistent AF)，房颤发作持续超过7天。

(3)长程持续性房颤(long-standing persistent AF)，房颤持续超过1年，患者有可能转复。

(4)永久性房颤(permanent AF)，房颤持续超过1年，患者无转复为窦性心律可能或放弃转复。

（五）临床表现

房颤症状轻重受心室率快慢的影响。心室率超过150次/分时，患者可发生心功能不全表现。心室率不快时，患者可无明显自觉症状。24 h平均心室率可反映心室率的水平。同时房颤症状轻重也与是否合并器质性心脏病相关。如合并阵发性房颤转律后长间歇，称快-慢综合征，可出现头晕、黑矇、晕厥症状。房颤合并预激综合征，房室旁道前传不应期短，心室率快，可出现低血压、休克，若转变为室颤，则可发生心源性猝死。

非瓣膜病性房颤患者发生脑卒中的机会较无房颤者高出5～7倍，也可并发体循环栓塞。房颤合并二尖瓣狭窄时，脑栓塞的机会则更高。血栓多来源于左心耳，少数来源于左心房壁。

心脏听诊：第一心音强弱不等，心律极不规则。当心室率较快时，心率大于脉率，称短绌脉，原因为心室搏动过弱，血压较低，因动脉血压波太小，未能传导至外周动脉。

偶尔出现房颤患者心室率规则的现象，可见于以下原因：①转复为窦性心律；②转变为房扑；③发生室速或交界区性心动过速；④出现完全性房室传导阻滞。

心电图表现：(1)P波消失，代之以小而不规则的基线波动，形态与振幅均变化不定，称为F波，频率为350～600次/分；(2)心室率极不规则，房颤未接受药物治疗、房室传导正常者，心室率通常在100～160次/分。多种因素可影响房颤时的心室频率，如药物、运动、发热、甲状腺功能亢进等可缩短房室结不应期，使心室率加速，而洋地黄、钙通道阻滞剂、β受体阻滞剂延长房室结不应期，减慢心室率；(3)QRS波形态通常正常，若合并室内差异性传导，QRS波增宽。

（六）治疗

1. 抗凝治疗

房颤合并中或重度二尖瓣狭窄，栓塞风险高，需行华法林抗凝治疗。对于非瓣膜病房颤，需使用CHA2DS2-VASc评分法对患者进行栓塞危险分层。CHA2DS2-VASc评分法：心力衰竭(cardiac failure，1分)，高血压(hypertension，1分)，年龄(age，65～74岁1分，≥75岁2分)，糖尿病(diabetes，1分)，血栓栓塞史或短暂性脑缺血发作(stroke，2分)，性别(女性，1分)，合并冠心病或外周血管病(vascular disease，1分)。CHA2DS2-VASc评分≥2分的患者发生血栓栓塞危险性较高，应该接受抗凝治疗。CHA2DS2-VASc评分=1分的患者可考虑抗凝治疗。CHA2DS2-VASc评分=0的患者无须抗凝治疗。房颤持续不超过24 h，复律前无须抗凝治疗。否则在复律前须行抗凝治疗3周，或行经食道心脏超声排

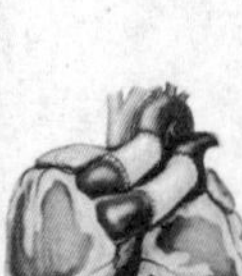

除左心房血栓。转律后，仍须行抗凝治疗4周。抗凝治疗可用皮下低分子肝素。若用传统口服抗凝剂华法林，需监测血浆凝血酶原时间，且国际标准化比值(INR)维持在2.0～3.0，能安全有效预防脑卒中发生。新型非维生素K口服抗凝剂，阻滞因子Ⅹa(利伐沙班)、因子Ⅱa(达吡加群酯)，临床实验显示其预防脑卒中疗效不劣于华法林，出血尤其是危及生命的出血风险明显减低，服用方便，量效关系稳定，已应用于临床。出血是抗凝治疗的主要不良反应，需综合评估抗凝治疗益处，以及患者出血风险、患者治疗依从性等，慎重选持治疗方案。近年，也出现了预防房颤血栓的其他治疗方法，如经皮左心耳封堵术、小切口左心耳结扎术等，适用于存在抗凝禁忌的房颤患者，远期疗效仍待进一步评价。

2. 转复并维持窦性心律

房颤转复为窦律，主要方法：药物转复、电转复及导管消融治疗。I_A类(奎尼丁、普鲁卡因胺)、I_C类(普罗帕酮)或Ⅲ类(胺碘酮)抗心律失常药均可能转复房颤。胺碘酮致心律失常发生率最低，是目前常用的维持窦性心律药物，特别适用于合并器质性心脏病患者。药物无效时，可考虑电复律。如果出现房颤相关的急性心力衰竭或低血压休克，则有紧急电复律适应证。复律成功与否及复律后是否维持窦性心律，与房颤持续时间、左心房大小、年龄等相关。近年来，导管消融治疗房颤成为房颤重要的治疗方法，阵发性房颤成功率较高，已成为药物治疗无效且有明显症状的房颤治疗的首选。持续性房颤则疗效欠佳，但是部分早期持续性房颤(房颤持续短于3个月)则效果较好。此外，外科消融，甚至内外科联合消融方法，也在部分房颤病人中进行。

3. 控制心室率

部分临床研究显示，持续性房颤选择减慢心室率药物，同时进行抗凝治疗，远期预后与维持窦性心律治疗并无显著差异，且治疗更简便，尤其适用于部分老年患者。控制心室率药物包括洋地黄类药物、β受体阻滞剂和钙通道阻滞剂。长期用药需注意药物不良反应，如洋地黄中毒、低血压等。目标心室率应根据个体病情决定，尤其是器质性心脏病房颤者。部分长期药物不能控制的快室率房颤，可导致房颤性心肌病，心室增大，心功能不断恶化，可行房室结消融术，同时安置永久起搏器，尤其是希氏束旁起搏，可明显缓解症状，取得良好疗效。对于房颤合并慢室率或长RR间期且伴明显症状者，也可考虑植入起搏器治疗。

第五节　室性心律失常

一、室性期前收缩

(一)概念

室性期前收缩(premature ventricular beats)简称室早，是一种常见的心律失常，指希氏束分叉以下部位发生的提前使心肌除极的心搏。

病因：正常人与心脏病患者均可发生室早。室早数量多少与是否合并器质性心脏病并不相关。

临床表现：可有心悸症状，类似电梯快速升降的失重感或代偿间歇后有力的心脏搏动，有时可有胸闷症状，但是症状程度与室早频发程度并不相关。听诊时，室早提前出现，其后有较长的代偿间歇，室早的第二心音强度减弱，外周桡动脉搏动可减弱或消失。

(二)心电图特征

(1)提前出现的QRS波，时限通常超过0.12 s，宽大畸形，ST段与T波的方向与QRS主波方向相反。

(2)室早与其前面的窦性搏动之间期称配对间期。

(3)室早很少能逆传心房,故窦房结冲动发放节律未受干扰,室早后代偿间歇完全,即包含室早在内的前后两个下传的窦性搏动之间歇,等于两个窦性 RR 间期之和。如果室早恰巧插入两个窦性搏动之间,不产生室早后停顿,称插入性或间位性室早。

(4)室早可孤立或规律出现。二联律指每个窦性搏动后跟随一个室早,三联律指每两个正常搏动后出现一个室早。连续发生两个室早,称成对室早。连续三个或三个以上室性期前收缩称室速。多个室早且形态相同,称单形性室早;多个室早而形态不同者,称多形性或多源性室早(图 15-5-1)。

(5)室性并行心律。室性异位搏动点规律地自行发放冲动,并能防止窦性冲动进入,存在保护性传入阻滞。心电图上表现:异位室性搏动的配对间期不恒定;长的两个异位搏动之间期是最短的两个异位搏动间期的整倍数;当主导心律(窦性心律)的冲动下传与心室异位起搏点的冲动几乎同时抵达心室时,可产生室性融合波,其形态介于以上两种 QRS 波形态之间。

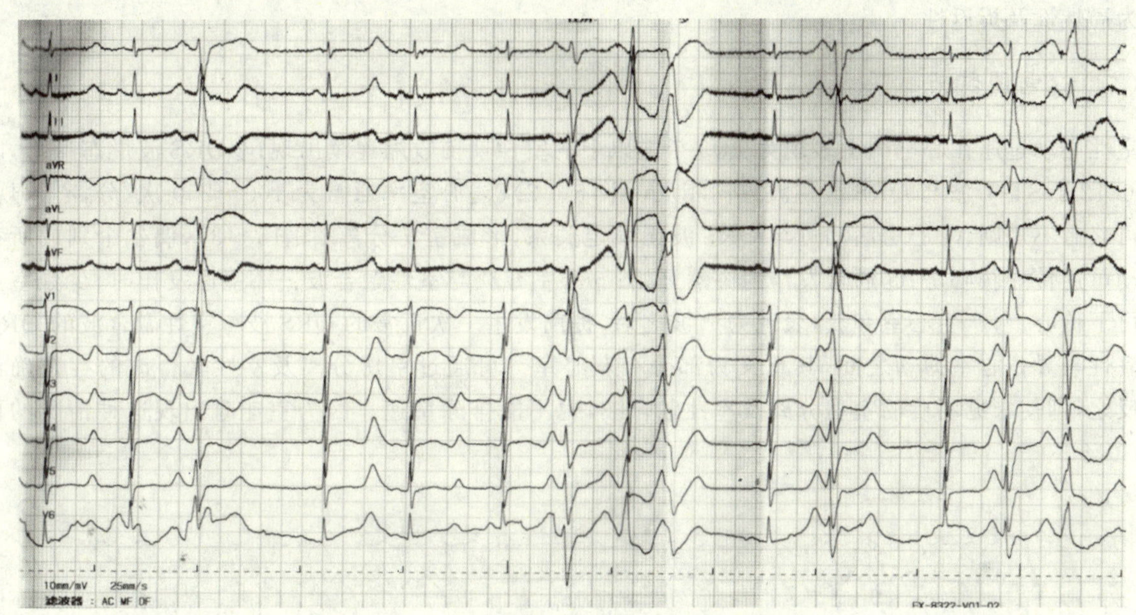

图 15-5-1 连发室早,长 QT 间期,多形性室早

(三)治疗

首先应评估室早的数量、室早的形态及多样性,评估是否合并器质性心脏病,然后结合患者的症状及严重程度决定治疗方案。

1. 无器质性心脏病

一般情况下,室早并不增加心源性猝死风险,如无明显自觉症状,室早数量不多,则无须治疗。如症状明显,则应避免诱发因素,如吸烟、咖啡、浓茶等,可选用β受体阻滞剂、普罗帕酮等。部分病人,室早数量超过 10%或达 10000 次/天,药物治疗无效,形态呈单源性,则可行射频消融治疗,成功率高,并发症率低,也是有效的治疗方法。

2. 急性心肌缺血

急性心肌梗死发病 24 h 内,患者发生原发性室颤机会大。Lown 分级显示,以下情况为猝死高危:频发室早(>5 次/分);多源性室早;成对或连续出现的室早;室早落在前一个心搏的 T 波上(R-on-T)。

3. 慢性心脏病变

慢性心功能不全,左心室增大,EF<30%,则易发生心源性猝死。室早在合并低钾血症,QT 间期延

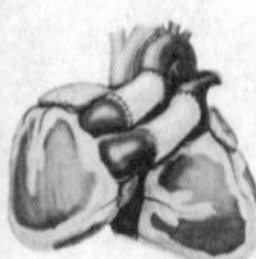

长时，易诱发室颤。β受体阻滞剂减少室早疗效不明显，但可减少心衰患者猝死发生率。胺碘酮并不增加猝死发生。其余抗心律失常药物，应用于室早时均存在致心律失常作用，多数情况下并不选用。

二、室性心动过速

(一)概念

室性心动过速(ventricular tachycardia)简称室速，指起源于希氏束以下的连续三个或三个以上的心搏。按发作特点分为：非持续性室速(nonsustained ventricular tachycardia，NSVT)，持续少于 30 s；持续性室速，持续超过 30 s，或出现血流动力学改变，如黑矇、晕厥等。室速持续超过全天总心搏 50%者，称无休止性室速。按形态可分为：单形性室速和多形性室速。不伴器质性心脏病的室速，据室速起源部位，可分为：希浦氏系统起源、心室流出道起源、二尖瓣或三尖瓣瓣环起源、乳头肌起源、心外膜起源。电生理机制可为局灶性及折返性。

(二)心电图特点

室性心动过速在心电图上表现为：①3 个或以上的室性期前收缩连续出现；②QRS 波形态畸形，时限超过 0.12 s，ST-T 波与 QRS 波主波方向相反(图 15-5-2)；③心室率通常为 100～250 次/分，心律规则，但亦可略有不规则；④心房活动可与 QRS 波无固定关系，形成室房分离(图 15-5-3)，偶尔个别或所有心室激动可逆传夺获心房；⑤通常发作为突然开始；⑥心室夺获与室性融合波——室速发作时，少数室上性冲动可下传心室，产生心室夺获，表现为 P 波之后，提前发生一次正常的 QRS 波。室性融合波的 QRS 波介于窦性与异位心室搏动之间，其意义为部分夺获心室。可通过室房分离及室性融合波的存在确诊室速。反之，即使未见明确的室房分离及室性融合波，也不能排除室速。因为室速时出现这种情况的可能性约 30%。

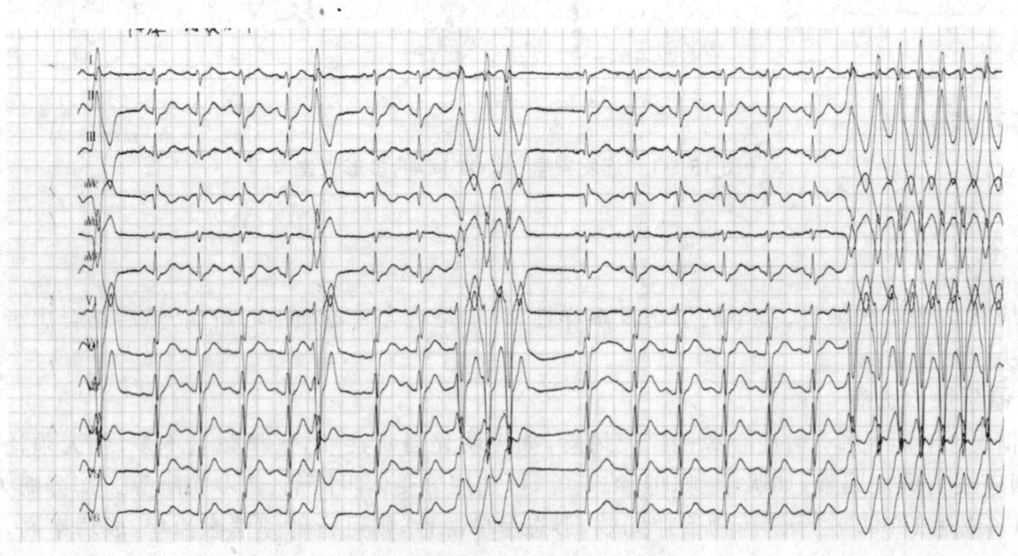

图 15-5-2 室性心动过速心电图

心电图表现为宽 QRS 波心动过速，频率多大于 120 次/分，起始两个心搏形态可不完全相同。据 QRS 波形态，可大致判断室速起源，如呈完全性左束支阻滞图形(V_1、V_2 导联呈 rS 型，V_5、V_6 导联呈 R 型)，则为起源于右室室速；如呈完全性右束支阻滞图形(V_1 导联呈 R 型或 qR 型，V_5、V_6 导联呈 RS 型)，则起源于左室。

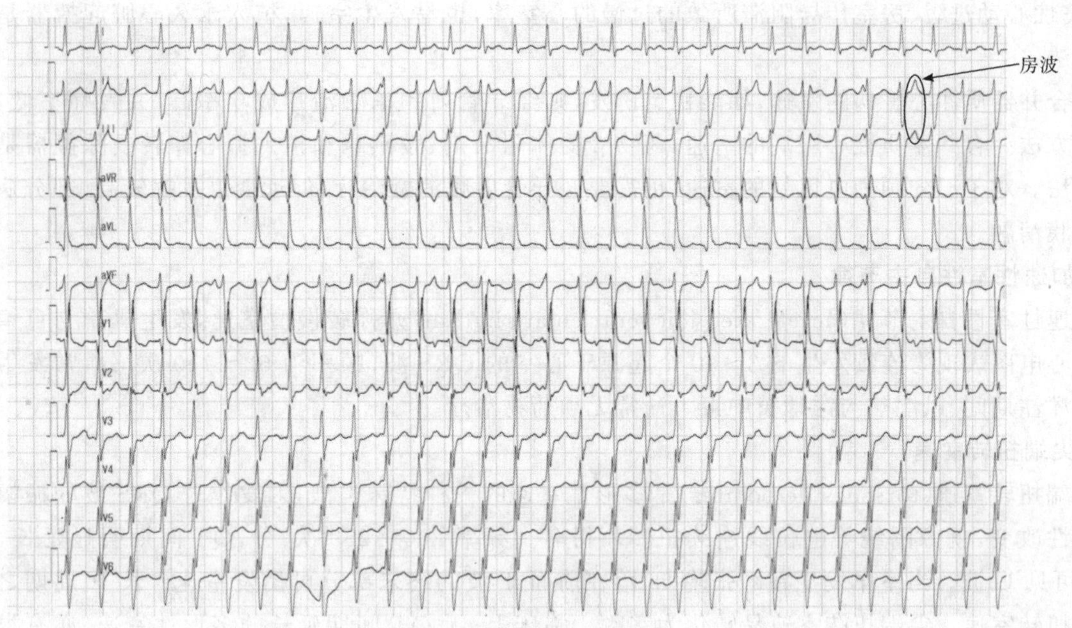

图 15-5-3　室速室房分离

宽 QRS 波心动过速仅 80%是室速，其他情况包括：室上性心动过速伴室内差异性传导、预激前传相关室上速（逆向型房室折返或房速、房扑伴预激前传）、室上性心动过速伴室内阻滞等，需注意鉴别。以下情况支持室速：室性融合波、心室夺获、室房分离、全部心前区导联 QRS 波主波方向呈同向性（即全部向上或向下）。以下情况支持室上速：每次心动过速均由期前发生的 P 波开始；P 波与 QRS 波相关，常呈 1∶1房室比例；刺激迷走神经可减慢或终止心动过速。如果诊断依据不足，临床可先按室速处理。

（三）临床表现

室速的频率、持续时间、基础心功能情况，决定了室速的临床症状：可呈短阵心悸、胸闷，也可呈现头晕、黑矇、晕厥。伴器质性心脏病的室速，常见于冠心病心梗后、扩张型心肌病、肥厚型心肌病、致心律失常型右室心肌病以及基础左室射血分数低，室速是猝死的前驱表现。低钾血症、QT 间期延长均是其诱发因素之一。

（四）治疗

1. 一般原则

有器质性心脏病或有明确诱因者需要给予针对性的治疗。无器质性心脏病患者，发生非持续性短暂室速，如无症状或血流动力学影响，处理原则与室早相同；若为持续性室速发作，无论有无器质性心脏病，均应给予治疗。长期用药目前除 β 受体阻滞剂、胺碘酮以外，尚未能证实其他的抗心律失常药物能降低心脏性猝死的发生率。抗心律失常药物本身亦会导致心律失常（抗心律失常药物的致心律失常作用）。

2. 终止室速发作

室速患者如血流动力学尚稳定，可先予药物治疗，无器质性心脏病患者，可予普罗帕酮静推，其他如利多卡因、胺碘酮。希浦氏系统起源室速，予维拉帕米可有较高转复成功率。如已发生低血压、休克、心力衰竭等，应迅速行同步电复律治疗。如室速顽固性发作，也可经静脉插入电极导管至右室，应用超速起搏终止室速，但是存在起搏时心率加快的可能，室速可恶化成室扑或室颤。

3. 预防复发

部分可逆的诱发因素，如心肌缺血、低血压、低钾血症等，应尽量避免。药物或其他因素所致长 QT

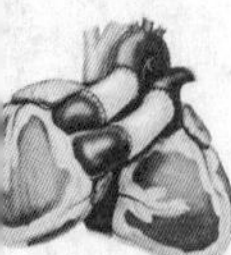

间期，窦性心动过缓、房室传导阻滞所致的过慢的心室率，也易发生室速，植入永久心脏起搏器是有效的治疗方法。

不合并器质性心脏病的室速，如能稳定诱发，则经导管射频消融治疗成功率高，并发症率低，是首选的治疗方法。合并器质性心脏病的室速，药物β受体阻滞剂、胺碘酮和植入型心律转复除颤器是有效的治疗方法。对于部分顽固电风暴的室速，仍需要经导管射频消融治疗，但远期复发率较高，部分病人需结合心外膜消融。

4.加速性室性自主节律

加速性室性自主节律(accelerated idioventricular rhythm)亦称缓慢型室速，发生机制与自律性增加有关。心电图表现为连续发生的3～10个起源于心室的QRS波，频率为60～110次/分，常发生于急性心梗再灌注期间、风湿热与洋地黄中毒。通常无须药物治疗。

5.尖端扭转室速

尖端扭转室速(torsades de pointes)是多形性室速的一种特殊类型，因发作时QRS波的振幅与波峰呈周期性改变，就像围绕等电位线连续扭转而得名。频率200～250次/分，QT间期明显延长，常大于0.5 s，可见U波。当室早发生在舒张晚期，落在前面T波的终末部分可诱发室速。长-短周期之后易引发尖端扭转室速。尖端扭转室速易转化为室颤。临床上，无QT间期延长的多形性室速，亦有类似尖端扭转的形态变化，但并非真正的尖端扭转，治疗也不相同。

本型室速可分为先天性和获得性。先天性主要指先天性长QT综合征，由多种编码钠、钾离子通道的基因突变所致。获得性主要包括：药物性(Ⅰ类或Ⅲ类抗心律失常药、三环类抗抑郁药、大环内酯类抗生素、吩噻嗪类抗组胺药、抗肿瘤药他莫昔芬及乌头碱)，低钾低镁血症、心动过缓伴长间歇等。

治疗上应首先去除QT延长的诱因，停用相关药物，纠正低钾低镁。静脉注射钾镁。对明显心动过缓者，临时起搏治疗为首选，如无条件，可应用异丙肾上腺素、阿托品，但需密切心电监护，因药物作用有限而缓慢，有时可增加室早，甚至发生室颤。先天性长QT综合征应选用β受体阻滞剂。药物无效者，可考虑行左颈胸交感神经切除术，但存在远期复发率。对于QRS波酷似尖端扭转，但QT间期正常的多形性室速，可按单形性室速处理。

三、心室扑动与心室颤动

心室扑动与颤动(ventricular flutter and ventricular fibrillation)简称室扑和室颤，为致命性心律失常，是心源性猝死最常见心律失常。心室扑动呈正弦波，波幅大而规则，频率150～300次/分(通常在200次/分以上)，有时难以与室速鉴别。心室颤动的波形、振幅与频率均极不规则，无法辨认QRS波、ST段与T波。

临床症状包括意识丧失、抽搐、呼吸停顿甚至死亡，听诊心音消失，大动脉搏动不能触及，血压无法测到。

室扑和室颤分为原发性与继发性。原发性指心功能情况尚可，突发自发性室扑和室颤。继发性指在心脏疾病或全身性疾病的终末期，心肌缺血缺氧、电解质严重紊乱，不可避免地出现的终末期心脏心律失常。

第六节　心脏传导阻滞

冲动在心脏传导系统内的任何部位的传导均可发生减慢或阻滞。发生在窦房结和心房之间称窦房传导阻滞；发生在心房和心室间，称房室传导阻滞；发生在心房内，称房内阻滞；发生在心室内，称室内阻滞。

心脏传导阻滞按照传导阻滞的严重程度，通常分三度。一度传导阻滞的传导时间延长，全部冲动仍能传导。二度传导阻滞表现为部分冲动不能下传，分为两型：莫氏（Mobitz）Ⅰ型和Ⅱ型。Ⅰ型阻滞表现为传导时间进行性延长，直至一次冲动不能传导；Ⅱ型阻滞表现为间歇性出现的传导阻滞。三度称完全性传导阻滞，此时全部冲动不能被传导。

一、房室传导阻滞

（一）概念

房室传导阻滞（atrioventricular block）简称房室阻滞，是指房室交界区脱离了生理不应期后，心房冲动传导延迟或不能传导至心室。房室阻滞可发生在房室结、希氏束以及束支等不同的部位。

（二）病因

正常人或运动员可发生文氏型房室阻滞（莫氏Ⅰ型），与迷走神经张力增高有关，常发生于夜间。其他导致房室阻滞的病变有：急性心肌梗死、冠状动脉痉挛、病毒性心肌炎、心内膜炎、心肌病、急性风湿热、钙化性主动脉瓣狭窄、心脏肿瘤（特别是心包间皮瘤）、先天性心血管病、原发性高血压、心脏手术、电解质紊乱、药物中毒、莱姆病（Lyme disease，螺旋体感染，可致心肌炎）、查加斯病（Chagas disease，原虫感染，可致心肌炎）、黏液性水肿等。列夫病（Lev disease，心脏纤维支架的钙化与硬化）与勒内格尔病（Lenegre disease，传导系统本身的原发性硬化变性疾病）可能是成人孤立性慢性心脏传导阻滞最常见的病因。

（三）临床表现

一度房室传导阻滞通常无症状。二度房室阻滞可引起心搏脱落，可有心悸症状，可伴轻度头晕。三度房室阻滞的症状取决于心室率的快慢与伴随症状，可有头晕、乏力、黑矇、晕厥，亦可伴浮肿、气促等心功能不全症状。心室率过慢或长时间心室停搏可导致脑缺血，患者可出现暂时性意识丧失，甚至伴抽搐，称为阿-斯综合征（Adams-Stokes syndrome）。心动过缓，可并发室速、室扑、室颤，可引起猝死。老年患者频繁发作心室长间歇，可诱发缺血性脑卒中。

一度房室阻滞可无明显体征。二度阻滞可出现听诊心搏脱漏。三度房室传导阻滞第一心音强度经常变化，间或可闻及响亮亢进的第一心音，称大炮音，为心房和心室同时收缩。

（四）心电图

1. 一度房室传导阻滞

每个心房冲动都能传导至心室，但是 PR 间期超过 0.20 s。房室传导的任何部位发生传导延缓，均可导致 PR 间期延长（图 15-6-1），如心房内、房室结、希氏束、浦肯野系统。希氏束电图可协助确定传导延缓部位。如传导延缓发生在房室结，AH 间期延长；如发生在希-浦氏系统，HV 间期延长。

2. 二度房室传导阻滞

二度房室传导阻滞通常分Ⅰ型和Ⅱ型。Ⅰ型称文氏阻滞（Wenckebach block），是最常见的类型，表现为：PR 间期进行性延长，直至一个 P 波不能下传心室；相邻的 RR 间期进行性缩短，直至一个 P 波不能下传心室；包含受阻 P 波在内的间期小于正常窦性 PP 间期的两倍（图 15-6-2）。最常见的房室传导比例为 3∶2 和 5∶4。在大多数情况下，阻滞位于房室结。Ⅱ型表现为心房冲动突然阻滞，但 PR 间期恒定不变。下传的搏动 PR 间期大多正常。2∶1 阻滞可能属Ⅰ型或Ⅱ型（图 15-6-3）。

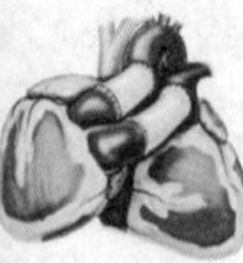

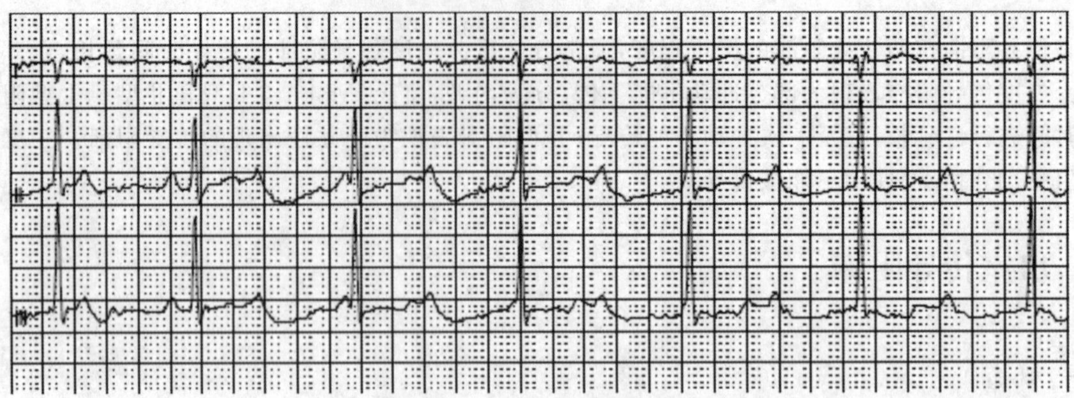

图 15-6-1　一度房室传导阻滞

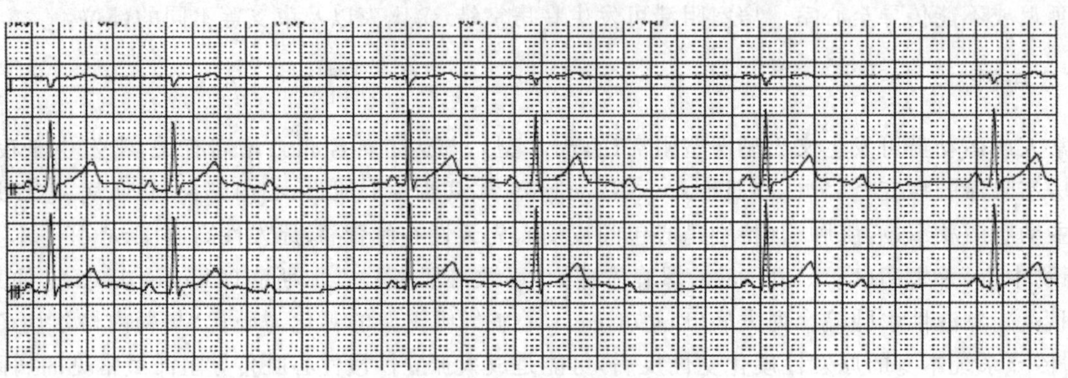

图 15-6-2　二度Ⅰ型房室传导阻滞

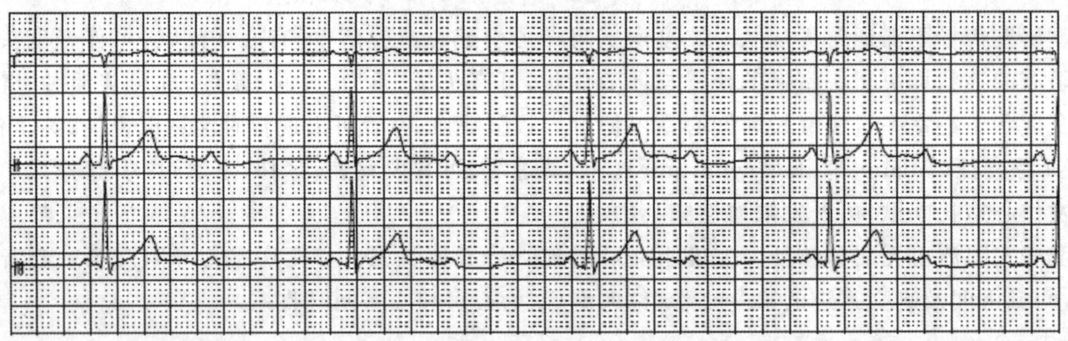

图 15-6-3　2∶1 房室传导阻滞

3. 三度房室传导阻滞

全部心房冲动均不能下传心室。主要心电图表现为室房分离。心房 P 波与心室 QRS 波无相关性。心房心室活动各自独立，互不相关，心房率大于心室率(图 15-6-4)。心室起搏点位于阻滞部位稍下方，如位于希氏束附近，心室率为 40～60 次/分，QRS 波正常，心率较稳定；如位于室内传导系统的远端，心室率可低至 40 次/分以下，QRS 波增宽，心率亦不稳定。

(五)治疗

应针对不同的病因进行治疗。一度房室阻滞和二度Ⅰ型房室阻滞心室率不太慢者，无须特殊治疗。二度Ⅱ型与三度房室传导阻滞，伴有明显症状或血流动力学障碍，甚至 Adams-Stokes 综合征发作者，应予起搏治疗。

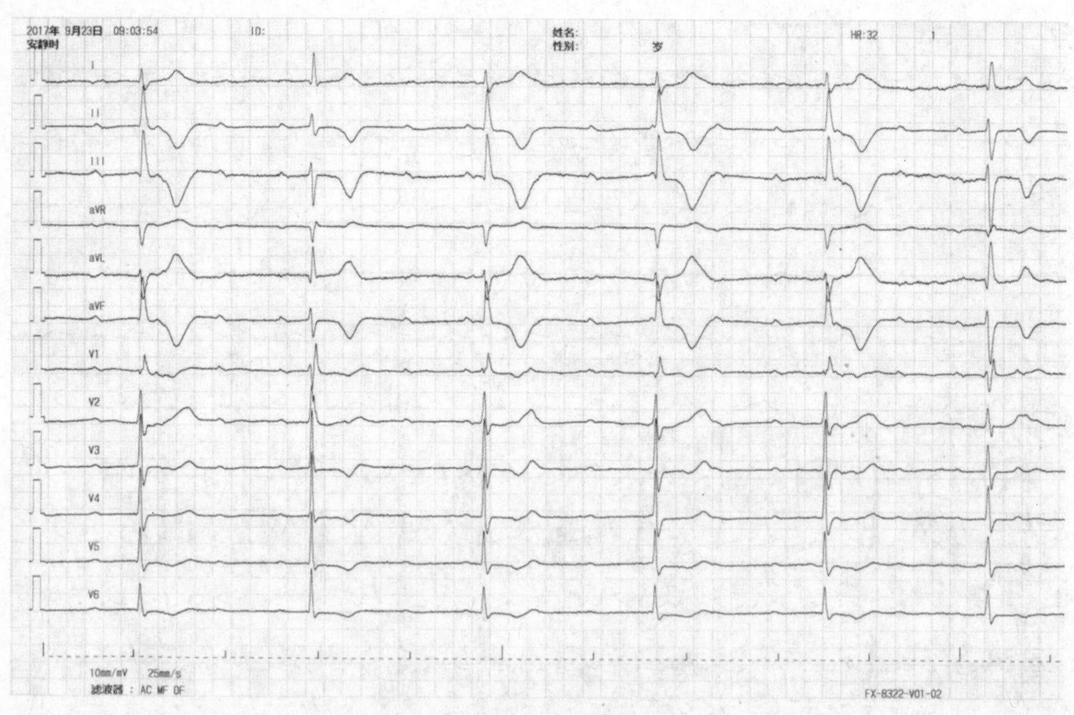

图 15-6-4 三度房室传导阻滞

阿托品可提高房室阻滞的心率，适用于阻滞位于房室结的患者。异丙肾上腺素适用于任何部位的房室传导阻滞，但可能导致严重室性心律失常，仅用于无心脏起搏条件时的情况。对于症状明显、心室率缓慢的患者，应尽早行临时性或永久性心脏起搏治疗。

二、室内传导阻滞

（一）概念

室内传导阻滞(intraventricular block)简称室内阻滞，是指希氏束分叉以下部位的传导阻滞。室内传导系统由 3 个部分组成：右束支、左前分支和左后分支。室内阻滞可累及单支、双支或三支。

右束支阻滞较常见，可见于正常人。病理情况见于各种器质性心脏病，如先天性心脏病、右室增大、急性心梗等。左束支阻滞多发生于器质性心脏病患者，如心脏增大、心功能不全、急性前壁心梗等。左束支阻滞可引起左室收缩顺序改变，有效射血减少。左前分支阻滞较常见，左后分支阻滞则较少见。

完全性三分支阻滞，表现为三度房室传导阻滞，且逸搏点位置低，起搏频率不稳定，易发生心脏停搏；部分可合并间歇性三分支阻滞，平时无症状时表现为双分支阻滞，合并一度房室传导阻滞，发作三度房室阻滞时，亦发生晕厥或猝死。

（二）心电图

(1)右束支阻滞(right bundle branch block，RBBB)：QRS 波时限≥0.12 s，V_1、V_2 导联呈 rsR′型，R 波粗钝，V_5、V_6 导联呈 qRS 型，S 波宽阔，T 波与 QRS 主波方向相反(图 15-6-5)。不完全性右束支阻滞的图形与上述相似，但 QRS 波时限＜0.12 s。

(2)左束支阻滞(left bundle branch block，LBBB)：QRS 波时限≥0.12 s，V_1、V_2 导联呈宽阔 QS 型或 rS 型。V_5、V_6 导联 R 波宽大，顶部有切迹或粗钝，其前方无 Q 波。V_5、V_6 导联 T 波与 QRS 主波方向

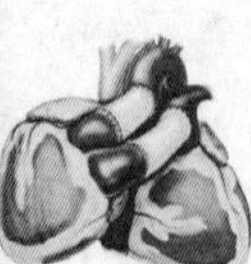

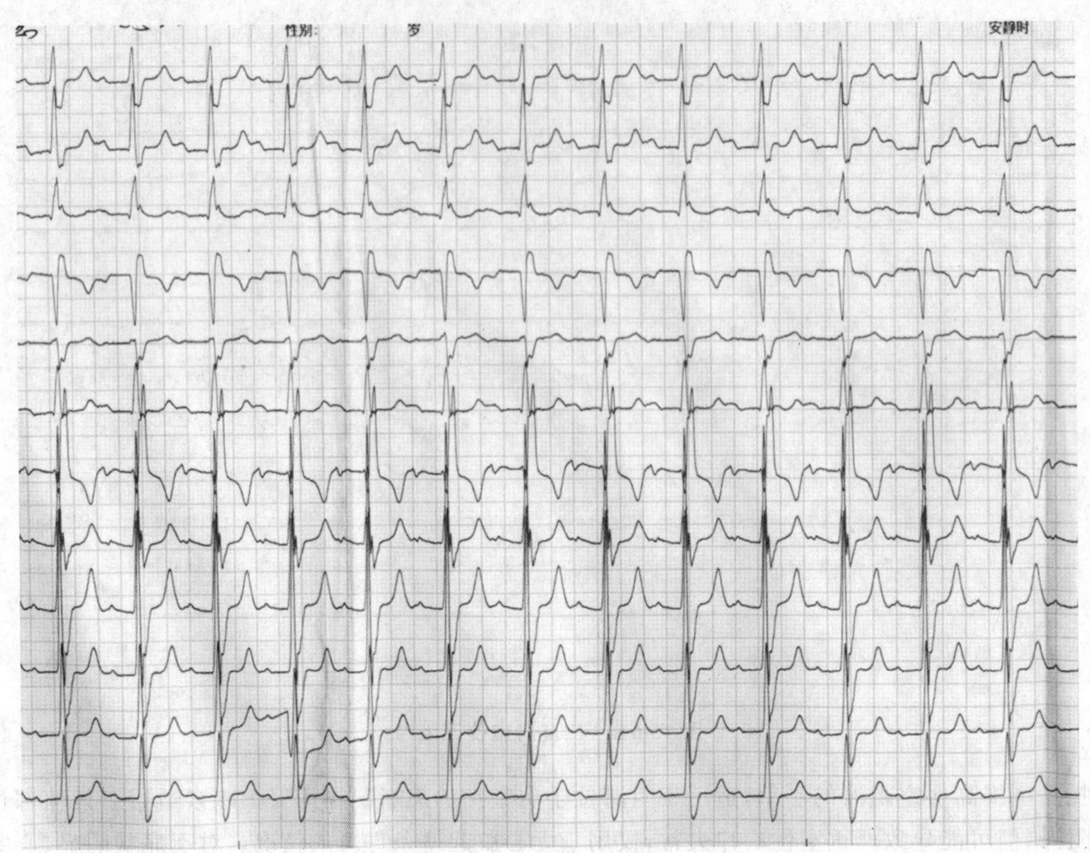

图 15-6-5 完全性右束支传导阻滞

相反。不完全性左束支阻滞的图形与上述相似,但 QRS 波时限<0.12 s。

(3)左前分支阻滞(left anterior fascicular block):额面平均 QRS 电轴达−45°～−90°。Ⅰ、aVL 导联呈 qR 型,Ⅱ、Ⅲ、aVF 导联呈 rS 型,QRS 波时限<0.12 s。

(4)左后分支阻滞(left posterior fascicular block):额面平均 QRS 电轴达+90°～+120°。Ⅰ、aVL 导联呈 rS 型,Ⅱ、Ⅲ、aVF 导联呈 qR 型,且 $R_{Ⅲ} > R_{Ⅱ}$,QRS 波时限<0.12 s(图 15-6-6)。

(5)双分支阻滞与三分支阻滞(bifascicular block and trifascicular block):双分支阻滞指传导系统 3 个分支中的任何两支同时发生阻滞,三分支阻滞指 3 个分支同时发生阻滞。由于阻滞分支的数量、程度、是否间歇性等不同情况组合,可出现不同的心电图表现。最常见的为右束支合并左前分支阻滞。当右束支阻滞与左束支阻滞两者交替出现时,双侧束支阻滞的诊断便可成立。

(三)治疗

慢性单侧束支阻滞的患者,如无症状,无须特殊治疗。完全性左束支阻滞,QRS 波宽度≥0.15 s,需注意是否有心功能不全症状,以及左室舒张末期内径与左室射血分数,如左室射血分数<35%需考虑行心脏再同步化治疗。双分支阻滞有可能进展为完全性房室传导阻滞,需密切观察症状及心电图变化。间歇性三分支阻滞需行心脏起搏器治疗。

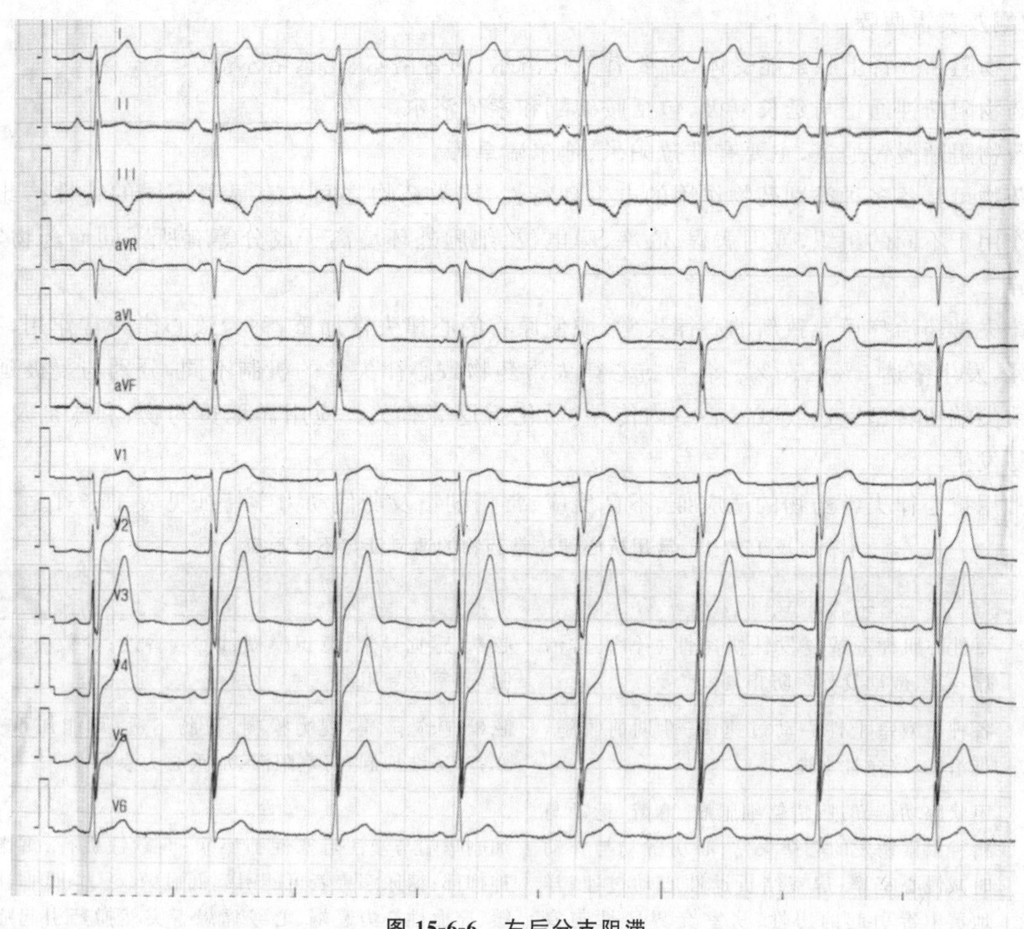

图 15-6-6　左后分支阻滞

第七节　抗心律失常药物

抗心律失常药物是治疗心律失常的重要方法，目前的抗心律失常药物中，有些能迅速终止心律失常发作，显著减少心动过速复发；有些药物则通过减少心律失常而改善患者的预后。抗心律失常药物有致心律失常作用，部分抗心律失常药物对心功能有影响，在应用时一定要重视。应用药物前，要注意基础心脏病的治疗，去除病因及诱因；掌握抗心律失常药物的适应证，并非所有的心律失常均需应用抗心律失常药物，只有直接导致明显症状或血流动力学障碍，或具有引起致命性危险的恶性心律失常才需要进行针对心律失常的治疗，包括选择抗心律失常药物。许多无明显症状或无明显预后意义的心律失常，如偶发期前收缩、短阵非持续性心动过速、一度房室传导阻滞等，并不需特殊治疗。确定药物治疗前，应先了解心律失常的原因、基础心脏病情况以及有无可纠正的诱因，如心肌缺血、电解质紊乱、其他抗心律失常治疗应用情况及疗效。抗心律失常药物的作用机制等详情请阅读第一篇中血液循环系统药理学基础部分。

临床常用的抗心律失常药物分类，按 Vaughan Williams 分类法，以药物作用的电生理效应为依据，分为四大类，其中Ⅰ类又分 3 个亚类。

Ⅰ类为阻断快速钠通道：

Ⅰ$_{\mathrm{A}}$ 类药物减慢动作电位 0 相上升速度，延长动作电位时限，主要有奎尼丁、普鲁卡因胺、丙吡胺。

Ⅰ$_{\mathrm{B}}$ 类药物不减慢动作电位 0 相上升速度，而是缩短动作电位时限，主要有美西律、苯妥英钠与利多卡因。

Ⅰ$_{\mathrm{C}}$ 类药物减慢动作电位 0 相上升速度，减慢传导与轻微延长动作电位时限，主要有氟卡尼、恩卡尼、普罗帕酮及莫雷西嗪。

Ⅱ类药物阻断β肾上腺素能受体，主要有美托洛尔、阿替洛尔、比索洛尔等。

Ⅲ类药物阻断钾通道与延长复极，包括胺碘酮和索他洛尔。

Ⅳ类药物阻断慢钙通道，主要有维拉帕米、地尔硫卓等。

某些药物可具备多种类别药物作用的电生理特性，同类药物之间又有显著不同的特性。此外，在体内因药物作用于不同的组织，或因病程、心率、膜电位、细胞外环境离子成分等有所不同而药物发挥的作用也有差异。

抗心律失常药治疗可导致新的心律失常，或使原有的心律失常加重，称为致心律失常作用，有些甚至可导致猝死，发生率达5%～10%。各种抗心律失常药物致心律失常的机制不同，分别与复极延长、早期后除极导致尖端扭转型室速或减慢心室内传导、易化折返等有关。应用洋地黄药物、利尿剂及QT间期延长者更易发生。

临床常用抗心律失常药物的适应证、不良反应、常用剂量及药代动力学特征见表15-7-1。

表15-7-1　常用抗心律失常药物的适应证与不良反应

药物	适应证	不良反应
利多卡因	急性心肌梗死或复发性快速性心律失常治疗，心室颤动复苏后防止复发	眩晕、感觉异常、意识模糊、谵妄、昏迷；少数引起窦房结抑制、房室传导阻滞
普罗帕酮	各种类型室上性心动过速；室性期前收缩，难治性、致命性室速	眩晕、味觉障碍、视力模糊；胃肠不适；可能加重支气管痉挛；窦房结抑制、房室阻滞、加重心力衰竭
β受体阻滞剂	甲状腺功能亢进、嗜铬细胞瘤、麻醉、运动与精神因素诱发的心律失常；心房颤动与扑动时减慢心室率、房室结折返性心动过速；洋地黄中毒引起的房性、房室交界区性与室速、室早；长QT综合征和二尖瓣脱垂的室性心律失常；心肌梗死	加剧哮喘与慢性阻塞性肺疾病；间歇性跛行、雷诺现象、精神抑郁；糖尿病患者可能引起低血糖、乏力；低血压、心动过缓、充血性心力衰竭、心绞痛患者突然撤药引起症状加重、心律失常、急性心肌梗死
胺碘酮	各种室上性与室性快速性心律失常，包括心房扑动与颤动、预激综合征；肥厚型心肌病、心肌梗死后室性心律失常、复苏后预防室性心律失常复发	最严重心外毒性为肺纤维化，转氨酶升高，偶致肝硬化；光过敏，角膜色素沉着；胃肠道反应；甲状腺功能亢进或甲状腺功能减退；心动过缓、致心律失常很少发生，偶尔发生尖端扭转室速
维拉帕米	各种折返性室上性心动过速，预激综合征利用房室结作为通道的房室折返性心动过速；心房扑动与颤动时减慢心室率；分支型室速	偶有肝毒性，增加地高辛血液浓度；已应用β受体阻滞剂或有血流动力学障碍者易引起低血压、心动过缓、房室阻滞、心搏停顿；禁用于严重心力衰竭，二度、三度房室阻滞，心房颤动经房室旁路前向传导，严重窦房结病变，室速，心源性休克以及其他低血压状态
腺苷	房室结折返或利用房室结的房室折返性心动过速的首选药物；心力衰竭、严重低血压者及新生儿均适用；鉴别室上速伴有室内差异性传导与室速	潮红，呼吸困难，胸部压迫感，通常持续时间短于1 min，可有短暂的窦性停搏、室早或短阵室速
伊布利特	近期发作的房颤或房扑，心脏外科围术期房扑、房颤的转复，起搏器术中房扑、房颤的转复，预激综合征伴房扑、房颤的转复；房性心动过速，阵发性室上性心动过速	间歇性单形性室速，连续性单形性室速，房室传导阻滞，束支传导阻滞，室早，室上性期前收缩，低血压或体位性低血压，心动过缓，充血性心力衰竭，窦性心动过速或室上性心动过速，心悸，高血压，QT间期延长，恶心，头痛。禁用于：既往药物过敏史；多形性室速；未植入起搏器的病窦综合征，二度或二度以上的房室传导阻滞；QTc间期＞440 ms

第八节　心脏电复律治疗

一、心脏电复律概况

1849年，卡尔·路德维格(Carl Ludwig)电刺激诱导快速心肌收缩，导致心搏骤停。1887年，麦克·威廉(Mac William)阐明室颤病因学及临床意义，纤维状收缩是指心室肌肉不规则、无节律地收缩，同时动脉血压显著下降。心搏骤停原因可区分为心脏停搏和心室纤颤。1899年，普雷沃斯特(Prevost)和巴特利(Batelli)发现一个微弱电刺激可以引起室颤，但是一个更高强度的电刺激能够终止心室纤颤，恢复规律节律。1911年，人类记录了第一份室颤心电图。1947年，贝克(Beck)开胸手术，应用交流电使室颤终止。1952年，卓尔(Zoll)应用交流电进行胸外除颤。1958年，彼得·沙法(Peter Safar)创立口对口人工呼吸，实施心搏骤停急救。1960年，胸外心脏按压法创立。1961年，劳恩(Lown)同步电复律，应用R波触动同步除颤，有效防止刺激落在心动周期易损期，同时将其命名为心脏电除颤或电复律(cardioversion)。1963年，Lown证明直流电产热少，损伤小，且电容器可储存电能，可以用电池供电。1969年，第一台带有可移动除颤器的救护车投入使用。1980年，米卢斯基(Mirowski)发明植入型心律转复除颤器(ICD)，1986年，体外自动除颤器出现。AED(automated external defibrillator)公共场所应用。

二、电除颤与电复律的机制

电除颤和电复律的机制是将一定强度的电流通过心脏，使全部或大部分心肌在瞬间除极，然后心脏自律性最高的起搏点重新主导心脏节律，通常是窦房结。

心室颤动时已无心动周期，可在任何时间放电。电复律不同于电除颤，任何异位快速心律只要有心动周期，心电图上有R波，则放电时需要和心电图R波同步，以避开心室的易损期(位于T波顶峰前20～30 ms，约相当于心室的相对不应期)。如果电复律时在心室的易损期放电可能导致心室颤动。

三、电复律与电除颤的种类

(一)直流电除颤

使用交流电进行电除颤已被淘汰。直流电容器充电后可在非常短的时间(2.5～4.0 ms)内释放很高的电能，可以设置与R波同步放电，反复电击对心肌损伤较轻，适于进行电转复和电除颤。

(二)体外与体内电复律和电除颤

体内电复律和电除颤常用于心脏手术或急症开胸抢救的患者。一个电极板置于右室面，另一个电极板置于心尖部，所需电能较小，常为20～30 J，一般不超过70 J，并可反复应用。非手术情况下，大多采用经胸壁除颤、复律。

(三)同步电复律与非同步电除颤

直流电同步电复律除颤器一般设有同步设置，使放电时电流正好与R波同步，即电流刺激落在心室肌的绝对不应期,从而避免在心室的易损期放电导致室速或室颤。同步电复律主要用于除心室颤动以外的快速型心律失常,电复律前一定要核查仪器上的"同步"功能处于开启状态。直流电非同步电除颤,临床上用于心室颤动,此时已无心动周期,也无 QRS 波,应即刻于任何时间放电。有时快速的室速或预激综合征合并快速心房颤动均有宽大的 QRS 波和 T 波,除颤仪在同步工作方式下无法识别 QRS 波而不放电。此时也可应用低电能非同步电除颤,以免延误病情。

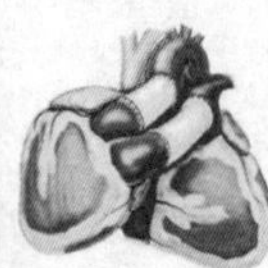

(四)经食管低能量电复律

经食管低能量同步直流电复律:同常规体外电复律相比,由于避开了阻抗较大的胸壁和心外阻抗,故所需电能较小(20～60 J),患者不需要麻醉即可耐受,亦可避免皮肤烧伤,有望成为一种有前途的处理快速型心律失常的新方法。

经静脉电极导管心脏内电复律:通常采用四极电极导管,在 X 线透视下将导管电极通过肘前或颈静脉插入右心,该导管可兼做起搏、程序刺激和电复律之用。经静脉心内房颤电复律所需电能通常较小,一般为 2～6 J,患者多能耐受,不需要全麻,主要适用于心内电生理检查中发生的房颤。

四、电除颤与电复律的适应证

电复律与电除颤主要用于血流动力学不稳定、危及生命的恶性心律失常,也用于药物无效、持续时间较长、需尽快转复的快速性室上性心动过速。

1. 恶性室性心律失常

患者发生室速后,如果经药物治疗不能很快纠正,或一开始血流动力学即受到严重影响,出现意识障碍、严重低血压或急性肺水肿,应立即采取同步电复律,不要因反复选用药物而延误抢救。如果室速转复后反复发作,或不能成功转复,应进一步静脉注射胺碘酮、利多卡因等药物,以提高电复律成功率及减少转复后的复发。同时,应注意改善缺氧,水、电解质紊乱或酸碱失衡,以及改善心肌缺血、升高血压、改善心功能不全的其他措施。心室颤动抢救成功的关键在于及时发现和果断处理,导致电除颤成功率低的主要因素包括:时间延误、缺氧、酸中毒等。医务人员应在室颤发生 1～3 min 内有效电除颤,间隔时间越短,除颤成功率越高。对于顽固性室颤,必要时可静脉注射利多卡因或胺碘酮;如果心室颤动波较纤细,可静脉推注肾上腺素,使颤动波变粗大,则易于转复。

2. 心房颤动

符合下列条件者可考虑电转复:心房颤动病史<1 年,既往窦性心律不低于 60 次/分;心房颤动后心力衰竭或心绞痛恶化和不易控制者;心房颤动伴心室率较快,且药物控制不佳者;原发病(如甲状腺功能亢进症)已得到控制,心房颤动仍维持;风湿性心脏病瓣膜置换或修复后 3～6 月,先天性心脏病修补术后 2～3 月甚至更久仍有心房颤动者;预激综合征伴发的心室率快的心房颤动。转复前需行经食道心脏彩超排除左心房血栓。

3. 心房扑动

心房扑动是一种药物较难以控制心室率的快速型心律失常。心房扑动是同步电复律的最佳适应证,转复成功率高,且所需电能较小。

4. 室上性心动过速

大多数室上性心动过速不需要首选电复律,如果其他处理不能纠正室上性心动过速,且因发作持续时间长,出现血流动力学严重改变,如低血压等,也可考虑行电复律。

五、体外电复律与电除颤的操作方法

患者准备：对于紧急电复律，无须特殊准备。对于择期电复律，应排除心脏内血栓。复律前禁食 6 h，以避免复律过程中发生恶心和呕吐。

设施：氧气、心电监护、除颤仪、吸引器、气管插管等设施。

麻醉：除患者已处于麻醉状态或心室颤动时意识已经丧失而无须麻醉外，一般均需要进行快速、有效的镇静或麻醉，以减轻电复律时患者的不适和疼痛感。目前最常使用咪达唑仑静脉注射。

患者仰卧于硬木板床上，连接除颤仪和心电监护仪，选择 R 波高耸导联进行示波观察。待患者进入理想的麻醉状态，充分暴露前胸，并将两个涂有导电糊的电极板分别置于一定位置，使电极板和皮肤紧密接触，没有空隙。电极板一个置于胸骨右缘第 2、3 肋间，另一个电极板置于心尖部。两个电极板之间距离不小于 10 cm，电极板放置要紧贴皮肤，并有一定压力。

准备放电时，操作人员不应再接触患者、病床以及同患者连接的仪器，以免发生触电。

电复律后应继续进行心电监测，观察患者血压、呼吸、神志。

电复律和电除颤能量选择：电复律和电除颤的能量通常用焦耳来表示，电能高低的选择主要根据心律失常的类型。室上性心动过速、心房扑动可选择双向 50～100 J，心房颤动、室速可选用 100～200 J，心室颤动选用 200～360 J。能量越大，心肌的损伤也相对增加。

电复律和电除颤是一种快速、安全和有效的治疗措施，但仍可伴发并发症，如诱发各种心律失常、急性肺水肿、低血压、体循环栓塞、心肌酶升高、皮肤烧伤等。

六、植入型心律转复除颤器

1980 年，一例心脏性猝死幸存者植入了第一台植入型心律转复除颤器(ICD)。近年来，经静脉置入心内膜除颤电极已取代了早期开胸放置心外膜除颤电极。ICD 的体积明显减小，已可埋藏于胸大肌和胸小肌之间，像普通起搏器一样可埋藏于皮下囊袋中。

ICD 适应证为：非可逆性原因引起的室颤或血流动力学不稳定的持续性室速导致的心脏骤停；器质性心脏病的自发持续性室速；原因不明的晕厥，在心电生理检查时能诱发出伴有显著血流动力学改变的持续性室速或室颤；心肌梗死所致左室射血分数(LVEF)＜35%，且心肌梗死后 40 天以上，NYHA 心功能Ⅱ或Ⅲ级；NYHA 心功能Ⅱ级或Ⅲ级，左室射血分数(LVEF)＜35%的非缺血性心肌病患者；心肌梗死所致 LVEF＜30%，且心肌梗死 40 天以上，NYHA 心功能Ⅰ级；心肌梗死后非持续性室速，LVEF＜40%且心电生理检查能诱发出室颤或持续性室速。

第九节　心脏起搏治疗

心脏起搏器通过发放一定形式的电脉冲，刺激心脏，使之激动和收缩，即模拟正常心脏的冲动形成和传导，以治疗由某些心律失常所致的心脏功能障碍。1958 年，福尔曼(Furman)医生为一位完全性房室传导阻滞患者植入了世界上首台心脏永久起搏器，开启了心脏起搏治疗的时代。60 年来心脏起搏器已从最初的治疗缓慢型心律失常逐渐扩展到治疗快速型心律失常以及其他非心律失常性疾病，成为一种重要的心脏介入治疗手段。

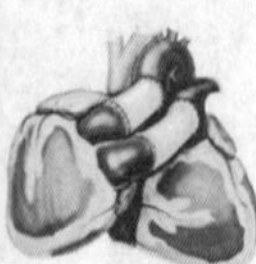

一、起搏器的分代及分型

(一)分代

经过半个多世纪的发展,起搏器从简单到复杂,从保障基本心律的固律型起搏到模拟正常心电活动的生理性起搏,起搏器目前已发展到第四代(表 15-9-1)。

表 15-9-1　起搏器分代

分代	类型	时间	功能	缺点
第一代	固律型	1958	起搏	竞争性心律
第二代	按需型	1968	起搏、感知	起搏综合征
第三代	生理型	1977	起搏、感知和各种生理性功能	AAI 综合征、DDD-PMT、DDDR 综合征
第四代	自动化	1992	自动化调整起搏、感知及各种生理性功能的参数	昂贵

(二)分型

为了方便认识和交流,1985 年,北美心脏起搏与电生理学会(North American society of pacing and electrophysiology,PNASPE)和英国心脏起搏与电生理工作组(British pacing and electrophysiology group,BPEG)共同编制了 NBG 编码(表 15-9-2),并于 2002 年进行修订。NBG 编码有助于了解起搏器的功能及工作方式,熟悉起搏器代码非常重要。

表 15-9-2　NBG 编码

Ⅰ起搏心腔	Ⅱ感知心腔	Ⅲ感知后反应	Ⅳ程控功能/频率应答	Ⅴ抗快速心律失常功能
V=心室	V=心室	T=触发	P=程控频率及输出	P=抗心动过速起搏
A=心房	A=心房	I=抑制	M=多项参数程控	S=电击
D=双腔	D=双腔	D=T+I	C=通讯	D=P+S
O=无	O=无	O=无	R=频率应答	O=无
			O=无	

目前临床工作中常用的起搏器类型有心房按需[AAI(R)]型、心室按需[VVI(R)]型、双腔[DDD(R)]型。

AAI(R)型起搏器具有心房起搏及心房感知功能,当自身的心房电活动被起搏器感知到时抑制起搏器发放一次起搏脉冲,起搏频率可根据患者的需要进行调整。此类起搏器适用于病窦综合征伴房室传导功能正常的患者。

VVI(R)型起搏器具有心室起搏及心室感知功能,当自身的心室电活动被起搏器感知到时抑制起搏器发放一次起搏脉冲,起搏频率可根据患者的需要进行调整。此类起搏器适用于房室传导阻滞患者,尤其多用于房颤伴房室传导阻滞。

DDD(R)型起搏器具有心房及心室起搏及感知功能,当自身的心房电活动被起搏器感知到时抑制起搏器发放一次心房起搏脉冲,并在设置的房室延迟之后触发一次心室起搏脉冲。DDD 起搏器能实现房室按顺序起搏,且在不同的心律下此类起搏器可灵活转变为各种工作模式,是目前应用最多的起搏器。除了持续性房颤患者伴房室传导阻滞的患者外,其他缓慢型心律失常均可选用此类起搏器。

二、起搏治疗的适应证

（一）缓慢型心律失常

1. 窦房结功能障碍

症状性心动过缓，包括频繁的有症状的窦性停搏、窦性心动过缓以及窦房结变时性功能不良需置入永久起搏器；某些疾病必须使用某些类型的药物，而这些药物又可引起或加重窦性心动过缓并产生症状者也需要植入永久起搏器；出现症状并可疑由窦房结功能障碍导致者建议植入永久起搏器；而对无症状性窦房结功能障碍不建议植入心脏永久性起搏器。

2. 房室传导阻滞/慢性束支传导阻滞

不可恢复的三度、高度房室传导阻滞、二度Ⅱ型房室传导阻滞，无论有无症状都需要植入永久起搏器；不可恢复的二度Ⅰ型及一度房室阻滞如有症状也可考虑植入永久起搏器。束支阻滞伴有间歇二度以上房室传导阻滞或交替出现的束支传导阻滞者需要植入永久起搏器；急性心梗、心肌炎、损伤所致的房室阻滞有恢复可能者，需观察一段时间后再决定是否需要植入永久起搏器。

3. 颈动脉窦过敏综合征和神经介导性晕厥

反复发作的由颈动脉窦刺激或压迫导致的窦性停搏大于 3 s 所致的晕厥需植入永久起搏器。神经介导性晕厥临床常见，是因过强的神经反射引起一过性的低血压和心动过缓进而导致的晕厥，临床上分心脏抑制型、血管抑制型以及混合型。对于心脏抑制型，置入带有频率骤降反应功能的起搏器可以减轻患者由心率过慢引起的心排量不足。但心脏起搏一般不作为神经介导性晕厥的首选治疗，只是对药物治疗无效或不能耐受的心脏抑制型患者才考虑植入起搏器。

（二）快速性心律失常

1. 长 QT 综合征

长间歇依赖的继发性长 QT 综合征，持续性室速发生于心动过缓，起搏治疗证明有效。对于先天性长 QT 综合征，通过提高起搏频率可缩短 QT 间期从而预防室速发作，在足量 β 阻滞剂仍无效的情况下可考虑植入双腔起搏器，但对有心肺复苏病史的患者建议植入带有除颤功能的起搏器（ICD）。

2. 室速、室颤

20 世纪 80 年代，埋藏式心脏复律除颤起搏器（ICD）首次应用于临床以终止恶性快速性心律失常，随后的一系列临床研究证实，ICD 应用于心脏性猝死的一级预防意义大于二级预防。2008 年，ACC/AHA/HRS 指南推荐 ICD 植入Ⅰ类适应证为：①室颤或血流动力学异常的持续性室速引起心脏骤停的幸存者，排除其他完全可逆性病因（证据水平 A）；②器质性心脏病伴自发性持续性室速，无论是否伴有血流动力学障碍（证据水平 B）；③不明原因的晕厥，电生理检查诱发出伴有血流动力学不稳定的持续性室速或室颤（证据水平 B）；④心肌梗死 40 天后，LVEF≤35%，心功能Ⅱ或Ⅲ级（证据水平 B）；⑤非缺血性扩张型心肌病，LVEF≤35%，心功能Ⅱ或Ⅲ级（证据水平 B）；⑥心肌梗死致左室功能不全，心梗发生 40 天后，LVEF≤30%，心功能Ⅰ级（证据水平 A）；⑦心肌梗死相关的非持续性室速，LVEF≤40%，电生理诱发出室颤或持续性室速（证据水平 B）。Ⅱa 类适应证主要是当有猝死高危因素的患者发生不明原因晕厥，且晕厥可能与心律失常相关时建议植入 ICD，如长、短 QT 间期综合征，且有恶性心律失常发生；儿茶酚胺敏感性室速；Brugada 综合征有晕厥病史或记录到室速发作；肥厚型心肌病合并一项以上危险因素等均建议植入 ICD。

3. 其他非心律失常性疾病

（1）肥厚性梗阻型心肌病患者：当左室收缩时肥厚的室间隔向流出道突出，同时因虹吸效应二尖瓣前

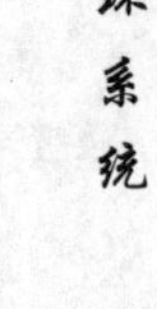

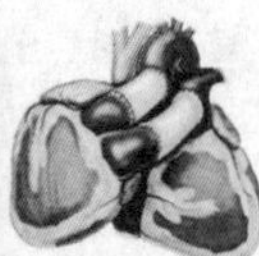

叶前移(SAM现象),加重左室流出道梗阻,导致心脏搏血量减少,从而产生相应症状或体征。起搏器植入治疗肥厚性心肌病的基本原理是,使右心室心尖部首先激动,人为造成类似左束支阻滞的效应,右、左心室不能同步收缩,左室收缩时左室流出道梗阻减轻,同时虹吸效应减轻,从而缓解病情。对药物不满意及拒绝行化学消融或外科手术的肥厚性梗阻型心肌病患者可考虑植入双腔起搏器,但需设置较合理的房室间期以保证左房的充盈。

(2)心力衰竭:各种心肌病变所导致的收缩性心力衰竭患者中,≥40%伴QRS时限增宽,提示在双室间或室内存在传导障碍,导致心室内或室间收缩不同步及二尖瓣反流。心脏再同步化治疗(CRT)通过顺序起搏心房、左右心室,纠正原有的机械收缩失同步,减少二尖瓣反流,提高左室射血分数,逆转结构改变,从而缓解症状,提高生活质量,降低死亡危险。当前指南推荐对经过药物治疗后心功能仍在Ⅱ级以上,QRS时限>130 ms,完全性左束支阻滞的患者应行CRT,而对非左束支阻滞患者也可考虑行CRT,但疗效下降。

三、起搏方式的选择

(一)VVI方式

VVI起搏器(电极导线放置在右室心尖部)方式是最基本的心脏起搏方式,优点是简单、方便、经济、可靠,适用于:①一般性的心室率缓慢,无器质性心脏病,心功能良好者;②间歇性发作的心室率缓慢及长R-R间隔。

但有下列情况者不适宜应用:①VVI起搏时血压下降20 mmHg以上;②心功能代偿不良;③已知有起搏器综合征,因VVI起搏干扰了房室顺序收缩及室房逆传而导致心排血量下降等出现的相关症状群。

(二)AAI方式

AAI起搏器(电极导线放置在右心耳)方式简单、方便、经济、可靠等优点可与VVI方式媲美,且能保持房室顺序收缩,属生理性起搏,适用于房室传导功能正常的病窦综合征。

不适宜应用者为:①有房室传导障碍,包括有潜在发生可能者(用心房调搏检验);②慢性房颤。

(三)DDD方式

DDD方式被称为房室全能型,是双腔起搏器中对心房和心室的起搏和感知功能最完整者。但其不如单腔起搏器方便、经济,适用于房室传导阻滞伴或不伴窦房结功能障碍的情况。

不适宜应用者:慢性房颤、房扑。

(四)频率自适应方式

频率自适应(rate-adaptation,R)方式是指起搏器可通过感知机体运动、血pH判断机体对心排血量的需要而自动调节起搏频率,以提高机体运动耐量。其适用于:需要从事中至重度体力活动者。可根据具体情况选用VVI(R)、AAI(R)、DDD(R)方式。但心率加快后心悸等症状加重,或诱发心力衰竭、心绞痛症状加重者,不宜应用频率自适应起搏器。

总的来说,最佳起搏方式选用原则为:①窦房结功能障碍而房室传导功能正常者,以AAI方式最好;②完全性房室传导阻滞而窦房结功能正常者,以VVI方式最好;③窦房结功能和房室传导功能都有障碍者,以DDD方式最好;④需要从事中至重度体力活动者,考虑加用频率自适应功能。

埋藏在体内的起搏器,可以在体外用程序控制器改变其工作方式及工作参数。埋植起搏器后,可以根据机体的具体情况，制定一套最适合的工作方式和工作参数，使起搏器发挥最好的效能，节省资金且能保持最长的使用寿限，有些情况下还可无创性地排除一些故障。程控功能的扩展，可使起搏器具有贮存资料、监测心律、施行电生理检查的功能。

四、起搏器植入术的操作过程及并发症

心脏起搏器的植入通常在导管室中完成，手术在局部麻醉下进行，需 1～2 h。起搏器通常放置于前胸部锁骨下区，术后需对局部进行沙袋压迫以防止出血(6 h)。术后 24 h 可下床活动，但需注意避免过度活动上肢及肩关节。次日伤口换药，切口一般 7 天愈合。

1. 植入起搏器的手术过程

植入起搏器的手术过程大致如下：(1)局部麻醉；(2)穿刺锁骨下静脉或腋静脉，放入导丝；(3)经静脉放入起搏电极并测试参数；(4)制作囊袋并置入起搏器；(5)缝合。

2. 手术有关的并发症及处理

(1)囊袋出血通常可自行吸收。有明显血肿形成时可在严格无菌条件下加压挤出积血。

(2)锁骨下静脉穿刺并发症。气胸：少量气胸无须干预，气胸对肺组织压迫＞30％时需抽气或放置引流管。误入锁骨下动脉：应拔除针头和(或)导引钢丝并局部加压止血(切勿插入扩张管)，通常无须特殊处理。

(3)心脏穿孔，少见。处理：应小心将导管撤回心腔，并严密观察患者血压和心脏情况。一旦出现心包压塞表现，应考虑开胸行心包引流或做心脏修补。继续安置电极时应避免定位在穿孔处。

(4)感染，少见。处理：一旦局部有脓肿形成，则保守治疗愈合的机会极小，应尽早切开排脓、清创，拔除创口内电极导线，择期另取新的植入途径。

(5)膈肌刺激，少见，可引起顽固性呃逆。植入左室电极导线时较常见。处理：降低起搏器输出或改为双极起搏。若症状持续存在，应重新调整电极位置。

(6)电极脱位与微脱位：明显移位时 X 线检查可以发现，而微脱位者 X 线透视可见电极头仍在原处，但实际已与心内膜接触不良。处理：通常需重新手术，调整电极位置。

(7)慢性阈值升高处理：通过程控增高电能输出，必要时需重新更换电极位置或导线。

(8)电极导线折断或绝缘层破裂：如阻抗很低则考虑绝缘层破损；如阻抗很高，则要考虑电极导线折断。处理：多需重新植入新的电极导线。

(9)与起搏器有关的并发症：随着工程学方面的进展，起搏器本身的故障已罕见，偶见的起搏器故障为起搏器重置、起搏器电池提前耗竭，前者为受外界干扰(如强磁场)，需重新程控起搏器，后者需及时更换起搏器。另外有些患者使用 VVI 起搏器后可出现起搏器综合征，此类患者可减慢起搏频率以尽可能恢复自身心律，必要时更换为房室顺序起搏器。

五、基本的起搏心电图

起搏心电图是判断起搏器工作状态以及是否存在故障的重要检查手段。不同工作模式下的起搏心电图表现见图 15-9-1～图 15-9-6。

1. AAI 起搏心电图

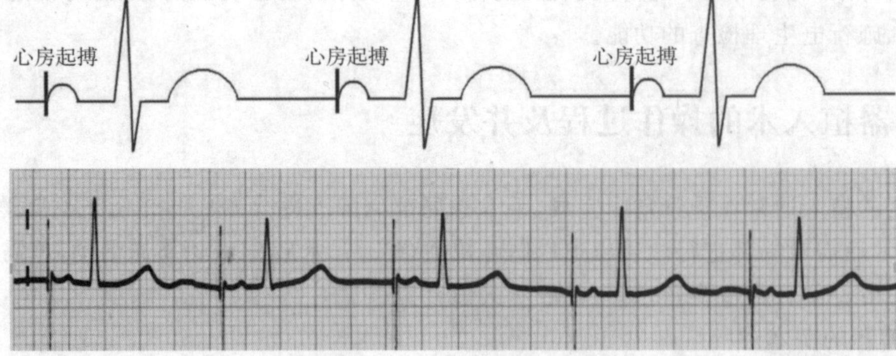

图 15-9-1　AAI 起搏心电图

2. VVI 起搏心电图

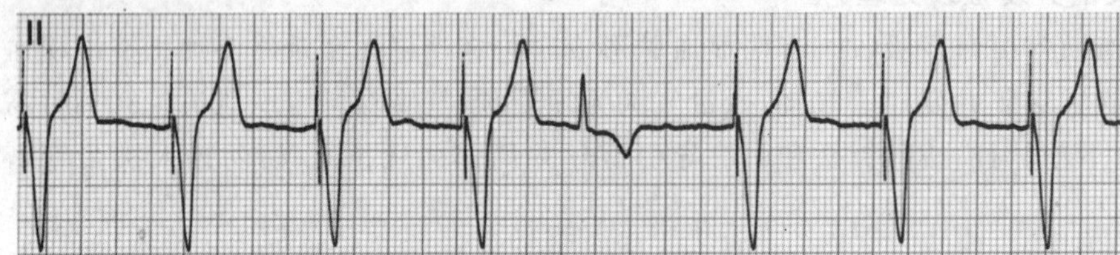

图 15-9-2　VVI 起搏心电图

3. DDD 起搏心电图

不同工作模式可灵活转变。

(1)心房感知心室起搏模式见图 15-9-3。

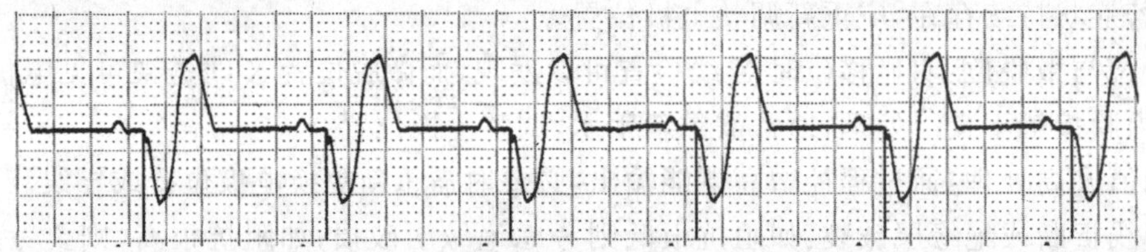

图 15-9-3　DDD 心房感知心室起搏模式心电图

(2)房室顺序起搏模式见图 15-9-4。

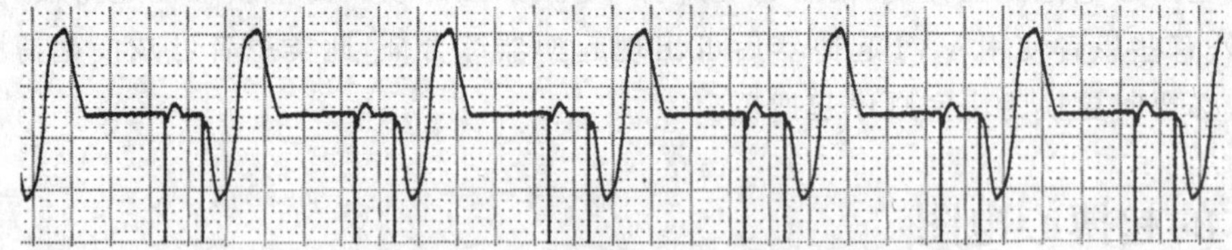

图 15-9-4　DDD 房室顺序起搏模式心电图

(3)心房起搏心室感知模式见图 15-9-5。

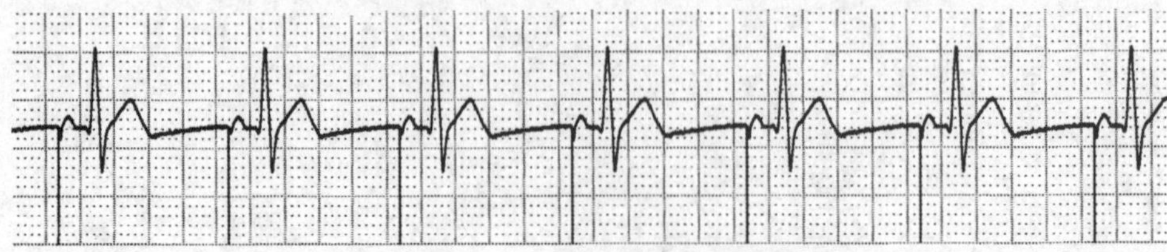

图 15-9-5　DDD 心房起搏心室感知模式心电图

(4)心房心室感知模式见图 15-9-6。起搏器处备用状态。

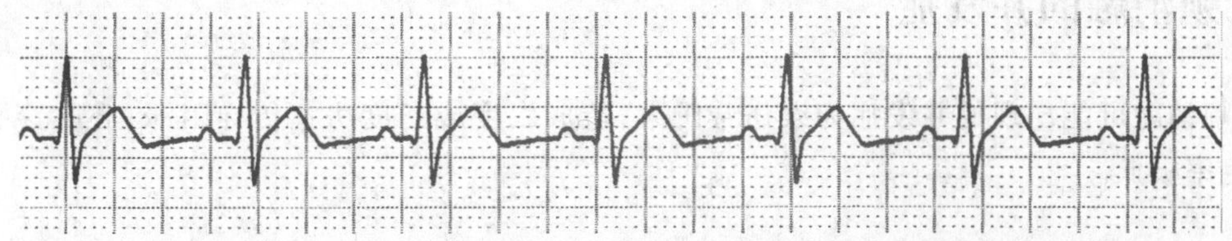

图 15-9-6　DDD 心房心室感知模式心电图,起搏器备用

第十节　经导管射频消融治疗快速型心律失常

射频电能(radiofrequency energy)是一种低电压高频(30 kHz～1.5 MHz)电能。射频消融仪通过导管头端的电极释放射频电能,在导管头端与局部心肌内膜之间电能转化为热能,达到一定温度(46～90℃)后,使特定的局部心肌细胞脱水、变性、坏死(损伤直径 7～8 mm,深度 3～5 mm),自律性和传导性能均发生改变,从而使心律失常得以根治。操作过程无须全身麻醉。

自 1989 年经导管射频消融(radiofrequency catheter ablation,RFCA)技术正式应用于人体;1991 年引入我国,并迅速普及全国,迄今数以万计的快速性心律失常患者由此得以治愈,病例数很快接近并超过欧美发达国家,极大地推动了我国医疗事业的进步,成为我国引进新技术并与国际接轨的范例。

一、射频消融的适应证

根据我国 RFCA 治疗快速性心律失常的相关临床指南,经导管射频消融技术的明确适应证为:①预激综合征合并阵发性心房颤动和快速心室率;②房室折返性心动过速、房室结折返性心动过速、房速和无器质性心脏病证据的室性心动过速(特发性室速)呈反复发作性,或合并心动过速心肌病,或者血流动力学不稳定者;③发作频繁、心室率不易控制的典型房扑;④发作频繁、心室率不易控制的非典型房扑;⑤发作频繁、症状明显的心房颤动;⑥不适当窦速合并心动过速心肌病;⑦发作频繁和(或)症状重、药物预防发作效果差的心肌梗死后室速。

二、射频消融的应用

应用射频消融需明确以下方面:

(1)必须首先明确心律失常的诊断。

(2)经心内电生理检查,在进一步明确心律失常的基础上确定准确的消融靶点。

(3)根据不同的靶点位置,经股静脉或股动脉置入消融导管,并使之到达靶点。

(4)依消融部位及心律失常类型不同决定放电消融的能量和时间,一般能量 5～30 瓦特,时间持续或间断 10～60 s。

(5)检测是否已达到消融成功标准,如旁路逆传是否已不存在,原有心律失常用各种方法不再能诱发等。

三、射频消融的并发症

导管射频消融可能出现的并发症为误伤希氏束，造成二度或三度房室传导阻滞；心脏穿孔致心脏压塞等，但发生率极低。

四、几种快速性心律失常的介入治疗

（一）房室结折返性心动过速的介入治疗

1. 房室结折返性心动过速的射频消融治疗

房室结折返性心动过速（atrioventricular nodal reentrant tachycardia，AVNRT）是最常见的室上性心动过速，共有3种形式：慢-快型（即通常所说的典型双径路）、快-慢型和慢-慢型。

房室结双径路检查的一个要素是AV传导和VA传导。心室分级递增刺激和程序刺激能够判断VA传导的特性及是否存在房室旁道，部分不典型双径路患者需要通过心室刺激才能诱发心动过速。心房程序刺激对识别双径路现象、判断房室结有效不应期有价值。双径路现象是指：A1A2刺激缩短10～15 ms时，A2H2增加50 ms以上。值得注意的是，非AVNRT患者也可以伴有房室结双径路现象；未表现出双径路现象的患者也不能排除AVNRT。表15-10-1中列举了房室结双径路的诊断标准。

（1）慢-快型AVNRT：心动过速在心电图上会出现QRS波的终末部分叠加逆传P波的现象。AH间期通常超过180 ms，AH间期明显大于HA间期，且AH≥200～220 ms。VA前期通常小于70 ms（可以作为排除间隔旁道的标准之一）。电生理检查的特征包括：①心房程序刺激伴房室传导跳跃现象。②逆行心房激动呈向心性。③VA间期在希氏束电图上小于60 ms。④心动过速希氏束不应期引入室性期前收缩，心房不被激动。⑤心动过速时房室关系多呈1∶1，但也可表现为2∶1、1∶2、文氏传导或完全分离。

（2）慢-慢型AVNRT：这种形式的折返中，一个慢径作为前传支而另一个慢径作为逆传支。AH间期通常大于HA间期，且AH≥200～220 ms。在电生理检查过程中最早的心房激动部位通常在冠状窦口附近。慢-慢型AVNRT通常需要静脉滴注异丙肾上腺素才能诱发；常可通过心房或心室刺激诱发。最早的逆传A波通常在冠状窦（coronary sinus，CS）口的前缘或者是在CS内，这个激动顺序可以认为是慢-慢型双径路的特征性表现。其特征表现还包括下部共径现象。

（3）快-慢型AVNRT：为房室结快径前传、慢径逆传形成的心动过速。腔内心电图中CS口水平A波最提前，AH间期通常小于HA间期，且AH间期＜200 ms。快-慢型双径路较容易通过心室刺激诱发。

（4）左侧变异型AVNRT：该型发病率为1.5%，确诊需要通过电生理检查证实，且常在右房消融失败后经左房消融方能证实。这类患者常伴短HA间期，部分患者可见心室双反应的前传"一拖二"现象。左侧变异型AVNRT的AH间期和心动过速周长常比右侧型短。

目前通常通过选择性改良房室结慢径完成AVNRT的射频消融。改良慢径的方法可以选择影像学解剖法或电解剖法。影像学解剖法通过影像解剖标志选择消融靶点，唯一的心电标准是靶点附近A/V比例＜0.5。影像上把希氏束与CS口之间的三尖瓣环分为后、中、前三个区域。消融放电过程使消融导管由CS口下缘开始，逐渐由下往上。在有效放电后，通过诱发验证消融是否成功。电解剖法则同时结合腔内心电图特征指导慢径路消融。特征性心电图有多种类型。一种是由Jackman描述的紧跟心房电图起始部的尖锐高频电位，被定义为慢径路心房连接端（ASP）；另一种是由Haissaguerre等描述的低频、低振幅慢电位，该电位多于CS口的前方中间隔和后间隔处可见。这些特征性心电图表现均有利于指导慢径路消融。

表 15-10-1　AVNRT 诊断标准

慢-快型
85%的患者有双径路现象
心动过速中 AH 间期较长(＞180 ms)
心动过速诱发依赖于慢径路前传时的 AH 间期跳跃
最早的逆传 A 波在快径分布区
心室刺激 PPI-TCL＞115 ms
以心动过速同频率心室刺激时,VA 比心动过速增加 85 ms
希氏束不应期心室刺激不影响心动过速;晚发心室刺激可引起希氏束激动、逆传心房、重整心动过速
慢-慢型
同慢-快型,除了逆传,最早心房激动在冠状窦口
诱发依赖于慢径路逆传的 HA 跳跃
以心动过速同频率心室刺激时,HA 间期通常比心动过速长(下部共径)
快-慢型
心动过速的 AH 间期较短(＜180 ms)
下壁导联 P 波倒置
诱发依赖于经慢径路逆传的 HA 间期
最早心房激动点在窦口或窦口近端
以心动过速同频率心室刺激时,HA 间期比心动过速时长(下部共径)
左侧变异型
和慢-快型类似
从右心房及窦房结无法阻断慢径路 1∶1 传导

2. 阵发性房室折返性心动过速的射频消融

房室旁道是心脏房室环发育的先天性异常,是导致房室折返性心动过速的基础。隐匿性房室旁道常常是在评估室上性心动过速时通过详尽的心内电生理检查才能发现;而对于预激综合征,因为心电图上预激波的存在,通过体表心电图常可做出旁道的粗略定位。

(1)电生理检查与旁道的定位。对于显性预激综合征患者,通常根据体表心电图 δ 波形态判断旁道位置,并由侵入性电生理检查最终确诊。对预激综合征的患者可以通过旁道的房侧或室侧插入端消融。在窦性心律或心房起搏下预激成分更明显,有利用旁道定位。需要注意的是,房室旁道常斜行穿过房室沟,所以,旁道在心房和心室房室瓣的插入端通常分隔开一段距离。此外,由于冠状窦电极位于房室沟的心外膜侧,因此,左侧旁道中 CS 记录到的仅仅是大概的跨房室瓣激动顺序。

在无显性预激、窄 QRS 波心动过速行电生理检查中,以下电生理现象都支持隐匿性旁道的存在:①心室 S1S2 刺激时,不提示室房的递减性传导;②心室起搏及心动过速时,心房逆传呈偏心性;③心动过速时做心室期前刺激,当心室刺激落在希氏束不应期时仍可沿房室旁道逆传至心房。

通常情况下将房室环比作钟表盘,并用于旁道的位置表述。三尖瓣环记录到 H 波的位置约在 2 点,冠状窦口的位置为 5 点,三尖瓣环最高点为 12 点,最低点为 6 点钟。二尖瓣环以左侧游离壁最外侧定义为 3 点钟,其对应的左侧间隔部位为 9 点,冠状窦口内 2 cm 附近为 6 点,其对应的二尖瓣环顶点为 12 点钟。这样前间隔旁道位于 12 点至 2 点之间,中间隔旁道位于 2 点至 5 点之间,右后间隔旁道位于 5 点至 6 点之间,右后游离壁旁道位于 7 点至 10 点之间,右前游离壁旁道位于 10 点至 12 点之间。左侧旁道以窦口内 2 cm 定义为间隔部,2 cm 以远为左侧游离壁旁道,冠状窦最远程为左前侧旁道。

(2)靶点图的确定。为了减少无效放电引起的心肌不必要损伤,准确判断理想靶点图至关重要。对于显性旁道,可以在窦性心律或心房起搏时,在瓣环上标测心室最早激动的位置。除个别斜行旁道或 Mahaim 旁道外,因旁道前传较快,双极记录的 A 波与 V 波融合。临床上一般都以双极标测 A 波与 V 波相融合,两者间无等电位线来确定靶点图。无清晰融合的部位时,应以 V 波出现最早的部位作为消融点。标准消融靶点有如下特点:①消融电极多数位于房室瓣环;②可同时记录到明确的 A/V 波;③A/V 比值为 1∶4~1∶1;④V 波较体表 δ 波提前 20~40 ms。

对于隐匿性旁道,应在心动过速发作或心室起搏时在瓣环上标测心房的最早激动点。由于心室起搏时逆传 A 波可能深埋在 V 波的终末部不能辨认,也可能因房室结逆传功能良好而使房室结附近最早激动,因此最好在心动过速下标测。如心动过速难以诱发或维持,可在心室起搏下标测,但需首先确定标测的心房激动是经旁道而非房室结逆传。标测的方法可同时结合单极标测与双极标测。有时电极标测比双极标测更容易识别最早逆传的 A 波。

(3)消融。一旦导管到达理想靶点,可在窦性心律、心室起搏或心动过速下放电消融。成功靶点的定义为窦性心律时房室旁道前传消失,心室起搏时室房逆传顺序改变、心动过速不能诱发。旁道传导消除后,应再次进行电生理检查评估传导改良情况。

(二)房性心律失常的介入治疗

1. 房性心动过速的治疗

房性心动过速的机制可能是局灶性或大折返性的。局灶性房速的定义为心房的激动源自直径小于 2 cm 的病灶,并呈离心性传导。大折返性房速则是围绕“大的”功能性或固定性的传导障碍区形成的房性心律失常。体表心电图有利于诊断房性心动过速,但很多情况下仍需借助侵入性电生理检查。

(1)电生理检查及射频消融术的适应证:人群中局灶性房性期前收缩并不少见,一般情况下如果没有明显症状,无须特殊处理。如果频发的房性期前收缩和/或房性心动过速临床症状明显、药物治疗效果欠佳,则可考虑射频消融治疗。多数局灶性房速的临床转归效果良好,较少引起严重后果;但少数无休止性房速可能引起心动过速性心肌病。目前,无休止性房速或反复发作的症状明显的阵发性房性心动过速被认为是房速射频消融治疗的Ⅰ类适应证。

(2)房性心律失常的诊断、标测与消融。有创性电生理检查过程中房性心律失常主要与房室折返性心动过速(AVRT)或房室结折返性心动过速(AVNRT)相鉴别。多数情况下,AVNRT 和 AVRT 的房室关系(VA 关系)相对固定,而房性心动过速 VA 关系多变。心室起搏拖带心动过速后,如果心房被成功拖带,停止拖带后心动过速得以维持,之后的反应对心动过速的鉴别诊断也有帮助。如果拖带的心房波后第一个心动过速电图是心室波,则称为“V-A-V-A”反应,这是 AVNRT 或 AVRT 的特征;如果记录到的是房波,则称为“V-A-A-V”反应。这是房速的典型特征。心房拖带还有利于鉴别局灶性房速或折返性房速。在可疑折返环相对应的两端如果都能拖带心动过速,拖带定义为 PPI 减去 TCL 小于 20 ms,或者整个心动过速周长内都可以记录到电活动,这些都是提示大折返性房速的线索。

运用传统标测技术,寻找离心传导的最早局灶激动点可以进行局灶房速的激动标测。理想的靶点局部激动时间至少领先体表心电图 P 波 20~30 ms。三维标测技术可增加房性心律失常的消融的成功率,减少放射线暴露剂量。不同三维标测技术的原理是基于三维空间中相对的一个基点,定位标测与消融导管,重建三维电解剖模型和激动顺序标测信息。此外还可以与 CT 或 MRI 图像融合,获得更完整的解剖与心内电图信息。它对房性期前收缩、局灶性房速、折返性房速的标测与消融均有帮助。

房性心动过速消融需结合房性心律失常的机制。若房性心律失常是局灶起源,则可能需在病灶局部消融;但有时需借助区域隔离的方法达到消融目的,如某些肺静脉起源房性心律失常是通过单侧的环肺静脉隔离达到消融效果。而有些大折返性房性心律失常，可借助心动过速的关节峡部消融以终止心动过速，如环二尖瓣峡部大折返性房速可能通过二尖瓣峡部线消融或左房前壁线消融达到终止心动过速的目的。

2. 心房扑动的介入治疗

心房扑动(atrial flutter)指心房规律快速的电活动，伴或不伴快速规整的心室率。心房频率 250～300 次/分，命名来自典型房扑时心电图规整的扑动样波。主要分类包括：三尖瓣峡部依赖性房扑(典型或非典型)、其他不典型房扑。因仅利用心电图并不能完全确定房扑的机制，故此分类仅限于电生理检查中机制确定后的分型。房扑的主要机制为心房内大折返，少数为局灶微折返(图 15-10-1)。病理基础并不完全相同，主要分为：原发性房扑(未行外科手术或消融术)、心脏外科术后房扑、房颤消融后房扑。心房病变或手术后心房瘢痕形成的缓慢传导区为房扑的关键峡部，可形成心房大折返导致房扑的发生和维持。

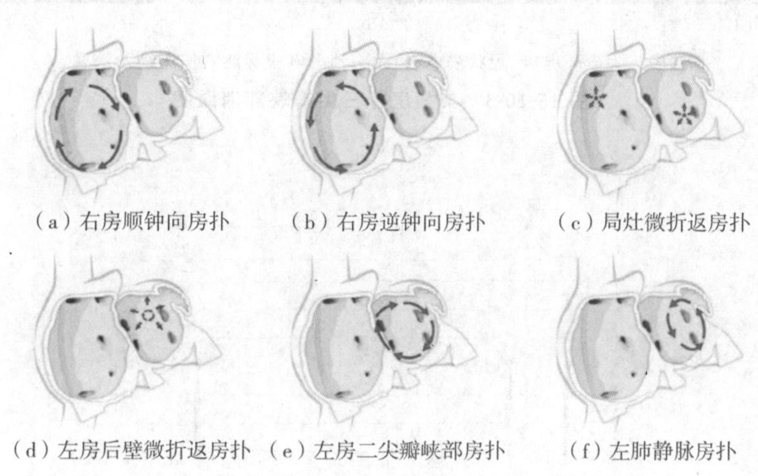

(a) 右房顺钟向房扑　(b) 右房逆钟向房扑　(c) 局灶微折返房扑

(d) 左房后壁微折返房扑　(e) 左房二尖瓣峡部房扑　(f) 左肺静脉房扑

图 15-10-1　房扑机制模式图

房扑的治疗除电复律、药物治疗外，主要还有射频消融治疗。进行心内电生理检查，明确房扑的机制以及心房关键缓慢传导区(电生理峡部)，并行针对性消融，可以达到很高的成功率。常见的关键峡部为三尖瓣峡部(图 15-10-2)、外科切口瘢痕、左房消融后缓慢传导区、心房原发瘢痕等。明确了关键峡部后，进行峡部线性消融(图 15-10-3)，并且实现峡部双向阻滞，可达到长期良好疗效(图 15-10-4)。

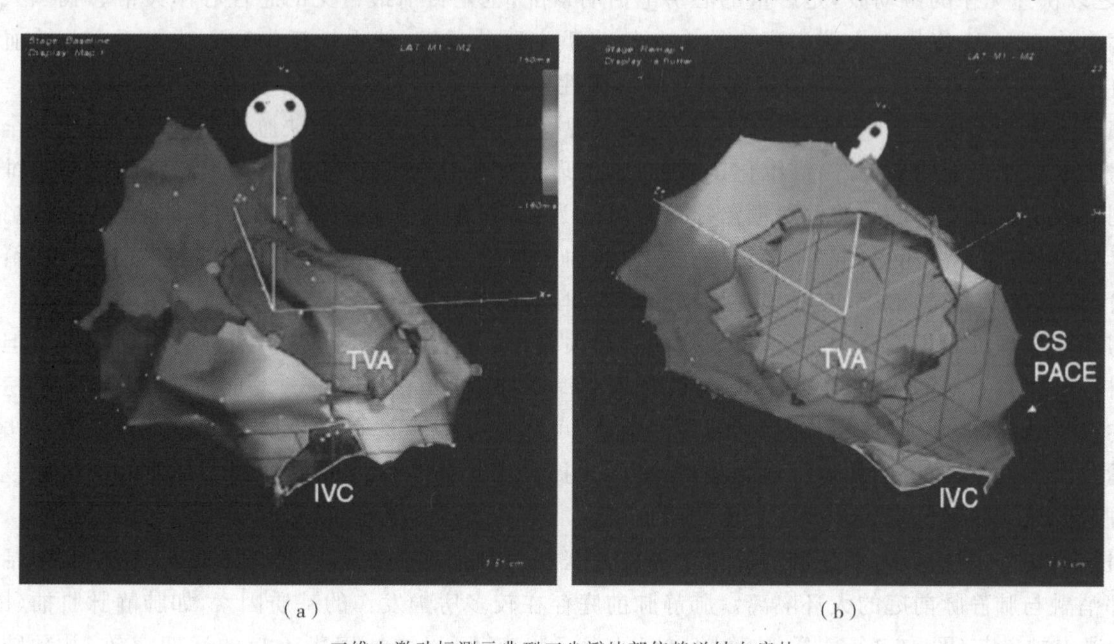

(a)　(b)

三维电激动标测示典型三尖瓣峡部依赖逆钟向房扑

图 15-10-2　典型房扑三尖瓣峡部折返图

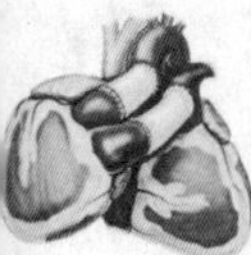

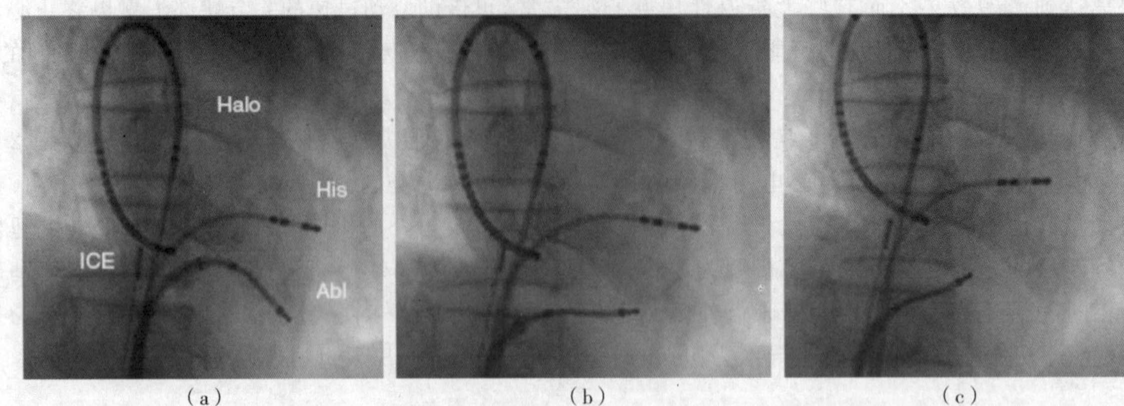

(a) (b) (c)

右房三尖瓣环电极、冠状窦电极、大头消融电极标测右房激动及消融

图 15-10-3 典型房扑三尖瓣峡部消融图

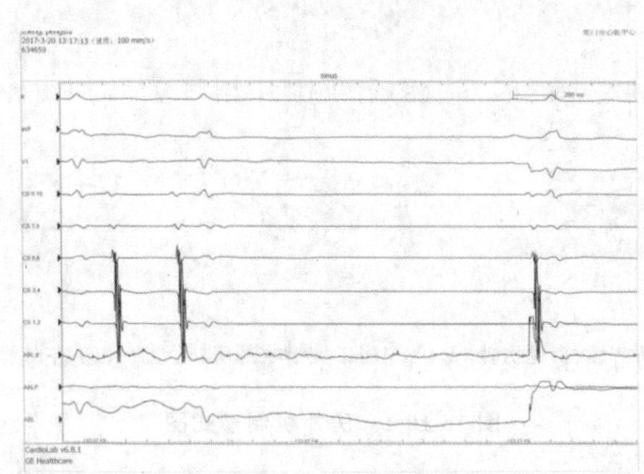

图 15-10-4 三尖瓣峡部依赖房扑消融中转复为窦性心律

3. 心房颤动的介入治疗

心房颤动(atrial fibrillation,AF)简称房颤,是一种常见的心律失常,是指规律有序的心房电活动丧失,代之以快速无序的颤动波,是严重的心房电活动紊乱,也是目前最常见的恶性心律失常。我国人群房颤发病率达3%,75岁以上人群患病率约10%。房颤主要的危害:缺血性卒中和心功能不全。缺血性卒中人群中合并房颤占20%,其中由房颤引起的心源性栓塞约5%,且多为较严重的卒中。

临床上主要以病人症状、体格检查及心电图表现确立诊断。房颤增加缺血性卒中及心功能不全发病率。房颤的机制仍不明确,心房纤维化、心房肌电生理改变是房颤病理基础,局灶触发机制、基质维持机制共同促成房颤的发作和维持。房颤治疗策略可分为:节律维持和心室率控制。具体治疗方法包括:药物治疗(维持窦性心律药物、减慢心室率药物、预防血栓栓塞药物),非药物治疗。非药物治疗包括:房颤经导管射频(冷冻)消融治疗,左心耳封堵治疗,左心耳切除治疗。

房颤电生理机制仍不明确,属于不规律的心律失常,既往认为其并非射频消融的治疗范围。但是心脏外科心脏迷宫手术的成功,以及1998年法国医生海萨格瑞(Haissaguerre)发现肺静脉是阵发性房颤最常见的触发灶起源,介入方法行肺静脉节段性消融,可以有效减少甚至根治房颤发作。为了进一步减少肺静脉狭窄的发生,改进的肺静脉前庭隔离,进一步提高了预防房颤发作的疗效。其他的房颤触发灶包括:上腔静脉、冠状静脉窦、左心耳、心房的瘢痕区。

目前对于阵发性房颤,双侧肺静脉电学隔离是房颤射频消融的基石。具体术式仍有差别,包括肺静脉口部消融与肺静脉前庭的大环隔离。肺静脉前庭存在较多房颤发作的基质因素,如肺静脉肌袖(图15-10-5)、迷走神经节(图15-10-6)等,肺静脉前庭的大环隔离,可以增加房颤治疗的远期疗效,并预防和减少肺静脉狭窄的发生。大环隔离增加了消融的时间和难度，一定程度上提高了房颤的疗效，似乎也增加了远期肺静脉电传导恢复的机会。

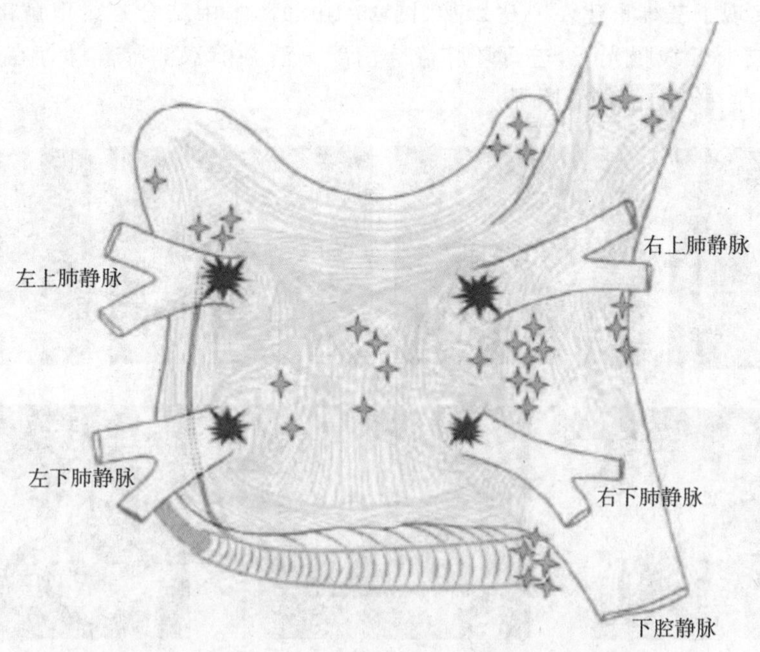

肺静脉与左心房间存在残存肌袖，其他如上腔静脉、冠状静脉窦、左心耳等也存在类似结构，它们是阵发性房颤的主要病灶

图 15-10-5　肺静脉肌袖图

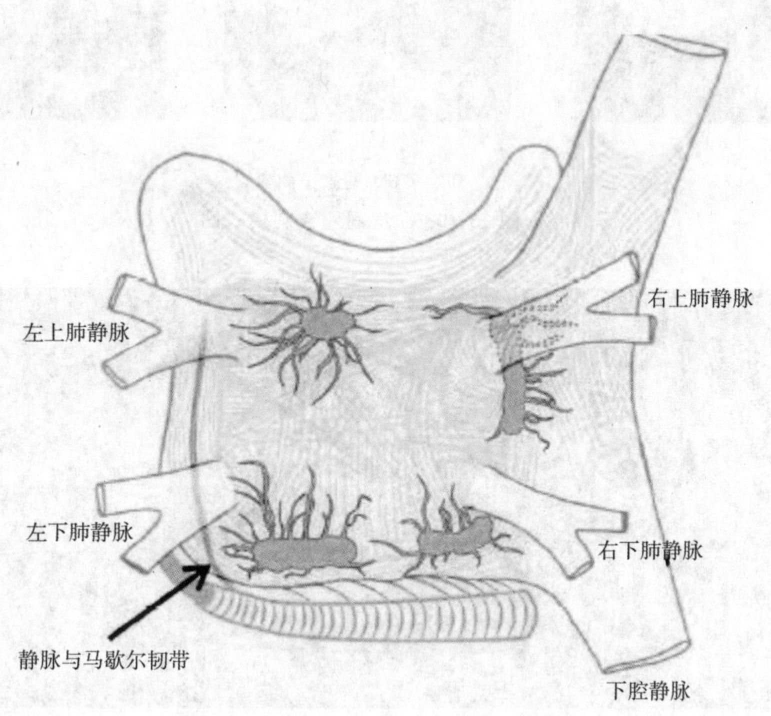

左房迷走神经主要分布于肺静脉前庭附近，在房颤的发病中起重要的作用；在环肺静脉隔离基础上进行迷走神经消融，可能提高房颤消融的成功率

图 15-10-6　左房迷走神经丛分布图

具体操作途径为，穿刺股静脉，建立入路，穿刺房间隔（图 15-10-7），导管进入左房。肝素系统抗凝，

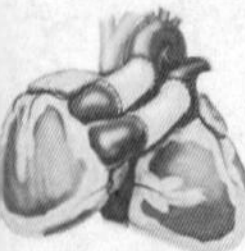

监测激活全血凝固时间(ACT)至 300 s。早期 DSA 二维下行左房造影,显示肺静脉走行及结构,二维下行肺静脉节段或环状消融。三维标测系统(CARTO,强生公司;Ensite,圣犹达公司)的出现,结合术前左心房 CT 增强造影,实现了三维重建左心房影像(图 15-10-8)。术中结合三维电解剖标测与图像融合技术,可以在更精确及减少 X 线曝光下,进行环肺静脉消融。消融前双侧肺静脉存在肺静脉电位,消融终点为肺静脉与左心房存在双向电传导阻滞。

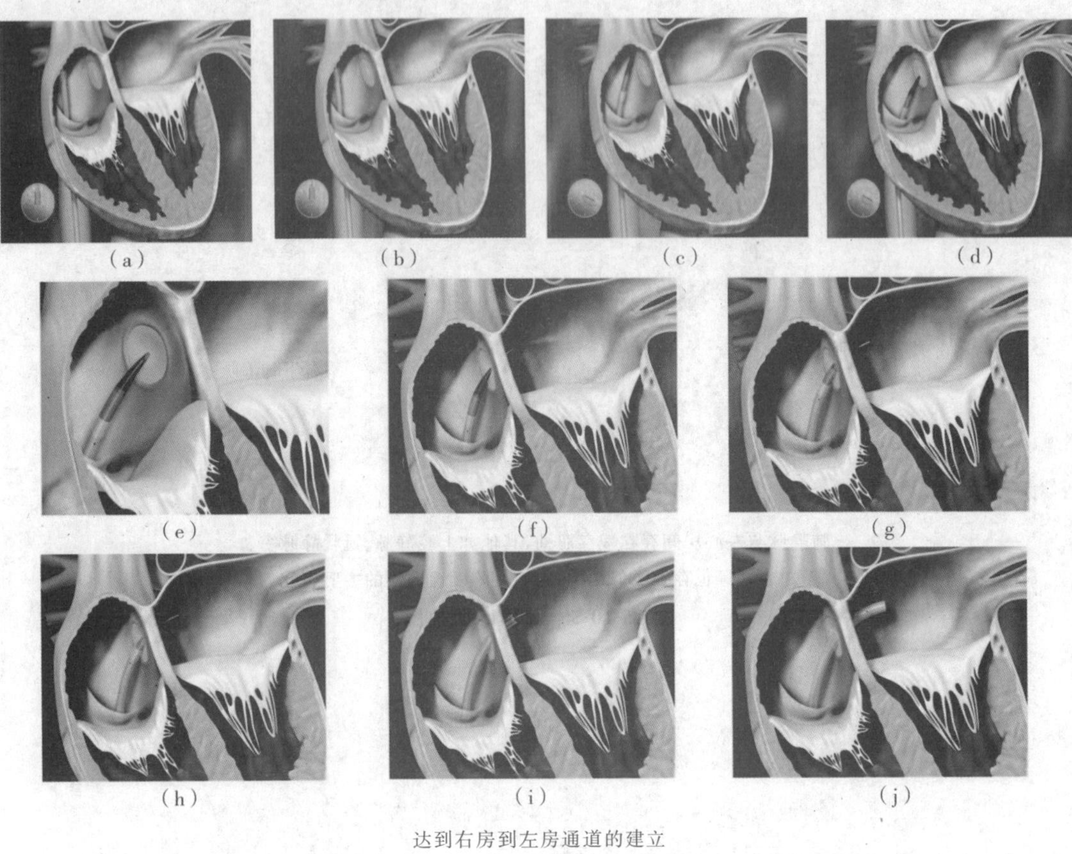

达到右房到左房通道的建立

图 15-10-7 房间隔穿刺模式图

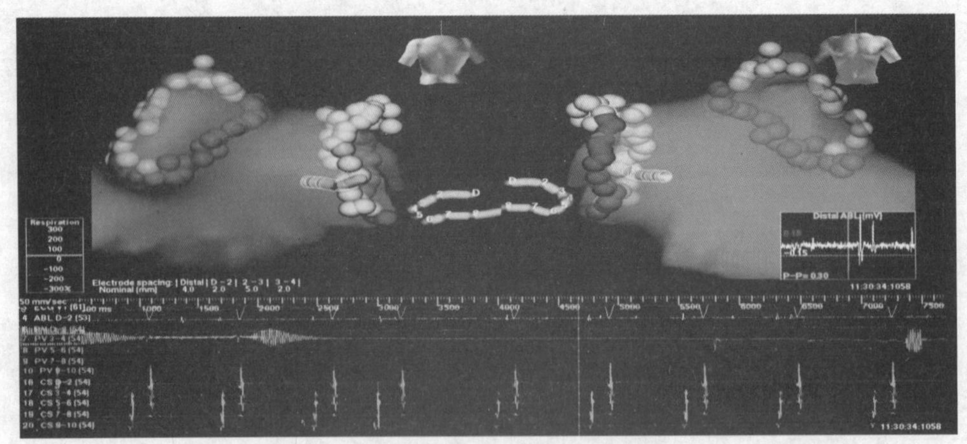

三维标测系统,可以进行左心房电解剖标测,进行环肺静脉消融隔离,终点为心房和肺静脉间达到双向电学阻滞

图 15-10-8 CARTO3 系统双环隔离图

对于药物治疗无效的有症状的阵发性房颤,可行单纯肺静脉隔离,1～2 年随访疗效可达 70%～80%。与药物治疗对比,消融疗效优于药物。所以,目前房颤治疗指南推荐药物治疗失败的阵发性房颤

是行射频消融治疗的适应证(Ⅰ类推荐 A 级证据)。有症状的阵发性房颤病人,射频消融和药物治疗对比研究证实(随访 2 年),射频消融的疗效略优于药物治疗,故目前指南推荐Ⅱa 类推荐 B 级证据。

其他的消融术式包括:

(1)**冷冻球囊消融**:应用液氮低温(−75℃)球囊冷冻损伤心肌组织,进行心律失常基质的治疗。国外有专门设计的冷冻消融导管,用于希氏束附近区域旁道、室早的消融。国内主要是近年应用冷冻球囊进行环肺静脉隔离术(图 15-10-9)。第二代冷冻球囊与射频消融导管在阵发性房颤疗效上的对比研究证实,二者安全性、疗效、手术时间上均无劣势,且并发症率均较低。具体操作上,冷冻球囊操作较简单,并发症率可预防性更好。冷冻球囊局部可达−50 ℃至−60 ℃低温损伤,达到肺静脉隔离的消融终点,用于治疗房颤,与射频消融的对照研究显示其并不劣于射频消融的中远期疗效。

(2)**左心耳封堵术**:房颤合并缺血性卒中的主要原因为左心耳血栓栓塞,左心耳血栓占左房血栓的 90%以上,而左心耳封堵术是一种新型的预防房颤血栓栓塞的治疗方法。通过右股静脉途径,穿刺房间隔,置入左心耳封堵伞,封闭左心耳(图 15-10-10～图 15-10-14),从而预防左心耳血栓脱落所导致的栓塞事件。多个临床研究证实了左心耳封堵术安全性,而且与抗凝治疗药物相比的非劣性研究,也证实了左心耳封堵术预防脑栓塞的有效性。但是远期预防卒中的疗效尚待证实。房颤病人合并的部分缺血性卒中并非是左心耳血栓所致,房颤病人也可增加其他部位血栓的机会,故抗栓治疗仍是房颤治疗的基石。目前,左心耳封堵术最适宜房颤合并高危卒中风险,且有抗凝禁忌(服药严重出血史、肝肾功能不全等)的患者。左心耳封堵术的中远期疗效仍待评价。

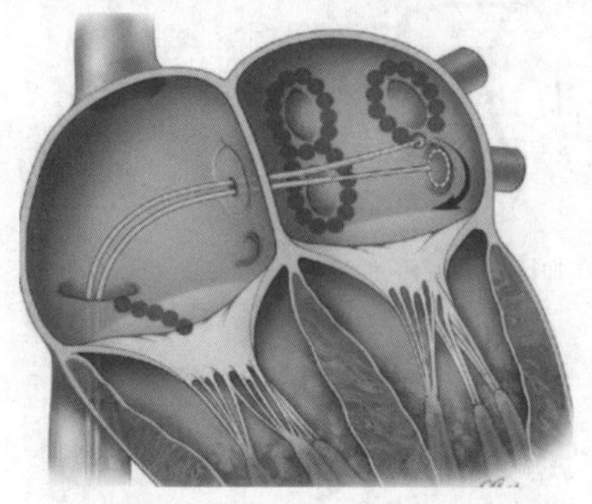

结合肺静脉内标测电极电位观察,双侧肺静脉前庭消融,达到双侧肺静脉隔离

图 15-10-9　环肺静脉隔离模式图

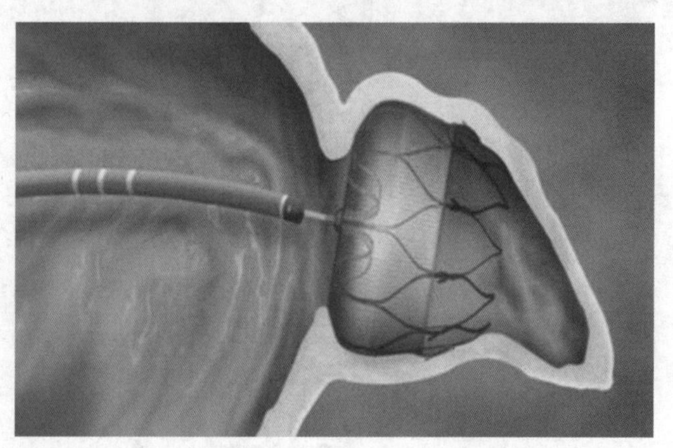

图 15-10-10　左心耳封堵术模式图

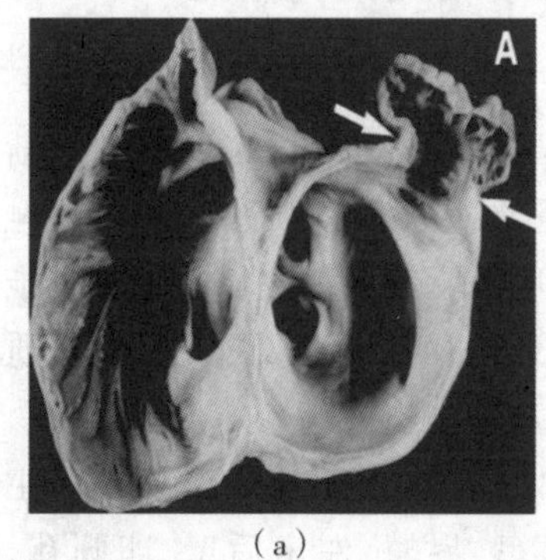

(a)

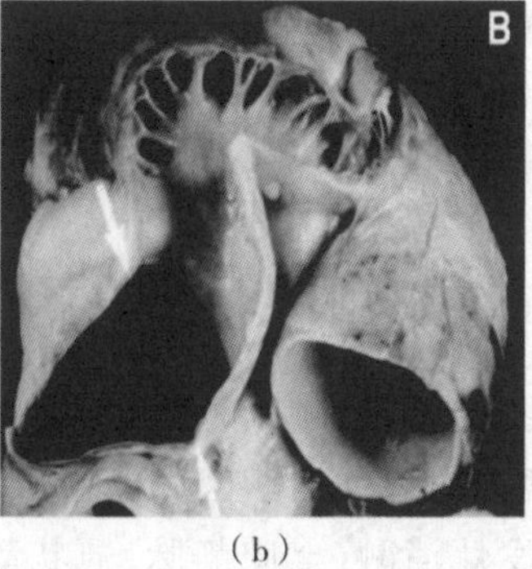

(b)

左心耳可呈现多叶形态

图 15-10-11　左心耳解剖图

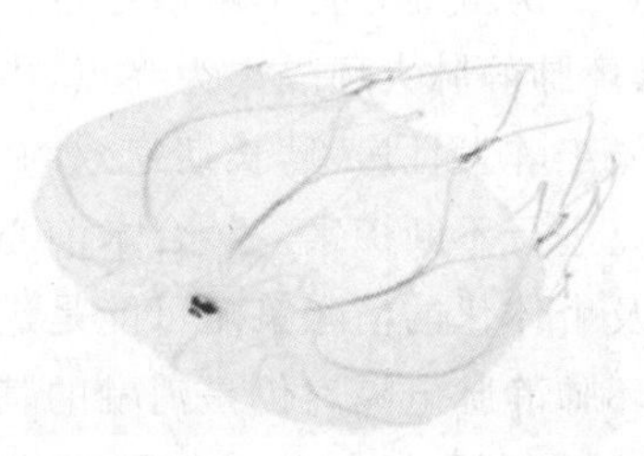

图 15-10-12　封堵器图

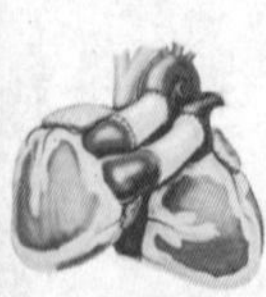

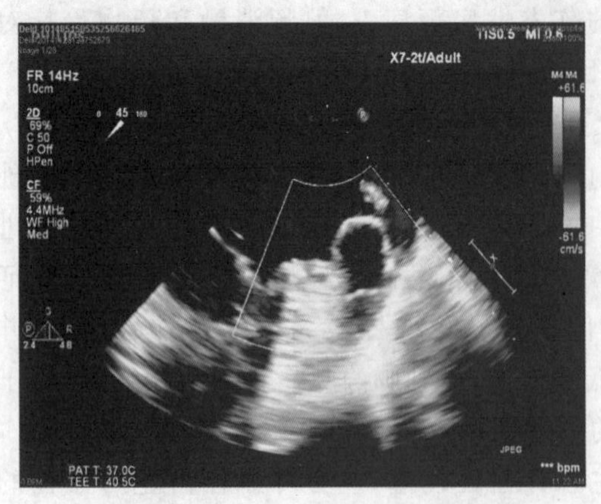

图 15-10-13　术后经食道彩超显示左心耳无残余分流

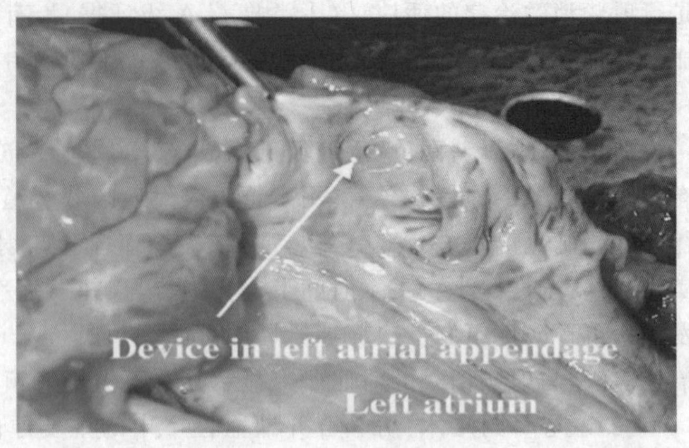

图 15-10-14　封堵器内皮化

(3)**迷走神经结的消融**(图 15-10-15):左房相对固定区域存在自主神经节,在房颤的发生中起重要作用,环肺静脉前庭消融可损毁部分迷走神经丛,表现为消融过程中心率减慢、血压下降;也可以用局部高频心房电刺激诱发心率及血压变化,确定消融区域,据报道可以进一步提高房颤的疗效。

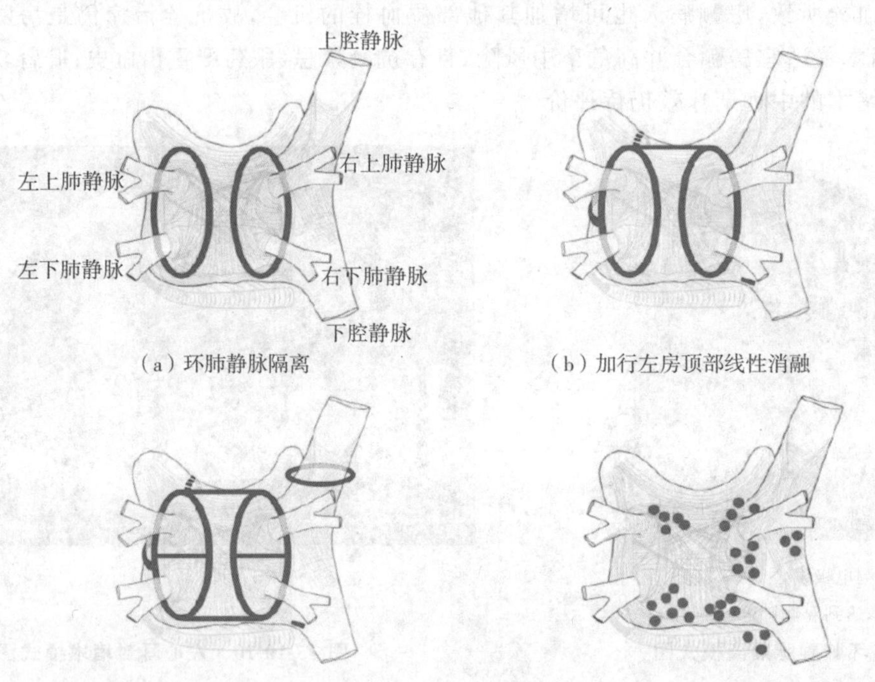

(a) 环肺静脉隔离　(b) 加行左房顶部线性消融

(c) 加行上腔静脉隔离，以及三尖瓣峡部线性消融　(d) 左心房进行更广泛的碎裂电位消融

图 15-10-15　消融术式模式图

对于房颤经导管消融治疗,经过近 20 年的探索,积累了一些经验,对阵发性房颤的治疗术式渐趋一致,以环肺静脉大环隔离为终点,中远期疗效尚可满意。但是,持续性房颤及长程持续性房颤的消融的疗效远低于阵发性房颤,长期疗效约 50%。因此,对持续性房颤的术式仍分歧较大,仍需通过进一步的临床研究进行不断探索。结合术前心房 MRI 确定左心房瘢痕区域、术中低电压区标测、更多房颤基质的消融以及个体化的消融策略可能是进一步提高持续性房颤消融疗效的方法。

环肺静脉电隔离仍是消融的基石,目前对增加消融区域以增加疗效的依据仍不能令人信服。主要增加的区域包括:除肺静脉以外的房颤触发灶消融(上腔静脉、冠状静脉窦、界嵴、左房后壁、卵圆孔、欧氏嵴、左心耳、Marshall 韧带),左房顶部、二尖瓣峡部、三尖瓣峡部线性消融,房颤发作下复杂碎裂心房电位(CFAEs)的消融,左心耳的电学隔离,房颤转子的消融,以及一些左房前壁的线性消融等。因增加消融区域增加了房速的发生率，增加了左房损伤范围，且疗效并不确切，故目前仍存在争议。

（三）室性心律失常的介入治疗

1. 室性早搏的介入治疗

无症状或症状轻微的室性早搏（PVC），患者如果没有结构性心脏病或遗传性心律失常，则仅需安慰，无须治疗。

2014年，欧洲心律协会/美国心律学会/亚太心律学会（European Heart Rhythm Association/Heart Rhythm Society/Asia-Pacific Heart Rhythm Society，EHRA/HRS/APHRS）室性心律失常专家共识中室早的治疗流程如图15-10-16所示，对于室早超过10000次/24小时，室早为单一形态或以一种形态为主，有明显相关症状且药物治疗无效、不能耐受药物或不愿接受药物治疗的患者，可以考虑行导管消融治疗；对于合并左心室功能不全的患者，即室早性心肌病的患者，导管消融后室早消失或明显减少后左心室功能可能恢复，应该行导管消融。

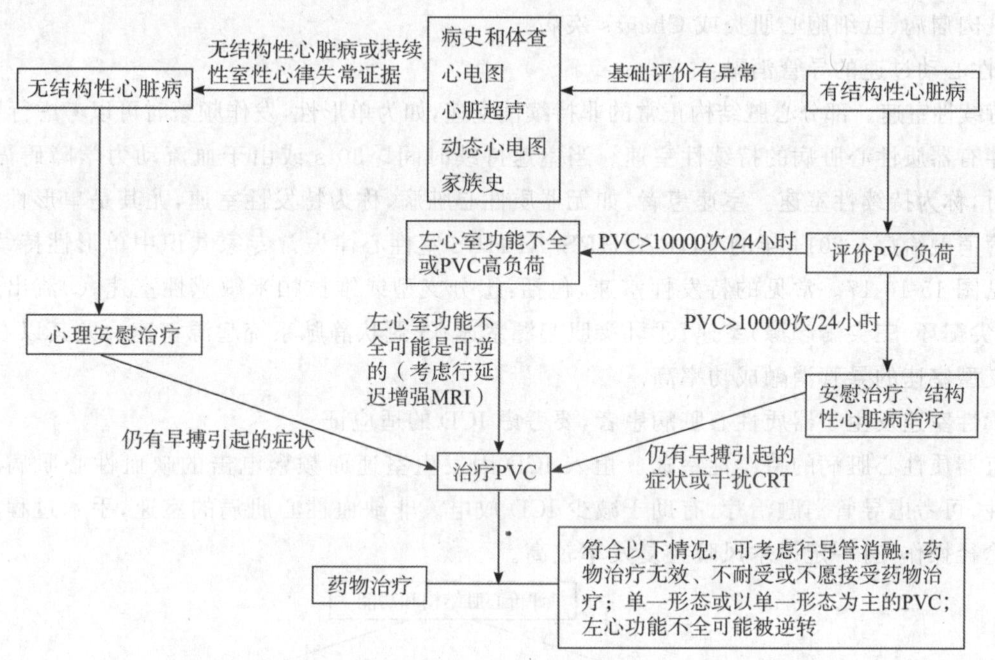

图 15-10-16　室性早搏的治疗

2. 室性心动过速（VT）的介入治疗

（1）埋藏式心律自动转复除颤器（ICD）治疗：恶性室性心律失常危及生命，患者多伴有结构性心脏病或无可逆性原因导致的室性心律失常，需要考虑ICD治疗。2008年，ACC/AHA/HRS指南中对ICD的推荐：

1）Ⅰ类推荐为：

①因心室颤动或持续性室速引起的心脏骤停后幸存的患者，评估事件诱因并排除可逆性因素。

②患者有结构性心脏病和自发性持续性室速，无论血流动力学是否稳定。

③原因不明的晕厥，电生理检查诱发出有血流动力学不稳定的持续性室速或室颤。

④心肌梗死40天以上，左室射血分数（LVEF）＜35%，心功能Ⅱ或Ⅲ级的患者。

⑤心功能Ⅱ或Ⅲ级，左室射血分数（LVEF）＜35%的非缺血性心肌病患者。

⑥心肌梗死40天以上，左室射血分数（LVEF）＜30%，心功能Ⅰ级的患者。

2）Ⅱa类推荐为：

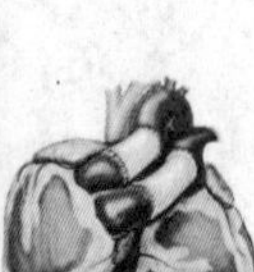

①不明原因晕厥，伴明显左心室功能障碍的非缺血性的扩张型心肌病患者。

②心室功能正常或接近正常的持续性室速患者。

③肥厚型心肌病患者伴1个或1个以上心脏性猝死的主要危险因子，危险因子包括心脏骤停史、自发性持续性室速、猝死家族史、不明原因晕厥、左心室壁厚度>130 mm、异常的运动后血压反应、自发性非持续性室速。

④致心律失常性右心室心肌病患者伴1个或1个以上心脏性猝死的主要危险因子，危险因子包括心脏骤停史、室速引起的晕厥、广泛右心室受累的证据、左心室受累、多形性室速和心尖室壁瘤。

⑤β受体阻滞剂治疗期间仍有晕厥和/或室速发作的长QT综合征患者。

⑥等待心脏移植的非住院患者。

⑦有晕厥史的Brugada综合征患者。

⑧有明确室速记录，但未导致心脏骤停的Brugada综合征患者。

⑨β受体阻滞剂治疗期间有晕厥和/或记录到持续室速的儿茶酚胺敏感的多形性室速患者。

⑩心脏肉瘤病、巨细胞心肌炎或Chagas疾病。

(2)室性心动过速的导管消融：

1)非持续性室速。部分心脏结构正常的非持续性室速，如为单形性，发作频繁时可以考虑行导管消融。

2)不伴有器质性心脏病的持续性室速。当室速持续时间>30 s或由于血流动力学障碍需早期进行干预治疗时，称为持续性室速。室速患者，如无器质性心脏病，称为特发性室速，尤其是单形性室速，可考虑首选导管消融治疗。2014年的EHRA/HRS/APHRS室性心律失常专家共识中单形性持续性室速的诊治流程见图15-10-17。常见的特发性室速，包括：①分支型或维拉帕米敏感性室速；②流出道室速；③流入道(二尖瓣环、三尖瓣起源)室速；④乳头肌起源室速；⑤冠状静脉系统起源室速。尤其以右室流出道室速和分支型室速的导管消融成功率高。

如持续性室速发生于器质性心脏病患者，要考虑ICD的适应证。

3)伴有器质性心脏病的持续性室速。植入ICD因发生室速而频繁电击的缺血性心肌病患者，如室速是单形性，可考虑导管消融治疗，有助于减少ICD放电。非缺血性心肌病的室速，手术过程复杂，多需要心外膜途径操作，有一定手术风险且复发率较高。

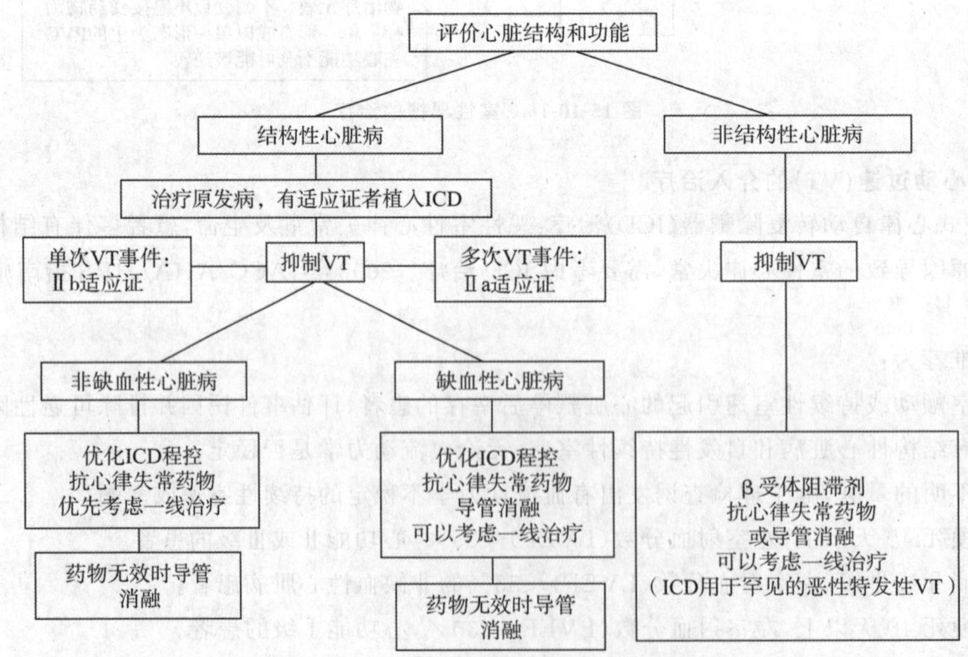

图15-10-17 单形性持续性室速的评价与治疗

第十一节　快速性心律失常的外科治疗

外科治疗快速性心律失常的目的在于切除、隔置、离断参与心动过速生成、维持与传播的组织，保存或改善心脏功能。外科治疗方法包括直接针对心律失常本身以及各种间接的手术方法，后者包括室壁瘤切除术、冠状动脉旁路移植术、矫正瓣膜关闭不全或狭窄的手术、左颈胸交感神经切断术等。

一、室上性快速性心律失常的外科治疗

(一)房室结内折返性心动过速

近年来，由于射频消融技术获得迅速发展并取得显著的成功，绝大多数患者可选择导管消融术而获得治愈，手术治疗已不再应用。

(二)房室旁路参与的房室折返性心动过速

目前，绝大多数患者已可经射频消融治愈，仅有极少数旁路因所处位置深藏而心导管消融失败，方考虑手术治疗。

(三)心房颤动

心房颤动的外科治疗近年来有了长足发展，胸腔镜技术的使用明显减少了手术创伤。

二、室性心动过速的外科治疗

室速的主要病因为冠心病，主要见于心肌梗死后，无论体表心电图的表现如何，室速的起源点大多位于左室或室间隔的左室面。间接手术方式，如胸交感神经切断术、冠状动脉旁路移植术、室壁瘤切除术等，可获60%成功率。直接手术方式包括病灶切除与消融两种。手术成功的关键在于能否准确定位。术前与术中应做心电生理检查，发作室性心动过速时记录到的最早电活动部位，通常认为是心动过速的起源点，借助标测引导施行心内膜切除(包括心内膜冷冻或激光技术)，尽量保留心肌收缩功能，可提高手术治疗的成功率。

非冠心病引起的室速的起源点可位于左室或右室，取决于原有心脏病变。例如，致心律失常型右室心肌病(arrhythmogenic right ventricular cardiomyopathy)可引起右室起源的室性心动过速。手术治疗方式包括单纯病灶切除或将右室游离壁与心脏的其余部分隔离。

长QT间期综合征患者可行左侧星状神经节切除术。对于某些二尖瓣脱垂合并室速的患者，施行瓣膜置换术后可消除发作。

(常　栋、周法光、肖国胜)

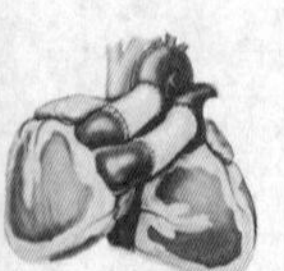

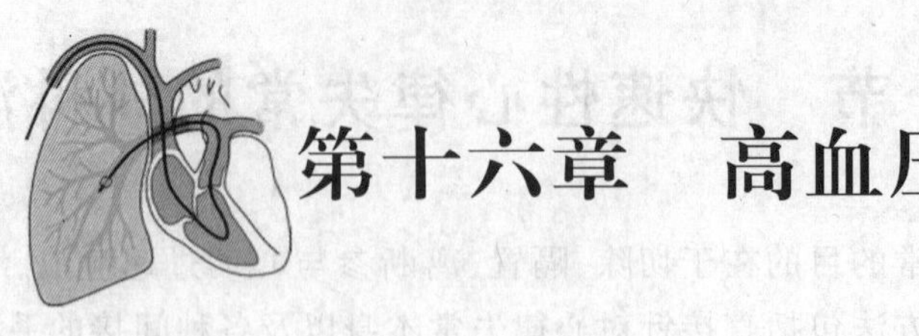

第十六章　高血压

第一节　基本概念及其流行病学

高血压(hypertension)是一种疾病,也是一个体征。作为疾病,其定义是体循环动脉收缩期血压(systolic blood pressure,SBP)和(或)舒张期血压(diastolic blood pressure,DBP)持续升高,这种升高是全身性的。作为体征,是指在某种生理或者病理条件下,血压高于正常值。生理情况下的血压升高可以自行恢复正常。而病理条件下,则分为原发性高血压(primary hypertension)和继发性高血压(secondary hypertension)。原发性高血压是指目前病因尚不甚明确的高血压,继发性高血压则是指由某种确定的疾病和原因引起的血压升高,既往认为其比率不超过10%,但随着目前检查检测手段的进步,越来越多的患者被诊断为继发性高血压。本章重点论述原发性高血压。

目前,欧美国家高血压的患病率在20%以上。既往流行病学调查显示我国高血压患病率相对较低,但呈明显的增长趋势,1959年至2002年四次大规模调查结果显示,我国高血压的患病率从5.11%递增至17.65%,国民营养与慢性病状况调查报告显示:2012年中国18岁以上居民高血压的患病率为25.2%,城市居民高血压患病率为26.8%,农村为23.5%。根据2010年第六次全国人口普查数据测算高血压患病人数为2.7亿,相比2006年测算的结果2亿增加了近7000万。总体来看,男性患病率高于女性,且患病率随着年龄的增长而增长。因此,高血压不仅是一个临床医学问题,还是一个重要的公共卫生问题,我国政府已经从国家层面对高血压进行积极干预。

通过多年努力,我国高血压的知晓率、治疗率、控制率得到明显改善。2002年全国调查显示,中国18岁以上成人的高血压知晓率、治疗率、控制率分别为30.2%、24.7%和6.1%,2012年的数据分别为46.5%、41.1%和13.8%。然而,从这些数据我们更应当看到,我国高血压防治的任务依旧非常艰巨。

1991年至2009年中国健康与营养调查显示,我国少年儿童高血压患病率呈持续上升趋势,由1991年的7.1%上升到2009年的13.8%。2010年一项大规模调查显示,我国儿童高血压患病率为14.5%,其中男生16.1%,女生12.9%,且均随年龄的增长而呈增长趋势。

高血压的危害来源于两个方面,一方面,长期高血压可导致个体靶器官的损害并可能危及生命;另一方面,在于庞大的现病患者群体和潜在患者群体。因此,从不同层面干预个体和群体的高血压,是政府和医学界的重要任务,每一名医务工作者都有义务积极进行高血压防治。

第二节　病因、发病机制和病理解剖

一、病　因

高血压病因尚不完全清楚,目前认为是遗传因素(先天)和环境因素(后天)相互作用的结果。

(一)遗传和基因因素

和很多慢性病一样，高血压有明显的遗传倾向，20%～40%的血压异常由遗传决定。父母(生物学)无高血压、一方有高血压或均有高血压，其子女高血压的发生概率分别为3%、28%和46%。但应与家族聚集现象区别，家族聚集现象是指某种疾病在某个家族中发病率高于一般人群，主要原因分为两种，一是遗传，二是家族环境因素(如饮食习惯、居住环境等)。

目前尚未确定某一基因是高血压的易感基因，考虑可能是多个基因参与，且可能存在基因-基因和基因-环境的相互作用。

(二)环境因素

流行病学对与高血压相关的环境因素研究得较为深入，目前认为多种环境因素与高血压密切相关，包括体重超重或肥胖、高盐饮食、长期过量饮酒、缺乏运动、长期精神压力过大等。应当引起重视的是，随着饮食结构的改变，我国体重超重或肥胖的人明显增多，研究显示平均体重指数(body mass index，BMI)与血压呈显著正相关，基线BMI每增加1，高血压发生的危险5年内增加9%。平素钠盐摄入也与高血压密切相关，人体每天氯化钠生理需要量仅0.5 g，每人每天每增加摄入2 g氯化钠，则收缩压和舒张压分别增高2.0 mmHg和1.2 mmHg。重视环境因素的改善，有利于高血压及其并发症的防治。

二、发病机制

高血压发病机制较为复杂，一个患者身上可能同时或者先后存在多种机制，各种机制之间可能存在相互作用。这也解释了为什么目前绝大部分高血压患者往往需要两种以上药物才能控制好血压，也解释了为什么不同的患者对降压药物产生不同的反应。理解高血压的发病机制，必须熟悉血压形成的生理机制及其调控机制，详见第三章第二节。

(一)交感神经活动增加

交感神经活动增加对部分患者血压升高的启动与维持，甚至恶化起至关重要的作用。从流行病学角度看，长期处于精神紧张的职业，如外科医生、飞行员、会计等，高血压的患病率明显高于一般人群，而一定时间的休息、疗养可以使血压明显下降。从病理生理的角度看，长期的精神心理应激可使大脑皮质下神经中枢功能紊乱，交感神经和副交感神经之间的平衡失调，前者兴奋性增加，末梢儿茶酚胺释放增多，导致小动脉和静脉收缩(外周阻力增加)，心肌收缩力和心率增加，从而导致心排量增加，最终引起血压升高。

(二)肾素-血管紧张素-醛固酮系统(RAAS)激活

RAAS对调节体内血压起重要作用。肾素由肾小球旁细胞分泌后，可激活血管紧张素原生成血管紧张素Ⅰ(Ang)，后者再被血管紧张素转换酶(ACE)催化为血管紧张素Ⅱ(AngⅡ)。循环AngⅡ作用于心脏和血管的1型受体(AT-1)，经由如下机制使血压短期升高：强有力的直接收缩小动脉、刺激肾上腺皮质球状带分泌醛固酮而增加血容量、促进肾上腺髓质和交感神经末梢释放儿茶酚胺。局部组织中的AngⅡ对血压长期调节具有更重要的意义，作用包括维护高血压的持续、进展，导致高血压相关心肌肥厚和心血管重构、高血压靶器官损害等。

(三)肾脏潴留过多钠盐

机体钠盐平衡调节主要在肾脏，高血压的形成与肾脏潴留过多钠盐密切相关。根据给予钠盐负荷后

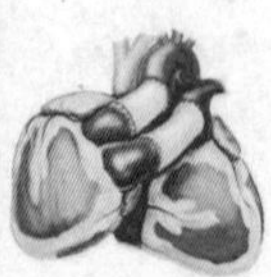

诱发高血压的状况，高血压患者可分为盐敏感性和盐耐受性两类，前者表现为摄入钠盐后平均动脉压显著上升。盐敏感性高血压主要机制：细胞膜离子转运缺陷和肾脏排泄钠离子障碍导致水钠潴留、血容量增加、血管收缩和血管阻力增加，水钠潴留还涉及一系列神经、内分泌及生化代谢异常。因此，高盐摄入不仅可导致高血压，还可以造成独立于血压以外的靶器官损害。

（四）血管重构

血管在高血压相关机制作用下发生组织学改变，这种改变即血管重构，是高血压维持和加剧的病理基础。血管重构包括血管壁增厚、血管管腔比变小、小动脉减少以及血管功能异常。

（五）内皮细胞功能受损

高血压时，管腔内压力增加使血管壁剪切力、应力相应增加，Ang Ⅱ等血管活性物质也可损伤内皮细胞，机械和化学因素共同导致血管内皮功能损伤，这是导致高血压并发冠心病、脑卒中、肾功能损伤的重要原因。

（六）胰岛素抵抗

胰岛素抵抗是指机体组织的靶细胞对胰岛素作用的敏感性和（或）反应性降低，大约半数的高血压患者存在不同程度的胰岛素抵抗。胰岛素抵抗导致继发性高胰岛素血症，致使电解质代谢发生障碍和钠潴留，并可导致血中儿茶酚胺水平增加等一系列病理生理反应，从而促使血压升高，诱发动脉粥样硬化。

（七）免疫机制

在部分高血压患者中，可以检测出某些免疫指标的异常，如免疫球蛋白水平升高等。但目前尚未明确免疫系统参与高血压的具体机制。

高血压的形成与发展机制较为复杂，上述机制是目前认识到的较为重要的几个方面。而高血压的药物治疗便是针对相应机制，选择不同的靶点。

三、病理解剖

高血压的病理解剖在第二篇病理学章节中有详细阐述，此处仅简要概括。高血压的病理解剖主要涉及两方面，其一是血管本身的病理改变，包括各级别动脉的硬化、粥样硬化；其二是靶器官损害的病理改变，如心室肥厚、脑血管动脉瘤、脑出血、脑梗死、肾动脉粥样硬化、肾小动脉变性等。

第三节　临床表现

一、血压异常

原发性高血压初期主要表现为血压波动，即正常与升高交替。在某些情况下，如劳累、激动、紧张、焦虑等，血压升高，而休息、放松后血压可自行下降并恢复正常。随着病情进展，血压持续升高并维持在较高水平，前述诱因可致使血压进一步升高甚至恶化。部分患者血压异常表现为在医院或诊所血压升高，而在医疗单位外的环境中血压可恢复正常，称为“白大衣高血压”或“单纯诊所高血压”，可采用动态血压监测或家庭自测血压予以证实或排除，但目前认为这种血压异常同样对人体有一定危害，需要引起重视。

二、症状体征

大部分患者血压逐渐升高，起病隐匿，症状不明显甚至缺如。部分患者可出现头痛、头晕、枕颈部酸痛、颞部搏动感、心悸、胸闷等，有些患者存在失眠、健忘、记忆力下降的神经系统症状。更多的症状发生于靶器官损害时。

三、并发症表现

(1)心脏：左心室肥厚者心尖可见抬举样搏动，主动脉瓣听诊区第二心音增强；合并冠心病、心衰时则有相应的心绞痛、呼吸困难等症状。

(2)脑：脑卒中时可出现肢体功能障碍、头痛、呕吐等相应的症状，部分患者长期高血压导致脑动脉硬化，可出现慢性脑供血不足的表现，如头晕、记忆力下降等。

(3)眼：累及眼底时，可发生视力进行性下降甚至眼底出血。

(4)肾：肾脏受累时尿中可出现微量白蛋白、红细胞，进一步受损则可出现肾功能异常。

第四节　检查与化验

一、血压测量

血压具体测量方法见《诊断学》相关内容。需要注意的是，部分高血压患者需要测量四肢血压，因此，应当熟悉下肢血压的测量方法。

(1)诊所血压：患者在医疗机构就诊时测量的血压，是目前诊断高血压并进行分级的主要依据，但应注意排除单纯诊所高血压。

(2)自测血压：采用电子血压计或由他人使用台式水银柱血压计在家中或其他非医疗机构中测量的血压，可能与诊所血压有所差别，但经过校准、培训，可以准确反映患者血压水平，目前认为自测血压对监测血压变化、指导药物调整以及判断预后有重要意义。

(3)动态血压监测：采用动态血压计对患者进行 24 h 血压监测，测压间隔时间为 15～30 min，个别睡眠质量欠佳患者夜间可放宽至 1 h。动态血压监测可提供患者血压水平及波动情况、血压变异性、血压昼夜变化规律，为判断预后提供更为准确的依据。

二、心电图

心电图可以间接反映左心室肥厚、左心房负荷过重，提示是否存在心律失常、是否有心肌缺血等，是高血压首诊患者的必做检查。

三、X 线胸片

胸片可以大致反映心脏是否明显增大，间接提示是否存在左心室肥厚、心房增大等，并了解患者肺部情况。主动脉夹层等在 X 线胸片上也可有部分线索，故胸片应列为高血压首诊患者必做检查之一。

四、超声心动图

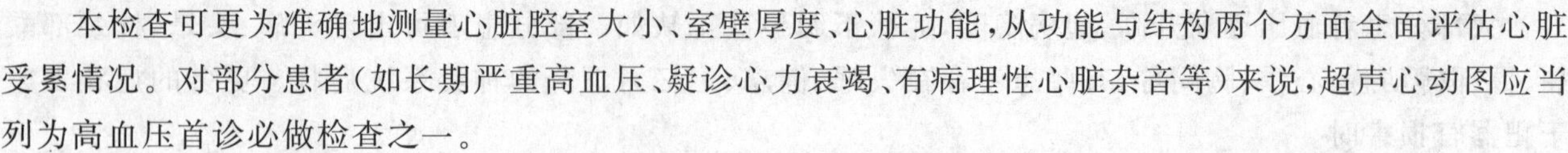

本检查可更为准确地测量心脏腔室大小、室壁厚度、心脏功能，从功能与结构两个方面全面评估心脏受累情况。对部分患者（如长期严重高血压、疑诊心力衰竭、有病理性心脏杂音等）来说，超声心动图应当列为高血压首诊必做检查之一。

五、血液生化

首诊高血压患者应当进行血液生化检测，内容至少包括电解质、肾功能、空腹血糖和血脂等，同时应检测血常规以了解血红蛋白水平和血细胞比容。

六、尿液检测

由于高血压可造成肾脏损伤，而某些肾脏疾病可继发高血压，因此尿检应作为常规检测。

七、眼底检查

眼底检查可了解眼底血管病变和视网膜病变，对长期严重高血压患者以及有眼部症状的患者来说尤为重要。

第五节　诊断与鉴别诊断

一、诊断标准和分类

目前，18 岁以上成人高血压定义为：未服用降压药物的情况下，非同日 3 次测量诊所血压，收缩压（SBP）≥140 mmHg 和（或）舒张压（DBP）≥90 mmHg，仅 SBP≥140 mmHg 而 DBP<90 mmHg 称为单纯收缩期高血压。患者既往有高血压史，目前正在服用降压药物，即使血压正常，也应诊断为高血压。根据血压升高水平，进一步将高血压分为 1 级、2 级和 3 级（表 16-5-1）。家庭自测血压和动态血压监测对高血压的诊断标准有所不同（表 16-5-2）。

表 16-5-1　血压水平分类和定义（《2018 年中国高血压防治指南修订版》）

分类	SBP/mmHg	DBP/mmHg
正常血压	<120 和	<80
正常高值血压	120～139 和（或）	80～89
高血压	≥140 和（或）	≥90
1 级高血压（轻度）	140～159 和（或）	90～99
2 级高血压（中度）	160～179 和（或）	100～109
3 级高血压（重度）	≥180 和（或）	≥110
单纯收缩期高血压	≥140 和	<90

表 16-5-2　家庭自测血压和动态血压监测对高血压的诊断标准

测量方法	高血压标准/mmHg
家庭自测血压	≥130/80
24 h 动态血压监测	
全天	≥130/80
白昼	≥135/85
夜间	≥125/75

注：引自王吉耀.内科学[M].第 2 版.北京：人民卫生出版社，2010：261。

二、诊断性评估

对明确诊断高血压的患者，尤其是首诊患者及短期内血压发生明显变化的患者，应进行诊断性评估。具体内容包括：①有无影响患者预后的各种心血管危险因素（表 16-5-3）；②是否存在靶器官损害及伴随临床疾患（表 16-5-3）；③有无引起高血压的其他疾病（鉴别诊断）。为进行诊断性评估，在初步检查、化验的基础上，可进行相应有针对性的补充。

表 16-5-3　影响高血压患者心血管预后的重要因素

心血管危险因素	靶器官损害	伴随临床疾患
高血压（1～3 级） 男性＞55 岁；女性＞65 岁 吸烟 糖耐量受损（餐后 2 小时血糖 7.8～11.0 mmol/L）和/或空腹血糖受损（6.1～6.9 mmol/L） 血脂异常 TC≥5.2 mmol/L(200 mg/dL)或 LDL-C＞3.4 mmol/L 或（130 mg/dL） HDL-C＜1.0 mmol/L(40 mg/dL) 早发心血管病家族史（一级亲属发病年龄＜50 岁） 腹型肥胖[腰围≥90 cm(男性)或≥85 cm(女性)]或肥胖(BMI≥28 kg/m²) 血同型半胱氨酸升高（≥15 μmol/L）	左心室肥厚 心电图：Sokolow-Lyons 指数＞38 mV 或 Cornell 指数＞244 mV·ms 超声心动图 LVMI：男≥115 g/m²，女≥95 g/m² 颈动脉超声 IMT≥0.9 mm 或动脉粥样斑块 颈股动脉脉搏波速度(PWV)≥12 m/s 踝/臂血压指数＜0.9 eGFR 降低[eGFR 30～59 mL/(min·1.73 m²)]或血清肌酐轻度升高：男性 115～133 μmol/L，女性 107～124 μmol/L 尿微量白蛋白 30～300 mg/24 h 或白蛋白/肌酐≥30 mg/g(3.5 mg/mmol)	脑血管病： 脑出血，缺血性脑卒中，短暂性脑缺血发作 心脏疾病： 心肌梗死史，心绞痛，冠状动脉血运重建史，心力衰竭，心房颤动 肾脏疾病： 糖尿病肾病，肾功能受损，eGFR＜30 mL/(min·1.73 m²)，肌酐≥133 μmol/L(男性)，≥124 μmol/L(女性)，尿蛋白≥300 mg/24 h 外周血管疾病 视网膜病变：出血或渗出，视盘水肿 糖尿病： 空腹血糖≥7.0 mmol/L(126 mg/dL) 餐后 2 h 血糖≥11.1 mmol/L(200 mg/dL) 糖化血红蛋白 HbA1c≥6.5%

注：引自中国高血压防治指南修订委员会.中国高血压防治指南 2018 版[J].心脑血管病防治，2019，19(1)：1-44。

三、高血压的危险分层

循证医学的一大贡献就是对疾病进行危险分层。高血压的危险分层有利于确定启动降压治疗的时机，有利于采用优化的降压治疗方案，有利于确立合适的血压控制目标，有利于实施危险因素的综合管理。在进行高血压的危险分层时，应综合考虑血压水平、心血管危险因素、靶器官损害和伴随的临床疾患。我国指南将高血压分为 4 个层次：低危、中危、高危和很高危（表 16-5-4），各组在随后 10 年内发生一种主要心血管事件的危险性分别为<15%、15%~20%、20%~30%以及≥30%。

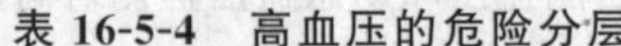

表 16-5-4　高血压的危险分层

危险因素和病史	1 级高血压	2 级高血压	3 级高血压
无	低危	中危	高危
1 个或 2 个危险因素	中危	中危	很高危
≥3 个危险因素或靶器官损害或糖尿病	高危	高危	很高危
合并临床疾患	很高危	很高危	很高危

注:引自王吉耀.内科学[M].第 2 版.北京:人民卫生出版社,2010:263。

四、鉴别诊断

高血压的鉴别诊断是指鉴别原发性高血压与继发性高血压,以及确定继发性高血压的病因。继发性高血压在总体人群中,目前估计占 10%以上,在住院高血压患者中占 14%左右。病因以原发性醛固酮增多症最常见(约占继发性高血压的 40%),后面依次为肾血管性高血压(25%)、慢性肾脏疾病(22%)、嗜铬细胞瘤(9%)、库欣综合征(2%)以及其他疾病(2%)。按照目前的观点,每一个首诊的高血压患者都应进行继发性高血压的排查,重点的排查对象包括:青少年高血压,恶性高血压,进展迅速的高血压,原有平稳正常的高血压出现波动、加重,难治性高血压等。

(一)原发性醛固酮增多症

高血压患者出现以下情况时,应注意排查本病:高血压合并低钾,难治性高血压,尿异常,直系亲属有早发高血压、脑卒中病史,影像学提示肾上腺瘤。可采用醛固酮/肾素活性比筛查,必要时进一步行确诊试验。

(二)肾血管性高血压

以下情况应当怀疑肾血管性高血压:突发的高血压、进展性或难治性高血压、肾动脉区闻及杂音、不能解释的氮质血症或低血钾、肾脏萎缩等。疑诊患者诊断推荐使用肾动脉 CT 造影或肾动脉介入造影。

(三)慢性肾脏病

慢性肾脏病主要包括慢性肾小球肾炎、慢性肾盂肾炎、糖尿病肾病、原发性高尿酸血症肾病以及多囊肾。本组疾病病史往往比较明确,容易证实或排除。

(四)嗜铬细胞瘤

高血压患者合并以下情况者应排查本病:血压阵发性升高,高血压相关症状呈阵发性,持续性高血压波动明显,手术或麻醉过程中血压出现异常波动,有家族遗传史,影像学提示肾上腺瘤。疑诊者推荐行肾上腺增强 CT。

(五)库欣综合征

本病 90%左右的患者合并高血压,但部分患者以高血压首诊,因此,应注意检查患者是否存在:向心性肥胖、满月脸、水牛背、宽大皮肤紫纹、多血质外貌、痤疮、骨质疏松、糖代谢异常、低血钾等。

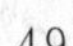

第六节　高血压的治疗

现代高血压的治疗包括药物治疗、非药物治疗以及手术治疗，其中以药物治疗为主、非药物治疗为辅，必要时可选择手术治疗，但对于手术治疗目前临床研究尚不充分，故本文不做讨论。

一、降压的意义及目标水平

（一）降压的意义

降压治疗的意义体现在3个层面，对于患者个体层面，可以改善症状、预防心血管不良事件、减少并发症，研究表明，血压每降低2 mmHg，可使脑卒中和缺血性心脏病的风险分别降低10%和7%；对于高血压群体层面，可以降低疾病死亡率、致残率；对于公共卫生的国家层面，则可以改善国民身体素质，减少因高血压直接或间接导致的医疗支出。

（二）降压的目标水平

目前的循证医学认为，降压的目标水平应因人而异。普通高血压患者的初步降压目标为＜140/90 mmHg。对于不同患者降压的理想水平目前还没有定论，但国内外多部指南的推荐基本一致。65岁及以上老年人的SBP应控制在150 mmHg以下，如能耐受还可进一步降低；对于伴有肾脏疾病、糖尿病或病情稳定的冠心病的高血压患者，治疗更宜个体化，一般可以将血压降至130/80 mmHg以下，脑卒中后的高血压患者一般血压目标为＜140/90 mmHg。处于急性期的冠心病或脑卒中患者，应按照相关指南进行血压管理。DBP低于60 mmHg的冠心病患者，应在密切监测血压的前提下逐渐实现SBP达标。

（三）降压策略

首先，按低危、中危、高危及很高危分层，应全面评估患者的总体危险，并在危险分层的基础上做出治疗决策。所有患者均应终身进行生活方式干预，对于高危、很高危患者，一旦确诊应立即开始对高血压及并存的危险因素和临床情况进行综合治疗。中危患者先对患者的血压及其他危险因素进行为期数周的观察，反复测量血压，尽可能进行24 h动态血压监测或家庭血压监测以评估靶器官损害情况，然后决定是否以及何时开始药物治疗。对于低危患者，应监测血压及其他危险因素1～3个月，尽可能进行24 h动态血压监测或家庭血压监测，评估靶器官损害情况，然后决定是否以及何时开始药物治疗。其次，降压目标应当在循证医学证据的基础上充分个体化，如DBP低于70 mmHg可能不利于某些冠心病患者的冠脉供血；个别老年患者如SBP低于140 mmHg则更易诱发头晕等问题。另外，降压速度不可过快，多数患者在1个月左右的时间逐渐达标即可，但老年患者、病程长或已有靶器官损害或并发症的患者，应当适当缓和，一般2～3个月达标即可。最后，目前的证据表明，长效制剂一天一次服用更有利于24 h平稳降压以及改善患者的服药依从性。

二、非药物治疗

非药物治疗主要指生活方式干预，即去除不利于身体和心理健康的行为和习惯，具体包括以下几个方面：

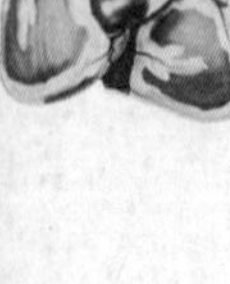

(一)减少钠盐摄入

所有高血压患者都应尽可能减少钠盐的摄入量,即使是盐耐受性高血压,同时增加食物中钾盐摄入。可采取的措施有:(1)减少烹饪用盐,可采用定量盐勺;(2)减少味精、酱油、酱等调味料摄入;(3)减少食用含钠盐量高的加工食品;(4)增加蔬菜、水果摄入;(5)肾功能良好的患者,可使用含钾的烹饪用盐。

(二)控制体重

超重和肥胖一方面是导致血压升高的重要原因,另一方面可进一步增加患者心血管不良事件的风险。因此,控制体重具有重要意义。体重减轻 10%,收缩压可下降 6.6 mmHg。最有效的减重措施是控制能量摄入和增加体力活动。

(三)体力活动

体力活动主要指规律的体育运动,可降低血压、改善糖代谢。适度的体力活动可使高血压患者血压下降达 11/6 mmHg,且独立于体重下降。快步步行、慢跑、骑车等是较好的选择,建议每周进行至少 150 min 的中等强度或 75 min 的高强度运动。

(四)控制不良嗜好

吸烟不仅与多种恶性肿瘤的发生有关,还与心脑血管疾病密切相关。吸烟有一定的加压效应,可以损伤内皮功能,加重脂质代谢紊乱,降低胰岛素敏感性等,是脑卒中、心肌梗死、猝死的独立危险因素。戒酒和限制饮酒可使血压显著降低。

(五)减轻精神压力,保持心理平衡

目前相当一部分患者高血压的发生或者恶化直接归因于长期精神压力过大与心理平衡失调。

三、药物治疗

(一)药物降压的时机

高危、很高危或 3 级高血压患者应立即开始药物降压治疗。绝大多数确诊的 2 级高血压患者应该考虑开始药物治疗;1 级高血压患者,在干预生活方式数周后,若血压仍≥140/90 mmHg,应该开始用药物进行降压治疗。

(二)降压药物应用的基本原则

1. 降压药物分类

目前一线降压药物主要分为五大类,包括血管紧张素转换酶抑制剂(ACEI)、血管紧张素受体拮抗剂(ARB)、β受体阻滞剂(BB)、钙离子通道阻滞剂(CCB)、利尿剂(diuretic,D)。这些药物的作用机制详见第一篇药理学章节。这五大类药物已经过循证医学证明,可通过降压作用而降低高血压患者死亡率。另,单片复方制剂目前也得到指南的推荐。由于高血压患者最大的获益仍然来源于降压本身,因此,只要没有禁忌证,五大类降压药物任何一种都可作为高血压患者的初始治疗药物,但对于具体的患者,应充分考虑其危险因素、合并临床情况,从而选择更为合适的药物进行降压治疗,从而实现更大的获益。

2. 用药的基本原则

(1)小剂量起始,初始治疗通常采用较小的有效剂量,根据血压变化逐渐调整。但临床实践中,医生可根据患者的具体血压水平、危险分层以及用药经验等，适当调高初始剂量，不可拘泥于固定的小剂量。

(2)优先使用长效制剂，可以更好地控制夜间血压与清晨血压，更有效地预防心脑血管并发症。

(3)联合用药，临床流行病学研究发现，绝大多数高血压患者需要2种及以上的降压药物联合治疗才能达到靶目标水平，具体如何联合用药，需要根据患者的具体病情进行优化，如患者合并慢性心力衰竭，则优先联合使用D＋ACEI，如患者合并冠心病，则优先联用BB＋CCB等，也可起始使用单片复方制剂。

(4)个体化原则，每个患者都有相对较为适应的药物，应充分考虑患者的具体病情、耐受性、个人意愿等来选择用药。

3. 降压药物的应用

(1)血管紧张素转换酶抑制剂：本类药物对高血压患者具有良好的靶器官保护和心血管终点事件预防作用，降压效果明确，对糖脂代谢无不良影响；尤其适用于伴慢性心力衰竭，心肌梗死后伴心功能不全、糖尿病肾病、非糖尿病肾病、代谢综合征、蛋白尿或微量白蛋白尿以及需预防心房颤动的患者。干咳是较为常见的不良反应，长期应用注意监测血钾、肌酐。禁忌证为双侧肾动脉狭窄、高钾血症和妊娠。

(2)血管紧张素受体拮抗剂：尤其适用于伴左心室肥厚、心力衰竭、糖尿病肾病、冠心病、代谢综合征、蛋白尿或微量白蛋白尿以及需预防心房颤动的患者，不能耐受ACEI的患者；禁用于双侧肾动脉狭窄、高钾血症和妊娠者。

(3)β受体阻滞剂：尤其适用于伴快速性心律失常、冠心病、慢性心力衰竭、交感神经活性增高以及高动力状态的高血压患者；禁用于二度或三度房室传导阻滞、哮喘患者。慢性阻塞性肺疾病、运动员、周围血管病或糖耐量异常患者慎用。注意长期使用者突然停药可发生撤药综合征，表现为血压反跳性升高，伴头痛、焦虑等。

(4)钙离子通道阻滞剂：本类药物疗效确切、迅速、安全，为我国基层医疗机构最常用的降压药物，可与其他4类药物联合使用，尤其适用于老年高血压，单纯收缩期高血压，伴稳定型心绞痛、冠状动脉或颈动脉粥样硬化及周围血管病的患者。临床上二氢吡啶类CCB更常用于降压治疗，该类CCB无绝对禁忌证，但心动过速与心衰患者慎用。非二氢吡啶类CCB偶可使用于降压治疗，但应注意二度或三度房室传导阻滞、心力衰竭患者禁用。

(5)利尿剂：用于降压治疗的利尿剂主要为氢氯噻嗪和吲达帕胺，尤其适用于老年和高龄高血压、单纯收缩期高血压、伴慢性心力衰竭患者，是难治性高血压的必选用药。应注意其对电解质和尿酸的影响，痛风患者禁用。

循证医学证据显示，固定剂量的单片复方制剂具有患者依从性好、多种机制联合降压、可降低心血管事件发生率的优势，受国内外高血压指南的一致推荐。

4. 特殊人群的降压治疗

(1)高血压合并心力衰竭：此类患者血压控制目标为≤130/80 mmHg，优先考虑使用ACEI、ARB、BB以及D，尤其是在D的基础上联合使用ACEI和(或)BB。

(2)高血压合并冠心病：此类患者血压控制目标亦为≤130/80 mmHg，优先考虑使用BB、ACEI、ARB、CCB。

(3)高血压合并糖尿病：此类患者血压控制目标亦为≤130/80 mmHg，优先考虑使用ARB、ACEI；也可使用D和CCB，但不宜单独使用。

(4)高血压合并肾脏损害：此类患者血压控制目标为≤130/80 mmHg，甚至可以低至120/70 mmHg。优先考虑使用ARB、ACEI和CCB。

(5)老年高血压：此类患者初步降压目标为150/90 mmHg，如可耐受，则可进一步降至140/90 mmHg以内，高龄患者可适当放宽至150～160/90 mmHg。降压过程中，老年患者应注意体位改变对血压的影响，避免发生脑缺血所致的意外情况。

(6)妊娠高血压:此类患者近几年有明显的增加趋势,轻度的妊娠高血压患者主要通过限盐等非药物方式达到降压的目的,而重度妊娠高血压患者应在多学科协作、综合考虑的前提下,慎重选用药物进行降压治疗,2015 年我国发布妊娠高血压诊治指南,可参考。

根据循证医学证据及长期的临床实践,对于合并其他临床状况的患者,初始降压方案可参考表 16-6-1。

表 16-6-1　高血压合并其他临床状况的患者初始降压药物的选择

1. 利尿剂	糖尿病肾病
老年单纯收缩期高血压	非糖尿病肾病
心力衰竭	左心室肥厚
2. β受体阻滞剂	颈动脉粥样硬化症
心绞痛	蛋白尿/微量白蛋白尿
心肌梗死后	房颤
快速性心律失常	代谢综合征
伴青光眼	5. ARB
妊娠高血压	心力衰竭
3. CCB(二氢吡啶类)	心肌梗死后
老年单纯收缩期高血压	糖尿病肾病
心绞痛	蛋白尿/微量白蛋白尿
左室肥厚	左心室肥厚
颈动脉/冠状动脉粥样硬化症	房颤
妊娠高血压	代谢综合征
CCB(非二氢吡啶类)	不能耐受 ACEI 患者
心绞痛	6. 醛固酮拮抗剂(螺内酯)
颈动脉粥样硬化症	心力衰竭
室上性心动过速	心肌梗死后
4. ACEI	7. 袢利尿剂
心力衰竭	终末期肾病
左心室功能障碍	心力衰竭
心肌梗死后	

注:引自王吉耀主编《内科学》第 2 版,人民卫生出版社,266 页。

5. 难治性高血压

难治性高血压又称顽固性高血压,指的是经改善生活方式、至少 3 种降压药物(其中一种为利尿剂)足剂量联合治疗 3 个月以上,血压仍不能达标,或需使用 4 种降压药物才能达标的高血压,占高血压患者的 10%～15%。首先应除外继发性高血压,同时注意排查是否存在以下问题:血压测量不准确,白大衣高血压,容量负荷过重及利尿剂使用不足,患者服药依从性差、药物剂量不足、联合用药不合理、同时服用影响降压药物疗效的其他药物,未合理改善伴随危险因素等。处理方面,首先应改善前述问题,必要时增加利尿剂及其剂量,部分患者增加使用螺内酯或依普利酮可获得满意的降压效果。

6. 高血压危象

(1)定义:高血压危象(hypertensive crisis)指的是短期内血压急剧升高,舒张压超过 120 mmHg 或 130 mmHg 并伴一系列严重症状,甚至危及生命的临床现象。为了利于治疗,将高血压危象进一步分为高血压急症(hypertensive emergencies)和高血压亚急症(hypertensive urgencies)。其中,高血压急症是指血压显著升高并伴靶器官损害(如高血压脑病、颅内出血、蛛网膜下腔出血等),需要住院并进行静脉途径的降压治疗；高血压亚急症是指血压显著升高但尚未发生明显的靶器官损害，通常不需要住院，但应立即给予口服降压药物治疗，并密切监测靶器官功能。

(2)治疗原则：

①初步目标水平——平均动脉压降低 20%～30%。

②降压速度——高血压急症应在 1～3 h 内达到相应的初步目标值，高血压亚急症可在 24～48 h 内逐渐降压至目标水平 150～170/100～110 mmHg 或平均动脉压降低 20%～25%。

③个体化——应密切关注患者并存的临床情况，选择合适的降压药物。

(3)常见问题及处理：

①高血压脑病：首选硝普钠、硝酸甘油、拉贝洛尔。1 h 内平均动脉压降低 20%～25%，或舒张压降至 100 mmHg。

②蛛网膜下腔出血：收缩压超过 180 mmHg 时给予降压治疗，首选尼莫地平或尼卡地平，6～12 h 内使平均动脉压降低 20%～25%，或达到目标水平 170～180/100 mmHg。

③脑出血：血压低于 180/105 mmHg 时无须降压，超过此水平者可考虑使用拉贝洛尔、硝普钠等药物，血压一般以控制在 160～199/91～109 mmHg 水平为宜。

④脑梗死：血压超过 220/110 mmHg 时进行降压，平均动脉压降低不超过 20%，可在利尿剂的基础上加用拉贝洛尔、依那普利等药物。

⑤急性主动脉夹层：尽快降收缩压至 100～120 mmHg，平均动脉压应降至≤80 mmHg，首选硝普钠，同时可静脉联用艾司洛尔、美托洛尔，使心率降至 60 次/分左右。

⑥急性左心衰：经积极纠正心衰治疗后，血压仍维持在较高水平，可予硝普钠或硝酸甘油使血压降至接近正常水平。

⑦急性冠脉综合征：血压明显升高者首选硝酸甘油静脉降压，使血压降至 130/80 mmHg 左右。

第七节 病例讨论

一、病 史

1. 病史摘要

主诉：男性，52 岁，反复头晕头痛 1 年余，加重 1 周。现病史：近 1 年多来常于劳累时或无明显诱因感头晕、头痛，枕部明显，无其他不适，休息可缓解，测血压 162/96 mmHg，未予诊治，症状逐渐加重，频次增加，近 1 周症状加重。病程中多次测量，血压波动于 162～184/92～116 mmHg 之间。门诊测血压为 192/114 mmHg。无糖尿病、冠心病、脑血管病。

2. 病史分析

患者病史相对简单，主要表现为头晕、头痛，不伴有其他明显不适，根据多次测血压结果，符合典型的高血压表现。同时，相对简单的病史也为进一步排除相关继发性高血压提供了依据。

二、体格检查

1. 结果

体温 36.7℃，呼吸 14 次/分，脉搏 72 次/分，血压 188/110 mmHg，身高 174 cm，体重 72 kg，BMI

23.8。神志清楚，自动体位，查体合作。全身皮肤黏膜无黄染、瘀斑、瘀点及出血点。全身浅表淋巴结无肿大及压痛。双眼睑无浮肿。双侧瞳孔等大等圆，直径 4 mm，对光反射灵敏。颈软、无抵抗，未见颈静脉怒张，未闻及血管杂音，肝-颈静脉回流征阴性。双肺听诊未闻及干湿性啰音，心脏听诊：心率 72 次/分，律齐，主动脉瓣听诊区第一心音增强，各瓣膜听诊区未闻及病理性杂音，叩诊心界无明显扩大。神经系统未发现阳性体征。

2. 查体分析

查体结果主要为血压升高及相应的心脏听诊特点，并未发现心脏扩大的体征，提示高血压病程相对较短，尚未引起心脏离心性扩大，也未发现心功能不全的体征如肺部啰音和双下肢水肿，神经系统未发现明显阳性体征提示神经系统无明显病变，有利于头晕、头痛的鉴别诊断。腹部未闻及血管杂音则可排除肾血管性高血压，无颜面部浮肿不利于慢性肾病的诊断。同时未发现库欣综合征的体征。因此，继发性高血压的可能性较小，可通过基本的辅助检查再进一步予以排除。

三、辅助检查

1. 结果

心电图：窦性心律，心率 72 次/分，左室高电压，胸前导联 ST-T 改变。

胸片：双肺纹理增多，心影饱满略增大。

心脏彩超：各房室腔大小正常，室间隔厚度 14 mm，左室射血分数 57%，舒张功能减退。

动态血压监测：24 h 平均血压 164/94 mmHg，多次血压超过 180/110 mmHg。

实验室检查：血常规、尿常规、粪常规均未见明显异常，总胆固醇(TC)6.37 mmol/L，低密度脂蛋白胆固醇(LDL-C)4.72 mmol/L，甘油三酯(TG)2.69 mmol/L，空腹血糖(Glu)6.2 mmol/L，肌酐(Cr)114 μmol/L。K^+：4.72 mmol/L。

2. 结果分析

从检查结果看，患者存在室间隔增厚，且舒张功能降低。同时血脂、血糖轻度异常，提示患者心血管风险明显升高，且肾功能轻度下降，综合分析，患者高血压已经引起至少两个靶器官，即心脏和肾脏的损伤，结合病史，可诊断高血压 3 级极高危。

四、诊断与鉴别诊断

1. 诊断

(1)高血压病 3 级(极高危组)。

(2)高血压性心脏病。

(3)高血压性肾损害。

(4)血脂异常。

2. 诊断依据

(1)中年男性，慢性病程，逐渐加重。

(2)多次测血压高于 180/11 mmHg，叩诊心界无明显扩大。

(3)心电图有左室高电压表现，心脏彩超提示室间隔肥厚，舒张功能减退。

(4)血脂轻度升高，肌酐轻度升高，空腹血糖轻度异常。

3. 鉴别诊断

根据患者病史及相关查体、辅助检查结果，诊断是明确的，主要的鉴别诊断分为两个方向，一是头晕、头痛的鉴别诊断，二是高血压继发性病因的鉴别诊断。

(1)中年男性慢性病程的头晕、头痛，除了高血压的诊断，还应当考虑鼾症、脑血管疾病、血管性头痛等，患者否认打鼾，查体未见明显肥胖，神经系统无明显定位体征等，因此这两种疾病可能性较小，但不排除特定情况下(如劳累)偶尔打鼾以及腔隙性脑梗死，可在住院期间进一步观察并行脑部CT检查。

(2)中老年患者高血压绝大多数为原发性高血压，但有部分患者有继发性高血压的可能，常见的主要有：嗜铬细胞瘤、肾血管性、原发性醛固酮增多症以及慢性肾病等。根据患者病史及电解质、尿常规等化验结果，无明显慢性肾病及原发性醛固酮增多症证据；肾血管性因素需要进一步行肾动脉超声予以初步筛查；嗜铬细胞瘤可行肾上腺超声初步鉴别。

五、治 疗

1. 治疗原则

一般治疗包括合理低钠饮食、戒酒，适当、规律运动，改善睡眠，保持心理健康；药物治疗方面包括阶梯、平稳降压，保护靶器官，预防心脑血管事件，避免不良反应，治疗过程中监测血压变化及时调整药物，力争在2～2个月内使血压达标(≤140/90 mmHg)。

2. 治疗方案

缬沙坦氨氯地平片80 mg(单片复方制剂)，每日1次；阿托伐他汀20 mg，每日1次；阿司匹林肠溶片100 mg，每日1次。

用药考虑：目前的临床治疗，首先要考虑针对性用药及其疗效，其次要考虑治疗的安全性及相关不良反应，最后还要考虑患者的依从性以及药物经济学相关问题。一定要根据患者的认知水平、经济接受能力选择合适的治疗方案，不能使治疗方案过于复杂、昂贵而造成患者心理压力、恐惧、抵触。本例患者已经出现心脏、肾脏的损害，治疗上在降压的同时应该兼顾保护心、肾，因此选用疗效较为确切的ARB(缬沙坦)+CCB(氨氯地平)，考虑降压不宜过快，且患者无明显心肌缺血、心律失常之表现，故暂时未用β受体阻滞剂(如美托洛尔)，可根据血压变化情况决定是否使用。如果药物治疗后血压仍然高于140/90 mmHg，可考虑加用氢氯噻嗪12.5 mg，每日一次，该患者合并血脂代谢紊乱，应在生活方式干预后3个月重新评估是否使用调脂药物。

血压监测：由于清晨心脑血管事件高发，因此目前对清晨血压较为重视。对于初始治疗的高血压患者，应当严密监测血压变化，一般要求在3个月内使血压达标。

药物不良反应：不同药物有不同的不良反应，就本例患者而言，应当注意血管神经性水肿、电解质及肝肾功能变化、消化道出血等。

(陈劲松)

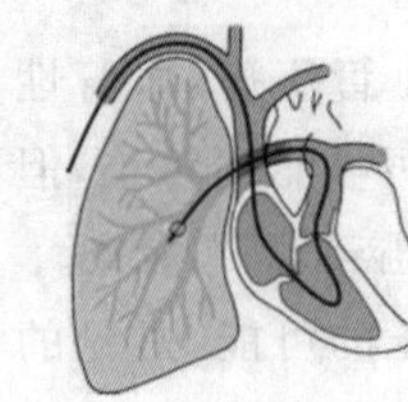

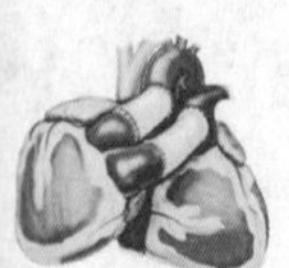

第十七章　动脉粥样硬化和冠状动脉粥样硬化性心脏病

第一节　动脉粥样硬化

动脉粥样硬化(atherosclerosis)是动脉硬化血管病中最常见、最重要的一种。各种动脉硬化的共同特点是动脉管壁增厚变硬、失去弹性和管腔缩小。动脉粥样硬化的特点是受累动脉的病变从内膜开始，先后有多种病变合并存在，并有动脉中层的逐渐退变。继发性病变尚有斑块内出血、斑块破裂及局部血栓形成。

其他常见的动脉硬化类型还有小动脉硬化和动脉中层硬化。前者是小型动脉弥漫性增生性病变，主要发生在高血压患者。后者多累及中型动脉，常见于四肢动脉，尤其是下肢动脉，在管壁中层有广泛钙沉积，除非合并粥样硬化，多不产生明显症状，其临床意义不大。

鉴于动脉粥样硬化虽仅是动脉硬化的一种类型，但由于在临床上多见且意义重大，因此临床上动脉硬化多指动脉粥样硬化。

一、病　因

本病是多病因的疾病，虽然病因尚未完全确定，但一般认为其是由多种因素作用于不同环节所致，这些因素称为危险因素。主要的危险因素如下。

(一)年龄、性别

本病临床上多见于40岁以上的中、老年人，49岁以后进展较快，但在一些青壮年，甚至儿童的尸检中，也曾发现他们的动脉有早期的粥样硬化病变，提示在这个年龄病变已开始。男性与女性相比，女性发病率较低，但在更年期后发病率增加。

(二)血脂异常

脂质代谢异常是动脉粥样硬化最重要的危险因素。总胆固醇、甘油三酯、低密度脂蛋白或极低密度脂蛋白增高，相应的载脂蛋白B增高；高密度脂蛋白减低和载脂蛋白A降低都被认为是危险因素。此外，脂蛋白(a)增高也可能是独立的危险因素。

(三)高血压

血压增高与本病关系密切。60%～70%的冠状动脉粥样硬化患者有高血压，高血压患者患本病较血压正常者高3～4倍。

(四)吸烟

吸烟者与不吸烟者比较，本病的发病率和病死率增高2～6倍，且与每日吸烟的支数呈正比。被动吸烟也是危险因素。

(五)糖尿病和糖耐量异常

糖尿病患者不仅本病发病率较非糖尿病者高出数倍,且病变进展迅速。本病患者糖耐量减低者也十分常见。

其他的危险因素尚有:

(1)肥胖。

(2)从事体力活动少,脑力活动紧张,经常有工作紧迫感者。

(3)西方的饮食方式:常进食较高热量,含较多动物性脂肪、胆固醇、糖和盐的食物者。

(4)遗传因素:家族中有在年龄<50岁时患本病者,其近亲得病的机会可5倍于无这种情况的家族。常染色体显性遗传所致的家族性高脂血症是这些家族成员易患本病的因素。

(5)性情急躁、好胜心和竞争性强、不善于劳逸结合的A型性格者。

新近发现的危险因素还有:①血中同型半胱氨酸增高;②胰岛素抵抗增强;③血中纤维蛋白原及一些凝血因子增高;④病毒、衣原体感染等。

二、病理生理

(一)发病机制

对于本病的发病机制,曾有多种学说从不同角度进行阐述。近年多数学者支持“内皮损伤反应学说”,认为本病各种主要危险因素最终都损伤动脉内膜,而粥样硬化病变的形成是动脉对内膜损伤做出的炎症-纤维增生性反应的结果。

动脉内膜受损可为功能紊乱或解剖损伤。在长期高脂血症的情况下,增高的脂蛋白中主要是氧化修饰的低密度脂蛋白(ox-LDL)和胆固醇,对动脉内膜造成功能性损伤,使内皮细胞和白细胞(单核细胞和淋巴细胞)表面特性发生变化,黏附因子表达增加。单核细胞黏附在内皮细胞上的数量增多,并从内皮细胞之间移入内膜下成为巨噬细胞,通过清道夫受体吞噬ox-LDL,转变为泡沫细胞从而形成最早的粥样硬化病变脂质条纹。巨噬细胞能氧化LDL,形成过氧化物和超氧化离子,还能合成和分泌至少6种细胞因子。在这些细胞因子的作用下,脂肪条纹演变为纤维脂肪病变,再发展为纤维斑块。

在血流动力学发生变化的情况下,如血压增高、血管局部狭窄所产生的湍流和切应力变化等,动脉内膜内皮细胞间的连续性中断,内皮细胞回缩,从而暴露内膜下的组织。此时血小板活化因子(PAF)激活血液中的血小板,使之黏附、聚集于内膜上,形成附壁血栓。血小板可释出许多细胞因子。这些因子进入动脉壁,也对促发粥样硬化病变中平滑肌细胞的增生起重要作用。

(二)病理解剖和病理生理

动脉粥样硬化的病理变化主要累及体循环系统的大型肌弹力型动脉(如主动脉)和中型肌弹力型动脉(以冠状动脉和脑动脉罹患最多,肢体各动脉、肾动脉和肠系膜动脉次之,下肢多于上肢),而肺循环动脉极少受累。病变分布多为数个组织器官的动脉同时受累。最早出现病变的部位多在主动脉后壁及肋间动脉开口等血管分支处。

正常动脉壁由内膜、中膜和外膜三层构成。动脉粥样硬化时相继出现脂质点和条纹、粥样和纤维粥样斑块、复合病变3类变化。美国心脏病学学会根据其病变发展过程将其细分为6型:

Ⅰ型——脂质点:动脉内膜出现小黄点,为小范围的巨噬细胞含脂滴形成泡沫细胞积聚。

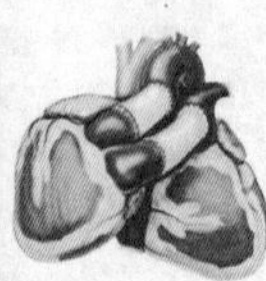

Ⅱ型——脂质条纹:动脉内膜见黄色条纹,为巨噬细胞成层并含脂滴,内膜平滑肌细胞也含脂滴,有T淋巴细胞浸润。

Ⅲ型——斑块前期:细胞外出现较多脂滴,在内膜和中膜平滑肌层之间形成脂核,但尚未形成脂质池。

Ⅳ型——粥样斑块:脂质积聚多,形成脂质池,内膜结构破坏,动脉壁变形。

Ⅴ型——纤维粥样斑块:为动脉粥样硬化最具特征性的病变,呈白色斑块突入动脉腔内从而引起管腔狭窄。斑块表面内膜被破坏而由增生的纤维膜(纤维帽)覆盖于脂质池之上。病变可向中膜扩展,破坏管壁,并同时可有纤维结缔组织增生、变性坏死等继发病变。

Ⅵ型——复合病变:为严重病变。由纤维斑块发生出血、坏死、溃疡、钙化和附壁血栓所形成。粥样斑块可因内膜表面破溃而形成所谓粥样溃疡。破溃后粥样物质进入血流成为栓子。

近年来,由于冠脉造影的普及和冠脉内超声成像技术的进展,对不同的冠心病患者的斑块性状有了更直接和更清晰的认识。从临床的角度来看,动脉粥样硬化的斑块基本上可分为两类:一类是稳定型,即纤维帽较厚而脂质池较小的斑块;而另一类是不稳定型(又称为易损型)斑块,其纤维帽较薄、脂质池较大而易于破裂。而就是这种斑块的破裂导致了心血管急性事件的发生。导致动脉粥样硬化斑块不稳定的因素包括血流动力学变化、应激、炎症反应等。其中,炎症反应在动脉粥样硬化斑块不稳定和斑块破裂中起着重要作用。动脉粥样硬化斑块不稳定反映其纤维帽的机械强度和损伤强度的失平衡。斑块破裂释放组织因子和血小板活化因子,使血小板迅速黏附聚集形成白色血栓,血栓形成使血管急性闭塞而导致严重的持续的心肌缺血。同时,斑块破裂导致大量的炎症因子的释放,可以上调促凝物质的表达,并能促进纤溶酶原激活剂抑制物-1(PAI-1)的合成,从而加重血栓形成,并使其演变为红色血栓。

三、分期和分类

本病的发展过程可分为4期,但在临床上各期并非严格按序出现,各期还可交替或同时出现。

(1)无症状期或称亚临床期:其过程长短不一,包括从较早的病理变化开始,直到动脉粥样硬化已经形成,但尚无器官或组织受累的临床表现。

(2)缺血期:由血管狭窄而产生器官缺血的症状。

(3)坏死期:由血管内急性血栓形成使管腔闭塞而产生器官组织坏死的表现。

(4)纤维化期:长期缺血,器官组织纤维化萎缩而引起症状。

按受累动脉部位的不同,本病有主动脉及其主要分支、冠状动脉、颈动脉、脑动脉、肾动脉、肠系膜动脉和四肢动脉粥样硬化等类别。

四、临床表现

临床表现主要是有关器官受累后出现的表象。

(一)一般表现

可能出现脑力与体力衰退。

(二)主动脉粥样硬化

大多数患者无特异性症状。主动脉广泛粥样硬化病变,可出现主动脉弹性降低的相关表现:收缩期血压升高、脉压增宽、桡动脉触诊可类似促脉等。X线检查可见主动脉结向左上方凸出,有时可见片状或弧状钙质沉积阴影。主动脉粥样硬化最主要的后果是形成主动脉瘤,以发生在肾动脉开口以下的腹主动脉处为最多见，其次为主动脉弓和降主动脉。

（三）冠状动脉粥样硬化

详见下节。

（四）颅脑动脉粥样硬化

颅脑动脉粥样硬化最常侵犯颈内动脉、基底动脉和脊动脉，颈内动脉入脑处为特别好发区，病变多集中在血管分叉处。粥样斑块造成血管狭窄、脑供血不足、局部血栓形成，或斑块破裂，碎片脱落造成脑栓塞等脑血管意外（缺血性脑卒中）；长期慢性脑缺血造成脑萎缩时，可发展为血管性痴呆。

（五）肾动脉粥样硬化

肾动脉粥样硬化可引起顽固性高血压，年龄在55岁以上而突然发生高血压者，应考虑本病的可能。如发生肾动脉血栓形成，可引起肾区疼痛、尿闭、发热等。长期肾脏缺血可致肾萎缩并发展为肾衰竭。

（六）肠系膜动脉粥样硬化

肠系膜动脉粥样硬化可能引起消化不良、肠道张力减低、便秘和腹痛等症状。血栓形成时，有剧烈腹痛、腹胀和发热。肠壁坏死时，可引起便血、麻痹性肠梗阻、休克等症状。

（七）四肢动脉粥样硬化

四肢动脉粥样硬化以下肢动脉较多见，由血供障碍而引起下肢发凉、麻木和典型的间歇性跛行，即行走时发生腓肠肌麻木、疼痛以至痉挛，休息后消失，再走时又出现；严重者可出现持续性疼痛，下肢动脉尤其是足背动脉搏动减弱或消失。若动脉管腔完全闭塞则可发生坏疽。

五、辅助检查

本病尚缺乏敏感而又特异性高的早期实验室诊断方法。部分患者有脂质代谢异常，主要表现为血总胆固醇增高，LDL胆固醇增高，HDL胆固醇降低，甘油三酯增高，ApoA降低，ApoB和Lp(a)增高。

X线检查除前述主动脉粥样硬化的表现外，选择性或数字减影法动脉造影还可显示动脉粥样硬化所造成的管腔狭窄或动脉瘤病变。血管内超声显像和血管镜检查是辅助血管内介入治疗的新的检查方法。

六、诊断和鉴别诊断

本病发展到相当程度，尤其是出现器官明显病变时，诊断并不困难，但早期诊断很不容易。年长患者如检查发现血脂异常，X线、超声及动脉造影发现血管狭窄性或扩张性病变，应首先考虑诊断本病。

主动脉粥样硬化引起的主动脉变化和主动脉瘤，需与梅毒性主动脉炎和主动脉瘤以及纵隔肿瘤相鉴别；冠状动脉粥样硬化引起的心绞痛和心肌梗死，需与冠状动脉其他病变所引起者相鉴别；心肌纤维化需与其他心脏病，特别是原发性扩张型心肌病相鉴别；脑动脉粥样硬化所引起的脑血管意外，需与其他原因引起的脑血管意外相鉴别；肾动脉粥样硬化所引起的高血压，需与其他原因的高血压相鉴别；肾动脉血栓形成需与肾结石相鉴别；四肢动脉粥样硬化所产生的症状需与其他病因的动脉病变所引起者相鉴别。

七、治　疗

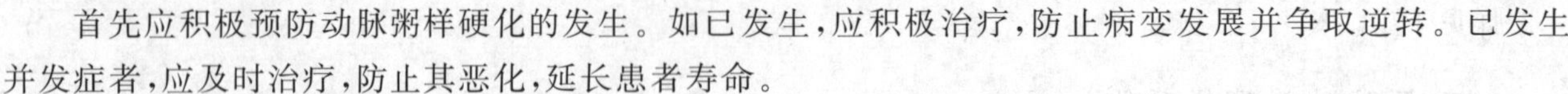

首先应积极预防动脉粥样硬化的发生。如已发生，应积极治疗，防止病变发展并争取逆转。已发生并发症者，应及时治疗，防止其恶化，延长患者寿命。

（一）一般防治措施

(1)发挥患者的主观能动性配合治疗。已有客观证据证明：经过合理防治可以延缓和阻止病变进展，甚至可使之逆转消退，患者可维持一定的生活和工作能力。

(2)合理的膳食：

①控制膳食总热量，以维持正常体重为度，40 岁以上者尤应注意。

②超过正常标准体重者，应减少每日进食的总热量，食用低脂、低胆固醇膳食，并限制酒和蔗糖及含糖食物的摄入。提倡饮食清淡。

③年过 40 岁者即使血脂无异常，也应避免经常食用过多的动物性脂肪和含胆固醇较高的食物，以食用低胆固醇、低动物性脂肪食物为宜。

④已确诊有冠状动脉粥样硬化者，严禁暴饮暴食，以免诱发心绞痛或心肌梗死。合并有高血压或心力衰竭者，应同时限制食盐的摄入量。

(3)适当的体力劳动和体育活动.参加一定的体力劳动和体育活动，对预防肥胖、锻炼循环系统的功能和调整血脂代谢均有裨益，是预防本病的一项积极措施。

(4)合理安排工作和生活。生活要有规律，保持乐观、愉快的情绪，避免过度劳累和情绪激动，注意劳逸结合，保证充足的睡眠。

(5)提倡不吸烟，不饮烈性酒。虽然少量、低浓度酒能提高血 HDL，但长期饮用会引起其他问题，因此不宜提倡。

(6)积极控制与本病有关的一些危险因素，包括高血压、糖尿病、高脂血症、肥胖症等。

不少学者认为，本病的预防措施应从儿童期开始，即儿童也不宜进食高胆固醇、高动物性脂肪的饮食，亦应避免摄食过量，防止超重。

（二）药物治疗

预防心肌梗死，改善预后的药物如下所示：

1. 抗血小板药物

(1)环氧化酶(cycloxygenase，COX)抑制剂：通过抑制 COX 活性而阻断血栓素 A2（thromboxane A2，TXA2)的合成，达到抗血小板聚集的作用，包括不可逆 COX 抑制剂(阿司匹林)和可逆 COX 抑制剂(吲哚布芬)。阿司匹林是抗血小板治疗的基石，所有患者只要无禁忌都应该使用，最佳剂量范围为 75～150 mg/d，其主要不良反应为胃肠道出血或对阿司匹林过敏。吲哚布芬可逆性抑制 C0X-1，同时减少血小板因子 3 和 4，减少血小板的聚集，且对前列腺素抑制率低，胃肠反应小，出血风险少，可考虑用于有胃肠道出血或消化道溃疡病史等阿司匹林不耐受病人的替代治疗，维持剂量为 100 mg，每日两次。

(2)P2Y12 受体拮抗剂：通过阻断血小板的 P2Y12 受体抑制 ADP 诱导的血小板活化。目前，我国临床上常用的 P2Y12 受体拮抗剂有氯吡格雷和替格瑞洛。稳定型冠心病病人主要应用氯吡格雷。氯吡格雷是第二代 P2Y12 受体拮抗剂，为前体药物，需要在肝脏中通过细胞色素 P450(CYP 450)酶代谢成为活性代谢物后，不可逆地抑制 P2Y12 受体，从而抑制血小板的聚集反应。主要用于支架植入以后及阿司匹林有禁忌证的病人，常用维持剂量为每日 75 mg。

2. 降低 LDL-C 的药物

(1)他汀类药物:为首选降脂药物。他汀类药物能有效降低 TC 和 LDL-C,延缓斑块进展和稳定斑块。所有明确诊断为冠心病的病人,无论其血脂水平如何,均应给予他汀类药物,并将 LDL-C 降至 1.8 mmol/L (70 mg/dL)以下水平。临床常用的他汀类药物包括辛伐他汀(20～40 mg,每晚 1 次)、阿托伐他汀(10～80 mg,每日 1 次)、普伐他汀(20～40 mg,每晚 1 次)、氟伐他汀(40～80 mg,每晚 1 次)、瑞舒伐他汀(5～20 mg,每晚 1 次)等。

他汀类药物的总体安全性很高,但在应用时仍应注意监测转氨酶及肌酸激酶等生化指标,及时发现药物可能引起的肝脏损害和肌病,尤其是在采用大剂量他汀类药物进行强化调脂治疗时,更应注意监测药物的安全性。

(2)其他降低 LDL-C 的药物:包括胆固醇吸收抑制剂依折麦布和前蛋白转化酶枯草溶菌素 9 (PCSK9)抑制剂。依折麦布通过选择性抑制小肠胆固醇转运蛋白,有效减少肠道内胆固醇吸收,降低血浆胆固醇水平以及肝脏胆固醇储量。对于单独应用他汀类药物而胆固醇水平不能达标或不能耐受较大剂量他汀治疗的病人,可以联合应用依折麦布。PCSK9 抑制剂增加 LDL 受体的再循环,增加 LDL 清除,从而降低 LDL-C 水平。PCSK9 抑制剂的适应证包括杂合子家族性高胆固醇血症或临床动脉粥样硬化性心血管疾病病人,在控制饮食和最大耐受剂量他汀治疗下仍需进一步降低 LDL-C 的病人,其疗效显著,但价格昂贵。

3. ACEI 或 ARB

ACEI 或 ARB 可以使冠心病病人的心血管死亡、非致死性心肌梗死等主要终点事件的相对危险性显著降低。稳定型心绞痛病人合并高血压、糖尿病、心力衰竭或左心室收缩功能不全的高危病人建议使用 ACEI。临床常用的 ACEI 类药物包括卡托普利(12.5～50 mg,每日 3 次)、依那普利(5～10 mg,每日 2 次)、培哚普利(4～8 mg 每日 1 次)、雷米普利(5～10 mg,每日 1 次)、贝那普利(10～20 mg,每日1 次)、赖诺普利(10～20 mg,每日 1 次)等。不能耐受 ACEI 类药物者可使用 ARB 类药物。

4. β 受体拮抗剂

对于心肌梗死后的稳定型心绞痛病人,β 受体拮抗剂可以减少心血管事件的发生。

5. 针对缺血症状的相应治疗

对于缺血症状,如心绞痛时可应用血管扩张剂及 β 受体阻滞剂等。

(三)介入和外科手术治疗

介入和外科手术治疗包括对狭窄或闭塞的血管,特别是冠状动脉、肾动脉和四肢动脉施行再通或重建或旁路移植等外科手术,以恢复动脉的供血。用带球囊的导管进行经皮腔内血管成形术,将突入动脉管腔的粥样物质压向动脉壁而使血管畅通;在此基础上发展了经皮腔内血管旋切术、旋磨术、激光成形术等多种介入治疗,将粥样物质切下、磨碎、气化吸出而使血管再通。目前应用最多的还是经皮腔内血管成形术和支架置入术,包括药物洗脱支架置入术。

第二节 冠状动脉粥样硬化性心脏病

冠状动脉粥样硬化性心脏病(coronary atherosclerotic heart disease)指冠状动脉粥样硬化使血管腔狭窄或阻塞,或(和)因冠状动脉功能性改变(痉挛)导致心肌缺血缺氧或坏死而引起的心脏病,统称冠状动脉性心脏病(coronary heart disease),简称冠心病,亦称缺血性心脏病(ischemic heart disease)。

由于病理解剖和病理生理变化不同,因此本病有不同的临床表型。近年临床医学家趋于将本病分为急性冠脉综合征(acute coronary syndrome,ACS)和慢性冠脉病[chronic coronary artery disease,CAD或称慢性缺血综合征(chronic ischemic syndrome,CIS)]两大类。前者包括不稳定型心绞痛(unstable angina,UA)、非ST段抬高性心肌梗死(non-ST-segment elevation myocardial infarction,NSTEMI)和ST段抬高性心肌梗死(ST-segment elevation myocardial infarction,STEMI),也有的将冠心病猝死也包括在内;后者包括稳定型心绞痛、冠脉正常的心绞痛(如X综合征)、无症状性心肌缺血和缺血性心力衰竭(缺血性心肌病)。

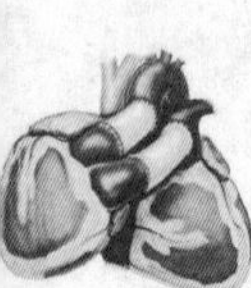

一、稳定型心绞痛

稳定型心绞痛(stable angina pectoris)亦称稳定型劳力性心绞痛,是在冠状动脉固定性严重狭窄的基础上,由心肌负荷的增加引起心肌急剧的、暂时的缺血与缺氧的临床综合征。其特点为阵发性的前胸压榨性疼痛或憋闷感觉,主要位于胸骨后部,可放射至心前区和左上肢尺侧,常发生于劳力负荷增加时,持续数分钟,休息或用硝酸酯制剂后消失。

(一)病因和发病机制

当冠状动脉的供血与心肌的需血之间发生矛盾,冠状动脉血流量不能满足心肌代谢的需要,引起心肌急剧的、暂时的缺血缺氧时,即可发生心绞痛。

在正常情况下,冠状循环有很大的储备力量,其血流量可随身体的生理情况而呈现显著的变化;在剧烈体力活动时,冠状动脉适当地扩张,血流量可增加到休息时的6～7倍。缺氧时,冠状动脉也扩张,能使血流量增加4～5倍。动脉粥样硬化而致冠状动脉狭窄或部分分支闭塞时,其扩张性减弱,血流量减少,且对心肌的供血量相对地比较固定。心肌的血液供应的减少若尚能应付心脏平时的需要,则休息时可无症状。一旦心脏负荷突然增加,如劳累、激动、左心衰竭等,使心肌张力增加、心肌收缩力增加和心率增快等而致心肌氧耗量增加时,则心肌对血液的需求增加,而冠脉的供血已不能相应增加,即可引起心绞痛。

(二)病理生理

冠状动脉造影显示稳定型心绞痛的患者中,75%的患者冠状动脉狭窄>70%,5%～10%有左冠状动脉主干狭窄,其余约15%患者无显著狭窄。后者提示患者的心肌血供和氧供不足,可能是由冠状动脉痉挛、冠状循环的小动脉病变、血红蛋白和氧的离解异常、交感神经过度激活、儿茶酚胺分泌过多或心肌代谢异常等所致。

当冠状动脉粥样硬化斑块使管腔面积阻塞75%以上,相当于直径减少50%以上,即造成冠状动脉血流临界障碍。此时,虽然冠脉血流仍可维持,但劳力及寒冷或其他原因增加心肌需氧可诱发相对缺血。斑块破裂和急性冠状动脉血栓形成可导致相应区域心肌血液供应锐减,心肌细胞功能异常,15～20 min后心内膜下心肌开始坏死,2～6 h后梗死不可逆转。大面积心肌梗死后心肌纤维化可产生室壁瘤;梗死累及乳头肌可产生二尖瓣关闭不全,累及室间隔可造成穿孔,形成室间隔缺损。急性心肌梗死可引起严重心律失常、心源性休克、心力衰竭甚至心室破裂。

(三)临床表现

1. 症状

冠状动脉粥样硬化的症状主要为心绞痛,以发作性胸痛为主要临床表现,可伴有乏力、出汗、被迫停止原来的活动,疼痛的特点为:

(1)部位:主要在胸骨体中段或上段之后可波及心前区,有手掌大小范围,甚至横贯前胸,界限不很清楚，常放射至左肩、左臂内侧达无名指和小指，或至颈、咽或下颌部。

(2)性质：胸痛常为压迫、发闷或紧缩性，也可有烧灼感，但不像针刺或刀扎样锐性痛。有些患者仅觉胸闷不适而不认为有痛。发作时，患者往往被迫停止正在进行的活动，直至症状缓解。

(3)诱因：发作常由体力劳动或情绪激动(如愤怒、焦急、过度兴奋等)所诱发，饱食、寒冷、吸烟、心动过速、休克等亦可诱发。疼痛多发生于劳力或激动的当时，而不是在一天劳累之后。

(4)持续时间：疼痛出现后常逐步加重，然后在 3～5 min 内渐消失，可数天或数星期发作一次，亦可一日内多次发作。

(5)缓解方式：一般在停止原来诱发症状的活动后即可缓解；舌下含服硝酸甘油也能在几分钟内使之缓解。

心肌梗死时心绞痛剧烈，持续时间长，休息或含服硝酸甘油不能缓解；可伴有恶心、呕吐、大汗淋漓、心律失常、心源性休克、心力衰竭甚至猝死。

2. 体征

平时一般无异常体征。心绞痛发作时常见心率增快、血压升高、表情焦虑、皮肤冷或出汗，有时出现第四或第三心音奔马律。

(四)辅助检查

因心绞痛发作时间短暂，以下大多数检查均应在发作间期进行，可直接或间接反映心肌缺血。

1. 心脏 X 线

可无异常发现，如已伴发缺血性心肌病则可见心影增大、肺充血等。

2. 心电图

心电图检查是发现心肌缺血、诊断心绞痛最常用的检查方法。静息时约半数患者心电图结果未见明显异常；发作时绝大多数患者心电图可出现暂时性心肌缺血变化。

心肌缺血发生心绞痛时，心电图以 R 波为主的导联中可见 ST 段压低，T 波低平或倒置的心内膜下缺血改变，以及室性心律失常或传导阻滞。心肌梗死时心电图表现为出现坏死性 Q 波、损伤性 ST 段和缺血性 T 波改变。上述改变呈动态性，通过某些导联可判定心肌损伤的部位。如Ⅱ、Ⅲ及 aVF 导联提示下壁的缺血；Ⅰ及 aVL 导联提示侧壁缺血。

心电图负荷试验最常用的是运动负荷试验，运动可增加心脏负荷以激发心肌缺血。

心电图连续动态监测又称 Holter 心电监测，可从中发现心电图 ST-T 改变和各种心律失常，出现时间可与患者的活动和症状相对照。胸痛发作时相应时间的缺血性 ST-T 改变有助于确定心绞痛的诊断。

3. 超声心动图

冠心病超声心动图可表现为节段性室壁运动异常，甚至心尖部室壁瘤，或缺血性二尖瓣反流。

血流储备分数(fractional flow reserve，FFR)现已成为冠脉狭窄功能性评价的公认指标。

4. 冠脉 CT 检查和冠状动脉造影

选择性冠状动脉造影是确诊冠心病的金标准，可明确冠状动脉病变的部位、血管狭窄程度和远端冠脉血流情况。

电子束或多层螺旋 X 线计算机断层显像(EBCT 或 MDCT)是重要的无创冠脉检查方法，对冠脉钙化的判断非常敏感。

冠状动脉造影的主要指征为：①已确诊为冠心病，药物治疗效果不佳，拟行介入性治疗或旁路移植手术；②心梗后再发心绞痛或运动试验阳性者；③有胸痛病史，但症状不典型，或无心绞痛、心肌梗死病史，但心电图有缺血性 ST-T 改变或病理性 Q 波且不能以其他原因解释者；④中老年患者心脏增大、心力衰竭、心律失常、疑有冠心病而无创性检查未能确诊者；⑤急性冠脉综合征拟行急诊 PCI 者。

5. 实验室检查

实验室检查指标如肌钙蛋白(troponin)、磷酸肌酸激酶(creatine kinase,CK)及其同工酶 CK-MB、肌红蛋白(myoglobin)在早期确诊急性心肌梗死中有较高的敏感性和特异性。

(五)诊断和鉴别诊断

根据典型心绞痛的发作特点和体征,舌下含服硝酸甘油后缓解,结合年龄和存在冠心病危险因素,除外其他原因所致的心绞痛,一般即可建立诊断。发作时心电图检查可见以 R 波为主的导联中,ST 段压低,T 波平坦或倒置,发作过后数分钟内逐渐恢复。心电图无改变的患者可考虑做心电图负荷试验。发作不典型者,诊断要依靠观察硝酸甘油的疗效和发作时心电图的改变,或做 24 h 的动态心电图连续监测。诊断有困难者可行冠状动脉 CT 或选择性冠状动脉造影。

心绞痛严重度的分级:根据加拿大心血管病学会(Canadian Cardiovascular Society,CCS)分级标准,分为四级。

Ⅰ级:一般体力活动(如步行和登楼)不受限,仅在强、快或持续用力时发生心绞痛。

Ⅱ级:一般体力活动轻度受限。快步、饭后、寒冷或刮风中、精神应激或醒后数小时内发作心绞痛。一般情况下平地步行 200 m 以上或登楼一层以上受限。

Ⅲ级:一般体力活动明显受限,一般情况下平地步行 200 m,或登楼一层引起心绞痛。

Ⅳ级:轻微活动或休息时即可发生心绞痛。

鉴别诊断要考虑下列各种情况:

1. 急性心肌梗死

急性心肌梗死疼痛部位与心绞痛相仿,但性质更剧烈,持续时间多超过 30 min,可长达数小时,可伴有心律失常、心力衰竭或(和)休克,舌下含服硝酸甘油多不能使之缓解。心电图中面向梗死部位的导联 ST 段抬高,及/或同时有异常 Q 波(非 ST 段抬高性心肌梗死则多表现为 ST 段下移及/或 T 波改变)。实验室检查示白细胞计数增高、红细胞沉降率增快、心肌坏死标记物(肌红蛋白、肌钙蛋白 I 或 T、CK-MB 等)增高。

2. 肋间神经痛和肋软骨炎

前者疼痛常累及一两个肋间,但并不一定局限在胸前,为刺痛或灼痛,多为持续性而非发作性,咳嗽、用力呼吸和身体转动可使疼痛加剧,沿神经行径处有压痛,手臂上举活动时局部有牵拉疼痛;后者则在肋软骨处有压痛。故与心绞痛不同。

3. 心脏神经官能症

患者常诉胸痛,但为短暂(几秒钟)的刺痛或持久(几小时)的隐痛,患者常喜欢不时地吸一大口气或做叹息性呼吸。胸痛部位多在左胸乳房下心尖部附近或经常变动。症状多在疲劳之后出现,而不在疲劳的当时,做轻度体力活动反觉舒适,有时可耐受较重的体力活动而不发生胸痛或胸闷。含用硝酸甘油无效或在 10 多分钟后才见效,常伴有心悸、疲乏、头昏、失眠及其他神经症的症状。

4. 其他

不典型疼痛还需与反流性食管炎等食管疾病、胆囊炎、膈疝、消化性溃疡、肠道疾病、颈椎病、主动脉夹层、急性肺动脉栓塞、急性心包炎等相鉴别。

(六)治疗

针对心绞痛的治疗原则是改善冠状动脉的血供和降低心肌的耗氧,同时治疗动脉粥样硬化。冠心病的治疗方法为药物治疗、介入治疗和外科手术三类,应根据患者具体情况具体分析。内科治疗主要为抗血小板,调脂,扩冠,稳定心率,降低心肌氧耗等冠心病二级预防治疗措施;口服药物症状控制不良的患者可行支架治疗，随着支架技术的发展，内科对复杂冠脉病变的处理能力在不断提高。对于复杂冠脉病变内科不能治疗的患者可行冠状动脉旁路移植术(CABG)。

1. 发作时的治疗

(1)休息：发作时应立刻休息，一般患者在停止活动后症状即可消除。

(2)药物治疗：较重的发作，可使用作用较快的硝酸酯制剂。这类药物除扩张冠状动脉、降低阻力、增加冠状循环的血流量外，还可通过对周围血管的扩张作用，减少静脉回流心脏的血量，减低心脏前后负荷和心肌的需氧量，从而缓解心绞痛。

2. 缓解期的治疗

宜尽量避免各种已证实足以诱使发作的因素。调节饮食，特别是一次进食不应过饱；禁烟酒。调整日常生活与工作量；减轻精神负担；保持适当的体力活动，但以不致发生疼痛症状为度；一般无须卧床休息。

(1)药物治疗：使用作用持久的抗心绞痛药物，以防心绞痛发作，可单独选用、交替应用或联合应用下列被认为作用持久的药物。

1)β受体阻滞剂：阻断拟交感胺类以减慢心率，降低血压，抑制心肌收缩力和降低心肌氧耗量，从而减少心绞痛的发作。

2)硝酸酯制剂：

①硝酸异山梨酯：硝酸异山梨酯片剂或胶囊口服，3次/日，每次5～20 mg，服后半小时起作用，持续3～5 h；缓释制剂药效可维持12 h，可用20 mg，2次/日。

②5-单硝酸异山梨酯(isosorbide 5-mononitrate)：长效硝酸酯类药物，无肝脏首过效应，生物利用度几乎达100%，1次/日，每次20～40 mg。

③长效硝酸甘油制剂(戊四硝酯)：服用长效片剂，硝酸甘油持续而缓慢释放，口服后半小时起作用，可持续达8～12 h，可每8 h服1次，每次2.5 mg。用2%硝酸甘油油膏或橡皮膏贴片(含5～10 mg)涂或贴在胸前或上臂皮肤而缓慢吸收，适于预防夜间心绞痛发作。

3)钙通道阻滞剂：本类药物抑制钙离子进入细胞内，也抑制心肌细胞兴奋-收缩耦联中钙离子的利用，因而可抑制心肌收缩，减少心肌氧耗；扩张冠状动脉，解除冠状动脉痉挛，改善心内膜下心肌的供血；扩张周围血管，降低动脉压，减轻心脏负荷；还可降低血黏度，抗血小板聚集，改善心肌的微循环，更适用于同时有高血压的患者。

4)曲美他嗪(trimetazidine)：通过抑制脂肪酸氧化和增加葡萄糖代谢，改善心肌氧的供需平衡而治疗心肌缺血。

5)预防心肌梗死，改善预后的药物，具体见附录17-1。

(2)介入治疗：详见冠心病的介入治疗章节。

(3)外科手术治疗：对复杂冠脉病变内科不能治疗的患者可行冠状动脉旁路移植术(CABG)。

冠状动脉旁路移植术(coronary artery bypass graft，CABG)：CAB通过取病人自身的大隐静脉作为旁路移植材料，一端吻合在主动脉，另一端吻合在病变冠状动脉段的远端；或游离内乳动脉与病变冠状动脉远端吻合，改善病变冠状动脉分布心肌的血流供应。术后心绞痛症状改善者可达80%～90%，且65%～85%的病人生活质量有所提高。这种手术创伤较大，有一定的风险，随手术技能及器械等方面的改进，手术成功率已大大提高。围术期死亡率为1%～4%，与病人术前冠脉病变、心功能状态及有无其他并发症有关。此外，术后移植的血管还可能闭塞。因此应个体化权衡利弊，选择好手术适应证。

PCI或CABG术的选择需要根据冠状动脉病变的情况和病人对开胸手术的耐受程度及病人的意愿等综合考虑。对全身情况能耐受开胸手术者，左主干合并2支以上冠脉病变(尤其是病变复杂程度评分，如SYNTAX评分较高者)，或多支血管病变合并糖尿病者，CABG应为首选。

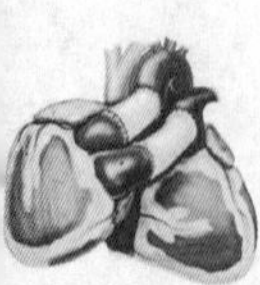

冠状动脉旁路移植术可分为：借助体外循环心脏停搏下冠脉搭桥、非体外循环下心脏不停跳冠脉搭桥，机械手微创冠脉搭桥混合术式（体外循环下心脏不停跳、各种小切口等）。冠状动脉旁路移植术的搭桥材料选择内乳动脉、桡动脉、大（小）隐静脉、胃网膜动脉。

近年来，非体外循环下动脉搭桥和微创冠脉搭桥技术日益广泛用于临床，减少了手术损伤和术后并发症的发生，有利于快速恢复，并降低了医疗费用。

手术并发症主要为低心排血量、围手术期心肌梗死、多脏器功能衰竭、伤口感染等。患者术后的远期效果有差异。据报道，手术后5年生存率为83%～95%，10年生存率为64%～82%。手术改善了患者的生活质量，但随着时间推移，移植血管可出现闭塞或动脉粥样硬化进展。

二、急性冠脉综合征

冠心病中除上述典型的稳定型劳力性心绞痛之外，还有一大类被称为急性冠脉综合征，包括不稳定型心绞痛（unstable angina，UA）、非ST段抬高性心肌梗死（non-ST-segment elevation myocardial infarction，NSTEMI）和ST段抬高性心肌梗死（ST-segment elevation myocardial infarction，STEMI），也有的将冠心病猝死也包括在内。临床中虽然不一定出现心肌梗死，但病理基础都是不稳定的粥样斑块。

急性冠脉综合征目前在发达国家总的流行病学特点是：发病率高、死亡率高，但呈逐年下降趋势。与西方发达国家相比，我国急性冠脉综合征的发病率和死亡率均处于较低水平，但呈快速增长趋势。

（一）ST段抬高型心肌梗死

1. 概述

ST段抬高型心肌梗死（ST-segment elevation myocardial infarction，STEMI）是指急性心肌缺血性坏死，大多是在冠脉病变的基础上，发生冠脉血供急剧减少或中断，使冠脉灌注心肌严重而持久地急性缺血所致，是在冠脉不稳定斑块破裂、糜烂基础上继发血栓形成，从而导致冠状动脉血管持续、完全闭塞。

2. 病因和发病机制

基本病因是冠状动脉粥样硬化（偶为冠状动脉栓塞、炎症、先天性畸形、痉挛和冠状动脉口阻塞所致），造成一支或多支血管管腔狭窄和心肌血供不足，且侧支循环未充分建立。在此基础上，一旦血供急剧减少或中断，使心肌严重而持久地急性缺血达20 min以上，即可发生急性心肌梗死（acute myocardial infarction，AMI）。大量的研究已证明，绝大多数的STEMI是由于不稳定的粥样斑块破溃，继而发生出血和管腔内血栓形成，从而使管腔闭塞。少数情况下，粥样斑块内或其下发生出血或血管持续痉挛，也可使冠状动脉完全闭塞。

3. 病理和病理生理

（1）冠状动脉病变：绝大多数STEMI患者冠脉内可见在粥样斑块的基础上有血栓形成，从而使管腔闭塞或严重狭窄，但是由冠状动脉痉挛引起管腔闭塞的患者中，个别可无严重粥样硬化病变。此外，梗死的发生与原来冠状动脉受粥样硬化病变累及的支数及其所造成管腔狭窄程度之间未必呈平行关系。

（2）心肌病变：冠状动脉闭塞后20～30 min，由其供血的心肌即有少数坏死，开始了AMI的病理过程。在1～2 h内绝大部分心肌呈凝固性坏死，心肌间质充血、水肿，伴大量炎症细胞浸润。大块的梗死累及心室壁的全层或大部分者临床上较为常见，心电图上相继出现ST段抬高和T波倒置、病理性Q波形成，既往称为Q波性MI，或称为透壁性心梗。而后坏死的心肌纤维逐渐溶解，形成肌溶灶，随后逐渐有肉芽组织形成。

继发性病理变化有：在心腔内压力的作用下，坏死心壁向外膨出，可产生心脏破裂（心室游离壁破裂、心室间隔穿孔或乳头肌断裂)或逐渐形成心室壁瘤。坏死组织于1～2周后开始吸收,并逐渐纤维化,在6～8周后形成瘢痕愈合,称为陈旧性或愈合性心肌梗死。

(3)病理生理:主要出现左心室舒张和收缩功能障碍的一些血流动力学变化,其严重程度和持续时间取决于梗死的部位、程度和范围。主要表现为射血分数减低、心搏量和心排血量下降、心率增快或心律失常、血压下降等,动脉血氧含量降低。急性大面积心肌梗死者,可发生泵衰竭——心源性休克或急性肺水肿。右心室梗死在MI患者中少见,其主要病理生理改变是急性右心衰竭的血流动力学变化,右心房压力增高,高于左心室舒张末期压,心排血量减低,血压下降。AMI引起的心力衰竭称为泵衰竭,按Killip分级法可分为:

Ⅰ级——无明显心力衰竭。

Ⅱ级——有左心衰竭,肺部啰音<50%肺野。

Ⅲ级——有急性肺水肿,肺啰音出现范围大于两肺的50%。

Ⅳ级——有心源性休克等不同程度或阶段的血流动力学变化。

心源性休克是泵衰竭的严重阶段。但若兼有肺水肿和心源性休克,则情况最为严重和危急。心室重塑(remodeling)作为MI的后续改变,左心室体积增大、形状改变及梗死节段心肌变薄和非梗死节段心肌增厚,对心室的收缩效应及电活动均有持续不断的影响,在MI急性期后的治疗中要注意对心室重塑的干预。

4. 临床表现

(1)先兆:50%～81.2%患者在发病前数日有乏力,胸部不适,活动时心悸、气急、烦躁、心绞痛等前驱症状。

(2)症状:

①胸痛:是最先出现的症状,多发生于清晨,疼痛部位和性质与心绞痛相同,但诱因多不明显,且常发生于安静时,程度较重,持续时间较长,超过20 min,甚至达数小时或更长,休息和含服硝酸甘油片多不能缓解。患者常感烦躁不安、出汗、恐惧、胸闷或有濒死感。部分患者疼痛位于上腹部,被误认为胃穿孔、急性胰腺炎等急腹症;部分患者疼痛放射至下颌、颈部、背部上方,被误认为骨关节痛。

②全身症状:部分患者可能会出现发热、心动过速、白细胞增高和红细胞沉降率增快等,由坏死物质被吸收所引起。一般在疼痛发生后24～48 h出现,程度与梗死范围常呈正相关。

③胃肠道症状:疼痛剧烈时常伴有频繁的恶心、呕吐和上腹胀痛,与迷走神经受坏死心肌刺激和心排血量降低、组织灌注不足等有关。

④心律失常:见于75%～95%的患者,多发生在起病1～2天,且以24 h内最多见,可伴乏力、头晕、晕厥等症状。各种心律失常中以室性心律失常最多,尤其是室性期前收缩,若室性期前收缩频发(每分钟5次以上),成对出现或呈短阵室性心动过速,多源性或落在前一心搏的易损期(R在T波上),则常为心室颤动的先兆。室颤是AMI早期,特别是入院前主要的死因。

⑤低血压和休克:疼痛期中血压下降常见。若疼痛缓解而收缩压仍低于80 mmHg,有烦躁不安、面色苍白、皮肤湿冷、脉细而快、大汗淋漓、尿量减少(<20 mL/h)、神志迟钝,甚至晕厥者,则为休克表现。休克多在起病后数小时至数日内发生,见于约20%的患者,主要是心源性,为心肌广泛(40%以上)坏死,心排血量急剧下降所致,神经反射引起的周围血管扩张属次要,有些患者尚有血容量不足的因素参与。

⑥心力衰竭:主要是急性左心衰竭,可在起病最初几天内发生,或在疼痛、休克好转阶段出现,为梗死后心脏舒缩功能显著减弱或不协调所致,发生率为32%～48%。主要表现为呼吸困难、咳嗽、发绀、烦躁等症状,严重者可发生肺水肿,随后可有颈静脉怒张、肝大、水肿等右心衰竭表现。右心室MI者可一开

始即出现右心衰竭表现，伴血压下降。

(3)体征：

①心脏体征：心脏浊音界可正常也可轻度至中度增大；心率多增快，少数也可减慢；心尖区第一心音减弱；10%～20%患者在起病第2～3天出现心包摩擦音，为反应性纤维性心包炎所致；心尖区可出现粗糙的收缩期杂音或伴收缩中晚期喀喇音，为二尖瓣乳头肌功能失调或断裂所致。

②血压：除极早期血压可增高外，几乎所有患者都有血压降低。起病前有高血压者，血压可降至正常，且可能不再恢复到起病前的水平。

5. 辅助检查

(1)心电图：

1)心电图特征性改变如下所示。

STEMI心电图(图17-2-1和图17-2-2)表现特点为：①ST段抬高呈弓背向上型，在面向坏死区周围心肌损伤区的导联上出现；②宽而深的Q波(病理性Q波)，在面向透壁心肌坏死区的导联上出现；③T波倒置，在面向损伤区周围心肌缺血区的导联上出现。在背向MI区的导联则出现相反的改变，即R波增高、ST段压低和T波直立并增高。

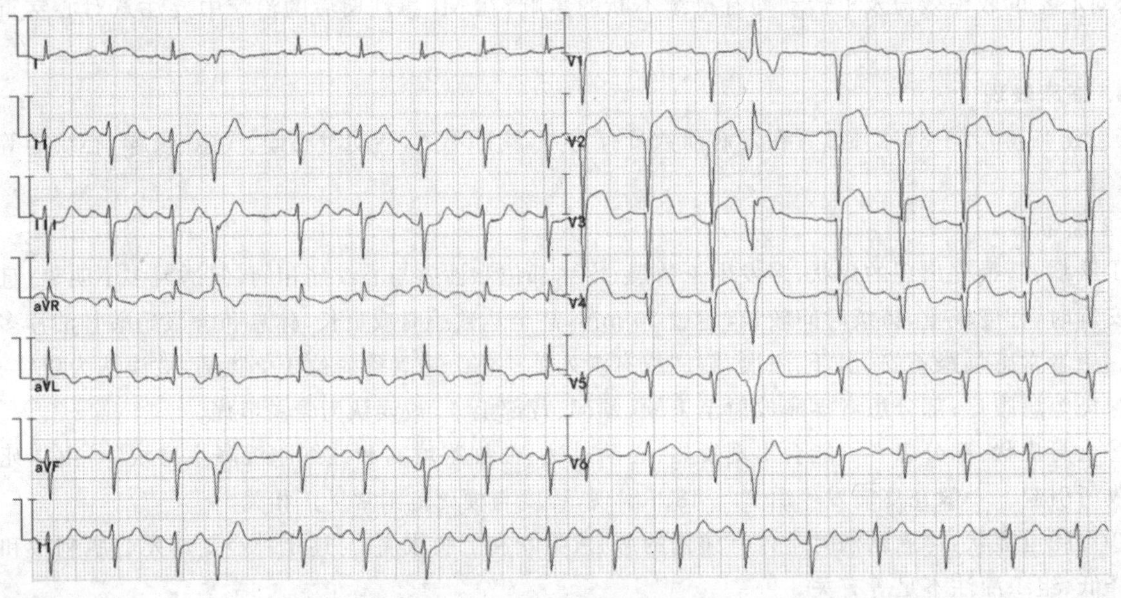

窦性心律，频发室早，V_2～V_4导联ST段抬高，V_1～V_3导联QS波形成

图17-2-1　急性前壁心肌梗死

2)动态性改变：

①起病数小时内，可尚无异常或出现异常高大两肢不对称的T波，为超急性期改变。

②数小时后，ST段明显抬高，弓背向上，与直立的T波连接，形成单相曲线。数小时至两天内出现病理性Q波，同时R波减低，是为急性期改变。Q波在3～4天内稳定不变，以后70%～80%永久存在。

③在早期如不进行治疗干预，ST段抬高持续数日至两周左右，逐渐回到基线水平，T波则变为平坦或倒置，是为亚急性期改变。

④数周至数月后，T波呈V形倒置，两肢对称，波谷尖锐，是为慢性期改变。T波倒置可永久存在，也可在数月至数年内逐渐恢复。

3)定位和定范围：

ST段抬高性MI的定位和定范围可根据出现特征性改变的导联数来判断(表17-2-1)。

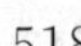

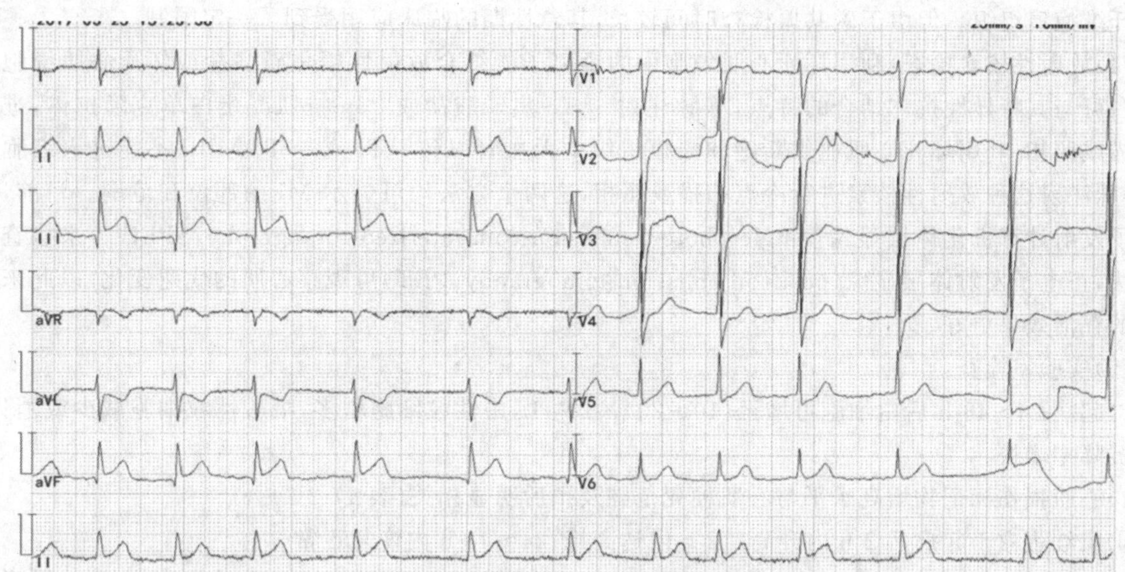

窦性心律，Ⅱ、Ⅲ、aVF 导联 ST 段抬高

图 17-2-2　急性下壁心肌梗死

表 17-2-1　急性心肌梗死的定位诊断

	前壁	前侧壁	前间壁	高侧壁	下壁	正后壁	右室	后下壁（高位后壁）
V_1	—	—	+	—	—	—	—	—
V_2	±	±	+	—	—	—	—	—
V_3	+	+	±	—	—	—	—	—
V_4	+	+	—	—	—	—	—	—
V_5	±	+	—	±	—	—	—	—
V_6	—	+	—	+	—	—	—	—
V_7	—	±	—	—	—	±	—	±
V_8	—	—	—	—	—	+	—	+
V_9	—	—	—	—	—	+	—	+
V_3R	—	—	—	—	—	—	+	±
V_4R	—	—	—	—	—	—	+	±
V_5R	—	—	—	—	—	—	+	±
Ⅰ	±	+	±	+	—	—	—	—
Ⅱ	—	—	—	—	+	+	—	+
Ⅲ	—	—	—	—	+	+	—	+
aVL	±	+	±	+	—	—	—	—
aVR	—	—	—	—	—	—	—	—
aVF	—	—	—	—	+	+	—	+

（2）超声心动图：二维和 M 型超声心动图也有助于了解心室壁的运动和左心室功能，诊断室壁瘤和乳头肌功能失调等。

（3）磁共振检查：心脏磁共振检查可发现急性期缺血水肿心肌，延迟增强显像可以发现陈旧性心肌梗

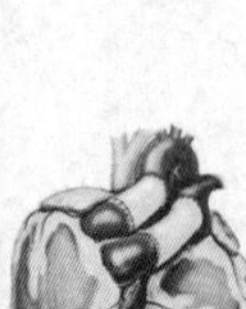

死的纤维疤痕组织。但由于磁共振检查时间较长，其急性期的临床应用受到了一定限制。

(4)放射性核素检查：利用坏死心肌细胞中的钙离子能结合放射性锝焦磷酸盐或坏死心肌细胞的肌凝蛋白可与其特异性抗体结合的特点，静脉注射^{99m}Tc-焦磷酸盐或^{111}In-抗肌凝蛋白单克隆抗体，进行热点扫描或照相；利用坏死心肌血供断绝和瘢痕组织中无血管以致^{201}Tl或^{99m}Tc-MIBI不能进入细胞的特点，静脉注射这种放射性核素进行冷点扫描或照相，这两个方法均可显示MI的部位和范围。目前，多用单光子发射计算机化体层显像(single photon emission computerized tomography，SPECT)来检查。新的方法，正电子发射体层显像(positron emission tomography，PET)可观察心肌的代谢变化，以此来判断心肌的存活效果更好。

(5)实验室检查：

1)起病24～48 h后白细胞可增至(10～20)×10^9/L，中性粒细胞增多，嗜酸性粒细胞减少或消失；红细胞沉降率增快。

2)心肌损伤标记物增高水平与心肌梗死范围及预后明显相关(表17-2-2)。

①肌红蛋白于起病后2 h内升高，12 h内达高峰；24～48 h内恢复正常。

②肌钙蛋白I(cTnI)或T(cTnT)于起病3～4 h后升高，cTnI于11～24 h达高峰，7～10天降至正常，cTnT于24～48 h达高峰，10～14天降至正常。这些心肌结构蛋白含量的增高是诊断心肌梗死的敏感指标。

③肌酸激酶同工酶CK-MB在起病后4 h内增高，16～24 h达高峰，3～4天恢复正常，其增高的程度能较准确地反映梗死的范围，其高峰出现时间是否提前有助于判断再灌注治疗是否成功。

表17-2-2 急性心肌梗死血清标记物变化时间

	肌红蛋白	肌钙蛋白	CK-MB
出现时间/h	1～2	2～4	3～4
100%敏感时间/h	8～12	8～12	4～8
达峰时间/h	12	12～24	16～24
持续时间/d	1～2	5～14	3～4

6. 诊断和鉴别诊断

根据典型的临床表现、特征性的心电图改变以及实验室检查结果，诊断本病并不困难。对老年患者，突然发生严重心律失常、休克、心力衰竭而原因未明，或突然发生较重而持久的胸闷或胸痛者，都应考虑本病的可能。宜就诊10 min内行心电图检查，并行血清心肌酶测定、肌钙蛋白测定等的动态观察以确定诊断。

鉴别诊断：

①心绞痛：心绞痛与STEMI的鉴别详见表17-2-3。

②主动脉夹层：胸痛一开始即达高峰，常放射到背、肋、腹、腰和下肢，两上肢的血压和脉搏可有明显差别，可有主动脉瓣关闭不全的表现，偶有意识模糊、偏瘫等神经系统受损症状，但无血清心肌坏死标记物升高等可资鉴别。二维超声心动图检查、主动脉CT检查、X线或磁共振体层显像有助于诊断。

③急性肺动脉栓塞：可发生胸痛、咯血、呼吸困难和休克，但有右心负荷急剧增加的表现，如发绀、肺动脉瓣区第二心音亢进、颈静脉充盈、肝大、下肢水肿等。心电图示窦性心动过速，Ⅰ导联S波加深，Ⅲ导联Q波显著及T波倒置，胸导联过渡区左移，新发的右束支传导阻滞有右胸导联T波倒置等改变，心脏超声提示新发的右心负荷增加(右室增大、肺动脉压力增高)。实验室检查D-二聚体升高明显，有助于鉴别。

表 17-2-3　心绞痛与急性心肌梗死鉴别

项目		心绞痛	急性心梗
疼痛	1. 部位	胸骨上、中段之后	相同,可在较低位置或上腹部
	2. 性质	压榨性或窒息性	相似,但更剧烈
	3. 诱因	劳力、情绪激动、受寒、饱餐等	不常有
	4. 时限	短,1～5 min 或 15 min 以内	长,数小时或 1～2 天
	5. 频率	频繁发作	不频繁
	6. 硝酸甘油疗效	显著缓解	作用较差
气喘或肺水肿		极少	常有
血压		升高或无显著改变	常降低,甚至发生休克
心包摩擦音		无	可有
坏死物质吸收表现	1. 发热	无	常有
	2. WBC↑、N↑、E↓	无	常有
	3. ESR 增快	无	常有
	4. 血清心肌酶增高	无	常有
心电图变化		无变化或暂时性 ST-T 变化	有特征性和动态性变化

④急腹症:急性胰腺炎、消化性溃疡穿孔、急性胆囊炎、胆石症等,均有上腹部疼痛,可能伴休克。仔细询问病史,做体格检查、心电图检查、血清心肌酶和肌钙蛋白测定可协助鉴别。

⑤急性心包炎:尤其是急性非特异性心包炎,可有较剧烈而持久的心前区疼痛,但心包炎的疼痛与发热同时出现,呼吸和咳嗽时加重,早期即有心包摩擦音,后者和疼痛在心包腔出现渗液时均消失;全身症状一般不如 MI 严重;心电图除 aVR 外,其余导联均有 ST 段弓背向下型抬高,T 波倒置,无异常 Q 波出现。

7. 并发症

(1)乳头肌功能失调或断裂(dysfunction or rupture of papillary muscle):总发生率可高达 50%。二尖瓣乳头肌因缺血、坏死等发生收缩功能障碍,造成不同程度的二尖瓣脱垂并关闭不全,心尖区出现收缩中晚期喀喇音和吹风样收缩期杂音,第一心音可不减弱,可引起心力衰竭。轻症者可恢复,其杂音可消失。乳头肌整体断裂极少见,多发生在二尖瓣后乳头肌,见于下壁 MI,心力衰竭明显,可迅速发生肺水肿并在数日内死亡。

(2)心脏破裂(rupture of the heart):少见,常在起病 1 周内出现,多为心室游离壁破裂,造成心包积血,引起急性心脏压塞而猝死(图 17-2-3)。

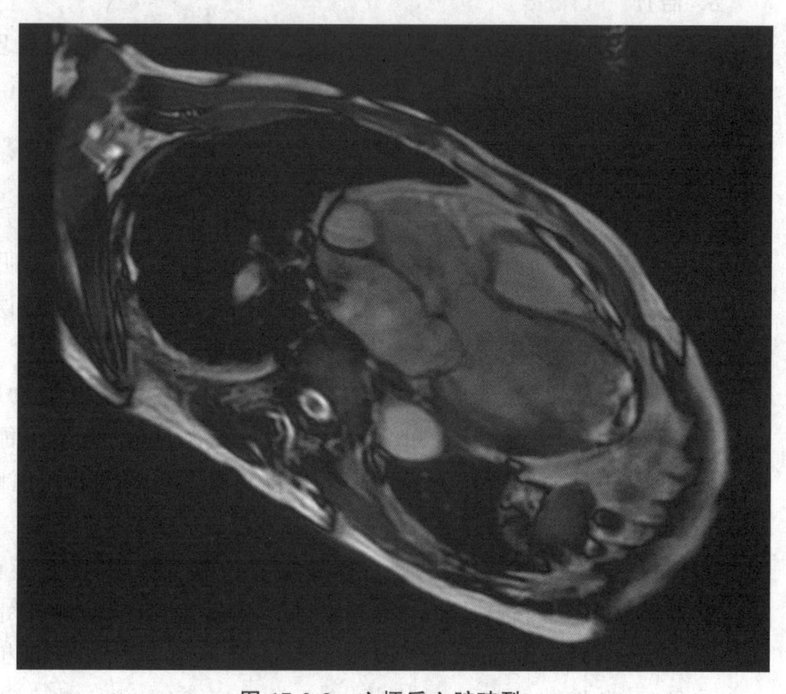

图 17-2-3　心梗后心脏破裂

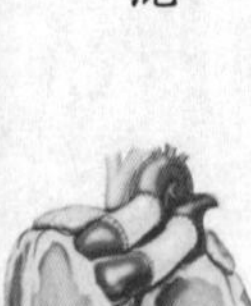

偶为心室间隔破裂造成穿孔，在胸骨左缘第 3～4 肋间出现响亮的收缩期杂音，常伴有震颤，可引起心力衰竭和休克而在数日内死亡。心脏破裂也可为亚急性，患者能存活数月。

(3)栓塞(embolism)：发生率为 1%～6%，见于起病后 1～2 周，可为左心室附壁血栓脱落所致，引起脑、肾、脾或四肢等动脉栓塞；也可因下肢静脉血栓形成部分脱落所致，则产生肺动脉栓塞。

(4)室壁瘤(cardiac aneurysm)：主要见于前壁心肌梗死患者，发生率为 5%～20%。体格检查可见左侧心界扩大，心脏搏动范围较广，可有收缩期杂音。瘤内发生附壁血栓时，心音减弱。心电图 ST 段持续性抬高。X 线透视、摄影、超声心动图、放射性核素心脏血池显像以及左心室造影可见局部心缘突出、搏动减弱或有反常搏动(图 17-2-4)。

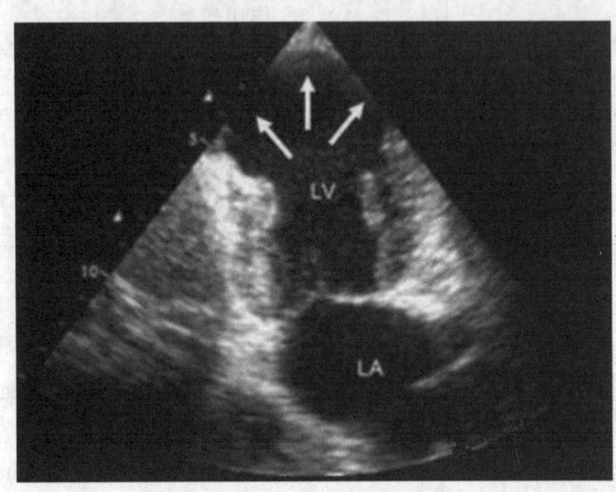

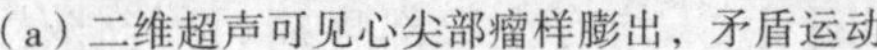
(a) 二维超声可见心尖部瘤样膨出，矛盾运动

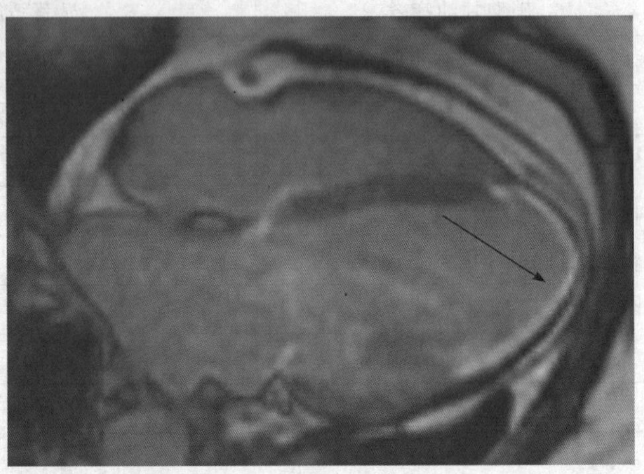
(b) 磁共振可见左室心尖部延迟强化

图 17-2-4　左室心尖部室壁瘤形成

(5)心肌梗死后综合征(post-infarction syndrome，也称 Dressier's syndrome)：发生率约 10%，于 MI 后数周至数月内出现，可反复发生，表现为心包炎、胸膜炎或肺炎，有发热、胸痛等症状，可能为机体对坏死物质的过敏反应。

8. 治疗

对 STEMI，强调及早发现、及早住院，加强住院前的就地处理。原则是尽快恢复梗死区域的血液供应，挽救濒临坏死的心肌，保护和维持心脏功能，及时处理严重心律失常、泵衰竭和各种并发症，防止猝死。

(1)急救流程：

①缩短自发病至首次医疗接触(first medical contact，FMC)的时间。应通过健康教育和媒体宣传，使公众了解急性心肌梗死的早期症状。教育患者在发生疑似心肌梗死症状(胸痛)后应尽早呼叫“120”急救中心、及时就医，避免因自行用药或长时间多次评估症状而延误治疗。缩短发病至 FMC 的时间、在医疗保护下到达医院可明显改善 STEMI 的预后。

②缩短自 FMC 至开通梗死相关动脉的时间。建立区域协同救治网络和规范化胸痛中心是缩短 FMC 至开通梗死相关动脉时间的有效手段。有条件时，应尽可能在 FMC 后 10 min 内完成首份心电图记录，并提前电话通知或经远程无线系统将心电图传输到相关医院。

(2)监护和一般治疗：

①休息：急性期卧床休息，保持环境安静。减少探视，防止不良刺激，解除焦虑。

②监测：在冠心病监护室进行心电图、血压和呼吸的监测，除颤仪应随时处于备用状态。

③吸氧：有呼吸困难和血氧饱和度降低者，应在最初几日间断或持续通过鼻管面罩吸氧。

④护理：急性期 12 h 卧床休息，若无并发症，24 h 内应鼓励患者在床上行肢体活动，若无低血压，第 3

天就可在病房内走动；梗死后第 4～5 天，逐步增加活动直至每天 3 次步行 100～150 m。

(3)解除疼痛：选用下列药物尽快解除疼痛：

①硝酸甘油或硝酸异山梨酯舌下含用或静脉滴注，要注意心率增快和血压降低。②哌替啶肌内注射或吗啡皮下注射，注意防止其对呼吸功能的抑制。心肌再灌注疗法可极有效地解除疼痛。

(4)抗栓治疗：STEMI 的主要原因是斑块破裂，血栓形成，因此抗栓治疗（包括抗血小板和抗凝）十分重要。

①阿司匹林：所有无禁忌证患者应立即嚼服阿司匹林 300 mg；继以 100 mg/d 长期维持。

②P2Y12 受体抑制剂：STEMI 直接 PCI 患者应予以负荷剂量替格瑞洛 180 mg，以后 90 毫克/次，每日 2 次，至少 12 个月；没有替格瑞洛时可以予以氯吡格雷 600 mg 负荷量，以后 75 毫克/次，每日 1 次，至少 12 个月；行挽救性经皮冠状动脉介入治疗（percutaneous coronary interventions，PCI）或延迟 PCI 时，P2Y12 抑制剂的应用与直接 PCI 相同；

③糖蛋白Ⅱb/Ⅲa 拮抗剂，在有效双联抗血小板及抗凝治疗情况下，不推荐 STEMI 患者造影前常规应用糖蛋白Ⅱb/Ⅲa 拮抗剂；高危患者或造影提示血栓负荷重、未给予适当负荷量 P2Y12 受体抑制剂的患者可术中静脉使用替罗非班或依替巴肽；直接 PCI 时，冠脉内注射替罗非班有助于减少无复流、改善心肌微循环灌注。④抗凝治疗：使用普通肝素维持 APTT 50～70 s，或给予依诺肝素等低分子肝素皮下注射。

(5)再灌注治疗：使闭塞的冠状动脉再通，心肌得到再灌注，濒临坏死的心肌可能得以存活或使坏死范围缩小，减轻梗死后心肌重塑，改善预后，是 STEMI 患者最重要的治疗措施。

1)介入治疗。

①直接 PCI：根据以下情况做出直接 PCI 决策。

(a)发病 12 h 内或伴有新出现左束支传导阻滞的患者。

(b)12～48 h 内若患者仍有缺血证据，亦可尽早接受介入治疗。

(c)症状发作超过 48 h 者不行急诊 PCI 治疗。

②溶栓后 PCI：溶栓后尽早将患者转运到有 PCI 条件的医院，溶栓成功者于 2～24 h 进行冠状动脉造影和血运重建治疗；溶栓失败者尽早实施挽救性 PCI。

③FMC 与转运 PCI：若 STEMI 患者首诊于无直接 PCI 条件的医院，当预计 FMC 至 PCI 的时间延迟<120 min 时，应尽可能地将患者转运至有直接 PCI 条件的医院；如预计 FMC 至 PCI 的时间延迟>120 min，则应于 30 min 内行溶栓治疗。根据我国国情，也可以请有资质的医生到有 PCI 设备的医院行直接 PCI（时间<120 min）。

2)溶栓治疗：溶栓治疗快速、简便，在不具备 PCI 条件的医院或因各种原因使 FMC 至 PCI 时间明显延迟时，对有适应证的 STEMI 患者，静脉内溶栓仍是较好的选择。院前溶栓效果优于入院后溶栓。对发病 3 h 内的患者，溶栓治疗的即刻疗效与直接 PCI 基本相似；有条件时可在救护车上开始溶栓治疗。

①适应证：

(a)两个或两个以上相邻导联 ST 段抬高（胸前导联≥0.2 mV 或肢体导联 ST 段抬高≥0.1 mV），发病 12 h 内，预期 FMC 至 PCI 时间延迟大于 120 min，无溶栓禁忌证。

(b)发病 12～24 h 仍有进行性缺血性胸痛或血流动力学不稳定的患者，若无直接 PCI 条件，溶栓治疗是合理的。

(c)STEMI 发病超过 12 h，症状已缓解或消失的患者不应给予溶栓治疗。

②禁忌证：

绝对禁忌证包括：

(a)既往脑出血史或不明原因的卒中。

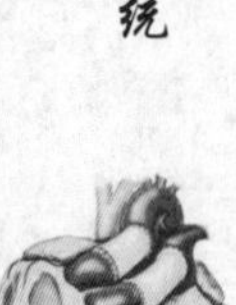

(b)已知脑血管结构异常。

(c)颅内恶性肿瘤。

(d)3 个月内缺血性卒中(不包括 4.5 h 内急性缺血性卒中)。

(e)可疑主动脉夹层。

(f)活动性出血或出血素质(不包括月经来潮)。

(g)3 个月内严重头部闭合伤或面部创伤。

(h)2 个月内颅内或脊柱内外科手术。

(i)严重未控制的高血压[收缩压＞180 mmHg 和(或)舒张压＞110 mmHg,对紧急治疗无反应]。

相对禁忌证包括:

(a)年龄≥75 岁。

(b)3 个月前有缺血性卒中。

(c)创伤(3 周内)或持续≥10 min 心肺复苏。

(d)3 周内接受过大手术。

(e)4 周内有内脏出血。

(f)近期(2 周内)不能压迫止血部位的大血管穿刺。

(g)妊娠。

(h)不符合绝对禁忌证的已知其他颅内病变。

(i)活动性消化性溃疡。

(j)正在使用抗凝药物[国际标准化比值(INR)水平越高,出血风险越大]。

③溶栓剂选择:建议优先采用特异性纤溶酶原激活剂。重组组织型纤溶酶原激活剂阿替普酶可选择性激活纤溶酶原,对全身纤溶活性影响较小,无抗原性,是目前最常用的溶栓剂。但其半衰期短,为防止梗死相关动脉再阻塞需联合应用肝素(24～48 h)。其他特异性纤溶酶原激活剂还有兰替普酶、瑞替普酶和替奈普酶等。非特异性纤溶酶原激活剂包括尿激酶和尿激酶原,可直接将循环血液中的纤溶酶原转变为有活性的纤溶酶,无抗原性和过敏反应。

④疗效评估。血管再通的间接判定指标包括:

(a)60～90 min 内心电图中抬高的 ST 段至少回落 50%。

(b)cTn 峰值提前至发病 12 h 内,CK-MB 酶峰提前到 14 h 内。

(c)2 h 内胸痛症状明显缓解。

(d)2～3 h 内出现再灌注心律失常,如加速性室性自主心律、房室传导阻滞(AVB)、束支阻滞突然改善或消失,或下壁心肌梗死患者出现一过性窦性心动过缓、窦房传导阻滞,伴或不伴低血压。

上述 4 项中,心电图变化和心肌损伤标志物峰值前移最重要。

冠状动脉造影判断标准:心肌梗死溶栓(thrombolysis in myocardial infarction,TIMI)2 或 3 级血流表示血管再通,TIMI 3 级为完全性再通,溶栓失败则梗死相关血管持续闭塞(TIMI 0～1 级)。

⑤溶栓后处理:对于溶栓后患者,如临床判断血管再通,应在 2～24 h 内进行旨在介入治疗的冠状动脉造影,否则尽快进行补救 PCI。无冠状动脉造影和(或)PCI 条件的医院,在溶栓治疗后应将患者转运到有 PCI 条件的医院。

3)冠状动脉旁路移植术(coronary artery bypass grafting,CABG):介入治疗失败或冠状动脉解剖特点不适合行 PCI、出现心肌梗死机械并发症需行外科手术修复时可选择急诊 CABG。

(6)抗心肌缺血:

①β 受体阻滞剂:有利于缩小心肌梗死面积,减少复发性心肌缺血、再梗死、心室颤动及其他恶性心律失常,对降低急性期病死率有肯定的疗效。无禁忌证的 STEMI 患者应在发病后 24 h 内常规口服 β 受

体阻滞剂。

②硝酸酯类：静脉滴注硝酸酯类药物用于缓解缺血性胸痛、控制高血压或减轻肺水肿。若患者收缩压＜90 mmHg或较基础血压降低＞30%、严重心动过缓(＜50次/分)或心动过速(＞100次/分)、拟诊右心室梗死的STEMI患者不应使用硝酸酯类药物。使用硝酸酯类药物时可能出现头痛、反射性心动过速和低血压等不良反应。

③钙拮抗剂：不推荐STEMI患者使用短效二氢吡啶类钙拮抗剂；对无左心室收缩功能不全或房室传导阻滞(AVB)的患者，为缓解心肌缺血、控制房颤或心房扑动的快速心室率，如果β受体阻滞剂无效或禁忌使用(如支气管哮喘)，则可应用非二氢吡啶类钙拮抗剂。STEMI后合并难以控制的心绞痛时，在使用β受体阻滞剂的基础上可应用地尔硫卓。STEMI合并难以控制的高血压患者，可在血管紧张素转换酶抑制剂(ACEI)或血管紧张素受体阻滞剂(ARB)和β受体阻滞剂的基础上应用长效二氢吡啶类钙拮抗剂。

(7)其他药物治疗：

①ACEI和ARB：ACEI主要通过影响心肌重构、减轻心室过度扩张而减少慢性心力衰竭的发生，降低死亡率。所有无禁忌证的STEMI患者均应在24 h之内给予ACEI口服，24～48 h内增加到目标剂量并长期维持。早期使用ACEI能降低死亡率，高危患者临床获益明显，前壁心肌梗死伴有左心室功能不全的患者获益最大。加用ACEI应从低剂量开始，不能耐受ACEI者用ARB替代。

②醛固酮受体拮抗剂：通常在ACEI治疗的基础上使用。对STEMI后LVEF≤0.40、有心功能不全或糖尿病、无明显肾功能不全[血肌酐男性≤221 μmol/L(2.5 mg/dL)，女性≤177 μmol/L(2.0 mg/dL)、血钾≤5.0 mmol/L]的患者，应给予醛固酮受体拮抗剂。

③他汀类药物：除调脂作用外，他汀类药物还具有抗炎、改善内皮功能、抑制血小板聚集的多效性，因此，所有无禁忌证的STEMI患者入院后应尽早开始他汀类药物治疗，且无须考虑胆固醇水平。

(8)右心室梗死治疗：右心室梗死大多与下壁心肌梗死同时发生，也可单独出现。右胸前导联(尤为V_4R)ST段抬高≥0.1 mV高度提示右心室梗死，所有下壁STEMI的患者均应记录右胸前导联心电图。右心室梗死易出现低血压、高度房室传导阻滞，但很少伴发心源性休克。预防和治疗原则是维持有效的右心室前负荷，避免使用利尿剂和血管扩张剂。若补液500～1 000 mL后血压仍不回升，应静脉滴注血管活性药(如多巴酚丁胺或多巴胺)。合并房颤及房室传导阻滞时应尽早施行再灌注治疗，维持窦性心律和房室同步十分重要。

(9)并发症及处理：

1)心力衰竭：急性STEMI并发心力衰竭患者临床上表现为气促、呼吸困难(严重时可端坐呼吸，咯粉红色泡沫痰)、窦性心动过速、肺底部或全肺野啰音及末梢灌注不良。

轻度心力衰竭(KillipⅡ级)时，利尿剂治疗常有迅速反应。无低血压患者可静脉应用硝酸酯类药物。无低血压、低血容量或明显肾功能衰竭的患者应在24 h内开始应用ACEI，不能耐受时可改用ARB。

严重心力衰竭(Killip Ⅲ级)或急性肺水肿患者应尽早使用机械辅助通气，适量应用利尿剂。无低血压者应给予静脉滴注硝酸酯类。当血压明显降低时，可静脉滴注多巴胺或多巴酚丁胺。若存在肾灌注不良，可使用小剂量多巴胺[＜3 μg/(kg·min)]。STEMI合并严重心力衰竭或急性肺水肿患者应考虑早期行血运重建治疗。

STEMI发病24 h内禁用洋地黄制剂，以免增加室性心律失常危险。合并快速房颤时可选用胺碘酮治疗。

2)心源性休克：通常由大面积心肌坏死或合并严重机械性并发症(如室间隔穿孔、游离壁破裂、乳头肌断裂)所致。心源性休克可为STEMI的首发表现，也可发生在急性期的任何时段。

除STEMI一般处理措施外，静脉滴注正性肌力药物有助于稳定患者的血流动力学。大剂量多巴胺

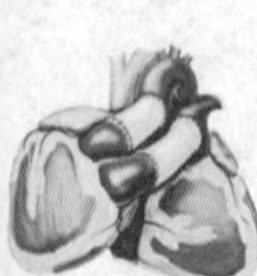

无效时也可静脉滴注去甲肾上腺素。急诊血运重建治疗(包括直接 PCI 或急诊 CABG)可改善 STEMI 合并心源性休克患者的远期预后。STEMI 合并机械性并发症时,CABG 和相应心脏手术可降低死亡率。血运重建治疗术前置入主动脉内球囊反搏(intra-aortic ballon pump,IABP)有助于稳定血流动力学状态,体外膜肺(extracorporeal membrane oxygenation,ECMO)、经皮左心室辅助装置可部分或完全替代心脏的泵血功能,有效地减轻左心室负担。

3)机械性并发症:

①左心室游离壁破裂:表现为循环"崩溃"伴电机械分离,且常在数分钟内死亡。亚急性左心室游离壁破裂(即血栓或粘连封闭破裂口)患者常发生突然血流动力学恶化伴一过性或持续性低血压,同时存在典型的心脏压塞体征,超声心动图检查发现心包积液(出血),宜立即手术治疗。

②室间隔穿孔:表现为临床情况突然恶化,并出现胸前区粗糙的收缩期杂音。彩色多普勒超声心动图检查可定位室间隔缺损和评估左向右分流的严重程度。如无心源性休克,血管扩张剂(如静脉滴注硝酸甘油)联合 ECMO 及 IABP 辅助循环有助于改善症状。外科手术为 STEMI 合并室间隔穿孔伴心源性休克患者提供生存的机会。对某些选择性患者也可行经皮导管室间隔缺损封堵术。

③乳头肌功能不全或断裂:常导致急性二尖瓣反流,表现为突然的血流动力学恶化,二尖瓣区新出现收缩期杂音或原有杂音加重(左心房压急剧增高也可使杂音减轻);彩色多普勒超声心动图可诊断和定量二尖瓣反流。宜在左室辅助装置支持下尽早行外科手术治疗。

4)心律失常:

①室性心律失常:STEMI 急性期持续性和(或)伴血流动力学不稳定的室性心律失常需要及时处理。心室颤动(室颤)或持续多形性室速应立即行非同步直流电除颤。单形性室速伴血流动力学不稳定或药物疗效不满意时,也应尽早采用同步直流电复律。有效的再灌注治疗、早期应用β受体阻滞剂、纠正电解质紊乱,可降低 STEMI 患者 48 h 内室颤发生率。

②房颤:房颤发生可诱发或加重心力衰竭,应尽快控制心室率或恢复窦性心律。房颤的转复和心室率控制过程中应充分重视抗凝治疗。

③房室传导阻滞(AVB):下壁心肌梗死引起的 AVB 通常为一过性,其逸搏位点较高,呈现窄 QRS 波逸搏心律。前壁心肌梗死引起 AVB 通常与广泛心肌坏死有关,其逸搏位点较低,心电图上呈现较宽的 QRS 波群,逸搏频率低且不稳定。STEMI 急性期发生影响血流动力学的 AVB 时应立即行临时起搏术;如发生持续性、症状性二度或三度 AVB,则应在心肌梗死 40 天后安装永久起搏器。

(二)不稳定型心绞痛和非 ST 段抬高型心肌梗死

1. 概述

不稳定型心绞痛(unstable angina,UA)和非 ST 段抬高型心肌梗死(none-ST segment elevation myocardial infarction,NSTEMI)是由动脉粥样斑块破裂或糜烂,伴有不同程度的表面血栓形成、血管痉挛及远端血管栓塞所导致的一组临床症状,合称为非 ST 段抬高型急性冠脉综合征(non-ST segment elevation acute coronary syndrome,NSTEACS)。UA/NSTEMI 的病因和临床表现相似但程度不同,主要不同表现在缺血严重程度以及是否导致心肌损害。

不稳定型心绞痛分为以下三种:

(1)静息型心绞痛:发作于静息时,持续时间通常>20 min。

(2)初发型心绞痛:首次发生的心绞痛。

(3)恶化型心绞痛:在相对稳定的劳力性心绞痛基础上心绞痛剧烈,持续时间更长或发作更频繁。

变异型心绞痛特征为静息心绞痛,表现为一过性 ST 段动态改变,是 UA 的一种特殊类型,其发病机制为冠状动脉痉挛。

2. 病因和发病机制

UA/NSTEMI 病理机制为不稳定粥样硬化斑块破裂或糜烂基础上血小板聚集，并发血栓形成、冠状动脉痉挛收缩、微血管栓塞导致急性或亚急性心肌供氧的减少和缺血加重。虽然也可因劳力负荷诱发，但劳力负荷中止后胸痛并不能缓解。其中，NSTEMI 常因心肌严重的持续性缺血而导致心肌坏死。

3. 病理和病理生理

UA/NSTEMI 患者冠脉内可见在粥样斑块的基础上有血栓形成，使管腔次全闭塞或严重狭窄，或发生冠脉痉挛。UA 没有心肌的坏死或仅少量心肌坏死，NSTEMI 会发生心肌的坏死；但坏死仅累及心室壁的内层，不到心室壁厚度的一半，或者出现灶状坏死，伴有 ST 段压低或 T 波变化，过去称为心内膜下心肌梗死。

4. 临床表现

(1)症状：UA 患者胸部不适的性质与典型的稳定型心绞痛相似，通常程度更重，持续时间更长，可达数十分钟，胸痛在休息时也可发生。NSTEMI 临床症状同 STEMI，参见本节 STEMI 部分。

(2)体征：体检可无阳性体征，或发现一过性第三心音或第四心音，以及由二尖瓣反流引起的一过性收缩期杂音。

5. 辅助检查

(1)心电图：心电图不仅可帮助诊断，而且其异常的范围和严重程度可提示预后。症状发作时的心电图尤其有意义，与之前心电图对比，可提高诊断价值。大多数患者胸痛发作时有一过性 ST 段(抬高或压低，如图 17-2-5 所示)和 T 波(低平或倒置)改变，其中 ST 段的动态改变(>0.1 mV 的抬高或压低)是严重冠状动脉疾病的表现，可能会发生急性心肌梗死或猝死。不常见的心电图表现为 U 波的倒置。

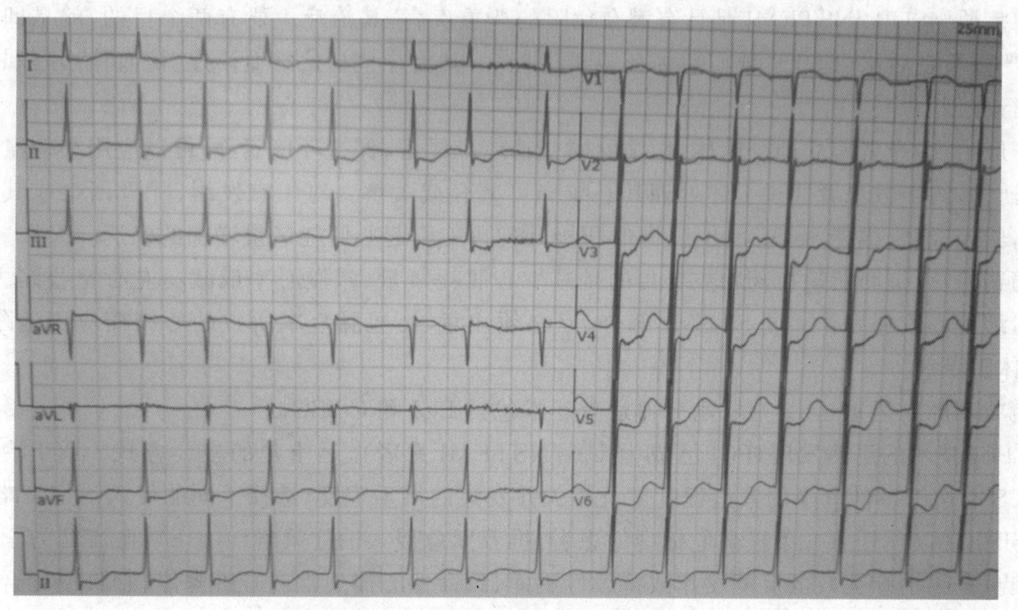

房颤心律，Ⅱ、Ⅲ、aVF、V_3～V_6 导联 ST 段压低

图 17-2-5　非 ST 段抬高型心肌梗死

通常上述心电图动态改变可随着心绞痛的缓解而完全或部分消失。若心电图改变持续 12 h 以上，则提示 NSTEMI 的可能。

(2)冠状动脉造影：冠状动脉造影能提供详细的血管相关信息，在长期稳定型心绞痛基础上出现的 UA 患者常有多支冠状动脉病变，而新发作的静息心绞痛患者可能只有单支冠状动脉病变。在冠状动脉造影正常或无阻塞性病变的 UA 患者中，胸痛可能为冠脉痉挛、冠脉内血栓自发性溶解、微循环灌注障碍所致。冠脉内超声显像和光学相干断层显像可以准确提供斑块分布、性质、大小和有否斑块破溃及血栓

形成等更准确的腔内影像信息。

(3)心脏标志物检查：心脏肌钙蛋白(cTn)T 及 I 相较于传统的 CK 和 CK-MB 更敏感、更可靠，根据最新的欧洲和美国心肌梗死新定义，在症状发生后 24 h 内，cTn 的峰值超过正常对照值的 99 个百分位需考虑 NSTEMI 的诊断。临床上 UA 的诊断主要依靠临床表现以及发作时心电图 ST-T 的动态改变，如 cTn 阳性意味该患者已发生少量心肌损伤，相比 cTn 阴性的患者其预后较差。

6. 诊断和鉴别诊断

根据典型的心绞痛症状、典型的缺血性心电图改变(新发或一过性 ST 段压低或 T 波倒置)以及心肌损伤标志物(cTnT、cTnI 或 CK-MB)测定，可以做出 UA/NSTEMI 诊断。诊断未明确的不典型患者而病情稳定者，可以在出院前做负荷心电图或负荷超声心动图、核素心肌灌注显像、冠状动脉造影等检查。冠状动脉造影仍是诊断冠心病的重要方法，可以直接显示冠状动脉狭窄程度，对决定治疗策略有重要意义。

尽管 UA/NSTEMI 的发病机制类似急性 STEMI，但两者的治疗原则有所不同，因此需要鉴别诊断，见本节 STEMI 部分。与其他疾病的鉴别诊断参见稳定型心绞痛部分。

UA/NSTEMI 患者临床表现严重程度不一，同时形成急性血栓(进展至 STEMI)的危险性不同。为选择个体化的治疗方案，必须尽早进行危险分层。GRACE 风险模型纳入了年龄、充血性心力衰竭史、心肌梗死史、静息时心率、收缩压、血清肌酐、心电图 ST 段是否偏离、心肌损伤标志物是否升高以及是否行血运重建等参数，可用于 UA/ NSTEMI 的风险评估。GRACE 评分大于 140 分为高危，院内死亡风险大于 3%；评分 109～140 为中危，院内死亡风险 1%～3%；小于 108 分为低危，院内死亡风险小于 1%。

7. 治疗

(1)治疗原则：UA/NSTEMI 是具有潜在危险的严重疾病，其治疗主要有两个目的，就是即刻缓解缺血和预防严重不良后果(即死亡或心肌梗死或再梗死)。其治疗包括抗缺血治疗、抗血栓治疗和根据危险度分层进行有创治疗。

(2)一般治疗：患者应立即卧床休息，消除紧张情绪和顾虑，保持环境安静，可以应用小剂量的镇静剂和抗焦虑药物，约半数患者通过上述处理其心绞痛可减轻或缓解。对于有发绀、呼吸困难或其他高危表现的患者，给予吸氧，维持 SaO_2＞90%，同时积极处理可能引起心肌耗氧量增加的疾病。

(3)药物治疗：抗心肌缺血药物主要目的是减少心肌耗氧量(减慢心率或减弱左心室收缩力)或扩张冠状动脉，缓解心绞痛发作。同 STEMI 部分，但必须注意，由冠脉痉挛所致的心绞痛应用地尔硫卓，而不是 β 受体阻滞剂。

(4)冠状动脉血运重建术：冠状动脉血运重建术包括 PCI 和 CABG。

随着 PCI 技术的迅速发展，PCI 已成为 UA/NSTEMI 患者血运重建的主要方式。PCI 治疗应根据 NSTE-ACS 心血管事件危险的紧迫程度以及相关并发症的严重程度，选择不同的侵入治疗策略与时机。

①对于出现以下任意一条极高危标准的患者，推荐紧急侵入治疗策略(＜2 h)：血流动力学不稳定或心源性休克、药物治疗无效的反复发作或持续性胸痛、致命性心律失常或心脏骤停、心肌梗死合并机械并发症、急性心力衰竭以及反复的 ST-T 动态改变尤其是伴随间歇性 ST 段抬高等。

②对于出现以下任意一条高危标准的患者推荐早期侵入治疗策略(＜24 h)：心肌梗死相关的肌钙蛋白上升或下降、ST 段或 T 波的动态改变(有或无症状)以及 GRACE 评分＞140 分。

③对于出现以下任意一条中危标准的患者推荐侵入治疗策略(＜72 h)：糖尿病、肾功能不全、LVEF＜40%或充血性心力衰竭、早期心梗后心绞痛、PCI 史、CABG 史、GRACE 评分 109～140 之间。

④对于无上述危险标准和症状无反复发作的患者，建议在决定有创评估之前先行无创检查(首选影像学检查)寻找缺血证据。

（三）缺血性心肌病

1. 概述

缺血性心肌病(ischemic cardiomyopathy)是属于冠心病的一种特殊类型或晚期阶段，其病理基础是心肌纤维化(或称硬化)，为心肌的血供长期不足，心肌组织发生营养障碍和萎缩，或大面积MI后，纤维组织增生所致。其临床特点是心脏逐渐扩大，发生心律失常和心力衰竭。因此，其与扩张型心肌病颇为相似，故被称为缺血性心肌病。

2. 病理

心脏增大，有心力衰竭者尤为明显。心肌弥漫性纤维化，病变主要累及左心室心肌和乳头肌，可波及起搏传导系统。患者的冠状动脉多呈广泛而严重的粥样硬化，管腔明显狭窄，但可无闭塞。纤维组织在心肌也可呈灶性、散在性或不规则分布，此种情况常由大片MI或多次小灶性MI后的瘢痕形成，心肌细胞减少而纤维结缔组织增多所造成，此时冠状动脉则可见闭塞性病变。

3. 临床表现

(1)心脏增大：患者有心绞痛或MI的病史，心脏逐渐增大，以左心室扩大为主，后期可发展为全心扩大。部分患者可无明显的心绞痛或MI史。

(2)心力衰竭：心力衰竭多逐渐发生，大多先呈左心衰竭，继以右心衰竭，并出现相应的症状。

(3)心律失常：可出现各种心律失常，这些心律失常一旦出现将持续存在，其中以期前收缩(室性或房性)、心房颤动、病态窦房结综合征、房室传导阻滞和束支传导阻滞为多见，阵发性心动过速亦时有发现，有些患者在心脏还未明显增大前已发生心律失常，也有发生猝死者。

4. 诊断和鉴别诊断

诊断主要依靠动脉粥样硬化的证据和排除可引起心脏增大、心力衰竭和心律失常的其他器质性心脏病。心电图检查除可见心律失常外，还可见到冠状动脉供血不足的变化，包括ST段压低、T波低平或倒置、QT间期延长、QRS波群电压低等。放射性核素检查示心肌缺血和室壁运动异常。超声心动图也可显示室壁的异常运动，EF≤40%。如以往有心绞痛或MI病史，则有助于诊断。选择性冠状动脉造影和(或)冠状动脉内超声显像可确立诊断。

鉴别诊断要考虑与其他心肌病(特别是原发性扩张型心肌病)、心肌炎、高血压性心脏病、内分泌性心脏病等相鉴别。

5. 治疗

治疗在于进行冠心病二级预防，改善冠状动脉供血和心肌的营养，控制心力衰竭和心律失常。对心力衰竭按一般慢性收缩期心力衰竭的治疗原则，着眼于改善心室重构，应用ACEI、β受体阻滞剂、螺内酯和利尿剂。

对病态窦房结综合征和房室传导阻滞而有Adams-Stoke综合征发作者，宜及早安置永久性人工心脏起搏器；有心房颤动的患者，如考虑转复窦性心律，应警惕其同时存在病态窦房结综合征的可能，避免转复窦性心律后，心率极为缓慢，反而对患者不利。发生严重室性心律失常者，除药物治疗外，还可考虑用埋藏式自动复律除颤器治疗。终末期缺血性心肌病患者是心脏移植的主要适应证之一。

（四）无症状性心肌缺血

无症状性心肌缺血(silent myocardial ischemia)是无临床症状，但客观检查有心肌缺血表现的冠心病，亦称隐匿型冠心病。患者有冠状动脉粥样硬化，但病变较轻或有较好的侧支循环，或患者痛阈较高因而无疼痛症状。其心肌缺血的心电图表现可见于静息时、增加心脏负荷时，或仅在24 h的动态观察中间断出现(无痛性心肌缺血)。

1. 临床表现

患者多属中年以上，无心肌缺血的症状，在体格检查时发现心电图（静息、动态或负荷试验）有ST段压低、T波倒置等，或放射性核素心肌显像（静息或负荷试验）示心肌缺血表现。

此类患者与其他类型的冠心病患者的不同，在于并无临床症状，但已有心肌缺血的客观表现，即心电图或放射性核素心肌显像示心脏已受到冠状动脉供血不足的影响，可以认为是早期的冠心病（但不一定是早期的冠状动脉粥样硬化）。它可能突然转为心绞痛或MI，亦可能逐渐演变为缺血性心肌病，进而发生心力衰竭或心律失常，个别患者亦可能猝死。

2. 诊断和鉴别诊断

诊断主要根据静息、动态或负荷试验的心电图检查，和（或）放射性核素心肌显像，发现患者有心肌缺血的改变，而无其他原因，又伴有动脉粥样硬化的危险因素。进行选择性冠状动脉造影检查可确立诊断。

鉴别诊断要考虑下列情况。

（1）自主神经功能失调：本病有肾上腺素能β受体兴奋性增高的类型，患者心肌耗氧量增加，心电图可出现ST段压低和T波倒置等改变（参见心血管神经症部分），患者多表现为精神紧张和心率增快。服普萘洛尔10～20 mg后2 h，心率减慢后再做心电图检查，可见ST段和T波恢复正常，有助于鉴别。

（2）其他：心肌炎、心肌病、心包疾病、其他心脏病、电解质紊乱、内分泌紊乱和药物作用等情况都可引起ST段和T波改变，诊断时要注意排除，但根据其各自的临床表现不难做出鉴别。

3. 防治

采用防治动脉粥样硬化形成及进展的各种措施，争取粥样斑块消退和促进冠状动脉侧支循环的建立。静息时心电图或放射性核素心肌显像示已有明显心肌缺血改变者，应进行冠脉造影检查，必要时介入干预，当然，冠心病二级预防是基础。

第三节　冠心病的介入治疗

一、经皮冠脉介入治疗的适应证

冠心病患者经皮冠脉介入治疗（percutaneous transluminal coronary intervention，PCI）手术方案的确立需考虑多种因素，包括临床类型（ACS或是稳定性冠心病）、冠脉解剖、缺血负荷、既往心脏外科手术史、左心室功能、合并症、手术费用、患者意愿和当地心脏内外科团队的技术条件等。根据2016年中国经皮冠状动脉介入的治疗指南，稳定性冠心病的患者以冠状动脉病变直径的狭窄程度作为PCI与否的决策依据。病变血管狭窄≥90%，可直接干预；而病变血管狭窄＜75%时，仅对有相应心肌缺血的证据，或血流储备分数（fractional flow reserve，FFR）≤0.8的病变行PCI治疗，包括任一冠状动脉狭窄＞70%，左主干狭窄＞50%，2支或3支冠状动脉狭窄＞70%，且LVEF＜40%，以及缺血面积＞左心室10%的大面积缺血。非ST段抬高型急性冠状动脉综合征的患者推荐全球急性冠脉综合征注册（the Global Registry of Acute Coronary Events，GRACE）预后评分进行缺血危险分层，极高危的患者进行紧急（2 h以内）冠状动脉造影，高危的患者早期（24 h以内）行冠状动脉造影，低到中危的患者可延迟至72 h以内行冠状动脉造影，再决定PCI等侵入治疗策略。急性ST段抬高型心肌梗死（STEMI）的患者尽早实施再灌注治疗是降低院内死亡风险的关键所在，尽量缩短首次医疗接触（FMC）至PCI的时间，要求FMC至PCI的时间＜90 min，转运PCI的时间延迟＜120 min。合并多支病变的STEMI患者，在血流动力学稳定的条件下，可在直接PCI的基础上，考虑同时或出院前择期干预非梗死相关血管。当前，完全血运重建的最佳时机尚不确定。

二、PCI 治疗的入径

可用的血管径路有桡动脉、股动脉和肱动脉 3 种，特殊情况下酌情考虑尺动脉等其他适宜的血管径路。其中，桡动脉和股动脉径路较为常用。股动脉径路是冠脉介入诊疗的经典径路，具有快捷、方便、操作时间短等特点，但也有需要卧床、血管并发症多等不足，缝合器的使用可以缩短卧床时间，当前更多用于桡动脉穿刺失败、复杂冠脉病变、周围动脉疾病、主动脉内球囊反搏（IABP）和体外膜肺氧合系统（extracorporeal membrane oxygenation，ECMO）等生命支持装置的置入等情况。目前，首选推荐的血管径路是桡动脉径路，患者痛苦小、血管相关并发症少，无须卧床，缩短了住院时间。

三、PCI 术中的辅助诊断技术

（一）血管内超声

血管内超声（intravascular ultrasound，IVUS）是将小型超声换能器安装于心导管顶端，送入血管腔内，显示血管的横截面图像，可三维重建，评价冠状动脉病变的性质，定量测定其最小管径、面积、斑块大小及血管狭窄百分比等，估计冠脉病变的严重程度，指导介入治疗，尤其是对高危病变，如左主干或严重钙化病变等。IVUS 也常常用于造影结果难以明确，或者不可靠的条件下，如开口病变、血管重叠、临界病变和分叉病变等。对于无保护左主干、多支血管病变、慢性闭塞病变和支架内再狭窄病变，推荐使用 IVUS，提高手术的成功率，并优化支架置入的效果。

（二）光学相干断层成像

光学相干断层成像（optical coherence tomography，OCT）是将红外光的成像导丝送入血管内，显示血管的横截面图像，也可三维重建，成像分辨率较 IVUS 提高约 10 倍，但穿透力较差，对靠近血管腔内病变和支架边缘损伤的微观病变结构更有价值。因此，OCT 用于检测和评价不稳定斑块，如斑块破裂、斑块侵蚀、钙化小结等，以及明确血栓的价值优于 IVUS。目前，OCT 指导的优化 PCI 治疗、围手术期和术后支架随访，以及完全生物可降解支架的置入等已在临床常规应用。

（三）血流储备分数

血流储备分数（fractional flow reserve，FFR）是指狭窄病变的血管所供心肌区域获得的最大血流与理论上正常情况下获得的最大血流的比值。在最大充血的条件下，FFR 值是通过带有压力感受器的压力导丝测量冠脉狭窄远端的平均压和主动脉压而获得。FFR 的测量简便易行，重复性好，能够为介入治疗提供及时和客观的信息，是公认的评价冠脉狭窄的功能性指标。在没有任何狭窄病变的情况下，FFR 的正常值为 1.0。FFR＝0.75 表示狭窄的冠脉仅能提供正常预期血流的 75％。FFR≤0.80 表示狭窄病变会导致心肌缺血，精确度在 90％以上。推荐通过以 FFR 为指导的 PCI 术来干预狭窄＞70％、FFR≤0.80 且具有存活心肌的病变，以获得功能性的完全血运重建。

四、支架选择

对于高出血风险、难以维持 12 个月的双联抗血小板治疗（dual antiplatelet therapy，DAPT），或是 3 个月内计划进行非心脏外科手术的患者，可考虑经皮冠脉腔内血管成形术（PTCA），必要时可置入裸金

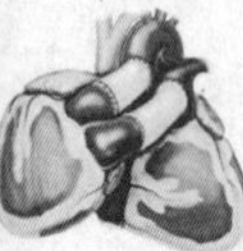

属支架(bare metal stent,BMS)。新一代的药物洗脱支架(drug eluting stent,DES)生物相容性更好,支架梁更薄,进一步降低了再狭窄率和支架血栓的发生率,应当优先考虑使用,特别是以下情况:NSTE-ACS患者、STEMI直接PCI患者、冠心病合并糖尿病或者慢性肾脏疾病患者、开口处病变、静脉桥血管病变、支架内再狭窄病变、左主干合并分叉病变和慢性闭塞病变等。近来,完全生物可降解支架已经投入临床使用,成为新一代支架的发展方向。

五、其他器械和技术

药物洗脱球囊(drug eluting balloon,DEB)是将表面附带有紫杉醇等抗再狭窄药物的球囊与病变的血管接触,球囊扩张时药物可释放入病变局部,从而起到治疗的作用。DEB主要用于支架内再狭窄病变、多层支架病变、大的分支病变和小血管病变。DEB使用前如何预处理病变、选择何种药物更好,以及DEB的远期效果仍需进一步的研究明确。血栓抽吸装置分为手动和机械抽吸导管2种,多用于富含血栓的STEMI患者的急诊PCI手术,不推荐常规应用该类装置。对于无法充分扩张的严重内膜钙化病例,可能直接选择冠脉旋磨更为合理一些,不仅增加了介入手术成功的机会,也减少了不必要的并发症,如冠脉夹层或穿孔等。对于较大的分支病变,导引导丝或拘禁球囊保护技术是需要的,以避免不必要的边支血管的丢失。

六、主动脉内球囊反搏及生命支持装置

主动脉内球囊反搏(intra-aortic balloon pump/counterpulsation,IABP)可用于药物治疗后血流动力学仍然难以快速稳定的ACS患者,如出现心源性休克、严重无复流和机械性并发症等情况。除外严重的二尖瓣反流和室间隔穿孔等,IABP不推荐常规应用于STEMI合并心源性休克的患者。经皮左室辅助装置或ECMO等生命支持装置在有条件的情况下可以选用,作为抢救性的治疗措施,确定适宜的上机时间非常重要,以保持重要脏器的灌注和氧合,辅助PCI手术的顺利实施,直至心脏功能的恢复或等待心脏移植。

第四节　病例讨论

一、病例一

(一)病史

1. 病史摘要

患者阮××,男,42岁,以“反复活动后胸痛伴咽部紧缩感半年”为主诉入院。

患者缘于半年前出现胸痛,为胸骨后压迫感,伴咽部不适,为咽部紧缩感,均在爬楼、快走或提重物时发生,休息后1 min左右可迅速缓解,同等活动可再次诱发;无大汗、放射痛,无晕厥,无腰背痛,无呼吸困难,无恶性、呕吐,无咳嗽、咳痰,无发热,未规范就医。本次为求诊治来我院,门诊以“冠心病心绞痛”收住入院。既往高血压病史、高脂血症病史,有10年吸烟史,20支/日,无嗜酒。

2. 病史分析

(1)在病史采集时应重点询问胸痛的性质,常见的病因有心绞痛、急性心肌梗死、肺栓塞、主动脉夹

层、急性心包炎、急腹症等。

(2)常见胸痛的鉴别:急性心包炎,消化系统疾病如消化性溃疡、反流性食管炎、肺动脉栓塞、主动脉夹层。

(3)病史特点:①男性,高血压、高血脂和吸烟史;②明显活动后胸痛伴咽部紧缩感半年,与活动明显相关,休息后可迅速缓解。

(二)体格检查

1. 结果

T 36.5℃,P 60 次/分,R 12 次/分,BP 160/100 mmHg。

自主体位,神志清楚,皮肤黏膜无黄染;胸廓对称无畸形,双肺叩诊为清音,双肺呼吸音粗,双肺未闻及干湿性啰音;心尖搏动位于左锁骨中线第五肋间内侧 0.5 cm 处,心浊音界不大,心率 78 次/分,律齐,各瓣膜听诊区未闻及病理性杂音;腹平软,肝脾肋下未触及,腹水征阴性;四肢脉搏搏动对称良好,周围血管征阴性。

2. 体检分析

查体无明显阳性体征。

(三)辅助检查

1. 结果

(1)心电图:窦性心律,大致正常心电图。

(2)实验室检查:血常规、心肌酶谱、肾功能、肝功能、血糖均正常。血脂:LDL-C 为 5.2 mmol/L,TC 为 7.1 mmol/L。

(3)超声心动图:未见明显异常。

(4)动态心电图:提示活动时下壁导联显著 ST 段压低。

2. 辅助检查分析

该患者动态心电图提示活动时下壁导联显著 ST 段压低。

(四)诊断与鉴别诊断

1. 诊断

①冠状动脉粥样硬化性心脏病;②稳定型心绞痛;③高血压病;④高胆固醇血症。

2. 诊断依据

(1)典型病史:反复活动后胸痛伴咽部紧缩感半年。

(2)动态心电图提示活动时下壁导联显著 ST 段压低。

3. 鉴别诊断

(1)心脏神经官能症:胸痛症状明显,与活动无明显关系,或活动后减轻,无阳性检查结果,与该患者不符。

(2)消化系统疾病:如消化性溃疡、反流性食管炎可引起嗳气、反酸症状,可合并胸闷不适,与活动无关,消化内镜有利于鉴别诊断。

(3)急性心肌梗死:胸痛性质较重,持续时间多为 20 min 以上,心电图及心肌酶的动态改变过程,该患者不支持。

(4)肺动脉栓塞:患者无低氧血症、胸痛、呼吸困难等症状,未闻及胸膜摩擦音,无发绀、肺动脉瓣区第二心音亢进、颈静脉充盈及肝大、下肢水肿等,心电图无Ⅰ导联 S 波加深,Ⅲ导联 Q 波显著、T 波倒置,必要时可查 D-二聚体定量及肺 ECT 等排除。

(五)治疗

1. 治疗原则

予抗栓、调脂治疗,行冠脉造影检查以明确冠脉病变程度。

2. 治疗方案

(1)冠脉造影,治疗病变血管。冠状动脉造影示:冠脉起源未见异常,右冠优势型;LM 未见狭窄;LAD、LCX 未见狭窄;RCA 近至中段长弥漫病变,80%～95%狭窄。于 RCA 中段病变处植入 Promus Elemnt 3.5 mm×36 mm 支架 1 枚,术后前向血流通畅,如图 17-4-1 所示。

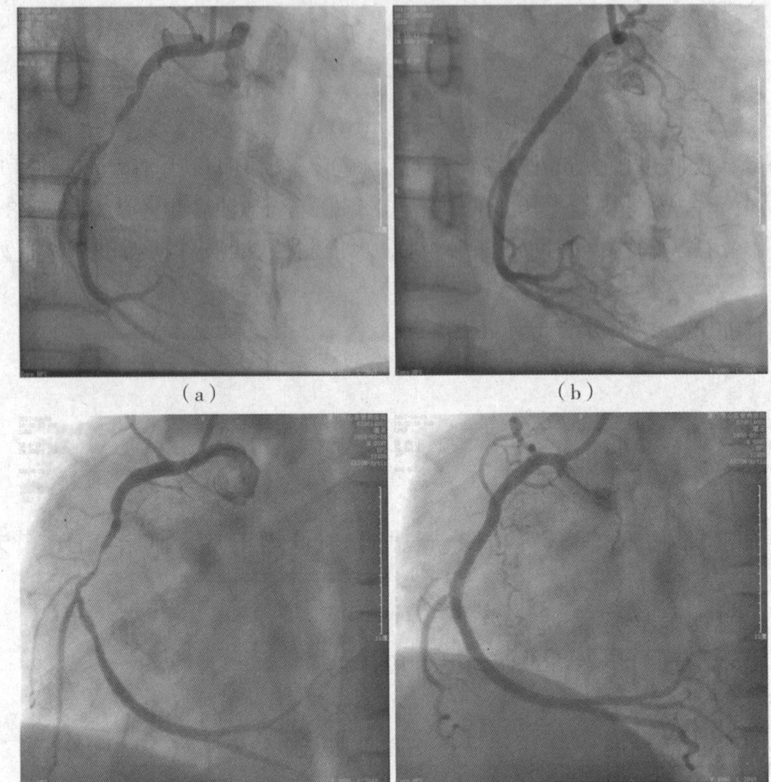

(a) (b) (c) (d)

图 17-4-1 冠脉介入治疗术前和术后比较,术前 RCA 中段 80%～95%狭窄,术后 RCA 无残余狭窄

(2)药物治疗:

①抗栓:阿司匹林 100 mg,每日一次,氯吡格雷 75 mg,每日一次。

②调脂、稳定斑块:瑞舒伐他汀 10 mg 口服,每日一次。

③降压、减轻心肌重塑:美托洛尔(倍他乐克)23.75 mg 口服,每日一次;培哚普利(雅施达)8 mg 口服,每日一次。

④扩冠、缓解心绞痛:单硝酸异山梨酯缓释片 50 mg 口服,每日一次。

⑤护胃:泮托拉唑 20 mg 口服,每日一次。

二、病例二

(一)病史

1. 病史摘要

患者何××,男,67 岁,以"反复胸痛 21 小时,加重 5 小时"为主诉入院。

21 小时前午休时无明显诱因出现胸骨后疼痛不适,约手掌大小范围,为压榨样疼痛,伴大汗,无放射痛,无晕厥,无腰背痛,无呼吸困难,无恶心、呕吐,休息或含服硝酸甘油,数分钟可缓解,未予重视。5 小时前胸痛较剧烈、难以忍受,伴大汗,持续数小时不缓解,当地医院查心电图提示 V_1～V_4 及 aVR 导联 ST

段抬高，Ⅱ、Ⅲ、aVF 导联 ST 段压低，超敏肌钙蛋白 10.14 μg/L，心肌酶未见明显异常，考虑：冠心病急性 ST 段抬高型心肌梗死，后转入我院。既往无高血压病史，有 20 年吸烟史，20 支/日，无嗜酒。

2. 病史分析

(1)在病史采集时应重点询问胸痛的性质，常见的病因有：心绞痛、急性心肌梗死、肺栓塞、主动脉夹层、急性心包炎、急腹症等。

(2)常见胸痛的鉴别：急性心包炎，消化系统疾病如消化性溃疡、反流性食管炎，心绞痛，肺动脉栓塞，主动脉夹层，张力性气胸。

(3)病史特点：①男性，有心绞痛病史。②胸骨后压榨样疼痛，持续数小时不缓解，心电图提示 V_1～V_4 及 aVR 导联 ST 段抬高，Ⅱ、Ⅲ、aVF 导联 ST 段压低，超敏肌钙蛋白 10.14 μg/L。

(二)体格检查

T 36.5℃　　P 78 次/分　　R 12 次/分　　BP160/100mmHg

神志清楚，双肺呼吸音粗，双下肺可闻及少许湿性啰音，尤以肺底明显；心尖搏动位于左第五肋间锁骨中线外侧 0.5 cm 处，心浊音界略大，心率 78 次/分，律齐，各瓣膜听诊区未闻及病理性杂音；腹平软，肝脾肋下未触及，腹水征阴性；四肢脉搏搏动对称良好，周围血管征阴性。

体检分析：查体特点为双下肺可闻及湿性啰音，左侧心界略大。

(三)辅助检查

1. 结果

(1) 心电图：窦性心律，V_1～V_4 及 aVR 导联 ST 段抬高，Ⅱ、Ⅲ、aVF 导联 ST 段压低。

(2) 实验室检查：血常规中，WBC 12.98×10^9/L、N 0.84；尿常规，蛋白尿阴性；心肌酶谱，磷酸肌酸激酶(CK)2463.2 U，磷酸激酶同工酶(CK-MB)192.3 U，心肌肌钙蛋白 I(cTnI) >10000 pg/mL；生化检查中，肾功能、肝功能、血脂、血糖均正常。

(3) 超声心动图：①左房扩大；室间隔增厚；主动脉窦部及升主动脉增宽。②室间隔及左室前壁运动幅度减低，左室心尖部运动消失。③轻度主动脉瓣反流；轻度三尖瓣反流，轻度肺动脉高压。④左室整体收缩功能减低，LVD 52 mm，EF 43%。

2. 辅助检查分析

该患者心电图提示 V_1～V_4 及 aVR 导联 ST 段抬高，Ⅱ、Ⅲ、aVF 导联 ST 段压低，心肌损伤标记物升高，超声心动图提示室间隔和前壁运动功能不良。上述检查均提示前壁心肌梗死。

(四)诊断与鉴别诊断

1. 诊断

(1) 冠状动脉粥样硬化性心脏病。

(2)急性前壁心肌梗死。

(3)心功能 KillipⅡ级。

2. 诊断依据

(1)典型病史：有胸骨后压榨样疼痛，持续数小时不缓解，伴大汗。

(2)心电图提示 V_1～V_4 及 aVR 导联 ST 段抬高，Ⅱ、Ⅲ、aVF 导联 ST 段压低。

(3)心肌损伤标记物升高，超声心动图提示室间隔和前壁运动功能不良。上述检查均提示前壁心肌梗死。

3. 鉴别诊断

(1)急性心包炎：可合并胸痛，常伴发热、气促，心电图上除 aVR 导联外普遍 ST 段弓背向下抬高。与该患者不符。

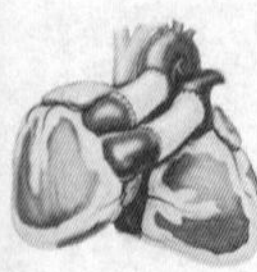

(2)消化系统疾病如消化性溃疡、反流性食管炎可引起嗳气、返酸症状，可合并胸闷不适，与活动无关，消化内镜有助于鉴别诊断。

(3)心绞痛：胸痛性质较心肌梗死轻，持续时间多为 3～5 min，含服硝酸甘油可缓解，且无心电图及心肌酶的动态改变过程，该患者不支持。

(4)肺动脉栓塞：患者无低氧血症、胸痛、呼吸困难等症状，未闻及胸膜摩擦音，无发绀、肺动脉瓣区第二心音亢进、颈静脉充盈及肝大、下肢水肿等，心电图无Ⅰ导联 S 波加深，Ⅲ导联 Q 波显著、T 波倒置，必要时可查 D-二聚体定量及肺 ECT 等排除。

(5)主动脉夹层：主动脉夹层胸痛一开始即达高峰，常放射到背、肋、腹、腰、和下肢，两上肢血压和脉搏可有明显差异，胸腹主动脉 MRA 有助鉴别。

(五)治疗

1. 治疗原则

尽快开通闭塞的罪犯血管，恢复心肌血供，挽救濒临坏死的心肌。

2. 治疗方案

(1)负荷量抗血小板药物：口服阿司匹林肠溶片 300 mg，替格瑞洛 180 mg 及瑞舒伐他汀 20 mg，静脉推注泮托拉唑 40 mg。

(2)急诊行冠脉造影，开通罪犯血管。冠状动脉造影示：冠脉起源未见异常，右冠优势型；LM 末端 30% 狭窄；LAD 近段 100% 闭塞；LCX 远段 50% 狭窄；RCA 未见狭窄(图 17-4-2)。结合 ECG 改变，考虑 LAD 为罪犯血管，于 LAD 中段至开口病变处植入 Promus Elemnt 3.5 mm×24 mm 支架 1 枚，术后前向血流通畅。

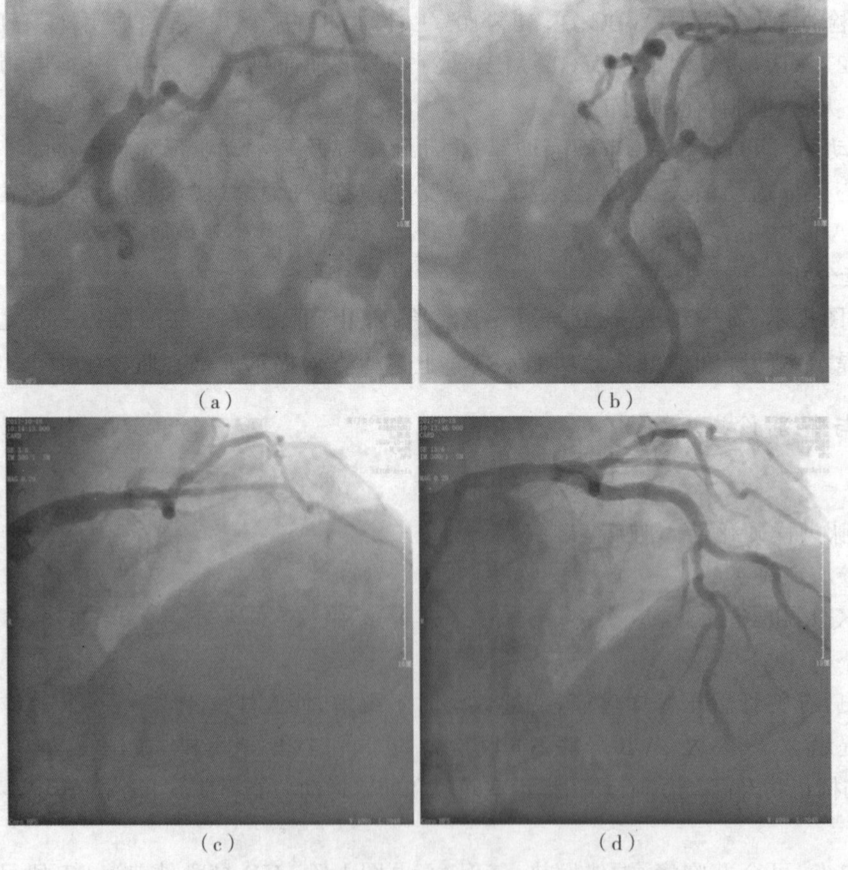

术前 **LAD** 开口后完全闭塞，术后开通，**LAD** 无残余狭窄

图 17-4-2　冠脉介入治疗术前和术后比较

(3)其他药物治疗。

①抗血小板治疗：阿司匹林 100 mg(每日一次)，替格瑞洛 90 mg(每日两次)。

②调脂，稳定斑块：瑞舒伐他汀 10 mg(口服，每日一次)。

③减轻心肌重塑：美托洛尔 23.75 mg(口服，每日一次)；培哚普利 2 mg(口服，每日一次)；螺内酯 20 mg(口服，每日一次)。

④扩张冠状动脉，缓解心绞痛：单硝酸异山梨酯缓释片 50 mg(口服，每日一次)。

⑤护胃：泮托拉唑 20 mg(口服，每日一次)。

三、病例三

(一)病史

1. 病史摘要

患者叶××，男，54 岁，以"胸闷痛 3 天"为主诉入院。

缘于 3 天前无明显诱因出现闷痛不适，位于胸骨后，放射至左肩、左侧上臂，呈酸胀感，活动后明显，持续数分钟后好转，无心悸、气促，无腹痛、腹泻，无反酸、嗳气等不适。症状反复发作，性质同前，持续时间逐渐延长，最长 30 min 左右，伴大汗，遂就诊当地医院，心电图提示 $V_2 \sim V_5$ 导联 ST 段压低，T 波倒置，超敏肌钙蛋白 T 360 pg/mL，考虑"急性冠脉综合征"，为求进一步诊治转诊我院，救护车转运途中出现室颤 2 次，伴意识丧失，予除颤后恢复自主心律和意识。既往有慢性肾功能不全病史，无烟酒嗜好。

2. 病史分析

(1)在病史采集时应重点询问胸痛的性质，常见的病因有：心绞痛、急性心肌梗死、肺栓塞、主动脉夹层、急性心包炎、急腹症等。

(2)常见胸痛的鉴别：急性心包炎，消化系统疾病如消化性溃疡，心绞痛，肺动脉栓塞，主动脉夹层。

(3)病史特点：①男性，有心绞痛病史。②胸骨后闷痛，持续 30 min 左右，反复发作，救护车转运途中出现室颤 2 次，伴意识丧失，予除颤后恢复自主心律和意识，心电图提示 $V_2 \sim V_5$ 导联 ST 段压低，T 波倒置，超敏肌钙蛋白 T 360 pg/mL。

(二)体格检查

1. 结果

T 36.3℃　P 77 次/分　R 12 次/分　BP 130/90mmHg

患者意识清楚，双肺呼吸音粗，双下肺可闻及湿性啰音；心尖搏动位于左第 5 肋间锁骨中线外侧 0.5 cm 处，心浊音界不大，心率 77 次/分，律齐，各瓣膜听诊区未闻及病理性杂音；腹平软，肝脾肋下未触及，腹水征阴性；四肢脉搏搏动对称良好，周围血管征阴性。

2. 体检分析

(1)查体双肺呼吸音粗，双下肺可闻及湿性啰音。

(三)辅助检查

1. 结果

(1)心电图：窦性心律，导联 ST 段压低，T 波倒置。

(2)实验室检查：血常规，WBC 10.26×10^9/L、N 0.79；心肌酶谱，磷酸肌酸激酶(CK)563.2 U，磷酸激酶同工酶(CK-MB)53 U，心肌肌钙蛋白 T(cTnI) 643 pg/mL；肾功能，Cr 200 μmol/L.

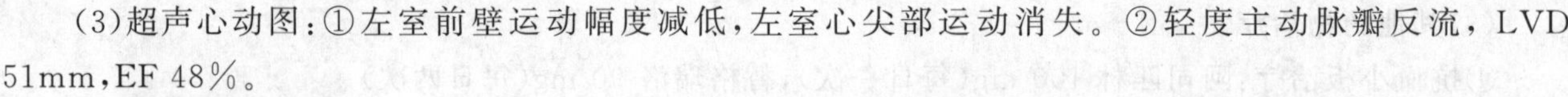

(3)超声心动图：①左室前壁运动幅度减低，左室心尖部运动消失。②轻度主动脉瓣反流，LVD 51mm，EF 48%。

2. 辅助检查分析

该患者心电图提示 $V_2 \sim V_5$ 导联 ST 段压低，T 波倒置，心肌损伤标记物升高，超声心动图提示前壁运动功能不良。上述检查均提示 NSTEMI。

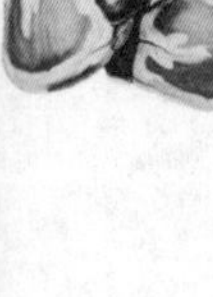

（四）诊断与鉴别诊断

1. 诊断

(1)冠状动脉粥样硬化性心脏病。

(2)非 ST 段抬高型心肌梗死。

(3)KillipⅡ级。

(4)心律失常。

(5)心室颤动。

(6)心肺复苏术后。

2. 诊断依据

(1)典型病史：有胸骨后闷痛，持续 30 min 不缓解，伴大汗。

(2)心电图：提示 $V_2 \sim V_5$ 导联 ST 段压低，T 波倒置，心肌损伤标记物升高，超声心动图提示前壁运动功能不良。上述检查均提示 NSTEMI。

3. 鉴别诊断

(1)急性心包炎：可合并胸痛，常伴发热、气促，心电图上除 aVR 导联外普遍 ST 段弓背向下抬高。与该患者不符。

(2)消化系统疾病如消化性溃疡、反流性食管炎可引起嗳气、反酸症状，可合并胸闷不适，与活动无关，消化内镜有助于鉴别诊断。

(3)心绞痛：胸痛性质较心肌梗死轻，持续时间多为 3～5 min，含服硝酸甘油可缓解，且无心电图及心肌酶的动态改变过程，该患者不支持。

(4)肺动脉栓塞：患者无低氧血症、呼吸困难等症状，未闻及胸膜摩擦音，无发绀、肺动脉瓣区第二心音亢进、颈静脉充盈及肝大、下肢水肿等，心电图无Ⅰ导联 S 波加深，Ⅲ导联 Q 波显著、T 波倒置，必要时可查 D-二聚体定量及肺 ECT 等排除。

(5)主动脉夹层：主动脉夹层胸痛一开始即达高峰，常放射到背、肋、腹、腰、和下肢，两上肢血压和脉搏可有明显差异，胸腹主动脉 MRA 有助鉴别。

（五）治疗

1. 治疗原则

患者诊断明确，GRACE 评分 151 分，属于极高危患者，应尽快开通闭塞的罪犯血管，恢复心肌血供，挽救濒临坏死的心肌。

2. 治疗方案

(1)负荷量抗血小板药物：口服阿司匹林肠溶片 300 mg，替格瑞洛 180 mg 及阿托伐他汀 40 mg，静脉推注泮托拉唑 40 mg。

(2)急诊行冠脉造影，开通罪犯血管。冠状动脉造影示：冠脉起源未见异常，右冠优势型；LM 未见狭窄；LAD 近中段 95%狭窄；LCX 未见狭窄；RCA 未见狭窄(图 17-4-3)。结合 ECG 改变，考虑 LAD 为罪犯血管，于 LAD 中段至开口病变处植入 Promus Elemnt 3.5 mm×16 mm 支架 1 枚，术后前向血流通畅。

术前 LAD 近中段 95%狭窄，术后 LAD 无残余狭窄

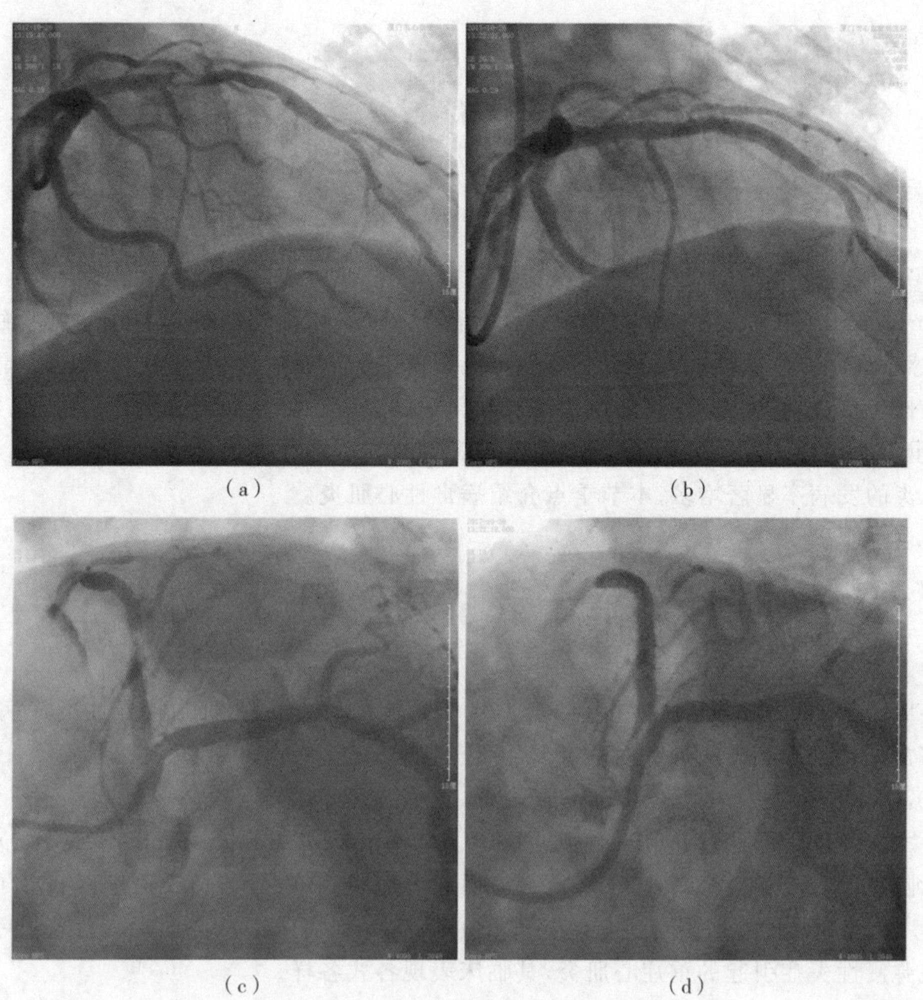

(a) (b) (c) (d)

图 17-4-3 冠脉介入治疗术前和术后比较

(3)其他药物治疗。

①抗栓：阿司匹林 100 mg(每日一次)，替格瑞洛 90 mg(每日两次)，低分子肝素 5000 U 皮下注射(12 小时一次)。

②调脂，稳定斑块：阿托伐他汀 20 mg(口服，每日一次)。

③减轻心肌重塑：美托洛尔 23.75 mg(口服，每日一次)；培哚普利 4 mg(口服，每日一次)。

④扩张冠状动脉，缓解心绞痛：单硝酸异山梨酯缓释片 50 mg(口服，每日一次)。

⑤护胃：泮托拉唑 20 mg(口服，每日一次)。

(王　焱、张国明、邱　风、肖国胜)

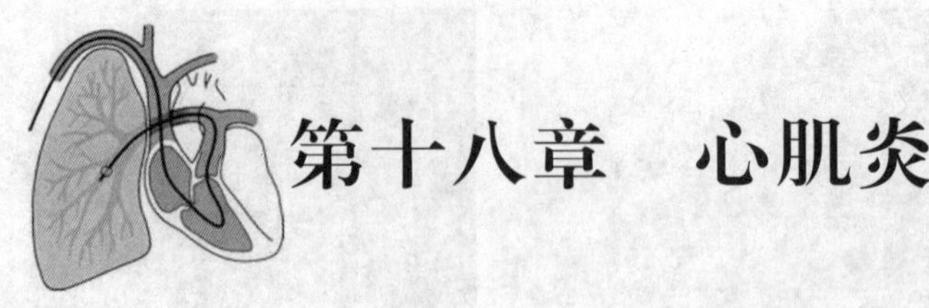

第十八章 心肌炎

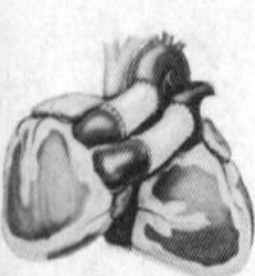

心肌炎(myocarditis)指心肌本身的炎症病变，有局灶性或弥漫性两种，也可分为急性、亚急性或慢性，总的分为感染性和非感染性两大类。感染性可由细菌、病毒、螺旋体、立克次体、真菌、原虫、蠕虫等所引起。非感染性包括过敏、变态反应(如风湿热等)、化学、物理或药物(如阿霉素等)。心肌炎的症状轻重不一，病情严重程度不等。轻者可无自觉症状；严重者可并发严重心律失常、心功能不全甚至猝死。近年来病毒性心肌炎的发病率显著增多，本节重点介绍病毒性心肌炎。

第一节 病 因

病毒性心肌炎(viral myocarditis)是指嗜心肌性病毒感染引起的心肌非特异性炎症病变；可流行发病，也可散发；常见的致心肌炎病毒有柯萨奇B组2～5型、A组9型病毒，尤其是柯萨奇B组病毒(coxsackie virus B,CVB)占30%～50%，其次是腺病毒，还有流感病毒、风疹病毒、脑心病毒、肝炎(A型、B型、C型)病毒、虫媒病毒、合胞病毒、埃坷/孤儿(enteric cytopathic human orphan,ECHO)病毒、脊髓灰质炎病毒、单纯疱疹病毒、脑炎病毒及HIV等都能引起心肌炎；在病毒流行感染期，约5%的患者发生心肌炎，约12.5%急性病毒性心肌炎可进展为扩张型心肌病。其临床谱从心肌局灶性炎症引起的无症状心肌炎到心肌弥漫性炎症引起的重症心肌炎，其临床表现各式各样。

病毒性心肌炎的发病机制为病毒的直接作用，包括急性病毒感染及持续病毒感染对心肌的损害；病毒介导的免疫损伤作用，主要是T细胞免疫；以及多种细胞因子和一氧化氮等介导的心肌损害和微血管损伤。这些变化均可损害心脏功能和结构。

第二节 病理生理

病毒性心肌炎包括以心肌病变为主的实质性病变和以间质病变为主的间质性病变。典型改变是心肌间质增生、水肿及充血，内有多量炎性细胞浸润等。按病变范围有弥漫性和局灶性之分。随临床病情的轻重不同，心肌病理改变的程度也轻重不一。心内膜心肌活检可以提供心肌病变的证据，但取材局限性和伪差因素的存在可影响诊断的准确率。详见第二篇病理学部分。

第三节　临床表现

一、症　状

病毒性心肌炎患者的临床表现常取决于病变的广泛程度，轻重变异很大，可完全没有症状，也可以猝死。约半数于发病前1～3周有病毒感染前驱症状，如发热、全身倦怠感，即所谓"感冒"样症状，或恶心、呕吐等消化道症状。然后出现心悸、胸痛、呼吸困难、水肿，甚至Adams-Stokes综合征(一组由心率突然变化而引起急性脑缺血发作的临床综合征)。

二、体　征

体检可见与发热程度不平行的心动过速、各种心律失常，可听到第三心音或杂音，或有颈静脉怒张、肺部啰音、肝大等心力衰竭体征。重症可出现心源性休克。

第四节　辅助检查

(1)血清肌钙蛋白(TnT或TnI)、心肌肌酸激酶(CK)增高，血沉加快，高敏C反应蛋白增加等有助于诊断。

(2)胸部X线检查，可见心影扩大或正常。心电图常见ST-T改变和各型心律失常，特别是室性心律失常和房室传导阻滞等。如合并心包炎可有ST段上升，严重心肌损害时可出现病理性Q波，需与心肌梗死相鉴别。

(3)超声心动图检查可示正常，亦可出现左心室舒张功能减退、节段性或弥漫性室壁运动减弱、左心室增大或附壁血栓等。

(4)发病后3周内，相隔2周的两次血清CVB中和抗体滴度呈4倍或以上增高，或一次高达1∶640，特异型CVB IgM达1∶320以上(按不同实验室标准)，外周血白细胞肠道病毒核酸阳性等，均是有参考价值但不是肯定的病因诊断指标。

(5)病毒感染心肌的确诊有赖于心内膜、心肌或心包组织内病毒、病毒抗原、病毒基因片段或病毒蛋白的检出，反复进行心内膜心肌活检有助于本病的诊断、病情和预后判断。但一般不将其作为常规检查。

第五节　诊断与鉴别诊断

关于病毒性心肌炎的诊断，有1983年博尔特(Bolt)等提出的版本，1986年的达拉斯(Dallas)版本，1999年我国成人急性病毒性心肌炎的诊断参考标准，还有2009年加拿大公布的《心肌炎的诊断和治疗指南》，2013年欧洲心脏病学会的专家共识《心肌炎的病因学、诊断和治疗》，除上述指南，还有我国《成人暴发性心肌炎诊断和治疗中国专家共识(2017)》。

一、急性病毒性心肌炎的诊断

1. 前驱感染史

在临床症状(如胸闷、胸痛、头昏等)出现之前3周内发生过上呼吸道感染或(和)急性肠炎等病毒感染。

2. 心肌损伤的参考指标

病毒感染后3周内外周血心肌坏死标记物心肌肌钙蛋白I或T(强调定量)、CK-MB升高,某些患者应当进行冠脉CTA或冠脉造影以排除冠脉病变。

3. 心脏表现

(1)临床表现:患者出现不能用一般原因解释的感染后重度乏力、胸闷、头昏(心排血量降低所致);舒张期奔马律、心脏扩大、充血性心力衰竭或阿斯综合征等。

(2)心电图改变:①窦性心动过速、房室传导阻滞、窦房阻滞或束支阻滞;②多源的成对室性早搏,自主性房性和交界性心动过速,阵发性或非阵发性室性心动过速,心房或心室扑动或颤动;③两个以上导联ST段呈水平型或下斜型下移大于0.05 mV,或ST段异常抬高,或出现异常Q波。

(3)超声心动图:新发生的心腔扩大、室壁活动异常、左室收缩功能降低(LVEF＜45%)。

(4)核素心功能检查:左室收缩或舒张功能减弱。

4. 病毒依据

(1)在急性期从心内膜、心肌、心包穿刺液中进行组织病原学检测,如病毒基因片段或病毒蛋白抗原。

(2)有条件的单位可开展心脏磁共振(CMR)引导的心内膜心肌活检(endomyocardial biopsy,EMB),进行心肌病理、免疫组化和病原学检查,可能得到更精确的病理和病因诊断结果。

(3)检测患者血清急性反应物病毒特异性IgM抗体,如柯萨奇B组病毒、人类巨细胞病毒、腺病毒等IgM抗体阳性。

(4)抗心肌抗体检测:检测抗心肌线粒体ADP/ATP载体抗体、抗β_1-受体抗体、抗心肌肌球蛋白重链抗体等,监测病毒感染后的自身免疫反应。

5. 排除其他

急性心肌损伤尤其要除外急性冠脉综合征,排除甲状腺功能亢进、β受体功能亢进、心脏瓣膜病、风湿性心肌炎、中毒性心肌炎、结缔组织病、代谢性疾病等合并的心肌损害。

(1)2013年欧洲心脏病学会(ESC)的专家共识首次提出临床拟诊心肌炎的新标准(表18-5-1)。

①一个或多个临床表现,有或无辅助条件,且符合Ⅰ～Ⅳ中一个或多个诊断条件,经造影排除冠心病或已确诊心血管疾病或可解释症状的明确病因(瓣膜病、先心病、甲亢)。

②或当患者无症状,符合Ⅰ～Ⅳ中一个或多个诊断条件。

(2)提示心肌炎的辅助条件包括:

①过去30日有体温高于38℃,伴或不伴呼吸道感染症状(畏寒、头痛、肌痛及全身不适)、胃肠道感染症状(纳差、恶心、腹胀、腹泻)。

②围产期。

③既往疑诊或确诊心肌炎。

④过敏性哮喘个人/家族史,其他形式的过敏,其他心脏自身免疫疾病,中毒。

⑤扩心病、心肌炎家族史。

表 18-5-1　临床疑诊心肌炎诊断标准

临床表现
急性胸痛、心包炎或透壁性心肌缺血
新发(最长 3 月)或加重:静息或活动喘息、乏力,有或无左右心衰表现
亚急性/慢性(大于三月)或加重:静息或活动喘息、乏力,有或无左右心衰表现
心悸,和/或无法解释的心律失常症状和/或晕厥和/或心源性猝死
无法解释的心源性休克
诊断标准
Ⅰ. 心电图/24 小时心电图/负荷试验 新发 12 导联心电图和/或 24 小时心电图和/或负荷试验有任一提示:一到三度房室传导阻滞或束支传导阻滞、ST-T 波改变(ST 段抬高或 T 波倒置)、窦性停搏、室速或室颤、心脏停搏、房颤、R 波高度降低、室内差异传导、异常深 Q 波、低电压、频发期前收缩、室上速
Ⅱ. 心肌损伤标志物:肌钙蛋白 I 或 T 升高
Ⅲ. 心脏影像学功能结构异常(超声、造影、磁共振) 新发或无法解释的左/右心室结构功能改变(包括无症状患者):区域或整体心肌收缩或舒张异常,有或无心室扩大,有或无心肌增厚,有或无心包积液,有或无心脏内血栓
Ⅳ. 磁共振特点:典型心肌水肿或心肌延迟增强(LGE)表现

心肌炎的组织学诊断根据炎性细胞浸润的类型进行分类,可分为:淋巴细胞、嗜酸性粒细胞、多形性、巨细胞性心肌炎,以及心脏结节病。2013 年,欧洲心脏病学会(ESC)的专家共识建议以下为心肌炎或心肌病炎症的亚组诊断标准。

病毒性心肌炎:组织学证据相关聚合酶链反应(PCR)检测心肌病毒阳性。

自身免疫性心肌炎:组织学与 PCR 检测阴性的心肌病毒,伴或不伴血清心肌自身抗体。

病毒及免疫性心肌病:组织学伴 PCR 检测病毒阳性及阳性的血清心肌自身抗体。

心肌炎的进一步分型诊断,为抗病毒、免疫抑制及免疫调节等特异性治疗提供了依据。

二、急性病毒性心肌炎的分型

急性心肌炎患者心内膜心肌活检的心肌病理变化如图 18-5-1 所示。

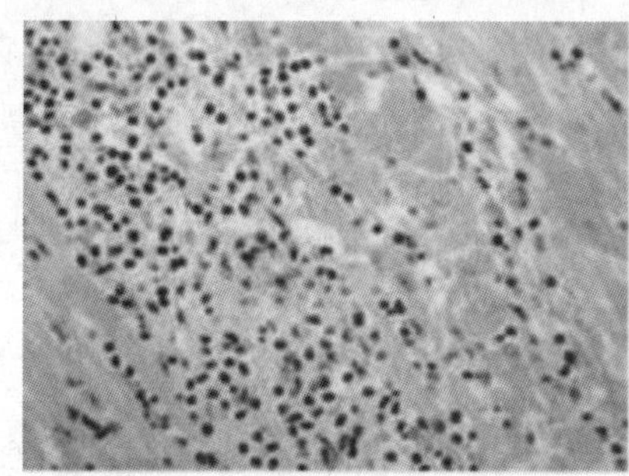

(a) 活动性心肌炎

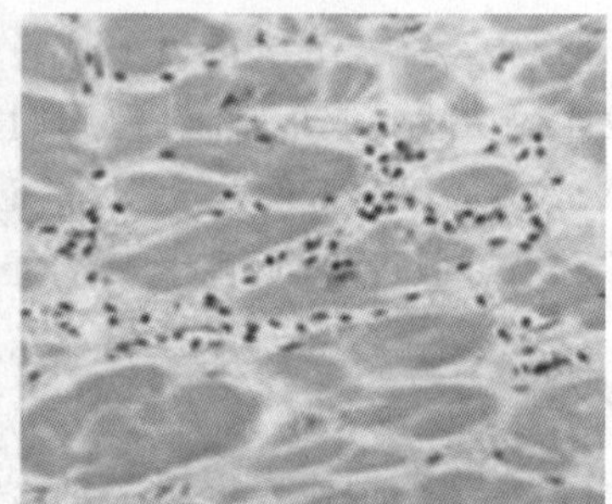

(b) 临界性心肌炎

图 18-5-1　心肌炎患者心内膜心肌活检的心肌病理变化(苏木精和伊红染色,×400)

1. 亚临床型心肌炎

其诊断依据主要是心内膜心肌活检(EMB)病理诊断的临界性心肌炎(有炎症心肌浸润而没有心肌细胞损害),病毒感染后无自觉症状,常规心电图检查发现有 ST-T 改变或房性期前收缩、室性期前收缩,数周后这些改变自行消失。期前收缩亦有少数报道,单纯期前收缩尚未发现不良预后。本型诊断要严格控制,否则容易造成心肌炎诊断的扩大化。

2. 心律失常型

病毒感染后 1～3 周有轻度的心前区不适、心悸。心电图主要表现为室性或室上性期前收缩;另外可有房室传导阻滞,ST-T 改变。心肌损伤标记物 TnT/TnI(截点＞0.1 μg/L)呈一过性升高,无心脏扩大和心力衰竭的临床表现,经治疗于 1～2 个月逐渐恢复。

3. 心力衰竭型

病毒感染后 1～3 周有乏力、心慌、呼吸困难等症状;心肌损伤标记物 TnT/TnI 升高;可发生心脏扩大,可并发心律失常;部分患者可演变为扩张型心肌病。

4. 急性重症型

患者病毒感染后 1～2 周内出现下列情况者可诊断为急性重症病毒性心肌炎:阿-斯综合征发作、充血性心力衰竭伴或不伴心肌梗死样心电图改变、心源性休克、急性肾功能衰竭、持续性室性心动过速伴低血压发作、心肌心包炎。

5. 猝死型

死前无心脏病表现,常在活动中猝死,猝死的主要原因为心室纤颤,尸检证明有本病。

三、病毒性心肌炎的鉴别诊断

1. 与冠心病的鉴别

(1)症状和体征:冠心病多有危险因素,如高血压、血脂异常、糖尿病、吸烟、家族史等,病毒性心肌炎发生在上呼吸道或肠道感染后;冠心病发病年纪多为中老年(45 岁以上男性,绝经后女性),病毒性心肌炎多为中青年,儿童也不少见;冠心病心绞痛部位较固定,如胸骨后,可伴放射痛,含服硝酸甘油有效;病毒性心肌炎的疼痛时间、部位往往不固定;冠心病主动脉瓣区第二心音增强,病毒性心肌炎心尖区第一心音减弱,主动脉瓣区第二心音往往不增强。

(2)相关检查:

①心电图:冠心病的 ST-T 改变与"罪犯血管"(culprit vessel)分布一致,有特征性 Q 波(大于 0.04 s,高于 1/4R);病毒性心肌炎的 ST-T 改变出现在多个导联,Q 波也小于 0.04 s。

②超声心动图:冠心病室壁呈节段性运动减弱或者局部室壁变薄,多巴酚丁胺负荷试验更明显;病毒性心肌炎室壁呈弥漫性运动减弱或正常,少数病例呈节段性减弱,多巴酚丁胺负荷试验室壁活动增强。

③心脏磁共振(MRI):心脏 MRI 检查是目前心肌炎诊断临床研究的重点,但由于对仪器和技术要求较高,暂时不适合临床推广,但可以预测 MRI 将是替代心内膜心肌活检的病毒性心肌炎的特异性诊断手段。

④冠脉 CTA 或冠脉造影:可明确冠心病诊断。

⑤心内膜心肌活检:常规病理检查见图 18-5-2,长轴和短轴 T2 加权显像示左室心肌侧壁心外膜下局灶性心肌水肿;长轴和短轴 T1 加权钆延迟增强扫描示典型的左室侧壁和室间隔基底部延迟增强。在此基础上发展的免疫组织化学检查(图 18-5-3)更有助于确诊病毒性心肌炎。

2. 与 β 受体功能亢进症的鉴别诊断

(1)症状和体征:β 受体功能亢进患者主诉较多的为胸闷、心悸,有心音增强,一般不会有第三、第四

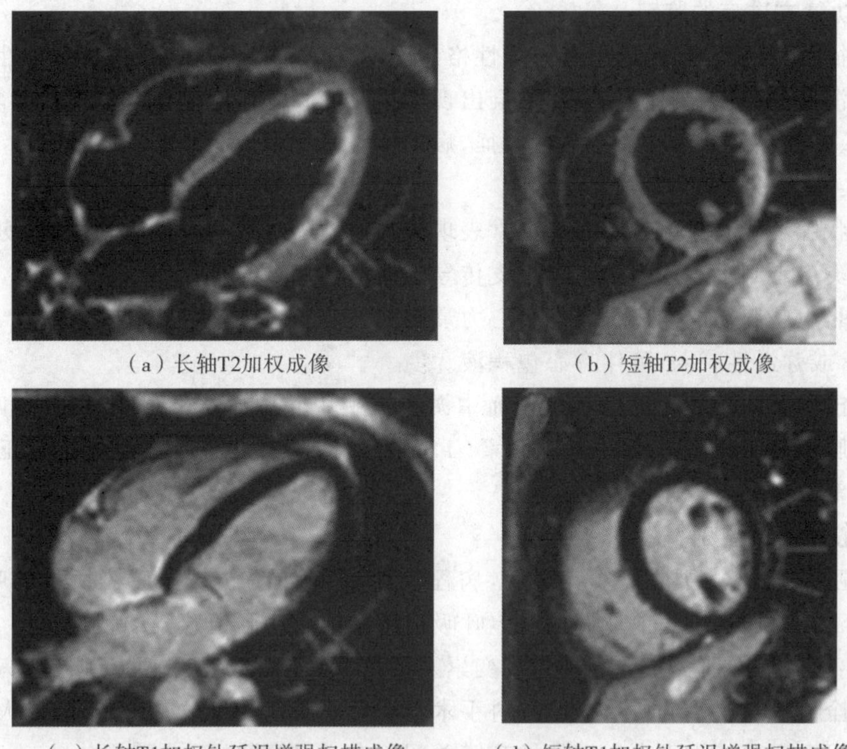

（a）长轴T2加权成像　（b）短轴T2加权成像

（c）长轴T1加权钆延迟增强扫描成像　（d）短轴T1加权钆延迟增强扫描成像

图 18-5-2　急性病毒性心肌炎磁共振显像

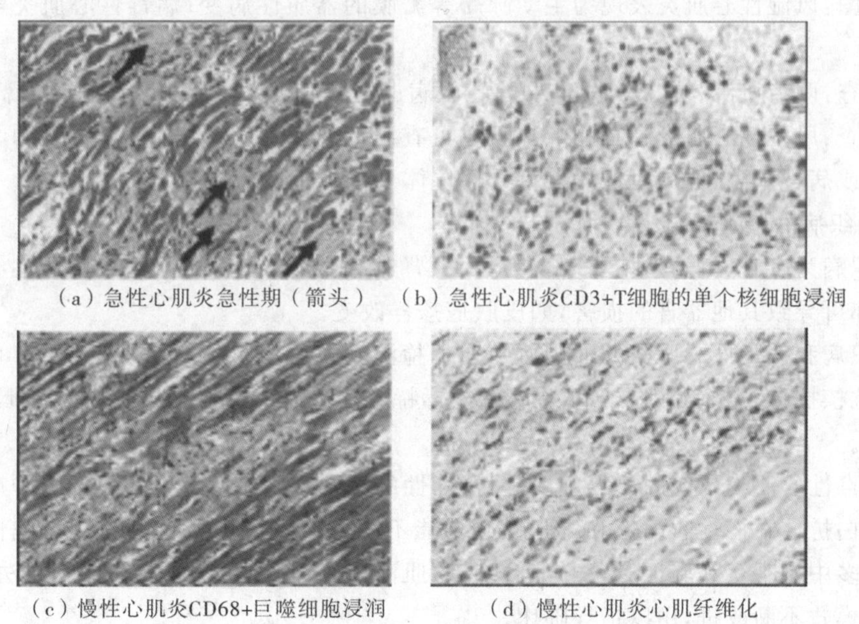

（a）急性心肌炎急性期（箭头）　（b）急性心肌炎CD3+T细胞的单个核细胞浸润

（c）慢性心肌炎CD68+巨噬细胞浸润　（d）慢性心肌炎心肌纤维化

图 18-5-3　急慢性病毒性心肌炎的免疫组织化学检查

心音和奔马律；病毒性心肌炎心音减弱，可有第三、第四心音，心衰时有奔马律等。

（2）相关检查：β受体功能亢进患者心脏检查无异常，除了心电图的下壁导联 ST-T 改变；病毒性心肌炎心电图 ST-T 改变出现在多个导联，可有心律失常的改变如传导阻滞等，另外还有其他影像学检查改变，如超声心动图、MRI、放射性核素检查等相应改变，可有心肌损伤标记物升高。

（3）β受体功能亢进患者服用β受体阻断剂（如美托洛尔）后，症状、心电图可迅速好转。

（4）β受体功能亢进患者有精神症状，病程较长，但预后好；病毒性心肌炎可进展为扩张型心肌病。

3. 与甲状腺功能亢进症的鉴别

(1)症状和体征:甲状腺功能亢进患者一般性格焦躁易怒,表现出高代谢症状;病毒性心肌炎则是“上呼吸道感染”或腹泻后的心慌、胸痛等表现,不会出现性格改变和高代谢症候群。甲状腺功能亢进患者有甲状腺肿大,突眼、胫前黏液性水肿等特征性体征,病毒性心肌炎则没有。

(2)相关检查:

①心电图:甲状腺功能亢进患者的心律失常表现为与体温不一致的窦性心动过速、房颤、房性或室性早搏;病毒性心肌炎患者则多表现为房室和束支传导阻滞或者病窦综合征。

②超声心动图:甲状腺功能亢进患者发生心力衰竭前,多显示室壁收缩功能增强;病毒性心肌炎则表现为室壁活动正常或弥漫性减弱,可伴有心包积液。

③实验室检查:甲状腺功能亢进患者外周血中游离三碘甲状腺原氨酸(FT3)、游离四碘甲状腺原氨酸(亦称游离甲状腺素,FT4)升高,促甲状腺激素(TSH)降低;病毒性心肌炎上述指标正常,但心肌损伤标记物、病毒抗体等改变。

4. 与风湿性心肌炎的鉴别

(1)病史:风湿性心肌炎主要在青少年患病,病程较长,患病前有链球菌感染所致的咽炎、扁桃体炎、游走性关节痛;病毒性心肌炎发病前3周内有上呼吸道感染或(和)肠道感染的表现。

(2)心脏损害:风湿性心肌炎主要表现为病变累及的瓣膜(多为二尖瓣、主动脉瓣)病变,如二尖瓣狭窄,可致心功能不全、心脏扩大和心律失常,外科手术治疗后心脏病变可改善(如心脏扩大)。病毒性心肌炎主要累及心肌,可致心脏扩大而发生继发性瓣膜关闭不全,换瓣效果不如前者。

(3)相关检查:

①超声心动图:风湿性心肌炎表现为主动脉瓣等瓣膜的器质性病变;病毒性心肌炎瓣膜病变表现轻或无变化。

②实验室检查:两者血沉、抗“O”都可以升高,但病毒性心肌炎以心肌损伤标志物升高更明显。

③病原学检查:风湿性心肌炎患者的上呼吸道可查出链球菌;病毒性心肌炎患者的心内膜心肌活检可找到病毒抗原或病毒基因,外周血清病毒特异性抗体 IgM 阳性。

5. 与结缔组织病的鉴别

(1)结缔组织病为多脏器病变,主要表现为心脏、肾脏、肺部、关节等的病变;病毒性心肌炎除心脏病变外,病毒感染亦可导致其他器官的损害,如皮肤疱疹样改变。

(2)结缔组织病和病毒性心肌炎的外周血中均可检测到抗心肌抗体,但前者主要有自身特异性抗体等检测指标,如抗核抗体、类风湿因子(RF);后者病毒特异性抗体 IgM 阳性,心内膜心肌活检可找到病毒抗原或病毒基因。

新近关于病毒性心肌炎研究的热点主要是:持续性的病毒基因组表达、Fas 配体、肿瘤坏死因子-α 受体1和抗肌凝蛋白抗体在慢性收缩性和舒张性心功能不全发生发展中所起的作用。我们期望这些研究将来会在大规模多中心观察和验证后,配合心内膜心肌活检、心脏磁共振成像等诊断方法的进步,使得现行的心肌炎诊断模式不断改进,用以指导临床。

第六节 治 疗

2013年,欧洲心脏病学会(ESC)的专家共识提出,心肌炎的预后取决于病原学、临床表现以及疾病阶段。50%急性心肌炎患者在前2～4周缓解,约25%患者发展为持续心功能不全,12%～25%患者急剧恶化并死亡或进展至终末期扩张型心肌病而须行心脏移植。出现双心室功能不全被证实为死亡或须移植的预测因子。在起病方式、血流动力学代偿程度方面，暴发型心肌炎不同于(亚)急性淋巴细胞性心肌炎，且前者预后较好，但是成年患者数据较少。由于既往较少突出心肌炎的病理诊断，因此治疗常描述为对症、休息等非特异性治疗。

一、传统药物治疗

因为缺乏检测不同病原亚组的大型多中心随机对照研究，因此推荐指南是基于专家共识。治疗心肌炎的中心原则是处理心律失常和心衰，以及有证据支持的病原学治疗。

1. 血流动力学不稳定的患者

对急性/暴发型危重患者合并心源性休克及严重心室功能不全者，将心室辅助设备或体外膜肺氧合(ECMO)作为心脏移植和疾病康复的过渡治疗。

2. 血流动力学稳定的患者

若为无症状或轻微症状的疑诊心肌炎，建议收住院及临床观察直至确诊，因为病情可能急剧进展并出现急性心肺事件(如严重心脏传导阻滞或致命性心律失常)且难以预料，即使其一开始收缩功能完好。急性期禁忌运动负荷试验，因为它能诱发心律失常。血流动力学稳定的心衰患者应使用利尿剂、ACEI或ARB和β受体阻滞剂。对心衰症状仍持续的患者，应考虑加用醛固酮受体拮抗剂，但心室功能恢复后何时停止抗心衰治疗仍无定论，有待进一步临床研究观察提供依据。

3. 心律失常

对心律失常的治疗应根据最新ESC指南进行。对于ICD的植入问题，即使是2013年的ESC心律失常起搏治疗指南，依然缺乏对心肌炎ICD治疗的评价与建议，但结合心肌炎的病理生理特点及可逆性，2013年ESC提出植入ICD应该推迟至急性期缓解之后并进行重新评估。

4. 避免体力活动

所有的心肌炎指南均强调休息的必要性，但推荐意见欠明确，使临床医生对康复患者常过分保守地建议“绝对休息”，或者含糊其辞地“量力而行、循序渐进”，而2013年ESC对休息时间进行了相对明确的推荐，但关于活动强度仍未做具体描述，与既往的“有氧休息”不同。无论年龄、性别、症状严重程度及治疗方案如何，运动员均应暂时避免竞技性和休闲体育活动。临床表现缓解后(至少发病后6个月)，运动员恢复竞技运动前须再次进行临床评估。运动员及非运动员在心肌炎急性期及至少6个月以内应该限制体力活动。

二、免疫调节治疗

包括心血管病经典教材*Braunwald's Heart Disease*、*The Heart*及既往指南中，对抗病毒治疗、免疫治疗均持较中立的意见。抗病毒治疗：目前尚无认可的针对肠道病毒的抗病毒疗法。阿昔洛韦、更昔洛韦、伐昔洛韦也许可考虑用于疱疹病毒感染，尽管其有效性在心肌炎中尚未证实。干扰素的初始数据显示它能消除左心室功能不全患者的肠道病毒及腺病毒基因组，可改善NYHA心功能分级，尤其对肠道病毒感染可改善其10年预后。总体而言，建议在决定启用特定抗病毒疗法时咨询感染科医师。

我国《成人暴发性心肌炎诊断与治疗中国专家共识(2017)》中指出：“所有病毒性暴发性心肌炎患者均应尽早给予联合抗病毒治疗；所有暴发性心肌炎患者均应尽早给予免疫调节治疗”。

大剂量静脉用免疫球蛋白(intravenous immune globulin，IVIG)：大剂量IVIG可通过各种机制调节免疫及炎症反应，被用于某些系统性自身免疫疾病，是国内部分中心针对尤其是暴发型心肌炎的患者较为常用的治疗措施。其能改善各种原因的慢性症状性心衰的LVEF，但IVIG在新发扩张型心肌病的IMAC对照试验中无效，其中仅有15%患者由活检确诊为心肌炎而无明确病因。尽管如此，与国内学者

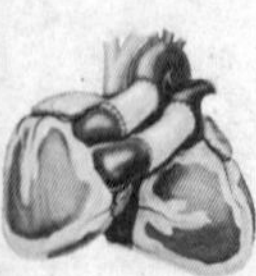

观点相同的是，IVIG 无明显不良反应，可用于对传统抗心衰治疗抵抗的心肌炎。病毒性和自身免疫性心肌炎，尤其是自身抗体介导者，似乎对 IVIG 的使用有所反应。但因为缺乏病毒性或自身免疫性、活检确诊心肌炎/扩张型心肌病的多中心随机研究，故对 IVIG 的使用不做建议。

三、免疫抑制疗法

已有不少单独应用类固醇、硫唑嘌呤、环孢素 A 的研究数据证实免疫抑制疗法治疗心肌炎的安全性及有效性。对治疗有反应主要在慢性病毒阴性病例、巨细胞性心肌炎以及自身免疫性（如病毒阴性且自身抗体阳性）心肌炎中报道。相反，免疫抑制在心肌炎的治疗试验研究中显示中性效果，其中患者心肌炎病因未明。2013 年 ESC 对免疫抑制疗法提供了较多的正面数据，并且较为详细地推荐了其中的使用适应证，如推荐对经 EMB 排除感染、明确存在自身免疫、无禁忌证的患者采取免疫抑制治疗。

四、随　访

2013 年，ESC 强调对心肌炎患者长期随诊的重要性，因为多于 30%的患者甚至可能转为慢性扩张型心肌病。有伪心梗表现，冠状动脉造影正常，并保留心室功能的心肌炎患者当心肌酶已经恢复正常范围时应予出院，并长期进行非侵入性心脏随访。如果长期（数周甚至数月）记录到心肌酶的升高，和/或左和/或右心室功能逐步减弱，病人应被重新收住入院并行心内膜活检。

第七节　病例讨论

一、病　史

王某，男，25 岁。主诉：乏力、发热 3 天，胸闷伴心悸、气促 1 天。

患者 3 天前受凉后出现全身酸痛、乏力、纳差、发热（38.3℃），在家中服用感冒药症状无好转。

1 天前出现胸闷不适，伴活动后心悸气促，遂就诊于当地医院，给予抗感染、补液等治疗后症状无好转，且出现呼吸困难、夜间不能平卧，当地医院查肌钙蛋白显著升高，考虑"急性心肌炎"，遂急诊转入我院。转入我院时血压低，脉搏弱，精神状况差，呈休克状态，急诊心电图提示"室性心动过速"。既往无特殊疾病史。

二、体格检查

体温 38.5℃，心率 148 次/分，呼吸 40 次/分，血压 60/40 mmHg。脸色苍白，端坐体位，脉搏细弱，双肺可闻及湿啰音，心界不大，心率 148 次/分，心音低钝，可闻及奔马律，各瓣膜区未闻及明显杂音，腹软，无压痛，肝脾肋下未及，双下肢无水肿。四肢脉搏搏动对称良好，周围血管征阴性。

三、辅助检查

（1）心电图：频发室早，阵发性室速，QRS 波显著增宽，可见加速性室性自主心律（图 18-7-1）。

（2）实验室检查：血常规中，WBC 11.3×10^{9}/L、N 0.78、L 0.22；心肌酶谱中，磷酸肌酸激酶（CK）

1198 U/L，磷酸肌酸激酶同工酶（CK-MB）118.4 U/L，高敏肌钙蛋白 T 38000 pg/mL，NT-proBNP 15340 pg/mL，C 反应蛋白 152.85 mg/L，降钙素原检测 0.24 ng/mL。

（3）超声心动图：左室整体运动不协调，弥漫性室壁运动减低，左室前壁及侧壁基底段至中段搏动幅度及收缩期增厚率降低。左室整体收缩功能 EF 为 35%。

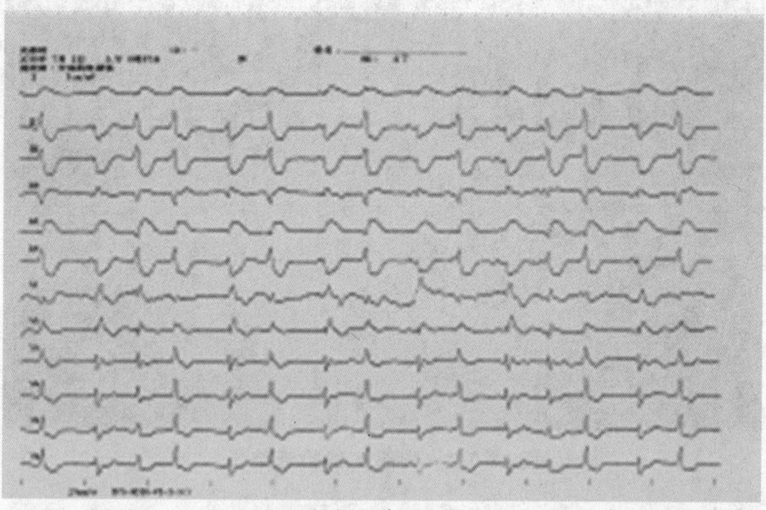

（a）入院心电图

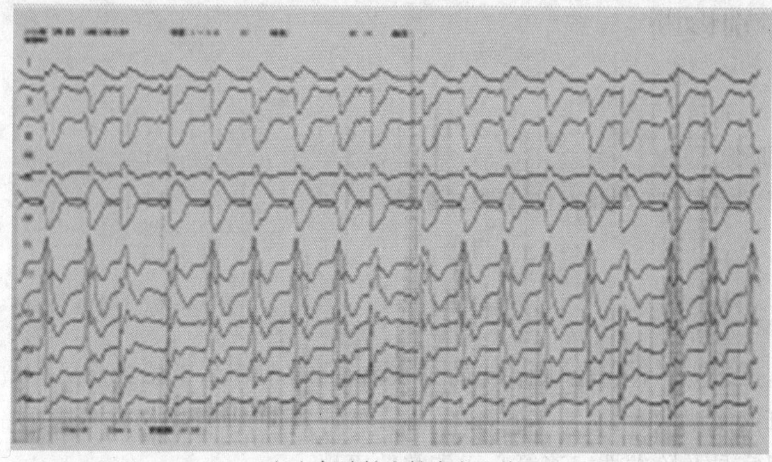

（b）加速性室性自主心律

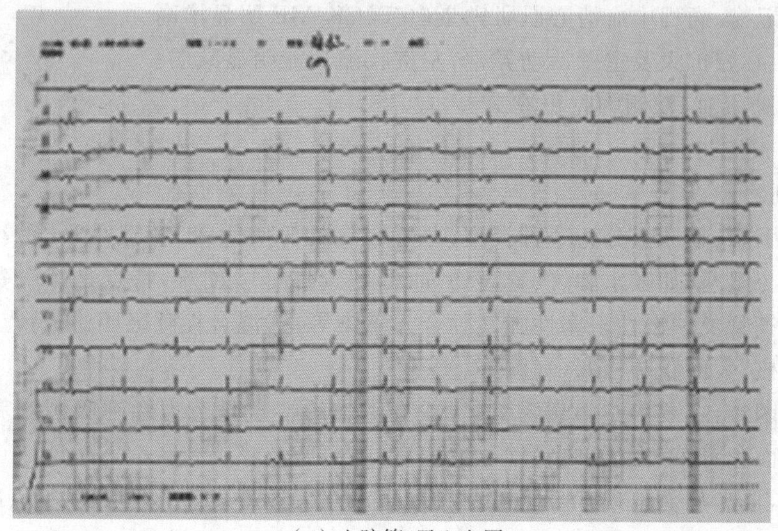

（c）入院第7天心电图

图 18-7-1 心电图检查结果

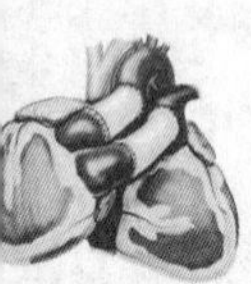

(4)胸部X线片：呈肺水肿表现，双侧胸腔积液(图18-7-2)。

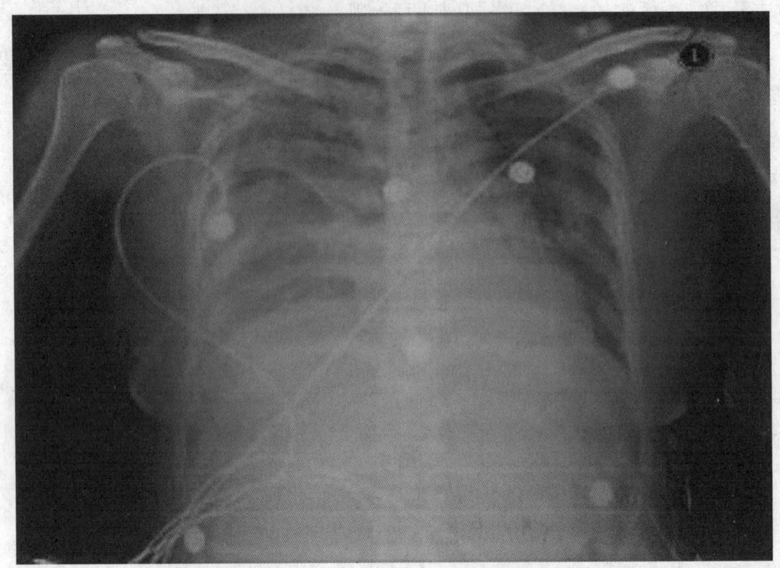

图18-7-2 胸部X线检查结果

四、诊断与鉴别诊断

1. 诊断

(1)急性重症心肌炎。

(2)心律失常：频发室早，阵发性室性心动过速。

(3)心源性休克。

(4)心功能Ⅳ级。

2. 诊断依据

(1)症状及体征：患者为年轻男性，既往无特殊疾病史，有前驱病毒感染病史，并出现胸闷、心悸等心脏症状。体检双肺可闻及湿啰音，心律不齐，第一心音低钝，可闻及舒张期奔马律。

(2)心电图：出现室早及阵发性室速等心律失常的表现。

(3)心肌损伤标记物：病程中血清心肌肌钙蛋白T、CK-MB明显增高。

(4)超声心动图：心腔扩大及室壁活动异常，左室收缩功能明显减弱。

(5)胸部X线见肺淤血、双侧胸腔积液。

3. 鉴别诊断

呼吸困难的鉴别：

(1)肺源性呼吸困难：临床上分为3种类型，即①吸气性呼吸困难，特点是吸气费力，主要见于喉、气管、大支气管的狭窄与阻塞，如喉水肿、气管异物等；②呼气性呼吸困难，特点是呼气费力，常见于支气管哮喘、喘息型慢性支气管炎和慢性阻塞性肺气肿合并感染等；③混合性呼吸困难，特点是吸气与呼气均费力，常见于重症肺结核、大面积肺栓塞、气胸等。

(2)心源性呼吸困难：主要由左心衰竭引起，呼吸困难的特点是劳力性呼吸困难和端坐呼吸；重症患者表现为气喘严重、面色青紫、大汗，咳粉红色泡沫痰，肺部闻及哮鸣音。

(3)急性肺栓塞：典型病例出现呼吸困难、胸痛、咯血三大典型表现，及肺部啰音、P2亢进和奔马律三大主要体征，严重时可出现血压下降甚至休克。鉴别的要点尤其需注意是否存在深部静脉血栓(尤其下

肢)，若高度怀疑急性肺栓塞应强调进一步进行下列实验室检查：①心电图：典型改变有 $S_{I}Q_{III}T_{III}$ 波型(Ⅰ导联深S波，Ⅲ导联显著Q波和T波倒置)，肺型P波，但心电图正常不能排除肺栓塞。②胸部X线表现：多样化，可见圆形或密度高低不等的片状影，呈非节段性分布，以右侧多见；当较大肺叶或肺段动脉阻塞时，表现为阻塞区域肺纹理减少及局限性肺野透亮度增加；肺梗死的典型形态为肺外周楔形影，尖端指向肺门。③胸部CT和MRI：可有效显示中心性血栓栓塞。④肺动脉造影：是诊断最正确可靠的方法。⑤血气分析：85%有明显低氧血症。

五、治 疗

1. 治疗原则

急性重症心肌炎是心肌炎中最为严重的一种情况，其特点为起病急，进展极为迅速，很快出现严重心力衰竭、心源性休克以及各种恶性心律失常，并常伴有呼吸、循环、肝肾功能衰竭等多器官功能障碍，早期死亡率极高。因此，及时、有效的呼吸、循环机械辅助治疗(如呼吸机、主动脉球囊反搏、血液滤过、ECMO等)尤为重要，如图18-7-3所示。

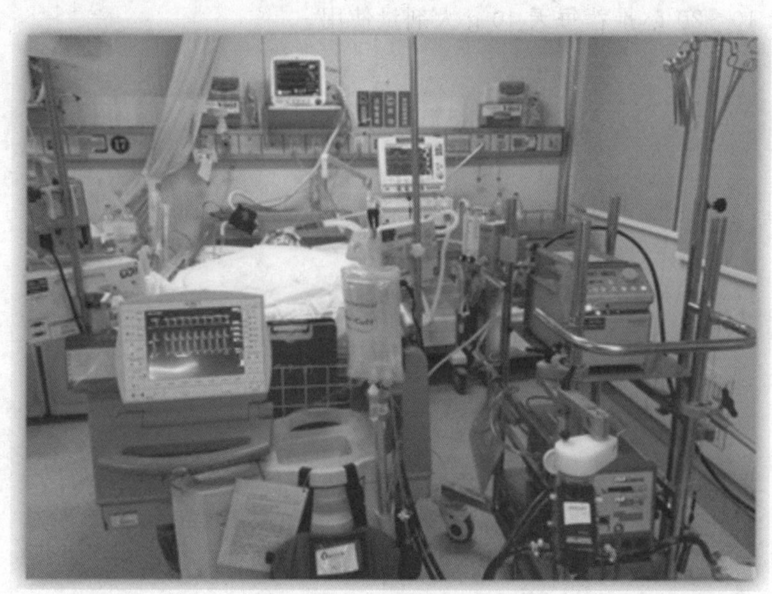

图 18-7-3 呼吸、循环机械辅助装置

2. 治疗方案

(1)抢救措施：

①予绝对卧床休息，立即入CCU严密监测，即行心电监护、桡动脉有创测压、漂浮导管、中心静脉压等血流动力学监测。

②呼吸循环机械生命支持：出现急性左心衰、心源性休克及血流动力学不稳定者，呼吸机可作为急性左心衰的辅助治疗手段，改善肺功能，降低患者心肺负荷。

③使用主动脉球囊反搏(IABP)及血管活性药维持血压，减轻心脏负荷，减少心脏做功，增加心脑等重要脏器血供。

④当合并肾功能不全时，应早期积极使用血液透析/肾脏替代治疗(continuous renal replacement therapy，CRRT)清除体内的炎症因子和代谢产物，维持电解质平衡。

⑤对于特别危重的患者，必要时实施V-A模式体外膜氧合(ECMO)支持治疗，可让心肺得到充分休息，为其心、肺功能恢复赢得宝贵时间。

(2)急性期综合治疗：

①一般支持治疗：绝对卧床休息，减少探望，减少情绪波动；吸氧；予以清淡、易消化而富含营养的饮食，补充各种水溶性和脂溶性维生素；药物抑酸、护胃、保肝等对症支持处理。高热予物理降温，或应用激素降温，不主张应用非甾体类药物降温。

②严密监测：入重症监护病房，24 h 特护；严密监测和控制出入水量，严密监护心电、血氧和血流动力学各项指标；监测血象、心肌酶谱、血气、肝肾功能、血乳酸、电解质、凝血功能等各项实验室指标；一日一次床边胸部平片、一日一次床边心脏 B 超。

③抗病毒及营养心肌治疗：达菲(oseltamivir)、扎那米韦(zanamivir)抑制流感病毒的神经氨酸酶；鸟苷酸类似物阿昔洛韦(acyclovir)对 EB 病毒等 DNA 病毒有效，更昔洛韦(ganciclovir)则对巨细胞病毒有效，都需要早期使用。应配合使用抗生素预防继发感染。干扰素可以试用。应用大剂量维生素 C 营养心肌及改善心肌代谢治疗。

④大剂量糖皮质激素：具有抑制免疫反应、抗炎、抗休克、抗多器官损伤等作用。推荐每天至少给予 200 mg 甲泼尼龙。

⑤免疫球蛋白(IVIG)：中和病毒和 Fc 受体，可改善左心室功能，减少恶性心律失常发生率和死亡率。常规剂量为每天 10～20 g，推荐每天 40 g 大剂量使用。

(常　贺)

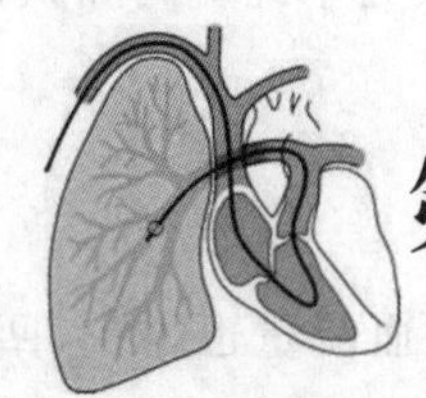

第十九章　先天性心血管病

第一节　常见先天性心血管病

先天性心血管病(congenital cardiovascular diseases)简称先心病，是指胚胎发育时期由心脏及大血管的形成障碍或发育异常而引起的心血管系统解剖结构异常，或出生后应自动关闭的通道未能闭合(在胎儿属正常)的情形。我国先天性心血管病的发病率为0.8%左右，它是新生儿最常见的先天性缺陷，其发生率占全部活产婴儿的0.4%～1.0%，这意味着我国每年新出生的先天性心血管病患儿有15～20万。先天性心血管畸形种类很多，所造成的血流动力学异常差距悬殊。有些在出生后不久即表现出严重的临床症状，并需要行外科手术治疗，这类患儿在儿科就诊，属儿科范畴；另一些先天性畸形的病人通过血流动力学的自我调整和代偿可自然存活到成年，即成年先天性心血管病。本章重点介绍成人常见的先天性心血管病的临床特点，同时简要介绍胚胎心血管发育异常及出生前后的血流动力学异常对先天性心血管畸形的影响。

先天性心血管病可分为发绀型和非发绀型；也可根据有无分流分为三类，即无分流类(如二叶主动脉瓣、肺动脉瓣狭窄、主动脉缩窄)、左向右分流类(如房间隔缺损、室间隔缺损、动脉导管未闭)和右向左分流类(如法洛四联症、大血管错位)。

遗传是主要的内因。在胎儿期任何影响心脏胚胎发育的因素均可能造成心脏畸形，如孕母患风疹、流行性感冒、腮腺炎、柯萨奇病毒感染、糖尿病、高钙血症等；孕母接触放射线；孕母服用抗癌药物或甲苯磺丁脲(甲糖宁)等药物。

一、房间隔缺损

(一)概述

房间隔缺损(atrial septal defect，ASD)，简称“房缺”，为临床上最常见的先天性心脏畸形之一，占成人先天性心脏病的23%，女性多于男性，男女发病率之比为1∶2～1∶4，且有家族遗传倾向。ASD是胚胎发育过程中房间隔的发生、吸收和融合出现异常，导致左右心房之间残留未闭的缺损。原始房间隔在胚胎发育过程中出现异常，致左、右心房之间遗留孔隙，分为原发孔型和继发孔型。根据先心病的最新命名分类，原发孔型房间隔缺损被归入房室间隔缺损(心内膜垫缺损)。原发孔型房间隔缺损位于冠状静脉窦前下方，常伴有二尖瓣前瓣的裂缺。继发孔型房间隔缺损位于冠状静脉窦后上方，根据其发生的部位，可分为中央型、上腔型、下腔型和混合型4种类型。房间隔缺损可单独发生，也可与其他类型的心血管畸形并存。

(二)病理解剖

房间隔缺损一般分为原发孔缺损(primum atrial septal defect)和继发孔缺损(secundum atrial septal defect),前者又称第 1 孔型缺损,后者又称第 2 孔型缺损。第 2 孔型缺损为单纯房间隔缺损,又分为中央型缺损、上腔型缺损、下腔型缺损和混合型缺损,以中央型缺损最多见。

(三)发病机制

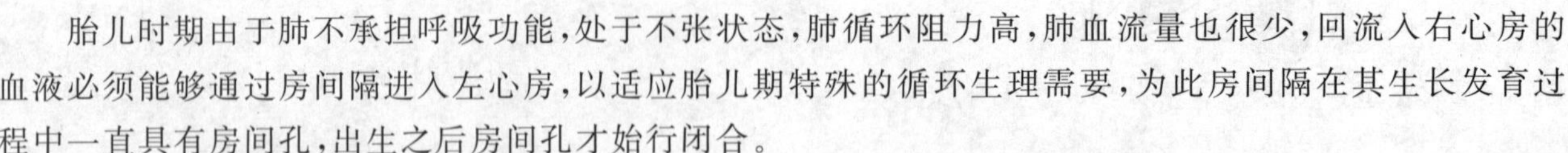

胎儿时期由于肺不承担呼吸功能,处于不张状态,肺循环阻力高,肺血流量也很少,回流入右心房的血液必须能够通过房间隔进入左心房,以适应胎儿期特殊的循环生理需要,为此房间隔在其生长发育过程中一直具有房间孔,出生之后房间孔才始行闭合。

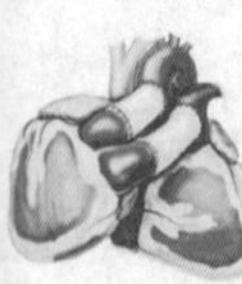

胚胎期房间隔的发育约在胚胎期第一个月末,从原始心房壁的背部上方向中线长出第 1 隔,与此同时房室交界处也分别从背侧和腹侧向内长出心内膜垫,这两片心内膜垫逐渐长大并互相融合。呈马蹄形的第 1 隔向心内膜垫方向生长,互相连接融合,而在马蹄的中央部分则留有新月形的心房间孔,称为第 1 孔,右心房血液即经此孔流入左心房。当第 1 隔的中央部分与心内膜垫互相连接,即第 1 孔即将闭合时,第 1 隔上部组织又自行吸收形成另一个心房间孔,称为第 2 孔,以保持两侧心房间的血流通道。继之在第 1 隔的右侧又从心房壁上生长出另一隔组织,称为第 2 隔。第 2 隔亦呈马蹄形,它的前下端与腹侧心内膜垫融合后分为两个部分。一部分向后沿第 1 隔组织的底部生长而与第 2 隔的后下端相连接,形成卵圆孔的下缘;另一部分则在冠状静脉窦与下腔静脉之间生长,并参与形成下腔静脉瓣。第 2 隔中部的卵圆形缺口称为卵圆孔。卵圆孔的左侧被第 1 隔组织(卵圆瓣)所衬盖,由此而形成的浅窝称为卵圆窝。在胚胎期第 8 周,心房间隔的发育过程已完成。第 1 隔与第 2 隔组织互相融合,仅在卵圆窝与卵圆瓣的上部仍留有血流通道。但由于卵圆瓣起阀门作用,血液仅能从右心房经卵圆窝、第 2 孔而流入左心房。卵圆孔与卵圆瓣的全部融合则发生在出生之后。但根据病理解剖资料统计,出生时卵圆孔仍持续存在者占 20%~30%。由于胎儿出生后即需靠自己的肺进行呼吸,肺组织扩张,肺血管阻力下降,肺循环血流量增多,左心房压力升高并大于右心房,从而使卵圆瓣盖紧卵圆窝。因此,即使卵圆孔在解剖上仍未闭合,正常生理情况下也不产生心房之间的血液分流。但如存在肺动脉狭窄或右心室流出道梗阻等病理情况,则右心房压力升高,即可产生右至左分流,右心房血液经未闭的卵圆孔进入左心房。

从房间隔的生长发育过程可以看到,第 2 孔型房间隔缺损是由第 2 隔或卵圆瓣发育不全所造成;第 1 孔型房间隔缺损是由心内膜垫发育不全,未能与第 1 隔完全融合所造成。房室共道形成则为心内膜垫严重发育不全,因而除了第 1 孔不闭之外,尚有二尖瓣、三尖瓣的各瓣叶裂缺,重者兼有室间隔膜部缺损。单腔心房是由房间隔组织不发育或缺失所引起。上腔静脉型缺损或高位缺损,亦称静脉窦缺损,缺损位于上腔静脉开口与右心房连接的部位,缺损下缘为房间隔组织,上缘则为骑跨于左右心房上方的上腔静脉。下腔静脉型缺损或低位缺损,又称后位房间隔缺损,缺损位于心房间隔的后下部分,缺损下缘接近下腔静脉入口处,缺损下缘与下腔静脉入口之间没有明显界限。此外,第 2 孔型房间隔缺损病例约 12%可伴有其他先天性心脏血管畸形或心脏疾病,如肺动脉瓣狭窄、右肺静脉异位回流、室间隔缺损、动脉导管未闭、二尖瓣狭窄(Lutembacher 综合征)、左上腔静脉永存等。

(四)病理生理

房间隔缺损的血流动力学改变是在心房水平产生血液分流。正常情况下,由于左心室肌肉比右心室厚,左侧心脏和体循环的血流阻力比右侧心脏和肺循环高,左心房平均压力为 1.07~1.33 kPa(8~10 mmHg),而正常右心房平均压力在 0.533~0.677 kPa(4~5 mmHg),因此经房间隔缺损的血液分流方向一般是从左至右,临床上不呈现紫绀。左至右血液分流量的大小,取决于缺损的面积,左、右心室的顺应性和左、右心房的压力阶差。婴幼儿时期由于体循环与肺循环的血管阻力较接近,因而经房间隔缺损的血液分流量不大。随着年龄增长,肺血管阻力下降,右心室压力降低,右心室心肌顺应性增大,左至右血液分流量和肺循环血流量开始增多,临床症状逐渐显现。肺循环血流量增多可引起肺小动脉中层肥厚、内膜增生等肺动脉高压病理改变，并随着年龄增长而加重。随着肺动脉、右心室和右心房压力逐渐升高，经房间隔缺损的左至右分流量即逐渐减少。若右心房压力高于左心房则产生逆向分流，临床上就会表现为紫绀。

（五）临床表现

1. 症状

除较大缺损外，房间隔缺损在儿童时期一般无明显症状。患儿易患上呼吸道感染，往往体格检查时因发现心脏杂音经进一步检查才明确诊断。随年龄增长症状逐渐显现，易感疲乏，劳累后气急、心悸。本病可发生室上性心律失常，特别是房扑、房颤而使症状加重。有些患者可因右室容量负荷过重而发生右心衰竭。晚期患者可因重度肺动脉高压导致右向左分流而出现青紫，形成埃森门格综合征（Eisenmenger syndrome）。

2. 体格检查

一部分病例体格瘦小。右心室扩大可引致左侧前胸壁隆起，因此胸骨左下缘可扪及心脏抬举性搏动。胸骨左缘第 2～3 肋间可听到由大量血液通过肺动脉瓣而产生的喷射性收缩期杂音，肺动脉瓣区第 2 心音亢进，固定分裂，可伴有收缩期震颤。在三尖瓣区可闻及舒张中期隆隆样杂音，系血流增快的表现。伴肺动脉高压后，肺动脉瓣区收缩期杂音减弱，第 2 心音亢进更明显。伴有肺动脉瓣关闭不全者胸骨左缘第 2～3 肋间可听到舒张期杂音。由右心室高度扩大引致相对性三尖瓣关闭不全者，在三尖瓣区可听到收缩期杂音。肺血管阻力增高，左至右分流量显著减少或呈现逆向分流的病例，其心脏杂音不明显，且可能出现紫绀。晚期病例可呈现颈静脉怒张、水肿、肝大等慢性充血性心力衰竭的体征。

（六）辅助检查

1. 心电图

继发孔型房缺电轴右偏，不完全右束支或完全右束支传导阻滞，右室肥大，P 波高大；原发孔型电轴左偏，P-R 间期延长，左室肥大，高电压。成年患者可有心律失常，以心房纤颤和心房扑动最为常见。

2. 胸部 X 线检查

主要表现有肺野充血，肺门血管影增粗。右心房、右心室扩大，肺动脉段突出，主动脉结小，呈典型梨形心。原发孔缺损显示左心室扩大，肺门血管影增粗。

3. 超声心动图

可准确显示房缺位置、大小以及房缺与周围结构如二尖瓣、三尖瓣、上腔静脉和下腔静脉的关系。彩色多普勒可以明确血液分流方向、速度并估计分流量。对于静脉窦型缺损的诊断超声显像可能有一定困难，右心声学造影有助于发现分流部位，而经食管超声检查可获得十分清晰的图像。继发孔型房缺见右心房和右心室增大、室间隔与左室后壁同向运动等右心负荷过重表现，原发孔型房缺可见右心、左心扩大和二尖瓣裂缺及其所致的二尖瓣反流。

4. 心导管检查

通过心导管检查可计算左向右分流量和肺循环阻力，结合血管扩张试验来评价肺动脉高压是动力型还是阻力型，发现是否合并其他畸形。

（七）诊断及鉴别诊断

1. 诊断

根据体征，结合心电图、胸部 X 线和心脏超声检查，诊断房间隔缺损一般并无困难。对于非典型的患者或疑有其他合并畸形者，心导管检查可提供帮助。导管进入左心房，测得右房血氧含量较上、下腔静

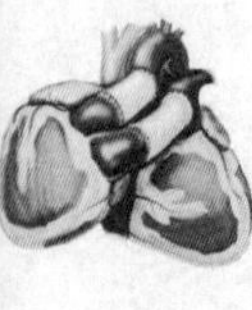

脉高1.9%容积提示房间隔缺损存在。另外，导管检查还可通过测得肺动脉压并计算出肺血管阻力，来判断肺动脉高压的手术适应证。

2. 鉴别诊断

房间隔缺损主要与高位室间隔缺损、单纯肺动脉瓣狭窄、原发性肺动脉扩张相鉴别。

（八）治疗

对成人房间隔缺损患者，只要超声检查有右室容量负荷增加的证据，就应尽早关闭缺损。房间隔缺损的治疗方法包括介入治疗和外科手术。

1. 介入治疗

参见介入治疗章节。

经导管房间隔缺损封堵术避免了体外循环对人体的伤害，具有创伤小、恢复快兼具美容的特点，愈来愈成为中央型房缺的首选治疗方法。常规导管封堵是在X线引导下经皮穿刺股静脉，置入右心导管，将右心导管经房间隔缺损送至左心房，经右心导管换入导丝，以导丝为轨道，引导送入适当封堵伞闭合房间隔缺损。此法适用于3岁以上单纯中央型缺损的病例。另外，还能通过胸壁小切口，在超声引导下穿刺右心房到左心房释放封堵器来闭合房间隔缺损。此法适用于全部年龄段病例，尤其适合房缺直径较大、边缘较短小的不适合行导管封堵的患者。

2. 手术治疗

在未开展介入手术治疗以前，对所有单纯房间隔缺损已引起血流动力学改变，即已有肺血增多征象、房室增大及心电图相应表现者均应行外科手术修补。患者年龄太大，已有严重肺动脉高压者手术治疗应慎重。重度肺动脉高压、出现右向左分流，应视为手术禁忌证。

（1）手术适应证：典型病人都应手术，不典型病人如分流量＞30%，存在右心房室扩大者，亦应手术。原发孔型房缺、继发孔型房缺合并肺动脉高压者应尽早手术。50岁以上成人、合并房颤、能控制的心衰病人也应该手术。艾森曼格综合征者不能手术。

（2）手术方法：体外循环直视修补，建立体外循环，在心脏停搏或跳动下，切开右心房，根据缺损大小选择直接缝合或者使用补片修补。如果合并部分肺静脉异位引流，补片需将肺静脉口隔入左房。原发孔型房缺应在停跳下先修补二尖瓣裂，然后补片修补房缺。手术常见并发症有气栓和房室阻滞。

（九）预后

本病预后一般较好，平均自然寿命50岁。病情一般随年龄增长而逐渐恶化，缺损大者易出现心律失常和心力衰竭。死亡原因常为心力衰竭，其次为肺部感染、肺动脉血栓形成或栓塞。

（十）病例讨论

1. 病史摘要

某患儿，女，4岁。主诉：体检发现心脏杂音2年。

（1）现病史：患儿于2年前因“咳嗽、发热”至儿科就诊时，体检发现心脏杂音，进一步行心脏彩超检查提示房间隔缺损，因当时年幼，未进一步治疗。10天前患儿无明显诱因出现咳嗽，继之发热。咳嗽为刺激性连声咳，有痰，无流涕，咽部不适，热峰38.5℃。儿科门诊治疗5天后，咳嗽、发热消失。现为求进一步诊治入我科。患儿生长发育基本与同龄儿相同，平时活动后多汗，无盗汗，时可出现乏力，无气促、发绀、胸闷、心悸等，活动耐力正常。

（2）病史分析：4岁小儿，体检发现心脏杂音2年，有反复上呼吸道感染史，生长发育基本正常，病程中已行心脏彩超检查提示房间隔缺损。

2. 体格检查

(1)结果：

T 36.5 ℃,P 102 次/分,R 23 次/分,BP 90/60 mmHg,体重 17 kg。

查体意识清,口唇无发绀,双肺呼吸音粗,未闻及干湿啰音。心脏听诊:心界稍向左扩大,胸骨左缘第2肋间闻及3/6级收缩期杂音,肺动脉瓣区第二心音亢进,腹平软,肝、脾未及,足背动脉搏动好。

(2)体检分析：

查体特点为患儿胸骨左缘第2、3肋间闻及3/6级收缩期杂音同时伴有肺动脉瓣第二心音亢进,诊断应考虑左向右分流,肺血增多类型先心病。

3. 辅助检查

(1)结果：

①心电图:不完全性右束支传导阻滞,右房扩大,T波改变。

②胸部X线:肺血增多,心影增大。

③超声心动图:先天性心脏病——房间隔缺损(继发孔型,最大直径17 mm),右房、右室扩大,轻度三尖瓣反流,估测肺动脉收缩压38 mmHg,左室收缩功能正常(EF68%)。

(2)辅助检查分析：

心电图、胸片均提示右心增大,肺血增多。心脏彩超帮助明确诊断为先天性心脏病:房间隔缺损(继发孔型),已有肺动脉压轻度升高。

4. 诊断与鉴别诊断

诊断:先天性心脏病——房间隔缺损(继发孔型)。

诊断依据:依据病史、体征、心电图、胸片等辅助检查,结合心脏超声结果可确诊。

鉴别诊断:房间隔缺损主要与高位室间隔缺损、单纯肺动脉瓣狭窄、原发性肺动脉扩张等相鉴别。三者依据心脏彩超检查结果均可与房间隔缺损相鉴别。

5. 治疗

(1)治疗原则:患儿诊断明确,有反复上呼吸道感染史,心脏彩超提示有右房、右室增大,需立即手术。

(2)治疗方案:患儿4岁,体重17 kg,心脏彩超提示中央型房缺,手术优先考虑行封堵术。可在单纯超声引导下行经皮房缺封堵术,优点是无手术切口亦无X线辐射损伤;如无条件亦可行外科小切口微创封堵术。体外循环下手术修补可作为备选项。

二、室间隔缺损

(一)概述

室间隔缺损(ventricular septal defect,VSD),简称"室缺",在新生儿中的发生率为3.0%～3.5%,约占成人先天性心血管疾病的10%,男性略多于女性。VSD是两个心室间的异常交通,可单独存在,也可合并其他心内或心外畸形。心外科分型根据缺损位置不同,分为:①Ⅰ型VSD(圆锥、室上嵴、漏斗部、双动脉相关和大动脉旁);②Ⅱ型或膜周部VSD;③Ⅲ型VSD(房室管型或流入道室间隔型);④Ⅳ型肌部缺损(图19-1-1)。以Ⅱ型缺损最为常见,绝大多数室间隔缺损为单个,肌部缺损有时可为多个。

(二)病理解剖

室间隔由4部分组成:膜部、间隔心室入口部、间隔小梁部、间隔心室出口部或漏斗部。室间隔缺损系胎生期室间隔因发育缺陷、生长不良或融合不良而发生缺损。根据解剖结构可分为4种类型：

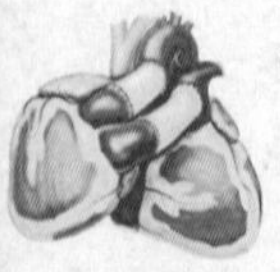

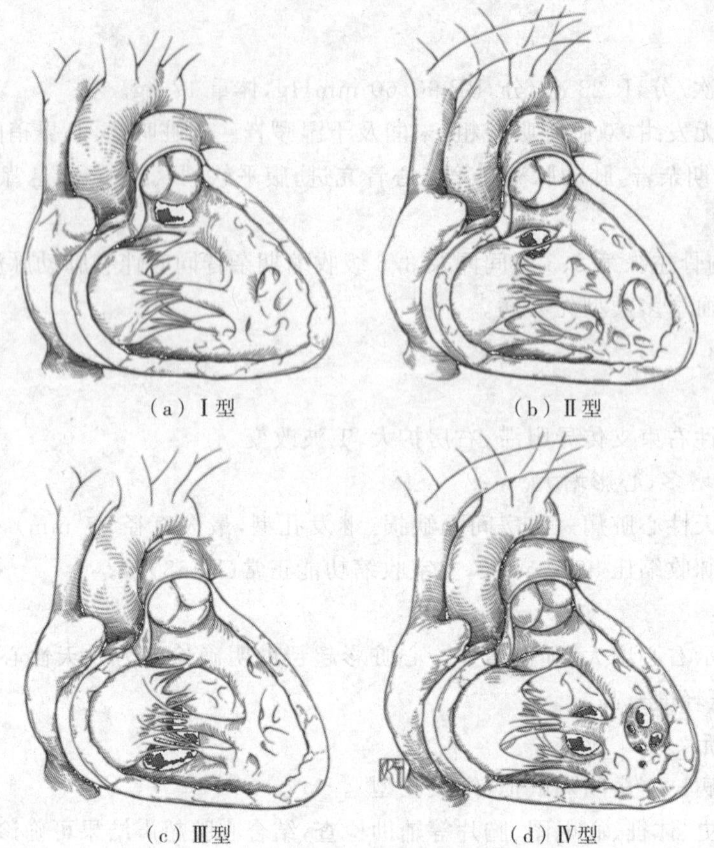

图 19-1-1　室间隔缺损示意图

(资料来源:康斯坦丁,卡尔·L.巴克尔.小儿心脏外科学[M].北京:世界图书出版公司,2014.)

(1)室上嵴下型:位于室上嵴之下后,在左心室侧靠近主动脉瓣瓣叶交界处,在右心室侧可伸延到三尖瓣瓣叶之下,此类缺损常见,大小不等,亦称膜部缺损。

(2)室上嵴上型:位于室上嵴之上前,肺动脉瓣和主动脉瓣之下,可伴有主动脉瓣关闭不全,此型位置最高,较少见,亦称球间隔缺损。

(3)房室共道型:位于三尖瓣叶的下后,向前伸到左心室流出道,其上缘为三尖瓣瓣环,下缘为室间隔的底部,较少见。

(4)流入道型:位于室间隔的流入道,即肌部缺损,较少见,可为单个或多个缺损。

(三)发病机制

胚胎发育的前八周内,心室之间的交通是其循环模式的一部分,此胚胎期内,若肌性室间隔、心内膜垫和分隔大血管的球嵴相互融合的过程出现偏差,可在室间隔的任何部位出现缺损。染色体、家族性、地域性等因素会影响 VSD 的发生。亚洲人肺动脉瓣下 VSD 发生率较高。VSD 患者的后代有较高的先天性心脏病发病率。早产儿有较高的 VSD 发生率。

(四)病理生理

由于左心室压力大于右心室,因此室间隔缺损的收缩期为左向右分流,其血流动力学效应为肺循环血量增多,左室容量负荷增大,体循环血量下降。按室间隔缺损的大小和分流的多少一般可将其分为 3 类:

(1)轻型病例:在收缩期左右心室之间存在明显压力阶差,但左向右分流量不大,肺循环血流量(Qp)/体循环血流量(Qs)<1.5,右心室压及肺动脉压力正常。

(2)中型病例：左、右心室之间分流量较大，Qp/Qs 为 1.5～2.0，但右心室收缩压仍低于左心室，有中等量的左向右分流，右心室及肺动脉压力有一定程度增高。

(3)重型病例：左、右心室之间压力差不等，早期左向右分流量大，Qp/Qs＞2.0，右室压及肺动脉压明显升高，后期常伴有继发性肺血管阻塞性病变。肺动脉压进行性升高，导致右向左分流而发绀，形成艾森曼格综合征。

(五)临床表现

临床上由于大、中、小型室间隔缺损血流动力学受影响的程度不同，症状轻重不等。

(1)小型室间隔缺损一般＜0.5 cm，通常无症状，沿胸骨左缘第 3～4 肋间可闻及 4/6～5/6 级全收缩期杂音伴震颤，肺动脉瓣区第二心音可有轻度分裂，无明显亢进。

(2)中型室间隔缺损直径为 0.5～1.0 cm，患者可有劳力性呼吸困难，心脏听诊除在胸骨左缘可闻及全收缩期杂音伴震颤外，并可在心尖区闻及舒张中期反流性杂音，肺动脉瓣区第 2 心音可轻度亢进。

(3)大型室间隔缺损直径一般＞1.5 cm，心慌、气促、乏力、肺部感染等症状严重，有右心衰体征，并可出现青紫，胸骨左缘收缩期杂音常减弱至 3/6 级，肺动脉瓣区第 2 音亢进，有时可闻及因继发性肺动脉瓣关闭不全的舒张期杂音。

本病可发生感染性心内膜炎，少数可伴有心脏传导阻滞。

(六)辅助检查

(1)心电图：室间隔小缺损时心电图可正常或电轴左偏，缺损大者常有左心室高电压。肺动脉高压时表现为双心室肥大，或右心室肥大伴劳损。

(2)X 线检查：成人室间隔小缺损 X 线片上可无异常征象；中、大型室间隔缺损可见肺血增加，心影向左增大；大型室间隔缺损主要表现为肺动脉及其主要分支明显扩张，但在肺野外 1/3 血管影突然减少，心影大小不一，表现为左房、左室大，或左房、左室、右室增大，心尖向上抬举提示右心室肥厚。

(3)超声心动图：用以确定诊断同时可以确定缺损大小和部位，判断心室肥厚及心腔大小。运用 Doppler 技术可明确心室内分流以及间接测量肺动脉的压力。超声心动图是确诊本病的最主要的无创方法。

(4)心导管检查：心导管检查可以测量心室水平的分流量以及肺循环阻力大小，以便确定是否有关闭缺损的时机。

(七)诊断及鉴别诊断

典型室间隔缺损根据临床表现及超声心动图即可确诊。鉴别诊断如轻度肺动脉瓣狭窄、肥厚性心肌病等心前区可闻及收缩期杂音；大室间隔缺损合并肺动脉高压者应与原发性肺动脉高压及法洛四联症相鉴别。

(八)治疗

1. 介入治疗

参见介入治疗章节。

(1)经皮介入导管 VSD 封堵术：膜周小型 VSD 缺损边缘明确者效果较好，在大于 3 岁、体重超过 10 kg的患儿中应用较多。

(2)经胸小切口 VSD 封堵：适用于肌部 VSD 和无主动脉瓣反流的膜周小型 VSD。

经胸骨下段小切口显露右心室，在食管超声心动图的引导下，经右室表面穿刺建立轨道，直接将封堵器置于缺损处。漏斗部 VSD 边缘离主动脉瓣大于 2 cm 者，可选用偏心封堵器进行封堵。

2. 手术治疗

手术治疗是传统治疗方法，在体外循环下行缺损的直视修补。缺损较小的可直接缝合，较大的需要补上塑料海绵人工组织补片。在未开展介入手术治疗以前，成人小室间隔缺损者，即直径 0.5 cm 以下的缺损，一般不考虑手术，但应随访观察；大室间隔缺损伴明显肺动脉压增高，肺血管阻力＞7 Wood 单位者不宜手术。

(1)手术适应证：根据症状、体征、心功能、缺损大小和位置、肺动脉高压程度、房室扩大等情况综合判断。年龄和体重不是手术的决定因素。小型 VSD 患者很少或不需要药物治疗，应随访以期 VSD 自然闭合。1 岁以后定期评价无症状的膜周或肌部 VSD 患者的生理和解剖指标，出现心室扩张、主动脉瓣脱垂者应及时手术治疗。无明显自然闭合可能性的患者，多在 3 岁前建议手术。大型 VSD 表现为严重难治性充血性心力衰竭，一般应在出生后 3 个月内手术矫治。肺动脉下型 VSD 患者，由于其合并主动脉瓣脱垂的概率较高，一经确诊，均应尽早手术治疗。

(2)手术禁忌证：患者出现不可逆的肺动脉高压，临床表现有发绀和右心衰竭，主要依据右心导管检查显示全肺血管阻力＞10 Wood・m^2，对肺血管调节药物无反应。

(3)手术方法：VSD 直视修补，此方法是 VSD 治疗的经典方法，疗效确切，适用于各种类型的室间隔缺损。手术切口可采用胸骨正中切口、右腋下切口或腔镜体外循环下完成手术。

(九)并发症

(1)直视修补手术常见并发症有残余分流、三尖瓣或主动脉瓣反流、房室或室内传导阻滞及神经系统并发症等。

(2)VSD 封堵术常见并发症有三尖瓣或主动脉瓣反流、残余分流，程度重者应改行直视修补手术。

(十)预后

成人室间隔缺损自然闭合者为数极少，存活至成人的室间隔缺损一般为两种情况，一种是缺损面积较小，对血流动力学影响不大，属于较小室间隔缺损，预后较好；另一种为较大的缺损，儿童期未做手术，至成人已发展为严重肺动脉高压导致右向左分流，预后极差。

(十一)病例讨论

1. 病史摘要

患儿黄××，男，4 岁，主诉：出生后体检发现心脏杂音至今。患儿出生后体检发现心脏杂音至今，患儿无明显喂养困难，无口唇紫绀，无生长发育受限，但易患“呼吸道感染”。大量活动后稍有气促，活动耐量不及同龄儿童。

2. 体格检查

T 36.5℃，P 122 次/分，R 40 次/分，BP 90/50 mmHg，体重 19 kg。

口唇无明显发绀，颈静脉无怒张，心前区未见明显隆起畸形，心尖搏动位于第 5 肋间左锁骨中线处，无抬举样搏动，胸骨左缘第 3～4 肋间可触及震颤。心界稍扩大，心率 122 次/分，律齐，P2＞A2，胸骨左缘第 3～4 肋间可闻及 4/6 级收缩期杂音，无心包摩擦音，股动脉枪击音(－)，水冲脉(－)，无杵状指/趾，双下肢无浮肿。

3. 辅助检查

(1)心电图：窦性心律，电轴不偏。

(2)X 线：左心室增大，肺动脉段突出，肺纹理增多，双肺充血改变。

(3)超声心动图：左心房及左心室扩大，右房室大小正常。右室壁及室上嵴增厚(右室流出道前壁厚度6.6 mm)，致右室流出道狭窄(右室流出道最窄处内径 9.2 mm)。左室壁厚度及运动幅度未见异常。膜周部室间隔回声中断，缺损直径 11 mm，三尖瓣及瓣下腱索与缺损口粘连。房间隔回声连续性完整。大动脉位置关系正常，升主动脉及弓降部结构及内径正常。主肺动脉及左、右肺动脉内径正常。左肺动脉根部与降主动脉之间未见明显异常导管回声。肺动脉瓣环内径 15 mm，肺动脉瓣叶轻度增厚，瓣叶交界粘连，开放活动受限；余各瓣膜解剖形态正常，瓣膜回声纤细柔软，开放幅度未见异常。彩色及频谱多普勒显示：膜周部室间隔缺损口可见大量左向右分流血流信号，收缩期最大分流速度 4.19 m/s，最大压差 69 mmHg；右室流出道及肺动脉瓣血流速度增快，收缩期肺动脉峰值血流速度 4.14 m/s，最大跨瓣压差 69 mmHg，平均跨瓣压差 39 mmHg；余未见明显异常血流信号。

超声诊断：先天性心脏病——膜周部室间隔缺损(大量左向右分流)；肺动脉狭窄(右室流出道及肺动脉瓣)；右室壁及室上嵴增厚；左房及左室扩大；左室整体收缩功能正常。

(4)实验室检查：无阳性指标(血常规、尿常规、粪常规、肝功能、肾功能、电解质及病毒学检查)。

4. 诊断与鉴别诊断

(1)诊断：先天性心脏病：室间隔缺损(膜周部)、肺动脉狭窄(右室流出道及肺动脉瓣)。

(2)诊断依据：

①病史：学龄期男童，慢性病程，体检发现心脏杂音 4 年余。

②体查：口唇无明显发绀，心界稍扩大，心率 122 次/分，律齐，P2＞A2，胸骨左缘第 3～4 肋间可闻及 4/6 级收缩期杂音。

③辅助检查：超声心动图提示先天性心脏病——膜周部室间隔缺损(大量左向右分流)；肺动脉狭窄(右室流出道及肺动脉瓣)；右室壁及室上嵴增厚；左房及左室扩大；左室整体收缩功能正常。X 线：左心室增大，肺动脉段突出，肺纹理增多，双肺充血改变。

(3)鉴别诊断：结合病史、查体及超声心动图，可明确诊断。

5. 治疗

(1)治疗原则：择期手术治疗。

(2)治疗方案：全麻体外循环下行室间隔缺损修补术(备右心室流出道及肺动脉疏通术)。

三、动脉导管未闭

(一)概述

动脉导管未闭(patent ductus arteriosus，PDA)是常见的先天性心脏病之一，占先天性心脏病总数的 12%～15%，多见于女性，男女比为 1∶2。约 10%的病例并存其他心血管畸形。

胎儿时期，肺尚未进行呼吸运动，来自右心室的肺动脉血经导管进入降主动脉，而左心室的血液则进入升主动脉，故动脉导管为胚胎时期特殊循环方式所必需。出生后，肺膨胀并承担气体交换功能，肺循环和体循环各司其职，动脉导管因失用而闭锁，成为动脉韧带。若出生后 1 年仍未闭锁，则为动脉导管未闭。

(二)病理解剖

动脉导管是胎儿期连接降主动脉峡部与左肺动脉之间的生理性血流通道，是胎儿期血液循环的主要渠道。肺动脉阻力下降，前列腺素 E1 和 E2 减少、血氧分压增高。

成人未闭的动脉导管位于肺动脉总干与降主动脉的管道之间，导管长 0.5～10 mm，管径 2～10 mm 不等，导管形态多样。根据未闭动脉导管的粗细、长短和形态，一般可分为三种类型：①漏斗型；②圆柱型；③窗型。

（三）病理生理

婴儿出生后主动脉压升高，肺动脉压降低，由于未闭动脉导管的存在，使主动脉血持续流向肺动脉，形成左向右分流。分流量大小与导管粗细及主动脉与肺动脉的压差有关。左向右分流增加肺循环血流量，即使左心容量负荷增加，导致左心室肥大甚至心衰；又使肺动脉压力升高，引起肺小动脉反应性痉挛，长期痉挛导致肺小动脉管壁增厚和纤维化，右心阻力加重和右心室肥大。随着肺阻力进行性增高，肺动脉压接近或超过主动脉压时，出现双向或右向左分流，病人出现发绀、杵状指/趾，称艾森曼格综合征(Eisenmenger syndrome)，终致右心衰竭而死亡。

（四）临床表现

1. 症状

动脉导管未闭的临床表现主要取决于主动脉至肺动脉分流血量的多少以及是否产生继发性肺动脉高压及其程度。导管直径细、分流量小者可无明显症状。直径粗、分流量大者可发生心力衰竭。常见的症状有易激惹、气急、乏力，易患呼吸道感染和生长发育迟缓。晚期肺动脉高压严重，产生逆向分流时可出现下半身发绀和杵状指/趾，称为“差异性发绀”。

2. 体征

动脉导管未闭体检时，典型的体征是胸骨左缘第2肋间听到连续性机器样杂音，响亮、粗糙、向左锁骨下或颈部传导，伴有震颤。晚期出现肺动脉高压时，杂音变异较大，可仅有收缩期杂音，或收缩期杂音消失而代之以肺动脉瓣关闭不全的舒张期杂音。左向右分流量较大者，在心尖区尚可听到因二尖瓣相对性狭窄产生的舒张期杂音。测血压示收缩压多在正常范围，而舒张压降低，因而出现脉压增宽，甲床毛细血管搏动、四肢血管有水冲脉和枪击音等周围血管征。

（五）辅助检查

(1)心电图：常见的有电轴左偏、左心室增大、左心房增大的改变，肺动脉高压时，可出现右心房增大，右心室增大。

(2)X线检查：透视下所见肺门舞蹈征是本病的特征性变化。胸片上可见肺动脉段凸出，肺血增多，左心房及左心室增大。严重病例晚期出现右向左分流时，左向右分流量减少，心影反而较前减小，并出现右心室肥大及肺野外带纹理减低。

(3)超声心动图：二维超声心动图可显示未闭的动脉导管大小形状，并可见左心室内径增大，可测量肺动脉压力及右心室大小。彩色多普勒可见存在于主动脉与肺动脉之间的收缩期与舒张期左向右分流。

(4)心导管检查：为了解肺血管阻力、分流情况及除外其他复杂畸形，有时需要做右心导管检查及逆行升主动脉造影。

（六）诊断和鉴别诊断

1. 诊断

一般根据杂音性质、位置、周围血管征等体征结合超声心动图、X线检查、心电图改变，不难诊断。不典型者需做右心导管或升主动脉造影检查。如肺动脉血氧增高，右心导管进入降主动脉，或升主动脉造影、动脉导管及肺动脉显影，则可明确诊断。

2. 鉴别诊断

动脉导管未闭应与高位室间隔缺损合并主动脉瓣反流、主动脉窦瘤(Valsalva窦瘤)破入右心室、主动脉肺动脉间隔缺损(主肺动脉窗)、冠状动-静脉瘘等相鉴别。

（七）治疗

动脉导管未闭一经诊断就必须进行治疗，目前的指南建议年龄 6 月、体重≥4 kg 的患儿，均应早期采用介入封堵治疗，除非有禁忌证或合并需外科治疗的疾病。

1. 介入治疗

参见介入治疗章节。

常规导管封堵是在 X 线引导下经皮穿刺股静脉和股动脉，置入右心和左心导管，使右心导管经肺动脉和动脉导管到达降主动脉，经右心导管置入导丝，以导丝为轨道，引导送入适当封堵伞至 PDA，释放封堵伞闭塞动脉导管。目前，最新的导管封堵技术已经能够做到使用单纯超声引导通过股静脉途径完成对 PDA 的封堵，从而避免了 X 线对医患双方的辐射以及使用造影剂对患者可能造成的伤害。但是，此方法尤其对超声技术水平要求很高，目前临床尚未普及。另外还可通过胸骨左缘第二肋间小切口，在超声引导下穿刺肺动脉到达动脉导管及降主动脉，释放封堵器。此法适用于全部年龄段病例，尤其适合 PDA 短粗，开口直径较大及合并肺动脉高压者。

2. 手术治疗

(1)手术适应证：动脉导管未闭诊断确立后，如无禁忌证便应择期施行手术，亦可早期手术。婴幼儿反复肺炎、呼吸窘迫、心力衰竭或喂养困难者，应即时手术。无明显症状者，应于学龄前进行手术。

(2)禁忌证：艾森曼格综合征是手术禁忌证，另外在一些导管依赖型的复杂先天性心脏病，如室间隔完整型大动脉转位、室间隔完整型肺动脉闭锁、主动脉弓离断中，合并的未闭的动脉导管是病人赖以生存的代偿通道，在此情况下，不可单独结扎动脉导管，需同期矫治其他心脏畸形。

(3)手术方法：根据基本技术、手术入路不同，手术方法可分以下几种。

①结扎/钳闭术：全麻气管插管后病人右侧卧位，做左后外侧切口，经第 4 肋间或电视胸腔镜技术进入胸膜腔，沿降主动脉纵轴中线切开纵隔胸膜，上至左锁骨下动脉根部，下至肺门，解剖动脉导管三角，注意保护迷走神经和喉返神经，游离出动脉导管，将动脉压短暂降至 60～80 mmHg 后使用粗丝线双重结扎或使用钛钉钳闭动脉导管。当合并其他先心畸形需行正中切口体外循环手术时，如 PDA 不粗、肺动脉压不高，可借正中切口先结扎 PDA，再体外循环矫治其他畸形。

②切断缝合术：左侧标准剖胸切口同结扎术，解剖动脉导管同前。充分游离动脉导管并暂时降压，用 2 把导管钳或 Pott-Smith 钳钳闭 PDA，在两钳之间切边用 Prolene 线缝合。此法不常用，适用于导管粗大、损伤出血或感染后不宜结扎/钳闭的病例。结扎/钳闭及切断缝合术最常见的并发症为出血、喉返神经损伤、导管再通、

③内口缝闭术：胸骨正中切口，体外循环下切开肺动脉显露动脉导管，浅低温下短暂降低流量或暂停体外循环，直接缝闭或补片修补导管内口。此法适用于粗短、壁脆或瘤样变的动脉导管，伴肺动脉高压、感染性心内膜炎或结扎术后再通的病例。

（八）预后

除少数病例已发展至晚期失去手术介入治疗机会外，总体预后良好，有肺动脉高压患者易患心力衰竭和肺部感染。本病容易合并感染性心内膜炎。

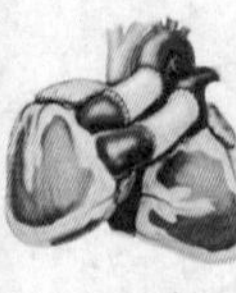

（九）病例讨论

1. 病史摘要

某患儿，女，2岁。主诉：体检发现心脏杂音2年。

患儿2年前出生后发现心脏杂音，因年幼，未进一步检查治疗。患儿生长过程中吃奶时汗多，难喂养，发育较同龄儿迟缓。平素易感冒，有反复上呼吸道感染史。患儿病程中有活动后乏力，无肢体水肿及发绀。

病史分析：2岁小儿，出生后体检发现心脏杂音，有反复上呼吸道感染史，生长发育迟缓，诊断高度怀疑先天性心脏病。

2. 体格检查

（1）结果：

T 36.5 ℃，P 120次/分，R 25次/分，BP 85/50 mmHg，体重9 kg。

查体意识清，口唇无发绀，双肺呼吸音粗，未闻及干湿啰音。心脏听诊：心界稍向左扩大，胸骨左缘第2～3肋间闻及连续机械样杂音，肺动脉瓣区第二心音亢进，腹平软，肝、脾未及，足背动脉搏动好。

（2）体检分析：查体特点为患儿胸骨左缘第2～3肋间闻及连续机械样杂音，同时伴有肺动脉瓣第二心音亢进，诊断双期分流，肺血增多类型先心病。

3. 辅助检查

（1）辅助检查结果：

①心电图：窦性心律，左室高电压。

②胸部X线：肺血多，左心室增大。

③超声心动图：先天性心脏病——动脉导管未闭（管型，肺动脉端4 mm，降主动脉端6 mm，长约7 mm，左向右分流，收缩期PG＝93 mmHg），左房、左室增大（LA 24 mm，LV 39 mm），左室收缩功能正常（EF 70％）。

（2）辅助检查分析：心电图、胸片均提示左心室增大，肺血增多。心脏彩超帮助明确诊断为先天性心脏病：动脉导管未闭。

4. 诊断与鉴别诊断

诊断：先天性心脏病——动脉导管未闭。

诊断依据：依据病史、体征、心电图、胸片等辅助检查，结合心脏超声结果可确诊。

鉴别诊断：

动脉导管未闭主要与室间隔缺损合并主动脉瓣反流、主动脉窦瘤破入右心室、主动脉肺动脉间隔缺损（主肺动脉窗）等相鉴别。室间隔缺损合并主动脉瓣反流、主动脉肺动脉间隔缺损的病程及体检结果均可类似动脉导管未闭，但主动脉窦瘤破入右心室有突发胸痛或心衰症状，三者依据心脏彩超检查结果均可与动脉导管未闭相鉴别。

5. 治疗

（1）治疗原则：患儿诊断明确，有反复上呼吸道感染史，生长发育迟缓，应即时手术。

（2）治疗方案：患儿2岁，体重9 kg，可考虑行经皮动脉导管未闭封堵术，若术前评估有困难，可考虑左后外侧切口下行动脉导管结扎或切断缝合术。

四、肺动脉瓣狭窄

(一)概述

肺动脉瓣狭窄(pulmonary stenosis,PS)指肺动脉瓣、瓣上或瓣下有狭窄,也称作单纯肺动脉口狭窄,属无分流的先天性心脏病。此种先天性畸形常单独出现,也可合并房间隔缺损或卵圆孔未闭等,在成人先天性心脏病中占8%~10%。男女之比为3∶2。

(二)病理解剖

本病主要变化在肺动脉瓣及其上下,可分为三型。单纯肺动脉瓣狭窄最常见,约占90%,表现为瓣膜肥厚,瓣口狭窄,重者瓣叶可融合成圆锥状;瓣下型为右心室流出道漏斗部肌肉肥厚造成梗阻;瓣上型指肺动脉主干或主要分支有单发或多发性狭窄。

(三)发病机制

各类PS其胚胎发育障碍原因不一。在胚胎发育第6周,动脉干开始分隔成主动脉与肺动脉,在肺动脉腔内膜开始形成3个瓣膜的原始结节,并向腔内生长,继而吸收变薄形成3个肺动脉瓣,如瓣膜的成长过程发生障碍,如孕妇发生宫内感染尤其是风疹病毒感染时3个瓣叶交界融合成为一个圆顶状突起的鱼嘴状口,即形成肺动脉瓣狭窄。在肺动脉瓣发育的同时,心球的圆锥部被吸收成为右心室流出道(即漏斗部),如发育障碍形成流出道环状肌肉肥厚或肥大肌束横跨室壁与间隔间,即形成右心室流出道漏斗型狭窄。另外,在胚胎发育过程中,第6对动脉弓发育成为左、右肺动脉,其远端与肺小动脉相连接,近端与肺动脉干相连,如发育障碍即形成肺动脉分支或肺动脉干狭窄。

(四)病理生理

主要的病理生理表现为右心室排血受阻,右心室压力增高,右心室代偿性肥厚,最终右心室扩大以致右心衰竭。临床分型一般根据右心室压力高低来判断:(1)右心室收缩压<50 mmHg为轻型;(2)右心室收缩压≥50 mmHg但未超过左心室收缩压为中型;(3)超过左心室收缩压者为重型。也可用狭窄的肺动脉瓣上下压力阶差来分,它与右室压分型意义相当。

(五)临床表现

1. 症状

轻症肺动脉瓣狭窄可无症状,中度狭窄者在活动时可有呼吸困难、乏力及疲倦,严重狭窄者有头晕,可因剧烈活动而导致晕厥甚至猝死。

2. 体征

典型的体征为胸骨左缘第二肋间有一响亮的收缩期杂音,传导广泛可传至颈部、整个心前区甚至背部,常伴有震颤;肺动脉瓣区第二心音减弱。晚期可出现颈静脉怒张、肝脾肿大和下肢水肿等右心衰竭症状,如并存房间隔缺损或卵圆孔未闭,可见口唇或末梢发绀和杵状指。

(六)辅助检查

(1)心电图:心电图改变视狭窄程度而异。轻度肺动脉口狭窄患者的心电图在正常范围,中度狭窄以上则示电轴右偏、右心室肥大、劳损和T波倒置等改变;重度狭窄病例可出现心房肥大的高而尖的P波。

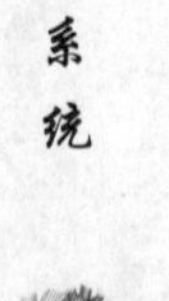

一部分病例显示不完全性右束支传导阻滞。

(2)X线检查:轻度PS患者胸部X线可无异常表现,中、重度狭窄病例则显示肺血减少,心影轻度或中度扩大,以右室和右房肥大为主,心尖圆钝。肺动脉瓣狭窄患者扩大的肺动脉段呈圆隆状向外突出,而漏斗部狭窄病人该段则呈平坦甚至凹陷。

(3)超声心动图:可见肺动脉瓣叶增厚;确定有无瓣上或瓣下狭窄及判定其范围;应用多普勒技术可计算出跨瓣或狭窄上下压力阶差,以评估狭窄程度。

(4)右心导管检查和右心室造影:在介入手术前右心导管为最基本的检查,跨瓣压差大小也是判断介入治疗最重要的依据。如右心室收缩压>30 mmHg,且跨瓣压差>10 mmHg,即提示存在肺动脉口狭窄;跨瓣压差<40 mmHg为轻度狭窄,瓣孔在1.5～2.0 cm;压力阶差40～100 mmHg为中度狭窄,瓣孔在1.0～1.5 cm;压力阶差≥100 mmHg为重度狭窄,瓣孔0.5～1.0 cm。右心导管从肺动脉拉出右心室过程中,进行连续压力记录,根据压力曲线变化和有无第三种类型曲线,可判断是单纯肺动脉瓣狭窄或漏斗部狭窄或二者兼有的混合型狭窄。右心室造影可见到瓣膜融合如天幕征,瓣孔如鱼口状,对比剂呈喷射状散开,并可见肺总动脉扩张。

(七)诊断及鉴别诊断

典型的杂音、X线表现及超声心动图检查可以确诊。鉴别诊断应考虑胸骨左缘收缩期杂音疾病,如原发性肺动脉扩张、房间隔缺损、室间隔缺损、法洛四联症及Ebstein畸形等。

(八)治疗

1. 手术适应证

轻度狭窄者无须手术。中度狭窄,有明显症状、心电图显示右室肥大、右室与肺动脉压差>50 mmHg者,应择期手术。重度狭窄者出现晕厥,或继发性右室流出道狭窄时需尽早手术。

2. 手术方法

(1)体外循环下肺动脉狭窄矫治:正中切口,建立体外循环后进行心内直视手术。对于单纯瓣膜狭窄者,纵切肺动脉干,切开瓣膜交界;对于漏斗部狭窄者,切开右室流出道,切除纤维肌环以及肥厚的壁束和隔束进行疏通,如狭窄解除仍不满意,可使用自体心包或人工补片加宽流出道;对于肺动脉主干或瓣环狭窄者,需切开主干—瓣环,跨环补片加宽右流出道至肺动脉。

(2)经皮肺动脉瓣球囊扩张术:适用于单纯肺动脉瓣狭窄。通过股静脉插入导管至肺动脉瓣口,通过向球囊内加压对狭窄的瓣口产生的张力而引起狭窄的瓣膜撕裂,从而解除肺动脉瓣狭窄。此法具有无须剖胸,创伤小,恢复快的特点。此项技术成熟、可靠,其远期疗效与外科手术相当,而术后瓣膜关闭不全发生率低。球囊扩张不成功或不宜行球囊扩张者,如瓣膜上下压力阶差>40 mmHg应采取手术治疗。

主要实施手术切开瓣膜,或切除漏斗部的肥厚部分。肺动脉分支狭窄也可考虑植入支架治疗。但部分病例扩张效果尚不理想,并有可能发生肺动脉瓣关闭不全的并发症。

(九)预后

轻度狭窄一般可不予治疗,随访观察即可,但应注意感染性心内膜炎的发生。如患者有症状、跨瓣压力阶差>30 mmHg者,则介入或手术治疗效果均良好。重症狭窄不治疗可致右心衰而死亡。

(十)病例讨论

1. 病史摘要

患儿,男,1岁半。主诉:体检发现心脏杂音1年余。

患儿1年多前出生时听诊发现心脏杂音，哭闹无口唇、四肢发绀，吸奶有力，无中途停歇，无大汗淋漓、面色苍白，当时年幼未予处理，3月龄时查超声示：先天性心脏病——肺动脉瓣狭窄(轻度)，卵圆孔未闭，建议随诊。1岁时查超声：先天性心脏病——肺动脉瓣狭窄(中度)，卵圆孔已闭合。建议继续观察，未予特殊处理。2天前再至复诊，查超声提示肺动脉瓣狭窄仍中度，但跨瓣压差较前加重，今为求手术治疗入院。患儿病程中无发热、气喘、呼吸困难，无晕厥，无四肢肿胀。饮食、两便正常，生长发育与同龄儿相仿。

病史分析：1岁多小儿，出生后体检发现心脏杂音，先后心脏彩超证实为先天性心脏病：肺动脉瓣狭窄。

2. 体格检查

(1)结果：

T 36.5 ℃，P 122 次/分，R 25 次/分，BP 85/55 mmHg，体重 9 kg。

查体意识清，口唇无发绀，双肺呼吸音清，未闻及干湿啰音。心脏听诊：胸骨左缘第2～3肋间闻及3/6级收缩期杂音，肺动脉瓣区第二心音减低，腹平软，肝、脾未及，四肢无水肿。

(2)体检分析：查体特点为患儿胸骨左缘第2～3肋间闻及Ⅲ级收缩期杂音伴肺动脉瓣第二心音减低。

3. 辅助检查

(1)结果：

①心电图：电轴右偏、右心室肥大、T 波倒置。

②胸部X线：肺血减少，心尖圆钝，心影轻度扩大。

③超声心动图：半年前超声示先天性心脏病——肺动脉瓣狭窄(中度，瓣口直径7 mm，肺动脉血流 Vmax 3.56 m/s，峰值压差52 mmHg)，左心室收缩功能正常。入院前2天超声：先天性心脏病——肺动脉瓣狭窄(中度，瓣口直径6 mm，肺动脉血流 Vmax 3.92 m/s，峰值压差60 mmHg)，左心室收缩功能正常。

(2)辅助检查分析：心电图，胸片均提示右心室增大，胸片还提示肺血减少。心脏彩超帮助明确诊断为先天性心脏病：中度肺动脉瓣狭窄。

4. 诊断与鉴别诊断

(1)诊断：先天性心脏病——肺动脉瓣狭窄(中度)。

(2)诊断依据：依据病史、体征、心电图、胸片等辅助检查，结合心脏超声结果可确诊。

(3)鉴别诊断：肺动脉瓣狭窄主要应与房间隔缺损、室间隔缺损、动脉导管未闭和法洛四联症相鉴别。房间隔缺损、室间隔缺损、动脉导管未闭均为左向右分流、肺血增多类型先天性心脏病，病程中可有反复上呼吸道感染、喂养困难等症状；而轻、中度肺动脉狭窄病人一般无症状或症状轻微，其症状随年龄而加重。法洛四联症患儿出生后可有紫绀，严重者可有缺氧发作。肺动脉瓣狭窄依据心脏彩超检查结果可与以上四病相鉴别。

5. 治疗

(1)治疗原则：患儿诊断明确，中度以上肺动脉瓣狭窄且病程进行性加重，应即时手术。

(2)治疗方案：手术考虑经皮肺动脉瓣狭窄球囊成形术，若评估有困难，也可考虑在体外循环下行肺动脉狭窄矫治。

五、二叶主动脉瓣

(一)概述

先天性二叶主动脉瓣(congenital bicuspid aortic valve)是成人先天性心脏病中较常见的类型之一，由于超声心动图的发展，其检出率有所增加。二叶主动脉瓣一方面可造成主动脉瓣狭窄，也可造成主动脉瓣关闭不全,或兼而有之,另一方面局部异常的血流也可造成瓣膜的损伤或发生感染性心内膜炎。

(二)病理解剖

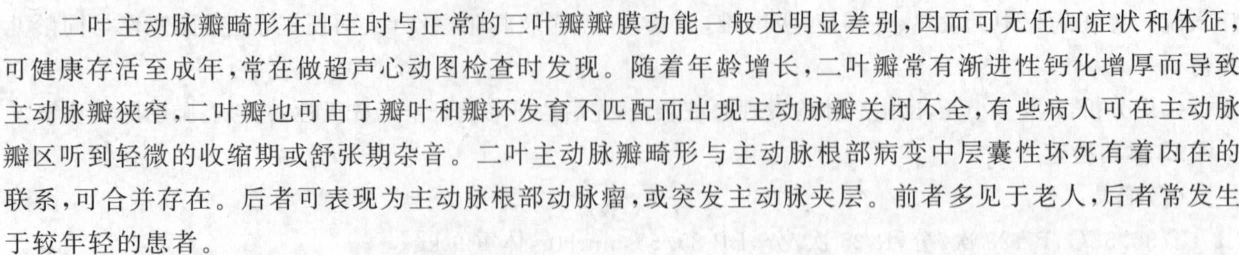

二叶主动脉瓣畸形在出生时与正常的三叶瓣瓣膜功能一般无明显差别,因而可无任何症状和体征,可健康存活至成年,常在做超声心动图检查时发现。随着年龄增长,二叶瓣常有渐进性钙化增厚而导致主动脉瓣狭窄,二叶瓣也可由于瓣叶和瓣环发育不匹配而出现主动脉瓣关闭不全,有些病人可在主动脉瓣区听到轻微的收缩期或舒张期杂音。二叶主动脉瓣畸形与主动脉根部病变中层囊性坏死有着内在的联系,可合并存在。后者可表现为主动脉根部动脉瘤,或突发主动脉夹层。前者多见于老人,后者常发生于较年轻的患者。

(三)病理生理

当二叶瓣功能正常时无血流动力学异常。一旦出现主动脉瓣狭窄或关闭不全则可出现相应的血流动力学变化。前者以左心室压力负荷增加及心排血量减少为特征;后者以主动脉瓣反流及左心室容量负荷增加为主要病理生理改变。

(四)临床表现

主动脉瓣瓣膜功能正常时可无任何症状和体征。瓣膜功能障碍,出现狭窄或关闭不全时表现出相应的症状和体征,请参考瓣膜病的相应章节。

(五)辅助检查

(1)心电图:继发左心室肥厚,或伴发主动脉瓣关闭不全继发左心室扩大者可有相应心电图表现。

(2)超声心动图:是诊断二叶主动脉瓣最直接、最可靠的检查方法,同时对伴有瓣膜狭窄或关闭不全的程度亦可做出明确判断。

(3)CT 或 MRI:可见二叶瓣的形态、钙化情况,以及左室和主动脉情况。

(4)心导管检查:仅用于拟行介入或手术治疗的患者。

(六)诊断及鉴别诊断

临床上主动脉瓣狭窄或关闭不全的成年患者经超声心动图检查基本可诊断本病。对于已确定为二叶主动脉瓣畸形的患者,若出现急性左心功能不全,应注意感染性心内膜炎的可能。若突发剧烈胸痛,则应考虑主动脉夹层的可能。鉴别诊断:主要应与风湿性瓣膜疾病及梗阻性肥厚性心肌病相鉴别。

(七)治疗

(1)介入治疗:详见介入治疗章节。

(2)手术治疗:对于有瓣膜狭窄且有相应症状、跨瓣压力阶差≥50 mmHg 的患者,宜行瓣膜成形或换瓣手术;对于瓣膜关闭不全,心脏进行性扩大者,应考虑行换瓣手术治疗。

(八)预后

二叶主动脉瓣畸形的预后取决于主动脉瓣受损的程度。本病也易患感染性心内膜炎,病情可因此而急剧恶化。

六、三尖瓣下移畸形

(一)概述

先天性三尖瓣下移畸形亦称为埃勃斯坦畸形(Ebstein's anomaly),是一种少见的先天性心脏病,但因大多可活至成年,故在成人先天性心血管病中并不少见。

(二)病理解剖与病理生理

本病的主要病变为三尖瓣向右心室移位,主要是隔瓣和后瓣的下移,常附着于近心尖的右心室壁,而非三尖瓣的纤维环部位;前瓣的位置多正常,但增大延长。右心室被下移的三尖瓣分隔为较小的功能性右心室(肌部及流出道)及房化的右心室,与原有的右心房共同构成一大心腔。主要的病理生理变化为三尖瓣关闭不全的病理生理变化,右心房压增高。这类畸形几乎均合并卵圆孔未闭或房间隔缺损,如有肺动脉高压或肺动脉口狭窄,往往会出现发绀。

(三)临床表现

患者自觉症状轻重不一,由于三尖瓣反流程度不一,右心室负荷能力存在差别以及可能存在右向左分流等,临床表现可有心悸、气促、乏力、头晕,甚至右心衰竭等。约50%患者有紫绀,20%患者有阵发性房室折返性心动过速病史。突出的体征是心浊音界明显增大,心前区搏动微弱。心脏听诊可闻及三四个心音,第一心音分裂,第二心音分裂而肺动脉瓣成分减轻,常伴有心房音。胸骨左缘下端可闻及三尖瓣关闭不全的全收缩期杂音。颈动脉扩张性搏动,肝脏肿大并有收缩期搏动。

(四)辅助检查

(1)心电图:常有右心房肥大,一度房室传导阻滞、右束支传导阻滞,V_1—V_5 有 ST-T 改变,约25%有预激综合征(右侧房室旁路)图形。

(2)X线检查:球形巨大心影为其特征,以右心房增大为主,有青紫的患者肺血管影减少。

(3)超声心动图:可见到隔瓣和后瓣的下移、巨大右心房、房化右心室及相对甚小的功能性右心室,缺损的房间隔亦可显现。

(4)心导管检查:拟行手术治疗者宜行右心导管检查。

(五)诊断及鉴别诊断

诊断有赖于临床表现及超声心动图检查,超声心动图可确诊。有青紫者应与其他青紫型先天性心脏病及三尖瓣闭锁鉴别;无青紫者应与扩张型心肌病和心包积液鉴别。

(六)治疗

症状轻微者可暂不手术,随访观察;心脏明显增大、症状较重者应行手术治疗,包括三尖瓣成形或人造瓣膜置换术、房化的心室折叠、关闭房间隔缺损及切断房室旁路。

(七)预后

本病轻型预后较好,心脏显著增大者预后差,70%的患者在20岁前由于右心衰竭或肺部感染而死亡。

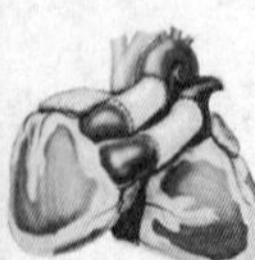

七、先天性主动脉缩窄

(一)概述

先天性主动脉缩窄(congenital coarctation of the aorta)是指局限性主动脉管腔狭窄,根据缩窄部位与动脉导管或动脉韧带的关系,分为:

(1)导管前型(婴儿型),缩窄位于动脉导管开口的近心端,动脉导管呈未闭状态,并供应降主动脉。导管前型缩窄常位于左锁骨下动脉与动脉导管之间,此型多合并其他先天性复杂畸形而难以长期存活。

(2)导管后型或近导管型(成人型),缩窄位于动脉导管远心端或邻近动脉导管,动脉导管多已闭合(图19-1-2)。导管后型缩窄位于左锁骨下动脉开口的远端,不常合并复杂的严重畸形,活至成人者较多,因此成人主动脉缩窄常为导管后型。

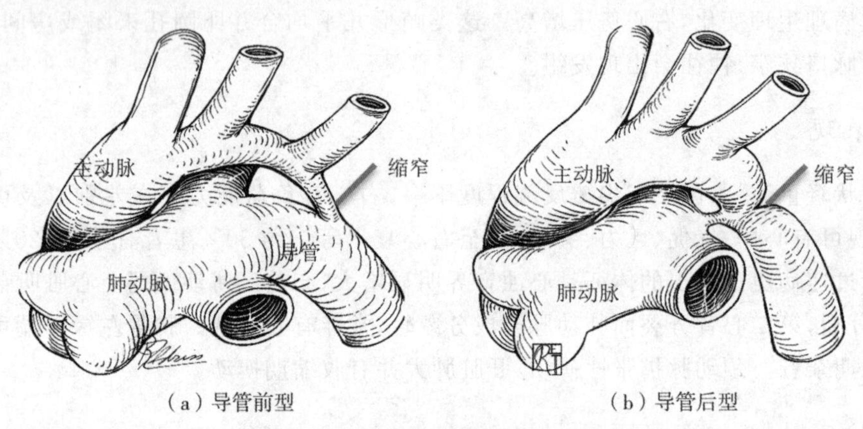

图19-1-2 先天性主动脉缩窄示意图

(二)病理生理

缩窄段的存在引起血流动力学障碍:缩窄段以上(近端)血压升高,包括头部及上肢血压升高;缩窄段以下的血压降低,包括下肢血压降低,腹腔器官及下肢供血减少,肾脏供血减少而刺激肾素活性增高也是使血压升高的原因之一。缩窄上下血管分支之间的大量侧支循环形成可部分缓解缩窄部位以下的器官的血液供应不足。

(三)临床表现

1. 症状

导管前型(婴儿型)侧支循环建立不充分,在出生后一周内出现症状,其下半身的血供依赖动脉导管,如果在导管未闭前没有明确诊断,这些患者可出现急性左心功能衰竭,缩窄远端的脏器缺血,导致肾脏衰竭和酸中毒。成人型主动脉缩窄,常表现为"无症状",多在常规体检时发现高血压,可出现头痛或鼻出血,运动时下肢缺血可引起跛行。上半身高血压可造成位于缩窄近端的主动脉瘤、主动脉夹层,增加了冠心病的发生率。

2. 体征

最明显的体征为上肢血压有不同程度的增高,下肢血压下降。肱动脉血压高于腘动脉血压20~40 mmHg,颈动脉、锁骨上动脉搏动增强,而股动脉搏动微弱,足背动脉甚至无搏动。心尖搏动增强,心界向左下扩大,沿胸骨左缘、中上腹、左侧背部可闻及收缩中后期喷射性杂音(2~4级),于肩胛骨附近、腋部胸骨旁可听到侧支循环的收缩期或连续性血管杂音。约有 20％的患者存在动脉导管未闭。

婴儿型缩窄患儿呈呼吸急促和心动过速。成人主动脉缩窄常无症状，30 岁后患者可出现劳力性呼吸困难、头痛、头晕、耳鸣、鼻出血、下肢无力、麻木、发凉，甚至间歇性跛行。粗大的侧支动脉压迫脊髓可引起下肢瘫痪。本病可发生感染性心内膜炎、心力衰竭、脑血管意外、主动脉破裂等。部分病人有差异性发绀。

(四)辅助检查

(1)心电图：常有左心室肥大及(或)心肌劳损表现。

(2)X 线检查：可见左心室增大、升主动脉增宽，搏动明显，缩窄上下血管扩张而使主动脉弓呈“3”字征。后肋下缘近心端可见肋间动脉侵蚀所形成的“切迹”改变，是侧支循环形成的间接征象。

(3)超声心动图：示左心室向心性肥厚；胸骨上窝主动脉长轴可见缩窄环所在部位及其上下扩张。连续多普勒可测定缩窄上下压力阶差。

(4)CT 和磁共振检查：可更满意地显示整个主动脉的解剖结构及侧支循环情况。

(5)心导管检查和主动脉造影术：心导管检查测定血氧饱和度以及进行压力测定。主动脉造影显示缩窄的部位、长度以及侧支循环的情况，是否存在动脉导管未闭等。

(五)诊断及鉴别诊断

年轻时患高血压，上下肢血压的显著差别及胸部杂音可提示本病的诊断，超声心动图检查可确诊。鉴别诊断应考虑高血压、主动脉瓣狭窄、动脉导管未闭及多发性大动脉炎等。

(六)治疗

(1)介入治疗：经皮球囊扩张并植入支架治疗，可多次扩张的支架效果近年来也得到确认，在儿童期进行第一次扩张，成年后进行第二次扩张，使得缩窄处血管得以成形。详见介入治疗章节。

(2)手术治疗：一般采用缩窄部位切除、端端吻合或补片吻合，术后有时可有动脉瘤形成。较早手术者，预后相对较好。

(七)预后

成年后手术死亡率高于儿童期手术，如不手术大多死于 40 岁以内，多死于心力衰竭、脑血管意外、主动脉破裂。

八、主动脉窦动脉瘤

(一)概述

先天性主动脉窦动脉瘤(congenital aortic sinus aneurysm)是一种少见的先天性心脏病。我国并不少，男性多于女性。在瘤体未破裂时可无任何症状，而瘤体大多在 20 岁以后破裂而出现严重症状，故此类病变大多在成年时被发现。

主动脉窦是主动脉根部被主动脉瓣叶、瓣环和窦管嵴所环绕的部位。主动脉窦瘤破裂又称佛氏窦瘤破裂(简称窦瘤破裂)。在主动脉的高压下主动脉窦逐渐扩张、变薄并形成管状囊腔，称为窦瘤。

(二)病因

窦瘤及其破裂有先天性和后天性因素，发病中先天性因素是主要的。原因是主动脉窦壁的肌性组织

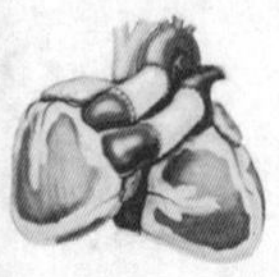

和弹力纤维薄弱和消失，长期承受高血压的冲击，主动脉窦逐渐扩张、变薄并形成管状囊腔而成为窦瘤，向周围心脏组织膨出挺进，最后窦瘤最薄弱的囊顶破裂而进入相应的心腔，构成主动脉至心腔的通道，由窦成瘘，随解剖的改变产生血流动力学改变和相应的临床表现。致窦瘤破裂的后天因素大多为心内膜炎、梅毒、退行性变、创伤等。

（三）病理生理学

主动脉窦瘤破裂是多方向的，最常发生的是右冠窦瘤破入右心室或右室流出道，主动脉血液流入右心室，形成持续性左向右分流，增加右心室、左心室容量负荷和肺血流，引起心衰、肺动脉高压。其严重程度与动脉瘤破口大小和破入心腔压力有关，由于右心房压力更低，破入右心房者病情程度重、进展快，因主动脉舒张压降低还可引起冠脉供血不足。破入左心室者因压力阶差小，分流量少，病情程度较轻。如破入心包可因急骤发生的心脏压塞而迅速死亡。东西方人种不同，主动脉窦瘤破裂发生的位置亦有区别(图 19-1-3)。

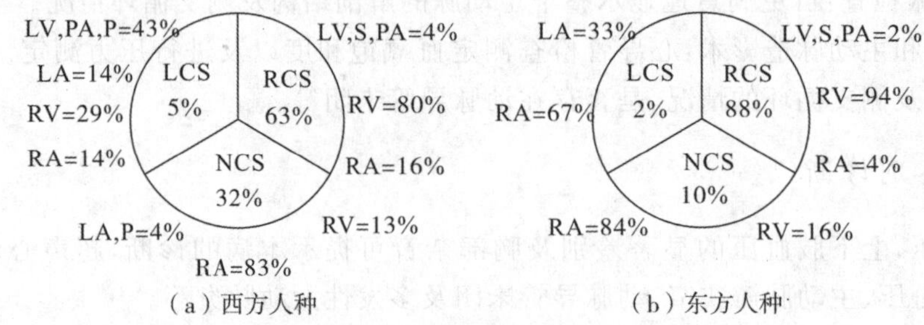

图 19-1-3　主动脉窦瘤的发病率分布

LCS—左冠窦；RCS—右冠窦；NCS—无冠窦；RV—右心室；LV—左心室；RA—右心房；LA—左心房；PA—肺动脉；S—室间隔；P—心包。

（四）临床表现

1. 症状

窦瘤未破时多无明显症状，当瘤体增大时，可压迫周围心脏组织，产生主动脉瓣关闭不全、右心室流出道梗阻、心律失常传导阻滞、冠脉受压等症状。多数病人发病隐匿，呈渐进性劳力性心慌、气短。瘤体破裂常有明确病史和诱因，如剧烈活动、创伤等。约 40％病人突发胸痛、气促等症状，可因急性右心衰而死亡。

2. 体征

心前区可闻及连续性粗糙的收缩期和舒张期杂音，多伴震颤。肺动脉瓣第二心音亢进，心界增大。周围动脉收缩压增高、舒张压降低，体动脉压差增加，有水冲脉及毛细血管搏动征等周围血管征，表现出如动脉导管未闭、主肺动脉窗的体征。继之可出现肝大、下肢水肿等右心衰竭表现。

（五）辅助检查

(1)心电图：可正常，窦瘤破裂后可出现左室增大或左、右室增大表现，也可表现为双心室肥大，可出现不同程度的传导阻滞。

(2)X 线检查：窦瘤破裂后，可见肺淤血，左、右心室增大。

(3)超声心动图：基本可以明确窦瘤破裂的诊断，可了解主动脉窦瘤的起源、窦瘤破裂入哪个心腔、主动脉瓣的解剖与功能、冠状动脉的解剖以及合并的心内畸形，如室间隔缺损等。窦瘤未破裂时，于长轴切面可见窦瘤呈囊袋形扩张，突向右心室流出道或右心房；窦瘤破裂后，其瘤壁顶端回声中断，整个心动周期存在左向右的高速异常血流；尚可测得破裂口的大小。

(4)磁共振检查:可更清晰显示窦瘤部位大小及其与周围心血管腔室的关系。

(5)心导管检查:经升主动脉造影可清晰显示未破裂的窦瘤及其相关的解剖学关系,破裂后行升主动脉造影,根据造影剂的流向,可准确判断血液破入的部位及分流量。

(六)诊断与鉴别诊断

根据病史特点、心前区有连续性杂音和震颤、超声心动图检查,即可明确诊断。少数伴有其他畸形的病例可辅以心导管及造影检查。已破裂的主动脉窦瘤依靠超声心动图也可得到确诊。

有心前区连续杂音者尚需与以下心血管畸形鉴别:

(1)动脉导管未闭和主肺动脉窗:无突发病史,自幼即有症状,其杂音位置较高,超声心动图可明确诊断。

(2)冠状动-静脉瘘和肺动-静脉瘘:杂音较轻柔,前者超声检查可见冠脉粗大,后者常有低氧血症,必要时应进行心血管造影检查。

(3)室间隔缺损合并主动脉瓣关闭不全:为双期杂音,非连续性杂音,无急性发病史,超声可明确诊断。

(七)治疗

窦瘤未破裂者可不予处置,随访观察,一旦破裂应该尽早治疗。以往采取外科开胸修补,虽然技术成熟,但手术创伤大,近年来主张行介入封堵治疗。目前还没有公认的介入治疗适应证和禁忌证。文献报道较为理想的适应证,为主动脉右窦瘤破入右室水平的左向右分流,瘤体未累及瓣环或主动脉瓣者,可用动脉导管未闭封堵器或室间隔缺损封堵器进行封堵治疗。

1. 手术适应证及禁忌证

(1)窦瘤破裂:一旦明确诊断均应及时修补,症状凶险者应急诊手术。

(2)窦瘤未破:①对于无症状和无心功能障碍者是否即行手术,尚有争议。笔者认为,窦瘤为进行性改变,并逐渐影响周围心脏组织,可以随访,如进展快者应择期手术;②伴有心内畸形者,即使窦瘤未破裂也应早期择期纠治;③若窦瘤影响其周围的心腔解剖,产生血流动力学改变,造成诸如心腔流出道梗阻、瓣膜畸形和关闭不全,则应及时择期手术。

2. 手术方法

经胸骨正中切口进胸,在心肺转流下行窦瘤切除和修补术,建议术中使用食道超声进一步明确窦瘤和周围组织的关系。因为存在瘘管或反流的主动脉瓣,在灌注心肌停跳液时,所有病例都应该打开主动脉。修补窦瘤有3个径路:①经起点腔(主动脉);②经终点腔(心房、心室或肺动脉等);③两个方向的联合径路。笔者认为,最有利的方法为使用联合径路,当没有伴发室间隔缺损和主动脉瓣关闭不全时,则可考虑使用一个径路进行手术修补。

3. 并发症

(1)低心排综合征:手术后早期的主要并发症,尤其是窦瘤破裂未早期诊治或伴有心内畸形者,左心功能已低下,与术中心肌保护处理不当等因素有关。

(2)主动脉瓣关闭不全:与术前主动脉瓣病变程度以及窦瘤修补不当有关。术前超声图像的详细复习以及术中心脏复跳后食道超声检查至关重要,一旦发现瓣膜整形无效就应及时修正或人工瓣膜置换。

(3)窦瘤复发:多与手术修补不当有关。

(4)心律失常甚至房室传导阻滞:与心腔内修补区与传导束之间距离很近有关。出现心律失常,先用抗心律失常药物,有三度传导阻滞的患者置入临时起搏器,未复律者置入永久起搏器。

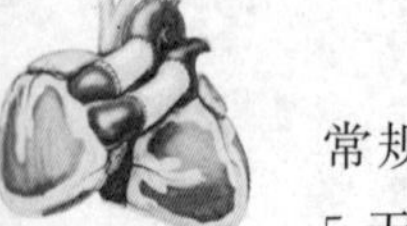

(八)预后

窦瘤一旦破裂则预后不佳,如不能手术治疗,多在数周或数月内死于心力衰竭。

(九)病例讨论

1. 病史

病史摘要:患者陈某,男,35 岁,主诉"发现心脏杂音 20 年,突发胸闷 5 天"。患者 20 年前于当地医院常规体检时发现心脏杂音,当时未做进一步诊治。平素无活动后气促,无胸闷、胸痛,无紫绀、晕厥、抽搐。5 天前因剧烈呛咳,突发胸闷、气促,休息后无缓解。

2. 体格检查

T 36.5℃,P 72 次/分,R 20 次/分,BP 110/60 mmHg。

口唇无紫绀,心前区未见隆起,心脏搏动增强,心尖搏动位于左锁骨中线外 1 cm,心界向左扩大,可触及明显震颤,心率 72 次/分,律齐,胸骨左缘第 2～3 肋间可闻及 4/6 级收缩期杂音,心尖区可闻及轻度舒张期杂音,P2 亢进,无心包摩擦音,双侧颈静脉无充盈。双下肢无水肿。

3. 辅助检查

(1)心电图:窦性心律,电轴左偏。

(2)X 线:左心室增大,肺动脉段突出,肺纹理增多,双肺充血改变。

(3)超声心动图:左房及左室轻度扩大,右室扩大。房间隔连续完整。室间隔与左室后壁逆向运动。左室壁厚度及心肌回声正常,整体运动协调,搏动幅度及收缩期增厚率未见异常。主动脉右冠瓣增厚,活动幅度减小,肺动脉瓣增厚,余各瓣膜回声尚纤细柔软,开放幅度正常。主动脉右冠窦膨出,紧邻肺动脉瓣下回声中断,缺损直径 8.3 mm。嵴内室间隔紧邻肺动脉瓣下似可见回声中断,约 2.2 mm。升主动脉内径正常。主肺动脉及左、右肺动脉内径增宽。彩色及频谱多普勒显示:主动脉右冠窦破口处探及双期大量左向右分流信号,峰值流速 5.3 m/s,峰值压差 111 mmHg。收缩期二尖瓣口可见少量反流信号,三尖瓣口可见微少量反流信号;舒张期主动脉瓣口可见少量反流信号;余未见异常血流信号及频谱。

超声诊断:先天性心脏病——主动脉窦瘤破裂,可疑室间隔缺损(干下型),轻度主动脉瓣反流,轻度二尖瓣反流,左房左室轻度扩大,右室扩大,主肺动脉增宽,左室整体收缩功能正常。

(4)实验室检查:无阳性指标(血常规、尿常规、粪常规、肝功能、肾功能、电解质及病毒学检查)

4. 诊断与鉴别诊断

(1)诊断:先天性心脏病——主动脉窦瘤破裂,可疑室间隔缺损(干下型),轻度主动脉瓣反流,轻度二尖瓣反流,心功能Ⅱ级。

(2)诊断依据:

①病史:体检发现心脏杂音 20 年,突发胸闷 5 天。

②体查:口唇无紫绀,心前区未见隆起,心脏搏动增强,心尖搏动位于左锁骨中线外 1 cm,心界向左扩大,可触及明显震颤,心率 72 次/分,律齐,胸骨左缘第 2～3 肋间可闻及 4/6 级收缩期杂音,心尖区可闻及轻度舒张期杂音,P2 亢进,无心包摩擦音,双侧颈静脉无充盈。双下肢无水肿。

③辅助检查:超声心动图示,先天性心脏病——主动脉窦瘤破裂,可疑室间隔缺损(干下型),轻度主动脉瓣反流,轻度二尖瓣反流,左房、左室轻度扩大,右室扩大,主肺动脉增宽,左室整体收缩功能正常。X 线:左心室增大,肺动脉段突出,肺纹理增多,双肺充血改变。

(3)鉴别诊断:结合病史、查体及超声心动图可明确诊断,有时需和以下疾病鉴别。

①动脉导管未闭和主肺动脉窗:无突发病史,自幼即有症状,其杂音位置较高,超声心动图可明确诊断。

②冠状动静脉瘘和肺动静脉瘘：杂音较轻柔，前者超声检查可见冠脉粗大，后者常有低氧血症，必要时进行心血管造影检查。

③室间隔缺损合并主动脉瓣关闭不全：为双期杂音，非连续性杂音，无急性发病史，超声可明确诊断。

5. 治疗

(1)治疗原则：尽快手术治疗。

(2)治疗方案：全麻体外循环下行主动脉窦瘤破裂修补、室间隔缺损修补术。

九、法洛四联症

(一)概念

法洛四联症(tetralogy of Fallot)是紫绀型先天性心脏病手术中最常见的一种，在成人先天性心脏病中所占比例接近10%。其基本病理解剖改变为右心室流出道狭窄或闭锁、对位不良性室间隔缺损、主动脉骑跨和右心室肥厚(图19-1-4)。1888年，Fallot详细描述了法洛四联症的4种基本病变。法洛四联症自然预后差，不经手术治疗的自然死亡率一岁以内为25%，3岁以内达40%，10岁以内死亡70%，40岁以内有95%的患者死亡。因此，一旦确诊法洛四联症就应该尽早手术治疗。

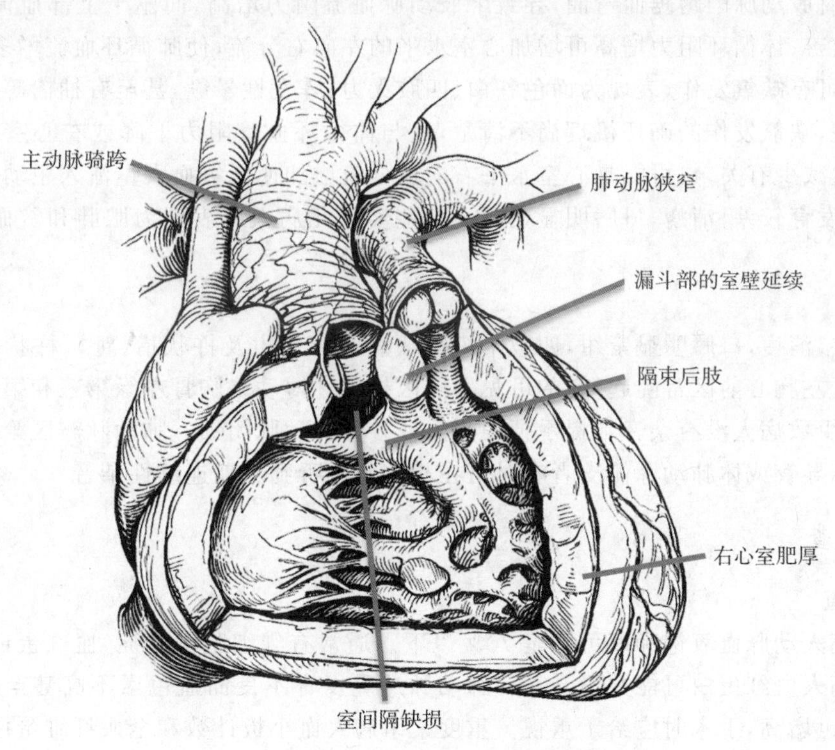

图 19-1-4　法洛四联症病理解剖模式图

(二)病因

法洛四联症的胚胎学基础是圆锥动脉干发育异常。当胚胎第4周时圆锥动脉干的旋转不充分，主动脉瓣未能完全与左心室相沟通，而是骑跨在室间隔之上，和左、右心室均相通。圆锥间隔未能与膜部室间隔及肌部室间隔共同闭合室间孔，圆锥隔或流出道隔向前上方移位，因此产生了主动脉瓣下对位不良型室间隔缺损。

(三)病理生理学

右室流出道狭窄引起肺血流减少，体肺侧支循环增多。由于右心室压力增高使室间隔缺损引起的左向右分流减少，主动脉的右跨使右心室血分流入主动脉，因此产生右向左分流，且逐渐加重。肺血减少主要取决于右心室流出道狭窄的严重程度，而与狭窄的部位无关。右心室流出道及肺动脉梗阻越重，肺部血流越少，紫绀和组织缺氧就越严重。严重法洛四联症伴有粗大的未闭动脉导管或体肺动脉侧支者，其肺血减少与右心室流出道狭窄并不成比例，甚至肺动脉压偏高，紫绀较轻。肺动脉远端发育不良者则常有严重紫绀。左心发育较差，右心负担重，且随年龄的增长而日益加重，最终可导致心力衰竭。

(四)临床表现

1. 症状

(1)紫绀是本病最突出的症状，多在婴儿时期即有紫绀，但在出生后早期几个月内可能因存在动脉导管未闭而紫绀不明显，或仅在哭闹时出现。

(2)气喘和阵发性呼吸困难也是常见症状，多在哭闹或劳累后出现。

(3)儿童常有蹲踞现象，表现为行走一段路程后下蹲，双下肢屈曲、双膝贴胸。蹲踞可使含氧较低的回心血液减少，同时股动脉因蹲踞而弯曲，导致下肢动脉血流阻力增高，而躯干上部血流增加，使中枢神经系统缺氧状况改善；体循环阻力增高可增加心室水平的左向右分流，使肺循环血流增多，紫绀好转。

(4)重症病人可有缺氧发作，表现为面色苍白、四肢无力、阵发性晕厥，甚至有抽搐等症状，多在清晨、排便或活动后出现，缺氧发作的确切机理尚不清楚，这与体循环血管阻力下降或右心室漏斗部肌肉收缩而致肺部血流骤然减少有关，也可能是心室水平右向左分流增加使低氧血大量流入主动脉所致。

(5)病人一般发育较差，消瘦，口唇明显紫绀。一些婴幼儿病人可表现为肥胖和贫血，临床上紫绀不明显。

2. 体征

患者发育较差，消瘦，口唇明显紫绀，四肢末梢因缺氧而有紫绀及杵状指(趾)，杵状指(趾)的轻重与缺氧程度呈正比。左胸心前区常隆起，有的可见心前区抬举性搏动。胸骨左缘第三和第四肋间可闻及收缩期喷射样杂音，少数病人没有杂音常提示梗阻严重或合并肺动脉闭锁。肺动脉瓣区第二心音单一。合并粗大的未闭动脉导管或体肺动脉侧支者有时可在相应部位听到双期连续性杂音。

(五)辅助检查

1. 实验室检查

法洛四联症病人动脉血氧饱和度可降至70%以下。通常有红细胞增多症，血红蛋白上升，但合并贫血的法洛四联症病人血红蛋白可能并不升高。肺动脉严重发育不良而血色素不高甚至贫血常常是病重的表现，手术风险也增高，手术时应给予重视。重度紫绀病人血小板计数和全血纤维蛋白原均减少，血小板功能差，有不同程度的凝血功能障碍。

2. 心电图

电轴右偏，右心房扩大，右心室肥厚。

3. X线胸片

典型的法洛四联症心脏形态呈“靴形心”，即心尖上翘圆钝，心脏扩大以右心房、右心室为主。肺血减少，心腰凹陷。肺部纹理越细，常提示肺动脉干及其分支发育越差。

4. 磁共振检查

磁共振检查可清晰显示各种解剖结构异常。

5. 超声心动图检查

超声心动图有无创、方便、准确等优势，是确诊法洛四联症的首选方法；可明确判断右心室流出道狭窄部位（特别是左右肺动脉起始部有无狭窄）及其严重程度、室间隔缺损的类型和大小、主动脉骑跨程度，并测算左心室容积和功能以及合并畸形。

6. 心导管和右心造影检查

通过测压可了解右心室流出道狭窄部位、程度，通过血气分析可计算出心内分流部位和分流量。选择性心室造影可以显示室间隔缺损类型及大小、肺动脉发育情况、主动脉骑跨程度、冠状动脉畸形和肺部侧支循环血管等，根据造影测定肺动脉直径以及肺动脉分支的病变要比超声心动图更精确。主动脉与肺动脉之间有粗大侧支血管时可行主动脉造影或直接在侧支动脉插管造影，以了解侧支血管与固有肺动脉之间有无交通，可选择性地对侧支血管进行栓堵。但目前心导管及右心造影已逐渐被 CT 血管成像所替代。

7. 多排螺旋 CT 检查

多排 CT 血管成像是对超声检查的有力的补充，尤其是对肺动脉分支发育较差，疑有周围肺动脉狭窄及体肺侧支存在的病人来说，多排 CT 血管成像检查可对左右肺动脉直径进行准确测量，并可直观地观察肺动脉的形态及其与主动脉的关系，同时对室间隔缺损的大小、部位和右心室流出道狭窄的部位和程度做出准确的诊断。

（六）诊断与鉴别诊断

根据特征性症状体征，结合上述检查，不难诊断。右心导管检查可发现右心室压升高，肺动脉压力低，右心室、左心室和主动脉收缩压基本相同。选择性右心造影能明确主动脉与肺动脉的位置关系、肺动脉狭窄部位和程度、肺动脉分支和左心室发育情况。法洛四联症常并发脑血栓、脑脓肿、细菌性心内膜炎和高血压。

（七）治疗

1. 手术适应证及禁忌证

法洛四联症患者右心室流出道狭窄的部位和程度有很大差别，包括肺动脉瓣与瓣上狭窄、左右肺动脉及其远端狭窄。能否一期根治取决于肺动脉发育及左心室大小。McGoon 比值：测量心包外左右两侧肺动脉的直径之和除以膈肌平面降主动脉直径，计算其比值，McGoon 比值的正常值为大于 2.0，一般认为，法洛四联症病人的 McGoon 比值大于 1.2 时可考虑一期根治术。另一参考指标是肺动脉指数（pulmonary arterial index，PAI），又称 Nakata 指数（Nakata index），为心血管造影测量心包外左右两侧肺动脉的横切面积之和除以体表面积。肺动脉指数正常值为≥330 mm^2/m^2，肺动脉指数≥150 mm^2/m^2 可考虑一期根治术，＜150 mm^2/m^2 时根治手术应慎重。肺动脉指数＜120 mm^2/m^2 提示两侧肺动脉发育不良。对不具备上述条件，或者冠状动脉畸形影响右心室流出道疏通的病人，应先行姑息手术，有症状的新生儿和婴儿应早期手术，符合条件者应实施一期根治。对无症状或症状轻者，目前倾向于大于 6 月后行择期根治术，以减少继发性心肌损害。无论根治还是姑息手术，禁忌证均为经内科治疗无效的顽固性心衰、严重肝肾功能损害。

2. 手术方法

(1)姑息手术：姑息手术目的是增加肺血流量，改善动脉血氧饱和度，促进左心室和肺血管发育，为根治手术创造条件。手术方式较多，最常用有两种：①体循环—肺循环分流术，经典术式为改良 Blalock-Taussig 分流术，即在体外循环下用直径 4～5 mm 的人工血管连接无名动脉和右肺动脉；②右心室流出道疏通术，于体外循环下纵行切开右心室和肺动脉，不修补室间隔缺损，切除肥厚的右心室漏斗部肌肉，

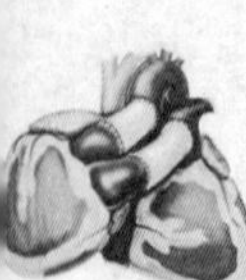

用自体心包或人工材料补片拓宽右心室流出道及肺动脉。姑息手术后需密切随访，一旦条件具备，应考虑实施根治手术。

(2)根治手术：经胸骨正中切口，建立体外循环，经右心房或右心室切口，剪除肥厚的壁束和隔束肌肉，疏通右心室流出道，用补片修补室间隔缺损，将骑跨的主动脉隔入左心室，用自体心包片或人工血管片加宽右心室流出道、肺动脉瓣环或肺动脉主干及分支。

3. 并发症

(1)低心排综合征：手术后最常见的并发症，多为心内畸形矫治不满意，如右心室流出道狭窄解除不够、缺损修补术后残余分流、右心室切口过长、右心室流出道过度疏通、心肌保护差。

(2)呼吸窘迫综合征：术后肺血管过度灌注是出现呼吸窘迫综合征的主要原因。应严格控制输液量，适当提高体内胶体渗透压，充分给氧，适当延长辅助呼吸时间，及时纠正酸中毒。

(3)心律失常甚至房室传导阻滞：与心腔内修补区与传导束之间距离很近有关。出现心律失常，先用抗心律失常药物，有三度传导阻滞的患者置临时起搏器，未复律者置永久起搏器。

(4)右心室流出道狭窄解除不够及缺损修补术后残余分流：术中应常规放置食道超声，及时评估术后解剖情况，若出现严重右室流出道狭窄及大于 5 mm 的室缺残余分流，应再次手术矫治。

(5)瓣膜关闭不全：三尖瓣、肺动脉瓣较为多见，肺动脉瓣反流主要见于跨肺动脉瓣环手术的患者，三尖瓣及主动脉瓣反流多由手术损伤所致。

(6)其他：如肾功能不全，由于患者长时间缺氧，常有不同程度肾损害，术后易发生肾功能不全，应尽早行血液透析或腹膜透析治疗。

(八)病例讨论

1. 病史

病史摘要：患儿张××，女，1 岁 1 个月，主诉“体检发现心脏杂音 3 月余”。3 月余前因肺炎于当地医院体检时发现心脏杂音，后于当地某医院行心脏彩超发现法洛四联症、房间隔缺损、肺动脉瓣下异常回声团。患儿发育迟缓，平时活动能力及生长发育与一般儿童相比较弱，轻微紫绀，无晕厥、抽搐，有蹲踞现象。

2. 体格检查

T 36.5℃，P 142 次/分，R 40 次/分，BP 84/42 mmHg，体重 6 kg，SpO_2 89%。

口唇轻微发绀，颈静脉无怒张，心前区未见明显隆起畸形，心尖搏动位于第 5 肋间左锁骨中线处，无抬举样搏动，胸骨左缘 3～4 肋间可触及震颤。心界无扩大，心率 142 次/分，律齐，胸骨左缘第 3～4 肋间可闻及 3/6 级收缩期杂音，无心包摩擦音，股动脉枪击音(－)，水冲脉(－)，无明显杵状指趾，双下肢无浮肿。

3. 辅助检查

(1)心电图：窦性心律，电轴右偏。

(2)X 线：心尖上翘圆钝，右心房、右心室扩大。肺血轻度减少，心腰凹陷。肺部纹理稍稀疏。

(3)超声心动图：右房及右室扩大，右室壁增厚，右室前壁厚度 4.1 mm；左室壁整体运动正常；继发孔房间隔中央回声中断，其中大动脉短轴切面缺损直径 8.3 mm，胸骨旁四腔切面缺损直径 8.0 mm，剑下双房切面缺损直径 6.2 mm；升主动脉增宽、右移且骑跨在室间隔之上，骑跨率 40%～50%，主动脉前壁与室间隔回声连续性中断，形成室上嵴内至肺动脉瓣下室间隔较大范围回声中断，缺损直径 9.2 mm；主肺动脉远端内径尚可，左肺动脉内径细窄，右肺动脉相对增宽；肺动脉瓣环直径 8 mm，肺动脉瓣开放活动受限；余各瓣膜回声及启闭活动未见异常；McGoon 指数 1.77。彩色多普勒显示：室上嵴内至肺动脉瓣下室间隔缺损处可见大量右向左分流为主的双向分流血流信号；收缩期右室流出道血流速度 1.35 m/

s,最大压差 7 mmHg;肺动脉瓣上峰值血流速度 4.1 m/s,最大跨瓣压差 67 mmHg,平均跨瓣压差 35 mmHg;继发孔房间隔缺损口见大量左向右分流过隔血流束;收缩期三尖瓣口可见少量反流信号;余未见明显异常血流信号。

超声诊断:先天性心脏病——法洛氏四联症,包括室上嵴内至肺动脉瓣下室间隔缺损(大量右向左为主双向分流);肺动脉瓣狭窄(最大跨瓣压差 67 mmHg,平均跨瓣压差 35 mmHg);升主动脉骑跨(骑跨率 40%～50%);左肺动脉发育不良;继发孔房间隔缺损(大量左向右分流);右房及右室扩大,右室壁增厚;轻度三尖瓣反流;左室收缩功能正常。

(4)实验室检查:无阳性指标(血常规、尿常规、粪常规、肝功能、肾功能、电解质及病毒学检查)。

4. 诊断与鉴别诊断

(1)诊断:先天性心脏病、法洛四联症、房间隔缺损。

(2)诊断依据:

①病史:慢性病程,体检发现心脏杂音 3 月。

②体查:口唇轻微发绀,胸骨左缘第 3～4 肋间可闻及 3/6 级收缩期杂音。

③辅助检查:超声心动图提示先天性心脏病——法洛氏四联症,包括室上嵴内至肺动脉瓣下室间隔缺损(大量右向左为主双向分流);肺动脉瓣狭窄(最大跨瓣压差 67 mmHg,平均跨瓣压差 35 mmHg);升主动脉骑跨(骑跨率 40%～50%);左肺动脉发育不良;继发孔房间隔缺损(大量左向右分流);右房及右室扩大,右室壁增厚;轻度三尖瓣反流;左室收缩功能正常。X 线:心尖上翘圆钝,右心房、右心室扩大。肺血轻度减少,心腰凹陷。肺部纹理稍稀疏。

(3)鉴别诊断:结合病史、查体及超声心动图,可明确诊断。

5. 治疗

(1)治疗原则:择期手术治疗。McGoon 比值 1.77,可行法洛四联症根治术。

(2)治疗方案:全麻体外循环下行法洛四联症根治、房间隔缺损修补术。

十、艾森门格综合征

艾森门格综合征在严格意义上并不能称为某种先天性心脏病,而是一组先天性心脏病发展的后果。如室间隔缺损的持续存在,肺动脉高压的进行性发展,原来的左向右分流逐渐变成双向分流,最后变成右向左分流,从无青紫发展至有青紫的阶段,即称为艾森门格综合征。其他疾病如房间隔缺损、动脉导管未闭等也都有类似的病变发展过程,因此,本征也可称为肺动脉高压性右向左分流综合征。

(一)病理解剖

除原发的室间隔缺损、房间隔缺损或动脉导管未闭等原有畸形外,可见右心房、右心室均明显增大;肺动脉总干和主要分支扩大,而肺小动脉壁增厚,内腔狭小甚至闭塞。

(二)病理生理

本征原有的左向右分流流量一般较大,肺动脉血流增多导致肺动脉压增高,开始为功能性肺血管收缩,持续存在的血流动力学变化使右心室和右心房的压力增高;肺动脉也逐渐发生器质性狭窄或闭塞病变,使原来的左向右分流逆转为右向左分流,从而出现青紫。本征均有继发性、相对性肺动脉瓣及三尖瓣关闭不全,尤其多见于室间隔缺损,发生时间多在 20 岁以后。

(三)临床表现

(1)症状:轻至中度青紫,于劳累后加重,逐渐出现杵状指(趾),常伴有气急、乏力、头晕等症状,以后

可出现右心衰竭的相关症状。

(2)体征:心浊音界扩大,心前区有抬举样搏动,原有的左向右分流的杂音减弱或消失(动脉导管未闭的连续性杂音中舒张期部分可消失,室间隔缺损的收缩期杂音减轻),肺动脉瓣第二心音亢进、分裂,以后可出现舒张期杂音(相对性肺动脉瓣关闭不全),胸骨下段偏左部位可闻及收缩期反流性杂音(相对性三尖瓣关闭不全)。

(四)辅助检查

(1)心电图:右心室肥大劳损,右心房肥大。

(2)X线检查:右心室、右心房增大、肺动脉干及左、右肺动脉均扩大,肺野轻度充血或不充血而纹理变细,左心情况因原发性畸形不同而不同。

(3)超声心动图:除原有畸形表现外,还有肺动脉扩张及相对性肺动脉瓣及三尖瓣关闭不全。

(4)心导管检查:除原有畸形外,可确定双向分流或右向左分流,测量肺动脉压力,计算全肺血管阻力,可通过血管扩张试验评价肺血管反应性。

(五)诊断与鉴别诊断

根据病史及临床上晚发青紫,结合X线及超声心动图检查,诊断一般无困难。鉴别诊断主要与先天性青紫型心脏畸形鉴别,一般亦无困难。

(六)治疗

不宜行外科手术或介入手术来纠正原有的畸形。治疗主要针对肺动脉高压及其引起的心力衰竭和肺部感染。对于肺动脉高压,临床上酌情选用钙通道阻滞剂、内皮素受体拮抗剂、磷酸二酯酶抑制剂、前列环素类似物等药物进行治疗,均有不错的临床效果。若肺动脉压下降明显,可再评估手术指征。对于轻型紫绀的动脉导管未闭患者,可先试封堵动脉导管,若肺动脉压仍有下降,考虑实施封堵治疗,房、室间隔缺损则不主张用此方法。艾森门格综合征唯一有效的治疗方法是进行心肺联合移植或在肺移植的同时修补心脏缺损。

(七)预后

艾森门格综合征为先天性心脏病后期,已失去手术治疗机会,预后不良。

第二节　常见先天性心血管病的介入治疗

随着影像学、各种导管技术以及介入器材的不断改进和发展,先天性心脏病的介入治疗在一定范围内已经替代了外科手术治疗。目前,常见的先天性心脏病介入治疗主要包括动脉导管未闭、房间隔缺损以及室间隔缺损的介入封堵术以及经皮球囊肺动脉瓣成形术。

一、经皮动脉导管未闭封堵术

1967年,Porstmann等首次采用泡沫海绵封堵动脉导管未闭(patent ductus arteriosus,PDA)获得成功,此后各国学者相继开展了多种介入性方法治疗PDA,尤其是1997年Amplatzer封堵器问世以来,经皮动脉导管封堵术渐渐得到广泛应用并成为PDA的首选治疗方法。根据动脉导管的大小和形态可选用不同的封堵装置，目前国内外普遍应用的是 Amplatzer 法及弹簧圈法。弹簧圈的手术成功率为 95%，Amplatzer 法的成功率为 98%～100%。

（一）介入治疗指征

1. 适应证

PDA 伴有明显左向右分流，并且合并充血性心力衰竭、生长发育迟滞、肺循环多血以及左房或左室扩大等表现之一者；心腔大小正常的左向右分流的小型 PDA（包括外科术后或介入术后残余分流），如果通过标准的听诊技术可闻及杂音，也是经导管介入封堵术的适应证。

2. 禁忌证

依赖于动脉导管的开放维持有效肺循环或体循环的心脏畸形；PDA 合并严重肺动脉高压，动脉导管水平出现双向分流或者右向左分流，并且急性肺血管扩张试验阴性。

（二）操作要点

（1）采用 Amplatzer 法封堵 PDA 时，一般选择比所测 PDA 最窄处直径大 3～6 mm 的封堵器进行封堵。

（2）采用弹簧栓子法封堵 PDA 时，可根据情况选择经股静脉顺行法或经股动脉逆行法。

（3）对于儿童，尤其是 1 岁以内的婴儿患者，术中应当尤其注意封堵器造成降主动脉或者左肺动脉起始部狭窄的可能。

（三）常见并发症及其防治

1. 残余分流与溶血

术后早期少量残余分流可随访观察；残余分流量较大者，可再植入弹簧圈或者封堵器进行封堵。溶血一般与残余分流有关，可使用糖皮质激素、碳酸氢钠等药物治疗，必要时输血。若经上述治疗后病情不缓解，可对残余分流进行再次封堵或外科手术治疗。

2. 血栓栓塞

肢体血栓栓塞时可给予全身肝素化治疗或尿激酶溶栓，药物治疗无效可应用经导管法或外科手术法取栓。

3. 血小板减少

血小板减少多见于大型 PDA 封堵术后，原因尚不完全清楚；可应用短期大剂量糖皮质激素冲击治疗，必要时可静脉输注血小板悬液。

4. 封堵器移位导致肺动脉或者外周动脉栓塞

一旦封堵器脱落可通过圈套器或异物钳将其取出，难以取出时应行急诊外科手术。

5. 封堵器致左肺动脉或降主动脉狭窄

轻度狭窄可随访观察，如狭窄程度较重应行外科手术。

（四）随访

术后第 1、3、6、12 个月及以后每年常规随访心电图及心脏超声。中长期随访表明 PDA 介入术后可获得良好预后，尚无远期严重并发症的报道。

二、经皮室间隔缺损封堵术

1988 年，Lock 等首次应用双面伞关闭室间隔缺损（ventricular septal defect，VSD）；1994 年，Sideris

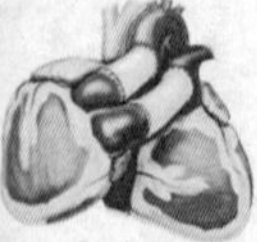

等报道纽扣式补片法封堵 VSD，但上述方法由于操作复杂、并发症多均未获推广应用；1998 年后，Amplatzer 肌部和膜周部 VSD 封堵装置相继研制成功并应用于临床，尤其是 2002 年以来，国内在 Amplatzer VSD 封堵器的基础上对封堵器进行了改进和完善，VSD 介入治疗在我国得以迅速发展。目前，我国 VSD 封堵术的总体成功率在 96%，严重并发症 2.6%，病死率 0.05%。

（一）介入治疗指征

1. 适应证

膜周型 VSD 或肌部型 VSD；年龄≥3 岁；有临床症状或有左心超负荷表现；肺体循环血流量比（Qp/Qs）>1.5；缺损直径 3～14 mm。解剖条件合适的外科手术后残余分流或外伤后 VSD，有临床症状或有左心超负荷表现也可考虑行封堵术。

2. 禁忌证

双动脉下型 VSD；伴轻度以上主动脉瓣反流；合并梗阻性肺动脉高压。

（二）操作要点

1. 建立动、静脉轨道

在建立轨道过程中应注意避免导丝或导管缠绕三尖瓣腱索。

2. 封堵器选择

缺损距主动脉瓣 2 mm 以上者选用对称型封堵器，不足 2 mm 者选用偏心型封堵器。

（三）常见并发症

1. 心律失常

术中可有室性早搏、室性心动过速、束支传导阻滞及房室阻滞等，多为一过性，不需要特殊处理。术后早期发生三度房室阻滞或完全性左束支传导阻滞时，可用药物治疗，必要时安装临时起搏器，治疗 3～7 天不恢复，应开胸取出封堵器并修补 VSD。

2. 封堵器移位或脱落

可用圈套器捕获后取出，否则应外科手术取出。

3. 对瓣膜的影响或损伤

术中如果发现封堵器植入后出现明显主动脉瓣反流或三尖瓣反流，则应撤出封堵器。

4. 残余分流和溶血

少量残余分流可随访观察，残余分流量较多时应尽早行外科手术治疗。溶血多与残余分流有关。

（四）随访

术后口服阿司匹林 3～5 mg/(kg·d)，共 6 个月。所有进行 VSD 介入治疗的病例均应坚持长期随访；推荐术后第 1、3、6、12 个月及以后每年常规随访心电图和心脏彩超。

因少数 VSD 介入治疗病例有远期发生主动脉瓣穿孔、迟发房室阻滞及左束支传导阻滞的可能，所以所有进行 VSD 介入治疗的病例均应坚持长期随访。

三、经皮房间隔缺损封堵术

房间隔缺损中绝大部分为继发孔型，占房间隔缺损的 60%～70%。1974 年，King 和 Mills 首次完成了经导管介入治疗继发孔型房间隔缺损（atrial septal defect，ASD）。此后随着封堵装置的不断改进，特别是 1997 年 Amplatzer 装置问世以来，该项技术日臻成熟并得到广泛应用，对于解剖条件合适的病例可替代外科手术。目前，该介入治疗的成功率在 98%以上，并发症发生率仅为 1%～2%。

(一)介入治疗指征

1. 适应证

(1)有血流动力学意义(缺损直径≥5 mm)的继发孔型 ASD。

(2)缺损至冠状静脉窦，上、下腔静脉及肺静脉的距离≥5 mm，至房室瓣的距离≥7 mm。

(3)房间隔直径>所选用封堵器左房侧的直径。

(4)不合并必须外科手术的其他心血管畸形。

前缘残端缺如或不足，但其他边缘良好的具有血流动力学意义的继发孔型 ASD 以及具有血流动力学意义的多孔型或筛孔型 ASD 也可考虑行介入封堵术。

2. 禁忌证

(1)原发孔型、静脉窦型及无顶冠状窦型 ASD。

(2)伴有与 ASD 无关的严重心肌疾患或瓣膜疾病。

(3)合并梗阻性肺动脉高压。

(二)操作要点

1. 封堵器选择

若采用球囊导管测量 ASD 的大小，选择的封堵器直径应比球囊测量的伸展径大 1～2 mm；若根据经胸超声心动图测量的 ASD 最大直径，边缘良好者选择封堵器时加 2～4 mm，边缘欠佳者加 4～6 mm。

2. 长鞘排气

在操作过程中要将导管及输送鞘内的气体完全排除干净，在送入体内前应将封堵器置于含肝素的盐水内充分浸泡排气，以防止空气栓塞。

3. 封堵器的释放

在封堵器植入后，经透视及超声心动图监测封堵器位置及形态满意，反复推拉输送钢缆，封堵器位置固定，方可释放封堵器。

(三)常见并发症

1. 封堵器脱落、移位

封堵器选择不当易造成脱落，一旦封堵器脱落可经导管取出，若封堵器较大或者难以取出时应紧急行外科手术。

2. 心律失常

术中多为一过性心律失常，无须特殊处理；若术中出现三度房室阻滞，停止操作较长时间仍未恢复者，应放弃介入治疗。

3. 心包填塞

心壁穿孔多发生于左心耳或肺静脉处；若出现心包填塞，应立即行心包穿刺引流以减轻心包填塞，并尽快行外科手术治疗。

4. 气体栓塞

应立即吸氧，心率减慢者给予阿托品，同时给予硝酸甘油以防止血管痉挛。

5. 残余分流

对少量残余分流一般不需要处理，部分可自行闭合。如残余分流束直径大于 5 mm 或有血流动力学意义，建议再次封堵残余分流。

6. 脑栓塞

术中及术后严格的抗凝治疗是预防栓塞事件发生的关键。

（四）随访

术后口服阿司匹林 3～5 mg/(kg·d)，共 6 个月。因为少数病例有远期发生主动脉—心房瘘的可能，所有进行 ASD 介入治疗的病例均应坚持长期随访；推荐术后第 1、3、6、12 个月及以后每年常规随访心电图及心脏超声。

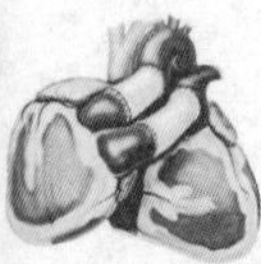

四、经皮球囊肺动脉瓣成形术

1982 年，Kan 等首先报道了运用经皮球囊肺动脉瓣成形术（percutaneous balloon pulmonary valvuloplasty，PBPV）治疗先天性肺动脉瓣狭窄（PS）。30 余年来对 PBPV 的作用机制、适应证、方法学、术前术后血流动力学及较大样本的长期随访研究表明，PBPV 是治疗 PS 的首选方法，可替代外科开胸手术应用于大部分的病例。

（一）球囊扩张术的指征

1. 适应证

(1)经导管或超声多普勒测量的跨瓣收缩期压差＞40 mmHg(1 mmHg＝0.133 kPa)或者合并右心功能不全的典型 PS。

(2)依赖于动脉导管开放的危重性 PS。

(3)瓣膜发育不良型 PS 达到球囊扩张指征者也可考虑。

室间隔完整的肺动脉瓣闭锁，如果解剖条件合适，并且排除右心室依赖性冠状动脉循环，可以进行瓣膜打孔球囊扩张术。

2. 禁忌证

(1)室间隔完整的肺动脉瓣闭锁或极重度 PS，合并右心室依赖性冠状动脉循环。

(2)PS 伴有需要外科手术处理的重度三尖瓣反流。

(3)单纯性肺动脉瓣下漏斗部狭窄但瓣膜正常者。

（二）操作要点

1. 球囊导管的选择

通常选择的球囊与瓣环直径比值为 1.2～1.4。新生儿或小婴儿宜选择长度为 20 mm 的球囊。30 mm 长度球囊可用于小婴儿外所有儿童患者。

2. 年长儿 PBPV 术

当应用单一球囊难以达到足够的球囊与瓣环直径比值时，可采用双球囊扩张术。

3. 重度 PS 的 PBPV 术

要尽量缩短操作时间，以避免肺动脉前向血流阻断所导致的严重低氧血症和血流动力学障碍。可先选用较小球囊进行扩张，然后再选用大小合适的球囊进行扩张。

（三）常见并发症

(1)一过性的心动过缓、血压下降：应尽量缩短球囊扩张的时间。

(2)心脏穿孔或心包填塞：须立即行心脏超声检查，及早做出诊断和及时处理。

(3)三尖瓣重度反流：需外科手术治疗。

(4)右心室流出道反应性痉挛：可给予β受体阻滞剂治疗1～6个月。

(5)肺动脉瓣反流：较为常见，但多为轻至中度，一般无须处理。

(四)随访与预后

PBPV术后需要长期随访，包括临床体检、心电图和心脏超声检查等；推荐术后第1、3、6、12个月及以后每年常规随访。

PBPV术后长期效果一般较好，再狭窄的发生率低，部分再狭窄的患者可以再次进行PBPV术。仅有约6%的患者因为严重的肺动脉瓣反流需要进行肺动脉瓣置换术。

(刘文辉、孙　勇、强海峰、肖国胜)

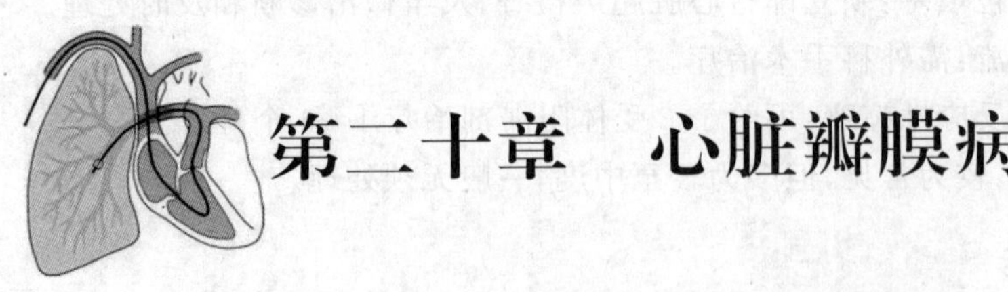

第二十章　心脏瓣膜病

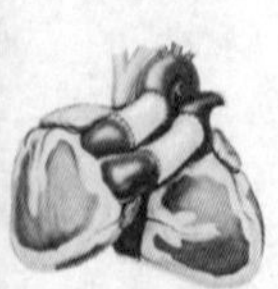

心脏瓣膜病(valvular heart disease,VHD)是指由先天性发育畸形或各种获得性疾病(如风湿性、退行性、感染性等疾病)引起心脏瓣膜结构(瓣叶、腱索、瓣环及乳头肌)和(或)周围组织发生解剖结构或功能上的异常,造成单个或多个瓣膜急性或慢性狭窄和(或)关闭不全,导致心脏血流动力学发生显著变化。这些血流动力学改变可导致心房或心室结构改变及功能失常,最终出现心力衰竭、心律失常等临床表现。病变可累及一个瓣膜,也可累及两个及以上瓣膜,后者称为多瓣膜病。

风湿性炎症导致的瓣膜损害称为风湿性心脏病,简称风心病。随着生活及医疗条件的改善,风湿性心脏病的人群患病率正在降低,但在中国,瓣膜性心脏病仍以风湿性心脏病最为常见。另外,黏液样变性及老年瓣膜钙化退行性改变所致的心脏瓣膜病日益增多。不同病因易累及的瓣膜也不一样,风湿性心脏病患者的二尖瓣最易受累,其次为主动脉瓣;而老年退行性瓣膜病以主动脉瓣病变最为常见,其次是二尖瓣病变。

第一节　二尖瓣狭窄

一、病　因

二尖瓣狭窄(mitral stenosis,MS)的主要病因是风湿热,其他少见的病因包括先天性狭窄、恶性肿瘤、系统性红斑狼疮,法布莱(Fabry)病等。由于我国加强对风湿热的防治,目前风湿性瓣膜病的发病率有所下降。

二尖瓣狭窄以风湿性心脏病最常见,也是风湿性心脏病中最主要的病变。约60%的单纯MS的患者有风湿热病史,而40%的风湿性心脏病患者最终发展成MS。其发病机制是导致风湿热的细菌(A组β溶血性链球菌)在造成咽峡炎的同时又可造成反复发作的急性或慢性全身性结缔组织炎症。该细菌荚膜、细胞壁和细胞膜成分与人体的关节滑膜、心肌、心瓣膜等组织有共同抗原。链球菌感染后体内产生的抗链球菌抗体与这些共同抗原形成循环免疫复合物,沉积于人体的关节滑膜、心肌、心瓣膜,激活补体成分产生炎性病变。临床表现以心肌炎和关节炎为主,可伴有发热、毒血症、皮疹、皮下小节、舞蹈病等。急性发作时通常以关节炎较为明显,也可表现为风湿性心肌炎。急性发作后常遗留轻重不等的心脏损害,尤以瓣膜病变最为显著,引起慢性风湿性心脏病或风湿性瓣膜病。

二、病　理

急性风湿热后形成二尖瓣狭窄需要2～5年的时间,多数患者的无症状期为10年以上,故风湿性二尖瓣狭窄一般在40～50岁发病。风湿性心脏病患者以女性多见,男女发病率之比为1∶2。风湿性二尖瓣狭窄的基本病理变化为瓣叶交界面相互粘连,瓣叶增厚,瓣口变性和狭窄,腱索缩短融合,后期出现钙化，瓣叶活动受限。病变分为：

(1)隔膜型：瓣体无病变或病变较轻，弹性及活动尚可。

(2)漏斗型：瓣叶增厚和纤维化，腱索和乳头肌明显粘连和缩短，整个瓣膜变硬呈漏斗状，活动明显受限。

二尖瓣开放受限，瓣口面积缩小，血流受阻，从而引起一系列病理生理变化。风湿性心脏病患者中约25%为单纯性二尖瓣狭窄，40%为二尖瓣狭窄伴二尖瓣关闭不全。

退行性MS的发生呈上升趋势，主要病变为瓣环钙化，以老年性为多见，常合并高血压、动脉粥样硬化和主动脉瓣狭窄。这种以瓣环钙化为主的病变多累及瓣叶的底部，少有交界处粘连。先天性MS较少见，主要是瓣下狭窄。罕见病因有类癌瘤、结缔组织疾病、心脏结节病等。有人认为病毒(特别是Coxsackie病毒)也可引起包括二尖瓣狭窄在内的慢性心瓣膜病。

三、病理生理

正常二尖瓣口面积为4～6 cm^2。瓣口面积减少至1.5～2.0 cm^2 属轻度狭窄；1.0～1.5 cm^2 属中度狭窄；<1.0 cm^2 属重度狭窄。2014年，美国AHA/ACC关于瓣膜性心脏病的国际指南中对二尖瓣狭窄进行了新的分级，二尖瓣口面积<1.5 cm^2 即属于重度狭窄。

二尖瓣狭窄所产生的病理生理改变可分为慢性肺淤血期和肺动脉高压期。

二尖瓣狭窄时，舒张期血流由左心房流入左心室受限，左心房压力升高，严重狭窄时左心房压需高达20～25 mmHg才能使血流通过狭窄的瓣口，使左心室充盈并维持正常的心排血量。左心房压力升高导致肺静脉和肺毛细血管压力升高，继而导致肺毛细血管扩张和淤血，产生肺间质水肿。心率增快时(如体力活动、情绪应急、房颤、妊娠、感染、贫血时)，心脏舒张期短，左心房压力更高，进一步增加肺毛细血管压力。当左心房压超过4.0 kPa(30 mmHg)时可致肺泡水肿，出现呼吸困难、咳嗽、发绀等临床表现。

肺静脉的压力增高可导致肺动脉的压力被动增高，而长期肺动脉高压可引起肺小动脉痉挛，最终导致肺小动脉硬化，更加重肺动脉高压。肺动脉高压可增加右心室后负荷，引起右心肥厚扩张，最终导致右心衰竭。此时肺动脉压力有所降低，肺循环血液有所减少，肺淤血得到一定程度缓解。此外，左房扩大易致房颤，房颤可加重肺淤血和肺水肿的发生。

四、临床表现

(一)症状

1. 呼吸困难

呼吸困难为最常见也是最早期的症状，在运动、情绪激动、妊娠、感染或快速性房颤时最易被诱发。随病情进展，呼吸困难逐渐加重，可出现静息时呼吸困难、夜间阵发性呼吸困难甚至端坐呼吸。

2. 咳嗽

咳嗽较为常见，多在夜间睡眠或劳动后出现，为干咳无痰或泡沫痰，并发感染时咳黏液样或脓痰。咳嗽可能与患者支气管黏膜淤血水肿易患支气管炎或扩大的左心房压迫左主支气管有关。

3. 咯血

有以下几种情况：

(1)大咯血：严重二尖瓣狭窄时，左心房压力突然增高，肺静脉压增高，支气管静脉破裂出血所致，可为二尖瓣狭窄首发症状，多见于二尖瓣狭窄早期。后期因肺静脉增厚，以及随着病情进展肺血管阻力增

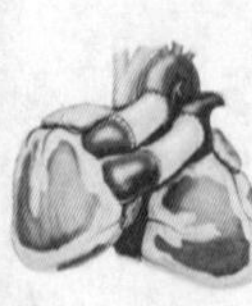

加及右心衰的出现，大咯血反而减少。

(2)痰中带血或血痰：常伴夜间阵发性呼吸困难，与支气管炎、肺部感染、肺充血或肺毛细血管破裂有关。

(3)肺梗死时咳胶冻状暗红血痰：为二尖瓣狭窄合并心力衰竭晚期并发症，由大块肺栓塞造成。

(4)粉红色泡沫痰：为急性肺水肿的特征，由肺泡大量的水分与毛细血管破裂出血所致。

4. 血栓栓塞

血栓栓塞为二尖瓣狭窄常见的严重并发症，约20%的患者在病程中发生血栓栓塞，以脑栓塞为主，发生栓塞者约80%有心房颤动，多为左心耳处血栓脱落造成，故合并房颤的患者需予以预防性抗凝治疗。

5. 其他症状

左心房显著扩大、左肺动脉扩张可压迫左喉返神经引起声音嘶哑；压迫食管可引起吞咽困难；右心室衰竭时可出现食欲减退、腹胀、恶心等消化道淤血症状；部分患者有胸痛表现。

(二)体征

1. 严重二尖瓣狭窄体征

严重二尖瓣狭窄时患者可呈“二尖瓣面容”，双颧绀红。右心室扩大时剑突下可触及收缩期抬举样搏动。右心衰竭时可出现颈静脉怒张、肝颈回流征阳性、肝大、双下肢水肿等。

2. 心音

(1)二尖瓣狭窄时，在心尖区可闻及第一心音亢进，呈拍击样，并可闻及紧随第二心音(S2)后的高调、短促而响亮的二尖瓣开瓣音，呼气时明显，是隔膜型狭窄的前叶开放时发生震颤所致。存在开瓣音和拍击样的第一心音，高度提示瓣膜仍有一定的柔韧性和活动力，如瓣叶钙化僵硬，则该体征消失。

(2)当出现肺动脉高压时，肺动脉瓣区第二音(P2)亢进和分裂。

3. 心脏杂音

(1)二尖瓣狭窄特征性的杂音为心尖区舒张中晚期低调的隆隆样杂音，呈递增型，局限，左侧卧位明显，运动和用力呼气可使其增强，常伴舒张期震颤。房颤时杂音可不典型。当胸壁增厚、肺气肿、低心排血量状态、右室明显扩大、二尖瓣重度狭窄时此杂音可被掩盖，称之为“安静型二尖瓣狭窄”。

(2)严重肺动脉高压时，肺动脉及其瓣环的扩张可导致相对性肺动脉瓣关闭不全，因而在胸骨左缘第2肋间可闻及递减型高调叹气样舒张早期杂音(即Graham-Steel杂音)。

(3)右心室扩大时，因相对性三尖瓣关闭不全，可于胸骨左缘第4、5肋间闻及全收缩期吹风样杂音。

五、实验室和其他检查

(一)X线检查

后前位及侧位的胸片示血流更均匀地分布在上叶，表现为上叶血管明显扩张，为肺静脉压增高的表现。此外，肺淤血、肺水肿还可导致间质组织的液体渗漏，小叶间的液体聚集在基部产生线性条纹，延伸至胸膜，称为Kerley B线。随着间质液进入肺泡腔，可出现肺泡水肿。

心影显示左心房增大。后前位胸片上右心房边缘的后方有一密度增高影(双心房影)，左心缘变直。左前斜位可见左心房使左主支气管上抬，右前斜位吞钡可见增大的左心房压迫食管下段。其他还有：主动脉弓缩小、肺动脉主干突出、右心室增大、心脏呈梨形。

（二）心电图

窦性心律者可见“二尖瓣型P波”（P波宽度大于0.12 s，伴切迹），提示左心房扩大；QRS波群示电轴右偏和右心室肥厚表现；晚期常合并房颤。

（三）超声心动图

超声心动图是确诊该病最敏感可靠的方法。

（1）M型超声心动图示二尖瓣前叶呈“城垛样”改变（EF斜率降低，A峰消失），后叶与前叶同向运动，瓣叶回声增强。

（2）二维超声可观察到瓣膜增厚变性，回声增强，交界粘连，开放受限，瓣口面积改变，瓣叶钙化，瓣下结构改变，以及是否合并其他瓣膜的病变等，从而有利于干预方式的选择。超声心动图还可提供房室大小、室壁厚度和运动、心室功能、肺动脉压、其他瓣膜异常和先天性畸形等方面信息。

（3）经食管超声有利于左心耳及左心房附壁血栓的检出。

（4）彩色多普勒血流显像可实时观察二尖瓣狭窄的射流。

（5）连续波多普勒能较准确地测定舒张期跨二尖瓣的压差和二尖瓣口面积，其结果与心导管法测定结果具有良好相关性，可较准确地判断狭窄严重程度见表20-1-1。

表20-1-1　二尖瓣狭窄严重程度的超声分级

	轻度	中度	重度
MPG/mmHg	<5	5～10	>10
PASP/mmHg	<30	30～50	>50
MVA/cm^2	>1.5	1.0～1.5	<1.0

注：平均压力阶差（main pressure gradient，MPG），肺动脉收缩压（pulmonary arterial systolic pressure，PASP），瓣口面积（mitral valve area，MVA）。

六、诊断和鉴别诊断

（一）诊断

心尖区隆隆样舒张期杂音伴X线或心电图示左心房增大，提示二尖瓣狭窄。超声心动图检查可明确诊断。

（二）鉴别诊断

心尖部舒张期隆隆样杂音尚见于如下情况，应注意鉴别。

1. 主动脉瓣关闭不全

严重的主动脉瓣关闭不全常可于心尖部闻及舒张中晚期柔和、低调隆隆样杂音（Austin-Flint杂音），系相对性二尖瓣狭窄所致。

2. 经二尖瓣口血流增加

严重二尖瓣反流、大量左向右分流的先天性心脏病（如室间隔缺损、动脉导管未闭）和高动力循环（如甲状腺功能亢进症、贫血）时，心尖区可有舒张中期短促的隆隆样杂音，系相对性二尖瓣狭窄所致。

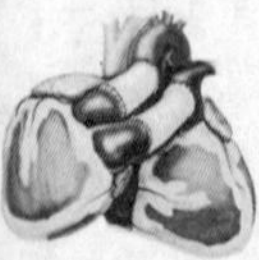

3. 左心房黏液瘤

瘤体阻塞二尖瓣口,产生随体位改变的舒张期杂音,其前可闻及肿瘤扑落音,超声心动图可见左心房团块状回声。

七、并发症

(一)心房颤动

房颤为二尖瓣狭窄最常见的心律失常,出现早,可能为患者就诊的首发症状。左心房压力增高致左心房扩大及房壁纤维化是房颤持续存在的病理基础。房颤时因舒张期变短、心房收缩功能丧失,左心室充盈减少,使心排血量减少20%～25%,突发急性快速性房颤常出现急性左心衰竭,甚至急性肺水肿。

(二)急性肺水肿

急性肺水肿为重度二尖瓣狭窄的严重并发症,表现为突然出现的重度呼吸困难和发绀,不能平卧,咳粉红色泡沫痰,双肺布满干、湿啰音,常由剧烈体力活动或情绪激动、感染、心律失常等诱发。

(三)血栓栓塞

20%的患者可发生体循环栓塞,其中80%伴房颤。血栓栓塞以脑栓塞最常见,约占2/3,亦可发生于四肢、脾、肾和肠系膜等动脉,栓子多来自扩大的左心房(左心耳)。来源于右心房的栓子可造成肺栓塞。

(四)右心衰竭

右心衰竭为晚期并发症。右心衰竭时,右心排血量减少,肺淤血减轻,呼吸困难也有所减轻,发生急性肺水肿和大咯血的危险减少,临床表现为右心衰竭的症状和体征。

(五)感染性心内膜炎

感染性心内膜炎较少见,在瓣膜明显钙化或合并房颤时更少发生。

(六)肺部感染

本病常有肺静脉压力增高及肺淤血,易合并肺部感染,感染后常诱发或加重心力衰竭。

八、治　疗

(一)一般治疗

有风湿活动的患者,推荐预防性抗风湿热治疗,长期甚至终身使用苄星青霉素(benzathine penicillin)120万U,每月肌注一次。轻度二尖瓣狭窄无症状者,无须特殊治疗,但应避免剧烈的体力活动。窦性心律的二尖瓣狭窄患者,不宜使用地高辛。如患者存在肺淤血导致的呼吸困难,应减少体力活动,限制钠盐摄入,间断使用利尿药。另外,二尖瓣狭窄也可能并发感染性心内膜炎,因而要注意预防感染性心内膜炎的发生。需要注意的是,尽管二尖瓣狭窄的患者无症状期及有轻度症状的时期持续较长,但急性肺水肿可能突然发生,特别是在出现快速性房颤时。因而,当患者突然出现呼吸困难急剧加重时,应当及时就诊,否则可能危及生命。

（二）并发症的处理

(1)大量咯血：应取坐位，同时使用镇静剂及静脉使用利尿剂，以降低肺动脉压。

(2)急性肺水肿：处理原则与急性左心衰竭所致的肺水肿相似。需注意以下两点：①避免使用以扩张动脉为主、减轻心脏后负荷的血管扩张药（如硝普钠），应选用扩张静脉系统、减轻心脏前负荷为主的硝酸酯类药物；②正性肌力药物对二尖瓣狭窄所致的肺水肿无益，仅在房颤伴快速心室率时可静脉注射毛花苷C，以减慢心室率。

(3)房颤：急性快速性房颤因心室率快，使舒张期充盈时间缩短，导致左房压力急剧增高，同时心排血量减低，因而应立即控制心室率。可先静脉注射洋地黄类药物，如去乙酰毛花苷注射液（西地兰）；如效果不满意，可静脉注射地尔硫卓(diltiazem)或艾司洛尔(esmolol)；当血流动力学不稳定时，如出现肺水肿、休克、心绞痛或晕厥，应立即进行电复律。

慢性房颤患者应争取通过介入或手术解决狭窄，在此基础上对于房颤病史<1年，左房内径<60 mm，且无窦房结或房室结功能障碍者，可考虑电复律或药物复律。成功复律后需长期口服抗心律失常药物，以预防复发。复律之前3周和复律之后4周需口服抗凝药物，如华法林(warfarin)以预防栓塞。如不宜复律、复律失败或复律后复发，则可服用β受体阻滞剂、地高辛或非二氢吡啶类钙通道阻滞剂控制心室率。

(4)预防栓塞：二尖瓣狭窄合并房颤时，极易发生血栓栓塞。若无禁忌，无论是阵发性还是持续性房颤，均应长期口服华法林抗凝，且需达到2.0～3.0的国际标准化比值(INR)，以预防血栓形成及栓塞事件发生。

（三）手术治疗

对于瓣口面积(MVA)<1.5 cm^2 伴有呼吸困难或有肺动脉高压的患者，需通过机械性干预解除二尖瓣狭窄，降低跨瓣压力阶差，从而缓解症状。有可疑症状时运动负荷试验有助于临床抉择。常用的手术方法有：

1. 经皮球囊二尖瓣成形术(PBMV)

(1)适应证：

①单纯的二尖瓣狭窄患者，MVA<1.5 cm^2，二尖瓣活动度较好，无钙化及瓣下结构异常（Wilkins超声评分<8分），左心房无血栓形成，无二尖瓣关闭不全，窦性心律。

②二尖瓣狭窄伴重度肺动脉高压，外科手术风险极大，不宜换瓣者。

③二尖瓣交界分离术后再狭窄，心房颤动，二尖瓣钙化，合并轻度二尖瓣或主动脉瓣关闭不全，可作为相对适应证。

PBMV的手术过程如下：首先行房间隔穿刺，在导丝导引下将二尖瓣球囊由右心房送入左心房，再使球囊导管跨越二尖瓣，用稀释的造影剂充盈球囊，其膨胀所产生的支撑力分离瓣膜交界处的粘连融合，从而扩大瓣口。

(2)判断PBMV临床成功的指标：

①心尖部舒张期杂音消失或明显减弱，心功能提高一级以上。

②左心房平均压≤11 mmHg，二尖瓣压差≤18 mmHg。

③心排出量增加，全肺阻力下降。

④二尖瓣口面积≥2 cm^2。

⑤无重要的并发症发生。

(3)禁忌证：

①合并左心房新鲜血栓。

②有活动性风湿病。

③未控制的感染性心内膜炎或其他部位的感染。

④伴中度及以上的二尖瓣关闭不全及主动脉瓣病变。

⑤瓣膜条件极差，合并瓣下狭窄，Wilkins 超声评分≥12 分。

2. 二尖瓣分离术

二尖瓣分离术有闭式和直视式两种。闭式的适应证同经皮球囊二尖瓣分离术，开胸后将扩张器由左心室心尖部插入二尖瓣口分离瓣膜交界处的粘连融合，适应证和效果与经皮球囊二尖瓣成形术相似，目前临床已很少使用。直视式适用于瓣叶严重钙化、病变累及腱索和乳头肌、左心房内有血栓者。直视式分离术较闭式分离术解除瓣口狭窄的程度大，因而其术后血流动力学改善更好，手术死亡率＜2%。

3. 人工瓣膜置换术

适应证为：(1)严重瓣叶和瓣下结构钙化、畸形，不宜做经皮二尖瓣成形术或分离术者；(2)二尖瓣狭窄合并明显二尖瓣关闭不全。手术应在有症状而无严重肺动脉高压前进行。严重肺动脉高压可增加手术风险，但非手术禁忌，术后多有肺动脉高压减轻。人工瓣膜置换术手术死亡率为 3%～8%，术后各并发症的发生率均高于分离术。术后存活者，心功能恢复较好。

九、预　后

在未开展手术治疗的年代，确诊为本病而无症状的患者 10 年存活率为 84%，症状轻者为 42%，重者为 15%。当严重肺动脉高压发生后，其平均生存时间为 3 年。死亡原因为心力衰竭(62%)、血栓栓塞(22%)和感染性心内膜炎(8%)。抗凝治疗可减少栓塞发生率，手术治疗也提高了患者的生活质量和存活率。

十、病例讨论

1. 病史摘要

陈××，女，60 岁，因“活动后气促 4 年余，加重 2 天”于 2017 年 4 月 10 日入院。

现病史：患者缘于 4 年前出现活动后气促，伴胸闷、心悸、咳嗽，自觉心跳无明显规律，休息后可自行缓解，无夜间阵发性呼吸困难及端坐呼吸，无双下肢浮肿等症状。上述症状逐渐加重。现登 2 层楼即明显气促，遂就诊于我院，行心脏彩超检查提示“风湿性心脏病：二尖瓣重度狭窄并轻度关闭不全”，心电图提示“房颤心律”。患者拒绝介入及手术治疗，要求药物治疗，遂予抗凝、强心等药物，症状有所缓解。2 天前自觉气促加重，轻度活动即可出现，不能平卧，伴咳嗽，咳白色黏痰。为进一步治疗，以“风湿性心脏病、心功能不全、心房颤动”收入我院。发病以来，睡眠欠佳，食欲稍下降，二便如常，体力明显下降，体重无明显变化。既往青年时期有反复上呼吸道感染及关节肿痛病史。目前有“高血压病”5 年，血压经口服药物(厄贝沙坦每日一次)控制稳定。3 个月前因头晕于外院诊断为“脑梗死”，治疗好转后出院，规律服用华法林抗凝。否认其他病史。个人、家族、婚育史无特殊。

2. 体格检查

入院专科查体：体温 36.5℃，脉搏 85 次/分，呼吸 18 次/分，血压 137/92 mmHg。心尖搏动位于胸骨左缘第五肋间锁骨中线外 2 cm，心浊音界向左下移位，心率 100 次/分，心律绝对不齐，心尖区可闻及舒张期隆隆样杂音及收缩期 3～4 级杂音，P2＞A2。双下肢胫前皮肤轻度水肿。

3. 辅助检查

(1)实验室各项检查：血常规正常；肝、肾功能正常；NT-proBNP 1064 pg/mL。

(2)胸部 X 线提示双房影，左房左室扩大，肺血增多，见图 20-1-1。

(3)心电图：快速型房颤，见图 20-1-2。

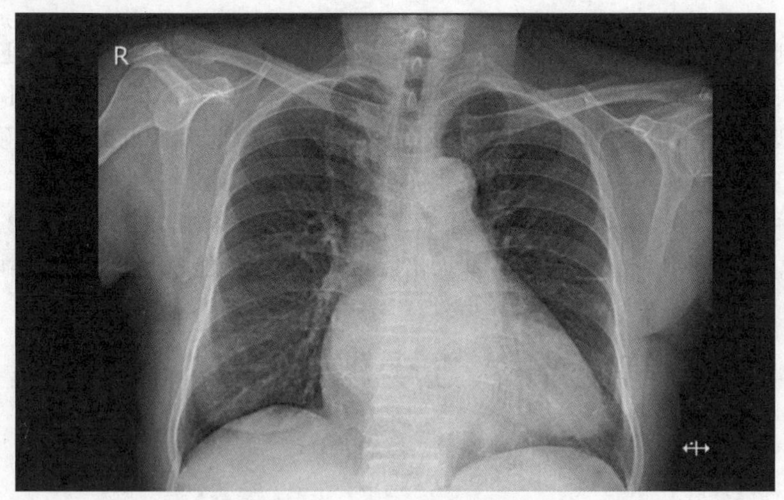

图 20-1-1　胸部 X 线检查结果

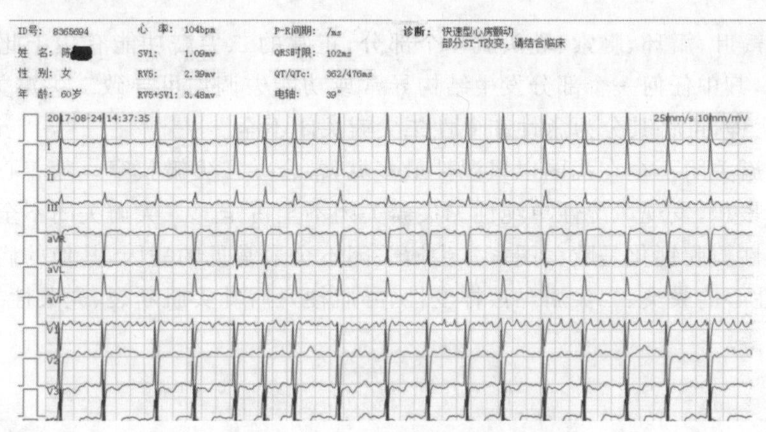

图 20-1-2　心电图检查结果

(4)心脏超声：左房 58 mm，左室舒张末直径 64 mm，EF 54%，二尖瓣叶明显增厚、钙化，瓣叶开放活动受限，二尖瓣瓣口面积 0.75 cm^2。超声诊断：二尖瓣重度狭窄并关闭不全改变，三尖瓣轻度反流，左房左室扩大，见图 20-1-3。

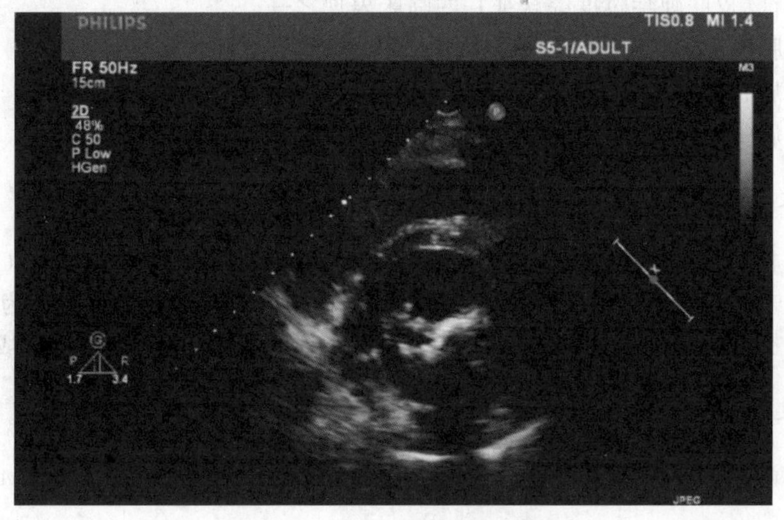

图 20-1-3　心脏超声检查结果

4. 诊断

入院诊断：风湿性心脏病，二尖瓣狭窄并关闭不全，三尖瓣关闭不全，心房颤动，心功能Ⅲ级。

5. 治疗

入院后予以控制心率，利尿，调整心功能，完善冠脉造影(未见冠脉明显病变)等处理。由于二尖瓣明显钙化、增厚，且伴关闭不全故不适合行经皮二尖瓣球囊成形术。2017 年 4 月 17 日于全麻体外循环下行二尖瓣置换＋Ⅲ型迷宫手术，经房间沟入路进入左房，见二尖瓣前后瓣叶增厚、变硬，部分后瓣叶钙化并累及后瓣环，腱索挛缩变短，二尖瓣口呈漏斗形狭窄合并关闭不全。三尖瓣瓣环扩大，瓣叶对合不良。术中先行Ⅲ型迷宫手术消除房颤，切除病变二尖瓣，置换以 27 号机械瓣，三尖瓣以 32 号三尖瓣成形环成形。于 ICU 监护 16 h 后转回普通病房，术后 9 天出院，出院时心功能恢复至Ⅱ级，心电图：窦性心律。

第二节　二尖瓣关闭不全

一、病　因

二尖瓣结构包括瓣叶、瓣环、腱索、乳头肌 4 个部分，正常的二尖瓣功能有赖于此 4 个部分及左心室的结构和功能完整性，其中任何一个部分发生结构异常或功能失调均可导致二尖瓣关闭不全(mitral incompetence)。根据病程，可将其分为急性和慢性二尖瓣关闭不全。

原发性慢性二尖瓣关闭不全在我国以风湿性最多见，常合并二尖瓣狭窄。随着心脏瓣膜病手术治疗的开展及尸检资料的累积，发现风湿性单纯性二尖瓣关闭不全占全部二尖瓣关闭不全的百分数在逐渐减少。瓣膜变性和老年性瓣膜钙化是欧美国家二尖瓣关闭不全最常见的病因，其他的病因还包括二尖瓣脱垂和腱索断裂、感染性心内膜炎、二尖瓣黏液样变性、心肌梗死后乳头肌断裂、先天性二尖瓣畸形、结缔组织病和缺血性心脏病等。

(一)瓣叶异常

(1)风湿性损害最为常见，占二尖瓣关闭不全的 1/3，女性为多。慢性炎症及纤维化使瓣膜僵硬、缩短、变形以及腱索粘连、融合缩短。约半数患者合并二尖瓣狭窄。

(2)二尖瓣脱垂多为二尖瓣原发性黏液性变使瓣叶宽松膨大或腱索过长，心脏收缩时瓣叶突入左房而影响二尖瓣关闭。其瓣膜变性也是遗传性结缔组织病[如 Barlow 综合征、弹力纤维变性、马方综合征、Ehler's-Danlos 综合征(皮肤弹性过度综合征)]的临床表现之一。

(3)感染性心内膜炎、穿通性或非穿通性创伤均可损毁二尖瓣叶。

(4)肥厚型心肌病收缩期二尖瓣前叶向前运动导致二尖瓣关闭不全。

(5)先天性心脏病中，心内膜垫缺损常合并二尖瓣前叶裂，导致关闭不全。

(二)瓣环扩大

(1)任何原因引起左心室增大均可造成二尖瓣环扩大而导致二尖瓣关闭不全。(2)二尖瓣环退行性变和瓣环钙化，多见于老年女性。尸检发现 70 岁以上女性，二尖瓣环钙化的发生率为 12%，且有 50%合并主动脉瓣环钙化。大约 50%的二尖瓣环钙化累及传导系统，引起不同程度的房室或室内传导阻滞。

(三)腱索断裂/异常

这是引起二尖瓣关闭不全的重要原因，先天性异常、自发性断裂或继发于感染性心内膜炎、风湿热的

腱索断裂均可导致二尖瓣关闭不全。

(四)乳头肌病变

乳头肌的血供来自冠状动脉终末分支,对缺血很敏感,冠状动脉灌注不足可引起乳头肌缺血、损伤、坏死和纤维化伴功能障碍。如乳头肌缺血短暂,可出现短暂的二尖瓣关闭不全;如急性心肌梗死发生乳头肌坏死甚至乳头肌断裂,可造成急性二尖瓣关闭不全及急性左心衰竭。乳头肌断裂在心肌梗死中的发生率低于1%,但往往是致命性的,需紧急外科手术。其他少见的疾病为先天性乳头肌畸形(如二尖瓣裂缺、降落伞型二尖瓣畸形等);罕见的乳头肌病变有脓肿、肉芽肿、淀粉样变和结节病等。

二、病理生理

二尖瓣关闭不全的主要病理生理变化是左心室每搏喷出的血流一部分反流入左心房,使左心室至主动脉的血流减少,同时使左心房负荷和左心室舒张期负荷增加,从而引起一系列血流动力学变化。

(一)急性改变

急性二尖瓣关闭不全,收缩期左心室射出的部分血流经关闭不全的二尖瓣口反流至左心房,左心房容量负荷骤增,致使左心房压和肺毛细血管楔压急剧升高,导致肺淤血及急性肺水肿的发生。反流入左心房的血液与肺静脉至左心房的血流汇总,在舒张期充盈左心室,致左心房和左心室容量负荷骤增,左心室来不及代偿,其急性扩张能力有限,左心室舒张末压急剧上升。同时,左心室总的心搏量不足又来不及代偿,前向心搏量及心排血量明显减少。

(二)慢性改变

慢性二尖瓣关闭不全时,左心室舒张期容量负荷增加,但通过Frank-Starling机制可使左心室每搏量增加,心搏量明显增加,射血分数维持在正常范围。因此,代偿早期,左心室舒张末容积和压力可不增加,此时临床症状可不明显。随着病程的延长,持续严重的过度容量负荷终致左心房压和左心室舒张末压明显上升,内径扩大。当心脏失代偿时,每搏量和射血分数下降,肺静脉和肺毛细血管楔压增高,继而发生肺淤血及左心衰竭。晚期出现肺动脉高压,导致右心室肥厚、右心衰竭,终致全心衰竭。

根据二尖瓣复合体功能失调的病理生理,Carpentier提出了二尖瓣关闭不全的“功能分型”。

Ⅰ型:瓣叶运动正常的二尖瓣反流,由瓣环扩大,瓣叶缺乏对合,瓣叶穿孔、撕裂或赘生物形成等因素所致。

Ⅱ型:瓣叶运动过度的二尖瓣反流,由乳头肌或腱索的断裂或延长引起的瓣叶脱垂,致使瓣叶对合不佳所致。

Ⅲ型:瓣叶运动受限的二尖瓣反流,进一步分为以下亚型。

Ⅲa型:主要发生于舒张期,由风湿性改变引起瓣叶交界融合、腱索增厚和融合,瓣叶运动受限。

Ⅲb型:引起的关闭不全主要发生于收缩期,常见于缺血性心肌病引起的室壁运动减弱、乳头肌移位,由瓣叶受到牵拉所致,也可见于终末期心肌病导致的全心扩张。

三、临床表现

(一)症状

1. 急性

轻症可仅有轻微劳力性呼吸困难,重者可很快发生急性左心衰竭,甚至急性肺水肿、心源性休克。

2. 慢性

慢性二尖瓣关闭不全患者的临床症状取决于二尖瓣反流的严重程度、关闭不全的进展速度、左心房和肺静脉压水平、肺动脉压力水平及是否合并有其他瓣膜损害和心脏疾患。轻度二尖瓣关闭不全者可以持续终身没有症状，但合并有二尖瓣狭窄时，临床症状明显提前；对于程度较重的二尖瓣关闭不全患者，由于心排血量减少，可表现为疲乏无力，活动耐力下降；同时，肺静脉淤血可导致程度不等的呼吸困难，包括劳力性呼吸困难、静息性呼吸困难、夜间阵发性呼吸困难及端坐呼吸等。发展至晚期则出现右心衰竭（或全心衰）的表现，包括腹胀、纳差、肝脏淤血肿大、水肿及胸腹水等。

（二）体征

1. 急性二尖瓣关闭不全

心尖搏动呈高动力型，为抬举样搏动，急性肺水肿时双肺可闻及干、湿啰音。

（1）心音听诊：肺动脉瓣区第二心音分裂，左心房强有力收缩可致心尖区第四心音出现。

（2）杂音听诊：心尖区闻及＞3/6级的收缩期粗糙的吹风样杂音，吸气时减弱，累及腱索、乳头肌时可出现乐音样杂音。由于左心房与左心室之间压力差减小，心尖区反流样杂音持续时间变短，于第二心音前终止。

2. 慢性二尖瓣关闭不全

心界向左下扩大，心尖搏动向下向左移位，收缩期可触及高动力性心尖搏动；右心衰竭时可见颈静脉怒张、肝颈回流征阳性、肝大及双下肢水肿等。

（1）心音听诊：二尖瓣关闭不全时，心室舒张期过度充盈，使二尖瓣漂浮，第一心音减弱；左心室射血期缩短，主动脉瓣关闭提早，可导致第二心音分裂；严重反流可出现低调第三心音，但它未必提示心衰，而可能是收缩期左心房存留的大量血液迅速充盈左心室所致。

（2）杂音听诊：二尖瓣关闭不全的典型杂音为心尖区全收缩期吹风样杂音，杂音强度≥3/6级，可伴有收缩期震颤。前叶损害为主者杂音向左腋下或肩胛下传导，后叶损害为主者杂音向心底部传导。二尖瓣脱垂时收缩期杂音出现在喀喇音之后；腱索断裂时杂音可似海鸥鸣或乐音性；严重反流时，由于舒张期大量血液通过二尖瓣口导致相对性二尖瓣狭窄，故心尖区可闻及短促的舒张中期隆隆样杂音。相对性二尖瓣关闭不全是左心室扩大（心衰时）使二尖瓣环扩大从而导致的二尖瓣关闭不全，其杂音与心功能状态呈正相关，心功能改善和左心室缩小时杂音减轻；而器质性二尖瓣关闭不全产生的收缩期杂音，在心功能不全时减轻，心功能改善时增强。

四、实验室和其他检查

（一）X线检查

左心房、左心室明显增大，明显增大的左心房可推移和压迫食管，左心衰竭时可见肺淤血及肺间质水肿，肺动脉段膨隆。晚期可见右心室增大，二尖瓣环钙化者可见钙化阴影。急性者心影正常或左心房轻度增大，但肺淤血严重。

（二）心电图

心电图结果可有左心室肥厚和劳损，电轴左偏；慢性者多伴房颤，如为窦性心律则可见P波增宽且呈双峰状（二尖瓣P波），提示左心房增大；急性者心电图常正常，有时可见窦性心动过速。

(三)超声心动图

M型超声心动图及二维超声心动图不能确诊二尖瓣关闭不全。M型超声心动图主要用于测量左心房及左心室内径。二维超声心动图可显示二尖瓣装置的形态特征,如瓣叶或瓣叶下结构的增厚、短缩、钙化,瓣叶冗长脱垂、连枷样瓣叶,瓣环扩大或钙化,赘生物、左心室扩大和室壁矛盾运动等,有助于明确病因。脉冲多普勒超声可于收缩期在左心房内探及高速射流信号,可确诊二尖瓣反流。彩色多普勒血流显像诊断二尖瓣关闭不全的敏感性可达100%,并可对二尖瓣反流进行半定量及定量诊断。半定量诊断标准为:若反流局限于二尖瓣环附近则为轻度,达到左房中部则为中度,直达左房顶部则为重度。定量诊断标准为:轻度是指射流面积<4 cm^2,每次搏动的反流量<30 mL,反流分数<30%;中度是指射流面积4~8 cm^2,每次搏动的反流量30~59 mL,反流分数为30%~49%;重度是指射流面积>8 cm^2,每次搏动的反流量>60 mL,反流分数>50%。

五、诊断和鉴别诊断

(一)诊断

如出现以下情况,要考虑急性二尖瓣关闭不全:患者突然发生呼吸困难,心尖区出现典型收缩期杂音,X线提示心影不大而肺淤血明显,同时具有明确病因(如二尖瓣脱垂、感染性心内膜炎、急性心肌梗死、创伤和人工瓣膜置换术后)。对于慢性二尖瓣关闭不全,主要诊断线索为心尖区典型的收缩期吹风样杂音伴左心房和左心室扩大,超声心动图可明确诊断急性及慢性二尖瓣关闭不全。

(二)鉴别诊断

二尖瓣关闭不全心尖区收缩期杂音应与下列情况的收缩期杂音相鉴别:

(1)三尖瓣关闭不全:胸骨左缘第4~5肋间全收缩期杂音,几乎不传导,少有震颤,杂音在呼气时增强,伴颈静脉收缩期搏动和肝脏收缩期搏动。

(2)室间隔缺损:为胸骨左缘第3~4肋间全收缩期杂音,粗糙而响亮,不向腋下传导,可伴胸骨旁收缩期震颤。

(3)主动脉瓣狭窄:心底部射流性收缩期杂音,偶伴收缩期震颤,呈递增递减型,杂音向颈部传导。

(4)其他:梗阻性肥厚型心肌病的杂音位于胸骨左缘第3~4肋间;肺动脉瓣心脏疾病的杂音位于胸骨左缘第2肋间。

六、治　疗

(一)内科治疗

1. 急性

急性二尖瓣重度反流时,患者常有心衰,甚至休克发生。内科治疗的目的是减少反流量,降低肺静脉压,增加心排血量。动脉扩张剂(如硝普钠)可减低体循环血流阻力,故能提高主动脉输出流量,同时减少二尖瓣反流量和降低左心房压力。如已发生低血压,则不宜使用,而可行主动脉内球囊反搏(intra-aortic balloon counterpulsation,IABP),在提高体循环舒张压的同时,减低心室后负荷,从而提高前向性心排血量。

2. 慢性

二尖瓣关闭不全无症状者无须特殊治疗，但应定期随访，重点是预防风湿热及感染性心内膜炎的发生。无症状且为窦性心律的患者，若左心房和左心室不大且无肺动脉高压，可不限制其运动；若静息时有症状且左心室明显扩大（左心室舒张末内径≥60 mm）或存在肺动脉高压，则应避免竞技性运动。对有症状的二尖瓣关闭不全，血管紧张素转换酶抑制剂（ACEI）和血管紧张素Ⅱ受体拮抗剂（ARB）已证实能减低左心室容积，减少反流量，缓解症状。血管扩张剂对慢性二尖瓣关闭不全效果不好。若合并房颤，应用华法林长期抗凝治疗。

（二）手术治疗

手术治疗是治疗二尖瓣关闭不全的根本措施，应在左心室功能发生不可逆损害之前进行。

1. 急性

急性二尖瓣关闭不全，应在药物控制症状的基础上，采取紧急或择期手术治疗。

2. 慢性

慢性二尖瓣关闭不全的手术适应证：

(1)重度二尖瓣关闭不全伴 NYHA 心功能分级Ⅲ或Ⅳ级。

(2)NYHA 心功能分级Ⅱ级伴左心室扩大或左心室功能不全（LVEF＜55%），左心室收缩末期容量指数（LVESVI）＞30 mL/m^2。

(3)无症状、无左心功能不全的重度二尖瓣关闭不全伴有房颤或肺动脉高压（静息＞50 mmHg 运动＞60 mmHg），也应考虑手术治疗。

手术方式以外科二尖瓣修补术和二尖瓣置换术为主。前者适用于瓣膜损坏较轻，瓣叶无钙化，瓣环有扩大，但瓣下腱索无严重增厚者。手术死亡率低，术后射血分数的改善较好，无须终身抗凝治疗，为二尖瓣手术的首选术式。后者适用于瓣膜损坏严重者，无修复可能时应尽量行保留瓣下组织的瓣膜置换术，以利于术后心脏功能的改善，其手术死亡率约5%。介入治疗主要有经皮冠状静脉窦人工瓣环植入，以及经皮二尖瓣边对边钳夹术（Alfieri 手术），主要针对手术高风险或有禁忌证的患者。

七、预　后

急性严重二尖瓣关闭不全伴血流动力学不稳定者，如不及时进行手术干预，死亡率极高。慢性二尖瓣关闭不全者，可在相当长一段时间内无症状，然而一旦出现症状则预后差。单纯二尖瓣关闭不全无症状者大多预后良好；有症状的严重关闭不全患者，多数术后症状和生活质量有所改善，其存活率较内科治疗明显提高。

八、病例讨论

（一）病史

1. 病史摘要

姓名：李×金，男，40 岁。

主诉：气促半个月。

现病史：半月前用力搬运重物后出现气促，爬 1 层楼后即可出现；伴干咳，无咳痰、咯血，无头痛、晕厥，平卧无明显受限，无下肢水肿及夜间阵发性呼吸困难，活动能力尚可。于外院检查发现心脏杂音，行心脏彩超示“心脏瓣膜病”，予保守治疗无明显好转。3日前就诊我院，查心脏彩超提示：“二尖瓣后叶脱垂伴重度关闭不全。”门诊拟：“心脏瓣膜病：二尖瓣重度关闭不全”收住入院。自发病以来，精神、饮食一般，睡眠尚可，尿量无明显减少，体重无明显改变。

既往健康状况：发现“高血压”病史5年，予口服药物治疗，自诉控制不佳。无烟、酒等不良嗜好。

2. 病史分析

(1)该病常见病因有：缺血性心脏病、扩张性心肌病、风湿性心脏病、黏液退行性变、感染性心内膜炎、先天性心脏病、二尖瓣环钙化、心肌炎、心内膜弹力纤维增生、高血压等。注意询问起病的诱因和表现、病情的程度和缓急，以及是否有心功能不全的症状等。

(2)病史特点：①有高血压病史；②用力后出现气促。

(二)体格检查

1. 结果

T：36.5℃　　P：95次/分　　R：20次/分　　BP：151/96 mmHg

神志清楚，口唇轻度紫绀，颈静脉充盈，颈动脉搏动正常。双肺叩诊呈清音，双肺呼吸音清晰，未闻及干湿性啰音。心前区无隆起，心尖搏动增强，心尖搏动第5肋间距左锁骨中线外1 cm处，触诊心尖搏动无抬举感，无震颤，无心包摩擦感，叩诊相对浊音界向左稍扩大，心率95次/分，律齐，心尖听诊区可闻及4/6级收缩期吹风样杂音，无震颤。余各瓣膜听诊区未闻及明显杂音，无心包摩擦音。无脉搏短绌，未及明显大血管枪击音及水冲脉，无奇脉，毛细血管搏动征阴性。双下肢无凹陷性水肿。

2. 体检分析

血压高，心率增快，心界向左扩大，心尖区闻及典型的收缩期吹风样杂音，提示二尖瓣关闭不全。

(三)辅助检查

1. 结果

(1)心电图：窦性心动过速，左室高电压。

(2)心脏彩超：①二尖瓣后叶P1/P2区脱垂伴小腱索断裂；二尖瓣重度关闭不全。②左房及左室扩大；室间隔增厚。③左室下壁中间段运动幅度稍减弱。④左室整体收缩功能正常，舒张功能Ⅰ级减退。

(3)实验室检查：未见明显异常。

(4)胸部X线片：心影稍增大，肺淤血表现。

2. 辅助检查分析

该患者左室高电压提示高血压改变，超声提示后叶腱索断裂并关闭不全，X线提示肺淤血改变，均支持高血压导致二尖瓣腱索断裂致二尖瓣关闭不全的诊断。

(四)诊断与鉴别诊断

1. 诊断

(1)二尖瓣后叶腱索断裂并关闭不全。

(2)急性左心功能不全。

(3)高血压病。

2. 诊断依据

(1)病史：长期高血压病史，用力后突发气促。

(2)查体：心尖区收缩期杂音。

(3)辅助检查：心脏彩超证实二尖瓣后叶腱索断裂致重度关闭不全。

3. 鉴别诊断

(1)功能性心尖区收缩期杂音:可见于如贫血、发热、甲亢等引起的高动力循环或高心排血量时。通常病因解除后杂音即消失。

(2)室间隔缺损:可在胸骨左缘第3～4肋间闻及全收缩期杂音,杂音向心尖传导。心界可向左下扩大。超声可见室间隔中断。

(3)肥厚性梗阻性心肌病:可在胸骨左缘或心尖区听到收缩期喷射样杂音。超声提示室间隔不对称性肥厚,左室流出道狭窄,收缩期二尖瓣前叶向左室流出道移位(SAM征)。

(4)三尖瓣关闭不全:胸骨左下缘可闻及局限吹风样全收缩期杂音,颈静脉怒张,心电图和胸片示右心肥大,超声心动图可明确诊断。

(五)治疗

(1)药物治疗:可予洋地黄强心,限制钠、水摄入,利尿等处理。有房颤者应予抗凝及控制心率。

(2)外科治疗:手术方法有二尖瓣成形术和二尖瓣置换术。成形术因保存了天然瓣膜,术后无须抗凝,因此作为优先选择。仅当病变严重无法修复时才行瓣膜置换术。

第三节 主动脉瓣狭窄

一、病因

主动脉瓣狭窄(aortic stenosis,AS)的常见病因有三种,即先天性病变、退行性病变和炎症性病变。单纯性主动脉瓣狭窄,多为先天性或退行性变,炎症性多见于风湿性。本病以男性多见。

在发达国家,由老龄化引起的退行性主动脉瓣狭窄为最常见的获得性心脏瓣膜病。约有2%的65岁以上老人患有由退行性主动脉瓣钙化造成的主动脉瓣狭窄。二叶主动脉瓣由结构异常导致的湍流,可引起主动脉瓣纤维化、增厚、钙化,逐渐造成主动脉瓣狭窄。风湿性主动脉瓣狭窄常见于不发达国家,常合并二尖瓣病变。

二、病理

(一)先天性畸形

1. 单叶瓣畸形

单叶瓣畸形可引起严重的主动脉瓣狭窄,是导致婴儿死亡的重要原因之一,多数病例在儿童时期出现症状,青春期前即需矫治。

2. 二叶瓣畸形

群体中约1%的个体出生时呈二叶瓣畸形,以男性多见。其本身不引起狭窄,随着年龄的增长,结构异常的瓣膜导致紊流的发生,使瓣叶损伤,进而纤维化、钙化,瓣膜活动度逐渐减低,最后造成瓣口狭窄。约1/3瓣膜发生狭窄,另1/3发生关闭不全,其余可能造成轻微的血流动力学异常。这一过程需数十年,故通常在40岁以后发病。先天性二叶瓣畸形为成人孤立性主动脉瓣狭窄的常见原因,约占50%,易并发感染性心内膜炎。

3. 三叶瓣畸形

三叶瓣畸形表现为三个半月瓣大小不等，部分瓣叶交界融合。部分病人可伴有主动脉瓣关闭不全。

（二）老年性主动脉瓣钙化

与年龄相关的退行性主动脉瓣狭窄已成为成人最常见的主动脉瓣狭窄的原因。据估计，65岁以上的老年人患有此病的达2%，85岁以上老年人则达4%。发病机制可能与主动脉瓣应力和剪切力过高、增生性炎症、脂类聚集、血管紧张素转换酶激活、同型半胱氨酸水平升高、钙磷代谢紊乱、遗传因素等有关。钙质沉积于瓣膜基底，可使瓣尖及瓣叶活动受限，引起主动脉瓣口狭窄。主动脉瓣钙化与冠心病发病及冠状动脉钙化相关性极高，当年龄、肥胖、高血压、血脂异常、糖尿病、吸烟等危险因素都基本一致时，他汀类药物也可延缓退行性钙化主动脉瓣狭窄的进展。

（三）风湿性心脏病

炎症性病变导致主动脉瓣狭窄的病因主要为风湿热（少见病因还有结缔组织疾病）。风湿性炎症导致瓣叶交界处融合，瓣叶纤维化、钙化、僵硬和挛缩畸形，从而引起主动脉瓣狭窄。风湿性主动脉瓣狭窄常伴关闭不全和二尖瓣狭窄。

三、病理生理

正常成人主动脉瓣口面积3～4 cm^2。主动脉瓣口面积减少至正常1/3前，血流动力学改变不明显。当主动脉瓣口面积≤1.0 cm^2 时，左心室和主动脉之间收缩期的压力阶差明显，致使左心室壁向心性肥厚，顺应性下降，松弛速度减慢，从而导致左心室舒张末压进行性升高。该压力增高致左心房后负荷增加及左心房压增高。长期左心房压增高，将导致肺静脉压、肺毛细血管楔压和肺动脉压等相继增加，临床上出现左心衰竭的症状。

另外，主动脉瓣口狭窄导致的左心室收缩压增高，可引起左心室肥厚、左心室射血时间延长，使心肌耗氧量增加；主动脉瓣狭窄时常因主动脉根部舒张压降低、左心室舒张末压增高，心内膜下血管被压迫，从而使冠状动脉灌注减少及脑供血不足。上述机制导致心绞痛发作，以及出现头晕、黑矇及晕厥等脑缺血症状。

四、临床表现

（一）症状

主动脉瓣狭窄可经历相当长的无症状期，直至瓣口面积≤1.0 cm^2 时才出现临床症状，一旦出现症状，临床情况急转直下，若不及时手术，2年生存率仅为20%～50%。心绞痛、晕厥和呼吸困难是典型主动脉瓣狭窄的常见三联征。

1. 呼吸困难

劳力性呼吸困难为晚期患者常见的首发症状，随病情发作，可出现阵发性夜间呼吸困难、端坐呼吸乃至急性肺水肿。

2. 心绞痛

对于重度主动脉瓣狭窄患者来说，心绞痛是最早出现也是最常见的症状，常由运动诱发，休息及含服硝酸甘油可缓解，反映了心肌需氧和供氧之间的不平衡。心绞痛与下列因素有关：①左室壁增厚、左室收

缩压升高和射血时间延长，增加了心肌耗氧量；②左室肥厚致心肌毛细血管密度相对减少；③舒张期心内压力增高，压迫心内膜下冠状动脉，导致心肌灌注不足；④左室舒张末压升高致舒张期主动脉—左室压差降低，减少了冠状动脉灌注压。

3. 晕厥

晕厥见于15%～30%有症状的患者，部分仅表现为黑矇，可为首发症状。晕厥多发生于劳力活动时，少数在静息时发生。晕厥与下列因素有关：①劳力时，外周血管扩张而心排血量不能相应增加；②劳力时，心肌缺血加重，心肌收缩力减弱引起心排血量进一步减少；③劳力停止后回心血量减少，左室充盈量及心排血量下降；④休息时晕厥多由心律失常（如房颤、房室传导阻滞、室颤等）所致。

（二）体征

心脏浊音界正常或轻度向左扩大，心尖区可触及收缩期抬举样搏动，收缩压降低，脉压减小，脉搏细弱。主动脉瓣狭窄严重时，同时触诊心尖部和颈动脉可发现颈动脉搏动明显延迟。

1. 心音

第一心音正常。如主动脉瓣严重狭窄或钙化，左室射血时间明显延长，主动脉瓣第二心音成分减弱或消失，第二心音中主动脉瓣成分延迟，严重狭窄者可呈逆分裂。肥厚的左房强有力地收缩可产生明显的第四心音。左室扩大和衰竭时可有第三心音。如瓣膜活动度正常，可在胸骨右、左缘和心尖区听到主动脉瓣射流音，若瓣叶钙化僵硬则射流音消失。

2. 心脏杂音

在胸骨右缘第2肋间闻及低调、粗糙、响亮的喷射性杂音，3/6级以上，呈递增递减型，向颈部传导。一般来说，杂音愈响，持续时间愈长，高峰出现愈晚，提示狭窄程度愈重。左心室衰竭或心排出量减少时，杂音减弱或消失。长舒张期之后（如期前收缩后的代偿间期或房颤的长心动周期时），心搏量增加，杂音增强。

五、实验室和其他检查

（一）X线检查

心影一般不大，形状可略有变化，即左心缘下1/3处稍向外膨出；左心房可轻度增大，大多数患者有升主动脉扩张，在侧位透视下可见主动脉瓣膜钙化。晚期可见肺淤血。

（二）心电图

轻者心电图正常，中度狭窄者可出现QRS波群电压增高伴ST-T改变，严重者可出现左心室肥厚伴劳损和左心房增大的表现。电轴左偏，可伴有传导异常。

（三）超声心动图

超声心动图为主动脉瓣狭窄首选的评价手段。二维超声心动图可见主动脉瓣瓣叶增厚、回声增强，提示瓣膜钙化，瓣叶收缩期开放幅度减小（常<15 mm），开放速度减慢。左心室后壁及室间隔对称性肥厚，左心房可增大，主动脉根部狭窄后扩张等，可发现二叶、三叶主动脉瓣畸形。彩色多普勒超声心动图上可见血流于瓣口下方加速形成五彩镶嵌的射流，连续多普勒超声可测定心脏及血管内的血流速度。通过测定主动脉瓣口的最大血流速度，可计算出最大跨瓣压力阶差及瓣口面积，从而评估其狭窄程度（表20-3-1）。

表 20-3-1 主动脉瓣狭窄严重程度的超声分级

	轻度	中度	重度
Vmax/m・s^{-1}	2.6～2.9	3.0～4.0	≥4.0
MPG/mmHg	<20	20～40	≥40
AVA/cm^2	>1.5	1.0～1.5	<1.0

注:Vmax——射流速度;MPG——平均压力阶差;AVA——主动脉瓣口面积。

六、诊断和鉴别诊断

(一)诊断

根据典型主动脉瓣区喷射性收缩期杂音可诊断主动脉瓣狭窄,确诊有赖于超声心动图。合并关闭不全和二尖瓣病变者多为风湿性;65 岁以下单纯主动脉瓣病变者多为先天性畸形(如二叶瓣畸形);65 岁以上者多诊断为退行性老年钙化性。

(二)鉴别诊断

主动脉瓣狭窄应与下列情况的主动脉瓣区收缩期杂音相鉴别:

(1)梗阻性肥厚型心肌病:尤其是基底部肥厚者,其收缩期左心室流出道梗阻,以及二尖瓣前叶前移,可在胸骨左缘闻及中或晚期喷射性收缩期杂音,不向颈部和锁骨下区传导,有快速上升的重搏脉。超声心动图显示左心室壁不对称肥厚,室间隔与左室后壁之比≥1.3。

(2)先天性主动脉瓣上/瓣下狭窄等均可闻及收缩期杂音,应由超声心动图予以鉴别。

(3)主动脉扩张、二尖瓣关闭不全、三尖瓣关闭不全或室间隔缺损:根据收缩期杂音可加以区别。

七、并发症

(1)充血性心力衰竭:发生左心衰竭后自然病程缩短,若不行手术治疗,50%的患者于 2 年内死亡。

(2)心律失常:10%患者可发生房颤,房颤发作可导致左心房压升高和心排出量明显减少,临床症状迅速恶化。主动脉瓣钙化累及传导系统可致房室传导阻滞;左心室肥厚、心内膜下心肌缺血或冠状动脉栓塞可致室性心律失常。

(3)心脏性猝死:猝死多发生于先前有症状者。

(4)感染性心内膜炎:不常见。

(5)体循环栓塞:少见,多见于钙化性主动脉瓣狭窄者。

(6)主动脉急性并发症:二叶主动脉瓣狭窄合并升主动脉瘤可出现主动脉夹层和主动脉破裂。

八、治　疗

(一)内科治疗

无症状者无须治疗,应定期随访,并复查超声心动图。轻度狭窄者每 2～3 年复查一次,体力活动不受限制;中度及重度狭窄者应避免剧烈体力活动,每年复查一两次。一旦出现症状,即需手术治疗。心力衰竭患者可慎用利尿剂以缓解肺充血，急性房颤患者应尽早行电复律，否则可能发生急性左心衰竭。主动脉瓣狭窄无特异性药物治疗，无症状期内科主要的治疗是预防感染性心内膜炎。

（二）手术治疗

凡出现临床症状者，均应考虑行心脏外科手术或介入技术。无症状，但主动脉瓣口面积＜0.7 cm^2，收缩期跨瓣峰值压差＞50 mmHg，也是手术指征。

1. 人工瓣膜置换术

人工瓣膜置换术为治疗成人主动脉瓣狭窄的主要方法。手术适应证：

(1)有症状的主动脉瓣狭窄（如伴心绞痛、晕厥或心力衰竭）。

(2)无症状患者，若伴有进行性心脏增大和（或）LVEF＜50％，或活动时血压下降，也应考虑手术。

(3)合并明显钙化的且进展快的中、重度患者应早期手术。

(4)中重度主动脉瓣狭窄合并其他心脏手术指征（如升主动脉瘤、冠脉搭桥、其他瓣膜病）。

手术死亡率≤5％，远期预后优于二尖瓣疾病和主动脉瓣关闭不全的换瓣患者。

2. 直视下主动脉瓣分离术

直视下主动脉瓣分离术适用于病变为交界融合，瓣叶柔软、弹性好的病人，或者儿童和青少年的非钙化性先天性主动脉瓣严重狭窄者，甚至包括无症状者。

3. 经皮球囊主动脉瓣成形术

经皮球囊主动脉瓣成形术适用于儿童非钙化性先天性狭窄。对于钙化性老年退行性主动脉瓣狭窄，此方法临床应用范围有限，它主要的治疗对象为高龄、有心力衰竭等手术高危患者，用于改善左心室功能和症状。适应证包括：

(1)由严重主动脉瓣狭窄所致的心源性休克者。

(2)严重主动脉瓣狭窄需急诊非心脏手术治疗，因有心力衰竭而具极高手术危险者，作为以后人工瓣膜置换的过渡。

(3)严重主动脉瓣狭窄的妊娠妇女。

(4)严重主动脉瓣狭窄，不能手术或拒绝手术的患者，也可将其作为替代方法。

手术过程为经股动脉逆行将球囊导管推送至主动脉瓣，利用加有造影剂的球囊快速充盈，裂解钙化结节，解除瓣叶和分离融合交界处，伸展主动脉瓣环和瓣叶，以达到解除或减轻狭窄的目的。其优点是无须开胸，创伤小，耗资低，近期疗效与主动脉瓣分离术相仿，但不能降低远期死亡率，且操作死亡率3％，1年死亡率45％。

4. 经皮主动脉瓣置换术

2002年，Cribier等完成了首例经皮主动脉瓣置换术，手术和器材几经改良，此项技术发展很快。此可以通过三种途径进行：

(1)逆行法，即经股动脉穿刺途径，把人工瓣膜输送到原来瓣膜位置后，取代原来的瓣膜行使正常功能。

(2)顺行法，即经股静脉穿刺，穿刺房间隔，把人工瓣膜输送到原来主动脉瓣膜位置上。

(3)经心尖部，即在胸部切开一个小的切口，通过心尖直接把人工心脏瓣膜植入原主动脉瓣处。

目前，经皮主动脉瓣置换术还不是治疗主动脉瓣狭窄的首选方法。对于一些不适合外科手术的高危患者（如极高龄、慢性肺部疾病、心衰、肾衰、贫血、肿瘤），运用此术可以减轻症状，改善生活质量。

九、预　后

无症状者，存活率与正常群体相似，3％～5％的患者可发生猝死，有三联征出现的患者预后不良，若不行手术治疗，有心绞痛的患者约50%患者于5年内死亡；有晕厥的患者，约50%于3年内死亡；有充血性心力衰竭的患者约50%于2年内死亡。经皮球囊主动脉瓣成形术1年死亡率为45%，成功的经皮主动脉瓣置换术能使1年死亡率从50%降到30%。

十、病例讨论

（一）病史

1. 病史摘要

柯×，女，61岁。主诉：反复胸闷、心悸7年。

7年前无明显诱因出现胸闷、心悸，劳累后加重，有时伴胸痛、咳嗽，休息后可缓解，平日爬3层楼可出现气促，无头痛、头晕，无发热，无夜间阵发性呼吸困难、端坐呼吸，无咳痰，就诊外院，查心脏彩超诊断"主动脉瓣狭窄"。今为进一步治疗，就诊我院门诊，拟"主动脉瓣狭窄"收住入院，发病以来，精神、睡眠、食欲尚可，大小便正常，体重未见明显变化。既往无特殊。

2. 病史分析

(1)该病常见病因有：退行性变、主动脉瓣二叶化及风湿性心脏病等。

(2)病史特点：活动后胸闷痛、气促。

（二）体格检查

1. 结果

T：36.5 ℃　　P：89次/分　　R：20次/分　　BP：122/40 mmHg

神志清楚，口唇无紫绀，颈静脉无怒张，颈动脉搏动正常。双肺叩诊呈清音，双肺呼吸音清晰，未闻及干湿性啰音。心前区无隆起，心尖搏动增强，心尖搏动距左锁骨中线外1.0 cm，触诊心尖搏动无抬举感，无震颤，无心包摩擦感，叩诊相对浊音界向左稍扩大，心率89次/分，律齐，心音强弱不等，未闻及额外心音，主动脉瓣听诊区可闻及收缩期喷射样杂音，无震颤。余各瓣膜听诊区未闻及明显杂音，无心包摩擦音。脉搏齐，未及明显大血管枪击音及水冲脉，无奇脉，毛细血管搏动征阴性。肝脾肋下未及。双下肢无凹陷性水肿。

2. 体检分析

心界向左扩大，主动脉瓣听诊区可闻及收缩期杂音，提示主动脉瓣狭窄。

（三）辅助检查

1. 结果

(1)心电图：左室肥厚，部分导联ST段压低。

(2)心脏彩超：①主动脉瓣钙化，重度主动脉瓣狭窄。②左室壁增厚。③主动脉跨瓣压差80 mmHg。④轻度二尖瓣反流。⑤左室整体收缩功能正常，舒张功能Ⅰ级减退。

(3)实验室检查：未见明显异常。

(4)胸部X线片：左心缘圆隆，心影向左下稍增大，升主动脉扩张。

2. 辅助检查分析

该患者心电图结果提示左室肥厚伴劳损，超声提示主动脉瓣跨瓣压差增大，主动脉瓣钙化并狭窄；X线结果提示左心增大、升主动脉扩张，均支持主动脉瓣狭窄的诊断。

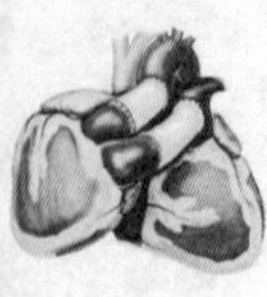

(四)诊断与鉴别诊断

1. 诊断

心脏瓣膜病:主动脉瓣狭窄。

2. 诊断依据

(1)病史:活动后气促,伴胸痛。

(2)查体:主动脉瓣听诊区可闻及收缩期杂音。

(3)辅助检查:心脏彩超证实主动脉瓣重度狭窄。

3. 鉴别诊断

(1)肥厚型梗阻性心肌病:可在胸骨左缘或心尖区听到收缩期喷射样杂音。超声提示室间隔不对称性肥厚,左室流出道狭窄,收缩期二尖瓣前叶向左室流出道移位(SAM 征)。

(2)肺动脉瓣狭窄:可于胸骨左缘第 2 肋间闻及收缩期杂音;右心室肥厚增大,彩超可鉴别。

(3)二尖瓣关闭不全:心尖区全收缩期吹风样杂音,向左腋下传导;第一心音减弱;主动脉瓣无钙化,彩超可鉴别。

(五)治疗

(1)药物治疗:效果不明显,强心药物可改善左心收缩功能不全。利尿剂应用需谨慎,过度利尿导致前负荷不足可致心排血量减少。

(2)外科治疗:手术方法主要为主动脉瓣置换术。少数可行瓣膜成形术。

(3)介入治疗:主动脉瓣球囊扩张术可有效缓解症状,但短期内容易再狭窄。近年来发展出的经导管主动脉瓣植入术(TAVI)基于其创伤小的优点,具有良好应用前景。

第四节 主动脉瓣关闭不全

一、病 因

主动脉瓣关闭不全(aortic incompetence)主要由主动脉瓣膜病变和主动脉根部疾病所致。根据发病情况可将其分为急性和慢性两种。

(一)急性主动脉瓣关闭不全

病因主要包括:(1)感染性心内膜炎;(2)胸部创伤致升主动脉根部、瓣叶支持结构和瓣叶的破损或瓣叶脱垂;(3)主动脉夹层血肿使主动脉瓣环扩大,瓣叶或瓣环被夹层血肿撕裂;(4)人工瓣膜撕裂等。

(二)慢性主动脉瓣关闭不全

1. 主动脉瓣病变

病因主要包括:

(1)退行性主动脉瓣病变是最常见的原因,老年退行性钙化性主动脉瓣狭窄中 75%合并关闭不全。

(2)先天性畸形尤以二叶式主动脉瓣多见,其他有主动脉瓣穿孔、室间隔缺损伴主动脉瓣脱垂等。

(3)风湿性心脏病的发病已有所下降,多合并主动脉瓣狭窄和二尖瓣病变。

(4)感染性心内膜炎为单纯主动脉瓣关闭不全的常见病因，是由瓣膜赘生物致瓣叶破损或穿孔，或因支持结构受损而引起的关闭不全，即使感染已控制，瓣叶纤维化和挛缩仍可持续存在。

(5)主动脉瓣黏液性变性：可致瓣叶舒张期脱垂入左心室。

2. 主动脉根部扩张

主动脉根部扩张可引起瓣环扩大，瓣叶舒张期不能对合，为相对关闭不全，包括：

(1)Marfan 综合征：遗传性结缔组织病，通常累及骨、关节、眼、心脏和血管，典型者为四肢细长，韧带和关节过伸，晶体脱位和升主动脉呈梭形瘤样扩张。

(2)梅毒性主动脉炎：炎症破坏主动脉中层，致主动脉根部扩张，30%发生主动脉瓣关闭不全。

(3)其他：高血压主动脉瓣环扩张、特发性升主动脉扩张、主动脉夹层形成、强直性脊柱炎、银屑病性关节炎等。

二、病理生理

(一)急性主动脉瓣关闭不全

舒张期，主动脉血液反流入左心室，使左心室舒张末压迅速升高。收缩期，左心室难以将左心房回血及主动脉反流血充分排空，前向搏出量下降；舒张期，舒张压迅速上升致使二尖瓣提前关闭，有助于防止左心室压过度升高，但因左心房排空受限，压力增高，故可引起肺淤血、肺水肿。心率加快虽可代偿左心室前向排出量减少，使左心室收缩压及主动脉收缩压不至于发生明显变化，但可导致急性主动脉瓣关闭不全的患者血压明显下降，甚至发生心源性休克。

(二)慢性主动脉瓣关闭不全

舒张期主动脉内血液大量反流入左心室，使左心室舒张末压容量增加。左心室对慢性容量负荷增加的代偿反应为左心室肥厚扩张，舒张末压可维持正常，扩张在 Frank-Starling 曲线上升段，可以增强心肌收缩力。另外，由于血液反流，故主动脉内压力下降，更有利于维持左心室泵血功能。由于左心室舒张末压不增加，左心房和肺静脉压也保持正常，故可多年不发生肺循环障碍。随病情进展，反流量增多，左心室进一步扩张，左心室舒张末容积和压力显著增加，最终因失代偿而导致心肌收缩力减弱，心搏出量减少，最后可发展至左心功能不全。

左心室心肌肥厚使心肌耗氧量增加，同时主动脉瓣反流致舒张压降低而使冠状动脉灌流减少，可引起心肌缺血，也加速心功能恶化。

三、临床表现

(一)症状

代偿期可无明显症状。

急性主动脉瓣关闭不全可表现为突发呼吸困难，不能平卧，全身大汗，频繁咳嗽，咳白色或粉红色泡沫痰，更重者可出现烦躁不安，神志模糊，心源性休克，甚至昏迷。

慢性主动脉瓣关闭不全可较长时间无症状，轻症者一般可维持 20 年以上。随反流量增大，逐渐出现与心搏量增大有关的症状，如心悸、心前区不适、头颈部出现强烈的动脉搏动感等。心力衰竭的症状早期为劳力性呼吸困难，随着病情进展，可出现夜间阵发性呼吸困难和端坐呼吸。出现胸痛可能是左心室射

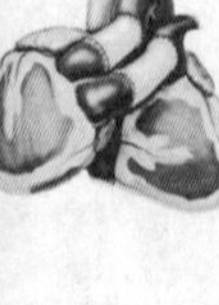

血时引起升主动脉过分牵张或心脏明显增大所致。心绞痛发作较主动脉瓣狭窄少。晕厥罕见,改变体位时可出现头晕或晕厥。

(二)体征

1. 慢性主动脉瓣关闭不全

(1)面色苍白,头随心搏摆动,颈动脉搏动明显增强。心尖搏动向左下移位,范围较广,心界向左下扩大。心底部、胸骨柄切迹、颈动脉可触及收缩期震颤。

(2)心音:第一心音减弱,为舒张期左心室充盈过度、二尖瓣位置高所致;主动脉瓣区第二心音减弱或消失;心尖区常可闻及第三心音,与舒张早期左心室快速充盈增加有关。

(3)心脏杂音:主动脉瓣区舒张期杂音,为一高调递减型叹气样杂音,舒张早期出现,前倾坐位呼气末明显,向心尖区传导。轻度反流者,杂音柔和、高调,仅在舒张早期出现,只有患者取前倾坐位呼气末才能听到;中重度反流者,杂音为全舒张期,性质较粗糙。当出现乐音性杂音时,常提示瓣叶脱垂、撕裂或穿孔。严重主动脉瓣关闭不全,在主动脉瓣区常有收缩中期杂音,向颈部及胸骨上窝传导,为大量血流通过畸形的主动脉瓣膜所致,为相对性主动脉瓣狭窄。反流明显者,常在心尖区闻及柔和低调的隆隆样舒张期杂音(Austin-Flint 杂音),也为功能性杂音,其产生机制是:

①由于主动脉瓣反流,左心室血容量增多及舒张期压力增高,将二尖瓣前侧叶推起至较高位置而引起相对二尖瓣狭窄;

②主动脉瓣反流血液与由左心房流入的血液发生冲击、混合,产生涡流,引起杂音。

(4)周围血管征:动脉收缩压增高,舒张压降低,脉压增宽,可出现周围血管征,如点头征(De Musset 征)、水冲脉(Corrigan 脉)、股动脉枪击音(Traube 征)和毛细血管搏动征(Quincke 征),听诊器压迫股动脉可闻及双期杂音(Duroziez 双重音)。

2. 急性主动脉瓣关闭不全

重症可出现面色灰暗、唇甲发绀、脉搏细数、血压下降等休克表现。二尖瓣提前关闭致使第一心音减弱或消失;肺动脉高压时可闻及肺动脉瓣区第二心音亢进,常可闻及病理性第三心音和第四心音。急性者左心室舒张压急剧增高,主动脉和左心室压力阶差急剧下降,因而舒张期杂音柔和、短促、低音调;周围血管征不明显;心尖搏动多正常;听诊肺部可闻及哮鸣音,或在肺底闻及细小水泡音,严重者满布水泡音。

四、实验室和其他检查

(一)X 线检查

慢性主动脉瓣关闭不全者左心室慢性增大,升主动脉结扩张,呈"主动脉型"心脏,即靴形心。急性者心脏大小多正常或左心房稍增大,常有肺淤血和肺水肿表现。

(二)心电图

慢性者常见左心室肥厚劳损伴电轴左偏。如有心肌损害,可出现室内传导阻滞,也可见房性和室性心律失常。急性者常见窦性心动过速和非特异性 ST-T 改变。

(三)超声心动图

M 型超声心动图显示舒张期二尖瓣前叶快速高频的振动,二维超声心动图可显示主动脉瓣关闭时不能合拢及瓣膜的异常形态。多普勒超声显示主动脉瓣下方(左心室流出道)探及全舒张期反流,为诊断主动脉瓣反流高度敏感及准确的方法，此方法与心血管造影术有高度相关性，可定量判断反流的严重程度。

轻度：射流宽度＜左心室流出道的25%，每次搏动的反流量＜30 mL，反流分数＜30%。

中度：射流宽度为左心室流出道的25%～65%，每次搏动的反流量为30～59 mL，反流分数为30%～49%。

重度：射流宽度＞左心室流出道的65%，每次搏动的反流量＞60 mL，反流分数＞50%。

五、诊断和鉴别诊断

（一）诊断

若有典型的主动脉瓣关闭不全的舒张期杂音伴周围血管征，便可诊断为主动脉瓣关闭不全，而根据所见到的病变形态，超声心动图可明确诊断。

（二）鉴别诊断

主动脉瓣关闭不全杂音于胸骨左缘明显时，应与Graham-Steel杂音鉴别。Austin-Flint杂音应与二尖瓣狭窄的心尖区舒张中晚期杂音鉴别。前者常紧随第三心音后，且第一心音减弱；后者紧随开瓣音后，且第一心音常亢进。

六、并发症

感染性心内膜炎为较常见的并发症，常加速心力衰竭的发生；慢性者常于晚期出现充血性心力衰竭，而急性者的充血性心力衰竭出现较早；室性心律失常常见，但心脏性猝死并不多见。

七、治　疗

（一）慢性主动脉瓣关闭不全

1. 内科治疗

无症状且无左室功能不全者不需要内科治疗，但需随访；轻、中度主动脉瓣关闭不全者，应每1～2年随访一次；重症者，每半年随访一次。随访内容包括临床症状以及超声检查左心室大小和左心室射血分数。所有患者均需预防感染性心内膜炎，风湿患者应预防风湿活动，左心室功能减低的患者应限制重体力活动，可应用RAAS抑制剂、β受体阻滞剂和醛固酮拮抗剂治疗，而且应考虑择期手术。

2. 手术治疗

慢性主动脉瓣关闭不全患者，若无症状，且左心室功能正常，可不进行手术，但要定期随访。手术应在不可逆的左心室功能不全发生之前进行。手术适应证包括：

(1)有症状和左心室功能不全者。

(2)无症状伴左心室功能不全者，经系列无创检查显示持续或进行性左心室收缩末期容量增加或静息射血分数降低者。

(3)若症状明显，即使左心室功能正常者也应进行手术。

手术的禁忌证包括：左室射血分数(LVEF)≤15%，左心室舒张末期内径(LVEDD)≥80 mm或左心

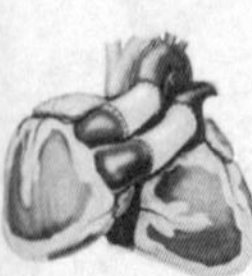

室舒张末期容积指数(LVEDVI)≥300 mL/m²。原发性主动脉瓣关闭不全,主要采用主动脉瓣置换术;继发性主动脉瓣关闭不全,可采用主动脉瓣成形术;部分病例(如创伤、感染性心内膜炎所致瓣叶穿孔)可行瓣膜修复术。

(二)急性主动脉瓣关闭不全

急性主动脉瓣关闭不全的危险性比慢性主动脉瓣关闭不全高得多,因此应及早进行外科治疗。内科治疗一般为术前准备过渡措施,包括吸氧、镇静、静脉应用多巴胺/多巴酚丁胺,或硝普钠、呋塞米等。治疗应尽量在Swan-Ganz导管床旁血流动力学监测下进行,主要目的是降低肺静脉压、增加心排出量、稳定血流动力学。人工瓣膜置换术或主动脉瓣修复术为治疗急性主动脉瓣关闭不全的根本措施。

八、预　后

急性重度主动脉瓣关闭不全患者如不及时进行手术治疗,常死于左心室衰竭。慢性者无症状期长,一旦症状出现,病情便迅速恶化,心绞痛者5年内死亡率达50%,严重左心衰竭者2年内死亡率达50%。重症者经确诊后内科治疗5年存活率为75%,10年存活率为50%。大部分术后存活者临床症状明显改善,心脏大小和左心室重量减少,左心室功能有所恢复,但恢复程度和术后远期存活率低于主动脉瓣狭窄者。

九、病例讨论

(一)病史

1. 病史摘要

姓名:陈×山,男,63岁。

主诉:活动后气促2年余。

2年余前出现活动后气促,爬楼梯两三层即气促,伴胸闷痛。平日无明显心悸,无咳嗽、咳痰等不适。曾就诊我院体检发现心脏杂音,血压脉压大,心脏彩超诊断为主动脉瓣关闭不全,予以对症处理后症状较前好转。今为求进一步诊治就诊我院,门诊拟以"心脏瓣膜病,主动脉瓣重度关闭不全"收住入院。既往患有高血压8年余,平时口服药物治疗,血压控制可。吸烟40余年,1包/日,无嗜酒。

2. 病史分析

(1)该病常见病因:主动脉瓣钙化、退行性变、感染性心内膜炎、主动脉瓣二叶化、风湿性心脏病等引起瓣叶病变从而导致对合不良。后者常见于由主动脉夹层、创伤、高血压、主动脉炎或结缔组织病等造成主动脉根部扩大,从而继发主动脉瓣叶对合不良。

(2)病史特点:①有高血压病史;②活动后气促,伴胸闷痛。

(二)体格检查

1. 结果

T:36.5℃　　P:52次/分　　R:20次/分　　BP:187/66 mmHg

神志清楚,口唇无紫绀,双肺叩诊呈清音,双肺呼吸音清晰,未闻及干湿性啰音。心前区可见隆起,心前区可触及抬举样搏动,心尖搏动位于左锁骨中线外1 cm,心界向左明显扩大,未触及震颤。心率52次/分,律齐,主动脉瓣听诊区可闻及中重度舒张期杂音,向心尖部传导,无心包摩擦音,双侧颈静脉无充盈。双下肢无水肿，双上肢可扪及明显水冲脉。股动脉可闻及枪击音。

2. 体检分析

血压高，心界向左扩大，主动脉瓣听诊区可闻及中重度舒张期杂音。脉压增大，周围血管征阳性，提示主动脉瓣关闭不全。

（三）辅助检查

1. 结果

(1)心电图：偶发室性早搏，左室高电压。

(2)心脏彩超：①重度主动脉瓣关闭不全。②左房及左室扩大，左室壁增厚。③主动脉窦部及升主动脉轻度增宽，左右肺动脉增宽。④轻度二尖瓣反流。⑤左室整体收缩功能正常，舒张功能1级减退。

(3)实验室检查：未见明显异常。

(4)胸部X线片：心影向左下增大，升主动脉扩张，肺淤血。

2. 辅助检查分析

该患者左室高电压提示高血压改变；超声心动图提示主动脉瓣关闭不全；X线提示左心增大、肺淤血改变，均支持主动脉瓣关闭不全的诊断。

（四）诊断与鉴别诊断

1. 诊断

(1)心脏瓣膜病：主动脉瓣重度关闭不全。

(2)高血压病。

2. 诊断依据

(1)病史：长期高血压病史，活动后气促，伴胸部闷痛。

(2)查体：主动脉瓣听诊区可闻及连续性杂音，周围血管征阳性。

(3)辅助检查：心脏彩超证实主动脉瓣重度关闭不全。

3. 鉴别诊断

(1)肺动脉瓣关闭不全：肺动脉瓣区第二心音亢进，彩超可鉴别。

(2)主动脉窦瘤破裂：杂音为胸骨左缘连续性杂音，彩超可鉴别。

(3)冠状动静脉瘘：可闻及主动脉瓣区舒张期杂音，冠脉造影可见冠状动脉与肺动脉、右心房或心室之间有交通。超声可明确诊断。

（五）治疗

(1)药物治疗：可给予洋地黄强心，限制钠、水摄入，利尿等处理。心绞痛可应用硝酸酯类药物，积极纠正心律失常，控制感染。

(2)外科治疗：手术方法主要为主动脉瓣置换术，少数可行瓣膜成形术。近年来发展出的经导管主动脉瓣植入术(TAVI)有创伤小的优点。

第五节　联合瓣膜病和复合瓣膜病

联合瓣膜病(combined valvular diseases)又称多瓣膜病，是指两个或两个以上瓣膜病变同时存在。复合瓣膜病(compound valvular diseases)是指同一个瓣膜同时存在不同程度的狭窄和关闭不全。

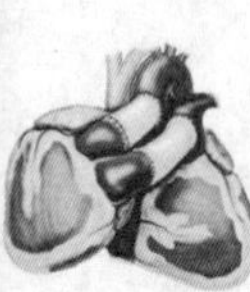

一、病　因

多瓣膜病多数为单一病因引起，少数为多种病因引起。

(1)一种病因同时损害几个瓣膜：最常见为风湿性心脏病，一半以上患者有多瓣膜损害和一个瓣膜有两种损害；其次为老年性退行性改变、黏液样变性，可同时累及二尖瓣和三尖瓣，两者可同时发生脱垂。感染性心内膜炎也可累及多瓣膜。

(2)一个瓣膜病变致血流动力学异常引起临近瓣膜相对性狭窄或关闭不全：如主动脉瓣关闭不全使左心室容量负荷过度而扩大，从而发生相对性二尖瓣关闭不全。

(3)不同疾病分别导致不同瓣膜损害：如先天性肺动脉瓣狭窄伴风湿性二尖瓣病变。

二、病理生理和临床表现

临床表现主要取决于受损瓣膜的组合形式和各瓣膜受损的相对严重程度。虽然某一瓣膜的损害可能减轻或抵消另一瓣膜病变的血流动力学变化，从而减轻临床症状，但总的来说，联合/复合瓣膜病变在病理生理上往往可使病情加重，导致预后更差。常见的联合/复合瓣膜病有以下几种。

(1)二尖瓣狭窄伴主动脉瓣关闭不全：常见于风湿性心脏病，二尖瓣狭窄可使左心室扩张延缓，周围血管征不明显，听诊二尖瓣舒张期杂音可减弱，甚至消失。严重的二尖瓣狭窄会降低前向血流，导致低估主动脉瓣关闭不全的程度。

(2)二尖瓣狭窄伴主动脉瓣狭窄：若二尖瓣狭窄重于主动脉瓣狭窄，则后者的一些表现常被掩盖，左心室充盈受限和左心室收缩压降低，延缓左心室肥厚和减少心肌耗氧，故心绞痛不明显；而心排血量明显减少，跨主动脉瓣压差降低，可能导致低估主动脉瓣狭窄的严重程度。若主动脉瓣狭窄比二尖瓣狭窄重，左心室舒张末期压(LVEDP)增高，舒张期二尖瓣跨瓣压差缩小，则可能导致低估二尖瓣狭窄的程度。

(3)主动脉瓣狭窄伴二尖瓣关闭不全：为危险的多瓣膜病，相对较少见。前者加重二尖瓣反流，后者减少了主动脉瓣狭窄，维持了左心室每搏容量必需的前负荷，致使肺淤血早期发生，短期内产生左心衰竭。

(4)二尖瓣关闭不全伴主动脉瓣关闭不全：左心室承受双重容量过度负荷，使左心室舒张期压力明显上升，可进一步加重二尖瓣反流，较早发生左心室衰竭。

(5)主动脉瓣狭窄伴主动脉瓣关闭不全：严重主动脉瓣关闭不全会致跨瓣流速和压差升高，从而导致高估主动脉瓣狭窄程度。

(6)二尖瓣狭窄伴二尖瓣关闭不全：二尖瓣关闭不全并不影响定量二尖瓣狭窄，但不能用连续方程式法估测二尖瓣面积(mitral valve area，MVA)。

(7)二尖瓣狭窄伴三尖瓣和(或)肺动脉瓣关闭不全：常见于晚期风湿性心脏病二尖瓣狭窄患者。

三、诊断及治疗

诊断联合/复合瓣膜病必须仔细，超声心动图对诊断及评价心功能具有重要价值。对联合/复合瓣膜病的内科治疗同单瓣膜损害者，手术治疗为主要措施。联合瓣膜病患者行人工瓣膜置换术死亡危险性高，预后不良。双瓣膜置换手术风险较单瓣膜置换术风险高70%左右，应仔细分析各瓣膜病治疗的利弊，并行超声心动图检查以确定诊断及治疗方法。若通过上述方法检查，仍有疑问，则应注意在术中仔细探查，如进行二尖瓣手术者，应检查有无主动脉瓣狭窄，若漏治后者，则会大大增加围手术期死亡率；同理，在行二尖瓣手术的同时，也应注意探查三尖瓣。

第六节 心脏瓣膜病的介入治疗

一、经皮球囊二尖瓣成形术介入治疗

（一）经皮球囊二尖瓣成形术(PBMV)适应证

2014年，ACC/AHA指南中指出，如果需要干预的二尖瓣狭窄患者没有左心房血栓或者中、重度的二尖瓣反流，而且瓣叶情况良好，则应该优先选择PBMV。对于无症状的患者，PBMV的主要适应证为中、重度的二尖瓣狭窄（二尖瓣瓣口面积≤1.5 cm^2），同时要有休息或运动时存在肺动脉高压的证据；近期计划怀孕或者行非心源性外科手术的患者，也可考虑行PBMV。此外，因高龄或者手术风险极大而不能行外科手术的患者，或者瓣叶严重畸形的患者，如果左心房没有血栓且二尖瓣没有中、重度反流，则可选择PBMV作为一种姑息疗法。

（二）PBMV禁忌证

①左心房存在血栓；②中、重度二尖瓣反流；③合并严重的主动脉瓣疾病、严重的器质性三尖瓣狭窄、严重的功能性三尖瓣反流合并瓣环扩大；④合并严重冠状动脉疾病，需行冠状动脉旁路移植术治疗；⑤严重瓣膜钙化或者交界处钙化。

（三）PBMV操作技术

1. 术前准备

常规病史采集及体检，房颤患者心室率控制在平均心室率≤100次/分，利用超声心动图评价二尖瓣瓣膜形态、功能、瓣口大小及左房是否存在血栓。对于心房颤动或怀疑有左房血栓的患者，术前应行经食管超声检查。所有患者术前均要完成常规心电图、胸部X线及相关实验室检查，并签订术前知情同意书。

2. 操作步骤

(1)器械准备：血管穿刺针、150 cm长的“J”形导丝、二尖瓣球囊导管、房间隔穿刺针、房间隔穿刺配送鞘、左房盘状导引钢丝、弹性左心房导引导丝(Stylet)、房间隔扩张器等。

(2)心导管检查：常规消毒腹股沟区，局麻下穿刺股动静脉，经股静脉行右心导管检查，测量多部位血氧饱和度、肺动脉压、肺毛细血管楔压、心排血量等，必要时做右房造影，以观察三尖瓣环、左房及主动脉根部的相对解剖关系。经股动脉送入6F猪尾导管行左心导管检查测量左室舒张末压，计算出二尖瓣跨瓣压差，并连续监测左心室压力。必要时做主动脉或左室造影，以观察瓣膜反流程度及监测股动脉血氧饱和度。

(3)房间隔穿刺：经股静脉送入J形导丝(150 cm长)至上腔静脉，沿导丝导入穿刺鞘至上腔静脉，撤出导丝，在透视下经套管送入穿刺针，针尾端保留1 cm在套管外，使针尖始终在套管内。针尾指针指向时钟4～5点的角度，在透视下回撤全套装置达恰当穿刺点。

房间隔穿刺点确定方法：后前位下利用导丝将穿刺鞘导入上腔静脉，送入穿刺针至上腔静脉处，然后缓慢回撤到右心房，同时顺时针方向旋转指向左后方向；继续向下缓慢回撤时可见穿刺针头端滑进卵圆窝，透视下表现为穿刺针头突然向脊柱左侧移动，此为跳跃征，提示穿刺鞘管已就位于卵圆窝。

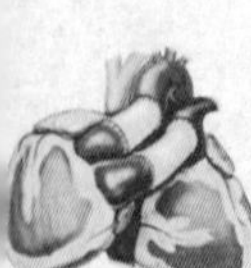

确定穿刺点后，将套管尖端抵住房间隔卵圆窝处，推入穿刺针，有轻微突破感，经穿刺针回抽有血液，注入造影剂可见左房顶部或通过测压，证实针尖在左房，固定穿刺针，轻轻将房间隔穿刺套管旋入左房，撤出穿刺针，经套管送入左房盘状导引导丝，退出房间隔穿刺套管，再经外周静脉注入肝素（50～100 U/kg），术中监测全血激活凝血时间（ACT），使之数值维持于＞250 s。

（4）球囊导管操作方法：沿左房盘状导引钢丝送入 14F 房间隔扩张器，扩张皮肤软组织、静脉入口及房间隔穿刺口，撤出扩张器，沿左房盘状导引钢丝送入二尖瓣球囊导管，当将球囊送入左房后，撤出金属延伸管及左房盘状导引钢丝，经球囊内腔管测左房压。经球囊导管插入弹性左心房导引导丝（Stylet），将球囊前部少量充盈，共同向前推送整个系统使球囊前端到达二尖瓣口，逆时针旋转 Stylet，并轻轻回撤，将球囊送入左心室。一旦球囊进入左心室，便轻微前后移动球囊导管，确保未穿越腱索。经球囊导管侧孔注入少量稀释后的造影剂将球囊前部充盈，此时轻轻回撤球囊导管将球囊腰部卡在二尖瓣瓣口，并快速注射已稀释好的造影剂，待球囊导管的腰部完全充盈后快速回抽球囊内液体，同时轻轻回撤球囊导管使其滑退至左心房。

如果二尖瓣球囊导管无法通过严重狭窄的二尖瓣口，可考虑建立股静脉—右心房—左心房—左心室—主动脉—股动脉轨道，有利于球囊导管通过二尖瓣进行有效扩张。

（5）球囊直径的选择：球囊直径（mm）＝身高（cm）/10＋10，可作为球囊扩张终点直径。

（6）球囊扩张有效性判断：心尖区舒张期杂音减轻或消失；左心房平均压≤11 mmHg；跨瓣压差≤8 mmHg为成功，≤6 mmHg 为优；心脏超声提示瓣口面积达到 1.5 cm^2 以上为成功，≥2.0 cm^2 为优。

（7）停止扩张的标准：交界处完全分离；瓣口面积＞1 cm^2/m^2 体表面积，或瓣口面积≥1.5 cm^2；出现二尖瓣反流，或反流增加 25％。

二、经导管主动脉瓣置换术

经导管主动脉瓣置换术（transcatheter aortic valve replacement，TAVR）是将组装好的主动脉瓣经导管置入主动脉根部，替代自体的主动脉瓣，用来治疗严重主动脉瓣狭窄（AS）的患者。TAVR 适用于外科手术禁忌或高危、预期寿命大于1 年、重度症状性钙化的 AS。外科手术禁忌是指术后 30 d 内发生死亡或不可逆的合并症风险超过 50％，或并存手术禁忌的合并症，包括极度虚弱、肝衰竭、胸部放射治疗后、弥漫性严重钙化的主动脉。外科手术高危是指美国胸外科医师协会（Society of Thoracic Surgeons，STS）评分≥8 分的患者。重度 AS 是指超声心动图示跨主动脉瓣血流速度≥4.0 m/s、主动脉瓣平均跨瓣压差≥40 mmHg、主动脉瓣口面积＜0.8 m^2、有效的主动脉瓣口面积指数＜0.5 cm^2/m^2。少数有经验的心血管中心尝试将 TAVR 用于二叶式主动脉瓣、单纯性主动脉瓣反流、外科手术低到中危的患者，但尚缺乏大规模临床研究的支持。TAVR 的一般解剖要求是入径血管最窄内径≥6 mm，能够通过输送鞘管，主动脉瓣环内径、主动脉窦宽和窦高、升主动脉内径符合瓣膜要求，瓣环夹角合适，冠状动脉开口高度＞10 mm，适中的主动脉瓣钙化程度，无严重的冠状动脉狭窄。左室腔内血栓形成、左室流出道梗阻、主动脉根部解剖形态不合适则是 TAVR 的禁忌证。

开展 TAVR 手术需要建立多学科心脏团队，并在改装的杂交手术室进行。经导管置入的主动脉瓣膜主要分为自膨胀系统和球囊扩张系统两类。在静脉麻醉下，经静脉将临时起搏器导管放置在右室心尖部，穿刺双侧股动脉，置入动脉鞘，送入猪尾导管至主动脉根部测压和造影，在加硬导丝的支撑、引导下，经另一侧股动脉送入引导鞘管至腹主动脉以上。操纵直头超滑导丝和 AL 导管进入左心室，交换为猪尾导管测压后，再由猪尾导管导入塑形的超硬导丝至左心室内。沿导引导丝送入 16～20 mm 的预扩张球囊至狭窄的主动脉瓣，快速起搏右心室，以动脉收缩压＜60 mmHg 为宜，快速充分扩张和抽瘪球囊，随后停止起搏，总的起搏时间在 15 s 以内。装载瓣膜，在超声心动图和 DSA 引导下，释放瓣膜，自膨胀瓣膜释放后最佳深度为 4～6 mm，球囊扩张瓣膜因支架更短，要求更为精确地定位后才能释放。常见的手术并发症有房室传导阻滞、瓣周漏、脑卒中、急性心肌梗死、心包积液、主动脉夹层和撕裂、瓣膜的脱落和移位、急性肾功能损害、穿刺部位血管并发症等。应严格把握适应证、规范操作、选择合适的球囊和瓣膜，以减少或避免严重并发症的发生。

（刘文辉、尤　颢、林　智、肖国胜）

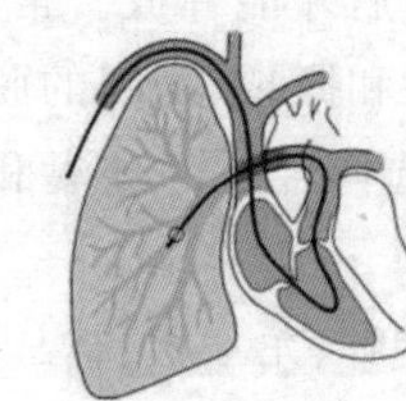

第二十一章　感染性心内膜炎

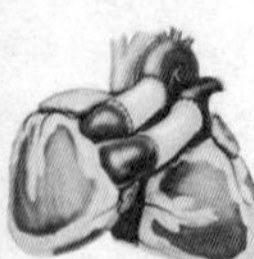

感染性心内膜炎(infective endocarditis,IE)是指由细菌、真菌和其他微生物(如病毒、立克次体、衣原体、螺旋体等)直接感染而产生心瓣膜或心室壁内膜的炎症,有别于由风湿热、类风湿关节炎、系统性红斑狼疮等所致的非感染性心内膜炎。瓣膜为最常受累部位,但感染可发生在室间隔缺损部位、腱索和心壁内膜。而动-静脉瘘、动脉瘘(如动脉导管未闭)或主动脉狭窄处的感染虽属于动脉内膜炎,但临床与病理均类似于感染性心内膜炎。根据瓣膜材质不同又可将其分为自体瓣膜(native valve endocarditis)和人工瓣膜心内膜炎(prosthetic valve endocarditis)。

第一节　自体瓣膜心内膜炎

一、病　因

链球菌和葡萄球菌分别占自体瓣膜心内膜炎(native valve endocarditis)病原微生物的65%和25%。急性者,主要由金黄色葡萄球菌引起,少数由肺炎球菌、淋球菌、A族链球菌、流感杆菌等所致。亚急性者,草绿色链球菌最常见,其次为D族链球菌(牛链球菌和肠球菌)、表皮葡萄球菌,其他细菌较少见。真菌、立克次体和衣原体为自体瓣膜心内膜炎的少见致病微生物。

二、发病机制

(一)亚急性

亚急性感染性心内膜炎至少占据2/3的病例,发病与以下因素有关:

1. 血流动力学因素

亚急性者主要发生于器质性心脏病,首先为心脏瓣膜病,尤其是二尖瓣和主动脉瓣;其次为先天性心血管病,如室间隔缺损、动脉导管未闭、法洛四联症和主动脉缩窄。赘生物常位于血流从高压腔经病变瓣口或先天缺损至低压腔产生高速射流和湍流的下游,如二尖瓣关闭不全的瓣叶心房面、主动脉瓣关闭不全的瓣叶心室面和室间隔缺损的间隔右心室侧,可能与这些部位处于湍流下而压力下降、内膜灌注减少,有利于微生物沉积和生长有关。高速射流冲击心脏或大血管内膜处可致局部损伤,如二尖瓣反流面对的左心房壁,主动脉反流面对的二尖瓣前叶有关腱索和乳头肌,未闭动脉导管射流面对的肺动脉壁的内皮损伤,且易于感染。本病在压差小的部位,如房间隔缺损和大室间隔缺损或血流缓慢(如心房颤动和心力衰竭)时少见,瓣膜狭窄时较关闭不全时少见。约3/4的感染性心内膜炎患者有基础心脏病。随着风湿性心脏病发病率的下降,风湿性瓣膜病的心内膜炎发生率也随之下降。由于超声心动图诊断技术的普遍应用,主动脉瓣二叶瓣畸形、二尖瓣脱垂和老年性退行性瓣膜病的诊断率提高。而风湿性瓣膜病心内膜炎发病率的下降也导致近年来非风湿性瓣膜病的心内膜炎发病率有所升高。

2. 非细菌性血栓性心内膜炎

实验研究证实，当内膜的内皮受损暴露其下结缔组织的胶原纤维时，血小板在该处聚集，形成血小板微血栓和纤维蛋白沉着，成为结节样无菌性赘生物，称非细菌性血栓性心内膜炎，是细菌定居瓣膜表面的重要因素。无菌性赘生物偶见于正常瓣膜，但最常见于湍流区、瘢痕处（如感染性心内膜炎后）和心外因素所致内膜受损区。

3. 短暂性菌血症

各种感染或细菌寄居的皮肤黏膜的创伤（如手术、器械操作等）常导致暂时性菌血症；口腔组织创伤常致草绿色链球菌菌血症；消化道和泌尿生殖道创伤和感染常引起肠球菌和革兰阴性杆菌菌血症；葡萄球菌菌血症见于皮肤和远离心脏部位的感染。循环系统中的细菌如定居在无菌性赘生物上，感染性心内膜炎即可发生。

4. 细菌感染无菌性赘生物

此取决于：①发生菌血症之频度和循环中细菌的数量，后者与创伤、感染严重程度和寄居于皮肤黏膜处细菌的数量有关；②细菌黏附于无菌性赘生物的能力。草绿色链球菌从口腔进入血流的机会频繁，黏附性强，因而成为亚急性感染性心内膜炎的最常见致病菌；而大肠埃希杆菌的黏附性差，虽然其菌血症常见，但极少致心内膜炎。细菌定居后，迅速繁殖，促使血小板进一步聚集和纤维蛋白沉积，感染性赘生物增大。厚的纤维蛋白层覆盖在赘生物外，阻止吞噬细胞进入，为其内细菌生存繁殖提供良好的庇护所。

（二）急性

发病机制尚不清楚，主要累及正常心瓣膜。病原菌来自皮肤、肌肉、骨骼或肺等部位的活动性感染灶，循环系统中细菌量大，细菌毒力强，具有高度侵袭性和较强的黏附于内膜的能力。主动脉瓣常受累。

三、病　理

（一）心内感染和局部扩散

①赘生物呈小疣状结节或菜花状、息肉样，小的不足 1 mm，大的可阻塞瓣口。赘生物导致瓣叶破损、穿孔或腱索断裂，引起瓣膜关闭不全。

②局部的感染扩散产生瓣环或心肌脓肿、传导组织破坏、乳头肌断裂或室间隔穿孔和化脓性心包炎。

（二）赘生物碎片脱落致栓塞

①动脉栓塞导致组织器官梗死，偶可形成脓肿。

②脓毒性栓子栓塞动脉血管壁的滋养血管可引起动脉管壁坏死；或栓塞动脉管腔，所携带的细菌直接破坏动脉壁。

上述两种情况均可形成细菌性动脉瘤。

（三）血源性播散

菌血症持续存在，在心外的机体其他部位播种化脓性病灶，形成迁移性脓肿。

（四）免疫系统激活

持续性菌血症刺激细胞和体液介导的免疫系统，引起：①脾大；②肾小球肾炎（循环中免疫复合物沉积于肾小球基底膜)；③关节炎、心包炎和微血管炎(可引起皮肤、黏膜体征和心肌炎)。

四、临床表现

从短暂性菌血症的发生至症状出现之间的时间间隔长短不一，多在2周以内，但不少患者无明确的细菌进入途径可寻。

(一)发热

发热是感染性心内膜炎最常见的症状，除某些老年患者或心、肾衰竭重症患者外，几乎均有发热。亚急性者起病隐匿，可有全身不适、乏力、食欲不振和体重减轻等非特异性症状；可有弛张性低热，一般＜39℃，午后和晚上高；头痛、背痛和肌肉关节痛常见。急性者呈暴发性败血症过程，有高热、寒战。突发心力衰竭者较为常见。

(二)心脏杂音

80％～85％的患者可闻及心脏杂音，可由基础心脏病和(或)心内膜炎导致瓣膜损害所致。急性者要比亚急性者更易出现杂音强度和性质的变化，或出现新的杂音。瓣膜损害所致的新的或增强的杂音主要为关闭不全的杂音，尤以主动脉瓣关闭不全多见。金黄色葡萄球菌引起的急性心内膜炎起病时仅30％～45％有杂音。随着瓣膜损害的不断发展，75％～80％的患者可出现杂音。

(三)周围体征

感染性心内膜炎的周围体征多为非特异性，近年已不多见，包括：

①淤点，可出现于任何部位，以锁骨以上皮肤、口腔黏膜和睑结膜常见，病程长者较多见。

②指和趾甲下线状出血。

③Roth斑，为视网膜的卵圆形出血斑，其中心呈白色，多见于亚急性感染。

④Osler结节，为指和趾垫出现的豌豆大的红或紫色痛性结节，较常见于亚急性者。

⑤Janeway损害，为手掌和足底处直径1～4 mm的无痛性出血红斑，主要见于急性患者。

引起这些周围体征的原因可能是微血管炎或微栓塞。

(四)动脉栓塞

赘生物引起动脉栓塞占20％～40％，尸检检出的亚临床型栓塞更多。栓塞可发生在机体的任何部位。脑、心脏、脾、肾、肠系膜和四肢为临床所见的体循环动脉栓塞部位。脑栓塞的发生率为15％～20％。当存在左向右分流的先天性心血管病或右心内膜炎时，肺循环栓塞常见。若三尖瓣赘生物脱落引起肺栓塞，则可突然出现咳嗽、呼吸困难、咯血或胸痛。肺梗死可发展为肺坏死、空洞，甚至脓气胸。

(五)感染的非特异性症状

(1)脾大：见于15％～50％、病程＞6周的患者，急性者少见。

(2)贫血：IE时贫血较为常见，尤其多见于亚急性者，有苍白无力和多汗；主要由感染抑制骨髓所致；多为轻、中度贫血，晚期患者可有重度贫血。

五、并发症

(一)心脏

①心力衰竭为最常见并发症，主要由瓣膜关闭不全所致，主动脉瓣受损者最常发生(75%)，其次为二尖瓣(50%)和三尖瓣(19%)；瓣膜穿孔或腱索断裂导致急性瓣膜关闭不全的情况可诱发急性左心衰竭。

②心肌脓肿常见于急性患者，可发生于心脏任何部位，以瓣周组织特别是主动脉瓣环多见，可致房室和室内传导阻滞，心肌脓肿偶可穿破进而导致化脓性心包炎。

③急性心肌梗死大多由冠状动脉栓塞引起，以主动脉瓣感染时多见，少见原因为冠状动脉细菌性动脉瘤。

④化脓性心包炎不多见，主要发生于急性患者。

⑤心肌炎。

(二)细菌性动脉瘤

细菌性动脉瘤占3%～5%，多见于亚急性者。受累动脉依次为近端主动脉(包括主动脉窦)、脑动脉、内脏动脉和四肢动脉，一般见于病程晚期，多无症状，为可扪及的搏动性肿块，发生于周围血管时易诊断，如发生在脑动脉、肠系膜动脉或其他深部组织的动脉时，往往直至动脉瘤破裂出血时方可确诊。

(三)迁移性脓肿

迁移性脓肿多见于急性患者，亚急性者少见，多发生于肝、脾、骨髓和神经系统。

(四)神经系统

约1/3患者有神经系统受累的表现：①脑栓塞占其中1/2，大脑中动脉及其分支最常受累；②脑细菌性动脉瘤，除非破裂出血，多无症状；③脑出血，由脑栓塞或细菌性动脉瘤破裂所致；④中毒性脑病，可有脑膜刺激征；⑤脑脓肿；⑥化脓性脑膜炎，不常见。后三种情况主要见于急性患者，尤其是金黄色葡萄球菌性心内膜炎。

(五)肾脏

大多数患者有肾损害，包括：①肾动脉栓塞和肾梗死，多见于急性患者；②免疫复合物所致局灶性和弥漫性肾小球肾炎(后者可致肾衰竭)，常见于亚急性患者；③肾脓肿不多见。

六、实验室和其他检查

(一)常规检验

1. 尿液

本病常有显微镜下血尿和轻度蛋白尿。肉眼血尿提示肾梗死。红细胞管型和大量蛋白尿提示弥漫性肾小球性肾炎。

2. 血液

亚急性者以正常色素型正常细胞性贫血常见，白细胞计数正常或轻度升高，分类计数轻度核左移。

急性者常有血白细胞计数增高和明显核左移。红细胞沉降率几乎均升高。

（二）免疫学检查

25%的患者有高丙种球蛋白血症。80%的患者循环中出现免疫复合物。50%的病程6周以上的亚急性患者的类风湿因子试验阳性。血清补体降低见于弥漫性肾小球肾炎。上述异常在感染治愈后消失。

（三）血培养

血培养是诊断菌血症和感染性心内膜炎最重要的方法。近期未接受过抗生素治疗的患者血培养阳性率可高达95%以上，其中90%以上患者的阳性结果来自入院后第一日采取的标本。对于未经治疗的亚急性患者，应在第一日每间隔1 h采血1次，共3次。如次日未见细菌生长，重复采血3次后，开始抗生素治疗。已用过抗生素者，应停药2～7天后采血。急性患者应在入院后3 h内，每隔1 h一次，共取3个血标本后开始治疗。本病的菌血症为持续性，无须在体温升高时采血。每次取静脉血10～20 mL做需氧和厌氧培养，至少应培养3周，并周期性做革兰染色涂片和次代培养。必要时培养基需补充特殊营养或采用特殊培养技术。血培养阴性率为2.5%～64%。念珠菌（约1/2病例）、曲霉菌、组织胞浆菌、Q热柯克斯体、鹦鹉热衣原体等致病时，血培养阴性。2周内用过抗生素或采血、培养技术不当，常降低血培养的阳性率。

（四）X线检查

肺部多处小片状浸润阴影提示脓毒性肺栓塞所致肺炎。左心衰竭时有肺淤血或肺水肿征。主动脉细菌性动脉瘤可致主动脉增宽。细菌性动脉瘤有时需经血管造影明确诊断。CT扫描有助于脑梗死、脓肿和出血的诊断。

（五）心电图

心电图检查偶可见急性心肌梗死或房室、室内传导阻滞，后者提示主动脉瓣环或室间隔脓肿。

（六）超声心动图

如果超声心动图发现赘生物、瓣周并发症等支持心内膜炎的证据，可帮助明确IE诊断。经胸超声检查可检出50%～75%的赘生物（图21-1-1）；经食管超声（TEE）可检出＜5 mm的赘生物，敏感性高达95%以上，因此，当临床诊断或怀疑为IE时，主张行TEE检查，超声心动图未发现赘生物时并不能除外IE，必须密切结合临床进行判断。赘生物≥10 mm时，易发生动脉栓塞。感染治愈后，赘生物可持续存在。除非发现原有赘生物增大或新赘生物出现，否则难以诊断复发或再感染。超声心动图和多普勒超声还可明确基础心脏病（如瓣膜病、先天性心脏病）和IE的心内并发症（如瓣膜关闭不全、瓣膜穿孔、腱索断裂、瓣周脓肿、心包积液等）。

七、诊断和鉴别诊断

阳性血培养对本病诊断有重要价值。凡有提示细菌性心内膜炎的临床表现，如发热伴有心脏杂音，尤其是主动脉瓣关闭不全杂音，以及贫血、血尿、脾大、白细胞增高和伴或不伴栓塞时，血培养阳性，可诊断本病。具体IE的诊断见表21-1-1。

亚急性感染性心内膜炎常发生在原有心瓣膜病变或其他心脏病的基础之上，若在这些患者身上发现周围体征（淤点、线状出血、Roth斑、Osler结节和杵状指）则提示本病存在。超声心动图检出赘生物对明

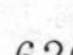

确诊断有重要价值。

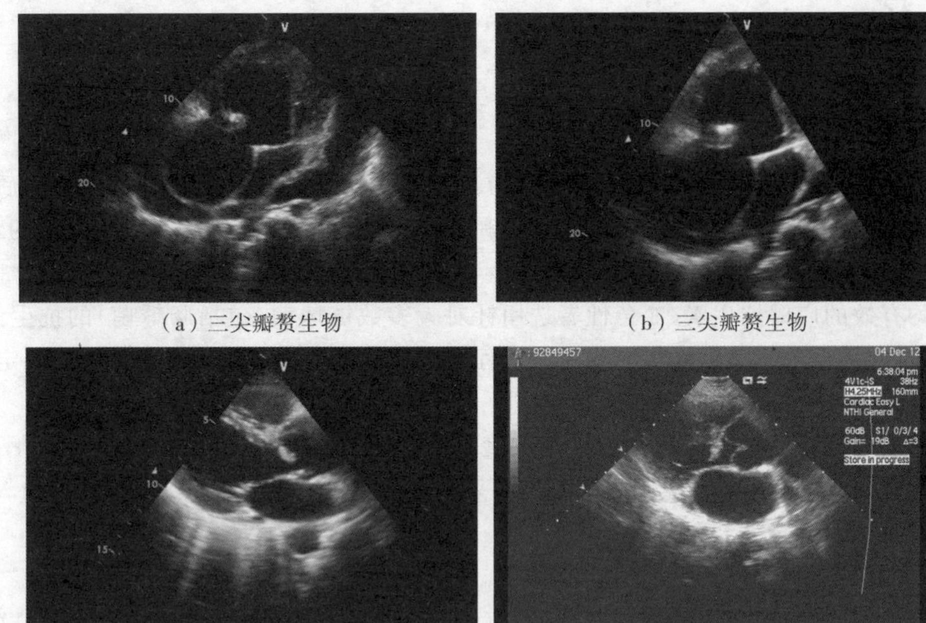

（a）三尖瓣赘生物　（b）三尖瓣赘生物

（c）主动脉瓣赘生物　（d）主动脉瓣赘生物

图 21-1-1　感染性心内膜炎赘生物

表 21-1-1　感染性心内膜炎 Duke 诊断标准（修订版）

主要标准：
（1）血培养阳性：两次不同的血培养均为 IE 的典型致病菌（草绿色链球菌、牛链球菌、HACEK 组细菌、金黄色葡萄球菌或社区获得性肠球菌而无原发病灶）；或非上述细菌但与 IE 一致的微生物持续性血培养阳性（持续性阳性定义为相隔＞12 h 的 2 次或 2 次以上血培养阳性；或首末次血培养相隔时间＞1 h 的 3 次血培养全部阳性、4 次全部阳性）
（2）单次血培养阳性为贝氏柯克斯体或Ⅰ期 IgG 滴度＞1∶800
（3）超声心动图发现感染性心内膜炎的阳性表现：①赘生物，②心脏脓肿，③新发生的人工瓣膜裂开
（4）新发生的瓣膜反流
次要标准：
（1）易患因素、基础心脏病或静脉吸毒成瘾
（2）体温＞38℃的发热
（3）血管损害征象：大动脉栓塞、脓毒栓塞性肺梗死、霉菌性动脉瘤、颅内出血、结膜出血、Janeway 损伤等
（4）免疫异常征象：肾小球肾炎、Osler 结节、Roth 出血点及类风湿因子
（5）微生物学证据：血培养阳性但未能达到主要标准要求；或与感染性心内膜炎一致的活动性细菌感染的血清学证据
确定诊断：2 条主要标准或 1 条主要标准＋3 条次要标准或 5 条次要标准
可能诊断：1 条主要标准＋1 条次要标准；或 3 条次要标准

本病的临床表现涉及全身多脏器，既多样化，又缺乏特异性，需与之鉴别的疾病较多。亚急性者应与急性风湿热、系统性红斑狼疮、左房黏液瘤、淋巴瘤腹腔内感染、结核病等相鉴别。急性者应与金黄色葡萄球菌、淋球菌、肺炎球菌和革兰阴性杆菌败血症相鉴别。

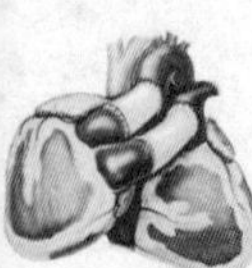

八、治 疗

(一)抗微生物药物治疗

最为重要的治疗措施是合理用药。用药原则为:①早期应用,在连续送3~5次血培养后即可开始治疗;②充分用药,选用杀菌性抗微生物药物,大剂量和长疗程,旨在完全消灭藏于赘生物内的致病菌;③静脉用药为主,保持高而稳定的血药浓度;④病原微生物不明时,急性者选用对金黄色葡萄球菌、链球菌和革兰阴性杆菌均有效的广谱抗生素,亚急性者选用针对大多数链球菌(包括肠球菌)的抗生素;⑤已分离出病原微生物时,应根据致病微生物对药物的敏感程度选择抗微生物药物。有条件者应测定最小抑菌浓度(minmum inhibitory concentration,MIC)。

以判定致病菌对某种抗微生物药物的敏感程度,分为敏感(susceptible,S),中度(intermediate,I)和耐药(resistant,R)来指导用药。目前国内较多医院采用纸片扩散法进行敏感测定,虽不如MIC精确,但仍可供参考。

1. 经验治疗

在尚未培养出病原菌时,急性者采用萘夫西林(nafcillin,新青霉素Ⅲ)2 g,每4小时一次,静脉注射或滴注,加氨苄西林(ampicillin)2 g,每4 h一次,静脉注射或加庆大霉素(gentamycin),每日160~240 mg静注。亚急性者按常见的致病菌——链球菌的用药方案以青霉素为主或加庆大霉素,青霉素320万~400万单位静滴,每4~6 h一次;庆大霉素剂量同上。

2. 已知致病微生物时的治疗

(1)对青霉素敏感的细菌(MIC<0.1 μg/mL):草绿色链球菌、牛链球菌、肺炎球菌等多属此类。

①首选青霉素1200万~1800万单位/天,分次静脉点滴,每4 h一次。

②青霉素联合庆大霉素1 mg/kg静注或肌注,每8 h一次。

③青霉素过敏时可选择头孢曲松(ceftriaxone)2 mg/d,静脉注射或万古霉素30 mg/(kg·d),分2次静滴(24 h最大量不超过2 g);所有病例均至少用药4周。

(2)对青霉素耐药的链球菌(MIC>0.1 μg/mL,>0.5 μg/mL):

①青霉素加庆大霉素,青霉素1800万单位/天,分次静滴,每4 h一次,用药4周,庆大霉素剂量同前,用药2周。

②万古霉素剂量同前,疗程4周。

(3)肠球菌心内膜炎:

①青霉素加庆大霉素,青霉素1800万U~3000万单位/天,分次静滴,每4 h一次。庆大霉素用量同前,疗程4~6周。

②氨苄西林(ampicillin)12 g/d,分次静注,每4 h一次,庆大霉素剂量同前,用药4~6周,治疗过程中酌减或撤除庆大霉素,预防其毒副作用。

③上述治疗效果不佳或患者不能耐受者可改用万古霉素30 mg/(kg·d),分2次静脉滴注,疗程4~6周。

(4)金黄色葡萄球菌和表皮葡萄球菌(甲氧西林,methicillin敏感):

①萘夫西林(nafcillin)或苯唑西林(oxacillin)均为2 g,每4 h一次,静脉注射或点滴,用药4~6周;治疗初始3~5天加用庆大霉素,剂量同前。

②青霉素过敏或无效者用头孢唑林(cefazolin)2 g静注,每8 h一次,用药4~6周;治疗初始3~5天加用庆大霉素。

③如青霉素和头孢菌素无效，可用万古霉素4～6周。

(5)金黄色葡萄球菌和表皮葡萄球菌[甲氧西林(methicillin)耐药]：万古霉素治疗4～6周。

(6)其他细菌：用青霉素、头孢菌素或万古霉素，加或不加氨基糖苷类，疗程4～6周。革兰阴性杆菌感染用氨苄西林2 g，每4 h一次，或哌拉西林(piperacillin，氧哌嗪青霉素)2 g，每4 h一次，或头孢噻肟(cefotaxime)2 g，每4～6 h一次，或头孢他啶(ceftazidime，头孢氨噻肟)2 g，每8 h一次，静脉注射或滴注，加庆大霉素160～240 mg/d，静脉滴注；环丙沙星(ciprofloxacin)200 mg，每12 h一次，静脉点滴也可有效。

(7)真菌感染：用静脉滴注两性霉素B，首日0.02～0.1 mg/kg，之后每日递增3～5 mg，直至25～30 mg/d，总量3～5 g，应注意两性霉素B的毒副作用。两性霉素B用够疗程后改为口服氟胞嘧啶100～150 mg/(kg·d)，每6 h一次，用药数月。

感染性心内膜炎上述抗生素治疗方案参考美国内科学会提出的指南，当β内酰胺类抗生素需要合并氨基糖苷类时都选择庆大霉素，然而，在我国庆大霉素耐药率高，而且庆大霉素肾毒性大，故多选用阿米卡星(amikacin，丁胺卡那霉素)替代庆大霉素，剂量为0.4～0.6 g/d，分次静脉注射或肌注。阿米卡星的肾毒性较小。

(二)外科治疗

尽管抗生素的治疗效果与日俱进，但是各种类型IE的死亡率一直为10%～50%，虽然其死亡率部分与患者的年龄增长、基础心脏病有关，但IE的心内和神经系统并发症对死亡起了重要作用。有些威胁生命的心内并发症，对抗生素无反应，但手术治疗可改善患者的预后。因此，有严重心内并发症或抗生素治疗无效的患者应及时考虑手术治疗。

活动性自体瓣膜心内膜炎(native valve endocarditis，NVE)手术指征：

(1)急性主动脉瓣反流所致心衰者。

(2)急性二尖瓣反流所致心衰者。

(3)在积极抗生素治疗情况下，菌血症和发热仍持续8天以上。

(4)脓肿、假性动脉瘤以及1个(多个)瓣叶破裂或瘘引起异常交通的征象表明局部感染扩散(局部感染没有控制)时。

(5)不容易治愈(如真菌、布鲁菌和Q热病原体)或对心脏结构破坏力大的病原微生物感染时。

如果二尖瓣赘生物>10 mm，或抗生素治疗下赘生物体积增大，或赘生物位于二尖瓣闭合的边缘时应考虑尽早手术治疗。

右心系统IE预后较好。复发肺动脉栓塞后三尖瓣赘生物>20 mm时，必须手术治疗。

九、预　后

未治疗的急性患者几乎均在4周内死亡。亚急性者的自然史一般≥6个月。预后不良因素中以心力衰竭最为常见，其他包括主动脉瓣损害、肾衰竭、革兰阴性杆菌或真菌致病、瓣环或心肌脓肿、年老体弱等。死亡原因为心力衰竭、肾衰竭、栓塞、细菌性动脉瘤破裂和严重感染。除耐药的革兰阴性杆菌和真菌所致的心内膜炎患者外，大多数患者可获细菌学治愈。但本病的近期和远期病死率仍较高，治愈后的5年存活率仅60%～70%。10%在治疗后数月或数年内再次发病。

十、预　防

有易患因素(人工瓣膜置换术后、感染性心内膜炎史、体循环肺循环分流术后、心脏瓣膜病和先天性心脏病)的患者,接受可因出血或明显创伤而致短暂性菌血症的手术和器械操作时,应予预防感染性心内膜炎的措施。

(一)口腔、上呼吸道手术或操作

预防药物应针对草绿色链球菌:

①阿莫西林(amoxicillin)2.0 g 术前 1 h 口服。

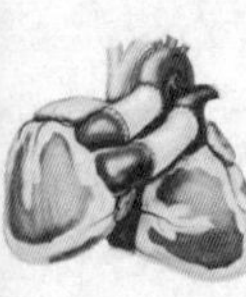

②不能口服者予以氨苄西林(ampicillin)2.0 g 术前 30 min 内肌注或静注。

③对青霉素过敏者,予以克林霉素(clindamycin)600 mg 术前 1 h 口服或术前 30 min 静注;或头孢氨苄(cephalexin)2.0 g 术前 1 h 口服;或头孢唑林(cefazolin,先锋Ⅴ号)1.0 g 术前 30 min 静注或肌注;或头孢羟氨苄(cefadroxil)2.0 g 术前 1 h 口服或甲基红霉素(clarithromycin)500 mg 术前 1 h 口服。

高危患者(人工瓣、心内膜炎史、复杂发绀型先天性心脏病或体循环肺循环分流术后)术后 6 h 需重复应用半量抗生素。

(二)泌尿、生殖和消化道手术或操作

预防用药针对肠球菌:

①高危患者(氨苄西林加庆大霉素)予以氨苄西林 2.0 g 加庆大霉素 1.5 mg/kg,术中 30 min 内静注或肌注,术后 6 h,氨苄西林 1.0 g 静注或肌注;或阿莫西林 1.0 g 口服。青霉素过敏者(万古霉素加庆大霉素):万古霉素(vancomycin)1.0 g 术前 30 min 静滴 1～2 h 加庆大霉素 1.5 mg/kg 术前 30 min 静注或肌注。术后不必重复用药。

②中危患者(瓣膜病和除外房间隔缺损的先天性心脏病)予以阿莫西林或氨苄西林,阿莫西林 2.0 g 术前 1 h 口服,或氨苄西林 2.0 g 术前 30 min 肌注或静注。青霉素过敏者(万古霉素):万古霉素 1.0 g 术前 30 min 静滴 1～2 h。术后不必重复。

第二节　人工瓣膜和静脉药瘾者心内膜炎

一、人工瓣膜心内膜炎

人工瓣膜心内膜炎(prosthetic valve endocarditis)分为两种:发生于人工瓣膜置换术后 60 天以内者为早期人工瓣膜心内膜炎,60 天以后发生者为晚期人工瓣膜心内膜炎。早期者,致病菌约 1/2 为葡萄球菌,其中表皮葡萄球菌明显多于金黄色葡萄球菌;其次为革兰阴性杆菌和真菌。晚期者以链球菌最常见,其中以草绿色链球菌为主;其次为葡萄球菌,以表皮葡萄球菌多见;其他有革兰阴性杆菌和真菌。除赘生物形成外,常致人工瓣膜部分破裂、瓣周漏、瓣环周围组织和心肌脓肿。最常累及主动脉瓣。早期者常为急性暴发性起病,晚期以亚急性表现常见。术后发热、出现新杂音、脾大或周围栓塞征,血培养同一种细菌阳性结果至少 2 次,可诊断本病。本病预后不良,早期与晚期患者的病死率分别为 40%～80%和 20%～40%。

本病难以治愈,应在自体瓣膜心内膜炎用药基础上,将疗程延长为 6～8 周。任一用药方案均应加庆大霉素。对耐甲氧西林的表皮葡萄球菌致病者,可应用万古霉素 15 mg/kg,每 12 小时一次,静脉点滴,加利福平(rifampin)300 mg,每 8 小时一次,口服,用药 6～8 周,开始的 2 周加庆大霉素。人工瓣膜术后早期(术后<12 个月)发生感染性心内膜炎者,应积极考虑手术。有瓣膜再置换术的适应证者,应早期手

术。明确适应证为：①因瓣膜关闭不全致中至重度心力衰竭；②真菌感染；③充分抗生素治疗后菌血症仍持续存在；④急性瓣膜阻塞；⑤X线透视发现人工瓣膜不稳定；⑥新发生的心脏传导阻滞。

二、静脉药瘾者心内膜炎

静脉药瘾者心内膜炎(endocarditis in intravenous drug abusers)多见于年轻男性。致病菌最常来源于皮肤，药物污染所致者较少见。主要致病菌为金黄色葡萄球菌，其次为链球菌、革兰阴性杆菌和真菌。大多累及正常心瓣膜，三尖瓣受累占50%以上，其次为主动脉瓣和二尖瓣。急性发病者多见，常伴有迁移性感染灶。X线可见肺部多处小片状浸润阴影，为三尖瓣或肺动脉瓣赘生物所致的脓毒性肺栓塞。一般三尖瓣受累时无心脏杂音。亚急性表现多见于曾有感染性心内膜炎病史者。

伴右心金黄色葡萄球菌感染的年轻患者病死率在5%以下。而左侧心瓣膜(尤其主动脉瓣)受累，革兰阴性杆菌或真菌感染者预后不良。对甲氧西林敏感的金黄色葡萄球菌所致右心感染，用萘夫西林或苯唑西林2 g，每4小时一次，静脉注射或点滴，用药4周；加妥布霉素(tobramycin)1 mg/kg，每8小时一次，静脉点滴，用药2周。其余用药选择与方案同自体瓣膜心内膜炎的治疗。

第三节　病例讨论

一、病　史

1. 病史摘要

谢××，女，67岁，以“反复发热2个月，心慌伴夜间胸闷、气促6天”为主诉入院。

患者于2个月前无明显诱因出现反复发热，最高时体温39℃，伴腹痛，无胸闷、气促，无心慌、心悸，无胸痛，无恶心、呕吐，无头晕头痛，当时就诊当地医院，查心脏彩超提示“主动脉瓣退行性变，主动脉瓣、二尖瓣、肺动脉瓣轻度反流，左室舒张功能减低，余未见明显异常”，入院后经保守处理(具体不详)体温有所下降。1月余前再次出现发热，体温最高时39℃，伴畏冷，无寒战，遂再次就诊当地医院，查白细胞11.68×10^9/L、中性粒细胞比值81.4%，拟诊为“感染性发热”，予保守处理(具体不详)后体温有所下降，经治疗患者症状明显控制后出院。患者经治疗后未再出现发热、畏冷症状，但出现双下肢凹陷性水肿。入院前6天，患者无明显诱因出现反复心慌、心悸，夜间平卧时可有明显胸闷、气促及间歇性呼吸困难，坐起后有所缓解，无胸痛、腹痛，无头晕、头痛，无发热、畏冷，1天前就诊于当地医院，查CT平扫：“心脏稍增大、心包腔少量积液、双侧胸腔中等量积液”。心脏彩超：“1. 主动脉瓣狭窄(轻度)并主动脉瓣关闭不全(重度)。2. 主动脉瓣上及二尖瓣上异常回声团：赘生物可能。3. 二尖瓣大量反流。”现为求进一步诊疗就诊我院，我科拟以“感染性心内膜炎？主动脉瓣狭窄并主动脉瓣关闭不全，二尖瓣关闭不全”收住入院。自起病以来，患者精神、睡眠、食欲较差，大小便如常，体力体重较前有所下降。既往史：20年前行“左侧腮腺瘤切除术”；10余年前行“甲亢手术”，现病情稳定；弥漫性胃炎8年，平素予“达喜”治疗。

2. 病史分析

病史特点：

(1)老年女性，反复发热2月，亚急性病程，病情逐步加重。

(2)临床表现：缘于2个月前无明显诱因出现反复发热，最高时体温39℃，伴腹痛，当时就诊于当地医院，经治疗后未再出现发热、畏冷症状，但双下肢出现凹陷性水肿并反复出现心慌、心悸，夜间不能平卧以及呼吸困难。当地医院CT平扫:“心脏稍增大、心包腔少量积液、双侧胸腔中等量积液”。心脏彩超:“1. 主动脉瓣狭窄(轻度)并主动脉瓣关闭不全(重度);2. 主动脉瓣上及二尖瓣上异常回声团:赘生物可能;3. 二尖瓣大量反流。”现为求进一步诊疗就诊我院,我科拟以“感染性心内膜炎?主动脉瓣狭窄并主动脉瓣关闭不全,二尖瓣关闭不全”收住入院。

(3)既往史:既往有“左侧腮腺瘤切除术”和“甲亢手术”,有弥漫性胃炎病史。

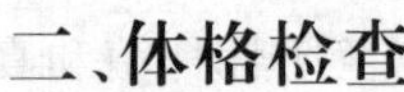

二、体格检查

1. 结果

入院查体:体温36.5℃、脉搏95次/分、呼吸20次/分、血压109/43 mmHg、体重44 kg。神志清楚,发育正常,营养中等,无贫血外观,无消瘦外观,自主体位,对答切题,查体合作。口唇颜色稍苍白,皮肤、黏膜无黄染、发绀,无出血点,未见肝掌、蜘蛛痣。口唇色稍苍白,无紫绀,颈静脉无怒张,颈动脉搏动稍增强。心前区无隆起,心尖搏动稍增强,心尖搏动距左锁骨中线外0.5 cm,触诊心尖搏动有抬举感,无心包摩擦感,叩诊相对浊音界向左稍扩大,心率95次/分,律齐,未闻及额外心音,主动脉瓣听诊区可闻及中重度舒张期杂音,二尖瓣听诊区可闻及3/6级收缩期杂音,无心包摩擦音。可及水冲脉,毛细血管搏动征阳性。肝脾肋下未及。双下肢可及凹陷性水肿。

2. 体检分析

(1)查体特点:①心脏听诊心室率较快,但未闻及舒张早期奔马律,提示患者存在心功能代偿;②心界叩诊稍向左扩大,心率快,主动脉瓣听诊区可闻及中重度舒张期杂音,二尖瓣听诊区可闻及3/6级收缩期杂音,无心包摩擦音。

(2)该患者特异性阳性体征较多,故不难与风湿性心瓣膜病、左房黏液瘤鉴别。

三、辅助检查

1. 结果

(1)心电图:窦性心动过速,未见ST-T改变。

(2)实验室检查:

①血常规结果见表21-3-1。

表21-3-1 血常规结果

项目	检测结果	参数变化	单位	正常值范围	检测方法
白细胞计数	25.18	↑	10^9/L	3.5～9.5	仪器法
中性粒细胞计数	23.63	↑	10^9/L	1.8～6.3	仪器法
淋巴细胞计数	0.71	↓	10^9/L	1.1～3.2	仪器法
单核细胞计数	0.82	↑	10^9/L	0.1～0.6	仪器法
嗜酸性粒细胞计数	0	↓	10^9/L	0.02～0.52	仪器法
嗜碱性粒细胞计数	0.02		10^9/L	0～0.06	仪器法
中性粒细胞比值	93.80	↑	%	40～75	仪器法
淋巴细胞比值	2.80	↓	%	20～50	仪器法
单核细胞比值	3.30		%	3～10	仪器法
嗜酸性粒细胞比值	0	↓	%	0.4～8	仪器法

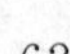

续表

嗜碱性粒细胞比值	0.10		%	0～1	仪器法
红细胞计数	3.60		10^{12}/L	3.6～5.1	仪器法
血红蛋白	107.0	↓	g/L	115～150	仪器法
红细胞压积	32.60	↓	%	33.5～45	仪器法
平均红细胞体积	90.60		fL	82～100	仪器法
平均红细胞 Hb 含量	29.70		pg	27～34	仪器法
平均红细胞 Hb 浓度	328.00		g/L	316～354	仪器法
红细胞体积分布	15.10	↑	%	0～15	仪器法
血小板计数	97.00	↓	10^9/L	125～350	仪器法

②生化检查结果见表 21-3-2。

表 21-3-2　生化检查结果

血沉	61	↑	mm/H		
N 端-B 型钠尿肽测定(NT-proBNP′)	3424	↑	pg/mL	0～125	电化学发光法
降钙素原检测(PCT′)	2.87	↑	ng/mL	0～0.05	电化学发光法
C-反应蛋白(CRP)	54.1	↑	mg/L	0～5.0	免疫比浊法

③血培养及药敏试验结果：

血培养阳性：培养出副流感嗜血杆菌。

报阳培养瓶初步镜检结果：G－杆菌。仅为涂片直接镜检所见，请以最终鉴定报告为准。

尿常规：蛋白尿阴性。

④心肌酶谱：

磷酸肌酸激酶(CK)120 U，磷酸激酶同工酶(CK-MB)16 U，乳酸脱氢酶(LDH)526 U，天门冬酸氨基转移酶(AST)520 U；心肌肌钙蛋白 I(cTnI)2.5 ng/mL。

⑤肝功能肾功能检查结果：

血尿素氮(BUN)4.6 mmol/L，肌酐(Cr)12 μmol/L；肝功能、血脂，血糖均正常。

(3)超声心动图：①主动脉瓣赘生物形成，主动脉瓣重度反流；②二尖瓣中度反流；③轻度三尖瓣反流，中度肺动脉高压；④左心扩大，肺动脉增宽；⑤左室整体收缩功能正常；⑥少量心包积液，如图 21-3-1 所示。

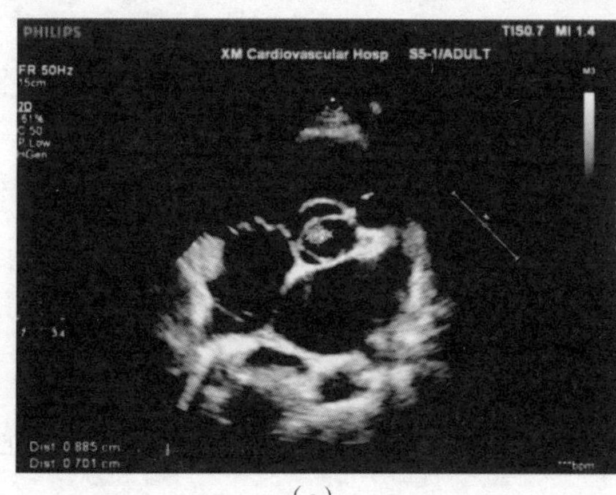

(a)　(b)

图 21-3-1　超声心动图检查结果

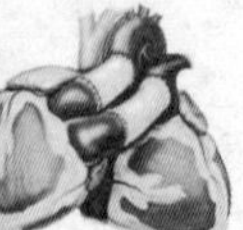

(4)胸部 CT 平扫:①双肺未见明显异常;②心脏稍增大,心包腔少量积液,双侧胸腔中等量积液。

2. 辅助检查分析

该患者入院后辅助检查结果提示白细胞及中性粒细胞、hs-CRP、PCT 明显升高,提示患者炎症状态明显,心脏彩超提示患者主动脉瓣赘生物形成,明确诊断感染性心内膜炎,而 BNP 升高,提示患者心功能下降,并累及胸腔、心包。

四、诊断与鉴别诊断

1. 诊断

感染性心内膜炎:主动脉瓣重度关闭不全、赘生物形成、二尖瓣中度关闭不全、心功能不全、心功能Ⅲ级。

2. 诊断依据

(1)典型病史:老年女性,反复发热 2 月,亚急性病程,病情逐步加重;最高时体温 39℃,伴腹痛,双下肢出现凹陷性水肿并反复出现心慌、心悸,夜间不能平卧以及呼吸困难。

(2)诊断查体:叩诊心脏相对浊音界向左稍扩大,心率 95 次/分,律齐,主动脉瓣听诊区可闻及中重度舒张期杂音,二尖瓣听诊区可闻及 3/6 级收缩期杂音,无心包摩擦音。双下肢可及凹陷性水肿。

(3)物理检查:超声心动图提示“主动脉瓣赘生物形成及主动脉瓣重度反流;二尖瓣中度反流;中度肺动脉高压”,胸部 CT 示“心脏稍增大、心包腔少量积液、双侧胸腔中等量积液”。

3. 鉴别诊断

(1)风湿热:可有发热、心瓣膜损害等症状,有时与本病难以鉴别。凡有器质性心脏病的患者出现不明原因发热持续一周以上,需考虑本病的可能。风湿热时贫血现象较轻,P-R 间期延长较多见,抗风湿治疗有效;而皮肤瘀点、杵状指、脾肿大、血尿、栓塞现象、进行性贫血、血培养阳性及超声心动图瓣膜有赘生物等则见于心内膜炎。有时感染性心内膜炎可与风湿热并存。若经敏感抗生素足量治疗仍不退热,应高度怀疑合并风湿活动,必要时试行抗风湿治疗。

(2)左房黏液瘤:可有发热、栓塞及心脏杂音等;但血培养阴性,无脾肿大,超声心动图可显示肿瘤及其活动图像。

(3)脑血管意外:如感染性心内膜炎以脑栓塞为主要表现时,则与脑血管意外难以鉴别,但是根据危险因素、发病过程、查体以及心脏彩超检查结果可以相鉴别。

五、治　疗

1. 治疗原则

(1)完善心肝肾功能检查、三大常规、血培养、心脏彩超等相关检查以明确病情。

(2)抗感染治疗:早期、足量、长程抗生素治疗。

(3)根据心脏彩超检查结果,决定是否需要行外科手术治疗。

2. 治疗方案

(1)抗感染:5%葡萄糖注射液 200 mL+万古霉素 1 g,静脉滴注,每 12 h 一次。

(2)改善心功能:托拉塞米 5 mg,每日两次(bid);螺内酯 20 mg,每日一次(qd)。

(3)吸氧,强化护理。

(4)择期全麻、体外循环下行主动脉瓣置换+赘生物摘除术。

(戴翠莲、江宏飞)

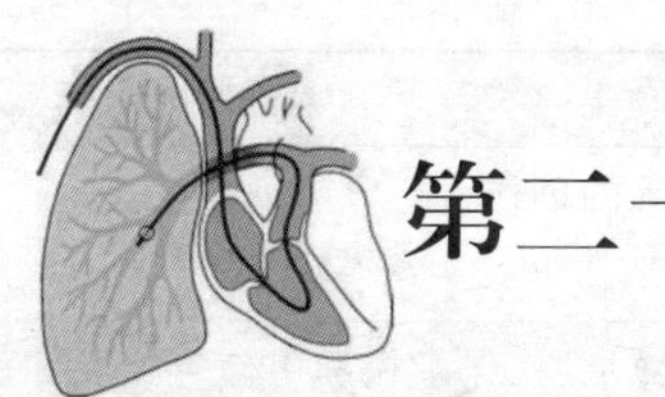

第二十二章　心包疾病

心包为包裹心脏及大血管根部的囊状结构，由内、外两层构成。外层叫纤维心包，由致密结缔组织构成，上方附着于大血管的根部并与血管外膜相续；下方附着于膈的中心腱；前方与胸骨体间由胸骨心包上、下韧带固定心包。内层为浆膜心包，分为脏、壁两层。壁层衬于纤维心包的内面，脏层附于心肌层外面，即心外膜。脏、壁两层在大血管根部相互移行。两层间的腔隙为心包腔，内含少量浆液，心脏搏动时起润滑作用。在某些部位的心包腔腔隙较大，称为心包窦，主要有位于左、右肺静脉根部及下腔静脉的左侧与心包后壁之间的心包斜窦；位于升主动脉和肺动脉后方与上腔静脉和左心房前壁之间的心包横窦，其大小可容一横指通过。在心直视手术时，可在横窦处暂时中断主动脉和肺动脉的血流。另外，浆膜心包壁层的前部移行于下部处与心尖之间形成的隐窝，心脏即使搏动时亦不进入其内，称为心包前下窦，其深度为1～2厘米，为心包积液时进行穿刺的部位。心包炎可分为急性和慢性两种，前者常伴有心包渗液，后者常引起心包缩窄。

第一节　急性心包炎

急性心包炎(acute pericarditis)为心包脏层和壁层的急性炎症，可由细菌、病毒、肿瘤、自身免疫、物理、化学等因素引起。心包炎常是某种疾病表现的一部分或为其并发症，故常被原发疾病所掩盖，但也可以单独存在。

一、病　因

急性心包炎病因见表22-1-1，过去常见病因为风湿热、结核及细菌感染。近年来，病毒感染、肿瘤、尿毒症性及心肌梗死性心包炎发病率明显增多。

表22-1-1　急性心包炎的病因分类

(1)非特异性心包炎
(2)感染性心包炎
①细菌性：如风湿性、结核性等 ②病毒性：如柯萨奇病毒、埃可病毒、流感病毒、传染性单核细胞增多症和巨细胞病毒等 ③真菌性：如组织胞浆菌、放线菌，奴卡氏菌、分枝杆菌等 ④其他：如立克次体、螺旋体、支原体、肺吸虫、阿米巴原虫和包囊虫等
(3)伴有其他器官或组织系统疾病的心包炎
①自身免疫性疾病如风湿热、类风湿性关节炎、系统性红斑狼疮、皮肌炎、硬皮病、多关节炎、心包切开术后综合征、心肌梗死后综合征、透析治疗、肾移植和艾滋病等 ②过敏性疾病如血清病、过敏性肉芽肿和过敏性肺炎等 ③邻近器官的疾病如心肌梗死、夹层动脉瘤、肺栓塞、胸膜疾病、肺疾病和食管疾病等 ④内分泌代谢性疾病如尿毒症、黏液性水肿、糖尿病、痛风、阿钬森病、胆固醇性心包炎等 ⑤其他如胰腺炎、地中海贫血、肠源性脂肪代谢障碍、非淋病性关节炎，结膜、尿道炎综合征等

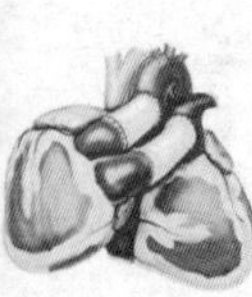

续表

(4)物理因素引起的心包炎
①创伤如穿透伤、异物、心导管、人工心脏起搏器和心脏按压等的创伤 ②放射线
(5)药物引起的心包炎如肼屈嗪、普鲁卡因胺、苯妥英钠、青霉素、异烟肼、保泰松和甲硫氧嘧啶等
(6)新生物引起的心包炎
①原发性间皮瘤、肉瘤等 ②继发性肺或乳腺癌、多发性骨髓瘤、白血病和淋巴瘤等转移

二、病　理

根据病理变化，急性心包炎可以分为纤维蛋白性和渗出性两种。在急性期，心包壁层和脏层上有纤维蛋白、白细胞及少许内皮细胞的渗出。此时尚无明显液体积聚，为纤维蛋白性心包炎；随后若液体增加，则转变为渗出性心包炎，常为浆液纤维蛋白性，液体量可由 100 mL 至 2～3 L 不等，多为黄而清的液体，偶可混浊不清，呈化脓性或血性。积液一般在数周至数月内吸收，但也可伴随发生壁层与脏层的粘连、增厚及缩窄。液体也可在较短时间内大量积聚而引起心脏压塞。急性心包炎时，心外膜下心肌有不同程度的炎性变化，如范围较广可称为心肌心包炎。此外，炎症也可累及纵隔、横膈和胸膜。

三、病理生理

正常时心包腔平均压力接近于零或低于大气压，吸气时呈轻度负压，呼气时接近正压。急性纤维蛋白性心包炎或少量积液不致引起心包内压力升高，故不影响血流动力学。但如液体迅速增多，心包无法伸展以适应其容量的变化，则心包内压力急骤上升，即可引起心脏受压，导致心室舒张期充盈受阻，并使周围静脉压升高，最终使心排血量降低，血压下降，构成急性心脏压塞的临床表现。

四、临床表现

(一)纤维蛋白性心包炎

1. 症状

心前区疼痛为主要症状，如急性非特异性心包炎及感染性心包炎；缓慢发展的结核性或肿瘤性心包炎疼痛症状可能不明显。疼痛性质可尖锐，与呼吸运动有关，常因咳嗽、深呼吸、变换体位或吞咽而加重；位于心前区，可放射到颈部、左肩、左臂及左肩胛骨，也可达上腹部；疼痛也可呈压榨样，位于胸骨后。本病所致的心前区疼痛可能与心肌梗死疼痛类似，需注意鉴别。

2. 体征

心包摩擦音是纤维蛋白性心包炎的典型体征，因炎症而变得粗糙的壁层与脏层在心脏活动时相互摩擦而发生，呈抓刮样粗糙音，与心音的发生无相关性，往往盖过心音又较心音更接近耳边；在典型的摩擦音中可听到与心房收缩、心室收缩和心室舒张相一致的三个成分，但大多为与心室收缩、舒张相一致的双相性摩擦音；多位于心前区，以胸骨左缘第 3～4 肋间最为明显；坐位时身体前倾、深吸气或将听诊器胸件加压可更容易听到。心包摩擦音可持续数小时或持续数天、数周；当积液增多将两层心包分开时，摩擦音即消失，但若有部分心包粘连则仍可闻及。心前区听到心包摩擦音可做出心包炎的诊断。

(二)渗出性心包炎

临床表现取决于积液对心脏的压塞程度，轻者仍能维持正常的血流动力学，重者则出现循环障碍或衰竭。

1. 症状

呼吸困难是心包积液时最突出的症状，可能与支气管、肺受压及肺淤血有关。呼吸困难严重时，患者呈端坐呼吸，身躯前倾、呼吸浅速、面色苍白，可有发绀。气管、食管受到压迫也可产生干咳、声音嘶哑及吞咽困难。此外尚可有发冷、发热、心前区或上腹部闷胀、乏力、烦躁等。

2. 体征

心脏叩诊浊音界向两侧增大，皆为绝对浊音区；心尖搏动弱，位于心浊音界左缘的内侧或不能扪及；心音低而遥远；在有大量积液时可在左肩胛骨下出现浊音及左肺受压迫所引起的支气管呼吸音，称心包积液征(Ewart 征)；少数病例中，在胸骨左缘第 3～4 肋间可闻及心包叩击音(见缩窄性心包炎)。大量渗液可使收缩压降低，而舒张压变化不大，故脉压变小。按积液时心脏压塞程度，脉搏可正常、减弱或出现奇脉。大量渗液可累及静脉回流，静脉回流障碍可引起颈静脉怒张、肝大、腹水及下肢水肿等。

(三)心脏压塞

快速形成的心包积液可引起急性心脏压塞，出现明显的心动过速、血压下降、脉压变小和静脉压上升，若心排血量显著下降，可产生急性循环衰竭、休克等。若积液积聚较慢，可出现亚急性或慢性心脏压塞，表现为体循环静脉淤血、颈静脉怒张、静脉压升高、奇脉等。奇脉是指大量积液患者在触诊时桡动脉搏动呈吸气性显著减弱或消失、呼气时复原的现象；也可通过血压测量来诊断，即吸气时动脉收缩压较吸气前下降 10 mmHg 或更多，而正常人吸气时收缩压仅稍有下降。

五、实验室检查

(一)化验检查

结果取决于原发病，感染性者常有白细胞计数增加、血沉增快、CRP 增加等炎症反应。

(二)X 线检查

X 线检查对纤维蛋白性心包炎诊断价值不大，对渗出性心包炎有一定价值：可见心脏阴影向两侧增大，心脏搏动减弱或消失；尤其是肺部无明显充血现象而心影显著增大是心包积液的有力证据，可与心力衰竭相区别。成人液体量少于 250 mL、儿童少于 150 mL 时，X 线难以检出其积液。

(三)心电图

急性心包炎时心电图异常来自心包下的心肌的电活动变化，主要表现为：

①ST 段呈弓背向下型抬高，见于除 aVR 导联以外的所有常规导联中，aVR 导联中 ST 段压低。

②一至数日后，ST 段回到基线，出现 T 波低平及倒置，持续数周至数月后 T 波逐渐恢复正常。

③心包积液时有 QRS 低电压，大量渗液时可见电交替。

④除 aVR 和 V_1 导联外 P-R 段压低，提示包膜下心房肌受损。

⑤无病理性 Q 波，无 QT 间期延长。

⑥常有窦性心动过速。

(四)超声心动图

超声心动图对诊断心包积液简单易行,迅速可靠。M型或二维超声心动图中见液性暗区可确定诊断(图22-1-1)。心脏压塞时的特征为:右心房及右心室舒张期塌陷;吸气时右心室内径增大,左心室内径减小,室间隔左移等。可反复检查以观察心包积液量的变化。

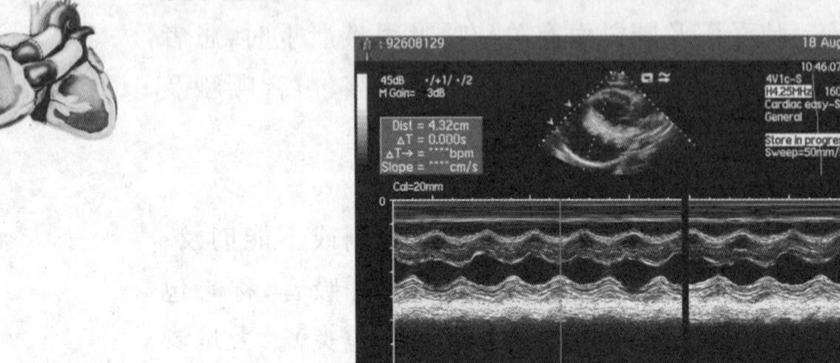

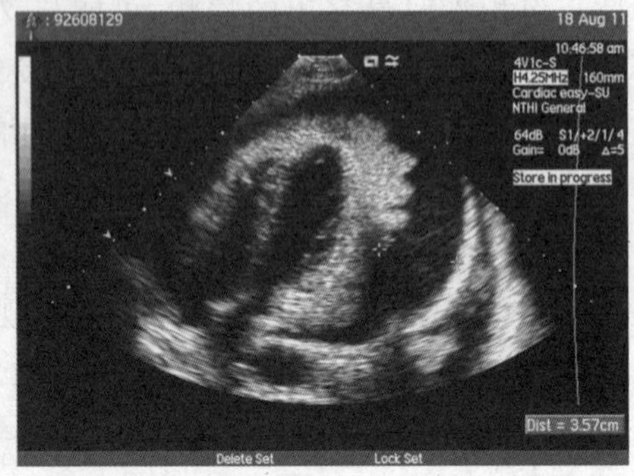

图 22-1-1 大量心包积液的心彩超图

(五)CT和磁共振显像

CT和MRI能清晰地显示心包积液的容量和分布情况,并可分辨积液的性质:低信号强度一般系病毒感染等非出血性渗液;中、重度信号强度可能为含蛋白、细胞较多的结核性渗出液等。CT显示心包厚度>5 mm可以诊断。若既无心包增厚也无心包积液则应诊断为限制型心肌病。

(六)心包穿刺

心包穿刺可证实心包积液的存在并对抽取的液体做生物学(细菌、真菌等)、生化、细胞分类的检查,包括寻找肿瘤细胞等;抽取一定量的积液也可解除心脏压塞症状;同时,必要时可经穿刺在心包腔内注入抗菌药物或化疗药物等。心包穿刺的主要指征是心脏压塞和未能明确病因的渗出性心包炎。

(七)心包镜及心包活检

心包镜及心包活检有助于明确病因。

六、诊断和鉴别诊断

主要根据临床表现、X线、心电图及超声心动图检查可做出心包炎的诊断,然后需结合不同病因性心包炎的特征及心包穿刺、活体组织检查等资料对其病因学做出诊断和鉴别诊断。

七、治疗及预后

急性心包炎的治疗与预后取决于病因,也与是否早期诊断及正确治疗有关。各种心包炎如出现压塞综合征,均应行心包穿刺排液以缓解症状。结核性心包炎如不积极治疗常可演变为慢性缩窄性心包炎。

急性非特异性心包炎和心脏损伤后综合征患者在其初次发作后,可有心包炎症反复发作,称为复发性心包炎,发生率为20%~30%,是急性心包炎最难处理的并发症。其临床表现与急性心包炎相似,在初次发病后数月至数年反复发病并伴严重的胸痛。对大部分患者应再次给予大剂量非甾体类抗炎药物治疗，并用数月的时间缓慢减量直至停药。如果无效，则可给予皮质激素治疗，常用泼尼松 40～60 mg/d，持续 1～3 周，症状严重者可静脉给予甲泼尼龙。多数患者的症状在几天内可有减轻，但当激素减量时，症状往往会再现。顽固性复发性心包炎伴严重胸痛的患者可考虑行外科心包切除术治疗。近年认为秋水仙碱对预防复发性心包炎有一定的效果且不良反应较小。秋水仙碱的推荐剂量为 0.5～1 mg/d，至少持续 1 年，缓慢减量停药。但终止治疗后仍有一部分患者呈复发倾向。

第二节　缩窄性心包炎

心包炎症持续 3 个月以上称为慢性心包炎。在急性心包炎症之后，心包可发生瘢痕粘连和钙质沉着，少数患者由于形成了坚而厚的瘢痕组织，心包失去伸缩性，明显地影响了心脏的收缩和舒张功能，称为缩窄性心包炎，它使心室舒张期充盈受限而产生一系列循环障碍的病征。

一、病　因

缩窄性心包炎继发于急性心包炎，其病因在我国仍以结核性最为常见，其次为急性非特异性心包炎、化脓性或创伤性心包炎。由放射性心包炎和心脏直视手术引起者逐渐增多，少数与心包肿瘤等有关，也有部分患者其病因不明。

二、病　理

缩窄性心包炎的病理基础是心包因慢性炎变而增厚、硬化，脏层和壁层心包互相粘连，心包腔消失。

急性心包炎后，随着渗液逐渐被吸收，可有纤维组织增生、心包增厚粘连、壁层与脏层融合钙化，从而使心脏及大血管根部受限。心包增厚可为全面的，也可仅限于心包的局部。心脏大小仍正常，偶可缩小；长期缩窄，心肌可萎缩。病理检查显示心包为透明样变性组织，为非特异性；如有结核性肉芽组织或干酪样病变，提示为结核性病因。

三、病理生理

心包缩窄使心室舒张期扩张受阻，心室舒张期充盈减少，使心搏量下降。为维持心排血量，心率必然增快；同时上、下腔静脉回流也因心包缩窄而受阻，从而出现静脉压升高、颈静脉怒张、肝大、腹水、下肢水肿等。吸气时周围静脉回流增多，但已缩窄的心包使心室失去适应性扩张的能力，故致静脉压增高，吸气时颈静脉扩张更明显，称 Kussmaul 征。

四、临床表现

心包缩窄多于急性心包炎后 1 年内形成，少数可长达数年。常见症状为呼吸困难、疲乏、食欲不振、上腹胀满或疼痛；呼吸困难为劳力性，主要与心搏量降低有关。体征有颈静脉怒张、肝大、腹水、下肢水肿、心率增快，可见 Kussmaul 征。患者腹水常较皮下水肿出现得早且明显得多，这与一般心力衰竭中所见者相反。产生这种现象的机制尚未确定，可能与心包的局部缩窄累及肝静脉的回流以及与静脉压长期持续升高有关。心脏体检可发现:心尖搏动不明显,心浊音界不增大,心音减低,通常无杂音,可闻及心包叩击音;后者系一额外心音,发生在第二心音后 0.09～0.12 s,呈拍击性质,系舒张期充盈血流因心包的缩窄而突然受阻并引起心室壁的振动所致。心律一般为窦性,有时可有心房颤动。脉搏细弱无力,动脉收缩压降低,脉压变小。

五、实验室检查

(1)X 线检查可示心影偏小、正常或轻度增大,左右心缘变直,主动脉弓小或难以辨认;上腔静脉常扩张,有时可见心包钙化。

(2)心电图中可见 QRS 低电压、T 波低平或倒置。

(3)超声心动图对缩窄性心包炎的诊断价值远较对心包积液的诊断价值为低,可见心包增厚、室壁活动减弱、室间隔矛盾运动等,但均非特异而恒定的征象。

(4)CT 和 MRI 检查对心包增厚具有相当高的特异性和分辨率,一般心包约 3 mm 厚,而缩窄性心包炎患者可达 6 mm 或更厚。图像曲线呈现致密组织现象,可提示增厚。MRI 可分辨心包有无增厚及有无缩窄存在。

(5)右心导管检查的特征性表现是肺毛细血管压力、肺动脉舒张压力、右心室舒张末期压力、右心房压力均升高,且都在同一水平;右心房压力曲线呈 M 或 W 波形,右心室收缩压轻度升高,呈舒张早期下陷及高原形曲线。

六、诊　断

典型缩窄性心包炎根据临床表现及实验室检查结果,诊断并不困难。临床上常需与肝硬化、充血性心力衰竭及结核性腹膜炎相鉴别。限制型心肌病的临床表现和血流动力学改变与本病很相似,鉴别两者可能十分困难,必要时需通过心内膜心肌活检来诊断。

七、治　疗

早期施行心包切除术可避免发展到心源性恶病质、严重肝功能不全、心肌萎缩等。通常在心包感染被控制、结核活动已静止时即应手术,并在术后继续用药 1 年。

第三节　病例讨论

一、病史

1. 病史摘要

周××,女,44 岁,以"发热、乏力、胸闷、气促半月"为主诉入院。

缘于半月前无明显诱因出现发热、乏力,偶有咳嗽咳痰,当天下午 2 时开始出现发热,体温波动在 37.5～39℃之间,次日上午体温可恢复正常,次日下午仍有发热,大声说话、活动量加强后可有胸闷、气促,无头晕、黑矇,无晕厥,无腹痛、腹泻,无恶心、呕吐,就诊当地卫生院,经治疗后症状未见明显好转,遂转诊安溪县中医院，查血常规示：白细胞 $12.46\times10^9/L$，中性粒细胞比率 86.11%，血红蛋白 91 g/L。胸部 CT 提示：左肺炎症，心包及双侧胸前积液，双侧胸膜肥厚。心电图示：窦性心律，低电压，T 波改变。心脏彩超：心包积液（大量），三尖瓣二度反流伴轻度肺动脉高压，左侧胸腔积液（中等量）。治疗后无好转（具体诊疗过程不详），仍继续发热，乏力较前加重，偶有一过性心前区疼痛。为求进一步诊治，转诊我院，门诊拟以“心包积液待查”收住入院。自发病以来，精神、食欲、睡眠欠佳，大小便无异常，体力无下降，体重较前下降。既往平素健康状况良好，否认肝炎，否认结核，否认伤寒等传染病史，预防接种史不详，否认药物、食物过敏史。否认输血史，否认外伤，否认中毒及否认手术史。无烟酒嗜好史，否认不洁性生活史。

2. 病史分析

病史特点：(1)中年女性，亚急性病程，主诉为发热、乏力、胸闷、气促半月。(2)既往体健。(3)缘于半月前无明显诱因出现发热、乏力，偶有咳嗽咳痰，下午 2 时开始出现发热，体温波动在 37.5～39℃之间，次日上午体温可恢复正常，次日下午仍有发热，大声说话、活动量加强后可有胸闷、气促，就诊当地卫生院，经治疗后（具体不详），症状未见明显好转，遂转诊当地医院，查血常规示：白细胞 $12.46\times10^9/L$，中性粒细胞比率 86.11%，血红蛋白 91 g/L。胸部 CT 提示：左肺炎症，心包及双侧胸前积液，双侧胸膜肥厚。心电图示：窦性心律，低电压，T 波改变。心脏彩超：心包积液（大量），三尖瓣二度反流伴轻度肺动脉高压，左侧胸腔积液（中等量），治疗后无好转（具体诊疗过程不详），仍继续发热，乏力较前加重，偶有一过性心前区疼痛。

二、体格检查

1. 结果

体温：36.5℃　　脉搏：107 次/分　　呼吸：21 次/分　　血压：81/55 mmHg

神志清楚，轻度贫血外观，自主体位，口唇无紫绀，颈静脉稍怒张，颈动脉搏动正常；双肺呼吸音清晰，未闻及干湿性啰音；心前区无隆起，心尖搏动减弱，心尖搏动距左锁骨中线外 0.5 cm，触诊心尖搏动无抬举感，无震颤，无心包摩擦感，叩诊相对浊音界向左稍扩大，心率 107 次/分，律齐，未闻及额外心音，各瓣膜听诊区未闻及明显杂音，心音遥远，无心包摩擦音。未及明显大血管枪击音及水冲脉，无奇脉，毛细血管搏动征阴性。肝脾肋下未及。双下肢无凹陷性水肿。

2. 体检分析

查体特点：①心率快（107 次/分）；②血压低（81/55 mmHg）；③心界稍向左扩大，心率快，第一心音减弱；④颈静脉稍怒张，心音遥远。

三、辅助检查

1. 结果

(1)心电图：窦性心律，低电压，T 波改变。

(2)实验室检查见表 22-2-1。

血清生化：白蛋白 25.17(35.00～55.00)g/L，直接胆红素 13.50(0.00～6.80)μmol/L，乳酸脱氢酶 620.9 μ/L，钾 2.85 mmol/L，钙 1.95 mmol/L，余无明显异常。

尿常规未见明显异常。

大便常规正常，OB 试验阴性。

肿瘤标志物（女性全套）：糖基抗原 125(0.0～35.0)U/mL，铁蛋白 239.5(13.0～150.0)ng/mL，甲胎蛋白阴性，癌胚抗原阴性，糖基抗原 153 阴性，糖基抗原 199 阴性，糖基抗原 724 阴性，细胞角蛋白

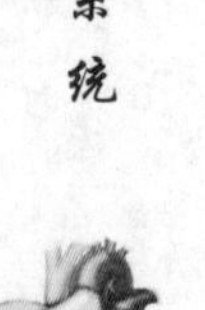

CK19 阴性，绒毛膜促性腺激素(β)阴性，神经元特异性烯醇化酶阴性。

血常规：白细胞计数 10.85×10^{9}/L，中性粒细胞比值 86.8%，血红蛋白 89 g/L。

超敏肌钙蛋白 T 5.04(0.00~100.00)pg/mL，脑利钠肽 1175 pg/mL。

D-二聚体定量 5440.00(0.00~500.00)ng/mL。

甲苯胺红凝集试验阴性，梅毒确诊试验阴性。

心包积液结核抗体阴性，心包积液抗酸染色未见抗酸杆菌。

表 22-3-1 实验室检查结果

项目	检测结果	单位	正常值范围	检测方法
甲状腺素	102.7	nmol/L	66~181	电化学发光法
三碘甲状腺原氨酸	1.83	nmol/L	1.3~3.1	电化学发光法
游离 T3	4.45	pmol/L	3.10~6.80	电化学发光法
游离 T4	18.03	pmol/L	12.00~22.00	电化学发光法
促甲状腺素	1.96	mIU/L	0.270~4.200	电化学发光法
外检：抗双链-DNA	<100	KIU/L	<100-	ELISA
抗核小体	阴性		阴性-	免疫印迹法
抗组蛋白	阴性		阴性-	免疫印迹法
抗 Sm	阴性		阴性-	免疫印迹法
抗 U1-nRNP	阴性		阴性-	免疫印迹法
抗 SSA-60 kd	阴性		阴性-	免疫印迹法
抗 SSA-Ro52	阴性		阴性-	免疫印迹法
抗 SSB	阴性		阴性-	免疫印迹法
抗 Scl-70	阴性		阴性-	免疫印迹法
抗 CENP-B	阴性		阴性-	免疫印迹法
抗 Jo-1	阴性		阴性-	免疫印迹法
抗核糖体 P 蛋白	阴性		阴性-	免疫印迹法
抗双链-DNA	阴性		阴性-	免疫印迹法

(3)超声心动图：心包腔内可见中等量至大量无回声区，左室后壁、侧壁深约 29 mm、17 mm；右房顶处深约 11 mm；心尖部约 6.7 mm，且脏层心包表面可见絮状物回声(图 22-3-1)。

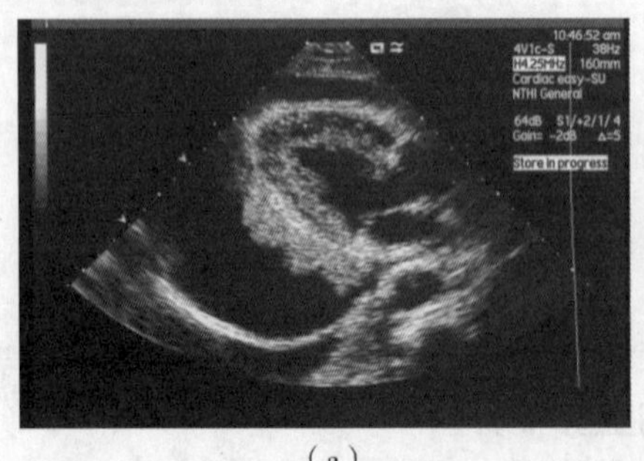

(a)

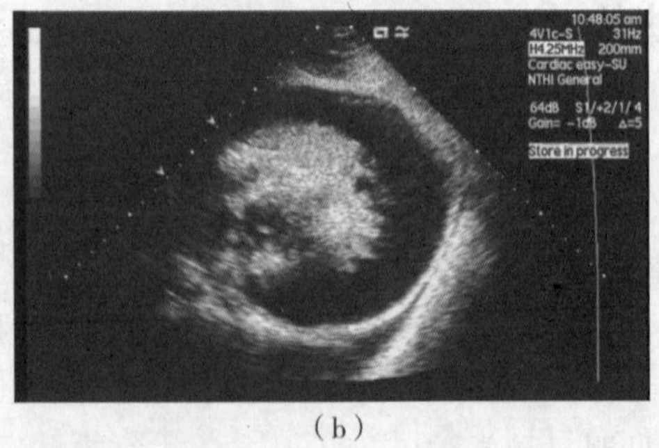

(b)

图 22-3-1 超声心动图检查结果

(4)胸部 X 线片：①两肺未见明显实变；②心影普大，心包积液可符合，左侧胸腔少量积液，建议进一步检查。

2. 辅助检查分析

该患者入院前后心脏彩超检查明确提示存在大量心包积液，但是积液性质不明，入院后各项检查不支持肿瘤性病变、化脓性病变、甲状腺减退、系统性红斑狼疮等病变，根据病史和临床表现，符合结核性心包积液的特点。

四、诊断与鉴别诊断

1. 诊断

(1)结核性心包炎。(2)大量心包积液。(3)低蛋白血症。

2. 诊断依据

(1)典型病史：①中年女性；②患者有结核中毒症状，如乏力、纳差、体重下降、午后低热，并排除肿瘤相关原因及其他病因；③体格检查中，脉搏 107 次/分，血压81/55 mmHg。神志清楚，轻度贫血外观，颈静脉稍怒张，颈动脉搏动正常；双肺呼吸音清晰，心前区无隆起，叩诊相对浊音界向左稍扩大，心音遥远，无心包摩擦音。未及明显大血管枪击音及水冲脉，无奇脉，毛细血管搏动征阴性。肝脾肋下未及。双下肢无凹陷性水肿。

(2)心电图提示窦性心律，低电压，T 波改变。

(3)胸部 X 线片提示：①两肺未见明显实变；②心影普大，心包积液可符合，左侧胸腔少量积液，建议进一步检查。

(4)超声心动图：心包腔内可见中等量至大量无回声区，左室后壁、侧壁深约 29 mm、17 mm；右房顶处深约 11 mm；心尖部约 6.7 mm，且脏层心包表面可见絮状物回声。

3. 鉴别诊断

(1)化脓性心包炎：由胸内感染直接蔓延，膈下或肝脓肿穿破所致，常有发热、白细胞增多以及毒血症等表现。目前患者频繁发热、乏力，白细胞增多，可抽心包积液培养以进一步明确。

(2)急性非特异性心包炎：一种浆液纤维蛋白性心包炎，病因不明，可能与病毒感染或过敏、自身免疫反应有关，以男性、青壮年多见。起病前曾有上呼吸道感染的病史，发病急骤。有剧烈的胸痛、发热，可闻及心包摩擦音。血象提示白细胞总量增加，早期即可记录到心电图 ST 段抬高。患者无病毒感染的病史，目前考虑该病可能性小。

(3)甲减性心包积液：患者多有怕冷、颜面浮肿、心率减慢等病史，体检有甲减面容，心率慢，下肢黏液性水肿。该患者临床表现不支持，外院查甲状腺功能正常，可排除。

(4)肿瘤性心包炎：原发的心包肿瘤较少见，转移性肿瘤多源于支气管或乳腺的肿瘤，多有原发病的表现，心包积液呈快速增长，伴心包压塞，心电图提示电交替。患者临床表现及心电图所示不支持该诊断。

五、治　疗

1. 治疗原则

(1)患者目前胸闷、气促症状明显，在 B 超定位下行心包穿刺术，留心包液培养，查心包液常规、生化等。

(2)完善心脏彩超、动态心电图、肿瘤标志物等检查。

2. 治疗方案

(1)治疗措施：①心包穿刺抽液；②予吸氧，高坐位；③中度利尿；④针对病因予以治疗，如抗感染或抗结核治疗。

(2)查找病因并治疗原发疾病。

(戴翠莲、江宏飞)

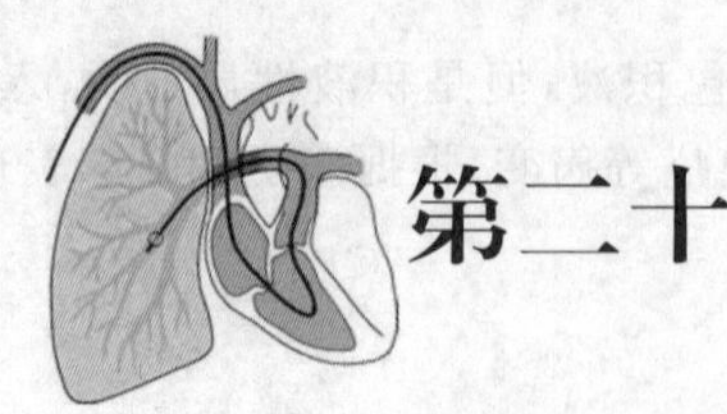

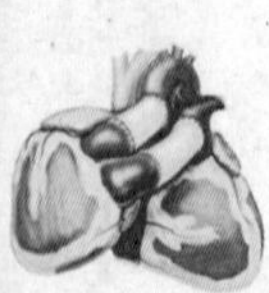

第二十三章 心脏黏液瘤

心脏黏液瘤(cardiac myxoma)是临床上最常见的心脏原发性肿瘤,多属良性,少见恶性,特征为良性肿瘤、恶性表现。肿瘤易复发和转移。黏液瘤可发生于所有心脏的心内膜面,95%发生于心房,约75%位于左心房,20%位于右心房,左、右心室各占2.5%。左心房黏液肿瘤常发生于卵圆窝附近,临床上常因瘤体堵塞二尖瓣口而发生二尖瓣口狭窄或关闭不全。黏液瘤可发生于任一年龄,但最常见于中年,以女性多见。

第一节 病因与病理

心脏黏液瘤(cardiac myxoma)起源于心内膜下层、具有多向分化潜能的间质细胞和仿原始细胞间质。肿瘤呈息肉状,长3～5 cm,可重达30～100 g。肿瘤大小不一,多有蒂与心房或心室壁相连,外形多样,外观富有光泽,呈半透明胶冻状。切面呈实质性,间有斑片状出血区及充满凝血块的小囊腔。显微镜下可见肿瘤细胞呈星芒状、梭形、圆形或不规则形,散在或呈闭索状分布于大量黏液样基质中,胞核多为单核也可呈多核瘤巨细胞。黏液肉瘤瘤细胞形态不一,胞核大,染色深,可见核分裂,瘤细胞可浸润至小血管内形成瘤栓。

第二节 临床表现及诊断

黏液瘤的临床表现取决于肿瘤的位置、大小和活动性。症状主要有血流梗阻、栓塞及全身征象三方面。肿瘤较小的患者,也可以无明显症状。

一、血流梗阻

肿瘤阻塞于房室瓣口,可造成相对性的瓣膜狭窄,出现心力衰竭表现。常在相应的瓣膜区域闻及心脏杂音,杂音可随体位改变。左心房黏液瘤如梗阻肺静脉或二尖瓣口可产生酷似二尖瓣病变的肺淤血症状:阵发性夜间呼吸困难、咳血丝痰,重者可有颈静脉怒张、肝大及下肢浮肿。右房黏液瘤如梗阻腔静脉、三尖瓣口可出现与心包积液相似的症状:颈静脉怒张、肝大及水肿。本病的梗阻症状有随体位变动而发作的特点,如有与体位相关的发作性眩晕及呼吸困难,肿瘤突然堵塞房室瓣口引起心搏量显著降低,可发生突然昏厥或心脏骤停。

二、栓 塞

栓塞的发生率约40%。左心房黏液瘤较多,右心房黏液瘤者少见,体循环栓塞多见。右心黏液瘤者可导致肺动脉栓塞，出现肺动脉高压等表现；左心黏液瘤较常栓塞于脑、肢体、脾、肾、视网膜及冠脉等处。脑栓塞最多见，约占栓塞者的50%。发生感染时有更大的栓塞风险。

三、全身症状

许多患者会有全身表现，如发烧、消瘦、乏力、贫血、关节酸痛、血沉增快等。部分患者出现体重减轻及血清α_2、β球蛋白异常增高，此可能与肿瘤内有出血、坏死及炎症细胞浸润有关。肿瘤切除后上述症状可消失。

四、辅助检查

1. 超声心动图

经胸和经食管超声心动图（TEE）均可显示肿瘤的形状、大小以及附着部位，对诊断本病最有帮助。TEE不受胸壁、肋骨和肺的阻隔，可更加清晰地显示肿瘤情况。

2. 心电图

心电图可显示心房、心室增大，一、二度房室传导阻滞，不完全右束支传导阻滞。本病也可有心房颤动发生。病情较重者可有ST-T的改变。

3. X线

左房黏液瘤者表现为肺淤血、肺动脉段突出，左房、右室扩大；右房黏液瘤者显示上腔静脉阴影增宽，右房、右室扩大。

左心房黏液瘤注意应与风湿性心脏病二尖瓣病变相鉴别。心脏黏液瘤患者无风湿热病史，病情进展快，可以有一过性晕厥病史。随体位改变的杂音是黏液瘤的体征。右心房黏液瘤要注意与三尖瓣狭窄、三尖瓣下移、慢性缩窄性心包炎及心肌病相鉴别。

第三节　外科治疗

一旦确诊，应尽早手术，因为有相当多的病人在等待手术时死亡。死亡原因包括瘤体嵌顿瓣膜口所致猝死、急性心力衰竭、慢性心力衰竭和主要脏器栓塞。手术的目的是完整地切除肿瘤及其附着的周边组织，避免发生栓塞，防止黏液瘤复发。切除黏液瘤后应仔细探查瓣膜和瓣膜下结构，有时还需要行瓣膜置换手术或成形手术。术后主要的并发症是栓塞、急性心力衰竭和心律失常。根据大组病例，一般复发率为5%～14%。平均术后复发时间为2年。复发部位一般在原来的心腔内，但也可能在其他的心腔内。复发性黏液瘤基底部的浸润较广泛，其生长速度快于初发肿瘤，而且有25%的复发性肿瘤在第二次手术后再度复发，造成手术切除困难。本病远期预后良好。若发病年龄轻，黏液瘤发生在不典型的位置旁，同时伴有多发性色素性皮肤损害、乳腺黏液样纤维腺瘤和原发性色素纤维结节样肾上腺皮质疾病者，则更容易复发和转移。

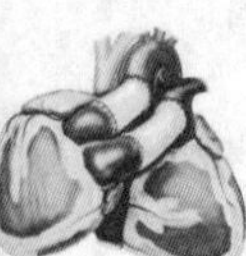

第四节 病例讨论

一、病史摘要

患者陈××，女，43岁，以"体检发现左房黏液瘤1天"为主诉入院。

查体：体温36.8℃、脉搏80次/分、呼吸18次/分、血压116/78 mmHg、体重60 kg。

神志清楚，发育正常，营养中等，无贫血外观，无消瘦外观，自主体位，对答切题，查体合作。皮肤、黏膜无黄染、发绀，无出血点，未见肝掌、蜘蛛痣。双侧耳前、耳后、颏下、颌下、锁骨上、腋窝、滑车上、腹股沟、腘窝等浅表淋巴结未触及肿大。头颅无畸形，毛发分布正常，五官端正，眼睑无浮肿、下垂，结膜无苍白，巩膜无黄染，双侧瞳孔等大等圆，直径3 mm，对光反射灵敏。耳郭无畸形，外耳道无异常分泌物，乳突无压痛。鼻无畸形，无鼻翼扇动，鼻腔通畅，鼻中隔无偏曲，鼻黏膜正常，无脓性分泌物，鼻旁窦区无压痛。口唇无苍白、发绀，口腔黏膜无出血点、溃疡，齿龈无红肿、溢脓。舌体大小正常，伸舌居中，咽无充血，双侧扁桃体无红肿。颈静脉无怒张，颈软，气管居中，甲状腺无肿大。胸廓对称无畸形，无胸壁静脉曲张，胸骨无压痛。双侧呼吸平稳，触觉语颤无异常，无胸膜摩擦感。双肺叩诊呈清音，双肺呼吸音清晰，未闻及干湿性啰音。心脏检查见专科情况。腹膨隆，无腹壁静脉曲张，腹肌软，无压痛、反跳痛，肝脾肋下触诊不满意。肝肾区无叩痛，肠鸣音4次/分。肛门及外生殖器无畸形。脊柱生理弯曲度存在、无畸形，无叩击痛，活动自如。四肢肌力、肌张力正常，关节无红肿，双下肢无浮肿，双侧膝腱反射对称存在，巴氏征、克氏征等病理反射未引出。

专科检查：口唇无紫绀，颈静脉无怒张，颈动脉搏动正常。心前区无隆起，心尖搏动增强，心尖搏动距左锁骨中线外1.0 cm，触诊心尖搏动无抬举感，无震颤，无心包摩擦感，叩诊相对浊音界正常，心率96次/分，心脏各瓣膜区未闻及病理性杂音，无震颤，无心包摩擦音。脉搏无短绌，未及明显大血管枪击音及水冲脉，无奇脉，毛细血管搏动征阴性。肝脾肋下未及。双下肢无凹陷性水肿。

二、辅助检查

(1)心脏彩超检查提示：左心房占位，考虑黏液瘤，左心室收缩功能正常，左室舒张功能正常(图23-4-1)。

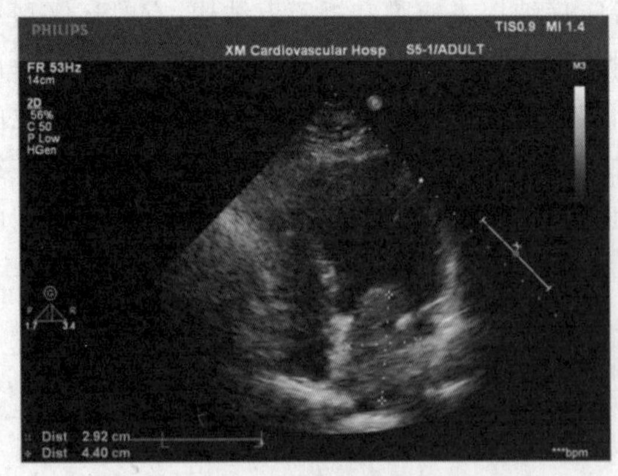

(a) 左房黏液瘤

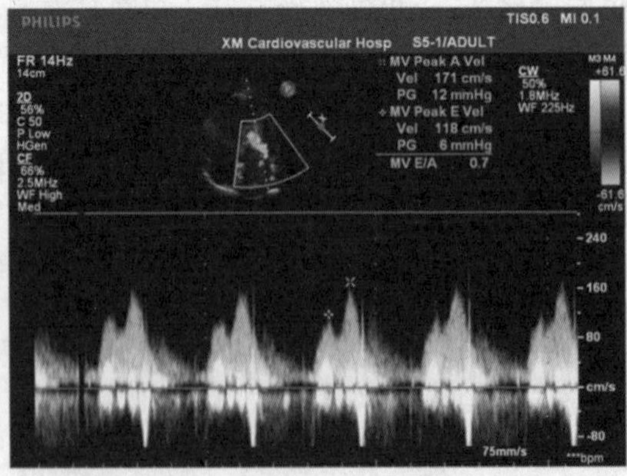

(b) 舒张期二尖瓣前向血流速度稍快(1.7 m/s)

图23-4-1 心脏彩超检查

(2)胸片与心电图检查提示：心、肺、膈未见明显异常(图 23-4-2)。

(3)实验室检查：无明显异常。

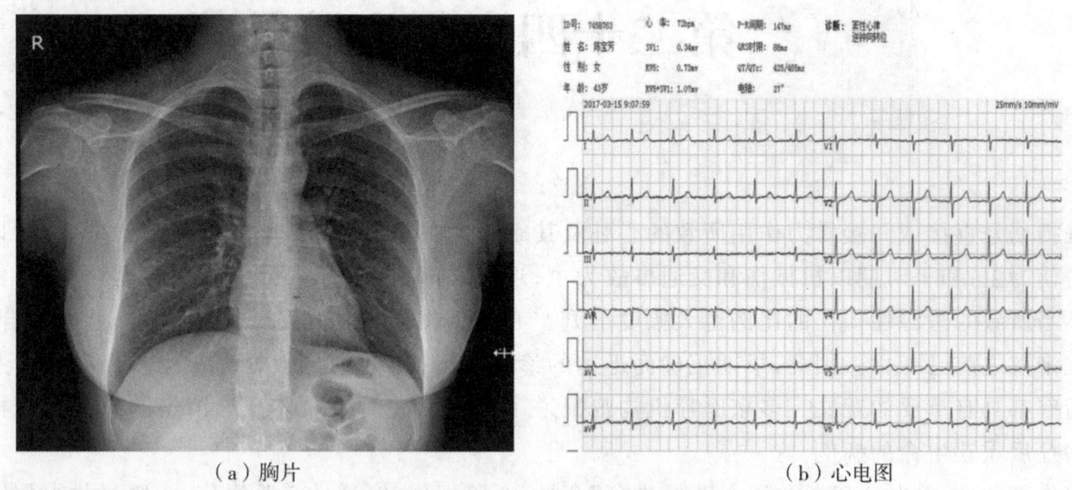

(a)胸片　　　　(b)心电图

图 23-4-2　胸片与心电图检查

三、诊　断

初步诊断：左心房占位。

四、治　疗

入院后完善相关术前检查，如血常规、血生化等常规实验室检查项目，复查心脏彩超，诊断左房占位无误，遂安排急诊手术，在全麻体外循环下行左房肿物摘除术，术中探及瘤蒂位于左房顶近卵圆窝处。瘤蒂直径约 2 cm，完整切除瘤蒂附着处左房内膜，术后肿瘤组织送病理检查，病理组织回报为黏液瘤，术程顺利，术后恢复情况可，顺利出院。

(邱　风)

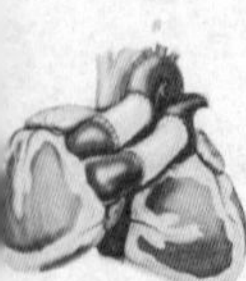

第二十四章　心脏外伤

心脏损伤是直接或间接暴力作用所致的心脏及其毗邻大血管结构的破坏。在伤因谱中，战时以火器伤及冲击伤为主；和平时期以机械伤和交通事故为主；近些年来，随着介入导管技术的迅猛发展，由于各种治疗不当所致的医源性损伤的比例也大幅度上升。心脏创伤通常伤情危重，多伴有严重的复合伤，许多伤员在来院之前已死亡。因此，早期正确而迅速的诊断，及时有效的急救处理对抢救伤员生命及提高抢救成活率都具有重要的意义。多家医疗机构曾报道了许多来院时生命体征已消失的患者经积极有效的急救治疗后重获生命的病例。

按损伤部位的不同，心脏外伤可分为钝性（闭合性）心脏损伤、穿透性心脏损伤、心脏异物，另外，医源性心脏损伤也是一大种类的心脏损伤。本章节着重叙述钝性心脏损伤及穿透性心脏损伤。

第一节　钝性心脏损伤

钝性心脏损伤占胸部闭合性心脏损伤的10%～20%，多由胸前区撞击、减速、挤压、高处坠落、冲击等暴力所致。轻者多缺乏明确的体表创口，故常易导致临床漏诊。造成钝性心脏损伤的种类及程度与心脏所处的生理状态、外力的强度及其作用方式等有关。例如，当心脏处于舒张末期时，心室充盈而瓣膜正处于关闭状态，此时来自外界的暴力最容易造成心脏破裂及瓣膜的损伤；再如，作用于前胸壁的一般暴力可能仅造成心肌的轻微挫伤，而车祸时，心脏可能因被挤压于胸骨和胸椎之间而发生破裂。

一、病　因

致伤原因包括：暴力直接经胸骨传递到心脏；车轮碾压过胸部，心脏被挤压于胸骨和胸椎之间；腹部或下肢突然受暴力打击，心血管内压力骤然升高；高速的人体突然减速，由于惯性作用和扭转应力而损伤；爆炸时高压气浪造成的冲击伤。根据损伤的部位不同，闭合性心脏损伤可分为心包损伤、心肌挫伤、心脏破裂，冠状动脉损伤以及内结构（如房室瓣、主动脉瓣、房室间隔）的损伤，某些患者在恢复过程中还可形成外伤性室壁瘤。

二、病理生理

单纯的心包损伤十分少见。1958年，Pamly报道的546例闭合性心脏损伤的尸检结果显示，其发生率仅为3.3%（18例）。较小的心包裂伤仅可造成血心包或急性心脏压塞，大的心包撕裂伤则可造成心脏脱位或心包内膈疝。

心肌挫伤是闭合性心脏挫伤中最常见的一种。文献报道的发病率相差悬殊，占胸部闭合性损伤的9%～76%。其病理改变的程度和范围变异很大，包括心外膜下或心内膜下的点片状出血性斑、大块心肌出血，甚至是透壁性心肌坏死。光镜下的特点与心肌梗死酷似，均表现为间质的出血、水肿，肌纤维溶解，伴心肌肌节的坏死。部分挫伤心肌在纤维化、瘢痕形成后可形成外伤性室壁瘤。但心肌挫伤的病变范围与冠状动脉分支无相关性是其与心肌梗死的最大区别。

心脏破裂是最严重的钝性心脏伤。钝性心脏损伤多见于房、室的游离壁,右房破裂也可见于上、下腔静脉入口处相对的固定部位。除原发性的心脏破裂伤外,堵塞心脏伤口的凝血块脱落或心肌挫伤软化灶坏死穿孔还可导致继发性心脏破裂,而进行性的心内膜、心肌撕裂亦可引起迟发性心脏破裂。

闭合性冠状动脉损伤可分为冠状动脉血栓形成与闭塞,冠状动脉破裂及冠状动脉瘘三种。最常损害的冠状动脉为左冠状动脉前降支及右冠状动脉。闭合性室间隔穿孔多位于肌部间隔,常伴有心肌挫伤及心内结构的损伤。瓣膜损伤的发生率依次为主动脉瓣、二尖瓣、三尖瓣。主动脉瓣损伤多表现为瓣叶撕裂或交界部撕脱,房室瓣的损伤多表现为腱索和乳头肌的撕裂或瓣叶穿孔。

外伤性室壁瘤从病理上可分为真性室壁瘤和假性室壁瘤两类。前者为心肌挫伤或冠状动脉损伤后,挫伤区域心肌坏死变薄,为纤维组织取代并向外突出所致。后者则为心肌撕裂后,血液流出至心脏外组织,无心肌纤维外突。室壁瘤以左室多见,亦可见于右心室或右心房,甚至双心室均可发生。

三、临床表现

(一)症状

钝性心脏损伤的症状由于损伤类型及程度不同,故跨度较大,从没有任何症状,到胸痛、胸闷、气促,甚至休克及严重心功能不全。如果不借助其他辅助检查,临床上出现误诊或漏诊的可能性很大,因此,在出现胸部外伤的时候需要仔细鉴别。

(二)体征

(1)心包损伤:单纯的小裂伤一般无明显表现,少数患者可有一过性心包摩擦音或喀喇音,严重的出现出血后不能及时引流,可能会出现典型的 Beck 三联征(心音遥远,收缩压低,中心静脉压高)。

(2)心肌挫伤:心肌挫伤可能会引起各种心律失常,如窦性心动过速、室性早搏、阵发性房颤等。

(3)心脏破裂往往伴随其他部位的复合伤,除了其他部位相应的体征外,还有可能出现严重的低血压、低血容量;对输血输液无反应,血压不升;胸腔大量积血,虽有引流但无明显减少趋势,低血压同时又有中心静脉压升高或者颈静脉饱满。

(4)冠状动脉损伤:临床上其体征与急性心肌梗死极为相似,可出现心前区压榨性疼痛,向左肩及背部放射;如果出现冠状动脉心腔漏,则可在心前区闻及特征性的连续性心脏杂音。

(5)间隔破裂:如果破口小,分流量不大,患者可无心血管系统症状及体征;如果分流量大,同时合并症状,则可以同先天性室间隔缺损一样,在胸骨左缘第 3～4 肋间听到粗糙的收缩期杂音。

(6)瓣膜损伤:外伤导致的瓣膜损伤与其他原因导致的瓣膜病体征没有太大差异,可参考心瓣膜病章节。

(7)外伤性室壁瘤:胸部检查可发现心界扩大、心尖搏动弥散,在心前区可闻及收缩期杂音和第二心音分裂,并可同时伴有心功能不全的征象。

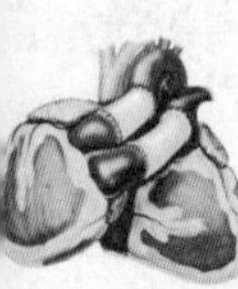

四、辅助检查

(一)心电图

心电图检查可存在 ST 段抬高、T 波低平或倒置，房性、室性期前收缩或心动过速等心律失常。

(二)超声心动图

超声心动图可显示心脏结构和功能改变。食管超声心动图可减少胸部损伤时经胸探头检查的痛苦，还能提高心肌挫伤的检出率。

(三)X 线胸片

X 线胸片可显示心影扩大、膨出等改变，同时可显示胸腔积液及肺的情况。

(四)心肌酶学检测

传统的检测为磷酸肌酸激酶及其同工酶(CK、CK-MB)和乳酸脱氢酶及其同工酶(LDH、LDH_1、LDH_2)的活性测定。近年来已采用单克隆抗体微粒子化学发光或电化学法检查磷酸肌酸激酶同工酶(CK-MB-mass)和心肌肌钙蛋白(cardiac troponin，cTn)I 或 T(cTnI/cTnT)。前者的灵敏度优于后者，而后者仅存在于心房和心室肌内，不会因骨骼肌损伤影响检测值，特异性更高。

五、诊断与鉴别诊断

(一)心包损伤

单纯的心包小裂伤或合并少量心包积液的患者可无明显的临床症状，如心包内出血较多且破口通畅，可因大量血液流入纵隔或胸腔而出现循环不稳的征象。少数可有一过性的心包摩擦音或喀喇音。患者临床上可出现胸痛、胸闷、肢端厥冷、烦躁不安、血压下降、脉搏频数等失血性休克的表现。当心包内出血较多且破口欠通畅时，可因心包腔内压力迅速上升而出现急性心脏压塞征象，患者表现为与估计出血量不相符的循环衰竭症状，典型的 Beck 三联征(心音遥远，收缩压低，中心静脉压高)仅见于 35%～40%的患者中，若奇脉出现则是急性心脏压塞的特征性表现。心包破裂最大的危险是心脏自心包破口脱出而形成心脏嵌顿，此类破口常位于心脏基部，膈神经前上方或后方。因受嵌顿环限制，心脏的舒缩功能严重受限，心脏脱位导致颈静脉回流不畅及动脉排出障碍，故患者病情危重，常致猝死。也有部分心包损伤的患者在受伤之初无明显症状，但在伤后几周可出现缓慢的心包渗液甚至慢性心脏压塞。心包积血的患者如未经彻底引流，晚期可形成慢性缩窄性心包炎。

(二)心肌挫伤

心肌挫伤的临床表现差异很大，轻者可无明显症状或仅表现为心悸、气短、一过性的胸骨后疼痛，有时胸前区疼痛可延至数小时至数周后出现。严重的心肌挫伤则可发生酷似心绞痛的心前区疼痛，可向左肩背发散，但不能为冠状动脉扩张药所缓解。同时伴有胸痛、呼吸困难的大面积心肌挫伤可出现心源性休克或心力衰竭。

（三）心脏破裂

心脏破裂是心脏损伤中最为严重的情况，是导致患者死亡的常见原因。心脏游离壁是破裂的多发部位，左、右心室及右房发生破裂的概率相等，约为27%，左房破裂相对少见。心脏破裂可发生于损伤的同时，也可发生于受伤后1～2周内，延迟性心脏破裂是严重心肌挫伤后心肌坏死所致。主要表现为伤后立即发生出血性休克或急性心脏压塞，迟发者则在病情相对稳定后骤然出现胸痛、休克等症状。心脏破裂多病情严重，需根据病史和临床表现迅速做出诊断，一般来说，患者如出现下列情况，提示心脏破裂：①严重的低血压和低血容量的临床表现和创伤程度不成比例；②对输血、输液无反应，血压不回升，伤情不改善；③尽管安装有胸管引流，胸腔引流出大量积血，仍不能减轻血胸的征象；④尽管充分补液，代谢性酸中毒仍得不到纠正；⑤低血压伴中心静脉压升高或颈静脉饱满。需要指出的是，心脏损伤多合并其他部位的复合伤，诊断时必须全面而仔细，忙而不乱，才不致顾此失彼，造成重大合并伤的漏诊。

冠状动脉破裂常合并严重的心肌挫伤或心脏破裂。临床上主要表现为心脏压塞和（或）失血性休克，外伤性冠状动脉血栓形成时的临床表现与急性心肌梗死极其相似。

室间隔破裂既可由外力的挤压直接撕裂所致，也可继发于室间隔的严重挫伤、坏死穿孔形成。破孔较小，分流量不大的轻伤患者可无心血管系统的症状或主诉，更多的人则有心慌、胸闷、气短等表现；若破孔较大，分流量多，则早期可能引起急性左心功能不全，出现呼吸困难、端坐呼吸、咳泡沫痰，可能伴有严重的心律失常甚至休克，晚期则可因心力衰竭而死亡。同先天性室缺一样，外伤性室间隔穿孔也可在胸骨左缘第3～4肋间听到粗糙的收缩期杂音，并可伴有细震颤。

因外伤导致的主动脉瓣、二尖瓣、三尖瓣的损伤与其他原因所致的瓣膜病的症状、体征、诊断方面并无大的差异，可参见相关章节。所不同的是，因外伤所造成的瓣膜关闭不全病变发生迅速，心肌缺乏代偿适应的过程，故更容易发生急性心功能不全。

外伤性室壁瘤为闭合性心脏损伤的结果。早期表现与一般的心脏创伤并无不同，经抢救复苏或在随访过程中可出现胸闷、心悸、气急并进行性加重。胸部检查可见心界扩大，心尖搏动弥散。大的室壁瘤在心前区可闻及收缩期杂音和第二心音分裂，并可同时伴有心功能不全的征象。

六、治　疗

钝性心脏损伤治疗原则如下：

（1）较轻的心包挫伤或小的裂伤无须手术治疗，大的心包裂伤出现心脏压塞或出血性休克时，应紧急手术；心包破裂伴心脏破裂时应紧急手术。

（2）心脏挫伤主要采用非手术疗法：患者卧床2～4周，严密监护，对症处理，应注意迟发性心脏破裂及缩窄性心包炎的形成。迟发性心脏破裂发生时应紧急手术；形成室壁瘤或缩窄性心包炎时，可择期手术。

（3）心脏破裂一经诊断，立即手术。

（4）冠状动脉破裂者一经诊断，应急诊手术；冠状动脉血栓形成者可急诊行经皮冠状动脉腔内血管成形术，如介入治疗失败或合并心脏破裂者应急行冠状动脉旁路移植术；冠状动脉瘘若无明显心功能不全者，可于伤后2～3个月手术，若出现明显心功能不全，则应尽早手术。

（5）小的外伤性室间隔破裂，分流量小，血流动力学稳定者，应观察3～6个月，看能否自行闭合；6个月后仍不能闭合者可择期手术。较大的室间隔破裂，若病情允许，应争取在伤后2～3个月手术；若患者出现进行性心力衰竭，应尽早手术。

（6）房室瓣或主动脉瓣破裂后，若分流量较小，病情稳定，则待创伤反应消退后手术较安全；若出现急

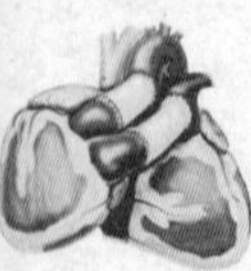

性或进行性心功能不全，应尽早手术。

(7)外伤性室壁瘤患者若无明显的心力衰竭、心律失常或周围动脉栓塞，可于伤后2～3个月手术，否则应尽早手术。

第二节　穿透性心脏损伤

一、病　因

穿透性心脏损伤多由火器、刃器或锐器致伤，占心脏损伤的62%～84%。大多数是由枪弹、弹片、尖刀等锐物穿入所致，少数可为胸骨或肋骨骨折断端猛烈向内移位穿刺或碰撞所致，因食管或气管内异物穿破心脏者罕见。火器导致心脏贯通伤时多数伤员死于受伤现场，低射速火器伤常致非贯通伤，异物留存于心脏也较常见。窄而短刃的锐器致伤多为非贯通伤，常能送达医院救治。近年来，心导管所致的医源性穿透性心脏损伤有所增多。穿透性心脏损伤好发的部位依次为右心室、左心室、右心房和左心房。此外，穿透性心脏损伤还可导致房间隔、室间隔和瓣膜结构损伤。

二、病理生理

心脏穿透伤都伴有心包膜的破损，但两者破损的大小、损伤程度及伤口数目不尽相同，这也是不同患者临床表现不尽相同的基础。心脏穿透伤包括心包伤、心肌伤，同时可伴有或不伴有冠状动脉及心内结构的损伤(如心瓣膜、乳头肌、腱索、传导束等)的损伤。就损伤的部位而言，右心室最常见(约占60%)，然后依次为左心室(20%)、右心房(10%)和左心房。心脏穿透伤的病理特点与贯透物的特质、大小、损伤时心脏所处的功能状态等都有很大的关系。通常而言，锐器伤创口较小，边缘整齐，污染较轻；而火器伤则同时伴有致伤物本身及高速冲击震荡所致的创口周围组织的损伤，创口边缘欠整齐，周围组织挫伤严重，常伴有异物存留。30%左右的心脏穿透伤为两处以上的多发性损伤。

心脏穿透伤100%伴有心包膜损伤，根据心包伤口大小和通畅情况的不同，可出现下列4种不同的病理生理改变。心脏及心包伤口均通畅，心脏出血可通畅地自胸壁伤口流出体外或流入胸腔、纵隔、腹腔等处，心包腔内无血液积存。

若心包创口较小，被周围组织或血凝块堵塞，而心脏出血仍在继续，则出血大量积存于心包腔内而引起心脏压塞征象。心包腔压力的上升首先引起腔静脉及心房回流障碍，引起中心静脉压在舒张末压力升高。随着心包腔压力的继续升高，心室舒张功能严重受损，导致心率加快，每搏输出量下降而动脉压降低。同时，由于心搏出量减少及心包腔压力升高，冠状动脉灌注大大减少，导致心肌缺血缺氧，心功能失代偿而发生心力衰竭。

若心脏创口较大而心包伤口较小或流出不畅，则心脏出血量大于心包外溢量，故可在出现失血性休克的同时出现缓慢的心脏压塞的征象。

心脏伤口小，特别是心室的斜行刺伤，如心包穿刺所致的心脏损伤，创口可因心肌收缩、血凝块堵塞等因素而致出血自行停止，病情趋于稳定。

三、临床表现

根据心包伤口大小和通畅情况的不同，可出现下列几种不同的临床表现：

(1)心脏及心包伤口均通畅，临床上多表现为急性失血性休克征象，患者多因急性大出血而迅速死亡。少数患者伤口小、出血速度慢，临床上可出现口渴、烦躁、血压下降、呼吸浅快、脉搏细数、全身湿冷、皮肤发绀等休克表现。

(2)若心包创口较小，则临床上多表现为急性心脏压塞征象：全身湿冷、口唇发绀、颈静脉怒张、呼吸急促、血压下降、脉搏细数，心脏浊音界扩大，晚期可出现奇脉、典型的 Beck 三联征(心音遥远，中心静脉压升高、收缩压降低)，有助于确诊。

(3)心脏创口较大而心包伤口较小或流出不畅：该型的心包破口既能略微控制致死性的大出血，又可对心脏压塞起减压的作用，故能稍延长患者的生存时间，使其获得更多的救治机会。

(4)心脏伤口小，特别是心室的斜行刺伤：病情易于趋于稳定，但也有部分患者于创伤后数天，因血块溶解或脱落而再度出血，引起所谓的延迟性心脏压塞。

四、辅助检查

(1)放射性检查：对心脏压塞患者，可见心影增大及外形改变，透视下心脏搏动弱。如胸片显示心包腔内有液平面，则有诊断意义。同时，X 线胸片可显示有气胸或血气胸。金属异物在 X 线胸片上可清晰显示，但准确定位困难，需在不同体位下摄片定位。

(2)心电图：穿透性心脏损伤缺乏特异的心电图表现，窦性心动过速，QRS 波低电压，ST-T 改变，为最常见的心电图表现。如患者心电图 ST 段持续性抬高，则提示冠状动脉损伤或有室壁瘤形成。

(3)超声心动图：适用于入院时病情稳定或其他器官修复后疑有心脏穿透伤的患者，可明确心包腔有无积血及其程度，有无心内结构的损伤以及异物的位置、形态等。

(4)心导管及血管造影检查：对于病情稳定、疑有心内结构(瓣膜、间隔等)或冠状动脉损伤的患者，可采用此法。

(5)静脉压升高是心脏压塞的特征之一。但在胸内大量出血，血容量未补足之前，静脉压的上升、颈静脉怒张和奇脉都可不显著。迅速补充血容量后，中心静脉压异常升高，>15 cmH_2O 时，有诊断价值。

(6)心包穿刺：既是诊断方法，也是治疗手段，可作为急性心脏压塞的常规检查措施。心包穿刺抽出不凝血即具有诊断意义。但此项技术假阴性、假阳性率均较高。对于原因不明的胸内大出血，疑有心脏损伤的患者，无须拘泥于上述检查，应立即行开胸探查。

五、诊断与鉴别诊断

位于前胸壁心脏危险区的外伤，伴有明显的内、外出血和(或)心脏压塞征象，则心脏穿透伤的临床诊断容易做出，但对于涉及下列情况者，则可能发生误诊或漏诊情况：

(1)体表创口位于“心脏危险区”以外甚至较远处，如颈根部、上腹部、腋部、后胸壁或纵隔等处的穿透伤，因缺乏警惕而未考虑心脏损伤。

(2)患者入院时症状较轻，缺乏明确的大出血或心脏压塞征象，甚至患者可步行入病室。但当心包腔压力超过临界水平(约 20 cmH_2O)后，患者症状可迅速恶化，在数小时或数分钟内死亡。

(3)由缝衣针等细长锐物所致的损伤，因体表伤口小或因出血少而易被忽视。

(4)复合伤时，因仅仅注意身体其他器官组织的明显损伤而忽略了对隐蔽的心脏损伤的考虑。

(5)对于心脏多发性损伤，可因仅注意于处理房室壁损伤而遗漏了心脏内部结构(如室间隔、瓣膜、冠状动脉等)的损伤。

(6)对所谓迟发性心脏压塞(心脏损伤后创口自行闭合，在经过数天甚至数周的稳定期后，因血块溶解或脱落而再度出血)缺乏认识。

以上情况均可造成诊治过程中的误诊或漏诊,贻误抢救时机甚至可造成患者死亡。因此,在此类患者的诊治过程中,必须提高警惕,树立全局观念:

①对于心脏危险区的损伤,即使患者表象较轻也不可放松警惕,应密切观察心率、血压、呼吸、体温等生命体征变化,一旦出现恶化趋向,应立即开胸探查,不可犹豫。

②体表创口较小,估计出血量与休克症状不相符,或经足量输血后血压不回升或虽有回升,又迅速恶化者应高度怀疑心脏压塞,需立即开胸探查。

③对自行止血的心脏损伤不可大意,应留院观察数天,谨防迟发性心脏压塞的发生。

④对待复合伤,检查要做到全面系统、有主有次,要综合分析致伤物的强度、性质、插入方向以及人体受伤时的姿势、功能状态等,不可被局部表象蒙蔽了思维。

六、治　疗

既往对心脏穿透伤的治疗方法曾一度存在较大分歧:部分学者认为心脏压塞症状在观察过程中或经心包穿刺引流后趋于稳定或好转者可无须手术;另一部分学者则认为心包穿刺引流仅是为争取手术时间的临时之举。近年来,随着心包引流不净所致的化脓性或缩窄性心包炎等严重并发症的不断出现,学者们一致趋向于以手术治疗为主,及早解除心脏压塞,控制大出血,并预防严重影响患者心功能的晚期并发症的发作。

(伍　源)

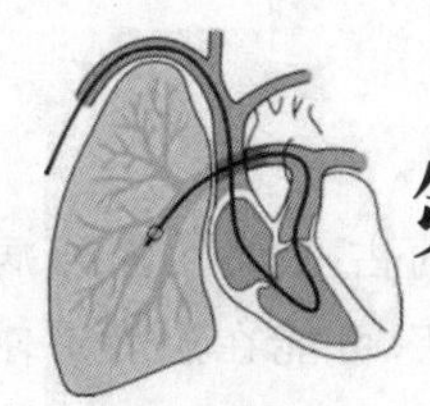

第二十五章　心脏骤停与心脏性猝死

第一节　概　述

心脏骤停(cardiac arrest)是指由室性心动过速、心室颤动(ventricular fibrillation,VF)、心脏停搏或心脏机械收缩能力丧失(无脉性电活动)导致的突发的完全的心脏输出终止。患者无意识和无脉搏是临床常见的表现,心脏骤停发生后部分患者的呼吸可能还存在。如不能短时间内实施有效的抢救,死亡则不可避免。

心脏性猝死(sudden cardiac death,SCD)是心脏原因引起的自然死亡。通常在心血管状态发生急性改变的1小时内(一般指从出现症状到意识丧失)出现,以急性意识丧失为预兆。

需要注意区分心脏骤停和心脏性猝死的概念。经过及时抢救而存活的心脏骤停患者,称为"心脏骤停幸存者";心脏性猝死继发于心脏骤停,患者已发生自然死亡,因此不存在"心脏性猝死幸存者"的概念或"心脏性猝死患者经积极抢救而存活"的说法。

心脏性猝死在年龄分布上有两个高峰。一个高峰出现在出生到6个月的新生儿和婴儿阶段,另一个高峰则是从30岁以后稳步上升。心脏性猝死的发生率在各个年龄段都以男性为高。美国每年约有46万心脏性猝死受害者,占心血管病死亡的50%,占自然死亡患者的10%~15%。我国的"十・五"科技攻关项目资料显示,心脏性猝死发生率为41.84/10万,每年约有54.4万人发生心脏性猝死。绝大多数心脏性猝死者在生前未接受严格的风险评价,其中约25%的心脏性猝死是第一次有心血管疾病的表现,大多数死亡本来是可以预防和避免的。

第二节　病　因

心脏性猝死通常由致命性心律失常(表25-2-1)引起,也可因心血管系统的急性灾难性机械损伤,如主动脉夹层或心脏破裂引起。

表25-2-1　致命性心律失常的常见病因

冠状动脉疾病(占85%)	结构性心脏病(占10%)	非结构性心脏病(占5%)
心肌缺血 急性心肌梗死 既往心肌梗死合并心肌瘢痕	扩张型心肌病 肥厚型心肌病 致心律失常性右心室发育不良 主动脉瓣狭窄 先天性心脏病	长QT综合征 Brugada综合征 预激综合征 不良药物反应导致的尖端扭转型室性心动过速 严重的电解质紊乱

一、冠状动脉性心脏病

冠状动脉性心脏病是引起心脏骤停和心脏性猝死最常见的疾病,在西方约占心脏性猝死病因的80%。在急性心肌梗死发生的最初几个小时内,心室颤动或室性心动过速很常见,可能在患者寻求医疗帮助前就导致死亡。多达1/3的急性心肌梗死患者在到达医院前死亡。伴有左心室射血分数下降和频发的室性早搏的急性心肌梗死患者是心脏性猝死的高危患者。在一项近期对心肌梗死伴左心室射血分数≤40%的患者的研究中,所有患者均接受植入式事件记录器,结果发现终末心律是心室颤动的占所有死亡的50%(其中心室颤动在心脏性猝死中占86%),其余50%是缓慢性心律失常。

二、结构性心脏病

(一)扩张型心肌病(dilated cardiomyopathy,DCM)

扩张型心肌病年死亡率为10%~15%,其中心脏性猝死约占30%。扩张型心肌病引起的心脏性猝死占所有心脏性猝死病因的10%,发生率仅次于冠状动脉性心脏病。伴左心室射血分数减低和晕厥者是发生心脏性猝死的高危患者。在疾病严重阶段,缓慢性心律失常和无脉性电活动也与心脏性猝死的发生相关。

(二)肥厚型心肌病(hypertrophic cardiomyopathy,HCM)

每年有2%~4%的成人肥厚型心肌病患者和4%~6%的儿童和未成年人肥厚型心肌病患者发生心脏性猝死。既往有心脏骤停、心脏猝死家族史、伴持续或非持续性室性心动过速、晕厥、运动中血压骤降和间隔肥厚≥30 mm是重要的危险因素。

(三)致心律失常性右心室发育不良(arrhythmogenic right ventricular dysplasia,ARVD)

每年约有2%的患者因室性心律失常而发生心脏性猝死。

(四)主动脉瓣狭窄

严重的主动脉瓣狭窄死亡率高,如未接受外科手术治疗,则15%~20%的患者会发生心脏性猝死。

(五)先天性心脏病

心脏性猝死在先天性心脏病中主要见于主动脉缩窄或出现艾森曼格综合征的患者。后者在女性患者,尤其是劳动或孕期生产时发生心脏性猝死的风险很高。

三、非结构性心脏病

(一)离子通道病

(1)长QT综合征(long QT syndrome,LQTS):易导致早期后除极和尖端扭转型室性心动过速(torsades de pointes,TdP),年死亡率约为1%。高危因素包括:校正的QT间期(corrected QT interval,QTc)>500 ms、晕厥或心脏骤停史、男性儿童和绝经后女性以及*LQTS*2、*LTQS*3基因型。

(2)Brugada 综合征:患者多于静息或睡眠中发生多形性室性心动过速或心室颤动。有晕厥或心脏骤停史的 Brugada 综合征患者,如未经治疗,3 年的心脏性猝死发生率可高达 30%。

(3)儿茶酚胺敏感性多形性室性心动过速(catecholaminergic polymorphic ventricular tachycardia,CPVT):多发于无器质性心脏病的儿童或青少年。未经治疗的患者,在 30 岁之前,死亡率高达 30%～50%。

(4)其他:部分短 QT 综合征、早期复极综合征和特发性心室颤动,也会引起心脏性猝死。

(二)预激综合征

预激综合征,如果其旁道的前传能力强,在伴有房颤发作时心室率非常快,容易转变为心室颤动。

(三)其他

Ⅰ类和Ⅲ类抗心律失常药有潜在的致心律失常作用。其他药物如红霉素、特非那定、喷他脒和部分精神类药物也存在致心律失常作用。这些药物的主要不良反应是导致尖端扭转型室性心动过速。可卡因滥用可引起冠状动脉收缩、交感亢进和促心律失常作用,进而导致心脏性猝死。严重的电解质紊乱,如低钾、低镁也可能是引起心脏性猝死的原因。

第三节　病理和病理生理

一、引起心脏性猝死的冠状动脉性心脏病的病理学

(一)冠状动脉病变

冠状动脉性心脏病导致的心脏性猝死,发生者通常有广泛的冠状动脉粥样硬化病变,75%以上的猝死者至少有两支狭窄程度达到或超过 75%的冠状动脉。心脏骤停发生的机制,主要与活动性冠状动脉损伤有关,病理表现为斑块裂缝、斑块腐蚀/破裂、血小板聚集和血栓形成。极少数心脏性猝死可能与冠状动脉痉挛、心肌桥和血管炎有关。

(二)心肌梗死

40%～70%的心脏性猝死者伴有陈旧性心肌梗死。在伴急性心肌梗死的心脏性猝死者中,尸检发现仅约 20%的猝死者心肌病理显示近期心肌梗死的改变,可能从缺血到发生致命性心律失常的时间很短,心肌病理尚未展现结构性改变。

(三)心室肥厚

心室肥厚尽管可与心肌缺血、冠状动脉病变和左心室功能不全共存,但它是心脏性猝死的独立危险因子。心脏重量与冠心病严重程度无明显相关性,但心脏性猝死者的心脏重量较大。实验室研究显示,左心室肥厚、缺血和再灌注会增加心脏对潜在致命性心律失常的敏感性。

(四)特殊传导系统纤维化

特殊传导系统纤维化可在心脏性猝死受害者中发现,但机制不明。纤维化与房室传导阻滞或室内阻

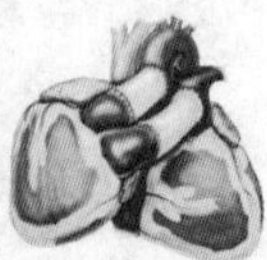

滞有关，但在心脏性猝死中的作用目前还不清楚。

（五）心脏神经疾病

心脏神经疾病可能在心脏性猝死中发挥作用。心脏内病毒性神经病变、继发的缺血性神经损伤和某些遗传性疾病，可导致自主神经不稳定从而促发心律失常，是引起心脏性猝死的可能原因。

二、机制与病理生理

心脏骤停的电学机制分为快速心律失常和缓慢性停搏事件。快速心律失常包括心室颤动和无脉性或持续性室性心动过速。缓慢性停搏事件包括严重的心动过缓、自发的电活动与机械活动分离、停搏导致的机械活动丧失。心率低于 20 次/分将不能维持基本的灌注和意识。无脉性电活动心率可以较快，但因为缺乏机械活动或存在血流机械梗阻，也不能实现有效灌注。通常患者发病初期多为心室颤动或室性心动过速引起的心脏停搏，经历一段时间后室颤会转为停跳或无脉性电活动。

关于致命性心律失常的发生机制，目前尚不明确，主流观点认为是冠状动脉事件、心肌损伤、自主神经张力变化以及心肌代谢和电解质失衡之间的复杂相互作用，最终导致潜在的致命性心动过速或严重的心动过缓或停搏的出现。

三、致命性心动过速的病理生理机制

（一）冠状动脉的结构和功能损害

运动引起的心脏性猝死可能与供血固定的条件下，心肌需氧量增加有关。但对于多数心脏性猝死，冠状动脉急性损伤引起的心肌代谢和离子紊乱、内皮功能紊乱以及血小板激活与血栓形成，是发生致命性心律失常的病理生理机制。

（二）急性心肌缺血和致命性心律失常的发生

急性缺血可引起心肌细胞即刻的电活动、机械运动和生化异常，可诱发致命性心律失常。缺血再灌注也可以诱发致命性心律失常。

（三）急性缺血的电生理效应

缺血时心肌细胞膜生理功能发生改变，表现为钾离子外流、钙离子内流、酸中毒、静息电位下降和自律性增加。缺血时外向的 ATP 依赖的钾离子流激活，复极明显缩短，且心肌外层较内层明显，出现复极离散，更易诱发心律失常。缺血再灌注时持续钙离子内流，可引起后除极，触发心律失常。缺血时心肌细胞间连接蛋白分布发生改变，心肌细胞间兴奋-收缩耦联不良，继而出现电激动方式和局部传导速度改变，诱发心律失常。慢性肥厚的心肌和既往损伤愈合的心肌对急性缺血时电活动不稳定更敏感，更容易出现致命性心律失常。

致命性心律失常的发生受到心肌代谢、离子异常以及神经-内分泌变化的影响，包括细胞间质钾离子水平急性升高、pH 值下降、肾上腺受体活性改变、自主神经张力变化，导致持续的心电不稳定。另外游离脂肪酸、环磷酸腺苷和心肌糖酵解异常，也会引起心电不稳定，易诱发心律失常。

（四）心肌不稳定转变为致命性心律失常

触发事件和易损心肌是潜在致命性心律失常发生机制的电生理基础。触发事件可以是心电生理、缺血性、代谢性或血流动力学的紊乱。这些触发事件相互作用的终点是心肌激动的不规则，进而蜕变形成多个紊乱的电激动折返通道，如心室颤动。临床、实验室和药理学资料均显示，在心肌稳定状态下，触发事件不太可能引起致命性心律失常。因此，在没有易损心肌时，很多触发事件，如频发多源性室性早搏，也可能是无害的。

四、心动过缓与心脏停搏

心脏停搏的电生理机制是在无正常窦房结和/或房室结起搏功能的情况下，具有自律性的次级起搏点承担的心脏起搏功能也失败。心脏停搏更常见于严重心脏病或终末期的其他疾病。严重心脏病时心内膜下浦肯野纤维广泛受累也是部分心脏停搏的电生理机制。

五、无脉性电活动

无脉性电活动，以前称为电机械分离，是指心脏存在规则的电活动，但无有效的机械功能，分为原发性和继发性两种。原发性无脉性电活动更常见，是指尽管有持续性心电活动，也不存在明显的机械性障碍，但心室肌不能产生有效收缩。通常发生于严重心脏病的终末期，也可见于急性缺血事件或长时间心脏骤停患者电复苏后。原发性无脉性电活动的病理基础可能与心脏弥漫性病变、代谢异常或广泛缺血有关。电机械收缩耦联障碍可能与细胞内钙超载、酸中毒或 ATP 耗竭有关。继发性无脉性电活动是指各种原因导致的急性心脏静脉血回流中断，包括大面积肺动脉栓塞、人工心脏瓣膜功能障碍、大量失血和心包填塞。

第四节　临床表现

临床上心脏骤停和心脏性猝死通常分为 4 个阶段：前驱症状期、终末事件发生期、心脏骤停期和生物死亡或存活期。

一、前驱症状期

流行病学和临床研究显示，患者可能因前驱症状而在心脏性猝死发生前几周甚至几个月有过医疗接触。这些症状包括：胸痛、呼吸困难、疲乏虚弱、心悸、晕厥和许多其他非特异性症状，提示患者可能处于冠状动脉事件的前期，此期尤其要警惕可能发生心肌梗死和心脏性猝死。

二、终末事件发生期

终末事件发生期是指从心血管状态出现急性改变到发生心脏骤停的时期，通常定义在 1 小时内。在心脏骤停发生前的几分钟甚至几小时内，心电活动已经有动态变化，在心室颤动出现前，患者可能出现心率加快和/或高危室性早搏增多。

由于病因不同，终末事件发生期的临床表现各异。常见症状包括：胸痛、呼吸困难、突发心悸、眩晕、明显疲乏等。

因心律失常导致的心脏性猝死往往提示心脏缺血，而与低输出状态或心肌缺氧有关的心脏性猝死一般由循环衰竭所致。急性非预期的有效循环丧失可由心律失常或机械紊乱引起，但在心脏性猝死中最常

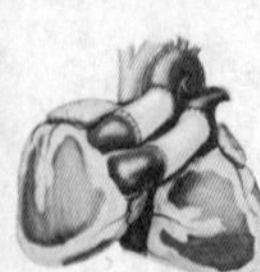

见的仍是心律失常。

三、心脏骤停

因心脏泵衰竭导致脑血流不足引起的心脏骤停，通常表现为突发的意识丧失，可伴局部或全身性抽搐，部分患者的呼吸可在短时间内存在，但多为不规则呼吸，呈断续性、抽泣样或叹息样呼吸，随后呼吸停止。心脏骤停自主复苏很罕见，如未进行成功救治，则难以避免死亡。心室颤动是最常见的电活动紊乱，随后出现心脏停搏、无脉性电活动或无脉性室性心动过速。机械障碍包括心室破裂、心包填塞、血流机械梗阻和大血管急性损伤。

四、生物死亡

从心脏骤停进展到生物学死亡的时间通常与心脏骤停的机制、潜在疾病的自然过程以及发生心脏骤停后开始复苏的时间有关。脑循环终止 4—6 分钟后，大脑即出现不可逆的损伤。未经治疗的心脏骤停患者，很快会发生不可逆的生物学死亡。

第五节　心脏骤停的治疗

对心脏骤停的治疗反应体现为两个主要原则：(1)持续人工心肺支持，直至获得自主循环恢复；(2)尽快地维持自主循环的恢复。为达到此目的，治疗策略分为以下 5 个环节：

(1)对心脏骤停进行初始判断，召唤急救反应小组。

(2)基础生命支持(basic life support，BLS)。

(3)如可行，第一急救者应实施早期电除颤。

(4)高级生命支持(advanced life support，ALS)。

(5)心脏骤停后的治疗。

一、心脏骤停的初始评估

首先要确定患者是否发生心脏骤停。主要依据是意识状态、呼吸和大动脉搏动是否存在。初始评估应在尽可能短的时间内完成，一般不超过 10 s。若发现患者意识丧失，无自主呼吸或呈现濒死样呼吸，不能触及大动脉搏动，应立即进行心肺复苏(cardiopulmonary resuscitation，CPR)。

二、呼叫急救反应小组

在医院内，在心肺复苏的同时，第一施救者应立即呼叫急救反应小组于最短时间内参与抢救。在院外，第一施救者应在实施心肺复苏的同时，尽快设法呼叫急诊医疗服务体系(emergency medical service system，EMSS)，拨打 120 电话。尽早获得自动体外除颤器(automated external defibrillator，AED)并及时除颤，争取尽早获得高效、专业的急救团队支持。

在院外，无电除颤设备时，可进行捶击复律一两次，如无反应，继续进行心肺复苏。

三、基础生命支持(BLS)

目的是尽快地为中枢神经、心脏和其他生命脏器提供基本血流灌注,给后续的进一步生命支持争取时间。基础生命支持在院内、院外均可实施,基础生命支持-心肺复苏的基本方法(CAB)包括:人工胸外按压(compression,C)、开通气道(airway,A)和人工呼吸(breathing,B)。目前,更强调持续不间断地胸外心脏按压,因此原来的成人心肺复苏的ABC流程已调整为CAB流程。

(一)人工胸外心脏按压

操作方法:患者应仰卧平躺于硬质平面,术者一般位于患者旁侧。若胸外按压在床上进行,应在患者背部垫以硬板。按压部位在胸骨下半段,按压点位于双乳头连线中点。将一只手的掌根部置于按压部位,另一只手的掌根部叠放其上,双手指紧扣,以手掌根部为着力点进行按压。身体稍前倾,使肩、肘、腕位于同一轴线上,与患者身体平面垂直(图25-5-1)。用上身重力按压,按压与放松时间相同。每次按压后胸廓完全回复,但放松时手掌不离开胸壁。有效的胸外按压必须快速、有力。按压频率至少100次/分,成人的按压深度在5~6 cm之间,每次按压后胸廓完全回复,按压与放松比大致相等。尽量避免按压中断。在建立人工气道前,成人单人心肺复苏或双人心肺复苏,按压与通气比都为30∶2。建立高级气道(如气管插管)以后,按压与通气可以不同步,通气频率为10次/分。

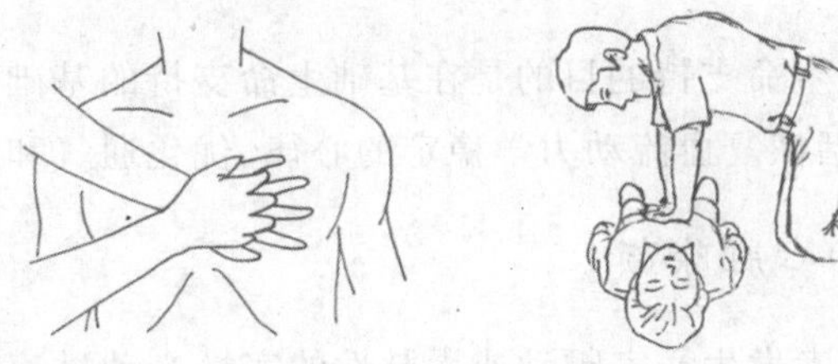

胸骨下半段双乳头连线中点为按压的中心点。双手指紧扣,以掌根为着力点。肩、肘、腕处于同一轴线,与患者身体平面垂直,用上身重力按压。

图25-5-1 胸外按压

胸外按压时应按照标准心肺复苏技术进行,避免因不当操作导致的肋骨折断、肺挫伤、心包填塞、气胸、血胸、肝脾损伤等并发症。

(二)开通气道

气道清理和开通是心肺复苏成功的关键步骤,一般选择仰头抬颏法开通气道。施救者将一只手掌放在患者前额,把额头用力向后推,使头部向后仰,另一只手的手指放在下颏骨处,向上抬颏,使牙关紧闭,下颏向上抬动。气道开放后有利于患者自主呼吸,也便于进行口对口人工呼吸(图25-5-2)。勿用力压迫下颌部软组织,以免造成气道梗阻。

检查气道异物并及时清理,佩戴假牙者也要取出。怀疑口咽部存在异物嵌顿时可实施海姆立克(Heimlich)手法使异物排出。手法:从患者后部用双臂环抱,用紧握的拳头挤压上腹部。但需注意Heimlich手法可能损伤腹腔脏器,甚至主动脉。

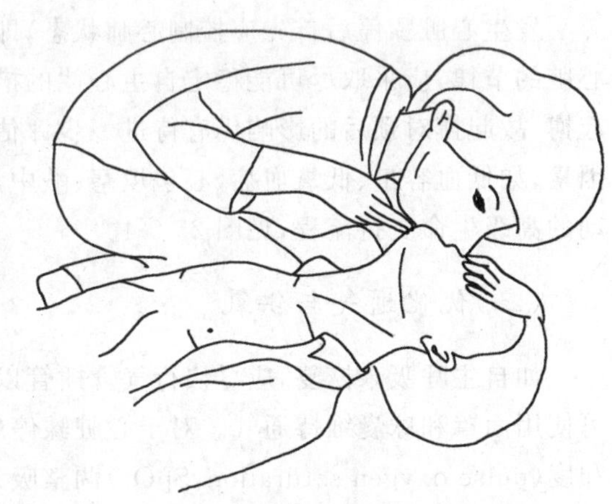

图25-5-2 仰头抬颏后实施口对口人工呼吸

(三)人工呼吸

气管插管是最好的通气方式,在成功进行气管插管前或院外抢救时,应进行口对口呼吸或人工呼吸器辅助通气。

(1)口对口呼吸:确定气道通畅后,捏住患者的鼻孔,防止漏气。施救者用口完全罩住患者的口,缓慢吹气,每次吹气应持续 1 s 以上,通气时要看到胸廓起伏。不可过快或过度用力,对未建立人工气道的成人,推荐应达到 500～600 mL 潮气量,注意避免吹气入胃导致的胃胀气。

(2)球囊-面罩通气:使用球囊面罩可提供正压通气。双人操作时,一人压紧面罩,一人挤压球囊通气。双人球囊面罩通气时漏气少,较单人复苏效果好。挤压 1 L 成人球囊的 1/2～2/3 量或 2 L 成人球囊 1/3 量可获得合适的潮气量。

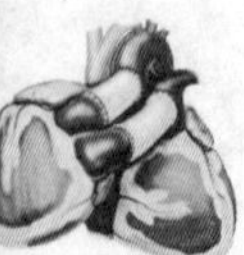

四、高级生命支持(ALS)

高级生命支持的目的是在基础生命支持的基础上进一步稳定已经恢复的自主循环,保持血流动力学稳定,包括恢复血流动力学稳定的心律、优化通气和维持循环重建。主要的措施包括以下几方面。

(一)心脏除颤

当患者发生心室颤动或无脉性的室性心动过速时,电除颤是转复致命性心律失常最有效的治疗。早期电除颤是心脏骤停患者复苏的关键之一,心室颤动患者每延迟 1 min 除颤,抢救成功率下降 7%～9%。自动体外除颤器在人群密集的公共场所的配备和使用人员的培训对心脏骤停的院外抢救非常重要。

单相波除颤器首次电击能量选择 360 J,双向波除颤器选择 120～200 J。除颤后继续行胸外按压和人工呼吸,同时判断除颤是否成功。如不成功,在 5 组心肺复苏操作后给予第二次电击。肾上腺素每隔 3～5 min 重复给药,给药间隙进行电除颤。目前不主张连续 3 次除颤,以免影响持续胸外按压维持循环的效果。心室颤动/无脉性室性心动过速的高级生命支持流程见图 25-5-3。

同时,应重视改善通气供氧以矫正血液生化异常、纠正酸中毒和改善潜在的电生理状态,以重建稳定的心脏节律。

(二)心脏停搏与无脉性电活动的治疗

发生心脏骤停后首先应控制心肺状态,即进行持续心肺复苏、气管插管和建立静脉通道。然后确认心脏的节律,应采取尽可能稳定自主心律的措施或进行心脏起搏。既往因心脏骤停时很难早期实施心脏起搏,故起搏对预后的影响仍有待进一步评估。对缓慢性心律失常和心脏停搏,应尽快纠正可逆的影响因素,如低血容量、低氧血症、心包填塞、酸中毒、药物中毒、低体温和高钾血症。心脏停搏与无脉性电活动的高级生命支持流程,见图 25-5-4。

(三)优化通气与供氧

如自主呼吸未恢复,应尽快行气管插管以改善通气。在医院内应用呼吸机控制或辅助呼吸,在院外可使用面罩和球囊维持通气。对于心脏骤停患者先给予 100%吸入氧浓度,然后根据患者的脉搏血氧饱和度(pulse oxygen saturation,SpO_2)调整吸入氧浓度,直至可维持 $SpO_2 \geqslant 94\%$ 的最小吸氧浓度。复苏过程中应定时进行动脉血气分析,监测 pH 值、PO_2 和 PCO_2。

(四)药物治疗

尽快建立静脉通道,以便药物使用。最好选择中心静脉,常用颈内静脉、锁骨下静脉和股静脉,外周静脉尽量选择近心端静脉。

肾上腺素是抢救心脏骤停的首选药物,可增强心肌收缩力,增加冠状动脉和脑动脉血流量,增加心肌自律性和使心室颤动易于转复;每次 1 mg,每 3～5 min 静脉注射一次。一般不推荐使用大剂量肾上腺素。血管加压素可作为肾上腺素的替代药物,每次 40U 静脉注射。

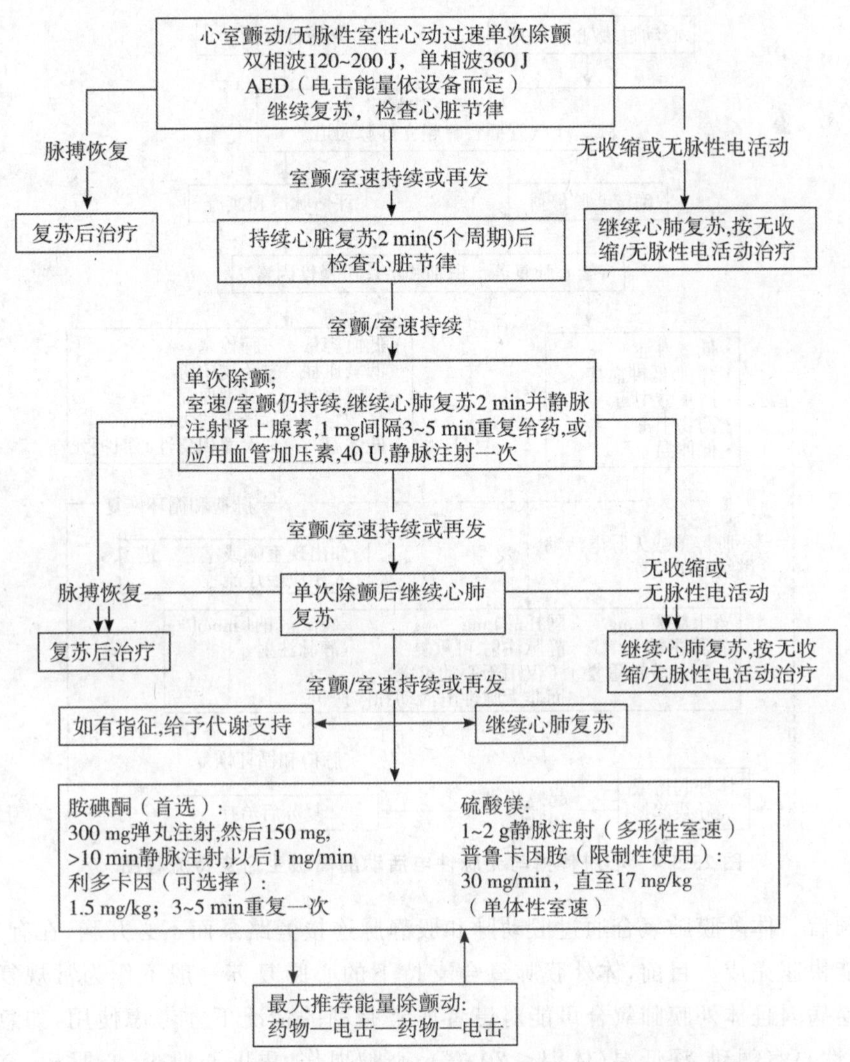

图 25-5-3　心室颤动/无脉性室性心动过速的高级生命支持流程图

胺碘酮在心脏骤停抢救中作为抗室性心律失常的首选药物。首次负荷量 150 mg 静脉注射,必要时再次 150 mg 静脉注射,继而使用维持剂量 1 mg/min 静脉滴入或泵入,一般建议每日最大剂量不超过 2 g。利多卡因仅作为无胺碘酮可用时的替代药物。硫酸镁用于尖端扭转型室速和伴有低镁血症的心室颤动/室性心动过速的治疗,紧急情况下可用硫酸镁 1～2 g 稀释后静脉注射,5～20 min 注射完毕;或 1～2 g 加入 50～100 mL 液体中静滴。阿托品可应用于心脏停搏和无脉性电活动;每次 1 mg,每 3～5 min 静脉注射一次,总量最多 3 次或 3 mg。

保证有效通气是控制酸碱平衡的关键,因此不应过于积极地应用碳酸氢盐纠正酸中毒。在除颤、胸外心脏按压、气管插管、机械通气和血管收缩药治疗无效时可考虑应用。特殊情况下,如原有代谢性酸中毒、高钾血症、三环类或苯巴比妥类药物过量等,使用碳酸氢盐有效。碳酸氢盐使用时以 1 mmol/kg 体重作为起始量,在持续心肺复苏过程中每 15 min 给予 1/2 量,根据血气分析结果调整补碱量,防止发生碱中毒。

(五)体外膜肺支持下的心肺复苏

体外膜肺氧合(extracorporeal membrane oxygenation,ECMO)目前已成为非常成熟的心肺重症治疗技术。实验和临床研究已经证实,救治延迟的心脏骤停时,体外膜肺氧合可改善血流动力学状况、存活

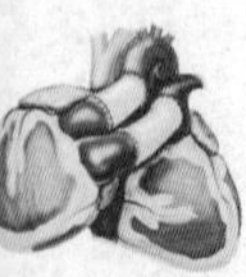

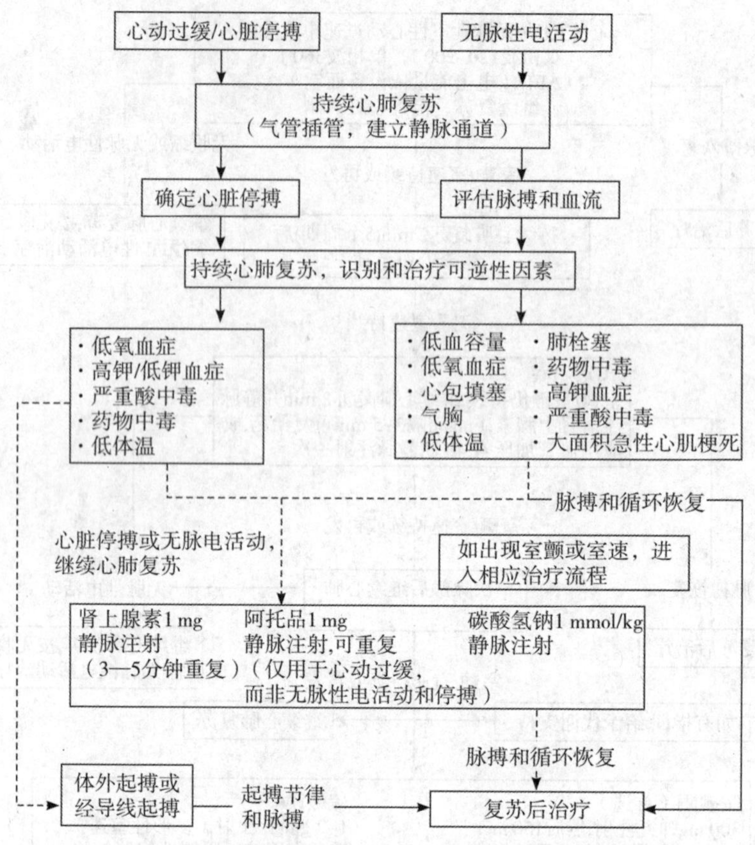

图 25-5-4　心脏停搏与无脉性电活动的高级生命支持流程图

率和神经功能的预后。体外膜肺氧合通过股动脉和股静脉连接旁路泵而不必开胸，在有经验的体外膜肺氧合团队支持下能快速完成。目前，体外膜肺氧合支持下的心肺复苏一般不作为常规复苏选择，而是在心脏骤停存在可逆病因且体外膜肺氧合可能对患者非常有利的情况下才考虑使用，如急性冠脉闭塞、大面积肺栓塞、顽固性心室颤动、深低温（体温＜20 ℃）、心脏损伤、重度心肌炎、心肌病、充血性心衰、药物中毒等。

五、复苏后治疗

有效的心肺复苏不仅仅指自主循环恢复，患者的神经系统功能完整性的保存也是复苏治疗的主要目标。

在心室颤动导致的心脏骤停患者中，约50%由急性心肌梗死引起。因此，怀疑心肌梗死时，迅速的经皮靶血管再血管化治疗是优先的治疗策略。

自主循环恢复的患者遭受严重而广泛的缺血和再灌注损伤，即使获得成功的循环恢复，仍有超过60%的心脏骤停患者在住院期间死亡。复苏后缺血和再灌注损伤以及全身性炎症反应和多脏器功能不全，被称为“心脏骤停后综合征”，临床上表现为缺血性脑病、心功能不全、缺血性肝病、肾功能不全、缺血性消化道损伤、吸入性肺炎、外周肢体缺血等。因此，在维持有效循环和呼吸的基础上，应做到保障脑灌注，防治脑缺氧和脑水肿；纠正心功能不全；防治急性肝肾功能衰竭和继发感染；维持水电解质、酸碱平衡等，这些是心肺复苏后治疗的重点。

复苏后治疗涉及重症医学、神经科学、心血管医学、康复医学等多个专业，对心脏骤停患者的预后至关重要，因此，自主循环恢复的患者应尽快转入冠心病监护病房（coronary intensive care unit，CCU）或重症监护病房（intensive care unit，ICU）进行综合治疗。

第六节　用于诊断和指导预后判断的检查

心脏骤停幸存者应该进行详细的心血管评价，识别和矫正可逆的危险因素，识别和治疗潜在疾病，判断可能导致心脏骤停复发的危险因素。合理的诊断和指导预后判断的检查包括以下几个方面。

(1)心电图：用于获得心脏缺血或心肌梗死证据，诊断室内传导阻滞、预激综合征、QT 间期延长、ε(epsilon)波、Brugada 综合征和左心室肥厚。

(2)实验室检查：用于排除可逆因素，如心肌损伤标记物（肌酸磷酸激酶同工酶 CK-MB，肌钙蛋白 T 或肌钙蛋白 I)、电解质异常、抗心律失常药物中毒以及药物滥用（如可卡因检测）等。

(3)心电监测：用于评价频发、持续和症状明显的心律失常。

(4)24 小时动态心电图：用于正常活动状态下预测心脏骤停的复发风险。

(5)超声心动图：用于判断左心室功能、瓣膜病、心肌病和心室肥厚。左心室造影或核素心血池显像也可用于左心室功能判断，但信息量要远小于超声心动图。左心室射血分数是判定心脏骤停最有效的预测因子。

(6)冠状动脉造影：用于评价冠状动脉异常。

(7)运动或药物负荷试验：使用放射性核素成像或心脏超声检查，用于判定心肌缺血和/或心肌存活。

(8)心内电生理检查：对评价心脏骤停复发的敏感性有限，目前很少应用。对于合并预激综合征的患者，应常规进行电生理检查并导管消融旁道。对于特发性室颤、致心律失常性右心室发育不良和部分 Brugada 综合征患者，有经验的中心可考虑行电生理检查和导管消融治疗。

(9)心脏核磁共振：在评价致心律失常性右心室发育不良和左心室肥厚方面很有帮助，尤其是对左心室功能正常的患者。

(10)药物激发试验：氟卡尼、普鲁卡因胺、阿义马林可能激发出 Brugada 样心电图改变，有助于 Brugada 综合征的诊断。肾上腺素和运动试验有助于Ⅰ型长 QT 综合征和儿茶酚胺敏感性室性心动过速的诊断。

(11)基因检测：用于离子通道病、肥厚型心肌病和致心律失常性右心室发育不良的诊断和家族监测等。

第七节　心脏骤停和心脏性猝死的预防

一、识别心脏性猝死的高危患者

目前，尚无准确预测心脏性猝死发生的单一危险因子。一些预测心脏性猝死的工具，如电生理检查、动态心电图、信号平均心电图、压力敏感反射性测定、心率变异率测定和 T 波电交替测定等，可用于识别高危亚组，但准确性仍有待进一步证实。联合使用这些预测因子的阴性预测价值较好，但特异性和阳性预测价值有限。左心室射血分数仍然是心脏骤停患者存活的最有效的预测因子。

二、药物和外科/经皮再血管化治疗

大多数心脏性猝死发生于冠心病患者，β 受体阻滞剂、血管紧张素转换酶抑制剂和醛固酮拮抗剂具有减少心肌缺血或预防/限制心肌梗死延展、改善心肌梗死后心室重塑的作用，已被证实可减少心脏性猝

死的发生。抗血小板药物和他汀类药物，可减少冠心病的死亡率，但缺乏降低心脏性猝死发生的直接证据。早期研究显示，外科再血管化治疗与药物比较，可降低多支血管病变和左心功能不全患者的心脏性猝死发生率。溶栓治疗和经皮冠状动脉介入治疗可减少心肌梗死患者的心脏性猝死。成功的导管消融对部分室性心动过速能达到根治的效果，因而可减少这类患者的心脏性猝死发生率。

目前，抗心律失常药物中仅有胺碘酮被证实可减少部分患者的心脏性猝死发生，但临床研究结果并不一致。与胺碘酮相比，植入型心律转复除颤器(implantable cardioverter defibrillator，ICD)预防心脏性猝死的疗效更好。

三、植入设备

多项随机对照研究均已证实植入型心律转复除颤器在心脏骤停/心脏性猝死的一级和二级预防中起到重要作用。对非可逆原因引起的室性心动过速/心室颤动导致的心脏骤停的幸存者、器质性心脏病伴持续性室性心动过速患者、电生理检查诱发血流动力学不稳定的且与临床相关的持续性室性心动过速/心室颤动患者、部分心肌梗死后左室射血分数明显降低的心功能不全患者、射血分数≤35%且心功能Ⅱ级或Ⅲ级的非缺血性心肌病患者以及部分离子通道病导致的室性心动过速/心室颤动患者，植入型心律转复除颤器能显著降低心脏性猝死的发生率。

第八节　心脏骤停的预后

心脏骤停发作突然，10 s左右出现意识丧失，如在4～6 min的黄金时段内及时救治，可获存活。贻误者将发生生物学死亡，罕见自发逆转者。

心脏骤停中初始心律失常为心室颤动和无脉性室性心动过速者，约占1/4，预后好于心脏停搏和无脉性电活动患者，如及时接受电除颤/复律，生存率会明显改善。

第九节　病例讨论

一、病　史

1. 病史摘要

张×，女，30岁。主诉：突发意识丧失1 h。

患者于入院1 h前慢跑时突感头晕，视物旋转、模糊，随即意识丧失，倒地并摔伤面部和手部。无双眼凝视、口吐白沫、四肢抽搐、二便失禁和舌咬伤。周围群众拨打120，急救医师诊断“心脏骤停”，在急救车上对其行直流电复律一次，并进行持续胸外心脏按压和气囊辅助呼吸。转运途中意识恢复，醒后对发作过程记忆不清，感恶心，无呕吐、头痛，无发热，无胸痛、大汗、咯血和呼吸困难。急诊科心电图示：窦性心律，频发室性早搏，QT间期565 ms。头颅CT：未见明显异常。心内科会诊后以“心脏骤停、心律失常、长QT综合征(long QT syndrome，LQTS)”收住入院。既往体健，无类似发作，无心血管疾病史，无药物滥用史，无疫水及理化毒物接触史。母亲近29岁时“猝死”离世，原因不详。

2. 病史分析

(1)在病史采集时，应围绕可能的病因进行重点询问，详细掌握疾病发生的诱因、症状的特点、起病缓急、持续时间、缓解方式和已接受的诊疗过程等，部分遗传性疾病的家族史尤其重要。

(2)常见的晕厥的鉴别：晕厥是因一过性广泛的脑缺血、缺氧引起急性、可逆性、短暂的意识丧失。晕厥持续时间几秒到几分钟，意识一般很快恢复。按病因分为：①反射性晕厥，由体内调节血压与心率的反射弧障碍所致，如单纯性晕厥、颈动脉窦性晕厥、咳嗽性晕厥、排尿性晕厥、吞咽性晕厥和直立性晕厥等。②心血管源性晕厥，因心排血量突然减少所致，多无明显的先兆。部分患者可能伴有心功能不全的临床表现，如呼吸困难、紫绀、颈静脉怒张、肝肿大和下肢浮肿等，有时还伴有心脏血管杂音、心律失常和血压的改变等。常见病因有：快速或缓慢的心律失常，如病态窦房结综合征、完全性房室传导阻滞、阵发性或持续性室上性或室性心动过速、心室扑动、心室纤颤等；也可由心血管系统的严重的机械损伤引起，如急性心包填塞、重症心肌炎、急性心肌梗死、主动脉夹层等；左房黏液瘤、主动脉缩窄、主动脉瓣狭窄、肥厚梗阻性心肌病或颈动脉狭窄、锁骨下动脉狭窄盗血综合征等亦可引起晕厥。③神经源性晕厥，见于因脑动脉病变、痉挛而发生一过性、短暂性脑供血不足，从而发生晕厥，如高血压脑病、椎-基底动脉供血不足、无脉症和颈椎病等。④低血容量性晕厥，如大量出血、严重脱水等。⑤代谢性晕厥，常见于低血糖、过度换气引发的呼吸性碱中毒等。

该患者出现的意识障碍是由心脏骤停引起的，持续时间长，经过积极心肺复苏才稳定，需要注意与一过性、可逆的意识障碍晕厥相区别。

(3)意识障碍的原因鉴别：

①神经系统疾病，如脑出血、脑梗死、短暂性脑缺血发作、脑外伤、肿瘤、颅内感染、弥漫性颅脑损伤、蛛网膜下腔出血、脑水肿和癫痫发作等。

②全身性疾病，包括急性感染性疾病引起的败血症；内分泌与代谢性疾病引起的糖尿病性昏迷、黏液水肿性昏迷、垂体危象、甲状腺危象、肾上腺皮质功能减退性昏迷、肝性脑病、肾性脑病、肺性脑病、乳酸酸中毒等；外源性中毒，如药物、食物中毒等；严重的缺氧、缺血和低血糖；水、电解质平衡紊乱以及物理性损害，如日射病、热射病、电击伤、溺水等。

(4)病史特点：

①年轻女性，无心脏病史、无药物滥用史，无理化毒物接触史。②突发意识丧失，伴跌伤。意识障碍持续时间长，经积极心肺复苏后稳定。③急诊科心电图提示：频发室性早搏，QT 间期明显延长。

二、体格检查

1. 结果

T：36.6℃　　P：83 次/分　　R：20 次/分　　BP：109/75 mmHg

神志清楚，发育正常，自主体位，对答切题，查体合作。全身皮肤、黏膜无黄染及发绀。头颅无畸形，颜面部、手部可见擦伤，眼睑无浮肿，双侧瞳孔等大等圆，直径约 3 mm，对光反射灵敏。颈静脉无怒张，颈无抵抗。胸廓无畸形，双侧动度一致，语颤对称无增减，肺部叩诊呈清音，双肺呼吸音清，未闻及干湿性啰音。心前区无隆起，心尖搏动无异常，心尖搏动位于胸骨左缘第五肋间与左锁骨中线交点内 0.5 cm，触诊心尖搏动无抬举感，无震颤，无心包摩擦感，叩诊心界正常，心率 83 次/分，律不齐，可闻及频发期前收缩，未闻及额外心音，各瓣膜听诊区未闻及杂音，未闻及心包摩擦音。腹平软，肝脏肋下未触及，无移动性浊音，肠鸣音正常。外周血管征阴性。四肢肌力、肌张力无异常，双下肢无浮肿。双侧睫毛、膝腱反射对称存在，病理反射未引出。

2. 体检分析

(1)查体特点：仅闻及频发期前收缩，无其他心血管系统阳性体征。头颈、胸腹部、神经系统、四肢及外周血管均未发现异常体征。

(2)该患者阳性体征少，故容易与神经系统疾病、心脏瓣膜病、心包填塞、心力衰竭、主动脉缩窄、主动脉瓣狭窄、肥厚性梗阻性心肌病、外周血管疾病和严重理化因素损伤等疾病相鉴别。

三、辅助检查

1. 结果

(1)心电图:QT 间期为 640 ms,校正的 QT 间期为 666 ms,时限均明显延长;电轴右偏,T 波改变,见图 25-9-1。

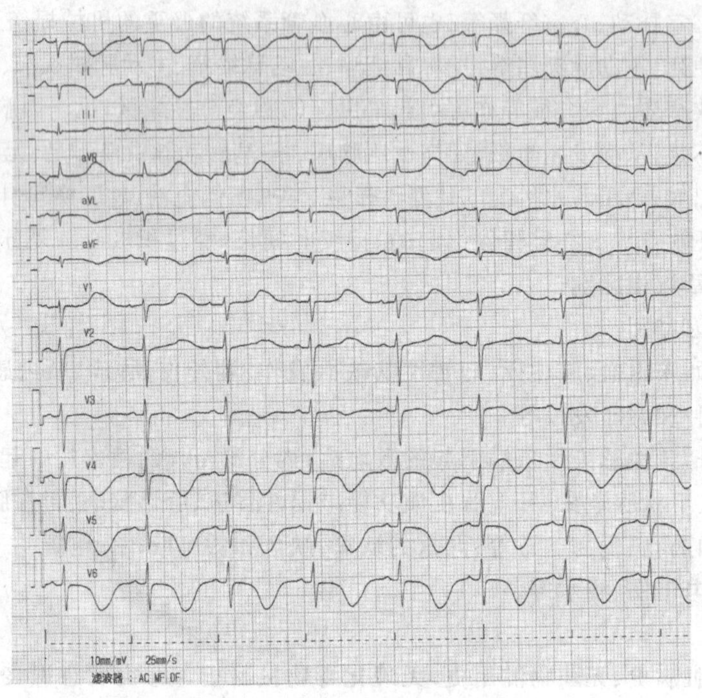

图 25-9-1　QT 间期及 QTc 明显延长

(2)收入 CCU 治疗期间,心电监护多次记录到频发室性早搏,R on T 诱发尖端扭转型室性心动过速,并很快转变为心室扑动和心室颤动,见图 25-9-2。

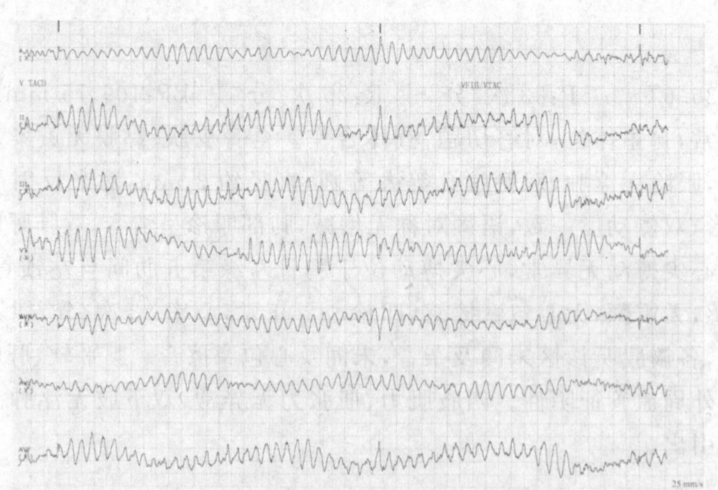

图 25-9-2　心电监测记录到尖端扭转型室速转变为心室扑动和心室颤动

(3)实验室检查:入院当天急诊检查结果如下。

血常规：白细胞计数 8.4×10^9/L，白细胞分类正常，红细胞计数 5.09×10^{12}/L，血小板计数 199×10^9/L，血红蛋白 143 g/L。血浆生化全套：肌酸激酶 2086.1 U/L（参考值 40～200 U/L）、MB 型同工酶 45.7U/L（参考值 0～25 U/L）、血清蛋白、胆红素、肝肾功能、血脂、血糖、电解质、渗透压及碳酸氢盐均正常；血清 N 端-B 型钠尿肽 223.1 pg/mL（参考值 0～125 pg/mL），高敏肌钙蛋白 T 558.4 pg/mL（参考值 0～100 pg/mL）；血浆 D-二聚体 0.48 μg/mL（参考值 0～0.5 μg/mL），出凝血指标正常；糖化血红蛋白 5.5%；超敏 C 反应蛋白 2.1500 mg/L；梅毒螺旋体抗体阴性，人类免疫缺陷病毒抗体阴性；血浆血管紧张素Ⅱ、醛固酮轻度升高，肾素活性、血清促肾上腺皮质激素、皮质醇以及甲状腺素和促甲状腺素均正常。

入院第 2～5 天的高敏肌钙蛋白 T 依次为 189.5 pg/mL、145.6 pg/mL、139.0 pg/mL、23.59 pg/mL。

(4)超声心动图：心脏各房室内径正常，房室间隔回声连续性完整，室壁运动正常，各瓣膜回声纤细柔软，开放幅度正常。升主动脉、肺动脉内径正常。多普勒超声显示各瓣口未见异常血流信号。射血分数 58%，舒张功能正常。

(5)胸部 X 线片：肺野清晰，心影未见异常。

(6)头颅 CT：未见异常。

2. 辅助检查分析

(1)心电图改变提示 QT 间期和 QTc 明显延长，未显示急性心肌梗死时特征的病理性 Q 波、弓背向上抬高的 ST 段，亦无急性心肌梗死的心电图动态演变。住院期间再发意识丧失，伴四肢抽搐，大动脉搏动未触及，心电监测发现频发室性早搏，R on T 诱发尖端扭转型室性心动过速，并很快转变为心室扑动和心室颤动，提示心脏骤停是因 QT 间期延长，室性早搏落入心肌易损期导致的恶性心律失常所致。下一步需明确 QT 间期延长是遗传性的或获得性的。

(2)实验室检查中，血肌酸激酶、MB 型同工酶和高敏肌钙蛋白升高，提示有心肌损害。患者 120 转运中接受过直流电复律，高压电流可能造成心肌损伤，而急性心肌梗死引起的标志物升高较电复律损伤则更明显；血浆血管紧张素Ⅱ、醛固酮轻度升高，可能与患者发生心脏骤停而继发的反射性交感神经兴奋有关。血常规正常，排除急性严重感染；血糖和糖化血红蛋白正常，排除糖尿病性昏迷；肝肾功能正常，初步排除肝性脑病、肾性脑病；D-二聚体和动脉血气正常，初步排除肺栓塞、肺性脑病和乳酸中毒；甲状腺指标正常，排除甲状腺危象和黏液水肿性昏迷；血清促肾上腺皮质激素、皮质醇正常，初步排除肾上腺皮质功能减退性昏迷；实验室指标也可排除水、电解质、酸碱平衡紊乱所致的意识障碍。

(3)超声心动图：未见异常，可排除急性心包填塞、左房黏液瘤、主动脉瓣狭窄、肥厚梗阻性心肌病、心力衰竭、重症心肌炎和急性心肌梗死，初步排除主动脉夹层、主动脉缩窄等。

(4)头颅 CT：未见异常，可排除颅内弥漫或局限性病变，如脑出血、脑梗死、脑外伤、肿瘤、颅内感染、弥漫性损伤、蛛网膜下腔出血、脑水肿、垂体危象等引起的意识障碍。

四、诊断与鉴别诊断

1. 诊断

心律失常、遗传性长 QT 间期综合征、频发室性早搏、尖端扭转型室性心动过速、心室扑动、心室颤动、心脏骤停。

2. 诊断依据

(1)典型病史：患者为年轻女性，突发意识丧失，急诊 120 诊断“心脏骤停”，经电复律、心肺复苏后意识恢复。既往无心脏病史，无药物滥用史，无理化毒物接触史。

(2)母亲在 30 岁前“猝死”。

(3)苏醒后体格检查阳性体征发现少，仅心脏听诊有频发期前收缩，其余均正常。

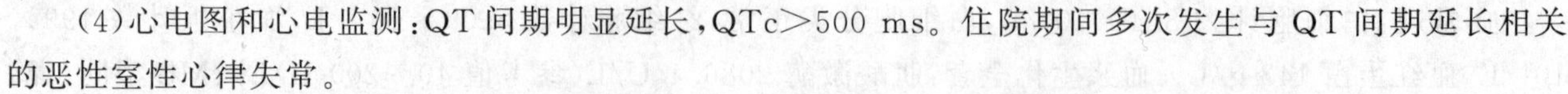

(4)心电图和心电监测:QT 间期明显延长,QTc＞500 ms。住院期间多次发生与 QT 间期延长相关的恶性室性心律失常。

(5)无结构性心脏病和心力衰竭。

(6)根据 Schwartz 评分,得分 7.5 分(除外继发原因,Schwartz 评分＞4 分可诊断遗传性长 QT 间期综合征)。

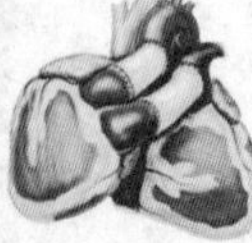

3. 鉴别诊断

(1)继发性 QT 间期延长:可有 QT 间期和 QTc 明显延长,易发生尖端扭转型室性心动过速,多由低钾、低镁或抗心律失常药物引起,纠正离子紊乱、停用或拮抗药物作用后可获治愈。一般无家族史,基因检查无特定基因变异。

(2)Brugada 综合征:有家族史,好发于年轻人,多于夜间发作,可因多形性室性心动过速或心室颤动引起反复晕厥,甚至猝死。因心电图具有特征性的"三联征":右束支阻滞样 QRS 波、右胸导联(V_1～V_3)ST 呈下斜型或马鞍型抬高和 T 波倒置,无明显 QT 间期延长,易于鉴别。

(3)致心律失常性右心室发育不良:多有家族史,好发于年轻人,临床表现为室性心动过速引起反复晕厥甚至猝死。病理学以右室心肌被纤维脂肪组织进行性替代为特征,可行心脏核磁共振鉴别。

(4)儿茶酚胺敏感性室性心动过速:多有家族史,好发于年轻人,可导致晕厥、心脏骤停或猝死。运动或情绪激动容易诱发,以双向性室性心动过速为其临床特征,心电图一般无明显 QT 间期延长,基因检测可资鉴别。

(5)急性心肌梗死:可由室性心动过速或心室颤动而引起心脏骤停或猝死。但临床上多有心前区疼痛表现,以及特征性心电图改变和动态演变,明显而持续的心肌损害标志物升高为其临床特征,一般无 QT 间期延长,易于鉴别。

五、治　疗

1. 治疗原则

终止恶性心律失常,防止心脏性猝死。

2. 治疗方案

(1)抢救措施:①患者发生尖端扭转型室性心动过速,心室扑动/颤动,血流动力学不稳定,立即行双向波 200 J 同步直流电复律。②静脉滴注或泵入艾司洛尔和钾镁液。③口服药美托洛尔缓释片,逐步调整至目标剂量或最大耐受量。④咪达唑仑镇静,降低交感神经张力。

(2)消除诱因:部分长 QT 综合征患者在游泳或声音刺激时可发生室性心律失常,应积极改变生活方式,消除诱发因素。无人监护时应避免危险环境,避免剧烈体力活动,避免使用延长 QT 间期的药物等。

(3)器械治疗:植入心律转复除颤器是心脏骤停幸存者二级预防中最有效的治疗措施,能有效防止心脏性猝死、显著降低死亡率、改善患者预后。植入后应合理设置诊疗参数,加强随访,减少不适当放电的发生。

(4)积极筛查一级亲属,早期发现家族其他患者,预防心脏性猝死。

（李　强）

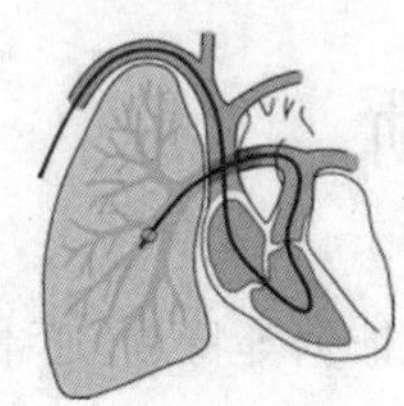

第二十六章　心血管神经症

心血管神经症(cardiovascular neurosis)系以类心血管疾病症状为主要表现的功能性神经症，多发于中青年，以20～40岁多见；女性多于男性，更年期女性尤为多见。临床上除非同时患有器质性心脏疾患，否则预后良好，但可不同程度影响日常生活。

第一节　病因和发病机制

确切病因尚不明晰，可能与神经类型、环境因素、性格、遗传等有关。该病以抑郁、焦虑、忧愁为主要特征。当精神受到一定程度的外界刺激、压力较大，难以适应；过劳、缺少体力活动导致机体适应不良；部分患者对疑似症状自行查找相关信息固化症状、过度忧虑而诱发本病。需要注意的是，部分器质性心脏病患者可并存心血管神经症，该类患者多伴有焦虑抑郁，尤其是接受冠心病介入治疗与冠状动脉旁路术的患者。中枢神经系统功能紊乱是该病的核心，发病过程中常有神经系统和内分泌系统功能失调、交感神经功能亢进、交感与副交感神经功能失衡。患者可出现对运动、心理学测试和疼痛刺激的异常反应；可伴高动力循环的表现，如动脉搏动增强、循环时间缩短等；静脉滴注异丙肾上腺素时患者心率增加明显等。

第二节　临床表现

主要临床表现为症状多，体征少，无特异性且多为主观感觉，缺乏客观证据，通常以心血管病症状为主，可同时伴有诸如失眠、多梦、急躁易怒、心烦、食欲不振、头晕、耳鸣等神经症的症状。

(1)心悸：自觉心脏搏动增强，夜间平卧时为著，感到心慌，常在紧张或疲劳时加重。

(2)呼吸困难：胸闷，呼吸不畅，在密闭或狭促空间尤为明显，常感觉空气不够需开窗，甚至要求吸氧。不少患者经常做深呼吸或叹息样呼吸动作来缓解症状，导致过度换气，引起呼吸性碱中毒，使症状更为严重。

(3)心前区疼痛：疼痛部位不固定，常在心尖区及左乳房下区，疼痛发作与体力活动无关，多数发生在静息状态；疼痛性质常描述为针刺样或牵扯样；持续时间长短不等，短则数秒，长可达数小时至数天，一般较长；含服硝酸甘油不能缓解或数十分钟后方能缓解疼痛。

(4)自主神经功能紊乱症状：多汗、手足发冷、双手震颤、尿频、大便次数增多或便秘等。

与较多的症状相反，体格检查缺乏有重要病理意义的阳性体征。可发现心率增快，心音增强，可有短促收缩期杂音或期前收缩，血压轻度升高，腱反射较活跃。心脏X线、超声检查无异常。心电图可显示窦性心动过速、窦性心律不齐、房性或室性早搏和伴非特异性ST-T段改变，特别是胸闷、胸痛时无心肌缺血的心电图改变。

(5)其他症状：疲倦、失眠、睡眠不深或多梦，低热、食欲不振、头晕、头痛、肌肉痛等。

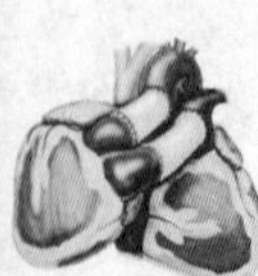

第三节　诊断与鉴别诊断

根据上述心血管系统症状多、体征少，无特异性以及无相关的心脏病证据等特点，通常可以做出心血管神经症的诊断。但必须注意排除器质性心脏病；也要注意勿将本病误诊为器质性心脏病而给予不必要的检查及治疗；同时需注意器质性心脏病可以与心血管神经症并存，并存的心血管神经症可能干扰对器质性心脏疾病严重程度及临床治疗效果的判断。

本症主要与下列疾病鉴别：

(1)心绞痛：冠心病引起的心绞痛患者多有冠心病易患因素，以中老年男性居多。心绞痛多发生在体力活动、运动或情绪激动过程时，疼痛部位较固定，持续时间多在数分钟至十余分钟，心绞痛发作时心电图有心肌缺血的改变，含服硝酸甘油可缓解。当本症所致胸痛与心绞痛难以鉴别时，可做运动心电图、负荷心电图、CT 血管造影等检查，必要时可行冠状动脉造影。

(2)甲状腺功能亢进症：典型者可有甲状腺肿大、血管杂音、两手颤动、突眼、消瘦等表现，做甲状腺功能测定一般可做出明确诊断。

(3)心肌炎：心肌炎患者常有胸闷、心动过速以及心电图 ST-T 改变，不典型者或轻症患者与本症不易鉴别。但心肌炎通常起病前多有明确感染(病毒或细菌)病史，典型的表现有心脏扩大、心音减弱、奔马律、心电图 PR 间期延长，超声心动图可能有心功能减低、心室增大等，血清病毒抗体滴度测定、心肌损伤标记物如肌钙蛋白测定有助鉴别。

(4)其他：应激性心肌病、冠脉微血管等疾病有其特征性的临床特点，易与本症混淆，需注意鉴别与排除；而诸如二尖瓣脱垂综合征、嗜铬细胞瘤等，根据这些疾病的特征通常鉴别并不困难。

第四节　治　疗

该病的治疗以心理疏导治疗为主，必要时辅以药物治疗。要耐心倾听患者述说病史，必要时询问家属，尽可能多地了解可能的发病原因和有关因素，做仔细的体格检查和必要的实验室检查，然后以通俗易懂的方式告知患者及其家属本病的性质，必要时用心理暗示消除其疑虑与焦虑。尽可能找出可能的诱发因素进而避免或消除。鼓励患者自我调整心态，安排好作息时间，适量进行文娱、体育活动。对过度换气患者可辅导其采用腹式呼吸松弛疗法；对焦虑症状明显患者可选用如苯二氮卓类抗焦虑药，如氯硝西泮、劳拉西泮等，伴有抑郁者可选用三环类抗抑郁药阿米替林、多塞平或 5-羟色胺再摄取抑制剂类抗抑郁药，如氟西汀、舍曲林等；失眠严重患者酌情使用咪达唑仑或佐匹克隆。

(叶　涛)

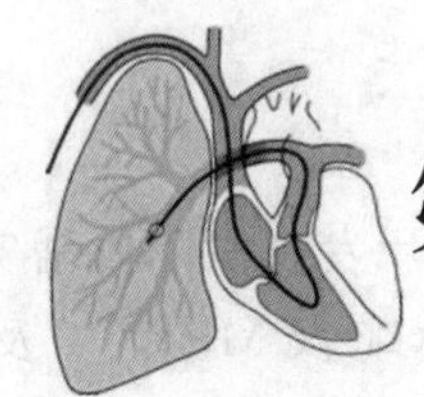

第二十七章　胸主动脉疾病

第一节　胸主动脉瘤

一、概　念

主动脉中层由弹性蛋白、胶原蛋白、平滑肌细胞和基质组成的45～55层弹性膜所构成，作用为维持正常弹力与张力。左心室收缩产生的部分动能转化为主动脉壁势能，舒张期又将势能转变为前向血流的动能，能有效维持左心室与主动脉联动。各种病因所致局部主动脉壁扩张或膨出，达到正常管径1.5倍以上者，即称为主动脉瘤(aortic aneurysm)。

二、病因与分类

病因大致分为局部性和全身性两大类。局部病因主要为机制不明且提前加速出现的主动脉中层弹性纤维断裂所致特发性囊性中层退化，或继发于主动脉夹层、主动脉瓣膜和局部创伤病变。全身性病因有遗传性疾病，如马方综合征(Marfan syndrome)、埃当综合征(Ehlers-Danlos syndrome)、家族性动脉瘤；病原微生物感染，如细菌、真菌、梅毒等；其他动脉病变，如动脉粥样硬化、动脉炎等。胸主动脉瘤按发生部位分为升主动脉瘤(约占45%)、弓部动脉瘤(10%)、降主动脉瘤(35%)、胸腹主动脉瘤(10%)；按瘤体分为囊性、梭形、混合性和夹层动脉瘤。按病理形态学分为真性和假性动脉瘤，前者瘤壁具备全层动脉结构；后者瘤壁由动脉外膜、周围粘连组织和附壁血栓构成。

三、病理生理与临床表现

胸主动脉瘤常见于中老年人，遗传性、感染性或创伤性病因所致动脉瘤好发于青壮年。病程早期多无症状、体征，常在影像学检查时偶尔发现。根据Laplace定律，T=p·r(T张力，p压力，r半径)，主动脉瘤壁承受张力与动脉血压和瘤体半径成正比。动脉瘤形成后不可逆转地持续增大，增加左心室容量负荷并压迫周围组织结构。发生的胸痛多为前胸部或背部肩胛间区持续性钝痛，若为剧烈撕裂性疼痛多并发主动脉夹层。升主动脉瘤压迫上腔静脉，可导致上腔静脉梗阻综合征，主动脉窦与瓣环扩大可出现主动脉瓣关闭不全；弓部动脉瘤压迫气管、支气管，出现咳嗽、呼吸困难、肺不张，压迫交感神经出现Horner综合征；弓降部动脉瘤压迫喉返神经出现声音嘶哑，压迫食管出现吞咽困难。瘤腔贴壁血流缓慢与涡流可引起血栓形成，附壁血栓脱落会导致脑、内脏、四肢血管栓塞。

胸主动脉瘤自然病程进展快，预后不良，死亡原因主要为动脉瘤破裂。一般而言，病程进展和最终破裂与病因、瘤体大小、是否合并主动脉夹层有关；已确诊胸主动脉瘤但未经治疗者破裂时间平均为2年，生存时间少于3年。

四、诊断与鉴别诊断

胸主动脉瘤确诊主要依赖影像学检查。多在体检时的胸部X线平片发现纵隔影增宽，升主动脉瘤体位于纵隔右前方，弓部与降主动脉瘤体位于左后方。进一步检查需做CT及MRI,CT及其三维成像技术能快速、准确、直观地提供瘤体立体影像，对选择与制订手术方案具有指导意义；MRI能更精细地刻画管壁结构对比度，冠状和矢状面扫描能提供瘤体及管腔纵切面的影像信息，但费用高、检查时间长，血流动力学不稳定者应用受限。经胸超声心动图和食管超声心动图可在床旁快速实施，能够观察主动脉瘤及血管腔内病变，并了解心脏内结构，适宜血流动力学不稳定者进行快速检查及围术期监测。随着无创影像诊断技术发展，胸主动脉造影已很少单独用于胸主动脉瘤的诊断。胸主动脉瘤需与纵隔肿瘤、中心型肺癌和主动脉夹层相鉴别。

五、治疗与预后

胸主动脉瘤明确诊断后应积极地施行侵入性治疗，包括手术、介入和杂交治疗三大类。

侵入性治疗的指征为：①胸主动脉瘤已出现压迫症状；②瘤体直径＞5 cm；③瘤体直径增长＞1 cm/年；④假性动脉瘤与夹层动脉瘤应尽早治疗。

禁忌证为：①重要器官（脑、肝、肾）功能损害；②全身情况不能耐受治疗。

手术治疗：使用外科技术置入人工血管替换病变的胸主动脉，手术方式和术后近远期结果因胸主动脉瘤解剖部位而异，且需不同的心肺转流、深低温停循环或选择性脑灌注等技术支持。手术死亡率为5%～10%。手术主要并发症为出血、严重心律失常、冠状动脉供血不足，中枢神经系统并发症、乳糜胸，以及心、肺、肾功能不全。手术后一年生存率为80%～90%，五年生存率为60%～80%。

介入治疗采用血管腔内介入技术，置入带膜支架人工血管，隔绝胸主动脉腔，目前主要适于降主动脉瘤与假性动脉瘤的治疗，具有创伤小、快速康复，能有效减少并发症和禁忌证的优点。术后并发症主要为内漏、带膜支架移位、截瘫等，手术死亡率约为6.2%。

新近出现的杂交治疗将手术技术与介入技术相结合，使用人工血管和带膜支架人工血管共同矫治胸主动脉瘤病变。一站式杂交手术需要具备体外循环装置和数字减影血管造影设备的杂交手术室。远近期疗效尚需进一步观察。

六、病例讨论

（一）病史

1. 病史摘要

郭××，男，52岁。主诉：活动后胸闷气促半年。

患者半年前开始出现活动后胸闷、气促，休息后可有所好转。无咳嗽、咳痰、咯血，无头痛、晕厥，平卧无明显受限，无下肢水肿及夜间阵发性呼吸困难，平素活动能力尚可，一直未至医院行进一步诊治。近1月来上述症状较前加重，双下肢出现浮肿，遂就诊于我院门诊，心脏彩超提示“主动脉瓣两叶畸形，重度狭窄并轻中度关闭不全，左房扩大。左室壁增厚，升主动脉扩张。左室整体收缩功能正常，舒张功能Ⅱ级减退”，准备住院进行手术治疗。既往长期吸烟20余年，2包/日，白酒1瓶/日。1年前在外院诊断为酒精性肝病，经治疗后好转，目前已戒酒1年。

2. 病史分析

(1)在采集病史时应重点询问该病的病因,常见的病因有:动脉硬化、外伤、感染、动脉炎症、动脉壁发育不良等,吸烟、高血压病、高脂血症、冠心病等,都是动脉瘤的危险因素。还应注意询问临床表现,起病缓急,呼吸困难与活动、体位的关系,以及伴随症状等。

(2)常见呼吸困难的鉴别:

①肺源性呼吸困难:临床上分为三种类型。

(a)吸气性呼吸困难,特点是吸气费力,主要见于喉、气管、大支气管的狭窄与阻塞,如喉水肿、气管异物等。

(b)呼气性呼吸困难,特点是呼气费力,常见于支气管哮喘、喘息型慢性支气管炎和慢性阻塞性肺气肿合并感染等。

(c)混合性呼吸困难,特点是吸气与呼气均费力,常见于重症肺结核、大面积肺栓塞、气胸等。

②心源性呼吸困难:主要由左心衰竭引起,呼吸困难的特点是劳力性呼吸困难和端坐呼吸;重征患者表现为气喘严重、面色青紫、大汗,咳粉红色泡沫痰,肺部闻及哮鸣音,故又称"心源性哮喘"。

该患者以明确的主动脉瓣两叶畸形、重度狭窄并轻中度关闭不全入院,无呼吸道疾病史和中毒病史,结合其临床表现多考虑为心源性呼吸困难。

(3)病史特点:①男性,吸烟史;②活动后胸闷、气促,休息后好转;③心脏彩超检查发现升主动脉扩张。

(二)体格检查

1. 结果

T:36.5℃　　P:91 次/分　　R:20 次/分　　BP:133/70 mmHg

自主体位,神志清楚,口唇无紫绀,颈静脉无怒张,颈动脉搏动正常。心前区无隆起,心尖搏动增强,心尖搏动于左锁骨中线外 1.0 cm,触诊心尖搏动无抬举感,无震颤,无心包摩擦感,叩诊相对浊音界向左稍扩大,心率 91 次/分,律齐,未闻及额外心音,主动脉瓣听诊区可闻及 3/6 级收缩期杂音,无震颤。余各瓣膜听诊区未闻及明显病理性杂音,无心包摩擦音。周围血管征阴性。肝脾肋下未及。双下肢无凹陷性水肿。

2. 体检分析

(1)查体特点:主动脉瓣听诊区可闻及 3/6 级收缩期杂音,无震颤。

(2)该患者特异性阳性体征较少,且主要表现为主动脉瓣病变。

(三)辅助检查

1. 结果

(1)心电图:窦性心律完全性右束支阻滞频发室性早搏,提示右室扩大。

(2)实验室检查:N 端-B 型钠尿肽测定(NT-proBNP′)720.2 pg/mL;高敏肌钙蛋白 T(hs-TnT)27.13 pg/mL。血常规、生化、尿常规、大便常规、凝血功能等均未见明显异常。

(3)超声心动图:主动脉瓣两叶畸形,重度狭窄并轻中度关闭不全,左房扩大。左室壁增厚,升主动脉扩张。左室整体收缩功能正常,舒张功能Ⅱ级减退。

(4)胸部 CT 平扫:两肺散在少许条索、小斑片影,双侧胸膜稍厚,胸腔未见液性密度。两肺门区对称,未见肿大的淋巴结;气管、双侧支气管通畅,纵隔多发淋巴结肿大。心脏增大,主动脉瓣区可见高密度影,升主动脉增宽,直径约 5.8 cm(图 27-1-1)。

(5)冠状动脉造影:冠脉起源正常,左冠优势型;LM 正常;LAD 近段 30%狭窄;LCX 正常;RCA 细

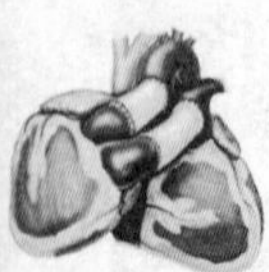

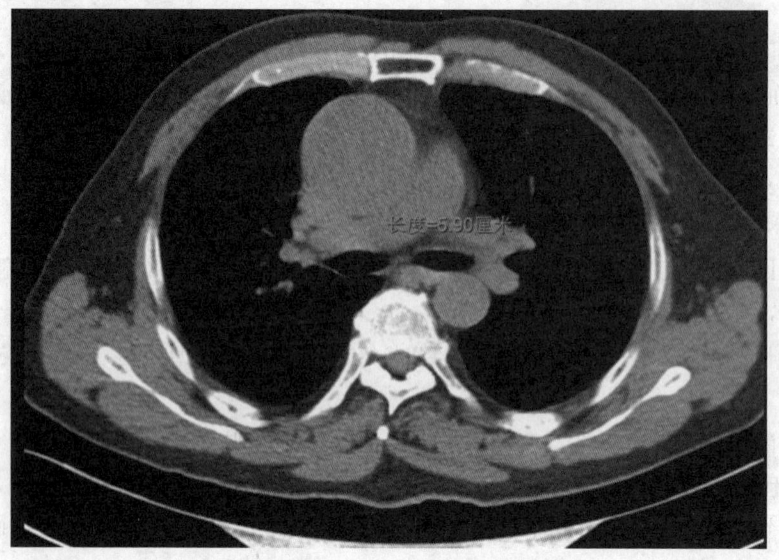

图 27-1-1　胸部 CT 平扫图

小。行升主动脉造影提示升主动脉明显增宽。

2. 辅助检查分析

该患者心脏彩超提示主动脉瓣二叶化畸形、升主动脉扩张，胸部 CT 可见升主动脉增宽，直径约 5.8 cm，为典型瘤样改变。检验提示心功能较差，冠脉造影未见冠脉严重狭窄病变。主动脉瓣狭窄并关闭不全是胸闷发生的原因。

（四）诊断与鉴别诊断

1. 诊断

(1)升主动脉瘤。

(2)心脏瓣膜病：主动脉瓣二叶化，主动脉瓣狭窄并关闭不全，心功能Ⅲ级。

2. 诊断依据

(1)典型病史：活动后胸闷气促半年。

(2)查体：主动脉瓣听诊区可闻及 3/6 级收缩期杂音，无震颤。

(3)心脏彩超提示主动脉瓣病变、升主动脉增宽，CT 提示升主动脉瘤样改变。

3. 鉴别诊断

(1)冠心病：可表现为劳累性胸闷、心悸，但多有阵发性心前区疼痛表现，患者常有高血压、高血脂、糖尿病等病史，心脏杂音不明显，心电图可出现心肌缺血表现。

(2)二尖瓣病变：可反复出现活动后胸闷、心悸、呼吸道感染、心衰等症状并可闻及相应心脏杂音，心脏彩超可鉴别。

(3)缩窄性心包炎：患者多有结核病史，症状缓慢出现、进行性加重，主要表现为呼吸困难、心悸等，心前区常可触及心包摩擦感并闻及心包摩擦音，胸片上可见心包钙化。

（五）治疗

(1)治疗原则：瘤体直径＞5 cm，需积极手术治疗。

(2)治疗方案：在全麻体外循环下行主动脉瓣置换＋升主动脉置换＋冠状动脉移植术。

第二节　主动脉夹层

一、概　念

主动脉内膜和中层弹力膜发生撕裂，血液进入主动脉壁中层，顺行和(或)逆行剥离形成壁间假腔，并通过一个或数个破口与主动脉真腔相交通，称为主动脉夹层(aortic dissection)。发生机制不明，好发危险因素为高血压、主动脉中层囊性坏死或退变、遗传性结缔组织疾病、先天性二叶主动脉瓣、动脉炎、动脉瘤、动脉粥样硬化和医源性损伤等。本病发生率为0.5～2.95人/(10万人·年)，以中老年居多，男性高于女性。

二、病理解剖与病理生理

主动脉夹层管壁组织充血、水肿、炎细胞浸润，组织疏松和脆弱。假腔体积与张力阻碍大动脉远端和分支血流，导致相应器官和组织缺血。夹层累及主动脉瓣结构与冠状动脉开口可致主动脉瓣脱垂、关闭不全和缺血性心肌损伤。近期临床研究表明，急性主动脉夹层常伴有白细胞、炎症介质、C反应蛋白升高的全身炎症反应，甚至导致多器官功能障碍综合征。主动脉夹层发病急，进展快，33%的病人在24 h内死亡，50%病人在48 h内死亡；75%病人死于主动脉破裂，主动脉破裂可造成急性心脏压塞，胸腹腔积血，纵隔和腹膜后血肿。

三、分型、分类、分期

分型：根据主动脉夹层发生部位和累及范围分型。Stanford分型：Stanford A型累及升主动脉和弓部主动脉，夹层远端可终止于不同部位，占60%～75%；B型仅累及降主动脉起始以远的部位，占25%～40%。DeBakey分型：Ⅰ型累及升主动脉、主动脉弓和降主动脉；Ⅱ型仅限于升主动脉；Ⅲ型是局限于降主动脉，原发破口位于左锁骨下动脉远端。

分类：Ⅰ类是典型的主动脉夹层，即撕脱的内膜和中膜片将主动脉分为真假两腔。两腔压力不同，假腔周径常大于真腔，真假腔经内膜的破裂口相通。夹层病变可从裂口开始向远端或近端发展，病变累及主动脉的分支时可导致相应并发症的发生。Ⅱ类是主动脉中膜变性，内膜下出血并继发血肿。影像学检查往往不能发现其内膜存在破损或裂口。随访资料证实主动脉壁内出血及血肿形成的患者中28%～47%会发展成Ⅰ类主动脉夹层，10%的患者可以自愈。Ⅲ类即微夹层继发血栓形成。这种病变在随访中呈现两种预后：如果内膜破损在继发血栓基础上愈合则称为不完全性微小夹层；如果破损扩大，血流进入已经破坏的中膜则形成典型的Ⅰ类主动脉夹层。Ⅳ类即主动脉斑块破裂形成的主动脉壁溃疡。这种病变主要局限于胸降主动脉和腹主动脉，一般不影响主动脉的主要分支，溃疡病变的持续发展可导致主动脉破裂、假性动脉瘤或主动脉夹层形成。Ⅴ类即创伤性主动脉夹层。

分期：根据病程时间进展分为发病后2周内的急性期，2周至2个月的亚急性期和2个月以后的慢性期。慢性主动脉夹层纤维增生，外膜增厚粘连，腔内多有附壁血栓和血栓机化。

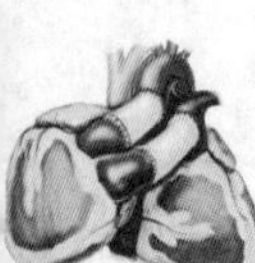

四、临床表现与诊断

急性期90%病人有前胸、后背或腹部突发性剧烈疼痛，疼痛可沿大动脉走行方向传导和转移，75%的病人伴有高血压和心动过速，病人多烦躁不安、大汗淋漓，需与心绞痛、心肌梗死相鉴别。随病程进展，主动脉夹层病人可能出现与主动脉夹层破裂、主动脉瓣关闭不全和(或)重要脏器组织供血障碍相关的症状和体征。明确诊断主要依靠影像学检查，需了解夹层类型、受累范围、破口位置、假腔内血栓、分支血管和主动脉瓣受累情况。急性主动脉夹层需与心绞痛、心肌梗死和肺动脉栓塞症相鉴别。

五、治　疗

在主动脉夹层急性期应迅速给予镇静、止痛、持续监护和支持治疗，使用药物控制血压、心率，防止夹层继续扩展和主动脉破裂。急性和亚急性期 Stanford A 型主动脉夹层应积极地施行手术治疗。急性 Stanford B 型主动脉夹层外科手术治疗的截瘫发生率和死亡率高，应积极采用介入支架治疗。介入治疗临床成功的标准为完全封闭破口，无明显内漏和严重并发症，假腔消失或假腔内血栓形成，较之外科手术具有创伤小、成功率高、恢复快，并发症少等优点。

六、病例讨论

(一)病史

1. 病史摘要

林××，男，66岁。主诉：突发胸背部疼痛1周。

患者缘于1周前无明显诱因出现胸背部剧痛，呈持续性加剧，伴大汗淋漓、面色苍白，无胸闷、心悸，无恶心、呕吐，无晕厥、大小便失禁等，疼痛持续不能缓解，遂就诊于当地市立医院。急诊行胸腹部CTA示主动脉夹层，DeBakey Ⅰ型。当时查血压140/110 mmHg，予降血压治疗(具体不详)。后建议转至我院进一步诊治，遂转诊我院急诊，经我科会诊后拟“主动脉夹层(DeBakey Ⅰ型)、高血压病”收住入院。发病以来，患者饮食睡眠二便正常，体重无明显减轻。既往高血压病史3年，口服降压药，具体不详，否认糖尿病病史。吸烟40余年，1包/天，已戒烟3年，否认酗酒。否认肝炎、结核、伤寒等传染病史，预防接种史未能提供，否认药物过敏史。否认输血史，否认中毒史、外伤史。

2. 病史分析

(1)在采集病史时应重点询问该病的病因，常见的病因有：遗传因素、高血压、动脉硬化、主动脉炎症、损伤等。还应注意询问胸痛的诱因和表现、起病缓急、疼痛的性质，以及伴随症状等。

(2)常见胸痛的鉴别：

①急性心梗，心电图ST-T缺血性改变，心肌酶学及肌钙蛋白升高，行心电图检查可排除。

②肺动脉栓塞，患者无长期卧床病史，无低氧血症、胸痛及咯血三联征，可排除。

(3)病史特点：①男性，高血压病史、吸烟史。②胸痛无明显诱因，疼痛剧烈难忍。

(二)体格检查

1. 结果

T：36.5℃　　P：82次/分　　R：16次/分　　BP：96/62 mmHg

血压左上肢 96/62 mmHg，左下肢测不出，右下肢 100/53 mmHg，右上肢 103/66 mmHg。自主体位，神志清楚，口唇发绀，皮肤黏膜无黄染；胸廓对称无畸形，双肺叩诊为清音，双肺呼吸音粗，未闻及明显干湿性啰音。心前区无隆起，心尖搏动正常，心尖搏动位于左锁骨中线内 0.5 cm，触诊心尖搏动无抬举感，无震颤，无心包摩擦感，叩诊相对浊音界无扩大，心率 82 次/分，律齐，未闻及额外心音，各瓣膜听诊区未闻及明显杂音，无心包摩擦音。未及明显大血管枪击音及水冲脉，无奇脉，毛细血管搏动征阴性。双下肢无凹陷性水肿。四肢皮温可。左下肢足背动脉未明显触及。

2. 体检分析

(1)查体特点：血压左上肢 96/62 mmHg，左下肢测不出，右下肢 100/53 mmHg，右上肢 103/66 mmHg。未见其他明显特殊体征。

(2)该患者四肢血压较低，为积极控压所致。左下肢血压测不出，足背动脉未明显触及，考虑夹层累及左下肢动脉，皮温尚可，尚有血供。

(三)辅助检查

1. 结果

(1)心电图：窦性心律。

(2)实验室检查：血常规、大便常规、尿常规、生化、凝血功能未见明显异常。D-二聚体 10.42 μg/mL，高敏肌钙蛋白 T(hs-TnT)8.60 pg/mL，N 端-B 型钠尿肽测定(NT-proBNP′)142.5 pg/mL，降钙素原检测(PCT′)0.097 ng/mL。

(3)超声心动图：①升主动脉瘤样扩张，主动脉夹层。②室间隔基底段增厚。③轻度主动脉瓣反流。④左室整体收缩功能正常。

(4)胸部 X 线片：主动脉增宽，心影增大。

(5)增强 CT 及外院 CTA：主动脉夹层，DeBakey Ⅰ型(图 27-2-1)。

2. 辅助检查分析

该患者床旁心脏彩超、增强 CT 明确提示主动脉夹层。增强 CT 及生化检验结果提示肝肾血供及冠脉未受累及。

(四)诊断与鉴别诊断

1. 诊断

(1)主动脉夹层(DeBakey Ⅰ型)。

(2)高血压病。

2. 诊断依据

(1)典型病史：无明显诱因剧烈胸痛。

(2)D-二聚体 10.42 μg/mL。

(3)心脏彩超、增强 CT、外院 CTA 明确提示主动脉夹层。

3. 鉴别诊断

(1)急性心梗：可查心电图有无 ST-T 缺血性动态演变以及心肌酶学和肌钙蛋白有无异常，也可行心电图追踪确诊，待心电图回报排除。

(2)肺动脉栓塞：患者无下肢动脉、静脉病变，无低氧血症、胸痛及咯血三联征，可排除。

(五)治疗

1. 治疗原则

DeBakey Ⅰ和Ⅱ型夹层，无论急性期或慢性期，均宜采取手术为主的综合治疗。

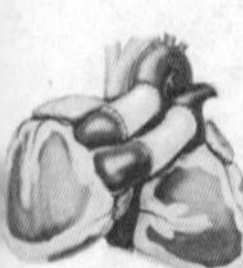

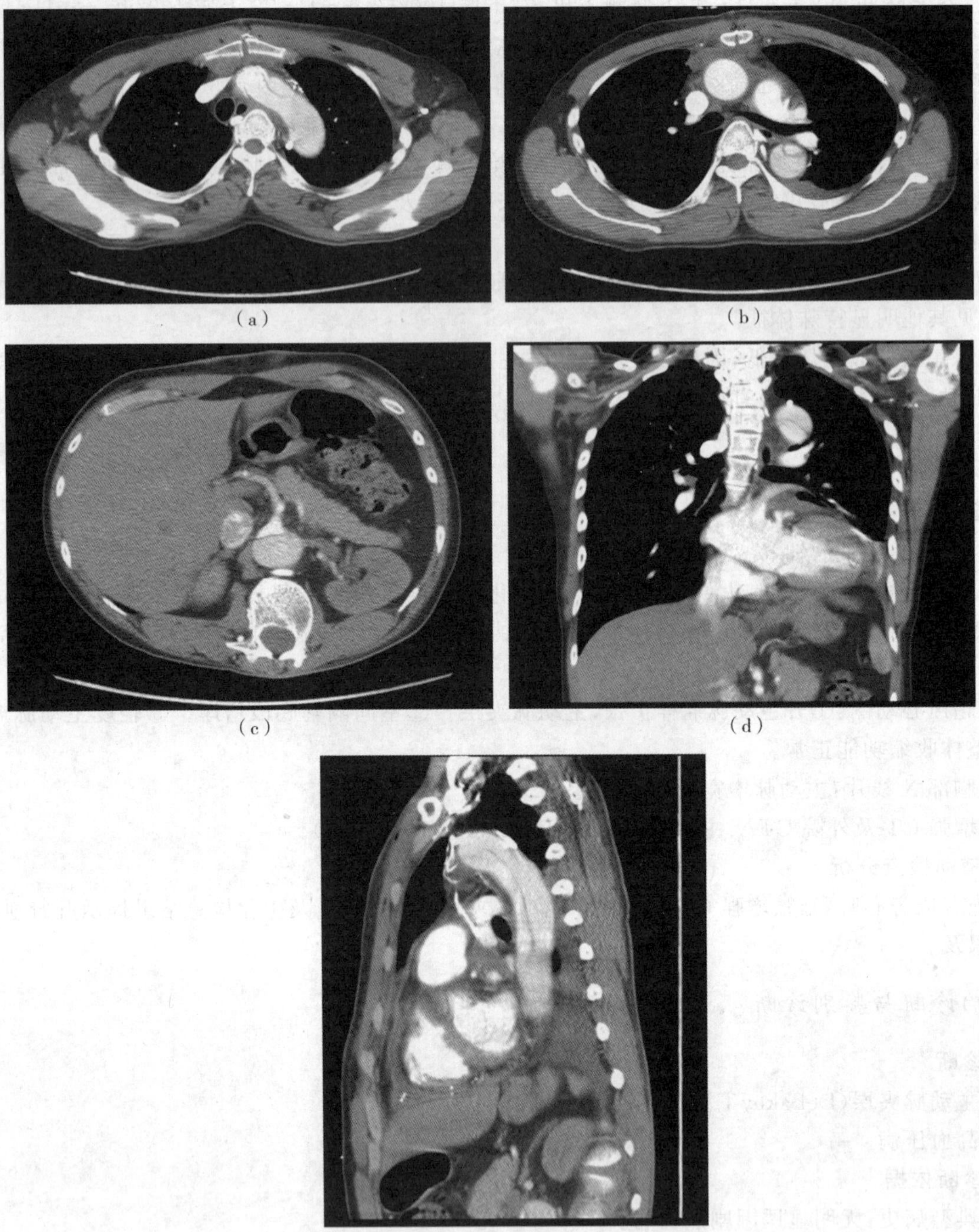

(a)

(b)

(c)

(d)

(e)

图 27-2-1 CT 及 CTA 检查图

2. 治疗方案

(1)术前积极控制血压、镇痛、稳定心率。

(2)拟行主动脉瓣成形+升主动脉置换+主动脉弓置换+降主动脉术中支架植入+选择性外周动脉置管术。

(3)术中应用体外循环,注意脑、肾等重要组织的血液灌注。

(牛 田)

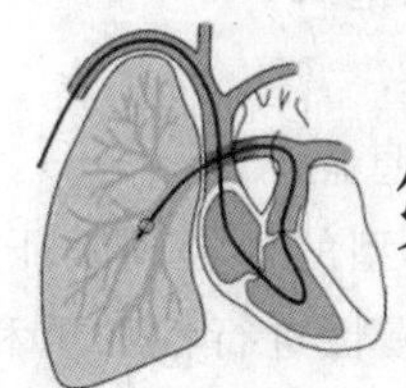

第二十八章　周围血管与淋巴管疾病

第一节　概　论

近年来，随着血管外科腔内器械和各种检查手段的不断更新，血管外科学得到长足的发展。但任何检查和治疗的基本信息均来源于患者的临床表现，因此外科医师必须熟悉周围血管疾病的症状和体征。血管外科疾病种类繁多，涉及病变部位多，范围较广。其主要的病理改变是血管的狭窄、闭塞、扩张、破裂及人类静脉特有的瓣膜功能不全。这些病理改变可导致相应的临床症状，包括感觉异常、形态和色泽改变、结构变化、组织丧失。

一、感觉异常

血管疾病常见的感觉异常有疼痛、寒冷或潮热、疲乏无力、麻木等。

（一）疼　痛

在病史采集中，肢体疼痛是最常见的症状，主要由供血不足（急慢性动脉闭塞、狭窄）、回流障碍（急性静脉阻塞、慢性静脉功能不全）或循环异常（动-静脉瘘）引起。通常分为间歇性和持续性两类。

1. 间歇性疼痛

间歇性疼痛最典型的表现是慢性动脉硬化闭塞症引起的间歇性跛行（intermittent claudication），对于疾病的鉴别和病情的判断有重要意义。间歇性跛行的发生机制是肌肉活动时需氧量增加，在缺血的情况下，肌肉活动释放的 P 因子（备解素）累积到一定程度时，刺激局部末梢神经引起疼痛不适。它的典型表现是在行走过程中出现供血不足部位的沉重、乏力、钝痛、紧张或压迫感，或表现为痉挛或锐痛及肢端的麻木感，迫使病人止步；休息片刻后氧供恢复，疼痛缓解后可继续行走，如此周而复始。下肢间歇性跛行可见于足、小腿或臀部三个平面，可以单独或以不同组合形式出现，最典型的表现是股浅动脉的狭窄闭塞导致小腿肌肉的运动性缺血，病人常表现为行走后小腿肌肉的乏力和紧缩感。从开始行走到出现疼痛的行程称为跛行距离，是评判病情的重要指标，如行走距离恒定，跛行距离越短，提示病情越严重。间歇性跛行在下肢深静脉阻塞性病变和其他非动脉闭塞性疾病中亦可出现，须注意鉴别。

有些患者可出现体位性疼痛，即在肢体位置发生改变时，肢体所处体位与心脏平面的不同可影响血流状况，从而激发或缓解疼痛，说明肢体血供或回流已达到一种临界状态，只要轻微的体位变化，即可激发疼痛。体位性疼痛在鉴别动脉性和静脉性疾病中有一定作用，发生动脉阻塞性疾病时，抬高患肢可加重症状，伴有肢体远端皮肤苍白；而肢体下垂疼痛有所缓解。相反，发生静脉疾病时抬高患肢有利于静脉回流而减轻症状；患肢下垂则因加重淤血而诱发或加重胀痛。

对于温差性疼痛的病例，温度改变可激发或缓解疼痛，常见于血管痉挛性疾病和动脉阻塞性疾病。血管痉挛性疾病如雷诺综合征，手足暴露于寒冷环境可诱发动脉痉挛性疼痛，复温后缓解。发生动脉阻塞性疾病时，热环境一方面能舒张血管，另一方面又能促进组织代谢，因此开始时可减轻症状，但如果后

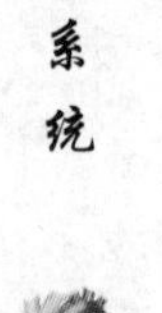

者超过了血管舒张所能提供的血液循环，则疼痛加重，因此不建议这类患者用热水泡脚。

2. 持续性疼痛

严重的动脉或静脉病变，可导致肢体在静息状态下发生持续性疼痛，又称静息痛(rest pain)。动脉性静息痛往往比较剧烈，常于肢端最为严重，主要由缺血性神经炎引起，表现为典型的神经刺激征象，持续性钝痛伴有间歇性加重，从肢体近侧向远侧放射。由慢性动脉阻塞引起者，有慢性进行性加重和夜间加重的特点，病情严重者终夜端坐抱膝，呻吟不止，无法平卧入睡。静息痛由间歇性疼痛发展而来，往往提示病情加重，表明缺血进入失代偿期。

静脉性静息痛程度往往轻于动脉性，也不如动脉性的恒定，表现为胀痛、沉重、酸胀，伴有肢体肿胀，可因抬高患肢而减轻或缓解，可发生在深静脉血栓形成和下肢慢性功能不全。急性深静脉血栓形成时，肢体远端严重淤血而有持续性胀痛，在病变部位有压痛，伴有静脉回流障碍的其他表现。而发生下肢静脉血液反流时，疼痛一般在站立时间较长后发作，平卧或抬高患肢后可减轻或消失，常伴有反流障碍营养障碍性变化。

(二)寒冷或潮热

肢体皮肤表面温度取决于肢体血流量，随供血情况而变化。动脉血管阻塞时，闭塞远端的皮温随之降低。急性动脉栓塞时，皮肤温度降低的平面要比栓塞平面低一掌宽至一个关节。慢性动脉硬化闭塞的患者，其远端肢体的皮温变化根据侧支血管代偿程度而有所不同。静脉血栓形成时，常表现为肢体发热，但出现股青肿时可因动脉受压而出现肢体寒冷。肢体有动-静脉瘘存在时，患处血流量增加，皮温也随动脉血流分流量的多少，而有不同程度的升高。恒温环境下，双侧肢体对称部位皮温相差≥2℃，则具有临床意义。

(三)疲乏无力

在行走一段距离后肢体出现疲乏无力，经休息后可缓解，常为早期动脉缺血表现，常被忽视。静脉病变时，长时间站立可出现小腿疲乏、沉重感，常常于平卧或抬高患肢后缓解。因此，如病史中出现类似症状，要考虑鉴别有无血管病变的存在。

(四)麻木、麻痹

血管病变影响神经干时，可出现麻木、麻痹或针刺感。小动脉栓塞时，麻木可以是最先出现的症状。静脉病变时可出现针刺感、蚁行感，下肢慢性静脉功能不全往往合并营养性改变，如瘙痒和湿疹样改变。

二、形态和色泽变化

(一)形态改变

患肢形态改变主要为肿胀，其次包括萎缩、增生和局限性隆起等。

1. 肿胀

肿胀主要分为静脉性肿胀和淋巴水肿。

(1)静脉性肿胀：水肿的特点是凹陷性，通常不累及足，以踝和小腿最明显。发生机制是下肢静脉高压使血清蛋白渗入并积聚在组织间隙，从而引起水肿。肿胀的特点根据病因不同而有所不同。静脉瓣膜功能不全引起的静脉反流，发生在长时间站立的患者，这种肿胀经过一夜休息后可完全消退。静脉阻塞性疾病引起的肿胀，往往比较明显并伴有疼痛，经过一夜休息后不会明显消退，若干天后由于侧支循环建立可逐渐消退。动-静脉瘘导致静脉高压引起的肿胀，范围比较局限，程度较轻。周围动脉病变也可引起肢体肿胀，往往是患者为了缓解缺血性疼痛，不能平卧而抱膝下垂或起坐，影响静脉回流从而引起肿胀。心源性肿胀也属于静脉性肿胀，由静脉高压引起，特点是下肢肿胀常为双侧，范围涉及整个下肢，包括足部。

(2)淋巴水肿：特点是具海绵状特性，即加压后凹陷，解除压迫后恢复原状，范围较广，包括足部，多从足趾开始，逐渐向近端蔓延，以足和踝部明显，并且皮肤和皮下组织增厚，最后形成典型的象皮肿。其发生机制是淋巴管发育不全，或炎症肿瘤等因素造成淋巴系统阻塞，导致富含蛋白质的淋巴液在组织间隙积聚，从而出现肿胀。

2. 其他形态改变

其他形态改变包括萎缩、肢体增生、局限性隆起等。萎缩性改变是慢性动脉缺血的表现，表现为肌萎缩而变瘦细、皮肤变薄、汗毛脱落等。肢体增粗增长见于先天性动-静脉瘘、Klippel-Trenaunay综合征等，是由动脉流量增加、静脉压和氧含量增高所致。局限性隆起的原因包括动脉瘤、静脉曲张和血栓性浅静脉炎、血管瘤、结节性动脉炎等。

(二)色泽改变

皮肤色泽常反映皮肤循环状况，主要由动脉供血不足、舒缩失常，以及静脉淤血和高压造成。正常皮肤为淡红色，病态的皮色分为发红、发绀和苍白三种。动脉痉挛闭塞使肢体供血不足，可出现皮肤苍白和皮温降低。静脉回流障碍则表现为发绀，皮色暗红，伴有皮温轻度升高。红斑性肢痛症发作时，皮肤呈典型的潮红色。雷诺综合征则表现为双侧肢端对称部位持续和均匀发绀，并伴有皮温降低。色素沉着则常见于慢性静脉功能不全的小腿远侧1/3的“足靴”区。体位性色泽改变又称Buerger试验，先抬高下肢70°～80°，或高举上肢过头，持续60 s，正常肢体远端皮肤保持淡红或稍发白，如呈苍白或蜡白，提示动脉供血不足；再将下肢下垂于床沿或上肢下垂于身边，正常人皮肤色泽可在10 s内恢复，如恢复时间超过45 s，且色泽不均匀，则进一步提示动脉供血障碍。

三、结构变化

结构异常主要包括皮肤机器附件营养障碍、动脉搏动减弱或消失、浅静脉曲张等。

(一)皮肤及其附件

患肢慢性缺血时，趾(指)甲生长缓慢，增厚并有平行嵴形成，病情改善后可随之消失。血管痉挛性疾病如雷诺综合征，最常见的改变是邻近甲皱襞的趾(指)甲变薄，并潜入表皮，表皮显著变宽，形成翼状胬肉(突起的肉状物)。

(二)动脉和静脉

肢体主要动脉搏动的改变，是诊断周围动脉性疾病的重要体征。临床上根据不同部位动脉搏动的改变，可以比较准确地估计动脉病变的范围平面和严重程度。周围动脉搏动的评估是体检的重要组成部分。四肢可扪及的浅表动脉有：肱动脉、桡动脉、尺动脉、股总动脉、腘动脉、足背动脉和胫后动脉，这些动脉搏动的改变可分为正常(＋＋)、减弱(＋)、消失(－)等情况，必须在病历中详细记载。动脉硬化闭塞、动脉栓塞、动脉痉挛等都可以使动脉搏动减弱或消失。此外，还需要注意是否有杂音的存在。动脉狭窄或局限性扩张，或动-静脉瘘，血流流速骤然改变，在体表位置可听到杂音，扪及震颤。动脉管腔狭窄时，杂音自病变处向远侧传导。动-静脉瘘时，杂音局限于病变部位。

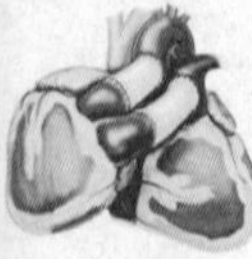

静脉结构变化主要表现为静脉曲张。浅静脉曲张的病因有许多。静脉瓣膜功能不全导致的血液倒流和血栓引起的回流障碍是最常见原因。动-静脉瘘也可以引起浅静脉曲张,常伴有皮肤温度升高、杂音和震颤。曲张的浅静脉并发血栓性浅静脉炎时,可出现硬结和压痛,可有表面皮肤红肿,局部可扪及触痛的索状物。

(三)肿块

肿块可分为搏动性肿块和无搏动性肿块。搏动性肿块是动脉瘤的重要体征,主要表现为膨胀性的搏动肿块,边界清楚,多与动脉走向一致,压迫近端肿块可缩小,须与传导性的搏动肿块相鉴别。无搏动性肿块可见于海绵状血管瘤,浅表性的血管瘤透过皮肤可见蓝色肿块,深部海绵状血管瘤部位比较深,不容易扪及,常于发生疼痛等症状时,经彩超或磁共振发现。

四、组织丧失、溃疡或坏死

(一)溃疡

肢体发生溃疡时主要须鉴别为动脉性溃疡、静脉性溃疡或神经性溃疡。动脉性溃疡由缺血引起,溃疡好发于肢体远端及趾(指)和足跟,溃疡边缘起初不规则,后呈锯齿状,底部有不健康灰白色肉芽组织,常伴有持续和剧烈的静息痛,尤其在晚上。溃疡局部发生炎症刺激和神经末梢发生缺血缺氧,因此疼痛剧烈。静脉性溃疡好发于小腿远侧1/3的内踝上方,即"足靴区",因为该部位承受静脉高压。溃疡面积一般较大,单发或多发,圆形、类圆形或不规则形,底部常有湿润肉芽组织覆盖,渗出较多,周围有瘀积性皮炎、色素沉着、浅静脉曲张、皮下脂质硬化等改变。神经性溃疡常见于糖尿病性神经炎、脊髓损伤、脊髓痨或脊髓空洞症等。典型的糖尿病性神经炎溃疡常位于受压点胼胝处,溃疡无痛,感觉迟钝,深而易出血,常有片状感觉减退及二点定位和震颤感觉削弱的特点。

(二)坏疽

坏疽是局部动脉血流量明显减少,已不能维持静息状态下组织代谢需要而出现的不可逆性组织坏死变化。"干性坏疽"是组织坏死无继发感染,受累区皮色发绀,指压时无变化,无或很少臭味,缺血一定时期后在失活和存活组织之间有明确的分界线(图28-1-1)。"湿性坏疽"即组织坏死并发感染,有恶臭,边缘组织炎性反应明显,伴渗出和脓液,必须进行清创或截肢。

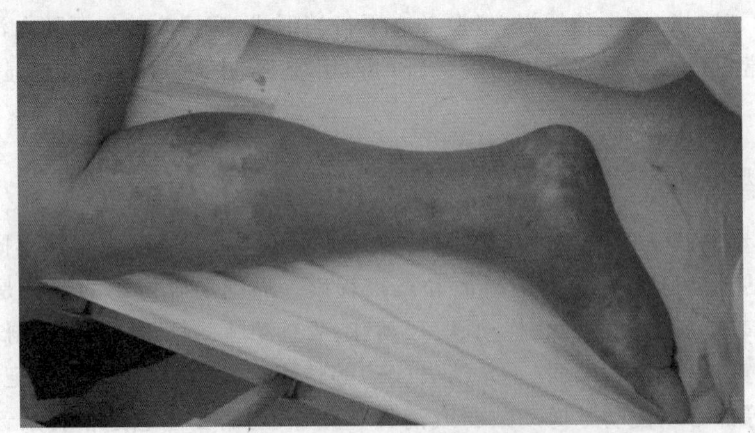

图28-1-1 下肢动脉缺血后失活和存活组织之间的分界线

第二节　周围血管损伤

血管损伤不仅战时常见，在和平时期由于工农业和交通行业迅速发展以及医源性血管插管、造影等检查的增多，它的发生也并不少见。对血管损伤的处理优劣直接影响病人是否致残以及病人未来生活质量的高低，因此熟练掌握血管损伤的病理临床改变及诊疗原则具有特别重要的意义。

一、病因及分类

任何外来的直接或间接暴力侵袭血管，均可能发生开放性或闭合性的血管损伤。血管损伤的病因复杂，因而分类也不一致。按作用力的情况而言，可分为直接损伤和间接损伤，直接损伤包括锐性损伤，如切伤、刺伤、枪弹伤、手术及血管介入治疗和插管等开放性损伤；钝性损伤包括挫伤、挤压伤、缩窄伤(绷带、止血带、石膏)、骨折断端与关节脱位等，大多为闭合性损伤。间接损伤包括创伤造成的动脉节段性和弥漫性痉挛、过度伸展性撕裂伤、疾驰减速伤(降主动脉)。按致伤因素可分为锐性损伤和钝性损伤；按损伤血管的连续性可分为完全断裂、部分断裂和血管挫伤；按血管损伤的程度可分为轻、中、重型损伤。

二、病理类型及病理生理

在身体各部位血管损伤中，以四肢血管损伤较多，其次为颈部、骨盆部、胸部和腹部。动脉损伤多于静脉损伤。在血管损伤中，作用力不同，其血管损伤情况各异。血管损伤不同程度的病理改变致使其临床表现和预后也不尽相同。一般来说，锐性损伤可造成血管的完全断裂或部分断裂，以出血为主。钝性损伤可造成血管内膜、中膜不同程度的损伤，形成血栓，以阻塞性改变为主。

(一)血管痉挛

血管痉挛多数由钝性暴力或高速子弹(600 m/s)冲击引起，交感神经网受到刺激造成血管平滑肌收缩，发生节段、长时间的动脉痉挛，如果侧支循环不充分，亦可发生肢体的缺血坏死。

(二)血管内膜挫伤或断裂

因钝性暴力大小程度不同，可出现不同程度的血管壁层挫伤。轻度者可出现局限性内膜挫伤，逐步伴发血栓形成；中度或重度者可出现内膜撕裂、壁层血肿以及内膜中层断裂，以致发生内膜卷曲及血栓形成，使远端组织严重缺血。

(三)血管部分断裂

血管部分断裂多为锐器由血管外壁刺入或医源性插管造成。其病理改变与完全断裂不同，部分断裂的动脉不能完全回缩入周围组织，且动脉的回缩扩大了裂口，其主要特征是血管伤口发生持续性或反复性出血[图 28-2-1(a)]。如果有通向体外或体腔的直接通路，可发生严重的大出血，可在短时间内危及生命。出血自动停止的可能性小或短时间停止后发生再出血。有时卷曲的内膜片可导致局部血栓形成，覆盖裂口处，又由于其他动脉壁保持完整性，故约有 20%的远端脉搏可持续存在，因此动脉损伤的本质可被掩盖。

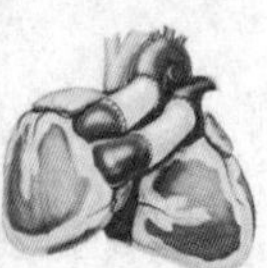

(四)血管完全断裂

因完全断裂的血管自身回缩或回缩入周围组织,且断裂的内膜向内卷致血栓形成[图 28-2-1(b)],故通常出血量较少。但可因血运中断发生四肢、内脏缺血,引起四肢和脏器坏死。

(五)外伤性假性动脉瘤形成

动脉部分断裂后,裂口周围形成血肿,血肿机化后通过中央裂孔,血管腔仍与血肿腔相沟通,血液反复冲击导致血肿腔瘤样扩张。动脉瘤的外层为机化的纤维组织,内层为机化血栓,瘤壁不含正常三层结构,既可造成随时破裂,其血栓又可不断脱落,造成远端栓塞、缺血性改变。

(六)动-静脉瘘形成

静脉和动脉同时损伤,通过血肿腔,动脉血流向低压的静脉流去,形成外伤性动-静脉瘘。如不及时处理可造成远端组织缺血或肿胀,严重者由于回心血量过大,可导致心力衰竭。

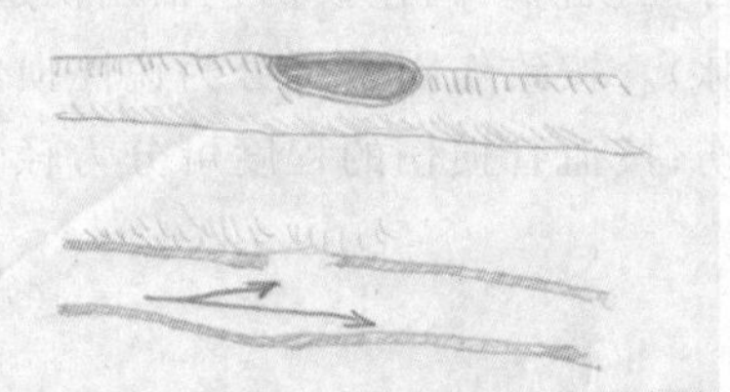

(a) 血管部分断裂，血管持续性出血

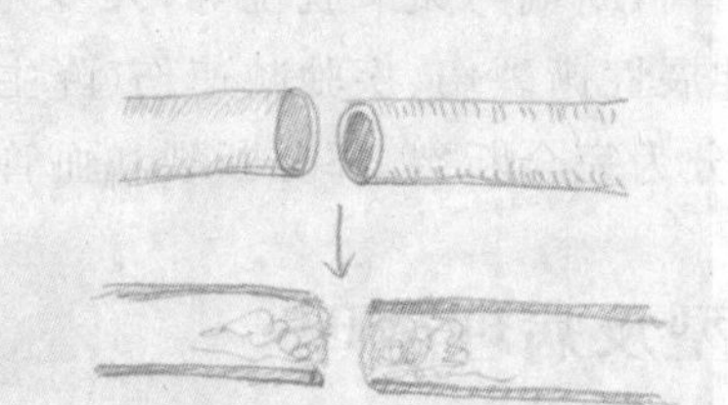

(b) 血管完全断裂，断端血栓形成

图 28-2-1　血管部分断裂和完全断裂

三、临床表现

发生在主干动、静脉行程中任何部位的严重损伤,均应怀疑血管损伤的可能性,误诊或漏诊将导致严重后果。早期临床表现包括出血、休克、伤口血肿或远端肢体缺血,病变后期主要为外伤性动脉瘤和动-静脉瘘。如合并其他脏器或组织损伤,还将出现相应的症状。

(一)出血

锐性血管损伤一般在受伤当时均有明显的伤口出血。急速的搏动性鲜红色出血是动脉出血,而持续的暗红色出血是静脉出血。应该注意,血栓阻塞断裂的血管可暂时停止出血,但血栓被动脉压力冲掉或被外界力量擦掉便可再次大出血。另外,胸腹部血管损伤的出血是游离性的,出血量大,且体表看不到出血,易致急性血容量锐减。

(二)休克

由于出血、创伤及疼痛,一般患者均可发生不同程度的创伤性或出血性休克。对开放性损伤可粗略估计出血量,对闭合性损伤则很难估计其出血量。大血管完全断裂或部分断裂的患者常死于现场,少数因凝血块的堵塞才有机会到医院救治。

(三)血肿

血管损伤出血的途径除流向体表或体腔外,还可以流向组织间隙从而形成血肿。血肿的特点为张力高、坚实而边缘不清。血肿和血管裂孔相沟通可形成交通性血肿，该血肿具有膨胀性和波动性，这是诊断钝性血管损伤的局部重要体征。如误诊为脓肿而贸然切开，可引起灾难性的后果。

（四）组织缺血表现

肢体动脉断裂或内膜损伤所致的血栓可使肢体远端发生明显的缺血现象，即所谓的“5P”征：动脉搏动减弱或消失（pulselessness），远端肢体缺血疼痛（pain），皮肤血流减少而苍白（pallor），肢体感觉神经缺血而出现感觉麻木（paresthesia），肢体运动神经失去功能出现肌肉麻痹，运动障碍（paralysis）。应该注意，约有 20％的动脉损伤的病人仍可以摸到脉搏，这是因为损伤血块堵塞裂口可保持血流的连续性，再者是因为脉搏波是一种压力波，其波速可达 10 米/秒，故可越过血管内膜、局限的新鲜血块或经侧支循环传向远端。

（五）震颤和杂音

当受伤部位出现交通性血肿或者动脉损伤部位有狭窄者，听诊可闻及收缩期杂音，触诊时可感到震颤。在外伤性动-静脉瘘时可闻及血流来回性、连续性杂音。

（六）合并脏器或神经组织损伤的症状

当血管损伤合并其他脏器（如肺、肝、脑、肾等）或神经组织损伤，出现的症状是多种多样的。应该指出，肢体神经的损伤和缺血所引起的感觉障碍有所不同，前者是按神经所支配的区域分布，后者神经麻木感觉范围则成袜套式分布。

四、诊 断

对于单纯性急性血管损伤，根据致伤暴力、伤及部位、伤口急性出血及肢体远端缺血性改变、远端动脉搏动消失或肢体肿胀、发绀等临床表现，诊断并不困难。但在伴有合并损伤或钝性伤造成动脉内膜挫伤，肢体缺血症状不明显时，诊断有时会被合并伤的症状所遮盖，因而未能及时进行血管探查。下列检查有助于血管损伤的诊断。

（一）多普勒超声

多普勒超声检查用于血管损伤，具有无创、安全、价廉、可反复进行的优越性，除了可检出动脉损伤外，还可检出静脉损伤。在必要时，超声检查仪还可推至急诊室、重症监护病房、手术室去检查患者，这是其他影像学诊断仪器难以做到的。超声诊断血管损伤的敏感性、特异性和准确性分别为 83％～95％、99％～100％、96％～99％。在创伤以远部位检测，出现单相低抛物线波形，提示近端动脉阻塞；舒张期末呈高流速血流波或逆向血流波，提示近端存在动-静脉瘘。如果动脉压低于 20 mmHg，应做 CT 血管造影（CTA）或动脉造影以进一步排除血管损伤。

（二）CT 血管造影

CT 血管造影对动脉损伤的显示优于静脉，但发生血管损伤有时病情危急，CTA 检查如果不能迅速进行可能延误病情治疗，血管外科医生必须衡量病情和治疗时机做出准确的判断。

（三）血管造影

由于其高度的敏感性和特异性而被认为是诊断血管损伤的金标准。它不仅能对血管损伤做出定性

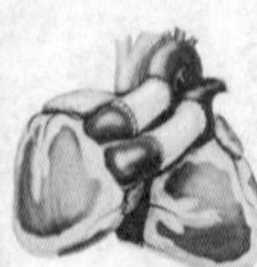

和定位的诊断，而且能作为有潜在性血管损伤的筛选检查，尤其是胸主动脉减速伤的病例，一旦误诊将导致灾难性的后果。术前动脉造影对诊断动脉损伤固然有重要意义，但对于急性血管损伤的患者，大多伴有休克，需紧急手术，不应过于强调术前动脉造影，否则会延误诊治时机。近年来，对将创伤部位靠近四肢主要血管作为适应证常规使用动脉造影术的做法提出了疑问，因为这类患者中血管损伤的发生率低(4.4%)，动脉造影术阴性率高(89.4%)，这样做无疑对患者造成不必要的损伤和经济负担。因此，必须建立选择性动脉造影术的概念，选择的依据主要是体格检查和超声、X线等简便易行的辅助检查结果。

(四)术中探查

在处理复杂性损伤时，要警惕血管损伤存在的可能性和熟悉血管损伤的临床特点，一般在出现下列情况时应疑有血管损伤并应做血管探查：①喷射状或搏动性和反复出血者；②巨大或进行性增大的血肿，如搏动性血肿等；③不明原因的休克；④钝性损伤后有远端的血供障碍，疑有动脉内膜挫伤继发血栓者；⑤沿血管行径及其临近部位的骨折和大关节损伤并有远端血供障碍者。

五、治　疗

急性血管损伤的治疗原则首先是止血、补充血容量、抗休克以挽救生命，然后是正确修复血管损伤以保证组织恢复正常的灌注来挽救肢体。总的来说，与血管损伤有关的治疗因素包括：

(1)伤后距手术时间：对于急性血管损伤应尽量在6 h内进行血管修复重建术，超过24 h后修复者，截肢率达80%。

(2)血管修复方法的选择：根据损伤情况、损伤部位以及病人的全身情况选择合适的血管修复方法是手术成功的关键。

(3)受损血管及软组织的彻底清创：血管重建成功的另一关键在于彻底清创，一般血管断裂的两端各切除0.5～1 cm，才能达到血管的彻底清创，否则术后易形成血栓，在血管修复之后应将健康的肌肉组织或腹膜及大网膜覆盖于修复的血管上予以保护。

(4)合并伤的合理处理：对于合并伤与血管损伤的先后处理的问题，以首先处理危及生命或影响重要器官功能的损伤为原则，争取早期修复神经损伤。

总体而言，在血管损伤的治疗上应把握急救措施、手术方法和术后处理这三方面的环节。

(一)急救措施

(1)首先应保证气道的通畅，为了保证有足够的气体交换，应采用机械通气。

(2)迅速建立安全可靠的输液通路，当胸廓入口受到锐性损伤时，应避免行同侧的输液通路；而在合并腹部损伤、髂血管或腔静脉损伤的情况下，应建立上肢的输液通路。

(3)对伤口止血应根据外伤情况而定，首先应考虑血管裂口直接压迫，其次为间接近端动脉压迫止血。如能暴露损伤血管，则采用无损伤血管钳钳夹血管止血最为理想。用气囊导管充气扩张，血管腔内近心端阻断止血的办法较先进，应争取逐渐推广。

(4)近年来，对术前积极输液抗休克的做法提出了疑问，有研究表明，对开放性损伤患者术前大量输液并没有使其生存率提高，反而可导致稀释性凝血功能障碍、ARDS等并发症的发生，而且积极抗休克的治疗延误了手术时机，使出血和死亡率增高。因此，强调手术是抗休克的重要组成部分；低血压只是一种保护性机制，血压指标并不是复苏过程中监测的理想指标，尿量和脑部活动状态可能更为重要。

(二)手术处理

1. 血管结扎术

血管结扎术主要用于静脉或非主要动脉，结扎后不产生远端组织坏死者；当患者情况不稳定而无法行血管重建术时，也可用血管结扎术。肢体的浅表静脉，膝或肘远侧动、静脉中某一支，颈外动、静脉和颈内静脉，一侧髂内动、静脉等，结扎后不致造成不良后果。

2. 血管修复重建术

一般常用的方法有 6 种，需根据损伤情况、血管口径大小、损伤部位而定(图 28-2-2)。如经清创后血管缺损在 2 cm 以内者，可行血管端—端吻合术；血管缺损大于 2 cm 者，可行自体静脉或人工血管移植术。有严重污染者，应尽可能取用自体静脉。

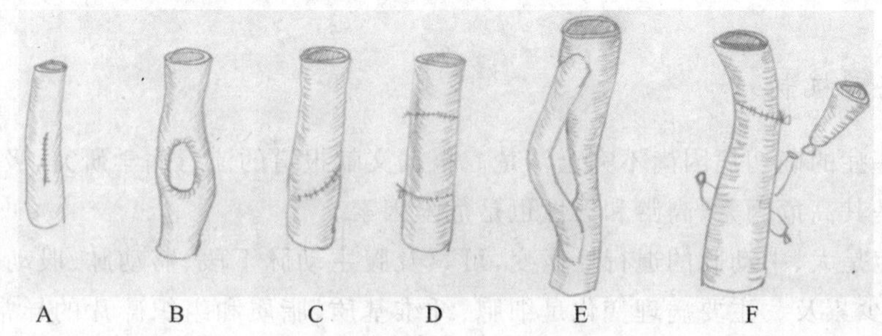

A—侧壁缝合；B—补片修补；C—端—端吻合；D—人工血管间置移植；E—旁路移植；F—移动移植。

图 28-2-2 血管修复重建术

3. 腔内血管技术

在某些情况下，血管损伤部位不便手术直接暴露，或巨大的血肿和假性动脉瘤使解剖结构不清，以及动-静脉瘘产生静脉高压时，血管修补术变得十分困难。而腔内技术可从远端部位进入损伤处进行治疗，无须对损伤部位直接暴露，从而可降低死亡率，这些优点使腔内技术越来越为人们所关注。目前，腔内技术对血管损伤的治疗包括栓塞性螺旋线圈的应用、腔内支架和腔内血管支架复合物的应用，其中腔内血管支架复合物几乎可用于身体各部位各种类型的损伤，具有广阔的应用前景。

(三)术后处理

(1)首先应注意患者全身情况，重危患者应在监护病房进行监护、治疗，严密监测患者的呼吸、循环系统、肝肾和胃肠道功能，特别应该注意防治急性呼吸窘迫综合征(acute respiratory distresssyndrome, ARDS)、多器官功能障碍综合征(Multiple organ dysfunction syndrome, MODS)、应激性溃疡等并发症。

(2)术后应用抗生素，如果创口污染严重应使用足量有效抗生素。

(3)术后每天用低分子右旋糖酐 500 mL，连续 7 天左右，以减低血液黏滞性，改善微循环。抗凝和溶栓药物应用与否应根据术中情况而定。

(4)对于肢体动脉外伤，无论做任何手术都应十分注意肢体的血运、皮温、色泽、感觉运动恢复情况，必要时监测踝肱指数和应用超声显像监测血栓形成或栓塞。必要时可再行手术，或用气囊取栓。

(5)肢体发生严重肿胀的原因是肢体软组织广泛的挫伤及静脉、淋巴回流不畅，应及时做肢体两侧深筋膜纵向切开减压术，以保证患肢血液循环。

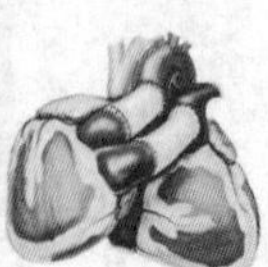

第三节　动脉疾病

一、动脉硬化性闭塞症

动脉硬化闭塞症(arteriosclerosis obliterans,ASO)是一种常见病、多发病,是由动脉粥样硬化引起的一种慢性进行性加重的疾病。它是全身性疾患,最常累及心、脑血管,下肢动脉是第三位最常累及的部位,称为下肢动脉硬化闭塞症,可导致肢体缺血坏死。男性多见,发病年龄多在45岁以上,发生率有逐渐增高和年轻化趋势。

(一)病因和病理机制

对动脉硬化闭塞症的确切病因尚不完全清楚。根据文献报道的流行病学研究,吸烟、糖尿病、高脂血症、高血压、肥胖等是其高危因素,高龄和男性也是危险因素。

动脉硬化闭塞症是大、中动脉的退行性病变,可累及腹主动脉下段、髂动脉、股动脉和腘动脉及其以下部位,上肢动脉很少累及。主要病理变化是细胞、纤维基质、脂质和组织碎片的异常沉积,内膜出现粥样硬化斑块,中膜变性或钙化,并可继发血栓,最终使管腔狭窄,甚至完全闭塞。它是在多种因素共同作用下发生的,主要有以下几种学说。

(1)内膜损伤和平滑肌细胞增殖学说:Rokitansky于1852年最早提出,各种原因造成动脉内膜损伤是发生动脉硬化的始动因素。内膜损伤使内膜下组织暴露于血循环中,造成血小板黏附聚集,释放血小板获得性生长因子,使平滑肌细胞游移增殖,细胞外基质积聚和脂质沉积,斑块形成。

(2)脂质浸润学说:脂质条纹是局部扁平黄色的斑块或线性条纹,是内膜积聚的吞噬脂质的泡沫细胞,说明动脉粥样硬化与高脂血症有密切关系。

(3)血流动力学说:在下肢动脉硬化病变过程中,动脉硬化的好发部位是分叉处。血流冲击在动脉分叉部位造成剪切力,可对动脉壁造成慢性机械性损伤。而在某些特殊部位,如股浅动脉内收肌腱管口处,收肌腱的机械刺激也使该处容易形成动脉硬化斑块,从而导致股浅动脉下段发生狭窄闭塞。

(二)临床表现

动脉硬化闭塞症的临床症状与病变程度、范围以及病程进展的速度有关。有些病变虽然累及范围广,但发展速度缓慢,侧支循环可以有效地建立,从而使组织遭受缺血的程度得以缓和,临床症状轻甚至没有症状。根据患者症状的严重程度进行分期,早期症状为患肢发冷发麻,色苍白,搏动尚可触及,进而出现间歇性跛行,后期出现静息痛,患肢皮温明显降低,色泽苍白或发绀,不及时治疗可出现肢体远端坏疽或溃疡。主-髂动脉病变可伴有阳痿。肢体的缺血可分为功能性和临界性缺血。功能性缺血临床表现为间歇性跛行,主要表现特点为:①在做功的肌肉群出现疼痛;②一定运动量可以使疼痛重复出现;③运动停止后可使疼痛迅速缓解。慢性临界性肢体缺血(critical limb ischemia,CLI)是指:①反复发作的静息痛超过2周,需定期服用止痛剂,或足或足趾的溃疡及坏疽;②伴有踝部动脉收缩压≤6.67 kPa(50 mmHg),或趾端收缩压≤4.0 kPa(30 mmHg),或踝肱指数≤0.40。

(三)诊断与鉴别诊断

对于大多数动脉硬化闭塞症患者,根据发病特点、病史和体格检查可做出初步诊断。详细地询问病史，仔细进行体格检查，如肢体各部位和颈部动脉搏动的触诊和听诊，都是必需的。收集信息，记录间歇性跛行的时间与距离，对比测定双侧肢体对应部位皮温差异。此外，鉴于本症为全身性疾病，应同时做相应的全身检查，包括血脂测定，心、脑、肾、肺等脏器的功能与血管的检查以及眼底检查。为进一步全面评估疾病的程度，有必要做一些特殊检查，对该病进行分期和鉴别诊断。

1. 多普勒超声血流检查

多普勒超声血流检查是血管实验室中最常用、最简单的一种无创检查手段。超声多普勒血流仪记录动脉血流波形，正常呈三相波，波峰低平或呈直线状，表示动脉血流减少或闭塞。通过测量肱动脉和踝部胫后动脉或胫前动脉收缩压，得到踝部动脉压和肱动脉压之间的比值，称之为踝肱指数（ankle-brachial index，ABI）。正常值为 0.9～1.3，小于 0.9 提示动脉缺血，小于 0.4 提示严重缺血。还可以通过节段性动脉测压来初步确定病变的部位。

2. CT 三维成像

CTA 是经静脉注射对比剂后进行 CT 检查，通过 CT 成像显示血管，并且可用各种后处理重建技术重建血管全貌，具有成像速度快，对骨骼和钙化显示较清晰的特点，能显示动脉狭窄或闭塞的部位、范围、侧支及阻塞部位远侧动脉主干的情况，目前被广泛用于动脉硬化闭塞症的诊断和术前评估。

3. 磁共振血管成像

磁共振血管成像（magnetic resonance angiography，MRA）是 MRI 技术专用于血管成像的特殊形式，常用技术包括时间飞逝效应 MRA（time-of-flight MRA，TOF-MRA）和三维动态增强 MRA（3-dimensional dynamic contrast enhanced MRA，3D DCE MRA），均可大范围观察双侧下肢动脉。对年老体弱、肾功能不全、造影剂过敏患者来说有较大选择性。

4. 动脉造影

数字减影血管造影（digital subtraction angiography，DSA）对手术适应证和手术方法的选择具有特别重要的意义，不但能够显示动脉闭塞或狭窄部位和侧支循环，而且能评估病变远近端血管流入道和流出道的情况。随着微创技术的发展，目前一般仅在患者需要进行手术治疗，尤其是介入手术治疗时才采用动脉造影。

5. 分期

有 Fontaine 分期和 Rutherford 分级两种方法（表 28-3-1）。以 Fontaine 分期为例，一般分为 4 期。Ⅰ期无明显症状，或仅有麻木、发凉的轻微症状。足背动脉和（或）胫后动脉搏动可减弱，ABI＜0.9。Ⅱ期以间歇性跛行为主要症状；根据最大距离又可分为Ⅱa 期，＞200 m；Ⅱb 期，＜200 m；足背动脉和（或）胫后动脉搏动消失。Ⅲ期以静息痛为主要症状，疼痛夜间更甚，常迫使病人采取屈膝护足而坐，或借助肢体下垂以求减轻疼痛。侧支循环已不足以代偿静息时的血供，组织濒临坏死。Ⅳ期除静息痛外，还出现趾（指）端溃疡或坏疽，ABI＜0.4，继发感染，由干性坏疽转为湿性坏疽。

表 28-3-1 Fontaine 和 Rutherford 关于下肢 ASO 的分期和分类

Fontaine 分期		Rutherford 分类		
期别	临床表现	级别	类别	临床表现
Ⅰ期	无症状	0	0	无症状
Ⅱa 期	轻度间歇性跛行	Ⅰ	1	轻度间歇性跛行
Ⅱb 期	中-重度间歇性跛行	Ⅰ	2	中度间歇性跛行
期别	临床表现	级别	类别	临床表现
		Ⅰ	3	重度间歇性跛行
Ⅲ期	静息痛	Ⅱ	4	静息痛
Ⅳ期	组织溃疡、坏疽	Ⅲ	5	轻微组织缺损
		Ⅳ	6	组织溃疡、坏疽

6. 鉴别诊断

本病引起的肢体症状须与下列疾病鉴别。

(1)神经源性跛行:腰椎管狭窄、椎间盘突出、坐骨神经痛、多发性神经炎也可表现出腰腿痛,与缺血性间歇性跛行的鉴别见表28-3-2。

(2)血栓闭塞性脉管炎:多见于男性青壮年,有吸烟史,病变多累及中、小动脉,主髂动脉很少累及,往往有游走性浅静脉炎病史,不常伴有动脉硬化的高危因素和其他部位的动脉硬化。主要鉴别要点见表28-3-2。

(3)多发性大动脉炎:多见于青年女性,主要侵犯主动脉及其一级分支起始部位,常累及主动脉弓头臂动脉起始部,其次是腹主动脉及其主要分支动脉,髂、股动脉闭塞或狭窄较少见,起病缓慢,活动期有发热,常见红细胞沉降率增高及免疫指标异常。

表28-3-2 缺血性跛行与神经源性跛行的鉴别

项目	缺血性跛行	神经源性跛行
症状特点	肌肉疲劳、紧缩感	刺痛感、无力、肢体不灵活
症状部位	臀、髋、股、小腿及足部	臀、髋、股、小腿及足部
运动诱发症状	是	是或不是
跛行的步行范围	每次发病步行范围相同	变化不定
站立时出现症状	否	是
症状缓解	停止行走	常常需要坐下或改变体位

表28-3-3 动脉硬化闭塞症与血栓闭塞性脉管炎的鉴别要点

项目	动脉硬化闭塞症	血栓闭塞性脉管炎
性别	85%～90%	几乎全为男性
好发年龄	50～65岁	20～40岁
病变部位	主髂、股、腘动脉	股、腘及胫动脉
游走性静脉炎	无	30%～100%
血管杂音	30%左右	很少
高血压	45%左右	很少
高脂血症	40%左右	罕见
糖尿病	20%左右	罕见
冠心病	35%左右	罕见
血管造影	动脉闭塞或狭窄以外的动脉呈不规则扭曲,扩张或钙化	动脉闭塞段以外的血管多正常

(四)治疗

对下肢动脉硬化闭塞症的治疗应该认识到由于间歇性跛行和临界性缺血的自然病程不同,因此治疗的侧重点也不同。间歇性跛行的病人自然病程预后较好,约1/4患者症状会加重,其5年的截肢率为1%～7%,而心血管病导致的1年、5年、10年死亡率分别为12%、42%、65%,因此应该注重全身情况的治疗。临界性缺血则更常导致截肢,因此应该积极进行血管重建。

1. 一般治疗

首要的治疗是改变生活方式，控制危险因素，这是降低动脉硬化闭塞症患者死亡率和减缓疾病进展的重要措施，具体包括戒烟，控制体重和适量锻炼。吸烟对动脉的损害是确定的，某些药物如安非拉酮、伐尼克兰已经被临床试验证实对戒烟有效。ACC/AHA 指南推荐间歇性跛行的患者进行专业指导下的步行锻炼（ⅠA 级），建议一周进行三四次步行锻炼，每次锻炼时间为 30～45 min，逐渐增加步行速度和持续时间，刚开始步行速度以 3～5 min 诱发症状为宜，疗程不少于 12 周。危险因素的控制包括控制糖化血红蛋白＜7%，控制血压＜140/90 mmHg（合并糖尿病或肾功能不全应控制血压＜130/80 mmHg），控制低密度脂蛋白＜100 mg/dL（2.59 mmol/L），而高危病人 VLDL 应＜70 mg/dL（1.8 mmol/L）。

2. 药物治疗

药物治疗主要是应用抗血小板聚集及扩张血管的药物。抗血小板药物已经被证实可降低心脑血管以及血管相关性的死亡率，被广泛应用于心血管疾病的治疗，应该用于所有的外周动脉硬化闭塞症患者。氯吡格雷、拜阿司匹林都被证实能有效预防心血管事件。己酮可可碱和西洛他唑被 FDA 批准用于间歇性跛行的治疗。

3. 腔内治疗

腔内治疗具有创伤小、恢复快、可重复、修复符合生理等特点，经皮穿刺血管腔内成形术（percutaneous transluminal angioplasty，PTA）和（或）血管腔内支架术（stenting）已经在临床广泛使用，已成为某些病变的首选治疗方法。对于腔内治疗的疗效，一般来说，直径大的血管比直径小的血管成功率高，局部病变引起的轻度缺血症状治疗效果好，单阶段比多阶段效果好，狭窄性病变比闭塞性病变效果好。腔内治疗的指征随着技术和器具的不断发展而扩大，目前应限制在严重间歇性跛行和临界性缺血的患者。一种是病变局限，狭窄闭塞程度轻的患者，这类患者随访结果表明治疗效果最好，最适合行腔内治疗。另一种是预期寿命短的患者，由于传统手术风险大，患者不能耐受，也可以考虑腔内治疗，改善生活质量，可以适当放宽指征。腔内治疗虽然有巨大优势，但如果选择不当，则增加治疗费用，通畅率低，还会加重肢体缺血，增加截肢危险。

4. 传统外科手术治疗

外科手术治疗的适应证包括间歇性跛行严重妨碍患者生活工作，而又有较好的手术耐受力；非手术治疗不能缓解的中度和重度静息痛；难以治愈的足或趾的溃疡或坏疽。包括以下几种手术方式：

（1）内膜剥脱术：可直接切除动脉硬化性斑块，恢复血流，主要用于短段的髂-股动脉闭塞病变者，尤其是长度＜5 cm 的动脉硬化斑块，通畅率高，远期效果好。但近年来由于腔内血管技术迅猛发展，使用逐渐减少。

（2）旁路转流术：应具备通畅的动脉流入道和流出道，尤其是对流出道的评估尤为重要。可采用自体静脉或人工血管，于闭塞段近、远端做旁路转流。可分为解剖性旁路和解剖外旁路，前者如主-髂或股动脉旁路术、股-腘（胫）动脉旁路术，后者在全身情况不良无法耐受解剖旁路术时采用，如腋-（双）股动脉旁路术、双侧股-股动脉旁路术。对于股-腘（胫）动脉旁路术，目前认为在膝上旁路术中，人工血管和自体大隐静脉的通畅率无明显差别，但在膝下动脉旁路术中，自体大隐静脉仍是首选的移植材料。

（3）腰交感神经节切除术：适用于早期动脉痉挛未完全闭塞病例，先施行腰交感神经阻滞试验，如阻滞后皮肤温度升高超过 1 ℃者，可考虑切除同侧 2、3、4 腰交感神经节和神经链。

（4）大网膜移植术：适用于动脉广泛闭塞无流出道而不适合做旁路术患者，取用带蒂大网膜，将胃网膜右动、静脉分别与股动脉和大隐静脉吻合，借建立侧支循环为缺血组织供血。

二、血栓闭塞性脉管炎

血栓闭塞性脉管炎（thromboangitis obliterans，TAO）是一种以中、小动静脉节段性，非化脓性炎症和血栓闭塞为特征的慢性闭塞性疾病，好发于男性青壮年，以侵犯下肢血管为主。TAO是全球性疾病，我国多见于黄河以北特别是东北寒冷地区。1908年，Buerger首先对其进行报道，故又称Buerger病。

（一）病因和病理

TAO的病因尚未完全阐明，可能与以下因素有关：

(1)吸烟：主动或被动吸烟是本病发生发展的重要因素。在TAO患者中，有吸烟史者占80%～95%，并且大多为嗜烟者。烟碱能使血管收缩，烟草浸出物动物实验证明可使动脉发生炎性缺血性病变。

(2)免疫学说：多数学者认为，TAO是在烟草过敏和其他因素共同作用下，产生自身抗动脉抗体，形成免疫复合物沉积于血管，导致血管的炎症和血栓形成。临床研究也表明，TAO患者有特殊的抗人体动脉抗原的细胞和体液免疫性，在病人血清中有抗动脉抗体和抗核抗体存在，罹患动脉中发现免疫球蛋白(IgM、IgG、IgA)及C3复合物，提示免疫功能紊乱与本病发生发展有关。

(3)寒冷和感染：本病在寒冷潮湿地区常见，寒冷潮湿可诱发血管痉挛和血管内皮损伤；多数病人有反复发作的皮肤真菌感染，提示这些可能是本病发生的诱因。

(4)性激素影响：TAO患者大多数是男性青壮年，因此有人推测本病的发生发展可能与前列腺功能紊乱或前列腺液丢失过多，导致前列腺素减少有关，从而引起血管舒缩失常。

TAO有以下病理特点：①主要累及肢体的中小动静脉，通常始于动脉，后累及静脉；②病变为血管壁全层非化脓性炎症，血管内有广泛淋巴细胞浸润及内皮细胞和成纤维细胞增生，早期管腔内就有血栓形成，后期血管机化，新生毛细血管形成，动脉周围广泛纤维化形成，常包绕静脉和神经；③病变由远端向近端进展，呈节段性分布，两段病变血管之间有正常的管腔和内膜，两者之间的界限分明；④血管闭塞同时，侧支循环逐渐建立，但往往不足以代偿，从而出现肢体血供不足。

（二）临床表现

TAO常发生在45岁以下的男性吸烟者，起病隐匿，病情缓慢进展，周期性发作，多次发作后病情才加重。主要有以下临床表现：

1. 疼痛

疼痛是TAO的主要症状，开始时疼痛起源于动脉痉挛，疼痛一般不剧烈，后血管因内膜炎症血栓形成而闭塞，导致缺血性疼痛。疼痛程度不等，早期表现为间歇性跛行，后期血管病变严重而出现静息痛，尤以夜间为甚。

2. 肢体感觉异常

肢体感觉异常是TAO早期常见表现，早期起因于血管炎症刺激末梢神经，后期动脉缺血影响神经干。可有麻木、麻痹、针刺或蚁走等异样感觉。肢体发凉、怕冷，尤以趾(指)端最明显。

3. 肢体皮肤色泽变化

动脉缺血可导致皮肤苍白或发绀。指压试验和Buerger试验阳性。指压试验是以手指重压肢体皮肤数秒后骤然放开，正常情况下1～2 s即可恢复，TAO患者复原时间延缓，松开后4～5 s皮肤仍呈苍白或瘀青，提示动脉血供不足。Buerger试验又称肢体抬高试验，先令患者平卧，抬高下肢45°～70°或上肢高举过头，持续60 s，正常者趾(指)端皮肤保持淡红或稍白，若呈苍白或蜡白色，提示供血不足。然后让患者坐起，下肢下垂于床沿，或上肢下垂于身旁，正常人色泽在10 s内恢复，若恢复时间超过45 s，提示动脉血供障碍。

4. 肢体动脉搏动减弱或消失

下肢足背动脉和(或)胫后动脉，上肢桡动脉和(或)尺动脉搏动，随病变进展而减弱或完全消失。

5. 游走性血栓性浅静脉炎

有40%～50%的患者可出现反复发作的游走性血栓性浅静脉炎，多位于足背和小腿，伴有疼痛，2～

3天后消失，过段时间后又可反复出现。急性期静脉炎活检可显示该病典型的病理组织改变。

6. 肢体营养障碍

长期慢性缺血可导致组织营养障碍表现，出现不同程度皮肤干燥、脱屑、皲裂，汗毛脱落，趾（指）甲增厚变形，较长时间慢性缺血可引起肌萎缩。严重时患肢末端出现溃疡和坏疽。

（三）诊断和鉴别诊断

临床诊断要点包括：

①绝大多数为青壮年男性，以20～40岁多见，多有长期吸烟史。

②一般无高血压、糖尿病、高脂血症等易导致动脉硬化的因素。

③初发为单侧，后常累及对侧，严重时上肢也受累。

④可伴有反复发作的游走性血栓性浅静脉炎病史。

⑤患肢有不同程度的缺血性症状。

⑥患肢足背动脉或胫后动脉搏动减弱或消失，指压试验和肢体抬高试验阳性。

⑦病情常周期性发作，随病程延长，肢端循环逐渐恶化，发生溃疡和坏疽。

动脉硬化闭塞症的一般和特殊检查均适用于本病。诊断不明确可行动脉造影，动脉造影典型征象表现为患肢中、小动脉多节段狭窄或闭塞，病变血管之间以及病变近、远端血管壁光滑。动脉滋养血管显影，形如细弹簧状，沿闭塞动脉延伸，是重要的侧支动脉，也是本病的特殊征象。造影显示病变最常累及膝下3支主干动脉（胫前、胫后和腓动脉），或其中一两支，后期可以波及腘动脉和股动脉。

TAO的诊断并不困难，主要是排除性诊断；主要应与动脉硬化闭塞症鉴别，鉴别要点见上一节表28-3-3。此外还需要与多发性大动脉炎、急性动脉栓塞或血栓形成、自身免疫性疾病、雷诺综合征等疾病鉴别。

（四）治疗

该病的治疗最主要是戒烟，改善肢体血流，减轻缺血性静息痛，治疗同时存在的感染和血栓性静脉炎，同时促进局部伤口的愈合。

1. 戒烟

吸烟是TAO的独立危险因素，包括主动吸烟和被动吸烟，因此，医生对该病患者的宣教并帮助其戒烟显得尤为重要。此外，还应向患者宣教足部和手部的护理，避免受凉和外伤。

2. 药物治疗

药物治疗应在戒烟的基础上进行，否则效果不理想。治疗的药物包括钙通道拮抗剂、前列腺素类似物、非甾体类消炎药、抗血小板药物、抗凝药、己酮可可碱、激素等，但均未被广泛接受。钙通道拮抗剂如硝苯地平、氨氯地平可导致血管扩张从而减少发作次数。前列腺素类似物的循证医学证据较多，此类药物如前列环素、依前列醇、伊洛前列素等均被大量临床试验证实可用于减轻本病的溃疡和静息痛。血管内皮生长因子和碱性成纤维细胞生长因子也被证实对TAO的临界缺血状态有重要作用。此外，对内皮素拮抗剂波生坦、西地那非、他汀类药物也在进行进一步研究。

3. 局部伤口处理

对于感染性缺血性伤口的治疗，可进行限制性外科清创和适当抗生素的应用。高压氧治疗可用于其他治疗无效的缺血性溃疡、骨髓炎和坏死性筋膜炎。负压伤口治疗技术也可以用于处理复杂的慢性溃疡。

4. 腔内治疗

可采用选择性动脉腔内药物灌注和经皮腔内球囊成形术。有报道表明选择性动脉腔内灌注尿激酶

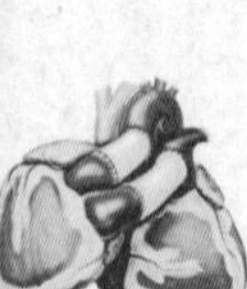

和肝素可暂时缓解病人的症状，但不能开通闭塞的动脉管腔，远期效果欠佳。对于无法愈合的溃疡，经皮内膜下球囊成形术对挽救肢体有一定作用，目前证据有限，不足以被广泛推荐于TAO患者。

5. 手术治疗

手术治疗应在戒烟基础上进行，包括动脉旁路术、腰交感神经切除术、大网膜移植术、动静脉转流术、截肢术等。动脉旁路术用于远端动脉正常的临界性缺血患者，建议采用正常的自体静脉。但由于TAO具有广泛性和节段性累及的病变特点，远端流出道血管正常者不到10%，而且即使有正常血管存在，该类患者的血管管径也很小，手术分离时更造成痉挛，并且由于同时合并血栓性浅静脉炎，自体静脉质量欠佳，因此实际上能行动脉旁路手术治疗的机会并不多。Dilege等报道12个月、24个月、36个月的通畅率分别为59.2%、48%、33%。此外，也有应用植入的脊髓神经电刺激治疗TAO患者的相关报道。

6. 治疗性血管新生

近年来，有学者报道将外周血分离的骨髓起源的内皮祖细胞移植到缺血部位，促进缺血部位的血管新生，可取得不错的效果。移植的细胞包括骨髓单核细胞、人脐带血间充质干细胞、自体脂肪组织起源的细胞等，可采用肌肉注射和(或)动脉腔内注射的方式。螯合治疗评估试验(TACT)报道，应用骨髓起源的单核细胞治疗，可实现症状长期改善，3年的免于截肢率可达91%(95%CI,82%～100%)。

三、急性肢体动脉缺血

肢体动脉灌注突然而迅速地减少，而可能威胁肢体组织存活时，称为急性肢体动脉缺血。造成急性肢体动脉缺血的原因主要有两大类，即急性动脉栓塞和急性动脉血栓形成。这两类疾病在诊断和预后上有所不同，但治疗上具有相似之处。

(一)病因和病理

动脉栓塞(arterial embolism)是指动脉腔被进入血管内的栓子(血栓、空气、脂肪、癌栓及其他异物)堵塞，造成血流阻塞，导致组织器官缺血甚至死亡的病理过程。动脉栓塞起病急骤，发展迅速，症状明显，后果严重，因此早期诊断和治疗极为重要。造成动脉栓塞的栓子来源主要如下：

①心源性：此为栓子的主要来源，占90%以上，大多来源于左心，如风湿性心脏病、冠状动脉硬化性心脏病、心房颤动、细菌性心内膜炎、室壁瘤，以及人工心脏瓣膜上形成的血栓脱落等。

②血管源性：如外周动脉硬化斑块和附着的血栓脱落、动脉瘤(主动脉或外周动脉)或人工血管腔内的附壁血栓脱落等。

③医源性：多见于侵入性检查和治疗，如动脉穿刺插管导丝导管折断、动脉导管表面血栓脱落、动脉内膜损伤继发血栓形成并脱落等。

急性动脉血栓形成大多在动脉壁原有的病变基础上发生，如动脉粥样硬化、动脉瘤等病变引起的管腔狭窄，或动脉外伤、动脉穿刺和外科手术后导致的内膜损伤，以及血液成分改变造成的高凝状态，这些均可导致急性动脉血栓的形成。

急性肢体动脉缺血的病理生理与发生部位和血栓栓子大小有密切关系。在周围动脉栓塞中，下肢比上肢多见，下肢动脉栓塞中股总动脉发病率最高，其次为髂总动脉、腹主动脉、腘动脉和胫后动脉；上肢动脉发病率依次为肱动脉、腋动脉、桡动脉、尺动脉。绝大多数的栓子位于动脉分叉处，这是因为分叉处动脉管腔突然变窄，阻力增大，也与动脉分支的角度和血流有关。动脉堵塞后，早期发生动脉痉挛，此后痉挛影响到动脉滋养血管，发生动脉内皮细胞变性，动脉壁退行性变，加上血流淤滞，促使动脉远、近端腔内发生血栓形成，伴行静脉也可发生继发性血栓，加重肢体血液循环障碍。肢体的神经、肌肉对缺氧的耐受力不如皮肤和皮下组织，神经对缺氧最敏感，严重缺血6～12 h后，组织可发生坏死，肌肉及神经功能丧失。动脉堵塞超过一定时间，肢体坏疽造成代谢障碍，出现一定程度的氮质血症、高钾血症、肌蛋白尿和代谢性酸中毒，最终导致肾功能衰竭。动脉堵塞和痉挛对心脏也产生影响，可或多或少地加重心脏负担，严重者导致血压下降、休克和左心衰竭，甚至造成死亡。

（二）临床表现和诊断

通常将急性肢体动脉缺血的特征总结为所谓的“5P”征，即疼痛（pain）、无脉（pulselessness）、苍白（pallor）、感觉异常（paresthesia）和麻痹（paralysis）。

1. 疼痛

疼痛往往是最早出现的症状，疼痛的性质是突发和持续性的深部疼痛，肢体活动时加重，故患肢常处于轻度屈曲的强迫体位。疼痛主要由栓塞部位动脉痉挛和近端动脉内压突然升高引起，血流灌注恢复或严重缺血使感觉神经发生不可逆变性后，疼痛可以消失。

2. 动脉搏动减弱或消失

动脉堵塞平面远侧的动脉搏动明显减弱或消失，堵塞近侧的动脉搏动反而增强。

3. 皮肤色泽和温度改变

肢体缺血远侧皮肤苍白，是动脉堵塞后皮肤血流灌注减少和皮肤毛细血管反应性收缩的共同结果。皮下静脉丛某些部位血流淤滞可导致散在的小岛状紫斑。栓塞远侧肢体皮温降低也是本症的一个特征性表现，可根据变温平面（变温带）来推测动脉栓塞的部位（图 28-3-1），变温平面约比栓塞平面低一手宽。

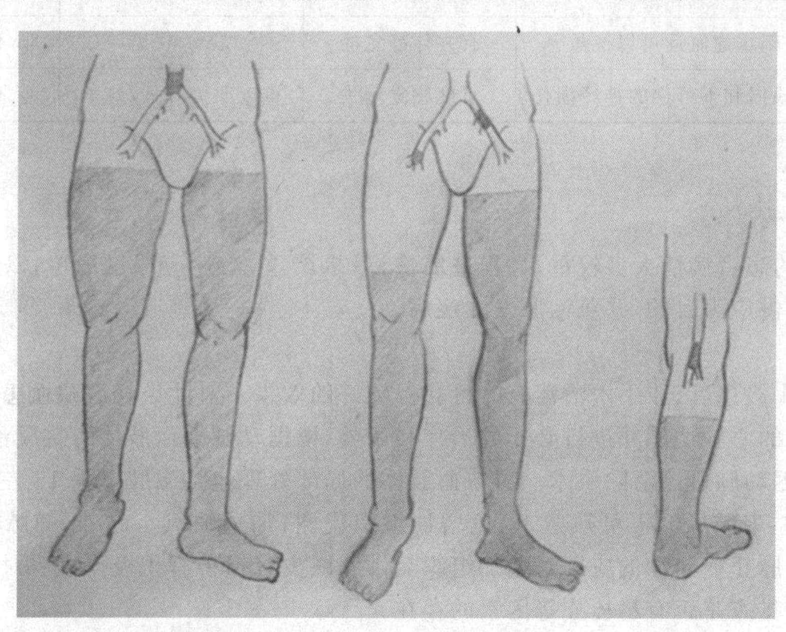

图 28-3-1　不同位置动脉栓塞后皮肤温度的改变（阴影代表皮肤温度降低区，较动脉栓塞的实际部位低一手宽）

4. 感觉异常

麻木的症状较早出现，随着缺血时间延长，感觉逐渐迟钝甚至丧失。首先消失的常是轻触觉，随后是痛觉、压力感和温觉。

5. 运动障碍

运动障碍出现较晚，较多见的体征是：趾和（或）踝关节背屈运动功能障碍，提示预后不佳，可能发生肢体坏死和严重的再灌注损伤。

6. 全身影响

如果心脏功能失代偿则可出现血压下降、休克和左心衰竭,甚至造成死亡。缺血肢体发生缺血坏死可引起严重代谢障碍,表现为高钾血症、肌蛋白尿和代谢性酸中毒,最终导致肾功能衰竭。

一般根据有基础性疾病的病史或发病原因,以及出现以上临床表现,不难做出急性肢体动脉缺血的诊断。鉴别诊断方面主要是要鉴别急性动脉栓塞与急性动脉血栓形成,根据基础性疾病的病史,比如有无心脏病病史和(或)伴有房颤,有无间歇性跛行和(或)静息痛等慢性肢体缺血的病史,可以做出大概的判别。运用CTA或动脉造影可以进一步鉴别,急性动脉栓塞的动脉造影可见栓塞断端呈平截或杯口状,侧支较少;急性动脉血栓形成的动脉造影则可见闭塞两端呈锥形或"鼠尾"状,侧支较丰富。此外,须在正确诊断的基础上,根据急性动脉缺血的严重程度进行临床分级,可分为Ⅰ～Ⅲ级(表28-3-4),临床分级对治疗方法的选择和预后的判定具有重要意义。

表 28-3-4　急性动脉缺血下肢保存可能性及危险性判断

区分	解释/预后	体征		多普勒信号	
		感觉消失	肌力降低	动脉	静脉
Ⅰ.可存活的	暂时没危险	没有	没有	可听到	可听到
Ⅱ.危险的					
a.边缘的	立刻治疗可以挽救	轻度或没有	没有	听不到	可听到
b.即刻性	立刻重建血运可以挽救	有并伴静息痛	轻～中度	听不到	可听到
Ⅲ.不可逆的	组织缺损和不可逆的神经损伤	重度感觉消失	重度肌力降低、麻木	听不到	听不到

(三)治疗

急性动脉缺血的患者病情大多较重,病程进展快,后果严重,治疗应尽量简单,以有效地解除动脉阻塞、恢复患肢的血流供应为目的,并兼治原发性疾病。

1. 非手术治疗

对于临床分类Ⅰ级患者,非手术治疗有时可获得较好的效果。对此类轻度缺血患者应立即开始肝素抗凝治疗,评价患者的心肺功能并进行必要的治疗和调整,根据动脉缺血肢体对抗凝治疗的反应情况,决定是否需要进行延迟动脉血栓清除手术。对缺血肢体的局部处理包括患肢下垂15°左右,低于心脏平面,室温保持在27°左右,患肢局部不可热敷,以免增加组织代谢,加重缺氧。此外,静脉输液补充有效血容量、充分吸氧以及静脉止痛药物的应用对增加组织氧供和减少肾损害有积极作用。对于复发性的血栓形成患者,还需进一步排查是否有易栓症等因素的存在。

2. 手术治疗

手术治疗的病例选择在很大程度上取决于缺血的严重程度。可以根据Rutherford的急性动脉缺血临床分类进行选择和预后判断。对于Ⅰ级患者,只需要抗凝等药物治疗,可根据具体情况进行选择性血管重建手术,包括腔内和传统手术。治疗的方法方案应根据缺血的时间、动脉阻塞的部位和原因、是否有潜在的动脉硬化闭塞性疾病以及病人对抗凝药物治疗的反应来决定。所有的Ⅱ级患者都应进行血管重建手术,以最大限度保留患肢的功能和完整性。对于Ⅱa级患者,腔内和开放性手术均可考虑,缺血症状的持续时间是必须考虑的首要因素。对于缺血时间在14天以内的,导管溶栓效果好,因此倾向于腔内治疗;而缺血时间大于14天者,则建议行切开取栓术。对于有感觉运动功能障碍的Ⅱa级患者,需要进行紧急的血管重建手术,由于时间紧迫,因此建议行开放手术。近年来,导管溶栓和机械溶栓腔内器械的不断改良,大大缩短了清除腔内血栓的时间,因此其逐渐成为主流的治疗方式;而且杂交手术室的建立,使得医生不但可以在手术室里进行造影诊断，而且可以同时进行腔内和开放手术。Ⅲ级的患者则由于已经出现了广泛的神经肌肉的不可逆性坏死，血管重建手术已经无效，并且可能导致再灌注损伤，加重全身情况的恶化，因此建议行截肢术。

四、多发性大动脉炎

多发性大动脉炎是发生在主动脉及其分支的慢性非特异性炎症性动脉疾病，可造成受累血管的狭窄或闭塞。1908 年，日本的眼科教授 Takayasu 第一次科学地报道了该病，因此又称之为 Takayasu 病，或无脉症。本病好发于青年女性。

（一）病因和病理

多发性大动脉炎的确切病因未明，近年来经过深入研究，发现其和下列因素有关：

(1)自身免疫因素：不少学者认为它是一种自身免疫性疾病，可能是感染了细菌(结核杆菌、链球菌)、立克次体等，诱发大动脉及其分支动脉壁的抗原性，产生抗大动脉壁的自身抗体，抗原抗体反应引起动脉壁的炎性反应。临床上发现患者发病初期常有低热、四肢关节和肌肉疼痛，伴有血沉、黏蛋白、α 球蛋白、γ 球蛋白及 IgG、IgM 的不同程度增高，血清中有抗主动脉壁抗体，急性期患者血清中可发现 Coomb 抗体合并类风湿因子阳性。

(2)遗传因素：报告证实，有近亲(姐妹、母女)先后发病的情况发生。研究表明，该病与 HLA 系统中 BW40、BE52 位点、HLA-D 有密切关系，属显性遗传。

(3)雌激素的影响：该病好发于青年女性，起病年龄大多在青年或成年早期，即内分泌不平衡最显著时期。研究发现，患者雌激素呈高分泌状态，临床应用雌激素或含雌激素的药物可引起血管损伤和炎症，动物实验证明应用雌激素后的动脉壁损害与大动脉炎相似。

病理学研究提示本病为全层动脉炎，呈节段性分布，早期是动脉周围炎及动脉外膜炎，此后向血管中层及内膜发展。有不同程度的浆细胞及淋巴细胞浸润，肌层及弹力纤维破坏，纤维结缔组织增生，内膜增生、水肿，肉芽肿形成。后期则全层血管壁均被破坏，管腔不规则狭窄及继发血栓形成，甚至完全闭塞。病变的特点是从中膜与外膜开始累及内膜的全层非特异性病变，病变可呈多发性和跳跃性，两处病变中间有正常组织，以动脉狭窄为主，少数可引起动脉扩张或动脉瘤，常伴发血栓形成。主要累及主动脉及其主要分支(包括冠状动脉)和肺动脉，好发部位依次为：锁骨下动脉 85%，降主动脉 67%，肾动脉 62%，颈动脉 44%，升主动脉 27%，椎动脉 19%，髂动脉 16%，脑动脉 15%，肠系膜动脉 14%，冠状动脉 9%。

（二）临床表现

本病发展缓慢。早期或活动期，症状轻重程度不一，可有低热、乏力、肌肉或关节疼痛、病变血管疼痛及结节性红斑等，随着病情发展，病变动脉形成狭窄或闭塞时，可出现一系列供血不足的表现。根据受累血管部位不同，可分为下列 5 种类型。

(1)头臂型：主要累及主动脉弓及其主要分支，可累及左锁骨下动脉、左颈总动脉和(或)无名动脉起始部，从而产生脑部缺血、眼部缺血及上肢缺血的相应临床表现，可累及一或多根动脉，以左锁骨下动脉最为常见。在锁骨下动脉闭塞而椎动脉通畅的病例中，上肢活动可致血液从椎动脉逆流供应上肢而出现脑缺血症状，称为“锁骨下动脉窃血综合征”。上肢缺血可导致患肢无力、麻木，肱动脉和桡动脉搏动减弱或不能扪及，患侧上肢血压下降以致不能测出，故有“无脉症”之称。

(2)肾动脉型：可单独累及肾动脉，多为双侧肾动脉受累，主要累及肾动脉起始部，合并腹主动脉狭窄者达 80%。肾动脉狭窄可引起顽固性高血压，表现为持续性高血压，腹部可闻及血管杂音。

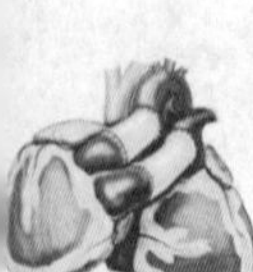

(3)胸、腹主动脉型:累及左锁骨下动脉以远的降主动脉和(或)腹主动脉,呈长段或局限性狭窄或闭塞,主要临床特点为躯干上半身和下半身动脉血压分离。表现为头颈、上肢高血压及下肢供血不足的症状,严重者可出现心力衰竭。累及内脏动脉时,出现相应脏器缺血的表现。

(4)混合型:大多先有局限性病变,到后期发展为混合型,其中肾动脉同时受累者最多见。临床上兼有头臂型与胸腹主动脉型的动脉病变对应的表现。

(5)肺动脉型:近年发现肺动脉受累可达45%,可见于单侧或双侧肺动脉。单侧者多见,临床上可无明显症状,体检发现肺动脉区收缩性杂音,代偿不足时可出现活动后气急、干咳及咯血。

(三)检查和诊断

早期可无症状,或仅有炎症期相关非特异性症状,通常在出现血管病变的相应临床表现时才做出诊断。年轻病人尤其是女性,若曾有低热、乏力、肌肉或关节疼痛等病史,合并病变血管疼痛及相应缺血性临床表现,可做出诊断。组织学检测通常不可行,下列辅助检查有利于明确诊断。

1. 血液学检查

在多发性大动脉炎活动期,往往有红细胞计数减少,白细胞计数增高,血沉增速以及多项免疫学功能检测异常。红细胞沉降率在提示该病是否处于活动期方面有一定意义,尤其是年轻患者,而血沉的高低不能提示病情严重程度。其他免疫学指标如C反应蛋白、类风湿因子、抗主动脉抗体、Coomb抗体可呈阳性,α球蛋白、γ球蛋白及IgG、IgM可不同程度增高,纤维蛋白原也可增高而使血液呈高凝状态。

2. 影像学检查

影像学检查可发现受累动脉狭窄或闭塞,而在大动脉炎早期血管腔内无变化时,管壁增厚是大动脉炎的一个重要征象。CT和MRA可观察到大动脉炎血管壁的病理形态改变,MRA可观察到动脉壁异常增厚,增强CT还可以判断血管壁是否有血供存在,对大动脉炎早期诊断和评价有重要价值。有学者认为,CT图像增强扫描管壁出现强化和环状低密度影提示疾病为活动期,而管壁无强化、平扫管壁密度增高伴钙化提示为非活动期。DSA可以清晰而正确地显示病变部位及其范围,最主要的优势是可以发现早期小血管的狭窄与闭塞。在胸腹主动脉型病变中,胸降主动脉狭窄多起始于中段,逐渐变细表现为特征性“鼠尾巴”形状,侧支循环丰富。由于大动脉炎早期的病理以血管壁的炎性水肿为主而管腔狭窄不明显,DSA易漏诊,CT的敏感性更高。

3. 其他检查

动脉病变涉及相关脏器时,应做有关的特殊检查如心电图、心脏彩超、脑血流图或颅脑CT、核素肾图、肾素活性测定、眼底血管检查、放射性核素肺扫描等。

(四)治疗

根据病期不同,采用相应的治疗方法。疾病早期或活动期,服用肾上腺皮质激素类药物及免疫抑制剂,控制炎症,缓解症状,多主张较长期口服小剂量糖皮质激素,当血沉正常后,激素可逐渐减量,直至完全停用。伴有动脉缺血患者,可服用妥拉唑林等扩张血管药物和阿司匹林、双嘧达莫等抗血小板药物。

对动脉管腔明显狭窄甚至闭塞,产生严重脑、肾、肢体等不同部位缺血从而影响功能的患者,以及有严重顽固性高血压而药物治疗无效者,应行手术治疗。手术时机应选择在大动脉炎活动期已被控制,器官功能尚未丧失前施行。手术治疗的主要方法为旁路转流术,以重建动脉,改善远端血供为目的。根据病变血管的部位,可行锁骨下-颈动脉旁路术、颈动脉-颈动脉旁路术、锁骨下动脉-颈动脉-颈动脉序贯旁路术、腋动脉-腋动脉旁路术、锁骨下动脉-锁骨下动脉旁路术、升主动脉-颈动脉-锁骨下动脉旁路术、降主动脉-腹主动脉旁路术、腹主动脉-肾动脉旁路术等。肾动脉病变广泛者,可行自体肾移植。近年来,血管腔内治疗为该病提供了一种微创治疗手段,合适的病例可行球囊扩张和(或)支架成形术治疗,但介入手术后再狭窄及闭塞率较高，须慎重选择和详细向家属告知。

五、雷诺综合征

雷诺综合征是末梢血管功能性疾病中较常见的血管痉挛性疾病，常于寒冷刺激或情绪波动时，由小动脉阵发性痉挛导致肢端血液循环受阻的一组综合征，表现为受累部位发作性出现苍白、发绀、潮红后复原三联征。通常在没有任何潜在性疾病的情况下自然发生的原发性雷诺征，称为雷诺病，常为双侧肢体受累，通常不会致残。继发性雷诺征又称雷诺现象，有原发疾病，为其发病基础，如系统红斑狼疮、硬皮病、类风湿性关节炎等，常是许多结缔组织疾病的首发症状，预后较严重。雷诺病和雷诺现象两者统称为雷诺综合征。

（一）病因和病理

雷诺综合征的确切病因尚未完全明确，与寒冷刺激、情绪波动、精神紧张、感染、疲劳等因素有关。由于患者多数是女性，常在月经期加重，因此有人认为本征可能与性腺功能有关。也有临床和实验研究表明，该病患者肾上腺素能神经活力增强，因此认为肾上腺素能神经活力增强可能是痉挛性雷诺综合征病理生理的主要因素。血管平滑肌细胞 α-肾上腺素能受体的改变可能与反复的寒冷刺激有关，这也可能与痉挛性雷诺综合征的病理生理机制有关。雷诺现象常有免疫因素参与，血清学检测多有阳性发现。此外，血液黏滞性的改变，异常血清蛋白，血清中 5-羟色胺、内皮素等因素也与该病的发生有关。

雷诺综合征发作时典型的三联征为手指苍白、青紫和潮红。手指苍白主要是小动脉强烈痉挛导致远端组织暂时性缺血；几分钟后缺氧和代谢产物积聚导致毛细血管和小静脉稍微扩张，少量血液流入毛细血管引起青紫；肢端血管痉挛解除后，大量血液进入扩张的毛细血管，即出现反应性充血，皮色转为潮红。严重者出现动脉内膜增厚，管腔狭窄，如有继发血栓形成则可致管腔闭塞，出现营养障碍和指（趾）端溃疡和坏死。

（二）临床表现和诊断

雷诺综合征多见于中青年女性，男女发病比例约为 1∶10，初次发病年龄在 20 岁左右，很少超过 40 岁。大多数见于寒冷地区，好发于寒冷季节。上肢比下肢多见，好发于指端，常为双侧性。典型的症状是受寒冷刺激或情绪激动后，依次出现苍白、青紫和潮红。一次发作持续时间为数分钟至几十分钟。病程一般进展缓慢，少数患者进展较快。随着病情进展，发作次数频繁，症状持续时间也延长，即使在气温较高的季节遇冷刺激也可发病。偶可出现指（趾）端营养性改变，甚至出现溃疡和坏疽。

根据病史和典型的三联征表现可做出诊断。必要时可做冷激发试验：将手浸泡于冰水 20 s 后测定手指皮温，显示复温时间延长大于 15 min。动脉造影有助于确定雷诺综合征是由动脉闭塞引起还是动脉痉挛所致，为治疗方式的选择提供参考。此外，应注重病因诊断，雷诺综合征患者大多存在相关疾病，应仔细查询，进行相应实验室检查，排查结缔组织病、动脉粥样硬化、脉管炎、血管损伤、血管压迫、药物和职业因素的存在。

（三）治疗

雷诺综合征的治疗目的主要是减轻或缓解症状。保暖措施可预防或减少发作，戒烟和避免寒冷刺激和情绪激动可取得较好的效果。应避免应用麦角胺、β 受体阻滞剂和避孕药，有职业原因如使用振动工具者应尽可能转换工作。对有明显症状者可使用药物和手术治疗。药物治疗方面，首选能够削弱交感神经肌肉接触传导类药物，如利舍平、胍乙啶、酚苄明、妥拉唑林等药物。也有报道在肱动脉穿刺直接注射利舍平(0.5 mg 溶于 2～5 mL 生理盐水)可取得较好的效果。钙通道阻滞剂(常用药物为尼莫地平)可使血管平滑肌收缩受阻,从而扩张血管达到治疗雷诺综合征的目的。前列腺素 E1 具有扩张血管并抑制血小板聚集的作用,也能缓解患者症状。此外,若有自身免疫性疾病和其他系统性疾病,则应同时进行治疗。大多数病人通过药物治疗,其症状可缓解或停止发展,手术治疗适用于长期保守内科药物治疗无效的病人。可考虑行指(趾)动脉周围交感神经末梢切除术,即在患肢 5 个手指的第 1 指骨两侧做纵形切口,显露动脉后,利用显微外科技术,将动脉外膜和进入管壁的纤维组织均切除,可取得一定的效果。

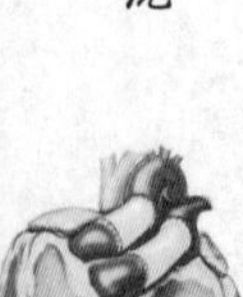

六、动脉瘤

(一)概述

动脉瘤是指由动脉壁先天性结构异常或后天性病理改变引起的局部薄弱、张力减退,在血流不断冲击下所形成的永久性异常扩张或膨出。一般认为,局部动脉直径扩张至正常动脉直径的 1.5 倍时称之为动脉瘤。

1. 分类

动脉瘤可分为 3 种类型(图 28-3-2):

(1)真性动脉瘤:瘤壁包含动脉壁的三层结构,最常见病因为动脉粥样硬化,其次为动脉中层囊性变、先天性结缔组织发育不良、梅毒等。

(2)假性动脉瘤:瘤壁由周围纤维组织构成,瘤腔与动脉管腔相通,最常见于创伤、医源性损伤、血管旁路术后吻合口动脉瘤、感染等。

(3)夹层动脉瘤:好发于主动脉,是指动脉内膜和中层弹力膜发生撕裂,血流进入动脉壁中层,顺行和(或)逆行剥离形成壁间假腔,并通过一个或数个破口与动脉真腔交通。

发生的具体机制不明,好发危险因素为动脉中层囊性坏死或退变,如白塞病和血管炎,先天性结缔组织发育不良,如 Marfan 综合征,还有梅毒性动脉炎、高血压、动脉粥样硬化和医源性损伤等。

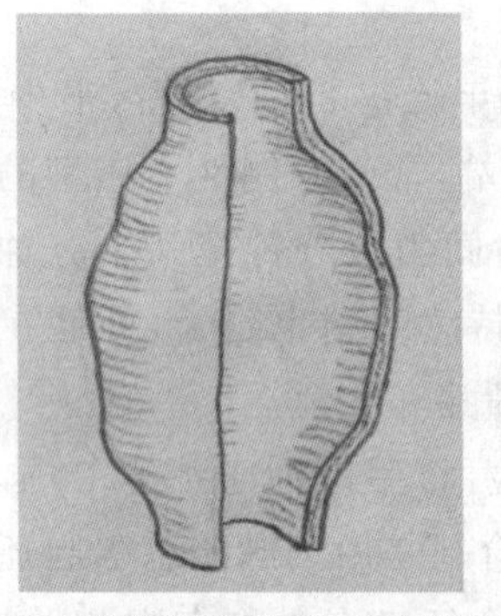

(a)真性动脉瘤:示动脉瘤壁各层结构完整

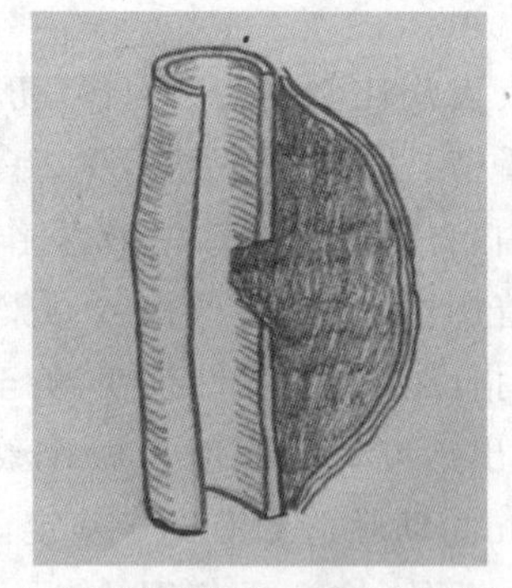

(b)假性动脉瘤:示包裹血肿和外层纤维性瘤壁

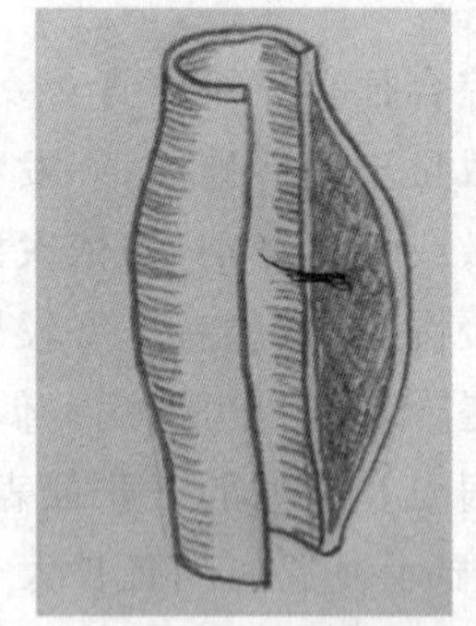

(c)夹层动脉瘤:示破口和真假腔

图 28-3-2 动脉瘤的分类

2. 病理生理

动脉瘤可发生下列病理变化和后果:

(1)动脉瘤破裂,是动脉瘤最严重的后果。血液经过相对狭窄的血管腔至扩大的瘤体时,喷射状血流形成涡流,喷射能亦转化为作用于瘤壁的侧壁能。按 Laplace 定律,动脉愈扩张,其壁所受压力也愈大。如此反复作用,瘤体呈进行性增大,最终必然在瘤体薄弱处穿破,引起严重的出血而危及生命。

(2)动脉瘤内附壁血栓形成。瘤腔内壁粗糙,血流缓慢,经常有血栓形成,附着于管壁,称为附壁血栓。附壁血栓有时可脱落而致瘤体远侧的动脉栓塞。

(3)继发感染。动脉瘤继发感染可致症状突然加剧,同时有炎症的特征,动脉瘤合并感染容易发生破裂。

(4)瘤壁内夹层血肿形成。瘤壁由于涡流作用,承受血流冲击的力量明显增加,可使内膜或中层破裂、分离,形成夹层动脉瘤样血肿。此时瘤体可迅速增大,症状加重。

3. 临床表现

根据动脉瘤部位和大小不同以及有无并发症等,临床表现有所差异。少数静止型动脉瘤可无任何症状,一般可有下列表现:

(1)搏动性肿块:动脉瘤最常见也是最典型的临床表现,为诊断的可靠依据。肿块表面光滑、紧张而有弹性,具有膨胀性搏动,搏动与患者心率一致。

(2)疼痛:由于动脉瘤膨出增大、牵拉或压迫等,疼痛一般不剧烈,多为胀痛或跳痛。疼痛性质的改变往往是动脉瘤内病理过程演变的反映。瘤体压迫侵蚀骨质及神经时,疼痛可加重并出现放射痛。疼痛骤然加剧呈撕裂样,提示动脉瘤趋于破裂,或合并感染和瘤壁内夹层血肿形成。

(3)出血表现:少数病例中动脉瘤出血可为最初症状。主动脉瘤突然破裂引起大出血往往可致命,破入气管可引起大量咯血,破入心包可引起心包填塞,破入十二指肠可产生上消化道出血。

(4)组织器官受压:动脉瘤逐渐增大可压迫邻近的组织器官产生相应表现。胸主动脉瘤压迫颈交感神经干可引起 Horner 综合征,压迫食管引起吞咽困难,压迫气管产生呼吸困难和窒息。四肢动脉瘤压迫淋巴管和静脉后,可引起淋巴水肿及浅静脉怒张。

(5)局部组织缺血:动脉瘤内壁形成附壁血栓可使管腔狭窄,血栓脱落后可使瘤体远侧动脉发生栓塞,从而出现相应组织器官的急、慢性缺血症状。

(6)杂音和震颤:由于血液在瘤腔内形成涡流,因此在动脉瘤部位可听到响度不等的吹风样收缩期杂音,有时可触及震颤,瘤腔内有血栓机化时,杂音往往不明显。

(7)感染:周围动脉瘤发生感染时,在瘤体局部可有红、肿、热及压痛等体征。

4. 诊断

通过病史、体检,特别是发现肿块具有膨胀性搏动时,动脉瘤的诊断一般并不困难。有些临床表现不典型的病例,尚需做某些辅助检查才能确诊。影像学检查有助于明确诊断,可根据情况选用超声多普勒、CTA、MRA 和 DSA 等。当动脉瘤伴周围组织炎症或腔内血栓形成时,搏动不明显,切勿误诊为脓肿或良性肿瘤而行穿刺检查或切开引流术。腘动脉瘤如并发血栓形成,需与腘窝囊肿鉴别,也容易误诊为单纯性下肢动脉硬化闭塞。

5. 治疗

动脉瘤直径达到一定程度,或合并临床症状时,应尽早手术治疗。手术包括开放手术、腔内修复术和两者结合的复合手术。开放手术的原则是切除动脉瘤和动脉重建术。动脉重建包括动脉破口修补、动脉补片修补和动脉端端吻合术,缺损较大可行人工血管或自体静脉移植术。感染性动脉瘤应彻底清除瘤腔内血栓等感染组织,行解剖外旁路术。腔内修复术采用覆膜支架植入修复动脉瘤,隔绝动脉瘤同时恢复动脉通路,创伤较小,适合老龄和高危患者,但费用较高,远期效果有待进一步观察。

(二)腹主动脉瘤

当腹主动脉的直径扩张至正常直径的 1.5 倍时称为腹主动脉瘤,它是严重威胁生命的最常见的动脉瘤,一旦破裂出血可危及生命。临床上根据累及部位不同,将发生于肾动脉以上的主动脉瘤称为胸腹主动脉瘤,将位于肾动脉以下者称为腹主动脉瘤,后者常见,占 95%以上。这里重点介绍腹主动脉瘤。

1. 病因

动脉粥样硬化是引起腹主动脉瘤的最常见原因,传统观念认为,动脉粥样硬化引起的动脉壁缺血导

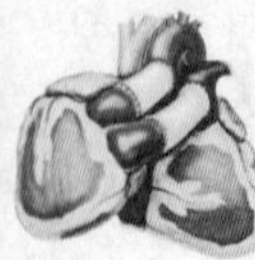

致中层坏死，进而损伤弹力纤维，引起动脉壁扩张。弹力纤维和胶原纤维是维持动脉弹性和扩张强度的主要成分，两者的降解、损伤，使腹主动脉壁的机械强度显著下降，导致动脉壁局限性膨出成瘤。目前认为，腹主动脉瘤的发生发展是一个多因素的致病过程，生物化学、免疫炎性反应、遗传、解剖和血流动力学等因素都可导致弹力纤维和胶原纤维的损伤。研究表明，免疫炎性反应介导了腹主动脉瘤的形成，浸润至腹主动脉壁内的慢性炎性细胞，不但分泌了降解弹力纤维和胶原纤维的酶类，而且介导了损伤性免疫反应。在部分腹主动脉瘤病人中，发现与弹力蛋白和胶原蛋白代谢相关的基因变异。腹主动脉分叉段血流反复冲击致动脉内压扩大也是腹主动脉瘤形成的重要因素。此外，腹主动脉瘤的易患因素还包括高血压、慢性阻塞性肺疾病、吸烟、创伤、高龄等。

2. 临床表现

多数患者无明显症状，有的患者仅感腹部胀痛或轻度不适。偶尔在医师检查时发现位于脐周或中上腹部的搏动性肿块，或在诊断治疗其他疾病时的影像学检查中发现。有症状的腹主动脉瘤则提示破裂、急性扩张或穿透性溃疡形成。当患者症状明显，尤其是腹痛加剧并涉及腰背部时，往往提示动脉瘤破裂或先兆破裂。腹主动脉瘤的临床表现同前文动脉瘤的临床表现，主要表现为搏动性肿物、疼痛、压迫、栓塞和破裂出血。其中破裂出血是本病最严重的临床问题和致死原因，主要表现为突发性剧烈腹痛并牵涉到腰背部、失血性休克及腹部存在搏动性肿物。瘤体往后方破裂入腹膜后间隙，可形成限制性血肿，伴有失血性休克、腰背部疼痛和皮下瘀斑，血肿破入腹腔也将导致死亡。如果瘤体直接往前方破入游离的腹腔，将迅速导致失血性休克，死亡率极高；瘤体也可破裂进入周围脏器，如果破入下腔静脉，可形成腹主动脉瘤-下腔静脉瘘，出现腹部搏动性肿物伴杂音与震颤，以及心力衰竭、下腔静脉系统高压等临床表现；破入消化道可形成腹主动脉瘤-消化道瘘，主要表现为消化道出血、腹部搏动性肿物、感染，往往首先出现中小量呕血或便血，称为“先兆出血”，当血块脱落后再次出血，可因突发性喷射性大呕血导致死亡。

3. 诊断

根据病史和临床表现，尤其是脐周及左上腹膨胀性搏动性肿物，常可做出临床诊断。膨胀性搏动性肿物的特点是搏动与心跳一致，可有一定的横向推移度，但不能被压缩。应该注意和胰腺肿瘤、后腹膜肿瘤、肠系膜淋巴结结核及腹主动脉伸长迂曲等相鉴别。胰腺肿瘤或后腹膜肿瘤可有矢状向传导的搏动感，有别于腹主动脉瘤的膨胀性搏动感；伸长迂曲的腹主动脉常位于腹中线的左侧，易推动，而腹主动脉瘤位于脐周中线并向两侧扩张，瘤体较固定。一般来说，体检动脉瘤的上界与肋缘之间的距离，如该间隙能容纳两横指，往往提示为肾动脉水平以下的腹主动脉瘤，否则可能为肾动脉段腹主动脉瘤或胸腹主动脉瘤。此外，要注意两种特殊类型的腹主动脉瘤：炎性腹主动脉瘤，表现为腹主动脉瘤壁增厚，周围炎症反应与纤维化明显，与毗邻脏器粘连，病人多有腹背部慢性疼痛、体重下降、血沉增快表现，可同时伴有泌尿系统或消化道梗阻的症状；感染性腹主动脉瘤，由细菌感染引起，合并感染中毒的症状和白细胞增高表现。

超声多普勒、CT、磁共振成像和DSA等辅助检查可用于腹主动脉瘤的诊断和鉴别诊断。近年来，广泛应用B超和CT检查可发现较多临床上无任何症状、直径较小的腹主动脉瘤患者，往往在检查治疗其他疾病的同时被发现。其中螺旋CT三维重建技术(3DCTA)能更准确地显示瘤体的三维形态特点、大小及腹主动脉主要分支受累情况，并能精确测量瘤体各部位参数，为手术和腔内修复术提供必要的参数。DSA目前大部分用于需要腔内治疗的患者，当动脉瘤腔内合并大量附壁血栓时，不能显示瘤腔的真实影像。

4. 治疗

腹主动脉瘤不能自愈，手术是防止腹主动脉瘤破裂的主要治疗方法。个体化治疗方案的选择应权衡以下几个因素：①腹主动脉瘤自然状态下破裂的风险性；②腹主动脉瘤修复手术的风险性；③病人的预期寿命；④病人的治疗意愿。腹主动脉瘤是否破裂无法预测，但是腹主动脉瘤的最大瘤体直径是公认的危险因素，包括腹主动脉瘤的形态和直径增长速度，并且认为，瘤体直径越大，其瘤体直径增长的速度也越快。据有关文献报道，直径小于 4 cm 的腹主动脉瘤 1 年的破裂概率几乎为零，直径为 4.0～4.9 cm 的腹主动脉瘤 1 年破裂概率为 0.5%～1.5%，直径 5.0～5.9 cm 概率为 1%～11%。对于直径 4～5.5 cm 的腹主动脉瘤，目前尚缺乏有力的证据证明早期手术能够获益。因此，对于最大直径大于 5.5 cm 的腹主动脉瘤采取早期手术治疗的观点基本得到大家的公认，而且，女性患者破裂风险增加，应当在大于 5 cm 时接受手术。最近研究表明，利用三维 CT 重建有限元分析的方法比依据最大瘤体直径更能够准确预测腹主动脉瘤破裂的风险。

腹主动脉瘤手术的适应证包括：

①最大瘤体直径大于 5.5 cm(女性患者大于 5 cm)。

②瘤体直径快速增长者，瘤体直径增长率大于 1 厘米/年。

③瘤体呈不对称凸出或囊状，易于破裂者。

④有症状的腹主动脉瘤。

⑤对于有家族史，或合并大量血栓的腹主动脉瘤手术指征可适当放宽。

手术方法包括传统开放手术和腔内修复术。开放手术应用于全身情况好的病人，术前应充分准备，全面评估各脏器功能，术前应用抗生素预防感染，做好肠道准备，以及备血和自体血回输设备。手术游离远近端瘤颈和瘤体，注意保护输尿管和防止髂静脉损伤。肝素化后用主动脉无损伤钳阻断肾动脉下近端瘤颈和双侧髂总动脉，切开瘤体，清除血栓和粥样斑块组织，逐一缝扎腰动脉防止血液反流。近端瘤颈可修剪成保留后壁的“T”字形切口，然后根据髂总动脉是否受累，采用直筒形或 Y 形分叉人工血管，分别与瘤体近远端正常动脉壁吻合完成血管重建。缝合完成前，排出腔内气体和残存血块或碎屑。最后用残留的自体动脉前壁包裹人工血管隔绝和肠道的交通。在吻合完成、松开阻断钳时应注意“松钳性低血压”，应该缓慢松开并注意血压变化。术后注意血流动力学变化、心肺功能和肾功能情况，观察双下肢的动脉搏动和肠道血供情况，防止人工血管感染、吻合口假性动脉瘤的发生。

腹主动脉瘤腔内修复术(endovascular aortic aneurysm repair，EVAR)适用于高龄和全身情况较差的高危患者，中期疗效已经得到肯定，并且由于腔内器械的不断改进，适应证越来越广，已经被广泛应用。EVAR 对腹主动脉瘤的解剖学形态要求较高，术前应采用 CTA 对瘤体形态和各参数进行准确评估，目前适应证为肾下瘤颈长度大于 10 mm 的腹主动脉瘤，但开窗和分支支架的研发应用不断扩大其适应证。手术在 DSA 监测下进行，经双侧股动脉切开或穿刺，导入导管和超硬导丝，沿超硬导丝导入支架人工血管输送系统，造影确认肾动脉位置，把支架人工血管按设定位置精确定位释放至瘤腔内，利用支架人工血管径向支撑力与倒钩装置和瘤颈的正常动脉壁固定贴合，防止动脉血流进入瘤体，隔绝动脉高压血流对瘤壁的冲击，并重建血流。术后内漏是腔内修复术特有的并发症，为了防止内漏的发生，术前必须精确测量并选用正确规格的直径人工血管，术后 1、3、6、12 个月定期随访，此后一年一次定期复查。由于植入的支架人工血管的形态、结构、位置及重塑等可发生远期变化，尚待进一步验证和观察，术后必须定期随访，并且治疗费用较高，因此应该严格把握适应证，并充分告知患者及其家属。

(三)周围和内脏动脉瘤

1. 概念

周围动脉瘤通常指主动脉以外的动脉区域发生的局限性异常扩张，在上肢包括锁骨下动脉及其远侧动脉的动脉瘤，在下肢包括股动脉及其远侧动脉的动脉瘤，在颈部则有颈动脉瘤。四肢动脉瘤最常见的部位为股动脉和腘动脉，占 90%以上。内脏动脉瘤是指发生在腹主动脉内脏支的动脉瘤，由于病变隐匿，不易被发现和重视。内脏动脉瘤以脾动脉瘤最常见(占 60%)，其次为肝动脉瘤(占 20%)，肠系膜上动脉瘤(占 4%)，以及腹腔干动脉瘤、肾动脉瘤、网膜动脉和肠系膜下动脉瘤。

2. 病因和病理生理

周围动脉瘤病因在西方以动脉硬化为首位原因，其次为损伤；我国统计资料的病因以损伤为最多见，动脉硬化次之。另外，微生物感染和医源性损伤也是一个重要病因。周围动脉瘤与中央动脉瘤相比，由于腔内压力较低，又受周围肌肉的保护和支持，故引起瘤体破裂和大出血的机会较少；但瘤体内附壁血栓脱落导致远侧栓塞，或血栓直接引起肢体缺血，危及肢体血供的机会较多。例如腘动脉瘤，病人就诊往往是以肢体缺血为首发症状。

内脏动脉瘤的病因，最常见者为动脉硬化，其次为感染及非感染性血管炎，还有退化性及先天性疾病等。内脏动脉瘤最危险的并发症是破裂，即使是细小的分支动脉上的动脉瘤破裂，有时也能引起严重的血腹，偶可见内脏动脉瘤导致的自发性血腹。

3. 临床表现和诊断

周围动脉瘤因接近体表，其主要的临床表现为搏动性肿块，肿块表面光滑，触诊时具有膨胀性而非传导性，可伴有震颤和收缩期杂音，压迫阻断近端动脉时，肿物可缩小。当瘤体内附壁血栓脱落造成远端栓塞或直接阻塞动脉时，可出现肢体缺血的表现。当动脉瘤压迫周围神经和静脉以及邻近器官时，可出现相应的压迫症状。如果动脉瘤不断扩大导致破裂出血，可出现出血性休克甚至危及生命。根据病史及临床表现诊断不难，超声多普勒、CT、3DCTA、MRA 和 DSA 等影像学检查有助于明确诊断。当动脉瘤伴周围组织炎症或腔内血栓形成时，搏动不明显，切勿误诊为脓肿或良性肿瘤而行穿刺检查或切开引流，否则会酿成灾难性后果。

内脏动脉瘤通常无症状，或仅有腹部不适或胃肠道非特异性症状，有些在腹部检查中被发现。动脉瘤破裂时可出现突发性急性腹痛，背部或肩部放射痛，以及急性失血性休克。当瘤体破入消化道或胆道，可出现消化道出血或胆道出血。瘤体较大时也可出现周围组织脏器压迫的症状。诊断往往要结合临床表现和影像学检查，通过超声、CT、MRI 检查不难诊断，动脉造影则显示更清晰。

4. 治疗

周围动脉瘤一经确诊，应尽早治疗。应根据动脉瘤的部位、大小、有无感染及侧支循环情况，决定手术方式。主要手术方式有动脉瘤切除动脉重建术、动脉瘤腔内修复术、开放手术和腔内修复相结合的复合手术。原则上凡涉及主干血管的动脉瘤，需做动脉瘤切除及血管重建术。如为囊状动脉瘤，可做动脉瘤切线切除及动脉壁修补术；若瘤体与周围组织粘连紧密，可不必切除瘤体，做囊内修补术即可。对于感染性动脉瘤，必须做自体静脉解剖外旁路移植及动脉瘤切开引流术。腔内修复术则采用覆膜支架植入瘤体累及动脉段，隔绝动脉瘤同时恢复动脉通路。复合手术则可以一个较小的手术先重建受动脉瘤影响的重要分支动脉血流，再采用覆膜支架隔绝瘤体及其分支，适用于瘤体位置较深、开放手术创伤大或病人不能耐受者。

内脏动脉瘤手术也包括开放手术和腔内手术。开放手术方法为动脉瘤切除、自体静脉移植或人工血管移植血管重建术，有时候需同时切除相应动脉供应的脏器。近年来腔内手术越来越多应用于内脏动脉瘤，可采用覆膜支架植入隔绝动脉瘤重建血供，囊状或偏心性动脉瘤可采用动脉瘤腔内栓塞和裸支架植入的方法。术后应定期复查。

第四节　静脉疾病

静脉疾病好发于下肢，比动脉疾病更常见。主要包括两类：下肢静脉反流性疾病（如下肢慢性静脉功能不全）和下肢静脉回流障碍性疾病（如下肢深静脉血栓形成）。

一、下肢静脉解剖结构与血流动力学

(一)解剖结构

下肢静脉包括浅静脉、深静脉和交通静脉3个系统。浅静脉系统由大隐静脉、小隐静脉两条主干及其分支组成。大隐静脉是人体中最长的静脉,也是旁路移植术最常用的自体血管,起自足背静脉网内侧,经内踝前方沿小腿和大腿内侧上行,位于深筋膜的浅面,在大腿根部耻骨结节外下方2.5~3.5 cm穿过卵圆窝注入股总静脉。在注入股总静脉之前,主要有5个属支,即阴部外静脉、腹壁浅静脉、旋髂浅静脉、股外侧静脉和股内侧静脉。小隐静脉起自足背静脉网外侧,自外踝后方上行,逐渐转至小腿屈侧中线并穿深筋膜,多数在腘窝横纹上2.5 cm处汇入腘静脉,可有一上行支注入大隐静脉。深静脉与下肢同名动脉伴行,小腿深静脉由胫前、胫后和腓静脉组成,汇合组成腘静脉,经腘窝进入内收肌管裂孔上行为股浅静脉,与股深静脉汇合为股总静脉,于腹股沟韧带下缘移行为髂外静脉。交通静脉穿过深筋膜连接深、浅静脉,可分为4组,即踝部、膝下、膝上和大腿部交通静脉,临床上以踝部交通静脉最为重要,一般在内踝有三四支,多数位于距足底(13±1)cm、(18±1)cm、(24±1)cm处,在外踝有1支,与溃疡形成有密切关系。

静脉壁结构由内膜、中膜和外膜组成。外膜主要为胶原纤维,内含神经纤维;内膜由内皮细胞和内膜下组织组成;中膜为肌层,含有平滑肌细胞,是决定静脉壁强弱的主要因素。一般来说,浅静脉的肌层比深静脉发达,小腿远侧静脉的管壁比近侧薄,压力又高于近侧,所以浅静脉曲张容易发生在小腿。

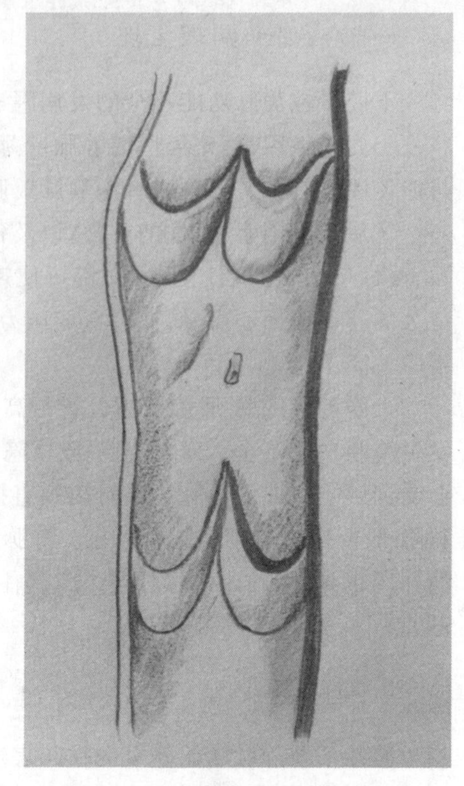
图 28-4-1 静脉瓣膜的解剖结构

静脉瓣膜是下肢静脉腔内的重要结构,在静脉反流性疾病的发生发展过程中有重要意义。绝大多数静脉瓣膜呈双瓣叶型,由两个相对而对称的瓣叶组成,每个瓣叶各占静脉管腔的一半,每一瓣叶包括瓣叶、游离缘、附着缘和交会点,与静脉壁构成的间隙称瓣窦(图28-4-1)。瓣窦部位的静脉壁较非瓣膜附着部位薄且明显膨出,使静脉外形呈竹节状。静脉瓣膜具有向心单向开放功能,当血液向心回流时,两个瓣叶平整贴附于静脉内壁,以保持回流通畅;血液倒流时,瓣窝首先被血液充盈,两个相对的瓣叶互相膨出于管腔正中并拢关闭,关闭时可承受200 mmHg以上的逆向压力,足以阻止逆向血流。在浅、深静脉中,瓣膜阻止血液由近侧向远侧倒流;在交通静脉中,阻止血液由深静脉向浅静脉倒流。

(二)血流动力学和病理生理

下肢静脉能够对抗重力作用向心回流的原因主要有:①静脉瓣膜的单向开放功能,能对抗血柱的重力作用,阻止血液向远侧倒流。②小腿肌肉泵的功能,临床上又称"第二心脏",小腿腓肠肌一次收缩可排出60~90 mL血液,能驱使下肢静脉血流向心回流并降低静脉压。③胸腔吸气和心脏舒张期产生的负压虹吸作用,使周围静脉与心脏之间形成压力差,促使血流回流。

下肢静脉压受体位和活动的影响。比如,在静息仰卧位时,踝部平均静脉压仅12~18 mmHg,坐位时升高至56 mmHg,立位时最高达85 mmHg。下肢活动时由于小腿肌肉泵的作用,足部静脉压下降

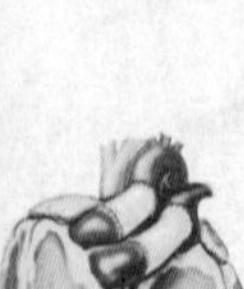

60%～80%。因此，人体直立静息状态下，小腿肌肉泵不发挥作用，踝部静脉压承受的压力最高，淤血程度也越严重。这就是静脉曲张的病人要避免久站久坐的原因。

下肢静脉病变时，静脉血流动力学发生变化，下肢静脉系统压力增高，是引起临床症状的主要原因。下肢静脉压增高引起浅静脉扩张，进而引起毛细血管压力增高和毛细血管通透性增加，纤维蛋白原、红细胞、白细胞等渗入周围组织间隙，渗出的纤维蛋白原积聚并沉积在毛细血管周围，阻碍皮肤和皮下组织氧气和其他营养物质交换，加上毛细血管微血栓形成，导致皮肤微循环障碍，引起皮肤色素沉着、纤维化、皮下脂质硬化和皮肤萎缩等一系列临床改变，最终形成静脉性溃疡。静脉性溃疡常特征性出现在小腿踝部内侧，又称“足靴区”，该区域深静脉血柱重力最大，静脉网丰富，静脉管壁薄容易发生扩张，加之踝部皮肤和皮下组织纤薄，交通静脉又在肌泵下方，当肌泵收缩时所承受的反向压力最大，所以最容易发生溃疡等皮肤营养障碍性病变。

二、下肢慢性静脉功能不全

下肢慢性静脉功能不全(chronic venous insufficiency，CVI)是最常见的静脉疾病之一，是一组由静脉反流引起的病征，包括原发性浅静脉曲张、静脉瓣膜功能不全、交通静脉(穿通支)功能不全等，主要症状为下肢沉重、疲劳、胀痛等。

(一)病因和病理生理

下肢慢性静脉功能不全的发病因素有：

①先天性因素：先天性的静脉壁薄弱和静脉瓣膜缺陷或结构不良，是全身支持组织薄弱的一种表现，与遗传因素有关。部分患者深静脉瓣膜发育异常或缺如，失去正常关闭功能。

②后天性因素：血柱的重力，以及任何增加重力作用的后天性因素，如长期站立工作、重体力劳动、妊娠、慢性咳嗽、习惯性便秘等，都可使瓣膜承受过度的压力而逐渐松弛，使瓣膜正常关闭功能受到破坏。持久的超负荷回心血量，亦可造成压力升高，导致静脉管腔扩大、瓣膜相对短小而关闭不全，形成相对性瓣膜关闭不全。

大隐静脉的隐-股静脉瓣位置最高，斜向下内侧，位置较浅而缺乏肌保护，抗逆向压力较差，所以容易发生瓣膜功能不全。通常当隐-股或隐-腘静脉连接处的瓣膜遭到破坏而关闭不全后，远侧静脉的瓣膜就会受到影响。股浅静脉第一对瓣膜直接承受近侧深静脉逆向血流冲击，也容易出现关闭不全，并且往往和隐-股瓣膜功能不全同时存在。静脉瓣膜和静脉壁离心越远，则强度越低，并且离心越远的静脉承受的静脉压越高，因此曲张静脉在小腿部往往比大腿部明显，而且下肢浅静脉曲张的远期进展要比开始阶段迅速。

(二)临床表现

慢性下肢静脉功能不全的临床表现包括：

①浅静脉曲张：曲张的程度和病变的范围随病情的轻重程度不同而不同。一般在小腿部静脉曲张病变较为广泛和明显。

②患肢肿胀、疼痛、酸胀和沉重感：肿胀多发生在小腿，特别是踝关节平面，呈凹陷性，通常晨起时肿胀消失或减轻，午后或较长时间站立、行走后，肿胀出现或加重。

③小腿下段皮肤营养障碍性病变：多发生在踝部内侧的“足靴区”。随着病情加重，可逐渐蔓延至整个小腿。最严重的表现是溃疡形成，一般称为静脉性溃疡或静脉淤血性溃疡，重者经久不愈，持续数年甚至数十年不愈合。

由于下肢静脉功能不全的病因是多方面的,所以其临床表现的病情和程度也各有不同。最轻者只有程度较轻、范围较小的毛细血管扩张或浅静脉曲张,而无其他症状和体征;重者可出现患肢明显肿胀,以及踝部严重的皮肤营养障碍性改变,以致危害患者的生活和工作能力。一般认为,只有原发性大隐静脉曲张而无深静脉病变者,其临床症状和体征较轻,有时仅表现为浅静脉曲张,而没有肿胀、皮炎和皮肤营养障碍性改变;如果深静脉有病变,则患肢可出现较严重的皮肤营养性改变。

(三)诊断和鉴别诊断

根据下肢静脉曲张的临床表现,诊断并不困难。美国静脉学会为下肢慢性静脉疾病制定出分类法,并被各国学者所接受。这个方法称为CEAP分类法,由临床表现(clinical features,C)、病因学(etiology,E)、解剖分布(anatomic distribution,A)和病理生理学(pathophysiology,P)组成。C包括有症状和无症状,以(s/a)表示(s=symptomatic,a=asymptomatic),共分为1~6级:

0级,无可见或触及的静脉疾病体征。

1级,有毛细血管扩张、网状静脉、踝部潮红。

2级,有静脉曲张。

3级,有水肿但无静脉疾病引起的皮肤改变。

4级,有静脉疾病引起的皮肤改变,如色素沉着、湿疹和皮肤硬化等。

5级,有静脉疾病引起的皮肤改变和已愈合的溃疡。

6级,有静脉疾病引起的皮肤改变和正发作的溃疡。

E包括原发性、继发性或先天性,以(p,s或c)表示(p=primary,s=secondary,c=congenital)。A包括浅静脉、交通静脉或深静脉,以(s,p或d)表示(s=superficial vein,p=perforator,d=deep vein)。P包括静脉血液倒流、回流障碍或二者均存在,以(r,o或r/o)表示(r=reflux,o=obstruction,r/o=reflux+obstruction)。

进一步的辅助检查包括彩色多普勒超声检查、容积描记、下肢静脉压测定、CT静脉造影(CTV)、磁共振静脉造影(MRV)和静脉造影等。彩色多普勒超声检查具有无痛、无创伤、无放射性、检查方便快速、可重复性强、诊断效率高等特点,近年来已成为下肢静脉性疾病首选的辅助检查手段。血管彩超检查不但可以观察静脉有无阻塞和倒流,而且可以检查血流速度等指标,可以对下肢静脉功能状态做出准确评价。静脉造影一直以来被认为是静脉疾病诊断的“金标准”,包括顺行静脉造影和逆行静脉造影。顺行性造影表现为深静脉全程通畅,管腔扩张,瓣膜影模糊或消失,失去正常竹节形态,做Valsalva屏气动作,可见造影剂向瓣膜远侧反流。逆行造影可判断深静脉瓣膜功能不全的程度,对瓣膜功能分度通常采用Kistner分度法:0级,瓣膜功能正常,无反流;Ⅰ级,极少量反流,局限于大腿上段;Ⅱ级,造影剂反流不超过膝关节平面,腘静脉瓣膜功能正常;Ⅲ级,造影剂反流超过膝关节平面,伴腘静脉瓣膜功能不全;Ⅳ级,造影剂快速反流进入小腿到达胫后静脉和踝部。

慢性下肢静脉功能不全须注意与以下疾病鉴别:

①下肢深静脉血栓形成后综合征:有深静脉血栓形成的病史,浅静脉曲张范围广泛,不局限于下肢,可涉及下腹壁,伴有肢体明显肿胀。如鉴别困难可做超声或下肢静脉造影。下肢静脉造影示深静脉部分或完全再通,形态不规则,侧支开放,瓣膜影消失,则提示深静脉血栓后综合征。

②动-静脉瘘:患肢局部皮肤温度高,局部有时可扪及震颤或有血管杂音,浅静脉压力明显上升,静脉血的含氧量增高。

③先天性静脉畸形骨肥大综合征(Klippel-Trenaunay syndrome,KTS):是一种先天性静脉畸形,可具有浅静脉曲张及深静脉瓣膜功能不全表现,患肢比健肢增粗增长,下肢外侧皮肤出现大片葡萄酒色红斑以及深静脉畸形为其三个主要特点。

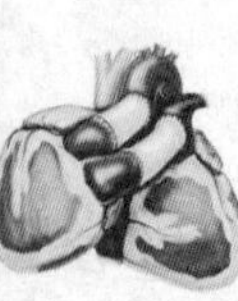

（四）治疗

慢性下肢静脉功能不全应根据病因和病情的不同选择合适的治疗方案。总的来说，有以下 3 种治疗方法。

1. 保守治疗

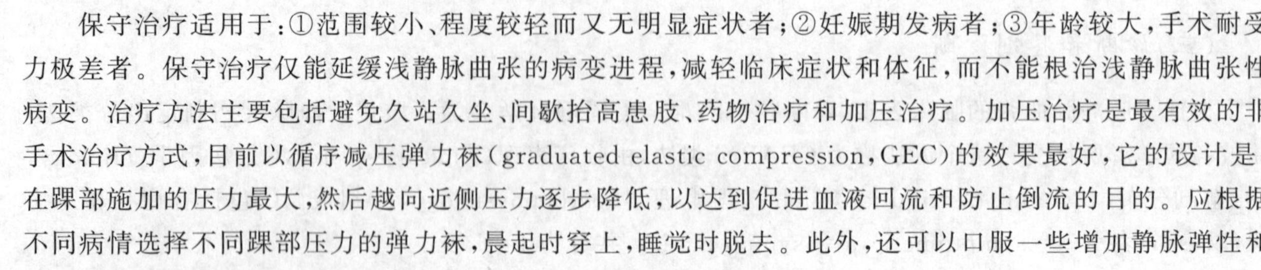

保守治疗适用于：①范围较小、程度较轻而又无明显症状者；②妊娠期发病者；③年龄较大，手术耐受力极差者。保守治疗仅能延缓浅静脉曲张的病变进程，减轻临床症状和体征，而不能根治浅静脉曲张性病变。治疗方法主要包括避免久站久坐、间歇抬高患肢、药物治疗和加压治疗。加压治疗是最有效的非手术治疗方式，目前以循序减压弹力袜（graduated elastic compression，GEC）的效果最好，它的设计是：在踝部施加的压力最大，然后越向近侧压力逐步降低，以达到促进血液回流和防止倒流的目的。应根据不同病情选择不同踝部压力的弹力袜，晨起时穿上，睡觉时脱去。此外，还可以口服一些增加静脉弹性和减低其通透性的药物，如黄酮类药物、地奥司明、舒洛地特等。

2. 硬化剂注射和压迫疗法

其目的在于使曲张静脉的管壁相互粘连而愈合，机化后形成条索状纤维化结构，以闭塞其管腔，适用于毛细血管扩张、网状静脉形成或小范围的局限性曲张病变，以及手术后残留的和局部复发的曲张静脉，一些高龄患者不愿接受手术，也可采用注射疗法。常用的硬化剂有 5%鱼肝油酸钠、3%十四烷硫酸钠、聚桂醇、聚多卡醇等。硬化剂注射后应予弹性绷带包扎压迫，应避免硬化剂渗漏引起组织炎症、坏死或进入深静脉并发血栓形成。

3. 手术疗法

对于有较明显临床症状和体征者，只要患者能耐受手术，都应施行手术治疗。大多数静脉疾病患肢均表现为浅静脉功能不全和静脉曲张，但也有很多病例同时合并两个甚至三个静脉系统病变，因此在选择治疗方案时，应考虑同期或分期纠正这些静脉系统的病变。一般可先行浅静脉手术，二期再行深静脉和交通静脉手术，病变较重者也可同时进行两个或三个系统的病变纠治。

针对浅静脉曲张，传统经典的手术方法是大小隐静脉高位结扎及主干与曲张静脉剥脱术。既往要求高位结扎大隐静脉时应同时结扎其 5 条主要属支，但近年来一些学者提出新的观点和改进，建议采用"选择性大隐静脉剥脱术"，即不必强求一定要完全结扎所有属支，手术时只剥脱或切除有病变的部分，并且认为大隐静脉主干剥脱范围应该仅限于大腿至膝关节平面，可减少创伤和隐神经损伤概率。术后鼓励患者尽早下床活动，或使用少量低分子肝素预防深静脉血栓形成。针对大隐静脉主干的微创手术，如激光闭合术和射频消融闭合术也被证实能够取得良好的疗效，2 年的血管闭合率达 90%以上，而且具有创伤小、术后不留瘢痕、术后恢复快的优点。

原发性深静脉瓣膜功能不全的患者，常同时伴有浅静脉曲张或穿通静脉功能不全，可先实施浅静脉曲张的手术，可改善深静脉瓣膜功能。对于较重的患者或浅静脉术后改善不明显患者，可进行深静脉瓣膜修复术，其手术适应证包括：①深静脉瓣膜反流 Kistner 分级Ⅲ级、Ⅳ级者；②静脉再充盈时间小于 12 s；③站立位时静止静脉压与标准运动后静脉压相差小于 40%。手术方法包括股浅静脉腔内瓣膜成形术、股浅静脉腔外瓣膜成形术、股静脉壁环形缩窄术、带瓣膜静脉段移植术和半腱肌-股二头肌袢腘静脉瓣膜代替术等。

（五）并发症及其处理

在疾病发展过程中可能出现并发症，包括血栓性浅静脉炎、曲张静脉破裂出血和溃疡形成，许多患者往往由于出现并发症而前来就诊。血栓性浅静脉炎表现为皮肤的条索状硬结，伴红肿和压痛，往往成为患者就诊的首要症状。可采用抗凝治疗和局部热敷治疗，休息和抬高患肢，以及口服药物，合并感染时应用抗生素,待炎症消退后施行手术治疗。曲张静脉破裂出血大多发生在足靴区及踝部,有时因静脉高压出血呈喷射状,但这种出血在抬高患肢和局部加压包扎后可迅速止血,必要时可做缝扎止血。溃疡形成者创面大小和严重程度不一,往往在皮肤损伤破溃后经久不愈,且愈合后常复发。处理方法包括卧床休息、抬高患肢以促进静脉回流,创面湿敷换药,待创面清洁和炎症消退后,应做静脉曲张手术,或同时做创面植皮,以缩短创面愈合时间。

三、深静脉血栓形成

深静脉血栓形成(deep venous thrombosis,DVT)是常见的静脉回流障碍性疾病,是指血液在深静脉中不正常凝结,阻塞静脉管腔,导致静脉回流障碍,好发于下肢,如未及时治疗,急性期可因血栓脱落而并发肺栓塞,慢性期则可导致血栓形成后综合征,影响生活和工作能力。

(一)病因和病理

早在19世界中期,Virchow便提出了静脉血栓形成的三大致病因素,即静脉壁损伤、血流缓慢和血液高凝状态,至今仍然受到各国学者一致公认。静脉内膜具有良好的抗凝和抑制血小板黏附和聚集功能,完整的静脉内膜是防止深静脉血栓形成的前提。外伤如手术、创伤、电击或感染等使静脉壁内膜遭到破坏,内膜下胶原暴露,可引起多种生物活性物质释放,启动内源性凝血系统;血管壁损伤释放组织因子,则可启动外源性凝血系统;同时静脉壁电荷改变,导致血小板聚集、黏附,形成血栓。值得注意的是,组织损伤后释放的代谢产物进入血循环同样也可造成远离组织损伤处的静脉内膜的损伤。血流缓慢是造成下肢深静脉血栓形成的首要因素,但单一的静脉淤血常不致引起深静脉血栓形成。造成血流缓慢的因素有:久病卧床,术中术后以及肢体制动状态及久坐不动等。左侧髂总静脉受到右髂总动脉和第5腰椎的压迫,导致左下肢血液回流相对缓慢,这也是左下肢深静脉血栓较右侧多见的原因。血液高凝状态多见于妊娠、产后或术后、创伤、长期服用避孕药、肿瘤组织裂解产物进入循环等,使血小板数量增多,凝血因子含量增加而抗凝因子活性降低,导致血管内血栓形成。原发性血液高凝状态是指由遗传因素造成血栓调节蛋白如蛋白C、蛋白S、抗凝血酶等的缺乏或功能异常,导致的血液高凝状态和血栓形成倾向。

静脉血栓可分为红血栓或凝固血栓、白血栓和混合血栓,典型的混合血栓包括白血栓组成的头部,板层状的红血栓和白血栓构成体部,红血栓或板层状的血栓构成尾部。血栓形成后可继发以下变化:

①血栓的滋长和蔓延:血栓形成后可向主干静脉的近端和远端滋长蔓延,造成静脉管腔堵塞和整个肢体的血栓形成。

②血栓的溶解:在纤维蛋白溶酶的作用下,血栓可溶解,崩解的血栓称为栓子,随血流进入肺动脉引起肺栓塞。

③激发炎症反应:血栓形成后常激发静脉壁和静脉周围组织的炎症反应,使血栓与静脉壁粘连。

④血栓的机化:停止蔓延扩展的血栓,可发生纤维性机化,同时具有强大的再管化能力,并逐渐有上皮细胞覆盖而内膜化,最终形成边缘毛糙、管径粗细不一的再通静脉。同时,静脉瓣膜被破坏,导致继发性下肢深静脉瓣膜功能不全,即形成深静脉血栓形成后综合征。

(二)临床表现

静脉内血栓堵塞静脉管腔以及血栓激发静脉壁及其周围组织炎症反应,导致血液回流障碍,而病变部位不同,可造成不同的临床表现。急性期主要表现为以下几个方面。

1. 疼痛

疼痛主要是由血栓激发静脉壁炎症反应和血栓远段静脉急剧扩张,刺激血管壁内末梢神经感受器而

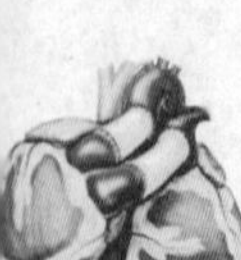

引起。疼痛多出现在小腿腓肠肌、大腿或腹股沟等区域，活动后加剧，卧床休息或抬高患肢可减轻。疼痛程度依血栓形成的范围、炎症反应的轻重，以及个体对疼痛的敏感程度不同而存在差异。发生在肌间静脉丛者，范围小，疼痛不明显，有的需要采取一些检查措施，如 Homans 征（踝关节过度背屈试验）或 Neubof 征（腓肠肌压疼试验）或血压表充气试验，才能激发疼痛。血栓位于主干静脉，尤其是髂-股静脉者，范围一般较大，时间久，激发的炎症反应较为明显，除患侧髂窝、股三角区、大腿、腘窝有疼痛和压痛外，尚可出现整个肢体重垂不适和胀痛。

2. 肢体肿胀

肢体肿胀往往是最主要的或者是唯一的表现。肿胀的原因是血栓远段静脉压力升高，毛细血管充血和通透性增高，以致血管内液体外渗，同时静脉淤滞和炎症反应可导致淋巴回流障碍。肿胀的程度依静脉阻塞的程度和范围而不同。位于深部小静脉者，肿胀往往不易发现；位于下肢主干静脉者则可出现明显肿胀。膝关节以下的肿胀提示血栓累及腘或股浅静脉；整个下肢肿胀则表明髂-股静脉血栓形成。

3. 浅静脉扩张或曲张

浅静脉扩张是血栓形成后的继发性代偿反应。如果血栓位于浅静脉或肌间静脉丛，一般不至于发生浅静脉曲张。如果血栓累及深静脉主干，特别是髂-股静脉段，则可酿成明显的下腹部和腹股沟的浅静脉曲张。

4. 全身反应

除了范围较小的肌间静脉血栓形成外，浅部血栓性静脉炎和主干静脉血栓形成都会引起不同程度的全身反应，包括体温升高、脉率增快、白细胞计数增多等，但体温升高一般不超过 38.5℃。DVT 引起全身反应的原因，可能是早期血栓分解产物进入血流，或是水肿液中含有的蛋白质发生自体溶解和吸收，产生异体蛋白吸收样反应。

（三）分型和转归

下肢深静脉血栓形成最为常见，根据发病部位，一般可分为如下 3 种类型：

①中央型：即髂-股静脉血栓形成，左侧多于右侧，起病急骤，患侧髂窝、股三角区疼痛和压痛，伴全下肢明显肿胀和浅静脉曲张，患肢皮温和体温均升高。

②周围型：血栓局限于股静脉或小腿深静脉，发生在小腿肌间静脉的血栓也可归入此型，下肢肿胀往往并不严重，表现为大腿或小腿疼痛，行走时加重，小腿深压痛，Homans 征或 Neubof 征阳性。

③混合型：全下肢深静脉血栓形成，临床表现较严重，全下肢明显肿胀、剧痛，股三角区、腘窝、小腿肌层均有压痛，常伴有体温升高和脉率增快，称股白肿。当静脉血栓不断滋长蔓延，累及下肢整个深静脉、浅静脉及其分支时，肢体极度肿胀，对下肢动脉造成压迫以及引起动脉痉挛，导致下肢动脉血供障碍，足背动脉和胫后动脉搏动消失，起病急促，疼痛剧烈，进而小腿和足背皮肤可出现水疱，皮肤温度明显下降并呈青紫色，称为股青肿，如不及时处理，可发生休克和肢体坏疽。

下肢深静脉血栓形成后，随着病程的延长，从急性期逐渐转入慢性期。深静脉血栓将经过吸收和机化，以及缓慢的再通过程。根据再通的时机和过程，血栓可分为闭塞型、部分再通型、再通型和再发型。一般血栓形成愈是位于近侧，其再通的可能性愈小。据文献报道，髂-股静脉血栓形成后再通率为 1%～2%。此外，血栓在再通的过程中，可对其中的瓣膜加以破坏，而出现反流性病变。疾病后期，由于长期深静脉回流障碍和深静脉瓣膜功能破坏导致血液逆流，小腿深静脉高压累及交通支，可出现下肢浅静脉曲张，足靴区色素沉着、慢性湿疹、瘀积性皮炎甚至溃疡等皮肤营养障碍性改变，即深静脉血栓形成后遗症。

（四）检查和诊断

当高危患者出现单侧下肢肿胀，小腿疼痛或触痛，腘窝或腹股沟扪及条索，伴胀痛和浅静脉曲张时，应怀疑下肢深静脉血栓形成。根据不同部位深静脉血栓形成的临床表现，一般不难做出诊断。一些检查有助于诊断和评估病变范围，如超声多普勒检查、肢体容积描记法、^{125}I 纤维蛋白原摄入放射性核素检查、静脉压力测定、磁共振静脉显像、静脉造影和实验室检查等，其中实验室检查如 D-二聚体定量测定、超声多普勒检查和下肢静脉顺行造影比较常用。

1. 实验室检查

对于临床低度可能性的病例，D-二聚体定量测定数值低，可基本排除深静脉血栓的可能，可作为有效的排除诊断工具。对于临床中高度怀疑病例，D-二聚体定量测定的价值较低，应直接行超声检查以确诊。因此，临床可能性评估联合 D-二聚体定量测定可有效地减少影像学检查的需要。此外，抗凝血酶（AT）测定也被认为有较高临床价值，血 AT 水平可反映血栓的易感性和对肝素治疗的敏感性。血 AT 水平低于 40%正常人血浆（normal human plasma，NHP）时，肝素不能发挥作用，必须考虑选用其他抗凝治疗。

2. 超声多普勒检查

利用多普勒信号观察血流频谱，以及利用超声成像系统对血管进行不同方向的扫描，可显示静脉腔内强回声、静脉不能压缩或无血流等血栓形成征象，能相当可靠地判断主干静脉内是否有血栓，是确诊的重要手段，有较高的敏感性和特异性，可在相当程度上替代静脉造影检查。

3. 下肢静脉顺行造影

静脉造影被认为是诊断的"金标准"，缺点是有损伤，需要用造影剂。主要征象包括：

①闭塞或中断：常见于血栓形成的急性期，表现为静脉主干被完全堵塞而不显影，或造影剂在静脉某一平面突然受阻。

②充盈缺损：是静脉血栓的直接征象和急性深静脉血栓形成的重要诊断依据，表现为主干静脉腔内持久的、长短不一的圆柱状或类圆柱状造影剂密度降低区域，边缘可有线状造影剂显示形成"轨道征"。

③再通：见于血栓形成的中、后期，表现为静脉管腔呈不规则狭窄或细小多枝状，部分可显示扩张，甚至扩张扭曲状。

④侧支循环形成：在邻近阻塞静脉周围，出现排列不规则的侧支静脉显影，大、小隐静脉等重要侧支呈明显扩张。

（五）预防和治疗

DVT 的预防应针对病因，重点放在消除 Virchow 三大因素的形成上。手术、制动、血液高凝状态是发病的高危因素，术后的病人应根据发生深静脉血栓（DVT）和肺栓塞（PE）的危险性，将患者分为低危、中危和高危人群，分别给予不同的预防措施。主要的预防方法包括：

①一般的预防法：术后鼓励患者多做踝关节和诸趾的主动伸屈运动，使腓肠肌能发挥有效的肌泵作用，加速血液回流；多做深呼吸和咳嗽动作，尽可能早期离床活动；及时有效地控制感染，注意维持体液和电解质平衡等。

②机械预防法：包括使用循序减压弹力袜和患肢间断气囊压迫等。其作用是阻止深静脉扩张，从而保护静脉内膜不致损伤；此外还可促使血液回流，加快静脉血的流速。

③药物预防法：常用的包括口服抗凝和抗血小板药物、小剂量肝素和低分子肝素等。低分子肝素临床抗凝效果强，出血并发症和肝素诱导的血小板减少症的发生率低，用药过程无须监测，可每日皮下注射 1 次以达到预防血栓的效果。

急性 DVT 的治疗原则是：①减轻或消除症状和体征；②预防肺栓塞，降低死亡率；③预防静脉血栓复发；④防治血栓形成后综合征。主要的治疗方法包括下列各部分。

1. 一般治疗

制动和缓解症状，包括卧床休息，抬高患肢处理。肢体的位置应高于心脏平面 20～30 cm。制动和

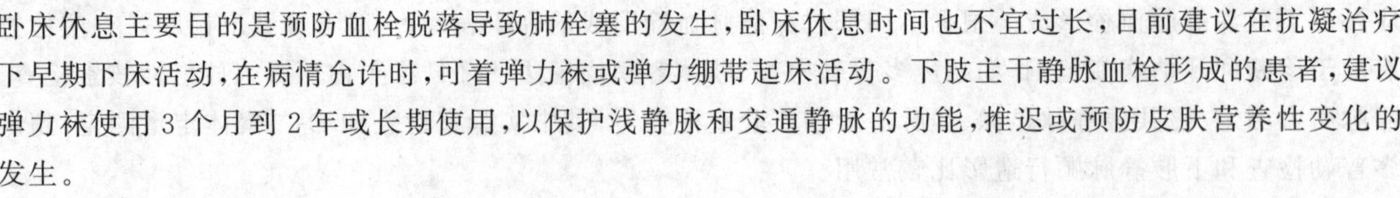

卧床休息主要目的是预防血栓脱落导致肺栓塞的发生，卧床休息时间也不宜过长，目前建议在抗凝治疗下早期下床活动，在病情允许时，可着弹力袜或弹力绷带起床活动。下肢主干静脉血栓形成的患者，建议弹力袜使用 3 个月到 2 年或长期使用，以保护浅静脉和交通静脉的功能，推迟或预防皮肤营养性变化的发生。

2. 药物治疗

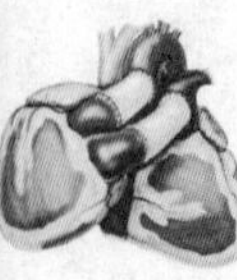

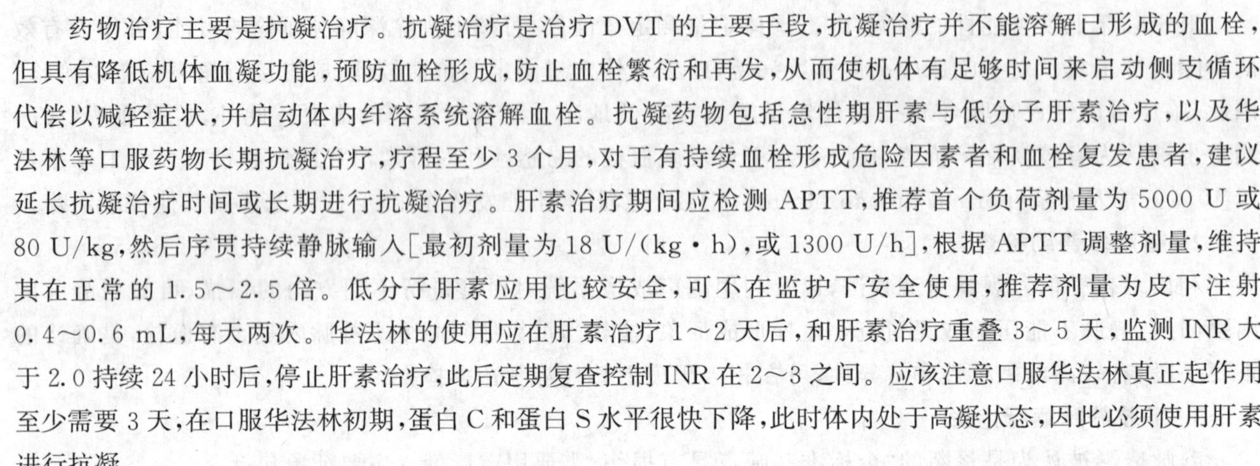

药物治疗主要是抗凝治疗。抗凝治疗是治疗 DVT 的主要手段，抗凝治疗并不能溶解已形成的血栓，但具有降低机体血凝功能，预防血栓形成，防止血栓繁衍和再发，从而使机体有足够时间来启动侧支循环代偿以减轻症状，并启动体内纤溶系统溶解血栓。抗凝药物包括急性期肝素与低分子肝素治疗，以及华法林等口服药物长期抗凝治疗，疗程至少 3 个月，对于有持续血栓形成危险因素者和血栓复发患者，建议延长抗凝治疗时间或长期进行抗凝治疗。肝素治疗期间应检测 APTT，推荐首个负荷剂量为 5000 U 或 80 U/kg，然后序贯持续静脉输入[最初剂量为 18 U/(kg·h)，或 1300 U/h]，根据 APTT 调整剂量，维持其在正常的 1.5～2.5 倍。低分子肝素应用比较安全，可不在监护下安全使用，推荐剂量为皮下注射 0.4～0.6 mL，每天两次。华法林的使用应在肝素治疗 1～2 天后，和肝素治疗重叠 3～5 天，监测 INR 大于 2.0 持续 24 小时后，停止肝素治疗，此后定期复查控制 INR 在 2～3 之间。应该注意口服华法林真正起作用至少需要 3 天，在口服华法林初期，蛋白 C 和蛋白 S 水平很快下降，此时体内处于高凝状态，因此必须使用肝素进行抗凝。

在抗凝治疗过程中必须注意出血的并发症，定期监测凝血功能，一旦出现出血并发症，除了停药外，应采用鱼精蛋白对抗肝素，维生素 K_1 对抗华法林，使用氨基己酸、纤维蛋白原制剂或输新鲜血，对抗纤溶治疗引起的出血。

抗凝治疗的禁忌证包括：①脑科手术后；②活动性溃疡病、高血压、脑出血；③出血性疾病或有出血倾向；④心、肝、肾功能不全；⑤活动性肺结核，尤其合并空洞者。此外，应用肝素治疗还需要注意预防肝素引起的血小板减少症，肝素使用 3～5 天后应复查血常规，观察血小板的数量变化，否则可引起静脉或动脉血栓，甚至致残或致死。

除了抗凝治疗，对于病程小于 72 h 的广泛急性近端 DVT 患者，可采用静脉点滴尿激酶、链激酶或组织型纤溶酶原激活剂等，激活血浆中的纤溶酶原转化为纤溶酶，进而溶解血栓。溶栓过程应监测纤维蛋白原，其数值不应低于 1.0 g/L，否则容易引起出血性并发症，包括致命的颅内出血。在导管介入溶栓治疗开始应用后，系统的溶栓治疗的使用逐渐减少。其他的药物治疗包括阿司匹林、右旋糖酐、双嘧达莫、丹参等，以及适当使用利尿剂，以减轻肢体肿胀。

3. 介入治疗

介入治疗具有创伤小、恢复快的优点，近年来使用逐渐增多，有取代传统开放手术治疗的趋势。介入治疗主要包括经导管直接溶栓术(catheter-directed thrombolysis，CDT)、下腔静脉滤器植入术、经导管血栓抽吸术、经皮机械性血栓清除术(percutaneous mechanic thrombectomy，PMT)等。CDT 是在超声或静脉造影监视引导下穿刺患侧腘静脉，将专门的带侧孔的溶栓导管置入血栓当中，通过侧孔持续脉冲式注入溶栓药物，使其与血栓充分接触，溶栓效果较好，同时可降低出血并发症发生率，较静脉系统溶栓更安全，适用于发病在两周内的急性中央型和混合型血栓形成。下腔静脉滤器植入术主要是预防肺栓塞，适用于急性 DVT 有抗凝禁忌者、抗凝治疗过程中仍有肺栓塞发生者、髂-股静脉内有超过 5 cm 以上漂浮血栓者以及需要进行介入或开放手术取栓防止术中血栓脱落者。近年来，随着导管吸栓装置和机械血栓清除装置的不断开发和改进，血栓清除的时间也不断缩短，减少了溶栓药物的使用剂量，降低了出血并发症的发生。

4. 手术治疗

对抗凝治疗无效、安全性低或对抗凝治疗禁忌时，可考虑外科手术疗法。手术治疗对可自由活动、预期寿命长的患者，可预防或减轻可能发生的血栓形成后综合征；对有严重水肿或股青肿的患者，可减轻或迅速缓解症状，预防静脉性坏疽的进展，挽救肢体。开放手术导管取栓术最常用于髂-股静脉血栓形成早期病例，取栓术的时机在发病后3～5天内效果最佳。手术方法主要采用Fogarty导管经股总静脉向近侧取栓，然后用橡皮取血带及手法按摩，自足部开始，向股总静脉切开处，排尽其远侧深静脉主干中的新鲜血凝块，以恢复回流通畅并保持正常的瓣膜功能。

5. 深静脉血栓形成后遗症的治疗

多数患者尚无有效的治疗手段，保守治疗包括注意休息、抬高患肢、穿医用弹力袜、药物治疗等。部分患者可采用手术治疗，手术治疗的目的是解决相应血栓闭塞导致的静脉回流障碍、静脉血栓完全再通后造成的血液倒流以及静脉高压形成的小腿瘀积性溃疡。对髂、股静脉闭塞而股静脉通畅者，在病情稳定后可做耻骨上大隐静脉交叉转流术；对局限于股浅静脉阻塞者，可做同侧大隐静脉股-腘(胫)静脉旁路术；对已完全再通而瓣膜破坏出现静脉逆流者，可采用深静脉瓣膜重建术；对出现浅静脉曲张及足靴区溃疡者，可做曲张静脉剥脱和交通静脉结扎术。近年来，深静脉血栓形成后遗症的腔内治疗逐渐增多，对于有充分流入道，尤其是髂-股静脉狭窄闭塞的中央型陈旧性血栓患者，球囊扩张和静脉内支架植入可取得良好的效果，支架植入应充分覆盖病变段血管，术后继续抗凝治疗3～6个月以维持血流通畅。

第五节　动-静脉瘘

动-静脉瘘(arteriovenous fistula，AVF)是指动脉和静脉之间不经过毛细血管床的一种异常交通，它可由先天性和后天性原因引起。动-静脉瘘可发生在任何血管，包括从口径略大于毛细血管或中间小动脉的小血管直到主动脉与腔静脉之间的直接通道。

一、病因和病理生理

本病病因总的来说可分为先天性和后天性动-静脉瘘。先天性动-静脉瘘是胎儿发育期原始的丛状血管结构残存，形成大小、数目和瘘型不一的动、静脉间异常通道。先天性动-静脉瘘常为多发性，常累及无数的细小动、静脉分支血管，瘘口多发且细小，往往影响骨骼及肌，受累肢体出现形态和营养障碍性改变，对全身血液循环的影响小。后天性动-静脉瘘的一个主要原因是外伤，大多由低剪切力锐器引起，一部分可由医源性引起，其他原因如假性动脉瘤的侵蚀、动脉瘤破裂、肿瘤等也有见报道。后天性动-静脉瘘常发生在中等大小的动、静脉，一般为单发且瘘口较大，可造成远端组织缺血和心力衰竭。

动-静脉瘘的病理改变包括局部的作用和全身循环系统血流动力学改变。局部作用直接与瘘支大小有关，瘘口近端动脉因血流增加而明显增粗和扭曲，远端动脉系统无明显血容量增加。根据瘘支的大小和相应阻力，当远端血管床阻力同侧支动脉阻力的比率超过其近侧动脉阻力的比率时，远端动脉血流发生逆流，常见于瘘支较大、慢性、低阻力动-静脉瘘及侧支动脉丰富者；反之，则血流方向正常，见于瘘支较小、高阻力动-静脉瘘及侧支动脉较少者。由于流经瘘支的动脉血流"窃血"，因此周围组织灌注压降低，产生缺血。而在瘘口远端的静脉压升高，则产生静脉高压的一系列临床表现，包括远侧静脉血流淤滞、静脉瓣膜功能不全，偶有逆向血流。动-静脉瘘也是促进侧支形成的重要原因，其丰富程度远远超过动脉粥样硬化病变者，有关侧支形成的两个理论是血流速度增加和经过侧支血管床压力增加。全身血流动力学的最基本变化是总外周阻力的降低，机体通过增加心率和每搏输出量来增加心排血量，同时舒张压降低、脉压增大、血容量增加，可逐渐出现心脏扩大和心肌肥厚。大的动-静脉瘘失代偿时，心肌收缩力降低，最终产生心力衰竭。

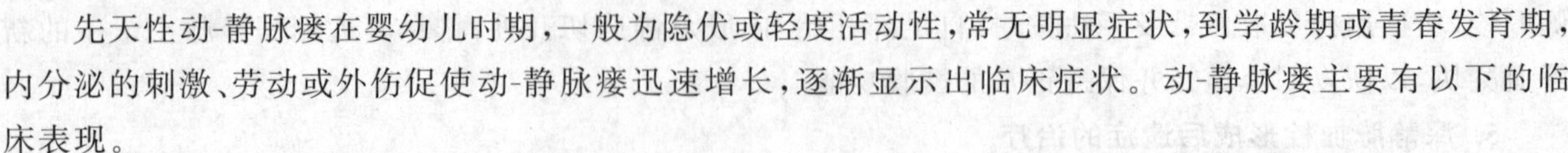

二、临床表现

先天性动-静脉瘘在婴幼儿时期，一般为隐伏或轻度活动性，常无明显症状，到学龄期或青春发育期，内分泌的刺激、劳动或外伤促使动-静脉瘘迅速增长，逐渐显示出临床症状。动-静脉瘘主要有以下的临床表现。

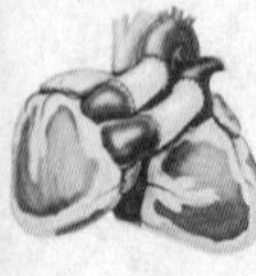

1. 杂音和震颤

在瘘口附近可以听到粗糙的连续的隆隆样“机器”杂音，收缩期增强，舒张期减弱，但并不消失，并沿血管近侧和远侧传导。瘘口愈大，杂音愈响。在瘘口相应体表可触及震颤。

2. 静脉瓣膜功能不全

动脉内的高压血流通过瘘口流入静脉，可导致远端静脉压增高，管腔扩大，静脉瓣膜受损而关闭不全，使得动-静脉瘘附近或远端浅表静脉显著扩张和弯曲。静脉回流受阻，可引起浅静脉迂曲、淤滞、色素沉着、湿疹、感染以及瘀积性溃疡等慢性静脉功能不全表现。

3. 动脉供血不足

由于血液分流，瘘口远端动脉血流量减少，搏动减弱，组织因供血不足，可产生终末器官组织窃血症状，发生在髂动脉的动-静脉瘘可产生远端肢体血液循环障碍而出现间歇性跛行、溃疡和坏疽。发生在主动脉的动-静脉瘘，可出现肾缺血和高血压、腹痛、脑血管供血不足等表现。合并假性动脉瘤或继发动脉瘤破裂者，由于瘤腔内血栓形成，血栓可部分、完全或间断性阻塞瘘口，因此症状可间歇性出现或消失。

4. 局部皮温升高

肢体血流丰富和静脉充血可使局部温度明显升高，可高出3～6℃。

5. 心力衰竭

动脉血流经瘘口流入静脉，心脏的回流血量增多，可引起心脏容量负荷过重，而致心脏扩大，导致心力衰竭。心脏扩大和心力衰竭的程度与瘘口的大小、部位以及存在的时间长短有密切关系。越近心脏的瘘，其导致的心力衰竭越严重。动-静脉瘘手术后，心力衰竭大多可以改善和治愈。

6. 肢体增长、增粗和局部病变

先天性动-静脉瘘与先天性血管瘤常在同一区域内并存。青少年骨骺端尚未闭合前，由于骨骼周围存在广泛的动、静脉吻合支，动、静脉血流量增加，骨髓内循环丰富，促使患肢增粗、增长，因此病人感到肢体沉重、肿胀、疼痛。

三、诊断与鉴别诊断

对于细心的临床医生，有明显临床表现的动-静脉瘘诊断并不存在很大的困难。无损伤检查中，彩色血流多普勒扫描比较有价值。利用高频超声探头和技术，可明确动-静脉瘘的存在及其部位。螺旋CT和薄层CT动脉造影利用CT三维重建技术可为外科医生提供详细的信息，这种模式也同样可用于主髂动-静脉瘘的术前评估。磁共振动脉成像同样也可用于非急诊择期病例的术前评估。动脉造影是诊断动-静脉瘘的最常用且最有价值的方法，特别是对先天性动-静脉瘘的动态观察以及对制定治疗方案有决定性意义。先天性动-静脉瘘的动脉造影可有各种各样的表现，但共同的特征是动静脉之间异常交通、静脉增多迂曲扩张，并在动脉期提前显影。对于外伤性动-静脉瘘，动脉造影能明确定位瘘口的数量、部位和大小，发现同时存在的假性动脉瘤和曲张的侧支血管，对手术有很大参考价值。由于经瘘口的血流速度增快，摄片频率应增加。患者因外伤或动脉瘤破裂而有活动性出血时，动脉造影可在手术室中进行。

肢体的动-静脉瘘患者有下肢静脉曲张和慢性下肢静脉功能不全的表现，应注意和原发性下肢静脉

瓣膜功能不全鉴别，后者一般单侧肢体发病，左侧多见，无局部皮温升高、杂音和心衰的表现，鉴别困难者可行CT或动脉造影等检查。此外，应注意和Klippel-Trenaunay综合征、Parkes-Weber综合征鉴别，这两种综合征均表现为临床三联征，即皮肤血管瘤、静脉畸形、静脉曲张和骨肥大。

四、治 疗

先天性动-静脉瘘虽属于良性病变，但有恶性肿瘤的生物学特征，病变不断蔓延和发展，常累及邻近的组织和器官，无自愈倾向，并且大多数由于动静脉之间的交通支众多细小，病变范围广泛，因而治疗十分棘手，无完全治愈可能，治疗方法需个体化。非常小的瘘，无临床表现，只是在检查中偶然发现者，可无须手术，定期进行随访，辅助性治疗如弹力护套控制受累肢体病变常有效。肢体受累致畸形和功能异常、瘘支较大引起全身血流动力学异常和伴出血感染等并发症者需手术治疗。治疗前需全面评估患者的病情，包括行动脉造影精确定位病变部位和范围，明确瘘支和滋养血管，以及血管外科、放射科、骨科、整形外科的各科医生多方会诊，协作治疗。

后天性动-静脉瘘一旦形成，由于动脉压和静脉压间之差甚大，瘘口很难自行愈合，唯一的治疗方法是手术或腔内治疗。动-静脉瘘的手术治疗原则，历经单纯动脉结扎到动-静脉瘘切除，直至目前提倡的血管重建术的原则。手术治疗的目的是关闭瘘口，维持正常血流动力学，重建或维持血管完整性。手术的方式有：(1)瘘切除，动脉和静脉壁侧面缝合修补术；(2)经静脉切开瘘口修补术；(3)瘘切除、动脉端对端吻合静脉侧面修补术；(4)瘘切除、人造血管或自体大隐静脉旁路术；(5)瘘口旷置、动脉旁路术等。

传统的动-静脉瘘手术方法创伤大、出血量多，同时动-静脉瘘局部血管解剖异常、静脉高压增加了手术的难度。近年来发展的动-静脉瘘腔内修复术可以避免上述传统手术的缺点，从而成为最有发展前途的治疗方法。腔内治疗包括栓塞治疗和支架型人工血管修复术。经皮穿刺插管栓塞治疗已成为先天性动-静脉瘘治疗的一种重要方法，某些类型的后天性动-静脉瘘，手术治疗有困难或风险很大者，可采用栓塞治疗或将其作为手术治疗的辅助手段。大部分患者需分期栓塞治疗，以降低组织坏死、造影剂毒性和长时间麻醉的危险。适用于支架型人工血管腔内修复术治疗的动-静脉瘘，主要是直径较大的动脉及其伴行静脉之间的瘘。伴有心功能不全的患者，对动-静脉瘘导致的窃血的耐受力较差，因此，这种情况下需要适当放宽手术指征。若为年轻的外伤性动-静脉瘘患者，由于植入体内的支架型人工血管的长期病例及血流动力学变化尚不甚清楚，则需要严格掌握手术指征。选择正确尺寸的支架型人工血管可以避免内漏、移位等手术并发症的发生，是手术成功的关键。

第六节　淋巴水肿

淋巴水肿(lymphedema)是由先天性淋巴管发育不全或后天病因，致使淋巴液回流受阻、反流所引起的肢体浅层软组织内体液集聚，继发纤维结缔组织增生、脂肪硬化、筋膜增厚及整个患肢变粗的病理状态，好发于四肢，下肢更为常见。

一、病因和病理生理

淋巴管是组织间液回流通道，淋巴结具有过滤与免疫保护功能。正常情况下，自血管渗出的液体量超过静脉端回吸收量，依靠淋巴回流(2～4 L/d)维持平衡，组织间液中的大分子物质(蛋白质)，不能通过毛细血管内皮间隙，主要依赖淋巴管重吸收。在病理状态下，如静脉高压、低蛋白血症等，自血管渗出增

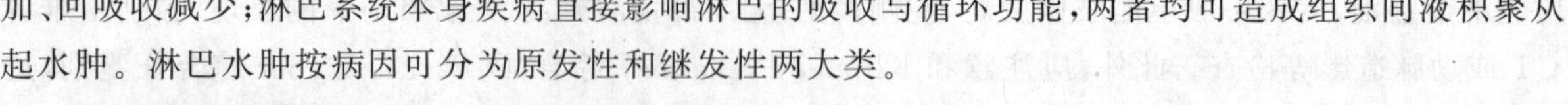

加、回吸收减少;淋巴系统本身疾病直接影响淋巴的吸收与循环功能,两者均可造成组织间液积聚从而引起水肿。淋巴水肿按病因可分为原发性和继发性两大类。

1. 原发性淋巴水肿

原发性淋巴水肿又分为:

①先天性淋巴水肿:有家族遗传史,称为 Nonne-Milroy 病,出生时就存在淋巴水肿症状。

②先天性淋巴过度发育:此类淋巴水肿通常在患儿 5～10 岁时确诊,原因可能是乳糜池部位的阻塞,表现为整个下肢或双侧下肢肿胀,皮下淋巴管增粗和数量增多,伴淋巴管扩张和瓣膜功能不全。

③早发性或迟发性淋巴水肿:占原发性淋巴水肿的 80%。早发性多见于女性,发病年龄为 20～30 岁;迟发性于 35 岁以后发生。

2. 继发性淋巴水肿

常见原因有:

①外伤性或损伤性:如腹股沟或腋窝淋巴结清扫、烧伤尤其是双侧腋窝和腹股沟区的损伤、大面积瘢痕形成等。

②感染或炎症性:如长期肢体慢性湿疹、足癣及其并发的细菌感染等,链球菌和葡萄球菌引起的淋巴管纤维性阻塞。

③丝虫病感染性:淋巴系统是丝虫感染的重要侵犯部位之一,在流行区域与结核病高发区,仍是淋巴水肿的重要原因。

④恶性肿瘤及其放射治疗后的淋巴水肿:乳腺癌根治术可引起上肢淋巴水肿;盆腔肿瘤、前列腺癌等手术切除、局部淋巴结清扫或术后的放射治疗,都容易引起下肢淋巴水肿。肿瘤引起的淋巴水肿的特点是水肿起于肢体近端,然后向远端扩展。

二、临床表现

主要临床表现为:

①水肿:自肢体远心端向近端扩展的慢性进展性无痛性水肿,可累及生殖器及内脏。

②皮肤改变:色泽微红,皮温略高。皮肤增厚、表皮过度角化、皮下组织增生,其中包括大量增生的纤维成分,使晚期的肢体病变组织坚硬如象皮,因此称为象皮肿病。

③继发感染:多为 β 型溶血性链球菌感染引起,出现蜂窝织炎或淋巴管炎,有局部红、肿、热、痛及全身感染症状。

④溃疡:皮肤轻微损伤可导致难以愈合的溃疡。

⑤恶变:少数病例反复发作后可恶变成淋巴管肉瘤。

根据国际淋巴学会所订标准,本病按病程进展程度可分为三期:

Ⅰ期(轻度):淋巴水肿仍呈可凹性,肢体抬高时水肿可大部分或完全缓解,无纤维化样皮肤损害。

Ⅱ期(中度):淋巴水肿非凹陷性,肢体抬高不能缓解或仅轻度减轻水肿,皮肤有中度纤维化改变。

Ⅲ期(重度):肢体呈不可逆水肿,反复感染,皮肤和皮下组织纤维化和硬化,出现典型的象皮肿样改变。

三、诊　断

根据病史和肢体肿胀的表现,不难做出淋巴水肿的诊断。需要指出的是,“非可凹陷性水肿”是关于淋巴水肿的经典描述,但淋巴水肿并不都是非可凹陷性水肿。淋巴水肿尤其是继发性淋巴水肿的病因诊

断十分重要，而淋巴水肿的评估，主要目的在于评价淋巴水肿的程度以及相适宜的治疗方式。进一步的检查和评估包括放射性核素扫描显像、CT 与 MRI、直接或间接淋巴管造影等。放射性核素扫描显像是诊断肢体淋巴水肿的重要手段，也是最重要的客观证据，其定位较准确，可以作为淋巴水肿诊断的首选检查手段。但对于轻度淋巴水肿，可能会出于技术经验问题而发生漏诊。核素积聚在注射部位、淋巴管与淋巴结显影缓慢或不显影、淋巴管扩大、由淋巴管向皮肤逆流等征象，可以作为病因与定位诊断的依据。直接法淋巴造影是从趾蹼皮下注入亚甲蓝使淋巴管显示，或经皮肤浅表切口暴露后直接穿刺注入含碘造影剂。间接法淋巴造影是在水肿区域皮内注入可吸收造影剂，然后摄片。

四、治　疗

国际淋巴学会提出淋巴水肿的治疗目标为：肢体周径变细，皮肤皮下组织变软，淋巴水肿不发展或发展缓慢，丹毒不复发或频度降低，维持肢体良好的功能。迄今为止，对于淋巴水肿尚没有一种绝对有效的治疗方法，但随着对淋巴水肿病理生理进一步的深入研究，以及影像诊断新技术的应用，特别是显微外科技术的发展，其治疗效果逐渐得到提高。总的来说，肢体淋巴水肿的治疗分为保守治疗和手术治疗方法两大类。

1. 保守治疗

①一般治疗：抬高患肢，局部皮肤护理和清洗，防止和消除皮肤破损和感染，坚持患肢运动以助淋巴回流，穿宽松透气的鞋，适当选用利尿剂等。

②加压疗法：从患肢远端向近端施加一定压力，促使潴留在组织间隙的淋巴液回流以减轻患肢水肿，如各种按摩、弹力绷带包扎、有压力梯度的弹力袜或袖套等。

③间歇性充气加压法：适合淋巴水肿治疗的模式为多气囊序贯充气模式，肢体远端第一个气囊持续充气加压后，序贯向近侧气囊充气，待所有气囊充气后，同时放气，间歇，完成一个周期，而后周而复始。急性感染或静脉血栓形成的水肿应列为禁忌。

④烘绑治疗：利用电辐射热治疗机（60～80 ℃）的热效应，促进淋巴回流与淋巴管再生和复通，治疗后用弹性绷带加压包扎。

⑤抗生素等药物治疗：淋巴水肿可反复发生急性或慢性丹毒，肢体的反复感染是淋巴水肿进展的重要因素。一旦患肢皮肤出现较大范围的红肿，应立即进行抗感染治疗，并进行即刻、多次的细菌培养，用针对性和足量抗生素，用药时间不少于 14 天，同时针对足癣等其他感染进行彻底治疗。

2. 手术治疗

淋巴水肿的外科手术治疗经过几十年的发展演变，目前有确切远期疗效的术式很少。手术的成功与否取决于手术时机和适应证的掌握。手术方法包括：

①病变组织切除、游离植皮或皮瓣覆盖：常用术式有 Charles 术和 Servelle 术。当皮肤及皮下组织已发生不可逆改变后，切除深筋膜浅面的全部皮下组织，然后取正常皮肤或切下的病变皮肤修剪后进行植皮。

②促进淋巴回流的手术：肢体淋巴水肿主要是浅表淋巴系统的病变，可采用大网膜或去表皮组织，移植到患肢深筋膜浅面，建立侧支回流通路。

③淋巴回流重建手术：应用显微手术技术做淋巴管-静脉吻合术、淋巴结-静脉吻合术，或取正常淋巴管、静脉，直接植入或旁路移植，重建淋巴回流通路。该手术的适应证为：原发性或继发性淋巴水肿，术中估计至少能够解剖到 2 根具有自主收缩功能的淋巴管，患肢皮肤和淋巴管无急性炎症者。

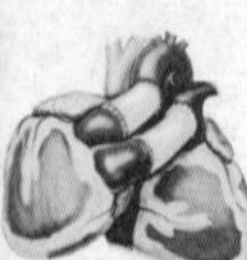

第七节 周围动脉疾病的介入治疗

一、颈动脉狭窄介入治疗

随着近年来介入治疗器械和技术的进步，颈动脉血管成形术和支架置入术（carotid angioplasty and stenting，CAS）正在成为可能替代颈动脉内膜切除术（carotid endarterectomy，CEA），用于治疗颈动脉狭窄病变的一种微创、安全和有效的颈动脉狭窄血运重建手段。

1. 适应证

（1）症状性患者，曾在6个月内有过非致残性缺血性卒中或一过性脑缺血症状（TIA，包括大脑半球事件或一过性黑矇）的低中危外科手术风险患者，通过无创性成像或血管造影发现同侧颈内动脉直径狭窄超过50%，预期围手术期卒中或死亡率小于6%。

（2）无症状患者，通过无创成像或血管造影发现占70%，预期围手术期卒中或死亡率小于3%。

（3）颈部解剖不利于CEA外科手术的患者应选择CAS。

（4）对于TIA或轻微卒中患者，如果没有早期血管重建术的禁忌证，则可以在事件出现2周内进行干预。对于大面积脑梗死保留部分神经功能患者，应在梗死至少2周后再进行CAS治疗。

（5）CEA术后再狭窄，症状性或无症状性狭窄大于70%。

（6）CEA高危患者：年龄大于80岁；心排量低（EF<30%）；未治疗或控制不良的心律失常；心功能不全；近期心梗病史；不稳定心绞痛；严重COPD；对侧颈动脉闭塞；串联病变；颈动脉夹层；假性动脉瘤等。

（7）急诊患者，如假性动脉瘤、急性颈动脉夹层、外伤性颈动脉出血。

（8）颈动脉血管重建术不推荐应用于已有严重残疾的脑梗死。

2. 禁忌证

（1）绝对禁忌证：无症状颈动脉慢性完全闭塞。

（2）相对禁忌证：3个月内颅内出血、2周内曾发生心肌梗死或大面积脑梗死、伴有颅内动脉瘤，不能提前处理或同时处理者，以及胃肠道疾病伴有活动性出血，难以控制的高血压，肝素以及抗血小板类药物有禁忌证，对造影剂过敏，重要脏器如心、肺、肝和肾等严重功能不全者。

3. 并发症

并发症主要包括穿刺点的并发症，栓塞、血栓形成和脑出血造成的神经功能障碍，病变处血管、操作路径血管及远端血管的损伤，心血管事件及死亡，支架内再狭窄等。

4. 疗效及预后

北美症状性颈动脉内膜切除术试验（North American symptomatic carotid endarterectomy trial，NASCET）对症状性颈动脉狭窄程度与卒中风险的关系有清晰的描述。在18个月的内科药物治疗期间，狭窄程度为70%～79%的患者卒中风险为19%，狭窄程度为80%～89%的患者卒中风险为28%，狭窄程度为90%～99%的患者卒中风险为33%。CAS的TIA发生率在诸多报道中为1%～2%。在ARCEeR试验中，所有的卒中发生率为5.5%，致残性卒中发生率为1.5%，而小卒中发生率为4.0%。在颈动脉血管再形成内膜切除术与血管支架对比试验（carotid revascularization endarterectomy versus stent trial，CREST）试验中，CAS所有的卒中发生率为4.1%，致残性卒中发生率为0.9%。

二、椎动脉狭窄介入治疗

症状性动脉粥样硬化性[椎动脉起始部(vertebral artery origin stricture,VAOS)]狭窄血管内治疗起源于20世纪80年代。1981年,Motarjeme等报道了第一例VAOS的球囊血管成形治疗,取得了满意的疗效。VAOS支架植入治疗逐渐成为VAOS治疗的安全、有效的选择。

1. 适应证

(1)一侧VAOS≥50%,伴有:对侧椎动脉狭窄闭塞或发育不良,或者对侧椎动脉没有参与基底动脉;有前循环的血管病变(狭窄或闭塞),后循环通过Willis环对前循环有重要的代偿作用。

(2)双侧VAOS≥50%,伴有:后循环缺血性卒中/TIA,或者前循环的血管病变(狭窄或闭塞),后循环通过Willis环对前循环有重要的代偿作用。

2. 禁忌证

(1)3个月内颅内出血。

(2)2周内曾发生心肌梗死或大面积脑梗死。

(3)伴有颅内动脉瘤,不能提前处理或同时处理者。

(4)胃肠道疾病伴有活动性出血。

(5)难以控制的高血压。

(6)肝素以及抗血小板类药物有禁忌证。

(7)对造影剂过敏。

(8)重要脏器如心、肺、肝和肾等严重功能不全者。

3. 并发症

并发症主要包括穿刺点的并发症,栓塞、血栓形成和脑出血造成的神经功能障碍,病变处血管、操作路径血管及远端血管的损伤,心血管事件及死亡,支架内再狭窄等。

4. 疗效及预后

因仍缺乏高证据级别的研究,在2014年AHA/ASA卒中及TIA治疗指南中,VAOS血管内治疗的证据级别及推荐级别都很低(推荐级别Ⅱb;证据级别C),而且血管内治疗只在最佳方案的药物治疗后仍然有症状时才考虑。

三、锁骨下动脉狭窄介入治疗

动脉粥样硬化多累及锁骨下动脉和头臂干,严重狭窄可引发一系列临床症状(如上肢缺血或锁骨下动脉盗血综合征等)。内科治疗无效时可进一步行血运重建。血管内支架术成为开胸外科手术的一种替代选择。

1. 适应证

(1)锁骨下动脉狭窄或闭塞引起后循环缺血症状(锁骨下动脉盗血综合征)的缺血性脑卒中或TIA患者,如果标准内科药物治疗无效,且无手术禁忌证。

(2)颈总动脉或头臂干病变导致的TIA和缺血性脑卒中患者,内科药物治疗无效,且无手术禁忌证。

2. 禁忌证

(1)3个月内颅内出血。

(2)2周内曾发生心肌梗死或大面积脑梗死。

(3)伴有颅内动脉瘤,不能提前处理或同时处理者。

(4)胃肠道疾病伴有活动性出血。

(5)难以控制的高血压。

(6)肝素以及抗血小板类药物有禁忌证。

(7)对造影剂过敏。

(8)重要脏器如心、肺、肝和肾等严重功能不全者。

3. 并发症

并发症主要包括穿刺点的并发症,栓塞、血栓形成和脑出血造成的神经功能障碍,病变处血管、操作路径血管及远端血管的损伤,心血管事件及死亡,支架内再狭窄等。

4. 疗效及预后

仍考虑在内科药物治疗无效的情况下再行血运重建治疗;多项研究报道证实,进行锁骨下动脉和头臂干的血管成形术和支架植入术的技术成功率和安全性很高,但是仍缺乏长期随访数据。

四、肾动脉狭窄介入治疗

经皮肾动脉血管成形术(支架术)是肾动脉血运重建的首选治疗策略。只有血流动力学明显受限的肾动脉狭窄(表 28-7-1)才考虑进行血管内治疗。

表 28-7-1 血管狭窄程度与功能受限

血管造影狭窄程度	生理学检测	血流动力学受限程度
<50%	—	轻微
50%~70%	—	中等
50%~70%	静息跨狭窄压差>10 mmHg	明显受限
	最大跨狭窄压差>20 mmHg	明显受限
	FFR≤0.8	明显受限
≥70%		明显受限

1. 适应证

都是以血流动力学明显受限的肾动脉狭窄为前提。

(1)反复不明原因的心衰。

(2)无明显诱因突发肺水肿。

(3)不稳定性心绞痛。

(4)加剧/持续恶性高血压。

(5)高血压并一侧肾脏缩小。

(6)高血压药物治疗无效。

(7)肾动脉狭窄并慢性肾衰,包括双侧肾动脉狭窄或仅存单一有功能肾脏,以及一侧肾动脉狭窄。

(8)无症状双侧肾动脉狭窄或单一有功能肾脏且同侧肾动脉明显血流动力学受限。

(9)肌纤维发育不良。

2. 禁忌证

(1)其他因素引起慢性肾病。

(2)2 周内曾发生心肌梗死或大面积脑梗死。

(3)胃肠道疾病伴有活动性出血。

(4)肝素，以及抗血小板类药物有禁忌证。

(5)对造影剂过敏。

(6)其他重要脏器如心、肺、肝等严重功能不全者。

3. 并发症

并发症主要包括穿刺点的并发症，栓塞、血栓形成和脑出血造成的神经功能障碍，病变处血管、操作路径血管及远端血管的损伤，心血管事件及死亡，支架内再狭窄等。

4. 疗效及预后

尽管介入治疗可以迅速解除肾动脉狭窄，但 2017 欧洲心脏病学会(ESC)提出，对于肾动脉粥样硬化狭窄首选药物治疗，除非不明原因的顽固性心衰、突发性肺水肿，否则不推荐血管内治疗；仅推荐肌纤维发育不良引起的高血压、肾损害行血管内治疗(Ⅱa 类推荐)。

五、下肢动脉的介入治疗

在症状性髂或股、腘动脉疾病且病变既适用于外科手术又适用于血管成形术患者中，对比外科手术和血管成形术的随机研究(veterans administration cooperative study)中指出，外科手术有较高操作死亡率(0.8%)及并发症发生率(13.5%)，但两种治疗方式提供了相似的远期踝-肱指数。因此，下肢动脉介入治疗作为一种微创手段，尤其是对患者年老体弱或伴有其他疾病而无法耐受外科手术创伤打击者来说，可以作为首选治疗方案。

1. 适应证

生活模式受限的跛行、严重的肢体缺血或将来的导管插入术维持股动脉开通需要应用到下肢动脉介入术(表 28-7-2)。

表 28-7-2 Fontaine 和 Rutherford 关于下肢动脉狭窄症状分级

Fontaine 分类		Rutherfoud 分类		
期别	临床表现	级别	类别	临床表现
Ⅰ期	无症状	0	0	无症状
Ⅱa 期	轻度间歇性跛行	Ⅰ	1	轻度间歇性跛行
Ⅱb 期	中—重度间歇性跛行	Ⅰ	2	中度间歇性跛行
		Ⅰ	3	重度间歇性跛行
Ⅲ期	静息痛	Ⅱ	4	静息痛
Ⅳ期	组织溃疡、坏疽	Ⅲ	5	轻微组织缺损
		Ⅳ	6	组织溃疡、坏疽

2. 禁忌证

(1)对造影剂过敏者。

(2)严重高血压，舒张压大于 110 mmHg(14.66 kPa)者。

(3)严重肝、肾功能损害者。

(4)近期有心肌梗死和严重心肌疾患、心力衰竭及心律不齐者。

(5)甲状腺功能亢进及糖尿病未控制者。

3. 并发症

并发症主要包括穿刺点的并发症，栓塞，血栓形成，病变处血管、操作路径血管及远端血管的损伤，心

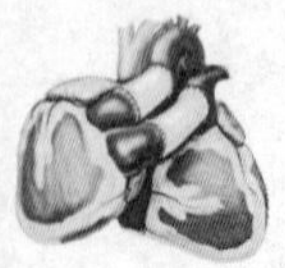

血管事件及死亡，跨关节病变支架断裂，支架内再狭窄等。

4. 疗效及预后

血管造影及长期的临床结果均可反映下肢动脉介入治疗的良好效果。目前，随着各种新材料、新技术、新器械的运用，下肢动脉介入治疗成功率更高、支架再狭窄率更低，能够明显提高临床患者治愈率、生活质量，降低截肢率、病死率，介入治疗在下肢动脉狭窄治疗中的运用将有更广阔的前景。

第八节　病例分析

一、血管损伤

（一）病史

1. 病史摘要

龚××，男，29 岁。主诉：外伤后右大腿流血伴腹痛 9 小时。

患者 9 小时前在工地工作时摔落，致钢筋插入右大腿后内侧约 15 cm，自行爬起，钢筋未留体内，体位留有约 3 cm 开放性伤口，伤口流血不止，伴有腹痛，急送至附近医院救治，行腹部血管超声怀疑髂血管损伤，来我院就诊，门诊行骨盆正位片及盆腔 CT 示骨盆骨折，右腹膜后血肿，遂以“外伤性髂血管损伤”收住入院。既往有吸烟史，无高血压、糖尿病病史。

2. 病史分析

(1)怀疑血管损伤时，病史询问要重点采集外伤是如何引起的，外力接触身体的部位、方向、大小等，伤口出血的颜色、出血量，是否为喷射性，有无出血性休克和肢体缺血的表现。

(2)怀疑胸腹腔内的血管损伤引起的出血应特别注意，有时候出血量大，但体表看不到出血，易致急性血容量锐减；若血栓阻塞断裂的血管可暂时停止出血，但血栓被动脉压力冲掉或被外界力量擦掉便可再次大出血。该病例中钢筋插入的部位可能造成髂动脉损伤，引起腹膜后的血肿，由于腹膜后血肿压力包裹，出血可能暂时停止，但应特别注意可能引起再次的大出血。

(3)病史特点：①年轻男性，外伤后右大腿流血伴腹痛 9 小时。②钢筋向右大腿后内侧插入较深，有腹痛和腹膜后血肿形成。

（二）体格检查

1. 结果

T:36.5°　　P:113 次/分　　R:20 次/分　　BP:123/76 mmHg

神志清楚，回答切题，自主体位，查体合作。眼结膜苍白，双侧瞳孔等大等圆，对光反射正常。腹稍隆起，右下腹压痛，无反跳痛和肌紧张，右侧髋关节外展外旋时疼痛，活动度正常，右耻骨联合及右腹股沟有压痛，未见皮下瘀斑。右大腿后内侧可见一约 3 cm 的开放性伤口，未见明显活动性流血，伤口内未见异物，右大腿肿胀，右下肢皮温凉，皮色苍白，右股、腘、足背及胫后动脉均未及搏动，左下肢皮温皮色好，左股、腘、足背及胫后动脉搏动正常。

2. 体检分析

(1)心率增快，结膜苍白，提示出血量较大，存在贫血，特别要注意监测生命征，随访血常规，做好抗失血性休克的准备。

(2)右下腹压痛，右耻骨联合及右腹股沟压痛，右侧髋关节外展外旋时疼痛，右大腿肿胀，这些体征提示不可见的出血和腹膜后血肿可能，是血管损伤的重要线索。

(3)右下肢皮温凉，皮色苍白，右股、腘、足背及胫后动脉均未及搏动，表明右下肢血供受影响，是动脉损伤的重要证据。

(三)辅助检查

1. 结果

(1)实验室检查：白细胞计数 10.35×10^9/L，血红蛋白 68 g/L，白蛋白 26.60 g/L，D-二聚体定量 2.57 mg/L。

(2)盆腔 CT：右侧耻骨上支、髋臼骨折，右腹膜后血肿、积气，升降结肠、直肠管壁未见异常增厚。

2. 辅助检查分析

该患者血红蛋白和白蛋白下降明显，提示出血量较大。D-二聚体定量升高，提示血管损伤后继发血栓形成和纤溶亢进。盆腔 CT 提示骨盆骨折合并右腹膜后出血，提示右髂动静脉损伤可能。如果情况允许，可行彩色血管多普勒和增强 CT 以进一步明确。

(四)诊断与鉴别诊断

1. 诊断

(1)外伤性右髂动脉损伤并腹膜后血肿形成。

(2)贫血。

(3)低蛋白血症。

(4)右耻骨上支骨折。

(5)右髋臼骨折。

2. 诊断依据

(1)典型病史：外伤后右大腿流血伴腹痛 9 小时，钢筋向右大腿后内侧插入较深，有腹痛和腹膜后血肿形成。体检发现结膜苍白、心率增快等出血征象，以及右下肢动脉搏动消失、皮温皮色改变等右下肢缺血征象。

(2)实验室检查提示失血性贫血和继发血栓等血管损伤表现。

(3)CT 检查提示右腹膜后血肿。

3. 鉴别诊断

(1)是否合并腹腔内脏器损伤：患者出现腹痛须注意是否合并腹腔内脏器损伤的可能，一般腹腔内实质性脏器损伤可发现腹腔游离积液，合并失血性休克；腹腔内空腔脏器损伤则可出现明显的腹膜炎体征。

(2)鉴别动脉损伤和静脉损伤：动脉损伤出血可出现急速的搏动性鲜红色出血，而静脉损伤出血为持续的暗红色出血。动脉损伤可导致动脉搏动消失、皮温低、皮色苍白等肢体缺血的征象，静脉损伤表现为肢体肿胀、皮温升高等淤血的征象。

(五)治疗

1. 治疗原则

止血、补充血容量、抗休克以挽救生命，同时正确修复血管损伤以控制出血和保证组织恢复正常的灌注来挽救肢体。

2. 治疗方案

(1)绝对卧床休息，监测生命征，输血、补液、补充血容量和纠正贫血，随访血常规、血生化等指标变化。

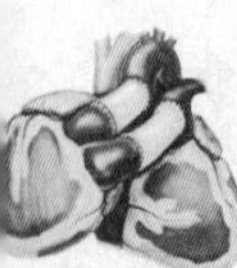

(2)急诊行腹主动脉和右下肢动脉造影(备腔内血管损伤修复术)。术中造影见腹主动脉、右髂总动脉、右髂内动脉显影良好,右髂外动脉断裂,少量造影剂外溢,呈搏动性[图 28-8-1(a)],远端股总动脉通过侧支循环显影。在导丝导管尝试通过右髂外动脉时,患者突发右侧腰背部疼痛并血压下降,心率增快,鞘内造影见大量造影剂自右髂外动脉外溢,迅速交换球囊阻断破裂血管近端,通过右股动脉建立牵张导丝,通过髂外病变处后,退出球囊同时在右髂外动脉破口定位释放覆膜支架,复查造影未见造影剂外溢,远近端动脉显影良好[图 28-8-1(b)]。

(3)出血控制后予以抗凝治疗,防止血栓形成,保证肢体血流通畅。

(4)应用抗生素预防和控制感染,改善全身营养状况,处理局部伤口以促进伤口愈合。

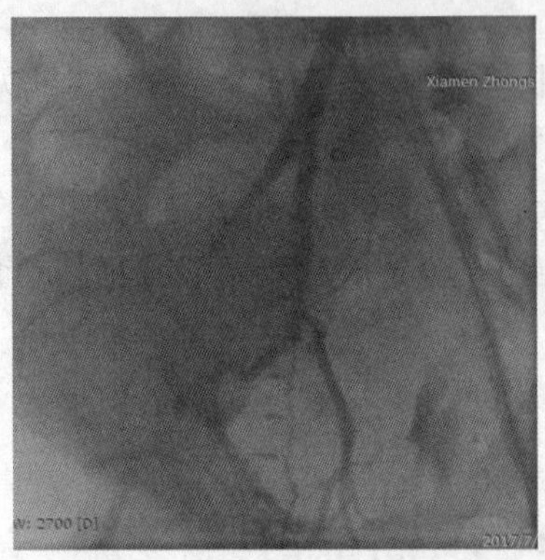

(a)右下肢动脉造影显示右髂外动脉闭塞,伴造影剂外溢(箭头)

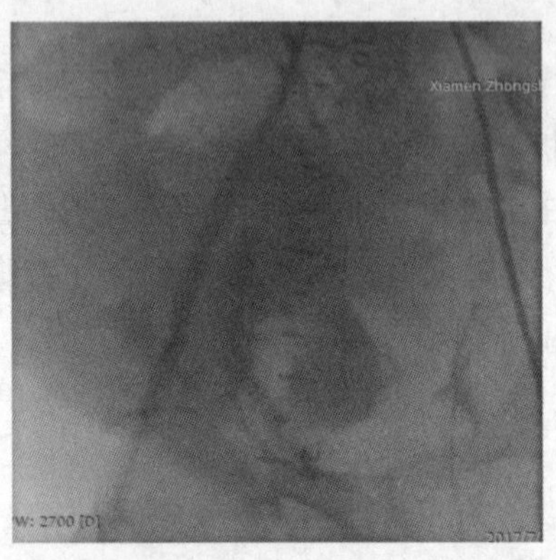

(b)导丝通过闭塞段并植入覆膜支架后,造影剂不再外溢,右髂外动脉支架内血流通畅

图 28-8-1　髂动脉损伤的腔内治疗

二、下肢动脉硬化闭塞症

(一)病史

1. 病史摘要

吕××,男,71 岁。主诉:左下肢间歇性跛行 2 年,左足皮肤破溃 4 个月。

2 年前无明显诱因出现左下肢间歇性跛行,行走 500 米后即出现左小腿酸痛、乏力感,休息后可缓解,无胸闷、心慌、气促、腹痛、晕厥等表现,未予以重视。近 1 年来症状逐渐加重,间歇性跛行距离缩短为 200 米,未予治疗。4 个月前开始出现静息痛,出现左足第二趾末端发黑、破溃,疼痛加剧,无法自行愈合,门诊以"下肢动脉硬化闭塞症"收住入院。既往有高血压病史,服药物控制可。

2. 病史分析

(1)在病史采集时应注意动脉硬化的高危因素,比如年龄、吸烟史、高血压、糖尿病、高血脂病史,该患者有明确的高血压病史,其他危险因素须进一步检查明确。此外还应该注意病情的发展,该患者病情有较为明确的发生发展过程,从间歇性跛行逐渐加重,出现静息痛,最后出现肢体末端溃疡,符合下肢动脉硬化病情的发展变化。

(2)动脉性间歇性跛行须注意和神经源性跛行鉴别,采集病史时应注意询问症状发生的特点。动脉性跛行特点为肌肉疲劳、紧缩感,神经源性跛行特点为刺痛感、肢体不灵活。还应询问症状是否和站立有关,以及发生症状的部位、诱发因素、缓解方式等。

(3)病史特点:①男性,年龄大于 55 岁,有高血压病危险因素。②有逐渐加重的间歇性跛行、静息痛、肢体末端溃疡等下肢动脉缺血的病史。

（二）体格检查

1. 结果

T:36.5°　　P:75次/分　　R:20次/分　　BP:142/88 mmHg

双下肢大小、长度对称，无肿胀和静脉曲张，左足第二趾末端皮肤破溃、发黑，溃疡面积约1.0 cm×0.5 cm，未见明显脓性分泌物。双侧股动脉搏动好，左腘动脉、左足背动脉、左胫后动脉未及搏动，右腘动脉和右足背动脉搏动较弱。双下肢感觉活动功能正常。

2. 体检分析

入院检查血压升高，符合高血压病的诊断。溃疡位于肢体末端，提示动脉缺血导致的溃疡可能性大，而且为干性溃疡。下肢的搏动弱或消失，为下肢动脉硬化闭塞的典型体征，并且股动脉搏动好，左侧腘动脉以下搏动未及，提示闭塞部位为股浅动脉区域。

（三）辅助检查

1. 结果

(1)实验室检查:低密度脂蛋白LDL-C 3.70 mmol/L，同型半胱氨酸42.60 μmol/L，纤维蛋白原4.31 g/L，D-二聚体定量510 ng/mL。

(2)下肢动脉CT血管造影:下肢动脉广泛硬化，右股浅动脉轻中度狭窄，左股浅动脉起始段以下动脉长段闭塞。

2. 辅助检查分析

该患者实验室检查发现血脂增高，亦为下肢动脉硬化闭塞症高危因素之一。同型半胱氨酸增高和纤维蛋白原增高均可增加血液黏稠度，提示血液呈高凝状态。D-二聚体定量升高，提示在动脉硬化基础上有血栓形成。CTA影像学表现符合下肢动脉硬化闭塞症。

（四）诊断和鉴别诊断

1. 诊断

(1)下肢动脉硬化闭塞症(FontaineⅣ期)。

(2)高血压病(极高危)。

(3)高脂血症。

2. 诊断依据

(1)典型病史:有下肢动脉硬化闭塞的高危因素和下肢动脉缺血的典型临床表现，如间歇性跛行、肢体末端溃疡、下肢动脉搏动消失等。

(2)实验室检查发现血脂增高和其他血液高凝和血栓形成的因素存在。

(3)下肢动脉CT血管造影提示下肢动脉硬化，左股浅动脉长段闭塞。

3. 鉴别诊断

(1)血栓闭塞性脉管炎:该病主要见于男性青壮年，有吸烟史，不常伴有动脉硬化的高危因素和其他部位的动脉硬化;病变以累及中、小动脉为主，有游走性浅静脉炎病史;CTA表现为膝下中小动脉闭塞，其他部位动脉一般较光滑，无明显硬化表现。与本病不符。

(2)多发性大动脉炎:多见于青年女性，起病缓慢，活动期有发热，常见红细胞沉降率增高及免疫指标异常;以侵犯主动脉及其一级分支起始部位为主，髂、股动脉闭塞或狭窄较少见。实验室检查和影像学检查可明确鉴别。

（五）治疗

1. 治疗原则

左下肢血管重建手术，恢复左下肢血供，挽救肢体；同时积极控制危险因素，改善全身情况。

2. 治疗方案

(1)控制危险因素：积极控制危险因素，戒烟和降压降脂治疗，同时完善检查以完成心、脑、肾等脏器功能的评估，改善全身状况。

(2)抗血小板、抗凝药物治疗：氯吡格雷、拜阿司匹林等抗血小板药物可用于所有的外周动脉硬化闭塞症患者。该患者合并血栓和血液高凝状态，抗凝治疗有利于保证手术效果。

(3)下肢动脉造影球囊扩张和支架成形术：该患者存在肢体溃疡，有血管重建手术指征。血管重建可采用血管旁路术和腔内手术，考虑到患者年龄较大，全身情况欠佳，比较适合腔内手术。腔内手术选择从右侧股总动脉逆行穿刺，导管导丝翻过腹主动脉远端髂总动脉分叉至左侧髂外动脉，导入长鞘造影示左股浅动脉开口以下长段闭塞[图 28-8-2(a)]，导丝导管通过闭塞段后行球囊扩张和支架成形术，术后造影显示股浅动脉血流恢复[图 28-8-2(b)和(c)]。股浅动脉长段闭塞行支架成形术的目的主要为挽救肢体，术后远期效果不确定，因此术前应充分和患者沟通，术后坚持抗血小板药物治疗，定期随访。

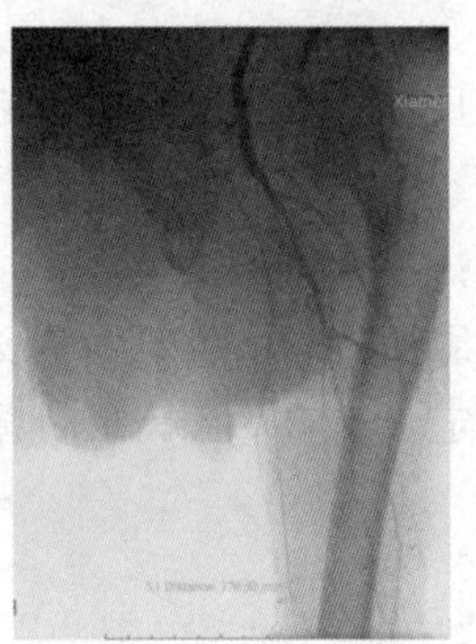

(a) 下肢动脉造影显示股浅动脉开口以下长段闭塞

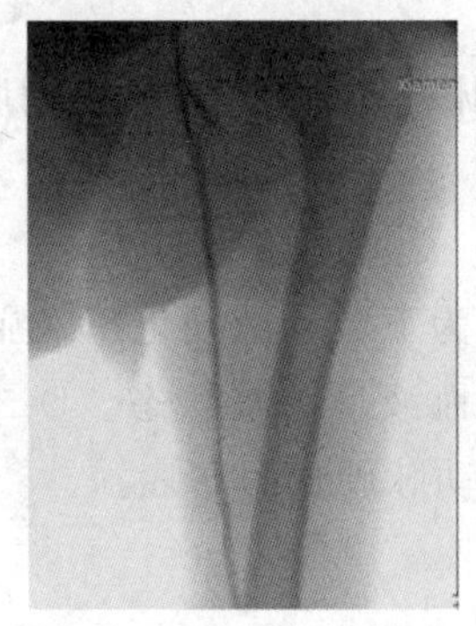

(b) 通过股浅动脉闭塞段血管植入两枚支架后造影，显示股浅动脉血流恢复

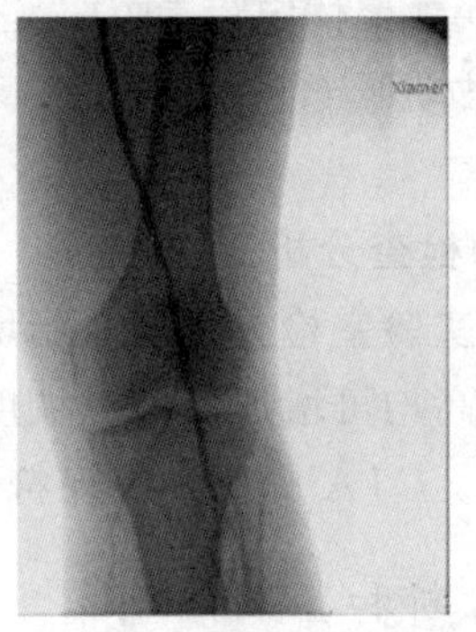

(c) 支架远端造影示腘动脉及远端血流通畅

图 28-8-2　下肢动脉硬化闭塞症的腔内治疗

三、血栓闭塞性脉管炎

（一）病史

1. 病史摘要

高××，男，35 岁。主诉：双下肢怕冷、疼痛 2 年余，加重 1 周。

患者 2 年余前无明显诱因出现双下肢怕冷、疼痛，行走 500～800 米后出现下肢疼痛、乏力，无胸闷、心悸，无发热等不适，未引起重视。1 年前开始出现左足第 1 趾皮肤破溃、发黑，行走 200 米后即出现下肢疼痛、乏力，就诊当地医院行"左足拇趾切除术"。1 周前双下肢冰冷、疼痛再发，较前加重，前来我院就诊。既往无高血压、高脂血症、糖尿病病史，吸烟史 10 余年，1 包余/每天，已戒烟 1 年，无嗜酒。

2. 病史分析

(1)该病起病隐匿，进展缓慢，多次发作后症状逐渐加重。多数病人为青壮年男性，多数有长期吸烟史，一般无高血压、糖尿病、高脂血症等易致动脉硬化的因素，此外还应注意询问有无免疫系统疾病。着重询问：①下肢痛是否为主要症状；②准确指明哪条肢体、具体部位或哪个关节疼痛，是一处(单个)还是多处(多个)部位或关节疼痛;③疼痛发生的缓急及疼痛的性质(活动后痛或静息痛);④诱发疼痛的原因和使疼痛加重或缓解的有关因素,如寒冷、升温、运动及活动、肢体位置变化等;⑤伴随症状,特别是发热、倦怠、乏力、盗汗、消瘦;⑥有无与肢体疼痛有关的全身性疾病史,是否先有全身性疾病而后才有四肢疼痛。

(2)常见下肢疼痛的鉴别:

①某些全身性疾病引起的肢体痛:属于此类的四肢痛多继发于风湿、类风湿、结核、全身化脓性炎症、动脉硬化闭塞症、动静脉血栓、痛风和血友病等全身性疾病。

②真正由四肢疾病引起的疼痛多发生于一侧或双侧的上肢或下肢,极少同时出现在四个肢体。缺血性疼痛多在肢体远侧,伴有间歇性跛行、肢体动脉搏动减弱或消失的表现,采用多普勒超声血流图等特殊检查方法可确诊;若四肢以肌肉酸痛为主而无阳性体征,并且是作为全身疼痛不适的一部分发生于全身高热性疾病中,应考虑急性传染病引起的非四肢病变,肌肉疼痛多在四肢肌肉肥厚部位,有挫伤或拉伤以及受寒史,按摩或热敷感到舒适。除局部压痛外,无明显体征。

(3)病史特点:①青壮年男性,既往无高血压、高脂血症、糖尿病病史,有长期大量吸烟史。②双下肢畏冷、间歇性跛行、静息痛,左足拇趾慢性缺血性坏死。

(二)体格检查

1. 结果

T:36.4℃　P:76 次/分　R:21 次/分　BP:106/70 mmHg

双下肢皮温稍低,左下肢为甚,左足拇趾缺如。右下肢散在红肿、硬结,轻压痛,无静脉曲张,无感觉异常,无湿疹,无萎缩、瘙痒。双下肢 Buerger 试验阳性。双下肢肌力Ⅴ级。双下肢动脉搏动如下:股动脉,左+右+;腘动脉,左±右±;胫后动脉,左-右-;足背动脉,左-右-。

2. 体检分析

(1)查体特点:①双下肢慢性缺血性改变,右下肢游走性浅静脉炎表现;②双下肢 Buerger 试验阳性,腘动脉搏动减弱,胫后、足背动脉未触及搏动,病变范围局限,提示血栓闭塞性脉管炎可能性大。

(2)该患者特异性阳性体征明显,可初步排除动脉硬化性闭塞症,诊断血栓闭塞性脉管炎可能性大。

(三)辅助检查

1. 结果

(1)实验室检查:凝血功能,APTT 42.50 s,纤维蛋白原 4.53 g/L,D-二聚体 620.00 ng/mL,余未见明显异常。

(2)动脉硬化的两项指标:CAVI 为左 6.5,右 6.3;ABI 为左 0.68,右 0.83。

(3)双下肢 CTA:右侧胫后动脉及左侧胫前动脉近中段未见显影,靶区见右肾副动脉。

2. 辅助检查分析

患者 APTT 延长、D-二聚体升高显著,提示血栓形成、凝血功能亢进;CAVI、ABI 提示双下肢缺血;CTA 提示右侧胫后动脉及左侧胫前动脉节段性闭塞,诊断明确。

(四)诊断与鉴别诊断

1. 诊断

(1)双下肢血栓闭塞性脉管炎。

(2)右下肢血栓性浅静脉炎。

(3)左足拇趾切除术后。

2. 诊断依据

(1)典型病史:青壮年男性,既往无高血压、高脂血症、糖尿病病史,有长期大量吸烟史。双下肢畏冷、间歇性跛行、静息痛,左足拇趾慢性缺血性坏死。查体:双下肢慢性缺血性改变,右下肢游走性浅静脉炎表现;双下肢 Buerger 试验阳性,腘动脉搏动减弱,胫后、足背动脉未触及搏动。

(2)实验室检查提示血栓形成、凝血功能亢进,ABI 提示双下肢缺血。

(3)CTA 提示:右侧胫后动脉及左侧胫前动脉节段性闭塞。

3. 鉴别诊断

(1)动脉硬化性闭塞症:①多见于中老年,男女均可发病;②病变主要累及大、中动脉,尤以腹主动脉下段和髂股动脉最为多见,常可扪及浅表动脉变硬、扭曲,有时可闻及血管杂音;③常合并高血压、高血脂、糖尿病和内脏动脉硬化缺血;④多无游走性血栓性浅静脉炎;⑤胸腹部平片可显示主动脉弓突出和动脉钙化影,动脉造影显示动脉腔不规则充盈缺损,呈虫蚀样改变,闭塞远端的动脉可经侧支血管显影;⑥病理检查可见动脉中层和内膜均有变性,静脉则不受累。

(2)多发性大动脉炎:①多见于青年女性;②病变常同时累及多处大动脉,主要侵犯主动脉弓的分支和/或主动脉及其内脏分支,病变部位常可闻及血管杂音,并可扪及震颤;③常有肢体慢性缺血的临床表现,但一般不出现肢体缺血性溃疡、坏疽;④动脉造影显示主动脉主要分支开口处狭窄或闭塞。

(3)糖尿病性坏疽:肢体出现坏疽,应考虑到糖尿病性坏疽的可能。以下特点有助于鉴别诊断:①三多一少的临床表现,即多饮、多尿、多食和体重减轻;②实验室检查显示血糖升高或尿糖阳性。

(4)结节性动脉周围炎:本病主要累及中、小动脉,可出现与血栓闭塞性脉管炎类似的肢体缺血症状。但具有以下特点:①多伴有发热、乏力、关节酸痛等全身症状;②病变广泛,常累及肾、心、肝、肠等内脏动脉,出现相应内脏缺血的临床表现;③常出现循动脉行经排列的皮下结节;④实验室检查显示高球蛋白血症和血沉增快;⑤活组织检查可以明确诊断。

(五)治疗

1. 治疗原则

严格戒烟,着重于防止病变进展以及改善和增进下肢血液循环。

2. 治疗方案

(1)一般处理:注意保温、干燥,禁热疗,适当锻炼,促进侧支循环建立。

(2)对症治疗:抗血小板、扩血管、抗炎止痛治疗。

(3)手术治疗:该病的手术治疗可采用选择性动脉腔内药物灌注和经皮腔内球囊成形术。手术治疗应在戒烟和药物治疗基础上进行。有条件的患者可采取干细胞移植治疗,促进缺血部位的血管新生。

四、动脉栓塞

(一)病史

1. 病史摘要

陈××,男,65 岁。主诉:突发右下肢冷、痛、麻 10 小时。

患者于 10 小时前,休息时无明显诱因突发右下肢发冷,伴疼痛和麻木,休息时仍有疼痛,行走和抬高患肢加剧,无肢体肿胀、畏寒、发热、胸闷、胸痛、气促、腹痛、后背疼痛、晕厥等不适,症状逐渐加剧,就诊于外院,行彩超示右侧腘动脉栓塞并腘动脉、胫前动脉、胫后动脉、足背动脉搏动消失,为进一步治疗收住入院。既往有高血压病史和房颤病史 10 余年,口服“培哚普利(雅施达)、美托洛尔(倍他乐克)”控制。

2. 病史分析

(1)采集病史时应当注意询问发生急性动脉缺血的病因，该患者有房颤病史，未口服抗凝药物治疗，是导致动脉栓塞的重要因素。此外还应注意症状发生的具体时间，动脉栓塞的预后与缺血时间的长短直接相关。

(2)冷、痛、麻是急性肢体缺血的典型症状，下肢缺血性疼痛须与其他疾病引起的疼痛鉴别。静脉性疼痛一般伴有肢体肿胀、色素沉着、静脉曲张等表现，肢体抬高可减轻；神经性疼痛表现为刺痛，与体位有关。该患者疼痛合并皮温下降、麻木，抬高患肢加重，为动脉缺血疼痛的典型症状。

(3)病史特点：①老年男性，有房颤病史；②突发右下肢冷、痛、麻 10 小时，行走和抬高患肢加剧。

(二)体格检查

1. 结果

T：36.8°　　P：84 次/分　　R：20 次/分　　BP：160/100 mmHg

双下肢长度、大小对称，右下肢无肿胀，右小腿中下段以远皮温低，皮色苍白，未见花斑样改变，未见色素沉着、皮肤发黑、破溃、静脉曲张改变，右股动脉搏动好，右腘动脉、右足背动脉、右胫后动脉未及搏动，左下肢动脉搏动好，右足感觉功能正常，右足背屈肌力较差，跖屈活动正常，右足各足趾活动功能正常。

2. 体检分析

(1)怀疑急性动脉缺血时的体格检查应该注意肢体皮温皮色改变的平面，并画线标记，以观察病情的变化。还应注意各节段动脉搏动的强弱，下肢可扪及的动脉搏动包括股动脉、腘动脉、足背动脉、胫后动脉，该病例中右股动脉可扪及搏动，右腘动脉以下搏动未及，综合皮温皮色改变，可基本判断栓塞平面位于股浅动脉下段和腘动脉区域。

(2)急性肢体缺血体检中很重要的一点是要发现肢体的感觉和活动功能是否正常，这是急性动脉缺血严重程度分级的重要依据，对肢体是否可以保存具有重要参考价值。如果出现肢体重度感觉丧失和肌力下降，表明已经出现不可逆的神经损伤，血管重建已经无法挽救肢体。

(3)该病例无肢体肿胀、色素沉着、静脉曲张等表现，不难与静脉性疾病引起的肢体疼痛鉴别。

(三)辅助检查

1. 结果

(1)实验室检查：白细胞计数 7.0×10^9/L，肌酐 93 μmol/L，钾 4.12 mmol/L，肌红蛋白 46.9 μg/L。

(2)心电图：心房颤动；左心室高电压。

(3)彩超(外院)：右侧腘动脉栓塞并腘动脉、胫前动脉、胫后动脉、足背动脉搏动消失。

2. 辅助检查分析

(1)由于急性动脉缺血可造成肾功能损害和感染等严重后果，因此实验室检查中血常规、肾功能、肌红蛋白等可作为常规项目。该患者这些指标均正常，表明肾功能暂未损害，但术前术后必须严格随访。

(2)对急性动脉缺血患者，应常规查心电图排除房颤。该患者心电图确诊有心房颤动，是动脉栓塞的重要因素。

(3)彩超检查便捷快速，也可作为常规检查，可观察动脉内血流和流速，多普勒可判断动脉是否有搏动，对典型的病例可直接诊断，术前可不做 CT 和造影，以免延误治疗；对疑难病例在不造成严重后果的情况下可联系快速的 CT 或造影检查以明确诊断。

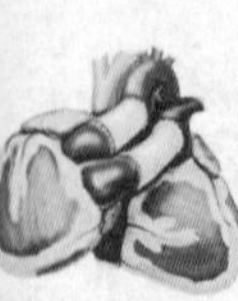

(四)诊断与鉴别诊断

1. 诊断

(1)右下肢急性动脉栓塞(Ⅱa级)。

(2)心房颤动。

(3)高血压病(极高危)。

2. 诊断依据

(1)典型病史:有房颤病史,突发右下肢冷、痛、麻10小时,行走和抬高患肢加重;右腘动脉、右足背动脉、右胫后动脉未及搏动,右足背屈肌力较差,均提示右下肢急性动脉缺血。

(2)心电图检查明确有房颤。

(3)彩超检查提示右侧腘动脉栓塞并腘动脉、胫前动脉、胫后动脉、足背动脉搏动消失。

3. 鉴别诊断

(1)急性动脉血栓形成:动脉硬化基础上合并急性动脉血栓形成的症状和急性动脉栓塞相似,但一般发病不如动脉栓塞急骤,病情发展较缓慢,在发病前可有间歇性跛行等下肢动脉硬化闭塞症慢性缺血的表现,一般没有房颤等引起栓塞的因素。鉴别困难时可做CTA或动脉造影,可发现动脉钙化、狭窄或闭塞等特征,侧支循环较丰富。

(2)夹层动脉瘤:主动脉夹层累及一侧或双侧髂动脉,可造成下肢动脉急性缺血,临床表现类似,须注意排除鉴别,否则会造成严重后果。通常夹层动脉瘤症状较突出,合并高血压,出现剧烈胸背部疼痛和(或)腹痛等其他脏器缺血的症状,增强CT可鉴别。

(3)股青肿:下肢深静脉急性血栓形成的一个特殊而又严重的类型。肢体极度肿胀、青紫,足背动脉和胫后动脉搏动不可扪及,但动脉痉挛导致肢体皮温下降没有动脉栓塞明显,合并下肢深静脉急性血栓形成的临床表现。

(五)治疗

1. 治疗原则

治疗的原则是积极控制内科疾病,改善全身情况;尽快手术,恢复肢体血供以挽救肢体;术后密切观察,减少再灌注损伤对肾脏和全身各系统的影响。

2. 治疗方案

(1)抗凝治疗:诊断一旦明确,应立即予以肝素化抗凝治疗,以防止栓塞远近端继发血栓蔓延,保持侧支循环通畅,以减少缺血的损伤范围和程度。

(2)手术治疗:尽快手术恢复血供,以最大限度保留患肢的功能和完整性。该患者缺血程度为Ⅱa级,可根据现有条件选择开放取栓手术或腔内取栓溶栓手术,如果病情发展快,建议行开放取栓手术。该例患者根据具体情况和家属沟通后采取了腔内取栓和导管溶栓术。术中造影见腘动脉以及膝下三分叉开口段中断[图28-8-3(a)],采用导管吸栓和支架拉栓,取出大量红白色血栓,再次造影时仍有部分血栓残留[图28-8-3(b)],留置UniFuse导管进行溶栓,导管溶栓24 h后再次造影未见明显血栓残留[图28-8-3(c)],拔除导管。治疗后患肢血供恢复,肢体功能完好。

(3)术后严密监测生命征,随访血常规、凝血功能和肾功能电解质变化,及时发现和防止溶栓过程中并发出血,以及预防术后出现再灌注损伤和肾功能衰竭等危及生命的严重并发症。

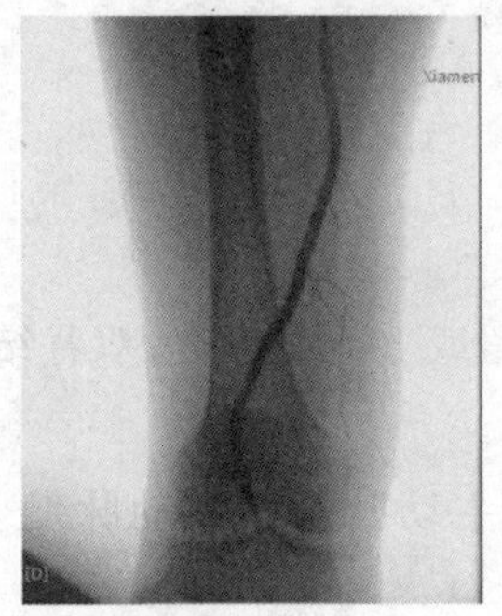
（a）术中造影见腘动脉以下血流中断

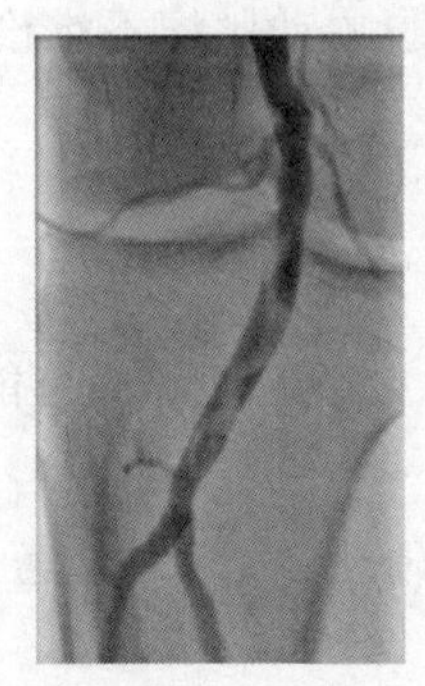
（b）通过导管吸栓和支架取栓后显示仍有部分血栓残留，留置溶栓导管继续溶栓

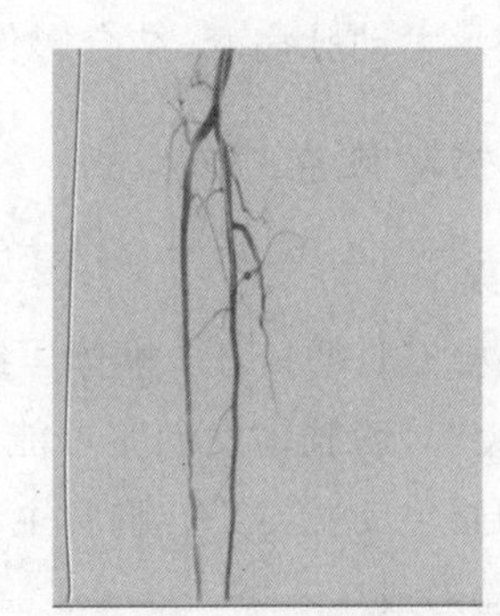
（c）导管溶栓24 h后造影显示腘动脉及以下血管血流恢复

图 28-8-3 下肢动脉栓塞的腔内治疗

五、腹主动脉瘤

(一)病史

1. 病史摘要

林××,女,66 岁。主诉:腹痛 2 个月。

患者 2 个月前无明显诱因突发腹痛,程度中等,次日至当地私人诊所口服及点滴消炎药 10 天左右,腹痛消失,自己于腹部正中偏左触及一搏动性包块,搏动与心率一致,包块有压痛,当地医院行盆腔彩超未见明显异常,建议行肠镜检查,患者来我院行肠镜检查未见明显异常,于昨日来我科门诊,门诊行主动脉增强 CTA 检查提示腹主动脉瘤。既往无冠心病、高血压病史,无烟酒嗜好,无腹部手术、外伤史。

2. 病史分析

(1)采集病史时应注意该病高危因素的询问:吸烟、创伤、高血压、高龄、COPD 等。还应询问腹痛的诱因和性质,起病缓急,加重与缓解的因素,以及伴随症状等。

(2)常见腹痛及腹部包块的鉴别:①当腹腔内有肿大或异位的脏器、炎症性包块、囊肿、肿大淋巴结、胃内结石及良、恶性肿瘤等病变时,均可触及包块。②急腹症的鉴别涉及病种较多,突发腹部剧痛最常见的为消化系统病变,多有消化道特有症状。

(3)病史特点:①女性,66 岁,既往无冠心病、高血压病史,无烟酒嗜好,无腹部手术、外伤史。②突发腹痛,自己于腹部正中偏左触及一搏动性包块,搏动与心率一致,包块有压痛,盆腔彩超、肠镜检查未见明显异常,主动脉增强 CTA 检查提示腹主动脉瘤。

(二)体格检查

1. 结果

T:36.5℃　　P:107 次/分　　R:20 次/分　　BP:122/82 mmHg

神志清楚,呼吸平稳,腹部膨隆,腹软,腹部正中偏左可触及一膨胀性、搏动性包块,搏动与心率一致,包块有压痛,其余腹部无压痛,无反跳痛及肌紧张,叩诊鼓音,包块局部有叩痛,移动性浊音阴性,双肾区无叩击痛,肠鸣音 3 次/分,双下肢血运感觉活动正常,双股、腘、足背及胫后动脉均可触及搏动。

2. 体检分析

查体特点:腹部正中偏左可触及一膨胀性、搏动性包块,搏动与心率一致,包块有压痛,其余腹部无压痛，高度提示大动脉病变，结合影像学检查，腹主动脉瘤不难诊断。

（三）辅助检查

1. 结果

(1)腰椎 CT 平扫：L1 椎体压缩性骨折；夹层主动脉瘤可能，建议彩超或 MRA 检查；双肾结石。膀胱内乳头状突起，膀胱多发憩室可能。

(2)胸腹主动脉 CTA：胸腹主动脉粥样硬化，并多发穿透性溃疡；腹主动脉及右髂动脉发现动脉瘤，并腹壁血栓形成。

2. 辅助检查分析

(1)肠镜未见异常，初步排除胃肠道肿物。

(2)CT 及胸腹主动脉 CTA 均提示：腹主动脉瘤。

（四）诊断与鉴别诊断

1. 诊断

腹主动脉瘤。

2. 诊断依据

(1)典型病史：①女性，66 岁，突发腹痛，自己于腹部正中偏左触及一膨胀性、搏动性包块，搏动与心率一致。

(2)盆腔彩超、肠镜检查未见明显异常，主动脉增强 CTA 检查提示腹主动脉瘤。

3. 鉴别诊断

(1)胃肠道肿瘤：腹腔内肿瘤靠近腹主动脉也可表现为搏动性，表现为传导性搏动，非膨胀性搏动肿块，胃肠道症状比较明显，CTA 和肠镜可鉴别。

(2)动脉硬化闭塞性疾病：主动脉硬化和扭曲在较瘦的病人腹部可扪及搏动性肿块，CT 显示动脉无扩张，可见狭窄和斑块形成，可与之鉴别。

（五）治疗

1. 治疗原则

早诊断、早治疗，外科手术为主，高危病人可采用腔内修复术。

2. 主动脉瘤腔内修复术

动脉瘤直径达到一定程度，或合并临床症状时，应尽早手术治疗。对年纪较大能定期随访的患者，目前多采用腔内治疗，创伤小，恢复快。手术在 DSA 监测下进行，经双侧股动脉切开或穿刺，术前造影显示肾动脉下腹主动脉瘤[图 28-8-4(a)]，沿超硬导丝导入支架人工血管输送系统，造影确认肾动脉位置，在肾动脉以下释放支架人工血管，再次造影示血流经支架人工血管流入双下肢，腹主动脉瘤被完全隔绝[图 28-8-4(b)]。术后 1、3、6、12 个月定期随访，此后一年一次定期复查。

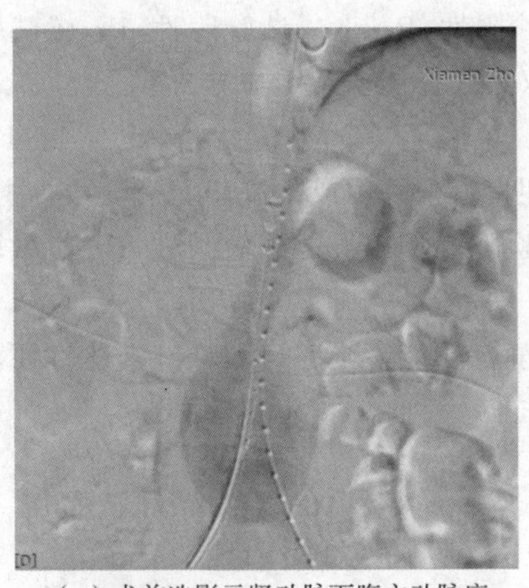

（a）术前造影示肾动脉下腹主动脉瘤最大直径约6 cm

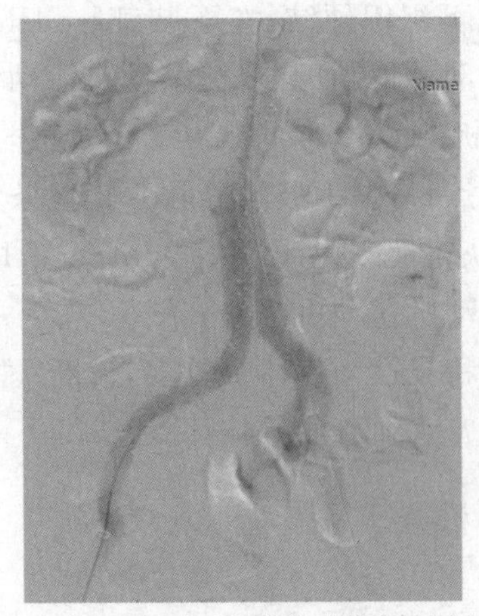

（b）行EVAR术后示腹主动脉瘤被隔绝，腹主动脉和双髂动脉血流通畅

图 28-8-4　腹主动脉瘤的腔内治疗

六、慢性下肢静脉功能不全

（一）病史

1. 病史摘要

何××，女，43 岁。主诉：左下肢静脉迂曲扩张 1 年余。

患者 1 年前无明显诱因开始出现左下肢浅静脉迂曲扩张，以立位及活动后加重，休息后减轻，伴皮肤瘙痒、色素沉着，无局部压痛、肿胀，皮温不高，无下肢麻木，无皮肤萎缩及湿疹和溃疡形成，一直未予重视和诊治。近半年来开始自觉下肢浅静脉迂曲扩张较前加重，无久立或活动后肿胀沉重感，无下肢乏力，皮肤瘙痒加重，无下肢麻木感，无明显放射性痛，来我院就诊。既往无糖尿病、冠心病、高血压等病史，否认家族中有类似病史，无烟酒等不良嗜好。

2. 病史分析

（1）该病起病缓慢，多有久站、久行、久蹲、过度劳累史，中老年患者多见，常有遗传性。疾病初期多为久站、久蹲等后下肢浅表静脉卷曲成团，似蚯蚓状，一般以小腿明显，平卧后可减轻；加重期患者出现腿部沉重、乏力、酸胀、麻木、瘙痒感；疾病后期下肢皮肤出现营养性改变，如皮肤粗糙、脱屑、色素沉着、湿疹、硬结、溃疡形成。部分患者患处血管破裂而急性出血，或溃疡经久不愈存在恶变可能。

（2）常见下肢浅静脉曲张的鉴别：下肢慢性静脉功能不全是静脉系统疾病的共同表现，如心功能不全、下腔静脉狭窄或闭塞、布加综合征、下肢深静脉瓣膜功能不全、深静脉血栓后遗症、大小隐静脉瓣膜功能不全等，都表现为浅静脉曲张。

（3）病史特点：①中年女性，既往无高血压、高脂血症、糖尿病病史，否认家族中有类似病史。②左下肢浅静脉迂曲扩张 1 年，以立位及活动后加重，休息后减轻，伴皮肤瘙痒、色素沉着，近半年来症状较前加重。

（二）体格检查

1. 结果

T：36.5℃　　P：76 次/分　　R：18 次/分　　BP：114/79 mmHg

双下肢无畸形，活动自如，双下肢无肿胀，左下肢浅静脉曲张呈条索状，立位明显，平卧位或抬高患肢后变浅，无压痛，无肿胀，皮温不高，左下肢胫前及腓肠肌内侧色素沉着，伴瘙痒，无湿疹、溃疡形成，无萎

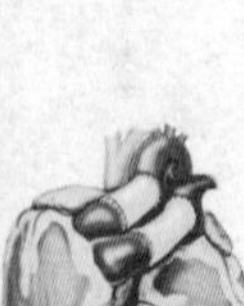

缩，无皮肤和皮下组织硬结，左下肢 Trendelenburg 试验阳性，Perthes 试验阴性，Pratt 试验阴性。双侧足背动脉、胫后动脉搏动可，末梢感觉及活动无异常。双上肢查体未及明显异常。

2. 体检分析

(1)查体特点：①左下肢浅静脉曲张呈条索状，立位明显，平卧位或抬高患肢后变浅，左下肢胫前及腓肠肌内侧营养缺乏性改变；②左下肢 Trendelenburg 试验阳性，Perthes 试验阴性，Pratt 试验阴性。双侧足背动脉、胫后动脉搏动可。

(2)该患者特异性阳性体征较多，诊断“左下肢慢性静脉功能不全 C2”不难。查体时要注意有无肢体肿胀、连续性杂音和血管瘤等体征。

(三)辅助检查

1. 结果

(1)实验室检查：血常规和凝血功能检查正常。

(2)常规心电图：①窦性心律；②正常心电图。

(3)左下肢静脉彩超：左下肢深静脉血流信号未见明显异常，深静脉瓣膜功能不全。心脏彩超：①心内结构未见明显异常；②左室整体收缩功能正常，舒张功能Ⅰ级减退。胸部正侧位片：心肺膈未见明确异常。

2. 辅助检查分析

患者彩超提示：深静脉瓣膜功能不全，左下肢深静脉未见血栓形成。血常规、肝肾功能、凝血功能、心电图、胸片均未见明显异常。排除下肢深静脉血栓，诊断明确，不存在手术禁忌证。

(四)诊断与鉴别诊断

1. 诊断

左下肢慢性静脉功能不全(C4)。

2. 诊断依据

(1)典型病史：中年女性，既往无高血压、糖尿病病史，左下肢浅静脉迂曲扩张 1 年，以立位及活动后加重，休息后减轻，伴皮肤瘙痒、色素沉着，近半年来症状较前加重。

(2)查体：左下肢浅静脉曲张呈条索状，立位明显，平卧位或抬高患肢后变浅，左下肢胫前及腓肠肌内侧色素沉着等皮肤营养障碍性改变。

(3)彩超提示：深静脉瓣膜功能不全，左下肢深静脉未见血栓形成。

3. 鉴别诊断

(1)下肢深静脉栓塞形成后综合征：有典型的深静脉血栓形成史，浅静脉曲张范围较广泛，可涉及下腹壁，Perthes 试验(＋)，静脉造影示深静脉部分或完全再通，形态不规律，瓣膜影消失。与本例不符。

(2)动静脉瘘：下肢广泛静脉曲张，患肢长于健肢，皮肤温度较高，血含氧量高，也可出现静脉曲张、色素沉着、溃疡、湿疹等体征，必要时可行动脉造影协诊。

(3)布加综合征：腹壁静脉广泛扩张、迂曲，下肢水肿，肝大，腹水，右上腹疼痛，B 超、静脉造影可明确诊断。与本例不符。

(五)治疗

1. 治疗原则

根据不同病因和病情选择合适的治疗方案，降低由瓣膜关闭不全导致的浅静脉压力，减轻症状，防止并发症发生和减少复发。

2. 治疗方案

(1)手术治疗:左大隐静脉激光腔内闭合术+曲张静脉剥脱和硬化剂闭合术。针对大隐静脉主干的微创手术,如激光闭合术和射频消融闭合术 2 年的血管闭合率达 90%以上,具有创伤小、术后恢复快的优点。大隐静脉主干无瘤样变和无明显曲张者,可以考虑行微创手术。在大隐静脉主干鞘内注射局部肿胀麻醉液后,从内踝前方穿刺置入鞘管,导入环形激光光纤[图 28-8-5(a)和(b)],调整参数后于大腿段大隐静脉主干进行激光闭合。小腿曲张静脉可采取点式剥脱或硬化剂注射方法进行治疗[图 28-8-5(c)]。

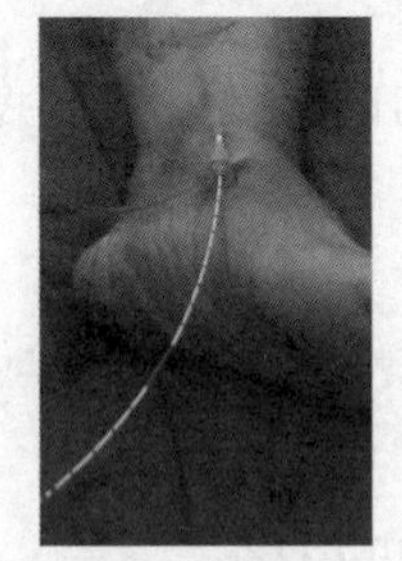
(a)内踝前方穿刺置入鞘管

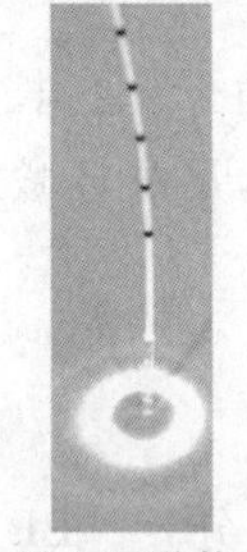
(b)导入环形激光光纤

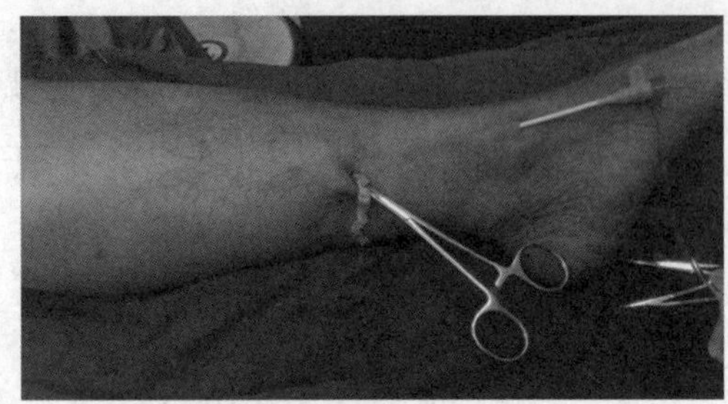
(c)小腿曲张静脉点式剥脱术

图 28-8-5 大隐静脉激光闭合术和曲张静脉点式剥脱术

(2)抬高患肢,适当活动,穿戴医用弹力袜。

七、急性下肢深静脉血栓形成

(一)病史

1. 病史摘要

段××,女,49 岁。主诉:左下肢疼痛、肿胀 7 天。

患者 7 天前外院术后卧床恢复期间突发左下肢疼痛,程度较剧烈,以小腿、腘窝、腹股沟内侧疼痛明显,伴左下肢肿胀、足趾轻微发绀,无胸闷痛、气促、呼吸困难,无发热等不适,于当地医院行下肢血管超声示:"左下肢股总静脉、腘静脉血栓形成(股总静脉血栓范围 7.5 cm×1.27 cm,腘静脉血栓范围 3.58 cm×0.71 cm)",给予"肝素钠 0.625 万单位静滴,30 滴/分"抗凝,患者左下肢疼痛较前减轻,肿胀无明显缓解;今为行进一步诊治转诊我院。既往无高血压、冠心病、糖尿病病史,17 天前因"子宫肌瘤"于当地医院行"子宫次全切除术",术中有输血(具体不详),术后活动少,多以卧床休息为主。

2. 病史分析

(1)在病史采集时应该注意 DVT 形成的危险因素:静脉血流缓慢、血管损伤和血液高凝,常见的病因有:创伤、手术后、大面积烧伤、妊娠及产后、长期口服避孕药、久病卧床、长途乘车或飞机久坐不动、心血管疾病、脑血管疾病、恶性肿瘤、反复穿刺静脉或于静脉内留置输液导管、细菌血行感染等。重点询问下肢肿胀的具体表现:①发病情况,持续时间,缓慢出现还是突然发生;②病变部位,全身还是仅位于某一特定部位,一侧还是双侧肢体;③病变特征,凹陷或非凹陷性水肿,疼痛和压痛,皮肤有无破损、增生和色泽变化,皮温有无升高或降低;④伴随症状,体重增加或减少,有无呼吸困难或夜间呼吸困难;⑤加重因素,抬高肢体是否减轻,长时间坐或站立是否加重,外伤,卧床不起是否加重;⑥严重程度,能否行走,感到鞋、衣服或腰带变紧。

(2)常见的下肢肿胀的鉴别:

①心源性肿胀:特征是双侧、凹陷性水肿,水肿先从身体的下垂部位开始,逐渐发展为全身性水肿,常伴有气喘、颈静脉怒张、肝大、腹水等,常见于充血性心力衰竭、急或慢性心包炎等。

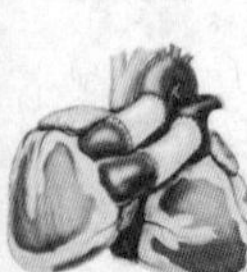

②淋巴源性肿胀：可以是单侧，也可以是双侧，肿胀非凹陷性，伴足趾肿胀，后期纤维化呈象皮肿，一般无色素沉着、溃疡等表现，有原发性和继发于感染、创伤等因素，或由肿瘤压迫引起。

③静脉源性肿胀：下肢深静脉血栓形成（DVT）和慢性静脉功能不全（CVI）是下肢肿胀的最常见原因，DVT 主要表现是一侧肢体的突然肿胀，张力高，呈非凹陷性，局部感疼痛，行走时加剧，局部皮温升高；CVI 肿胀多始自踝部，抬高患肢后肿胀可减轻，多为慢性起病，进行性加重，可伴有浅表血管曲张，局限于下肢。该患者有手术、输血史，近期活动少，无心血管病史，结合其临床表现多考虑下肢深静脉血栓形成。

(3)病史特点：①女性，49 岁，有手术、输血史，近期活动少。②长期卧床期间突发左下肢疼痛，程度较剧烈，以小腿、腘窝、腹股沟内侧疼痛明显，伴左下肢肿胀，足趾轻微发绀。

（二）体格检查

1. 结果

T:36.1℃　　P:62 次/分　　R:18 次/分　　BP:111/75 mmHg

神志清楚，贫血貌，呼吸平稳，下腹正中可见一横形约 10 cm 长手术瘢痕，愈合好。左小腿肿胀较明显，呈非凹陷性，左髌骨上缘、下缘 10 cm 周径＞右侧 7 cm，局部皮肤张力高，皮温高，Homans 征阳性，Neuholf 征阳性，双下肢血运、感觉及活动无明显异常。双侧足背动脉搏动可。

2. 体检分析

(1)查体特点：①双下肢长度对称，无畸形，左小腿肿胀较明显，左髌骨上缘、下缘 10 cm 周径＞右侧 7 cm，呈非凹陷性，可排除心源性肿胀。②腹股沟内侧局部皮肤张力高，皮温高，直腿伸踝试验（Homans 征）及腓肠肌深部组织压痛（Neuholf 征）均阳性，高度提示 DVT 周围型（股静脉和小腿深静脉血栓形成）。而 CVI、下肢淋巴性肿胀、动-静脉瘘无上诉体征。

(2)该患者特异性阳性体征明显，故不难与 CVI、下肢淋巴性肿胀、动-静脉瘘鉴别。

（三）辅助检查

1. 结果

(1)实验室检查：血常规中，WBC 为 11.11×10^9/L，N 为 80.34%，HB 为 96 g/L，HCT 为 30.99%；凝血功能示，PT 为 12.9 s，APTT 为 22.6 s，TT 为 14.2 s，INR 为 1.12。D-二聚体定量：6690 ng/mL。

(2)下肢血管超声：左下肢深静脉血栓形成（股总静脉血栓范围 5.4 cm×1.0 cm，腘静脉血栓范围 0.84 cm×0.501 cm）。

2. 辅助检查分析

该患者 D-二聚体定量明显升高，下肢血管彩超提示股总静脉及腘静脉血栓形成，因此下肢深静脉血栓形成不难诊断。治疗过程中可继续随访 D-二聚体定量的变化。

（四）诊断与鉴别诊断

1. 诊断

(1)左下肢深静脉血栓形成。

(2)子宫次全切除术后。

(3)轻度贫血。

2. 诊断依据

(1)典型病史：近期有手术、输血史，活动少，突发左下肢疼痛，程度较剧烈，以小腿、腘窝、腹股沟内侧疼痛明显，伴左下肢肿胀。体检左下肢肿胀呈非凹陷性，腹股沟内侧局部皮肤张力高，皮温高，Homans

征阳性,Neuholf 征阳性。

(2)实验室检查提示 D-二聚体升高,提示体内血栓形成。

(3)下肢血管彩超提示股总静脉及腘静脉血栓形成。

3. 鉴别诊断

(1)原发性深静脉瓣膜功能不全:无深静脉血栓形成病史,有踝部肿胀,抬高患肢后肿胀可减轻,多为慢性起病,进行性加重,可伴有浅表血管曲张,局限于下肢,Perths 试验(—),静脉造影可见深静脉通畅,扩张,呈直筒状,瓣膜影模糊。

(2)下肢淋巴性肿胀:原发性或继发于感染、创伤等因素,或由肿瘤压迫引起,肿胀非凹陷性,伴足趾肿胀,后期纤维化呈象皮肿,一般无色素沉着、溃疡等表现,B 超或造影可鉴别。

(3)动-静脉瘘:下肢广泛静脉曲张,患肢长于健肢,皮肤温度较高,血含氧量高,也可出现静脉曲张、色素沉着、溃疡、湿疹等体征,必要时可行动脉造影协诊。

(五)治疗

1. 治疗原则

①减轻或消除症状和体征;②预防肺栓塞,降低死亡率;③预防静脉血栓复发;④防治血栓形成后综合征。

2. 治疗方案

(1)抗凝治疗:抗凝治疗是治疗 DVT 的主要手段,可以防止血栓繁衍和再发,从而使机体有足够时间启动侧支循环代偿以减轻症状,并启动体内纤溶系统溶解血栓。抗凝药物包括急性期肝素和低分子肝素治疗,以及华法林等口服药物长期抗凝治疗,疗程至少 3 个月。

(2)手术治疗:对于急性期内的深静脉血栓,尤其是中央型深静脉血栓者,可采用经导管直接溶栓术(CDT),使溶栓药物与血栓充分接触,效果佳,同时降低出血并发症的发生率。该患者在急性期内,有手术要求,进行了导管直接溶栓术。在超声引导下穿刺腘静脉,造影显示股静脉血栓[图 28-8-6(a)],置入溶栓导管溶栓一周后复查造影,血栓消失,股静脉血流通畅[图 28-8-6(b)]。

(3)一般治疗:包括制动和缓解症状,如卧床休息,抬高患肢处理。建议在抗凝治疗下早期下床活动,在病情允许时,可穿着弹力袜或弹力绷带起床活动。

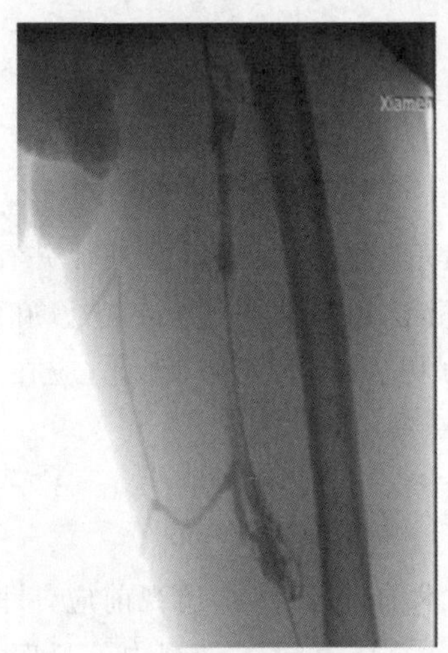

(a)下肢静脉造影示左下肢深静脉血栓形成

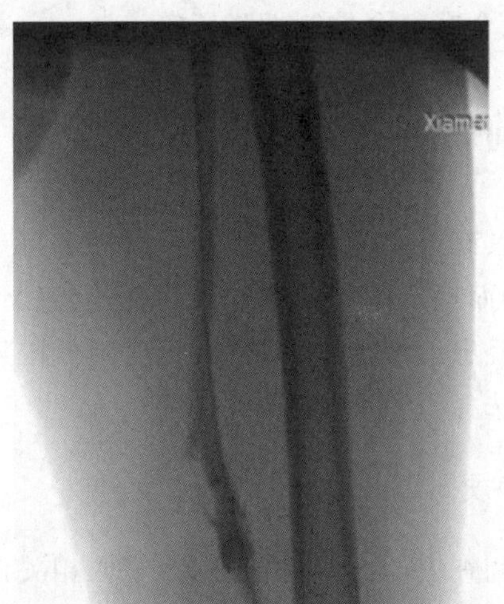

(b)导管溶栓一周后再次造影示血栓基本溶解,股静脉血流通畅

图 28-8-6　导管溶栓术治疗下肢深静脉血栓形成

(卢伟峰、肖国胜)

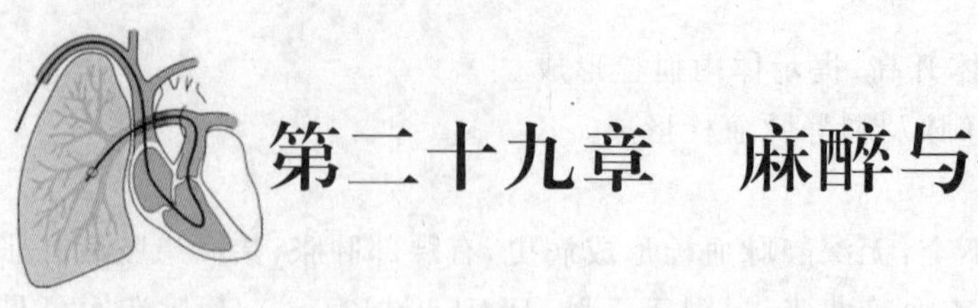

第二十九章 麻醉与体外循环

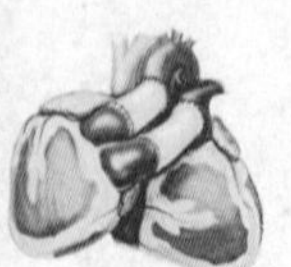

第一节 麻醉的概述

麻醉(anesthesia)的含义是用药物或者其他方法使患者整体或局部暂时失去感觉,以达到无痛的目的,以便进行手术治疗。远在石器时代,人类就开始用砭石、骨针等进行镇痛治病,史前时期至18世纪中叶期间,史书就有记载人们应用过鸦片、大麻、曼陀罗等药物来进行镇痛。1846年,美国牙医 William T. G.Morton 在麻省总医院给病人成功实施乙醚吸入麻醉,这一里程碑标志着近代麻醉史的开端。现代麻醉中随着新的麻醉药不断问世,新的技术广泛应用,大大促进了麻醉学的发展,如今,麻醉已作为一门新兴学科逐渐成熟。

一、麻醉的分类

根据麻醉的途径不同,可将麻醉分为以下几种:

①全身麻醉:通过吸入、静脉或肌肉注射或直肠灌注使麻醉药进入体内,从而使中枢神经系统受到抑制,病人意识消失而周身无疼痛感觉。

②局部麻醉:将麻醉药通过注射使脊神经、神经丛或神经干以及更细的周围神经末梢受到阻滞。

③复合麻醉:临床上常将两种或两种以上的麻醉药复合应用或者将不同的麻醉方法联合应用。包括不同途径的复合,如静吸复合全麻、椎管内阻滞复合全麻、腰麻-硬膜外联合阻滞以及神经丛阻滞复合全麻等;不同药物的复合,如丙泊酚和瑞芬太尼复合静脉全麻、神经安定镇痛麻醉等;不同方法的复合,如全麻复合低温麻醉、全麻复合控制性降压等。

二、麻醉前访视

麻醉前访视具有重要的意义,包括了解和掌握患者需手术治疗的外科疾病以及其他并存病,建立良好的医患关系,进而拟定围术期麻醉计划,征得患者及家属对麻醉计划知情同意并签字。麻醉前访视的主要目的在于减轻患者术前焦虑,最大程度降低围术期并发症的发生率、病死率,因此,应在病历上详细记载麻醉方案的选择、相关风险和益处等。

(一)了解病史

可通过填写调查表的方式访视患者,获取相关详细信息。对术前焦虑患者,访视前应仔细了解病史,对患者所顾虑的问题进行详细耐心的解释和说明。若无相关入院病志,可通过访视内外科医生病例讨论记录,对病史加以补充完善。

1. 一般情况

麻醉医师应了解目前患者外科疾病的症状、可能的诊断以及为诊断所做的检查及相关结果、治疗与患者的反应等。同时应注意患者的生命体征及体液平衡、酸碱平衡等情况。还应了解患者有无烟酒嗜好、有无吸毒成瘾史、有无长期服用安眠药史、有无怀孕等。

2. 并存病

了解患者既往的健康情况，尤其注意与麻醉相关的疾病。既往的并存疾病可使麻醉和手术复杂化。特殊情况下，应邀请有关科室进行专科会诊，尤其是对了解某些特殊检查的临床意义、不熟悉的药物治疗、患者基础情况的特殊变化有重要价值。治疗方案方面，要明确治疗现疾病和并存病的治疗方案、用药种类与剂量、有无不良反应。尤其应注意抗高血压药、抗心律失常药、抗凝药、抗惊厥药、内分泌系统用药等。麻醉前是否继续使用这些药物，当依据病情、所选用药物半衰期及其与麻醉药物间相互作用的不利程度而定。一般常规用药，原则上可延续至术前。

3. 过敏反应和药物反应

了解引起过敏反应的药物种类，过敏反应的类型、临床表现及其严重程度。抗生素是最常见的诱发因素，特别是磺胺类、青霉素类、头孢类及其衍生物等；对食物中蛋黄、豆油过敏者，则应排除使用丙泊酚静脉诱导或麻醉；家族中有对氟烷、琥珀胆碱高敏感者应特别注意，易引发恶性高热及氟烷相关性肝炎；脂类及酰胺类局麻药过敏较少见，应注意与注射药物后出现的心动过速、心悸、晕厥等进行区分；硫喷妥钠可诱发致命性、急性、间歇性卟啉血症；使用单胺氧化酶抑制剂进行治疗的患者，用哌替啶会出现高血压危象；新型抗阿尔茨海默病胆碱酯酶抑制药，可显著延长琥珀胆碱的作用时间等。

4. 麻醉史

从以往麻醉经历中可以了解患者对麻醉术前镇静、镇痛药的反应：开放静脉通路、有创监测类型及难易程度；面罩通气、喉镜检查的难易程度；围术期有何药物不良反应或心肌梗死、充血性心衰，术中知晓，以及术后头痛、恶心、呕吐等。

5. 家族史

家族成员中有不良麻醉后果的应引起高度重视，要特别询问有无恶性高热家族史，是否有因麻醉而突然死亡者。

6. 个人史

是否有吸烟史，择期手术前6～8周减少或停止吸烟能明显降低气道高反应性，减少围术期肺部并发症的发生率；是否有酗酒史，急性酒精中毒者麻醉药需求量明显减少，有发生低体温和低血糖倾向。而酒精戒断则可诱发严重高血压、震颤、谵妄和抽搐，并明显增加麻醉需求量。经常使用阿片类和苯二氮卓类药物，可显著增加麻醉诱导、维持及提供术后充分镇静镇痛的药物剂量。

7. 系统回顾

重点应询问心血管系统、呼吸系统、血液系统、神经系统、内分泌系统、肝肾疾病等病史。急性或慢性肺疾病、缺血性心脏病、高血压、胃食管反流等并存疾病都可增加麻醉期间并发症的发生率和死亡率。简单的系统回顾应了解以下病史。

①上呼吸道：急性上呼吸道感染者应在控制感染后1～2周进行手术，尤其是小儿，此类患者在全麻诱导和苏醒期易发生支气管痉挛、喉痉挛等呼吸系统并发症。

②气管：哮喘患者、麻醉诱导或气管插管后伴分泌物增多者，可出现黏液痰堵塞气道以及严重的急性支气管痉挛发作，应在术前控制感染、停止吸烟和适当使用解除支气管痉挛的药物。

③心血管：重点询问高血压、瓣膜病、缺血性心脏病等病史，以及风湿热史、心脏杂音史、晕厥史、心律失常和是否安装心脏起搏器的情况。对于高血压患者，需了解高血压的程度、接受何种药物治疗、血压控制的情况等。未经系统治疗的高血压患者，麻醉期间常出现剧烈的循环波动。高龄或长期使用利尿剂的患者，易发生低血容量和电解质紊乱。伴左室肥厚者，术后易发生心脑并发症。合并冠状动脉疾病者，麻醉和手术刺激下易发生心肌缺血、心室功能障碍甚至急性心肌梗死。术前发生心肌梗死不足6个月的非

心脏手术患者，围术期再次心肌梗死率和死亡率明显增高，因此择期手术应推迟。

④糖尿病：对于糖尿病患者，应了解如何治疗及血糖控制情况，应特别注意，糖尿病患者伴自主神经功能紊乱者，易出现无痛性缺血。自主神经系统的改变也可导致胃轻瘫或频繁胃内容物反流。

⑤食管：食管裂孔疝伴食道反流症状者，麻醉诱导期间误吸的风险增高，需行清醒插管。

⑥妊娠：对育龄妇女都应详细询问末次月经的时间和目前妊娠的可能性，避免术中所用药物对胎儿产生影响。

（二）体格检查

1. 生命体征

①身高和体重是评估用药剂量，确定液体需要量，维持手术期间适宜尿量的重要参考指标。计算体重指数(BMI)＝体重(kg)/身高^2(m^2)，标准体重男性为 22 kg/m^2，女性为 20 kg/m^2。BMI 在 25～29 kg/m^2为超重，大于或等于 30 kg/m^2为肥胖。

②血压：应分别测量并记录双上肢血压，注意两者间的差异。对于怀疑低血容量的患者，应检查体位变化对循环动力学参数的影响。

③心律：应注意静息状态的脉率、节律、浅静脉充盈程度。应用β受体阻滞剂的患者可出现脉缓、发热、主动脉瓣关闭不全，脓毒血症患者脉搏快而洪大，焦虑或脱水患者脉搏往往快速而细数。

④呼吸：应注意观察静息状态下的呼吸频率、呼吸幅度和呼吸方式。

2. 头颈部

①口：注意患者的张口度，不应小于 4 cm，可粗略用指宽衡量开口度，即不小于三横指。Mallampati 气道分级评定：嘱患者端坐，尽可能张开口，最大限度将舌伸出，观察能否显示咽喉壁解剖结构。Ⅰ级：可见咽峡弓、软腭和腭垂。Ⅱ级：可见咽峡弓、软腭，但腭垂被舌根掩盖不可见。Ⅲ级：仅可见软腭。Ⅳ级：仅可见硬腭。Ⅲ级或Ⅳ级者预示可能气管插管困难。

②颏：测量颏—甲距离，即在颈部完全伸展时从下颌骨下缘到甲状软骨切迹的距离。正常在 6.5 cm 以上，若小于三四横指，则可能发生喉镜暴露困难。

③牙：记录松动牙或残牙、牙套、牙托和有无其他正牙材料。

④鼻：检查双侧鼻孔及鼻道通畅程度，鼻中隔有无偏曲。

⑤颈椎：注意颈椎屈曲、后伸和旋转活动度。

⑥气管：注意气管有无移位，颈部有无包块，颈动脉有无杂音。

3. 心前区

心脏听诊可显示心率、节律、杂音、奔马律、心包摩擦音等。

4. 肺脏

观察胸廓是否对称，肋间隙是否增宽，有无桶状胸，是否有呼吸困难。肺部听诊有无哮鸣音、干湿啰音等。

5. 腹部

注意腹围情况，有无腹胀、包快、腹水。因为升高的腹压会加重反流误吸的风险，导致限制性呼吸障碍。

6. 四肢

注意有无肌无力，观察全身末梢血循环状态，有无杵状指/趾、发绀、皮肤感染。

7. 背部

注意脊柱有无畸形、局部感染或皮下瘀斑。

8. 神经系统检查

应记录意识状态、颅神经功能、认知能力、语言表达能力及周围神经的感觉、运动功能状态等。

(三)实验室检查

1. 血液学检查

术前的血液学检查很重要,应根据患者所患疾病和拟行外科手术种类合理安排选择的项目。

①血红蛋白及红细胞压积:目前一般认为无严重系统性疾病的患者,可接受的红细胞压积在25%～30%之间,但对于冠状动脉有病变的患者,低血红蛋白可引起心肌缺血,因此Hb应大于10 g/L。对于术前贫血的患者,应积极查找原因,若原因未明者,建议推迟手术。

②血小板:若患者有皮肤瘀斑、牙龈出血,家族成员有易出血倾向者,应评估血小板功能,必要时请会诊。

③凝血功能:有出血性疾病者,服用阿司匹林等抗凝药物者,有严重肝脏疾病、术后计划行抗凝治疗者,术前应行凝血功能检查。

2. 生化检查

病史和体检有特殊情况时,需做血生化检查,如患慢性肾脏疾病、糖尿病、心血管系统疾病、中枢神经系统疾病、肝病或病态肥胖者;正使用利尿剂、地高辛、类固醇激素、氨基糖苷类抗生素药物治疗者,需做血尿素氮和肌酐检查。

①低钾血症:术前长期应用利尿剂患者,围术期常见低血钾,口服补钾可纠正。择期手术患者的血钾水平应控制在3.5～5.5 mmol/L。快速静脉补钾可诱发心律失常或者心搏骤停,应注意静脉补钾的速度。心律失常或者口服地高辛伴低钾血症者,应延期手术,并小心纠正血钾的水平。

②高钾血症:肾衰终末期患者常伴有高钾血症。此类患者能够耐受轻度血钾升高,但血钾大于6.0 mmol/L就容易发生恶性心律失常,或者心电图表现为窦性心动过缓、QRS增宽、T波高尖、出现U波。

3. 心电图

具有冠心病风险的患者,男性大于45岁、女性大于50岁,常规应行心电图检查。静息心电图对隐匿性心肌缺血不敏感,必要时可行运动平板试验或24小时动态心电图检查。

4. 胸部X线检查

对于老年人、长期吸烟、重要脏器病变或者恶性肿瘤、类风湿性关节炎等患者,胸部X线检查应列为常规。

5. 肺功能检查

对于要打开胸腔者,术前肺功能检查可评估肺疾病的严重程度以及气道对支气管扩张剂的反应性,此项检查对剖胸手术,尤其是肺叶切除患者具有重要意义。

(四)麻醉前评估与麻醉前准备

1. 麻醉前评估

根据病人的资料,分析其病理生理情况、具体病情特点,进行总体评估。一般根据美国麻醉医师协会(ASA)标准分类:

Ⅰ级:病人的重要器官、系统功能正常,对麻醉和手术耐受良好,正常情况下没有生命风险。

Ⅱ级:有轻微系统性疾病,重要器官有轻度病变,但代偿功能健全,对一般麻醉和手术可以耐受,风险较小。

Ⅲ级:有严重系统性疾病,重要器官功能受损,但仍在代偿范围内。行动受限,但未丧失工作能力,施行麻醉和手术有一定的顾虑和风险。

Ⅳ级:患有严重系统性疾病,重要器官病变严重,功能代偿不全,已丧失工作能力,经常面临生命危险。施行麻醉和手术均有危险,风险很大。

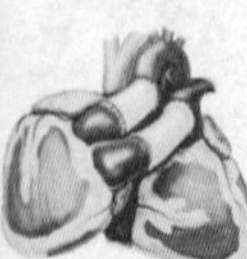

Ⅴ级：病情危重，濒临死亡，手术是孤注一掷。麻醉和手术异常危险。

注意：如果是急诊手术，ASA 分级前加“E”。Ⅰ、Ⅱ级患者对麻醉的耐受力较好，麻醉过程一般较为平稳。Ⅲ级患者接受麻醉存在一定危险，麻醉前应尽可能做好充分准备，积极预防并发症。Ⅳ、Ⅴ级患者麻醉的风险极大，需要充分细致的麻醉前准备。

2. 麻醉前准备

麻醉前准备的目的是，使病人在体格和精神方面均达到最佳状态，以增加病人对麻醉和手术的耐受力，提高麻醉的安全性，避免麻醉意外以及麻醉并发症的发生。术前访视患者的时候，应表达对患者的关心和理解，安抚患者情绪，消除患者的恐惧。做好麻醉前的准备工作，包括以下几个方面：

(1)术前禁食、禁水的时间。术前禁食、禁水主要是为了避免术中发生反流、误吸、肺部感染或窒息等意外。术前禁食、禁水的具体时间见表 29-1-1。对于严重创伤、急腹症和产妇，即使距离末次进食已超过 8 h，但由于其胃排空延迟，故也应视为“饱胃”病人。

表 29-1-1　术前禁食、水指南

摄入物	禁食时间/h(适用于所有年龄段)
水或清淡液体	2
母乳	4
配方奶	6
固体食物	6
煎炸高脂肪食物、肉类	8

(2)常规药物治疗在手术当日是否仍继续。一般而言，抗高血压药(β 受体阻滞剂、钙通道阻滞剂、利尿药)、抗癫痫药、抗心律失常药、支气管扩张药、抗反流制酸药、类固醇激素药，应持续给药至术日晨；血管紧张素转换酶抑制剂、血管紧张素受体拮抗剂应于术前一周停药，或改用其他药物替代，因为此类药物易引起术中顽固性、难治性低血压；使用单胺氧化酶抑制剂进行治疗的患者对升压药极为敏感，术中可引起高血压危象，因此术前最好停药 2～3 周甚至以上；服用三环类抗抑郁药的患者，复合使用吸入麻醉药恩氟烷时，易诱发惊厥，术前最好停药 2 周以上；口服降糖药进行治疗的糖尿病患者，术日晨应停药以避免出现低血糖发作；非甾体类抗炎药可影响血小板功能从而导致凝血异常，使用阿司匹林患者术前应停药 7 天，其他非甾体类抗炎药应至少停药 48 h。若病人在应用阿司匹林等抗凝药，如无必须使用的理由，一般情况下术前均需停药；使用华法林抗凝的患者，术前应停药并输注新鲜冰冻血浆或者口服维生素 K_1；使用肝素抗凝的患者，术前至少停药 6 h，以免术中出现难以控制的出血。

(3)麻醉的选择：包括麻醉方法的选择和麻醉药物的选择。总体原则为，在能满足手术要求的前提下，尽可能选择对病人最为有利的麻醉方法和药物。应综合考虑三个方面的情况：病人的情况、手术方面及麻醉方面。病人的情况包括年龄、拟手术治疗的疾病及合并症、重要脏器的功能、情绪与合作程度、病人意愿等。手术方面的考虑包括手术部位、手术方式、术者的特殊要求与技术水平等。麻醉方面的考虑包括麻醉者的业务水平、经验或习惯，麻醉设备和药品方面的条件等。

(4)麻醉前用药：目的主要是使麻醉过程更加平稳、安全，麻醉效果更加完善，减少某些麻醉药的不良反应，使患者精神、情绪安定，麻醉前用药的种类包括镇静安定药、麻醉性镇痛药、抗胆碱药和 H_2受体拮抗药。总的用药原则为简单而有针对性，无痛患者仅需使用镇静安定药；术前合并剧烈疼痛者，可加用麻醉性镇痛药；抗胆碱药仅在需要时才给予，且需在麻醉诱导前静脉给予。根据患者的病史、精神状况、生理状况、手术方式和手术时间决定用药种类和剂量。

第二节　血流动力学的监测和临床应用

一、动脉压监测

动脉压即血压，是最基本的血流动力学监测项目，可以反映心排出量和外周血管总阻力，同时与患者的血容量、血管壁弹性、血液黏滞度等因素均有关，是衡量循环功能的重要指标之一。动脉压的监测可分为两种：无创动脉压监测和有创动脉压监测。详见第三章第二节。

(一)无创动脉压监测

无创监测根据袖带充气方式的不同，可分为手动测压法和自动测压法两种。手动测压法即经典的袖带测压法，该法操作容易，设备简单，费用低，适用于一般患者，但无法连续监测，不能自动报警，费时费力，因此手术中较少使用。自动测压法(non-invasive blood pressure，NIBP)，是当今临床麻醉和 ICU 中广泛使用的方法。其具有操作简单无创，重复性好，自动化省时省力，血压超过设定上下限能自动报警等优点。缺点为：不能准确反映血管痉挛、休克，或者体外循环转流期间患者的血压。

(二)有创动脉压监测

有创性监测(invasive monitoring)是指经皮穿刺或者皮肤切开，建立病人的检查通路。其主要特点是获取的各种数据准确，但对病人组织有损伤，并可带来并发症。有创性监测是心血管手术麻醉中最常用的方法，对病人病情的评估和指导治疗具有十分重要的意义。有创性动脉压监测，通过穿刺外周动脉，将外周动脉内的压力经压力传感器与检测仪连接，即可直接显示患者的收缩压、舒张压和平均动脉压。其具有连续测量病人每个心动周期的血压，能及时反映变化趋势及瞬间改变情况，麻醉医生可以随时监测到血压的压力波形和压力数据等优点。缺点为：有创性操作，操作不当易引起血肿、血栓形成等并发症。

1. 适应证

(1)体外循环心内直视手术的患者。

(2)进行低温和控制性降压的患者。

(3)各种危重及复杂大手术的患者。

(4)严重低血压及休克等需要反复测量血压的患者。

(5)需要反复行动脉血气分析的患者。

(6)行血管收缩药或者血管扩张剂治疗而需密切监测血压变化的患者。

(7)呼吸心搏骤停行心肺复苏的患者。

2. 测压途径的选择

周围表浅的动脉只要内径够大，可触摸到搏动，即可采用。穿刺时根据手术部位、病人体位及局部动脉通畅程度综合考虑。桡动脉为首选，其次是股动脉、足背动脉、尺动脉及肱动脉。

(1)桡动脉：常采用左手，如左手为优势手则采用右手。在行桡动脉穿刺前必须测试尺动脉血流是否通畅，可用改良 Allen 试验。具体方法：①测试者以手指压迫病人桡动脉以阻断桡动脉血流，让病人将手举过头顶并连续握拳数次，然后紧紧握拳；②测试者继续压迫桡动脉让病人将手下垂，并自然伸开手；③观察手掌部颜色由白转红的时间。正常平均为 3 s，在 6 s 以内转红为 Allen 试验阴性；若在 7～15 s 转

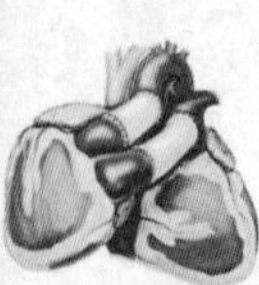

红，说明尺动脉供血延迟，为 Allen 试验可疑；若 15 s 以上仍不转红，说明尺动脉血供有障碍，即 Allen 试验阳性，此时桡动脉不能选用，应选其他动脉。

(2)股动脉：位于腹股沟韧带中点下方，搏动较粗大，是动脉穿刺途径的第二选择，因其离会阴部近，应注意预防感染及加强固定。

(3)足背动脉：胫前动脉的延续，位置表浅，但动脉较细，有时难以触及。

(4)尺动脉：对于 Allen 试验证实手部供血以桡动脉为主者，可采用尺动脉，但其位置较深，穿刺成功率低。

(5)肱动脉：位于肘窝部，可较易触及，肱动脉与远侧的桡动脉、尺动脉之间有侧支循环，遇有侧支循环不全，肱动脉的阻塞会影响前臂和手部的血供。

3. 动脉穿刺测压方法

(1)动脉穿刺置管术：一般选用左桡动脉，手腕关节过伸，妥善固定，常规消毒铺巾，局部麻醉。成人选用 20G 或者 18G 套管针，左手摸清动脉搏动，右手持针与皮肤呈 30°～45°，于腕横线桡骨茎突旁桡动脉搏动最清楚处朝着动脉行走向近心端进针，感到穿入动脉时的突破感并见有鲜红血液回流到套管针时，表明套管针芯已进入动脉，此时右手固定针芯，左手轻柔地将外套管置入动脉血管内。若置入外套管无阻力，拔除内芯后有搏动性血液自套管喷出，则表明穿刺成功，连接测压装置即可。

(2)器材与仪器：测压装置包括①配套的测压管道系统、肝素稀释液等；②压力监测仪，包括压力换能器或弹簧血压计等；③用换能器测压时还需有感应装置和显示器。成人和小儿应选用相应的套管针。

(3)注意事项：①直接测压与间接测压之间存在着一定的差异，一般认为直接测压可比间接测压数值高出 5～20 mmHg；②持续肝素稀释液冲洗测压管道，预防血栓的形成；③换能器或者动脉弹簧压力表校对零点的高度应与心脏在同一水平；④不同部位的动脉压差不同，仰卧时，从主动脉到远心端的周围动脉，收缩压依次升高，舒张压依次降低；⑤采用换能器测压，应定期校准测压仪。

4. 并发症的预防

常见的并发症包括出血、栓塞、血栓形成、感染、动-静脉瘘等。最主要的是由血栓形成或栓塞引起的血管阻塞，严重的有肢体缺血和坏死。

预防动脉栓塞形成的措施主要有：①注意无菌操作；②减少动脉损伤；③连续或经常用肝素稀释液冲洗；④套管针不宜过粗；⑤末梢循环欠佳时，应立即拔除套管针，恢复血供。另外，套管针留置时间一般不宜超过 4 日，否则容易增加感染的机会，必要时可更换穿刺部位。

二、中心静脉压监测

中心静脉压(central venous pressure，CVP)是指腔静脉与右房交界处的压力，是衡量右心排出回心血的能力及判断有效循环血容量的指标，现已在心血管手术中常规应用，此外，还用于内外科危重病人、严重创伤、休克病人以及急性循环衰竭病人的抢救。其通路除用于测压外，还可用于抽取血液标本、输注正性肌力药、血管扩张药、静脉高营养及输血补液等。

(一)适应证

(1)监测中心静脉压，用于判断循环容量和心功能。

(2)静脉输液、给药，进行循环支持。

(3)需长期输液或行完全胃肠外营养的患者。

(4)经静脉抽血、抽空气、放血或急诊血液透析。

(5)插入肺动脉导管及经静脉放置起搏导管等。

(6)严重多发创伤、严重烧伤、重大手术及术后监测。

(7)并发心、肾、败血症、大出血等严重并发症。

(8)低血压、休克需快速输血输液的患者。

(9)需行右心及肺动脉压监测。

(二)测压途径的选择

常用的是:

(1)右颈内静脉,始于颅底,上部颈内静脉位于胸锁乳突肌前缘内侧,中部位于胸锁乳突肌锁骨头前缘的下面、颈总动脉的前外方,在胸锁关节处与锁骨下静脉汇合成无名静脉再汇入上腔静脉。

(2)锁骨下静脉。

(3)颈外静脉,其向下与锁骨下静脉呈锐角汇合。

(4)股静脉。

(三)中心静脉压的测压方法

1. 中心静脉穿刺置管术

颈内静脉穿刺方法主要分为前路、中路和后路三种。以中路为例,即在颈动脉三角的顶点穿刺进针,方向对着同侧乳头。通常先用细针试探颈内静脉,确定位置后改用18G的颈内静脉穿刺针,回抽血确认静脉后便置入导引钢丝,再将静脉导管顺着钢丝插入颈内静脉,抽出导丝后将静脉套管通过三通开关与输液或测压装置连接进行测压;②锁骨下静脉的穿刺方法包括锁骨上和锁骨下两种;③由颈外静脉插入导引钢丝进入锁骨下静脉,再沿钢丝导入中心静脉导管。

2. 器材与装置

中心静脉穿刺的器材主要包括:一次性中心静脉穿刺包(内含中心静脉穿刺针、导引钢丝、深静脉导管等)。测压装置包括:配套的测压管道系统、肝素稀释液、压力监测仪、感应装置及显示器。

3. 注意事项

①正确判断导管没有误入动脉或软组织;②调节零点,将换能器或玻璃管零点置于第4肋间、腋中线水平;③确保测压管道系统无凝血、空气;④严格无菌操作;⑤注意病人体位与穿刺局部解剖间的关系,如进行颈内静脉穿刺时,患者头向对侧偏转的程度必然影响胸锁乳突肌与下方静脉之间的关系。

(四)并发症的预防

常见的并发症包括感染、出血、血肿、气栓、血栓等。穿刺时严格无菌操作,加强导管的护理可降低深静脉的感染率。熟悉局部解剖学,严格操作规程可降低气胸、血胸、心包压塞和神经损伤的发生率。

(五)中心静脉压监测的临床应用

心血管手术中常用CVP来评估病人的血容量和右心功能。病人进入手术室麻醉后,可出现血压下降或偏低的情况,应测量CVP,当CVP低于0.667~0.933 kPa(5~7 mmHg)时,考虑病人血容量不足,可加快输入晶体或胶体液,血压将很快上升(CVP也随之上升)。如果血压降低时CVP正常甚至高于正常值,常提示右心功能不全或者药物对心肌收缩力有抑制影响,处理时应以适当强心为主。

三、肺动脉压监测

由静脉插入经上腔或下腔静脉,依次经由右房、右室、肺动脉主干和左或右肺动脉分支,到达肺小动

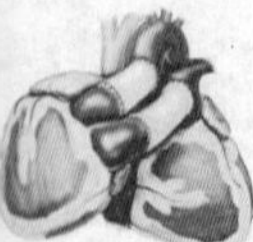

脉，在肺动脉主干测得的压力称为肺动脉压(pulmonary artery pressure，PAP)。通过漂浮导管在肺小动脉楔入部位所测得的压力称为肺小动脉楔压(pulmonary artery wedge pressure，PAWP)，又称肺毛细血管楔压(pulmonary capillary wedge pressure，PCWP)。因此，PAWP 和 PAP 是反映左心前负荷与右心后负荷的指标。其正常值肺动脉收缩压(PASP)15～20 mmHg，肺动脉舒张压(PADP)6～12 mmHg，肺动脉平均压(PAMP)9～17 mmHg，肺小动脉楔压(PAWP)5～12 mmHg。

(一)适应证

(1)在心血管手术中应用的适应证包括：先天性心脏病合并肺动脉高压病人，判断手术治疗效果和指导治疗；冠状动脉旁路移植术的病人；合并心力衰竭的瓣膜病病人；手术后低心排血量综合征的病人；左心功能不全的病人(EF＜45％)；心脏移植或心肺联合移植术。

(2)低血容量性休克患者的监测，监测 PAWP 可估计左心前负荷，指导补充血容量。

(3)区别心源性和非心源性肺水肿，正常时血浆胶体渗透压(colloid osmotic pressure，COP)与 PAWP 之差为 10～18 mmHg，当差值为 4～8 mmHg，就有可能发生心源性肺水肿，当小于 4 mmHg 时，则不可避免地发生心源性肺水肿。

(4)ARDS 患者的诊治，PAP 的监测有利于指导药物治疗并评估效果和预后。

(5)指导与评价血管活性药物治疗的效果。

(6)急性心肌梗死 PAWP 与左心衰竭的 X 线变化有良好的相关性，可用于估计预后。

(二)禁忌证和注意事项

(1)右心房、右心室内肿瘤或血栓形成的病人，送导管时可导致瘤块或血块脱落，导致肺栓塞。

(2)三尖瓣或肺动脉瓣严重狭窄的病人，导管难以通过狭窄部位，即使通过也会加重阻塞血流。

(3)法洛四联症病人须放置漂浮导管时，可先放入右房或右室，待手术后由术者放入肺动脉内，以免漂浮导管刺激流出道而发生痉挛，引起缺氧发作。

(4)伴出凝血异常病人或无穿刺部位可选择的病人。

(三)监测方法

颈内静脉穿刺成功后，置入 Swan-Ganz 四腔导管，经右心房、右心室、肺动脉和肺小动脉，在相应部位测得波形和压力大小(图 29-2-1)。

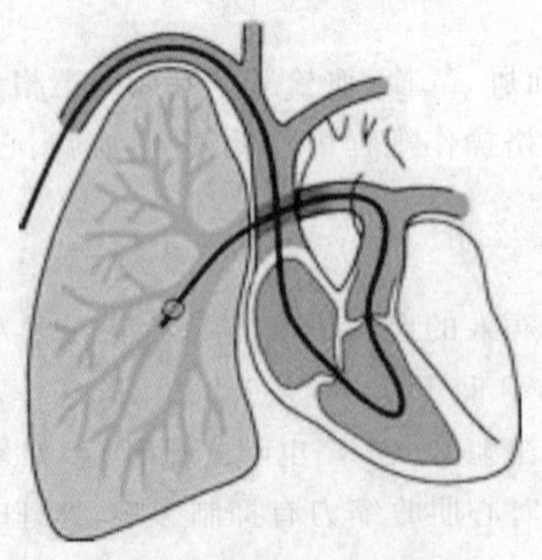

图 29-2-1　漂浮导管路径图

（四）并发症的防治

(1)心律失常：当漂浮导管进入右心时，导管顶端可触及心内膜而诱发房性或室性心律失常。所以导管的气囊应充足气体，可明显减少心律失常的发生率。若出现持续性心律失常可将导管退出心室并经导管注入利多卡因后再行置管。

(2)气囊破裂：导管多次使用、留置时间过长或频繁过度充气，就会引起气囊破裂。当发现向气囊内注气阻力消失时，放松注射器的内栓，其不能自动弹回，常提示气囊已破。当发现气囊破裂后不应再向气囊注气并严密监测有无气栓的发生。

(3)肺动脉破裂和出血：气囊充气膨胀直接损伤肺小动脉而引起破裂出血，多见于肺动脉高压的患者。主要的预防方法是应注意导管的插入深度，避免快速、高压地向气囊注气。当肺动脉压力波形变成楔压波形时，应立即停止注气，并应尽量缩短 PAWP 的测定时间。

(4)其他：感染、肺栓塞、导管打结等，因此应严格掌握适应证，在进行操作时严格遵守操作规则，尽可能缩短操作时间并加强护理。

四、心排出量监测

心排出量(cardiac output，CO)是指一侧心室每分钟射出的总血量，正常人左、右心室的排出量基本相等。CO 是反映心泵功能的重要指标，其受心肌收缩性、前负荷、后负荷、心率等因素的影响，可以用于估计病人的预后，计算出病人各种血流动力学指标，指导各种治疗，包括应用正性肌力药、血管扩张药、输血、补液等。因此，心排出量的监测极为重要，在心血管手术中的应用很有价值。

心排出量监测的方法可分为有创性和无创性。无创性包括经食道超声多普勒法和经气管超声多普勒法。无创性监测的优点是无创伤，操作技术较简单，但其功能有局限性，有些技术须进一步改进。下面介绍有创性心排出量监测。

（一）温度稀释法心排出量测定

测定 CO 首先须穿刺中心静脉，将漂浮导管送入肺动脉，借助漂浮导管和 CO 检测仪进行测量。通过漂浮导管，向右心房注射一定量的冰生理盐水，随着血液的流动，冰盐水逐渐被稀释并与血液混合而使二者温度达到一致。这一温度稀释过程由导管前端的热敏电阻感应，通过记录就可以得到温度-时间稀释曲线。在已知注入冰生理盐水的量、盐水与血液的温度差以及温度稀释曲线所包含的面积时，即可以计算出 CO。

（二）连续心排出量监测

连续心排出量监测亦称为连续温度稀释法心排出量测定，该方法的原理是位于漂浮导管末梢 4 cm 处的热敏电阻和位于漂浮导管末梢 15～25 cm 处的热敏导阻丝提供一个独特的输入和输出信号。输入信号：导管热敏阻丝连续每 30～60 s 发放模拟随机开关模式的能量脉冲。输出信号：测定肺动脉主干末梢的血温变化。相关解码技术解读肺动脉处的输入和输出信号，然后描绘出热稀释冲刷曲线。其与单次注射冰盐水的温度稀释法相比，有以下优点：①不需要注射冰盐水，可避免注射冰盐水的缺点，如注射不准确、温度不准确、注射速度不均匀等；②避免检测仪受呼吸周期的影响；③避免反复注射冰盐水可能带来的感染风险；④节省劳动力；⑤测得的数据更准确可靠；⑥操作技术依赖性低。

五、经食道超声心动图监测

经食道超声心动图(transesophageal echocardiography,TEE)是将超声探头放入食道内,对心脏及大血管进行检查,采用食管二维超声心动图和脉冲多普勒血流联合应用,并与心电图相结合(图 29-2-2),利用心电图确定心脏机械收缩时相,利用二维超声心动图测定瓣环口面积,利用多普勒血流测定经过该瓣环口的血流速度,从而计算出每搏量,进一步获得心排出量。

(一)优点

(1)探头与心脏血管之间无肺组织,干扰较小,成像更清晰。

(2)不影响心血管手术的进行,可连续监测。

(3)更清晰地观察到一些重要结构,如心耳、肺静脉、房间隔、胸主动脉、左冠状动脉等。

(4)不受人工机械瓣的影响,更清晰地观察心脏其他结构。

(二)缺点

(1)对食管组织有损伤的可能。

(2)心脏较大的患者,尤其是二尖瓣病变时左心房巨大,探头在食管中移动时由于刺激位于其前方的左心房,易产生各种心律失常。

(3)价格昂贵,操作技术要求高。

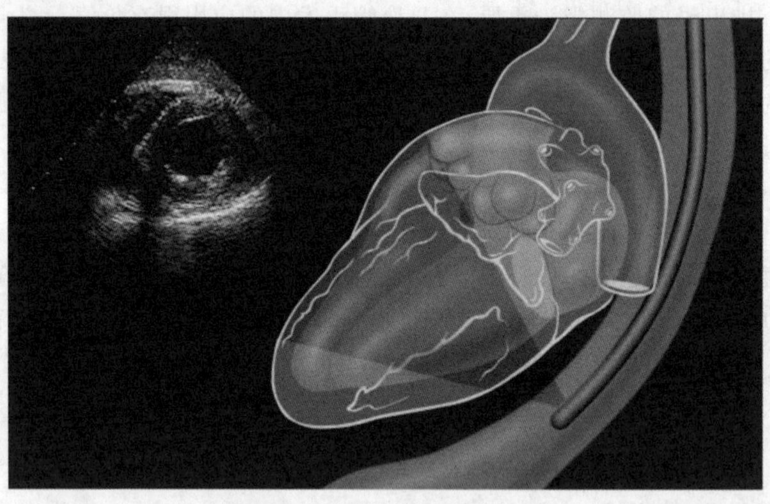

图 29-2-2 经食道超声心动图监测

六、周围循环监测

周围循环能够反映人体外周组织的灌流状态,常用的指标有动脉压、体循环阻力(systemic vascular resistance,SVR)、毛细血管充盈时间、体温、尿量等。

(一)毛细血管充盈时间

主要观察甲床循环,可进行毛细血管充盈试验。具体方法为:压迫甲床后立刻放松,观察甲床的颜色由苍白转红的时间,正常为 2～3 s。若充盈时间延长,同时有口唇及甲床青紫,以及肢体发冷发白,提示周围血管收缩、微循环供血不足和血液淤滞，常见于休克和心力衰竭的患者。

（二）中心体温和趾温的差值

此差值正常小于2℃，若大于3℃，提示外周血管严重收缩。严重休克的患者，心排出量减少，有效循环障碍，足趾温度降低，温差明显增加。测量时应注意外界环境温度的影响。

（三）尿量

若患者肾功能无异常，持续尿量监测是反映血容量、心排出量和组织灌注情况的简单可靠指标。低血容量、休克、低心排出量和周围组织灌注不足，则尿量减少，而尿量增加常提示心功能和周围血管灌注改善。

七、循环功能的判断

（一）低血容量的判断

判断血容量的血流动力学指标主要有：BP、CVP、PAWP。以上3个指标之一若低于正常值，都应考虑由低血容量所致，尤其是CVP和PAWP的下降反映更为准确、可靠。对于没有进行CVP和PAWP监测的患者，仅根据BP的变化判断血容量常有失偏颇，应密切结合患者的症状、体征及操作等因素进行综合判断。有时CVP或PCWP虽在正常范围之内，但较基础对照有明显下降，往往提示血容量已欠缺，应注意补充血容量。当然，在监测上述血流动力学指标的同时，应密切监测出血量、尿量以及输血、输液量，注意液体的出入平衡。

（二）心泵功能的判断

心泵功能主要取决于心脏的前负荷、后负荷和心肌收缩力。反映心脏前负荷的指标有：左室舒张末容积（LVEDV）、左室舒张末压力（LVEDP）、PAWP、CVP。以上指标的数值超过正常值越多表明心脏的前负荷越大，心功能越差。目前认为，当PAWP>20 mmHg时，表明左室功能欠佳。反映心脏右心后负荷的指标有：SVR和PVR，SVR是左心后负荷指标，PVR是右心后负荷指标，这两个阻力的大小都与CO成反比关系。心肌收缩力是保证心脏克服前、后负荷做功，保证心室正常射血的关键因素。反映心肌收缩力的指标有：心脏指数（CI）、每搏指数（SI）、每搏功（SW）、左心室每搏功指数（LVSWI）、右心室每搏功指数（RVSWI）和左室射血分数（EF）。EF与左室舒张末容积（LVEDV）和左室收缩末容积（LVESV）有关，即EF=（LVEDV－LVESV）/LVEDV，正常>55%。显然，以上数值越大，表明心肌收缩性越好。

第三节　体外循环

体外循环（extracorporeal circulation，ECC），又称心肺转流术（cardiopulmonary bypass，CPB），其原理是将人体内的静脉血经由上、下腔静脉引出体外，经人工肺氧和并排出二氧化碳后，再将氧和后的血液经由人工心脏泵入人体内的动脉系统。体外循环不仅维持了心脏以外的其他重要器官的血液供应，而且能使心脏手术中的术野干净清晰，保证了心脏大血管手术的安全施行。体外循环基本装置包括血泵、氧合器、变温器、微栓过滤器和附属装置等（图29-3-1）。

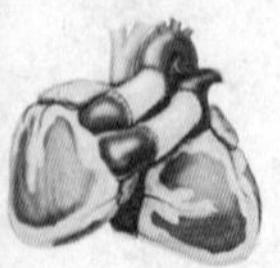

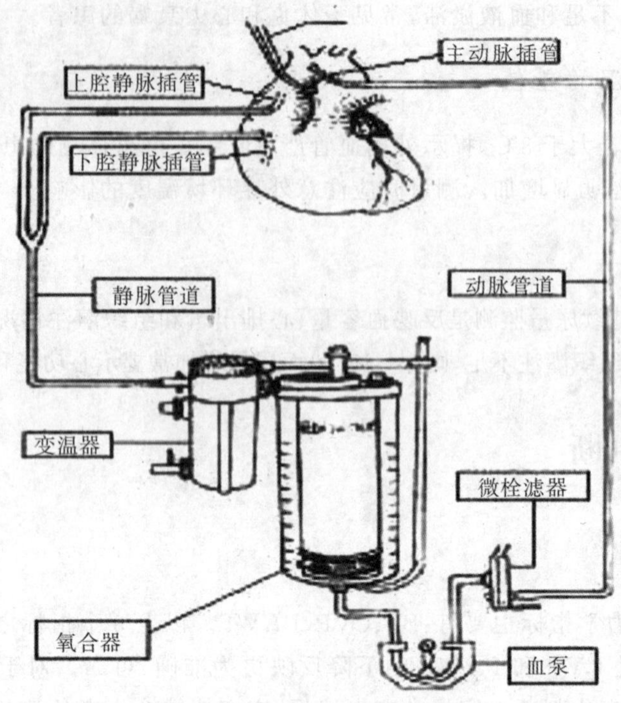

图 29-3-1　体外循环基本装置

一、体外循环的基本装置与功能

(一)血泵

血泵即人工心脏,它的主要功能是代替心脏泵出血液,供应全身血循环。根据泵血方式分为非搏动泵和搏动泵。非搏动泵目前较常用,它靠调节泵头转动挤压泵管排出血液,射出的血液为平流。非搏动泵以双柱滚压式血泵为主,具有结构简单、容易调节泵血速度等优点。搏动泵排出血液为搏动性,在同样的泵血量条件下,其微循环状况优于非搏动泵。搏动泵可分为与心脏同步和非同步两种。离心泵是非搏动泵,它是在一扁圆形硬壳内高速运转带有许多叶片的转子,使血液产生强大的离心力而泵出血液。

(二)氧合器

氧合器即人工肺,它的主要功能是代替肺脏使静脉血氧和为动脉血,并排出二氧化碳。目前常用的氧合器有两种类型:

1. 鼓泡式氧合器

将氧气分散到氧分散器的小孔并吹入血柱内,形成大量小气泡,通过血液与氧气的直接接触进行气体交换。由于气泡数量大,大大增加了血液与氧气的接触面积,因此气体交换性能较好。气体交换后,血液中形成的气泡用硅油除泡剂消除。血液与氧气的直接接触会造成红细胞破坏是其主要缺点。

2. 膜式氧合器

用高分子渗透膜制成,血液和气体通过渗透膜进行气体交换,血、气互相不直接接触,血液有形成分破坏少。

(三)变温器

变温器是调节体外循环中血液温度的热交换装置,多与氧合器合为一体。在变温器内泵入冷水或热水即可使其周围的血液温度下降或升高。变温器内水温与血温的温差应小于 10℃，水温最高不得超过 42℃。

（四）微栓过滤器

微栓过滤器用于滤过体外循环过程中可能产生的气泡、血小板凝块、纤维素、脂肪粒、硅油栓以及病人体内脱落的微小组织块等，防止这些颗粒进入病人体内造成栓塞，危及重要脏器的功能。

（五）附属装置

附属装置包括储血器、各种插管、连接管道、压力监测系统、温度监测系统及超滤器等。

二、体外循环的实施

一般在纵断胸骨，纵行切开心包显露心脏后建立体外循环。从中心静脉注射肝素 400 IU/kg，顺序插入主动脉灌注管和上腔静脉、下腔静脉引流管，分别与已预充好的人工心肺机相应管道连接，检测激活凝血时间（ACT）＞480 s，即可开始体外循环转流。

现在常规采用血液稀释法预充人工心肺机。预冲液应考虑渗透压、电解质含量和血液稀释度三个方面。合理的血液稀释能改善微循环功能，减少血液在微循环的淤滞，避免血液的浪费。血液稀释程度，各家掌握不一，血红蛋白为 50～100 g/L，血细胞比容为 15％～30％不等，应根据具体情况考虑。在复温期间可通过利尿、超滤等措施逐步提高血红蛋白的浓度，体外循环结束时要求血红蛋白基本恢复正常。

预充用的晶体液通常用乳酸林格氏液，胶体液可选用各种血浆替代品、血浆或白蛋白，还需加入钾、镁、碳酸氢钠、肝素及抗生素等。

体外循环方法，根据手术需要，可分为：

（1）常温体外循环，可用于操作简单、时间短的心内手术。要求体外循环氧合性能好，能满足高流量灌注需要。

（2）浅低温体外循环，采用体外循环血流变温，心内操作期间使鼻咽温维持在 28℃左右，心内操作即将结束时开始复温，将鼻咽温升至 37℃时停止复温。

（3）深低温体外循环：多在心功能差，心内畸形复杂，侧支循环丰富的患者使用。将鼻咽温降至 20℃左右，心内操作关键步骤可将灌注流量降低，最低可达 5～10 mL/(kg・min)。既要保持手术野清晰又要防止空气进入体外循环发生气栓。微流量灌注对机体来说实际上已接近停止循环，要尽量缩短时间。

（4）深低温停循环，主要用于婴幼儿心内直视手术和成人主动脉瘤手术。术中将体温降至 20℃以下，停止血液循环，可提供无血的手术野，但需具备良好条件和熟练的灌注技术。

（5）其他如并行循环（包括左心转流）、部分转流等。

心脏手术中的各种监测，除基本生命体征监测，如 ECG、血液、血氧饱和度外，尤其强调温度监测和凝血功能监测；常规监测鼻咽温度（代表脑部温度），小儿先天性心脏病手术时应同时监测直肠温度，以协助诊断合并的大动脉畸形。通常通过间断测定 ACT（激活全血凝固时间）监测肝素抗凝和鱼精蛋白拮抗。如有条件可以采用一些特殊监测，如经食道超声心动图（TEE）、经气管多普勒（TTD），连续监测心功能、心室壁肌肉运动和心脏瓣膜活动情况等。

三、心肌保护

心内手术期间，为了便于精细操作，获得无血手术野，必须将升主动脉钳闭，阻断冠状动脉血液循环，

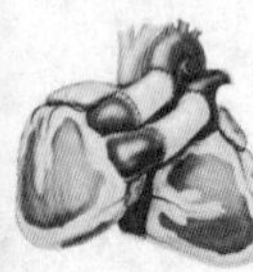

这就使心肌处于缺血缺氧状态。早期手术死亡率高的原因主要就是心肌缺血坏死。为此,多年来许多学者致力于心肌保护的研究,以期在获得无血手术野的同时,又能使心肌得到妥善保护,术后恢复良好功能。目前应用最广的是主动脉内灌注冷停跳液法,其方法是钳闭升主动脉后,由主动脉根部灌注配好的4℃高钾冷血停跳液,使心肌迅速停止活动,减少能量消耗,并每 20～30 min 灌注一次,同时心包内以冰泥包裹。从而在心肌缺血期间,最大限度地减少能量需求,保存心肌的能量储备,维持心肌细胞的结构完整和细胞膜离子泵功能的正常,延长了在心脏手术中心肌耐受缺血的安全时限。

近年来通过对心脏血管、心肌代谢等的研究,人们不断对心肌保护方法进行改进,以便进一步提高保护效果。

(一)冠状静脉窦逆行灌注

冠状静脉窦逆行灌注主要用于弥漫性冠状动脉硬化的病人。冠状静脉系统是无瓣膜管道,且粥样硬化病变不累及冠状静脉系统。因此在严重多支冠状动脉硬化的病例中,可通过冠状静脉系统进行心脏停搏液的灌注。经逆行灌注的冷停跳液,可经毛细血管床由冠状动脉窦口流出。但由于大部分室间隔和右室壁的血液,不经冠状静脉窦,而经心前静脉和心肌窦状隙直接引流入右房或右室,因此逆灌对右室的灌注效果较差。为提高右室保护效果,可使用主动脉根部顺灌和逆灌结合。

(二)温血停跳液

近年来研究显示,含血停跳液由于能够提供缺血心肌组织氧和代谢产物,并具有强大的缓冲能力,因此心肌保护效果较好,尤其在高危情况下,如左心功能衰竭患者、心脏移植患者等。

温度对心肌保护效果也有较大影响。心脏低温可降低心肌的代谢和能量的需求,增加心肌耐受缺血的能力,故可延长心肌缺血的安全时限。但并非心肌温度越低,保护效果越好。当心肌温度降低时,左室顺应性下降,左室机能损害,心肌糖原破坏,原因可能是膜脂质的冻结损害了 ATP 系统及膜酶系统。同时,冷停跳液能够导致心肌挛缩、细胞水肿、酶活性下降以及停跳液灌注不均匀。因此目前认为,合适的停跳液温度为 29℃左右。

(三)添加剂

在停跳液内合理添加一些物质,以减少心肌细胞氧耗,促进细胞代谢,减轻炎性反应和缺血/再灌注损伤,能够进一步提高心肌保护效果。常用的添加物有:

(1)β-受体阻滞剂:它能够减少心肌细胞氧耗,稳定细胞膜,但其负性肌力作用可能延长心肌功能的恢复时间。

(2)葡萄糖-胰岛素:胰岛素能促进葡萄糖、钾离子向细胞内转移,改善心肌细胞的代谢,增加缺氧情况下能量的产生。活体研究发现,加用葡萄糖和胰岛素可明显增强停跳液的保护作用,保护心肌超微结构,改善心室功能。但离体研究发现,加用葡萄糖,特别是加用胰岛素后,心脏功能的恢复受到明显的损害。因为增加这些物质,加速了糖酵解过程,使乳酸堆积,细胞内酸中毒,从而加重心肌的损害。如间断地进行碱性停搏液的冲洗,将有害的酸性代谢产物冲洗出来,则抵消了上述不良反应,而糖酵解产能则对缺血心肌有益。

(3)镁:镁离子的重要性在于它是细胞内许多酶的激活剂,如各种 ATP 酶。此外,它还是代谢中和代谢调节中的许多酶的辅因子,因此具有重要的生理作用。在细胞外高镁时,镁离子可通过占据心肌细胞膜上钙离子通道上的受体,阻止钙离子进入细胞内。心肌缺血后,由于 ATP 减少和细胞膜通透性增加,大量细胞内的钾离子和镁离子逸出至细胞外。当恢复再灌注后,镁离子缺乏影响到许多以镁离子为辅因子的酶的活性,对心肌重建有氧代谢和排出细胞内过多的钠离子、钙离子等,均会产生有害的影响。停搏液内理想的镁离子浓度是 15 mmol/L。此浓度和细胞内镁离子浓度相当，这样就避免了心肌缺血时，因跨膜离子梯度而造成的镁离子丢失，同时还可以防止钙离子内流。

(4)糖皮质激素：一种膜稳定剂，它能稳定细胞溶酶体膜，防止溶酶释放，降低细胞膜的通透性而保持细胞结构完整，防止细胞水肿。它还能扩张冠状动脉血管，增加冠脉血流。

(5)缓冲剂：心肌缺血时主要通过无氧酵解来产生能量，以维持细胞的基本代谢需求。而无氧酵解产能，又导致乳酸产生过多，细胞内酸中毒，反过来又抑制了糖的无氧酵解，而使细胞产能障碍。在停搏液内提供一些缓冲物质，可以中和细胞内酸中毒，为细胞持续进行无氧酵解产能提供一个适宜的环境。常用调节停搏液 pH 的药物有碳酸氢钠等。

(赖可可、黄毅婷)

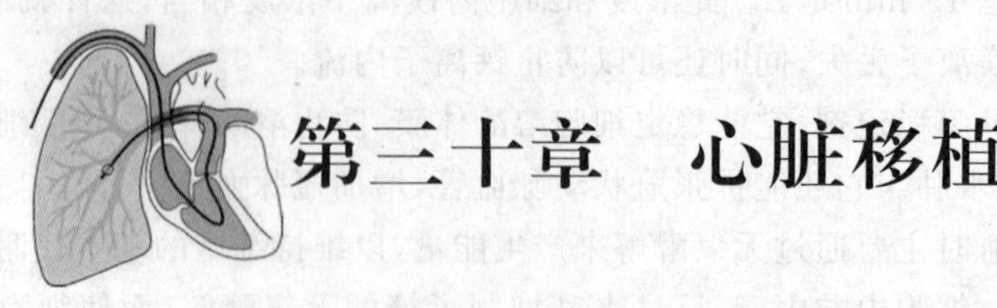

第三十章 心脏移植

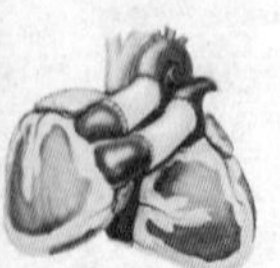

第一节 概 述

世界范围内每年有两千多万患者罹患心力衰竭，其中一半人为收缩性心力衰竭，而约15%的患者在等待移植的过程中死亡。根据世界心肺移植协会统计，自1983年到2014年，全世界共完成89000余例心脏移植，一年存活率达90%，五年存活率达70%，半数中位存活时间达12年。因此，美国卫生和社会服务部已将心脏移植认定为治疗终末期心脏病的一项常规治疗方案。我国首例心脏移植发生于1978年，尽管按流行病学统计资料显示，我国有大量的终末期心脏病人需要进行心脏移植，但我国的心脏移植手术例数占全球的比例较低，离世界先进水平还有差距。

第二节 手术适应证和禁忌证

一、适应证

各种药物和常规外科手术治疗无效的终末期心功能衰竭的患者，或无法进行解剖或生理纠治的复杂性心血管病畸形，均为心脏移植的适应证。对于终末期心功能衰竭的评估，不应采用以病人主观感觉为标准的纽约心脏协会(New York Heart Association，NYHA)系统进行评判，而要采用客观的运动心肺功能测试中的最高耗氧量(maximal oxygen consumption，MVO_2)来评估，当$MVO_2<14$ mL/(kg·min)才可入选心脏移植的等待名单。具体包括：

(1)原发性心肌病：包括扩张型心肌病、肥厚性心肌病、限制型心肌病、心内膜下心肌纤维化终末期阶段。

(2)冠心病：严重的多支冠状动脉弥漫性病变无适合靶血管重建心肌血运者，或搭桥术后仍顽固性心衰不能用药物控制者。

(3)先天性心脏病：复杂的先天性心脏病如左心发育不全综合征等无法通过常规心脏手术纠治者。

(4)心脏瓣膜病：晚期心脏瓣膜病伴广泛的心肌病变而行常规瓣膜手术无法纠治者，或感染性心内膜炎反复侵及瓣膜，无法进行瓣膜手术者。

(5)心脏移植后供心因移植体冠状血管病变出现难以控制的心力衰竭。

(6)其他特殊情况：心脏外伤无法修复、无远处转移的心脏恶性肿瘤，心肌炎晚期出现严重的心力衰竭和顽固难治性室性心律失常。

国外心脏移植的受体以冠心病和原发性心肌病为主，而我国则以原发性心肌病为主，近年来冠心病受体不断增加。

二、禁忌证

(1)不可逆的肺动脉高压:经严格的内科治疗肺血管阻力(PVR)仍持续高于 6 Wood 单位无下降者。

(2)未控制的重度活动性感染:如化脓性感染、败血症、活动性肺结核等。

(3)心脏外的恶性肿瘤,无论转移与否。

(4)系统性结缔组织病及不可逆肝肾功能衰竭。

(5)艾滋病患者或艾滋病病毒携带者。

(6)药物成瘾者、酒精中毒者。

第三节　术前检查

对候选的受者需进行全面检查和评估,排除任何影响移植的禁忌证。除心脏手术常规检查项目外,还需进行潜在的或机会性感染病原及癌症筛查;值得强调的是,右心导管检查测定心输出量、肺动脉压、肺血管阻力是必要的;供受体之间的包括 ABO 血型和抗体筛查、群体反应性抗体(population reactive antibody,PRA)筛查和人类白细胞抗原(human leucocyte antigen,HLA)的组织类型等免疫学检查也十分重要。此外还需对移植的受体进行包括家庭条件、社会支持力度、精神状态、治疗随访依从性等方面的社会心理评估。

第四节　术前治疗

等待心脏移植的受体术前心功能均差,其他各器官的功能亦受到影响,需对其进行系统的维持治疗,使患者在等待供心的过程中维持最佳的状态。治疗上以药物改善心功能为主,兼顾其他器官功能恢复。对药物难以控制的严重心衰,必要时应行体外膜肺氧合(ECMO)、心室辅助装置等措施以度过等待供心的阶段。

第五节　供体的选择、处理

供体的选择标准:脑死亡者满足年龄小于 50 岁、与受体的体重相差在±20%以内、无心血管疾病、无恶性肿瘤、无现有感染、Anti-HIV 阴性。近年来由于供体的短缺,一些边缘供体也被用于移植,如血清 HBsAg、Anti-HCV 呈阳性者、经历短时间心肺急救或短期使用大剂量血管活性药物者。一旦确立将脑死亡患者作为器官移植供体,治疗重点应转为对供体进行维持治疗,维持体温、保持血流动力学平稳和氧供的充足以保护可供移植的器官。

第六节　心脏移植手术

获取供心要充分游离连接心脏的大血管以获得移植吻合所需的长度,并灌注足量心脏停搏液使供心停搏,根据移植方式修剪供心后,放入装有 4℃保存液或冰盐水的双层灭菌袋中转运。

将供心植入受体的方式有原位移植和异位移植法。原位移植法(图 30-6-1)又根据左右房吻合技术的不同分为标准法、全心脏和双腔静脉原位移植法。标准法由于残留的心房过大易造成血栓形成,且供受体各具窦房结易引起心律失常和房室瓣反流,因此逐渐被双腔静脉法取代。全心脏原位移植法主要用于心脏原发肿瘤者。异位移植法(图 30-6-2)是不切除受体心脏,将供心置于受体心脏右侧共同担负全身循环,主要适用于供心过小不能负担全身循环功能,或肺动脉压力处于临界状态而原位心脏移植有可能导致右心衰等特殊情况。

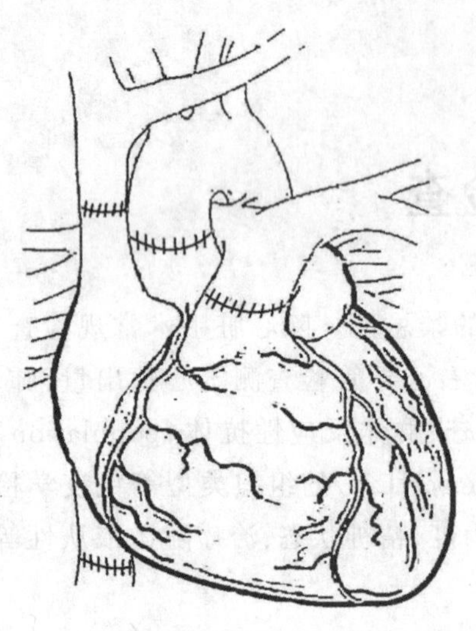

图 30-6-1　双腔静脉法原位心脏移植

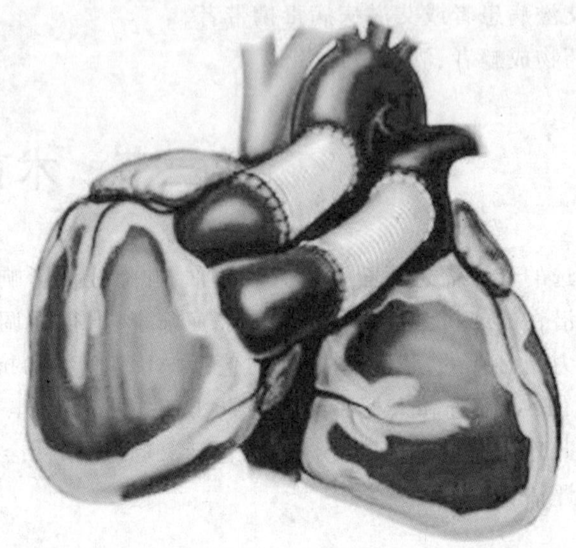

图 30-6-2　异位心脏移植

第七节　术后处理

患者进行心脏移植手术后应被安置于具有空气净化条件的无菌隔离单人监护病房,按心脏直视术后监护常规进行监测。应用异丙肾上腺素或临时起搏器将供心的心率调整在 100～120 次/分,以保证足够的心输出量,并注意去神经化供心对血管活性药物和抗心律失常药物与正常心脏反应的差异。围手术期应用广谱、低毒、杀菌性的抗生素,并根据术后感染性病原体检查结果调整用药方案。由于供受体间主要组织相容性抗原不同,供体心脏和受体免疫系统间始终存在免疫排斥反应,因此,患者需终身服用抗排斥反应药物进行免疫抑制治疗。目前,心脏移植术后免疫抑制方案为以环孢素为主的二联(环孢素+泼尼松或硫唑嘌呤)或三联(环孢素+泼尼松+霉酚酸酯)疗法。根据环孢素血药浓度谷峰值调节环孢素用量,实现以最小的有效维持剂量控制排斥反应的发生。

病人经心内膜活检证实无排斥反应的存在、无感染、免疫抑制控制情况稳定且心功能恢复到Ⅱ级以上即可出院。对心脏移植的患者需进行终身定期随访,每年进行体格检查及心电图、心脏超声等影像学检查以及免疫抑制剂血药谷峰浓度测定,必要时进行心内膜活检以期及时发现排斥反应、感染、高血压、高血脂、恶性肿瘤、移植物血管病等移植相关并发症以提高存活率。

(尤　颢)

第四篇

重症监测治疗与复苏

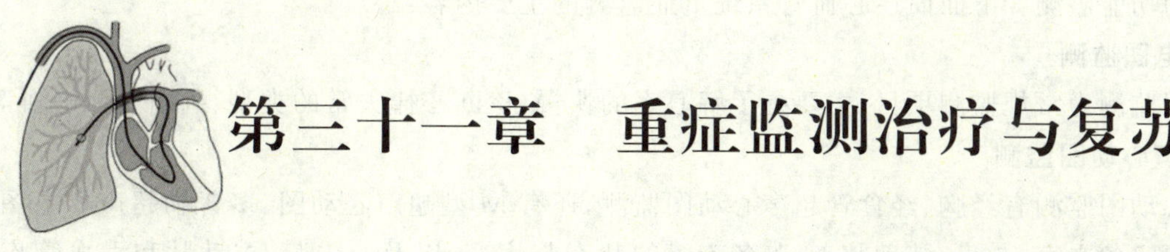

第三十一章　重症监测治疗与复苏

第一节　重症监测治疗

一、概　述

重症医学(critical care medicine,CCM)是研究损伤或疾病导致机体向死亡发展过程的特点和规律性,并根据这些特点和规律性对重症患者进行治疗的学科。重症医学科(intensive care unit,ICU)是重症医学的临床基地,它是对各种原因导致一个或多个器官和系统功能障碍、危及生命或具有潜在高危因素的患者及时提供系统的、高质量的医学监护和救治技术,是医院集中监护和救治重症患者的专业科室,是现代医学的重要组成和具体体现。

二、ICU 的工作内容

ICU 的主要工作内容是应用先进的监测与生命支持技术,对重症病人的生理功能进行连续、动态的定性和(或)定量监测,对重症病人的病理生理状态、病情严重性和治疗迫切性进行评估,提供规范的、高质量的生命支持,改善重症病人的预后。近年来,随着生物医学工程通信和计算机技术的飞速进步,床旁监测和生命支持技术得到迅速发展,对重症病人的管理发生了革命性改变。

(一)监测的目的

(1)早期发现高危因素:早期发现威胁病人生命的高危因素,可及时采取干预措施,避免疾病进一步恶化,对高危病人尤为重要。

(2)连续评价器官功能状态:发现器官功能障碍的早期证据,为预防和治疗器官功能障碍提供依据。

(3)评估原发疾病的严重程度:通过连续、动态的监测和检查,并结合病变,较为准确地评估疾病的严重程度及其动态变化,可预测重症病人的病情发展趋势及预后。

(4)指导诊断和鉴别诊断:根据监测资料,为疾病的诊断和鉴别诊断提供依据。

(5)实现早期目标导向治疗(early goal-directed therapy,EGDT):在一定时间内,根据连续监测和生理参数及其对治疗的反应,随时调整治疗方案(如药物浓度和速度等),以达到目标生理学指标,即早期目标导向治疗。对严重全身感染者进行早期目标导向治疗,就是通过此方法达到一定的目标生理参数值,从而明显降低严重感染病人的死亡率。在重症监测基础上的目标导向治疗是重症医学的重要特征。

(二)重症监测治疗的内容

重症病人的监测已从过去的器官功能检查,发展到全身各器官系统的综合临床床旁快速监测。监测内容也从基本生命体征的监测,发展到全面的器官系统功能的监测;从最初的器官水平功能监测,到深入

组织水平的功能监测。下面简述心血管系统重症监测的主要内容：

1. 心电图监测

心电图监测为常规监测项目，主要是了解心率的快慢、诊断心律失常的类型、判断心肌缺血等。

2. 超声心动图监测

超声心动图监测有经胸、经食管超声心动图监测，还有 M 型超声心动图、多普勒超声心电图等，主要用于监测评定各心室、心房、肺动脉、心脏各瓣膜的状态与病变，以及心内膜、主动脉和大血管疾病，急性肺栓塞，创伤，心包疾病，心内心外团块，心内分流，心房纤颤等。

3. 血流动力学监测

血流动力学监测包括无创和有创性监测，可以实时反映病人的循环状态，根据测定的参数，可计算出血流动力学全套数据(表 31-1-1)，为临床血流动力学状态的评估和治疗提供可靠依据。采用什么方法及在什么时间进行血流动力学监测取决于医务人员对病情的判断能力、对血流动力学参数的理解能力和对监测方法的掌握程度，在血流动力学监测过程中，医务人员的理解与翻译能力起着重要的作用。

表 31-1-1　血流动力学参数及计算方法

参数	缩写	方法	正常值范围
血压	BP	测定	90～140/60～90 mmHg 平均 70～105 mmHg
心率	HR	测定	60～100 次/分
心输出量	CO	测定	5～6 L/min
心脏指数	CI	CO(心输出量)/BSA	3.5±0.5 L/(min·m²)
每搏量	SV	CO×1000/HR	60～90 mL/beat
每搏指数	SVI	SV/BSA	40～60 mL/(beat·m²)
中心静脉压	CVP	测定	6～12 cmH_2O
肺动脉压	PAP	测定	17～30/6～12 mmHg
			平均压 10～18 mmHg
肺动脉楔压	PAWP	测定	6～12 mmHg
体循环血管阻力指数	SVR	(MAP－CVP)×80/CI	1760～2600 dyn·s/cm^5
肺循环血管阻力指数	PVR	(MAP－PAWP)×80/CI	45～225 dyn·s/cm^5
动脉血氧含量	CaO_2	1.39×SaO_2×Hb＋0.031×PaO_2	160～220 mL/L
动静脉氧含量差	$C(a-v)O_2$	CaO_2－CvO_2	4～8 mL/L
氧输送	DO_2	CI×CaO_2×10	520～720 mL/(min·m²)
氧耗量	VO_2	CI×($C(a-v)O_2$)×10	100～170 mL/(min·m²)
氧摄取率	O_2ext	$C(a-v)O_2$/CaO_2	22%～30%
体表面积	BSA(m²)	0.61×身高(m)＋0.0128×体重(kg)－0.1529	

对重症病人来说，循环功能的稳定十分重要，有赖于对心率、心律、心脏前负荷与后负荷、心肌收缩性和组织灌注的正确评价和维持。选择恰当的监测手段，是获得准确监测结果的前提。经典的 Swan-Ganz 肺动脉漂浮导管可对左、右心室的负荷进行量化测定。心排出量、肺动脉楔压(PAWP)和中心静脉压(CVP)在评估心脏负荷和肺水肿危险性方面具有重要的临床价值。但是，PAWP 和 CVP 也受到心脏顺应性、心脏瓣膜功能及胸腔内压力等多种因素的影响，以静态 PAWP 和 CVP 值来指导容量治疗具有一

定的局限性。近年来，通过脉搏波分析及每搏输出量变异等方法，可连续、动态监测心排出量、胸腔内血容量(intrathoracic blood volume，ITBV)、血管外肺水含量(extravascular lung water index，EVLW)及每搏心排出量变异度(stroke volume variation，SVV)等参数，其中ITBV和SVV能较好地反映心脏的前负荷和机体对容量的反应性，已广泛应用于临床监测。床边抬腿试验、床边超声、阻抗法、CO_2重复吸入法等无创或微创动态血流动力学监测方法已用于指导临床容量管理，为临床血流动力学监测提供更多选择。

4. 组织灌注的监测

对于外科重症病人，组织灌注状态与其预后密切相关。持续低灌注可导致脏器难以逆转的损伤。

(1)传统监测指标：如血压、脉搏、尿量、末梢循环状态等，对评估休克与体液复苏有一定的临床意义。因无法量化评估组织灌注，其临床应用存在局限性。

(2)血乳酸浓度：血乳酸浓度升高(>4 mmol/L)并持续48 h以上，预示其预后不佳，病死率达80%以上。血乳酸清除率比单纯的血乳酸值能更好地反映组织灌注和病人的预后。以乳酸正常值(≤2 mmol/L)为标准，血乳酸浓度是否在治疗后第一个24 h恢复正常非常关键。但血乳酸浓度是全身组织乳酸生成的混合结果，不能反映局部组织的氧代谢异常，且肝脏功能异常引起乳酸代谢障碍、乳酸输入过多等因素也影响血乳酸浓度。

(3)混合静脉血氧饱和度(SvO_2)：指肺动脉血氧饱和度，是反映组织氧平衡的重要参数。其正常值范围为70%~75%。SvO_2小于60%，反映全身组织氧合受损，小于50%表明组织缺氧严重，大于80%提示氧利用不充分。中心静脉血氧饱和度($ScvO_2$)是指上腔静脉或右心房血的氧饱和度(SO_2)，正常值为70%~80%，与SvO_2具有很好的相关性，可以反映组织灌注和氧合状态，近年来临床应用较为普遍。

(4)胃黏膜内CO_2分压($PgCO_2$)：$PgCO_2$正常值<45 mmHg，动脉血CO_2与胃黏膜内CO_2分压差$P(g\text{-}a)CO_2$正常值<9 mmHg。$PgCO_2$或$P(g\text{-}a)CO_2$值越大，表示胃肠道组织缺血越严重。胃肠道是全身低灌注最早受累、最迟恢复的器官，胃肠道组织缺血状态的评估对全身组织灌注状态的评估意义重大。

三、病情评估

ICU对病情和预后进行正确的评估，对治疗方案的制订与调整十分重要。使用统一标准对ICU病人的病情进行评估有以下意义：①可正确评估病情的严重程度和预后；②合理选用治疗用药和措施，并评估其疗效；③为病人转入或转出ICU提供客观标准；④可根据干预措施的效果来评估医、护的质量。重症病人的评分系统给临床提供了量化、客观的指标，常用的评分系统有：

1. 急性生理与慢性健康状况评分(acute physiology and chronic health evaluation，APACHE)

该系统由Knaus于1978年设计，后来又根据12家医院的ICU收治的5815例危重患者的资料而设计了APACHE Ⅱ。其主要由急性生理改变、慢性健康状况以及年龄3部分组成，包含了12项生理指标和Glasgow昏迷评分，加上年龄和既往健康状况，对病情进行总体评估。评分越高病情越重，预后越差。一般认为，APACHEⅡ评分大于8分者为轻度危险，大于15分者为中度危险，大于20分者为严重危险。

2. 治疗干预评价系统(therapeutic intervention scoring system，TSS)

该系统由Gullen于1974年建立，是根据病人所需要采取的监测、治疗、护理和诊断性措施进行评分的方法。病情越重，所采取的监测、治疗及检查的措施越多，TSS评分越高。目的是对病人病情严重程度进行分类，并合理安排医疗护理工作。一般认为，积分40分以上者均属高危病人。TSS简单易行，但未考虑到病人的年龄和既往健康状况，不同水平的医疗单位所采取的监测和治疗方法也不尽一致。

3. 多器官功能障碍评分(multiple organ dysfunction score，MODS)

本评分方法由Marshall于1995年提出，由Richard于2001年给予改良。其特点是参数少，评分简单，对病死率和预后预测较准确。但只反映了6个主要器官的功能状态，对其他影响预后的因素也没有考虑。

4. 全身感染相关性器官功能衰竭评分(Sepsis related organ failure assessment，SOFA)

1994年，由欧洲重症医学会提出此评分系统，强调早期、动态监测，包括6个器官，每项0～4分，每日记录最差值。研究显示，最高评分和评分动态变化对评价病情更为有益。

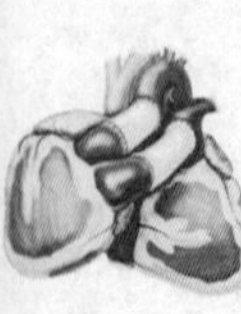

四、血液循环系统功能监护

(一)概述

血流动力学(hemodynamics)是血液在循环系统中运动的物理学，通过对作用力、流量和容积三方面因素的分析，观察并研究血液在循环系统中的运动情况。血流动力学监测(hemodynamic monitoring)是指依据物理学的定律，结合生理和病理生理学概念，对循环系统中血液运动的规律性进行定量地、动态地、连续地测量和分析，并将这些数据反馈性用于了解病情发展和指导临床治疗。

血流动力学监测应用于临床已经有多年的历史。可以说，从根据血压来了解循环系统的功能变化就已经开始应用血流动力学的原理对病情的变化进行监测。随着医学的发展、临床治疗水平的提高，重症患者的存活时间也逐渐延长。对这些重症患者的临床评估，越来越需要定量的、可在短时间内重复的监测方法。1929年，一位叫福斯曼(Forssman)的住院医生对着镜子在自己的左肘前静脉插入导管，测量右心房压力。之后，右心导管的技术逐步发展，临床上开展了中心静脉压力及心内压力的测定和"中心静脉血氧饱和度"的测定。应用Fick法测量心输出量也从实验室走向临床。在血流动力学的发展史上具有里程碑意义的是应用热稀释法测量心输出量的肺动脉漂浮导管(Swan-Ganz catheter)的出现，使得血流动力学指标更加系统化和具有对治疗的反馈指导性。近年来，血流动力学监测方法正在向无创性监测发展。虽然，目前绝大多数无创性血流动力学监测方法尚欠成熟，但随着这些方法的准确性和可重复性的增强，无创性的监测正在被越来越多的临床工作者所接受。心脏超声检查可以越来越准确地反映心室功能的变化，并可提供动态的监测性参数，在很大程度上弥补了应用肺动脉漂浮导管在容积监测方面的不足。

应当强调的是，临床上一些需要常规观察的指标，如血压、心率、皮肤色泽温度、尿量等，也是血流动力学不容忽视的基本参数。作为血流动力学监测的组成部分，像其他参数一样，临床参数也同样有着明显的局限性。随着对疾病理解的不断深入和治疗要求的提高，临床上需要越来越多的参数来精确地反映病情的变化。应用先进的仪器设备能在临床观察的基础上，给临床医生提供更多的手段，以对病情演变进行更为精确的监测。

应该强调的是，血流动力学监测首先是监测，而不是治疗。患者从监测中获益是因为医生依据监测的结果调整治疗方案、校准治疗的方法。可以这样认为，医务人员才是血流动力学监测的直接获益者，而患者只是间接地从医务人员的决策中获益。所以，采用什么方法及在什么时间进行血流动力学监测取决于医务人员对病情的判断能力、对血流动力学参数的理解能力和对监测方法的掌握程度，并不直接取决于疾病严重程度本身。在血流动力学监测的过程中，医务人员的理解与翻译能力起着至关重要的作用。在病情的发展过程中，患者实际上一直在表达自身的需求。循环容量不足的患者可以通过"口渴"等准确的语言表达来获得帮助。发展到低容量性休克而无法讲话时，仍然可通过心率加快、血压下降来要求液体的补充。这时就需要医务人员对这些参数进行翻译，将其转变为治疗语言，并予以落实。如果翻译中遇到困难，这些参数可能被当作心源性问题而被翻译为脱水治疗。这时，医务人员则需要患者提供更多的参数，如测量中心静脉压来提高自己翻译的准确性。

监测不同于诊断。监测往往是针对一个过程而言，不仅要了解当时的状态，而且要注意进一步的发展和反应；诊断通常注重这个过程上的某个点，了解当前的状态是否满足这个点的具体要求。在方法学方面，监测要求参数获得的可重复性、设备应用的连续性、数据的处理能力及精确性。在人员的要求方面，注重对整个病程的了解、应用多个参数从不同角度分析同一问题的能力和对与监测同步进行的滴定式治疗反应的判断能力。监测将更多的注意力集中在器官或系统的功能改变。

任何监测方法，若离开了对治疗的反馈指导将变得无用；重症患者的治疗若离开了监测也会变得盲目。

（二）循环压力监测

1. 血压监测

血压是最基本的血流动力学监测项目，详细请见第一篇中血管生理部分。

血压的监测方法可以分为两类：无创伤性测压法和有创测压法。

(1)无创伤性测压法：无创法中的自动测压法是 ICU 中使用最广泛的血压监测方法，它克服了手动测压的一些缺点，是现代心血管监测史上的重大突破。其可分为自动间歇测压法和自动连续测压法。

①自动间歇测压法：又称自动无创测压法，主要采用振荡技术测定血压，即充气泵可定时使袖带自动充气和排气，能够自动定时显示收缩压、舒张压、平均动脉压和脉率。其优点是无创伤性，重复性好；操作简单，易于掌握；适用范围广泛，自动化的血压监测，能够按需要定时测压，省时省力；能够自动检测袖带的大小，确定充气量；血压超过设定的上限或低于下限时能够自动报警。虽然自动间歇测压法有许多手动测压无可比拟的优点，但在临床应用中应注意合理地正确使用，避免肢体活动和压迫袖带而引起血压测不出；避免频繁测压、测压时间太久或间隔时间太短而引起肢体缺血、麻木等并发症。

②自动连续测压法：自动连续测压法与动脉穿刺直接测压相比，操作简便，无创伤性，其最大优点就是瞬间反映血压的变化。目前主要有 3 种方法：Peanz 技术，动脉张力测量法，动脉波推迟检出法。

(2)有创测压法：有创测量方法是一种经动脉穿刺置管后直接测量的方法，能够反映每一个心动周期的血压变化情况。目前应用的压力换能器可直接显示收缩压、舒张压和平均动脉压，并可根据动脉压波形初步判断心脏功能。其优点是对于血管痉挛、休克、体外循环转流的患者，测量结果更为可靠。缺点是操作不当会引起血肿、血栓形成等并发症。

①适应证：各类重症患者和复杂的大手术及有大出血的手术；体外循环心内直视手术；需行低温和控制性降压的手术；严重低血压、休克等需反复测量血压的手术；需反复采取动脉血样做血气分析等检查的患者；需要用血管扩张药或收缩药治疗的患者；呼吸心跳停止后复苏的患者。

②测压途径：桡动脉为首选。因动脉位置表浅并相对固定，穿刺易于成功且管理方便。在桡动脉穿刺前一般需行 Allen 试验，以判断尺动脉循环是否良好，是否会因桡动脉插管后的阻塞或栓塞而影响手部的血流灌注。Allen 试验的方法是：将穿刺侧的前臂抬高，用双手拇指分别摸到桡、尺动脉后，让患者做三次握拳和放拳动作，接着拇指压迫阻断桡、尺动脉的血流，待手部变白后将前臂放平，解除对尺动脉的压迫，观察手部的转红时间，正常为 5～7 s，平均 3 s，8～15 s 为可疑，大于 15 s 系供血不足，一般大于 10 s为 Allen 试验阳性，不宜行桡动脉穿刺。其次可选肱动脉、尺动脉、足背动脉、股动脉。

③测压方法：成人与小儿应选用相应的套管针。测压装置包括配套的测压管道系统、肝素稀释液等；压力检测仪包括压力换能器或弹簧血压计等；用换能器还需有感应装置和显示器。动脉穿刺前固定肢体，摸清动脉搏动，需要时于局麻下进行穿刺。套管针与皮肤呈 30°角，朝动脉向心方向进针，拔出针芯，若套管已进入动脉，则有血向外喷出或接上注射器回抽血流通畅，将套管向前推进，若置管顺利和血流通畅则表示穿刺成功；之后，接上测压管道系统。用肝素稀释液冲洗动脉套管以防止凝血，将测压管道系统与压力监测仪相连，即可显示压力的数值和(或)动脉压波形。

④低平波：上升和下降缓慢，波幅低平，见于低血压休克和低心排综合征。

⑤并发症的防治：最主要的并发症是由血栓形成或栓塞引起的血管阻塞，甚至有肢体缺血、坏死的报道。

预防动脉栓塞形成的措施有：注意无菌操作；减少动脉损伤；连续或经常用肝素稀释液冲洗；套管针不宜太粗；末梢循环欠佳时，应及时拔出导管。另外，导管留置时间长会增加感染的机会，一般不宜留置超过7天。

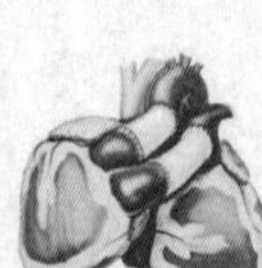

2. 中心静脉压监测

中心静脉压(central venous pressure，CVP)是指腔静脉与右心房交界处的压力，是反映右心前负荷的指标。参见第一篇中血管生理章节。中心静脉压由4部分组成：右心室充盈压；静脉内壁压，即静脉内容量产生的压力；静脉外壁压，即静脉收缩压和张力；静脉毛细血管压。因此，CVP的大小与血容量、静脉压力和右心功能有关。临床实践中，通常进行连续测定，动态观察其变化趋势。

(1)适应证：①严重创伤、各类休克及急性循环衰竭等重症患者；②各类大中手术，尤其是心血管、头颅和腹部大手术；③需长期输液或完全胃肠外营养治疗的患者；④需接受大量、快速补液的患者。

(2)测压途径：目前多采用经皮穿刺的方法放置导管至中心静脉部位。常用的穿刺部位有锁骨下静脉、颈内静脉，在某些特殊情况下也可用贵要静脉或股静脉，但应该将导管的顶端置入上腔静脉。

(3)测压方法：中心静脉穿刺的器材主要包括套管针、穿刺针、导引钢丝、深静脉导管等。

方法：用三通接头连接好测压装置。三通的前端与导管相连，侧道连接测压管，并将测压管垂直固定在有刻度的标尺上，或者将测压管连接压力传感器，通过监测仪测压，同时可以观察到中心静脉的波形变化。三通的尾端与输液器相连，不测压时可用于输液。将测压管刻度上的“0”调到与右心房相平行(相当于平卧时腋中线第四肋间)水平处，或者用水平仪标定右心房水平在测压管上的读数，该读数就是零点。确定管道通畅，转动三通，使输液管与测压管相通，液面在测压管内上升，液面要高于患者实际的CVP值，同时不能从上端管口流出。调节三通，关闭输液通路，使测压管与静脉导管相通，测压管内液面下降，当液面不再降时读数。

注意事项：

①中心静脉置管可作为输液途径，因此，不测压时可持续输液以保持通畅。

②只能通过液面下降测压，不可让静脉血回流入测压管使液面上升来测压，以免影响测量值。

③防进气：管道系统连接紧密，测压时护士不要离开，因为当CVP为负值时，很容易吸入空气。

④预防感染：穿刺部位每日消毒换敷料一次，测压管每日更换，有污染时随时换。以平卧位测压为宜，患者改变体位要重新调节零点。

⑤使用呼吸机正压通气，呼气末正压通气(positive end expiratory pressure，PEEP)治疗、吸气压大于25 cmH_2O时胸膜腔内压增加，影响CVP值，测压时应充分考虑并结合临床，尽量弱化这些影响。

⑥咳嗽、吸痰、呕吐、躁动、抽搐均影响CVP值，应在安静后10～15 min测。

⑦疑有管腔堵塞时不能强行冲注，只能拔除，以防血块栓塞。

(三)肺动脉漂浮导管的临床应用

肺动脉漂浮导管是由Jeremy Swan和William Ganz等人设计并引入临床应用的，所以称为Swan-Ganz导管。

实际上，在Swan-Ganz导管出现之前，人们就曾多次试图进行右心或肺动脉的插管。但由于当时的插管不仅必须在X线直视下进行，操作复杂，需要时间长，而且成功率低，因此一直未能得到临床上的推广。虽然，1953年Lategola和Rahn等人曾在实验室内试用顶端带有气囊的导管，发现导管可以非常顺利地进入肺动脉。但他们的发现没有引起临床医师的重视。直到大约20年之后，Swan和Ganz等人“重新发现"这种顶端带有气囊的导管，并将其推广应用到临床，这项技术才逐渐被临床医师所接受。Swan-Ganz导管不但使对肺动脉压和肺动脉嵌顿压的测量成为可能，而且可以应用热稀释法测量心输出量和抽取混合静脉血标本。近年来，出现了一些改良型的Swan-Ganz导管，这些导管在原有的基础上增加了进行心脏起搏、计算心室容积或记录心内电图等功能。

标准型7Fr的Swan-Ganz导管可插入长度为110 cm，是不透X线的导管。由导管顶端开始，每隔10 cm标有明确的标记。导管的顶端有一个可充入1.5 mL气体的气囊。充气后的气囊基本与导管的顶端平齐，但不阻挡导管顶端的开口。气囊的后方有一快速反应热敏电极，可以快速测量局部温度的变化。导管共有4个腔，包括顶端开口腔、近端开口腔、气囊腔和热敏电极导线腔。其中，近端开口腔的开口位于距顶端30 cm的导管侧壁上。

1. 应用指征

Swan-Ganz导管适用于对血流动力学指标、肺脏和机体组织氧合功能的监测。所以，一般来说，对任何原因引起的血流动力学不稳定及氧合功能改变，或存在有可能引起这些改变的危险因素的情况，都有指征应用Swan-Ganz导管。对于应用Swan-Ganz导管的适应证，不同的书中会列举出不同种类的疾病名称，但由于Swan-Ganz导管是一种监测的手段，因此应用Swan-Ganz导管在更大程度上取决于临床医师对血流动力学相关理论的理解、对病情变化的把握程度和对治疗的反应能力。同一种疾病的不同阶段对血流动力学监测要求的水平不同；同一种疾病在不同医疗水平的单位治疗时，对Swan-Ganz导管的要求也不同。

2. 禁忌证

随着临床对血流动力学监测需求的变化和医疗技术水平的提高，应用Swan-Ganz导管的禁忌证也在不断改变。例如，原来认为心肌梗死的急性期是Swan-Ganz导管的禁忌证，尤其是在广泛前壁心肌梗死时，插管的操作很容易诱发严重的心律失常或心肌损伤。但是，心肌梗死时最需要进行血流动力学监测的时间正是在急性期。目前，由于控制心律失常手段的增强及在X线引导下进行Swan-Ganz导管插入的应用，因此，仅将心肌梗死归入慎用Swan-Ganz导管的范围。

Swan-Ganz导管的绝对禁忌证是在导管经过的通道上有严重的解剖畸形，导管无法通过或导管本身可使原发病加重，如右心室流出道梗阻、肺动脉瓣或三尖瓣狭窄、肺动脉严重畸形。

在下列情况时应慎用Swan-Ganz导管：急性感染性疾病、细菌性心内膜炎或动脉内膜炎、心脏束支传导阻滞(尤其是完全性左束支传导阻滞)、近期频发心律失常(尤其是室性心律失常)、严重的肺动脉高压、活动性风湿病、严重出血倾向、心脏及大血管内有附壁血栓、疑有室壁瘤且不具备手术条件者。

3. 置管方法

(1)插管前准备。首先，要掌握应用Swan-Ganz导管的应用指征，明确需要通过Swan-Ganz导管解决哪些方面的问题。要尽可能地了解病情的发展变化，了解药物过敏史，监测出凝血功能。准备进行Swan-Ganz导管置管操作的术者应熟练地掌握中心静脉插管的技能，熟悉心脏及其大血管的结构走行，熟悉Swan-Ganz导管的结构特点，能够识别在插管过程中导管经过不同部位时其压力波形的不同特点，掌握在插管时所需用具的使用方法，其中包括穿刺针、导丝、扩张器、外套管、压力传感器、压力冲洗装置等。

如果给清醒的患者插管，尤其是手术前的患者，应设法解除患者的焦虑和紧张，讲明应用Swan-Ganz导管对治疗的帮助。可根据情况应用吗啡0.05～0.2 mg/kg或地西泮5～10 mg。应准备好心电监测装置，整个操作过程应在持续监测心电、血压和氧饱和度的条件下进行。

(2)插管途径的选择。插入Swan-Ganz导管途径的选择应注意其到达右心房的距离、导管是否容易通过、是否容易调整导管位置、操作者的熟练程度、患者的耐受程度、体表固定是否容易以及局部受污染的可能性。常用的插管部位有以下几种。

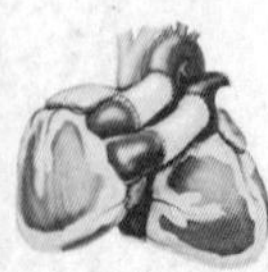

①颈内静脉：经右侧颈内静脉是 Swan-Ganz 导管的首选插管途径。导管经过的路途较近，直接走向心脏，弯曲少，利于导管通过。导管进入右心房、右心室直至肺动脉的过程符合导管的自身弯曲，因而插管成功率高，且容易通过压迫的方法控制穿刺出血。但颈根部重要结构较多，穿刺本身可能引起较为严重的并发症，而且导管在颈部不易固定。

②锁骨下静脉：多选择右侧锁骨下静脉为插管途径，导管到达右心房的距离较短，插管后导管的外端易于在胸前壁固定。但插管的并发症较多，极易损伤锁骨下动脉。有时导管不易通过锁骨与第一肋骨之间狭窄的间隙，导管的位置不易调整。

③颈外静脉：颈外静脉属浅表静脉，但由于颈外静脉直接汇入锁骨下静脉，所以有时也可作为 Swan-Ganz 导管的穿刺部位。颈外静脉容易穿刺，穿刺本身并发症较少。但导管的行程中弯曲较多，大约有20%的概率导管无法通过。

④贵要静脉：贵要静脉表浅，容易穿刺，穿刺本身并发症较少，可应用静脉切开的方法进行插管。但导管需要经过的路途较远，不利导管的通过和调整。插管的成功率较低。

⑤股静脉：股静脉穿刺方法比较普及，容易掌握。但股静脉距离右心房的距离较远，且经过右心房、右心室到达肺动脉的"之"字形弯曲常常导致导管通过困难，不利于导管的调整。股静脉插管诱发局部静脉血栓形成的发生率较高，又靠近会阴部，局部易受污染。股静脉为较少使用的插管途径。

(3)导管的插入。需要接受血流动力学监测的患者往往都是重症患者，不宜被搬动。插入 Swan-Ganz 导管的操作多在床旁进行。所以，根据压力波形插入 Swan-Ganz 导管是最常用的方法。

首先，应用 Seldinger 方法将外套管插入静脉内，然后把 Swan-Ganz 导管经外套管小心送至中心静脉内。这时，应再次确认监测仪上可准确显示导管远端开口处的压力变化波形，根据压力波形的变化判断导管顶端的位置。导管进入右心房后，出现典型的心房压力波形，表现为 a 波、c 波、v 波，压力波动的幅度在0～8 mmHg。这时，应将气囊充气 1 mL，并继续向前送入导管。在一部分患者中，三尖瓣的病理性或生理性因素，可能会导致充气的气囊通过困难。这种情况下，可在导管顶端通过三尖瓣后立即向气囊充气。一旦导管的顶端通过三尖瓣，压力波形突然出现明显改变：收缩压明显升高，可达 25 mmHg 左右；舒张压不变或略有下降，可达 0～5 mmHg；脉压明显增大，压力曲线的上升支带有顿挫。这种波形提示导管的顶端已经进入右心室。这时，应在确保气囊充气的条件下，迅速而轻柔地送入导管，让导管在气囊的引导下随血流反折向上经过右心室流出道，到达肺动脉。进入肺动脉后，压力波形的收缩压基本保持不变，舒张压明显升高，平均压升高，压力曲线的下降支出现顿挫。压力波动范围大约在 25/12 mmHg。这时继续向前缓慢送入导管，则可以发现压力波形再次发生改变，出现收缩压下降，舒张压下降，脉压明显减小，压力波动范围在 6～8 mmHg，平均压力低于肺动脉平均压。如果无干扰波形，可分辨出 a、c、v 波形。这种波形为典型的肺动脉嵌顿压波形。出现这种波形后应停止继续移动导管，立即放开气囊。放开气囊后压力波形会马上变为肺动脉压力波形。再次向气囊充气 1 mL，之后排空气囊，压力波形重复出现由肺动脉嵌顿压波形到肺动脉压力波形的转换，提示导管位置好。

如果放开气囊后，肺动脉嵌顿压波形不能立即转变为肺动脉压力波形，或气囊充气不到 0.6 mL 即出现肺动脉嵌顿压波形，则提示导管位置过深。若气囊充气 1.2 mL 以上才出现肺动脉嵌顿压波形，则提示导管位置过浅。可据此对导管的位置做适当调整。

在为一些插管困难的患者置管或条件允许的情况下，也可以选择在 X 线透视下置入 Swan-Ganz 导管。

4. 并发症及其防治

(1)Swan-Ganz 导管并发症：各并发症的发生率虽然在不同报道中各有不同，但其中致命性严重并发症的发生率并不高。与 Swan-Ganz 导管相关的并发症可分为三个方面：静脉穿刺并发症、送入导管时的并发症和保留导管期间的并发症。表 31-1-2 列举了 Swan-Ganz 导管置入的并发症。

表 31-1-2　Swan-Ganz 导管置入的并发症

种类	并发症
静脉穿刺并发症	空气栓塞 动脉损伤 颈交感神经麻痹综合征 局部血肿 神经损伤 膈神经麻痹 血、气胸
送入导管时的并发症	心律失常 心搏骤停 导管打结 扩张套管脱节 肺动脉痉挛
保留导管时的并发症	气囊破裂导致异常波形 心脏瓣膜损伤 导管折断 深静脉血栓形成 心内膜炎 肺部影像学检查出现假阳性 超声心动图检查出现假阳性 导管移位 肺动脉穿孔 肺栓塞 全身性感染 导管与心脏嵌顿 血小板减少 导管行程中发生血栓 动-静脉瘘形成

(2)并发症防治。虽然上述并发症发生率不高,但其中有些并发症可能导致严重后果。

①心律失常。据报道,应用 Swan-Ganz 导管时心律失常的发生率可达 30%以上,主要发生在插管的过程中。心律失常多由导管顶端刺激右心室壁所致,多为偶发性或阵发性的室性心律失常。防治方面应注意插管手法轻柔、迅速。导管顶端进入右心室后应立即向气囊充气,以保护导管顶端,减少导管对心室的刺激。如果出现心律失常应立即将导管退出少许,心律失常一般可以消失。如果室性心律失常仍然存在,可经静脉给予利多卡因 1～2 mg/kg。为急性心肌梗死患者或其他心律失常高危患者插入 Swan-Ganz 导管时,应预先准备好相应的治疗和抢救措施。

②导管打结。Swan-Ganz 导管打结的常见原因是导管在右心室或右心房内缠绕。导管可自身打结,也可和心内结构(如乳头肌、腱索)缠在一起,或是同心脏起搏器等同时存在的其他导管打结。X 线检查是诊断导管打结的最好方法。如果在调整导管时遇到阻力,应首先想到导管打结的可能。插管时应注意避免一次将导管插入过多,注意导管的插入深度应与压力波形所提示的部位相吻合。如果已经超过预计深度 10 cm 以上,但仍然未出现相应的压力波形,应将导管退回至原位重新置入。

③肺动脉破裂。Swan-Ganz 导管所致的肺动脉破裂常发生在高龄、低温和肺动脉高压的患者,有报道女性患者发生率较高。肺动脉破裂的主要原因包括,导管插入过深,以致导管的顶端进入肺动脉较小的分支。此时如果向气囊充气或快速注入液体,则容易造成肺动脉破裂;而导管较长时间嵌顿,气囊或导管顶端持续压迫动脉壁,也可能造成肺动脉破裂。肺动脉破裂的常见临床表现为突发性咯血,多为鲜红

色。有时还可能出现血胸。

④肺栓塞。Swan-Ganz 导管引起肺栓塞的主要原因包括：导管所致深静脉血栓形成；右心房或右心室原有的附壁血栓脱落；导管对肺动脉的直接损伤和导管长时间在肺动脉内嵌顿。测量肺动脉嵌顿压后没有及时将气囊排空，气囊就会像栓子一样阻塞在肺动脉内，若嵌顿时间较长，则可导致肺栓塞。所以，每次气囊充气时间不能持续超过 30 s。Swan-Ganz 导管的体外部分应牢靠固定，减少导管在血管内的活动。持续或间断用肝素盐水冲洗导管，有助于减少深静脉炎和血栓形成的发生。如已知患者原有心内附壁血栓，应慎用 Swan-Ganz 导管。

⑤感染。感染是重症患者的常见并发症，尤其是院内获得性感染在重症患者的病情发展过程中扮演着越来越重要的角色。导管相关性感染是重症患者发生院内获得性感染的常见原因之一。防治感染应注意与导管相关的操作，应严格遵守无菌原则。导管穿过皮肤的部位应每天常规消毒，并更换无菌敷料。如果敷料被浸湿或污染，应立即更换。尽可能避免或减少经 Swan-Ganz 导管注入液体的次数。如果情况许可，应尽早拔出 Swan-Ganz 导管。导管保留时间一般不超过 72 h。

⑥其他。Swan-Ganz 导管可能造成心脏瓣膜损伤或三尖瓣腱索断裂。主要的原因是在气囊充气的情况下试图拔出导管。另外，导管对心内膜的损伤可能诱发心内膜炎，气囊破裂可能导致空气栓塞，等等。

5. 参数的测量

通过 Swan-Ganz 导管可获得的血流动力学参数主要包括 3 个方面：压力参数（包括右心房压、肺动脉嵌顿压、肺动脉压）、流量参数（主要为心输出量）和氧代谢方面的参数（混合静脉血标本）。以这些参数为基础，结合临床常规检查，通过计算可以获得更多的相关参数。常用的血流动力学参数及正常参考范围见表 31-1-3。

表 31-1-3　常用血流动力学参数及正常参考范围

参数	缩写	单位	计算方法	正常值范围
平均动脉压	MAP	mmHg	直接测量	82～102
中心静脉压	CVP	mmHg	直接测量	6～12
肺动脉嵌顿压	PAWP	mmHg	直接测量	6～12
平均肺动脉压	MPAP	mmHg	直接测量	11～16
心率	HR	BPM	直接测量	60～100
血红蛋白含量	Hb	g/dL	直接测量	12～16
心输出量	CO	L/min	直接测量	5～6
心脏指数	CI	$L/(min \cdot m^2)$	CO/BSA	2.8～3.6
每搏输出量	SV	mL/beat	CO/HR	60～90
每搏输出量指数	SVI	$mL/(beat \cdot m^2)$	SV/BSA	40～60
体循环阻力指数	SVRI	$dyne \cdot sec/(cm^5 \cdot m^2)$	79.92(MAP−CVP)/CI	1760～2600
肺循环阻力指数	PVRI	$dyne \cdot sec/(cm^5 \cdot m^2)$	79.92(MPAP−PAWP)/CI	45～225
右心室做功指数	RVSWI	$g \cdot m/m^2$	SVI(MPAP−CVP)·0.0143	4～8
左心室做功指数	LVSWI	$g \cdot m/m^2$	SVI(MAP−PAWP)·0.0143	44～68
氧输送	DO_2	$mL/(min \cdot m^2)$	$CI \cdot CaO_2 \cdot 10$	520～720
氧耗量	VO_2	$mL/(min \cdot m^2)$	$CI(CaO_2 - CvO_2) \cdot 10$	100～180
氧摄取率	O_2ext	%	$(CaO_2 - CvO_2)/CaO_2$	22～30

6. 其他类型的 Swan-Ganz 导管

自从 Swan-Ganz 导管在临床上广泛应用以来，血流动力学监测在重症患者治疗中发挥了很大作用。但在一些特殊的临床情况下，应用标准 Swan-Ganz 导管所获得的血流动力学指标往往不足以满足临床的需要。为了临床工作的进一步需求和在特定情况下对病情的变化进行更实际的解释，出现了一些改良型的 Swan-Ganz 导管，或者说是特定型号的 Swan-Ganz 导管。这些改良型的 Swan-Ganz 导管主要包括：可以测量右心室射血分数的 Swan-Ganz 导管、可以持续测量心输出量的导管、可以持续监测混合静脉血氧饱和度的 Swan-Ganz 导管和可以进行临时起搏的 Swan-Ganz 导管。

（四）无创监测技术

1. 脉搏指示持续心输出量监测

脉搏指示持续心输出量（pulse indicator continuous cardiac output，PiCCO）监测是近几年来临床广泛使用的血流动力学监测技术。同 Swan-Ganz 肺动脉漂浮导管一样，PiCCO 应用热稀释法监测心输出量。

PiCCO 技术测量参数较多，可相对全面地反映血流动力学参数与心脏舒缩功能的变化。通过置于股动脉的热敏探头，从经颈内或锁骨下静脉置入的中心静脉导管注入冰盐水，通过热稀释法得到心输出量（CO）、全心舒张末期容积（global end diastolic volume，GEDV）、胸腔内血容量（intrathoracic blood volume，ITBV）和血管外肺水（extravascular lung water，EVLW），全心射血分数（global ejection fraction，GEF）、心输出量指数（cardiac function index，CFI），还可通过脉搏轮廓分析技术获取持续心输出量（PiCCO）、有创动脉压（AP）、持续监测的容量指标每搏输出量变异度（stroke volume variation，SVV）、脉压变异率（pulse pressure variation，PPV）、全身血管阻力（systemic vascular resistance，SVR）、肺血管通透性指数（pulmonary vascular permeability index，PVPI）、左心室收缩力指数（dp/dt max）等。

PiCCO 监测不但可以测量连续的心输出量，还可以测量胸腔内血容量和血管外肺水量，可以更好地反映心脏前负荷和肺水肿情况，而且不需要在 X 线帮助下确定导管的位置便可实现连续性心输出量测量。常用的血流动力学参数见表 31-1-4。

表 31-1-4 常用血流动力学参数的正常值范围

参 数	单 位	正常值范围
CI	$L/(min \cdot m^2)$	3.5～5.0
GEDVI	mL/m^2	600～750
GEF	%	25～35
ITBVI	mL/m^2	850～1000
EVLWI	mL/kg	3.0～7.0
SVI	mL/m^2	40～60
SVRI	$(dyne \cdot s)/(cm^5 \cdot m^2)$	1200～2000
SVV/PVV		＜10%
PVPI		1.0～3.0
dp/dt max	mmHg/s	1200～2000

2. 部分 CO_2 重复吸入法

测定心输出量。

3. 胃肠黏膜 pH 监测

监测血流动力学及氧输送仅能了解全身氧代谢，难以反映内脏器官的氧代谢情况。但是，缺氧最早发生在组织细胞水平，监测器官组织水平的血流灌注和氧代谢，具有特别重要的意义。20 世纪 80 年代出现的监测胃肠黏膜 pH(pHi)的方法，是目前临床上直接监测胃肠道黏膜灌注及氧代谢的主要技术。

4. 舌下黏膜二氧化碳分压

pHi 通过测定胃黏膜 CO_2 分压和 pH 值的变化，来间接反映内脏灌注和组织缺氧状态，虽然目前有气囊自动充放气的仪器可实时监测 pHi，但需要放置胃管，操作烦琐，而且受到药物和食物等因素的影响，因此临床应用受到局限。近年的研究显示，舌下黏膜二氧化碳分压测定(sublingual capnometry PCO_2，$PslCO_2$)也能反映内脏灌注，$PslCO_2$ 因其无创、应用简单且与 pHi 具有密切相关性而引起人们的关注。

五、呼吸功能监护

(一)呼吸功能监护

急性呼吸衰竭在术后病人中并非少见，术后肺部并发症是引起死亡的主要原因之一。手术前肺功能异常者较易发生术后肺部并发症。正确认识和监测围术期肺功能改变对预防术后肺部并发症有重要意义。肺通气功能和换气功能监测，对评估肺功能损害的程度以及呼吸治疗效果十分重要。主要的监测方法有气体交换功能监测、血气分析以及脉搏血氧饱和度、呼气末二氧化碳分压、通气与血流比例、呼气力学指标(压力、顺应性、流速)、呼气功能指标、呼吸驱动和呼吸模式、呼吸肌肌力及耐力等的监测。常用呼吸功能监测参数见表 31-1-5。

表 31-1-5 常用呼吸功能监测参数

参 数	缩 写	单位	正常值范围
潮气量	V_t	mL/kg	6～10
呼吸频率	RR	次/分	12～20
动脉血氧饱和度	SaO_2	%	96～100
动脉血氧分压	PaO_2	mmHg	80～100
氧合指数	PaO_2/FiO_2		>300
动脉血 CO_2 分压	$PaCO_2$	mmHg	35～45
最大吸气力	MIF	cmH_2O	75～100
肺内分流量	Qs/Q_T	%	3～5
无效腔量/潮气量	V_D/V_T		0.25～0.40
肺活量	VC	mL/kg	65～75

(二)呼吸治疗

1. 氧疗(oxygen therapy)

氧疗是通过不同的供氧装置或技术，使病人的吸入氧浓度(FiO_2)高于大气的氧浓度，以达到纠正低氧血症的目的。氧疗可使 FiO_2 升高，当肺换气功能无障碍时，有利于氧由肺泡向血流方向弥散，升高 PaO_2。轻度通气障碍、肺部感染等，对氧疗较为敏感，疗效较好；当肺泡完全萎陷、水肿或肺泡的血液灌流完全停止时，单独氧疗的效果很差，必须治疗病因。

供氧方法：①高流量系统，病人所吸入的气体都由该装置供给，气体流速高，FiO_2稳定并能调节。常用方法为以文丘里（Venturi）面罩吸氧。②低流量系统，所提供的氧流量低于病人吸气总量，在吸氧的同时还吸入一定量的空气，因此 FiO_2 不稳定，也不易控制。常用方法有鼻导管吸氧、面罩吸氧、带贮气囊面罩吸氧等。

2. 机械通气

机械通气是治疗呼吸衰竭的有效方法。机械通气的目的为：保障通气功能以适应机体需要；改善并维持肺的换气功能；减少呼吸肌做功；特殊治疗需要，如连枷胸的治疗等。机械通气本身也可引起或加重肺损伤，称为呼吸机相关肺损伤（ventilation-induced lung injury，VILI），包括气压伤（barotrauma）、容积伤（volutrauma）及生物伤（biotrauma）。机械通气常用模式有：

（1）控制通气（controlled mechanical ventilation，CMV）：呼吸机按预先设定的参数给病人进行机械通气，病人不能控制任何呼吸参数。该模式仅用于由各种原因引起的无自主呼吸者。

（2）辅助控制通气（assist control，AC）：呼吸机与病人的自主呼吸同步，给予预设定的潮气量。呼吸机的送气是由病人吸气时产生的负压触发，这一负压触发值是可调的。为防止因病人的呼吸频率过慢产生通气不足，可设置安全备用频率，当病人两次呼吸间歇长于备用频率的间歇时，呼吸机启动控制呼吸。

（3）同步间歇指令通气（synchronized intermittent mandatory ventilation，SIMV）：一种指令性正压通气和自主呼吸相结合的通气模式，在机械通气期间允许病人自主呼吸。呼吸频率可由病人控制，呼吸机以固定频率正压通气，但每次送气都是在病人吸气力的触发下发生的。

（4）压力支持通气（pressure support ventilation，PSV）：只适用于有自主呼吸者，可降低病人的呼吸做功。病人吸气相一开始，便启动呼吸机送气并使气道压力迅速达到预设的压力值，当吸气流速降到一定量时即切换成呼气相。

（5）呼气末正压通气（positive end-expiratory pressure，PEEP）：机械通气过程中，借助于机械装置使呼气末期的气道压力高于大气压。PEEP 可使肺容量和功能残气量（functional residual capacity，FRC）增加，防止肺不张；可使萎陷肺泡再膨胀，改善肺顺应性，从而减少肺内分流量，纠正低氧血症；适用于合并小气道早期关闭、肺不张和肺内分流量增加者。

六、脑功能监测

脑作为调节身体各器官的中枢，是人体最重要的器官之一，严重的感染、休克、缺氧、内环境紊乱、代谢功能障碍或急性中毒均可累及中枢神经系统，致使脑受到损害，甚至衰竭。应用各类连续、动态的脑功能监测，早期发现并及时处理以防不可逆性脑损伤的发生，具有极为重要的临床意义。

（一）神经系统体征的监测

神经系统体征监测是最基本的监测手段，包括床旁体格检查，定时观察患者的意识、运动、感觉和反射、语言以及瞳孔变化。

1. 意识异常的观察

意识状态和意识改变是判断病情的重要标志之一，意识状态判断的具体内容见表 31-1-6。

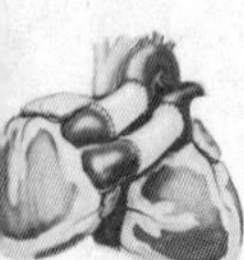

表 31-1-6 意识状态判断

意识状态	意识判断依据
清楚	清醒的个体对自身和环境有充分的认识
混乱	无法用习惯的速度清晰思考,常表现为注意力不集中、意识水平降低和定向力障碍
谵妄	意识混乱、躁动和幻觉
嗜睡	反应迟钝,只有通过很强的和反复的刺激才能唤醒
昏迷	无法唤醒,对刺激无反应答
闭锁综合征	第三脑神经核以下完全瘫痪,心理功能正常或有障碍
持续植物状态	长期昏迷大于1个月,可保留一些脑干和运动反射
无运动性缄默症	长期昏迷,有觉醒,肌张力减低
最低意识状态	保存觉醒,知觉和脑干反射消失,反应差

2. 障碍程度

对意识障碍程度的判断目前多采用格拉斯哥昏迷评定量表(Glasgow coma scale,GCS)。GCS简单,可重复性好,被广泛应用于脑损伤程度的评价。具体内容见表31-1-7。

表 31-1-7 格拉斯哥昏迷评定量表(GCS)

分值	睁眼	口语应答	运动应答
1	自动睁眼	正常交谈	遵嘱运动
2	呼唤睁眼	胡言乱语	刺痛定位
3	刺痛睁眼	只能说单词	刺痛屈伸
4	不能睁眼	只能发音	异常屈伸
5		不能发音	异常伸展
6			无应答

注:在使用GCS评定时,有以下几项需注意。

1. 在镇静药物或气管插管前判定GCS。
2. 注意生命体征。
3. 之前若同时使用药物治疗,必须对GCS加以解释。
4. 呼出气体中或血中出现酒精时,评定结果的准确性会受到影响。
5. 具有一定局限性,如脑干反射细微变化不足以用GCS评价。

(二)颅内压监测

颅内压(intracranial pressure,ICP)是指颅腔内容物(脑组织、脑脊液和血液)对颅壁产生的压力,由脑室或脊髓蛛网膜下腔导出的脑脊液压表示。颅内压持续>15 mmHg时,为颅内压增高,持续>40 mmHg时,为重症颅内压增高。颅内压>20 mmHg并持续超过10 min,则患者死亡率明显增加,因此,一般以颅内压>20 mmHg为降低颅内压的临界值。

1. 颅内压监测方法

颅内压监测包括有创监测和无创监测方法。

(1)有创监测技术:

①侧脑室内置管测压:是最标准的方法,此法测压准确可靠,可以间断释放脑脊液以降低颅压,同时又可经导管取脑脊液化验及注药,具有诊断和治疗价值。缺点是属有创监测,易并发感染、出血、脑脊液

漏、脑组织损伤等；置管时间一般不超过 1 周；在脑室移位或压迫时，置管困难；气泡、血液、组织可能堵塞导管。

②硬脑膜下测压：又称脑表面压力测定。此法简单，测压准确，但开放硬脑膜增加了颅内感染、出血、脑脊液漏和脑组织损伤的机会，现已少用。

③硬脑膜外测压：与硬脑膜下测压相比，本法保留了硬脑膜的完整性，减少了颅内感染、出血、脑脊液漏、癫痫等并发症发生的机会。通常硬脑膜外压力较脑内压力高 2～3 mmHg。但本方法测颅内压的准确性和可靠性仍未得到共识。

④脑实质置管测压：可作为脑室置管困难时的一种替代方法。优点是测压准确，较少发生基线漂移，容易固定。缺点是创伤较大，拔出的不能重新放置，主要反映的是局部压力。

⑤腰部脑脊液压力测定：方法简单，校正及采集脑脊液容易，但有感染的可能，对已有脑疝的患者风险更大。

(2)无创监测技术：

①经颅多普勒超声技术（transcranial Doppler ultrasound，TCD）：颅内压与脑血流量关系密切，TCD 可通过观察脑血流动力学变化来间接监测颅内压。TCD 不能定量反映颅内压数值，但可动态反映颅内压增高的变化，并可评价药物对颅内压的治疗作用。本法优点是床旁操作简便，可重复操作，能反映脑血流变化。缺点是监测结果不够敏感、精确，对操作者技术要求较高。

②诱发电位（VEP）：常用的有脑干听觉诱发电位（brainstem auditory evoked potential，BAEP）和视觉诱发电位（visual evoked potential，VEP）。已证实颅内压变化会影响 BAEP 及 VEP。本法优点是很少受药物和其他生理因素影响；缺点是易受神经传导通路病变的影响。

③囟门面积传感器：1 岁以内婴儿可通过囟门进行无创颅内压评估。本法优点是简便，可以准确反映呼吸和循环的变化；缺点是绝对值不可靠，囟门大小对结果有影响。

④经颅超声波技术：颅内压升高和脑组织弹性变化可改变声波的速度，但两者的相关性和准确性还需进一步研究。

2. 影响颅内压的生理因素

(1)动脉二氧化碳分压（$PaCO_2$）：脑血管对 CO_2 敏感主要是受细胞外液 pH 影响。二氧化碳分压下降，细胞外液 pH 升高，脑血流量减少，进而颅内压降低，反之，则颅内压升高。当动脉二氧化碳分压在 20～60 mmHg 时，脑血流量的改变与之呈线性关系，约 2 mL/mmHg。

(2)动脉氧分压（PaO_2）：氧分压在 60～135 mmHg 范围时，脑血流量和颅内压基本不变。氧分压低于 50 mmHg，颅内压的升高与脑血流量的增加相平行。如低氧时间过长，由于脑水肿，即使氧合恢复正常，颅内压也不能恢复至原水平。

(3)脑灌注压（cerebral perfusion pressure，CPP）：脑灌注压是颅内动静脉的压力差，在临床应用中，CPP＝MAP－ICP。在一定范围内（正常成人为 50～150 mmHg），CPP 可以通过自身调节保持恒定。当超过自身调节范围，脑血流量变化随脑灌注压改变而被动改变。创伤、低氧血症、高二氧化碳血症及麻醉药均可使自身调节功能受损或消失。

3. 影响颅内压的病理因素

(1)脑组织体积增加：主要是各种类型脑水肿，如血管源性、细胞毒性、间质性等。

(2)脑脊液增加：包括脑脊液分泌增加、循环受阻、吸收障碍等。

(3)颅内血容量增加：颅内动脉压和静脉压增高都会造成颅内压升高，其中，静脉压增高对颅内压影响较大。

(4)颅内占位性病变：通过增加脑组织及影响脑脊液循环而导致颅内压增高。

（三）脑血流监测

理想的脑血流监测应该是无创、廉价、可床旁连续的监测，但目前尚无法完全做到。目前主要的脑血流监测技术有以下几种。

(1)脑电图(electroencephalography，EEG)和诱发电位(evoked potentials，EP)监测：脑电活动与脑血流和脑代谢之间密切相关，EEG是目前监测脑缺血缺氧的金标准，但EEG对脑缺血的监测是阈值性的，而非定量性的。

(2)脑灌注压：脑血流量与脑灌注压和脑血管阻力密切相关，临床上因对脑血流量监测困难，故可使用脑灌注压来替代评价脑血流量，但不适用于脑血管阻力异常情况，如脑血管狭窄或痉挛。

(3)N_2O法：这是早年测量脑血流的技术。N_2O是一种惰性气体，吸入体内不分解代谢，通过测定动脉和颈静脉血N_2O浓度可计算出脑血流量。本法优点是可定量测定脑平均血流量，结果准确。但需满足两个条件：持续的血流和静脉血无脑外的污染。

(4)经颅多普勒技术(TCD)：TCD是将低发射频率和脉冲技术相结合，使多普勒超声能穿透颅骨进入颅内，获得颅内大动脉血管的多普勒信号，通过测定全部脑血管状态，来整体反映全脑血流，可无创、连续、实时监测脑血流。

(5)其他放射线成像技术：如正电子发射成影术、单电子发射计算机断层扫描、磁共振和CT灌流扫描均可用于脑血流的监测和脑血容量的监测，但由于设备昂贵，很难获得定量值等因素，因此临床较少选择。

（四）脑代谢监测

(1)颈静脉血氧饱和度(jugular bulb venous oxygen saturation，$SjvO_2$)监测：通过颈内静脉逆行置管，测量颈静脉球部以上一侧大脑半球混合静脉血氧饱和度，可反映脑供氧及氧需求之间的关系，间接提示脑代谢状况。

$SjvO_2$的正常值是55%～75%，有时可高达85%，其变化与脑的氧摄取呈负相关。$SjvO_2$下降提示大脑氧供不足以维持代谢需要。在脑严重充血和脑死亡等患者中，$SjvO_2$升高，原因为脑氧代谢下降及动静脉分流。

(2)脑血氧饱和度监测：脑血氧饱和度是局部脑组织混合血氧饱和度，但由于脑血容量中70%～80%成分来自静脉血，因此其主要反映大脑静脉血氧饱和度，可反映脑氧的供需平衡。脑血氧饱和度正常值为64%，低于55%时，提示异常，低于35%则提示脑组织严重缺氧。影响脑血氧饱和度的因素主要有缺氧、ICP升高、CPP下降，在低血压、低温，甚至心脏骤停等情况下使用不受限制。

(3)脑组织氧分压监测：脑组织氧分压(partial pressure of brain tissue oxygen，$PbtO_2$)是直接反映脑组织氧合状态的指标，它通过放置在脑局部的探头直接测量脑组织的氧分压；正常值为16～40 mmHg，10～15 mmHg提示轻度脑缺氧，<10 mmHg则为重度缺氧。

（五）神经电生理监测

(1)脑电图(EEG)：显示的是脑细胞群自发而有节律的生物电活动，是兴奋性和抑制性突触后电位的总和。EEG的临床应用包括：脑缺血、缺氧的监测；脑功能判断及预后预测；癫痫的诊断、分类和病灶的定位；帮助区别脑器质性或功能性病变、弥散性或局限性损害；了解昏迷患者中枢神经系统功能，判断病情及预后。

(2)双频谱脑电监测：双频指数(bispectral index，BIS)是把双频谱分析参数与其他EEG参数结合，进行数学运算而形成的数据，以1～100表示，由小到大相应代表深度意识抑制和清醒状态。双频谱脑电监测是目前以脑电来判断镇静水平和监测麻醉深度的最为准确的一种方法。

(3)脑诱发电位(cerebral evoked potential,EPs):中枢神经系统在感受外在或内在各种刺激过程中产生的生物电活动,该检查可测定脑电活动,了解脑功能状态。常用的有感觉诱发电位、运动诱发电位和事件相关电位。临床上,EPs 常用于监测神经系统的结构和功能完整性;监测脑功能,判断损伤程度及预后;判断脑梗死和脑外伤患者的预后;判断脑死亡。

七、肾功能监测

肾脏的主要功能是通过生成尿液,维持体内水、电解质、酸碱等代谢平衡,同时也兼有内分泌功能。监测肾功能,早期发现肾功能变化,对重症患者具有重大临床意义。

(一)尿液

1. 尿量

尿量是监测肾脏功能的一个很简便,但很重要的指标,对急性肾功能损害的敏感性和特异性均较高,是多个急性肾功能损害标准的分级分期指标。临床上,常把尿量超过 6 h,少于 0.5 mL/(kg·h)定义为肾功能损害尿量异常的标准。

尿量作为观察指标也存在一定的局限性:受利尿剂影响;受梗阻等因素影响;与血肌酐不相匹配等。

2. 尿比重

尿比重主要用于检测远端肾小管功能。正常尿液生成过程中,远端肾小管对原尿有稀释功能,而集合管有浓缩功能。

(1)莫氏试验:又称昼夜尿比重试验,晨 8:00 完全排空膀胱后至晚 8:00 为止,每 2 h 收集尿一次,共 6 次为昼尿,晚 8:00 至次晨 8:00 为夜尿。成人一般每天尿量 1000 mL 以上,其中,夜尿<750 mL,昼尿量/夜尿量(3～4):1,至少应有 1 次尿比重>1.018,昼尿中最高与最低尿比重差值>0.009。

(2)临床意义:用于判断远端肾小管稀释-浓缩功能。

①昼夜尿量比例降低,而尿比重及变化率正常,为浓缩功能受损的早期改变;若比重也异常,则提示浓缩功能严重受损;若尿比重固定在 1.010～1.012,则提示稀释-浓缩功能完全丧失。

②尿量少而比重增加、固定:提示有效循环血量不足引起的肾小球滤过率(glomerular filtration rate,GFR)减少,也可见于急性肾小球肾炎。

③尿量明显增多(>4 L/24 h)而尿比重低于 1.006:提示尿崩症。

3. 尿 β_2-微球蛋白(β_2-MG)

β_2-MG 用于检测近端肾小管功能。正常人 β_2-MG 生成量较恒定,但 99.9%被近曲肾小管重吸收,仅微量自尿中排出。成人尿 β_2-MG<0.3 mg/L,或以尿肌酐校正为<0.2 mg/g。因为肾小管重吸收 β_2-MG 阈值为 5 mg/L,所以,只有血 β_2-MG<5 mg/L,尿 β_2-MG 升高才反映肾小管损伤。

4. 尿钠排泄分数和肾衰竭指数

尿钠排泄分数和肾衰竭指数用于鉴别肾前性及肾性肾损伤。

尿钠排泄分数=(尿 Na/尿 Cr)/(血清 Na/血清 Cr)×100%

肾衰竭指数=尿 Na/(尿 Cr/血 Cr)

若尿钠排泄分数<1%,肾衰竭指数<1,则为肾前性肾损伤;若尿钠排泄分数>2%,肾衰竭指数>1,则为肾性肾损伤。

(二)血液

1. 血肌酐(creatinine,Cr)

全血肌酐参考值为 88.4～176.8 μmol/L。

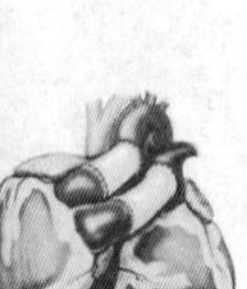

血清肌酐：男性参考值为53～106 μmol/L，女性为44～97 μmol/L。

2. 尿素氮(blood urea nitrogen，BUN)

尿素氮参考值：成人为3.2～7.1 mmol/L，儿童为1.8～6.5 mmol/L。

3. 内生肌酐清除率(endogenous creatinine clearance rate，Ccr)

肾在单位时间内把若干毫升血液中内在肌酐全部清除出去，称内生肌酐清除率。

Ccr(mL/min)＝尿肌酐浓度(μmol/L)×每分钟尿量(mL/min)/血浆肌酐浓度(μmol/L)。

测定内生肌酐清除率需连续低蛋白饮食(＜40 g/d)，并禁食肉类，避免剧烈运动。另外，因肾大小与体表面积成正比，故上述公式应进行体表面积的校正。同时，由于留尿不标准易导致尿量、尿肌酐测量不准确，且肾小管在肾功能障碍时会增加Cr排泌，因此使用Ccr可能高估GFR。

4. 基于血Cr的GFR估算(eGFR)法

成人参考值为80～120 mL/min。

Cockcroft-Gault公式：

成人：eCcr(mL/min)＝[(140－年龄)×体重(kg)]/[血浆Cr(mg/dL)×72](×0.85，如果是女性)

儿童：eCcr(mL/min)＝(0.55×身长)/血浆Cr(mg/dL)

MDRD公式

成人：eCcr[mL/(min×1.73 m^2)]＝175×[血浆Cr(mg/dL)]－1.154×(年龄)－0.203

儿童：eCcr[mL/(min×1.73 m^2)]＝[0.43×身长(cm)]/血浆Cr(mg/dL)

表31-1-8　AKIN关于AKI诊断标准

	SCr指标	尿量指标
1期	SCr增加不小于26.4 μmol/L，或增加值/基础值＝1.5～1.9	＜0.5 mL/(kg・h)・6 h
2期	SCr增加值/基础值＝2～2.9	＜0.5 mL/(kg・h)・12 h
3期	SCr增加值/基础值＞3，或SCr不小于354 μmol/L，伴急性升高＞44 μmol/L，或接受RRT	＜0.3 mL/(kg・h)・24 h，或无尿＞12 h

(三)急性肾损伤的生物标记物

对于急性肾损伤，已发现几十种生物标记物，其中，对半胱氨酸蛋白酶抑制药C(cystatin C，Cys C)、尿肾损伤分子(kindney injury molecule-1，KIM-1)、中性粒细胞明胶酶相关脂运载蛋白(neutrophil gelatinase-associated lipocalin，NGAL)、白介素(interleukin-18，IL-18)研究较深入。

第二节　心肺脑复苏

一、概　述

心肺复苏(cardiopulmonary resuscitation，CPR)是指针对心脏骤停的患者所采取的紧急医疗措施，以人工呼吸替代患者的自主呼吸，以心脏按压形成暂时的人工循环并诱导心脏的自主搏动。心脏骤停(cardiac arrest)是指心脏机械活动突然停止，患者对刺激无反应、无脉搏、无自主呼吸或呈濒死叹息样呼吸。如果没有及时给予心肺复苏，患者就会死亡。我国心脏性猝死病例年约550万。约70％以上的猝死发生在院前，其中80％的猝死原因为室颤。心肺复苏的成功不仅是要恢复自主呼吸和心跳，更重要的是要恢复中枢神经系统功能。从心脏骤停到细胞坏死的时间以脑细胞最短,因此维持适当的脑组织灌流是心肺复苏的重点,一开始就应积极防治脑细胞的损伤,力争脑功能的完全恢复。故将"心肺复苏"扩展为"心肺脑复苏"(cardiopulmonary cerebral resuscitation,CPCR)。心肺脑复苏可分为三个阶段:基本生命支持,高级生命支持和复苏后治疗。

早期开始复苏是提高成活率和脑功能完全恢复率的基础。在心脏停搏后 4 min 内进行基础生命支持(初级心肺复苏),8 min 内进一步高级生命支持(高级心肺复苏),病人的生存率可达 43%。因此,强调"黄金 4 分钟",通常 4 min 内进行心肺复苏,有 32%能救活,4 min 以后再进行心肺复苏,只有 17%能救活。有效复苏开始的时间虽仅有分秒之差,却可显著影响复苏的效果。心脏骤停事件发生的时间地点一般无从预知,如果只靠医疗机构的力量来处理,则很难做到及时复苏。因此,普及心肺复苏基本知识和技术,对实现尽早心肺复苏的目标具有重要的意义。另外,在医院内应建立完整的报警和急救反应系统,每个独立单位都应常备复苏设备,并经常检查,以便能高效率、高质量地完成复苏急救任务。

二、基本生命支持

基本生命支持(basic life support,BLS)又称初期复苏,是心脏骤停后挽救病人生命最基本的急救措施。基本生命支持的基本环节包括早期识别和启动应急反应系统、即时高质量心肺复苏、快速除颤[使用自动体外除颤仪(automated external defibrillator,AED)]。此外,急性冠脉综合征和脑卒中的早期识别和处理也被纳入基础生命支持的范畴。胸外心脏按压和人工呼吸(包括呼吸道的管理)及除颤是 BLS 的重要措施。

(一)尽早识别心脏骤停和启动紧急医疗服务系统(emergency medical services systems,EMSS)

对心脏骤停的早期识别十分重要,但也很困难。一旦犹豫不决,就有可能失去宝贵的抢救时间。因此,为了避免在判断过程中花费过多时间,早在 2010 年美国心脏病协会(AHA)复苏指南(2010 American Heart Association Guidelines for Cardiopulmonary Resuscitation and Emergency Cardiovascular Care)中就不再强调将是否有大动脉搏动作为诊断心搏骤停的必要条件,也将"看、听、感"作为判断是否有自主呼吸的方法从传统的复苏指南中删除。对非专业人员来说,如果发现有人突然意识丧失或晕厥,可轻拍其肩部并大声呼喊,如无反应(无回答、无活动),没有呼吸或有不正常呼吸(如喘息),就应立即判断已发生心搏骤停,立即呼叫急救中心,启动 EMSS,以争取时间获得专业人员的救助和得到除颤仪。即使是专业救治人员,若在 10 s 内还不能判断是否有脉搏,也应该立即行 CPR。2015 AHA 心肺复苏及心血管急救指南更新提供了一个审视救治体系的新视角,区分了院内心脏骤停(inter-hospital cardiac arrest,IHCA)和院外心脏骤停(outer-hospital cardiac arrest,OHCA),将 AHA 成人生存链分为两链:院内救治体系和院外救治体系。对于院外的非专业施救者,指南强调及时识别心脏骤停征象、及时打急救电话并立即开始徒手心肺复苏。

(二)尽早开始 CPR

CPR 是复苏的关键,在启动 EMSS 的同时立即开始 CPR。胸外心脏按压是 CPR 的重要措施,因为在 CPR 期间的组织灌注主要依赖心脏按压。2010 年 AHA 心肺复苏指南已将成人和儿童(儿童和婴儿,不包括新生儿)从 A→B→C(airway→breathing→circulation)(开放气道→人工呼吸→胸外按压)变更为 C→A→B(circulation→airway→breathing)(胸外按压→开放气道→人工呼吸),即在现场复苏时,首先进行胸外心脏按压 30 次,随后开放呼吸道并进行人工呼吸。实际上在心跳骤停的最初阶段仍有氧存留在

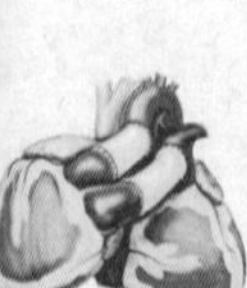

病人肺内和血液中,尽早开始胸外心脏按压可尽早建立血液循环,将氧带到大脑和心脏。2015 年 AHA 指南更新提出容许非专业人员仅施行胸外心脏按压而不用进行口对口人工呼吸,以鼓励更多普通民众参与急救。

1. 心脏按压

心脏骤停是指心脏突然丧失其排血功能而导致全身血液循环停止和组织缺血缺氧的状态。从心脏的功能状态来看,心脏骤停包括:心室纤颤(ventricular fibrillation,VF)、无脉性室性心动过速(pulseless ventricular tachycardia,PVT)、无脉性心电活动(pulseless electric activity,PEA)和心搏停止(asystole)。PEA 包括心肌电-机械分离(electro-mechanical dissociation,EMD)、室性自搏心律和室性逸搏心律等。但不管什么原因引起的心脏骤停,都表现为全身有效血液循环停止,组织细胞失去血液灌流,从而导致缺血缺氧。因此,在 BLS 阶段的处理程序和方法基本相同。心脏按压亦称心脏按摩,是间接或直接施压于心脏,使心脏维持充盈和搏出功能,并能诱发心脏自律搏动恢复的措施。

(1)胸外心脏按压(external chest compression):通过在胸壁外施压来对心脏间接按压的方法,称为胸外心脏按压或闭式心脏按压。传统观念认为,胸外心脏按压之所以能使心脏排血,是由于心脏在胸骨和脊柱之间直接受压,使心室内压升高而推动血液循环,即心泵机制。最新研究认为,胸外心脏按压时胸腔内压力明显升高并传递到胸内的心脏和血管,再传递到胸腔以外的大血管,驱使血液流动;按压解除时胸腔内压下降,静脉血回流到心脏,称为胸泵机制。但无论机制如何,只要正确操作,即能建立暂时的人工循环,动脉血压可达 80～100 mmHg,以提供人体重要脏器的血流灌注。具体操作详见第二十六章"人工胸外心脏按压"部分。

(2)开胸心脏按压(open chest compression):切开胸壁直接挤压心脏,称为开胸心脏按压或胸内心脏按压。胸外心脏按压虽然可使主动脉压升高,但右房压、右室压及颅内压也升高,因此冠脉的灌注压和血流量无明显改善,脑灌注压和脑血流量的改善也有限。而开胸心脏按压对中心静脉压和颅内压的影响较小,因而可增加心肌和脑组织的灌注压和血流量,有利于自主循环的恢复和脑细胞的保护。但开胸心脏按压对技术条件的要求较高,且难以立即开始,实际应用难度较大,目前国内仅在手术室与 ICU 中开展较多。对于胸廓畸形、胸外伤、多发肋骨骨折、心脏压塞等病人,应首选开胸心脏按压。胸外心脏按压效果不佳并超过 10 min 者,只要具备开胸条件,应在胸外心脏按压的同时,积极准备进行开胸心脏按压。

2. 人工呼吸

在 CPR 期间,人工呼吸与心脏按压同样重要,尤其是因窒息导致心脏骤停者,如儿童、溺水者。

(1)呼吸道管理:保持呼吸道通畅是进行人工呼吸的先决条件,可用仰头举颏法和推举下颌法,如有颈椎损伤只能用后者。仰头举颏法:将一只手置于患者的前额,轻压患者的头部使之后仰,将另一只手的食指和中指指尖放于患者颏骨的下方,提起下颏开放气道,使口角和耳垂连线与地面垂直,并清除口腔异物和假牙。对怀疑颈椎损伤的患者,应使用双手推举下颌法开放气道,避免颈部移位。昏迷病人容易因各种原因而发生呼吸道梗阻,其中最常见的原因是舌后坠和呼吸道内的分泌物、呕吐物或其他异物引起呼吸道梗阻,因此,在施行人工呼吸前必须清除呼吸道内的异物。有条件时可放置口咽或鼻咽通气管甚至气管内插管以维持呼吸道通畅。

(2)徒手人工呼吸:以口对口(鼻)人工呼吸最适用于现场心肺复苏。施行人工呼吸时首先应保持呼吸道通畅。操作者一手保持病人头部后仰,并将其鼻孔捏闭,另一手置于病人颈部后方并向上抬起,深吸一口气并对准病人口部用力吹气,每次吹毕即将口移开,此时病人凭借胸廓的弹性收缩被动地完成呼气。进行人工呼吸时,每次吹气的时间应大于 1 s,以免气道压过高,潮气量以可见胸廓起伏即可,为 500～600 mL(6～7 mL/kg),尽量避免过度通气,尽量避免因人工呼吸中断心脏按压。

(3)简易呼吸器和机械通气:凡是便于携往现场施行人工呼吸的呼吸器,都属于简易呼吸器。面罩-呼吸囊人工呼吸器是由面罩、呼吸活瓣和呼吸囊所组成。使用时将面罩扣于病人口鼻部,挤压呼吸囊即可将气体吹入病人肺内。松开呼吸囊，气体被动呼出，并经过活瓣排到大气中。人工气道建立后，也可将其与人工气道相连接进行人工呼吸。呼吸囊远端还可与氧气源连接，以提高吸入氧浓度。利用机械装置(呼吸机)辅助或取代病人的自主呼吸，称为机械通气。进行机械通气必须先建立人工气道，主要用于医院内ICU或手术室等固定医疗场所。

(三)尽早电除颤

电除颤(defibrillation)是以一定能量的电流冲击心脏使室颤终止的方法，以直流电除颤法应用最为广泛。在心脏骤停中室颤的发生率最高，在医院外发生心脏骤停的病人中有80%以上开始时都有室性心动过速，且很快转为室颤，而电除颤是目前治疗室颤和无脉性室速最有效的方法。对于室颤的病人，如果除颤延迟，则除颤的成功率明显下降。室颤后4 min内、CPR 8 min内除颤可使其预后明显改善。因此，实施电除颤的速度是复苏成功的关键，尽早启动EMSS的目的之一也是尽早取得自动除颤器(AED)以便施行电除颤。2015年AHA复苏指南更新推荐，对于成人心脏骤停的患者，当可以立即取得AED时，应尽快电除颤。若成人在未受监控的情况下发生心脏骤停，或不能立即取得AED时，应该在他人前往获取以及准备AED的时候开始心肺复苏，而且应在设备可供使用后尽快进行电除颤。

胸外除颤：将负极电极板放在胸骨右缘锁骨下方的第2肋间，正极电极板置于左胸壁心尖部(前-外侧位)，或者负极电极板放置在胸骨左缘心前区，正极电极板放在左肩胛下区(前后位)。应尽量避免将电极板置于植入式装置的正上方。电极板放置于与植入性装置距离至少8 cm的位置，才不至于损坏装置的功能。但起搏器可能使AED的软件发生误读，妨碍对室颤的检测及电击。电极板下应垫盐水纱布或者涂导电膏并紧压于胸壁，以免局部烧伤和降低除颤效果。除颤器可分为单相波除颤器和双相波除颤器。对于单相波除颤器，开始的能量选择360 J，随后也应选择该能量。目前常用的除颤仪多为双相性除颤，除颤时所需的能量较低(≤200 J)，除颤成功率也较高。成人胸外除颤的推荐能量为200 J；小儿首次除颤的能量一般为2 J/kg，若除颤失败再次除颤至少为4 J/kg，最大不超过10 J/kg。

开胸后将电极板直接放在心室壁上进行电除颤，称为胸内除颤。胸内除颤的能量成人从10 J开始，一般不超过40 J；小儿从5 J开始，一般不超过20 J。在有效能量范围不清楚时，则使用最大可用能量。第2次以后的除颤能量水平至少等于第1次，若有可能，应使用更高的能量水平。若室颤终止后复发，则使用先前终止室颤的能量。除颤后应立即行心脏按压及人工呼吸，直至自主循环恢复。

三、高级生命支持

高级生命支持(advanced life support，ALS)是基本生命支持的延续，是指由专业人员以高质量的复苏技术、复苏器械、设备和药物治疗，争取获得最佳疗效和预后的复苏阶段。其主要内容包括建立人工气道机械通气、建立静脉通道、纠正心律失常及药物治疗。

(一)呼吸支持

在ALS阶段应利用专业人员的优势和条件，进行高质量的心脏按压和人工呼吸。适时建立人工气道更有利于心脏复苏。最佳选择是气管内插管，不仅可保证CPR的通气及供氧、防止发生误吸、避免中断胸外心脏按压，还可检测呼气末CO_2分压，有利于提高CPR的质量。通过人工气道进行正压通气时，频率为8～10次/分，气道压应低于30 cmH_2O，避免过度通气。

(二)恢复和维持自主循环

在ALS阶段应着力恢复和维持自主循环，因此应强调高质量的CPR和对室颤及无脉性室速者进行

早期除颤。对非室颤者应该采取高质量的复苏技术和药物治疗以迅速恢复并维持自主循环，避免再次发生心脏骤停，并尽快进入复苏后治疗以改善病人的预后。

(三)CPR 期间的监测

在不影响心脏按压的前提下，CPR 时应建立必要的监测方法和输液途径，以便于对病情进行判断和给予有效的药物治疗。主要的监测内容包括：

1. 心电图

心脏骤停时和复苏过程中出现的心律失常只有心电图可以明确诊断，监测心电图可为治疗提供极其重要的依据。

2. 冠状动脉灌注压和动脉血压

冠状动脉灌注压是主动脉舒张压与右房舒张压之差，监测冠状动脉灌注压对改善心肌血流灌注和恢复自主循环十分重要。临床观察发现，在 CPR 期间冠状动脉灌注压若低于 15 mmHg，则很难恢复自主循环。但在 CPR 期间很难监测到冠状动脉灌注压，而动脉舒张压与主动脉舒张压很接近，因此，临床上可以直接通过监测动脉血压来评价 CPR 的效果。在 CPR 期间，若动脉舒张压低于 20 mmHg，则提示预后不佳，应提高 CPR 质量，同时加用肾上腺素。

3. 中心静脉血氧饱和度($ScvO_2$)

$ScvO_2$与混合静脉血氧饱和度(SvO_2)有很好的相关性，是反映组织氧平衡的重要参数，而且在临床上监测 $ScvO_2$更具可操作性。$ScvO_2$的正常值为 70%～80%。在心肺复苏的过程中，如果不能使 $ScvO_2$达到 40%以上，即使可以间断测到血压，复苏的成功率也很低。如果 $ScvO_2$大于 40%，则有自主循环恢复的可能；若 $ScvO_2$在 40%～70%之间，自主循环恢复的概率逐渐增大；当 $ScvO_2$大于 70%，自主循环可能已经恢复。

4. 呼气末 CO_2分压($P_{ET}CO_2$)

近年来，推荐在复苏过程中连续监测 $P_{ET}CO_2$来判断 CPR 的效果。在 CPR 期间，体内 CO_2的排出主要取决于心排出量和肺组织的灌注量。当心排出量和肺灌注量很低时，则 $P_{ET}CO_2$很低(＜10 mmHg)；当心排出量增加、肺灌注改善时，则 $P_{ET}CO_2$升高(＞20 mmHg)。当自主循环恢复时，最早的变化是 $P_{ET}CO_2$突然升高，可达 40 mmHg 以上。因此，连续监测 $P_{ET}CO_2$可以判断心脏按压的效果，能维持 $P_{ET}CO_2$ ＞10 mmHg 表示心肺复苏有效。另外，CPR 期间监测 $P_{ET}CO_2$的变化趋势，也便于对按压的深度和速率做出适应性调整，还能发现按压者是否已经疲劳。

(四)药物治疗

复苏时用药的目的是激发心脏恢复自主搏动并增强心肌收缩力，防治心律失常，调整急性酸碱平衡，补充体液和电解质。复苏期间给药途径首选经静脉注射(intravenous，IV)或骨内注射(intraosseous，IO)。建立静脉通路可选择中心静脉或外周静脉穿刺。建立骨内通路可用骨髓穿刺针在胫骨前粗隆下 1～3 cm 处垂直刺入胫骨，注射器回吸可见骨髓即穿刺成功。经骨内给药效果与静脉给药相当。此外，还可以经气管插管给药，肾上腺素、阿托品和利多卡因可经气管内给药，而碳酸氢钠、氯化钙不能经气管内给药。一般将药物常用剂量的 2～2.5 倍以生理盐水稀释到 10 mL，经气管内插管迅速注入，然后立即行人工呼吸，使药物弥散到两侧支气管。由于心内注射引起的并发症较多，如张力性气胸、心脏压塞、心肌或冠状血管撕裂等，因此一般不采用此法。

1. 肾上腺素

肾上腺素为心肺复苏中首选药物，其药理特点：①具有 α 与 β 肾上腺素能受体兴奋作用，有助于自主心律的恢复；②可使舒张压升高，增加周围血管阻力而不增加冠脉和脑血管的阻力，改善冠脉和脑的灌注压和灌流量；③能增强心肌收缩力，可使室颤者由细颤波转为粗颤波，提高电除颤成功率。研究表明，在心脏按压时使用肾上腺素能使冠脉和心内膜的血流量明显增加，并可增加脑血流量。2015AHA 复苏指南推荐，当至少 1 次除颤和 2 min CPR 后，若仍有室颤或无脉搏室速，可静脉给予肾上腺素以促进心跳的恢复；若除颤后已恢复灌注心律，则避免给予肾上腺素。对于无脉性心电活动和心脏停搏之类的不可电击心律引发心脏骤停后，应尽早给予肾上腺素。指南推荐肾上腺素标准剂量为 1 mg(儿童 0.01～0.02 mg/kg)以生理盐水稀释至 10 mL 静脉注射，再继续推注生理盐水 20 mL，然后抬高上肢 30 s。必要时可 3～5 min 重复注射。

2. 胺碘酮

胺碘酮同时具有钠、钾、钙离子通道阻断作用，并具有 α 与 β 肾上腺素能受体阻滞作用，因此对治疗房性和室性心律失常都有效。无论在临床上还是动物实验中，胺碘酮在治疗室颤或室性心动过速方面都有一定的优势，但低血压和心动过缓的发生率较高。复苏指南推荐，对 CPR、除颤、肾上腺素无反应的室颤和室速，应考虑使用胺碘酮。如没有胺碘酮，可考虑使用利多卡因。对无脉性室速，胺碘酮的推荐剂量是 150 mg 静脉注射；对于持续性室颤，胺碘酮的推荐剂量是 300 mg 静脉注射。必要时可重复注射 150 mg，24 h 总量不超过 2 g。

3. 利多卡因

利多卡因可使心肌因缺血或梗死而降低的纤颤阈值得以恢复或提高，并于心室舒张期使心肌对异位电刺激的应激阈值提高。对于除颤后又复发室颤而需反复除颤的病例，利多卡因可使心肌的激惹性降低，或可缓解室颤的复发。利多卡因的适应证还包括频发室性早搏、多形性室性早搏、室性心动过速，另外还可预防性用于心肺复苏后和放置心导管时。利多卡因单次静脉注射起始用量为 1～1.5 mg/kg，每 5～10 min 可重复应用。一旦恢复窦性心律即可以 2～4 mg/min 的速度持续静脉输注。

4. 阿托品

阿托品对由迷走神经亢进引起的心动过缓和房室传导阻滞有一定的治疗作用。而引起心脏静止和无脉性心电活动(PEA)的主要原因是严重心肌缺血，最为有效的治疗方法是通过心脏按压及应用肾上腺素来改善冠脉血流和心肌供氧。因此，2010 年 AHA 复苏指南就已经不推荐对心脏静止和 PEA 患者常规使用阿托品。但在因严重心动过缓而引起临床症状或体征时(如意识丧失、心绞痛、低血压等)，使用阿托品可改善心率和临床症状。

5. 氯化钙

钙可增强心肌收缩力和心室自律性，使心脏的收缩期延长。但是多个临床研究都发现，钙剂在促进心脏静止和 PEA 的恢复中几乎没有任何效果。因此，心脏骤停不是使用钙剂的适应证。但有以下并发症时可应用钙剂：高钾血症、低钙血症、高镁血症。钙剂的一般用量为：10%氯化钙溶液 2.5～5 mL(或 2～4 mg/kg)静脉输注。

6. 碳酸氢钠

在 CPR 期间纠正代谢性酸中毒的最有效方法是提高 CPR 的质量，增加心排量和组织灌注，尽快恢复自主循环。心脏按压时心排出量很低，通过人工通气虽然可维持动脉血的 pH 接近正常，但静脉血和组织中的酸性代谢产物及 CO_2 不能排出，导致 PCO_2 升高和 pH 降低。如果给予碳酸氢钠，可解离出更多的 CO_2，使 pH 更低；另外，因 CO_2 的弥散性很强，可自由通过血脑屏障和细胞膜，而使脑组织和细胞内发生更加严重的酸中毒。所以，在复苏期间不主张常规应用碳酸氢钠。只有对原已存在严重的代谢性酸中毒、高钾血症、三环类或巴比妥类药物过量的情况下，才考虑给予碳酸氢钠。一般首次用量为 1 mmol/kg，每 10 min 可重复给 0.5 mmol/kg。最好能根据血气分析结果按公式计算用量：$NaHCO_3$(mmol)＝BE×0.2×体重(kg)。

7. 血管加压素

血管加压素是一种抗利尿激素，当用量超过正常剂量时可作用于血管平滑肌的 V_1 受体，产生非肾上

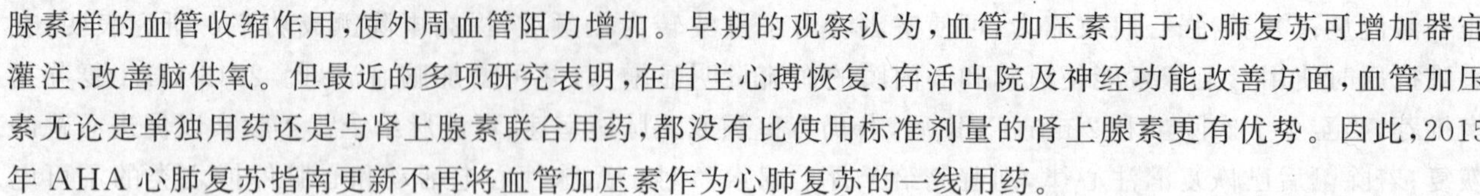

腺素样的血管收缩作用，使外周血管阻力增加。早期的观察认为，血管加压素用于心肺复苏可增加器官灌注、改善脑供氧。但最近的多项研究表明，在自主心搏恢复、存活出院及神经功能改善方面，血管加压素无论是单独用药还是与肾上腺素联合用药，都没有比使用标准剂量的肾上腺素更有优势。因此，2015年AHA心肺复苏指南更新不再将血管加压素作为心肺复苏的一线用药。

四、复苏后治疗

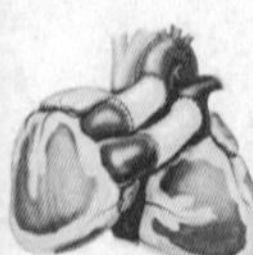

对于心脏骤停复苏后的患者，其自主循环的恢复并不是复苏的终止，而需要后续多学科的合作治疗，亦称为复苏后治疗(post-cardiac arrest care，PCAC)。进行系统的复苏后治疗不但可以降低因复苏后循环不稳定引起的早期死亡率及因多器官功能障碍和脑损伤引起的晚期死亡率，而且可以改善病人的生存质量。因此，一旦自主循环恢复应立即转运到有ICU条件的医疗单位进行复苏后治疗。防治缺氧缺血性脑损伤和多器官功能障碍或衰竭是复苏后治疗的主要内容，而前提是维持呼吸和循环功能的稳定。

(一)呼吸管理

自主循环恢复后，维持良好的呼吸功能对病人的预后十分重要。通常情况下此时病人都已经行气管内插管，应拍摄X线胸片以判断气管内插管的位置，有无肋骨骨折、气胸或肺水肿等。对于自主呼吸已经恢复者，应常规进行吸氧治疗。对于昏迷、自主呼吸尚未恢复或氧合功能障碍者，应进行机械通气治疗，维持SpO_2在94%～96%，PaO_2在100 mmHg左右，$PaCO_2$在40～45 mmHg，$P_{ET}CO_2$在35～40 mmHg。在复苏后治疗期间应避免发生低氧血症，避免高气道压和大潮气量的过度通气，以免由此带来的肺损伤、脑缺血和对心功能的不利影响。对于心脏骤停者，自主循环恢复后的呼吸管理，目前仍以维持正常通气功能为宜。尽管过度通气可降低$PaCO_2$而有利于降低颅内压，但也可引起脑血管收缩而降低脑的血流灌注，导致进一步的脑损伤。

(二)维持血流动力学稳定

脑损伤程度和血流动力学稳定性是影响心肺复苏后成活的两个决定因素。发生心脏骤停后即使自主循环恢复，也常出现血流动力学不稳定，因此，自主循环恢复后应从心脏前负荷、后负荷和心功能三个方面进行评估和治疗，应加强生命体征的监测，全面评价病人的循环状态。最好能建立有创性监测，如动脉血压、CVP等，有条件者可放置Swan-Ganz漂浮导管，以便能实时、准确地测定血流动力学参数并将其用于指导治疗。一般来说，复苏后都应适当补充体液，结合应用血管活性药以维持理想的血压、心排出量和组织灌注。一般认为，以维持血压在正常或稍高于正常水平为宜，平均动脉压≥65 mmHg，$ScvO_2$≥70%较为理想，有利于脑内微循环血流的重建。对于顽固性低血压或心律失常者，应考虑病因的治疗，如急性心肌梗死、急性冠脉综合征等。2015年AHA复苏指南更新指出，应防止复苏后的低血压，应努力使患者的收缩压高于90 mmHg或平均动脉压高于65 mmHg，以确保足够的器官血流灌注。

(三)多器官功能障碍或衰竭的防治

机体某一器官功能衰竭，往往可影响其他器官功能的恢复，周围器官功能的异常也会影响到脑组织的病理性改变。缺氧性脑损伤实际上也是复苏后多器官功能障碍的一部分，若不能保持周围器官功能的完好，亦难以有效防治缺氧性脑损伤。心脏骤停虽只持续数分钟，但复苏后的多器官功能障碍却可持续数小时乃至数天，这是组织细胞灌注不足导致缺血缺氧的后果，也称为心脏骤停后综合征(post-cardiac arrest syndrome)。临床表现为代谢性酸中毒、心排量降低、肝肾功能障碍、急性肺损伤或急性呼吸窘迫综合征等。复苏后应保持呼吸和循环功能的稳定，根据监测结果调整体液平衡，改善组织灌注和心肌收缩力，使血流动力学处于最佳状态，以改善组织的血流灌注和供氧。

(四)脑复苏

为防治心脏骤停后的缺氧性脑损伤所采取的措施称为脑复苏(cerebral resuscitation)。人脑组织按重量计算虽只占体重的2%，但脑血流量却占心排出量的15%～20%，需氧量占全身的20%～25%，葡萄糖消耗占65%，可见脑组织的代谢率高，氧耗量大，但能量储备很有限。当大脑完全缺血5～7 min甚至以上者，可出现多发性、局限性脑组织缺血的形态学改变。当自主循环功能恢复而脑组织再灌注后，脑缺血性改变仍继续发展。脑组织发生不可逆性损害往往是在再灌注后，相继发生脑充血、脑水肿及持续低灌流状态，使脑细胞继续缺血缺氧，导致细胞变性和坏死，称为脑再灌注损害(reperfusion injury)。脑细胞从缺血到完全坏死的病理变化过程是非常复杂的。有研究者观察到，在心跳停止5 min后，以正常压力恢复脑的灌流，可见到多灶性"无再灌流现象"，可能与红细胞凝聚、血管痉挛、有害物质的释放等因素有关。脑复苏的主要任务是防治脑水肿和颅内压升高，以减轻或避免脑组织的再灌注损伤，保护脑细胞功能。

1. 低温治疗

低温是脑复苏综合治疗的重要组成部分。低温可使脑细胞的需氧量降低，从而维持脑氧供需平衡，有利于脑细胞功能的恢复。研究表明，体温每降低1℃可使脑代谢率下降5%～6%，脑血流量降低6%～7%，颅内压下降5.5%。这对防治复苏后发生脑水肿和颅内高压十分有利。但是，全身低温也会带来一些不利的应激反应，如寒战、心肌抑制等。对复苏后施行低温的适应证、目标温度、降温的速率和持续的时间以及降温方法等，仍有待进一步的研究。

一般认为，心脏骤停不超过4 min，其神经系统功能可自行迅速恢复，不必行低温治疗。对于心脏骤停时间较久(>4 min)，自主循环已恢复但仍处于昏迷状态者，或出现体温快速升高、肌张力增高，且经过治疗后循环稳定者，应尽早开始低温治疗。如果心脏骤停时间不能确定，则应密切观察，若病人神志未恢复并出现体温升高趋势或开始有肌张力升高表现，应立即开始降温。2010年AHA复苏指南推荐，对于院外、因室颤发生的心脏骤停，经CPR已恢复自主循环但仍处于昏迷的成年病人，应进行浅低温(32～34℃)治疗12～24 h。2015年AHA复苏指南更新推荐采用目标温度管理(targeted temperature management，TTM)。对心搏骤停复苏后患者进行脑复苏，以往采用亚低温治疗(therapeutic hypothermia，TH)，现在改称为TTM，就是把患者温度降低至32～36℃，保持至少24 h。

新的研究表明，进行目标温度管理之后，可能会出现发热症状，故预防发热是有益的。复温时升温速度为0.3～0.5℃/h。高温(或发热)可以引起脑损伤而使脑功能障碍。体温升高时脑代谢需要增加，氧自由基产生随之增加，并随着脑水肿的加重而细胞骨骼和血脑屏障破裂加重。对于脑缺血复苏的患者，应该精确测量核心体温(通常是指直肠、膀胱或食管温度)。对于高温患者，可用退热药、循环空气或水冷却系统来降低体温。其中，诱导性低温治疗已成为心脏骤停的存活昏迷患者的治疗措施。

2. 促进脑血流灌注

脑血流量取决于脑灌注压的高低。脑灌注压为平均动脉压与颅内压之差。因此，应适当提高动脉压，降低颅内压和防治脑水肿。有学者主张应在自主循环恢复后即刻控制血压稍高于基础水平，并维持5～10 min，此后通过补充容量或应用血管活性药维持血压在正常偏高水平。脱水、低温和肾上腺皮质激素的应用仍是现今常用的防治急性脑水肿和降低颅内压的措施。脱水的目的是减少细胞内液，但临床上往往先减少的是血管内液，其次是组织间液，最后才能达到减少细胞内液的目的。因此，在脱水过程中应适当补充胶体液以维持血管内容量和血浆胶体渗透压，使细胞内和组织间质脱水而维持血管内的容量正常。脱水应以增加排出量来完成而不应过于限制入量。适当的血液稀释(HCT为30%～35%)有利于改善脑血流灌注，促进神经功能的恢复。

3. 药物治疗

对缺血缺氧性脑细胞保护措施的研究虽已不少，如钙通道阻滞剂、氧自由基清除剂等，但迄今仍缺乏能有效应用于临床的药物。肾上腺皮质激素在脑复苏中的应用虽在理论上有很多优点，但临床应用仍存在争议。实验研究中激素能缓解神经胶质细胞的水肿，临床经验认为激素对神经组织水肿的预防作用似乎较明确，但对已经形成的水肿其作用则难以肯定。一般主张使用激素 3～4 天即停药，以免引起激素相关的各种并发症。

4. 脑缺血损伤后高血糖的处理

无论全脑还是局部脑缺血，高血糖对脑功能、代谢、脑水肿都有不良影响。实验研究也显示，正常血糖或胰岛素诱导的轻度低血糖能改善全脑缺血或局部缺血后的脑功能。此外，胰岛素本身具有神经生长因子样作用，其具有脑保护作用。因此，建议对脑缺血损伤后的高血糖给予胰岛素治疗。

5. 全脑缺血后癫痫发作的处理

全脑缺血后的癫痫发作能加重脑损伤。癫痫发作可增加脑代谢达 300%～400%，使氧供需更加失衡，从而加重脑损伤。但对心脏骤停患者在心肺复苏过程中是否预防性应用抗惊厥药仍存在争议。不过，对于已经发生的癫痫发作，应该给予快速有效治疗。由于意识障碍患者对外界刺激的反应(如体格检查、气道吸痰等)可以增加脑代谢，因此给予适当的镇静和肌松可以预防氧供和氧需之间的失衡，从而改善脑功能。心脏骤停时全脑缺血常常是致命的，但有越来越多的资料报告及较完整而精确的脑功能和生活质量的评估显示，患者的脑功能结局比许多医生预期的结果要好。

五、特殊情况下的心肺复苏

(一)儿童

2015 年 AHA 复苏指南更新对儿童(包括婴儿)心肺复苏做出了相关推荐。

1. 基本生命支持

指南更新包括：

(1)重申 C-A-B 的重要性。虽然暂时对儿童采用 C-A-B 是否有效的证据不是很多，但目前仍维持采用 C-A-B 的急救步骤。

(2)单一施救者及多施救者的急救流程。基本上跟成人一样，首先用手机通知应急中心，然后开始检查患儿及施行 CPR。单一施救者按 C-A-B 程序施救，而多施救者可同步执行检查意识、呼吸和脉搏并施行 CPR，其他施救者可准备通气和除颤。

(3)胸外按压的质量。无论是儿童还是婴儿，胸外按压的速率跟成人一样，为 100～120 次/分(在 15～16 s 完成 30 次按压)。而胸外按压的深度儿童是 5 cm，婴儿是 4 cm，或把整个胸部厚度下压 1/3。在院前由非医护人员为儿童或婴儿进行 CPR，也可采用单纯胸外按压式 CPR。

2. 高级生命支持

指南更新包括：

(1)通过监控有创血流动力学(舒张压)来反映按压成效。为儿童进行 CPR，如果已经行动脉穿刺置管术，则可以像成人一样经动脉血压监测患者的舒张压，从而反映胸外按压的压力度及效果。

(2)药物方面的改动。肾上腺素仍作为儿童心搏骤停的首选药品。推荐使用胺碘酮或利多卡因来处理除颤难以纠正的无脉性室性心动过速或心室颤动。对婴儿插管前阿托品的术前用药仍有争议，没有证据支持对婴儿插管前一定要给予阿托品作为术前用药以预防心动过缓。

3. 复苏后治疗

对儿童复苏后治疗的建议：对儿童施行 CPR，应考虑多个因素来预测其心搏骤停后复苏的可能性。

自主循环恢复后,应该进行补液或给予强心药或升压药提高血压,同时应保持患者的血氧饱和度在94%～99%和保持其二氧化碳分压值正常。对出现发热的儿童进行目标温度管理。另外,有研究发现限制其静脉输液量可以增加存活率。

(二)孕妇

2015 AHA 心肺复苏及心血管急救指南更新建议,当孕妇出现心搏骤停时,不需要倾斜 30°做复苏,因为孕妇处于侧卧位会令高质量 CPR 无法执行。如果宫底高度超过肚脐水平,应该由一位急救员徒手将子宫推向左边,再由另一位急救员施行胸外按压。当孕产妇发生不可存活的创伤或无脉搏时间延长,传统 CPR 显然无效,应该在开始 CPR 后 4 min 考虑给孕妇进行"濒死剖宫产"(perimortem cesarean delivery,PMCD),以提高胎儿生存机会。

(三)急性冠状综合征

急性冠脉综合征(acute coronary syndrome,ACS)包括 ST 段抬高型心肌梗死(STEMI)、非 ST 段抬高型心肌梗死(NSTEMI)和不稳定型心绞痛(UA,现在称为非 ST 段抬高型急性冠脉综合征)。2015 AHA 心肺复苏及心血管急救指南更新建议,应及时获取及分析院前心电图。通过在院前获取及分析急性冠状综合征患者的心电图,能在救护车到达医院前,使医院提前确定患者是否出现了 ST 段抬高型心肌梗死,让心导管室能早做准备,为患者进行经皮冠状动脉介入治疗(percutaneous coronary intervention,PCI)。指南更新推荐的急性冠脉综合征处理步骤包括:

(1)对于所有 ST 段抬高和非 ST 段抬高型心肌梗死的患者,若血流动力学不稳定或心电不稳定,建议紧急行冠状动脉血管造影。

(2)若入院前可采用溶栓治疗 STEMI,或可直接转入 PCI 中心,则倾向于采取入院前分诊,因为这样可以相对减少颅内出血的发生。

(3)成人患者若在急诊科出现 STEMI,而该医院不能进行 PCI,建议不接受溶栓治疗,立即从初诊医院转移到 PCI 中心,而不应在初诊医院先接受溶栓治疗或仅在心肌缺血需要 PCI 时才转移,尽管该方案并不能减少病死率,但可以相对减少颅内出血的发生。

(4)如果 STEMI 患者不能及时转诊至能够进行 PCI 的医院,可以接受溶栓治疗(2 h 内)和常规转诊进行血管造影。

(5)如果在不能进行 PCI 的医院中对 STEMI 患者进行了溶栓治疗,则应在溶栓治疗后最初的 3～6 h 内,最多 24 h 内,将患者尽早转诊进行常规血管造影,这样能减少再梗死的发生。

(6)如患者有呼吸困难、心力衰竭或血氧饱和度<94%,需要给予吸氧,维持血氧饱和度>94%。最近发表的一项多中心随机对照研究表明,对没有低氧血症的 STEMI 患者给予吸氧治疗可能会增加患者早期心肌损伤。因此,血氧饱和度正常的 ACS 患者无须常规吸氧。

六、心肺复苏的适应证与非适应证

心肺复苏是人类利用自身的解剖学结构特征进行自救的创举,已经挽救了许多心脏骤停病人的生命,给人类带来了不少益处。但必须指出的是,并不是所有的心脏骤停病人都适合进行心肺复苏治疗。然而,现状是心肺复苏术的滥用情况非常广泛。大量不适合进行心肺复苏的病人接受了心肺复苏,却不能从心肺复苏中获得任何好处。有时尽管复苏暂时有效,病人短暂恢复了心跳,但在很短的时间内仍未能逃脱死亡的结局,浪费了人力、物力、财力和时间,还增加了病人的痛苦,同时使其丧失尊严。因此,我们需要掌握心肺复苏术的原理,明确心肺复苏的适应证及非适应证。

(一)实施心肺复苏的先决条件

首先要知道血液循环是怎样运行的。生命依赖于持续运行的血液循环,而血液循环的运行不仅仅依赖心脏搏动这一因素,而是由下面4个系统的功能参与形成的,这4个系统任何一个出现故障,都会影响血液循环,进而危及生命。

1. 血液循环指令系统——中枢神经系统

中枢神经系统是血液循环的总指挥,位于脑干的心搏中枢发放心搏冲动,下传至心脏的起搏系统,从而使心脏搏动。同时,中枢神经系统还发放血管紧张度调节指令,使血管的张力及舒缩适应人体的生理需要。如果中枢神经系统严重受损(如脑干出血或颅脑损伤等),不能正常发放指令,则此时病人的心脏形态和功能再好也无法搏动。

2. 血液循环的动力系统——心脏

位于窦房结的心脏起搏系统在心搏中枢的指挥下通常以60～100次/分的频率不断发放电冲动,随着冲动的每次下传形成每次心搏。心搏的过程由下面两个系统的活动依次展开。

(1)触发系统:由电活动主导,窦房结发出的电冲动在下传时导致心肌细胞膜内的离子活动,包括除极和复极。当电冲动到达极化状态(也称静止状态)的心肌细胞时,细胞膜上的离子通道突然开放,高浓度的离子从细胞内溢出,完成除极。接着机体的钠-钾-ATP酶启动做功,把溢出的离子运回细胞内,恢复心肌细胞的极化状态,完成复极。

(2)机械收缩系统:在触发系统的作用下,心脏的收缩系统启动,通过电-机械耦联,在肌动蛋白和肌凝蛋白的参与下,心肌纤维的张力及长短发生变化,产生收缩作用。在全体心肌细胞共同收缩及舒张的作用下,统一有规律地持续发挥泵血作用,让血液循环获得源源不断的动力。

心脏复苏术就是针对以上两个系统的,其中,电除颤是针对心脏的触发系统,消除杂乱的电活动,让窦房结重新主导触发;而心脏按压代替心脏的机械收缩系统,让心脏继续泵血。需要指出的是,除极的前提是心肌细胞膜内外的离子浓度差,因此除极基本不需要消耗能量,而复极是需要消耗能量(ATP)的,如果心脏停搏时间过长,心脏的能量势必极度匮乏,心肌细胞无法复极,自然就无法进行下一次除极,心脏也就无法恢复搏动了。另外,机械收缩系统的工作需要更多的能量物质来维持,比心电活动的恢复更加不易,如果心脏停搏时间过长,病人的心肌将失去机械收缩的能力,复苏成功的希望就十分渺茫了。因此,CPR越早进行越好,心肺复苏的关键因素是尽可能早地实施CPR,同时尽可能早地实施电除颤。

3. 血液循环的容纳系统——血管网

血液循环的重要环节是必须在一个密闭的管道系统中方能进行,这个系统就是遍布全身的血管网。大血管的完整性对血液循环是必不可少的,一旦大血管的完整性遭到破坏,如严重外伤和主动脉夹层破裂,血液循环势必受到严重影响。

4. 血液循环的传送介质——血液

血液循环运行的液体是血液,血液作为载体,把各种营养物质及氧气送到需要的地方。如果没有足够的血液,各种物质的传送势必无法完成。

综上所述,心脏仅仅是构成血液循环的4个环节之一,而心肺复苏只是针对心脏这一环节的。如果造成心脏骤停的元凶在其他环节而不是心脏,急救者无论怎样心肺复苏,都无法取得良好的效果。

(二)心肺复苏的适应证

1. 心源性心脏骤停

由突发的严重心电紊乱导致的心脏骤停(如无脉性室速或室颤)是实施心肺复苏的最佳适应证。多数情况下,这类病人的心电紊乱来自心脏的急性缺血导致的局部心肌代谢紊乱,最常见的疾病就是急性

冠脉综合征。其他情况还有触电导致的室颤。此外,遗传性心律失常综合征(病人离子通道功能障碍)发生的恶性心律失常也在此列。上述心脏骤停都属于心源性心脏骤停,也称为心律失常性心脏骤停。其特点是大多数病人是原发性心脏骤停,其心脏和全身并没有致命的、严重的病变或损伤。最重要的是,病人出现的恶性心律失常虽然十分凶险,甚至是致命的,但大多是可逆的、一时的,发病后如果急救者能提供及时正确的心肺复苏,病人完全有希望生还,并且可以不留任何后遗症。所以,这类心脏骤停病人是真正能从心肺复苏中获益的人。

2. 应激性心脏骤停

应激状态下发生的心脏骤停也是心肺复苏的适应证。应激是机体在重大应激源的刺激下做出的适应性反应。尽管是适应性反应,但结果可能适得其反,甚至危及生命。应激源是引起应激反应的各种因素,包括化学因素(各种严重的中毒、脓毒症、心肌抑制因子等)、物理因素(低温等)、自主神经因素(如交感及迷走神经机能亢进等)、机械因素(如心脏震击综合征、颅脑损伤等)、代谢因素(如缺氧、低血糖、高血钾等电解质紊乱),以及中枢神经系统的急性疾病、剧烈运动等都可能成为心脏骤停的应激源。这类心脏骤停多属于继发性,按照严重程度可分为两类:一类是病情严重,不可逆转;另一类是一过性的打击,如果能抵抗住这个打击,并通过心肺复苏建立血液循环,找到并消除导致心脏骤停的原因,同时迅速纠正恶性心律失常,部分病人可以取得良好的预后。

(三)心肺复苏的非适应证

如果病人不能从心肺复苏中获益,则不适合行心肺复苏,以免对病人造成进一步的伤害。心肺复苏的非适应证如下所示。

1. 终末期疾病

死亡是生命的终点,每个人都无法逃脱。终末期疾病是指病人所患疾病已使其到达生命终点,如晚期癌症、长期卧床的各种严重慢性疾病等。这类病人全身脏器大都严重衰竭,因此已经回天乏术、无法挽救,有时即使能暂时复苏抢救成功,也只能将病人的生命延长数小时或数日。为此,多年前世界各国就展开对终末期病人是否实施 CPR 等维持生命治疗的讨论。西方多数国家提倡这类病人可提前签署不再心肺复苏(do not resuscitation,DNR)文件。目前为止 DNR 应用率最高的是美国,大部分 ICU 的终末期病人都签署了 DNR 文件。因此对这类病人不宜实施心肺复苏。

2. 严重创伤及失血导致的心脏骤停

创伤是外部暴力因素导致的机体机械性损伤。创伤病人一旦出现心脏骤停,说明创伤非常严重,多见于严重的颅脑损伤(指令系统严重损害)、重要脏器如心脏损伤(动力系统损伤)、大血管损伤(容纳系统损伤)及严重失血(传送介质缺失)。而这些问题都不是实施心肺复苏能够解决的,这些情况下一旦发生心脏骤停,病人的预后很差。文献报道,创伤性心脏骤停是影响 CPR 病人预后的独立危险因素,这类病人的 CPR 出院存活率显著低于非创伤性心脏骤停。绝大部分院外创伤性心脏骤停的病人死于发病现场,极少部分病人如果能够得到及时有效的手术治疗及止血,可能还有生存希望。对严重创伤及失血的病人,院前停留的时间越短存活率越高,因此应该争分夺秒地送病人去医院,纠正了导致心脏骤停的可逆原因(如低血容量、心包填塞、张力性气胸等)后,部分病人可能存活。《2016 心肺复苏中国专家共识》指出:创伤性心脏骤停在以下情况下可以放弃复苏:在最初的 15 分钟内已无生命迹象;严重创伤无法存活(如断颅、心脏贯通伤、脑组织缺失)。但需要注意的是,创伤导致的挤压综合征病人发生的心脏骤停不在此列。挤压综合征病人大量肌肉组织破坏,细胞内血钾大量溢出造成高钾血症从而导致了心脏骤停。对这类病人应实施持续心肺复苏,同时采取降血钾措施(如给予葡萄糖+胰岛素、钙剂、碳酸氢钠、透析等),可能还有一线生机。

3. 严重中枢性疾病导致的心脏骤停

中枢性心脏骤停的出现说明血液循环的指令系统发生了严重病变,如脑干出血、严重的颅脑损伤等。

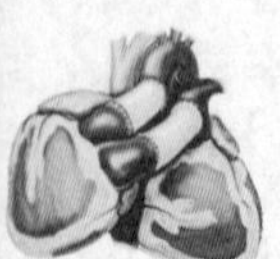

而心肺复苏是针对心脏的，虽然有时启动了有效的被动血液循环，但仅仅是暂时的。由于主要病变在脑而不在心脏，故这种血液循环是维持不住的，病人的预后很差。多数情况下，中枢性心脏骤停不是心肺复苏的适应证。少数情况下，病人出于中枢的应激原因而发生心搏骤停，此时实施心肺复苏维持血液循环，待病人适应了应激因素后其心脏可能复搏，并可能有生还希望。

第三节 危重症的营养监测与支持

危重症患者由于炎症、应激等反应，其分解代谢增加，同时由于早期救治重点是维持有效循环，改善组织氧供，维持细胞代谢和器官功能，营养支持治疗相对滞后，因此，重症患者常发生营养不良或已存在的营养不良加重，并由此增加各种并发症与不良预后的发生率。合理的营养监测和支持，有利于危重症患者的康复。

一、营养支持的监测

（一）常规监测

常规监测包括液体出入量、血常规、电解质、血糖、血脂、血清肌酐与尿素氮、肝酶、胆红素、血气分析等。

（二）营养相关指标

1. 血浆蛋白

血浆蛋白包括人血白蛋白、前白蛋白和转铁蛋白。白蛋白代表体内较恒定的蛋白质含量，由于半衰期长，一般不用于营养评估。前白蛋白和转铁蛋白半衰期短，动态监测其变化有一定意义，但早期更多与炎症及应激代谢相关。

2. 氮平衡

氮平衡(nitrogen balance)：每日摄入氮与排出氮之差，动态测定有助于了解机体代谢状态与蛋白质分解量，并调整蛋白质和营养补充。

氮平衡＝摄入氮－排出氮＋持续氮消耗

摄入氮＝24 h 静脉输入氨基酸(白蛋白)总含氮量＋肠道摄入氮量

氮排出量(g/d)＝24 h 尿素氮(g)＋2(g)＋2(g)

由于机体代谢产生的氮绝大多数以尿素氮形式由尿排出，除尿素氮外，其他含氮物约为：尿中非尿素氮 2 g/d，粪便及表皮排出氮 2 g/d。

如氮摄入＞氮排出，提示正氮平衡，表明除补偿消耗外，尚有部分构成新组织而被保留；如氮摄入＜氮排出，提示负氮平衡，表明体内蛋白质分解＞合成，创伤、感染等应激状态或营养供给不足时表现为负氮平衡。

3. 器官功能损害监测

如长期完全肠外营养时，肌酐和胆红素升高，以胆碱酯酶和谷氨酰转肽酶升高明显；长期肠外营养或经小肠肠内营养，由于胆囊运动下降，胆汁淤积，可导致胆囊肿大，甚至胆囊炎。

4. 肠内营养耐受性评估

使用肠内营养支持途径时需监测胃残余量测定，当胃内残留＞200 mL，小肠内残余量＞200 mL 时，肠内营养应减量或停用。

二、营养支持的途径

(一)肠内营养支持途径

1. 经胃肠内营养

特点是符合正常生理,操作方便,保留了对胃、十二指肠的神经内分泌刺激作用,可耐受较高渗透压,可间断给食。一般每日停止喂养4～6 h,以恢复胃液生理酸度。但由于重症患者常合并胃动力障碍,因此反流误吸发生率高,甚至可能发生肺炎。

2. 经小肠肠内营养

对于存在胃动力障碍、需要胃肠减压的重症患者(如重症胰腺炎)、经胃喂养不耐受和反流、误吸风险高的患者(如昏迷、平卧位患者),宜选择经小肠肠内营养。

(二)肠外营养支持途径

1. 经中心静脉肠外营养

中心静脉管径粗,血流快,可用于渗透压较高的液体输入,对血管内膜不产生渗透性损害,不受输液浓度、输液时间和速度限制,如锁骨下静脉、颈内静脉、股静脉。但中心静脉导管的留置与导管相关血流感染直接相关,锁骨下静脉导致的导管相关血流感染发生率较低,是首选静脉;股静脉易发生导管感染,且发生下肢深静脉血栓风险较高,不作为常规选择。

2. 经外周静脉肠外营养

经外周静脉置管降低了中心静脉置管相关并发症,并减少了导管相关血流感染的发生,但营养液对外周静脉刺激较大,静脉炎及静脉闭塞发生率高。

(三)热量计算

当前多采用以体重为基础来估算热量需要,或按照能量代谢计算公式计算需要量。

(1)以体重为基础计算:不同个体、不同疾病状态和时期,能量代谢与需要是不同的,对于BMI＜30的,简单估算可早期给予83.7～104.6 kJ/(kg·d),对于BMI＞30的,应掌握允许性低热卡原则,BMI为30～40者,给予46～58.6 kJ/(实际体重kg·d);BMI＞40者,给予92～104.6 kJ/(标准体重kg·d)。

(2)Harris-Benedict公式(计算基础代谢率):

$$\text{男性 BEE(kcal/24 h)} = 66.5 + 13.8 \times wt + 5 \times H - 6.8 \times A$$

$$\text{女性 BEE(kcal/24 h)} = 66.5 + 9.6 \times wt + 1.9 \times H - 4.7 \times A$$

wt:体重,单位为kg。H:身高,单位为cm。A:年龄;1 kcal＝4.18 kJ。

(四)营养素与配方

1. 糖/葡萄糖

糖类是非蛋白热量的主要来源之一,葡萄糖是肠外营养时的主要糖类,也是脑神经系统、红细胞必需的能量物质,每克糖提供16.73 kJ热量。外源性葡萄糖供给量一般从100～150 g/d开始,提供所有非蛋白热量的50%～60%,葡萄糖∶脂肪比例保持在60∶40～50∶50,同时应注意葡萄糖输入速率为2.5～4 mg/(kg·min)。补充葡萄糖时应注意监测血糖,最高不超过180 mg/dL,一般需配合胰岛素控制。

2. 脂肪与脂肪乳剂

脂肪是非蛋白能量的另一部分来源,同时能提供机体必需脂肪酸,参与细胞膜的构成及作为脂溶性

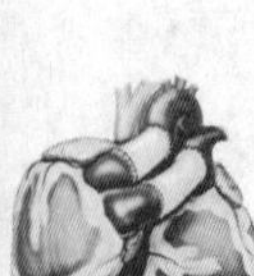

维生素的载体。每克脂肪提供37.66 kJ热量，脂肪乳供能有助于控制血糖，减少葡萄糖代谢负荷。重症患者脂肪供给量一般为1～1.2 g/(kg·d)，老年患者应降低脂肪补充量0.5～1 g/(kg·d)。对高甘油三酯血症患者不推荐使用脂肪乳剂，而合并重症胰腺炎或动脉粥样硬化症患者应慎用。

3. 氨基酸/蛋白质

(1)平衡型氨基酸：含有各种必需氨基酸和非必需氨基酸，比例适当，具有较好的蛋白合成效应。重症患者补充蛋白一般从1.2～2.5 g/(kg·d)开始，相当于氮0.2～0.25 g/(kg·d)。高危、肥胖、接受连续性肾脏替代治疗(continuous renal replacement therapy，CRRT)患者，摄入量应更高。

(2)支链氨基酸：肝外代谢氨基酸，应用于肝功能障碍患者，有助于减轻肝代谢负担，防治肝性脑病。

(3)谷氨酰胺：是体内含量最丰富的非必需氨基酸，具有重要生理作用，它是快速生长细胞的重要能源，是蛋白质、核酸等生物活性分子的前体，在氮转运中起关键作用；而在危重疾病状态下，是条件必需氨基酸。

三、其他器官系统功能监测

(一)胃肠动力监测

胃肠动力是指胃肠肌肉自主、协调、有序地收缩，促使内容物沿消化道前进的过程。胃肠动力障碍在危重患者中十分常见。常用胃肠动力监测方法有以下几种。

(1)肠鸣音：依靠听诊即可获得，但其主观性强，可靠性差。

(2)测量胃残留量：方法简便，但阈值确定存在争议。

(3)放射性核素影像：用不同的核素分别标记液体和固体，通过γ相机检测胃内液体和固体的排空情况，可得到胃内容半排空时间。本法无创且可重复性好，是胃排空评估的金标准，但耗时长，不能床边进行，故使用受到一定限制。

(4)对乙酰氨基酚吸收试验：利用对乙酰氨基酚在胃内不被吸收而进入小肠迅速被吸收的特点，可根据对乙酰氨基酚的血药浓度、达峰时间、曲线下面积评估胃排空。本法不能用于肝功能不全及严重营养不良患者。

(5)测压法：通过放置于不同位置的压力传感器，可将消化道腔内压力转变为电信号并经仪器记录。

(6)其他：如超声、胶囊内镜、呼吸试验等。

(二)肝功能监测

肝脏基本功能包括合成、代谢、排泄、免疫、调节血糖和循环血量等。

(1)合成功能监测：包括白蛋白、凝血因子、脂质及其代谢产物、血清胆碱酯酶。

(2)代谢及排泄功能监测：包括血清胆红素、血氨、胆汁酸等。

(3)肝细胞损伤的监测：包括谷丙转氨酶、谷草转氨酶、乳酸脱氢酶等。

(4)胆内外阻塞监测：包括碱性磷酸酶、γ-谷氨酰转移酶等。

(5)肝肿瘤标志物监测：包括甲胎蛋白、血清铁蛋白等。

(吴锡阶、赵　霞、洪春巧、阮发晖)